"十二五"普通高等教育本科国家级规划教材

国家卫生和计划生育委员会"十二五"规划教材
全国高等医药教材建设研究会"十二五"规划教材
全国高等学校教材

供8年制及7年制（"5+3"一体化）临床医学等专业用

外科学（上册）

Surgery

第3版

主　　编　赵玉沛　陈孝平

副 主 编　杨连粤　秦新裕　张英泽　李　虹

分篇负责人

外科基础　吴志勇　杨连粤　吴国豪

麻　　醉　吴新民

神经外科　赵继宗

胸心外科　胡盛寿　王天佑

普通外科　赵玉沛　陈孝平　秦新裕

血管外科　王玉琦

泌尿外科　李　虹　叶章群

骨　　科　张英泽　陈安民

编写秘书

　　　　　梅　斌　张太平

人民卫生出版社

图书在版编目（CIP）数据

外科学（全 2 册）/赵玉沛,陈孝平主编. —3 版.
—北京:人民卫生出版社,2015
ISBN 978-7-117-20782-9

Ⅰ.①外…　Ⅱ.①赵…②陈…　Ⅲ.①外科学-医学
院校-教材　Ⅳ.①R6

中国版本图书馆 CIP 数据核字(2015)第 103891 号

| 人卫社官网 | www.pmph.com | 出版物查询，在线购书 |
| 人卫医学网 | www.ipmph.com | 医学考试辅导，医学数据库服务，医学教育资源，大众健康资讯 |

外　科　学

第 3 版

（上、下册）

主　　编：赵玉沛　陈孝平
出版发行：人民卫生出版社（中继线 010-59780011）
地　　址：北京市朝阳区潘家园南里 19 号
邮　　编：100021
E - mail：pmph @ pmph.com
购书热线：010-59787592　010-59787584　010-65264830
印　　刷：人卫印务（北京）有限公司
经　　销：新华书店
开　　本：850×1168　1/16　　总印张：73
总 字 数：2009 千字
版　　次：2005 年 8 月第 1 版　　2015 年 8 月第 3 版
　　　　　2025 年 1 月第 3 版第 14 次印刷（总第 28 次印刷）
标准书号：ISBN 978-7-117-20782-9/R·20783
定价（上、下册）：146.00 元
打击盗版举报电话：010-59787491　E-mail：WQ @ pmph.com
（凡属印装质量问题请与本社市场营销中心联系退换）

编委名单（以姓氏笔画为序）

修 订 说 明

为了贯彻教育部教高函[2004-9 号]文,在教育部、原卫生部的领导和支持下,在吴阶平、裘法祖、吴孟超、陈灏珠、刘德培等院士和知名专家的亲切关怀下,全国高等医药教材建设研究会以原有七年制教材为基础,组织编写了八年制临床医学规划教材。从第一轮的出版到第三轮的付梓,该套教材已经走过了十余个春秋。

在前两轮的编写过程中,数千名专家的笔耕不辍,使得这套教材成为了国内医药教材建设的一面旗帜,并得到了行业主管部门的认可(参与申报的教材全部被评选为"十二五"国家级规划教材),读者和社会的推崇(被视为实践的权威指南、司法的有效依据)。为了进一步适应我国卫生计生体制改革和医学教育改革全方位深入推进,以及医学科学不断发展的需要,全国高等医药教材建设研究会在深入调研、广泛论证的基础上,于 2014 年全面启动了第三轮的修订改版工作。

本次修订始终不渝地坚持了"精品战略,质量第一"的编写宗旨。以继承与发展为指导思想:对于主干教材,从精英教育的特点、医学模式的转变、信息社会的发展、国内外教材的对比等角度出发,在注重"三基"、"五性"的基础上,在内容、形式、装帧设计等方面力求"更新、更深、更精",即在前一版的基础上进一步"优化"。同时,围绕主干教材加强了"立体化"建设,即在主干教材的基础上,配套编写了"学习指导及习题集"、"实验指导 / 实习指导",以及数字化、富媒体的在线增值服务(如多媒体课件、在线课程)。另外,经专家提议,教材编写委员会讨论通过,本次修订新增了《皮肤性病学》。

本次修订一如既往地得到了广大医药院校的大力支持,国内所有开办临床医学专业八年制及七年制("5+3"一体化)的院校都推荐出了本单位具有丰富临床、教学、科研和写作经验的优秀专家。最终参与修订的编写队伍很好地体现了权威性,代表性和广泛性。

修订后的第三轮教材仍以全国高等学校临床医学专业八年制及七年制("5+3"一体化)师生为主要目标读者,并可作为研究生、住院医师等相关人员的参考用书。

全套教材共 38 种,将于 2015 年 7 月前全部出版。

全国高等学校八年制临床医学专业国家卫生和计划生育委员会规划教材编写委员会

	学科名称	主审	主编	副主编
1	细胞生物学(第3版)	杨恬	左伋 刘艳平	刘佳 周天华 陈誉华
2	系统解剖学(第3版)	柏树令 应大君	丁文龙 王海杰	崔慧先 孙晋浩 黄文华 欧阳宏伟
3	局部解剖学(第3版)	王怀经	张绍祥 张雅芳	刘树伟 刘仁刚 徐飞
4	组织学与胚胎学(第3版)	高英茂	李和 李继承	曾园山 周作民 肖岚
5	生物化学与分子生物学(第3版)	贾弘禔	冯作化 药立波	方定志 焦炳华 周春燕
6	生理学(第3版)	姚泰	王庭槐	闫剑群 郑煜 祁金顺
7	医学微生物学(第3版)	贾文祥	李明远 徐志凯	江丽芳 黄敏 彭宜红 郭德银
8	人体寄生虫学(第3版)	詹希美	吴忠道 诸欣平	刘佩梅 苏川 曾庆仁
9	医学遗传学(第3版)		陈竺	傅松滨 张灼华 顾鸣敏
10	医学免疫学(第3版)		曹雪涛 何维	熊思东 张利宁 吴玉章
11	病理学(第3版)	李甘地	陈杰 周桥	来茂德 卞修武 王国平
12	病理生理学(第3版)	李桂源	王建枝 钱睿哲	贾玉杰 王学江 高钰琪
13	药理学(第3版)	杨世杰	杨宝峰 陈建国	颜光美 臧伟进 魏敏杰 孙国平
14	临床诊断学(第3版)	欧阳钦	万学红 陈红	吴汉妮 刘成玉 胡申江
15	实验诊断学(第3版)	王鸿利 张丽霞 洪秀华	尚红 王兰兰	尹一兵 胡丽华 王前 王建中
16	医学影像学(第3版)	刘玉清	金征宇 龚启勇	冯晓源 胡道予 申宝忠
17	内科学(第3版)	王吉耀 廖二元	王辰 王建安	黄从新 徐永健 钱家鸣 余学清
18	外科学(第3版)		赵玉沛 陈孝平	杨连粤 秦新裕 张英泽 李虹
19	妇产科学(第3版)	丰有吉	沈铿 马丁	狄文 孔北华 李力 赵霞

	学科名称	主审	主编	副主编
20	儿科学(第3版)		桂永浩 薛辛东	杜立中 母得志 罗小平 姜玉武
21	感染病学(第3版)		李兰娟 王宇明	宁 琴 李 刚 张文宏
22	神经病学(第3版)	饶明俐	吴 江 贾建平	崔丽英 陈生弟 张杰文 罗本燕
23	精神病学(第3版)	江开达	李凌江 陆 林	王高华 许 毅 刘金同 李 涛
24	眼科学(第3版)		葛 坚 王宁利	黎晓新 姚 克 孙兴怀
25	耳鼻咽喉头颈外科学(第3版)		孔维佳 周 梁	王斌全 唐安洲 张 罗
26	核医学(第3版)	张永学	安 锐 黄 钢	匡安仁 李亚明 王荣福
27	预防医学(第3版)	孙贵范	凌文华 孙志伟	姚 华 吴小南 陈 杰
28	医学心理学(第3版)	姜乾金	马 辛 赵旭东	张 宁 洪 炜
29	医学统计学(第3版)		颜 虹 徐勇勇	赵耐青 杨土保 王 彤
30	循证医学(第3版)	王家良	康德英 许能锋	陈世耀 时景璞 李晓枫
31	医学文献信息检索(第3版)		罗爱静 于双成	马 路 王虹菲 周晓政
32	临床流行病学(第2版)	李立明	詹思延	谭红专 孙业桓
33	肿瘤学(第2版)	郝希山	魏于全 赫 捷	周云峰 张清媛
34	生物信息学(第2版)		李 霞 雷健波	李亦学 李劲松
35	实验动物学(第2版)		秦 川 魏 泓	谭 毅 张连峰 顾为望
36	医学科学研究导论(第2版)		詹启敏 王 杉	刘 强 李宗芳 钟晓妮
37	医学伦理学(第2版)	郭照江 任家顺	王明旭 尹 梅	严金海 王卫东 边 林
38	皮肤性病学	陈洪铎 廖万清	张建中 高兴华	郑 敏 郑 捷 高天文

经过再次打磨,备受关爱期待,八年制临床医学教材第三版面世了。怀纳前两版之精华而愈加求精,汇聚众学者之智慧而更显系统。正如医学精英人才之学识与气质,在继承中发展,新生方可更加传神;切时代之脉搏,创新始能永领潮头。

经过十年考验,本套教材的前两版在广大读者中有口皆碑。这套教材将医学科学向纵深发展且多学科交叉渗透融于一体,同时切合了环境-社会-心理-工程-生物这个新的医学模式,体现了严谨性与系统性,诠释了以人为本、协调发展的思想。

医学科学道路的复杂与简约,众多科学家的心血与精神,在这里汇集、凝结并升华。众多医学生汲取养分而成长,万千家庭从中受益而促进健康。第三版教材以更加丰富的内涵、更加旺盛的生命力,成就卓越医学人才对医学誓言的践行。

坚持符合医学精英教育的需求,"精英出精品,精品育精英"仍是第三版教材在修订之初就一直恪守的理念。主编、副主编与编委们均是各个领域内的权威知名专家学者,不仅著作立身,更是德高为范。在教材的编写过程中,他们将从医执教中积累的宝贵经验和医学精英的特质潜移默化地融入到教材中。同时,人民卫生出版社完善的教材策划机制和经验丰富的编辑队伍保障了教材"三高"(高标准、高起点、高要求)、"三严"(严肃的态度、严谨的要求、严密的方法)、"三基"(基础理论、基本知识、基本技能)、"五性"(思想性、科学性、先进性、启发性、适用性)的修订原则。

坚持以人为本、继承发展的精神,强调内容的精简、创新意识,为第三版教材的一大特色。"简洁、精练"是广大读者对教科书反馈的共同期望。本次修订过程中编者们努力做到:确定系统结构,落实详略有方;详述学科三基,概述相关要点;精选创新成果,简述发现过程;逻辑环环紧扣,语句精简凝练。关于如何在医学生阶段培养创新素质,本教材力争达到:介绍重要意义的医学成果,适当阐述创新发现过程,激发学生创新意识、创新思维,引导学生批判地看待事物、辩证地对待知识、创造性地预见未来,踏实地践行创新。

坚持学科内涵的延伸与发展,兼顾学科的交叉与融合,并构建立体化配套、数字化的格局,为第三版教材的一大亮点。此次修订在第二版的基础上新增了《皮肤性病学》。本套教材通过编写委员会的顶层设计、主编负责制下的文责自负、相关学科的协调与蹉商、同一学科内部的专家互审等机制和措施,努力做到其内容上"更新、更深、更精",并与国际紧密接轨,以实现培养高层次的具有综合素质和发展潜能人才的目标。大部分教材配套有"学习指导及习题集"、"实验指导/实习指导"以及"在线增值服务(多媒体课件与在线课程等)",以满足广大医学院校师生对教学资源多样化、数字化的需求。

本版教材也特别注意与五年制教材、研究生教材、住院医师规范化培训教材的区别与联系。①五年制教材的培养目标:理论基础扎实、专业技能熟练、掌握现代医学科学理论和技术、临床思维良好的通用型高级医学人才。②八年制教材的培养目标:科学基础宽厚、专业技能扎实、创新能力强、发展潜力大的临床医学高层次专门人才。③研究生教材的培养目标:具有创新能力的科研型和临床型研究生。其突出特点:授之以渔、评述结合、启示创新,回顾历史、剖析现状、展望未来。④住院医师规范化培训教材的培养目标:具有胜任力的合格医生。其突出特点:结合理论,注重实践,掌握临床诊疗常规,注重预防。

以吴孟超、陈灏珠为代表的老一辈医学教育家和科学家们对本版教材寄予了殷切的期望,教育部、国家卫生和计划生育委员会、国家新闻出版广电总局等领导关怀备至,使修订出版工作得以顺利进行。在这里,衷心感谢所有关心这套教材的人们!正是你们的关爱,广大师生手中才会捧上这样一套融贯中西、汇纳百家的精品之作。

八学制医学教材的第一版是我国医学教育史上的重要创举,相信第三版仍将担负我国医学教育改革的使命和重任,为我国医疗卫生改革,提高全民族的健康水平,作出应有的贡献。诚然,修订过程中,虽力求完美,仍难尽人意,尤其值得强调的是,医学科学发展突飞猛进,人们健康需求与日俱增,教学模式更新层出不穷,给医学教育和教材撰写提出新的更高的要求。深信全国广大医药院校师生在使用过程中能够审视理解,深入剖析,多提宝贵意见,反馈使用信息,以便这套教材能够与时俱进,不断获得新生。

愿读者由此书山拾级,会当智海扬帆!

是为序。

中国工程院院士

中国医科科学院原院长　　刘德培

北京协和医学院原院长

二〇一五年四月

赵玉沛，北京协和医院院长，中国科学院院士，外科学教授，博士生导师。中华医学会副会长、外科学分会主任委员、全国胰腺外科学组组长。《中华外科杂志》总编辑、《美国外科学年鉴》(*Annals of Surgery*)中文版主编、*Journal of the American College of Surgeons* 中文版主编。国际外科学院、美洲外科学院、英格兰皇家外科学院及香港外科学院"Honorary Fellowship"、爱丁堡皇家外科学院"Fellowship Ad Hominem"；国际胃肠肝胆胰外科协会副主席；第16届亚洲外科学会主席。

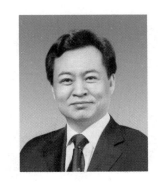

赵玉沛

从医以来，一直工作在临床、科研和教学第一线，在肝胆、胃肠、甲状腺等普外领域进行了许多开创性工作，尤其对胰腺外科有着深厚的造诣。牵头制定了中华医学会胰腺癌诊治指南和卫生部胰腺癌诊治的国家行业标准。近10余年来以北京协和医院胰腺外科中心为基地，对胰腺癌等疾病进行了系统性的基础与临床研究，取得了丰硕成果。荣获国家科技进步二等奖、中华医学科技进步一等奖、高等学校科学技术二等奖、"何梁何利"基金科学与技术进步奖，主编的《胰腺病学》被评为国家新闻出版总署"三个一百"原创图书出版工程。获北京市医德标兵、首届"周光召临床医师奖"、中国医师奖、卫生部有突出贡献中青年专家、全国五一劳动奖章等荣誉。

陈孝平，男，博士生导师。现任亚太腹腔镜肝切除推广与发展专家委员会主席，亚太肝胆胰协会前任主席，国际肝胆胰协会中国分会主席，亚太肝癌协会常委，美国外科学会 Honorary Fellowship，美国外科学院 Fellowship，国际外科组织(ISG)成员，中华医学会外科学分会常务委员兼肝脏学组组长，中国医师协会外科学分会副会长和器官移植分会副会长；中国腹腔镜肝切除推广与发展专家委员会主任委员；华中科技大学同济医学院附属同济医院外科学系主任、肝胆胰外科研究所所长、肝脏外科中心主任。

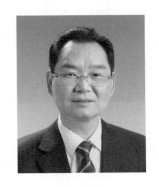

陈孝平

陈孝平教授热衷于医学教育事业，敢于而且善于进行改革和创新，主持的《以"名教师、名教材、名课程"为依托，建立创新性的外科学体系》获得国家级教学成果二等奖。历任人民卫生出版社面向21世纪课程教材5年制《外科学》第5版编委兼编写秘书，普通高等教育"十五"国家级规划教材7年制《外科学》第1版主编，普通高等教育"十一五"国家级规划教材7、8年制《外科学》第1版、第2版主编，"十二五"普通高等教育本科国家级规划教材5年制《外科学》第8版主编，国家级医学数字教材·国家卫生计生委"十二五"规划数字教材·全国高等学校5年制《外科学》数字教材主编，编写外科学相关辅助教材和专著共20余部。任50余本国内和国际杂志主编、副主编和编委。被评为"全国教学名师"(第二届)，获得宝钢优秀教师特等奖；获得何梁何利科学与技术进步奖；国家科学与技术进步奖二等奖、教育部科学技术进步二等奖各1项，省部级科技进步奖一等奖共5项；2008年获得中国肝胆胰外科领域杰出成就金质奖章。

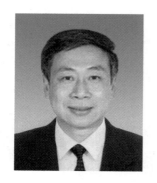

杨连粤

杨连粤，二级教授，博士生导师，卫生部有突出贡献中青年专家，享受国务院特殊津贴，现任中华医学会外科学会常委与门静脉高压症学组组长，美国外科学院会员，国际外科学会会员，中南大学普通外科学国家重点（培育）学科主要学科带头人，中华外科杂志等 20 余家杂志编委。

长期从事临床教学工作，精通腹部外科学，临床经验丰富。尤在大肝癌外科治疗方面具有较高学术造诣，取得了一系列重要研究结果，率先在国际上提出"孤立性大肝癌"的概念并已被 UICC 接受。先后主持国家自然科学基金重点项目、973、863、国家科技重大专项等课题 15 项；先后获湖南省科技进步二等奖、三等奖多次。发表 *Ann Surg*、*Surgery*、*Hepatology*、*Clin Cancer Res* 等 SCI 论文 36 篇，具有较高的学术影响力。

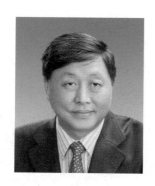

秦新裕

秦新裕，英国伦敦大学博士，复旦大学外科学教授、博士生导师。现任复旦大学普通外科研究所所长，复旦大学附属中山医院党委书记。美国外科学院会员（FACS）、国际胃癌学会会员、欧洲消化外科学会会员、中华医学会外科分会副主任委员，胃肠外科学组组长、上海医学会普外科专业委员会会长，上海市医师协会普外科分会会长。

主要从事胃肠动力和胃肠道肿瘤的临床和基础研究。担任《中华外科杂志》、《中华普通外科杂志》、《中华胃肠外科杂志》、《中华消化外科杂志》、《中国实用外科杂志》、*Annuals of Surgery* 中文版等 10 余本医学杂志的副主编，曾主编 *Atlas of Digestive Endoscopic Resection*、《外科手术并发症的预防和处理》、《结直肠癌肝转移的早期诊断和综合治疗》、《现代胃肠道肿瘤诊疗学》等专著，担任人民卫生出版社五年制和八年制统编教材《外科学》副主编。发表科技论文 300 余篇。秦教授曾先后获得教育部科技进步一等奖 1 次，上海市科学技术进步一等奖 1 次和三等奖 2 次以及上海医学科技进步一等奖 1 次。

张英泽，主任医师、教授、博士生导师。河北医科大学第三医院院长，美国科罗拉多大学医学院客座教授。中华医学会骨科分会候任主任委员、中国医师协会骨科分会副会长、中国修复重建外科专业委员会副主任委员。《中国矫形外科杂志》、《中国临床医生》、《中国骨与关节杂志》和《临床外科杂志》副总编，*Orthopedics*、*European Journal of Orthopedic Surgery and Traumatology* 编委。

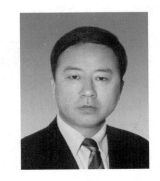

张英泽

从事骨盆髋臼及四肢难治性骨折的诊治、血管损伤的诊治以及关节内骨折的生物力学研究。培养研究生 120 余名。获得授权专利 110 余项（发明专利 34 项）。荣获国家科技进步奖二等奖 2 项、中华医学科技奖一等奖 1 项。主编、主译专著 22 部。担任全国高等医学院校五年制本科规划教材《外科学》和研究生规划教材《骨科学》副主编。

李虹，教授，博导。四川大学常务副校长。中华医学会、中国医师协会泌尿外科学分会副主任委员，《中华泌尿外科杂志》编委、《现代泌尿外科杂志》副主编、《现代泌尿生殖肿瘤杂志》编委、《临床泌尿外科杂志》编委。

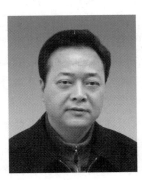

李 虹

长期从事尿道狭窄、泌尿系结石、肿瘤等疾病的临床工作，一直致力于泌尿系结石、修复与重建、肿瘤等领域的临床与基础研究。发表论文 94 篇（SCI 或统计源期刊），参编全国性及省级学术专著 9 部。负责科研基金课题 23 项，其中国家科技重大专项 2 项，基金经费 6398.5 万元。相关研究获四川省科技进步一等奖 1 项、省部级科技进步奖 2 项、中国人民解放军科学技术二等奖 1 项。2006 年获中华医学会泌尿外科分会钻石奖、2013 年获全球华人泌尿外科突出贡献奖。

前　言

为了适应我国高等医药院校教学改革和发展的需要,2002 年我们编写出版了七年制教材《外科学》;2005 年,在七年制教材《外科学》的基础上,编写出版了八年制和七年制共用教材《外科学》,并于 2010 年作了再次修订。据调查,全国 90% 以上招收七年制和八年制医学生的大学都采用了这本教材,总体评价优秀。为了适应科学的发展和医学知识的更新,全国高等医药教材建设研究会决定对八年制和七年制共用教材进行第 3 次修订,其中包括这本《外科学》。

第 3 版全国高等医药院校八年制和七年制共用教材《外科学》的编写,仍然贯彻"三基、五性和三特定"的原则。三基:即基本理论、基本知识和基本技能。五性:思想性、科学性、启发性、先进性、适用性。三特定:①特定的对象:临床医学专业八年制学生。②特定的要求:与培养目标相适应。八年制临床医学专业的培养目标主要定位于临床医学专业博士学位,毕业后从事临床医疗工作,即当医生,要会看病。③特定的限制:既有别于专著、参考书,又不同于讲义和授课提纲。同时强调"更新、更深、更精"三个方面的要求。更新:要有更新的内容,更新的思想和更新的风格,能反映当今外科学的最新知识和内容。如本书中对微创外科概念和技术进展有更多介绍等。更深:相关内容要更深一些,概念、理论要更完整一些。要提出的是,深,既不单纯是文字更多,也不是文字越多越好,而是层次更深,力求概念和理论的完整。传授知识不仅要使学生知其然,还要知其所以然。对近年来出现的新观点或新技术,也略作介绍,如快速康复理念、机器人外科手术以及器官移植的适应证问题等。更精:文字和语言尽可能精炼,内容易读懂。有些内容(如有些疾病的病因、病理和病理生理等)点到为止,给学生留有思维空间。为了减少边缘学科、交叉学科的重叠,本书删除了外科无菌术,外科临床研究方法,黄疸的诊断与处理原则,腹部肿块等许多章节,全书由上一版的 87 章减少为 78 章。为了便于教学和使学生多掌握外科专业英语词汇,对主要疾病、手术等专有医学名词列出英文对照,提供主要参考文献目录;与本教材相配套的外科学增值服务(多媒体课件与在线课堂)将同步上线,《外科学学习指导及习题集》《外科学实习指导》也将同步出版发行,以便于学生拓宽知识面、自学和复习,同时也便于老师授课时参考。

为了确保教材内容及质量满足要求,我们参阅了国外权威外科学教材,按集体定制计划进行编写,先由编写人完成初稿,经分编小组审阅,再经分编小组负责人集体讨论定稿,最后由主编全面整理共五步程序进行,并强调分编负责人制度。

参加编写本书的 61 名编写人员均有长期从事教学工作的经历,95% 以上从事过七年制或八年制临床医学教学工作,他们均为博士生导师;60% 以上的编者参加过上一版八年制和七年制共用教材《外科学》的编写工作。为了确保本教材的权威性及代表性,本届编委会成员来自全国 19 个省、自治区或直辖市的 42 所院校和医疗单位。

我们力求本教材能够达到上述要求,以适应我国八年制和七年制教学的需要。尽管我们竭尽全力,但书中一定还存在不少缺点和错误,诚恳地希望各院校的师生在应用中发现问题,给予指正!

赵玉沛　陈孝平

2015 年 3 月

目 录

上 册

下 册

第一章 绪 论

第一节 外科学范畴

外科一词的英文名 surgery,来自拉丁文 Chirurgia,由希腊文 cheir(手)和 ergon(工作)组合而成。由此可见,当时的外科强调通过动手(换药、手术和手法)来治疗伤病,以区别通过药物治疗疾病的内科。在古老的外科中,手术突出的是技巧。在现代外科中,手术是科学。也就是说,当今外科医生不但要做手术,还要研究与外科相关的基础理论,包括病因、病理、发病机制、诊断、预防和治疗等。现代科学和医学的发展,进一步促使外科工作范围不断发生变化,而且与其他临床学科在分工上有许多交叉。特别是外科微创技术的迅速进展,使外科与内科的交叉增多,界线更加难分。近十年来,国外医疗服务提倡多学科协同(medical home)概念,即从一个人到一个团队(person to team)的服务;在医学教育上提倡按系统疾病、基础与临床和内外科整合来讲授与实践。因此,给外科学提出一个确切的定义或规定范围,确实不易。只能根据外科现状,从如下两个方面来理解外科学的范畴。

（一）外科疾病

基本形式大致分为 7 类:

1. 创伤(trauma) 由暴力或其他致伤因子引起的人体组织破坏,例如内脏破裂、骨折、烧伤等,多需要手术或其他外科处理,以修复组织和恢复功能。

2. 感染(infection) 致病的微生物侵袭人体,导致组织、器官的损害、破坏,发生坏死和脓肿,这类局限的感染病灶适宜于手术治疗,例如坏疽阑尾的切除、肝脓肿的切开引流等。

3. 肿瘤(tumor) 绝大多数的肿瘤需要手术处理。切除良性肿瘤有良好的疗效;对恶性肿瘤,手术能达到根治、延长生存时间或者缓解症状的效果。

4. 畸形 先天性畸形(congenital abnormality),例如先天性心脏病、肛管直肠闭锁等,均需施行手术治疗;后天性畸形,例如烧伤后瘢痕挛缩,也多需手术整复,以恢复功能和改善外观。

5. 内分泌功能失调 如甲状腺和甲状旁腺功能亢进症等。

6. 寄生虫病(parasite) 如肝包虫病和胆道蛔虫症等。

7. 其他 器官梗阻如肠梗阻、尿路梗阻或阻塞性黄疸等;血液循环障碍如下肢静脉曲张和门静脉高压症等;结石形成如胆石症和尿路结石等,以及不同原因引起的大出血(massive hemorrhage)等常需手术治疗。

需要指出的是,外科疾病和内科疾病在许多情况下是相对的。因为外科疾病并不一定都要手术治疗,而有些内科疾病在一定的发展阶段也可能需要手术。例如局部感染性病变,经药物治疗有时可以得到完全控制,只有形成脓肿时才需要切开或穿刺引流;而胃十二指肠溃疡并发穿孔或大出血时,常需要手术。不仅如此,由于医学科学的进展,有的原来认为应当手术的疾病,现在可以改用非手术治疗,例如大部分肾结石可以应用体外震波,使结石粉碎排出。有的原来不能施行手术的外科病,如某些先天性心脏病,现在可以在低温麻醉或体外循环下,用手术方法来纠正。还有,有些过去完全属于内科治疗的疾病,如肝豆状核变性,现在可以行肝移植治疗。

（二）外科所属分科（专科）

到20世纪中期，随着外科范围的扩大，任何一位外科医生已不可能掌握外科学的全部知识和技能。外科学向专业化发展已成为必然。分科的方法有很多种：如根据工作对象和性质，分为实验外科和临床外科；在临床外科，根据人体的系统又分为骨科、泌尿外科、神经外科、血管外科；按人体部位分，头颈外科、胸心外科、腹部外科；按年龄特点，小儿外科、老年外科；现在可为胎儿作手术，但尚未成为专科；按手术方式，整复外科、显微外科、移植外科；按疾病性质，肿瘤外科、急症外科；按器官功能分出内分泌外科；按手术创伤大小，有些医院成立了微创外科等。而有些原属外科的学科，如妇产、口腔和眼、耳鼻喉专业等随着自身不断发展而脱离外科，成立了自己的专科。

（赵玉沛）

第二节　学习外科学的目的、方法和要求

（一）树立良好的医德医风，全心全意为病人解除疾苦

学习外科学的根本问题、首要问题，仍是为人民健康服务的问题。现代医学，已从生物医学模式转向生物-心理-社会医学的模式。古今中外都非常重视医生在医学道德方面的修养。医学道德主要体现在对医学科学的追求以及对病人的同情心和责任感。要经常想到，我们面对的不单是病，更重要的是一个生了病的人。只有具备良好的医德、医风，才能发挥医术的作用。如果外科医生医疗思想不端正，工作疏忽大意，就会给病人带来痛苦，甚或导致病人身心严重损害。比如说，手术是外科治疗工作中一个重要手段，也是治疗成败的关键。但片面地强调手术，认为外科就是手术，手术就能解决一切的想法是不正确的、有害的。如果在疾病的诊断尚未肯定或手术方案未确定之前，即贸然进行手术，不仅有可能未治好疾病，又反而给病人带来不可弥补的手术损害；即使是一个成功的手术，也可能由于术前准备或术后处理的不恰当而失败。因此，学习外科学首先要严格掌握外科疾病的手术适应证，如能以非手术疗法治愈的，不应采用手术治疗；如能以小的或简单的手术治愈的，不应采用大的或复杂的手术。要充分做好手术前准备，不但要有详细的手术计划，对术中可能发生的意外也要有所准备。手术时要选用最合适的麻醉，安全而良好的麻醉是手术成功的先决条件。手术中要正确执行每一个操作步骤，要特别注意如何保护健康组织。手术后的处理要细致，防止发生任何疏忽或差错。我们一定要纠正单纯手术的观点，坚决反对为手术而手术和为练习技术而手术的错误行为。

另一方面，如果医生对病人具有耐心、诚心和爱心，就容易与病人建立良好的关系，互相信任；就能够争取到病人和其家庭的配合，有利于完成各项检查和治疗。

（二）贯彻理论必须与实践相结合的正确学习方法

医学生和外科研究生经过系统理论学习后，开始进入临床实践阶段。外科学是一门实践性很强的学科。不同的外科病，可能会有相同的临床表现，如急性化脓性阑尾炎和急性胃穿孔，临床上都可表现为转移性右下腹痛；而同一种外科病，也可能临床表现不同，如结肠癌病人，有的是以便血或腹泻为主，而有的发病时就出现肠梗阻。外科医生不仅要诊断疾病，观察病情和合理地选择药物治疗，更重要的是要执行正确的手术操作。这些知识和本领必须亲自参加临床实践才能学到，要予以重视。

大量经验和实例证明，外科医生在实践机会相同的情况下，收获和进步快慢往往不同。是否坚持理论联系实际，是造成这种差距的重要因素。"机遇只偏爱那些有准备的头脑"。知识来源于实践，更重要的是要将它应用于实践，这就是理论与实践相结合的原则。回顾外科中的每一进展，无不与这一原则有关。举例来说，早年人们曾经施行胃空肠吻合或胃部分切除术治疗十二指肠溃疡，术后发现溃疡复发率很高。通过研究了解到胃酸分泌与产生溃疡病的关系，乃确立了胃大部切除术的原则。然而，胃大部切除术虽可避免溃疡复发，但带来了生理紊乱等各

种并发症。又经过胃生理和溃疡病病因的不断深入研究,人们先后应用迷走神经干切断→选择性迷走神经切断→高选择性迷走神经切断术治疗本病,使之不断完善而更符合生理要求。虽然随着质子泵抑制剂的应用,胃十二指肠溃疡目前已很少需要外科治疗,但这仍然是外科发展过程中理论与实践结合的一个典型案例。诸如此类的例子很多,所以有国外学者指出,外科医生要"一手拿基因枪、一手拿手术刀",即强调理论与实践相结合。

（三）狠抓"三基"教育,打好坚实的外科基础

"三基"是指基本知识(basic knowledge)、基本技能(basic technical ability)和基础理论(basic theory)。基本知识包括基础医学知识和其他临床各学科的知识,如解剖、病理和病理生理以及临床诊断学等。对外科医生来说,这些基本知识的重要性不言而喻。要做好腹股沟疝的修补术,就必须熟悉腹股沟区的局部解剖;施行乳癌根治切除术,就应了解乳癌的淋巴转移途径。Galen有句名言:"一个不熟悉解剖的外科医生要在病人身上做手术而不犯错误,等于要一个盲人完成一座完美的雕刻那样困难。"还有,如何鉴别阻塞性黄疸与肝细胞性黄疸,就要知道胆红素的代谢过程。所以,对基本知识的学习要很认真,达到准确无误。若认为这类知识较粗浅而无需用心,结果会使自己认识模糊,既不能对外科疾病做出正确的诊断和鉴别诊断,更不能很好地进行处理。

在基本技能方面,首先要写好病史记录、学会体格检查,这样才能较全面地了解和判断病情。要培养严格的无菌观念,熟悉各种消毒方法。要重视外科基本操作的训练,如切开、分离、止血、结扎、缝合以及引流、换药等,都要按照一定的外科准则,而不可草率行事,否则会影响到手术的效果。其他处理如血管穿刺、胃肠减压、气管插管或切开、胸膜腔闭式引流、导尿等,都需认真学习,掌握使用。

至于为什么要重视基础理论,这是因为它能帮助外科医生在临床实践中加深理解、加深认识。如果一个外科医生只会手术操作,而不知道为什么要施行这样的手术,也就是"知其然而不知其所以然",这样不但不能促进外科的进展,还会造成医疗工作中的差错,甚至危害病人。例如,要解决异体皮肤和器官的移植问题,就必须了解人体的免疫反应;不懂得人体微循环的结构和功能,就不了解休克的病程演变,更不能正确处理不同阶段的休克病人。总之,具有了扎实的基础理论,才能使外科医生在临床工作中做到原则性与灵活性相结合,乃至开拓思路,有所创新。

（陈孝平）

第三节 怎样才能成为一名优秀的年轻外科医生

外科前辈裘法祖提出,一位好的外科医生应做到三会,即"会做(会开刀、会治病)"、"会说(会讲课和作学术报告)"和"会写(会撰写论文和总结报告)"。也有提出,随着各学科相互交叉融合的趋势增加,一位外科医生只会使用手术刀已远远不够,还应要求他们更加善于思考,博学多才,具备驾驭多学科联合的能力。要想满足以上要求,成为一名优秀的外科医生,就必须严格要求自己,加强自身教育,先做人,后做事,即"做人、做事、做学问"。外科手术是一项集体工作,一定要有团队精神。在这个团队里,所有人都要有一个相同的目标,为团队整体着想,把集体荣誉放在第一位,讲奉献,讲纪律,形成一个和谐、开放和讲民主的工作环境。要客观地认识自己,对自己的学术水平、手术技能有一个客观的评价,知道自己所能与所不能,虚心学习,刻苦钻研,不断开拓进取。要时刻记住"三人行,必有我师"这个道理,要想别人尊重自己,首先要学会尊重别人,尊重别人的学术思想、劳动与成果。只有这样严格要求,才有可能把自己培养成一名真正的德才兼备的年轻外科医生,为在尽可能短的时间内使我国外科学全面赶超世界先进水平做出应有的贡献!

（陈孝平）

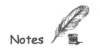

Notes

第四节　外科学简史

我国外科学(surgery)的起源并不清楚。早在旧石器时代,祖先们已开始用人工制造的器具砭石治疗伤病。进入新石器时代(公元前 5000 年—公元前 3000 年)发展成石针,又称箴石,治痈肿。青铜器时代制造出青铜砭针。在殷墟出土的甲骨文中证明,商代(公元前 1300 年)已有各种疾病名称,如"龋齿"、"疥"、"疮"。周代(公元前 1066 年—公元前 481 年),传统医学(traditional medicine)中分出"疡科",主治未溃肿物、已溃疮疡、刀枪箭伤及骨伤等人体外部伤病。汉代外科名著《五十二病方》(1973 年长沙马王堆出土的医书)中强调预防破伤风,并开始用疝带和疝罩治疗腹股沟疝。要指出的是,马王堆汉墓女尸肌肤、内脏、脑均保存完整,说明当时已有相当先进的防腐技术。

商周时代,《史记·扁鹊仓公列传》记载了很多解剖名称:"俞跗……乃割皮解肌,湔浣肠胃,漱涤五脏,等。"公元前 400 年,以五脏六腑和经络气血等相结合的医学理论体系形成。名著《黄帝内经》中对血循环已有认识。公元 190 年《难经》对人体解剖有较详细的描述。1045 年,《五脏图》正式出版。1797 年王清任解剖犯人的尸体,撰写《医林改错》一书,纠正前人解剖中的许多错误。要指出的是,祖国医学(chinese medicine)中的解剖名称与西方医学并不相同,它强调功能,自成体系。

公元前 500 年扁鹊抢救尸厥(休克?)获愈,且有用毒酒作麻醉进行外科手术的记载。华佗(141—203 年)使用酒服麻沸散为病人进行过死骨剔除术、剖腹术等。危亦林(1337 年)主张在骨折或脱臼的整复前用乌头、曼陀罗等药物先行麻醉,强调"若其人如酒醉,即不可加药,切不可过多"。也就是说,要严格掌握麻醉酒的用量,确保安全性。明代,王肯堂将川乌、草乌、南星、半夏和川椒制成糊剂用于体表手术,开创了药物局部麻醉的先例。1640 年 Severino 用冰雪进行局部麻醉试验。这是最原始的低温麻醉技术。

对外科伤病的认识和治疗方面也在不断地提高。196—204 年,张仲景描述了肠痈(阑尾炎)、肺痈(肺脓疡)、阴吹(阴道直肠瘘)等;并创用了人工呼吸法急救自缢以及灌肠术。而在西方,到 1667 年 Hooke 才开始使用人工呼吸的方法。499 年《刘涓子鬼遗方》论述金创、痈疽、疮疖等化脓性感染之诊断和治疗原则,如脓肿切开引流术,强调手术刀要用火烧红后方可使用。650 年,将海藻、海蛤等制成丸散治疗地方性甲状腺肿,比西方人 Parry(1786 年)对甲状腺肿的记述早 1100 多年。652 年,山西绛州僧死后进行病理解剖,发现食管内扁体鳞状物,即食管癌。841 年蔺道人科学地论述了肩关节、髋关节脱臼手法复位,四肢及脊柱骨折的手法、手术复位及夹板固定技术。1337 年危亦林首创"悬吊复位法"治疗脊柱骨折,比西方人用此方法早 600 多年。1554 年薛铠创用烧灼断脐法预防婴儿破伤风。1604 年,申斗垣提出对筋瘤,"以利刀去之",对血瘤"以利刀割之,银烙匙烧红一烙止血……不再生"。此观念与现代肿瘤外科原则相一致。他强调外科器械使用前要经过煮沸处理,比西方人的消毒观念早 200 多年。

在西方古代,很多医疗上的记载多为神话传说。古罗马时代禁止解剖人体,Galen(130—210 年)的解剖学资料是来自动物解剖(animal anatomy)。到 1241 年,Frederich 二世才允许实行人体解剖。1543 年比利时 Vesalius 著《人体结构》一书,构成近代人体解剖学的基础。1565 年英国女王 Elizabeth 同意对犯人尸体进行解剖,在人体解剖学上有了很多新的发现。

到 16 世纪中期,欧洲外科学才开始发展。1761 年,Morgagni 出版了《用解剖学研究疾病的部位和原因》一书,被誉为 18 世纪最伟大的医学成就之一。1766 年 Desault 开始用绷带治疗骨折。1794 年 Hunter 的《论血液、炎症和枪伤》一书出版。炎症(inflammation)逐渐成为外科第一原理;他的另一贡献是提出在正常部位结扎血管治疗股动脉或腘动脉的动脉瘤(aneurysm),由于有足够的侧支循环而可避免截肢。

Notes

进入 19 世纪,随着现代工业和科学技术的崛起,西方外科学迎来了重要发展时期。英王乔治三世在 1800 年特许成立伦敦皇家外科学院;1843 年维多利亚女王特许改为英国皇家外科学院。1880 年美国外科协会成立。这些变化反映当时欧、美外科医生地位有所提高。在 19 世纪,进一步完善了对人体器官结构解剖的认识,解决了麻醉、止血和输血、术后感染以及外科手术的基本操作技术等问题后,奠定了现代外科学的基础。

1. **解剖** 在以前对人体解剖认识的基础上,1811 年 Bell 发表了《脑的解剖新论》,阐述了脊髓后根神经的作用。1832 年 Cooper 出版《甲状腺解剖学》,等等。1859 年 Gray 出版的《图解和外科的解剖学》,作为医学教科书一直沿用至今。

2. **麻醉** 1800 年 Davy 发现了氧化亚氮的麻醉作用。1842 年美国 Long 用乙醚麻醉切除小的皮肤肿瘤;1846 年麻省总医院 Morton 为一例手术病人成功地施行了乙醚麻醉。1847 年爱丁堡的 Simpson 用氯仿进行麻醉获得成功。1848 年中国第一次试用氯仿麻醉法。1874 年 Ore 应用水合氯醛进行静脉麻醉。至此,外科进入了一个崭新时代,手术速度再也不是作为评价外科医生是否高明的标准。1887 年德国的 Schleich 开始用可卡因作局部浸润麻醉。由于其毒性大,很快被普鲁卡因所代替。迄今,普鲁卡因仍是一种安全有效的局部麻醉剂。

3. **输血** 大出血是造成创伤和手术死亡的另一重要原因。输血可以挽救病人生命。1665 年 Lower 进行了从狗到狗的输血试验;1667 年 Denis 首次在人体进行输血试验。至 1901 年美国 Landsteiner 发现血型后,输血安全性才得以保证。初期采用直接输血法,但操作复杂,输血量不易控制;1915 年德国 Lewisohn 提出了混加枸橼酸钠溶液,使血不凝固,建立了间接输血法。建立了血库后,使输血方便易行。

4. **术后感染** 在 100 年前,手术感染是一大难题。当时,截肢手术的死亡率高达 40% ~ 50%。外科医生已经注意到常见的坏疽(gangrene)、丹毒(erysipelas)、脓血症(pyemia)、败血症(sepsis)等与手术环境的关系,并称其为"医院病(hospitalism)"。前面提到用氯仿进行麻醉的 Simpson,曾强调在厨房桌上动手术发生感染的机会可减少。美国 Holmes(1809—1894 年)明确提出产褥热(puerperal fever)是经医生的手带给产妇的。匈牙利产科医生 Semmelweis(1818—1865 年)证明产褥热是感染性疾病,并要求医生在接生前必须用漂白粉溶液(chlorinated lime solutions)将手洗净。采用这种方法后,产妇死亡率由 10% 降到了 1%。这是抗菌术(antisepsis)的开端。

英国的 Lister(1827—1912 年)是公认的抗菌外科创始人。他的主要抗菌剂是石炭酸,用以浸泡器械、喷洒手术室。1867—1870 年期间,他用此方法施行截肢术病人的病死率从 45% 降至 15%。

德国细菌学家 Koch 于 1878 年发现了伤口感染的病原菌,Bergmann(1836—1907 年)医生创用蒸气灭菌法,对敷料进行灭菌。这样使抗菌法演进至无菌法(asepsis)。1887 年 Mikulicz-Radecki 倡议手术者戴口罩;1889 年德国 Furbringer 提出了手臂消毒法;1890 年美国 Halsted 提倡戴灭菌橡皮手套。至此,无菌术得到完善。1929 年英国 Fleming 发现了青霉素,1935 年德国 Domagk 提倡应用百浪多息(磺胺类),使预防和治疗术后感染提高到了一个新的水平。

5. **手术基本操作技术** Matas(1860—1957 年)曾这样说,回忆起 19 世纪 80 年代,除非意外事故损伤(accident injuries),头、胸和腹部仍是不能手术的禁区。要解决的问题很多,其中有:①如何在术中控制出血和止血。19 世纪以前已有了丝线结扎血管的止血方法。1872 年英国人 Wells 在术中正式用止血钳止血,1873 年德国 Esmarch 在截肢时倡用止血带控制出血,1908 年 Pringle 创用以食指和拇指捏紧肝十二指肠韧带控制肝手术中出血,术中控制出血和止血技术逐步完善。②如何将空腔器官的两个断端重新连接起来是另一问题,特别是胃肠道和血管。Wolfler(1881 年)和 Billroth(1829—1894 年)完善了胃肠吻合技术;Lembert 提出缝合小肠的基本原则(the basic principle of intestinal suture),即浆膜对浆膜吻合法;Carrel(1902 年)通过三定点缝

Notes

线(three holding sutures)把血管断端的圆口变为三角形,以方便缝合,并因此于1912年获得诺贝尔奖。

对于现在的医学生来说,疾病的某种手术治疗是理所当然的。实际上,一直到20世纪初,外科学整体的水平仍然很低。外科学真正进入高速发展阶段是20世纪中期以后。20世纪50年代初,低温麻醉和体外循环的研究成功,为心脏直视手术开辟了发展道路;60~70年代,显微外科技术的发展,推动了创伤、整复和器官移植外科的前进;70~80年代后,现代外科微创理念和技术的快速发展,改变了传统外科痛苦大、损伤重的缺点。最近,第三代机器人手术操作系统(robotic surgical system)问世,其特点是精确性高,灵活性好,已在少数大医院应用,积累了一些经验,取得了一定的效果。为了提高外科危重病人救治的成功率,减轻病人生理和心理上的创伤,近年来有关损伤控制外科(damage control surgery,DCS)、快速康复外科(fast track surgery,FTS)以及日间手术(day surgery)等观念不断在临床上推广应用,取得了很好的成效。21世纪是生物和信息的时代,随着克隆技术、纳米技术、基因工程和组织细胞工程进一步发展和完善,毫无疑问,本世纪内外科学将会发生更大改变。

(赵玉沛)

Notes

第二章　围术期处理

一个合格的外科医生,不但要有熟练的手术操作技能,更要有系统的围术期处理知识。围术期是指从确定手术治疗时起,至与本次手术有关的治疗基本结束为止的一段时间,包括手术前、手术中和手术后三个阶段。围术期处理(management of perioperative period)是指以手术为中心而进行的各项处理措施,包括病人体质与精神准备、手术方案选择、特殊情况处理、术中监护、术后并发症的预防与处理等,即术前准备、术中保障和术后处理三大部分。高度重视围术期处理,对保障病人安全、提高治疗效果有重要意义。术中保障详见本书麻醉章节。本章主要讲述术前准备与术后处理。

第一节　术前准备

术前准备(preoperative preparation)是指针对病人的术前全面检查结果及预期施行的手术方式,采取相应的措施,尽可能使病人具有良好的心理准备和机体条件,以便更安全地耐受手术。

术前准备与疾病的轻重缓急、手术范围的大小密切相关。按照手术的时限性可分为三种:①急症手术(emergency operation):例如急性阑尾炎并穿孔、外伤性肠破裂等,需在最短时间内进行必要的准备,然后迅速实施手术。在呼吸道窒息、胸腹腔内大血管破裂等病情十分急迫的情况下,为抢救病人生命,必须争分夺秒地进行紧急手术。②限期手术(confine operation):例如各种恶性肿瘤的根治术、已用碘剂做术前准备的针对甲状腺功能亢进的甲状腺大部切除术等,手术时间虽然也可以选择,但有一定的限度,不宜过久延迟手术时机,应在限定的时间内做好术前准备。③择期手术(selective operation):例如胃、十二指肠溃疡的胃大部切除术、一般的良性肿瘤切除术及腹股沟疝修补术等,手术应在充分的术前准备后选择合适的时机进行。同一外科疾病的不同发展阶段手术种类可能会不同。如胃溃疡是择期手术,如发生癌变就成了限期手术,如在癌变基础上并发急性穿孔、腹膜炎,则可能成为急症手术。

手术前要对病人的全身情况有足够的了解,查出是否存在增加手术危险性或对恢复不利的明显异常,包括可能影响整个病程的各种潜在因素,如心、肺、肝、肾、内分泌、血液、免疫系统功能以及营养和心理状态等。因此,要详细询问病史、进行全面体格检查和相关的实验室检查。如有异常并预备行大手术者,还需做重要器官的特殊检查,以便发现问题,并对病人的手术耐受力做出确切的估计。

(一) 一般准备

主要包括心理和生理两方面。

1. 心理准备　外科手术会引起病人和家属的焦虑、恐惧等不良心理,尤其是年老和年幼病人。因此,医务人员应从关怀、鼓励出发,就病情、施行手术的必要性、可能取得的效果、手术的危险性、可能发生的并发症、术后恢复过程和预后,以及术中输血的可能并发症和不良反应等,以恰当的言语和安慰的口气,对病人作适度的解释,向病人家属做详细的介绍,提供有关手术的真实情况,取得他们的理解和信任、减轻其不良心理反应,并分别签署手术同意书、输血同意书和麻醉同意书。旨在使病人能以积极的心态接受手术,使病人家属能配合整个治疗过程。对于儿童病人可以通过视频播放同龄患儿的良好手术表现等方法,减轻其恐惧和焦虑。

2. **生理准备**　主要指针对病人生理状态及拟实施手术对病人生理状态可能造成的影响的准备，使病人能够在较好的状态下，安全度过手术和术后恢复过程。

（1）适应性锻炼：多数病人不习惯在床上大小便，术前应该练习；术后病人呼吸道分泌物必须及时排出，但会因切口疼痛不愿咳嗽，因此术前应教会病人正确的咳嗽、咳痰方法；有吸烟习惯的病人，术前 2 周应停止吸烟；甲状腺手术等需要特殊手术体位的病人，也应在术前进行体位锻炼。

（2）输血和补液：实施大、中手术者，术前应做好血型和交叉配血试验，备好一定数量的血制品，术中待用。凡有水、电解质及酸碱平衡失调和贫血者，均应在术前尽可能纠正。

（3）预防感染：手术前应提高病人的体质，及时处理已发现的感染灶如龋齿等，禁止罹患感染者与病人接触。手术中严格遵循无菌原则。在下列情况下，需要预防性应用抗生素：①涉及感染病灶或接近感染区域的手术；②胃肠道手术；③操作时间长、创面大的手术；④开放性创伤，创面已经污染或软组织有广泛损伤，创伤至实施清创的间隔时间长或清创所需的时间较长及难以彻底清创者；⑤癌肿手术；⑥涉及大血管的手术；⑦需要植入人工制品的手术；⑧器官移植术。预防性应用抗生素应于术前 30 分钟开始，即在麻醉诱导期给药一次，β-内酰胺类药物需在手术持续 3 至 4 小时再给药一次，而半衰期较长的药物如阿米卡星、甲硝唑等术中无需追加剂量。

（4）胃肠道准备：从术前 12 小时开始禁食，术前 4 小时禁止饮水，以防因麻醉或手术过程中的呕吐而引起窒息或吸入性肺炎。如果是胃肠道的手术，或对胃肠道干扰较大的手术，或某些特殊疾病（如急性弥漫性腹膜炎、急性胰腺炎等），应放置胃管。幽门梗阻的病人，术前应洗胃并胃肠减压数天。如平时便秘，可考虑术前通便灌肠。结肠或直肠手术，术前 1 天开始进流食、口服肠道抗生素，术前 1 日服用聚乙二醇电解质等泻药清理肠道，如不满意应在手术前夜再行清洁灌肠，使术中肠腔处于空虚状态以减少并发感染的机会。

（5）其他：手术前一天晚上或手术前即刻，可用肥皂和水清洗手术区域皮肤。若毛发影响手术操作，手术前应予剃除。手术前夜，再认真检查各项准备工作。为保证当晚有良好的睡眠，可给予镇静剂。如发现病人出现与疾病无关的体温升高，或妇女月经来潮等情况，应延期手术。进手术室前，应排尽尿液。估计时间较长的手术或者施行的是直肠、盆腔手术，还应留置导尿管，使膀胱处于空虚状态。如果病人有活动义齿，应予取下，以免麻醉或手术过程中脱落造成误咽或误吸。

（二）特殊准备

除了要做好上述一般的术前准备外，还需根据病人的具体情况，做好以下特殊准备。

1. **营养不良**　营养不良的病人常伴有低蛋白血症，往往与贫血同时存在，因而耐受失血、休克的能力降低。营养不良所造成的低蛋白血症和负氮平衡对心肺功能会有严重影响，并可引起组织水肿，影响愈合，同时可使病人抵抗力低下，容易并发感染。因此术前应尽可能予以纠正。如血浆白蛋白测定值<30g/L 或转铁蛋白<0.15g/L，术前需行肠内或肠外营养支持。择期手术最好在术前 1 周左右，开始口服或静脉提供充分的热量、蛋白质和维生素，以利于术后组织修复和创口愈合，提高抗感染能力。

2. **贫血**　许多外科疾病常伴随贫血。术前可以通过输血进行治疗。输血可有效改善微循环，维持组织供氧，但输血也可导致术后感染率升高，肿瘤病人大量输血可诱导免疫耐受，增加术后肿瘤复发率，所以应严格掌握输血指征。一般来说，Hb>100g/L 可以不输血；Hb<70g/L 或 Hct<22% 应考虑输血；Hb 在 70～100g/L 之间，应根据病人的年龄、心肺代偿功能和术后是否有继续出血可能而决定是否输血。

3. **高血压**　病人血压在 160/100mmHg 以下，可不作特殊准备。血压过高者，麻醉诱导和手术应激可使脑血管意外和充血性心力衰竭等危险增加，术前应选用合适的降压药物（如钙通道阻滞剂或血管紧张素Ⅱ受体拮抗剂等）以控制血压，但并不要求血压降至正常水平才手术。利

Notes

血平等通过使儿茶酚胺类神经递质贮存耗竭而抗高血压的药物,应用后术中易出现顽固性低血压,所以术前两周应停用。对于原有高血压病史,进入手术室血压急骤升高的病人,应与麻醉师共同抉择,必要时手术延期。对病史较长的高血压病人还应结合病人的具体情况,注意有无继发性脏器损害(如心、脑、肾等脏器)及相关的伴随病(如高血脂、糖尿病等),应进行相应的检查与治疗。

4. **心脏病**　虽然伴有心脏疾患的病人,其总体手术死亡率高于非心脏病病人,但实际上大多数病人手术耐受力仍然良好。只有在其进展、不稳定期或失代偿时,危险性才明显增加,成为非心脏手术的禁忌证,如新近的心肌梗死、不稳定或进展型的心绞痛、心力衰竭、严重的主动脉瓣或二尖瓣狭窄及严重的高血压心脏病等。

不同的心脏病类型,病人的手术耐受力也不同。①耐受力良好的心脏病包括:非发绀型先天性心脏病、风湿性和高血压心脏病。②耐受力较差的心脏病包括:冠状动脉硬化性心脏病,房室传导阻滞。③耐受力很差的心脏病包括:急性心肌炎、急性心肌梗死和心力衰竭,除急症抢救手术外,均应推迟手术。

Goldman 指数(Goldman's index)用于评估 40 岁以上接受非心脏手术病人围术期心脏并发症的发生风险(表 2-1)。心脏致命性并发症的发生率及心源性死亡的危险性随着总评分的增加而升高。Goldman 指数、并发症发生率、死亡率之间的关系分别为:0 ~ 5 分,<1%,0;6 ~ 12 分,7%,0;13 ~ 25 分,13%,2%;>26 分,78%,56%。Goldman 指数评分可以改变,如心力衰竭完全纠正后可减 11 分,急性心肌梗死延期手术可减 10 分等。

表 2-1　Goldman 指数评分要点

发　　现	得分
收缩期第二心音奔马律或高静脉压	11
近 6 个月内的心肌梗死	10
心电图任何导联>5 次/分钟室性期前收缩	7
非窦性节律或最后一次心电图上出现房性期前收缩	7
年龄>70 岁	5
急症手术	4
胸腔、腹腔或主动脉手术	3
严重的主动脉狭窄	3
健康情况差	3

术前准备,包括:①长期低盐饮食和使用利尿药物、已有水和电解质失调的病人,术前需纠正;②贫血病人携氧能力较差,对心肌供氧有影响,术前应少量多次输血以矫正;③有心律失常者,应依不同情况区别对待。偶发的室性期外收缩,一般不需特别处理;如有心房纤颤伴心室率增快达 100 次/分钟以上者,用毛花苷丙 0.4mg 加入 25% 葡萄糖溶液 20ml,缓慢静脉推注,或口服普萘洛尔 10mg,每天 3 次,尽可能将心率控制在正常范围。老年冠心病病人,如出现心动过缓,心室率在 50 次/分钟以下者,术前可用阿托品 0.5 ~ 1mg,必要时需放置临时性心脏起搏器;④急性心肌梗死的病人发病后 6 个月内不作择期手术。6 个月以上无心绞痛发作者,可在良好的监护条件下施行手术。心力衰竭病人,最好在心力衰竭控制 3 ~ 4 周后手术。

5. **肺功能障碍**　术前肺功能不全的病人,术后肺部并发症如低氧血症、肺不张和肺炎的发生率增加。长期吸烟史、重度咳嗽病史、肥胖、年龄超过 60 岁、胸部或上腹部大手术,以及慢性阻塞性肺病、支气管扩张、麻醉时间超过 3 小时等均是术后肺部并发症的易感因素。凡有肺功能不全的病人,术前都应该做血气分析、肺功能检查、胸部 X 线片和心电图等。血气分析 PaO_2<

Notes

60mmHg 和 $PaCO_2 > 45mmHg$,围术期肺部并发症明显增加。一秒用力呼气量(forced expiratory volume in l second,FEV_1)检测对肺功能的评估极有价值。结合病人的年龄和体型,若数值低于 50% 说明存在严重的肺部疾病,术后并发症明显增多,可能需术后机械通气和特殊监护。

术前准备,包括:①停止吸烟 2 周,病人多练习深呼吸和咳嗽,以增加肺通气量和排出呼吸道分泌物;②应用麻黄碱、氨茶碱等支气管扩张剂及异丙肾上腺素等雾化吸入剂,对阻塞性肺功能不全有良好作用;③经常发作哮喘的病人,可口服地塞米松等药物,以减轻支气管黏膜水肿;④痰液稠厚的病人,可采用雾化吸入,或使用药物使痰液稀薄,易于咳出。经常咳脓痰的病人,术前 3 ~ 5 日使用抗生素,并指导病人作体位引流,促使脓性分泌物排出;⑤麻醉前给药量要适当,以免抑制呼吸。使用减少呼吸道分泌物的药物(如阿托品)也要适量,以免增加痰液黏稠度,造成排痰困难;⑥重度肺功能不全及并发感染者,必须采用积极措施,改善肺功能、控制感染后才施行手术;⑦急性呼吸道感染者,择期手术应推迟至治愈后 1 ~ 2 周,如系急症手术,需用抗生素并避免吸入麻醉。

6. 肝疾病　肝炎和肝硬化是最常见的肝疾病。鉴于肝病病人可以无明确的肝病史,亦无明显的临床表现,因此病人术前都应做肝炎标记物检测及肝功能检查,以便了解或发现事实上存在的肝功能损害,对有明显肝功能损害的病人还应检测吲哚菁绿 15 分钟血浆滞留率($ICGR_{15}$)评估肝储备功能。一般来说,肝功能轻度损害者不影响手术耐受力;肝功能损害较严重或濒于失代偿者、$ICGR_{15} > 40\%$ 者,手术耐受力则显著削弱,必须经过较长时间严格准备,方可施行择期手术;肝功能有严重损害者,如有明显营养不良、腹水、黄疸等,或急性肝炎病人,除急症抢救外,多不宜施行手术。术前可给予高糖、高蛋白质饮食以改善营养状况。可静脉滴注 10% 葡萄糖 1000ml、胰岛素 20U、10% 氯化钾 20ml 混合液以增加肝糖原储备。必要时可输人体白蛋白制剂、小量多次新鲜血液、各种维生素(如维生素 B、C、K 等),以纠正贫血、低蛋白血症,增加凝血因子等,改善全身情况。有胸、腹水时,应限制钠盐,同时用利尿剂。

7. 肾疾病　麻醉、手术创伤、某些药物等都会加重肾脏负担,所以应常规检测病人的术前肾功能状况。可依据 24 小时内肌酐清除率和血肌酐将肾功能损害分为轻、中、重三类(表 2-2)。轻、中度肾功能损害者,经过适当的内科处理,一般能较好地耐受手术;重度损害者只要在有效的透析疗法的保护下,也可以相当安全地耐受手术,但手术前应最大限度地改善肾功能。

表 2-2　肾功能损害程度

测　定　法	肾功能损害		
	轻度	中度	重度
24 小时肌酐廓清率(ml/min)	51 ~ 80	21 ~ 50	≤20
血肌酐(μmol/L)	133 ~ 177	178 ~ 442	≥443

8. 糖尿病　糖尿病病人的手术耐受力差,术后感染等并发症发生率增高,术前应控制血糖,纠正水、电解质和酸碱平衡失调,改善营养状况。对糖尿病病人术前评估包括糖尿病慢性并发症(如心血管、肾疾病)和血糖控制情况,并作相应处理:①仅以饮食控制病情者,术前不需特殊准备。②口服降糖药的病人,应继续服用至手术前夜;如口服长效降糖药,应在术前 2 ~ 3 日停服,改为胰岛素皮下注射,每 4 ~ 6 小时 1 次维持血糖轻度升高状态(5.6 ~ 11.2mmol/L)较为适宜。禁食病人需静脉输注葡萄糖加胰岛素。③平时用胰岛素者,术前应以葡萄糖加胰岛素维持正常糖代谢,术前抽血作空腹血糖测定后,开始静脉滴注 5% 葡萄糖溶液,取平时清晨胰岛素用量的 1/3 ~ 2/3 作皮下注射。术中可按 5:1 比例(葡萄糖 5g 加胰岛素 1U)在葡萄糖溶液中加入胰岛素。术后根据每 4 ~ 6 小时血糖测定结果调整胰岛素用量继续维持血糖在轻度升高水平,注意防范危险性更大的低血糖。④伴有酮症酸中毒的病人,需接受急诊手术,应尽可能纠正酸

Notes

中毒、血容量不足、电解质失衡(特别是低血钾)。

9. **肾上腺皮质功能不全** 除慢性肾上腺皮质功能不全的病人外,凡是正在用激素治疗或近期内曾用激素治疗1~2周者,肾上腺皮质功能可能有不同程度的抑制。应在术前2日开始用氢化可的松,每日100mg;第3日即手术当天,给300mg。术中、术后根据应激反应(低血压)情况,决定激素用量及停药时间。

10. **免疫功能缺陷** 各种感染、营养不良、恶性肿瘤、结缔组织病、衰老、内分泌系统疾病、长期使用肾上腺皮质激素、某些抗生素、抗肿瘤药物、放疗以及外科手术等都可引起病人的免疫功能缺陷。尽管各自的发病机制不尽相同,但共同特征是抗感染能力低下,易发生反复感染。术前应立即进行必要治疗,以保证围术期顺利度过。除加强营养、纠正贫血等一般支持疗法及合理选用抗生素外,最主要的是根据需要进行针对性的免疫补偿治疗,如应用丙种球蛋白、高效价免疫球蛋白、胸腺肽、转移因子、干扰素、中医中药等。

需要外科处理的艾滋病病人术前评估的主要指标是末梢血液 CD_4^+T 淋巴细胞绝对数。对于 HIV 感染病人,如一般状况良好,且 CD_4^+T 淋巴细胞计数大于500细胞/μl,可视为正常人,积极手术治疗。如 CD_4^+T 淋巴细胞计数在200~500细胞/μl 之间者,病人可耐受中等手术的创伤,术后应进行积极的抗菌治疗。对于 CD_4^+T 淋巴细胞计数<200细胞/μl 的病人,除非必要以非手术治疗为佳,非常必要时才行手术治疗。艾滋病病人手术前应继续抗病毒治疗。同时应根据情况选择免疫补偿治疗,如应用胸腺肽、干扰素及白细胞介素Ⅱ等以增强细胞免疫功能,以期短期内改善病情、降低手术风险。另外,应加强病人的隔离和消毒措施,防止传染(详见第十三章第四节)。

11. **老年人** WHO 将65岁以上者称为老年人,我国的标准目前仍为60岁以上。由于现代外科学和老年医学的发展,单纯年龄因素已不成为手术的禁忌。在没有心血管、肾或其他系统严重疾病的情况下,老年人进行一般大手术的危险性仅有轻度增加。然而,由于其各种脏器的生理功能减退,对手术的承受能力较年轻人明显减弱;此外,伴随衰老出现的一些常见病,如冠心病、高血压、肺部感染、糖尿病等,对手术也会产生不利影响,手术本身也会引起这些伴随病的恶化。再者,手术还有可能使一些化验检查属正常范围、无明显临床症状的老年性生理功能衰退由功能性变化演变为器质性疾病,从而成为围术期的主要危险。因此,老年人的术前准备应更加广泛、充分,除全面体格检查和常规化验外,应对心、肺、肝、肾等主要脏器功能进行测定,并对合并疾病给予适当治疗,对病人作全面分析,最后判断能否耐受手术并预测手术的危险性。还应合理应用抗生素预防及治疗感染。存在营养不良及水和电解质平衡失调时,应测算出病人所需的热量、蛋白质和水、电解质补充的精确数值,并要注意静脉输液不要过量。

12. **妊娠妇女** 妊娠妇女患外科疾病需行手术治疗时,围术期处理除外科医师外,应该有产科医生、新生儿科医生共同参与,同时应加强与家属及病人的沟通。由于外科疾病本身对母、胎会产生影响,以及围术期一系列必需的外科处理或合并症等的影响,病人可能会发生流产或早产,应予以密切注意并采取积极的防治措施。但必须将外科疾病本身对母、胎的影响放在首位考虑。如妊娠合并阑尾炎穿孔,胎儿死亡率为8.7%。当并发弥漫性腹膜炎后妊娠晚期病人全部早产,胎儿死亡率上升为35.7%。所以当临床上提示必须作紧急外科手术时,妊娠不应妨碍手术施行。当然,如果允许手术时机有一定的选择,与妊娠早期易引起流产、妊娠晚期易引起早产相比,妊娠中期相对安稳,胎儿足月则可考虑手术与剖宫产一并进行。因妊娠对全身各脏器都有一定的影响,术前如时间允许,应尽可能全面检查各系统、器官的功能,特别是心脏、肾脏、呼吸和肝脏功能等。如果发现明显异常,术前尽量纠正并在手术方式、时机的选择上予以全面综合考虑。确有必要时,允许作放射线诊断,但必须加强必要的保护性措施,尽量使辐射剂量低于0.05~0.1Gy。为了治疗外科疾病而必须使用药物时,应该尽量避免对孕妇、胎儿影响较大的药物。止痛药吗啡对胎儿呼吸有持久的抑制作用,故应慎用。哌替啶可代替吗啡,但应控制剂

Notes

量,且分娩前 2~4 小时内不用。地西泮类药物毒性较小,如无肝、肾功能障碍可使用。抗生素的选择,要根据具体情况全面考虑。青霉素类被公认对胎儿无毒,可以比较安全地使用。除此之外,其他类抗生素都应慎用甚至忌用。总之,首先应以病人的生命安全为主,同时兼顾胎儿。在两者不能兼顾的情况下,以挽救母体生命为主,对胎儿副作用的考虑居次要地位。

（三）会诊和术前小结

会诊是术前准备的一个重要环节。存在以下情况时有必要进行术前会诊:①有医学法律的重要性时;②治疗意见有分歧;③手术危险性极大;④病人存在其他专科疾病或异常;⑤术前麻醉科常规会诊;⑥病人及其家属要求。

术前小结是对术前诊断和准备工作的最后审查和综合归纳。书写术前小结应在手术前完成,包括下列项目:①术前诊断、鉴别诊断及其依据;②拟行手术;③手术指征;④术前准备;⑤术中注意事项(解剖关系、主要手术步骤、手术难点等);⑥术后可能出现的并发症及其预防、处理;⑦麻醉方式;⑧手术日期;⑨手术者。

第二节   术 后 处 理

术后处理(postoperative management)是指针对麻醉的残余作用及手术创伤造成的影响,采取综合措施,尽快地恢复生理功能,防止可能发生的并发症,促使病人早日康复。

手术后数小时内,病人对手术的急性反应和麻醉残留效应尚在,应在复苏室内,按特定的程序进行系统监护、严密观察。当心血管、肺、神经系统功能恢复至正常水平时(一般需 1~3 小时),病人可离开复苏室。对于需要进行持续监护、心肺支持的危重病人,须转入重症监护病房(intensive care unit,ICU)。

（一）体位

术后合适的体位,有利于病人呼吸和循环等功能的发挥。应根据麻醉及病人全身状况、术式、疾病性质等进行选择,使病人感到舒适和便于活动,但要注意保护各种体腔引流管。全身麻醉尚未清醒的病人,应平卧、头转向一侧,使口腔内分泌物或呕吐物易于流出,避免吸入气管。蛛网膜下腔麻醉病人,应平卧或头低卧位 12 小时,以防止因脑脊液外渗而致头痛。全身麻醉清醒后、蛛网膜下腔麻醉 12 小时后、硬脊膜外腔麻醉、局部麻醉等病人,可根据手术需要安置体位。施行颅脑手术后,如无休克或昏迷,可取 15°~30° 头高脚低斜坡卧位。施行颈、胸手术后,多采用高半坐卧位,便于呼吸及有效引流。腹部手术后,多取低半坐卧位或斜坡卧位,以减少腹壁张力。脊柱或臀部手术后,可采用俯卧或仰卧位。腹腔内有污染的病人,在病情许可情况下,尽早改为半坐位或头高脚低位。休克病人,应取平卧位,或下肢抬高 20°、头部和躯干抬高 5° 的特殊体位。肥胖病人可取侧卧位,有利于呼吸和静脉回流。

（二）监护

合理的术后监护是及时了解术后病情变化和治疗反应的重要保证。最基本的监护项目有以下几个方面。

1. **生命体征**   每 15~30 分钟记录一次血压、脉搏和呼吸频率,直至病情平稳,随后的监护频率取决于手术情况和病人在复苏室的情况。留置的动脉导管有利于血压和脉搏的持续监测。同时经面罩或鼻导管给氧。有气管插管的病人,要及时吸痰和进行其他必要的呼吸系统治疗。

2. **中心静脉压**   如果手术中有大量失血或体液丢失,手术后早期应监测中心静脉压。呼吸功能或心脏功能不全的病人有时采用 Swan-Ganz 导管以监测肺动脉压、肺动脉楔压及混合静脉血氧分压等。

3. **体液平衡**   对于中等及较大的手术,术后要继续详细记录出入量,包括失血量、排尿量、胃肠减压量、各种引流的丢失量及液体的入量等,用来评估体液平衡和指导补液。尿量是反映

Notes

生命器官血液灌流情况的重要指标,病情复杂的危重病人,应留置导尿管观察每小时尿量。手术及麻醉方式对病人的水、电解质和酸碱平衡影响较大;机械通气易致高氧血症、呼吸性碱中毒;腹腔镜手术由于 CO_2 气腹可使 $PaCO_2$ 升高,可形成高碳酸血症;泌尿系微创手术由于冲洗液通过创面进入循环,易形成循环高负荷;心肺手术对病人的血气影响更复杂,所以应及时行血气分析检查,早期发现问题并及时纠正。

4. **体温**　在手术中,由于麻醉药物、吸入干冷气体、低温环境、手术区暴露、低温液体输入和冲洗等因素造成病人体温低于 36.0℃ 很常见。低体温使酶活性降低,导致心率和(或)呼吸减慢、心律失常增加、平均动脉压下降、麻醉苏醒延迟、凝血障碍、免疫功能紊乱、感染率上升等不良后果。低体温、凝血障碍及代谢性酸中毒,三者恶性循环、相互促进,死亡率极高,称为死亡三联征。所以术中及术后应注意病人的保温,如使用保温毯、输入加温液体、吸入保湿加温气体等。

5. **其他监护项目**　根据原发病及手术情况而定。例如胰岛素瘤手术需定时测血糖、尿糖;颅脑手术应监测颅内压及苏醒程度;血管疾病病人术后应监测肢(趾)端末梢循环状况等。

（三）活动

病人手术后,原则上应该早期活动。早期活动有利于增加肺活量,减少肺部并发症,改善全身血液循环,促进切口愈合,减少因静脉血流缓慢并发深静脉血栓形成的发生率。还有利于肠道蠕动和膀胱收缩功能的恢复,从而减少腹胀和尿潴留的发生。若有休克、心力衰竭、严重感染、出血、极度衰弱等情况,以及有特殊制动要求的手术病人,则不宜早期活动。

术后的活动量应根据病人的耐受程度,逐步增加。在病人已清醒、麻醉作用消失后,尽早鼓励和协助病人在床上活动。术后早期,病人常因切口疼痛、体力消耗等原因而不愿活动,需要医护人员给予指导和帮助。深呼吸、四肢主动活动及间歇翻身,有利于促进静脉回流。鼓励病人咳痰。手术后第 1～3 天,可酌情离床活动。

（四）饮食和输液

1. **非腹部手术**　视手术大小、麻醉方法和病人的反应决定。体表或肢体的手术,全身反应较轻者,术后即可进食;手术范围较大,全身反应较明显者,2～4 天后方可进食。局部麻醉者,手术如无任何不适或反应,术后即可进食;蛛网膜下腔麻醉和硬脊膜外腔麻醉者,术后 3～6 小时可开始进食;全身麻醉者,麻醉清醒,恶心、呕吐反应消失后方可进食。

2. **腹部手术**　尤其是胃肠道手术后,一般需禁食 24～48 小时,待肠道蠕动恢复、肛门排气后,可开始从流质饮食逐步过渡到普通饮食。摄食量不足期间,需静脉输液补充水、电解质。不能进食持续超过 7 天者,需给予肠外营养支持。

（五）引流物的种类及处理

常用的引流物有烟卷、乳胶片、乳胶管、双套管及 T 管、胃肠减压管、导尿管等。具体选择应根据手术部位、病情及放置引流物的目的而定。乳胶片引流、烟卷引流需用一个安全别针或缝线在出皮肤处固定,以防滑入腹腔。为了保证引流通畅,引流管的位置必须合适,且术后要经常检查引流管有无阻塞、扭曲和脱出等情况。若引流液黏稠,可通过负压吸引防止堵塞。及时换药并应观察记录引流量和颜色的变化。置于皮下等较表浅部位的乳胶片引流一般在术后 1～2 天拔除。烟卷引流大都在术后 3 天左右拔除,放置过久则会失去引流作用且易致感染。如引流时间需 1 周以上者,应使用乳胶管或双套管引流。双套管引流有不易堵塞的优点,其内芯还可接入负压吸引,在手术部位形成局部负压区,可以引流更大范围的积液。还可通过外套管进行间歇冲洗,适用于肠瘘、胰腺炎、肝脏手术等引流物较为稠厚者。胸腔引流管接水封引流瓶,24 小时内引流量不超过 50～60ml,经物理诊断及胸部透视证实肺膨胀良好者,可于术后 36～48 小时内拔除;如为肺部手术,则需延至术后 48～96 小时拔管。胃肠减压一般可在胃肠道功能恢复、肛门排气后拔除。

Notes

（六）切口的缝线拆除和愈合记录

缝线的拆除时间,可根据切口部位、局部血液供应情况及病人年龄、营养状况来决定。一般头、面、颈部术后 4~5 天拆线,下腹部、会阴部 6~7 天,胸部、上腹部、背部、臀部 7~9 天,四肢 10~12 天(近关节处可适当延长),减张缝线 14 天。青少年病人拆线时间可以适当缩短,年老、营养不良病人拆线时间则可延迟,有时可先间隔拆线,1~2 天后再将剩余缝线拆除。

初期完全缝合的切口可分为三类:①清洁切口,用"Ⅰ"表示,指无菌切口,如甲状腺大部分切除、疝修补术等;②清洁-污染切口,用"Ⅱ"表示,指手术时有可能被污染的切口,如胃大部切除、胆囊切除术等。皮肤不容易彻底灭菌的部位,6 小时内的切口经过清创后缝合、新缝合的切口再度切开者,也都属此类;③污染切口,用"Ⅲ"表示,指邻近感染区或组织直接暴露于感染区的切口,如穿孔阑尾的切除术、肠梗阻肠坏死的手术等。

切口的愈合分为三级:①甲级愈合,用"甲"表示,指愈合优良,无不良反应;②乙级愈合,用"乙"表示,指愈合处有炎症反应,如红肿、硬结、血肿、积液等,但未化脓;③丙级愈合,用"丙"表示,指切口化脓,需要作切开引流等处理。

应按照上述分类分级方法,观察切口愈合情况并做记录。如甲状腺大部切除术后愈合优良,则记为"Ⅰ/甲";胃大部切除术后切口血肿,则记为"Ⅱ/乙";阑尾穿孔切除术后切口愈合优良,则记为"Ⅲ/甲"等。

（七）各种不适的处理

1. 疼痛　麻醉作用消失后的切口疼痛,与手术部位、损伤程度、切口类型、病人对疼痛耐受程度等因素有关。胸部、腹腔及骨关节大手术后约 60% 的病人发生剧烈切口疼痛;而在头颈部、四肢及腹壁表浅手术后,仅 15% 的病人疼痛较重。凡是增加切口张力的动作,如咳嗽、翻身,都会加剧疼痛。切口疼痛在术后最初 24 小时内最剧烈,2~3 天后明显减轻。如果切口持续疼痛,或在减轻后再度加重,可能存在切口血肿、炎症乃至脓肿形成,应仔细检查,及时处理。

处理原则:疼痛除造成病人痛苦外,重者还可以影响各器官的生理功能,必须有效解除。指导病人在咳嗽、翻身、活动肢体时用手按抚切口部位,以减少切口张力增加所致的疼痛。口服镇静、止痛类药物,对皮肤和肌肉性疼痛都有较好效果。大手术后 1~2 天内,常需用哌替啶作肌肉或皮下注射(婴儿禁用),必要时可间隔 4~6 小时重复使用。目前提倡大中手术后使用镇痛泵。

2. 发热　中等以上的手术病人术后可有不同程度的发热,一般升高幅度在 1.0℃ 左右,称为吸收热。如体温升高幅度过大,或恢复接近正常后再度发热,或发热持续不退,就应寻找原因。术后 24 小时内发热,常常是由于应激导致的代谢或内分泌异常、低血压、肺不张或输血反应所致。术后 3~6 天的发热,要警惕感染的可能,如静脉导管相关性感染、留置导尿管并发尿路感染、手术切口或肺部感染等。如果发热持续不退,要密切注意是否有更为严重的并发症发生,如体腔内术后残余脓肿等。

处理原则:除了应用退热药物或物理降温法对症处理外,更应从病史和术后不同阶段可能引起发热的原因做综合分析,针对性地行胸部 X 线平片、超声、CT、创口分泌液涂片和培养、血培养、尿液检查等明确诊断,进行相应治疗。

3. 恶心、呕吐　常见原因是麻醉反应,待麻醉作用消失后,即可停止。其他原因有颅内压增高、糖尿病酸中毒、尿毒症、低钾、低钠等。如腹部手术后出现反复呕吐,可能是胃瘫或肠梗阻。

处理原则:可先给阿托品、奋乃静或氯丙嗪等镇静、镇吐药物对症治疗,同时应尽早查明原因,进行针对性治疗,有胃潴留时应予胃肠减压。

4. 腹胀　术后早期腹胀是由于胃肠道蠕动受抑制所致。随着胃肠道蠕动恢复即可自行缓解。如术后已数日仍未排气且有腹胀,可能是腹膜炎或其他原因所致的肠麻痹。如腹胀伴有阵发性绞痛、肠鸣音亢进,可能是早期肠粘连或其他原因(如腹内疝等)所引起的机械性肠梗阻,应

Notes

作进一步检查和处理。严重腹胀可使膈肌升高,影响呼吸功能,也可使下腔静脉受压,影响血液回流,此外也会影响胃肠吻合口和腹壁切口的愈合,需及时处理。

处理原则:可予以持续胃肠减压,放置肛管,以及高渗溶液低压灌肠等。如非胃肠道手术,亦可应用促进肠蠕动的药物如新斯的明肌内注射等。对于腹腔内感染或机械性肠梗阻,非手术治疗不见好转者,常需再次手术。

5. 呃逆　术后呃逆者并不少见。可能是神经中枢或膈肌直接受刺激引起。多为暂时性,但有时为顽固性。

处理原则:术后早期发生者,可采用压迫眶上缘、短时间吸入二氧化碳、抽吸胃内积气、积液,给予镇静或解痉药物等措施。上腹部手术后,出现顽固性呃逆,要特别警惕吻合口或十二指肠残端漏、膈下感染之可能。应作 X 线片或超声检查,明确诊断后予以及时处理。如未查明原因且上述一般治疗无效时,可使用针灸或中药治疗,严重者可作颈部膈神经封闭治疗。

6. 尿潴留　较为多见,尤其是老年病人。全身麻醉或蛛网膜下腔麻醉后排尿反射受抑制、切口疼痛引起膀胱和后尿道括约肌反射性痉挛(尤其是骨盆及会阴部手术后),以及病人不习惯在床上排尿等,都是常见原因。凡术后 6~8 小时未排尿,或虽有排尿但尿量甚少、次数频繁,往往提示存在尿潴留。下腹部耻骨上区叩诊,可发现有明显浊音区,即表明有尿潴留。

处理原则:应安定病人情绪。如无禁忌,可协助病人坐于床沿或站立排尿。下腹部热敷,轻柔按摩,用止痛药解除切口疼痛,或用氨甲酰甲胆碱等刺激膀胱收缩药物,都能促使病人自行排尿。如无效,应行导尿术。尿潴留时间过长、导尿时尿液量超过 500ml 者,应留置导尿管 1~2 天,有利于膀胱壁肌肉收缩力恢复。腹会阴手术会破坏骶丛神经节,导尿管应至少放置 4~5 天。

第三节　术后并发症的处理

术后由于原有疾病本身、手术对机体造成的扰乱或原有疾病复发等因素引起的所有病症总称为术后并发症(postoperative complications)。绝大多数并发症发生在手术后早期。术前对病人病情、全身情况、危险因素的确切了解及相应的准备有助于预防术后并发症的发生。例如,术前戒烟 6 周可使肺部并发症的发生率从 50% 降至 10%。医护人员对病人的细致观察能使术后并发症尽早发现。术后并发症可分为二类:一类是各种手术后都可能发生的并发症,有其共性,本节将予以重点介绍;另一类是与手术方式相关的特殊并发症,如胃大部切除术后的胃肠吻合口瘘等,这些将在相应章节予以介绍。

(一) 出血

术中止血不完善、创面渗血未完全控制、原痉挛的小动脉断端舒张、结扎线脱落、凝血障碍、低体温等,都是造成术后出血的原因。

术后出血可以发生在手术切口、空腔脏器及体腔内。覆盖切口的敷料反复被血渗湿时,应考虑手术切口出血。体腔手术后的出血位置隐蔽,如腹部手术后腹腔内出血,早期临床表现往往不明显,只有通过密切、细致的临床观察,必要时进行腹腔穿刺或者超声检查,才能明确诊断。胸腔手术后,若胸腔引流量持续超过 100ml/h,就提示有内出血。若在术后早期出现失血性休克的各种临床表现:病人烦躁、心率增快(往往先于血压下降)、血压下降、中心静脉压低于 5cm H_2O、每小时尿量少于 25ml,以及输入足够血液后休克征象不好转或加重,或好转后又恶化者,都提示有术后出血可能。

术后出血应以预防为主。手术时务必做到严密止血,结扎血管规范牢靠,切口关闭前仔细检查,保证没有活动性出血。如发生术后出血,首先判断有无凝血机制障碍,可通过输血、输液、输注凝血因子、止血药物,纠正酸中毒,升高体温等措施进行非手术治疗。如上述措施无效,且确诊有内出血者,应紧急手术止血。

（二）切口感染

切口感染的原因除了细菌侵入外,还受血肿、异物、局部组织血供不良、全身抵抗力削弱等因素的影响。

临床表现:术后 3～4 天,切口疼痛加重,并伴有体温升高、脉率加速和白细胞计数增高。切口局部有红、肿、热和压痛,或有波动感等典型体征。必要时行局部穿刺,或拆除部分缝线撑开切口观察是否有分泌物,以明确诊断。分泌液应做细菌学检查,为选择有效抗生素提供依据。

切口感染的预防应着重于:①术中严格遵守无菌技术、手术操作轻柔精细、严密止血。②加强手术前、后处理,增强病人抗感染能力。③按规范预防性应用抗生素。如切口已有早期炎症现象,应采取使用有效的抗生素和局部理疗等,使其不发展为脓肿。已形成脓肿者,应切开引流,待创面清洁时,可考虑行二期缝合,以缩短愈合时间。

（三）切口裂开

切口裂开多见于腹部及肢体邻近关节部位。影响因素有①全身因素:营养不良使组织愈合能力差。在糖尿病、尿毒症、免疫抑制剂、黄疸、脓毒症、低蛋白血症、癌症、肥胖、接受皮质类固醇激素治疗的病人以及老年病人中常见;②局部因素:切口缝合技术有缺陷,如缝线打结不紧、组织对合不全等;腹腔内压力突然增高,如剧烈咳嗽或严重腹胀等;切口感染、积血、积液及经切口放置引流管使切口愈合不良。

腹壁切口裂开常发生于术后 1 周左右。病人在一次突然用力时,自觉切口剧痛,随即肠或网膜脱出,大量淡红色液体自切口流出。切口裂开可分为完全性的全层裂开和深层裂开而皮肤缝线完整的部分裂开。

预防措施:①对估计发生该并发症可能性很大的病人,在逐层缝合腹壁切口的基础上,加全层腹壁减张缝合;②应在良好麻醉、腹壁松弛条件下缝合切口,避免强行缝合造成腹膜等组织撕裂;③及时处理腹胀;④病人咳嗽时,最好平卧,以减轻咳嗽时横膈突然大幅度下降、骤然增加的腹内压力;⑤使用腹带加压包扎腹部切口等措施,也有一定的预防作用。

切口裂开后应立刻用无菌敷料覆盖,送手术室重新予以缝合,同时加用减张缝线。术后常有肠麻痹,应予胃肠减压。切口部分裂开的处理,视具体情况而定,如病人情况尚可,争取再次手术进行缝合。

（四）肺不张

常发生在胸、腹部大手术后,多见于老年人、长期吸烟和患有急、慢性呼吸道感染者。病人术后呼吸活动受到限制,肺泡和支气管内容易积聚分泌物,堵塞支气管则造成肺不张。

临床表现:术后早期发热、呼吸和心率增快,气管可向患侧偏移。胸部叩诊在肺底部有浊音或实音区,听诊有局限性湿性啰音,呼吸音减弱、消失或管状呼吸音。血气分析 PaO_2 下降和 $PaCO_2$ 升高,胸部 X 线或 CT 检查有典型的肺不张征象。继发感染时,体温明显升高,白细胞和中性粒细胞计数增加。

预防措施:①术前锻炼深呼吸,腹部手术者应练习胸式深呼吸,胸部手术者应练习腹式深呼吸;②术后避免限制呼吸的固定或绑扎;③术前 2 周停止吸烟以减少肺泡和支气管内的分泌液;④鼓励咳痰,利用体位或药物以利排出支气管内分泌物;⑤防止术后呕吐物或口腔分泌物误吸。

肺不张的治疗包括:鼓励病人深吸气、多翻身。帮助及教会病人咳痰:用双手按住病人季肋部或腹部切口两侧,在深吸气后用力咳嗽,并作间断深呼吸。若痰液黏稠不易咳出,可使用蒸气吸入、超声雾化器或口服氯化铵等。痰量过多而不易咳出者,可经支气管镜吸痰,必要时可考虑做气管切开。同时给予抗生素治疗。

（五）尿路感染

尿潴留和经尿道的器械操作或检查是术后并发尿路感染的常见原因。有尿路感染病史者更易发生。尿路感染多先发生于膀胱,若上行感染可引起肾盂炎和肾盂肾炎。

Notes

临床表现:急性膀胱炎的主要表现为尿频、尿急、尿痛,有时伴有排尿困难。一般都无明显全身症状,尿液检查可见较多的红细胞和脓细胞。急性肾盂肾炎多见于女性,主要表现为怕冷、发热,肾区疼痛,白细胞计数升高,中段尿镜检可见大量白细胞和细菌。尿液培养大多数是革兰染色阴性的肠源性细菌。

防治措施:尽量避免不必要的留置导尿,术后尿管尽早拔除,此外还应预防和及时处理尿潴留。如尿潴留量超过 500ml 时,应放置导尿管作持续引流。安置导尿管和冲洗膀胱时,应严格掌握无菌技术。尿路感染的治疗,主要包括应用有效抗生素,维持充分的尿量,以及保持排尿通畅。

（六）下肢深静脉血栓形成

发生率与种族相关,是西方国家的常见手术后并发症,发病率高达 30% ~ 50%,我国发病率为 2.6%,近年来发病率有所上升。鉴于下肢深静脉血栓形成后,早期可引起急性肺栓塞、后期可并发下肢深静脉功能不全,治疗非常棘手,因此应以预防为主。其发病原因与静脉壁损伤、血流缓慢和血液凝固性增高等因素有关。高龄、长期卧床、肥胖、口服避孕药、髋关节或盆腔手术、恶性肿瘤及静脉曲张等病人被视为高危人群。起初多为小腿深静脉血栓形成,表现为腓肠肌部位疼痛及压痛,部分病人可向上蔓延累及髂股静脉,表现为下肢肿胀、皮肤发白,伴有浅静脉曲张、腘窝或股管部位有压痛。严重者下肢深、浅静脉广泛受累,表现为股青肿。如并发感染,可出现畏寒、发热、心率加快和白细胞计数升高。

术中用电流刺激腓肠肌收缩、用充气袖带、弹力绷带或气靴外部挤压腓肠肌;术后补充足够的水分以减轻血液浓缩、降低血液黏滞度,抬高下肢、积极进行下肢运动、穿弹力袜促进下肢静脉回流等,可减少此症的发生。对高危人群可进行预防性抗凝治疗。确诊病人应卧床休息,避免用力排便、咳嗽等以防血栓脱落,可放置下腔静脉滤器防止肺栓塞。治疗主要是应用溶栓剂(首选尿激酶,仅限于病史不超过 3 天者)及抗凝剂(肝素、华法林),也可采用中药治疗。原发性髂股静脉血栓形成及股青肿、病程在 72 小时以内者,可通过手术或 Fogarty 导管行血栓摘除术,在 48 小时内进行治疗者效果较好。

（七）肝功能异常

全麻下手术的病人可以有 1% 的发生率。胰腺切除术、胆道引流术、门腔分流术等术后的发生率更高。临床表现不一,严重者可导致肝衰竭。术后黄疸是其常见临床表现,病因很多,但不外乎为肝前性、肝细胞性和阻塞性三类。

血细胞溶解、出血或血肿再吸收,营养不良,使用可以引起溶血的药物等都是造成术后肝前性胆红素增高的常见原因。其他原因有体外循环、先天性溶血病(如镰刀细胞病)等。

肝脏毒性药物、感染及脓毒血症、术中失血及休克造成的肝脏缺血缺氧、输血性肝炎以及特殊手术后(如门体静脉分流术或肝大部切除术等),可造成术后肝细胞性肝功能异常,是术后黄疸的最常见原因。"术后良性肝内胆汁淤积"是与低血压和多次输血有关的术后黄疸。血清胆红素升高幅度不一,血清碱性磷酸酶亦较高,病人一般不发热。胆汁淤积亦可发生在接受肠外营养的病人。

术后阻塞性黄疸可见于肝、胆、胰等手术后,因胆管水肿、胆管损伤、胆管残留结石、肿瘤压迫胆管和胰腺炎等造成的胆汁引流不畅所致。

肝活检、超声波、CT 扫描和 PTC 或 ERCP 对其诊断有一定的价值。这类病人可能随时会出现肾功能衰竭,因此对肾功能也必须密切监测。肝功能异常重在预防,一旦发生,尽可能明确病因,在积极病因治疗的同时,予以护肝及支持等治疗。

第四节　快速康复外科

快速康复外科(fast track surgery,FTS)是近年来围术期处理的新理念。是指在术前、术中及

Notes

术后采取各种已证实有效的措施以减少手术应激及并发症,以加快病人康复。目前 FTS 主要针对择期手术、无严重器官功能障碍的病人。它需要多学科协作和医患双方积极参与。主要包括以下内容:

(一) 术前准备方法的改进

1. 术前宣教   向病人及家属介绍手术相关知识和快速康复计划。使病人有心理准备、缓解焦虑和紧张,积极配合治疗。

2. 术前胃肠道准备   推荐麻醉前 6 小时禁固体食物,3 小时禁清流质,之前可饮糖水 300 ~ 500ml,增加手术耐受力。结直肠手术则废除灌肠等机械性肠道准备,仅在术前 1 天口服容量性泻剂及肠道抗生素。

3. 胃肠减压   正常情况下术后 24 小时内胃肠蠕动及小肠吸收功能就可恢复。胃管易影响吞咽、咳嗽、咳痰,诱发肺部感染,且增加病人不适。所以不主张术前常规放置胃管,除非有胃肠道梗阻。即便放置胃管,也应在术后 1 天左右尽早拔除。

4. 导尿管   放置导尿管易诱发泌尿系感染,还影响下床活动。所以不主张常规放置导尿管,除非是低位直肠或耗时较长的手术。放置导尿管者术后也应尽早拔除。

5. 术前术后营养支持   有严重营养不良者,需肠内或肠外营养支持 1 ~ 2 周,待营养状况改善后方可手术。术后完全胃肠外营养不宜维持太长时间,应尽早经口进食。

(二) 减少术中术后创伤、应激和不适

1. 优化麻醉方案   包括优化麻醉用药和方式,以充分止痛、加快麻醉后恢复、降低应激、加速功能恢复等。局麻和硬膜外麻醉比全身麻醉并发症发生率低且恢复快。全麻时也应选择起效快、作用时间短的麻醉剂,大手术时采用全身和硬膜外麻醉联合以减少全麻药物的用量。

2. 适当控制液体输入量   加用血管收缩药而不是单纯大量输液应对麻醉导致的血容量相对不足及低血压。控制术中及术后液体输入量,可减少组织水肿、肺水肿、吻合口漏等并发症。

3. 减少手术创伤   充分利用现有的微创手术方式,减少手术创伤,降低应激反应。包括手术切口的选择,腔镜、内镜、介入技术的使用,精准外科的理念和综合无血术野等技术的应用等。

4. 引流及切口缝合   不常规使用引流管,即便放置也应尽早拔除。切口主张用可吸收线作皮内缝合,可避免拆线时的不适及因此造成的延迟出院。

(三) 强化术后康复治疗

1. 术后充分止痛   选择持续硬膜外、自控止痛或应用非阿片类止痛药等模式。以降低焦虑,减少应激。

2. 术后早期活动和进食   确切止痛可明显减少应激,利于胃肠功能恢复。早期下床活动可锻炼运动功能、促进胃肠恢复并预防下肢深静脉血栓。术后 4 小时就口服适量的清流质饮食,可以促进肠蠕动,维护肠黏膜功能,促进胃肠功能快速恢复,预防因禁食引起的内环境紊乱及相关并发症。

3. 出院标准   根据个体情况决定,评定指标包括:①生命体征正常;②口服药物就可达到止痛效果;③进食固体食物无异常;④无需静脉输液;⑤可下床自由活动;⑥切口无渗出、感染或裂开;⑦家庭或所在社区有一定的护理条件;⑧病人愿意并希望回家。

4. 出院随访   病人术后仍可能出现不适或远期并发症导致再入院治疗。因此出院后应定期随访,建立顺畅的再入院程序以确保病人安全。

越来越多的临床循证医学资料显示,FTS 在多种外科疾病的围术期处理中发挥了积极作用。近年来日间手术的成功开展,也充分体现了这一新理念的显著效果。但 FTS 的应用目前还不广泛,主要是由于多学科协作的难度以及对医疗风险的顾虑。

(李宗芳)

Notes

第三章　外科病人的体液和酸碱平衡失调

正常体液容量、渗透压及电解质含量是维持机体正常代谢、内环境稳定和各器官功能正常进行的基本保证。疾病、禁食、创伤及手术等均可能导致体内水、电解质和酸碱平衡的失调,如何处理水、电解质及酸碱平衡失调是外科病人治疗中一个重要的内容。本章主要阐述外科疾病时水、电解质及酸碱平衡失调的病因、病理生理改变、代偿机制、临床表现、诊断及治疗措施。

第一节　概　　述

保持机体正常的体液容量、渗透压及电解质含量具有重要意义,是物质代谢和各器官功能正常进行的基本保证。认识创伤、手术及许多外科疾病所导致的体液平衡及酸碱平衡失调,首先必需充分理解并掌握有关的一些基本知识。

体液的主要成分是水和电解质,其量与性别、年龄及胖瘦有关。肌肉组织含水量较多(75%~80%),而脂肪细胞则不含水分。由于男性的体脂含量少于女性,因此成年男性的体液量约为体重的60%,而成年女性的体液量约占体重的50%。两者均有±15%的变化幅度。小儿的脂肪较少,故体液量所占体重的比例较高,新生儿可达体重的80%。随着年龄增大,体内脂肪也逐渐增多,14岁之后体液所占比例已与成年人相差不多。超过60岁男、女性的体液量均减少,约降至54%及46%。

体液可分为细胞内液和细胞外液,男性细胞内液约占体重的40%,绝大部分存在于骨骼肌中;女性的细胞内液约占体重的35%。男、女性的细胞外液均占体重的20%。细胞外液又分为血浆和组织间液两部分,血浆量约占体重的5%,组织间液量约占体重的15%。绝大部分的组织间液能迅速地与血管内液体或细胞内液进行交换并取得平衡,这在维持机体的水和电解质平衡方面具有重要作用,故又可称其为功能性细胞外液。另有一小部分组织间液仅有缓慢地交换和取得平衡的能力,它们具有各自的功能,但在维持体液平衡方面的作用甚小,故可称其为无功能性细胞外液。结缔组织液和所谓"透细胞液",例如脑脊液、关节液和消化液等,都属于无功能性细胞外液。无功能性细胞外液约占体重的1%~2%,占组织间液的10%左右。某些体液虽属无功能性细胞外液,但其变化仍会导致机体水、电解质和酸碱平衡的明显失调。最典型的就是胃肠消化液,其大量丢失可造成体液量及其成分的明显变化,这种病理变化在外科很常见。

细胞外液和细胞内液中所含的离子成分有很大不同。细胞外液中最主要的阳离子是Na^+,主要的阴离子是Cl^-、HCO_3^-和蛋白质。细胞内液中的主要阳离子是K^+和Mg^{2+},主要阴离子是HPO_4^{2-}和蛋白质。细胞外液和细胞内液的渗透压相等,为正常血浆渗透压290~310mmol/L。保持渗透压的稳定,是维持细胞内、外液平衡的基本保证。

体液及渗透压的稳定由神经-内分泌系统调节。体液的正常渗透压通过下丘脑-神经垂体-抗利尿激素系统来恢复和维持,血容量的恢复和维持则是通过肾素-醛固酮系统。此两系统共同作用于肾脏,调节水及钠等电解质的吸收及排泄,从而达到维持体液平衡、保持内环境稳定之目的。当血容量下降或平均动脉压下降10%,即可刺激抗利尿激素的分泌,使水、钠的吸收增加,以恢复血容量。血容量与渗透压相比,前者对机体更为重要。所以当血容量锐减又兼有血浆渗透压降低时,前者对抗利尿激素的促进分泌作用远远强于低渗透压对抗利尿激素分泌的抑制作用,其目的是优先保持和恢复血容量,使重要器官的灌流和氧供得到保证。

在体内丧失水分时,细胞外液的渗透压则增高,可刺激下丘脑-垂体-抗利尿激素系统,产生口渴反应,机体主动增加饮水。抗利尿激素的分泌增加使远曲小管和集合管上皮细胞对水分的再吸收加强,于是尿量减少,水分被保留在体内,使已升高的细胞外液渗透压降至正常。反之,体内水分增多时,细胞外液渗透压即降低。口渴反应被抑制,并且因抗利尿激素的分泌减少,使远曲小管和集合管上皮细胞对水分的再吸收减少,排出体内多余的水分,使已降低的细胞外液渗透压回升至正常。抗利尿激素分泌的这种反应十分敏感,只要血浆渗透压较正常有±2%的变化,该激素的分泌亦就有相应的变化,最终使机体水分能保持动态平衡。

此外,肾小球旁细胞分泌的肾素和肾上腺皮质分泌的醛固酮也参与体液平衡的调节。当血容量减少和血压下降时,可刺激肾素分泌增加,进而刺激肾上腺皮质增加醛固酮的分泌。后者可促进远曲小管对 Na^+ 的再吸收和 K^+、H^+ 的排泄。随着 Na^+ 再吸收的增加,水的再吸收也增多,这样就可使已降低的细胞外液量增加至正常。

酸碱度适宜的体液环境是机体进行正常生理活动和代谢过程的需要。通常人的体液保持着一定的 H^+ 浓度,亦即是保持着一定的 pH 值(动脉血浆 pH 值为 7.40±0.05)。但是人体在代谢过程中,不断产生酸性物质,也产生碱性物质,这将使体液中的 H^+ 浓度经常有所变动。为了使血中 H^+ 浓度仅在很小的范围内变动,人体对酸碱的调节是通过体液的缓冲系统、肺的呼吸和肾的排泄而完成的。

血液中的缓冲系统以 HCO_3^-/H_2CO_3 最为重要。HCO_3^- 的正常值平均为 24mmol/L,H_2CO_3 平均为 1.2mmol/L(HCO_3^-/H_2CO_3 比值=24/1.2=20:1)。只要 HCO_3^-/H_2CO_3 的比值保持为 20:1,即使 HCO_3^- 及 H_2CO_3 的绝对值有高低,血浆的 pH 仍然能保持在 7.40。从调节酸碱平衡角度,肺的呼吸对酸碱平衡的调节作用主要是经肺将 CO_2 排出,使血中 $PaCO_2$ 下降,即调节了血中的 H_2CO_3。如果机体的呼吸功能失常,就可引起酸碱平衡紊乱,也会影响其对酸碱平衡紊乱的代偿能力。另一方面,肾脏在酸碱平衡调节系统中的重要作用是通过改变排出固定酸及保留碱性物质的量,来维持正常的血浆 HCO_3^- 浓度,使血浆 pH 值不变。如果肾功能有异常,可影响其对酸碱平衡的正常调节,而且本身也会引起酸碱平衡紊乱。肾脏调节酸碱平衡的机制为:Na^+-H^+ 交换,排 H^+;HCO_3^- 重吸收;产生 NH_3 并与 H^+ 结合成 NH_4^+ 排出;尿的酸化,排 H^+。

第二节　体液代谢的失调

体液平衡失调可以有三种表现:容量失调、浓度失调和成分失调。容量失调是指等渗性体液的减少或增加,只引起细胞外液量的变化,而细胞内液容量无明显改变。等渗性缺水就是典型的容量失调。浓度失调是指细胞外液中的水分有增加或减少,以致渗透微粒的浓度发生改变,也即是渗透压发生改变。由于钠离子构成细胞外液渗透微粒的90%,此时发生的浓度失调就表现为低钠血症或高钠血症。细胞外液中其他离子的浓度改变虽也能产生各自的病理生理影响,但因渗透微粒的数量小,不会造成对细胞外液渗透压的明显影响,仅造成成分失调,如低钾血症或高钾血症,低钙血症或高钙血症。广义而言,酸中毒或碱中毒也属于成分失调。

一、水和钠的代谢紊乱

在细胞外液中,水和钠的关系非常密切,故一旦发生代谢紊乱,缺水和失钠常同时存在。不同原因引起的水和钠的代谢紊乱,在缺水和失钠的程度上会有所不同,既可水和钠按比例丧失,也可缺水少于缺钠,或缺水多于缺钠。这些不同缺失的形式所引起的病理生理变化以及临床表现也就不同,各种类型水、钠代谢紊乱的特征见表3-1。

Notes

表 3-1　不同类型缺水的特征

缺水类型	丢失成分	典型病症	临床表现	实验室检查
等渗性	等比 Na^+、H_2O	肠瘘	舌干,不渴	血浓缩,血 Na^+ 正常
低渗性	$Na^+>H_2O$	慢性肠梗阻	神志差,不渴	血 Na^+ ↓
高渗性	$H_2O>Na^+$	食管癌梗阻	有口渴	血 Na^+ ↑

（一）等渗性缺水

等渗性缺水（isotonic dehydration）又称急性缺水或混合性缺水。这种缺水在外科病人最易发生,此时水和钠成比例地丧失,因此血清钠仍在正常范围,细胞外液的渗透压也可保持正常。但等渗性缺水可造成细胞外液量（包括循环血量）的迅速减少。由于丧失的液体为等渗,细胞外液的渗透压基本不变,细胞内液并不会代偿性向细胞外间隙转移。因此细胞内液的量一般不发生变化。但如果这种体液丧失持续时间较久,细胞内液也将逐渐外移,随同细胞外液一起丧失,以致引起细胞缺水。机体对等渗性缺水的代偿机制是肾入球小动脉壁的压力感受器受到管内压力下降的刺激,以及肾小球滤过率下降所致的远曲小管液内 Na^+ 的减少。这些可引起肾素-醛固酮系统的兴奋,醛固酮的分泌增加。醛固酮促进远曲小管对钠的再吸收,随钠一同被再吸收的水量也有增加,从而代偿性地使细胞外液量回升。

1. 病因　常见的病因有:①消化液的急性丧失,如肠外瘘、大量呕吐等;②体液丧失在感染区或软组织内,如腹腔内或腹膜后感染、肠梗阻、烧伤等。其丧失的体液的成分与细胞外液基本相同。

2. 临床表现　临床症状有恶心、厌食、乏力、少尿等,但不口渴。体征包括:舌干燥,眼窝凹陷,皮肤干燥、松弛等。若在短期内体液丧失量达到体重的 5%,即丧失 25% 细胞外液,病人则会出现脉搏骤速、肢端湿冷、血压不稳定或下降等血容量不足之症状。当体液继续丧失达体重的 6%~7% 时（相当于丧失细胞外液的 30%~35%）,则有更严重的休克表现。休克的微循环障碍必然导致酸性代谢产物的大量产生和积聚,因此常伴发代谢性酸中毒。如果病人丧失的体液主要为胃液,因有 H^+ 的大量丧失,则可伴发代谢性碱中毒。

3. 诊断　大多有消化液或其他体液的大量丧失的病史,每日的失液量越大,失液持续时间越长,症状就越明显。因此,依据病史和临床表现常可确定诊断。实验室检查可发现有血液浓缩现象,包括红细胞计数、血红蛋白量和血细胞比容均明显增高。血清 Na^+、Cl^- 等一般无明显降低,尿比重增高,动脉血血气分析可判别是否有酸（碱）中毒存在。

4. 治疗　原发病的治疗十分重要,若能消除病因,则缺水将很容易纠正。对等渗性缺水的治疗,是针对性地纠正其细胞外液的减少。可静脉滴注平衡盐溶液或等渗盐水,使血容量得到尽快补充。对已有脉搏细速和血压下降等症状者,表示细胞外液的丧失量已达体重的 5%,需从静脉快速滴注上述溶液约 3000ml（按体重 60kg 计算）,以恢复其血容量。注意所输注的液体应该是含钠的等渗液,如果输注不含钠的葡萄糖溶液则会导致低钠血症。另外,静脉快速输注上述液体时必须监测心脏功能,包括心率、中心静脉压或肺动脉楔压等。对血容量不足表现不明显者,可给病人上述用量的 1/2~2/3,即 1500~2000ml,以补充缺水、缺钠量。此外,还应补给日需要水量 2000ml 和氯化钠 4.5g。

平衡盐溶液的电解质含量和血浆内含量相仿,用来治疗等渗性缺水比较理想。目前常用的平衡盐溶液有乳酸钠与复方氯化钠（1.86% 乳酸钠溶液和复方氯化钠溶液之比为 1:2）的混合液,以及碳酸氢钠与等渗盐水（1.25% 碳酸氢钠溶液和等渗盐水之比为 1:2）的混合液两种。如果单用等渗盐水,因溶液中的 Cl^- 含量比血清 Cl^- 含量高 50mmol/L（Cl^- 含量分别为 154mmol/L 及 103mmol/L）,大量输入后有导致血 Cl^- 过高,引起高氯性酸中毒的危险。

在纠正缺水后,排钾量会有所增加,血清 K^+ 浓度也因细胞外液量的增加而被稀释降低,故应注意预防低钾血症的发生。一般在血容量补充使尿量达 40ml/h 后,补钾即应开始。

（二）低渗性缺水

低渗性缺水(hypotonic dehydration)又称慢性缺水或继发性缺水。此时水和钠同时缺失,但失钠多于缺水,故血清钠低于正常范围,细胞外液呈低渗状态。机体的代偿机制表现为抗利尿激素的分泌减少,使水在肾小管内的再吸收减少,尿量排出增多,从而提高细胞外液的渗透压。但这样会使细胞外液总量更为减少,于是细胞间液进入血液循环,以部分地补偿血容量。为避免循环血量的再减少,机体将不再顾及渗透压的维持。肾素-醛固酮系统发生兴奋,使肾减少排钠,增加 Cl^- 和水的再吸收。血容量下降又会刺激神经垂体,使抗利尿激素分泌增多,水再吸收增加,出现少尿。如血容量继续减少,上述代偿功能无法维持血容量时,将出现休克。

1. 病因　主要病因有:①胃肠道消化液持续性丢失,例如反复呕吐、长期胃肠减压引流或慢性肠梗阻,以致大量钠随消化液而排出;②大创面的慢性渗液;③应用排钠利尿剂如氯噻酮、依他尼酸(利尿酸)等时,未注意补给适量的钠盐,以致体内缺钠程度多于缺水;④等渗性缺水治疗时补充水分过多。

2. 临床表现　低渗性缺水的临床表现随缺钠程度而不同。一般均无口渴感,常见症状有恶心、呕吐、头晕、视觉模糊、软弱无力、起立时容易晕倒等。当循环血量明显下降时,肾的滤过量相应减少,以致体内代谢产物潴留,可出现神志淡漠、肌痉挛性疼痛、腱反射减弱和昏迷等。

根据缺钠程度,低渗性缺水可分为三度:轻度缺钠者血钠浓度在 135mmol/L 以下,病人感疲乏、头晕、手足麻木。尿中 Na^+ 减少。中度缺钠者血钠浓度在 130mmol/L 以下,病人除有上述症状外,尚有恶心、呕吐、脉搏细速,血压不稳定或下降,脉压变小,浅静脉萎陷,视力模糊,站立性晕倒。尿量少,尿中几乎不含钠和氯。重度缺钠者血钠浓度在 120mmol/L 以下,病人神志不清,肌痉挛性抽痛,腱反射减弱或消失;出现木僵,甚至昏迷。常发生休克。

3. 诊断　如病人有上述特点的体液丢失病史和临床表现,可初步诊断为低渗性缺水。进一步的检查包括:①尿液检查:尿比重常在 1.010 以下,尿 Na^+ 和 Cl^- 常明显减少;②血钠测定:血钠浓度低于 135mmol/L,表明有低钠血症。血钠浓度越低,病情越重;③红细胞计数、血红蛋白量、血细胞比容及血尿素氮值均有增高。

4. 治疗　应积极处理致病原因。针对低渗性缺水时细胞外液缺钠多于缺水的血容量不足的情况,应静脉输注含盐溶液或高渗盐水,以纠正细胞外液的低渗状态和补充血容量。静脉输液原则是:输注速度应先快后慢,总输入量应分次完成。每 8～12 小时根据临床表现及检测资料,包括血 Na^+、Cl^- 浓度、动脉血血气分析和中心静脉压等,随时调整输液计划。低渗性缺水的补钠量可按下列公式计算:

需补充的钠量(mmol) = [血钠的正常值(mmol/L) - 血钠测得值(mmol/L)] × 体重(kg) × 0.6(女性为0.5)

举例如下:女性病人,体重 60kg,血钠浓度为 130mmol/L。

$$补钠量 = (142-130) \times 60 \times 0.5 = 360mmol$$

以 17mmol Na^+ 相当于 1g 钠盐计算,补氯化钠量约为 21g。当天先补 1/2 量,即 10.5g,加每天正常需要量 4.5g,共计 15g。以输注 5% 葡萄糖盐水 1500ml 即可基本完成。此外还应补给日需液体量 2000ml。其余的一半钠,可在第二天补给。

必须强调,临床上完全依靠任何公式决定补钠量是不可取的,公式仅作为补钠安全剂量的估计。一般总是先补充缺钠量的一部分,以解除急性症状,使血容量有所纠正。肾功能亦有望得到改善,为进一步的纠正创造条件。如果将计算的补钠总量全部快速输入,可能造成血容量过高,对心功能不全者将非常危险。所以应采取分次纠正并监测临床表现及血钠浓度的方法。

Notes

重度缺钠出现休克者,应先补足血容量,以改善微循环和组织器官的灌注。晶体液(复方乳酸氯化钠溶液、等渗盐水)和胶体溶液(羟乙基淀粉、右旋糖酐和血浆)都可应用。但晶体液的用量一般要比胶体液用量大 2 ~ 3 倍。然后可静脉滴注高渗盐水(一般为 5% 氯化钠溶液)200 ~ 300ml,尽快纠正血钠过低,以进一步恢复细胞外液量和渗透压,使水从水肿的细胞中外移。但输注高渗盐水时应严格控制滴速,每小时不应超过 100 ~ 150ml,以后根据病情及血钠浓度再调整治疗方案。

在补充血容量和钠盐后,由于机体的代偿调节功能,合并存在的酸中毒常可同时得到纠正,所以不需在一开始就用碱性药物治疗。如经动脉血气分析测定,酸中毒仍未完全纠正,则可静脉滴注 5% 碳酸氢钠溶液 100 ~ 200ml。以后视病情纠正程度再决定治疗方案。在尿量达到 40ml/h 后,同样要注意钾盐的补充。

(三) 高渗性缺水

高渗性缺水(hypertonic dehydration)又称原发性缺水。虽有水和钠的同时丢失,但因缺水更多,故血清钠高于正常范围,细胞外液的渗透压升高。严重的缺水、可使细胞内液移向细胞外间隙,结果导致细胞内、外液量都有减少。最后,由于脑细胞缺水而导致脑功能障碍之严重后果。机体对高渗性缺水的代偿机制是:高渗状态刺激位于视丘下部的口渴中枢,病人感到口渴而饮水,使体内水分增加,以降低细胞外液渗透压。另外,细胞外液的高渗状态可引起抗利尿激素分泌增多,使肾小管对水的再吸收增加,尿量减少,也可使细胞外液的渗透压降低和恢复其容量。如缺水加重致循环血量显著减少,又会引起醛固酮分泌增加,加强对钠和水的再吸收,以维持血容量。

1. **病因** 主要病因为:①摄入水分不够,如食管癌致吞咽困难,重危病人的给水不足,经鼻胃管或空肠造瘘管给予高浓度肠内营养溶液等;②水分丧失过多,如高热大量出汗(汗中含氯化钠 0.25%)、大面积烧伤暴露疗法、糖尿病未控制致大量尿液排出等。

2. **临床表现** 缺水程度不同,症状亦不同。可将高渗性缺水分为三度:轻度缺水者除口渴外,无其他症状,缺水量为体重的 2% ~ 4%。中度缺水者有极度口渴。有乏力、尿少和尿比重增高。唇舌干燥,皮肤失去弹性,眼窝下陷。常有烦躁不安,缺水量为体重的 4% ~ 6%。重度缺水者除上述症状外,出现躁狂、幻觉、谵妄、甚至昏迷。缺水量超过体重的 6%。

3. **诊断** 病史和临床表现有助于高渗性缺水的诊断。实验室检查的异常包括:①尿比重高;②红细胞计数、血红蛋白量、血细胞比容轻度升高;③血钠浓度升高至 150mmol/L 以上。

4. **治疗** 解除病因同样具有治疗的重要性。无法口服的病人,可静脉滴注 5% 葡萄糖溶液或低渗的 0.45% 氯化钠溶液,补充已丧失的液体。所需补充液体量可先根据临床表现,估计丧失水量占体重的百分比。然后按每丧失体重的 1% 补液 400 ~ 500ml 计算。为避免输入过量而致血容量的过分扩张及水中毒,计算所得的补水量一般可分在两天内补给。治疗 1 天后应监测全身情况及血钠浓度,酌情调整次日的补给量。此外,补液量中还应包括每天正常需要量 2000ml。

应该注意,高渗性缺水者实际上也有缺钠,只是因为缺水更多,才使血钠浓度升高。如果在纠正时只补给水分,可能后来又会出现低钠血症。如需纠正同时存在的缺钾,可在尿量超过 40ml/h 后补钾。经上述补液治疗后若仍存在酸中毒,可酌情补给碳酸氢钠溶液。

(四) 水中毒

水中毒(water intoxication)又称稀释性低血钠。临床上较少发生,系指机体的摄入水总量超过了排出水量,以致水分在体内潴留,引起血浆渗透压下降和循环血量增多。病因有:①各种原因所致的抗利尿激素分泌过多;②肾功能不全,排尿能力下降;③机体摄入水分过多或接受过多的静脉输液。此时,细胞外液量明显增加,血清钠浓度降低,渗透压亦下降。

1. **临床表现** 急性水中毒的发病急骤。水过多所致的脑细胞肿胀可造成颅内压增高,引起

Notes

一系列神经、精神症状,如头痛、嗜睡、躁动、精神紊乱、定向能力失常、谵妄,甚至昏迷。若发生脑疝则出现相应的神经定位体征。慢性水中毒的症状往往被原发疾病的症状所掩盖。可有软弱无力、恶心、呕吐、嗜睡等。体重明显增加,皮肤苍白而湿润。

实验室检查可发现:红细胞计数、血红蛋白量、血细胞比容和血浆蛋白量均降低;血浆渗透压降低,以及红细胞平均容积增加和红细胞平均血红蛋白浓度降低。提示细胞内、外液量均增加。

2. **治疗** 水中毒一经诊断,应立即停止水分摄入。程度较轻者,在机体排出多余的水分后,水中毒即可解除。程度严重者,除禁水外还需用利尿剂以促进水分的排出。一般可用渗透性利尿剂,如20%甘露醇或25%山梨醇200ml静脉内快速滴注(20分钟内滴完),可减轻脑细胞水肿和增加水分排出。也可静脉注射袢利尿剂,如呋塞米(速尿)和依他尼酸。

对于水中毒,预防显得更重要。有许多因素容易引起抗利尿激素的分泌过多,例如疼痛、失血、休克、创伤及大手术等。对于这类病人的输液治疗,应注意避免过量。急性肾功能不全和慢性心功能不全者,更应严格限制入水量。

二、体内钾的异常

钾是机体重要的矿物质之一,体内钾总含量的98%存在于细胞内,是细胞内最主要的电解质。细胞外液中的钾含量仅是总量的2%,但却十分重要。正常血钾浓度为3.5~5.5mmol/L。钾有许多重要的生理功能:参与、维持细胞的正常代谢,维持细胞内液的渗透压和酸碱平衡,维持神经肌肉组织的兴奋性,以及维持心肌正常功能等。钾的代谢异常有低钾血症(hypokalemia)和高钾血症(hyperkalemia),以前者为常见。

(一) 低钾血症

血钾浓度低于3.5mmol/L表示有低钾血症。缺钾或低钾血症的常见原因有:①长期进食不足;②应用呋塞米、依他尼酸等利尿剂,肾小管性酸中毒,急性肾衰竭的多尿期,以及盐皮质激素(醛固酮)过多使肾排出钾过多;③补液病人长期接受不含钾盐的液体,或静脉营养液中钾盐补充不足;④呕吐、持续胃肠减压、肠瘘等,钾从肾外途径丧失;⑤钾向组织内转移,见于大量输注葡萄糖和胰岛素,或代谢性、呼吸性碱中毒者。

1. **临床表现** 最早的临床表现是肌无力,先是四肢软弱无力,以后可延及躯干和呼吸肌,一旦呼吸肌受累,可致呼吸困难或窒息。还可有软瘫、腱反射减退或消失。病人有厌食、恶心、呕吐和腹胀、肠蠕动消失等肠麻痹表现。心脏受累主要表现为传导阻滞和节律异常。典型的心电图改变为早期出现T波降低、变平或倒置,随后出现ST段降低、Q-T间期延长和U波。但并非每个病人都有心电图改变,故不应单凭心电图异常来诊断低钾血症。应该注意,低钾血症的临床表现有时可以很不明显,特别是当病人伴有严重的细胞外液减少时。这时的临床表现主要是缺水、缺钠所致的症状。但当缺水被纠正之后,由于钾浓度被进一步稀释,此时即会出现低钾血症之症状。此外,低钾血症可致代谢性碱中毒,这是由于一方面K^+由细胞内移出,与Na^+、H^+的交换增加(每移出3个K^+,即有2个Na^+和1个H^+移入细胞内),使细胞外液的H^+浓度降低;另一方面,远曲肾小管Na^+、K^+交换减少,Na^+、H^+交换增加,使排H^+增多,这两方面的作用即可使病人发生低钾性碱中毒。此时,尿却呈酸性,即反常性酸性尿。

2. **诊断** 根据病史和临床表现即可作低钾血症的诊断。血钾浓度低于3.5mmol/L有诊断意义。心电图检查可作为辅助性诊断手段。

3. **治疗** 通过积极处理造成低钾血症的病因,较易纠正低钾血症。临床上判断缺钾的程度很难。虽有根据血清钾测定结果来计算补钾量的方法,但其实用价值很小。通常是采取分次补钾,边治疗边观察的方法。外科的低钾血症者常无法口服钾剂,都需经静脉补给。补钾量可参考血钾浓度降低程度,每天补钾40~80mmol不等。以每克氯化钾相等于13.4mmol钾计算,约每天补氯化钾 3～6g。少数低钾血症病人,上述补钾量往往无法纠正低钾血症,需要增加补充的钾量,每天可能高达 100～200mmol。静脉补充钾有浓度及速度的限制,每升输液中含钾量不宜超过 40mmol(相当于氯化钾 3g),溶液应缓慢滴注,输入钾量应控制在 20mmol/h 以下。因为细胞外液的钾总量仅 60mmol,如果含钾溶液输入过快,血清钾浓度可能短期内增高许多,将有致命的危险。如果病人伴有休克,应先输给晶体液及胶体液,尽快恢复其血容量。待尿量超过 40ml/h 后,再静脉补充钾。临床上常用的钾制剂是 10% 氯化钾,这种制剂除能补钾外,还有其他作用。如上所述,低钾血症常伴有细胞外液的碱中毒,在补氯化钾后,一起输入的 Cl⁻ 则有助于减轻碱中毒。此外,氯缺乏还会影响肾的保钾能力,所以输注氯化钾,不仅补充了 K⁺,还可增强肾的保钾作用,有利于低钾血症的治疗。由于补钾量是分次给予,因此要完成纠正体内的缺钾,常需连续 3～5 天的治疗。

(二) 高钾血症

血钾浓度超过 5.5mmol/L 即为高钾血症。常见的原因为:①进入体内(或血液内)的钾量太多,如口服或静脉输入氯化钾,使用含钾药物,以及大量输入保存期较久的库血等;②肾排钾功能减退,如急性及慢性肾衰竭;应用保钾利尿剂如螺内酯(安体舒通)、氨苯蝶啶等;以及盐皮质激素不足等;③细胞内钾的移出,如溶血、组织损伤(如挤压综合征),以及酸中毒等。

1. **临床表现**　高钾血症的临床表现无特异性。可有神志模糊、感觉异常和肢体软弱无力等。严重高钾血症者有微循环障碍之临床表现,如皮肤苍白、发冷、青紫、低血压等。常有心动过缓或心律不齐。最危险的是高血钾可致心搏骤停。高钾血症,特别是血钾浓度超过 7mmol/L,都会有心电图的异常变化。早期改变为 T 波高而尖,P 波波幅下降,随后出现 QRS 增宽。

2. **诊断**　有引起高钾血症原因的病人,当出现无法用原发病解释的临床表现时,应考虑到有高钾血症之可能。应立即作血钾浓度测定,血钾超过 5.5mmol/L 即可确诊。心电图有辅助诊断价值。

3. **治疗**　高钾血症有导致病人心搏突然停止的危险,因此一经诊断,应予积极治疗。首先应立即停用一切含钾的药物或溶液。为降低血钾浓度,可采取下列几项措施:

(1) 促使 K⁺ 转入细胞内:①输注碳酸氢钠溶液:先静脉注射 5% 碳酸氢钠溶液 60～100ml,再继续静脉滴注 100～200ml。这种高渗性碱性溶液输入后可使血容量增加,不仅可使血清 K⁺ 得到稀释,降低血钾浓度,又能使 K⁺ 移入细胞内或由尿排出。同时,还有助于酸中毒的治疗。注入的 Na⁺ 可使肾远曲小管的 Na⁺、K⁺ 交换增加,使 K⁺ 从尿中排出;②输注葡萄糖溶液及胰岛素:用 25% 葡萄糖溶液 100～200ml,每 5g 葡萄糖加入胰岛素 1U,静脉滴注。可使 K⁺ 转入细胞内,从而暂时降低血钾浓度。必要时,可以每 3～4 小时重复用药;③对于肾功能不全,不能输液过多者,可用 10% 葡萄糖酸钙 100ml+11.2% 乳酸钠溶液 50ml+25% 葡萄糖溶液 400ml,加入胰岛素 20U,24 小时缓慢静脉滴入。

(2) 阳离子交换树脂的应用:可口服,每次 15g,每日 4 次,可从消化道排出钾离子。为防止便秘、粪块堵塞,可同时口服山梨醇或甘露醇以导泻。

(3) 透析疗法:有腹膜透析和血液透析两种,用于上述治疗仍无法降低血钾浓度或者严重高钾血症病人。

钙与钾有对抗作用,静脉注射 10% 葡萄糖酸钙溶液 20ml 能缓解 K⁺ 对心肌的毒性作用,以对抗心律失常。此法可重复使用。

三、体内钙、镁及磷的异常

(一) 体内钙的异常

机体内钙的绝大部分(99%)贮存于骨骼中,细胞外液钙仅是总钙量的 0.1%。血钙浓度为 2.25～2.75mmol/L,相对恒定。其中的 45% 为离子化钙,它有维持神经肌肉稳定性的作用。不少外科病人可发生不同程度的钙代谢紊乱,特别是发生低钙血症。

1. 低钙血症(hypocalcemia)　可发生在急性重症胰腺炎、坏死性筋膜炎、肾功能衰竭、消化道瘘和甲状旁腺功能受损的病人。后者是指由于甲状腺切除手术影响了甲状旁腺的血供或甲状旁腺被一并切除,或是颈部放射治疗使甲状旁腺受累。

临床表现与血清钙浓度降低后神经肌肉兴奋性增强有关,有口周和指(趾)尖麻木及针刺感、手足抽搐、腱反射亢进、以及 Chvostek 征阳性。血钙浓度低于 2mmol/L 有诊断价值。

应纠治原发疾病。为缓解症状,可用 10% 葡萄糖酸钙 10~20ml 或 5% 氯化钙 10ml 静脉注射,必要时 8~12 小时后再重复注射。长期治疗的病人,可逐渐以口服钙剂及维生素 D 替代。

2. 高钙血症(hypercalcemia)　多见于甲状旁腺功能亢进症,如甲状旁腺增生或腺瘤形成者。其次是骨转移性癌,特别是在接受雌激素治疗的乳癌骨转移。

早期症状无特异性,血钙浓度进一步增高时可出现严重头痛、背和四肢疼痛等。在甲状旁腺功能亢进症的病程后期,可致全身性骨质脱钙,发生多发性病理性骨折。

甲状旁腺功能亢进者应接受手术治疗,切除腺瘤或增生的腺组织之后,可彻底治愈。对转移性骨癌病人,可给予低钙饮食,补充水分以利于钙的排泄。静脉注射硫酸钠可能使钙经尿排出增加,但其作用不显著。

(二)体内镁的异常

机体约半数的镁存在于骨骼内,其余几乎都在细胞内,细胞外液中仅有 1%。镁对神经活动的控制、神经肌肉兴奋性的传递、肌肉收缩及心脏激动性等方面均具有重要作用。正常血镁浓度为 0.70~1.10mmol/L。

1. 镁缺乏(magnesium deficiency)　饥饿、吸收障碍综合征、长时期的胃肠道消化液丧失(如肠瘘),以及长期静脉输液中不含镁等是导致镁缺乏的主要原因。

临床表现与钙缺乏很相似,有肌震颤、手足抽搐及 Chvostek 征阳性等。血清镁浓度与机体镁缺乏不一定相平行,即镁缺乏时血清镁浓度不一定降低,因此凡有诱因、且有症状者,就应疑有镁缺乏。镁负荷试验具有诊断价值。正常人在静脉输注氯化镁或硫酸镁 0.25mmol/kg 后,注入量的 90% 很快从尿中排出。而镁缺乏者则不同,注入量的 40%~80% 被保留在体内,尿镁很少。

治疗上,可按 0.25mmol/(kg·d)的剂量静脉补充镁盐(氯化镁或硫酸镁),60kg 体重者可补 25% 硫酸镁 15ml。重症者可按 1mmol/(kg·d)补充镁盐。完全纠正镁缺乏需较长时间,因此在解除症状后仍应每天补 25% 硫酸镁 5~10ml,持续 1~3 周。

2. 镁过多(magnesium excess)　体内镁过多主要发生在肾功能不全时,偶可见于应用硫酸镁治疗子痫的过程中。烧伤早期、广泛性外伤或外科应激反应、严重细胞外液量不足和严重酸中毒等也可引起血清镁增高。

临床表现有乏力、疲倦、腱反射消失和血压下降等。血镁浓度明显增高时可发生心脏传导障碍,心电图改变与高钾血症相似,可显示 PR 间期延长,QRS 波增宽和 T 波增高。晚期可出现呼吸抑制、嗜睡和昏迷,甚至心搏骤停。

治疗上应经静脉缓慢输注 10% 葡萄糖酸钙(或氯化钙)溶液 10~20ml 以对抗镁对心脏和肌肉的抑制。同时积极纠正酸中毒和缺水。若疗效不佳,可能需用透析治疗。

(三)体内磷的异常

机体约 85% 的磷存在于骨骼中,细胞外液中含磷仅 2g。正常血清无机磷浓度为 0.96~1.62mmol/L。磷是核酸及磷脂的基本成分、高能磷酸键的成分之一,磷还参与蛋白质的磷酸化、参与细胞膜的组成,以及参与酸碱平衡等。

1. 低磷血症(hypophosphatemia)　其病因有:甲状旁腺功能亢进症、严重烧伤或感染;大量葡萄糖及胰岛素输入使磷进入细胞内;以及长期肠外营养未补充磷制剂者。此时血清无机磷

Notes

浓度<0.96mmol/L。低磷血症的发生率并不低,往往因无特异性的临床表现而常被忽略。低磷血症可有神经肌肉症状,如头晕、厌食、肌无力等。重症者可有抽搐、精神错乱、昏迷,甚至可因呼吸肌无力而危及生命。

采取预防措施很重要。长期静脉输液者应在溶液中常规添加磷 10mmol/d,可补充 10% 甘油磷酸钠 10ml。对甲状旁腺功能亢进者,针对病因的手术治疗可使低磷血症得到纠正。

2. **高磷血症**(hyperphosphatemia)　临床上很少见,可发生在急性肾衰竭、甲状旁腺功能低下等。此时血清无机磷浓度>1.62mmol/L。

由于高磷血症常继发性低钙血症,病人出现的是低钙的一系列临床表现。还可因异位钙化而出现肾功能受损表现。

治疗方面,除对原发病作防治外,可针对低钙血症进行治疗。急性肾衰竭伴明显高磷血症者,必要时可作透析治疗。

第三节　酸碱平衡的失调

临床上,许多外科疾病状态下机体会出现酸碱平衡失调。原发性的酸碱平衡失调可分为代谢性酸中毒、代谢性碱中毒、呼吸性酸中毒和呼吸性碱中毒四种,有时可同时存在两种以上的原发性酸碱失调,此即为混合型酸碱平衡失调。当任何一种酸碱失调发生之后,机体都会通过代偿机制以减轻酸碱紊乱,尽量使体液的 pH 恢复至正常范围。机体的这种代偿,可根据其纠正程度分为部分代偿、代偿及过度代偿。实际上,机体很难做到完全的代偿。

根据酸碱平衡公式(Handerson Hasselbach 方程式),正常动脉血的 pH 为:pH = 6.1 + log [HCO_3^-]/(0.03×$PaCO_2$) = 6.1+log24/(0.03×40)= 6.1+log20/1 = 7.40

从上述公式可见,pH、HCO_3^- 及 $PaCO_2$ 是反映机体酸碱平衡的三大基本要素。其中,HCO_3^-反映代谢性因素,HCO_3^- 的原发性减少或增加,可引起代谢性酸中毒或代谢性碱中毒。$PaCO_2$ 反映呼吸性因素,$PaCO_2$ 的原发性增加或减少,则引起呼吸性酸中毒或呼吸性碱中毒。

一、代谢性酸中毒

代谢性酸中毒(metabolic acidosis)是临床上最常见类型的酸碱平衡失调。由于酸性物质的积聚或产生过多,或 HCO_3^- 丢失过多,即可引起代谢性酸中毒。

(一)病因

1. **碱性物质丢失过多**　多见于腹泻、肠瘘、胆瘘和胰瘘等,经粪便、消化液丢失的 HCO_3^-超过血浆中的含量。应用碳酸酐酶抑制剂(如乙酰唑胺),可使肾小管排 H^+ 及重吸收 HCO_3^- 减少,导致酸中毒。

2. **酸性物质产生过多**　失血性及感染性休克致急性循环衰竭、组织缺血缺氧,可使丙酮酸及乳酸大量产生,发生乳酸性酸中毒,这在外科很常见。糖尿病或长期不能进食,体内脂肪分解过多,可形成大量酮体,引起酮体酸中毒。抽搐、心搏骤停等也能同样引起体内有机酸的过多形成。为某些治疗的需要,应用氯化铵、盐酸精氨酸或盐酸过多,以致血中 Cl^- 增多,HCO_3^- 减少,也可引起酸中毒。

3. **肾功能不全**　由于肾小管功能障碍,内生性 H^+ 不能排出体外,或 HCO_3^- 吸收减少,均可致酸中毒。其中,远曲小管性酸中毒系泌 H^+ 功能障碍所致,而近曲小管性酸中毒则是 HCO_3^- 再吸收功能障碍所致。

上述任何原因所致的酸中毒均直接或间接地使 HCO_3^- 减少,血浆中 H_2CO_3 相对过多,机体则很快会出现代偿反应。H^+ 浓度的增高刺激呼吸中枢,使呼吸加深加快,加速 CO_2 的呼出,使 $PaCO_2$ 降低,HCO_3^-/H_2CO_3 的比值重新接近 20:1 而保持血 pH 在正常范围,此即为代偿性代谢性

Notes

酸中毒。与此同时,肾小管上皮细胞中的碳酸酐酶和谷氨酰胺酶活性开始增高,增加 H^+ 和 NH_3 的生成。H^+ 与 NH_3 形成 NH_4^+ 后排出,使 H^+ 的排出增加。另外,$NaHCO_3$ 的再吸收亦增加。但是,机体的这些代偿机制作用有限,如果病因持续存在,超过了机体的代偿能力,则会产生失代偿性代谢性酸中毒。

（二）临床表现

轻度代谢性酸中毒可无明显症状。重症病人可有疲乏、眩晕、嗜睡,可有感觉迟钝或烦躁。最明显的表现是呼吸变得又深又快,呼吸肌收缩明显。呼吸频率有时可高达每分钟 40～50 次。呼出气带有酮味。病人面颊潮红,心率加快,血压常偏低。可出现腱反射减弱或消失、神志不清或昏迷。病人常可伴有缺水的症状。代谢性酸中毒可降低心肌收缩力和周围血管对儿茶酚胺的敏感性,病人容易发生心律不齐、急性肾功能不全和休克,一旦产生则很难纠治。

（三）诊断

根据病人有严重腹泻、肠瘘或休克等的病史,又有深而快的呼吸,即应怀疑有代谢性酸中毒。作血气分析可以明确诊断,并可了解代偿情况和酸中毒的严重程度。此时血液 pH 和 HCO_3^- 明显下降。代偿期的血 pH 可在正常范围,但 HCO_3^-、BE（碱剩余）和 $PaCO_2$ 均有一定程度的降低。如无条件进行此项测定,可作二氧化碳结合力测定（正常值为 25mmol/L）。在除外呼吸因素之后,二氧化碳结合力的下降也可确定酸中毒之诊断和大致判定酸中毒的程度。

（四）治疗

病因治疗应放在代谢性酸中毒治疗的首位。由于机体可加快肺部通气以排出更多 CO_2,又能通过肾排出 H^+、保留 Na^+ 及 HCO_3^-,即具有一定的调节酸碱平衡的能力。因此只要能消除病因,再辅以补充液体、纠正缺水,则较轻的代谢性酸中毒（血浆 HCO_3^- 为 16～18mmol/L）常可自行纠正,不必应用碱性药物。低血容量性休克可伴有代谢性酸中毒,经补液、输血以纠正休克之后,轻度的代谢性酸中毒也随之可被纠正。对这类病人不宜过早使用碱剂,否则反而可能造成代谢性碱中毒。

对血浆 HCO_3^- 低于 10mmol/L 的重症酸中毒病人,应立即输液和用碱剂进行治疗。常用的碱性药物是碳酸氢钠溶液。该溶液进入体液后即离解为 Na^+ 和 HCO_3^-。HCO_3^- 与体液中的 H^+ 化合成 H_2CO_3,再离解为 H_2O 及 CO_2,CO_2 则自肺部排出,从而减少体内 H^+,使酸中毒得以改善。Na^+ 留于体内则可提高细胞外液渗透压和增加血容量。5% 碳酸氢钠每 100ml 含有 Na^+ 和 HCO_3^- 各 60mmol。临床上是根据酸中毒严重程度,补给 5% $NaHCO_3$ 溶液的首次剂量可 100～250ml 不等。在用后 2～4 小时复查动脉血血气分析及血浆电解质浓度,根据测定结果再决定是否需继续输给及输给用量。边治疗边观察,逐步纠正酸中毒,是治疗的原则。5% 的 $NaHCO_3$ 溶液为高渗性,过快输入可致高钠血症,使血渗透压升高,应注意避免。在酸中毒时,离子化的 Ca^{2+} 增多,故即使病人有低钙血症,也可以不出现手足抽搐。但在酸中毒被纠正之后,离子化的 Ca^{2+} 减少,便会发生手足抽搐。应及时静脉注射葡萄糖酸钙以控制症状。过快地纠正酸中毒还能引起大量 K^+ 转移至细胞内,引起低钾血症,也要注意防治。

二、代谢性碱中毒

体内 H^+ 丢失或 HCO_3^- 增多可引起代谢性碱中毒（metabolic alkalosis）。

（一）病因

代谢性碱中毒主要病因有：

1. 胃液丧失过多　这是外科病人发生代谢性碱中毒的最常见的原因。酸性胃液大量丢失,例如严重呕吐、长期胃肠减压等,可丧失大量的 H^+ 及 Cl^-。肠液中的 HCO_3^- 未能被胃液的 H^+ 所中和,HCO_3^- 被重吸收入血,使血浆 HCO_3^- 增高。另外,胃液中 Cl^- 的丢失使肾近曲小管的 Cl^- 减

Notes

少,为维持离子平衡,代偿性地重吸收 HCO_3^- 增加,导致碱中毒。大量胃液的丧失也丢失了 Na^+,在代偿过程中,K^+ 和 Na^+ 的交换、H^+ 和 Na^+ 的交换增加,即保留了 Na^+,但排出了 K^+ 及 H^+,造成低钾血症和碱中毒。

2. **碱性物质摄入过多** 长期服用碱性药物,可中和胃内的盐酸,使肠液中的 HCO_3^- 没有足够的 H^+ 来中和,以致 HCO_3^- 被重吸收入血。以往常用碳酸氢钠治疗溃疡病,可致碱中毒,目前此法已基本不用。大量输注库存血,抗凝剂入血后可转化成 HCO_3^-,致碱中毒。

3. **缺钾** 由于长期摄入不足或消化液大量丢失,可致低钾血症。此时 K^+ 从细胞内移至细胞外,每 3 个 K^+ 从细胞内释出,就有 2 个 Na^+ 和 1 个 H^+ 进入细胞内,引起细胞内的酸中毒和细胞外的碱中毒。同时,在血容量不足的情况下,机体为了保存 Na^+,经远曲小管排出的 H^+ 及 K^+ 则增加,HCO_3^- 的回吸收也增加,更加重了细胞外液的碱中毒及低钾血症,此时可出现反常性的酸性尿。

4. **利尿剂的作用** 呋塞米、依他尼酸等能抑制近曲小管对 Na^+ 和 Cl^- 的再吸收,而并不影响远曲小管内 Na^+ 与 H^+ 的交换。因此,随尿排出的 Cl^- 比 Na^+ 多,回入血液的 Na^+ 和 HCO_3^- 增多,发生低氯性碱中毒。

机体对代谢性碱中毒的代偿过程表现为:受血浆 H^+ 浓度下降的影响,呼吸中枢抑制,呼吸变浅变慢,CO_2 排出减少,使 $PaCO_2$ 升高,HCO_3^-/H_2CO_3 的比值可望接近 20∶1 而保持 pH 在正常范围内。肾的代偿是肾小管上皮细胞中的碳酸酐酶和谷氨酰胺酶活性降低,使 H^+ 排泌和 NH_3 生成减少。HCO_3^- 的再吸收减少,经尿排出增多,从而使血 HCO_3^- 减少。代谢性碱中毒时,氧合血红蛋白解离曲线左移,使氧不易从氧合血红蛋白中释出。此时尽管病人的血氧含量和氧饱和度均正常,但组织仍然存在缺氧。因此,应该认识到积极纠治碱中毒的重要性。

(二) 临床表现

代谢性碱中毒一般无明显症状,有时可有呼吸变浅变慢,或精神神经方面的异常,如嗜睡、精神错乱或谵妄等。可以有低钾血症和缺水的临床表现。严重时可因脑和其他器官的代谢障碍而发生昏迷。

(三) 诊断

根据病史可作出初步诊断。血气分析可确定诊断及其严重程度,代偿期血液 pH 可基本正常,但 HCO_3^- 和 BE 均有一定程度的增高。失代偿时血液 pH 和 HCO_3^- 明显增高,$PaCO_2$ 正常。可伴有低氯血症和低钾血症。

(四) 治疗

首先应积极治疗原发疾病。对丧失胃液所致的代谢性碱中毒,可输注等渗盐水或葡萄糖盐水,既恢复了细胞外液量,又补充 Cl^-,经过这种治疗即可将轻症低氯性碱中毒纠正。必要时可补充盐酸精氨酸,既可补充 Cl^-,又可中和过多的 HCO_3^-。另外,碱中毒时几乎都同时存在低钾血症,故须同时补给氯化钾。补 K^+ 之后可纠正细胞内、外离子的异常交换,终止从尿中继续排 H^+,将利于加速碱中毒的纠正。但应在病人尿量超过 40ml/h 才可开始补 K^+。

治疗严重碱中毒时(血浆 HCO_3^- 45~50mmol/L,pH>7.65),为迅速中和细胞外液中过多的 HCO_3^-,可应用稀释的盐酸溶液。0.1mol/L 或 0.2mol/L 的盐酸用于治疗重症、顽固性代谢性碱中毒是很有效的,也很安全。具体方法是:将 1mol/L 盐酸 150ml 溶入生理盐水 1000ml 或 5% 葡萄糖溶液 1000ml 中(盐酸浓度成为 0.15mol/L),经中心静脉导管缓慢滴入(25~50ml/h)。切忌将该溶液经周围静脉输入,因一旦溶液渗漏会发生软组织坏死的严重后果。每 4~6 小时监测血气分析及血电解质,必要时第二天可重复治疗。纠正碱中毒不宜过于迅速,一般也不要求完全纠正。关键是解除病因(如完全性幽门梗阻),碱中毒就很容易彻底治愈。

三、呼吸性酸中毒

呼吸性酸中毒(respiratory acidosis)系指肺泡通气及换气功能减弱,不能充分排出体内生成

的 CO_2，以致血液 $PaCO_2$ 增高，引起高碳酸血症。

（一）病因

常见原因有：全身麻醉过深、镇静剂过量、中枢神经系统损伤、气胸、急性肺水肿和呼吸机使用不当等。上述原因均可明显影响呼吸，通气不足，引起急性高碳酸血症。另外，肺组织广泛纤维化、重度肺气肿等慢性阻塞性肺部疾患，有换气功能障碍或肺泡通气-灌流比例失调，都可引起 CO_2 在体内潴留，导致高碳酸血症。外科病人如果合并存在这些肺部慢性疾病，在手术后更容易产生呼吸性酸中毒。术后由于痰液引流不畅、肺不张，或有胸水、肺炎，加上切口疼痛、腹胀等因素，均可使换气量减少。

机体对呼吸性酸中毒的代偿可通过血液的缓冲系统，血液中的 H_2CO_3 与 Na_2HPO_4 结合，形成 $NaHCO_3$ 和 NaH_2PO_4，后者从尿中排出，使 H_2CO_3 减少，HCO_3^- 增多。但这种代偿性作用较弱。还可以通过肾代偿，肾小管上皮细胞中的碳酸酐酶和谷氨酰胺酶活性增高，使 H^+ 和 NH_3 的生成增加。H^+ 与 Na^+ 交换，H^+ 与 NH_3 形成 NH_4^+，H^+ 排出增加，$NaHCO_3$ 的再吸收增加。但这种代偿过程很慢。总之，机体对呼吸性酸中毒的代偿能力有限。

（二）临床表现

病人可有胸闷、呼吸困难、躁动不安等，因换气不足致缺氧，可有头痛、发绀。随酸中毒加重，可有血压下降、谵妄、昏迷等。脑缺氧可致脑水肿、脑疝，甚至呼吸骤停。

（三）诊断

病人有呼吸功能受影响的病史，又出现上述症状，即应怀疑有呼吸性酸中毒。动脉血血气分析显示 pH 明显下降，$PaCO_2$ 增高，血浆 HCO_3^- 可正常。慢性呼吸性酸中毒时，血 pH 下降不明显，$PaCO_2$ 增高，血 HCO_3^- 亦有增高。

（四）治疗

机体对呼吸性酸中毒的代偿能力较差，而且常合并存在缺氧，对机体的危害性极大，因此除需尽快治疗原发病因之外，还须采取积极措施改善病人的通气功能。作气管插管或气管切开术并使用呼吸机，能有效地改善机体的通气及换气功能。应注意调整呼吸机的潮气量及呼吸频率，保证足够的有效通气量。既可将潴留体内的 CO_2 迅速排出，又可纠正缺氧状态。一般将吸入气氧浓度调节在 $0.6 \sim 0.7$ 之间，可供给足够 O_2，且较长时间吸入也不会发生氧中毒。

引起慢性呼吸性酸中毒的疾病大多很难治愈。针对性地采取控制感染、扩张小支气管、促进排痰等措施，可改善换气功能和减轻酸中毒程度。病人耐受手术的能力很差，手术后很容易发生呼吸衰竭，此时所引发的呼吸性酸中毒很难治疗。

四、呼吸性碱中毒

呼吸性碱中毒（respiratory alkalosis）是由于肺泡通气过度，体内生成的 CO_2 排出过多，以致血 $PaCO_2$ 降低，最终引起低碳酸血症，血 pH 上升。

（一）病因

引起通气过度的原因很多，例如癔病、忧虑、疼痛、发热、创伤、中枢神经系统疾病、低氧血症、肝功能衰竭，以及呼吸机辅助通气过度等。

$PaCO_2$ 的降低，机体的代偿可起初虽可抑制呼吸中枢，使呼吸变浅变慢，CO_2 排出减少，血中 H_2CO_3 代偿性增高。但这种代偿很难维持下去，因这样可导致机体缺氧。肾的代偿作用表现为肾小管上皮细胞分泌 H^+ 减少，以及 HCO_3^- 的再吸收减少，排出增多，使血中 HCO_3^- 降低，HCO_3^-/H_2CO_3 比值接近于正常，尽量维持 pH 在正常范围之内。

（二）临床表现

多数病人有呼吸急促之表现。引起呼吸性碱中毒之后，病人可有眩晕，手、足和口周麻木和针刺感，肌震颤及手足抽搐。病人常有心率加快。危重病人发生急性呼吸性碱中毒常提示预后

Notes

不良,或将发生急性呼吸窘迫综合征。

（三）诊断

结合病史和临床表现,可作出诊断。此时血 pH 增高,$PaCO_2$ 和 HCO_3^- 下降。

（四）治疗

治疗上同样应首先积极治疗原发疾病。用纸袋罩住口鼻,增加呼吸道死腔,可减少 CO_2 的呼出,以提高血 $PaCO_2$。虽采用吸入含 5% CO_2 的氧气有治疗作用,但这种气源不容易获得,实用价值小。如系呼吸机使用不当所造成的通气过度,应调整呼吸频率及潮气量。危重病人或中枢神经系统病变所致的呼吸急促,可用药物阻断其自主呼吸,由呼吸机进行适当的辅助呼吸。

第四节　临床处理的基本原则

水、电解质和酸碱平衡失调是临床上很常见的病理生理改变。无论是哪一种平衡失调,都会造成机体代谢的紊乱,进一步恶化则可导致器官功能衰竭,甚至死亡。因此,如何维持病人水、电解质及酸碱平衡,如何及时纠正已产生的平衡失调,成为临床工作的首要任务。处理水、电解质及酸碱失调的基本原则是:

1. 充分掌握病史,详细检查病人体征　大多数水、电解质及酸碱失调都能从病史、症状及体征中获得有价值的信息,得出初步诊断:①了解是否存在可导致水、电解质及酸碱平衡失调之原发病。例如严重呕吐、腹泻,长期摄入不足、严重感染或败血症等;②有无水、电解质及酸碱失调的症状及体征。例如脱水、尿少、呼吸浅快、精神异常等。

2. 即刻的实验室检查　①血、尿常规,血细胞比容,肝肾功能,血糖;②血清 K^+、Na^+、Cl^-、Ca^{2+}、Mg^{2+} 及 Pi（无机磷）;③动脉血血气分析;④必要时作血、尿渗透压测定。

3. 综合病史及上述实验室资料,确定水、电解质及酸碱失调的类型及程度。

4. 在积极治疗原发病的同时,制订纠正水、电解质及酸碱失调的治疗方案。如果存在多种失调,应分轻重缓急,依次予以调整纠正。首先要处理的应该是:①积极恢复病人的血容量,保证循环状态良好;②缺氧状态应予以积极纠正;③严重的酸中毒或碱中毒的纠正;④重度高钾血症的治疗。

纠正任何一种失调不可能一步到位,用药量也缺少理想的计算公式可作依据。临床实践时应密切观察病情变化,边治疗边调整方案。最理想的治疗结果往往是在原发病已被彻底治愈之际。

（吴国豪）

第四章 输 血

输血(blood transfusion)及输注血制品可治疗许多急、慢性疾病,在外科领域的应用更是广泛。但输血也可能会引起较多的不良反应和甚至严重的并发症,因此应尽可能减少用血和节约用血,做到安全、合理、有效地输血。

第一节 输血的适应证及方法

(一)适应证

1. **大量失血** 主要是补充血容量,用于治疗因手术、严重创伤、烧伤或其他各种原因所致的低血容量性休克。其主要适应证为:①血红蛋白(Hb)<80g/L 或急性失血病人具有以下 2 项或以上者:急性出血>15% 血容量,舒张压<60mmHg,或与基础血压比较收缩压下降>30mmHg,心率>100 次/分钟,少尿或无尿,精神状态的改变;②失血或预计有较多失血的冠心病或肺功能不全病人,Hb<100g/L。

2. **纠正贫血** 贫血的治疗原则应首先消除病因。慢性贫血病人可通过血浆容量扩大、心输出量增加、红细胞 2,3-二磷酸甘油酸(2,3-DPG)含量升高使氧离曲线右移及组织氧利用率提高等途径以满足机体的正常氧需求,故即使 Hb 低至 70~80g/L,病人仍能较好耐受贫血。慢性贫血病人输血的主要适应证为具有以下表现之一者:①心率>100 次/分钟;②精神状态改变;③具有心肌缺血包括心绞痛的证据;④轻微活动即感气短或眩晕;⑤直立位低血压。由于贫血时心率加快,搏出量增加等可加重心肌的负荷,加之慢性贫血病人原有的慢性疾病,会增加麻醉和手术的危险性,故一般应将 Hb 维持在 100g/L 水平。为了减轻输血对心血管系统的负荷和多次输血引起的输血反应,如术前准备时间充足(10~14 天),可通过肠内肠外营养并辅以应用红细胞生成素(erythropoietin,EPO)治疗;如术前准备时间较短,可采用少量多次输血加以纠正,每天输注不超过 1 个单位的浓缩红细胞,使机体有充足的时间排出多余的血容量。

3. **凝血异常** 输入新鲜全血或新鲜冰冻血浆以预防和治疗因凝血障碍所致的出血。最好应根据引起凝血异常的原因补充相关的血液成分,如血友病病人输凝血因子Ⅷ,纤维蛋白原缺乏症者输纤维蛋白原制剂,血小板减少症或血小板功能障碍者输注血小板。

4. **补充血浆蛋白及提高机体抵抗力** 输血可提供各种血浆蛋白包括抗体、补体等,可以提高血浆蛋白水平,增强病人的抗感染和修复能力。输注浓缩粒细胞配合抗生素的应用对严重感染者有较好疗效。

(二)途径

输血有静脉输血和动脉输血两种途径,其中最常用和最方便的途径是静脉输血。动脉输血有发生肢体缺血和动脉栓塞等并发症的危险,仅在特殊情况下采用。一般病人可选择较大的表浅静脉如肘正中静脉、贵要静脉或大隐静脉等。大出血病人应立即行深静脉穿刺插管或使用加压输血器以保证输血的速度,无条件行深静脉穿刺插管时可采用大隐静脉切开术。小儿常采用头皮静脉途径。

(三)速度

输血速度应视病人病情而定:①成人一般 5ml/min,老年或心脏病病人约 1ml/min,小儿

10 滴/分钟;②大出血时输入速度宜快,要参照血压、中心静脉压、每小时尿量、病人的意识状态等调节输血的量和速度;③若无失血情况,术前输血速度一般宜为 1~2ml/min;④术后早期因水钠潴留,若无明显失血,输血速度应予控制。

(四)注意事项

输血前必须仔细核对病人和供血者姓名、血型和交叉配合单,并检查血袋有无渗漏,血液颜色有无异常。不得向血液内加入其他药物,如需稀释,只能用静脉注射的生理盐水。输血时应严密观察病人,询问有无不适症状,检查体温、脉搏、血压及尿液颜色等,发现问题及时处理。输血完毕后仍需要观察病情,及早发现延迟型输血反应,并将血袋送回血库保存至少 1 天,受血者和供血者的血样保存于 2~6℃冰箱至少 7 天,以便必要时对输血不良反应的原因追查。

第二节 大 量 输 血

严重创伤、心血管大手术或脏器移植手术时因大量失血而需要大量输血。所谓大量输血(massive transfusion,MT)是指 3 小时内输血量大于病人 1/2 生理血容量,或 24 小时内的输血量达到或超过生理血容量。MT 对于抢救大量失血病人起着至关重要的作用,然而 MT 又会引起严重的并发症和较高的死亡率。保存在 1~6℃含有枸橼酸的血液,随着时间的推移能引起血液中钾离子浓度升高、pH 下降、红细胞内 ATP、2,3-DPG 含量降低、血小板和凝血因子的破坏等变化,因此 MT 除引起下一节中提到的并发症外,还能引起病人代谢状况的显著改变,甚至导致严重后果。

(一)低体温

大量快速输入冷藏的血液可引起严重的低体温,对开胸或开腹手术的病人尤其严重。低体温增加了 Hb 对氧的亲和力,加重了组织缺氧。低体温还会降低凝血因子的活性,研究显示体温每降 1℃,凝血因子活性降低 10%,当体温降至 33℃时,凝血因子活性降至原来活性的一半以下,当体温低于 34℃时,还会引起血小板功能降低。另外,低体温可抑制窦房结功能,如通过中心静脉导管输血,当导管尖端接近窦房结时可导致致命的心律失常。

(二)电解质、酸碱平衡紊乱

由于库血中钾离子浓度升高,大量快速输血可引起高钾血症,特别是存在严重肾功能不全和挤压伤的病人。但是,如果大量输入新鲜冰冻血浆和晶体,又会引起稀释性低钾血症,特别是病人因失血性休克等需快速输血时,体内醛固酮、抗利尿激素及皮质类固醇激素等增加,如无肾功能不全,往往导致低钾血症。血制品中的枸橼酸根和血清中的钙离子会形成难以解离的枸橼酸钙,再加上 MT 的稀释作用,可引起低钙血症。由于抗凝剂枸橼酸钠转化成碳酸氢钠,MT 可引起碱中毒。碱中毒时 Hb 与氧的亲和力增加,其对组织摄氧的影响视碱中毒的程度而不同。轻度碱中毒时,由于其同时促进糖酵解酶的活性,增加细胞内 2,3-DPG 浓度,抵消了 Hb 对氧亲和力增加的不良作用。严重碱中毒时则因 Hb 对氧的亲和力显著增加,可导致组织缺氧。当输入大量库血时,因血浆的酸度和钾离子浓度增高,亦可引起一过性代谢性酸中毒,若机体代偿功能良好,可迅速自行纠正,否则酸中毒可持续发展。大量快速输血时,不同的病情可产生不同的电解质、酸碱平衡紊乱,正确的判断有赖于及时的血气分析和电解质检测。

(三)枸橼酸中毒

当病人在低体温、肝功能障碍和休克时,机体对枸橼酸的代谢减慢,在输入大量含枸橼酸钠抗凝剂的血液或血浆时可发生枸橼酸中毒,其毒性主要由低钙血症所致。低钙血症可引起低血压、脉压缩小;左心室压、终末期舒张压、肺动脉压和中心静脉压升高。临床表现为抽搐或惊厥,手术野渗血增多,心律失常,血压下降,甚至心搏骤停。

(四)2,3-DPG 的变化

储存 3 周的红细胞内 2,3-DPG 含量明显降低,当大量输入接近储存末期的这类血液时可导致 Hb 的氧释放量下降,如果病人在血细胞比容(Hct)降低时尚伴心功能不全,2,3-DPG 的降低对病人可能有害。

(五) 凝血功能的变化

MT 会引起凝血功能障碍,其原因是多因素的。大量输入库存血导致凝血因子和血小板被稀释,引起的稀释性凝血功能障碍是主要原因之一。低体温会导致凝血因子和血小板功能的降低,而且钙离子是凝血因子Ⅳ,参与凝血途径的激活,所以 MT 引起的低体温和低钙血症也是凝血功能障碍的原因。另外,合并酸中毒则更加重病人的凝血功能障碍。

临床遇到需大量输血的病人时应有充分的思想准备,一方面使用加压输血器快速输血以保证要求,另一方面输血前应使用血液加温器适当加温(不超过 40℃,以免溶血)防止低体温的发生,同时做好病人的保暖工作。在大量输血时应积极监测病人的血气、电解质变化,每输 500 ~ 1000ml 血液宜静脉注射 10% 葡萄糖酸钙 20ml 以预防枸橼酸中毒。若已出现酸碱平衡、电解质紊乱,应及时纠正。发现凝血功能障碍时应及时补充新鲜全血、新鲜血浆或新鲜冰冻血浆,有条件时可根据凝血因子缺乏的情况补充相应成分。

第三节   输血的并发症及防治

输血可以引起各种不良反应和并发症,严重者可危及生命。但是,只要严格掌握输血指征,遵守输血操作规程,大多数输血反应是可以预防的。

(一) 免疫相关性输血反应

1. **非溶血性发热反应**(non-hemolytic febrile transfusion reactions,NHFTR)   是指与输血有关,但不能用任何其他原因解释的 1℃ 或 1℃ 以上的体温升高,为最常见的输血反应。NHFTR 多发生于反复输血或多次妊娠的受血者,体内产生抗白细胞或血小板抗体引起的免疫反应为其主要原因,一些细胞因子包括 IL-1、IL-6、IL-8、TNF-α 等起增强或协同作用。临床一般表现为寒战、高热、皮肤潮红、头痛等,有时伴有恶心和呕吐,症状多在输血后 1 小时发生,持续 1 ~ 2 小时后逐渐缓解,全身麻醉时很少出现发热反应。

预防有赖于严格执行无致热原技术与消毒技术,对已有多次输血史者输血前可肌注哌替啶(杜冷丁)50mg 或异丙嗪 25mg,或选用洗涤红细胞,也可采用一次性去白细胞输血器移除大多数粒细胞和单核细胞。如已发现发热反应,要立即减慢输血速度,严重者应停止输血,并可给予物理降温和口服阿司匹林等治疗。

2. **过敏反应**   其原因可能是抗原抗体反应或是一种蛋白质过敏现象。临床表现轻者皮肤红斑、瘙痒和荨麻疹,严重者可发生喉头水肿、哮喘、呼吸困难、神志不清甚至过敏性休克等。防治措施包括选择合适的献血员,有过敏性疾病者最好排除;献血员献血前 4 小时不吃含蛋白质丰富的食物;如受血者有过敏史可在输血前半小时肌注异丙嗪 50mg,并尽量选用洗涤红细胞。对已发生过敏反应者应停止输血,保持静脉输液通畅,可肌注异丙嗪 50mg 或皮下注射 0.1% 肾上腺素 0.1 ~ 1ml,氢化可的松 100 ~ 200mg 加于 5% 葡萄糖液静脉滴注,必要时行气管切开以防窒息。

3. **溶血反应**   这是输血最严重的并发症,可引起休克、急性肾功能衰竭甚至死亡。常见原因为误输 ABO 血型不匹配的红细胞所致,少数可能由于血液在输入前保存处理不当,如血液保存时间过长、温度过高或过低、血液受剧烈震动或误加入低渗液体致大量红细胞被破坏所致。典型的临床表现为输入异型血 10 ~ 20ml 后病人即感头痛、胸痛、心前区压迫感、全身不适、腰背酸痛、寒战、高热、恶心、呕吐、脸色苍白、烦躁不安、呼吸急促、脉搏细速,甚至休克;随后出现血红蛋白尿、溶血性黄疸及异常出血。若未能及时有效纠正休克,则出现少尿、无尿等急性肾功能衰竭症状。麻醉中的手术病人由于无主诉症状,其最早征象是不明原因的血压下降、手术野渗

Notes

血和血红蛋白尿。

症状轻者早期有时不易与发热反应相区别,典型者根据输血后迅速发生的上述表现多可即刻确诊。当怀疑有溶血反应时应立即停止输血,核对受血者与供血者姓名和血型,抽取静脉血观察血浆色泽。溶血者血浆呈粉红色。同时作离心涂片检查,溶血时血清内含血红蛋白。观察病人每小时尿量及尿色,溶血时尿呈褐色或深褐色,作尿血红蛋白测定可发现尿内血红蛋白。收集供血者血袋内血和受血者输血前后血样本,重新作血型鉴定、交叉配血试验及细菌涂片和培养以查明溶血的原因。

预防主要在于加强责任心,严格查对制度,加强采血、保存等管理,若发现血液有溶血及颜色改变应废弃不用。此外,随着移植医学的发展,临床有可能遇到 ABO 血型不配的移植病人如何输血的问题,为预防该类病人的溶血反应,应掌握输入红细胞应与供受双方血浆相容,输入血浆应与供受双方红细胞相容两大原则。如受者为 A 型,供者为 O 型时,输入红细胞应选择 O 型,输入血浆应选择 A 或 AB 型;如受者为 A 型,供者为 B 型时,输入红细胞应选择 O 型,输入血浆应选择 AB 型。

治疗的重点为:①抗休克:静脉输入血浆、低分子右旋糖酐或同型新鲜全血以纠正低血容量休克;静滴糖皮质激素如氢化可的松 300~600mg 或者地塞米松 10~30mg 以控制过敏性休克;②保护肾功能:血压稳定时静脉输注 20% 甘露醇(0.5~1g/kg)或呋塞米(速尿)40~60mg,必要时每 4 小时重复 1 次,直到血红蛋白尿基本消失为止;静脉滴注 5% 碳酸氢钠 250ml 以碱化尿液,促进血红蛋白结晶溶解,防止肾小管阻塞;③维持水电解质与酸碱平衡;④防治 DIC:除应用右旋糖酐外,可静滴双嘧达莫和肝素治疗;⑤如果输入的异型血量过大或症状严重时可考虑血浆交换治疗;延迟性溶血反应(delayed hemolytic transfusion reactions,DHTRS)多发生在输血后 7~14 天,主要由于输入未被发现的抗体致继发性免疫反应造成。临床主要表现为不明原因的发热和贫血,黄疸和血红蛋白尿也常见。一般症状并不严重,经对症处理都可痊愈。近年,DHTRS 被重新重视主要是由于它可引起全身炎症反应综合征(SIRS),临床表现有体温升高或下降,心律失常,白细胞溶解及减少,血压升高或外周阻力下降甚至休克、呼吸衰竭、ARDS 致多脏器功能衰竭等,应引起临床注意,一般可通过置换性输血治疗。

4. 输血相关的急性肺损伤(transfusion-related acute lung injury,TRALI） 以往一直将输血相关的急性肺损伤描述为"过敏反应"、"变应性肺水肿"等。临床上 TRALI 常与肺部感染、吸入性肺炎或毒素吸入等非输血所致的 ARDS 难以区别。TRALI 也有急性呼吸困难、严重的双侧肺水肿及低氧血症,可伴有发热和低血压,后者对输液无效。这些症状常发生在输血后 1~6 小时内,其诊断应首先排除心源性呼吸困难。与 ARDS 不同,TRALI 如能及时采取有效治疗(插管、输氧、机械通气等),48~96 小时内临床和生理学改变都将明显改善。随着临床症状的好转,X 线片示肺部浸润在 1~4 天内消退,少数可持续 7 天。

TRALI 的发生与年龄、性别和原发病无关,其发生机制现认为是供血者血浆中存在白细胞凝集素或人类白细胞抗原(human leukocyte antigen,HLA)特异抗体所致。输血时发生的急性呼吸困难是临床考虑的基础,一旦心脏原因排除,应对供血者作淋巴细胞毒性试验、白细胞聚集试验及中性粒细胞抗体试验以提供证据。将供血者血清与受血者的白细胞混合,如有反应,诊断即可成立,但即使试验阴性,也不能完全排除 TRAIL(40% 可无反应)。

预防措施,禁用多次妊娠供血者的血浆制作的血液制品,可减少 TRALI 的发生。

5. 输血相关移植物抗宿主病(transfusion associated graft versus host dieases,TA-GVHD) 是一种发病率低但致命的输血并发症。它由存在于血制品中含有免疫能力的异体淋巴细胞所介导,在受体内迁移、增殖,进而引起严重攻击和破坏宿主体内细胞和组织的免疫反应。TA-GVHD 的前提是宿主不能发动针对供者细胞成分的免疫反应,故患有严重免疫缺陷病、白血病或作为造血干细胞预处理时需应用细胞毒或免疫抑制剂者均为高危人群。

Notes

临床表现为发热 38℃ 以上、皮肤红斑、肝功能异常和严重的全血细胞减少、死亡率高（>90%），死亡的主要原因为严重感染。

由于 TA-GVHD 的临床表现与其他疾病如感染、药疹等十分相似，易于误诊，加之治疗效果很差，因此重点在于防范高危病人发生 TA-GVHD 的可能。预防的有效措施是用 γ 射线照射血细胞成分以去除免疫活性淋巴细胞，照射剂量为 15～25Gy。

6. **免疫抑制**　输血可使受血者的非特异免疫功能下降和抗原特异性免疫抑制，增加术后感染率，并可促进肿瘤生长、转移及复发，降低 5 年生存率。输血所致的免疫抑制同输血的量和成分有一定的关系。少于或等于 3 个单位的红细胞成分血对肿瘤复发影响较小，而异体大量输入全血或红细胞悬液则影响较大，故肿瘤病人受血应尽量小于 3 个单位。

另外，围术期输血因免疫抑制引起的术后感染也越来越受到临床医生的关注。目前认为因输血免疫抑制引起的术后感染与血制品的成分和储存时间、血制品中白细胞的含量和活性、血浆中的生物活性物质、输血量均有关系。围术期输血病人中，自体输血、去白红细胞输血者的术后感染率较低；而输注全血、未去除白细胞的红细胞和血小板者，术后感染率较高。

（二）非免疫相关性输血反应

1. **细菌污染反应**　较少见，但后果严重。常见的细菌为革兰氏阴性杆菌，如大肠埃希菌，可在 4～6℃ 的血液冷藏期内迅速繁殖。有时也可为革兰氏阳性球菌或所谓的"非致病菌"，由于毒性小，可能只引起一些类似发热的反应。其原因有采血或输血时无菌技术不严，操作不规范；保存液、输血用具等消毒不严格或消毒后放置时间太长；献血员有化脓性病灶；血液在室温中放置时间太长或输血时间太长等。临床表现轻者仅有寒战、发热，与发热反应不易区别；重者表现为烦躁不安、剧烈寒战、高热、呼吸困难、发绀、腹痛等，甚至可发生感染性休克、急性肾功能衰竭、肺水肿，致病人短期内死亡。

快速诊断的方法是对血袋内剩余血液作直接涂片检查，同时进行病人血和血袋血的细菌培养，必要时可反复培养。

预防应严格执行采血、储血、输血的各项规章制度，凡血袋内血浆浑浊、有絮状物、血浆呈粉红色或黄褐色及血浆发现较多气泡者均应认为有细菌污染而不能使用。如疑有细菌污染反应，应立即停止输血，在诊断明确前即应迅速抗感染和抗休克治疗，具体措施与感染性休克的治疗相同。

2. **循环超负荷**　大量快速输血可导致循环超负荷，甚至引起急性心力衰竭和肺水肿。临床表现为心率加快、呼吸急促、发绀或咳吐粉红色泡沫痰，并可出现颈静脉怒张、中心静脉压增高及肺内湿啰音、奔马律等，尤其是心脏病病人、老年人、幼儿或慢性严重贫血病人。循环超负荷后由于酸碱平衡、电解质紊乱也可导致各种心律失常，甚至室颤或心搏骤停。预防在于对有心功能低下者，严格控制输血速度和输血量，严重贫血者输浓缩红细胞为主。若已发生心力衰竭、肺水肿、心律失常等，应积极抢救。

3. **输血对肝的影响**　创伤或大手术如门静脉-腔静脉分流术时，失血量较大，当输入较多库血时，可使血内胆红素含量增加。肝功能正常的病人，肝有能力将其排出，但肝功能不全的病人，可出现或加重黄疸。

（三）疾病传播

病毒和细菌性疾病均可通过输血途径传播。病毒包括 EB 病毒、巨细胞病毒、肝炎病毒、HIV 和人类 T 细胞白血病病毒（HTLV）Ⅰ、Ⅱ型等。细菌性疾病包括梅毒、疟疾、布氏杆菌等。其中以输血后肝炎和疟疾最常见。预防措施有：①严格掌握输血适应证；②严格献血者体检；③在血制品生产过程中采用有效手段灭活细菌和病毒；④自体输血等。

Notes

第四节　自　体　输　血

自体输血(autologous blood transfusion)是收集病人自身血液进行回输,主要优点是既可节约库血,又可减少输血反应和疾病传播,且不需要检测血型和进行交叉配合试验。如按规则使用,通常很少发生严重并发症。目前外科自体输血常用的有三种方法。

(一)回收式自体输血(salvaged autotransfusion)

是将收集到的创伤后体腔内积血或手术过程中的失血,经抗凝、过滤后再回输给病人。此法主要适用于外伤性脾破裂、异位妊娠破裂等造成的腹腔内出血,大血管、心内直视手术及门静脉高压症等手术时的失血回输和术后 6 小时内的引流血液回输等。早先常采用简单的纱布过滤后就回输的非洗净回收式,而现在一般采用洗净回收式,即利用血液回收机收集失血,经自动处理去除血浆和有害物质后,可得到 Hct 达 50% ~65% 的浓缩红细胞,然后进行回输。经过处理的血液,由于白细胞在不同的回收机中去除率不同,加之回收血液中的中性粒细胞可能产生趋化效应和呼吸爆发效应,释放炎症介质、蛋白酶和氧自由基,导致 DIC 和 ARDS 等所谓的"回收血液综合征",特别在具有休克、低体温、缺血再灌注损伤和多器官功能衰竭的危重病人中容易发生。在术中洗涤时,回收血液中的凝血因子会随之减少,大量输入回收血液可导致稀释性凝血功能障碍,故回输血液应不超过自身血量 2/3 为宜,超过时应输入新鲜冰冻血浆和血小板。

(二)预存式自体输血(predeposited autotransfusion)

指择期手术病人估计术中出血量较大需予输血者,只要病人无感染且 Hct≥30%,根据所需的预存血量不同,从择期手术前的一个月开始采血,每 3 ~4 天一次,每次可采 300 ~400ml,直到术前 3 天为止。采得的血液存储以备手术之需。术前自体血预存者必须每日补充铁剂和给予营养支持。现在,所有年龄组的病人包括患有心脏病者均可安全的进行术前自体血预存,献血反应的发生率为 7.4%,以迷走神经反应(低血压和心动过缓)最为常见。

(三)稀释式自体输血(hemodiluted autotransfusion)

该输血方式一度发展缓慢,主要是原来认为血液稀释后会产生心肌抑制因子对心肌造成损伤,且低 Hct 会造成胃黏膜酸度上升而损伤胃黏膜。目前认为,稀释式自体输血并不会产生上述不良反应,且它的单位用血的医疗费用低,并可避免不必要的血液检测和管理。在获取手术用血方面,它的价值还明显优于预存式。操作一般是在手术当天早上,从病人一侧静脉采血,同时从另一侧静脉以 3 ~4 倍的电解质溶液及血浆增量剂等以补充血容量。采血量取决于病人状况和术中可能的失血量,每次可采 800 ~1000ml,一般 Hct 不低于 25%,白蛋白 30g/L 以上,Hb 为100g/L 左右为限。采血速度约为每 5 分钟 200ml,采得的血液备术中回输用。血液稀释后手术时失血中所含的红细胞量减少,且由于血液黏稠度降低,心搏出量增加,微循环的血流速度加快,因此,不至于造成因红细胞减少而导致的组织缺氧。当手术中失血量超过 300ml 时可开始输给自体血,应先输最后采的血液,因为最先采取的血液中最富于红细胞和凝血因子,宜在最后输入。

自体输血的禁忌证包括:①血液已受胃肠道内容物、消化液或尿液等污染者;②血液可能含肿瘤细胞者;③肝、肾功能不全者;④已有严重贫血者;⑤有脓毒症或菌血症者;⑥胸、腹腔开放性损伤超过 4 小时或在体腔中存留的血液超过 3 天者。

第五节　血液成分制品和生物工程制品

(一)血液成分制品

血液成分(blood components)输血具有疗效好、副作用少及节约血液资源等优点,应用越来

Notes

越广泛。常见的血液成分制品分为血细胞、血浆和血浆蛋白成分三大类。

1. 血细胞成分有红细胞、白细胞和血小板三类。

（1）红细胞制品（表4-1）

表4-1　红细胞制品

品名	特　　点	适　应　证
浓缩红细胞	每袋含200ml全血中的全部红细胞,总量110～120ml,血细胞比容70%～80%	各种急性失血、慢性贫血及心肺功能不全者的输血
洗涤红细胞	200ml中含红细胞170～190ml,内含少量血浆、无功能白细胞及血小板,去除了肝炎病毒和抗A、B抗体	对白细胞凝集素有发热反应者及高钾血症和肾功能不全者
冰冻红细胞	200ml中含红细胞170～190ml,不含血浆,在含甘油媒介中–65℃可保存3年	稀有血型病人的输血
去白红细胞	200ml全血去除90%的白细胞,残留的白细胞约1×10^{8}左右,可减少HLA抗原的同种免疫反应	多次输血产生白细胞抗体者;预期需长期或反复输血者

（2）血小板制品:血小板输注适用于血小板减少症和（或）血小板功能障碍所致出血或具有较大出血可能的病人。其主要适应证为:①24小时内血小板计数≤10×10^9/L,用于预防出血;②24小时内血小板计数≤50×10^9/L,具有微血管出血征象或已计划作外科手术或其他侵入性操作者;③已有微血管出血征象且血小板计数持续下降者;④手术病人已输注10个单位血液,具有微血管出血征象者;⑤具有血小板功能障碍史（如出血时间>15分钟,血小板功能试验异常）者伴瘀点、瘀斑、微血管出血或需外科手术及侵入性操作者。

（3）白细胞制品:白细胞制品主要指浓缩粒细胞（600ml内含5×10^9～30×10^{9}粒细胞）,主要用于粒细胞减少症（<0.5×10^9/L）病人伴有感染征象如血培养阳性,体温持续高于38.5℃而对抗生素无反应者,需每日输注浓缩粒细胞直至感染控制或粒细胞计数>1×10^9/L。由于输注后并发症较多,现已较少应用。

2. 血浆成分主要有新鲜冰冻血浆、冰冻血浆和冷沉淀三种。

（1）新鲜冰冻血浆（fresh frozen plasma,FFP）:用于:①补充凝血因子;②大面积烧伤、创伤。1个单位（250ml）FFP含接近正常水平的所有凝血因子,包括400mg纤维蛋白原,能提高病人凝血因子水平约3%。只要凝血因子水平保持在30%以上,就可使病人的凝血功能达到正常。凝血酶原时间（PT）和活化部分凝血活酶时间（APTT）可用来评估FFP的治疗效果。禁止将FFP作为扩容剂使用,禁止用FFP促进伤口愈合。FFP保存1年后即为普通冰冻血浆（frozen plasma,FP）,其中有些凝血因子如Ⅴ、Ⅷ已丧失作用,主要用于补充血浆蛋白和稳定的凝血因子如Ⅱ、Ⅶ、Ⅸ、Ⅹ等。

（2）冷沉淀（cryoprecipitate）:是FFP在4℃溶解时不溶的沉淀物,内含凝血因子Ⅴ、Ⅷ、纤维蛋白原和血管性假血友病因子等,适用于特定凝血因子缺乏所引起的疾病,如血友病、先天或获得性凝血因子缺乏症和纤维蛋白原缺乏症等。

3. 血浆蛋白成分　包括白蛋白制剂和其他一些制剂。

（1）白蛋白制剂:常用20%的浓缩白蛋白液,可在室温下保存,体积小,便于携带和运输。当稀释成5%溶液应用时不但能提高血浆蛋白水平,且可用来补充血容量,效果与血浆相当;如直接应用则有脱水作用,适用于治疗营养不良性水肿,肝硬化或其他原因所致的低蛋白血症。

（2）其他:包括纤维蛋白原（fibrinogen）制剂,凝血酶原复合物制剂,浓缩抗血友病因子,含有特种抗体的球蛋白制品（如抗乙肝、抗破伤风和抗牛痘）等,用来补充特定因子缺乏所致的疾病以及预防和治疗相应的疾病。

Notes

（二）造血生物工程制品

造血生物工程制品随着基因工程技术的发展,目前已能生产重组 EPO、血小板生成素(thrombopoietin,TPO)、粒细胞集落刺激因子(granulocyte colony stimulating factor,G-CSF)和重组的凝血因子Ⅶa 等,用于各种治疗目的。

1. EPO 主要适用于:①恶性肿瘤、风湿病等所致的贫血,对骨髓异常增生综合征、多发性骨髓瘤、再生障碍性贫血和溶血性贫血也有一定的疗效。小剂量的 EPO 特别适用于那些接受血液透析的慢性肾功能衰竭病人所致的贫血;②用于提高肿瘤放射治疗和化学治疗的疗效,如配合应用 G-CSF 尚可产生协同作用;③增加手术病人术前的自体捐血量,减少术中输血及输血风险和费用。

2. TPO 主要适用于:①大多数骨髓源性血小板减少症,可促进骨髓巨核细胞的增殖和成熟,扩增骨髓的原始造血细胞库;②应用 TPO 截短后的分子重组人巨核细胞生长和发育因子能加速血小板、红细胞和白细胞的恢复,用于血小板减少症、贫血和白细胞减少症的治疗;③加速肿瘤放射治疗、化学治疗或干细胞移植后血小板、红细胞系和白细胞系的造血恢复。

3. G-CSF 主要适用于:①各种原因所致的粒细胞减少症,能特异地诱导粒系祖细胞的增殖、分化和成熟,促进骨髓中中性粒细胞和干细胞释放到外周血中;②用于骨髓移植,加速粒细胞的恢复,增强粒细胞的功能,缩短发热天数和抗生素的应用时间;③配合 EPO 用于肿瘤的放射治疗和化学治疗。

4. 凝血因子Ⅶa 主要适用于:①有凝血因子Ⅷ和Ⅸ抗体的先天性或后天性血友病病人的出血;②预防在外科手术过程中的过量出血。

第六节 血液代用品

血液代用品(blood substitute)分血红蛋白代用品和血浆代用品两种。

（一）血红蛋白代用品

血红细胞制品由于其产量往往受到供血数量的影响,同时又存在疾病传播的风险,研究人员一直在寻找能够代替 Hb 运输和释放氧到组织的非细胞载体。近年来血红蛋白代用品的发展迅速,包括全氟化碳、基于人或牛的血红蛋白氧载体等,虽然尚无法用于临床治疗,但无疑是目前研究的重点与热点。

1. 全氟化碳 为一种具有携氧及快速运输功能的氟碳化合物,但全氟化碳的氧离曲线为直线型,不利于组织摄氧,并且有时可造成肝脾肿大,制约了其临床应用,目前未被批准用于急性出血的临床治疗。

2. 血红蛋白氧载体(hemoglobin-based oxygen carriers,HBOCs) HBOCs 是指利用不同方法对人或动物血红蛋白进行化学修饰后制备的以血红蛋白为基础的载氧溶液,主要分为三种:牛血红蛋白氧载体、人血红蛋白氧载体和重组血红蛋白氧载体。其代表性产品有 DCLHb(Baxter)、SFH-P(Northfield)、HBOC-201(Biopure)等。虽然该类产品在红细胞的替代治疗中具有一定价值,但其存在的安全性问题仍使其无法在临床推广应用。

（二）血浆代用品

血浆代用品是天然或人工合成的高分子物质制成的胶体溶液,可以代替血浆扩充血容量,具有成批生产、价格低廉、便于保存和运输及输用前不必检查血型等优点。目前常用的为右旋糖酐、羟乙基淀粉和明胶。

1. 右旋糖酐 系一种多糖物质,常用的为中分子(分子量 7 万 ~ 10 万)和低分子(分子量 4 万左右)两种。中分子右旋糖酐的渗透压较高,每克可增加血容量 15ml,作用保持 6 ~ 12 小时,用于低血容性休克。低分子右旋糖酐有渗透性利尿的作用,注入后 3 小时即从肾排出 50% ,增加血容量的作用仅维持1.5小时,主要用于降低血液黏稠度、减轻血管内红细胞聚集、改善微循环等,有利于休克或外伤后的组织灌流,对预防血栓形成等并发症也有作用。由于右旋糖酐会发生红细胞假凝集现象,在作血型鉴定和交叉配型试验时应注意。大量输入右旋糖酐后会引起凝血障碍,故24小时用量不宜超过1500ml。输用右旋糖酐偶尔会发生过敏反应甚至休克,必须重视。

2. **羟乙基淀粉**　目前应用最多的是分子量为13万,平均克分子取代级0.4的羟乙基淀粉(hydroxy ethyl starch,HES),常用HES 6%,用量55ml/(kg·d),半衰期4小时,有效维持血容量4~8小时,能够迅速改善血流动力学及组织氧供,提高器官灌注压,降低血液黏滞度,防止毛细血管漏,减少休克时血浆和白蛋白的渗出。对肾功能无损害,对凝血机制也无明显影响,较右旋糖酐和明胶类代血浆有更多的优点。但是,目前有较多的研究证实,大剂量使用HES有增加感染性休克和重度脓毒症病人肾功能损害的风险和增加连续性肾脏替代治疗(CRRT)的概率。

3. **明胶**　明胶类血浆代用品均是各种胶原的降解产物,通过化学方法合成。临床上主要分为三种:聚明胶肽注射液(海脉素,血脉素)、琥珀酰明胶注射液和氧化聚明胶注射液。明胶类血浆代用品较HES和右旋糖酐,易对凝血功能产生影响,但对肾功能的影响较小。目前临床上最为常用的为琥珀酰明胶注射液,较另外两类明胶产品,对凝血功能的副作用最小。

　　　　　　　　　　　　　　　　　　　　　　　　　　　　　　　　　　　　　（吴志勇）

Notes

第五章 外科休克

第一节 概　述

休克(shock)是机体有效循环血量减少、组织灌注不足所导致的细胞缺氧和功能受损的综合病征。氧供不足无法满足组织的氧需求是休克的本质。产生炎性介质是休克的特征。如果诊断不及时或治疗不恰当,休克最终将发展成器官功能衰竭。休克的病因很多,无论哪一种休克,共同特点是有效循环血量锐减。有效循环血量的维持与三个要素有密切关系,即充足的血容量、足够的心排出量和适宜的外周血管张力。每个要素都极为重要,任何一个要素一旦发生严重异常,都可能导致有效循环血量的减少,发生休克。

休克的分类方法很多,尚无一致意见。常见的是把休克分为低血容量性、感染性、心源性、神经性和过敏性休克五类。创伤和失血引起的休克可划入低血容量性休克。在外科领域,最常见的是低血容量性休克和感染性休克。

(一)病理生理

各类休克共同的病理生理基础是有效循环血量锐减及组织灌注不足。所涉及的内容包括微循环改变、代谢变化和内脏器官继发性损害等病理生理过程。

1. 微循环改变

(1)微循环收缩期:休克早期,由于有效循环血容量显著减少,动脉血压下降,此时机体通过一系列代偿机制调节和矫正所发生的病理变化。包括通过主动脉弓和颈动脉窦压力感受器引起血管舒缩中枢加压反射,交感-肾上腺轴兴奋导致大量儿茶酚胺释放以及肾素-血管紧张素分泌增加等环节,选择性收缩外周(皮肤、骨骼肌)和内脏(如肝、脾、胃肠)的小血管使循环血量重新分布,保证心、脑等重要器官的有效灌注。由于内脏小动、静脉血管平滑肌及毛细血管前括约肌受儿茶酚胺等激素的影响发生强烈收缩,动静脉间短路开放,结果外周血管阻力和回心血量均有所增加;毛细血管前括约肌收缩和后括约肌相对开放有助于组织液回吸收和血容量得到部分补偿。但微循环内因前括约肌收缩而致"只出不进",组织血容量减少,仍处于低灌注、缺氧状态。若能在此时祛除病因、积极复苏,休克常较容易得到纠正。

(2)微循环扩张期:休克中期,微循环将进一步因动静脉短路和直接通路大量开放,使原有的组织灌注不足更为加重,细胞因严重缺氧处于无氧代谢状况,并出现能量不足、乳酸类产物蓄积和舒血管的介质,如组胺、缓激肽等释放。这些物质可直接引起毛细血管前括约肌舒张,而后括约肌则因对其敏感性低仍处于收缩状态。结果微循环内"只进不出",血液滞留、毛细血管网内静水压升高、通透性增强致血浆外渗、血液浓缩和血液黏稠度增加;于是又进一步降低回心血量,致心排出量继续下降,心、脑器官灌注不足,休克加重而进入抑制期。此时微循环的特点是毛细血管广泛扩张,临床上病人表现为血压进行性下降、意识模糊、发绀和酸中毒。

(3)微循环衰竭期:休克后期便进入不可逆性休克。淤滞在微循环内的黏稠血液在酸性环境中处于高凝状态,红细胞和血小板容易发生聚集并在血管内形成微血栓,甚至引起弥散性血管内凝血(disseminated intravascular coagulation,DIC)。此时,由于组织缺少血液灌注,细胞处于严重缺氧和缺乏能量的状况,细胞内的溶酶体膜破裂,溶酶体内多种酸性水解酶溢出,引起细胞自溶并损害周围其他的细胞。最终引起大片组织、整个器官乃至多个器官功能受损。

2. 代谢变化　由于组织灌注不足和细胞缺氧,体内的无氧糖酵解过程成为获得能量的主要途径。葡萄糖经由无氧糖酵解所能获得的能量要比其有氧代谢时所获得的能量少得多,组织细胞发生能量代谢障碍。其次,乳酸盐不断增加,丙酮酸盐下降,乳酸盐/丙酮酸盐(L/P)比值升高,此时因微循环障碍而不能及时清除酸性代谢产物,肝脏对乳酸的代谢能力也下降,使乳酸盐不断堆积,发生代谢性酸中毒。重度酸中毒(pH<7.2)对机体影响极大,生命器官的功能均受累,可致心率减慢、血管扩张和心排出量降低,呼吸加深、加快,以及意识障碍等。另外,休克期间,其他的代谢改变还有蛋白合成受抑制,分解加强,血糖升高,脂肪分解加强等改变。

3. 内脏器官的继发性损害

(1) 肺:休克时,在低灌注和缺氧状态下,肺毛细血管的内皮细胞和肺泡上皮细胞均受到损害,血管壁通透性增加,肺间质水肿。肺泡表面活性物质生成减少,肺泡表面张力升高,可继发肺泡萎陷,出现局限性肺不张,引起肺分流和死腔通气增加。这些变化都会使病人的缺氧状态加重。在临床上,表现为进行性呼吸困难,即急性呼吸窘迫综合征(ARDS),常发生于休克期内或稳定后48～72小时内。

(2) 肾:在休克时,由于肾血管收缩、血流量减少,使肾小球滤过率锐减,尿量减少。生理情况下,85%血流是供应肾皮质肾单位。休克时肾内血流重新分布,近髓循环的短路大量开放,使血流主要转向髓质,以致滤过尿量减少,肾皮质肾小管发生缺血坏死,引起急性肾衰竭。表现为少尿(每日尿量<400ml)或无尿(每日尿量<100ml)。

(3) 心:休克早期一般无心功能异常。但在休克加重之后,心率过快可使舒张期过短,舒张期压力也常有下降,冠状动脉血流量明显减少。由此引起的缺氧和酸中毒可导致心肌损害。当心肌微循环内血栓形成时,还可引起心肌局灶性坏死。此外,心肌含有黄嘌呤氧化酶系统,易遭受缺血-再灌注损伤。

(4) 脑:休克进展并使动脉血压进行性下降之后,使脑灌注压和血流量下降,导致脑缺氧。缺氧和酸中毒会引起血管通透性增加,可继发脑水肿并出现颅内压增高表现。

(5) 胃肠道:因肠系膜血管的血管紧张素Ⅱ受体的密度比其他部位高,故对血管加压物质的敏感性高,休克时肠系膜上动脉血流量可减少70%以保证心、脑等重要生命器官的灌注。胃肠道可因严重的缺血和缺氧而有黏膜细胞受损,可使黏膜糜烂、出血。另外,受损细胞可释放具细胞毒性的蛋白酶以及多种细胞因子,致使休克恶化。正常的肠道屏障功能遭到破坏之后,肠道内的细菌或其毒素可发生易位。这是使休克继续发展,并发生多器官功能不全综合征的重要因素。

(6) 在缺血、缺氧和血流淤滞的情况下,肝细胞受损明显。肝血窦和中央静脉内可有微血栓形成,致肝小叶中心坏死。肝脏的解毒和代谢能力均下降,可发生内毒素血症及各种代谢紊乱和酸中毒。

(二) 临床表现

按照休克的病程演变,其临床表现可分为两个阶段,即休克代偿期和休克抑制期,或称休克早期和休克期。

1. 休克代偿期　有效循环血量的减少使机体启动代偿机制,中枢神经系统兴奋性提高,交感-肾上腺轴兴奋。表现为精神紧张、兴奋或烦躁不安。周围血管的收缩使皮肤苍白、四肢厥冷。有心率加速、呼吸变快和尿量减少等。血压正常或稍高,但因小动脉收缩使舒张压升高,脉压缩小。此时若能及时作出诊断并予以积极治疗,休克常能被较快纠正,病情转危为安。否则病情继续发展,则进入休克抑制期。

2. 休克抑制期　病人的意识改变十分明显,有神情淡漠、反应迟钝,甚至出现意识模糊或昏迷。可有出冷汗、口唇肢端发绀;脉搏细速、血压进行性下降。严重时全身皮肤、黏膜明显发绀,四肢厥冷,脉搏摸不清、血压测不出,少尿甚至无尿。若皮肤、黏膜出现瘀斑或消化道出血,提示病情已发展至 DIC 阶段。若出现进行性呼吸困难、烦躁、发绀,给予吸氧治疗不能改善呼吸状态,应考虑已发生呼吸窘迫综合征。各期休克的临床表现要点见表 5-1。

表 5-1　休克各期的临床表现要点

分期	程度	神志	口渴	皮肤黏膜 色泽	皮肤黏膜 温度	脉搏	血压	体表血管	尿量	*估计失血量
休克代偿期	轻度	神志清楚,伴有痛苦表情,精神紧张	口渴	开始苍白	正常,发凉	100 次以下,尚有力	收缩压正常或稍升高,舒张压增高,脉压缩小	正常	正常	20% 以下(800ml 以下)
休克抑制期	中度	神志尚清楚,表情淡漠	很口渴	苍白	发冷	100 ~ 120 次	收缩压为 90 ~ 70mmHg 脉压小	表浅静脉塌陷,毛细血管充盈迟缓	少尿	20% ~ 40%(800 ~ 1600ml)
	重度	意识模糊,甚至昏迷	非常口渴,可能无主诉	显著苍白,肢端青紫	厥冷(肢端更明显)	速而细弱,或摸不清	收缩压在 70mmHg 以下或测不到	毛细血管充盈非常迟缓,表浅静脉塌陷	少尿或无尿	40% 以上(1600ml 以上)

*成人的低血容量性休克

(三)诊断

有典型临床表现时,休克的诊断并不难,关键在于能否早期发现并及时处理。首先应重视病史,凡遇到严重损伤、大量出血、重度感染、过敏病人和有心功能不全病史者,应警惕并发休克的可能。根据临床表现、血流动力学改变以及血乳酸水平常可作出休克的诊断。①低血压:收缩压<90mmHg 或平均动脉压(MAP)<70mmHg 或收缩压较基础值下降 40mmHg 应怀疑休克的存在,但部分休克的病人仍可能具有正常的血压;②组织灌注不足的症状、体征:尿量、皮肤改变以及精神状态是常见的三个反应组织灌注的指标。出现兴奋、少尿、出冷汗、皮肤苍白等症状,应认为休克已经存在,必须作积极的处理。若病人出现神志淡漠、反应迟钝、呼吸浅快及少尿者,则提示病人已进入休克抑制期;③乳酸:高乳酸血症反映了细胞氧代谢异常的一个敏感指标,乳酸>1.5mmol/L 提示休克存在。在临床中,应结合病人的病情以及病情变化综合判断。

1. **休克的监测**　休克的监测极为重要,既有助于了解病情程度,利于确立治疗方案,同时也能反映治疗的效果。

(1)一般监测

1)精神状态:是脑组织血流灌注的反映。病人的意识情况是反映休克的一项敏感指标。在治疗中,若病人神志清楚,对外界的刺激能正常反应,则提示病人循环血量已基本足够。相反,若病人表情淡漠、不安、谵妄或嗜睡、昏迷,则提示脑组织血循环不足,存在不同程度休克。

2)皮肤温度、色泽:是体表血管灌流情况的标志。如病人的四肢温暖,皮肤干燥,轻压指甲或口唇时,局部暂时缺血呈苍白,松压后色泽迅速转为正常,表明末梢循环已恢复、休克好转;反之则说明休克情况仍存在。感染性休克者有时会表现为四肢温暖,即所谓“暖休克”,对此要有足够的认识,不要疏漏。

3)脉率:脉率增快多出现在血压下降之前,是休克的早期表现。休克病人治疗后,尽管血压仍然偏低,但若脉率已下降至接近正常且肢体温暖者,常表示休克已趋向好转。常用脉率/收缩压(mmHg)计算休克指数,帮助判定休克的有无及轻重。指数 0.5 多表示无休克;1.0 ~ 1.5 有休克;>2.0 为严重休克。但也要注意心率变化的个体差异,有时心率变化与病情并不并行。例如创伤性休克者可表现为心动过缓,而出血量不大的创伤病人却有心动过速。

4) 血压:血压是休克治疗中最常用的监测指标。但是,休克时血压的变化并不十分敏感,这是由于机体的代偿机制在起作用。例如心排出量已有明显下降时,血压的下降却可能滞后发生;当心排出量尚未完全恢复时,血压可已趋正常。因此,在判断病情时,还应兼顾其他的参数进行综合分析。动态地观察血压的变化,显然比单个测定值更有临床意义。通常认为,收缩压<90mmHg、脉压<20mmHg 是休克存在的表现;血压回升、脉压增大则是休克好转的征象。

5) 尿量:尿量是反映肾脏血流灌注情况的很有价值的指标。据此,尿量也能反映生命器官的血流灌注情况。少尿通常是休克早期和休克复苏不全的表现。对休克者,应留置导尿管并连续监测其每小时尿量。尿量<25ml/h、比重增加者表明仍然存在肾血管收缩和血容量不足;血压正常但尿量仍少且比重偏低者,提示有急性肾衰竭可能。若尿量稳定维持在 30ml/h 以上,则提示休克已被纠正。

(2) 特殊监测:包括以下多种血流动力学监测项目:

1) 中心静脉压(CVP):中心静脉压代表右心房或胸段腔静脉内的压力变化,在反映全身血容量及心功能状态方面早于动脉压。CVP 的正常值为 5 ~ 10cmH$_2$O。CVP<5cmH$_2$O 表示血容量不足;>15cmH$_2$O 提示心功能不全、静脉血管床过度收缩或肺循环阻力增高。若 CVP 超过 20cmH$_2$O 时,则表示存在充血性心力衰竭。临床上强调对 CVP 进行连续测定,动态观察其变化趋势。

2) 肺毛细血管楔压(PCWP):经上臂静脉将 Swan-Ganz 漂浮导管置入至肺动脉及其分支,可分别测得肺动脉压(PAP)和 PCWP。与 CVP 相比,PCWP 所反映的左心房压更为确切。PAP 的正常值为 10 ~ 22mmHg;PCWP 的正常值为 6 ~ 15mmHg。若 PCWP 低于正常值,则提示有血容量不足(较 CVP 敏感)。PCWP 增高则常见于肺循环阻力增高时,例如肺水肿。从临床角度,若发现有 PCWP 增高,即使此时 CVP 值尚属正常,也应限制输液量,以免发生肺水肿。另外,通过 Swan-Ganz 导管还可获得混合静脉血标本进行血气分析,不仅可了解肺内动静脉分流和通气/灌流比值的变化情况,而且混合静脉血氧分压(PvO$_2$)是重症病人重要的预后指标,PvO$_2$ 值明显降低,提示严重缺氧,预后极差。为便于连续监测,可采用带有血氧光度计的肺动脉导管,测得的混合静脉血氧饱和度(SvO$_2$)与 PvO$_2$ 具有相同意义。SvO$_2$ 降低反映氧供不足,影响因素有心排出量、血红蛋白浓度和动脉血氧分压等。若 SvO$_2$ 值低于 75%,提示有严重缺氧,预后不良。虽然 PCWP 的临床价值很大,但由于肺动脉导管技术属有创性,且有发生严重并发症的可能(发生率约 3% ~ 5%),故仍应严格掌握适应证。

3) 心排出量和心脏指数:心排出量(CO)是每搏排出量与心率的乘积,用 Swan-Ganz 导管由热稀释法测出,成人 CO 正常值为 4 ~ 6L/min。单位体表面积的心排出量称心脏指数(CI),正常值为 2.5 ~ 3.5L/(min·m^2)。根据上述的 CO 值,可按下列公式计算出总外周血管阻力(SVR):

$$SVR = \frac{MAP - CVP}{CO} \times 80$$

正常值为 100 ~ 130 · s/L

休克时,CO 值均有不同程度降低,但有些感染性休克者 CO 值却可能正常或增加。SvO$_2$ 值降低则反映氧供应不足,可因心排出量降低、血红蛋白浓度或动脉氧饱和度降低所致。

4) 氧输送及氧消耗:最近,关于休克时氧输送(DO$_2$)和氧消耗(VO$_2$)的变化及其相互关系很受重视。DO$_2$ 是指单位时间内机体组织所能获得的氧量,VO$_2$ 是指单位时间内组织所消耗的氧量。DO$_2$ 和 VO$_2$ 可通过公式计算而得:

Notes

$$DO_2 = 1.34 \times SaO_2(动脉血氧饱和度) \times Hb(血红蛋白) \times CO \times 10$$

$$VO_2 = [CaO_2(动脉血氧含量) - CvO_2(静脉血氧含量)] \times CO \times 10$$

$$CaO_2 = 1.34 \times SaO_2 \times Hb$$

$$CvO_2 = 1.34 \times SvO_2(混合静脉血氧饱和度) \times Hb$$

正常值：$DO_2 = 400 \sim 500 ml/(min \cdot m^2)$

$\qquad\qquad VO_2 = 120 \sim 140 ml/(min \cdot m^2)$

氧输送和氧消耗在休克监测中的意义在于：当 VO_2 随 DO_2 而相应提高时，提示此时的 DO_2 还不能满足机体代谢需要，应该继续努力提高 DO_2，直至 VO_2 不再随 DO_2 升高而增加为止。只要达到这种状态，即使此时 CO 值仍低于正常值，也表明 DO_2 已满足机体代谢需要。

5）动脉血气分析：动脉血氧分压（PaO_2）正常值为 $80 \sim 100 mmHg$，反映血液携氧状态。二氧化碳分压（$PaCO_2$）正常值为 $36 \sim 44 mmHg$，是通气和换气功能的指标，可作为呼吸性酸中毒或碱中毒的诊断依据。过度通气可使 $PaCO_2$ 降低，也可能是代谢性酸中毒代偿的结果。碱剩余（BE）正常值为±3，可反映代谢性酸中毒或碱中毒。BE 值过低和过高，则提示存在代谢性酸中毒和碱中毒。血酸碱度（pH）则是反映总体的酸碱平衡状态，正常值为 $7.35 \sim 7.45$。在酸中毒或碱中毒的早期，通过代偿机制，pH 值可在正常范围之内。

6）动脉血乳酸盐测定：无氧代谢是休克病人的特点。无氧代谢必然导致高乳酸血症的发生，乳酸是反应休克的一个较敏感的指标，监测其变化有助于估计休克程度及复苏趋势。正常值为 $1 \sim 1.5 mmol/L$，危重病人可能增至 $2 mmol/L$。乳酸盐值越高，预后越差。

7）弥散性血管内凝血的检测：对疑有弥散性血管内凝血（DIC）的病人，应测定血小板的数量和质量、凝血因子的消耗程度及反映纤溶活性的多项指标，在下列五项检查中若有三项以上出现异常，临床上又有休克及微血管栓塞症状和出血倾向时，便可诊断 DIC。包括：①血小板计数低于 $80 \times 10^9/L$；②凝血酶原时间比对照组延长 3 秒以上；③血浆纤维蛋白原低于 $1.5 g/L$ 或呈进行性降低；④3P（血浆鱼精蛋白副凝）试验阳性；⑤血涂片中破碎红细胞超过 2%。

8）胃肠黏膜内 pH 值（intramucosal pH, pHi）监测：休克时的缺血和缺氧可很早反映在胃肠道黏膜。最近有主张测定胃黏膜内 pH 值，认为它能反映组织局部的灌注和供氧情况，其异常能提示休克的存在及其预后。有研究报道：pHi<7.35 者预后不良。由于测定方法比较复杂，应用的病例数也不够多，因此还需作更进一步的研究。

（四）治疗

如上所述，虽然引起休克的原因不同，但其病理生理改变及其临床表现基本相同，因此对各类休克的治疗也有其共同的原则。

1. 一般紧急治疗 首先应进行如创伤的制动、活动性大出血的控制、保证呼吸道通畅等处理。同时予以鼻导管或面罩吸氧，必要时气管插管。采取头和躯干抬高 20°～30°、下肢抬高 15°～20°的体位，以增加回心血量。及早建立静脉通路以便液体复苏和使用药物。注意保温。酌情给予镇痛剂。

2. 补充血容量 积极补充血容量是扭转组织低灌注和缺氧的关键，是纠正休克的基础。可在连续监测动脉血压、尿量和 CVP 的基础上，结合病人皮肤温度、末梢循环、脉率及毛细血管充盈时间等情况，判断所需补充的液体量。补充血容量首选晶体液体，现有的证据表明平衡盐溶液可以引起相对少的炎症反应、免疫失调和电解质紊乱，常作为首选。对于低血容量性休克病人，可以联合运用胶体补充血容量；对于感染性休克病人，使用白蛋白作为胶体补充血容量效果更好。另外，应用高渗盐溶液（3%～7.5%）行休克复苏治疗也很有效，利用其高渗作用，将组织间隙和肿胀细胞内的水分吸收进入血管内，从而起到扩容的效果。高钠还有助于增加碱储备和纠正酸中毒。当血细胞比容低于 25%～30% 时，应给予浓缩红细胞。大量出血时可快速输注全

Notes

血。开始液体复苏时，一般需补液速度较快，使收缩压维持在 80～90mmHg 或者（MAP 维持在 40～60mmHg）以上，但应根据微循环灌注如尿量、精神状态和皮肤表现进行调整补液。但过度的补充血容量会增加心脏负担，导致肺水肿，影响复苏的效果。

3. 积极处理原发病　迅速识别休克的病因并采取积极的措施是抗休克治疗成功的关键。对原发病作积极处理的意义与改善有效循环血量具有同等的重要性。外科疾病引起的休克，大多存在需手术处理的原发病灶，例如内脏大出血、坏死肠袢、消化道穿孔、腹内脓肿、胆管阻塞、张力性气胸等。治疗原则应该是在尽快恢复有效循环血量后，及时对原发病灶作手术处理。有时应在积极抗休克的同时进行手术治疗，休克才能纠正。

4. 纠正酸碱平衡失调　病人在休克状态下，由于组织灌注不足和细胞缺氧、机体的代偿机制而存在不同种类的酸碱代谢紊乱，其中以代谢性酸中毒最常见。酸性环境对心肌、血管平滑肌和肾功能都有抑制作用，应予纠正。由于不严重的酸性环境对氧从血红蛋白解离是有利的；而且，机体在获得充足血容量和微循环得到改善之后，轻度酸中毒常可缓解而不需再用碱性药物，故不主张早期使用碱性药物。但重度休克经扩容治疗后仍有严重的代谢性酸中毒时，仍需使用碱性药物，常用药物是 5% 碳酸氢钠。应连续监测动脉血气分析，根据结果调整治疗措施。

5. 血管活性药物的应用　血管活性药物的使用应建立在充分的液体复苏的前提下，以维持组织灌注和改善微循环。血管活性药物可分为血管收缩剂和血管扩张剂两大类，其使用经历了相当长的认识过程并不断地进行了重新评价。常见的用于抗休克治疗的血管活性药物有肾上腺能受体激动剂，由于起效快、作用强、半衰期短的特点，在使用中易于调整剂量，常作为血管收缩剂的首选：①去甲肾上腺素：去甲肾上腺素是主要兴奋 α-受体、轻度兴奋 β-受体的血管收缩剂，能兴奋心肌、收缩血管、升高血压及增加冠状动脉血流量，作用时间短。在升血压的同时很少引起心率和心输出量的改变。目前的研究结果推荐去甲肾上腺素作为大多数类型休克治疗的首选，尤其是对于病因未明的休克。常用量为 0.1～0.5μg/（kg·min）。②肾上腺素：较去甲肾上腺素作用更强，主要兴奋 β-受体，其兴奋 α-受体的作用随着剂量增大而加强。但肾上腺素可增加心律失常的发生，作为可选择的药物维持血压。③多巴胺：多巴胺具有多种作用，包括兴奋 α、β_1-受体和兴奋多巴胺受体等作用。其药理作用与剂量有关，小剂量［<10μg/（kg·min）］时，主要是 β_1 和多巴胺受体作用，可增强心肌收缩力和增加心排出量，并扩张肾和胃肠道等内脏器官血管；大剂量［>15μg/（kg·min）］时则为 α-受体作用，使血管收缩，外周阻力增加。抗休克时主要取其强心和扩张内脏血管的作用，故宜采取小剂量，可以作为部分病人抗休克治疗的药物之一。④多巴酚丁胺：多巴酚丁胺对心肌的正性肌力作用较多巴胺强，能增加心排出量，降低肺毛细血管楔压，改善心泵功能。小剂量有轻度扩血管作用。常用量为 2.5～10μg/（kg·min）。除肾上腺素能受体激动剂外，还可选择作用 V_1 受体的血管加压素，常用剂量是 0.02～0.04U/min。

用于休克治疗的血管活性药物还很多，包括血管收缩剂如间羟胺（阿拉明）、去氧肾上腺素（新福林）；血管扩张剂素如异丙肾上腺素、酚妥拉明、酚苄明、硝普钠；抗胆碱能药物如阿托品、山莨菪碱和东莨菪碱等。这些药物均有其各自的药理作用，可根据病情及临床医师的实践经验而酌情选用。

最主要的强心药是强心苷，如毛花苷丙，有增强心肌收缩力、减慢心率的作用。当扩容治疗已相当充分、但动脉压仍低，而且中心静脉压已超过 15cmH_2O 时，提示存在心功能不全，此时可经静脉注射毛花苷丙。首次剂量为 0.4mg 缓慢静脉注射，有效时可再给维持量，使达到快速洋地黄化（0.8mg/d）。此外，上述兴奋 α 和 β-肾上腺素能受体的药物（如多巴胺和多巴酚丁胺等）也兼有强心功能。

有时血管收缩剂和血管扩张剂可联合应用，目的是把强心与改善微循环放在同一重要地位，以望提高重要脏器的灌注水平。例如去甲肾上腺素 0.1～0.5μg/（kg·min）和多巴胺 5～

Notes

10μg/(kg·min)联合应用。联合用药可望增加心脏指数约30%,减少外周阻力约45%。从而使 MAP 提高到 70mmHg 以上,尿量维持在 0.5ml/(kg·h)以上。此法的实施有难度,处理不当会出现血压忽高忽低,病情反而不稳定。因此常需在有经验的医师的指导下进行。

6. DIC 的治疗　DIC 是休克终末期的表现。一旦发生,可用肝素抗凝治疗,一般剂量为 1.0mg/kg,1 次/6 小时,成人首次可用 10 000U(1mg 相当于 125U 左右)。有时还可使用抗纤溶药,如氨甲苯酸、氨基己酸,以及抗血小板黏附和聚集的药物如阿司匹林、双嘧达莫和低分子右旋糖酐等。

7. 糖皮质激素　用于休克的作用主要有:①阻断 α-受体兴奋作用,使血管扩张,降低外周血管阻力,改善微循环;②保护细胞内溶酶体,防止溶酶体破裂;③增强心肌收缩力,增加心排出量;④增进线粒体功能和防止白细胞凝集;⑤促进糖异生,使乳酸转化为葡萄糖,减轻酸中毒。糖皮质激素在顽固性休克,即经充分补液复苏及使用 2~3 种血管活性药物仍不能维持循环功能时可以使用。在血流动力学稳定后即应停止。通常使用氢化可的松 200mg 持续泵注 6 小时或 50mg,1 次/6 小时。主张早期使用,一般只 1~2 天。重症病人可能需用更长时间。

8. 其他治疗　包括预防应急性溃疡、保护胃肠道黏膜、加强营养支持、免疫调节、控制血糖以及预防深静脉血栓等治疗。

第二节　失血性休克

失血性休克(hemorrhagic shock)在外科休克中很常见。多见于大血管破裂、腹部损伤引起的肝、脾破裂,胃、十二指肠出血、门静脉高压症所致的食管、胃底曲张静脉破裂出血等。通常在迅速失血超过全身总血量的 20% 时,可出现休克。主要表现为 CVP 降低、回心血量减少和心输出量下降所造成的低血压。在神经-内分泌机制作用下可引起外周血管收缩、血管阻力增加和心率加快以优先保证重要脏器的灌注。若血容量得不到及时纠正,最终可因微循环障碍造成各组织器官功能不全和衰竭。及时补充血容量、明确病因和控制继续失血是治疗失血性休克的关键。

补充血容量和积极控制出血是治疗的关键。两方面应该同时进行,否则病情将无法控制。

1. **补充血容量**　失血性休克者所丢失的血量并非都是可见血,可根据血压和脉率的变化来估计失血量(表 5-1)。虽然失血性休克时,丧失的主要是血液,但补充血容量时,并不需要全部补充血液。关键是应抓紧时机及时增加静脉回流量。临床处理时,可先经静脉快速(30~45 分钟内)滴注平衡盐溶液 1000~2000ml。若病人血压即可回复正常并维持,表明失血量较小且已不再继续出血。如上述治疗仍不能维持循环容量、血压仍很低时,则应输入胶体维持血浆渗透压和快速补充循环血量。在急性失血超过总量的 30% 或者血红蛋白低于 70g/L 时,可输入血制品,包括全血或浓缩红细胞等,以保证携氧功能,防止组织缺氧。血红蛋白在 70~100g/L 时,应综合病人病因、尿量和血流动力学来决定是否需要输注红细胞。

临床上,可根据动脉血压和中心静脉压两个参数作综合分析,判断其异常现象的原因,并作出相应的处理(表 5-2)。

2. **止血**　外科医师必须及时对失血性休克的原因作出判断,并决定是否需要及时止血。否则,即使补充了大量的血容量也难以维持循环的稳定,休克也不可能被纠正。首先应选择简单有效的止血措施控制明显的出血,例如用指压法控制体表动脉的大出血,用三腔双气囊管压迫控制门脉高压食管胃底静脉曲张破裂大出血等,可为手术治疗赢得宝贵时间。对于多数内脏出血(例如肝脾破裂出血),手术才是确定性的治疗。对于急性活动性出血病例,应在积极补充血容量的同时作好手术准备,及早施行手术止血。

表 5-2　中心静脉压与补液的关系

中心静脉压	血压	原　因	处 理 原 则
低	低	血容量严重不足	充分补液
低	正常	血容量不足	适当补液
高	低	心功能不全或血容量相对过多	给强心药物,纠正酸中毒,舒张血管
高	正常	容量血管过度收缩	舒张血管
正常	低	心功能不全或血容量不足	补液试验*

* 补液试验:取等渗盐水 250ml,于 5 ~ 10 分钟内经静脉输入。如血压升高而中心静脉压不变,提示血容量不足;如血压不变而中心静脉压升高 3 ~ 5cmH$_2$O,则提示心功能不全

第三节　创伤性休克

创伤性休克(traumatic shock)见于严重的外伤,如复杂性骨折、挤压伤或大手术等,引起血液或血浆丧失,损伤处又有炎性肿胀和体液渗出,这些体液不再参与循环,从而导致低血容量。另外,受损组织产生的组胺、蛋白酶等血管活性物质可引起微血管扩张和通透性增高,又使有效循环血量进一步降低。损伤还可刺激神经系统,引起疼痛和神经-内分泌系统反应,影响心血管功能。有的创伤本身可使内环境紊乱,如胸部伤可直接影响心肺功能,截瘫可使回心血量暂时减少,颅脑伤可使血压下降等。

创伤性休克的治疗原则与失血性休克基本相同,但也有特殊性。

1. **补充血容量**　判断创伤性休克者的低血容量程度有一定难度,除可见的外出血之外,创伤区域的组织内出血、水肿和渗出等都是导致血容量降低的原因。因此,常常会对实际的失液量估计不足。为此,应强调对补充血容量后的结果作认真的监测和分析,然后修正治疗方案,以免因补液不足而使休克不能及时被纠正。

2. **纠正酸碱失调**　创伤后早期因病人疼痛所致的过度换气以及神经-内分泌反应所致的保钠排钾,常会发生碱中毒。但在后期,由于组织缺氧和继发感染,产生大量酸性代谢产物,代谢性酸中毒转而替代了早期的碱中毒。应连续监测动脉血气结果,纠正酸碱失调。

3. **手术治疗**　对危及生命的创伤,如开放性或张力性气胸、连枷胸等,应作紧急处理。创伤的其他手术治疗一般都是在休克已被纠正之后进行。

第四节　感染性休克

感染性休克(septic shock)是指各种感染所致脓毒血症以及其诱发的组织灌注不足、细胞代谢紊乱和功能障碍的病理过程,在外科常见于急性腹膜炎、胆道感染、绞窄性肠梗阻及泌尿系感染等,病死率可高达 50%。由于其主要致病菌为革兰氏阴性杆菌,释放的内毒素成为导致休克的主要因素,故又可称其为内毒素性休克。内毒素与体内的补体、抗体或其他成分结合后,可刺激交感神经引起血管痉挛并损伤血管内皮细胞。同时,内毒素可促使组胺、激肽、前列腺素及溶酶体酶等炎性介质释放,引起全身性炎症反应综合征(SIRS);最终可导致微循环障碍、代谢紊乱、甚至多器官功能不全综合征(MODS)。然而,在确诊为感染性休克的病人中,可能未见明显的感染病灶,但具有 SIRS。

感染性休克病人血流动力学的变化比较复杂。休克早期,大部分病人都有心搏出量的显著增加,少数重症者有心搏出量的减少;但在后期心搏出量则均显著减少。周围血管阻力变化的差异性就更大,有些病人血管平滑肌受损,外周血管扩张,表现为肢端皮肤温暖,反之则皮肤湿

Notes

冷,但由于微循环障碍,感染性休克病人的有效循环血量均有减少。所谓的"暖休克"和"冷休克"之说,实质上是反映了周围血管阻力的状态,不能由此作出病因诊断。因为无论是革兰氏阳性菌还是革兰氏阴性菌所致的脓毒症,在休克早期都可能由于发热、周围血管扩张而表现为肢端皮肤温暖;而在休克后期则都表现为湿冷。而且病人血流动力学状态会随其病情的发展过程(好转或恶化)而发生变化。因此,临床医师在处理时还是要全面地掌握病人即时的血流动力学状态(包括心功能、血容量及周围血管阻力),针对性地制定抗休克措施,以取得较好的治疗效果。

感染性休克的病理生理变化比较复杂,治疗也比较困难。纠正休克与控制感染应并重,原则是在休克未纠正以前,应着重抗休克,兼顾抗感染;在休克纠正后,则应着重治疗感染。同时,还应积极地寻找感染源以及决定是否需要手术干预。

1. 补充血容量 宜先输注晶体溶液,目前的研究并不推荐在液体复苏的早期使用代血浆维持胶体渗透压,如必要时可输注等渗的白蛋白以恢复足够的循环血量。补液的前 6 小时非常关键,应达到 CVP 在 8 ~ 12mmHg,MAP≥65mmHg,尿量达到 0.5ml/(kg·h)以上。CVP 的监测应列为常规。为保证正常的心脏充盈压、动脉血氧含量和较理想的血黏滞度,将血红蛋白浓度调节至 70 ~ 90g/L,血细胞比容达 25% ~ 30% 为最佳状态。感染性休克病人常有心、肾功能受损,应警惕因输液过多而导致的不良后果。

2. 控制感染 常规筛查可能的感染病灶并采集标本进行病原学培养。抗生素应在确诊为感染性休克后一个小时内及时使用。首先可根据临床规律和经验推测最可能的致病菌种,据此选用敏感的抗菌药物,或选用强效的广谱抗生素。例如多数的腹腔内感染是肠道内的多种致病菌所致,可考虑选用第三代或第四代头孢菌素,如头孢哌酮钠、头孢他定或西司他丁,加用甲硝唑或替硝唑等,也可加用青霉素或广谱青霉素等。已知致病菌种时,则应选用敏感而抗菌谱较窄的抗生素。感染性休克的外科病人大都有明确的原发感染病灶,例如弥漫性腹膜炎、肝脓肿、急性化脓性胆管炎等,应尽量在 12 小时内处理,包括必要的手术(如脓肿或胆管的引流)。及时的手术处理可能成为纠正休克的转折点。

3. 纠正酸碱失衡 感染性休克时经常伴有严重的酸中毒,而且发生较早,需予及时纠正。可在补充血容量的同时,从另一静脉途径滴注 5% 碳酸氢钠 200ml。监测动脉血气分析并根据结果再决定是否需追加用量。

4. 心血管药物的应用 经补充血容量、纠正酸中毒后而休克仍未见好转,应加用血管活性药物维持平均动脉在 65mmHg 以上。去甲肾上腺素应作为首选,联合使用垂体后叶素(0.03U/min)可减少去甲肾上腺素的量和维持 MAP。有时还可联合应用以 α-受体兴奋为主、兼有轻度兴奋 β-受体的血管收缩剂和兼有兴奋 β-受体作用的 α-受体阻滞剂,以抵消血管收缩作用,保持、增强 β-受体兴奋作用,而又不致使心率过于增快,例如去甲肾上腺素与多巴胺(或多巴酚丁胺)的联合应用。感染性休克时,心功能常受损害,改善心功能可给予强心苷(毛花苷 C)。

5. 糖皮质激素治疗 糖皮质激素是促炎细胞因子产生的重要抑制剂,可在所有层次上调节宿主的防御反应,能抑制多种炎性介质的释放和稳定溶酶体膜,缓解 SIRS。糖皮质激素应尽量在充分的液体复苏和血管活性药物不能维持血流动力学稳定的情况下使用,并应在病程的早期使用。可使用氢化可的松 200mg/d,当停止使用血管活性药物后,激素应逐渐减量。

6. 其他治疗 包括营养支持,DIC 的处理,对重要器官功能不全的处理等。

(严律南)

第六章　外科营养

1967 年,Dudrick 和 Wilmore 在小狗实验中证实,经腔静脉输高热量与氮源能使动物维持生长发育,并在小儿外科临床应用获得成功。自此以后,营养支持的基础理论、应用技术与营养制剂等方面均有迅速的发展,已广泛应用于临床各科,取得满意的效果。由于是外科医生先将营养支持用于临床,故又称"外科营养"。

临床营养包括肠外营养(parenteral nutrition,PN;intravenous nutrition,IVN)与肠内营养(enteral nutrition,EN),是指由肠外或肠内补充病人需要的营养,包括氨基酸、脂肪、糖类、平衡的多种维生素、平衡的多种微量元素等,均系中小分子营养素组成,与普通的食物有根本的区别。经口服普通饮食的途径不能满足营养需要的病人,均需用肠外或肠内营养支持提供维持生命所需要的营养物质。现代营养支持已不再是单纯供给营养的疗法,而是治疗疾病的措施之一,有时甚至是重要的措施。

第一节　外科病人的代谢变化

(一)饥饿时的代谢变化

饥饿 1 周后,为使生命能持久维持,机体对整个代谢活动进行调整,一些不太重要的代谢逐步减缓或停止,仅维持与生命有密切关联的代谢。

饥饿过程中,体内的代谢变化都是在神经内分泌系统的调节下进行的。长期饥饿时,脂肪进一步动员,经肝代谢产生大量酮体,血中酮体升高,大脑等组织逐渐适应以酮体作为能源,减少了糖的需要量,从而减少了肌肉蛋白的分解。尿素氮排出减少,肌肉释放的谷氨酰胺主要被肾摄取,通过糖异生作用合成葡萄糖,而谷氨酰胺脱下的氮则以氨的形式随尿排出,以改善酮症引起的酸中毒。

(二)手术创伤对机体代谢的影响

手术创伤后机体处于应激状态,体内促分解代谢激素,包括儿茶酚胺、糖皮质激素、促生长激素、胰高血糖素分泌增多,而胰岛素的分泌减少或正常,致糖原分解和异生均增加,出现高血糖。由于儿茶酚胺直接抑制胰岛 β 细胞以及肾清除增加等多种因素,致体内出现胰岛素抵抗(insulin resistance)现象,葡萄糖的利用障碍,这与饥饿时发生的营养障碍有所不同。体内分解激素增加致机体蛋白分解加剧,骨骼肌等组织释放出氨基酸,其中支链氨基酸(branch chain amino acid,BCAA)是在肝外氧化供能的氨基酸。创伤应激时机体大量消耗 BCAA,导致血中BCAA 减少,其他氨基酸尤其是苯丙氨酸与丙氨酸增加,尿中尿素氮的排出量明显增加,出现负氮平衡。此时虽给予充足的外源性营养,仍不能完全阻止机体组织的分解,由于这种分解代谢难以被外源性营养所纠正,故称之为自身相食(autocannibalism)现象。此时如进行不适当的营养支持,不但达不到营养支持的目的,甚至引起更多的代谢紊乱。

第二节　营养状态的评定与监测

准确地评价病人的营养状态是营养支持的前提,也是监测营养支持效果的有效方法。

（一）临床指标

1. **身高与体重** 身高是较恒定的参数,可用以估算营养需要量。体重可直接评定营养状态。但有些病人因内稳态失衡而有水、钠潴留或失水,因此体重的改变并不能准确反映病人营养状况的变化。

2. **机体脂肪储存** 脂肪组织是机体储存能量的主要组织,可通过测量肱三头肌皮肤褶厚度来估算。测量时,病人站立,右臂自然下垂,或病人卧床,右前臂横置于胸部。应采用同一位置作反复测量。取尺骨鹰嘴至肩胛骨喙突的中点,测者以两指紧捏受试者该点后侧的皮肤与皮下脂肪向外拉,使脂肪与肌肉分开,以卡尺测量褶折的厚度(mm),卡尺的压力为 0.735mmHg,卡尺应固定接触皮肤 3 秒钟后再读数。为准确起见,宜取三次测量的平均值。正常参考值:男性为 8.3mm,女性为 15.3mm。较正常减少 35% ~ 40% 为重度营养不良,25% ~ 34% 为中度,24%以下为轻度。

3. **机体肌肉储存** 可测量上臂肌肉周径来判断。测定部位与上述肱三头肌皮肤褶厚度相同,以软尺先测定臂围径。臂肌围(cm)= 臂围径(cm)-肱三头肌皮肤褶厚度(mm)×0.314。

（二）实验室检测

1. **内脏蛋白质状况** 这是主要的营养监测指标之一,半衰期短的蛋白能在营养支持的短期内发生改变,而半衰期长的蛋白代表着体内较恒定的蛋白质情况。临床常用的有白蛋白、转铁蛋白、前白蛋白、纤维连接蛋白。前白蛋白具有半衰期短,特异性高的特点,与病人的营养状态及预后明显相关,可以作为判断病人营养状态的可靠指标。

2. **免疫功能测定** 免疫功能不全是内脏蛋白质不足的另一指标,蛋白质营养不良常伴有机体防御功能障碍,可通过总淋巴细胞计数与延迟型皮肤过敏试验来测定:①周围血总淋巴细胞计数,正常值为 1500/mm³,营养不良时下降;②延迟型皮肤过敏试验,以结核菌素纯制蛋白衍生物、链激酶/链菌酶、流行性腮腺炎皮肤抗原或白色念珠菌提取液,植物血球凝集素等作为抗原注入皮内进行试验,观察其反应。5 种抗原全无反应或部分反应说明有营养不良所致的免疫功能低下。但是影响这些指标的因素较多,特异性较差。

3. **氮平衡测定** 氮平衡是监测营养支持效果的有效方法,可动态反映蛋白质和能量平衡,也可用于了解机体代谢的情况,如氮平衡为零,表明机体蛋白的损耗与修复处于动态平衡。在正常口服饮食的情况下,氮排出量 = 尿中尿素氮+4g,这 4g 包括经皮肤丢失 0.5g,经粪便丢失 1 ~ 1.5g,尿中未测定的蛋白分解终产物为 2g。氮排出量亦可以用凯氏定氮的方法测定。氮平衡计算公式为:氮平衡=氮摄入量[静脉输入氮量或口服蛋白质(g)/6.25]−氮排出量(尿中尿素氮+4g)。食物中的蛋白质每 6.25g 含 1g 氮。在营养支持的病人,粪便中氮量仅 0.5g。

4. **尿 3-甲基组氨酸的测定** 肌肉含有各种甲基化氨基酸,因而可将其作为肌肉分解的指标。3-甲基组氨酸由体内组氨酸甲基化生成,主要存在于肌动蛋白和肌球蛋白中,是肌原纤维蛋白的分解产物,不再参与蛋白质的合成而接近 100% 经尿排出。因此,尿中 3-甲基组氨酸的排出量增加表示肌肉蛋白质仍处于分解状态,既能表示因能量不足蛋白质仍在分解,也可以提示病人仍处于应激状态。当应激状况减轻,或机体已进入合成代谢,尿中 3-甲基组氨酸的量将减少,故该指标可作为营养监测的有效指标,也可作为监测应激程度的敏感指标。

5. **人体组成分析** 人体组成是能量代谢的决定因素,了解其对研究人体能量代谢,营养评价及监测营养支持的疗效有着重要意义。生物电阻抗法(bioelectrical impedance analysis,BIA)利用多个频率电阻抗可以准确评价总体水、细胞外液和细胞内液,具有快速、简便、成本低廉、无创和安全等特点,适用于成人和儿童的测量。

（三）营养不良的诊断

根据全面营养评定的结果,可以了解病人是否存在营养不良,并判断营养不良的类型。营养不良主要分为三类:

1. **蛋白质营养不良** 营养良好的病人患严重疾病时,因应激状态下的分解代谢和营养素的摄取不足,导致血清白蛋白、转铁蛋白降低,细胞免疫与总淋巴细胞计数也降低,但人体测量的数值(体重/身高、肱三头肌皮肤褶折厚度、上臂肌围)正常,临床上易忽视,只有通过内脏蛋白与免疫功能的测定才能诊断。

2. **蛋白质-能量营养不良** 病人由于蛋白质-能量摄入不足而逐渐消耗肌肉组织与皮下脂肪,是临床上易于诊断的一种营养不良。表现为体重下降,人体测量数值及肌酐身高指数均较低,但血清白蛋白可维持在正常范围。

3. **混合型营养不良** 病人由于长期营养不良而表现有上述两种营养不良的某些特征,是一种非常严重、危及生命的营养不良。骨骼肌与内脏蛋白质均有下降,内源脂肪与蛋白质储备空虚,多种器官功能受损,感染与并发症的发生率明显增高。

第三节 营养物质的需要量

健康人的变化因素少,因此可根据身高、体重、年龄、性别等较易获得的数据推算出基础能量消耗(basal energy expenditure,BEE),成年人每日需要的热量与能量也可粗略地按体重计算。正常状态下所需要的热量为105~125kJ(25~30kcal)/kg,蛋白质1.0~1.5g/kg,热氮比为522~627kJ(125~150kcal):1g。另外,较为常用的有Harris-Benedict公式和Shizgal-Rosa公式(表6-1)。

Harris-Benedict公式

BEE(男性)=66.47+13.75W+5.0033H-6.755A

BEE(女性)=655.1+9.563W+1.85H-4.676A

Shizgal-Rose公式

BEE(男性)=80.36+4.8H+12.34W-5.68A

BEE(女性)=447.6+3.05H+9.25W-4.33A

营养维持量:静脉:BEE(kJ)×1.5;口服:BEE(kJ)×1.2

W:体重(kg),H:身高(cm),A:年龄(岁)

但这些公式用于手术后病人,计算结果与实测结果有很大差异,最主要的原因是手术创伤后应激病人的病理生理变化完全不同于健康人,其能量代谢与正常人也完全不同。因此计算病人的能量需要量应加上临床校正系数(表6-1)。可以用间接能量测定仪测定能量需要量,所计算能量的15%~20%为供氮量。

表6-1 能量的临床校正系数

因　　素	增加量	因　　素	增加量
体温升高(>37℃,每1℃)	+12%	大范围手术	+10%~30%
严重感染/脓毒症	+10%~30%	急性呼吸窘迫综合征	+20%

对严重应激状态下的危重病人供给过多的热量,特别是使用大量高渗葡萄糖作为热源,容易发生呼吸衰竭、胆汁淤积、肝功能损害、高糖高渗非酮性昏迷等并发症。在这种情况下,营养供给中应增加氮量,减少热量,降低热氮比率,即给予代谢支持,其应用原则是:①支持的底物由碳水化合物、脂肪和氨基酸混合组成;②减少葡萄糖负荷,40%的非蛋白热量由脂肪乳剂供给;③每日蛋白质的供给增至2~3g/kg;④每日提供的非蛋白热量与氮的比率不超过418kJ(100kcal):1g。

Notes

第四节　营养支持的方法

营养支持的方法可分为肠外与肠内两大类，是否选择肠外营养的依据是：①病人的病情是否允许经胃肠道进食，当有胃肠道穿孔、肠道炎性疾病、胆道感染时，为了使消化道休息，禁食本身也是治疗方法之一；②胃肠道的供给量是否可以满足病人的需要；③病人的胃肠功能是否紊乱，腹腔内疾患常影响胃肠道功能而不能进食，但腹腔外疾患（如感染）也常致胃肠道功能紊乱，病人不能经胃肠道进食或进食量很少；④病人有无肠外营养支持的禁忌，如心衰、肾功能障碍等。

肠内营养（EN）可以经口服，也可以经胃造口、鼻胃管、空肠造口等途径。若肠内营养补充量不足，可再从静脉补充。肠外营养可以采用腔静脉或周围静脉的途径。临床上可按下列原则选择营养支持方法：①肠外营养与肠内营养两者之间应优先选择肠内营养；②周围静脉营养与中心静脉营养两者之间应优先选用周围静脉营养；③肠内营养不足时，可用肠外营养补充；④营养需要量较高或期望短期内改善营养状况时可用肠外营养；⑤营养支持时间较长应设法应用肠内营养。

（一）肠外营养

1. 氮源的选择　复方氨基酸溶液是提供生理性氮源的制剂。其营养价值在于供给机体合成蛋白质及其他生物活性物质的氮源，而不是作为供给机体能量之用。直接输注完整的蛋白质来供给病人营养支持的氮源是不可取的。

含有血液中的各种氨基酸，且相互比例适当的氨基酸制剂，称之为平衡型氨基酸液。在选择氨基酸制剂时，应考虑氨基酸溶液所提供的总氮量必须充分满足病人的需要，混合液中必须含有 8 种必需氨基酸和 2 种半必需氨基酸，同时制剂中应提供多种非必需氨基酸。混合液组成模式必须合理，经临床验证具有较高的生物值，输入机体后很少干扰正常血浆氨基酸谱，在尿中丢失量小。由于平衡型氨基酸制剂中已有高达 23% 的 BCAA，通常能较好地满足多数手术病人的需要。但对合并有肝功能不全的手术病人，应用的氨基酸制剂则宜在平衡的基础上增加 BCAA 的比例。

2. 能源的选择

（1）葡萄糖：葡萄糖最符合人体生理上的要求，输入血液后，在酶和内分泌激素（如胰岛素）的作用下，很快被代谢成 CO_2 和 H_2O，放出能量，剩余的以糖原的形式贮存在肝或肌肉细胞内。有些器官和组织（如中枢神经细胞、红细胞等）必须依赖葡萄糖供能，每日需 100～150g。如不能获得外源能量，体内以糖原形式储存的 300～400g 葡萄糖很快耗竭，此时机体所必需的葡萄糖由生糖氨基酸的糖异生提供，这样将导致氨基酸利用率下降，加重机体负担。

葡萄糖是肠外营养主要的能量来源，但是葡萄糖的代谢必须依赖于胰岛素，对糖尿病和手术创伤所致胰岛素不足状态下的病人必须补充外源性胰岛素。在严重应激状态时，体内存在胰岛素抵抗，即使供给外源性胰岛素，糖的利用仍较差。此时更需严密监测血糖并供给适当比例的胰岛素。葡萄糖加外源性胰岛素是肠外营养常用的能量供给方式。但是对严重应激状况下的病人，特别是合并有多器官功能障碍或衰竭者，使用大量高渗葡萄糖作为单一的能源会产生某些有害的结果，包括：①静息能量消耗增加；②CO_2 产生过多；③脂肪肝综合征；④高血糖及高渗性并发症；⑤去甲肾上腺素分泌增多及其所致的神经内分泌系统反应；⑥机体脂肪增多，而蛋白质持续分解消耗；⑦体内有限的糖异生抑制。

（2）脂肪：脂肪乳剂被认为是一种提供能量、生物合成碳原子及必需脂肪酸的较理想静脉制剂，其作用特点有：①所含热量高，氧化 1g 脂肪提供 37.62kJ，因此在输入较少水分的情况下脂肪乳剂可供给较多的热量，对液体摄取量受限的病人尤为适用；②可提供机体必需脂肪酸和

Notes

甘油三酯,维持机体脂肪组织的恒定。③脂肪乳剂的渗透压与血液相似,对静脉壁无刺激;④脂肪作为脂溶性维生素的载体,有利于人体吸收利用脂溶性维生素,并可减少脂溶性维生素的氧化;⑤脂肪乳剂无利尿作用,亦不自尿和粪中失去。由于脂肪乳剂具有许多其他非蛋白能源所不及的优点,已在肠外营养中广为应用,成为不可缺少的非蛋白能源之一。

脂肪乳剂在血液中水解为脂肪酸和甘油,脂肪酸因碳链的长度不同而有所区别。目前临床上普遍应用的是以长链甘油三酯(LCT)为主的乳剂,卡尼汀是LCT进入线粒体氧化的辅助因子。创伤、感染等多种因素及其病理生理改变都限制组织卡尼汀水平,高代谢状态下卡尼汀的内源性合成不足以补偿尿中排泄量,引起血浆和组织的卡尼汀水平下降,导致LCT的代谢和利用障碍。同时,以LCT为主的脂肪乳剂可阻塞单核-吞噬细胞系统,影响白细胞活性,致机体免疫功能下降。而中链甘油三酯(MCT)进入线粒体无需卡尼汀,因此易于被全身大多数组织摄取和氧化,不会在血液内和肝内蓄积,故MCT是肝胆疾患病人更理想的脂肪乳剂。但MCT不含必需脂肪酸(亚油酸、亚麻酸),故提倡使用1:1的LCT/MCT混合液。

全部依靠脂肪乳剂并不能达到节氮的作用,中枢神经细胞和红细胞等必须依赖葡萄糖供能,因此脂肪乳剂与葡萄糖同用可提供更多的能量并改善氮平衡。同时,脂肪酸最后进入三羧酸循环彻底氧化时需要有一定量的草酰乙酸,后者由碳水化合物产生,故脂肪乳剂需要与葡萄糖同用,脂肪所供给的能量占总能量的30%～50%为合适。我国成人脂肪乳剂的常用量为每天1～2g/kg,高代谢状态下可适当增加。

(二)肠内营养

1. 肠内营养的优点　营养物质系经肠道和门静脉所吸收,能很好地被机体利用;可以维持肠黏膜细胞的正常结构、细胞间连接和绒毛高度,保持黏膜的机械屏障;保持肠道固有菌群的正常生长,维护黏膜的生物屏障;有助于肠道细胞正常分泌IgA,保持黏膜的免疫屏障;刺激胃酸及胃蛋白酶分泌,保持黏膜的化学屏障。另外,肠内营养刺激消化液和胃肠道激素的分泌,促进胆囊收缩、胃肠蠕动,增加内脏血流,使代谢更符合生理过程。创伤、感染等应激病人易合并代谢受损,全肠外营养易使机体代谢偏离生理过程,代谢并发症增加,此时肠内营养显得尤为重要,故临床医师在肠道功能允许的条件下应首选肠内营养。同时肠内营养对技术和设备的要求较低,临床易于管理,费用低廉。

2. 肠内营养制剂的分类　根据肠内营养的组成可分为4类:①要素制剂(elemental diet),是由单体物质:氨基酸或蛋白水解物、葡萄糖、脂肪、多种维生素和矿物质、微量元素组成,既能为人体提供必需的热能和营养素,又无需消化即可直接或接近直接吸收和利用;②非要素制剂(non-elemental diet)该类制剂以整蛋白为氮源,渗透压接近等渗(300～450mmol/L),口感较好、使用方便、耐受性好,适用于胃肠功能较好的病人;③组件制剂(module diet),是仅以某种或某类营养素为主的肠内营养制剂,它可对完全制剂补充或强化;也可用两种或两种以上组件构成组件配方,以适合病人的特殊需要;④特殊治疗用制剂,根据疾病的不同特点给予病人个体化的营养支持,如肝功能衰竭用制剂、肾病专用制剂、婴儿应用制剂等。

3. 肠内营养物质的选择　应考虑以下因素:①评定病人的营养状况,确定营养需要量,高代谢状态的病人应选择高能量类型的配方。②根据病人消化吸收能力,确定配方中营养物质的形式。消化功能受损(如胆道梗阻、胰腺炎)或吸收功能障碍(如广泛肠切除、放射性肠炎)的病人,可能需要简单、易吸收的配方(如水解蛋白、肽或氨基酸、低聚糖、低脂);如消化道功能完好,则可选择含完整蛋白质、多聚糖或较多脂肪的肠内营养配方。③应考虑肠内营养喂养途径,直接输入小肠的营养液应尽可能选用等渗的配方。④应考虑病人对某些营养物质过敏或不能耐受,若病人出现恶心、呕吐、肠痉挛、腹胀等,又不能停止营养补充,则宜改用肠外营养。

4. 肠内营养的输入途径　除口服外,临床上应用最多的是鼻胃插管和空肠造口两种途径。

(1) **鼻胃插管喂养**:其优点在于胃的容量大,对营养液的渗透浓度不敏感,适用于各种肠内营养液的输入,但缺点是有反流及吸入气管的危险,对容易产生这种情况的病例,宜用鼻肠管喂养。对预期管饲时间较长的病人,最好选用手术造口的喂养途径。

(2) 空肠造口喂养:其优点有:①较少发生液体饮食反流而引起的呕吐和误吸;②EN 支持与胃十二指肠减压可同时进行,对胃十二指肠外瘘及胰腺疾病等尤为适宜;③喂养管可长期放置,适用于需长期营养支持的病人;④病人能同时经口摄食;⑤病人无明显不适,机体和心理负担小,活动方便。空肠造口有两种手术方法,即空肠穿刺插管造口与空肠切开插管造口,可在原发疾病手术的同时附加完成,亦可单独施行。

考虑到手术后病人的恢复和营养需要,下述病人在原发疾病手术治疗的同时宜施行空肠造口:①手术时有营养不良的病人;②重大复杂的上腹部手术后早期肠道营养输注;③坏死性胰腺炎;④需要剖腹探查的多处创伤病人;⑤准备手术后行放疗或化疗的病人;⑥食管、胃及十二指肠手术后备用性空肠造口,以备发生吻合口瘘等并发症时维持营养用。

第五节 营养支持并发症的防治

(一) 肠外营养并发症的防治

1. 导管性并发症 随着经周围静脉营养支持的开展,以及腔静脉置管技术的规范化和日趋熟练,腔静脉置管并发症,如气胸、神经血管损伤、导管栓子、静脉栓塞、空气栓塞等现象已很少发生。而由导管引起的感染或败血症仍是当前肠外营养治疗过程中值得重视的并发症,病人常因此而中断肠外营养支持,严重者可危及生命。导管性败血症有其特有的临床表现:①突发寒战、高热;②拔管前畏寒与发热呈持续性间歇发作;③导管拔除后 8~12 小时发热渐退;④导管尖与周围静脉血的细菌培养相一致。临床诊断一经确立,应立即拔除静脉导管并给予相应处理。高度怀疑有导管感染时应及时拔除导管,观察等待有时可使感染加重,导致严重后果。一般情况下导管拔除后 12 小时左右症状逐步缓解,症状持续 3~5 天以上则病情危重。

2. 代谢性并发症 包括电解质紊乱、酸碱平衡失调、氮质血症等。其中最常见的是糖代谢紊乱,严重者可发生高糖高渗非酮性昏迷,其发生原因包括:①输入的总糖量或单位时间内的糖量过多;②病人原有糖尿病或隐性糖尿病,胰岛素分泌减少;③应激状态下体内出现胰岛素抵抗现象;④应用肾上腺皮质激素,促进糖异生;⑤病人有肝疾病或肝功能障碍,体内糖的利用受限。高糖渗透性利尿将导致或加剧病人的内稳态失调,细胞内脱水是高糖高渗非酮性昏迷的主要病理生理改变。因此,病人接受 TPN 支持时,特别是在手术创伤后,应注意:①逐步调节输入液中葡萄糖的浓度和输入速度,监测血糖水平在 4.4~6.7mmol/L;②改变能源的结构,以脂肪乳剂提供 30%~50% 的非蛋白能量;③加强临床监测,观察水、电解质的出入平衡状态,特别注意水、钠、钾的补充,及时纠正酸中毒;④按适当比例补充外源性胰岛素,促进葡萄糖的利用和转化;⑤若发现高糖渗透性利尿作用明显而采取相应措施不能逆转时,应停止输入高糖溶液。

3. 肝损害和胆汁淤积 TPN 时肝所处的环境及功能状态与正常进食时有明显不同,营养物质进入肝的形式、比例,在门静脉与肝动脉血流中的比例,淋巴系统(如乳糜管)的分流,以及随营养物进入肝的激素(胰岛素、胆囊收缩素)浓度等,在 TPN 支持时均不可能达到正常进食时的状态,因此就可能造成肝损害和胆汁淤积。特别是较长期接受 TPN 支持的病人。TPN 引起肝损害和胆汁淤积的防治措施包括:①有效地控制感染,特别是腹腔感染;②降低 TPN 配方中非蛋白能量;③减少糖的供给;④尽可能恢复肠道营养;⑤给予外源性胆囊收缩素;⑥补充腺苷蛋氨酸。

(二) 肠内营养的并发症及其防治

1. 误吸 呕吐导致的误吸常见于虚弱、昏迷的病人。由于要素饮食中的氨基酸 pH 值较低,对支气管黏膜刺激性较强,一旦发生吸入性肺炎,比较严重。所以应注意喂养管的位置及灌注速率,采取床头抬高 30°,避免夜间灌注,检查胃充盈程度及胃内残留量等措施,均有助于防止误吸。若胃内残留量超过 100～150ml,应减慢或停止 EN 输入。

2. **腹泻**　为 EN 支持中最常见并发症,少数病人因腹泻而被迫停用 EN。腹泻的原因有:①肠腔内渗透负荷过重;②小肠对脂肪不耐受;③饮食通过肠腔时间缩短,胆盐不能再吸收;④饮食中葡萄糖被肠内细菌转变为乳酸;⑤饮食被细菌或真菌污染致细菌性或真菌性肠炎;⑥营养液温度太低;⑦低白蛋白血症。腹泻通常发生于 EN 开始及使用高渗饮食时,临床上应对腹泻的原因进行全面评估,以避免遗留潜在的胃肠道疾患。腹泻通常易于纠正,输注的饮食应新鲜配制并低温保存,减低饮食浓度或放慢输注速度以及在饮食中加入抗痉挛或收敛药物可控制腹泻。血清白蛋白有助于维持胶体渗透压,增加肠绒毛毛细血管吸收能力,血清白蛋白水平降低,可使绒毛吸收能力下降,引起吸收障碍和腹泻,可在 EN 的同时经静脉补充白蛋白。处理无效的严重腹泻病人应停止 EN。

3. **水、电解质失衡**　脱水、高钠、高氯和氮质血症发生的原因主要是水的供应不足,也有因为摄入高钠饮食而肾的排钠功能不全所引起。多数病人的高钠血症系缺水而非钠过多引起,防治方法为供给无溶质水,加强病人的监护,观察血液中电解质的变化及尿素氮的水平,严格记录病人的出入量。

4. **血糖紊乱**　低血糖多发生于长期应用要素饮食而突然停止者。此类病人肠道已经适应吸收大量高浓度的糖,突然停止后,再加上其他形式的补充糖不够充分时,容易发生低血糖。缓慢停止要素饮食,或停用后以其他形式补充适量的糖,就可避免低血糖。高血糖症主要发生于老年或胰腺疾病病人的使用过程中,偶尔可发生高渗性非酮性昏迷。对不能耐受高糖的病人,应改用低糖饮食或给予胰岛素或口服降糖药物加以控制,并加强监测。

(李　宁)

Notes

第七章 器官功能不全与衰竭

第一节 多器官功能不全综合征

在严重感染、创伤和休克等急性危重病情况下,导致两个或者两个以上器官或系统同时或先后发生功能不全或衰竭,临床上称其为多器官功能不全综合征(multiple organ dysfunction syndrome,MODS)。MODS 是危重病病人的严重并发症和重要死亡原因之一。1973 年 Tilney 首先提出"序贯性系统功能衰竭"的概念,即在严重的创伤、感染等情况下,并未被原发病因累及的器官或称远距离器官可以发生功能衰竭,当初命名为多器官功能衰竭(multiple organ failure,MOF)。随着临床和基础医学的发展,90 年代以来已将 MOF 改名为 MODS,而 MOF 则视为 MODS 的终末阶段。目的在于强调 MODS 是一个动态发展的过程,重视 MODS 的早期诊断和治疗,并在发病机制上突出强调 MODS 属于全身性的病理生理连锁反应。肝肾综合征、肺心病等,虽然也是某一器官发生病变后引起的另一器官功能不全,但不属于 MODS。MODS 也不包括器官的机械性损伤和临终病人的器官功能卒中。

(一) 发病机制

1. **MODS 的发病基础** 多种危重病易诱发 MODS:①创伤、烧伤或大手术等致组织严重损伤或失血、失液;②严重的感染;③各种原因引起的休克;④呼吸、心搏骤停经复苏后;⑤重症胰腺炎、绞窄性肠梗阻、全身冻伤复温后;⑥输血、输液、用药或呼吸机应用失误;⑦原有基础疾病,如冠心病、肝硬化、慢性肾病等。此外,糖尿病、营养不良和长期应用免疫抑制剂而致免疫功能低下者也易发生 MODS。

2. **MODS 的发病机制**

(1) 过度炎症反应:MODS 的发病机制尚未被完全阐明,目前较趋一致的看法是全身炎症反应综合征(systemic inflammatory response syndrome,SIRS)可能是形成 MODS 最主要的原因。机体受到严重损害时,可发生剧烈的防御性反应,一方面起到稳定自身的作用,另一方面有损害自身的作用。各种免疫细胞、内皮细胞和单核吞噬细胞系统被激活后会产生大量细胞因子、炎症介质及其他病理性产物,包括肿瘤坏死因子(TNF)、IL-1、IL-2、IL-6、组织胺、缓激肽、一氧化氮(NO)、血栓素(TXA_2)、心肌抑制因子、血小板活化因子(PAF)、白三烯、C_{3a}、C_{5a} 等,还可引起酶类失常和氧自由基产生过多。这种炎症反应一旦失控,可以不断地自我强化。当促炎反应大于抗炎反应时可造成广泛的组织破坏,从而启动 MODS。

MODS 不一定是一次性严重生理损伤的后果,往往是由多次重复打击所造成,即"二次打击学说"。严重损伤构成第一次打击,可能并不严重,但可使全身免疫系统处于应激状态,激活免疫细胞,使促炎症因子释放构成第二次打击。当机体受到再次打击时,全身炎症反应将成倍扩增,可超大量地产生各种继发性炎症介质。这些炎症介质作用于靶细胞后还可导致更多级别的新的介质产生,从而形成炎症介质"瀑布"反应。其结果可导致低血压甚或休克,发生微循环障碍,细胞营养受损,心肌抑制,内皮细胞损伤,血管通透性增加,血液高凝和微血栓形成,以及分解代谢亢进和营养不良等。如果合并组织缺血-再灌注损伤,则更容易造成 MODS。由此可见,MODS 是在过度应激反应和过度全身炎症反应失控基础上出现的两个或两个以上器官功能受损的临床综合征。

(2) 促炎与抗炎反应失衡:在 SIRS 发生的同时,机体存在着导致免疫功能降低的内源性抗炎反应。炎症反应的转归取决于促、抗炎两类生物活性物质的平衡关系。代偿性抗炎反应综合征(compensatory anti-inflammatory response syndrome,CARS)是指抗炎症介质(如IL-4、IL-10等)与促炎症介质交叉网络,力求控制全身炎症反应在恰当的范围内,不至于产生破坏性。当SIRS>CARS时,MODS即易发生。

(3)肠道动因学说:肠道是机体最大的细菌和内毒素库,因此肠道很可能是MODS的菌血症的主要来源。肠道也是重要的免疫器官,肠黏膜内有大量的淋巴细胞,因而是免疫、炎症细胞激活和大量炎症介质释放的重要场所。肠道屏障功能障碍是MODS形成的重要原因。危重病情况下肠黏膜因灌注不足而遭受缺氧性损伤,可导致细菌移位,形成"肠源性感染",从而诱发多种炎症介质释放,引起远距离器官损伤。另外,缺血-再灌注的肠道释放出的反应性氧中间产物(ROI)等因子,使肠道区域性循环血液中中性粒细胞(PMNs)首先被预激,继而与血管内皮细胞发生相互作用,引发炎症反应,从而导致MODS,因此有学者认为肠道是MODS的"启动器官"。

3. 重要脏器功能不全的发生机制   MODS的早期可发生肺功能衰竭,表现为肺毛细血管内皮损伤、肺间质水肿、肺泡表面活性物质丢失和肺泡塌陷、部分肺血管栓塞、肺分流和死腔通气增加,即成人呼吸窘迫综合征(adult respiratory distress syndrome,ARDS)。肝具有重要的代谢功能,肝库普弗细胞有宿主防御功能。当MODS同时存在严重肝功能不全时,可使肝的合成和代谢功能恶化。MODS时,由于肠道屏障功能障碍发生细菌移位或存在其他感染源,细菌和毒素长期刺激或激活肝库普弗细胞,导致炎症介质持续释放,且不可控制。MODS时肾功能不全可以是组织低灌注的结果,被激活的炎性细胞及其介质亦可直接损伤肾组织。冠脉血流减少、内毒素的直接毒性和血液循环中的心肌抑制因子可引起心功能不全。

(二)临床表现和诊断

MODS的临床过程有两种类型:①一期速发型,是指原发急症发病24小时内有两个或更多的器官系统同时发生功能不全,如ARDS+ARF,弥散性血管内凝血(DIC)+ARDS+ARF。由于原发急症甚为严重,24小时内病人即可因器官衰竭而死亡,一般归于复苏失效,未列为MODS;②二期迟发型,一个重要器官或系统先发生功能不全,常为肾、肺或心血管的功能不全,经过一段近似稳定的维持时间,继而发生更多的器官或系统功能不全,此型多由继发感染所致,与二次打击有关。迄今,MODS的诊断指标尚未统一,初步诊断标准见表7-1。应强调早期、及时诊断MODS,为此应做到以下几点:

表7-1   MODS初步诊断标准

器官	病症	临床表现	检验或监测
心	急性心力衰竭	心动过速,心律失常	心电图异常
外周循环	休克	无血容量不足的情况下血压降低,肢端发凉,尿少	平均动脉压降低,微循环障碍
肺	ARDS	呼吸加快、窘迫,发绀,需吸氧和辅助呼吸	血气分析有血氧降低等,监测呼吸功能异常
肾	ARF	无血容量不足的情况下尿少	尿比重持续在1.010左右,尿钠、血肌酐增多
胃肠	应激性溃疡肠麻痹	进展时呕血、便血腹胀,肠鸣音减弱	胃镜检查可见散在出血点或溃疡
肝	急性肝衰竭	进展时呈黄疸,神志异常	化验肝功能异常,血胆红素升高
脑	急性中枢神经功能衰竭	意识障碍,对语言、疼痛刺激等反应减退	
凝血功能	DIC	进展时有皮下出血瘀斑、呕血、咯血等	血小板减少,凝血酶原时间和部分活化凝血活酶时间延长,其他凝血功能试验也可异常

Notes

1. 熟悉 MODS 的高危因素,一旦发现严重感染、创伤、烧伤或急性重症胰腺炎等发病基础,即应提高警惕。当危重病病人出现呼吸加快、心率加速和血压偏低、神志异常,尿量减少等,不可笼统地归于"病情危重",必须考虑到 MODS 的可能性。其中严重感染者更容易发展为 MODS,故及时诊断和抗感染治疗显得尤为重要。

2. 根据发病机制,MODS 的诊断标准应该是全身炎症反应综合征(SIRS)同时伴有器官功能不全。也就是说,虽然许多病理情况均可导致器官功能损害,但 MODS 指的是失控的炎症反应和平衡失调。因此,只有确认是在全身炎症反应过程中出现的或加重的器官功能不全才可诊断为 MODS。

3. MODS 的特点是多个器官同时或序贯地发生功能不全,相继功能不全的器官可以是远距离器官,而并不一定是最初受损的器官。因此,发现某一系统器官有明显的功能不全,即应根据对其他系统器官的影响、病理连锁反应的可能性作有关的检查,以便及时发现另一器官也发生功能不全。例如发现出血倾向可疑 DIC 时,应注意有无 ARDS、急性肾衰竭、胃肠出血、脑出血等。临床上,在肺功能衰竭之后序贯地发生肝、胃肠道和肾衰竭的现象很常见。

4. 应更重视器官功能不全而不是衰竭,要以动态的观点来看待 SIRS 向 MODS 转化和演变的全过程。器官功能不全可以加重,也可以好转,故应该重视器官功能的病程发展趋势,只要病人器官功能不断恶化并超出目前公认的正常值范围,即可认为器官功能不全。

5. 心血管、肺、脑和肾的功能不全,早期大多有明显的临床表现;而肝、胃肠和血液凝固系统等的功能不全,至较重时才有明显的临床表现。因此,MODS 的诊断还需进行辅助检查,如血气分析可以显示肺换气功能;胃肠黏膜内 pH(intra-mucosal pH,pHi)监测可反映胃肠屏障功能和内脏组织的灌流状态;尿比重和血肌酐等的测定可以显示肾功能;心电图、中心静脉压、平均动脉压监测、经 Swan-Ganz 导管的监测可以反映心血管功能;血清降钙素原与 IL-6 测定可能有助于鉴别感染和非感染性 SIRS 等。

(三) 预防和治疗

迄今对 MODS 的治疗主要是进行综合治疗和器官功能的支持。因对其病理过程缺乏有效的遏制手段,故 MODS 仍有相当高的死亡率。积极治疗原发病,预防 MODS 的发生,这是提高危重病病人生存率的最重要措施。

1. **提高复苏质量**　重视病人的循环和呼吸,及早纠正低血容量、组织低灌流和缺氧。在现场急救和住院治疗的过程中,应及时处理失血、失液、休克、气道阻塞、换气功能低下等。各项措施都要强调时间紧迫性,因为组织低灌流和缺氧的时间愈久,组织损害及缺血-再灌注损伤也愈加严重。MODS 病人最早和最常见的是 ARDS,应管理好呼吸,及早纠正低氧血症,必要时给予机械通气。

2. **防治感染**　是预防 MODS 极为重要的措施。尽可能使感染病变局限化,减轻毒血症。应根据致病菌和药物敏感试验选用有效的抗生素。外科感染常由多种致病菌引起,故常需广谱抗生素或几种抗生素的联合应用,注意尽可能避免使用具有器官毒性的抗生素。院内感染可能成为第二次打击,特别应对体腔导管和血管内插管进行严格消毒处理,并加强无菌操作观念。明确感染灶液化时必须及时有效引流,彻底清除坏死组织。

3. **及早处理最先发生功能不全的器官**　阻断病理的连锁反应,以免形成 MODS。临床经验证明,治疗单一器官功能不全的效果,优于治疗 MODS。早期识别器官功能不全,就可做到在出现明显的器官衰竭以前进行早期治疗干预。MODS 的死亡率取决于器官衰竭的数目,只有对其进行早期治疗,阻止 MODS 的进展,才有可能明显改善预后。

4. **改善全身情况**　应尽可能改善全身情况,如水、电解质和酸碱平衡、营养状态等,以减轻其对机体产生的不良影响,如酸中毒可影响心血管和肺;碱中毒可影响脑;营养不良可降低免疫功能、消耗肌组织等。

Notes

5. 为维护肠黏膜屏障功能,防止细菌和内毒素移位,在创伤和休克早期应在 pHi 值指引下快速、有效地输液治疗和应用血管活性药物,以防止或减轻肠黏膜缺血。加强全身支持治疗,尽可能采用肠内营养,添加食用纤维素和给予特殊营养物质,如谷氨酰胺和生长激素等。在较新的肠内营养配方中还含有精氨酸、核苷酸和 ω-3 多不饱和脂肪酸,可增强免疫功能和减少感染发生。

6. **免疫治疗** 阻断介质的释放或削弱其作用,内毒素、TNF 和 IL-1 被认为是最重要的炎性介质,可采用这些介质的特异性抗体和拮抗剂,如抗内毒素抗体、IL-1 受体拮抗剂、TNF 单抗、血小板激活因子受体拮抗剂和巨噬细胞特异性免疫调节剂等。还可采用血液净化措施去除血液循环中的细胞因子和炎性介质。

第二节   急性呼吸窘迫综合征

创伤、感染等危重病时并发急性呼吸衰竭,以严重低氧血症、弥散性肺部浸润及肺顺应性下降为特征,称急性呼吸窘迫综合征(acute respiratory distress syndrome,ARDS)。各种损伤打击诱发全身炎症反应,产生肺损伤,进而发展为 ARDS,这种一系列连续发展过程可能导致 MODS。1971 年曾将这种急性起病的呼吸衰竭命名为成人呼吸窘迫综合征(adult respiratory distress syndrome,ARDS)。后来发现 ARDS 可以发生在各种年龄段,包括儿童在内,不限于成人。1994 年将 ARDS 中的"A"由"成人(adult)"改为"急性(acute)"。

(一) 发病原因

ARDS 发病的主要因素为全身性感染、多发性创伤和误吸。

1. 损伤

(1) 肺内损伤:如肺挫伤、呼吸道烧伤、侵蚀性烟气和毒气吸入、误吸胃内容物、溺水、肺冲击伤等;用呼吸机纯氧或高浓度氧吸入也可引起 ARDS。

(2) 肺外损伤:烧伤或创伤,骨折后并发脂肪栓塞症。

(3) 手术:如体外循环术后,大血管手术后或其他大手术后可发生 ARDS。

2. **感染** 肺部感染,全身感染伴全身炎症反应综合征(SIRS)如重症胆管炎、烧伤后脓毒症、腹腔脓肿等。

3. **肺外器官系统其他病变** 如出血坏死性胰腺炎、急性肾衰竭、急性肝衰竭。

4. 休克和 DIC。

5. **其他** 严重的颅脑损伤、癫痫、吸食海洛因、巴比妥类中毒,大量输血或过量输液可诱发 ARDS。

若按发病率为序排列,全身感染占首位,约占 40%,且病死率高;其次为创伤、肺炎、休克、输血、误吸、溺水等。

(二) 发病机制

肺损伤在病理上表现为累及血管内皮和肺泡上皮的弥漫性肺泡损伤。吸入的损伤性物质作用于肺泡,肺血流中出现损害血管内皮的因子,是重要的致病环节。严重感染、创伤和休克时在肺间质积累和激活的中性粒细胞,以及肺泡巨噬细胞,释放多种蛋白酶和 ROI、炎症介质和毒性物质,如 TNF-α、IL-1、IL-2、IL-6、补体 C_{3a}、C_{5a}、激肽、组胺、TNF、PAF、TXA_2 等,可损伤微血管。脂质介质如磷脂酶 A_2(PLA$_2$)水平增高,可释放花生四烯酸及其代谢产物(如 TXA_2)和 PAF,TXA_2 可引起急性肺损伤和支气管收缩。肺泡和肺血管内皮受损后,血管通透性增高,血液成分渗漏,肺间质发生水肿,并有白细胞浸润和红细胞漏出。肺泡发生水肿,Ⅰ 型细胞变质,为 Ⅱ 型细胞代替;肺泡表面活性物质减少,为透明膜和血性液充斥。细小支气管内也可有透明物质和血性渗出物,可引起小片肺不张。肺血管有收缩反应,先后出现微血栓,动静脉交通支分流增

Notes

加。进展时肺间质炎症加重,可能并发感染。ARDS 的特点是通气-灌流比例异常、非心源性肺水肿、功能性残气量减少、顽固性低血压及肺顺应性降低。后期有肺实质纤维化、微血管闭塞等改变;心肌因负荷增加和缺氧而明显受损。

（三）临床表现

ARDS 发生前有创伤、感染等诱因存在。起病急,可发生在各年龄段。

1. **初期表现**　病人呼吸加快,有呼吸窘迫感。呼吸窘迫感用一般的吸氧法不能得到缓解,是值得注意的现象。尚无明显的呼吸困难和发绀,肺部听诊无啰音。X 线胸片亦无明显异常。

2. **进展期表现**　病人有明显的呼吸困难和发绀;呼吸道分泌物增多,肺部有啰音。发生意识障碍,如烦躁、谵妄或昏迷。体温可增高,白细胞计数增多;X 线胸片有广泛性点、片状阴影。此时必需气管插管给予机械通气支持,才能缓解缺氧症状。

3. **末期**　病人陷于深昏迷,心律失常,心跳变慢,乃至停止。

（四）诊断

应强调及时发现和诊断 ARDS,在损伤、感染等过程中密切观察病人的呼吸状态。发现呼吸频率超过 30 次/分钟、呼吸窘迫或困难、烦躁不安等症状,应及时作肺部 X 线等检查。如果排除了气道阻塞、肺部感染、肺不张、急性心力衰竭等常见原因,就应考虑 ARDS。

1. **血气分析**　动脉血氧分压（PaO_2）正常参考值为 90mmHg,ARDS 初期临床症状不严重时,PaO_2 就可降低至 60mmHg。因 PaO_2 可随吸入氧浓度（FiO_2）增加而增高,故应以 PaO_2/FiO_2 的比值表示呼吸衰竭程度,即 $PaO_2/FiO_2 \leq 200mmHg$ 作为 ARDS 的诊断标准之一。动脉血二氧化碳分压（$PaCO_2$）正常参考值为 40mmHg;$PaCO_2$ 增高,表示病情加重。

2. **呼吸功能监测**　包括肺泡-动脉血氧梯度（$A\text{-}aDO_2$,正常值 5～10mmHg）,死腔-潮气量之比（V_D/V_T,正常者 0.3）、肺分流率（Q_s/Q_T,正常为 5%）、吸气力（正常者 $-80～-100cmH_2O$）、有效动态顺应性（EDC,正常为 100ml/100Pa）、功能性残气量（FRC,正常者 30～40ml/kg 体重）等。$A\text{-}aDO_2$ 反映肺泡功能,用呼吸机时应以 $A\text{-}aDO_2/FiO_2$ 的数值表示。V_D/V_T 反映肺排出 CO_2 的能力,可从 $PaCO_2$ 及呼气 CO_2 分压测定推算。Q_s/Q_T 反映肺血管变化对换气的影响,需经血流动力学监测结果推算。以上三项监测结果在 ARDS 时均增加。吸气力、EDC 和 FRC 均反映通气的能力,在 ARDS 时降低。

3. **血流动力学监测**　置入 Swan-Ganz 漂浮导管,监测肺动脉压（PAP）、肺动脉楔压（PAWP）、心输出量（CO）、混合静脉血氧分压（P_VO_2）等。了解有无左心房高压及缺氧程度等。

4. **其他**　胸部 X 线片显示双肺浸润,提示肺水肿。但早期肺野清晰并不能排除有肺水肿。必要时做胸部 CT,确定有无肺部感染。关于中性粒细胞、补体、蛋白酶、细胞因子及其介质的生物化学和免疫学检测的临床价值还待确定。

（五）治疗

1. **一般性措施**　包括早期发现和有效处理各种相关性基础疾病和原发病,抑制炎症性损伤过程。首先应控制感染,常见的感染源来自肺或腹腔,容易并发 ARDS。ARDS 发生后又可并发肺部感染。

2. **维持循环**　病人若有低血容量,必须及时输液,为避免输液过量加重肺间质和肺泡水肿,应监测尿量、中心静脉压和肺动脉楔压等。以输入晶体液为主,适当给予白蛋白或血浆,再酌情用利尿剂。为减少肺水肿,ARDS 最初几天内设法维持肺动脉楔压在较低水平。为了维持血压和心输出量,在恰当范围内还应酌情选用多巴酚丁胺、多巴胺、毛花苷 C（西地兰）、硝普钠、硝酸甘油等心血管药物。

3. **呼吸治疗**　用呼吸机和氧气,施行定容、定压的人工呼吸,以纠正低氧血症和改善肺泡换气功能。初期,可用戴面罩的持续气道正压通气,使肺泡复张,增加换气面积并增加吸入氧浓度（FiO_2）。ARDS 进展期,需插入气管导管,行呼气终末正压通气（positive end-expiratory pressure,

Notes

PEEP)或间歇性强制通气(intermittent mandatory ventilation,IMV)。PEEP 目的在于使肺泡在整个呼吸周期保持开放,使塌陷的肺泡重新通气,将水肿液从肺泡内移向间质。

进行机械通气时,PEEP 和潮气量应设定在恰当的水平。为了迅速纠正低氧血症,开始时呼吸机需用较高浓度的 FiO_2,然后逐步降低,维持点 0.6 以下。通常将 PEEP 调到 5～15cmH$_2$O 之间。潮气量保持 10～15ml/kg,适当调节吸气呼气流速之比(约 1:2),使通气分布比较均匀。长时间使用较高的 PEEP 会降低心搏出量而影响循环,又可能造成肺气压伤,故应联合 IMV。其他方式的机械通气还有高频正压通气(HFPPV)、高频射流通气(HFJV)、高频振荡通气(HFO)及反比通气等。

使用呼吸机过程中应监测血气变化,及时调节,并注意并发症和不良作用。PEEP 可能引起:①肺泡破裂、气胸;②减少心排出量、影响肾、肝器官功能;③使颅内压增高,可加重脑水肿;④较长时间高浓度氧吸入,尤其是 $FiO_2 \geq 0.8$ 时,可引起氧中毒,造成肺损伤。"肺膜"装置如体外循环膜式氧合治疗(ECMO)或低频正压通气体外二氧化碳排除法(LFPPVECCO$_2$R)亦可降低血二氧化碳含量。

4. 对 ARDS 病变的药物治疗　可选用:①肾上腺皮质激素如地塞米松、氢化可的松,可减轻炎症反应;但只宜短期间断用药以免抑制免疫;②低分子右旋糖酐或加以前列腺素 E_1 和布洛芬,可改善肺的微循环;③川芎嗪可减轻肺水肿;④肺表面活性物质雾化吸入,可能改善肺泡功能;⑤TNF-α 抗体和己酮可可碱可减少中性粒细胞在肺内聚积的损害;还有超氧化物歧化酶(SOD)、肝素或尿激酶等;⑥一氧化氮吸入可选择性地扩张肺血管床。但是上列药物疗法尚未完全定型,需要继续研究改进。

第三节　急性肾衰竭

由各种原因引起的急性肾功能损害,及由此所致的氮质血症、水与电解质平衡紊乱等一系列病理生理改变,称为急性肾衰竭(acute renal failure,ARF)。尿量突然减少是 ARF 发生的标志。成人 24 小时尿量少于 400ml 称为少尿(oliguria),尿量不足 100ml 为无尿(anuria)。但亦有 24 小时尿总量超过 800ml,而血尿素氮、肌酐呈进行性增高者,称为非少尿型急性肾衰竭(nonoliguric acute renal failure)。

(一)病因与分类

由于含氮复合物在血液内潴留,ARF 的临床表现为氮质血症,根据不同病因和早期处理的差异通常将其分为三类。

1. 肾前性　因脱水、血容量减少、心排量下降使肾灌注不足,可引起可逆性肌酐清除率下降。常见的病因有大出血、休克、脱水等。初时,肾本身尚无损害,属功能性肾功能不全,肾前性氮质血症是完全可逆的。若不及时处理,可使肾血流量进行性减少,发展成急性肾小管坏死。故应寻找发病原因,及时纠正肾低灌注状态,以避免发生肾实质性损害。

2. 肾后性　因双侧输尿管或肾的尿液突然受阻,而继发 ARF。多见于双侧输尿管结石、前列腺肥大、盆腔肿瘤压迫输尿管等。在肾未发生严重实质性损害前,肾后性氮质血症也是完全可逆的,解除梗阻后肾功能可恢复。

3. 肾性　肾缺血和肾中毒等各种原因引起肾本身病变,急性肾小管坏死是其主要病理基础,约占 3/4。大出血、脱水、全身严重感染、血清过敏反应等可造成缺血性肾小管上皮损伤。造成肾中毒的物质有氨基糖苷类抗生素如庆大霉素、卡那霉素、链霉素;重金属如铋、汞、铅、砷等;其他药物如造影剂、阿昔洛韦、顺铂、两性霉素 B;生物性毒素如蛇毒、鱼胆、蕈毒等;有机溶剂如四氯化碳、乙二醇、苯、酚等。大面积烧伤、挤压伤、感染性休克、肝肾综合征等,既可造成肾缺血,又可引起肾中毒。

Notes

（二）发病机制

1. 肾缺血　肾小球滤过率（GFR）主要取决于肾小球内静水压。肾小球入球小动脉与出球小动脉形成对肾血流的阻力，从而调节肾小球内静水压。当平均动脉压下降至<90mmHg时，GFR下降；若下降至60mmHg，GFR则下降一半。但血压恢复后，肾功能并不恢复，表明尚有其他因素，如：①前列腺素平衡紊乱：肾本身可产生前列腺素，其中前列环素（PGI_2）是强力血管扩张物质，血栓素（TXA_2）是强力缩血管物质。肾缺血时，因内皮细胞损伤使 PGI_2 生成减少，TXA_2 却由血小板大量生成，使正常 PGI_2/TXA_2 比例下降，导致ARF；②肾素-血管紧张素系统紊乱：肾供血不足时，灌注压下降，转运至肾小管的钠减少以及交感神经活性增强，使肾素分泌增多。血管紧张素原在肾素的作用下，成为血管紧张素Ⅰ（ANG Ⅰ），再由血管紧张素转换酶（ACE）将其转换为 ANG Ⅱ，在 PGI_2 生成减少的情况下，ANG Ⅱ 可导致出球和入球小动脉都收缩，GFR则降低；③内皮素（endothelin, ET）的作用：ET 是一强力血管收缩物质，正常时与内皮源性舒张因子（EDRF）共同调节肾血流。肾缺血时，ET 清除减慢，EDRF 因内皮细胞受损而减少，从而使入球和出球小动脉收缩，致 GFR 下降。

2. 肾小管上皮细胞变性坏死　这是急性肾衰竭持续存在的主要因素，多由肾毒性物质或肾持续缺血所致，可引起肾小管内液返漏和肾小管堵塞。肾细胞损伤后代谢障碍性钙内流，使胞质内钙离子浓度明显增加，激活了钙依赖性酶如一氧化氮合酶、钙依赖性细胞溶解蛋白酶（calpain）、磷脂酶 A_2（PLA_2）等，导致肾小管缺氧性损伤和肾小管细胞坏死。

3. 肾小管机械性堵塞　也是 ARF 持续存在的主要因素。脱落的黏膜、细胞碎片、Tamm-Horsfall 蛋白均可在缺血后堵塞肾小管；滤过压力降低更加重肾小管堵塞；严重挤压伤或溶血后产生的血红蛋白、肌红蛋白亦可导致肾小管堵塞。

4. 缺血-再灌注损伤　肾缺血时细胞 ATP 浓度急剧下降，膜的转运功能受损，细胞内 Na^+、Ca^{2+} 积聚，细胞器功能障碍。肾血供恢复后可产生大量氧自由基，可引起膜的脂质过氧化损伤，导致细胞功能障碍或死亡，还可引起血管功能异常。

5. 感染和药物引起间质性肾炎　某些细菌、真菌或病毒性感染，以及某些抗生素如 β-内酰胺、利福平、磺胺等，可引起急性间质性肾炎而导致 ARF。一般病程较短，经恰当治疗，肾功能可以恢复。另外，全身感染引发的炎症介质"瀑布"反应可明显影响肾血流，内毒素可激活并促使释放去甲肾上腺素、加压素、血管肾张素Ⅱ、血栓素、内皮素等，使肾血管收缩。

6. 非少尿型急性肾衰竭　因肾单位损伤的量和程度以及血流动力学变化不一致所引起。当仅有部分肾小管细胞变性坏死和肾小管堵塞，肾小管与肾小球损害程度不一致时，或者某些肾单位血流灌注量并不减少，血管并无明显收缩和血管阻力不高时，可发生非少尿型 ARF。

（三）临床表现

急性肾衰竭在病理上有肾小管坏死和修复两个阶段，临床上表现为少尿或无尿和多尿两个不同时期。

1. 少尿或无尿期　一般为 7～14 天，有时可长达 1 个月。少尿期是整个病程的主要阶段，此期越长，病情越严重。

（1）水电解质和酸碱平衡紊乱

1）水中毒：体内水分大量积蓄，致使细胞外和细胞内液间隙均扩大，引起高血压、肺水肿、脑水肿、心衰和软组织水肿等。可出现恶心、呕吐、头晕、心悸、呼吸困难、水肿、嗜睡，以及昏迷等症状。由于颅内压升高，病人感头痛、易激动、肌肉抽搐，可有癫痫发作。因液体不能排出，血液循环容量增加，致使心力衰竭，表现为脉搏有力、静脉压和血压升高。

2）高钾血症：少尿后 2～3 天之内，血清钾便开始增高，4～5 天可达危险的高度，是少尿无尿阶段最重要的电解质失调，为 ARF 死亡的常见原因之一。正常人 90% 的钾离子经肾排泄。少尿或无尿时，钾离子排出受限。若同时有严重挤压伤、烧伤或感染时，分解代谢增加，更有大量钾从细胞内释出,血钾迅速增高达危险水平。另外,代谢性酸中毒、输库存较久的血、注射含钾盐的药物均可促使高钾血症的发生。

病人可出现周身无力、肌张力低下、手足感觉异常、口唇和肢体麻木、神志恍惚、烦躁、嗜睡等一系列神经系统症状。检查时发现腱反射减退或消失,心跳缓慢。影响心脏功能时可出现心律失常,甚至心搏骤停。最初心电图变化表现为 Q-T 间期缩短及 T 波高尖;若血钾升高至 6.5mmol/L 以上,可出现 QRS 间期延长、PR 间期增宽、P 波降低。如不紧急处理,则有引起心肌纤颤或心搏骤停可能。

3)高镁血症:正常情况下,60% 的镁由粪便排泄,40% 由尿液排泄。在 ARF 时,血镁与血钾呈平行改变,因此当有高钾血症时必然有高镁血症。高血镁引起神经肌肉传导障碍,可出现低血压、呼吸抑制、麻木、肌力减弱、昏迷甚至心搏骤停。心电图表现为 P-R 间期延长、QRS 增宽和 T 波增高。

4)低磷血症和低钙血症:60% ~80% 的磷转向肠道排泄时,与钙结成不溶解的磷酸钙而影响钙的吸收,出现低钙血症。低血钙会引起肌肉抽搐,并加重高血钾对心肌的毒性作用。

5)低钠血症:主要是因体内水过多,血液中钠被稀释之故。同时还有下列情况可能产生低钠血症:钠过多丢失,如呕吐、腹泻、大量出汗时;代谢障碍使"钠泵"效应下降,细胞内钠不能泵出,细胞外液钠含量下降;肾小管功能障碍,钠重吸收减少。当血清钠<125mmol/L 时,可出现疲惫、淡漠、无神、头痛、视力模糊、运动失调等,严重时可发展为嗜睡、谵妄、惊厥以致昏迷。

6)低氯血症:因氯和钠往往是以相同比例丢失,故低钠血症常伴有低氯血症。若大量胃液丢失,如频繁呕吐时,氯比钠丢失更多。

7)代谢性酸中毒:是 ARF 少尿期的主要病理生理改变之一。常伴有阴离子间隙(anion gap)增大,酸性代谢产物如硫酸盐、磷酸盐等不能排出;肾小管功能损害丢失碱基和钠盐,以及氢离子不能与 NH_3 结合而排出;无氧代谢增加,造成代谢性酸中毒,并加重高钾血症。突出的表现为呼吸深而快,呼气带有酮味,面部潮红,并可出现胸闷、气急、乏力、嗜睡及神志不清或昏迷,严重时血压下降,心律失常,甚至发生心搏骤停。

(2)代谢产物积聚:蛋白代谢终末产物不能经肾排泄,存留体内,从而发生氮质血症。血中尿素氮和肌酐快速升高,病情严重,预后差。血尿素氮还受脱水、肠道积血等因素的影响,血肌酐则由肾排泄,可较好地反映肾功能。当伴有发热、感染、损伤时,分解代谢增加,形成尿毒症。临床表现为恶心、呕吐、头痛、烦躁、倦怠无力、意识模糊、甚至昏迷。可能合并心包炎、心肌病变、胸膜炎及肺炎等。

(3)出血倾向:原因有血小板质量下降、多种凝血因子减少和毛细血管脆性增加等。常有皮下、口腔黏膜、牙龈及胃肠道出血。消化道出血更加速血钾和尿素氮的升高,有时可发生 DIC。胃肠道出血为常见,但大多易于控制。

2. **多尿期** 尿量增至 400ml 以上时,预示多尿期开始。尿量不断增加,可达 3000ml 以上,一般历时 14 天。在开始的一周内因肾小管功能尚未完全恢复,氮质血症还可能会恶化,尿量虽有所增加,但血尿素氮、肌酐和血钾继续上升,仍属于少尿期的继续。当肾功能逐渐恢复,尿量大幅度增加后,可出现低血钾、低血钠、低血钙、低血镁和脱水现象。此时仍处于氮质血症和水、电解质失衡状态。由于体质虚弱,极易发生感染,如肺部感染、尿路感染等,仍有一定的危险性。

多尿期尿量增加有三种形式:突然增加、逐步增加和缓慢增加。后者在尿量增加至一定程度时若不再增加,提示肾损害难以恢复,预后不佳。

3. **恢复期** 多尿期后进入恢复期,需待数月方能恢复正常。由于严重消耗及营养失调,病人仍极其衰弱、消瘦、贫血、乏力,应加强调理,以免产生并发症或发展为慢性肾衰竭。

非少尿型急性肾衰竭 每日尿量常超过 800ml,与少尿型相比,血肌酐虽呈进行性升高,其升高幅度低,临床上易被忽视。严重的水、电解质和酸碱平衡紊乱、消化道出血和神经系统症状较少尿型为少见,感染发生率亦较低。临床表现轻、进程缓慢、需要透析者少,如果能及时诊断和正确处理,预后相对较好。

（四）诊断

危重病人要随时想到 ARF 发病的可能性,应详细询问病史,有无各种引起低血压的原因,是否接受过输血和接受过经肾排泄或有肾毒性药物治疗。严重创伤或严重感染的病人、大手术后,特别是术中曾有低血压的病人,应高度警惕发生 AFR。

1. **体格检查**　颈静脉充盈程度是估计 CVP 的简易方法;心肺听诊可了解有无心力衰竭;有无额前和肢体水肿及水、电解质平衡紊乱。肾后性 ARF 常表现为突然无尿,全身症状往往不明显。超声检查可显示肾盂、输尿管积水或结石,必要时行 CT 检查。

2. **尿量及尿液检查**

（1）危重病人应留置导尿管,精确记录每小时尿量。

（2）注意尿液的物理性状。酱油色尿液提示有溶血或软组织严重破坏。

（3）尿比重或尿渗透压测定:肾前性 ARF 尿液浓缩,尿比重和渗透压高;肾性 ARF 通常为等渗尿,尿比重恒定于 1.010 ~ 1.014 之间。

（4）尿常规检查:急性肾小管坏死时可见肾衰管型,为有宽大颗粒管型的肾小管上皮细胞。

（5）尿钠浓度测定简单易行,可鉴别急性少尿型肾衰和血容量不足性少尿,前者因肾小管再吸收功能遭到破坏,尿钠一般大于 40mmol/L;后者因血容量不足,肾加强保留钠,故尿钠浓度低。

3. **血液检查**

（1）血尿素氮和肌酐呈进行性升高,正常血尿素氮含量为 2.9 ~ 7.5mmol/L,血清肌酐男性 53 ~ 106μmol/L,女性为 44 ~ 97μmol/L。若尿素氮升高较肌酐明显,表示有高分解代谢存在,常见于严重烧伤及脓毒症。

（2）血清电解质测定,pH 或血浆 $[HCO_3^-]$ 测定。

根据血尿化验结果计算,以滤过钠排泄分数（FE_{Na}）和肾衰指数（RFI）最为敏感,尿渗透压、自由水清除率（ml/h）及尿钠排出量的诊断价值次之。尿比重虽准确性差,但简便。滤过钠排泄分数和肾衰指数的计算公式为:$FE_{Na}(\%) = 尿 Na/血 Na(U_{Na}/P_{Na}) \times 血肌酐/尿肌酐(P_{Cr}/U_{Cr}) \times 100$,$RFI = U_{Na} \times (P_{Cr}/U_{Cr})$。即使尿量超过 500ml/d,只要 FE_{Na} 和 RFI 均 >1 仍可提示肾性 ARF。

4. **补液试验和利尿剂试验**　补液试验可作为急性少尿型肾衰与血容量不足性少尿的鉴别。5% 葡萄糖液 250 ~ 500ml,在 30 分钟内静脉滴完,若尿量增加、尿比重降低,为血容量不足性少尿;反之,可能为 ARF。心肺功能不全和老年人不宜应用。

利尿剂试验可用于肾前性 ARF 和肾性 ARF。若血容量已补足,尿量仍少者,可采用 20% 甘露醇液 50 ~ 100ml,于 10 ~ 15 分钟内静脉注入。若每小时尿量增加 40ml,一般多系肾前性 ARF;若尿量不超过 40ml/h,或尿液不增加,3 小时后再依上法用 1 次,无反应者则考虑肾性 ARF。如仍需利尿剂,可改用呋塞米（速尿）20 ~ 40mg,溶于 50% 葡萄糖液 20 ~ 40ml 内静脉推注,以诱导利尿,尿量依然不增者,按肾性 ARF 处理。

（五）预防

1. **处理高危因素**　严重创伤、较大的手术、全身性感染等因素引起的持续性低血压以及肾毒性物质,可引起肾缺血或中毒,均应及时处理,以免发展到不可逆的阶段。

2. 补充血容量、解除肾血管收缩、尽量缩短肾缺血时间,并积极纠正水、电解质和酸碱平衡失调。

3. 严重软组织挤压伤及误输异型血者,在处理原发病的同时,应输注 5% 碳酸氢钠 250ml 以碱化尿液,并应用甘露醇防止血红蛋白、肌红蛋白阻塞肾小管或其他肾毒素损害肾小管上皮细胞。

Notes

4. 施行影响肾血流的手术时,术前应扩充血容量,术中、术后应用甘露醇或呋塞米,以保护肾功能。

5. 出现少尿时,可通过补液试验和利尿试验鉴别是肾前性或肾性 ARF,并作相应处理。

（六）治疗

已发展到肾性 ARF,不论少尿型或多尿型 ARF,均应计出入水量、防止高血钾、维持营养和热量供给,防止和控制感染。

1. 少尿期治疗

（1）利尿剂:除了预防性用药,还应早期用药。①甘露醇:可产生强有力的渗透性利尿作用,并能扩张肾小动脉,可冲掉肾小管内管型、细胞碎片以及沉淀的色素蛋白。一次用量 12.5 ~ 25.0g,快速静脉滴注效果较好。②呋塞米:可增加肾小球滤过率而产生利尿,能冲掉肾小管堵塞物。初次静脉注射 40mg,无效时可每隔 2 小时分别给予 80mg、160mg 和 200mg,直至出现利尿。超过 200mg 仍无反应者,表明无效。呋塞米和小剂量多巴胺联用,有良好的协同作用。多巴胺 0.5 ~ 2μg/（kg·min）可使肾血管扩张,以增加肾小球滤过率和肾血流量。

（2）限制水分和电解质:严格限制液体摄入。记录 24 小时出入水量,包括尿液、粪便、引流物、呕吐物和异常出汗量。量出为入,以每天体重减少 0.5kg 为最佳,表明无液体潴留。根据"显性失水+非显性失水-内生水"的公式作为每日补液量的依据,宁少勿多,以免引起水中毒。显性失水为尿、粪和失血等的总和,不显性失水为皮肤和呼吸道挥发的水分,一般为 600 ~ 1000ml/d,内生水为体内代谢所产生的水分,约 400 ~ 500ml/d。通过中心静脉压或肺动脉楔压监护血容量状况。严禁钾的摄入,包括食物和药物中的钾。低钠血症常由液体过多所致,一般不补充钠盐,血钠维持在 130mmol/L 左右即可。注意钙的补充。

（3）营养治疗:给予足够的蛋白质,补充分解代谢消耗,不必过分限制口服蛋白质,每日摄入 40g 蛋白质并不加重氮质血症,以血尿素氮和肌酐之比不超过 10∶1 为准。透析时应适量增加蛋白质的补充。摄入足够的热量,主要由碳水化合物和脂肪供给,目的是减少蛋白分解代谢至最低程度,减缓尿素氮和肌酐的升高,减轻代谢性酸中毒和高血钾。注意维生素的补充,尽可能通过胃肠道补充营养。

（4）预防和治疗高血钾:高血钾是少尿期最主要的死亡原因。应严格控制钾的摄入,并减少导致高血钾的各种因素,如供给足够的热量,控制感染、清除坏死组织、纠正酸中毒、不输库存血等。当血钾超过 5.5mmol/L,应予以治疗（参见第三章第二节）。

（5）纠正酸中毒:一般情况下,酸中毒发展较慢,并可通过呼吸代偿。在血浆[HCO_3^-]低于 15mmol/L 时才应用碳酸氢盐治疗。但注意所用的液量,以免导致血容量过多。在有严重创伤、感染或循环系统功能不全时,易发生严重酸中毒。血液滤过是治疗严重酸中毒的最佳方法。

（6）预防和控制感染:静脉通路、导尿管等可能是引起感染的途径。需应用抗生素时,应避免有肾毒性及含钾药物。并根据其半衰期调整用量和治疗次数。两性霉素 B、头孢噻啶、头孢唑啉、氨基糖苷类、万古霉素等对肾有明显毒性,应尽量避免选用。

（7）血液净化（hemopurification）:经上述治疗无效而出现以下情况时,应采用血液净化技术:血肌酐超过 442μmol/L,血钾超过 6.5mmol/L,严重代谢性酸中毒,尿毒症症状加重,出现水中毒症状和体征。

1）血液透析（hemodialysis）:通过血泵将血液输送至透析装置（人工肾）。透析器内半透膜将血液与透析液分隔,根据血液与透析液间浓度梯度以及溶质通过膜的扩散渗透原理进行溶质与溶液交换,以达到去除水分和某些代谢产物的目的。经透析的血液回输入病人体内。其优点是能快速清除过多的水分、电解质和代谢产物。缺点是需要建立血管通路,抗凝治疗会加重出血倾向,并对血流动力学有影响,适用于高分解代谢的急性肾衰竭,病情危重、心功能尚稳定,不宜行腹膜透析者。

Notes

2）腹膜透析（peritoneal dialysis）：腹膜毛细血管和腹膜腔之间的静水压和渗透压的差即为跨膜压，是形成超滤的动力。腹腔内淋巴组织极为丰富，具有很强的吸收作用。通过腹腔内置管和注入透析液，以腹膜作为透析膜，清除体内积聚的水分、电解质和代谢产物。一般用 8000～10 000ml 透析液可透出水分约 500～2000ml，尿素氮每日平均下降 3.3～7.8mmol/L；应用无钾透析液，每日可清除钾离子 7.8～9.5mmol/L。其优点是不需特殊设备，不影响循环动力的稳定性，不用抗凝剂，不需要血管通路。缺点是对水、电解质和代谢产物的清除相对较慢，会引起腹腔感染和漏液。近期有腹部手术史、腹腔有广泛粘连、肺功能不全和置管有困难者不适合腹膜透析。腹膜透析适用于非高分解代谢型 ARF，有心血管功能异常、建立血管通路有困难、全身肝素化有禁忌及老年病人。

3）连续性动静脉血流滤过（continuous arteriovenous hemofiltration，CAVH）或连续性动静脉血流滤过和透析（continuous arteriovenous hemodiafiltration，CAVHD）：是利用病人自身血压将血液送入血液滤过器，通过超滤清除水分和溶质。血液及替代液体再回输入体内。超滤率约 10～12ml/min，若动脉血不足以维持血液流动，可应用血液透析机的外部血泵提供动力，进行血液滤过。其优点是血流动力学稳定性好，不需昂贵的设备和专门训练，能快速移除水分。血流动力学不稳定时更适用于这类方法，如感染和 MODS 时。缺点是需动脉通道以及持续应用抗凝剂，且 K^+、Ccr、BUN 的透析效果不佳。

2. 多尿期的治疗 多尿期初，尿量虽有所增加，但肾的病理改变并未完全恢复，病理生理改变仍与少尿期相似。当尿量明显增加时，又面临水、电解质失衡状态。这一阶段全身情况仍差、虚弱、蛋白质不足、易于感染，故仍需积极治疗、认真对待。

应保持水、电解质平衡，加强营养，补充蛋白质，增强体质，预防和控制感染，注意并发症的发生。当出现大量利尿时，应防止水分和电解质的过度丢失。但补液量勿过多，避免延长利尿期。一般补充前一天尿量的 2/3 或 1/2，呈轻度负平衡又不出现脱水现象即可，并酌情补充电解质。如尿量超过 1500ml，可口服钾盐。当尿量超过 3000ml 时，应补钾 3～5g/d，此时，应补充适量的胶体，以提高胶体渗透压。多尿期由于水、电解质失衡，感染等导致死亡者并不少见，故不能放松警惕。

第四节 胃肠功能障碍

急性胃肠功能障碍（acute gastrointestinal dysfunction，AGD）是继发于创伤、烧伤、休克和其他全身性病变的一种胃肠道急性病理改变，以胃肠道黏膜损害以及运动和屏障功能障碍为主要特点。应激性溃疡（stress ulcer）是机体在严重应激状态下发生的一种急性上消化道黏膜病变，以胃为主，表现有急性炎症、糜烂或溃疡，严重时可发生大出血或穿孔。此病可属于 MODS，也可单独发生。

肠功能障碍包含消化、吸收障碍与肠黏膜屏障功能障碍。肠屏障除黏膜屏障外，还有免疫屏障及生物屏障。肠黏膜屏障功能发生障碍与细菌、内毒素移位有关，常可产生严重的全身性反应和感染，偶有黏膜糜烂大出血。

（一）病因和发病机制

1. 中度、重度烧伤，可继发胃、十二指肠的急性炎症及溃疡，又称柯林（Curling）溃疡。

2. 颅脑损伤、颅内手术或脑病变，可继发胃、十二指肠或食管的急性炎症及溃疡，又称库欣（Cushing）溃疡。

3. 其他重度创伤或大手术，特别是伤及腹部者可继发本病。

4. 重度休克、严重全身感染、麻醉并发症、心脑肺复苏后等可诱发本病。

上列情况诱发机体神经内分泌系统的应激反应。受此影响，腹腔动脉系统发生收缩，使胃肠缺血,引起缺血性损伤和能量代谢障碍。由于 ATP 降低,不能维持 H^+ 浓度梯度,造成 H^+ 反流增加,pHi 值降低;另外,此类病人常有胃酸分泌亢进和黏膜表面黏膜层分解,可造成黏膜损伤。缺血-再灌注过程中产生的氧自由基可损伤内皮细胞,也可破坏胃黏膜防御功能,加上缺血、缺氧及胃酸等损伤因素的共同作用,可发生应激性溃疡。胃的急性炎症还可由饮酒、服用阿司匹林或吲哚美辛等药物直接引起,黏膜病变近似应激性溃疡,但是停止饮酒和服药后较易治愈。

（二）病理变化

应激性溃疡是由多种损伤因素综合作用的结果,其基本病理变化大体相同。病变主要位于胃底及胃体部,胃窦部亦可受累;一部分病变侵及十二指肠,少数可累及食管。黏膜先有点状苍白区,继而充血、水肿、发生糜烂和浅的溃疡。病变加重时侵及黏膜下,发生程度不等的出血,甚至可破坏胃壁全层而发生穿孔,导致急性腹膜炎。因胃肠屏障功能减弱,细菌及毒素可移位于肠壁、肠外血液和淋巴中,甚至可发展为全身感染。急性非结石性胆囊炎亦是胃肠道功能障碍的常见表现之一,往往提示危重病病人预后凶险。

（三）临床表现和诊断

早期临床表现往往不明显,本病不严重时无上腹痛和其他胃部症状,常被忽视。由于原发病危重,掩盖了消化系统的症状,故呕血和排柏油样便常为其早期表现;大出血可导致休克;反复出血可导致贫血。诊断主要依靠病史,病人有创伤、烧伤、休克或脓毒症等过程。胃镜检查可证明病变。胃、十二指肠并发穿孔时,即有腹部疼痛、压痛、肌紧张等腹膜炎表现。

（四）治疗

积极治疗原发病,控制严重创伤、烧伤、休克及全身感染等原发病的发生与发展是防治应激性溃疡的关键。

1. 降低胃酸和保护黏膜　可以缓解胃十二指肠的炎症,以免大出血和穿孔。可用胃管尽量吸出胃液,同时用:①抗酸药类,氢氧化铝凝胶 10～15ml,3～4 次/天和甘珀酸钠等黏膜保护剂;②组胺 H_2 受体拮抗药,如雷尼替丁、西咪替丁、法莫替丁等;③质子泵抑制剂,如奥美拉唑,它可通过抑制胃壁细胞的 H^+/K^+ ATP 酶达到抑酸分泌作用。如病人正在用肾上腺皮质激素类药物,应予停药。

2. 溃疡大出血的非手术疗法　包括:①置入较粗的胃管,先以冷盐水冲洗去除胃内血液和凝血块;继而用去甲肾上腺素或肾上腺素液冲洗;②由胃管内持续缓慢滴入要素饮食,既可中和胃酸利于止血,还能增强胃肠黏膜屏障功能;③静滴西咪替丁等降低胃酸的药物;④静脉注射生长抑素,如施他宁、善宁等;⑤或使用血管加压素 20U 加入 5% 葡萄糖 200ml,静脉点滴,30 分钟内滴完,可减少腹腔动脉血流;⑥经内镜止血:在内镜下局部喷洒止血剂如 5%～10% 硫酸高铁(孟塞尔液),也可采用热凝固方式止血,例如高频电凝止血,纤维光导激光止血等;⑦栓塞治疗:是比较有效的止血方法,尤其是对胃左动脉分支出血的治疗效果更佳。先做诊断性血管造影,确定病变部位,范围及其血供特点,然后注入明胶海绵等栓塞材料,可同时注射血管加压素。

3. 手术治疗　经上述治疗仍继续反复大量出血,持续大量出血,在 6～8 小时内输血 600～800ml 不能维持血压;合并溃疡穿孔或腹膜炎者为手术适应证。以选择性迷走神经切断加局部止血,或加胃窦切除或次全胃切除为常用术式。此类病人病情严重,多伴有休克,全身情况差,术前应适当输血、输液等,纠正贫血,维持体液平衡和提供营养,做好术前准备。注意治疗感染和其他器官的功能不全,改善病人全身状态。还应强调,此类病人术后可能再度出血,应提高警惕。

4. 肠黏膜屏障功能障碍的治疗

（1）营养支持:包括肠外和肠内营养,肠内营养除供给营养外,还具有促进黏膜生长的特殊作用。

（2）维护肠黏膜屏障功能:合理应用生长激素、谷氨酰胺、膳食纤维等能促进肠黏膜代偿。

Notes

（3）维护肠免疫及生物屏障作用：避免人为的抑制、减少胃液的产生和分泌量,勿滥用抗生素,以保持肠内细菌的生态平衡。

第五节　急性肝衰竭

急性肝衰竭(acute hepatic failure,AHF)可在急性或慢性肝病、中毒或其他系统器官衰竭等的过程中发生,预后凶险,病死率高。

（一）发病原因

严重创伤、休克、严重感染均可导致 AHF。原先有肝硬化、阻塞性黄疸等肝功能障碍的病人易并发 AHF。广泛性肝切除术和门体静脉分流术后可能并发 AHF。其他原因有病毒性肝炎、化学物中毒等。

AHF 的组织病理学特点为广泛的肝细胞坏死和弥漫气球样变(水样变性)。肝的合成、运输、贮存、解毒等功能降低,并发生氨基酸代谢障碍、血脑屏障功能紊乱,凝血系统障碍和低血压、低氧血症、酸中毒等全身症状。

（二）临床表现和诊断

1. 意识障碍　多由肝性脑病引起。肝衰竭时代谢紊乱,如血中增多的游离脂肪酸、硫醇、酚、胆酸、芳香族氨基酸等均可能影响中枢神经。低血糖、酸碱失衡等也可影响脑。此外还可能有缺氧或 DIC 等因素损及脑。肝性脑病的轻重程度可分为四度,即 I 度(前驱期)为情绪改变,II 度(昏迷前期)为瞻睡和行为不自主,III 度(昏睡期或浅昏迷期)为嗜睡、但尚可唤醒,IV 度(昏迷期)为昏迷不醒,对各种刺激失去反应、瞳孔散大、过度换气和循环障碍。

2. 黄疸　出现早,而且很快加深,为血胆红素增高的表现。

3. 肝臭　呼气常有特殊的甜酸气味(似烂水果味),可能为肝的代谢功能紊乱,血中硫醇增多所致。

4. 出血　肝合成各种凝血因子和纤维蛋白原减少,血小板数量减少,DIC 或消耗性凝血病。皮肤有出血斑点,注射部位出血或胃肠出血等。

5. 并发其他器官系统功能障碍

（1）脑水肿:均发生在 III ~ IV 度肝性脑病基础上,可加深昏迷、抽搐、呼吸不规则、血压升高,视盘水肿及脑疝。

（2）肺水肿:主要是肺毛细血管通透性增加造成,呼吸加深加快,起初可引起呼吸性碱中毒,到后期可并发 ARDS。

（3）肝肾综合征。

（4）发生或加重感染:原发性细菌性腹膜炎最多见,以大肠埃希菌为主,并可加重 AHF 的进程。

6. 实验室检查

（1）转氨酶可增高,血清丙氨酸转换酶(ALT)及谷草转氨酸(AST)是肝细胞破坏、细胞膜通透性增加及线粒体损伤的敏感指标,但发生弥漫的肝坏死时可不增高。

（2）血胆红素增高,其值越高,预后越差。

（3）血小板常减少,白细胞常增多。

（4）血肌酐和尿素氮可增高,提示肾功能障碍。

（5）血电解质紊乱。

（6）酸碱失衡,多为代谢性酸中毒,早期可能有呼吸性或代谢性(低氯、低钾)碱中毒。

（7）出现 DIC 时,凝血时间、凝血酶原时间或活化部分凝血活酶时间延长,纤维蛋白原可减少,其降解物质(FDP)增多,优球蛋白试验可呈阳性。

（三）预防和治疗

急性肝衰竭的病死率较高,应尽量预防其发生。用药时注意对肝的不良作用。施行创伤性较大的手术时,术前应重视病人的肝功能情况,尤其对原有肝硬化、肝炎、黄疸、低蛋白血症等病变者,要有充分的准备。麻醉应避免用肝毒性药物。术中和术后要尽可能防止缺氧、低血压或休克、感染等,以免损害肝细胞;术后保持呼吸循环良好、抗感染和维持营养代谢。

1. **病因治疗**　由毒剂、药物引起的 AHF,要尽快清除毒性物质并积极进行解毒治疗。

2. **支持治疗**　适量输新鲜血、血浆和白蛋白。输注葡萄糖液可配用少量胰岛素和胰高血糖素,每日输入支链氨基酸 250ml,限用一般的氨基酸合剂,不用脂肪乳剂。有严重出血倾向者可输入凝血酶原复合物和纤维蛋白原。促肝细胞生长素(HGF)的应用可降低各型 AHF 的病死率。

3. **口服乳果糖**　以排软便 2~3 次/天为度;也可灌肠。口服肠道抗菌药,以减少肠内菌群,如用甲硝唑。静脉点滴乙酰谷氨酰胺、谷氨酸或氨酪酸,以降低血氨。静滴左旋多巴,可能有利于恢复大脑功能。

4. **防治 MODS**　纠正酸碱失衡,碱中毒较多见,对病人危害大,重症碱中毒可静脉点滴 0.1mmol/L 稀盐酸或大剂量维生素 C,并补钾。注意抗感染治疗。意识障碍并有视盘水肿时需用甘露醇等脱水剂;呼吸加快、口唇发绀等可能为 ARDS 表现,应做血气分析和增加氧吸入,或用呼吸机等;尿量过少时需用利尿剂。

5. **人工肝辅助治疗和肝移植**　将病人的血液通过体外的动物肝灌流,或用活性炭等吸附作用和半透析作用(类似"人工肾"),以清除肝衰竭病人血中有害物质;对肝病引起的 AHF 还可行肝移植。这些疗法费用昂贵,尚未取得较成熟的经验,需继续研究。

（陈义发）

Notes

第八章 麻 醉

第一节 概 述

麻醉学(anesthesiology)包括临床麻醉(clinical anesthesia)、疼痛治疗(pain management)、急救复苏(first-aid and resuscitation)和重症治疗(intensive care),其中临床麻醉是麻醉学科的主要工作。

临床麻醉指的是应用药物或某种方法暂时使病人意识丧失(unconsciousness)或即使意识存在,但对疼痛无感知,以保证诊断、手术及其他治疗操作能够安全、顺利地进行;在完成上述操作后,意识和各种感觉及生理反射能够及时、平稳地恢复正常。给予麻醉药物后,使病人从清醒状态进入到意识消失或虽意识存在但对疼痛无感知的状态,称为麻醉诱导(induction)。麻醉诱导完成后适时地使用麻醉药物,维持病人处于无知晓,或虽意识存在,但对手术、诊断和治疗操作无感知的状态,称为麻醉维持(maintenance)。病人从麻醉状态恢复到意识存在,机体各部位痛觉恢复正常,各种反射恢复正常的状态,称为麻醉苏醒(recovery)。

麻醉作用的出现,主要是麻醉药物作用于神经系统某一特定部位的结果。根据麻醉药物给药途径的不同以及作用部位的差异,将临床麻醉分为两大类,即全身麻醉(general anesthesia)和局部麻醉(local anesthesia)。

全身麻醉是麻醉药作用于中枢神经系统的某些部位,暂时使病人意识丧失,周身不感到疼痛,包括吸入麻醉(inhalational anesthesia)和静脉麻醉(intravenous anesthesia)。吸入麻醉是使麻醉药物通过呼吸道到达肺泡,进入血液循环,作用于中枢神经系统,产生全身麻醉作用。静脉麻醉是将麻醉药物经静脉或肌内注射后进入血液循环,作用于中枢神经系统,产生全身麻醉状态。临床麻醉中应用最多的全身麻醉方法是静吸复合麻醉,是将静脉麻醉药和吸入麻醉药先后或同时使用,通常是先给予静脉麻醉药完成麻醉诱导,再给予吸入麻醉药和肌肉松弛药维持麻醉。

局部麻醉是麻醉药物作用于脊髓的某些节段或某些外周神经,使机体的某部位暂时失去疼痛的感觉,包括表面麻醉(topical anesthesia)、局部浸润麻醉(infiltration anesthesia)、静脉局部麻醉(Bier block)、神经阻滞(nerve block)、神经丛阻滞(nerve plexus block)和椎管内阻滞。椎管内阻滞包括蛛网膜下腔阻滞(subarachnoid block)、硬脊膜外腔阻滞(epidural block)和骶管阻滞(caudal block)。

临床麻醉中常常是将几种麻醉药物和不同麻醉方法联合使用,通过减少每一种麻醉药的剂量以及可能出现的副作用,来维持麻醉过程中病人生命体征的稳定,获得满意的麻醉效果,病人亦可迅速地从麻醉状态恢复到正常的生理状态。

为了满足某些手术的特殊要求,降低其风险,有时必需采取一些相应措施,如使用药物主动、适当地降低病人的血压,减少术中失血或降低大血管的张力,避免手术操作时引起大血管破裂的措施,称为控制性降压(deliberate hypotension);通过降低病人全身或局部体温,以提高器官组织耐受缺血、缺氧的能力,称为人工低温(deliberate hypothermia);为减少手术中失血和输入异体血液,术前将病人自身的血液采集保存,同时输入一定量的胶体液,维持循环血容量不变,待可能引起较多失血的操作完成后,再将预先采集的病人血液输回给病人,称为急性等容血液稀释(acute normovolemic hemodilution)。这些措施虽然与免除病人的疼痛感觉无关,但却是手术中麻醉管理的重要部分。

在实施麻醉时,为了给予麻醉药和维持病人的生命体征正常,必须进行某些操作,如气管内插管、椎管内穿刺和置管等,这些操作以及麻醉药在产生麻醉作用的同时,有可能给机体的生理功能带来不利的影响。现代麻醉学的水平已经能够消除或显著地减少麻醉药、麻醉操作和手术创伤对机体产生的不利影响,同时还能够在整个麻醉过程中积极、主动地对病人的重要生理功能(呼吸、循环、肾、肝、凝血和中枢神经系统等功能)进行监测和维持,在保证病人生命体征稳定的前提下,为手术的顺利进行提供最佳的条件,并能够使病人术后无痛苦地迅速、顺利恢复。同时也正是由于麻醉科医师对机体重要脏器,特别是呼吸系统和循环系统生理、病理生理改变有深入的了解,具备对心、肺、肝、肾和中枢神经系统等重要脏器生理功能的监测和调控能力,使麻醉科医师在外科重症病人(具有严重合并症、脓毒症或休克病人)术前、术中和术后的监测和治疗以及伤病员的急救复苏中,发挥着重要的作用。

麻醉科承担的无痛胃肠镜检查和治疗、无痛人工流产和分娩镇痛等工作解除了病人有创检查和治疗时的痛苦,正在成为临床麻醉的一个重要部分。此外,急性疼痛(术后镇痛)、慢性疼痛和癌性疼痛的治疗也是现代麻醉学的重要内容。

(吴新民)

第二节　麻醉前准备

为了确保病人安全,使麻醉能够顺利实施,避免或减少围术期的并发症,圆满地完成手术治疗,必须充分做好麻醉前准备工作。麻醉前准备包括病人准备、麻醉选择、药品、器械准备和麻醉前用药。

一、病　人　准　备

(一) 病情评估

麻醉前必须访视病人,或病人到麻醉门诊完成检查,以了解病人的健康状况、焦虑程度;了解既往的麻醉史和手术史;进行必要的体格检查。体检时应集中检查呼吸道、肺和心脏,以排除呼吸系统感染、心功能不全或其他可能没有被诊断的疾病,并应了解影响维持呼吸道通畅以及完成顺利气管内插管的因素,如病态肥胖、颌关节活动受限或颈椎病等。根据实验室和特殊检查结果,重点了解病人心、肺、肝、肾和中枢神经系统等重要脏器的功能,以及水、电解质和酸碱平衡状态,了解并确定病人存在的麻醉相关危险因素。美国麻醉学医师协会(American Society of Anesthesiologists,ASA)将手术病人病情分为5级,对评估病情有重要参考价值。

1级:病人没有全身性疾病,仅有局部的病理改变;

2级:病人有轻度到中度脏器(心、肺、肝、肾和中枢神经系统)病变,但其功能代偿良好;

3级:病人有严重脏器(心、肺、肝、肾和中枢神经系统)病变,但其功能尚能代偿;

4级:病人有危及生命的全身性疾病;

5级:病人存活机会小,处于濒死状态,手术是唯一的治疗措施,如腹主动脉破裂或严重颅脑创伤。

ASA 1、2级病人对麻醉和手术的耐受能力较好;ASA 3级病人对接受麻醉存在一定的危险,麻醉前需做好充分准备,麻醉药物的选择应十分慎重,麻醉中需采用相关的监测措施,对麻醉中和麻醉后可能出现的并发症要采取相应措施积极预防;ASA 4、5级病人的麻醉危险性极大,充分、细致的麻醉前准备尤为重要。

急症手术病人分级表示为在上述分级后加"E"(emergency),如1E、2E 等,表示急诊手术的危险性明显增加。

Notes

（二）病人身体和精神方面的准备

全身麻醉病人意识丧失和保护性生理反射被抑制,出现胃内容物反流、呕吐或易发生误吸而造成呼吸道梗阻或吸入性肺炎。因此,择期手术的病人在麻醉前6小时内应禁食,小儿应在术前8小时内禁食固体食物、6小时内禁食配方奶和牛奶、4小时内禁食母乳、2小时内禁饮清饮料,不能耐受长时间禁食的小儿应静脉输液。饱胃而又必须在全身麻醉下实施手术的急诊病人,可以考虑清醒气管内插管或全身麻醉的快速诱导(rapid sequence induction),后者为充分面罩给氧,静脉快速诱导,不吹肺,压迫环状软骨堵塞食管的插管方法。对于饱胃病人,即使施行椎管内阻滞,特别是联合使用麻醉性镇痛药或镇静催眠药时,仍有发生呕吐、误吸乃至呼吸道堵塞、窒息的危险。

病人精神方面的准备,重点要消除病人对麻醉和手术的忧虑及恐惧。术前访视时,应向病人简要介绍麻醉施行方案和安全保障措施,耐心听取并解答病人的问题,取得病人的全面信任。对于极度紧张的病人,术前须给予镇静药。

（三）非外科疾病的治疗

病人日常活动情况、营养状态、贫血等对麻醉和手术的耐受能力会有一定的影响,术前应予以改善。如分次输入浓缩红细胞使血红蛋白达80g/L以上;如术前病人存在脱水、电解质紊乱和酸碱平衡失调,需积极予以纠正;对合并高血压、糖尿病、冠心病或慢性阻塞性肺部疾病者,术前访视时,必须对这些疾病的严重程度做出正确的评估,并通过积极、有效的治疗,使受累器官的功能达到最佳状态,以增强病人对麻醉和手术的耐受力。同时还必须详细了解病人服药情况,认真考虑病人现在服用的药物和麻醉用药之间可能出现的多种相互作用。治疗高血压和冠心病的药物需持续用至手术日清晨;较长时间服用皮质激素的病人,近期无论是否停用,术前仍需继续使用皮质激素至术后数日,以防止围术期发生肾上腺皮质功能不全。

病人准备充分与否与麻醉的安全性密切相关,许多麻醉意外是在对病人的病情没有详尽的了解,病人的病理生理状态没有得到必要的纠正的情况下发生的。但亦应注意,对于急症和恶性肿瘤的病人,应在不延误手术治疗时机的前提下,尽力作好病人术前全身准备工作。

二、麻 醉 选 择

必须根据病情、手术种类、麻醉科医师的水平,以及可供使用的麻醉药物、麻醉及监测设备来决定麻醉的方式。麻醉科医师首先应选择自己最熟悉的麻醉方法和药物。外科医师和麻醉科医师及时、充分的交流十分重要,外科医师最清楚拟施行手术的范围、手术需要的时间、病人有何担心或偏爱等,均有可能改变麻醉方案。小儿不易合作,以采用全身麻醉为多,也可行全身麻醉复合局部浸润麻醉或椎管内阻滞,特别是骶管阻滞。老年人各个脏器呈现退行性变化,且常合并有心、肺、肝、肾等脏器疾患,选择麻醉时应考虑周全,麻醉诱导和维持期用药时应十分小心,注意适当减量,通常采取滴定给药。休克病人为防止循环功能进一步恶化,不宜选用椎管内阻滞。通常神经外科、颌面外科、耳鼻喉科、腔镜手术、心脏和脊柱手术选择全身麻醉,胸科、上腹部手术选择全身麻醉或全身麻醉复合硬膜外腔阻滞;T_{10}以下的手术,包括妇产科、下腹部和下肢手术,选择蛛网膜下腔阻滞或蛛网膜下腔阻滞复合硬膜外腔阻滞。麻醉成功与否不单纯是麻醉选择和技术操作,重要的还包括在确保病人没有痛苦感觉的同时,要知道实施麻醉后可能引起病人呼吸、循环系统和神经系统功能的变化以及主要手术操作对某些生理功能的影响。麻醉期间妥善用药,及时发现并正确处理各种异常变化,使得病人麻醉诱导平稳,麻醉期间既创造了满意的手术条件,又维持病人各项生理指标正常,使麻醉的恢复迅速、顺利。

三、药品、器械准备

为了使麻醉和手术能够安全顺利地进行,按照不同的麻醉方法,术前必须充分准备好相应

Notes

的麻醉用具、药品、麻醉机、监测设备和某些特殊药品及抢救药品。需要全面估计麻醉过程中病人生理功能可能出现的变化,认真准备应对变化所需的药品和器械。许多麻醉严重并发症或麻醉意外是因在麻醉期间对突发情况判断失误或术前准备欠妥,延误抢救时机造成的。无论施行何种麻醉,都必须保证麻醉机功能正常,并能够随时使用麻醉机完成纯氧正压通气。麻醉期间必须监测病人的基本生命体征,即心电图(ECG)、血压和脉搏血氧饱和度(SpO_2)。ASA 3 级以上病人及心血管手术、胸科手术和长时间复杂手术病人应尽可能采用各种监测手段,包括多种有创监测,如动脉内压力(invasive blood pressure)、中心静脉压(CVP)、肺动脉压(PAP)和心输出量(cardiac output)以及呼气末二氧化碳分压($P_{ET}CO_2$)。麻醉前应核实各种监测仪器功能正常,准备好必须的抢救药品,如阿托品(atropine)、麻黄碱(ephedrine)、去氧肾上腺素(phenylepherine)和肾上腺素(epinepherine)等,再开始麻醉。

四、麻醉前用药

麻醉前用药(premedication)是不可缺少的麻醉前准备工作。

（一）麻醉前用药的目的

1. 镇静(sedation)和催眠(hypnosis)　消除病人手术前紧张、焦虑,甚至恐惧的心情,使病人在手术前夜有较好的睡眠,麻醉前能够情绪稳定,充分合作,避免因过分紧张引起血压升高、心率增快,以及可能由此引起心肌缺血,甚至心肌梗死等严重后果。

2. 镇痛(analgesia)　缓解或消除原发疾病或麻醉操作(硬膜外腔穿刺,桡动脉穿刺置管等)可能引起的疼痛和不适,使病人在麻醉操作过程中能够充分合作。同时也可以增强镇静催眠药的效果,减少麻醉药用量,增强麻醉效果。

3. 抑制腺体分泌　给予抗胆碱能药物,减少呼吸道腺体的分泌,有利于维持呼吸道的通畅。

4. 抑制不良反射　消除或减弱因麻醉药物、麻醉操作或手术引起的不良反射,如牵拉眼外肌、眼球引起的眼心反射、牵拉内脏引起的迷走神经反射等,以维持血流动力学的稳定。

（二）麻醉前常用药物

1. 安定镇静药(sedative)　主要用苯二氮䓬类(benzodiazepines)药物,这类药物具有抗焦虑、镇静、催眠、顺行性遗忘、抗惊厥和中枢性肌肉松弛等作用,并且能够提高中枢神经系统的局部麻醉药中毒阈值。常用地西泮(diazepam,安定),成人用量为 5 ~ 10mg,口服或静脉注射;咪达唑仑(midazolam,咪唑安定),成人口服量为 7.5mg,肌内注射剂量为 5 ~ 10mg,静脉注射剂量为 2 ~ 5mg。

2. 催眠药(hypnotics)　主要使用巴比妥类(barbiturates)药物,具有镇静、催眠和抗惊厥作用,并能预防局麻药的毒性反应。苯巴比妥(phenobarbital,鲁米那),成人口服剂量为 30 ~ 90mg,肌内注射剂量为 0.1 ~ 0.2g。

3. 镇痛药(analgesics)　主要使用阿片类(opioids)药物,能提高中枢神经系统疼痛阈值,缓解或解除术前病人的剧痛,使病人安静合作,与全身麻醉药起协同作用,减少麻醉药的用量。常用的药物有吗啡(morphine),成人肌内注射剂量为 10mg;哌替啶(meperidine),成人肌内注射剂量为 25 ~ 50mg。

4. 抗胆碱药　主要使用毒蕈碱样受体拮抗类药物,阻断节后胆碱能神经所支配效应器的毒蕈碱样受体,松弛多种平滑肌,抑制多种腺体分泌,减少呼吸道黏液和唾液的分泌,便于保持呼吸道通畅。此类药还有减弱迷走神经反射的作用,亦用于椎管内阻滞。常用的药物有阿托品(atropine),成人肌内注射剂量为 0.5mg;东莨菪碱(scopolamine),成人肌肉或静脉注射剂量为 0.3mg。

（三）麻醉前特殊用药

麻醉前还必须根据病人的特殊病情,给予某种特定的药物,如高血压、冠心病病人,所服用

的 β-受体阻滞剂、钙通道阻滞剂、血管紧张素转换酶抑制剂以及硝酸酯类药物等继续服用至手术当日,有利于病人围术期血流动力学稳定,注意避免上述药物停用后出现的血压反跳现象。接受抗高血压或抗心绞痛药物的病人,施行椎管内阻滞时,应该及时补充循环血容量,必要时给予血管活性药物,以避免麻醉期间出现严重的低血压。口服降糖药的半衰期较长,糖尿病病人术前须停用口服降糖药,必要时改用胰岛素。支气管哮喘者应给予氨茶碱,如果合并有呼吸道感染,应给予有效抗生素,必要时将吸入支气管扩张剂随病人带进手术室,支气管哮喘发作时使用。

(四) 注意事项

为了使麻醉前用药发挥预期的作用,避免出现副反应,应注意对于一般状况欠佳、年老、体弱、恶病质、休克和甲状腺功能低下及呼吸功能欠佳者,使用吗啡、哌替啶、巴比妥等药物时应减量或省却,必要时应在麻醉科医师严密观察下给予。产妇禁用阿片类镇痛药。情绪激动、高血压、冠心病或甲亢病人,麻醉前用药剂量应酌增。心动过速者、甲亢病人、高热、暑天或炎热地区,不宜用阿托品,可少量给予东莨菪碱。心动过缓者,在椎管内阻滞下施行上腹部手术时,应该给予阿托品并应增加剂量。小儿腺体分泌旺盛,全身麻醉前使用抗胆碱能药物的剂量应略加大。通常小儿麻醉前用药为肌内注射哌替啶 1.0mg/kg、异丙嗪 0.5 ~ 1.0mg/kg 和阿托品 0.02mg/kg 或东莨菪碱 0.01mg/kg;或吗啡 0.2mg/kg 和阿托品 0.02mg/kg。急症病人多在手术室内静脉给予麻醉前用药,但注意减量并严密观察病人的反应。

(吴新民)

第三节 全 身 麻 醉

麻醉药经呼吸道吸入或经静脉、肌肉注射进入体内,产生中枢神经系统抑制,使病人意识消失,对手术过程中医护人员的谈话和手术中发生的任何事情完全不知晓,全身不适感觉和痛觉消失,可免除手术中伤害性刺激引起疼痛不适的感觉和由此所触发的疼痛反射,有一定程度的肌肉松弛作用,为外科医师确定并彻底去除病灶提供满意的手术条件。全身麻醉时既能有效地抑制外科手术创伤导致的应激反应,又能维持术中机体的基本生理反射正常。这种中枢神经系统抑制的程度与麻醉药在脑和脊髓中的浓度有关。此抑制作用是可以控制的,也是可逆的,当麻醉药从体内排出或在体内代谢后,病人将逐渐恢复意识,对中枢神经系统无残留作用或任何后遗症。

一、吸 入 麻 醉

麻醉药经呼吸道吸入到体内,产生全身麻醉作用,称为吸入麻醉。用于吸入麻醉的药物为吸入麻醉药。

(一) 吸入麻醉药的吸收

吸入麻醉药经呼吸道进入肺泡,再通过肺泡膜进入血液循环后,到达中枢神经系统,产生全身麻醉作用。影响吸入麻醉药进入体内的因素有:

1. **麻醉药的吸入浓度** 麻醉药的吸入浓度愈高,进入呼吸道麻醉药的量愈大,肺泡气中麻醉药的浓度也就愈高,弥散到循环血流中麻醉药的量也就愈多。

2. **肺泡分钟通气量** 增加潮气量和通气频率,使肺泡分钟通气量增加,可将更多的麻醉药送达肺泡,并进入体内。

3. **心输出量** 心输出量的改变将影响肺泡的血液灌流量。心输出量增加,通过肺泡的血流量增加,被血流带入体内的麻醉药随之增多。

4. **麻醉药的物理特性** 吸入麻醉药的物理性能,主要是其在不同组织中的溶解度,常用分配系数（λ）表示。λ是麻醉药分压在两相中达到平衡时麻醉药的浓度比。血/气分配系数（blood/gas partition coefficient，$\lambda_{血/气}$）是指吸入麻醉药在血液中的溶解度，其定义为在密闭的容器中，吸入麻醉药的分压在血液和空气中相等时，容器内血液中该吸入麻醉药的浓度与空气中该吸入麻醉药的浓度比。$\lambda_{血/气}$愈低，麻醉药愈容易离开血液，进入中枢神经系统或返回肺泡排出体外，愈容易加深或减浅麻醉。

（二）吸入麻醉药的麻醉强度

吸入麻醉药的麻醉强度与麻醉药的油/气分配系数（oil/gas partition coefficient，$\lambda_{油/气}$）有关。$\lambda_{油/气}$是在平衡状态下，药物在橄榄油和大气中分布的比例，反映药物的脂溶性。吸入麻醉药的$\lambda_{油/气}$愈大，其更易进入中枢神经系统，麻醉效能愈强。吸入麻醉药的麻醉强度临床上以最低肺泡有效浓度（minimal alveolar concentration，MAC）表示。MAC指在一个大气压下吸入麻醉药与氧同时吸入，使50%病人在切皮时无体动的最低肺泡浓度。MAC愈小，麻醉效能愈强。吸入麻醉药的$\lambda_{血/气}$、$\lambda_{油/气}$和MAC见表8-1。从表8-1可见，氟烷$\lambda_{油/气}$最大，MAC值最小，其麻醉效能最强；氧化亚氮$\lambda_{油/气}$最小，MAC值最大，其麻醉效能也最弱。

表8-1　吸入麻醉药的物理特性和麻醉效能

药　物	分子量 （D）	$\lambda_{血/气}$ （37℃）	$\lambda_{油/气}$ （37℃）	MAC （vol%）
氧化亚氮	44	0.47	1.4	104
氟烷	194	2.50	224	0.74
恩氟烷	184	1.80	96.5	1.68
异氟烷	184	1.40	90.8	1.15
七氟烷	200	0.65	47.2	2.05
地氟烷	168	0.45	18.7	6.00

需要说明，MAC反映的是吸入麻醉药对伤害性刺激引起体动反应的抑制情况，表示吸入麻醉药的镇痛性能。吸入麻醉药的镇痛作用现在认为是其作用于脊髓，抑制伤害性刺激传导，降低运动神经元兴奋性的结果。为满足手术需要，通常需要1.3MAC。吸入麻醉药产生的意识缺失，是其作用于中枢神经系统，增强抑制性神经递质γ-氨基丁酸（GABA）的效应或抑制N-甲基-D天门冬氨酸（NMDA）受体的作用。吸入麻醉药使病人意识丧失通常仅需0.4MAC。

（三）吸入麻醉的实施

吸入麻醉药已经较少用于成人的全身麻醉诱导，小儿全身麻醉诱导仍在应用。氧化亚氮、氟烷和七氟烷对呼吸道无刺激性，常被选用于吸入麻醉诱导。诱导时将麻醉面罩置于儿童的口鼻部，开启氧气和麻醉药挥发器，逐渐增加麻醉药的吸入浓度，待患儿入睡并丧失意识后，进行静脉穿刺，并连接输液装置，然后静脉注射肌肉松弛药和麻醉性镇痛药，完成气管内插管。近年对于某些成年（惧怕静脉穿刺或静脉穿刺困难等）病人，可给予高浓度（6%～8%）七氟烷，让病人深呼吸，就可以迅速完成吸入麻醉诱导。

吸入麻醉药主要用于全身麻醉的维持。气体麻醉药氧化亚氮$\lambda_{血/气}$低，麻醉作用起效快，但麻醉效能弱，难以单独使用来维持麻醉。挥发性吸入麻醉药，如异氟烷和七氟烷，麻醉效能强，吸入后可使病人的意识丧失，镇痛完全，并可获得一定的肌肉松弛效果，能够单独用于维持全身麻醉。临床上常将氧化亚氮-氧-挥发性吸入麻醉药合并使用，氧化亚氮的吸入浓度维持在60%～70%，再根据手术的刺激及时调节挥发性吸入麻醉药的吸入浓度，必要时给予肌肉松弛药，能够维持麻醉过程平稳，手术结束后停止给予吸入麻醉药，病人可快速苏醒。

Notes

（四）吸入麻醉的优缺点

1. 优点

（1）作用全面：挥发性吸入麻醉药达一定浓度时，既能够使病人意识丧失，全身痛觉消失，可有效抑制伤害性刺激触发的应激反应，又能够产生一定程度的肌肉松弛效果。

（2）麻醉深度：在麻醉维持期间，吸入麻醉药在肺泡气、血液和中枢神经系统中浓度达到平衡后，肺泡气中麻醉药的浓度基本上反映血中乃至中枢作用部位的麻醉药浓度，呼气末呼出气中与肺泡气中麻醉药浓度是一致的，易于监控。因此，只要监测呼气末呼出气中麻醉药的浓度，就能够了解血液中和体内作用部位的麻醉药浓度。

由于麻醉药的吸入浓度和肺泡分钟通气量决定了吸入麻醉药进入或排出体内的量，因此，麻醉科医师根据手术进行的情况，只要增加新鲜气流量，开大麻醉药挥发器，提高麻醉药吸入浓度，增加潮气量或通气频率，就能够加深麻醉；反之，如果增加新鲜气流量，减低麻醉药的吸入浓度，甚至关闭麻醉药挥发器，停止给予麻醉药，增加肺泡分钟通气，即可减浅麻醉，乃至使病人苏醒。与静脉麻醉相比，吸入麻醉的可控性更强。

（3）心肌保护作用：异氟烷和七氟烷等吸入麻醉药可通过激活 ATP 敏感钾离子通道，对缺血心肌具有一定的保护作用，增强心肌耐受缺血的能力。

2. 缺点

（1）环境污染：吸入麻醉药若排放到手术室，将污染手术室内的空气；排放到手术室外，会产生温室效应，破坏臭氧层。氧化亚氮经紫外线照射后可产生有毒物质。

（2）肝毒性：主要是氟烷，它在体内的代谢率为 11%~25%，经还原途径代谢生成无机氟化物，该无机氟化物与肝细胞表面蛋白结合后具有抗原性，再次使用氟烷时，可以引起肝细胞的损害。

（3）抑制缺氧性肺血管收缩（hypoxic pulmonary vasoconstraction，HPV）：缺氧性肺血管收缩是在肺泡通气不足时，肺泡气中氧分压降低，肺泡的血管收缩，减少了灌注到该部分的血流量，以维持通气-血流比值正常，防止肺内分流量增加，避免出现低氧血症（hypoxemia），这是机体正常的保护性生理反射。吸入麻醉药能够抑制缺氧性肺血管收缩，在胸内手术单肺通气给予吸入麻醉药时，有可能导致或加重低氧血症。

（4）恶心、呕吐：与静脉麻醉相比，吸入麻醉后恶心、呕吐的发生率较高。

（5）恶性高热（malignant hyperthermia）：挥发性吸入麻醉药，特别是氟烷，能够诱发恶性高热，使骨骼肌异常收缩，代谢急性异常增加，机体温度迅猛升高（每 5 分钟升高 1℃），同时发生骨骼肌强直、心动过速、二氧化碳分压异常增高（$PaCO_2$ 可达 100mmHg 以上），并出现严重的代谢性酸中毒，如果处理不及时，死亡率很高。

（五）常用吸入麻醉药

1. 氧化亚氮（nitrous oxide） 又称笑气，自 1844 年氧化亚氮的麻醉性能被确定并进入临床麻醉至今，始终是一种使用较广的气体麻醉药。它是无色、无刺激性的气体，不燃烧，不爆炸，沸点 -89℃，其结构式为 N_2O，在 50 个大气压 22℃时成为液态，贮存于钢瓶中备用。吸入浓度大于 60% 时，可保证术中病人无知晓。氧化亚氮镇痛效能比较弱，需与其他的麻醉药复合应用。在与其他吸入麻醉药同时使用时，产生相加效应，减少对其他吸入麻醉药的需要量。氧化亚氮和麻醉性镇痛药（吗啡和芬太尼等）合用时，能保证术中病人无知觉；与氧气合用时，可减少长时间纯氧吸入引起的氧中毒和吸收性肺萎陷的发生率。

氧化亚氮在短时间内使用，是毒性较小的吸入麻醉药，对心肌有一定的抑制作用，但并不引起心率和血压的显著改变，可能与氧化亚氮同时兴奋交感神经系统有关。当氧化亚氮和麻醉性镇痛药同时使用时，它对循环的抑制作用便可出现。氧化亚氮对呼吸道无刺激性，对肝肾功能亦无影响。

氧化亚氮须与氧同时使用,氧浓度应在 30% 以上才安全,特别是对于肺功能障碍的病人。由于氧化亚氮 $\lambda_{血/气}$ 低(0.47),吸入后易于弥散至含有空气的体腔(如气胸、气腹或肠腔)或可能存在气栓的气泡内,使体腔内压增加,气栓成倍地增大,对体内重要脏器带来危害。因此,对于张力性气胸、肠梗阻等病人,不应使用。氧化亚氮通过不可逆氧化维生素 B_{12} 中的钴原子,从而抑制依赖维生素 B_{12} 酶的活性。维生素 B_{12} 依赖酶包括蛋氨酸合成酶(髓鞘合成必需酶)和胸腺嘧啶核苷酸合成酶(DNA 合成必需酶)。长时间暴露于麻醉浓度的氧化亚氮可导致骨髓抑制(巨幼细胞贫血)和神经缺陷(外周神经疾病)。对吸入氧化亚氮浓度大于 60%,时间长于 6 小时者,应补充维生素 B_{12}。氧化亚氮通过改变多形核白细胞的趋化性和活动力,有可能改变机体对感染性疾病的免疫能力。

在终止氧化亚氮麻醉时,如让病人立即吸入空气,体腔内和血液中的氧化亚氮将迅速进入肺泡,使肺泡内氧分压急剧下降,导致低氧血症,称为弥散性缺氧(diffused hypoxemia)。因此,麻醉终止时,应先停止吸入氧化亚氮,并以高流量纯氧吸入 10 余分钟,才可以避免弥散性缺氧的发生。

2. 异氟烷(isoflurane)　是恩氟烷的同分异构体,沸点 45.5℃,无色透明液体,有一定刺激性气味,性能稳定,与钠石灰接触不分解,具有不燃烧不爆炸的特性。

异氟烷麻醉性能强,麻醉后苏醒较恩氟烷快。异氟烷能明显扩张外周血管,对心肌抑制轻微,不影响心排出量。在麻醉过程中血压和器官灌流量容易维持。增加异氟烷的吸入浓度(2.5%~5%),可用于术中控制性降压,心率可反射性增加,但不增加心肌对儿茶酚胺的敏感性。近年来证实,异氟烷、七氟烷等吸入麻醉药具有缺血预处理效应(preconditioning),即给予异氟烷或七氟烷后,能够在一定程度上缓解心肌随后出现的缺血性损害。异氟烷能够扩张支气管平滑肌,对呼吸中枢抑制较轻;还具有一定骨骼肌松弛作用。其体内生物转化率较低(0.2%),对肝肾功能无影响。但有刺激气味,不宜用于麻醉诱导,主要用于麻醉维持,特别是心血管功能障碍病人的麻醉维持。

3. 七氟烷(七氟醚,sevoflurane)　沸点 58.6℃,$\lambda_{血/气}$ 为 0.65,接近氧化亚氮,为无色透明液体,具有特殊的芳香气味,无刺激性,可溶于乙醇和乙醚,难溶于水。在空气中无可燃性。麻醉性能较强,MAC 为 2.0%,麻醉诱导迅速,苏醒快。七氟烷可使心肌收缩力和外周血管阻力下降,但对心血管的抑制轻微,对心率影响不大,也不增加心肌对儿茶酚胺的敏感性。对呼吸道无刺激,但有呼吸抑制作用。骨骼肌肉松弛作用较好,也能增强非去极化肌松剂的肌松作用。体内生物转化率较低(5%),无肝肾毒性。七氟烷在钠石灰中不稳定,70℃时,遇钠石灰可产生约 3% 的五种分解产物(氟化甲基乙烯醚);而在 40℃ 以下温度时,仅生成一种分解产物,即三氟甲基乙烯醚,在低流量麻醉、回路中温度增高时其浓度明显增加,该分解产物在动物模型中表现出肾脏毒性,至今还没有发现人类使用七氟烷造成肾脏毒性的证据。

七氟烷适用于小儿的麻醉诱导。用于维持麻醉时,术中血流动力学易于维持平稳。麻醉后苏醒迅速,术后恶心和呕吐发生率低。

4. 地氟烷(地氟醚,desflurane)　其沸点是 23.5℃,在室温下的蒸汽压接近 1 个大气压,故与其他的吸入麻醉药不同,不能使用常用的麻醉药挥发器,必须使用电加温的挥发器,使挥发器温度保持在 23~25℃。地氟烷的 $\lambda_{血/气}$(0.45)比氧化亚氮(0.47)低,在体内溶解度低。地氟烷麻醉性能较弱,MAC 高达 6%。对心肌收缩力无明显抑制,对心率和血压影响较轻,并不增加心肌对外源性儿茶酚胺的敏感性;但在吸入浓度迅速增加时,可兴奋交感神经系统,引起血压升高和心率增快。对呼吸有抑制作用。与非去极化肌肉松弛药之间有明确的协同作用。此药几乎全部由肺脏排出,对肝肾无毒性作用,但有较强的呼吸道刺激作用,不宜用于全身麻醉的诱导。地氟烷是现在临床使用吸入麻醉药中 $\lambda_{血/气}$ 最低的,用于维持麻醉后,病人苏醒最快,苏醒后恶心和呕吐发生率较低,因此,特别适用于短时间的小手术和不住院病人的手术。

Notes

二、静 脉 麻 醉

将麻醉药直接经静脉注入血液循环,作用于中枢神经系统,产生全身麻醉,称为静脉麻醉。经静脉注入体内产生麻醉的药物为静脉麻醉药。

(一)静脉麻醉的实施

静脉麻醉药经静脉直接注入血液循环,病人无明显不适,意识很快消失。注药过程中必须严密观察病人的循环和呼吸的变化,当病人神志消失后,应用面罩给病人吸入纯氧,以氧气替换出肺泡气中的氮气,并静脉注射肌肉松弛药,待全身肌肉松弛后,行人工通气,进行气管内插管。为减轻气管内插管引起的应激反应,插管前应静脉注射阿片类镇痛药,如芬太尼等。

静脉麻醉也可以用于全身麻醉的维持,即在麻醉诱导完成后,根据手术刺激的强度、病人循环状态以及麻醉药物的药理特性,分次或持续静脉注射静脉麻醉药、麻醉性镇痛药和肌肉松弛药,达到稳定的麻醉状态。

静脉麻醉药进入人体后,经过分布、生物转化和排泄,在中枢神经系统中的浓度下降,麻醉作用逐渐消退。为了维持静脉麻醉的稳定,需要重复给药或持续静脉输注药物。单次静脉注药后血药浓度减少一半的时间用分布半衰期($t_{1/2}\alpha$)和消除半衰期($t_{1/2}\beta$)表示,$t_{1/2}\alpha$ 或 $t_{1/2}\beta$ 都不能反映重复注射或持续输注药物后血药浓度减少的情况,用持续输注后半衰期(context-sensitive half time,$t_{1/2}cs$)表示药物持续输注一定时间,维持血药浓度稳定后停止给药,至药物从血浆中浓度减少一半的时间。静脉麻醉药物之间 $t_{1/2}cs$ 差异是很大的。在选择药物以及追加药物和估计病人何时从麻醉中苏醒时,必须考虑药物的这个特性。$t_{1/2}cs$ 短的药物,用于短时间的小手术;$t_{1/2}cs$ 长的药物,适合较长时间的手术或术后需要长时间的镇静和镇痛。

(二)静脉麻醉的优缺点

1. 优点　使用静脉麻醉药进行麻醉诱导的速度快、诱导比较平稳,病人感觉舒适。静脉麻醉药对呼吸道无刺激作用,对环境无污染,使用时不需要特殊的设备。因不需要通过呼吸道给药,特别适用于气管和支气管手术。静脉麻醉药不抑制缺氧性肺血管收缩,能够更好地维持开胸手术单肺通气时机体的氧合状态。

2. 缺点　静脉麻醉药作用的终止仅依赖于其药代动力学特性,即药物在体内经过分布、生物转化和排泄,逐渐从体内消除。麻醉科医师对其主动干预的能力有限。对静脉麻醉药的反应,个体差异大,与吸入麻醉相比其可控性较差。另外,除氯胺酮外,静脉麻醉药都无良好的镇痛作用,单独使用难于完全满足手术的需要,必须同时给予麻醉性镇痛药和肌肉松弛药,才可能达到最佳麻醉状态。

(三)常用静脉麻醉药

1. 丙泊酚(propofol,异丙酚)　是 70 年代初期合成的酚衍生物,1983 年正式用于临床。为乳白色、无味液体。临床使用的丙泊酚是 1% 等张水包油乳剂。该混悬液的溶媒含甘油、卵磷脂、豆油、氢氧化钠和水。丙泊酚是起效迅速的超短效静脉麻醉药,其起效时间是 30 秒,作用维持时间 7 分钟左右。它的作用时间取决于体内的再分布和肝内代谢失活。丙泊酚抑制 GABA 的摄取和加强 GABA 的作用,影响 $GABA_A$ 受体,产生中枢神经系统的抑制作用。

丙泊酚能使颅内压降低,脑灌注压轻度减少,脑氧代谢率降低;但能引起剂量相关的心血管和呼吸系统抑制,注药速度过快时,心血管系统的抑制特别明显。丙泊酚不会诱发恶性高热。长时间输注后,不改变肝肾功能,不影响皮质醇的合成和肾上腺皮质激素的释放。不过脂肪乳剂本身可减少血小板的积聚。已有报道给予丙泊酚后还会产生幻想、性想象等现象。

丙泊酚可以用于麻醉诱导和维持,长时间持续给药,停药后病人很快苏醒,并且清醒的质量高,很少出现恶心或呕吐,特别适用于短时间的小手术、无痛人流和无痛内镜检查。丙泊酚无镇痛作用,应与麻醉性镇痛药合用。也可以用于重症治疗病房中维持病人深镇静或浅麻醉状态,

Notes

因丙泊酚能够有效地降低咽喉部的敏感性,这样使得病人镇静时能更好地耐受气管内导管。

丙泊酚麻醉诱导的剂量为 1.5 ~ 2.0mg/kg,必须缓慢地注射;麻醉维持的剂量为 6 ~ 12mg/(kg·h)持续输注或以 3μg/ml 血浆浓度靶控输注;持续镇静的剂量为 0.3 ~ 3mg/(kg·h)。小剂量丙泊酚具有明确的止吐作用,10mg 即可成功地处理术后恶心。丙泊酚静脉注射时可能引起注射部位的疼痛,可给予小剂量利多卡因预防。丙泊酚的溶剂是良好的细菌培养基,故配制、抽吸和给予丙泊酚时,必须严格遵循无菌操作。

丙泊酚广泛用于 ICU 已 30 余年。但一些病例报道提示:在大剂量、长时间(>48 小时)输注后可能引起横纹肌溶解、代谢性酸中毒、高钾血症、高脂血症、肝脏肿大、难治性心力衰竭、急性肾功能衰竭等严重并发症,甚至导致死亡,即所谓的"丙泊酚输注综合征"(propofol infusion syndrome,PRIS)。PRIS 多见于小儿,绝大多数发生在给药剂量超过每小时 4mg/kg 的重症病人,可能与大剂量丙泊酚抑制脂肪酸氧化、干扰 ATP 生成有关。给予足够量的碳水化合物,及时发现病人的异常变化,立即停止输注丙泊酚,积极地心肺功能支持,必要时进行血液透析,是目前治疗丙泊酚输注综合征的方法。

近年来研制出中长链丙泊酚制剂,是将丙泊酚的溶媒由单纯长链甘油三酯改变为由中链甘油三酯和长链甘油三酯各一半组成。改变后的中长链丙泊酚制剂中水相游离丙泊酚明显减少,大大减少了丙泊酚注射痛的发生率,并且明显减轻了肝脏对脂肪代谢的负担,从而较少发生长时间给予丙泊酚后高甘油三酯血症的发生率。

2. **苯二氮䓬类**　包括地西泮(diazepam)(安定)和咪达唑仑(midazolam)(咪唑安定)等。咪达唑仑是 1976 年合成的第一个水溶性苯二氮䓬制剂,其溶液 pH 为 3.5,pKa 6.2,脂溶性强。咪达唑仑随着剂量的不同,可产生抗焦虑、镇静、催眠、顺行性遗忘、抗惊厥和中枢性肌肉松弛等不同的临床作用。

咪达唑仑的中枢作用是通过占据苯二氮䓬受体,进而影响 $GABA_A$ 受体起作用的。苯二氮䓬受体主要集中在大脑皮质、嗅球、小脑、海马、黑质和下丘脑,它是 $GABA_A$ 受体复合物的一部分。这个复合物有不同物质(苯二氮䓬、巴比妥和 GABA)的结合部位,苯二氮䓬受体紧临 $GABA_A\gamma_2$ 亚单位,GABA 的结合位点在 $GABA_A\beta$ 亚单位。咪达唑仑与苯二氮䓬受体结合后,改变了 $GABA_A$ 受体复合物的构型,使其激活,氯离子通道开放,氯离子内流增加,细胞膜呈超极化状态。20% 苯二氮䓬受体被咪达唑仑占据时,产生抗焦虑作用;30% ~ 50% 苯二氮䓬受体被占据时,出现镇静作用;60% 以上受体被占据时,病人意识丧失。

苯二氮䓬类药物能够降低脑血流量和脑氧耗量,提高局麻药的中枢惊厥阈值。小剂量苯二氮䓬类药物对血流动力学影响小;剂量增加,主要是减低全身血管阻力,使血压有所降低,心率有所减慢,如果同时给予芬太尼,血压下降更为显著,可能与交感神经张力减低有关。苯二氮䓬类药物具有剂量相关的中枢性呼吸抑制作用,合并慢性阻塞性肺部疾患、同时使用阿片类镇痛药的病人,给予苯二氮䓬类药物后,呼吸抑制更为显著。

与地西泮相比,咪达唑仑起效快,半衰期短,安全性大,常用于麻醉诱导和静脉复合麻醉。地西泮难溶于水,静注其有机溶液后会引起疼痛和静脉炎;咪达唑仑可溶于水,可以减少静脉炎等并发症。诱导时,静脉注射用量为地西泮 0.4mg/kg 或咪达唑仑 0.2mg/kg。静脉注射后 30 秒内起效,17 分钟后病人意识恢复。现在更多的是利用咪达唑仑与阿片类药物和其他静脉麻醉药产生的协同效应,进行联合诱导,即给予 0.02mg/kg 咪达唑仑后,再注射丙泊酚,后者的诱导剂量可减少 40% 以上。咪达唑仑无镇痛作用,气管插管和麻醉维持时,须与麻醉性镇痛药同时使用。咪达唑仑可在术前、诊断性操作、局部麻醉时和术后用于镇静、抗焦虑,提高局麻药的中毒阈值,用量为肌注 0.07mg/kg 或静脉注射 0.05 ~ 0.07mg/kg。在此期间病人入睡,但意识并未丧失,对指令和周围的事件并无记忆,表现为顺行性遗忘。

3. **氯胺酮(ketamine)**　1962 年合成并在 1970 年用于临床,是苯环己哌啶衍生物,其盐酸盐是白色结晶,分子量238D。临床使用的氯胺酮注射液是它的等量左旋和右旋异构体溶于氯化钠溶液中的无色透明液体,pH 3.5 ~ 5.5,室温下性能稳定。氯胺酮是目前唯一一个同时具有镇痛和麻醉作用的静脉麻醉药,但会产生某些不利的心理影响。它主要是非竞争性拮抗 NMDA 受体,可选择性地抑制大脑联络径路、丘脑和新皮层系统,激活边缘系统和海马等部位,但对神经中枢的某些部位(如脑干网状结构)影响轻微。氯胺酮的其他作用机制包括激活阿片受体,主要是 μ 受体;与毒蕈碱样乙酰胆碱受体相互作用,产生抗胆碱能症状(心动过速、支气管扩张等)。氯胺酮产生的麻醉状态和其他的静脉麻醉药不同,注药后病人并非处于类似正常的睡眠状态,而是呈现一种木僵状态,即对周围环境的变化不敏感,表情淡漠,意识丧失,眼睑或张或闭,泪水增多,眼球震颤,瞳孔散大,对手术刺激有深度镇痛作用,表现出与传统全身麻醉不同的意识与感觉分离现象,因此称之为分离麻醉(dissociative anesthesia)。单次静脉注射30 ~ 60 秒后意识丧失,麻醉维持时间为 10 ~ 15 分钟,定向力完全恢复需要 15 ~ 30 分钟。氯胺酮苏醒初期,病人常常出现愉快或不愉快的梦幻、恐惧、视觉紊乱、漂浮感以及情绪改变,这是氯胺酮抑制听神经核和视神经核,导致对听觉和视觉刺激错误感知的结果。注射氯胺酮前给予苯二氮䓬类药物,能有效地减少氯胺酮的不良反应。氯胺酮在肝内被微粒体混合功能氧化酶代谢,主要去甲基,生成去甲氯胺酮,再进一步羟基化成为羟化去甲氯胺酮,这些代谢产物与葡萄糖醛酸结合为水溶性物质,经肾脏排出体外。

氯胺酮麻醉时,病人角膜、呛咳和吞咽反射抑制较轻,下颌不松弛,舌不后坠,一般都能保持呼吸道通畅,但病人唾液分泌显著增多,反流和误吸仍可发生,故麻醉前抗胆碱能药物不能省却。静脉注射氯胺酮时,可抑制呼吸,用量过大、注药过快或与其他镇静药、麻醉性镇痛药合用时,可出现短暂的呼吸暂停。氯胺酮的交感兴奋作用以及气管平滑肌直接松弛作用,可使支气管扩张,改善肺顺应性,特别适用于呼吸道应激性较高病人的麻醉诱导和维持。氯胺酮兴奋交感神经系统,常出现心率增快,血压升高,使肺动脉压增加;同时氯胺酮对心肌有直接抑制作用,当病人心血管功能显著低下,内源性儿茶酚胺耗竭时,其对心肌的负性肌力作用最为显著,可引起血压下降,甚至心跳停止。氯胺酮对血流动力学的影响与剂量无明确的关系,重复给药对血流动力学的影响弱于首次用药,甚至会出现与首量相反的效应,因此不宜用于冠心病、高血压、肺动脉高压病人。氯胺酮可增加脑血流量、脑氧代谢率和颅内压,也可使眼外肌张力增加,眼压升高,因此,颅内压增高病人、眼开放性创伤和青光眼病人,不宜应用此药。

低剂量氯胺酮有明确的镇痛效应,可作为镇痛药用于危重病人和哮喘病人,还可用于小儿心导管、放射科检查,以及更换敷料和牙科操作等检查和手术。肌内注射氯胺酮还适用于烧伤病人的植皮和换药。

氯胺酮静脉注射 1 ~ 2mg/kg,可维持麻醉 10 ~ 15 分钟,必要时追加半量。也可以使用 0.1% 氯胺酮溶液 2mg/(kg·h)持续点滴。肌内注射 5mg/kg,维持时间 30 分钟左右。低剂量咪达唑仑 0.05 ~ 0.15mg/kg 和低剂量氯胺酮 0.5mg/kg 联合静脉注射,广泛用于重危、局麻和门诊手术病人的镇静和镇痛。儿童给予氯胺酮后较少出现血流动力学显著影响,因此更适合于儿童麻醉的诱导和维持,以及小儿的镇静和镇痛。氯胺酮 6mg/kg 和可口可乐 0.2ml/kg 合用,成为国外儿童易于接受的术前用药,口服 20 ~ 25 分钟后出现镇静作用,无显著的不良反应。肌内注射氯胺酮 4 ~ 6mg/kg,是国内最常用的麻醉诱导方式,肌注氯胺酮 2 ~ 3 分钟后儿童意识丧失;然后开放静脉并静脉给予肌肉松弛药,完成气管内插管,或者肌内注射氯胺酮后给予局部麻醉,进行某些诊断或小手术,而不需要气管内插管。

4. 依托咪酯(etomidate) 乙咪酯,为咪唑的衍生物,1964 年合成,1972 年用于临床,分子量 324.36D,不溶于水,在中性溶液中不稳定,临床使用的是其硫酸盐,溶剂为磷酸盐缓冲液。其起效迅速,静脉注射后,几秒钟内病人即可入睡,作用时间可维持 3 ~ 5 分钟。依托咪酯静脉注入量的 90% 在肝内代谢,代谢产物经肾脏排出。对循环系统几乎无不良影响,很少引起血压和心率的变化,心输出量和心搏出量也无显著改变;对呼吸系统无明显抑制。依托咪酯特别适用于重症心脏病病人、重症病人、休克和老年病人的麻醉诱导。但它无镇痛作用,注射后部分病人出现肌震颤。因此,麻醉诱导时应和麻醉性镇痛药及肌肉松弛剂同时使用。依托咪酯可引起剂量相关的可逆性抑制肾上腺皮质的11-β-羟化酶和碳链酶,它与细胞色素 P-450 结合后游离咪唑基团还抑制抗坏血酸的再合成,影响皮质醇的生成,降低血中皮质醇的水平。补充维生素 C 能够使接受依托咪酯的病人的皮质醇水平恢复正常。在脓毒症、肾上腺皮质功能低下和休克病人,应用依托咪酯后应补充肾上腺皮质激素(氢化可的松 300mg/d)。

临床上依托咪酯特别适合心血管疾病、呼吸系统疾病和感染性休克等危重病人的麻醉诱导,剂量为 0.2 ~ 0.6mg/kg,同时给予芬太尼 3μg/kg;也可用于心脏电转复。依托咪酯溶于甘油的制剂,其术后恶心、呕吐发生率高达 30% ~ 40%;但其脂肪乳制剂的恶心、呕吐发生率极低,与丙泊酚相似。

5. 右美托咪定(dexmedetomidine)　美托咪定的右旋体,白色粉末,分子量 236.7D,易溶于水。右美托咪定是高选择性 α_2-肾上腺素能受体激动剂,与其他镇静催眠药不同,可产生自然非动眼睡眠状态,睡眠中机体的唤醒系统功能仍然存在;还具有镇痛作用,但有封顶效应;能够降低血浆儿茶酚胺浓度、产生中枢性降压和减慢心率、抑制抗利尿激素分泌和拮抗抗利尿激素的肾小管作用而利尿,抑制唾液腺分泌。

蛋白结合率为 94%,主要与葡萄糖醛酸结合和经细胞色素 P450 代谢失活,极少部分以原型从尿和粪便中排出。分布半衰期($t_{1/2}\alpha$)6 分钟,消除半衰期($t_{1/2}\beta$)2 小时,时量相关半衰期($t_{1/2}cs$)随输注时间增加显著延长,若持续输注 10 分钟,$t_{1/2}cs$ 为 4 分钟,若持续输注 8 小时,$t_{1/2}cs$ 为 250 分钟,稳态发布容积 118L,清除率 39L/h。

右美托咪定适用于全麻诱导和维持辅助用药,有利于维持病人血流动力学稳定,可用于有创检查病人的镇静,机械通气重症病人的镇静,拔管前、拔管中和拔管后可持续输注右美托咪定,不必停药。

需在 10 分钟内缓慢注射负荷剂量 0.5 ~ 1μg/kg,维持剂量为 0.2 ~ 0.7μg/(kg·h),血浆浓度为 0.3 ~ 1.25ng/ml。老年病人和肝肾功能受损病人应减量。与其他麻醉药、麻醉性镇痛药和镇静催眠药同时使用时,所有药物都需要适当减量。

可能出现的不良反应为一过性高血压(负荷剂量注射过快时)、低血压、心动过缓和口干。房室传导阻滞、严重心功能紊乱、低血容量、糖尿病、高血压和同时接受血管扩张剂及 β-受体阻滞剂病人慎用。

三、肌肉松弛药在麻醉中的应用

肌肉松弛药(muscle relaxant,以下简称肌松药)主要作用于骨骼肌运动终板,干扰神经肌肉之间正常冲动的传递,使骨骼肌暂时失去收缩力而松弛,有利于完成气管内插管和外科手术的操作。在临床用量范围内、维持通气功能正常情况下,肌松药对心肌和平滑肌无明显影响,对中枢神经系统功能亦无影响,不能使病人的神志和痛觉消失,对机体生理功能通常无明显干扰。因此,给予肌松药的同时必须给予足够的吸入麻醉药、镇静催眠药和麻醉性镇痛药,才能够保证病人术中无知晓和无痛苦。肌松药应用于临床麻醉后,避免了麻醉过深可能对病人带来的不良影响,开创了现代麻醉学的新纪元,扩大了手术的范围,提高了麻醉的质量和安全性。

(一) 肌松药的作用原理和分类

神经肌肉结合部包括运动神经末梢和运动终板。在生理状态下,当神经冲动传导到运动神经末梢时,引起存在于运动神经末梢中的囊泡与神经膜融合,并将囊泡中乙酰胆碱释放,乙酰胆碱离开神经末梢后与运动终板上的乙酰胆碱受体结合,使离子通道开放,Na^+ 内流,导致肌细胞膜去极化,触发肌肉收缩。根据肌松药对神经肌肉结合部位的神经冲动干扰方式的不同,将肌松药分为去极化肌松药（depolarizing muscle relaxant）和非去极化肌松药（nondepolarizing muscle relaxant）。

1. 去极化肌松药　其分子结构与乙酰胆碱相似，它能够与运动终板乙酰胆碱受体结合，引起运动终板短暂去极化，使运动终板暂时丧失对乙酰胆碱的正常反应，肌肉处于松弛状态。随着药物分子逐渐与受体解离，运动终板恢复正常的极化状态，神经肌肉的传导功能恢复正常。胆碱酯酶抑制剂不仅不能拮抗去极化肌松药产生的肌肉松弛作用，反而会增加去极化阻滞作用。属于此类药有琥珀胆碱（succinylcholine，司可林）。给予琥珀胆碱后，产生肌肉松弛以前，常会出现短暂的肌纤维不协调颤搐，这是由于运动终板开始去极化，部分肌纤维不协调成束收缩，但尚未延及至整个肌肉的结果。当所有肌纤维全部去极化后，肌肉收缩能力丧失，肌肉松弛。

2. 非去极化肌松药　其与运动终板乙酰胆碱受体结合后，不改变运动终板的膜电位，而是妨碍乙酰胆碱与其受体的结合，使肌肉松弛。在出现肌肉松弛以前，不产生因肌纤维不协调成束收缩引起的肌肉颤搐。非去极化肌松药与乙酰胆碱竞争受体，遵循质量作用定律，给予胆碱酯酶抑制剂后，乙酰胆碱的分解减慢，有更多的乙酰胆碱分子与非去极化肌松药分子竞争受体，从而能够拮抗非去极化肌松药的阻滞作用，恢复正常的神经肌肉传导。属于此类的药物有维库溴铵（vecuronium，万可松）、阿曲库铵（atracurium，卡肌宁）、顺阿曲库铵（cisatracuriom）、罗库溴铵（rocuronium，爱可松）、米库氯铵（mivacurium，美维松），哌库溴铵（pipecuronium，阿端）等。

（二）常用肌松药

1. 琥珀胆碱　是起效迅速的短效肌松药，静脉注射后被血浆胆碱酯酶水解，代谢产物经尿排出。琥珀胆碱不引起组胺释放，可兴奋心脏毒蕈碱样乙酰胆碱受体，引起心动过缓或心律不齐，特别是在重复大剂量使用时。琥珀胆碱应用后可使血清钾升高，高血钾病人（严重创伤、烧伤等）禁用。上运动神经元损伤（例如截瘫）和骨骼肌病变的病人使用琥珀胆碱时，更易使血清钾急剧上升，甚至因高血钾引起心搏骤停，亦应禁用。琥珀胆碱可使眼内压升高，有穿透性眼损伤及青光眼的病人应慎用。琥珀胆碱引起肌肉颤搐可致病人术后肌痛，预先用小量非去极化肌松药（维库溴铵 0.5～1mg），可以防止琥珀胆碱引起肌肉颤搐的发生，减轻术后肌痛。琥珀胆碱可触发恶性高热，对恶性高热病人或有恶性高热家族史病人禁用。

临床主要用于全身麻醉和抢救病人时的气管内插管，特别是气管内插管困难的病人。琥珀胆碱的 ED_{95} 为 0.5mg/kg，气管内插管时静注 1～1.5mg/kg，20 秒内出现肌肉颤搐，60 秒肌肉松弛，作用持续 8～10 分钟。

2. 维库溴铵　为氨基甾类肌松药，肌松作用强，副作用少，ED_{95} 为 0.05mg/kg，但作用时间较短，对心血管系统影响小，不引起组胺释放。给药后部分经肝脏代谢，由胆汁排出，少部分以原型从肾脏排出。肝肾功能严重障碍的病人，其作用时间延长。临床用于全身麻醉时气管内插管和术中维持肌肉松弛。静脉注射 0.07～0.1mg/kg，2～3 分钟后，完成气管内插管，45 分钟后可追加 2～4mg。手术结束时，给予胆碱酯酶抑制剂拮抗其残留的肌松作用。

3. 阿曲库铵　为苯肼异喹啉类化合物，肌松效能仅为维库溴铵的 1/5～1/4，ED_{95} 为 0.25mg/kg。静注后约 82% 与白蛋白结合，主要经霍夫曼（Hofmann）降解和非特异性酯酶水解而失活。霍夫曼降解是单纯的热分解化学反应，本品在 4℃、pH 3.5 时稳定，在生理的酸碱状态和温度下，不需要生物酶参与，可经热分解为 N-甲基四氢罂粟碱（劳丹素，Laudanosine）和单季铵丙烯酸盐，代谢产物主要由尿和胆汁排出。能引起一定程度的组胺释放，导致皮肤发红、出现荨麻疹及短暂的低血压，亦可出现支气管痉挛及类过敏反应，故不适合用于支气管哮喘病人。大剂量使用后，主要代谢产物 N-甲基四氢罂粟碱达一定浓度时，对中枢神经系统有兴奋作用。

临床用于全身麻醉时气管内插管和维持术中肌肉松弛，尤其适用于肝、肾功能不全的病人，静注 0.5～0.6mg/kg，2～3 分钟后完成气管内插管，35 分钟后追加 15～25mg。若长时间、大剂量使用该药，在手术结束拔除气管内导管前，应给予胆碱酯酶抑制剂拮抗其残留肌松作用。

Notes

4. **顺阿曲库铵**　是阿曲库铵 10 个异构体中的一个,其与阿曲库铵一样均是中时效肌松药,其肌松作用强度是阿曲库铵的 5 倍,ED_{95} 为 0.05mg/kg,起效时间为 3～5 分钟,比阿曲库铵长 2 分钟,时效 45 分钟,顺阿曲库铵的剂量增至 0.2mg/kg,起效时间为 2.7 分钟。顺阿曲库铵的恢复指数不受给药总量及给药方式的影响,长期输注或重复多次注射无蓄积作用。其清除率约为 5ml/(kg·min),稳态发布容积 141ml/kg,消除半衰期约为 24 分钟,消除主要通过 Hofmann 降解,主要代谢产物 N-甲基四氢罂粟碱和单季铵丙烯酸盐,后者经非特异酯酶水解,形成单季铵醇,代谢物主要经胆汁和肾脏排出。顺阿曲库铵的药效学与药代动力学与阿曲库铵相似,不受肝肾功能及年龄影响。顺阿曲库铵不释放组胺,迅速给予 8 倍 ED_{95} 的顺阿曲库铵,也不引起组胺释放。临床用于全身麻醉时气管内插管和维持术中肌肉松弛以及 ICU 呼吸机治疗的病人,尤其适用于肝、肾功能不全的病人。

5. **罗库溴铵**　单季铵甾类化合物,分子结构与维库溴铵相似,是目前起效最快的非去极化肌肉松弛药,ED_{95} 为 0.3mg/kg。罗库溴铵不引起组胺释放,对心率和血压无明显影响。部分在肝脏代谢,主要代谢产物是 17-羟罗库溴铵,经胆道排出;部分以原形经胆道排出。经肝胆机制排出的量占注射量的 76%,仅少量以原形经肾脏排出。临床上用于全身麻醉诱导和维持术中肌肉松弛。插管剂量为 0.6mg/kg,静脉注射后 50～90 秒起效,可行气管内插管,作用时间为 30～45 分钟,维持剂量为 0.1～0.2mg/kg。手术结束拔除气管内导管前,应给予胆碱酯酶抑制剂拮抗其残留的肌松作用。现已经研制出罗库溴铵的特异性拮抗剂(氯更葡糖钠,sugammadex),它是 γ 环糊精衍生物,能够与罗库溴铵 1 对 1 地形成复合物,使罗库溴铵离开神经肌肉结合部,从肾脏排出,神经肌肉传导功能得以恢复正常。

6. **哌库溴铵**　是季铵甾类化合物,为长效非去极化肌松药,ED_{95} 为 0.05mg/kg。很少有组胺释放和迷走神经阻滞作用,对心血管系统无明显的影响。静注后 64% 以原形从尿中排出,少部分以原形从胆汁排出。在肝脏中经去酰化代谢,代谢产物从胆汁排出。临床上用于全身麻醉气管内插管和术中维持肌肉松弛。特别适用于高血压、缺血性心脏病、心动过速和心血管功能不全需长时间手术的病人,以及术后需要呼吸机治疗的病人。静脉注射 0.08～0.1mg/kg,2～4 分钟后完成气管插管,60～100 分钟后追加 2～4mg 维持,手术结束拔除气管内导管前,应给予胆碱酯酶抑制剂拮抗其残留肌松作用。

7. **米库氯铵**　是短时效苄异喹啉类非去极化肌松药,可被血浆胆碱酯酶水解,有少量药物经肾脏排出。其 ED_{95} 为 0.08mg/kg,气管内插管剂量为 0.2mg/kg,起效时间 3～4 分钟,肌松维持时间 15～20 分钟,术中追加剂量为 0.05～0.1mg/kg,也可静脉 3～15μg/(kg·min)持续输注。肌松作用消退时间与给药剂量和输注速度无明显关系,体内较少蓄积。适用于麻醉诱导插管和短小手术,可安全用于终末期肾功能衰竭病人。当注射剂量较大、注射速度过快时,极易引起明显组胺释放,导致心动过速和血压下降,因此给药时应缓慢、分次注射。

（三）应用肌松药的注意事项

1. 麻醉中应用肌松药,病人的自主呼吸将受到抑制,甚至消失。因此,在给予肌松药后,应保持呼吸道通畅,必要时气管内插管或置入喉罩,并进行辅助呼吸或控制呼吸,直至肌松药的作用消退、病人自主呼吸恢复到满意的程度。

若病人呼吸受到抑制,但尚保持自主、有节律性、较弱的呼吸,可随着病人呼吸节律,于吸气时挤压呼吸囊,借以增加吸气量,于呼气时停止挤压,称为辅助呼吸。若病人呼吸已经停止,肺泡的膨胀和萎缩全部由挤压和放松呼吸囊来完成,称为控制呼吸。呼吸囊挤压次数(频率)、幅度(潮气量)、周期(吸气和呼气期所占时间比例)和气道压力等均影响着病人的肺泡通气量。因此,必须测定呼吸次数、潮气量、呼气末二氧化碳分压($P_{ET}CO_2$)和脉搏血氧饱和度(SpO_2),必要时测定动脉血 pH、PaO_2 和 $PaCO_2$,以保证给予肌松药后病人通气和氧合正常,防止通气过度或不足。

2. 重症肌无力、恶病质、低血钾和酸中毒病人对非去极化肌松药敏感,应减量使用。异氟烷、七氟烷和地氟烷等吸入麻醉药和某些抗生素(氨基糖苷类、多黏菌素 B、卡那霉素、氯霉素和杆菌肽等)能增强非去极化肌松药的肌松作用,使用时应注意。

3. 新斯的明抑制胆碱酯酶分解乙酰胆碱,乙酰胆碱与非去极化肌松药竞争运动终板烟碱样受体,可促进神经肌肉冲动的传递,恢复肌肉的正常收缩状态。因此,手术结束时,应给予新斯的明(40~70μg/kg)拮抗非去极化肌松药的残留作用。新斯的明对去极化肌松药无拮抗作用,反而使其肌松作用增加。使用新斯的明的同时必须给予阿托品(20~35μg/kg),以阻断乙酰胆碱对毒蕈碱样受体的兴奋作用所带来的不良反应(唾液分泌增加、肠痉挛、心动过缓,甚至心跳停搏)。

4. 估计肌松药的残留作用可用尺神经刺激器,观察手指收缩状态或抬头试验、双手握力以及测定病人潮气量、呼气末 CO_2 和动脉血气。在病人神志恢复并确定无肌松药的残留作用后,方可拔除气管内导管,拔管后观察一段时间,确定病人呼吸道通畅、呼吸功能正常、各项保护性反射(呛咳和吞咽反射等)恢复满意后,再将病人送回病房。

四、气管内插管术

全身麻醉时为了在不同手术体位下保证病人呼吸道通畅,有效管理病人的呼吸道和呼吸,保证手术中病人的通气和换气功能正常,常需将特制的气管内导管,通过口腔或鼻腔置入病人气管内。气管内插管后可以减少呼吸道无效腔,有利于肺泡通气,便于吸入麻醉药的应用,可防止异物进入呼吸道,利于及时清除气管和支气管内的分泌物。因此,气管内插管也是抢救病人时不可缺少的措施。

(一)经口腔明视插管

先将病人头向后仰,若病人口未张开,可用右手拇指对着下齿列,示指对着上齿列,以旋转力量启开口腔。左手持喉镜自右口角放入口腔,将舌推向左方,徐徐向前推进,显露悬雍垂,再略向前深入,使弯型喉镜窥视片前端进入舌根与会厌角内,然后依靠左臂力量将喉镜向上、向前提起,增加舌骨会厌韧带的张力即可显露声门(图 8-1)。如系直型喉镜,其前端应挑起会厌软骨,显露声门(图 8-2)。当声门暴露清楚后,右手执导管后端,使其前端自右口角进入口腔,使气管导管开口接近声门,以旋转的力量轻轻将导管旋入声门,再将导管送入气管内 3~5cm,安置牙垫,拔出喉镜。病人若有自主呼吸,观察导管外端有无气体进出,连接麻醉机后,观察麻醉机呼吸囊随病人呼吸有无张缩;如果病人呼吸已经停止,经麻醉机呼吸囊自导管外端吹入气体,观察病人胸部是否有起伏运动,并用听诊器听诊双肺呼吸音是否出现,有条件者应监测 $P_{ET}CO_2$,证实导管位置准确无误后,于口腔外将牙垫与气管内导管连为一体,并固定于上、下唇皮肤上。

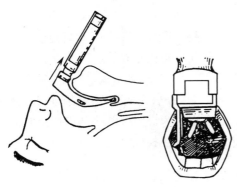
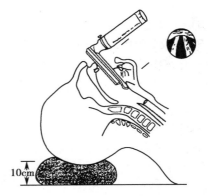

图 8-1　用弯型喉镜显露声门　　　　图 8-2　用直型喉镜显露声门

Notes

（二）经鼻腔盲探插管

应首先检查鼻腔通畅无异常,插管过程中给予静脉麻醉药和麻醉性镇痛药使病人意识丧失但须保留病人自主呼吸,根据插管时经导管呼出气流的强弱判断导管的位置。插管前鼻腔内滴入麻黄碱使鼻腔黏膜血管收缩,以减少导管通过鼻腔时引起鼻腔内出血。选用合适管径的气管内导管,在导管外部涂上石蜡油或局麻药膏,右手持管,将导管自鼻孔缓慢送入。当导管前端出鼻后孔接近喉部时,麻醉科医师以耳接近导管外端,随时了解呼出气流的强度,同时左手适当地改变病人头的位置,使气管内导管尖端接近声门(图8-3),在导管外端探寻到最大通气声时,表明气管内导管的尖端已达声门。随呼吸时相,在呼气或吸气(声门张开)时将导管插入气管(图8-4)。如果气管内导管进入声门后,经导管呼出气流强,有时病人出现呛咳,接麻醉机后可见呼吸囊随病人呼吸而张缩。在盲探插管困难时,应借助纤维喉镜或纤维支气管镜完成气管内插管。

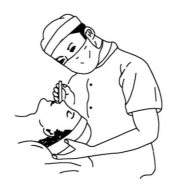
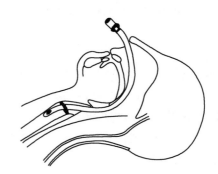

图8-3　经鼻腔盲探插管方法　　　　　图8-4　导管经鼻腔进入气管内

（三）气管内插管的并发症

1. **呼吸道损伤**　喉镜是金属器械,气管内导管属异物,如插管时动作粗暴或用力不当,可致牙齿脱落,或损伤口、鼻腔和咽喉部黏膜,引起出血。应该经过严格、正规的培训后,才能够实施气管内插管。气管内插管过程中,必须严格遵循操作常规,特别要避免动作粗暴或用力不当。导管过粗、过硬,容易引起喉头水肿,长时间留置甚至出现喉头肉芽肿,应该根据病人性别、年龄和身高,选用与病人气管内径相匹配的气管内导管。

2. **过度应激**　在麻醉和手术过程中,气管内插管对病人是最强的刺激,浅麻醉下进行气管内插管,可引起剧烈呛咳、憋气或支气管痉挛,有时由于自主神经系统过度兴奋而产生心动过缓、心律失常,甚至心搏骤停或心动过速、血压升高、室性期前收缩、心室纤颤。因此,行气管内插管前应达到足够的麻醉深度,可应用肌肉松弛药,使咽喉部肌肉完全松弛,减少导管通过声门时对咽喉部的刺激,或行喉头和气管表面麻醉,减少插管的应激反应,这些措施对于高血压、甲亢、嗜铬细胞瘤和心脏病病人尤为重要。

3. **呼吸道梗阻或肺不张**　导管过细、过软,会增加呼吸阻力;或因压迫、扭折而使导管堵塞;呼吸道分泌物较多,未能及时吸出,时间稍长后,分泌物在导管内积聚、变干,使导管内径变窄,甚至堵塞导管,影响病人正常通气,导致 CO_2 潴留。气管内导管插管过深,误入支气管内,一侧肺脏不通气,引起通气不足、缺氧或术后肺不张。因此,气管插管完成后,应仔细进行胸部听诊,确保双肺呼吸音正常,避免气管内导管置入过深。呼吸道内的任何分泌物都应该及时清除,怀疑气管内导管已经有痰痂不易清除,并使导管内径变窄时,应更换气管内导管。

五、麻醉机的基本结构

麻醉机(anesthetic machine)可以供给病人氧气、空气、麻醉气体和进行人工呼吸,是进行临

Notes

床麻醉及急救必不可少的设备。麻醉机的类型虽多,但基本组成部分是一样的。为确保临床麻醉的安全,要求麻醉科医师全面熟悉麻醉机的结构、性能、操作及其可能出现的故障和危险。麻醉机的主要结构见图8-5。

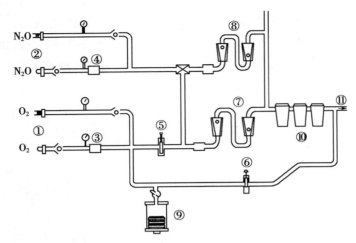

图8-5 麻醉机的主要结构示意图
①氧气源;②氧化亚氮气源;③氧气减压阀;④减压阀;⑤氧气总开关;
⑥快速充氧阀;⑦氧气流量表;⑧流量表;⑨呼吸器;⑩蒸发器;⑪新鲜气体出口

(一) 气源(gas supply)

主要指储存有氧气、空气或氧化亚氮供给临床使用的设备,即装有压缩氧气、空气和液态氧化亚氮的钢瓶。经过压力调节器(减压阀)将压缩气体钢瓶中高达140kg/cm² 的气体压力降至3kg/cm² 后,成为低压气流送入麻醉机,以供使用。现今各大医院已有中心供气设备用于麻醉机的供气源,其输出的气体压力为3.5kg/cm²。进入麻醉机的氧气、空气或氧化亚氮气体统称为新鲜气体,这些气体通过它们各自的流量计调节后,以一定的流量供给病人。为使麻醉机的呼吸囊快速充满氧气,并能够有效地进行人工呼吸,麻醉机还设有快速充氧阀。

(二) 蒸发器(vaporizer)

挥发性吸入麻醉药在室温下均呈液态。蒸发器能有效地将挥发性麻醉药液蒸发为气体,并能精确地调节麻醉药蒸汽输出的浓度。麻醉药的蒸发需要热量,蒸发器周围的温度是决定挥发性麻醉药蒸发速度的主要因素。当代的麻醉机广泛采用了温度-流量补偿型蒸发器,即在温度或新鲜气流量发生变化时,能通过自动补偿机制来保持挥发性吸入麻醉药蒸发速度恒定,从而保证吸入麻醉药离开蒸发器的输出浓度稳定。由于不同挥发性吸入麻醉药的沸点和饱和蒸汽压等物理特性不同,因此,蒸发器具有药物专用性,如异氟烷蒸发器或七氟烷蒸发器等,相互不能通用。现代麻醉机的蒸发器多放置在麻醉呼吸环路之外,有单独的氧气气流与之连接,蒸发出的吸入麻醉药蒸汽与主气流混合后再供病人吸入。

(三) 麻醉呼吸回路(anesthetic breathing circle)

将麻醉机的气体输出口与病人呼吸道相连,形成一个回路,称为麻醉呼吸回路。通过麻醉呼吸回路将新鲜气体和吸入麻醉药输送到病人的呼吸道内,并将病人呼出的气体排出到体外。

1. **开放系统(open system)** 将纱布片覆盖麻醉面罩,并置于病人的口鼻部,麻醉药液被滴在纱布片上蒸发后,随空气被病人吸入,病人呼出气全部经纱布片排到大气中。

2. **半紧闭或半开放回路** 病人呼出和吸入的气体部分受麻醉机的控制,呼气时呼出气体可由呼气活瓣逸出。逸出气体的量,取决于活瓣的阻力,但主要是取决于新鲜气流量的大小。新鲜气流量小时,仍有部分呼出气体(包括 CO_2 和麻醉气体)留在呼吸囊中,吸气时可被病人重复吸入。新鲜气流量小于分钟通气量,重复吸入的 CO_2 高于 1% 容积时,称为半紧闭回路;新鲜气流量大于分钟通气量,重复吸入的 CO_2 小于 1% 容积时,称为半开放回路。

3. **紧闭回路**　病人呼出和吸入的气体完全受麻醉机的控制,呼出的气体进入该回路,吸气时被病人吸入。因此,紧闭回路中必须设有 CO_2 吸收器,呼出气体通过吸收器将 CO_2 吸收后,才进入吸气通路。进入紧闭回路的新鲜气流量等于病人的氧耗量和氧化亚氮摄取量。应用紧闭系统时,新鲜气流量最少,氧气、氧化亚氮和吸入麻醉药的消耗量亦是最少,比较容易保证吸入气体的温度和湿度接近生理状态。但是必须有可靠的 CO_2 吸收器、精确的氧浓度和麻醉气体浓度监测仪,才能够保证病人在麻醉过程中不致发生缺氧和 CO_2 潴留。

(四) 呼吸器(ventilator)

麻醉机内装有呼吸器,麻醉期间可用呼吸器来控制病人的呼吸。麻醉机中的呼吸器都是定容型呼吸器,可设置呼吸频率(f)、潮气量(V_T)或每分钟通气量(MV)、吸∶呼时间比(I∶E)等参数,以保证病人通气正常。有的呼吸器还可设置呼气末正压(PEEP),以提高病人的功能残气量(FRC),改善病人的氧合状态。呼吸器都能设置 MV 和气道压的报警界限,以保证使用呼吸器期间病人通气功能正常。

六、全身麻醉的并发症及其处理

(一) 呼吸系统并发症

1. **呕吐与误吸**　全身麻醉时因病人的意识消失,吞咽及咳嗽反射丧失,贲门松弛,胃内容物较多时,极易发生呕吐或胃内容物反流(regurgitation)。一旦有反流物达到咽喉部,即可发生误吸(aspiration),造成窒息(apnea)或吸入性肺炎(aspiration pneumonia)。呕吐或反流可以发生在麻醉诱导期、术中或麻醉苏醒期,最容易发生是在麻醉诱导时、气管内插管前和麻醉苏醒期拔除气管内导管后。产科病人、饱胃病人及上消化道出血和肠梗阻的病人,麻醉时呕吐、反流及误吸的发生率较高。病人在呕吐前常有恶心、唾液分泌增加、吞咽动作及痉挛性呼吸等先兆症状。病人一旦出现呕吐,应将其身体上半部放低,头偏向一侧,使呕吐物容易引出口腔外,避免其进入呼吸道,同时用纱布及吸引器将口、鼻腔内的食物残渣、呕吐物清除干净。必要时立即进行气管内插管或支气管镜检查,清除呼吸道内误吸物。依误吸物的种类、pH 值和误吸物的量不同,临床表现和预后差别很大。误吸物量大,特别是含有大量固体食物时,可以引起急性完全呼吸道阻塞,病人可因窒息、缺氧导致心跳停止。误吸胃液的量大于 25ml、pH 值低于 2.5 时,将迅速引起炎性反应、肺间质出血和水肿,出现哮鸣、咳嗽和发绀等化学性肺炎症状。对化学性肺炎的治疗,除给予氨茶碱和抗生素外,可经气管内导管或支气管镜以 5～10ml/次生理盐水做支气管内反复冲洗,给予大剂量糖皮质激素 2～3 天,以抑制支气管周围的渗出反应。必要时行呼吸器治疗,维持机体通气和氧合正常,等待小支气管周围渗出和水肿的消退。

吸入性肺炎病情凶险,预后差,应认真防止麻醉中发生呕吐与误吸。择期手术的病人,术前必须严格禁饮、食,使胃排空。凡饱食后又必须进行手术者,可以选用局部麻醉或椎管内麻醉,并保持病人神志清醒。若必须施行全身麻醉,必须严格按饱胃病人的麻醉处理原则进行麻醉。

2. **呼吸道梗阻**　以声门为界,呼吸道梗阻分为上呼吸道梗阻和下呼吸道梗阻。

(1) 上呼吸道梗阻:最常见的原因是舌后坠(图 8-6)及咽喉部积存分泌物。上呼吸道梗阻时常以吸气困难为主要的症状,诊断并不困难。舌后坠时可听到鼾声,咽喉部有分泌物则呼吸时有水泡噪音。上呼吸道完全梗阻时,病人出现鼻翼翕动和三凹征,虽有强烈的呼吸动作而无气体交换。只要把下颌托起(图 8-7),放入一口咽导气管或鼻咽导气管(图 8-8,图 8-9),及时将咽喉部分泌物吸净,便可解除梗阻。喉头水肿同样可以引起上呼吸道梗阻,轻者给予糖皮质激素可以缓解,严重者应立即气管内插管或紧急气管切开。喉头水肿多发生于婴幼儿气管内插管后及气管内插管困难的病人,也可因手术牵拉或刺激喉头引起。

Notes

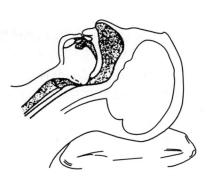

图 8-6 舌后坠引起呼吸道梗阻

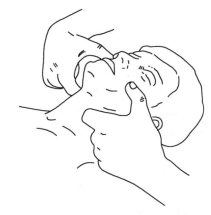

图 8-7 托下颌的方法

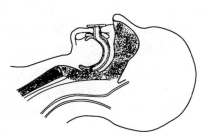

图 8-8 放置口咽导气道

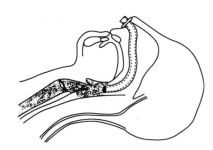

图 8-9 放置鼻咽导气道

上呼吸道梗阻的另一常见原因为喉痉挛,易发生在浅麻醉下异物触及喉头或行尿道、宫颈扩张及刺激肛门括约肌时。出现喉痉挛时,病人表现为呼吸困难,吸气时伴有鸡鸣声,并可因缺氧而发生发绀。处理原则是除去诱发原因,加压给氧吸入后,轻者即可缓解,严重者可经环甲膜穿刺置管行加压给氧。上述处理无效者,必须静脉注射琥珀胆碱,经面罩给氧,维持通气,必要时进行气管内插管。

(2) 下呼吸道梗阻:常因气管、支气管内分泌物,特别是支气管痉挛引起,多发生在有哮喘史和患有慢性梗阻性肺部疾病(COPD)的病人。这类病人支气管平滑肌张力较高,全身麻醉诱导时,若麻醉过浅,一旦气管内导管进入气管,即可引起严重的气管和支气管痉挛,导致下呼吸道梗阻,严重时气体难于进出肺脏。围术期给予病人的多种药物均可诱发组胺的释放,使支气管平滑肌张力增加,诱发支气管痉挛。梗阻严重者可出现 CO_2 潴留、缺氧、心动过速和血压下降。因此,全身麻醉时应及时吸净呼吸道内分泌物,必须待麻醉足够深度时,方可进行气管内插管。氯胺酮和吸入麻醉药均有支气管扩张作用,是哮喘病人首选的麻醉药物。支气管痉挛时,可缓慢静脉注射氨茶碱 250 ~ 500mg、氢化可的松 100mg 或吸入支气管扩张药,并增加吸入氧浓度,防止缺氧。

3. 急性肺不张(acute atelectasis) 呈现弥漫性肺泡萎陷或肺段、肺叶甚至一侧肺完全萎陷,失去通气功能。呼吸道阻塞是肺不张最常见的原因。分泌物较多且黏稠度增加,咳痰无效,阻塞支气管;远端肺泡内气体如果仅为氧气,氧气一旦被吸收入血,肺泡随之萎陷。全身麻醉时施行间歇正压(IPPV)通气,潮气量比较恒定,吹入气并不能够均匀地分布到所有的肺泡,大多数吹入的气体仅集中进入一定肺区,长时间后某些部分未被膨胀的肺泡内气体被吸收后,肺泡即萎陷。因此,多痰的病人术前应充分准备,术中应及时吸出呼吸道分泌物。肺功能正常病人施行机械通气应采用较大潮气量(10 ~ 12ml/kg)和低频率(8 ~ 12 次/分钟),并定时吹肺,开胸病人关胸前应吸痰后彻底吹张所有肺泡。吸入的气体如果允许应该避免仅是氧气,并保持吸入气体一定的温度和湿度,因为长时间的纯氧吸入,易出现吸收性肺萎陷。术后应该经常变动病人

Notes

的体位,施行完善的术后镇痛,鼓励病人咳嗽,早期离床活动。发生肺不张时,小片散在肺不张可无明显症状;大片肺不张可出现咳嗽、呼吸急促和发绀。如咳嗽及吸痰仍不能缓解肺不张时,应行纤维支气管镜吸痰,加强雾化吸入,并给予抗生素治疗。

4. 通气不足 主要表现为 CO_2 潴留,麻醉期间发生通气不足,主要是麻醉药、麻醉性镇痛药和肌肉松弛药产生中枢性或外周性呼吸抑制,同时也是辅助呼吸或控制呼吸的分钟通气量不够造成的,应增加潮气量或增加呼吸频率。病人出现严重支气管痉挛时,虽每分钟机械通气量并不少,但实际肺泡通气量仍不足。只有切实舒张支气管平滑肌,积极解除支气管痉挛,才有可能解除肺泡通气不足。麻醉苏醒期发生通气不足,主要是各种麻醉药物,特别是麻醉性镇痛药和肌肉松弛药的残留作用,引起中枢性呼吸抑制和呼吸肌功能障碍的结果,必要时给予相应的拮抗药物。

(二)循环系统并发症

1. 低血压(hypotension) 收缩压低于 80mmHg 或下降超过基础值的 30% 时称为低血压。麻醉期间出现低血压最常见的原因是麻醉过深、术中失血过多而血容量补充不当或手术直接刺激迷走神经或牵拉内脏反射性兴奋迷走神经,引起血压明显下降。过敏反应、肾上腺皮质功能低下以及心肌收缩功能障碍,亦可以导致低血压。长时间严重的低血压会使器官灌注不足,组织氧合障碍,器官功能紊乱,出现代谢性酸中毒。麻醉期间出现低血压时,首先应减浅麻醉,同时补充血容量,必要时暂停手术操作,给予收缩血管药物,待麻醉深度调整适宜,血压平稳后再继续手术。手术者牵拉内脏引起反射性血压下降,多伴有心动过缓,应及时停止手术刺激,必要时给予阿托品治疗。

2. 高血压(hypertension) 收缩压高于 160mmHg 或高出基础值的 30% 时称为高血压。手术中血压过高,会增加失血量,增加心肌氧耗量,使脑血管意外的危险性增加,应及时予以处理。原发性高血压、甲亢、嗜铬细胞瘤、原发性醛固酮增多症等病人,麻醉诱导药物剂量不足时进行气管内插管以及麻醉期间麻醉过浅,均极易引发高血压。通气不足和 CO_2 潴留,是围术期引起血压增高的常见原因之一。某些药物如泮库溴铵、氯胺酮,注射过快、剂量过大时,亦可引起一过性血压升高。麻醉中出现高血压时,首先必须消除诱发血压增高的各种因素,并且要保证麻醉深度适宜。对于血压过度增高的病人,可同时给予血管扩张剂,每次静脉注射尼卡地平(nicardipine)0.5~1mg 或乌拉地尔(urapidil)12.5~25mg 或酚妥拉明(phentolamine)1~5mg。麻醉期间给予血管扩张剂时,应遵循小剂量、分次的原则,注意血管扩张剂与麻醉药之间的协同效应。

3. 心律失常(arrhythmia) 麻醉深度不当、手术刺激过强、低血压、高血压、CO_2 潴留及缺氧均可引起心律不齐。原有心功能不全,特别是术前存在心律失常的病人,麻醉中更易发生心律失常,血清电解质和体液酸碱失衡,特别是低血钾,也容易诱发心律失常。应保证麻醉深度适宜,积极维持麻醉病人循环容量正常、血流动力学稳定,维持心肌氧供需平衡,并针对诱发心律失常的不同原因进行相应的处理。房性期前收缩对血流动力学无显著影响,无需特殊处理。房颤心室率过快时,可给予维拉帕米(verapamil,异搏定)2.5~7.5mg 或毛花苷丙 0.4~0.8mg,将心室率控制在 120 次/分钟以下。室性期前收缩通常都需要处理,出现室性期前收缩,应保证血压正常;如合并心率较慢时,可给予阿托品,一旦心率加快,室性期前收缩多可消失。如果室性期前收缩较为频发(>5 次/分钟),或出现多源特征、R-on-T 现象时,须积极处理,否则有变为室性心动过速,甚至心室纤颤的危险。先静脉注射利多卡因 1~1.5mg/kg,必要时持续静脉注射 1~4mg/min。疗效欠佳时可缓慢静脉注射胺碘酮(amiodarone,乙胺碘呋酮)150mg,并将血清钾提高到 5mEq/L,有助于室性心律不齐的控制。

4. 心搏骤停(cardiac arrest)与心室纤颤(ventricular fibrillation) 是麻醉手术中最严重的意外事件。两者都使心脏失去其泵血功能,全身血液循环陷入停顿状态,各个器官失去血液供

Notes

应。心搏骤停和心室纤颤的原因较为复杂,但多发生在已有心肌缺血、休克、电解质紊乱、体温过低和严重缺氧的病人。麻醉深浅不当,呼吸道梗阻、强烈的手术刺激、血流动力学急剧变化等,都可以成为触发因素。心搏骤停和心室纤颤须及时诊断,并积极进行心肺脑复苏处理,才能使病人免于死亡。

(三) 体温异常

1. 高热(hyperthermia)　机体中心温度超过38℃。麻醉中高热虽可见于各年龄段病人,但以感染病人和小儿,婴幼儿尤其多见。婴幼儿的体温调节中枢未发育健全,自我调控体温于正常范围的能力有限,受术中多种因素(多层布料覆盖、感染性疾病和某些麻醉药物等)影响,术中容易发生高热。如高热不立即处理,可以引起抽搐甚至惊厥。当发现体温升高时,应积极控制体温。当抽搐既已发生,则需立即静脉注射咪达唑仑,提高吸入氧浓度,同时积极进行物理降温,特别是头部降温。若麻醉中发生不明原因的体温急剧升高,呈现高代谢状态时,应警惕出现恶性高热(malignant hyperthermia),因其死亡率较高,须及时诊断,立即抢救。

2. 低温(hypothermia)　机体中心温度低于36℃。麻醉中的低温十分常见,且未被引起足够的重视。麻醉时体温调节中枢受到抑制,外周血管扩张后增加体表热量丢失,全麻气管内插管后经呼吸道热量散失可能增加,体腔开放后体热进一步丢失,静脉输入大量的室温液体和冷的库存血均可使机体温度明显降低。低温主要导致凝血功能障碍、各种麻醉药物代谢缓慢和麻醉苏醒延迟。低温还可导致麻醉苏醒时病人寒战,使全身氧耗量增加,诱发心肌缺血。体温低于32℃时,易发生心律失常,心肌收缩力抑制,血压下降;体温低于28℃时,极易出现心室纤颤。

全身麻醉气管内插管的病人应该使用湿化器,以减少经呼吸道热量丢失;所有欲输入体内的液体须加温至40℃后再输注;须使用温盐水进行体腔冲洗;长时间手术病人、小儿和老年病人以及术中体液变化较大的病人,应该监测体温,并使用温毯机维持体温正常。

(四) 中枢神经系统并发症

1. 麻醉苏醒延迟　应用现代麻醉方法的病人,在手术结束不久即可清醒。若全身麻醉后超过2小时意识仍不恢复,在排除昏迷后,可认为是麻醉苏醒延迟。麻醉苏醒延迟主要是麻醉药物过量或病人对麻醉药物极度敏感,也可能因循环或呼吸功能恶化,发生了严重低氧血症和严重CO_2潴留以及体温过低,严重水、电解质紊乱或糖代谢异常所致。应查明原因进行相应处理,促使病人意识恢复正常。

2. 昏迷　全身麻醉使病人意识丧失是可逆的,全身麻醉药物在体内再分布、代谢或排出后,病人的意识即可恢复,记忆力和理解力等也不受影响。麻醉过程中各种原因(主要是脑卒中、呼吸严重抑制或心搏骤停)使中枢神经系统发生弥漫性缺氧或严重局灶性缺氧,排除了麻醉苏醒延迟后,可诊断病人的意识丧失为昏迷。处理原则为必须维持呼吸循环正常,查明并纠正中枢神经系统缺血缺氧的原因,积极进行脑复苏,等待病人意识恢复。

(吴新民)

第四节　局　部　麻　醉

局部麻醉(local anesthesia)简称局麻,是指应用局部麻醉药(简称局麻药)暂时阻断某些周围感觉神经的传导功能,使其支配区域产生麻醉作用,运动神经可能被部分阻断或保持完好。局麻简便易行、安全有效、并发症少,对人体的生理功能影响小,适用于较表浅、局限的小手术或术中应用以阻断不良神经反射等。临床常用的局麻方法有表面麻醉、局部浸润麻醉、区域阻滞和神经丛阻滞等。

Notes

一、局麻药药理

（一）局麻药的作用机制

局麻药的作用机制学说较多,目前公认的是局麻药直接作用于神经细胞膜电压门控性 Na^+ 通道,阻断 Na^+ 内流,使神经冲动传导被阻滞,从而产生局麻作用。局麻药对静息电位和阈电位无影响,但可降低动作电位的上升速率,而使其不能达到阈电位。

（二）局麻药的化学结构及分类

常用局麻药的分子化学结构由芳香族环、胺基团和中间链三部分组成。根据中间链的不同可将局麻药分为两类:酯类局麻药,如普鲁卡因、丁卡因等;酰胺类局麻药,如利多卡因、布比卡因、罗哌卡因等。局麻药的分子化学结构是决定局麻药的脂溶性、解离度、蛋白结合率和代谢方式等主要理化性质的化学基础。临床上常依据局麻药作用持续时间的长短进行分类,一般把布比卡因、罗哌卡因、丁卡因等列为长效局麻药,作用持续时间在 4 小时以上;利多卡因、丙胺卡因等属于中作用时间局麻药,作用持续时间为 2~4 小时;普鲁卡因、氯普鲁卡因等属于短效局麻药,作用持续时间在 1 小时左右。

（三）理化性质与临床麻醉特性

局麻药的理化性质可影响其麻醉性能,较为重要的是解离度、脂溶性及蛋白结合率,分别决定了该局麻药的显效时间、麻醉效能及阻滞作用持续时间。

1. 解离常数（pKa）与起效时间　pKa 是指局麻药分子在溶液中分离成带阳离子部分（BH^+）和不带电荷非离子部分（碱基,B）各占 50% 时的 pH 值。pKa 是局麻药起效快慢的决定因素。各种局麻药的 pKa 值多在 7.6~9.1（表 8-2）之间,pKa 越接近正常组织液 pH 值（接近 7.4）,有药理活性碱基部分越多,则该局麻药起效越快,反之较慢。

表 8-2　常用局麻药的理化性质和麻醉效能

局麻药	pKa	脂溶性	蛋白结合率（%）	药理活性碱基比例（%）			强度	显效时间（min）	持续时间*（h）
				pH 7.2	pH 7.4	pH 7.6			
普鲁卡因	8.9	0.6	6	2	3	5	1	1~3	0.75~1
丁卡因	8.5	80	76	5	7	11	8	5~10	1~1.5
利多卡因	7.9	2.9	70	17	25	33	2	1~3	2~3
丙胺卡因	7.9	0.9	55	17	24	33	2	1~3	1.5~3
布比卡因	8.1	28	95	11	15	24	6	5~10	3~7
罗哌卡因	8.1		94			94	8	5~15	4~8

* 局部浸润注射后持续时间

2. 脂溶性与麻醉效能　一般来说,脂溶性越高,越易于穿透神经组织膜并发挥对电位传导的阻滞效能,临床麻醉效能也就越强,反之则弱。

3. 蛋白结合率与作用持续时间　局麻药通过与 Na^+ 通道受体蛋白结合发挥神经阻滞效应。蛋白结合率大的局麻药与受体蛋白结合数量多,使 Na^+ 通道关闭时间延长,阻滞作用持续时间也相应延长。

另外,局麻药的扩血管作用及注射部位的不同对起效快慢及阻滞作用持续时间也有较大影响。

（四）局麻药的药代动力学

1. 局麻药的吸收　局麻药自作用部位吸收后,进入血液循环,决定其吸收量及速度的主要因素是:①药物剂量及浓度:血药峰值浓度（C_{max}）与单位时间内注药剂量成正比。为避免药物中

Notes

毒,对每种局麻药均规定了一次用药限量。②给药途径:静脉给药直接进入血液循环,黏膜表面麻醉吸收入血较快(咽喉部、气管、支气管黏膜及肺泡的吸收速度接近于静脉注射),再次为肋间注射,皮下注射及皮内注射吸收最慢。③局麻药本身的理化特性:普鲁卡因、丁卡因可使注射部位血管明显扩张,加快药物吸收;而罗哌卡因和布比卡因易与蛋白结合,吸收速率减慢。④是否合用缩血管药物:局麻药液中加入缩血管药物如肾上腺素可使局部血管收缩,延缓药物吸收、降低单位时间内血药浓度,从而延长作用时间并减少毒性作用。

2. 局麻药的分布　吸收入血的局麻药大部分与血浆蛋白结合,再分布于其他组织内,血管越丰富、组织灌注越好的器官,再分布量越多。蛋白结合率高的药物,如布比卡因和罗哌卡因,不易透过胎盘屏障分布至胎儿。

3. 局麻药的生物转化及排除　酰胺类局麻药主要在肝细胞内质网由微粒体酶水解,故肝功能不全的病人应酌减用量。酯类局麻药主要经血浆假性胆碱酯酶水解,属于肝外代谢,如病人先天性假性胆碱酯酶异常,或因肝硬化、严重贫血、恶病质及晚期妊娠等致此酶生成减少者,则应减少酯类局麻药用量。局麻药仅少量以原形经尿和粪便排泄。

(五) 局麻药的不良反应

1. 局麻药毒性反应　指机体和组织器官对一定量局麻药所产生的不良反应,其中以中毒反应多见。中毒反应是指单位时间内血流中局麻药浓度超过了机体的耐受量而产生的毒性反应。

(1) 常见原因:①局麻药过量;②误注入血管内;③注射部位血供丰富,并未加用缩血管药物,使血液吸收速度过快;④病人机体状态,如高热、恶病质、休克、老年人等对局麻药耐受力降低。

(2) 临床表现:因中枢神经系统对局麻药更为敏感,故中枢神经系统毒性表现往往先于心脏毒性。轻度毒性反应病人表现为眩晕、多语、吵闹、耳鸣、理智丧失、血压升高、心率增快等;如继续发展则表现为烦躁不安,血压明显升高,而脉搏趋向缓慢,并伴有缺氧和脊髓刺激症状,可发展为肌肉痉挛、抽搐、惊厥,进行性心动过缓和低血压,最终可导致心血管系统全面抑制,出现严重心肌和心脏传导抑制,表现为严重低血压、心律失常,甚至心搏骤停,如不处理,可迅速导致死亡。仅有60%局麻药全身毒性反应病人表现为从中枢神经系统毒性到心血管系统毒性的典型进展过程,有少部分病人只表现为全身惊厥后快速进入循环抑制,还有的病人未出现中枢神经系统症状而直接表现为严重心律失常和低血压后迅速发生心搏骤停。

(3) 治疗:成功治疗在于早期诊断,尽早干预。一旦发现毒性反应需立即寻求帮助,并应立即以100%氧面罩加强通气,以避免缺氧和呼吸性酸中毒而加重局麻药的毒性使复苏更加困难,同时抑制抽搐惊厥是关键,因全身抽搐可引起缺氧和代谢性酸中毒加重局麻药毒性作用,可选择苯二氮䓬类药地西泮 5 ~ 10mg(或 0.1mg/kg)或咪达唑仑 3 ~ 5mg,或应用硫喷妥钠 1 ~ 2mg/kg 静脉注射尽快解除惊厥。不宜用丙泊酚,由于其心血管系统的抑制作用及作用于心肌细胞线粒体特异性敏感部位而加重局麻药对心肌的抑制,在心血管系统功能不稳定的情况下丙泊酚视为禁忌。一旦发生心律失常,胺碘酮是最佳选择;如发生心搏骤停,需立即进行心肺复苏。但是,所需的用药种类和剂量应予调整,避免应用血管加压素、钙通道阻滞药和 β-受体阻滞药;肾上腺素的用药剂量要小于 1μg/kg,必要时行气管内插管进行人工通气或机械通气,同时维持循环稳定。

局麻药引起心脏毒性的剂量为引起中枢神经系统惊厥剂量的 3 倍以上,主要产生对心肌、心脏传导系统及周围血管平滑肌的抑制,使心肌收缩力减弱,心排血量减少,血压降低,心律失常,甚至心搏骤停。布比卡因心脏毒性所致的室性心律失常复苏困难。

近年来,脂肪乳剂对局麻药全身毒性的治疗作用日趋受到关注,将脂肪乳剂视为局麻药全身毒性一种潜在的解毒剂。现已明确脂肪乳剂可迅速逆转布比卡因的心脏毒性,并相继研究报道脂肪乳剂对布比卡因、甲哌卡因、罗哌卡因、丙胺卡因、左旋布比卡因及利多卡因等局麻药引起的神经及心脏毒性均显示良好治疗效果;并且有报道对局麻药毒性反应传统标准复苏措施无效的病人,应用脂肪乳剂后数秒或数分钟内得以成功救治。因此,英国和爱尔兰麻醉医师学会、

Notes

美国区域麻醉和疼痛医学协会(ASRA)制定的局麻药全身毒性治疗指南中将脂肪乳剂作为一种关键性药物写入该指南中,美国心脏学会(AHA)也通过系统分析提出一旦确立局麻药毒性的诊断,就应给予脂肪乳剂。以上均推荐局麻药毒性反应时,在气道处理及控制惊厥的同时,应尽早给予脂肪乳剂。推荐的脂肪乳剂和剂量:20%脂肪乳剂(如长链脂肪乳剂,英脱利匹特,intralipid)1.5ml/kg静脉注射,注射时间1分钟以上,然后以0.25ml/(kg·min)持续静脉输注;如循环功能仍然不稳定可重复静脉单次注射1～2次,持续输注剂量可加倍至0.5ml/(kg·min);当循环功能稳定后还要持续输注至少10分钟;推荐脂肪乳剂头30分钟内的上限总剂量约为10ml/kg。尽管目前对脂肪乳剂治疗局麻药全身毒性的效果尚存在争议,安全有效剂量及其治疗作用机制还有待进一步研究,但是,目前已提出每个手术间均应常规备有脂肪乳剂。脂肪乳剂治疗局麻药全身毒性的作用机制尚不完全清楚,脂肪乳剂可能改变血液的疏水性,血液的油脂性增高将使进入心肌细胞内疏水性局麻药分子吸附回血液中,从而降低了心肌内的局麻药浓度,即所谓"萃取"或"吸附"假说;另一假说是代谢说,输入的脂肪乳剂通过增加细胞内的游离脂肪酸浓度,可能逆转局麻药对心肌细胞线粒体膜的肉毒碱脂肪酰转移酶(CACT)的抑制,从而恢复心肌细胞通过脂肪酸氧化产生ATP的能力。

(4)预防措施:①严格限定局麻药的安全剂量;②根据病人状态及注射部位确定最佳剂量;③注药前必须回抽,无血液时方可注药;④对缩血管药无禁忌者,局麻药液内可加入适量肾上腺素,以减慢吸收;⑤麻醉前给予适量巴比妥类或苯二氮䓬类药物,提高局麻药毒性阈值;⑥要警惕和密切观察病人的反应,如有毒性症状立即停药。

2. **过敏反应**　即变态反应,罕见。酯类局麻药引起变态反应远较酰胺类多见,后者极为罕见,有时将毒性反应误认为过敏反应。注入少量局麻药后一旦出现荨麻疹、喉头水肿、支气管痉挛、低血压等表现必须立即处理,首先停止给药,保持呼吸道通畅,吸氧,维持循环稳定,适当补充血容量,紧急时可静注小剂量肾上腺素,同时给予糖皮质激素和抗组胺药物。局麻药皮试意义不大,因局麻药可使局部血管扩张,或其稳定剂可使皮肤充血,假阳性率在50%以上,而且皮试阴性者也不能防止过敏反应发生。

(六)常用局麻药

1. **普鲁卡因**(奴佛卡因,procaine,novocaine)　酯类局麻药,作用时效45～60分钟;麻醉效能低,穿透力和弥散力差,不用于表面麻醉和硬膜外腔阻滞;毒性较小,适用于局部浸润麻醉或肋间神经阻滞,常用浓度为0.5%;一次最大剂量为1.0g;其代谢产物可减弱磺胺类药物的作用,使用时应注意。

2. **丁卡因**(地卡因,tetracaine,pontocaine,amethocaine)　酯类长时效局麻药,麻醉效能是普鲁卡因的10倍,但毒性也较普鲁卡因明显增大。起效时间为10～15分钟,作用持续时间可达3小时以上。常用于表面麻醉,浓度为1%～2%,一次限量为40mg;滴眼浓度为0.5%～1%,硬膜外腔阻滞可用0.2%～0.3%的浓度,一次限量为40～60mg,持续时间2～3小时。因其毒性较大且起效较慢,不用于局部浸润麻醉。

3. **利多卡因**(赛罗卡因,lidocaine,lignocaine,xylocaine)　属于中作用时间酰胺类局麻药,具有起效快、弥散广、穿透性强、无明显扩张血管作用等特点,可用于各类局部麻醉。表面麻醉浓度为2%～4%,一次用量为100mg;局部浸润麻醉浓度为0.25%～0.5%,作用时间为60～120分钟;神经阻滞则用1.0%～2.0%的浓度,作用时间为60～120分钟;硬膜外腔阻滞用1.0%～2.0%的浓度,作用时间为90～120分钟,后三种麻醉一次限量为400mg。蛛网膜下隙阻滞则用2.0%～4.0%的浓度,作用时间为60～90分钟,一次限量为40～100mg。

4. **布比卡因**(丁吡卡因,麦卡因,马卡因,bupivacaine,marcaine)　脂溶性高,是一种强而长效局麻药,麻醉效能和持续时间是利多卡因的2～3倍。临床常用浓度为0.25%～0.75%,成人安全剂量为150mg,极量为200mg。胎儿/母血浓度比为0.30～0.44,胎盘透过量少。0.25%～

Notes

0.5%的布比卡因溶液可用于神经阻滞;0.5%的等渗溶液可用于硬膜外腔阻滞,但腹部手术肌松效果欠佳;0.75%的溶液起效时间缩短,且运动神经阻滞更趋于完善,但因其心脏毒性大禁用产妇。布比卡因不用于表面麻醉,也极少用于局部浸润麻醉。

5. 罗哌卡因(罗比卡因,ropivacaine)　脂溶性和麻醉效能大于利多卡因,但小于布比卡因,对运动神经阻滞和感觉神经阻滞的分离作用较布比卡因更为明显,对心脏毒性较布比卡因小,故尤其适用于硬膜外镇痛。常用浓度为0.5%~1.0%,感觉神经阻滞可达3~5小时,一次限量为200mg。

二、局部麻醉方法

(一)表面麻醉

将穿透性强的局麻药施用于局部黏膜表面,使黏膜产生麻醉现象,称为表面麻醉。多用于眼、鼻、口腔、咽喉、气管及支气管、尿道和肛管等处的浅表手术或检查。角膜常用0.5%~1.0%的丁卡因滴入法,可持续30分钟。鼻腔表面麻醉常用喷雾器或浸有局麻药的棉片涂敷。咽喉、气管及支气管表面麻醉可采用1%~2%的丁卡因或2%~4%的利多卡因喷雾法,气管内表面麻醉还可以通过环甲膜穿刺注入2%利多卡因2~3ml或0.5%丁卡因2~4ml,鼓励病人咳嗽使药液呈喷雾状分布。尿道和肛管可采用注入法给药。

(二)局部浸润麻醉

沿手术切口分层注入局麻药,阻滞神经末梢而达到麻醉作用,称为局部浸润麻醉。操作方法:在手术切口线一端进针,刺入皮内,注药后形成一个橘皮样皮丘,若需浸润远端组织,在第一个皮丘边缘进针以减少多次刺痛,皮内注药形成第二个皮丘,如此连续进行,在切口线上形成皮丘带。然后经皮丘分层注药,注药时应加压注射,边注射边进针,在组织内形成张力性浸润,借水压作用浸入神经,增强麻醉效果,并对周围组织起到水压分离及止血作用。常用药物为加入肾上腺素的0.5%普鲁卡因溶液,最大剂量为0.8~1.0g;0.25%~0.5%利多卡因溶液,最大剂量为400~500mg。

注意事项:①每次注药前应回抽,以免局麻药注入血管内;②每次注药不要超过限量,以防局麻药毒性反应;③肌膜表面、肌膜下和骨膜处神经末梢分布较多,且常有粗大神经通过,应加大局麻药剂量,必要时可提高浓度;④穿刺针应缓慢进入,如需改变穿刺针方向,应先退针至皮下,避免针干弯曲或折断;⑤实质脏器和脑组织等无痛觉,不必注药;⑥感染或肿瘤部位不宜用局部浸润麻醉。

(三)区域阻滞

围绕手术区,在其四周及底部注射局麻药,阻滞进入手术区的神经干及神经末梢,称为区域阻滞。主要适用于小囊肿或小肿块切除术、腹股沟疝修补术及组织活检等门诊手术。区域阻滞的操作要点以及局麻药的配制与局部浸润麻醉相同。其优点在于:①可避免刺入病理组织或肿瘤组织;②不致因局部浸润麻醉后,部分小肿块不易触及或局部解剖结构难以辨认而增加手术难度。

(四)神经及神经丛阻滞

将局麻药注射至神经干、神经丛、神经节的周围,暂时阻滞神经的传导功能,使其支配区域产生麻醉作用,称为神经阻滞或神经丛阻滞。由于神经干或神经丛往往都是混合性神经,不但阻滞感觉神经,而且不同程度地阻滞了运动神经、交感神经、副交感神经,故其麻醉效果优于局部浸润麻醉。

临床常用的神经阻滞有颈神经丛、臂神经丛、腰神经丛阻滞,坐骨神经、肋间神经阻滞,以及诊疗用的星状神经节和腰交感神经节阻滞等。

1. 神经定位技术　神经阻滞定位的方法很多,一般有异感法、神经电刺激法、血管旁法、血管穿透法和筋膜突破法等,近年又出现了超声及X线定位等方法。传统的针刺异感法可引发病

Notes

人不适,易发生神经损伤。目前,临床上常使用神经刺激器和超声引导进行神经定位。神经刺激器的基本原理是当电脉冲沿运动神经纤维传递时,可引起效应器肌肉收缩,当电脉冲沿感觉神经纤维传递时,可引起分布区域产生异感。设定神经刺激器的初始电流为 2~3mA,使针头接近欲阻滞的神经直至该神经所支配的肌群产生运动。调整针头位置和刺激器电流,直至用最小的电流(0.3~0.5mA)亦可产生最大的肌肉震颤,这表明针尖已接近神经,可注入局麻药。神经刺激方法可用于不能准确说明异感的病人,并可减少病人的不适感。超声引导则是利用超声波生成神经、血管等解剖结构的实时影像来引导穿刺和注射局麻药。常使用高频直线超声探头,可增加图像分辨率,进行表浅部位的神经阻滞,如臂神经丛阻滞或各终末神经阻滞;对于坐骨神经等较深部位的神经阻滞,则可使用低频的凸阵超声探头,以提高超声信号的穿透性。超声引导神经阻滞技术根据神经阻滞针与超声束平面的关系可分为平面内和平面外技术,阻滞针分别位于声束平面内和垂直于声束平面。利用超声引导进行神经阻滞,不但能实时判断阻滞针与神经、血管的关系,降低损伤神经、血管、胸膜等的风险,还可评估局麻药液的分布,提高阻滞效果。

2. **颈神经丛阻滞**(cervical plexus block)　颈神经丛由 C_{1-4} 脊神经的前支组成。C_1 主要是运动神经,C_{2-4} 均为感觉神经,阻滞时主要针对此三对神经阻滞。每一束脊神经出椎间孔后,经椎动脉及椎静脉后面到达横突尖端分为浅支(皮肤)和深支(肌肉),在胸锁乳突肌后面相互连接成一系列环状,即为颈神经丛。颈神经丛分为浅丛和深丛,颈浅丛位于胸锁乳突肌后缘中点,呈放射状分支至皮肤及浅表结构。颈深丛支配颈部侧面及前面深部区域。颈神经丛阻滞可用于甲状腺手术、气管切开术和颈动脉内膜剥脱术等颈部手术。

(1) 浅丛阻滞:病人去枕平卧,头偏向对侧,双手放于身体两侧。操作者戴无菌手套,常规消毒后,自胸锁乳突肌后缘中点局麻皮丘刺入,沿胸锁乳突肌背面,向头侧及尾侧注入药液,深度不超过4cm。局麻药可用2%利多卡因5ml 与 0.75% 布比卡因5ml 混合液加 1:1000 肾上腺素 0.1ml,于两侧各注 5ml 即可。或用加肾上腺素的 1% 利多卡因 6~8ml。

(2) 深丛阻滞:常采用颈前阻滞法。体位同上,先从乳突尖端至颈椎最突出的 C_6 横突作一连线,穿刺点在此线上,C_4 横突在胸锁乳突肌与颈外静脉交叉点附近,按压该处病人可有异感,在此水平进针 2~3cm,可触及横突,此时病人可有酸胀感,回抽无血液或脑脊液,即可注入含有肾上腺素的 1% 利多卡因 10ml 或 2% 利多卡因 5ml 与 0.75% 布比卡因 5ml 的混合液 3~5ml。

颈浅丛阻滞并发症较少,并发症多发生于颈深丛阻滞:①膈神经阻滞;②喉返神经阻滞:可引起病人声音嘶哑或失音;临床上禁忌双侧颈深丛阻滞,以防止双侧膈神经和喉返神经阻滞;③药液误入硬膜外腔或蛛网膜下隙:可引起高位硬膜外腔阻滞或全脊髓麻醉;④局麻药毒性反应:颈部血管丰富,吸收入血液循环快,如误入椎动脉,药液直接进入脑内;⑤Homer 综合征;⑥椎动脉刺伤引起出血。

3. **臂神经丛阻滞**(brachial plexus block)　C_{5-8} 和 T_1 脊神经的前支从椎间孔穿出,在前、中斜角肌之间的肌间沟相互合并组成臂神经丛,横过肩胛舌骨肌后方趋于集中成束,走行于锁骨下动脉的上方,后转至外侧,在斜角肌间隙与锁骨下动脉并列,经锁骨中点下行进入腋窝顶,并转向腋下与腋动脉包在共同的血管神经鞘(腋鞘)内。临床上常根据手术所需的阻滞范围,选用不同径路进行臂神经丛阻滞,主要有锁骨上、肌间沟及腋窝径路(图 8-10)。

(1) 锁骨上径路:病人去枕仰卧,头偏

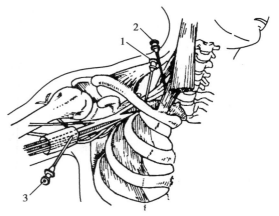

图 8-10　臂神经丛阻滞的不同径路
1. 锁骨上径路;2. 肌间沟径路;3. 腋窝径路

Notes

向对侧,患侧肩下垫一薄枕,并尽量使患侧肩胛下垂,使臂神经丛拉紧更接近于皮肤表面。在锁骨中点上方1.0~1.5cm处作一局麻皮丘,经皮丘向内、后及下方进针,进针1~2cm可刺中第一肋骨,紧贴第一肋骨纵轴表面移动针尖,如上肢出现异感,抽吸无回血,即可注药。常用1%~1.5%利多卡因,剂量为20~30ml,或0.5%罗哌卡因20ml。气胸、血胸是异感法主要并发症,尤其是延迟性气胸的危险性更高,因此,寻找第一肋骨时,不应进针过深。

超声引导阻滞:实时成像可以直视穿刺针的路径避开胸膜,理论上能显著减少发生气胸的风险。操作时体位同上,将超声探头倾斜地置于锁骨中点获得锁骨下动脉图像,可见臂神经丛在锁骨下动脉的上方,呈葡萄状分布。在实时成像下可以确认穿刺针路径及注入的局麻药分布情况。锁骨上径路超声图像见图8-11。

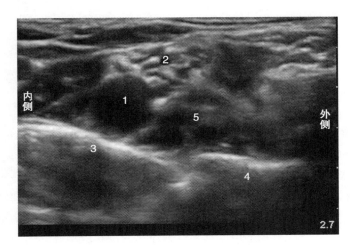

图8-11 锁骨上径路超声图像
1. 锁骨下动脉;2. 臂神经丛;3. 胸膜;4. 第一肋骨;5. 中斜角肌

(2)肌间沟径路:异感法和神经刺激法:体位同锁骨上径路,让病人略抬头以显露胸锁乳突肌的锁骨头,用示指沿其后缘向后滑动,可隐约触及前、中斜角肌肌间沟,穿刺点在锁骨上径路穿刺点上1~1.5cm,肩胛舌骨肌上方,相当于环状软骨水平与肌间沟的交点。在此处向沟内重压时,病人诉有异感向前臂传导,即证实定位正确。进针时垂直皮肤,向后、向下呈45°边进针边观察异感,出现明显异感、回抽无血时注药;电刺激法时可引出肩部和手臂部的肌肉收缩,电流强度小于0.5mA时仍可引出肩部和手臂部的肌肉收缩可注药。一般用1.3%利多卡因25ml或0.5%罗哌卡因20ml。优点:①易于掌握;②小剂量局麻药即可阻滞上臂及肩部;③不易造成气胸。缺点及并发症:①尺神经阻滞起效延迟或效果欠佳;②有误入硬膜外腔和蛛网膜下隙的危险;③易引起膈神经、喉返神经麻痹和霍纳综合征。

超声引导阻滞:体位同上。超声探头置于肌间沟获得前、中斜角肌和神经图像。在实时成像引导下观察进针路径和注入的局麻药分布。在超声引导下肌间沟径路臂丛神经阻滞见图8-12。

(3)腋窝径路:传统异感法:病人仰卧,剃去腋毛,患肢外展90°,前臂呈90°屈曲,或将患肢手掌枕于头下,呈行军礼姿势。麻醉医师站在病人的患侧,在腋窝顶部触及腋动脉搏动后,左手示指及中指固定皮肤和腋动脉,右手持针在腋动脉的尺侧缘或桡侧缘与皮肤垂直进针。穿破鞘膜时有明显的突破感,或病人出现异感后停止进针。松开手指可见针头固定并随腋动脉搏动而跳动,即可连接注射器,抽吸无回血后注药。一般注入1.3%利多卡因30ml或0.5%罗哌卡因25ml。如在注药前于上臂用止血带加压或用手指压迫注射点远端,可使药液向上扩散增加阻滞范围。

神经刺激法:对腋窝径路臂神经丛阻滞较为适宜,可准确定位正中神经、尺神经、桡神经及

Notes

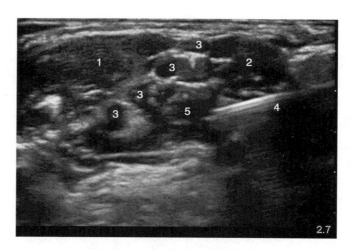

图 8-12   超声引导肌间沟径路阻滞

1. 前斜角肌;2. 中斜角肌;3. C$_{5\sim8}$神经根;4. 神经阻滞针;5. 局麻药

肌皮神经。病人体位同上。在紧贴腋动脉上方,将神经阻滞针置于腋窝方向,刺激引起腕部或手指屈曲、或前臂旋前,可确认为正中神经;如调整进针方向而引出腕部或小指和无名指向尺侧屈曲或拇指内收,可确认为尺神经;在腋窝上部腋动脉后下方可刺激到桡神经,产生腕部或手指伸展;通常在腋窝上部尺神经和桡神经彼此邻近,因此,只要找到尺神经或桡神经一根神经,单点注药即可阻滞这两根神经。若将穿刺针方向调整指向腋动脉上方,直达到喙肱肌,引出肘部弯曲则表明是肌皮神经受到刺激,注射 5～6ml 局麻药液就能达到完善的肌皮神经阻滞。

超声引导阻滞:超声图像直视下可以看到臂神经丛围绕在腋动脉的周围,而且喙肱肌或筋膜内的肌皮神经呈清晰的高回声图像,并能在注药后看到局麻药液在每一根神经周围的分布。超声引导腋窝径路阻滞见图 8-13。

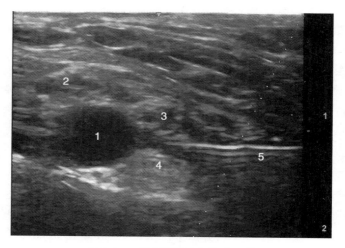

图 8-13   超声引导腋窝径路阻滞

1. 腋动脉;2. 正中神经;3. 尺神经;4. 桡神经;5. 神经阻滞针

腋窝径路优点:①臂神经丛在腋鞘内,位置表浅,腋动脉搏动明显,易于定位;②并发症发生率低;③可在腋鞘内留置针或导管进行连续阻滞。此法最常见的并发症是血管痉挛和血肿形成。

4. **腰神经丛阻滞**(lumbar plexus block)   适用于腰神经丛支配区域的下肢手术。病人侧卧,患侧向上,髋关节屈曲。髂嵴连线向尾侧3cm,距后正中线 4～5cm 处为进针点,穿刺针垂直

Notes

皮肤进针,若触到 L_4 横突,针尖再偏向头侧,用神经刺激器引发股四头肌颤搐,回抽无血液和脑脊液后注药。常用局麻药为 1.3% 利多卡因或 0.5% 罗哌卡因 30～40ml。主要并发症有:①硬膜外腔阻滞;②全脊麻;③肾脏血肿。

5. **坐骨神经阻滞**(sciatic nerve block)　近年来由于神经刺激器及超声引导技术的应用,其阻滞成功率显著提高,常用于下肢手术的麻醉,特别是在硬膜外腔阻滞或脊麻有禁忌和(或)顾虑的情况下应用,其优点是不阻滞交感神经,常与腰神经丛阻滞或股神经、闭孔神经阻滞联合应用,适用于下肢手术。

(1) 后路坐骨神经阻滞:病人侧卧位,患侧向上,膝关节略屈曲,股骨大转子最突出的部位与髂后上棘连线,在连线中点向内侧作一垂线,沿此垂线 4～5cm 处即为穿刺点。

超声引导联合神经刺激阻滞:体位同上。因坐骨神经位置较深,多选择中低频凸阵探头(2～5Hz),低频率便于观察深部视窗,视窗较宽能同时显示大转子和坐骨结节。在坐骨结节和大转子作一连线,将探头长轴面与皮肤呈 90° 角置于此连线上,可以显示出坐骨结节和大转子图像,在这两者之间呈现高回声、卵圆形或唇形结构即为坐骨神经。预计穿刺点常规消毒、铺巾及局部浸润麻醉后,选择 100mm 长 21 号阻滞针,并与神经刺激器(设置:1.5～2.0mA,2Hz,100μs)及装有局麻药的注射器相连。将坐骨神经图像固定于屏幕中央,在探头外侧面进针,但是,由于进针角度较大、位置较深,超声图像常难以清晰显示阻滞针尖位置。可开启神经刺激器,若引出踝关节屈伸或腓肠肌收缩反应,结合超声图像则可确认针尖位置。在坐骨神经周围注射局麻药 15～25ml。超声引导后路坐骨神经阻滞见图 8-14。

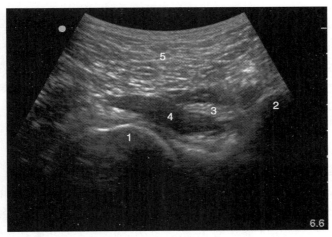

图 8-14　超声引导后路坐骨神经阻滞
1. 股骨大转子;2. 坐骨结节;3. 坐骨神经;4. 局麻药;5. 臀大肌

(2) 前路坐骨神经阻滞:病人取仰卧位,将同侧髂前上棘与耻骨结节连线三等分,然后经股骨大转子处作一平行线,由前者中内 1/3 处向后者作垂线,连线的交点即为穿刺点。

常规消毒铺巾,局麻,穿刺针与皮肤垂直进针,寻找异感,有异感发生回抽无血即可注药。如用神经刺激器,当电流强度小于 0.3mA 时仍可引起小腿后部腓肠肌抽搐或足伸屈运动可注药,一般用 1% 利多卡因 10ml+0.5% 罗哌卡因 10ml,或单独给予 0.5% 罗哌卡因 20～25ml。

6. **肋间神经阻滞**(intercostal nerve block)　常用于肋间神经痛、胸(腹)部手术后、带状疱疹及肋骨骨折等痛症的治疗,也可作为胸部、腹部小手术的麻醉及腹腔与腹壁疼痛的鉴别诊断。

$T_{2\sim11}$ 脊神经的前支绕躯干环行于相应的肋间隙,称为肋间神经。肋间神经在肋骨角处贴近肋骨下缘的肋沟,在腋前线处分出外侧皮神经,并离开肋沟,故阻滞应在肋骨角、腋后线或痛点最明显处。病人侧卧、俯卧或坐位,上肢外展,前臂上举。肋骨角位于距后正中线 6～8cm 处,常规消毒铺巾,局麻后,在肋骨下缘稍上方垂直进针,直达骨外侧面,然后将针头轻轻移至肋骨下

Notes

缘,再进入0.3cm即至肋间隙,亦可有异感,回抽无血、无气,即可注药。一般用1.0%～1.5%利多卡因每对肋间各注1.5～2.0ml。穿刺切忌过深,以防发生气胸(图8-15)。

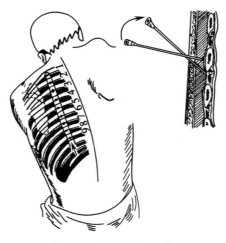

图8-15　肋间神经阻滞

（王俊科）

第五节　椎管内麻醉

将局麻药注入椎管内的不同腔隙,阻滞脊神经根,使其支配的相应区域产生麻醉作用,称为椎管内麻醉(intrathecal anesthesia)。局麻药注入蛛网膜下腔产生的阻滞作用称为蛛网膜下腔阻滞(subarachnoid block),又称脊髓麻醉(spinal anesthesia)或腰麻;局麻药注入硬膜外腔产生的阻滞作用称为硬膜外腔阻滞(epidural block)。将脊麻和硬膜外腔阻滞两种技术同时应用以增强麻醉效果,称为腰-硬联合(combined spinal-epidural,CSE)阻滞。

一、椎管内麻醉的解剖基础

(一)脊柱和椎管

脊柱是由脊椎重叠而成。脊椎由前方的椎体、后方的椎弓及由椎弓发出的棘突构成,中间为椎孔,上、下所有椎孔连通在一起呈管状,即为椎管。椎管上起枕大孔,下至骶裂孔,骶椎部分的椎管又称骶管。颈椎和腰椎的棘突基本呈水平排列,而胸椎棘突呈叠瓦状排列。正常脊柱有四个生理弯曲,即颈曲、胸曲、腰曲和骶曲,颈曲和腰曲前突,胸曲和骶曲后突。人仰卧位时,L_3和C_3位置最高,T_5和骶部最低,这对脊麻时局麻药液的流动有重要影响,是通过改变病人体位调解阻滞平面的重要解剖基础(图8-16)。

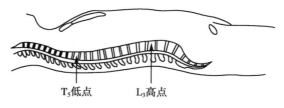

T_5低点　　　L_3高点

图8-16　病人体位与阻滞平面的调节

(二)韧带

连接椎弓的韧带与椎管内麻醉关系密切。从外至内依次为棘上韧带、棘间韧带和黄韧带(图8-17)。棘上韧带连接所有脊椎棘突尖端,质地较坚韧,老人常发生钙化;棘间韧带连接于

Notes

上、下两棘突间,质地较松软;黄韧带连接上、下椎弓,覆盖椎间孔,坚韧而富有弹性,是三层韧带中最坚韧的一层,穿刺时有明显的阻力,穿破后有落空感。

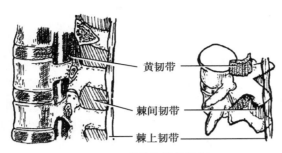

图 8-17　脊柱韧带的解剖

(三) 脊髓

脊髓上端从枕骨大孔开始,容纳于椎管内并有三层被膜包裹。因为脊髓比椎管短,脊神经根离开脊髓后在椎管内向下斜行,才能从相应的椎间孔穿出,该现象越接近脊髓末端越明显,成人脊髓下端终止于 L_1 下缘或 L_2 上缘, L_2 以下的蛛网膜下腔内只有脊神经根,即马尾神经,所以脊麻穿刺多选择 L_2 以下间隙,小儿应在 L_3 以下穿刺,以免损伤脊髓。

(四) 脊膜与腔隙

脊髓三层被膜从内至外分别为:软膜、蛛网膜和硬脊膜。软膜紧密覆着于脊髓表面,与蛛网膜之间形成的腔隙称为蛛网膜下腔。脊蛛网膜下腔上端与脑蛛网膜下腔相通,下端止于 S_2 水平,内含脑脊液。硬脊膜与椎管内壁(即黄韧带和骨膜)之间的腔隙为硬膜外腔,内有脂肪和疏松结缔组织,并有极丰富且较粗的静脉丛,穿刺或置入硬膜外腔导管时有可能损伤静脉丛而出血(图 8-18)。蛛网膜与硬脊膜之间有一潜在腔隙,称为硬膜下腔。

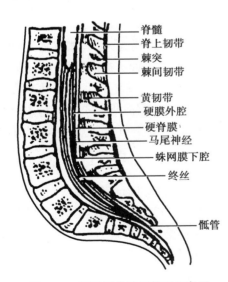

图 8-18　腰骶段椎管矢状面示意图

(五) 骶管 (sacral canal)

骶管上起硬脊膜囊即 S_2 水平,止于骶裂孔,是硬膜外腔的一部分,呈长三角形,从上至下逐渐变小,长约 47mm。在此腔隙注入局麻药产生的麻醉称为骶管麻醉,是硬膜外腔阻滞的一种。骶裂孔呈 V 形或 U 形,表面有骶尾韧带覆盖,两旁各有一蚕豆大骨性突起,称骶角。骶裂孔和骶角是骶管穿刺的重要解剖标志。在骶管穿刺时,勿超过 S_2 水平,以免误入蛛网膜下腔。

(六) 脊神经

脊神经共 31 对,其中 8 对颈神经、12 对胸神经、5 对腰神经、5 对骶神经和 1 对尾神经。每对脊神经根分为前根和后根。前根从脊髓前角发出,由运动神经纤维和交感神经纤维组成;后根由感觉神经纤维和交感神经传入纤维组成,进入脊髓后角。硬脊膜、蛛网膜和软膜均沿脊神经根向两侧延伸,包裹脊神经根,分别成为根硬膜、根蛛网膜和根软膜。

二、椎管内麻醉的生理

(一) 蛛网膜下腔生理

成人脑脊液总量为 120 ~ 150ml,脊蛛网膜下腔仅占 25 ~ 30ml。正常成人脑脊液无色透明,pH 为 7.35,比重 1.003 ~ 1.009,男性较女性稍高,侧卧位压力为 70 ~ 170mmH$_2$O,坐位时为

Notes

$200 \sim 300 mmH_2O$,老年人或脱水病人脑脊液压力降低。脊麻时脑脊液起到稀释和扩散局麻药的作用。

（二）硬膜外腔生理

硬膜外腔是一个环绕硬脊膜囊的潜在腔隙,总容积约为100ml,其中骶部占$25 \sim 30ml$。妊娠晚期,硬膜外腔静脉丛呈怒张状态;老年人骨质增生或纤维化使椎间孔变窄,硬膜外腔均相对变小。硬膜外腔内的结缔组织纤维在中线处交织致密成膜样,似将硬膜外腔左右隔开,此现象在颈段、胸段较为明显,有时使注入的药液扩散偏向一侧。硬膜外腔穿刺时呈现负压,此并非生理性负压,重新穿刺可出现二次负压。一般认为是极度前屈体位使硬膜外腔增大而产生负压,也可能是穿刺针进入硬膜外腔后,针尖将硬脊膜推向前方,间隙增大而产生负压。最近还认为硬膜外腔穿刺时,针尖压陷黄韧带,硬膜外腔内的组织被挤压至压力低的位置,当刺破黄韧带出现落空感时,黄韧带弹性回缩,即可出现负压现象。年轻人脊柱前屈幅度大,呼吸功能良好,硬膜外腔负压明显;相反,老年人韧带硬化,脊柱屈曲受限,呼吸功能差,硬膜外腔负压不明显或消失。病人咳嗽、屏气、妊娠,可使硬膜外腔负压变小、消失,甚至出现正压。

（三）药物的作用部位

蛛网膜下腔阻滞时,局麻药选择性地透过软膜作用于裸露的脊神经前根、后根,部分直接作用于脊髓表面。硬膜外腔阻滞作用机制较复杂,局麻药主要经椎旁组织、蛛网膜下腔等途径作用于脊神经和脊髓表面。注入蛛网膜下腔的药液,可被脑脊液稀释,所以用于蛛网膜下腔阻滞的局麻药浓度较硬膜外腔阻滞高;但是,因蛛网膜下腔的脊神经根是裸露的,易被阻滞,故用药总量及总容积较硬膜外腔阻滞小。

（四）阻滞顺序与麻醉平面

局麻药对脊神经前根、后根均产生阻滞作用,但由于各种神经纤维粗细不等以及传导神经冲动的功能不同,相同浓度的局麻药阻滞不同神经纤维的作用、速度及效能也不相同。不同神经纤维被阻滞的先后顺序为:交感神经→冷觉→温觉(消失)→温度识别觉→钝痛觉→锐痛觉→触觉→运动神经(肌松)→压力觉(减弱)→本体感觉,阻滞消退顺序与阻滞顺序相反。神经阻滞范围亦不相同,交感神经阻滞平面比感觉神经高或宽$2 \sim 4$个节段,感觉神经阻滞平面又较运动神经高或宽$1 \sim 4$个节段。临床所指的麻醉平面是指痛觉消失的平面。参照体表标志(图8-19),不同部位的脊神经支配分别为:胸骨柄上缘为T_2,乳头连线为T_4,剑突下为T_6,季肋部肋缘为T_8,平脐线为T_{10},耻骨联合上$2 \sim 3cm$为T_{12},大腿前面为$L_{1 \sim 3}$,小腿前面和足背为$L_{4 \sim 5}$,大腿和小腿后面及会阴区为$S_{1 \sim 5}$。如痛觉消失范围上界平乳头连线,下界平脐线,则麻醉平面表示为$T_{4 \sim 10}$。

（五）椎管内麻醉对机体的影响

1. 对呼吸的影响 低位脊麻对通气无影响。当阻滞平面高达胸部时,可出现肋间肌麻痹,使胸式呼吸减弱或消失,但只要膈神经($C_{3 \sim 5}$)未被阻滞,腹式呼吸仍能保证基本的肺通气量,但对于呼吸功能储备差(如病态肥胖)的病人,其通气功能可显著受损。故采用高位硬膜外阻滞时,为防止对呼吸功能的严重影响,应降低局麻药浓度,使运动神经不被阻滞或轻度被阻滞。

2. 对循环的影响 血压降低和心率减慢是椎管内麻醉最常见的生理反应。血压降低的程度与交感神经阻滞程度直接相关。交感神经阻滞引起动脉和静脉扩张,体循环阻力降低,使静脉回心血量减少,心排血量下降,导致血压降低。如阻滞平面超过T_4,则压力感受器活动增强,可引起上肢血管收缩;心交感神经阻滞,导致心动过缓,心排血量减少,进一步降低血压。在低血容量病人、老年人及静脉回流受阻(如孕妇)的病人,上述改变更加明显。预先输液,给予缩血管药和(或)抗胆碱药在很大限度上能减轻此方面的影响。

3. 对体温的影响 椎管内麻醉可引起病人中心体温下降,其机制为:交感神经阻滞引起外周血管扩张,一方面增加热量的丢失,另一方面使机体热量由中心向外周再分布。该作用在麻

Notes

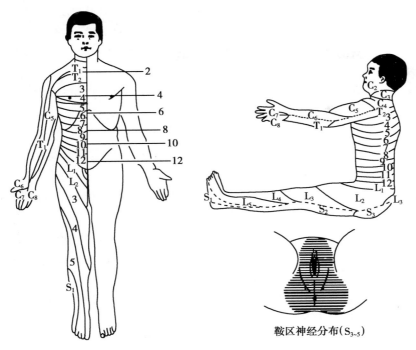

图 8-19　脊神经的体表节段分布
C:颈;T:胸;L:腰;S:骶

醉后 30~60 分钟达高峰,可使中心体温下降 1~2℃,年龄越大、阻滞平面越广则体温下降幅度越大。另外,超出体表温度实际上升程度的主观温暖感觉,降低了寒战和血管收缩的温度阈值,使机体温度调节机制减弱,进一步加重了中心体温的下降。

4. 对其他系统的影响　由于交感神经被阻滞,迷走神经兴奋性增强,胃肠蠕动亢进,容易诱发恶心、呕吐。蛛网膜下腔阻滞时,常因膀胱括约肌及膀胱逼尿肌松弛,使膀胱排尿功能受抑制,发生尿潴留。

三、蛛网膜下腔阻滞

又称腰麻或脊麻,阻滞平面达到或低于 T_{10} 为低平面脊麻,高于 T_{10} 但低于 T_4 为中平面脊麻,达到或高于 T_4 为高平面脊麻,高平面脊麻现已不用。

(一)常用药物

1. 局麻药种类　蛛网膜下腔阻滞常用的局麻药有普鲁卡因、丁卡因、利多卡因和布比卡因。脊麻的持续时间除与药物的种类、剂量有关外,主要取决于药物的浓度,与其呈正相关,但浓度过高可损害神经而致永久麻痹。因此临床上限定了蛛网膜下腔阻滞不同药物的适宜浓度(表 8-3)。

表 8-3　蛛网膜下隙常用局麻药剂量及浓度

药名	高平面 (mg)	中平面 (mg)	低平面 (mg)	鞍区 (mg)	最高剂量(mg)	最低有效浓度(%)	常用浓度(%)	维持时间(min)
普鲁卡因	120~180	100~150	75~125	50~100	180	2.5	5~6	45~90
丁卡因	10~12	8~10	6~8	4~6	15	0.1	0.33	75~120
利多卡因	100~120	80~100	60~80	40~60	120	—	2~4	75~180
布比卡因	12~15	7.5~12	4.0~7.5	2.5~6	20		0.5~0.75	180~360

Notes

2. **局麻药液比重**　由于蛛网膜下腔充满脑脊液,局麻药与脑脊液比重之间的差异对药物在蛛网膜下隙内移动及扩散的范围有较大影响,按局麻药液比重的不同,可分为重比重液、轻比重液和等比重液。利用轻比重液"上浮"、重比重液"下沉"的特性,配合体位可调节阻滞平面。

3. **药物的配制**

（1）普鲁卡因:选择专用于脊麻的普鲁卡因结晶(150mg装)。应用时以5%葡萄糖溶液溶成5%溶液3ml重比重溶液,再加入0.1%肾上腺素0.25ml。一次用量为100～150mg,最多不超过180mg。

（2）丁卡因:临床常用1%丁卡因1ml,加10%葡萄糖溶液和3%麻黄碱各1ml,配制成所谓的1:1:1重比重溶液。一次用量10mg,最多不超过15mg。

（3）利多卡因:临床常用2%利多卡因溶液,加入5%葡萄糖溶液0.5ml即配制成重比重液。一次用量为60～100mg,最多不超过120mg。

（4）布比卡因:取0.5%布比卡因2ml或0.75%布比卡因2ml,加10%葡萄糖1ml,配制的3ml重比重液中分别含布比卡因10mg或15mg。成人剂量一般为10～15mg,老年人应酌情减量。

（二）**麻醉准备**

1. **麻醉前用药**　目的是镇静和增强对局麻药的耐受性。常用巴比妥类,如苯巴比妥钠0.1～0.2g肌注。非胃肠道手术,也可口服地西泮10mg。

2. **麻醉用品**　20G及22G腰椎穿刺针各一根,5ml注射器及针头(装脊麻用药),2ml注射器及针头(局麻用),手套、无菌巾、皮肤消毒用品和麻醉药等,上述用品均需灭菌处理。目前多采用市售的一次性脊麻穿刺套件。

3. **病人体位**　一般取侧卧位或坐位(鞍区麻醉)。如为肾或单侧肢体手术做重比重药液阻滞时,手术侧向下;轻比重药液阻滞时手术侧向上,头部不垫枕。背部需与床面垂直、与床沿靠齐,嘱病人尽量将腰部向后弯曲,使棘突间隙开大以利于穿刺。

4. **穿刺部位与消毒范围**　穿刺前需严格消毒皮肤,消毒范围自肩胛下角至S_2,两侧至腋后线。消毒后铺无菌巾。穿刺间隙一般选择$L_{3～4}$或$L_{2～3}$间隙,可用四指按摸髂骨翼最高点,拇指在两侧髂骨翼连线与脊柱交叉处,正对第4腰椎或$L_{3～4}$棘突之间(图8-20)。

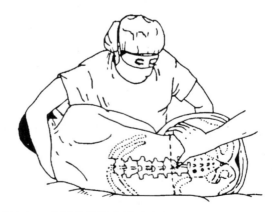

图8-20　侧卧位脊椎穿刺时确定第4腰椎棘突的方法

（三）**脊椎穿刺术**

先在穿刺点以0.5%～1.0%普鲁卡因或0.5%利多卡因做皮内、皮下和棘间韧带逐层浸润麻醉。皮下注药量不宜过多,否则易使棘突间隙分辨不清。常用脊椎穿刺方法有两种:

1. **直入穿刺法**　用左手示指和中指固定穿刺点皮肤,将穿刺针刺入棘突间隙中点,保持与病人背部垂直,针尖稍偏向头侧缓慢进入,仔细体会穿过各层次阻力时的变化,针头抵达黄韧带时阻力增加,当突破黄韧带时阻力突然消失,即所谓"落空感",继续进针时,常将硬脊膜及蛛网膜一起穿破,可有第二个落空感,进入蛛网膜下腔。

2. **侧入穿刺法** 在棘突间隙中点旁开1.5cm处作局麻皮丘,穿刺针经皮丘向中线倾斜,与皮肤约成75°角,对准棘间孔方向刺入,突破黄韧带和硬脊膜而达蛛网膜下腔(图8-21)。另外,较为简便的方法为旁侧穿刺法,即在下位棘突上缘,距中线0.5~1cm处,做局麻浸润直至椎板。穿刺针经皮丘垂直入皮肤,至椎板后略将针体外提,先将针斜向头侧,推至椎板上缘,再外提后将针尖斜向中线,向棘间孔刺入,突破黄韧带和硬脊膜进入蛛网膜下腔。本方法可避开棘上韧带和棘间韧带。老年韧带硬化、脊椎病变腰部不易弯曲或棘突间隙不清的肥胖病人采用此法较为方便。

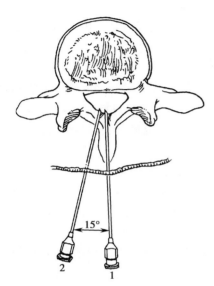

图8-21 直入法与侧入法

穿刺成功的确切标志是脊麻穿刺针有脑脊液流出。若未见脑脊液流出,首先应考虑颅内压过低所致,可采用压迫颈静脉或嘱病人屏气、咳嗽等增加颅内压的方法;如怀疑针体阻塞,可用针芯反复通透;如针尖开口受阻,旋转针体后即可解除。经上述处理仍未见脑脊液流出时,应调整进针深度或重新穿刺。穿刺成功后将装有配制好的局麻药的注射器与穿刺针紧密衔接,稍加回抽后将药液以1ml/5s的速度注入,注入后再次回抽以证实注入蛛网膜下隙,然后将针体同注射器一起拔出。

(四)麻醉平面调控

临床上常以针刺皮肤试痛或浸过冷盐水的棉棒试冷温觉测知阻滞平面。阻滞平面的调控是蛛网膜下腔阻滞操作技术最重要的环节,应在极短的时间内,将麻醉平面控制在手术所需的范围内,避免平面过高对病人生理的过多影响,或平面过低导致麻醉失败。影响阻滞平面的因素很多,如局麻药的种类、浓度、剂量、容量及比重,病人身高、脊柱生理弯曲和腹腔内压力等。如果这些因素已经确定,则穿刺部位、病人体位、针口方向和注药速度成为调节麻醉平面的重要因素:

1. **穿刺部位** 由于脊柱的正常生理弯曲,病人仰卧位时L_3位置最高,T_5和骶椎最低。因此,经$L_{3~4}$间隙穿刺注入重比重局麻药,病人转为仰卧位后,大部分药液向骶段流动,麻醉平面容易偏低。如经$L_{2~3}$穿刺注药,病人仰卧后大部分药液向胸段流动,麻醉平面容易偏高。

2. **病人体位** 病人体位对于麻醉平面的调节十分重要。例如,平面过低时,由于重比重药液在脑脊液中向低处扩散,可将手术台调至头低位,使麻醉平面上升,一旦平面足够,立即将手术台调至水平位。调节平面应在注药后5~10分钟内完成,一旦平面固定,则体位影响较小。

3. **针口方向和注药速度** 这两个因素应结合考虑,如针口朝向头侧,注药速度越快,药液越向上扩散,麻醉范围越广;如针口朝向尾侧,即使注药速度较快,麻醉平面也不易上升,注药速度越慢,麻醉平面越窄。注药速度为每5秒钟注射1ml为宜,鞍区麻醉可减慢至每30秒钟注射1ml,以使药液集中在骶部。

(五)并发症

1. **术中并发症**

(1)血压下降:脊麻时可因脊神经被阻滞,麻醉区域血管扩张,回心血量减少,心排血量降低导致血压下降。血压下降的发生率及严重程度与阻滞平面密切相关。平面越高,阻滞范围越广,血压下降也越明显。合并高血压或血容量不足者,更易发生低血压。血压下降多发生在注药后15~30分钟,少数病人血压可骤然下降。严重者可因脑缺氧引起恶心、呕吐、不安,甚至意识消失。少量静注麻黄碱(10~20mg)或加快输液速度多可恢复。亦可临时抬高病人双下肢,增加回心血量。阻滞平面超过 T_4 时,心脏交感神经被阻滞,迷走神经相对亢进,易引起心率减慢,可予阿托品 0.3～0.5mg 静脉注射。

（2）呼吸抑制:麻醉平面过高时,可因肋间肌麻痹而引起呼吸抑制,病人感到胸闷气促、说话无力、胸式呼吸减弱、发绀。应给予吸氧,或面罩辅助通气,直至肋间肌活动恢复。如因全脊椎麻醉呼吸停止,应立即气管插管人工呼吸或机械通气。因膈神经较粗,多在 20～30 分钟后恢复。

（3）恶心、呕吐:发生率为 13%～42%,女性多于男性。多因低血压致脑缺氧,兴奋恶心呕吐中枢所致,另外,脊麻后交感神经阻滞使迷走神经功能亢进致胃肠蠕动增强、外科手术牵引等因素也易引起恶心呕吐。如因平面过高引起低血压,应用缩血管药物提升血压及吸氧多能解除;如因呼吸抑制所致,则需辅助呼吸方能缓解;如为手术牵拉内脏所致,可行内脏神经阻滞或静注哌替啶、异丙嗪或氟哌利多。

2. 术后并发症

（1）头痛:发生率在 4%～37%,女性（16%）高于男性（4%）,尤其是年轻女性。头痛多出现在麻醉作用消失后 6～24 小时,2～3 天最剧烈,7～14 天缓解,个别病人可持续 1～5 个月甚至更长。头痛原因尚不完全清楚,多数认为与脑脊液流失导致颅内压降低有关,细穿刺针可明显减少脑脊液外漏,降低脊麻后头痛的发生率。

头痛处理:轻度头痛者,保持病人平卧 2～3 天,头痛可自行消失;中度头痛者,每天补液或饮水 2500～4000ml,应用小剂量镇痛药或镇静药;严重头痛经上述处理无效者,可行硬膜外腔自体血充填法,即采集自体血 10ml,经穿刺针注入硬膜外腔（10 秒内）,平卧 1 小时,有效率可达 95% 以上。

（2）尿潴留:多因支配膀胱的骶神经功能恢复较晚所致,也可因会阴及肛周手术后疼痛、下腹部手术刺激膀胱以及病人不习惯卧位排尿等引起,可采用针刺足三里、三阴交等穴位或膀胱区热敷处理,必要时应留置导尿管。

（3）脑神经受累:脊麻后脑神经受累多发生于第Ⅵ对和第Ⅶ对脑神经。多发生在术后 2～21 天,前驱症状有剧烈头痛、畏光、眩晕,相继出现复视或斜视等症状。治疗上应缓解头痛,给予维生素 B_1,多数病人在 4 周左右自行恢复。

（4）假性脑膜炎:即无菌性脑膜炎或化学性脑膜炎。多发生在脊麻后 3～4 天,起病急,主要表现为头痛、颈强直、凯尔尼格征（Kemig sign）阳性,有时伴有复视、眩晕、呕吐等。可按脊麻后头痛处理,同时应用抗生素,症状可很快消失。

（5）粘连性蛛网膜炎:是一种较少见的严重并发症。多由药物化学刺激所致。因此,局麻药配制时应注意药物的纯度、浓度及渗透压,穿刺时应注意防止出血等,多能避免此并发症发生。粘连性蛛网膜炎潜伏期为 1～2 天,初期表现为运动障碍,后期发展为完全肢体瘫痪。无特效治疗方法,主要是促进神经功能的恢复。手术治疗效果不佳。

（6）马尾神经综合征:以下肢感觉和运动功能长时间不恢复、大便失禁、尿道括约肌麻痹等骶神经受累为特征。

（六）适应证及禁忌证

适用于 2～3 小时以内的下腹部、盆腔、下肢及会阴部手术。高平面阻滞对病人的生理影响较大,持续时间有限,所有上腹部手术麻醉多由连续硬膜外腔阻滞代替。

禁忌证:①中枢神经系统疾病,如脑脊膜炎、脊髓多发性硬化、颅内高压等;②脓毒血症、败血症;③休克;④穿刺部位感染;⑤脊柱外伤、结核、转移癌;⑥急性心力衰竭或重症冠心病。

四、硬膜外腔阻滞

硬膜外腔阻滞分为连续法和单次法两种。连续硬膜外腔阻滞是通过硬膜外腔穿刺将一塑

Notes

料留置管置入硬膜外腔,根据病情、手术要求、手术时间长短分次注药或持续输注,可随时掌握用药量,使麻醉持续时间按手术需求延长,是目前临床普遍应用的麻醉方法之一。单次硬膜外腔阻滞一次用药量偏大,阻滞范围可控性差,极少应用。

（一）常用药物

成人常用局麻药的浓度和剂量见表8-4。

表8-4　硬膜外腔阻滞常用局麻药的浓度和剂量

局麻药	浓度（%）	一次最大剂量（mg）	起效时间（min）	作用时效（min）
丁卡因	0.2～0.3	75～100	15～20	90～180
利多卡因	1.5～2.0	400	5～15	60～120
布比卡因	0.5～0.75	150～225	10～20	120～240
罗哌卡因	0.5～1.0	200	10～20	120～240

注药方法:穿刺置管后,将病人转为仰卧位,注入试验剂量3～5ml,目的在于排除误入蛛网膜下腔的可能。5～10分钟后,若病人无下肢痛觉消失、运动和血压正常,则可注入追加剂量。试验剂量和追加剂量之和称为诱导剂量,诱导剂量不应超过每种局麻药的最大限量。诱导剂量作用即将消失时,再注入诱导剂量的1/3～1/2维持麻醉。

（二）麻醉前准备

硬膜外腔阻滞时,局麻药用量较大,为减少中毒机会,术前1小时应给予巴比妥类或苯二氮䓬类药物,合用阿托品,可防止心动过缓。硬膜外腔阻滞用具准备:穿刺针、留置管、2ml和20ml注射器各一支、无菌手套、无菌孔巾、消毒棒等。现在,已用市售一次性硬膜外穿刺套件。

（三）硬膜外腔穿刺术

穿刺体位、进针部位及穿刺针经过的层次与脊麻基本相同。由于硬膜外腔无脑脊液,药液注入后,主要依赖药液本身的容积向两端扩散,故穿刺点应选择手术区中央的相应棘突间隙。棘突间隙一般参考体表的解剖标志确定,如颈部最明显的棘突为C_7;两侧肩胛下角连线交于T_7棘突;两侧髂嵴最高点连线交于L_4棘突或$L_{3～4}$棘间隙。硬膜外腔穿刺也有直入法和侧入法。

硬膜外穿刺针呈勺状,针尖略顿,因此针尖抵黄韧带时的阻力及突破黄韧带时的"落空感"均较脊麻穿刺时明显,结合负压现象,可判断穿刺是否成功。

1. **阻力消失法**　穿刺过程中,开始阻力较小,当穿刺针针尖抵达黄韧带时阻力增大,并有韧性感。此时取下针芯,接上内盛生理盐水留一小气泡的2ml或5ml注射器,推动注射器芯,有回弹感觉,气泡被压小。此后边进针边推动注射器芯试探阻力,突破黄韧带时,阻力消失并有落空感,推动注射器针芯气泡不再缩小,回抽注射器芯如无脑脊液流出,表明针尖已达硬膜外腔。

2. **负压法**

（1）悬滴法:穿刺针针尖抵达黄韧带时,取出针芯,在针尾放一滴液体（局麻药或生理盐水）,继续进针,当突破黄韧带进入硬膜外腔时,此滴液体即被吸入。

（2）玻璃接管测定法:一般操作同悬滴法,将悬滴液体改为玻璃接管,管内充有少许液体,当穿刺针进入硬膜外腔呈现负压时,管内液体被吸入或随负压变化而波动（图8-22）,较悬滴法更确切。确定穿刺针已进入硬膜外腔后,如用单次法,即可注入试验剂量;如用连续法则将硬膜外腔留置管插入,超出针口3～4cm,然后边拔针边固定留置管,直至将针体拔出皮肤。

（四）硬膜外腔阻滞平面的调节

局麻药在硬膜外腔的扩散,不受药物比重及脑脊液稀释的影响,影响阻滞平面最重要的因素是穿刺部位,一般上肢手术穿刺点在C_6～T_1棘突间隙,乳腺手术穿刺点在$T_{3～4}$,上腹部手术在

Notes

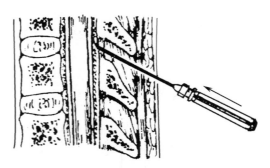

图 8-22　衔接玻璃管试探负压

$T_{8\sim10}$，中腹部手术在 $T_{9\sim11}$，下腹部手术在 $T_{12}\sim L_2$，下肢手术在 $L_{3\sim4}$，会阴部手术在 $L_{4\sim5}$。此外，影响阻滞平面的主要因素还有：

1. **药物容量及注药速度**　容量越大、注药越快，则阻滞范围越广，反之则阻滞范围越窄。但注药过快时，血管吸收率增加，扩大阻滞范围作用有限。

2. **留置管位置及方向**　头侧置管时，药物易向头侧扩散；尾侧置管时，药物易向尾侧扩散。如果留置管偏向一侧，可出现单侧麻醉，如留置管误入椎间孔，则只能阻滞单个脊神经根。

3. **体位**　局麻药液在硬膜外腔内的扩散很少受体位影响，但调节体位后再加速注药，药液可向低处扩散 1~2 个节段。

4. **病人状况**　老年人、婴幼儿，动脉硬化、妊娠或腹腔巨大肿物病人的硬膜外腔相对狭小，药液易向头侧扩散，药量应减少。另外，全身状况差、脱水、血容量不足、腹内压增高等因素均可加快药液扩散，用药时应慎重。

（五）并发症

1. 术中并发症

（1）全脊椎麻醉（total spinal anesthesia）：全脊椎麻醉多由硬膜外腔阻滞剂量的局麻药误入蛛网膜下腔所致，发生率为 0.24%。由于硬膜外腔阻滞的局麻药用量远高于脊麻用药量，注药后迅速出现广泛的全脊神经阻滞。临床表现为病人在注药后几分钟内全部脊神经支配区痛觉消失、血压下降、心动过缓、意识模糊或消失、双侧瞳孔散大固定、呼吸停止，处理不及时可导致心搏骤停。

全脊椎麻醉处理原则：①立即停止局麻药注入；②纯氧人工辅助通气或机械通气；③应用阿托品、麻黄碱和肾上腺素纠正心动过缓和低血压；④加快静脉输液，保持血流动力学稳定；⑤严密监护直至神经阻滞症状消失；⑥不应浪费时间于蛛网膜下腔冲洗；⑦如发生心搏骤停应立即施行心肺复苏。注药前观察有无脑脊液流出和采用试验剂量注药是预防或避免全脊椎麻醉的重要措施。

（2）局麻药毒性反应：硬膜外腔有丰富的静脉丛，局麻药吸收较快；穿刺或置管损伤血管，加快局麻药的吸收；硬膜外留置管误入血管内，局麻药直接进入循环；一次局麻药剂量过大，都可引起不同程度的局麻药毒性反应。

（3）血压下降：主要由交感神经被阻滞使阻力血管和容量血管扩张所致。胸段交感神经阻滞的范围较广，可阻滞心交感神经引起心动过缓，更易发生低血压。硬膜外腔阻滞起效较慢，故血压下降出现也较晚，一般在注药后 15~30 分钟出现；加快输液，必要时静注麻黄碱 10~15mg，可有效提升血压。

（4）呼吸抑制：阻滞平面低于 T_8 对呼吸功能基本无影响。颈段、胸段硬膜外腔阻滞多有不同程度的呼吸抑制，尤其感觉阻滞平面达 T_2 以上者，病人通气储备功能显著下降。因颈段、胸段硬膜外腔相对较小，应采用小剂量、低浓度局麻药，以减轻运动神经阻滞。在硬膜外腔阻滞期间，必须严密观察病人的呼吸，常规面罩吸氧，并做好呼吸急救的准备。

Notes

（5）恶心呕吐：与脊麻相同。

2. 术后并发症

（1）脊神经根损伤：穿刺针针体偏斜或操作粗暴，可能损伤脊神经根或脊髓，穿刺时如病人有电击样异感并向肢体放射或疼痛，说明已触及神经，应立即停止进针，调整进针方向，以免加重损伤；如疼痛持续存在则建议放弃椎管内阻滞改行其他麻醉方法。

（2）硬膜外腔血肿：罕见。病人术后剧烈背痛，或末次硬膜外腔注药2小时后肢体感觉、运动功能及反射仍未恢复，或上胸段硬膜外腔阻滞后病人出现呼吸困难等症状应高度警惕，如上述症状进行性加重，伴有大便失禁，则硬膜外血肿所致截瘫诊断即可成立。应行CT或核磁定位，确诊后应尽早（8小时内）行椎板切开减压术，清除血肿。超过12小时常可致永久性截瘫。有凝血功能障碍或接受抗凝治疗者，禁用硬膜外腔阻滞。

（3）留置管拔出困难或折断：遇到硬膜外腔留置管拔出困难，可将病人处于原穿刺体位，多可顺利拔出；如椎旁肌群强直，可热敷或在留置管周围注射局麻药，然后均匀用力拔出；若仍未成功，可留置2~3天，待导管周围组织疏松后拔出。如强行拔管或由其他原因造成留置管折断，无感染或神经刺激症状者，残留体内的导管不必手术取出，可严密观察，一般不会引起并发症。

（六）适应证和禁忌证

适于上、下腹部，盆腔、腰部及下肢各种手术。禁忌证与脊麻相似。出凝血功能障碍、抗凝治疗、溶栓治疗、神经系统病变、脊柱结核或严重畸形、穿刺部位皮肤感染者禁忌；病人拒绝、或不能配合完成操作视为绝对禁忌证。

五、骶管阻滞

骶管阻滞（caudal block）是经骶裂孔将局麻药注入骶管腔内阻滞脊神经，是硬膜外腔阻滞的一种。适用于直肠、肛门及会阴部手术，亦可用于小儿下腹部手术。

1. 常用药物　常用1.33%~1.6%利多卡因或0.5%布比卡因溶液，加入1:200 000肾上腺素，一次用量12~15ml。

2. 穿刺点定位　病人取侧卧或俯卧位。侧卧位时髋关节、膝关节尽量屈曲，俯卧位时髋部垫一厚枕，两腿略分开，脚跟外旋，放松臀肌。穿刺前先触及尾骨尖，沿尾骨中线向头侧3~4cm处可摸到一个V形或U形的弹性凹陷，其两侧各有一蚕豆大骨质结节（骶角），此凹陷即为骶裂孔。骶裂孔中心与两侧髂后上棘连线呈一等边三角形，即为骶管三角区（图8-23）。髂后上嵴连线平 S_2 水平，为硬膜囊的终止部位，骶管穿刺不得越过此连线，否则有误入蛛网膜下腔发生全脊椎麻醉的危险。

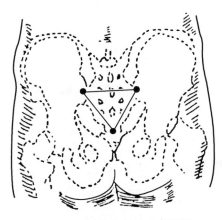

图8-23　骶椎穿刺的三角区图

3. 骶管穿刺术　消毒、铺无菌巾后，于骶裂孔中心行皮内、皮下局部浸润麻醉。用20G或22G穿刺针垂直刺入皮肤，穿破骶尾韧带时有阻力突然消失的落空感，此时将针体向尾侧倾斜与皮肤成30°~45°角，适当调整角度，使针体与骶管纵轴方向一致，顺势进针2cm进入骶管腔（图8-24）。衔接注射器回抽无脑脊液和血液后，注入生理盐水或空气无阻力感，也无皮下肿胀，证实针尖确在骶管腔内，即可注入试验剂量局麻药液3~5ml，5分钟后无脊麻现象，即可注入全部剂量。按所需麻醉平面不同，用药剂量也不同，如需麻醉平面在 T_{12} 以下，成人需20ml，欲达 T_{11} 平面需30ml。注药不宜过快，下肢出现异感，常表明穿刺

Notes

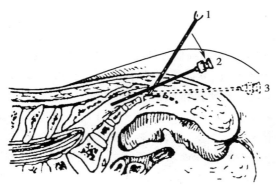

图 8-24　骶管穿刺方法

刺破骶尾韧带后将针从 1 位置放至 2 位置，即能
进入骶管，过度放平如 3 位置易遇骶管后壁

针确在骶管内。目前有采取"简易骶管麻醉"穿刺法，即在骶裂孔上缘稍下方凹陷处，以 7 号短针穿刺，针尖过骶尾韧带后即可注药。

4. 并发症　骶管腔有丰富的静脉丛，穿刺易出血，局麻药吸收也较快，易引起局麻药毒性反应，如注药过快可产生眩晕和头痛；穿刺过深进入硬膜囊内，药液可注入蛛网膜下腔发生全脊椎麻醉；因骶神经阻滞时间较长，术后尿潴留也较多见。另外，因骶裂孔解剖变异较多，畸形或闭锁约占 10%，故穿刺失败率较高，如穿刺失败或回抽有较多血液时，应改用鞍区麻醉或腰段硬膜外腔阻滞。

六、蛛网膜下腔与腰段硬膜外腔联合阻滞

蛛网膜下腔与腰段硬膜外腔联合阻滞，简称为脊麻-硬膜外联合阻滞或 CSE 阻滞。脊麻-硬膜外联合阻滞既有脊麻起效迅速、镇痛及运动神经阻滞完全的优点，又有硬膜外腔阻滞可经留置管连续间断给药以满足长时间手术需要的长处，弥补了两者的各自不足，近年来已广泛应用于下腹部及下肢手术。脊麻-硬膜外联合阻滞穿刺方法有两种（图 8-25）。

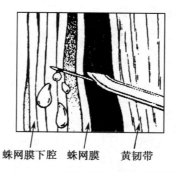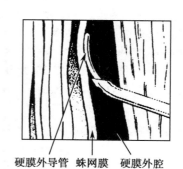

蛛网膜下腔　蛛网膜　黄韧带　　硬膜外导管　蛛网膜　硬膜外腔

图 8-25　脊麻-硬膜外联合阻滞穿刺置管法

1. 两点穿刺法　病人体位与脊麻相同，先于较高位棘突间隙如 $T_{12} \sim L_1$ 行硬膜外腔穿刺，置入留置管，再于 $L_{3 \sim 4}$ 或 $L_{4 \sim 5}$ 间隙行蛛网膜下腔穿刺，注入局麻药行脊麻。

2. 一点穿刺法　一般选 $L_{2 \sim 3}$ 或 $L_{3 \sim 4}$ 间隙用特制的联合穿刺针穿刺，当硬膜外穿刺成功后，用 25G 脊麻穿刺针经硬膜外穿刺针管腔行蛛网膜下腔穿刺，有脑脊液缓慢流出后，在 45 ~ 60 秒内将局麻药注入蛛网膜下腔。然后拔出脊麻穿刺针，再经硬膜外穿刺针向头侧置入硬膜外腔留置管 3 ~ 4cm，将硬膜外穿刺针拔出，固定导管备用。病人转为仰卧位，调节麻醉平面。25G 脊麻穿刺针较细，与两点穿刺法相比对病人损伤小，尤其是几乎无脑脊液外漏，术后头痛发生率明显减少，已被临床广泛采用。

（王俊科）

第六节　麻醉期间及麻醉恢复期的监测与管理

现代麻醉不再只是手术的止痛，还要保证病人安全，维护病人的生理功能正常，为手术创造良好条件，以促进病人早日恢复。麻醉管理不仅是麻醉实施，还包括术中对病人的多种处理：体

Notes

位安置,血管内置管,无创及有创监测,输血、输液和药物治疗,麻醉诱导及维持,置入留置管用于术后镇痛,决定病人术后的处置,处理麻醉苏醒期出现的各种情况等。麻醉监测和管理是提高麻醉质量、保证病人安全不可缺少的手段,也是临床麻醉的重要组成部分。

一、麻醉期间监测与管理

病人在麻醉及手术期间,由于外科及合并疾病的影响,麻醉方法和药物的影响,手术创伤、失血以及体位改变等因素,都可对生理功能带来不同程度的影响,严重者可危及病人生命。因此,麻醉期间应主动采取措施预防严重病理生理变化的发生,严密监测病人的生命体征和各种病理生理变化,力求尽早发现、及时纠正,以避免发生严重并发症。

(一)麻醉期间的监测

目前监测种类日益繁多,ASA 制定了麻醉最低监测标准,无论何种麻醉方法均应执行此标准:①麻醉期间,麻醉医师及麻醉护士应时刻在病人身边,对病人进行监测和及时处理;②至少每 5 分钟测定一次血压和心率;③心电图;④全麻病人,应连续观察或触摸呼吸囊,听呼吸音,监测吸入或呼出气流,特别是监测呼气末 CO_2 分压,触诊脉搏;⑤呼吸环路脱落报警;⑥吸入氧浓度;⑦体温:某些病人还需增加监测项目,如中心静脉压、肺动脉压、肺毛细血管楔压、心排血量等。虽然各种监测装置能提供丰富的生命指标资料,但均不能代替麻醉医师对病人的望、触、叩、听及对病情全面正确的分析和判断。

(二)循环系统监测及管理

循环系统主要监测:①脉搏;②动脉压;③心电图;④中心静脉压;⑤微循环变化;⑥其他血流动力学参数。围麻醉期间,发生循环紊乱的原因非常复杂,表现形式多种多样。

1. **低血压(hypotension)**　平均动脉压低于基础血压 20% 或 <80/60mmHg,即可诊断为低血压。原因主要有三个方面:①病人基础疾病:病人术前有水、电解质紊乱,心血管疾病,肾上腺皮质功能不全等;②麻醉因素:某些麻醉药如丙泊酚,麻醉方法如椎管内麻醉等可引起血压下降;辅助或控制呼吸时,过度通气可增加胸腔内压,造成回心血量减少,也可出现低血压;③手术因素:创伤出血、手术牵拉、神经反射、药物过敏、输血反应等均可造成低血压。

处理:①如为麻醉过深所致,应减浅麻醉深度;②如血容量不足,应合理输血、输液,维持血容量;③神经反射性低血压,应暂停手术操作数分钟,充分供氧及避免 CO_2 蓄积,可行局部封闭;④纠正机械因素:如气胸则行胸腔引流,全麻时减少或停止呼气末正压通气(PEEP);解除腔静脉压迫(如使妊娠子宫左移);⑤适当应用血管活性药物:常用麻黄碱 5~10mg 静注以增加血管阻力,或用多巴胺 2~4mg 增加每搏量,若伴有心动过缓,静注阿托品等。

2. **高血压(hypertension)**　平均动脉压高于基础血压 20% 或 >140/90mmHg,即可诊断为高血压。主要原因包括:①麻醉因素:麻醉过浅或镇痛作用不全,气管插管或拔管刺激,输血、输液过量,局麻药中肾上腺素吸收过快,缺氧和 CO_2 蓄积等;②内分泌因素:嗜铬细胞瘤手术时可分泌大量儿茶酚胺,甲亢病人甲状腺素过多入血也可使血压升高;③并存疾病:动脉硬化性高血压、妊娠高血压、颅内压增高者。

处理:①祛除病因;②适当加深麻醉;③如上述处理后仍未达到满意效果,可在严密监测下适当应用血管活性药物。降压药的应用原则为分次少量,密切观察,避免降压过快。常用药物有具有中枢和外周双重降压作用的乌拉地尔(压宁定)0.6mg/kg 静脉注射;钙通道阻滞剂尼卡地平 30~50μg/kg 静脉注射或 5~15mg/h 静脉滴注;硝酸甘油滴鼻或静脉滴注;嗜铬细胞瘤手术中应准备酚妥拉明,可在探查或刺激瘤体前预防性静脉注射 1~2mg 或持续静脉滴注。

3. **心肌缺血(myocardial ischemia)**　常见原因包括:①应激反应:紧张、恐惧、麻醉过浅、镇痛不全、气管插管或拔管刺激;②血流动力学波动剧烈:低血压可使冠状动脉灌注明显减少,高血压可使心肌做功增加,增加耗氧量;③围术期通气障碍;④病人情况:高龄、术前合并冠心病、

Notes

心律失常或糖尿病等。

防治：①防止心肌氧供减少：纠正低血压，维持接近正常的血容量；适度通气，防止缺氧；防止麻醉药对循环功能的过度抑制；②避免心肌耗氧量增加：避免心率过快、血压升高；③尽量减轻应激反应，维持适当麻醉深度，充分镇痛，减轻气管插管、拔管反应；④预防性扩冠治疗。

4. **心律失常** 常见原因包括：①麻醉药：主要作用在心脏传导系统，多与麻醉药的剂量和浓度有关；②麻醉或手术操作因素：如支气管插管或拔管，气管镜或食管镜检查，牵引肺门等可造成心动过缓、窦性心律失常，偶尔发生房室传导阻滞或心搏骤停；③缺氧和 CO_2 蓄积；④术前原有心律失常；⑤电解质紊乱：急性低血钾，使心肌兴奋性增高，易出现期前收缩、室性心动过速或心室纤颤；高血钾可出现窦房传导阻滞、房室传导阻滞甚至心搏骤停；⑥低温麻醉。处理：①寻找和消除诱因，应将治疗重点放在原发病的治疗上；②针对不同类型的心律失常，适当应用抗心律失常药物；③心室纤颤、恶性室性心动过速应立即施行直流电复律；有症状的缓慢型心律失常如三度房室传导阻滞应安装起搏器；由异常传导旁路所致的室上性心动过速如预激综合征，应行射频消融手术治疗。

（三）控制性降压

控制性降压是指利用药物和（或）麻醉技术有意识地降低病人血压，并根据手术需要控制降压程度和持续时间的方法。控制性降压能够减少出血和输血以及输血并发症；降低血管内张力，有利于手术操作，缩短手术时间；降低心脏前后负荷，减少心肌做功；减少结扎烧灼组织，使水肿程度减轻，加快伤口愈合。理想的低血压水平取决于病人的年龄、身体状况、体位以及手术需要。手术病人需在全身麻醉下复合应用血管扩张药（如硝普钠、硝酸甘油、尼卡地平等）实施控制性降压。一般认为，收缩压或 MAP 允许降至基础血压的 2/3，青年人收缩压降至 60 ~ 70mmHg，老年人降至 80mmHg 为宜。MAP 不应低于 50mmHg，必须降至 50mmHg 时，持续时间不得超过 30 分钟。手术时间长者，若以降低基础收缩压的 30% 为标准，每次降压时间最长不宜超过 1.5 小时。应严格掌握适应证和禁忌证。主要适应证：①血管丰富区域手术，如头颈部、盆腔手术；②血管手术，如主动脉瘤、动脉导管未闭、颅内血管瘤手术；③创面较大、止血困难的手术，如髋关节离断成形、脊柱侧弯矫正、颌面外科手术；④区域狭小、要求术野清晰的精细手术，如中耳手术、鼻内镜手术；⑤大量输血有困难或有输血禁忌证者。禁忌证：①麻醉医师不熟悉控制性降压的理论和技术；②有重要脏器疾病，如脑血管病变、心功能不全、严重肝功能或肾功能障碍等；③血管病变，如缺血性周围血管疾病、动脉硬化等；④严重贫血或低血容量性休克；⑤术前未经药物控制的严重高血压；⑥哮喘病人应避免应用 β-受体阻滞剂控制性降压。

（四）呼吸系统监测及管理

呼吸系统监测包括：①对于自主呼吸病人，观察呼吸运动的方式、节律、频率和幅度；②呼吸功能监测：氧浓度、潮气量、呼吸频率、每分通气量、气道压及峰值压、PEEP 等；③脉搏血氧饱和度；④必要时进行血气分析及监测呼气末二氧化碳分压（$P_{ET}CO_2$）。

呼吸异常的表现及处理：①屏气：多发生在麻醉诱导期，麻醉过浅、手术刺激骨膜或内脏神经等情况，应暂停手术，加深麻醉。②呼吸过速：在有自主呼吸情况下，呼吸频率>40 次/分，幅度可深可浅，常见于缺氧和 CO_2 蓄积时，并以 CO_2 蓄积时深快呼吸最为明显。可由气管导管插入单侧支气管或支气管麻醉引起气体交换面积不足、气道不畅、钠石灰失效、麻醉机活瓣失灵、肺水肿、肺不张、休克、心力衰竭、麻醉过浅等原因造成，一旦发生，需立即查找原因，进行处理。③支气管痉挛：表现为呼气性呼吸困难、喘鸣、两肺广泛干啰音，已建立人工气道者，麻醉机可示气道阻力增加，同时可出现心率增快，甚至心律失常；尽量选用有支气管扩张作用、无组胺释放的药物如氯胺酮、异氟烷及维库溴铵等，注意防止误吸，及时清除气道分泌物，麻醉不宜过浅；一旦发生，应消除诱因和充分吸氧，并给予解痉平喘处理。④喉痉挛：药物、麻醉过浅、低氧、分泌物、喉镜致咽喉部应激等均可诱发喉痉挛。轻度喉痉挛，仅在吸气时出现喉鸣，局部刺激解除即

Notes

可缓解;中度者吸气和呼气均有喉鸣,应立即解除病因,面罩加压吸氧;严重者呼吸道完全梗阻,病人有强烈的呼吸动作而无喉鸣,正压通气常无法进行,需立即静注肌松剂行气管内插管,人工控制呼吸,紧急情况下可环甲膜穿刺或气管切开。

（五）体温监测及管理

全身麻醉可抑制体温调节中枢,因此,麻醉中体温易受外界因素影响,特别是小儿体表面积与体重比值大,更易发生体温波动。温度变化也使机体产生一定的应激反应,体温升高使机体耗氧量增加、代谢加快、严重者可发生高热惊厥;体温降低机体代谢减慢,麻醉药物清除半衰期延长,易发生血小板和凝血功能障碍导致术中出血增加,严重低温可诱发心律失常,常需通过调控手术室内温度,采用保温措施如变温毯、空气加温器、输血输液加温仪防止低体温的发生。有些手术如心内手术、大血管手术及体外循环需全身低温,即在全身麻醉下,人为地用物理方法降低病人的体温,旨在降低全身及各组织器官尤其是脑组织的温度和代谢率,减少耗氧量,增加细胞对缺氧的耐受力,从而保护大脑及其他新陈代谢率较高的器官,免受局部缺血或缺氧的损害。低温按其程度分为浅低温（29～35℃）、中低温（23～28℃）和深低温（22℃以下）。因此,麻醉期间进行体温监测,对某些病人十分重要。术中常采用鼻咽温监测体温,有些情况还要监测食管或直肠核心体温。围术期控制体温的方法:①调节手术室温度,减少病人对环境温度的应激反应;②输液加温装置、气体加温加湿器、变温毯等加温装置的应用可减少病人热量的损失;③体外循环时使用变温水箱直接对血液温度进行调节,可很好地满足手术对体温的需求;④辐射加温器主要用于术后升温,防止寒战;⑤食管加温器,可通过食管与热水之间的热量交换提升体温。

（六）麻醉深度监测及处理

理想的麻醉深度应该保证病人术中无痛觉和意识活动,血流动力学平稳,恢复过程苏醒充分且无术中记忆。目前尚无一种准确、有效判断麻醉深度的方法。临床上主要依据病人血压、心率、呼吸幅度及节律、眼部症状、肌松弛度等临床症状,结合麻醉监测技术,综合判断麻醉深度。目前临床主要应用的麻醉深度监测技术有数量化脑电图、双频指数（BIS）、诱发电位、食管下段肌肉收缩性及心率变异性分析等。

二、麻醉后恢复期的监测和管理

病人在从麻醉状态苏醒的过程中,手术及麻醉对病人的生理影响并未完全消除,病人的呼吸及循环功能仍处于不稳定状态,各种保护性反射仍未完全恢复,仍存在潜在的危险。因此,应注重病人麻醉后恢复期的监测和管理。麻醉后恢复室（postanesthesia care unit,PACU）也称恢复室（recovery room）或苏醒室,为病人麻醉后平稳恢复及危急情况下抢救提供了场所和空间,进行短时间监护,待病人完全清醒并有足够的通气量后,再将病人送回病房。

（一）监测

应常规监测:①脉搏血氧饱和度;②心电图;③至少每15分钟记录一次生命体征,包括血压、心率、呼吸频率及病人清醒程度;④体温;⑤苏醒延迟、呼吸功能尚未完全恢复而需辅助通气者,应定期监测潮气量和自主呼吸频率,必要时行动脉血气分析。

（二）管理

1. **呼吸系统管理**　呼吸道梗阻、通气不足及肺部病变是PACU最常见的呼吸系统问题,最终转归均为低氧血症,所以在PACU对脉搏血氧饱和度的监测至关重要。气道阻塞者,应给氧,调整头部位置,通畅气道,清除气道分泌物;呼吸抑制者,解除病因后,行呼吸支持更为安全;对于有肺部病变者,根本的解决方法是膨胀肺泡,除给予较大潮气量外,应用呼气末正压通气（PEEP）,以5cmH_2O为宜。

2. **循环系统管理**　低血压和高血压最为常见。①低血压的最常见原因是血容量不足,多由于术中补液不足、引流及术后出血或血管扩张引起的相对容量不足。中心静脉压测定常有助于判断血容量的多少。低体温时静脉血管收缩可能掩盖低血容量的存在,病人体温回升时静脉血管扩张可导致迟发性低血压。此外,其他特殊原因如心源性休克、张力性气胸、严重低血糖等均有相应的症状,参考病史一般不难诊断,应针对病因予以处理。②术后高血压在 PACU 很常见,手术切口疼痛、尿管及气管插管刺激、缺氧、高碳酸血症、颅内压升高等是其主要原因;术前已有动脉硬化或高血压的病人,术后血压升高更为明显。处理原则为去除病因、对症治疗,根据血压及病人情况合理选择降压药。

3. 苏醒延迟　一般认为术后超过 2 小时仍未苏醒,应考虑苏醒延迟。导致苏醒延迟的因素包括:①麻醉药的残余作用;②呼吸功能不全;③术中出现严重意外:大出血、心肌缺血或梗死、颅内动脉瘤破裂等;④体温异常:体温降低时麻醉药的抑制作用加强,延缓苏醒,恶性高热病人可长期昏迷。遇此情况,应先维持循环稳定、通气功能正常和充分氧供,然后进一步查找原因,针对病因进行治疗。

4. 疼痛　是术后常见问题,可选用阿片类或非甾体抗炎镇痛药物等镇痛。同时应考虑到外科并发症,如腹腔内出血引流不畅等也会导致疼痛,避免急于镇痛而掩盖症状,延误治疗。

5. 恶心、呕吐　常发生于以吸入性麻醉药为主、时间较长的全麻后,尤其是妇女和儿童,多由麻醉药刺激化学感受器所致。除外低血压等原因,可用 5 羟色胺 3($5-HT_3$)受体拮抗剂如格拉司琼等止吐。地塞米松和氟哌利多可降低其发生率。

6. 术后躁动　手术结束后,某些病人在麻醉苏醒期可出现短暂的神志障碍,表现为迷惘、兴奋、乱语、梦幻、狂躁,伴有肢体乱动,称为术后躁动(restlessness)。诱发术后躁动的因素包括:①年龄:多见于儿童和年轻人,老年人少见;②手术方式及部位:乳房、睾丸及尿道等部位手术后躁动发生率较高;③术前脑功能障碍;④体位;⑤制动不恰当;⑥药物:麻醉药中的依托咪酯、氯胺酮、高浓度吸入性麻醉药和肌松药的残余作用均可引起术后躁动;⑦呼吸、循环功能障碍;⑧其他:疼痛、尿潴留、口渴等,也是导致术后躁动的诱因。

预防和处理:①术中维持适当的麻醉深度,术后充分镇痛、避免不良刺激;②去除可能的诱因;③维持呼吸和循环功能,避免缺氧和 CO_2 蓄积;④注意保护、妥善固定病人,防止意外发生。

（王俊科）

第九章　外科重症监测治疗

第一节　概　　述

危重病医学的实践最早出现于 20 世纪 40 年代。1958 年,美国建成全球第一个重症监护病房(intensive care unit,ICU),50 多年来 ICU 得到了迅速发展,其规模和水平已成为医院现代化建设的主要内容和标志之一。ICU 亦称加强治疗病房,就是将疑难、危重病人集中进行监测和治疗的单位,配备有专业医护人员及各种可能得到的最先进的监测和治疗手段。

由于医院的性质和科室的设置不同,ICU 的规模及组织管理形式亦有所不同。在规模较小的医院,一般设立综合 ICU(general intensive care unit,GICU),可用于收治各科危重病人。在大型医院,可根据病员的组成将 ICU 分为内科 ICU(medicine intensive care unit,MICU)和外科 ICU(surgical intensive care unit,SICU);此外,还设有各个专科 ICU,如冠心病加强治疗病房(coronary intensive care unit,CICU)、呼吸加强治疗病房(respiratory intensive care unit,RICU)、神经外科加强治疗病房(neurosurgery intensive care unit,NICU)等。目前,ICU 的发展已越来越专业化,大型医院多采用专职医师 ICU 模式,这更利于专科危重病人的加强治疗。

ICU 具有以下特点:①收治重要脏器功能不全的危重病人;②可对病人进行连续、动态、全面的监测,以达到早期诊断并及时处理;③具有最先进的诊治手段;④ICU 专职医师与专科医生协同诊治。ICU 日常工作应主要围绕危重病人的监测和治疗,其监测手段多种多样,包括循环、呼吸、肝肾功能、中枢神经功能、水电解质酸碱平衡的监测等;治疗涉及呼吸循环支持、体液平衡维护、营养支持、凝血功能异常的纠正、感染及原发病的处理以及并发症的防治等。

SICU 主要收治经过严密监测和积极治疗后有可能恢复的外科危重病人,主要适应证有:①严重创伤、大手术及器官移植术后需要监测器官功能者;②各种原因引起的循环功能失代偿,需要以药物或特殊设备来支持其功能者;③有可能发生呼吸衰竭,需要严密监测呼吸功能或需用呼吸机治疗者;④严重水电解质紊乱及酸碱平衡失调者;⑤麻醉意外、心肺复苏后病人;⑥单个或多个器官功能不全;⑦严重代谢障碍和内分泌系统急症,如甲亢危象、高渗性昏迷等。对于急性传染病、晚期恶性肿瘤病人、病因不能纠正的濒死病人、脑死亡病人、各种慢性传染病、精神病病人等均不属 SICU 的收治对象。

对 ICU 危重病人的病情评估目前尚无统一的标准。1974 年美国危重病医学会提出"治疗干预评分系统"(therapeutic intervention scoring system,TISS),它是根据病人所需治疗措施的多少来评估病情严重程度。病人接受治疗的次数越多、过程越复杂,则 TISS 评分越高,表明病情越严重。TISS 虽简单易行,但未考虑病人的年龄和既往健康状况。目前,对于 ICU 危重病人最常用的评分系统有以下三种:①急性生理和慢性健康状况评估(acute physiology and chronic health evaluation,APACHE),是根据病人的生理储备(年龄和合并疾病)与急性生理异常的程度(入 ICU 最初 24 小时内的最差值)评价进入 ICU 时的病情严重程度。作为目前 ICU 比较广泛采用的评估方法,APACHE 评分系统已由 APACHE Ⅰ发展到 1985 年的 APACHE Ⅱ及 1991 年的 APACHE Ⅲ评分系统(表 9-1);APACHE Ⅲ评分内容及指标与 APACHE Ⅱ相似,包括三部分,即急性生理评分、年龄评分及慢性健康评分,但有扩展,积分由 APACHE Ⅱ的 0~71 分扩展至 APACHE Ⅲ的 0~299 分;积分越高,预示病情越严重;②简化的急性生理功能评分系统(simplified acute physiology score,SAPS),最初是 APACHE I 评分系统的简化形式,与 APACHE 相同,该评分系统是对入 ICU 24 小时的危重病人进行评分;1993 年在 APACHE Ⅲ 基础上简化而来的 SAPS Ⅱ(表 9-2),评判的指标共有 17 项,其临床应用类似于 APACHE Ⅱ;③死亡概率模型(mortality probability model,MPM),是指对重要的多个变量(生理指标)进行多点逻辑回归分析,以预测 ICU 的死亡率;MPM 由 1985 年的 MPM-I 发展至 1993 年的 MPM-Ⅱ;MPM_0、MPM_{24} 分别指刚入 ICU 及入 ICU 24 小时病人的死亡概率,MPM_{48}、MPM_{72} 等以此类推。上述评分系统均将 18 周岁以下及儿科病人、烧伤病人、冠心病病人及心脏外科手术病人除外。因此,除系统评分外,各专科还有特殊的评分法,如评价烧伤的烧伤指数、评价急性胰腺炎的 Ranson 标准、评价肝硬化的 Child-Pugh 分类法、评价神经系统功能的 Glasgow 昏迷评分法、评价心脏功能的 Goldman's 多因素心脏危险指数等。以上所述均针对医院综合 ICU 而言,对于 SICU,由于其主要收治术前、术后高危病人,因此,常将外科手术病人术前、术后高危标准进行病情严重程度的评判,并作为 SICU 的收治标准。

表 9-1　APACHE Ⅲ评分的指标及分数

指　　标	分数	指　　标	分数
急性生理功能评分(0~252 分)		年龄(0~24 分)	
平均血压	0~23	≤44	0
机械通气频率	0~18	45~59	5
体温	0~20	60~64	11
脉搏	0~17	65~69	13
意识状态	0~48	70~74	16
24 小时尿量	0~15	75~84	17
血细胞比容	0~3	≥85	24
白细胞计数	0~19	慢性健康条件(0~23)	
机械通气时 pH	0~12	获得性免疫缺陷	23
机械通气时 PO_2 或($A-a$)DO_2	0~15	肝功能衰竭	16
血清钠	0~4	淋巴瘤	13
血清白蛋白	0~11	转移性癌	11
血糖	0~9	白血病/多发性骨髓瘤	10
血肌酐	0~10	免疫抑制	10
血尿素氮	0~12	肝硬化	4
血胆红素	0~16		

表 9-2　SAPS Ⅱ评分的生理指标及分数

指　　标	评分	指　　标	评分
年龄	0~18	血清钠水平	0~5
心率	0~11	血碳酸氢盐水平	0~6
收缩压	0~13	胆红素水平	0~9
体温	0~3	Glasgow 昏迷评分	0~26
PaO_2/FiO_2	0~11	入 ICU 方式(手术后 24 小时,择期手术,入 ICU 一周内手术)	8,0,6
尿量	0~11	获得性免疫缺陷(AIDS)	17
血清尿素氮水平	0~10	血液系统恶性肿瘤	10
白细胞计数	0~12	转移性癌	9
血清钾水平	0~3		

Notes

1. **术前病人高危标准** ①术前有严重的心肺疾病,如急性心肌梗死、慢性阻塞性肺疾病(COPD);②肿瘤广泛根治术,如食管或长时间手术(>6 小时);③严重的多发性创伤,如涉及多于 3 个器官或多于 2 个系统、两个体腔的开放(左侧胸腔或腹腔开放)、多发性长骨和骨盆骨折;④大量失血超过 1600ml,或在 48 小时内>$1.5L/m^2$;⑤年龄>70 岁,有一个以上重要脏器生理储备功能受限;⑥休克:MAP<60mmHg,CVP<5cmH$_2$O,尿量<20ml/h,皮肤湿、冷;⑦败血症:血培养阳性,WBC>$12×10^9$/L,体温>38.3℃,寒战;⑧感染性休克:WBC>$12×10^9$/L,体温>38.3℃,合并有低血压(收缩压<70mmHg);⑨严重营养不良:体重减轻>9kg,白蛋白<30g/L,渗透浓度<280mmol/L;⑩呼吸衰竭:PaO$_2$<60mmHg,伴或不伴 PaCO$_2$ 升高,Qs/Qt>30%,需机械通气者;⑪腹部急症:急性胰腺炎、肠坏死、腹膜炎、内脏穿孔、胃肠道出血等;⑫液体复苏后 CVP>15cmH$_2$O;⑬急性肾功能衰竭:血尿素氮>17.85mmol/L(50mg/dl),肌酐>265.2μmol/L(3mg/dl),无溶质水清除率(C$_{H_2O}$)>10ml/h;⑭急性肝功能衰竭:胆红素>51.3μmol/L(3mg/dl),白蛋白<30g/L,LDH>200U/ml,ALP>100U/ml,血氨>70.58μmol/L(120μg/dl);⑮焦虑、神经系统抑制、浅昏迷、昏迷。

2. **术后病人高危标准** ①病情突然出现大的变化:急性心肌梗死,肺栓塞,术后大出血;②低血压,生命体征不稳定;③术中出血在 4000ml 左右,输 1600ml 以上全血或红细胞;④严重感染,内脏穿孔,肠坏死,胰腺炎,血培养阳性,吸入性肺炎,体温>38.3℃超过两天;⑤任何一个重要脏器衰竭(标准同术前);⑥术后水、电解质紊乱,每天输液在 5000ml 以上。

第二节 呼吸功能的监测和治疗

一、呼吸功能的监测

呼吸功能监测的目的是评价肺部氧气和二氧化碳的交换功能及观察呼吸机制和通气储备是否充分、有效。其监测的内容除基本的观察之外,主要包括:肺容量、肺通气功能、换气功能、弥散功能、小气道功能、呼吸肌功能及呼吸力学的监测。

(一)基本监测

包括意识状况、皮肤黏膜颜色、呼吸运动及呼吸音等,通过对这些指标变化的观察,可对病情有一基本判断。这些体征不需特殊的仪器和设备,一般只需要物理的手段,如视、触、叩、听。随着医学电子技术和计算机的发展,各种先进的监测仪器不断问世,监测手段也更加完善,但它们仍无法取代临床医生对病人细致敏锐的观察。

1. **意识状态** 中枢神经系统轻、中度缺氧可导致病人兴奋多语、定向力障碍等,而严重缺氧可导致意识模糊、嗜睡甚至昏迷;对于严重二氧化碳潴留的常导致昏睡甚至昏迷。因此,意识状态对于判断病情的轻重很有意义。

2. **皮肤黏膜颜色** 急性二氧化碳蓄积可表现为皮肤黏膜充血、潮红,缺氧则可出现口唇和甲床的发绀。大部分病人的缺氧或二氧化碳蓄积可通过氧疗和机械通气得以改善。但皮肤黏膜的表现缺乏特异性,应结合其他指标综合判断病情。

3. **呼吸运动** 包括呼吸频率、幅度和形式等。通过视觉观察胸廓或腹部起伏,可了解呼吸运动的频率、节律、深度、有无矛盾呼吸运动及双侧呼吸运动是否对称,并且对病人的通气量、人工气道建立是否妥当、自主呼吸与呼吸机协调、有无病理性呼吸动作等有一基本判断。有自主呼吸的病人,呼吸频率变化是病情变化的一个敏感指标。呼吸频率异常减慢(<10 次/分钟)或增快(>24 次/分钟)均是疾病引起的病理生理改变;其监测方法,除视觉直观法外,有条件也可采用仪器监测来显示。通过肺部听诊了解呼吸音和啰音变化是探查肺部疾病的基本手段,这也是仪器设备所不能替代的。通过对呼吸音和异常呼吸音出现的部位和性质等变化的监测,可了

Notes

解肺部病变严重程度及呼吸治疗效果,了解呼吸道分泌物的量、黏稠度及部位,而且还可以了解人工气道的位置、判断人工气道是否通畅。

(二) 肺容量的监测

肺容量即肺内气体的容量,是肺在不同的膨胀情况下肺内容积变化的一些参量。肺容量的变化主要反映静态的通气功能,常见指标有潮气量(V_T)、补吸气量(IRV)、补呼气量(ERV)、深吸气量(IC)、残气量(RV)、功能残气量(FRC)、肺活量(VC)、肺总量(TLC)。V_T、IRV、ERV、IC和VC均可用肺量计直接测定,而FRC、RV和TLC为静态肺容量,不能直接测定,目前临床上应用氦气稀释法或氮气冲洗法经计算得出。肺容量的变化与肺疾病的病因有关,在限制性肺疾患时各肺容量指标的测定值全都下降。由于肺容量的大小受年龄、身高、性别、体重、肌力和体位等因素的影响,因此,在判断其临床意义时大多用实测值与预计值的百分数来衡量,正常情况下一般应>80%。此外,肺容量测定需在病人清醒合作的条件下才能进行,而且不能反映通气的动态改变,故有一定的局限性。

(三) 肺通气功能的监测

肺通气是指依靠呼吸运动将氧气吸入肺中,同时排出二氧化碳的过程。肺通气功能监测反映了肺通气的动态变化,是动态肺容量的测定,比肺容量更有临床意义。临床上常用的监测指标有分钟通气量(V_E)、肺泡通气量(V_A)、最大通气量(MVV)、通气储量百分比(MVV%,MVV% = (MVV–V_E)/MVV×100%)、用力肺活量(FVC)、用力呼气量(FEV)、最大呼气中期流量(MMEF或FEF$_{25\sim75\%}$)、最大呼气中期流量时间(MMEFT)、最大呼气流量-容积曲线(MEFV曲线或F-V曲线)。其中V_E、MVV、FVC可由肺量计测出,FEV和MMEF需根据肺量计描出的用力肺活量曲线计算。通气功能监测指标中以V_E、MVV、第一秒用力呼气量百分比(FEV$_{1.0}$%)等指标较常用。正常情况下MVV、FVC实测值/预计值均>80%。肺通气功能可反映气道阻塞或狭窄所引起的通气功能障碍。V_D/V_T是指生理无效腔和潮气量之比,主要反映肺泡有效通气量,正常值为20%~40%。可用Bohr公式计算:$V_D/V_T = (PaCO_2–P_ECO_2)/PaCO_2$,$P_ECO_2$为呼出气的二氧化碳分压。$V_D/V_T$增大见于各种原因引起的肺血管床减少、肺血流减少或肺血管栓塞。

(四) 换气功能的监测

肺换气是指肺泡气与血液之间的气体交换过程。其功能与许多因素有关,如肺容量的改变、气体的弥散度改变、气体分布不匀、通气量变化、血液循环障碍、血液成分变化以及肺组织的病变等都会影响肺换气功能。临床上常用的监测指标有:

1. 血氧的监测

(1) 动脉血氧分压(PaO_2):PaO_2是动脉血中物理溶解的O_2所产生的压力。正常范围为80~100mmHg,其大小与年龄及体位有关:

坐位:$PaO_2 = 104.2–0.27×$年龄

卧位:$PaO_2 = 103.5–0.42×$年龄

PaO_2是反映机体氧合功能的重要指标,是低氧血症诊断的国际标准;其大小受肺通气、血流量、通气/血流(V/Q)比值、心排血量、混合静脉血氧分压、组织耗氧量和吸氧浓度等多种因素的影响。

(2) 血氧饱和度(SaO_2):指血液中血红蛋白实际结合的氧量与最大结合氧量的百分比。其监测可采动脉血由血气分析仪或由脉搏血氧饱和度仪测定,后者称为脉搏血氧饱和度(SpO_2)。由于SpO_2的监测简单、方便、无创、测定结果可靠、能够持续监测,因而成为目前临床上常规监测血氧合功能的重要方法。呼吸空气时,正常成人SpO_2为95%~97%,新生儿为91%~94%。SpO_2与PaO_2呈正相关,两者具有良好的相关性(r = 0.84~0.99)。由于氧离曲线的特点,PaO_2在60~100mmHg变化时,SpO_2变化不明显,其值在90%以上;当低氧血症时,即PaO_2<60mmHg,此时氧离曲线在陡直部,PaO_2的轻微下降即可导致SpO_2急剧下降,比PaO_2的下降更为灵敏。

Notes

SpO_2 的测定在低血压、低 SaO_2 时准确性下降，临床应用时应注意。

2. 二氧化碳的监测

（1）动脉血二氧化碳分压（$PaCO_2$）：是血液中溶解的二氧化碳分子所产生的压力，不仅可反映肺通气功能，也是判断酸碱失衡的重要指标。正常值为 35～45mmHg。由于 $PaCO_2$ 主要受每分钟通气量的影响，因此，在分析 $PaCO_2$ 的变化时，必须考虑每分钟通气量的大小。当每分钟通气量增加 2 倍时，$PaCO_2$ 降低 50%；而当每分钟通气量降低 50% 时，$PaCO_2$ 增加 2 倍。

（2）呼气末二氧化碳分压（$P_{ET}CO_2$）：在解剖死腔不变的情况下，$P_{ET}CO_2$ 可以反映肺泡内 CO_2 分压（P_ACO_2）；当通气/血流比（V/Q）基本正常时，P_ACO_2 很接近于 $PaCO_2$。因此，临床上常用测定 $P_{ET}CO_2$ 来间接反映 $PaCO_2$，一般 $P_{ET}CO_2$ 较 $PaCO_2$ 低 1～3mmHg。通过 $P_{ET}CO_2$ 的测定反映肺的通气功能及二氧化碳交换情况，由此可调整病人的分钟通气量。

3. 气体交换效率监测

（1）通气/血流（V/Q）比值：正常人每分钟肺泡通气量为 4L，肺血流量为 5L，则 V/Q 比为 0.8。如果通气大于血流（比值增高），则反映死腔量增加；若血流超过通气（比值降低），则产生静脉血掺杂。

（2）肺泡-动脉氧分压差：是判断血液从肺泡摄取氧能力的指标，计算公式为 $P_{(A-a)}DO_2 = P_AO_2 - PaO_2$。目前临床上还不能直接监测肺泡氧浓度（$P_AO_2$），而是使用肺泡气体公式来计算肺泡氧分压的高低：

$$P_AO_2 = FiO_2(P_{atm} - P_{H_2O}) - PaCO_2/RQ$$

公式中，FiO_2 是吸入氧气的浓度，P_{atm} 是大气压，P_{H_2O} 是 37℃ 时的饱和水蒸气压，约 47mmHg，$PaCO_2$ 是动脉血二氧化碳分压，RQ 是呼吸商（一般为 0.8）。

目前有些血气分析仪根据测得的上述指标自动显示 $P_{(A-a)}DO_2$。正常人吸空气时 $P_{(A-a)}DO_2$ 为 10～15mmHg，吸入纯氧时约为 25～75mmHg。任何原因导致 V/Q 失调、弥散功能障碍和分流增加，均可使其增大。此外，心排血量减少及氧耗增加等因素也可影响 $P_{(A-a)}DO_2$。

（3）氧合指数（PaO_2/FiO_2）：是监测肺换气功能的主要指标之一，正常值为 430～560mmHg。在肺弥散功能正常时，随 FiO_2 增加 PaO_2 也相应增加，否则提示肺弥散功能障碍或不同程度的肺内分流。在机械通气的病人中，不同的呼吸末正压（PEEP）也会对 PaO_2/FiO_2 产生影响，2012 年发表的急性呼吸窘迫综合征（ARDS）柏林定义中，结合 PEEP 的大小，通过 PaO_2/FiO_2 的变化将 ARDS 诊断标准中的低氧血症分成轻、中、重度。

（4）肺内分流率（Q_s/Q_T）：是指每分钟从右心排出的血中未经肺内氧合直接进入左心的量占心排血量的比率，即流经无功能肺泡的血液（右心输出量）占右室总输出量的百分数。正常值为 3%～5%。Q_s/Q_T 对 ARDS 诊断和治疗有重要的临床价值，因为 ARDS 与其他类型呼吸衰竭最根本的区别，就在于肺内分流增加是其产生低氧血症的主要病理生理改变。临床上肺不张、肺水肿、肺实变是引起肺内分流的三大原因。因此，凡是能引起肺不张、肺水肿、肺实变的炎症、感染、创伤、肿瘤及脏器功能衰竭均可使肺内分流增加。

监测肺内分流的方法有两种：

1）直接测定法：通过 Swan-Ganz 导管抽取混合静脉血按下式计算：

$$Q_s/Q_T = (C_cO_2 - C_aO_2)/(C_cO_2 - C_vO_2)$$

公式中，Q_s 为分流量，Q_T 为心排血量，C_cO_2 为肺泡毛细血管末端血氧含量，C_aO_2 为动脉血氧含量，C_vO_2 为混合静脉血氧含量。

2）间接测定法：吸纯氧 20 分钟后抽取动脉血按下式计算：

$$Q_s/Q_T(\%) = P_{(A-a)}DO_2(mmHg)/(10～15)$$

因为吸入纯氧的病人每 10～15mmHg 的 $P_{(A-a)}DO_2$ 相当于 1% 的 Q_s/Q_T，这对接受呼吸机治疗的病人计算十分方便。

（五）弥散功能监测

肺的弥散（diffusion）能力（D_L）系指在单位时间与单位压力条件下所能转移气体的量。临床上多应用一氧化碳（CO）进行 D_{LCO} 测定。D_{LCO} 正常值为 26.47～32.92ml/（min·mmHg）。临床常用测定值与预计值的百分比作为判断指标。如果 D_{LCO} 测定值占预计值的 75% 以下，表明有弥散功能障碍，见于肺炎、肺水肿、肺叶切除、气胸、脊柱侧弯、贫血、COPD、肺血管病变、肺间质纤维化等；D_{LCO} 增高则见于左向右分流的先天性心血管疾病、红细胞增多症等。

（六）小气道功能监测

小气道是指气道直径在 2mm 以内的细支气管，其功能的测定有助于病变的早期发现和诊断。其常用临床监测指标有闭合容积（CV）、最大呼气流量-容积曲线（MEFV）及动态肺顺应性（Cdyn）的频率依赖性（FDC）。CV 是指位于下肺的小气道在呼气过程中开始闭合时的肺容量，其测定通常采用 CV/VC（肺活量）来表示；CV/VC 增高可由小气道阻塞或肺弹性回缩力下降而引起，常见于长期大量吸烟、COPD 早期或肺间质性纤维化等。MEFV 是指在最大用力呼气过程中，呼出的肺容量和相应的气流速度所描记的曲线图形，主要用于检查小气道阻塞疾病；主要指标为 50% 肺活量最大呼气流量（V_{50}）及 25% 肺活量最大呼气流量（V_{25}），如实测值/预计值<80% 即为异常，提示有小气道功能障碍。Cdyn 随呼吸频率的增加而明显降低即为 FDC，这是检测早期小气道功能异常的最敏感指标。

（七）呼吸肌功能监测

呼吸肌功能是呼吸功能监测的重要内容之一，呼吸肌功能监测指标有最大吸气压和呼气压、最大跨膈压、膈肌肌电图、膈肌张力-时间指数等。其中又以最大吸气压和呼气压、最大跨膈压最为常用。

1. 最大吸气压（MIP）和呼气压（MEP）　是用以测定全部吸气肌和呼气肌强度的指标。MIP 是采用单向活瓣，在功能残气位进行最大努力吸气，并通过压力传感器测定，正常值为 -4.90～-9.80kPa。MIP>-1.96kPa 时，要考虑机械通气治疗；对已机械通气治疗的病人，MIP<-2.9kPa 时，呼吸机撤离较易成功。MEP 为呼气至肺总量后，作最大努力呼气所测到的压力，正常值为 4.8～7.7kPa。MEP 正常时，提示病人能完成有效的咳嗽和排痰动作。

2. 最大跨膈压（Pdimax）　胃内压（Pga）相当于腹内压，食管内压力（Peso）相当于胸膜腔内压，在吸气相测到的 Pga 与 Peso 的差值即为跨膈压（Pdi）；在功能残气位，以最大努力吸气时产生的 Pdi 最大值即最大跨膈压（Pdimax）。它反映了膈肌作最大收缩时所产生的压力，正常值为 7.84～21.56kPa。膈肌疲劳时，Pdi 和 Pdimax 均明显下降；若 Pdimax 为正常值的 1/3 时，要考虑作辅助通气。

（八）呼吸力学监测

呼吸的动力作用，主要有克服胸廓和肺组织的弹性和非弹性组织阻力，还有气体在呼吸道流动的阻力。常用指标有：气道压、气道阻力、胸肺顺应性、呼吸功。理论上呼吸力学监测对了解肺功能和肺力学改变，有相当重要的价值；但所测定的值不但受病情不同而改变，而且还由于呼吸肌的类型不同而受影响。因此，观察和监测气道阻力和肺顺应性的变化，任何时候均应强调动态观察。

1. 气道峰压（P_{pk}）　是指在呼吸周期中气道内达到的最高压力，在胸肺顺应性正常情况下应低于 20cmH$_2$O；峰压过高会损伤肺泡和气道，引起气胸、纵隔气肿等气压伤，一般限制峰压在 40cmH$_2$O 以下。平台压（P_{plat}）为吸气末到呼气开始前气道内的压力，此时肺内各处压力相等，并无气流，故在潮气量不变情况下，P_{plat} 与胸肺顺应性有关，正常情况下 P_{plat} 为 9～13cmH$_2$O；监测 P_{plat} 比 P_{pk} 更能反映气压伤的危险性，机械通气时，P_{plat} 升高提示增加了肺泡膨胀过度的危险，故一般在胸肺顺应性正常情况下，P_{plat} 应维持在 35cmH$_2$O 以下。

Notes

2. **气道阻力（R$_{aw}$）**　R$_{aw}$由气体流经呼吸道时气体分子间和气体分子与气道壁间的摩擦产生，可用单位时间内维持一定量气体进入肺泡所需的压力差表示，即 R$_{aw}$=（P$_{pk}$-P$_{plat}$）/气流流量。R$_{aw}$受气流速度、气流形式及管径大小影响，如 R$_{aw}$升高常见于支气管痉挛及分泌物增加。

3. **胸肺顺应性**　呼吸系统在单位压力变化下的容积改变称为顺应性，是表示胸廓和肺脏可扩张程度的指标。

二、呼 吸 治 疗

呼吸治疗除针对原发病治疗外，主要有氧疗、胸部物理治疗、机械通气等。

（一）氧疗（oxygen therapy）

氧治疗是指通过提高吸入氧浓度（FiO$_2$）或吸入氧的氧分压（PiO$_2$），以增加动脉血氧分压（PaO$_2$），从而达到改善低氧血症或组织缺氧的治疗方法。氧疗的目的是改善低氧血症，在一定程度上改善或预防组织缺氧所致的器官功能损害，如对心脏及中枢神经系统的损害等，但氧疗并不能替代缺氧的病因治疗。

临床上有各种不同的给氧装置可供选择和应用，包括无创的鼻导管或鼻塞给氧、面罩给氧及有创的气管插管、气管造口等方法。不同给氧方法的氧流量与 FiO$_2$ 的关系见表9-3。

表9-3　不同给氧方法的氧流量与 FiO$_2$ 的关系

吸氧方式	氧流量（L/min）	FiO$_2$（%）
鼻导管	1	24
	3	32
	5	40
面罩	5~6	40
	6~7	50
	7~8	60
贮气囊面罩	6	60
	7	70
	8	80
	9	>80
	10	>80
Venturi 面罩	4	24,28（根据氧/空气不同）
	6	31
	8	35,40（根据氧/空气不同）
	12	50

1. **鼻导管或鼻塞给氧**　此法最简单易行，氧流量可为 0.5~6L/min，超过4L/min应对吸入气予以湿化。吸入氧浓度与氧流量的关系可用公式计算：FiO$_2$（%）= 20+4×氧流量（L/min）。在给定的氧流量情况下，FiO$_2$还受病人潮气量和呼吸频率等因素的影响。

2. **面罩给氧**　是临床常用的给氧方法，可提供较鼻导管吸氧更高的氧浓度。常用的面罩有普通面罩、贮气囊面罩及 Venturi 面罩。普通面罩氧流量为 6~10L/min，FiO$_2$ 约为 0.35~0.55。对于贮气囊面罩，当氧流量超过 10L/min 时，FiO$_2$ 可达 0.8~0.95。Venturi 面罩则是利用

Notes

Venturi 原理,当氧气经过狭窄的孔道进入面罩时,在喷射气流的周围产生负压,使一定量空气从开放的边缝流入面罩,通过调节面罩边缝的大小可准确控制 FiO_2;此法给氧可控性较好,FiO_2 可在 0.24 ~ 0.50 调节(氧流量为 4 ~ 12L/min)。Venturi 面罩已广泛用于临床,对容易产生 CO_2 潴留、低氧血症伴高碳酸血症、需持续低浓度给氧的病人尤为适用。

3. **气管导管或气管造口给氧** 无满意自主呼吸时可通过机械通气扩张细支气管和肺泡,进而提高氧疗的疗效。对于机械通气的病人,可予以不同的 FiO_2。为防止氧中毒,应用呼吸机进行机械通气时,一般采用 $FiO_2 \leq 60\%$ 的给氧以达到有效的 PaO_2 水平。但对于急性呼吸功能衰竭、心肺复苏后短时间内可吸入纯氧。

4. **高压氧疗** 是指在超过一个标准大气压(ATA)的高压条件下给氧,是氧疗的特殊手段。一般高压氧疗的压力为 2 ~ 3 个 ATA。高压氧条件下,动脉血中物理溶解的氧量显著增加。CO 中毒是其绝对适应证,此外,还可用于复苏后急性脑缺氧、脑缺血性疾病、气性坏疽、减压病等的治疗。

(二)胸部物理疗法

是以物理的手段促使积存在肺或呼吸道中的分泌物移动以利用重力引流排出,或经咳嗽排出,或经吸引器吸出,以减轻和治疗肺部的感染和肺不张。此疗法常与吸入气体的雾化和湿化配合使用,以增加疗效。常用方法:体位引流、胸部叩击方法、吸引等。

(三)机械通气

1. **适应证** 广义上讲机械通气适用于任何原因所致的呼吸衰竭。此外,大手术、心血管手术尤其是接受体外循环者、长时间休克病人、酸性物质误吸综合征等可预防性应用机械通气。呼吸参数达以下标准者也可应用:①无呼吸;②$PaO_2 < 50mmHg$;③$PaCO_2 > 55mmHg$;④$pH < 7.3$ 和(或)呼吸频率 > 35 次/分钟;⑤肺活量(VC) < 15ml/kg;⑥最大吸气压 < $25cmH_2O$;⑦(A-a)$DO_2 > 350mmHg$($FiO_2 = 1.0$ 时);⑧$V_D/V_T > 0.60$;⑨$Q_S/Q_T > 20\%$。

2. **禁忌证** 机械通气没有绝对的禁忌证,如果缺氧和二氧化碳潴留成为主要矛盾,采取相应的预防措施和处理进行机械通气仍有可能。因此,以下疾病只是相对禁忌证:严重肺大疱和未经引流的气胸、大咯血、支气管胸膜漏等。

3. **常用通气模式**

(1)控制通气(control mode ventilation,CMV):也称间隙正压通气(IPPV),主要适用于无自主呼吸或自主呼吸微弱的病人,也用于手术麻醉中使用肌松药的病人。呼吸做功完全由呼吸机承担。主要参数由呼吸机控制。

(2)辅助/控制通气(assist/control mode ventilation,A/CMV):有自主呼吸的病人吸气时的力量可触发呼吸机产生同步正压通气。当自主呼吸频率超过预置频率时,触发时为辅助通气,自主呼吸频率低于预置值时,没有触发时转为控制通气。

(3)间歇性强制通气(intermittent mandatory ventilation,IMV)和同步间歇指令通气(synchronized intermittent mandatory ventilation,SIMV):在病人自主呼吸的同时间断给予正压通气,总分钟通气量为自主呼吸通气量和机械通气量之和。呼吸机予以的正压通气不与病人的自主呼吸同步的称为 IMV;而当部分或全部的正压通气由病人自主吸气所触发时,此时正压通气与病人的自主呼吸同步进行,称为 SIMV。SIMV 避免了 IMV 时机械通气与病人自主呼吸的"对抗"。IMV 和 SIMV 适用于有一定程度自主呼吸,但仍不能维持正常血气值的病人。

(4)压力支持通气(pressure support ventilation,PSV):自主吸气时,呼吸机提供预设的气道正压,帮助病人克服吸气阻力,减少呼吸肌的用力,吸气末该压力消失病人可自由呼气。该模式只用于有自主呼吸的病人,可作为呼吸机撤离过程的通气支持。

(5)双水平气道正压(bilevel positive airway pressure,BiPAP):自主呼吸或机械通气时,交替予以两种不同水平的气道正压即气道压力周期性地在高压和低压之间转换,每个压力水平均可独立调节。通过两个压力水平之间的转换引起的呼吸容量改变来达到辅助通气的作用,在保持呼气末正压的同时也提供吸气时的辅助通气。该模式允许自主呼吸与控制呼吸并存,具有广泛的临床应用和较好的人机协调性,病人自主呼吸轻松,做功小。

4. 主要的机械通气功能

（1）呼气终末正压通气（positive end expiratory pressure,PEEP）:应用 PEEP 时,使呼气末的气道压及肺泡内压维持高于大气压的水平,防止小气道的闭合,使陷闭的肺泡膨胀,增加功能残气量（FRC）,改善病人换气功能。PEEP 的应用可降低肺内分流量,纠正低氧血症。

（2）吸气末屏气（end-inspiratory hold）:又称吸气末停顿（end-inspiratory pause）,因延长吸气时间,有利于气体的肺内分布,也有利于气体弥散,适用于气体分布不均、以缺氧为主（如弥散障碍或通气/血流失调）的呼吸衰竭。

（3）呼气延长（expiratory retard）和呼气末屏气（end-expiratory hold）:其生理作用是延长呼气时间,减慢呼气流速,减少呼气阻力,有益于气体排出,主要是 CO_2 的排出,尤其适合于 COPD 伴 CO_2 潴留病人。此外,利用呼气末屏气在临床上用于测定呼气末的压力和观察内源性 PEEP 的高低。

（4）叹息（sigh）:指深吸气。呼吸机一般每 50～100 次呼吸周期中有 1～3 次相当于 1.5～2 倍潮气量的深吸气,其目的是使那些易于陷闭的肺底部肺泡定时膨胀,改善这些部位的气体交换,防止肺不张。

（5）反比通气（inverse ratio ventilation,IRV）:是指吸气时间延长,且大于呼气时间,I:E 可在（1.1～1.7）:1 之间,甚至可以（4～7）:1。其目的是通过延长吸气时间,有益于气体的分布与弥散,有助于纠正肺内气体分布不均、气体弥散的时间不够、面积不足等引起的缺氧。缩短呼气时间,有利于减少 CO_2 的排出,纠正过度的低碳酸血症。

5. 呼吸参数的调节 进行机械通气时,呼吸参数的设置和调节必须围绕下列目标来进行:①维持有效的肺泡通气;②改善 V/Q 比例及氧合;③尽量减少副作用。表 9-4 列举了临床上常用通气参数的设置,可作为开始机械通气时的参考,临床应用中应根据病情变化及血气分析结果作适当调整。

表 9-4 呼吸参数的调节

通气模式	IMV,A/CMV,PSV
潮气量（V_T）	8～12ml/kg
每分通气量（V_E）	6～10L/min
呼吸频率（RR）	8～20 次/分钟
吸入氧浓度（FiO_2）	30%～60%
吸/呼之比（I:E）	1:（1.5～2）
吸气时间（秒）	1～2
吸气停顿时间（秒）	0～0.6
吸气流速波型	减速波
湿化温度	32～34℃
气道压上界报警线	病人气道压上界加 20%
V_E 报警限	V_E 上下界的 20%

6. 呼吸机的撤离 所谓撤离是指机械通气向自主呼吸过渡的过程。尽管目前有很多指标和参数可作为判断是否撤机的依据,但临床综合判断仍然是决定呼吸机撤离的基础。呼吸机撤离前的临床情况应包括:呼吸衰竭的病因已基本纠正,循环功能稳定,感染已控制,神志已清醒

或已恢复到机械通气前状态,自主呼吸平稳,呼吸动作有力,具有满意的吞咽和咳嗽反射,以便撤机和拔管后不影响排痰。撤机前的呼吸参数标准见表9-5。

表9-5　撤机前的呼吸参数标准

	呼吸参数	撤机标准
通气需要	自主频率	<25~35 次/分
	每分通气量(V_E)	5L/min<V_E<10L/min
	顺应性(静态)(ml/cmH$_2$O)	>25~30
	死腔量/潮气量	<0.4
通气能力	pH	正常水平
	PaCO$_2$	正常水平
	潮气量(V_T)	>5ml/kg
	最大吸气负压	<-30mmHg
氧合指标	PaO$_2$(FiO$_2$≤0.4)	>60mmHg
	Q$_S$/Q$_T$(%)	<20
	PEEP	<5cmH$_2$O
	(A-a)DO$_2$(FiO$_2$=1)	<350mmHg

(四)医用气体的湿化与雾化

为防止吸入气体造成呼吸道干燥或其中的分泌物干燥结痂而不容易排出,也可加入药物进行吸入治疗,常需要对吸入气体(最常见的是氧气)进行湿化或雾化。湿化指的是气体的含水量,雾化指的是液体粒子悬浮在气体中的现象。雾化药物颗粒应小于5μm,否则会沉积在上呼吸道。最好经口吸入,因为鼻腔有很多屏障。理想的吸入方式应是慢(5~6秒)、深大吸气和吸气末屏气(10秒)。临床上常通过药物的雾化吸入来改善呼吸道分泌物的黏稠状态及缓解支气管痉挛。

第三节　血流动力学的监测和调控

一、血流动力学监测

(一)无创血流动力学监测(noninvasive hemodynamic monitoring)

是应用对机体组织没有机械损伤的方法,经皮肤或黏膜等途径间接获取有关资料,因此安全方便,病人易接受。

1. **心率(heart rate,HR)**　心率监测是最简单、最基本的监测项目。常用和简单的方法是用"手指扪脉",或用听诊器作心脏听诊,以及心电图监测。此外,还可通过脉率-脉搏血氧饱和度监测仪或自动化血压监测仪显示脉率。

2. **心电图(electrocardiogram,ECG)**　是ICU常用的监测项目,通过心率和心律监测可及时发现和诊断心律失常、心肌缺血、心肌梗死及电解质紊乱,并可观察起搏器工作情况。

3. **动脉压(arterial pressure,AP)**　无创动脉压监测是一种间接测压法,有听诊测压法和自动无创测压法。听诊测压法利用柯氏音的原理,在袖带放气过程中听到第一响亮的柯氏音时为收缩压,柯氏音变音时为舒张压,该法仍是目前最标准的血压测压法。自动无创测压法采用振荡技术,以含有压力换能器、自动充气泵和微机处理系统的测压仪,定时、间断测定血压,并以数

Notes

据显示收缩压、舒张压和平均动脉压。

4. 心排血量(cardiac output,CO)和心功能

(1) 超声心动图(ultrasonic cardiogram,echocardiogram,UCG):是利用声波反射的性能来观察心脏与大血管的结构和活动状态。临床常用的为食管超声心动图(TEE),可监测每搏输出量、左室射血分数(EF)%、左室周径向心缩短速率(VCF)、舒张末期面积(EDA)、心室壁运动异常(RWMA,包括不协调运动、收缩无力、无收缩、收缩异常)、室壁瘤以及术中及时判断外科疗效。TEE 监测心肌缺血较 ECG 敏感,变化出现较早。

(2) 多普勒心排血量监测:利用多普勒原理,通过测定胸主动脉血流而测定 CO。根据测定血流部位不同,可采用经肺动脉导管、胸骨上、经食管及气管多普勒监测,除肺动脉导管多普勒技术属有创技术外,其他均为无创性监测技术。最近又有同时配备多普勒超声系统和 M 型超声探头的新型无创血流动力学监测仪诞生,该仪器可全面反映 CO、心肌收缩力、后负荷及前负荷等血流动力学指标。

(二) 创伤性血流动力学监测

创伤性监测是指经体表插入各种导管或监测探头置入到心腔或血管腔内,利用各种监测仪或监测装置直接测定各项生理学参数。因监测具有一定的伤害性并会引起各种并发症,故选用时要结合具体情况并考虑利弊得失。

1. 中心静脉压(central venous pressure,CVP) 是测定位于胸腔内的上、下腔静脉近右心房入口处的压力,主要反映右心室前负荷。

(1) 适应证:①严重脱水、休克、失血量多、血容量不足的危重病人;②手术复杂时间长、术中有体液和血液大量丢失的手术;③术中需施行血液稀释或控制性降压、低温等病人;④心血管代偿功能不全或手术本身可引起血流动力学显著变化的病人。

(2) 禁忌证:无绝对禁忌证。对于凝血机制严重障碍者应避免进行锁骨下静脉穿刺;局部皮肤感染者应另选穿刺部位;有血气胸病人应谨慎或避免进行颈内及锁骨下穿刺。

(3) 置管部位:围术期监测 CVP 最常用的部位是右颈内静脉或锁骨下静脉,也可选用左颈内静脉及股静脉。

(4) 测压方法:有换能器测压和水压力计测压两种。其体表零点位置通常是第 4 肋间腋中线部位。导管的位置、是否标准零点、胸膜腔内压大小及测压系统的通畅程度是影响 CVP 测定的主要因素。

(5) 临床意义:CVP 主要反映右心室对回心血量的排出能力,并不能反映左心室功能和整个循环功能状态。正常值为 $5 \sim 12 cmH_2O$,其值高低受心功能、血容量、静脉血管张力、胸膜腔内压、静脉血回流量和肺循环阻力等因素的影响。CVP 的监测与动脉压不同,不应强调所谓正常值,更不要强求输液以维持所谓的正常值而引起输液过荷。作为反映心功能的间接指标连续测定观察其动态变化,比单次的绝对值更有指导意义。一般 CVP 不高或偏低,输血和补液是安全的。心排血量和中心静脉压两者之间的关系可描绘成心功能曲线,在一定限度内,心排血量随中心静脉压升高而增加;超过一定限度,进一步增加中心静脉压就引起心排血量不变或下降。监测 CVP 的目的是提供适当的充盈压以保证适当的心排血量。由于心排血量不能常规测定,因此,在临床工作中对左右心功能一致、无心脏瓣膜疾患和肺疾患的病人常依据动脉压的高低、脉压大小、尿量及临床症状、体征结合 CVP 变化对病情作出判断,指导治疗。表 9-6 可作为参考。

(6) 并发症:中心静脉穿刺置管可能引起的并发症有血肿、气胸、心包填塞、血胸、水胸、空气栓塞和感染等。

2. 动脉压(AP) 有创直接动脉测压法是指经皮肤穿刺或切开皮肤将导管置于周围动脉内,连接压力换能器连续测定动脉压的方法。通常有创直接动脉测压较无创测压高 $5 \sim 20mmHg$,股动脉收缩压较桡动脉收缩压高 $10 \sim 20mmHg$,而舒张压低 $15 \sim 20mmHg$。

Notes

表 9-6　引起中心静脉压变化的原因及处理

中心静脉压	动脉压	原　　因	处　　理
低	低	血容量不足	补充血容量
低	正常	心功能良好,血容量轻度不足	适当补充血容量
高	低	心功能差,心排血量减少	强心,供氧,利尿,纠正酸中毒,适当控制补液或谨慎选用血管扩张药
高	正常	容量血管过度收缩、肺循环阻力增高	用血管扩张药扩张容量血管及肺血管
正常	低	心排血功能减低、容量血管过度收缩、血容量不足或已足	强心、补液试验、容量不足时适当补液

(1) 适应证:①心血管手术;②血流动力学波动大的手术如嗜铬细胞瘤;③大量出血病人的手术,如巨大脑膜瘤切除和海绵窦漏修复术;④各类休克、严重高血压、危重病人的手术;⑤术中需进行血液稀释、控制性降压的病人;⑥需反复抽取动脉血做血气分析的病人。

(2) 禁忌证:①Allen's 试验阳性者禁该侧桡动脉穿刺;②穿刺部位皮肤感染;③凝血功能障碍者为其相对禁忌证。

(3) 置管部位:常采用桡动脉、足背动脉或股动脉,也可选用肱动脉、腋动脉等。

(4) 并发症:主要由于血栓形成或栓塞引起血管阻塞,其他并发症有出血、感染、动脉瘤和动静脉瘘等。

3. **肺动脉压(pulmonary arterial pressure,PAP)和肺毛细血管楔压(pulmonary capillary wedge pressure,PCWP)**　利用漂浮导管(Swan-Ganz 导管)经静脉(如右颈内静脉、股静脉)插入上腔或下腔静脉,并进入右心房,将导管远端气囊充气后,利用心脏搏动射血血流推动,使导管远端通过右室,进入肺动脉主干,直至肺小动脉。通过该导管可测得右房压(RAP)、右室压(RVP)、肺动脉收缩压(PASP)、肺动脉舒张压(PADP)、肺动脉平均压及肺小动脉压(PAWP),又名肺毛细血管楔压(PCWP)。正常 PASP 为 15～30mmHg,PADP 为 6～12mmHg,肺动脉平均压为 9～17mmHg,PCWP 为 5～12mmHg。PASP 取决于右室功能、射血速率和肺动脉的弹性;PADP 取决于右室舒张期长短和肺动脉阻力。如肺血管无病变,PADP 比 PCWP 仅高 1～3mmHg,故可作为 PCWP 的考虑。当二尖瓣功能正常时,PCWP 比右房压(LAP)仅高 1～2mmHg,因此可用于评价肺循环阻力和左心室前负荷。通过肺动脉导管注射室温(15～25℃)或冷(0～5℃)生理盐水,通过温度稀释法可测定心排血量,并可计算全套血流动力学参数。近年通过物理加温右室血液作为指示剂可连续监测心输出量,并同时增加了混合静脉血氧饱和度(S_vO_2)测定的光学部分,型号有 CCO/S_vO_2 TD 管和 CCO/S_vO_2 VIP TD 管,故通过新一代肺动脉导管,不仅可连续监测心输出量及循环功能变化,同时能监测呼吸功能。

(1) 适应证:①心脏大血管手术及心脏病人非心脏大手术,如瓣膜置换术、心功能差的冠状动脉搭桥术和主动脉瘤手术;②手术病人合并近期发生心梗或不稳定心绞痛、肺动脉高压者;③各种原因引起的休克、多器官功能衰竭;④左心衰、右心衰、肺栓塞,需高 PEEP 治疗者;⑤血流动力学不稳定,需用血管活性药物治疗者。

(2) 禁忌证:三尖瓣或肺动脉瓣狭窄、右房或右室肿瘤、法洛四联症。

(3) **肺动脉导管的放置**:一般通过颈内静脉或锁骨下静脉在监测仪屏上的压力波形指导下判断导管进入心脏的位置。典型的漂浮导管放置过程中的压力波形变化见图 9-1。当漂浮导管远端位于肺小动脉,导管远端气囊未充气时,导管远端测定的是肺动脉压,导管远端气囊充气后,阻断了肺小动脉内前向血流,导管远端传感的即是肺毛细血管和静脉系统的压力,此时测得的肺小动脉远处的压力称为 PAWP,又称 PCWP。

Notes

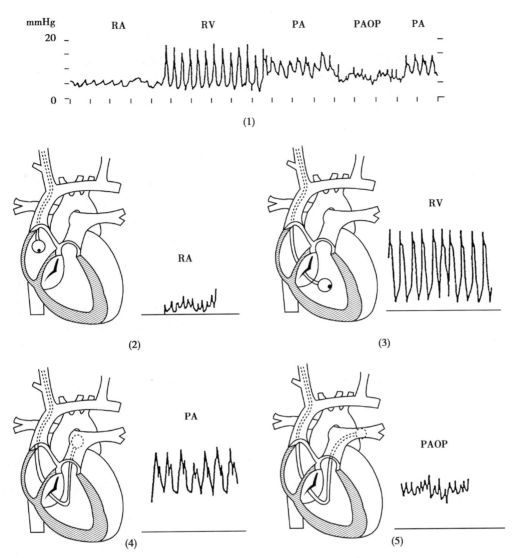

图 9-1 漂浮导管放置过程中压力波形的变化

(1)漂浮导管插入全过程中的典型压力变化;(2)漂浮导管到达右心房;(3)漂浮导管到达右心室;(4)漂浮导管到达肺动脉;(5)漂浮导管的气囊嵌入肺小动脉

(4)临床意义:病人左心室功能不全时,CVP 不能反映左心室的功能,此时应作 PCWP 监测。当 PCWP 超过 20～24mmHg 时,表明左心室功能欠佳。由于 90% 以上的心肌梗死发生在左心,常会造成急性左心功能不全和肺水肿,此时 PCWP 的高低和肺水肿的发生有紧密的关系。PCWP 在 18～20mmHg,肺开始充血;21～25mmHg 时,肺轻至中度充血;26～30mmHg 时,中至重度充血;大于 30mmHg 时,开始出现肺水肿。临床和 X 线检查显示有肺水肿的病人,PCWP 均上升,并超过 20～25mmHg。但肺水肿的 X 线表现常比其 PCWP 升高出现的晚,有时延迟长达 12 小时才能看出肺部有足量水肿液积聚;肺水肿 X 线表现的消失又比 PCWP 的下降明显推迟,主要由于液体再吸收缓慢,有时可长达 4 日。危重病人在监测 PCWP 的同时测定心排血量并依据两者之间的相互关系可绘制出左心室功能曲线(图 9-2)。

曲线 A 表示心功能正常,曲线 B 表示心功能受抑制。由此判断循环功能状态,采取正确的治疗很有帮助。假如病人经血流动力学监测和计算获得如下数据:血压 80/40mmHg、心率 90 次/分钟、心脏指数 2.0L/(min·m)、PCWP18mmHg、周围血管阻力 350kPa·S/L(3500 dyne·s·cm^{-5})。在心功能曲线图上将位于点 1,提示病人心功能不全、低血压、周围血管阻力增加以

Notes

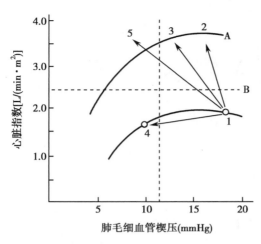

图 9-2　心功能曲线

A. 心功能正常；B. 心功能受抑制

心功能不全治疗：1. 治疗前；2. 增强心肌收缩药；3. 扩血管药；4. 扩血管药过量或利尿药；5. 增强心肌收缩药+扩血管药

及可能伴有容量过荷等情况,处理时当选用增加心肌收缩力的药物(如多巴胺),将使点 1 向上并略向左移至点 2,此时虽可增加心排血量和增高血压,但 PCWP 仍在较高水平。如选用扩张血管药物(如硝普钠)使后负荷降低,能使点 1 移至点 3,除增加心排血量外,还可使 PCWP 显著下降。但若硝普钠的用量过大,使血管容量发生了过度扩张,或应用了利尿药产生了大量利尿,就会造成病人前负荷过分降低,使点 1 移至点 4,出现血压和心排血量进一步降低,显然在治疗中应避免。理想的治疗方案是增强心肌收缩药和扩张血管药配合使用,则可使点 1 移至点 5,既增加心排血量和血压,也使 PCWP 回到正常范围。而当存在低心排血量伴周围血管阻力增加时,则采用周围血管扩张药如硝普钠等较恰当。病人手术后存在低血压 80/50mmHg、心率 85 次/分钟、PCWP15mmHg,分析原因究竟是周围阻力血管扩张抑或心功能不全。经测定心排血量,若达 6.5L/min、计算周围血管阻力在 100kPa·s/L(1000 dyne·s·cm^{-5})以下,为使血压升高可用小量作用于 α-受体的血管收缩药如去氧肾上腺素。假使心排血量仅 2.0L/min,周围血管阻力大于 250kPa·S/L(2500 dyne·s·cm^{-5}),治疗宜用增加心肌收缩力的药物和加用血管扩张药。可见血流动力学监测不但在疾病的发展过程中具有重要意义,在治疗上又常是成功与否的依据。

4. **心排血量(CO)**　是单位时间内心脏的射血量,是反映心泵功能的重要指标,受心率、心肌收缩性、前负荷和后负荷等因素影响。创伤性测定 CO 的方法有温度稀释法(热释法)、染料稀释法、连续温度稀释法。

(1) 温度稀释法

1) 通过 Swan-Ganz 导管:先放置 Swan-Ganz 导管,然后注射室温(15~25℃)或冷(0~5℃)的生理盐水至右心房,随血流进入肺动脉,通过肺动脉导管远端的热敏电阻感应并获得时间-温度稀释的曲线,根据公式计算 CO:

$$CO = [1.08 \times C_T \times 60 \times V(T_B - T_I)]/(T_b \times dt)$$

V:注入液态容量;T_B:基础血温;T_I:注入液温;T_b:平均血温变化;dt:时间间隔;C_T:校准系数(由导管厂商提供)

2) 通过周围动脉(股动脉):临床上应用的为 PiCCO 监测仪,通过计算脉搏曲线下面积的积分值而获得 CO。PiCCO 使用动脉热稀释法,不需置入肺动脉导管,只要由一条中央静脉导管快速注入一定量的冰生理盐水或葡萄糖水(水温 5~10℃约 10ml 左右),再由另一条动脉热稀释导管(置于股动脉)可得热稀释的波形,此步骤重复三次,由此算出一个标准值,在通过公式:CO = A·HR·cal(A:脉搏曲线下面积;HR:心率;cal:标准值)而持续监测 CO。

(2) 染料稀释法:将一定容量的惰性染料快速由中心静脉注入,一般注入吲哚氰绿(indocyanine green,ICG)1ml(5mg/ml),然后由桡动脉连续取血样,通过特殊测定仪测定染料浓度稀释曲线,由计算机算出 CO。

(3) 连续温度稀释法:采用与 Swan-Ganz 导管相似的导管(CCOPACs)置于肺动脉内,在心房及心室这一段导管(10cm)有一加温系统,可使周围血温升高,然后由热敏电阻测定血液温度变化,加热是间断进行的,30 秒/次,故可获得温度-时间曲线来测定 CO。开机后 3~5 分钟即可

Notes

报出 CO,以后每 30 秒报出前所采集的 3~6 分钟平均数据,成为连续 CO 监测。

5. 混合静脉血氧饱和度(S_VO_2)　　S_VO_2 可以反映组织氧摄取情况,可通过计算动-静脉氧差来估计心输出量。80 年代初曾在漂浮导管的基础上加上光纤部分作混合静脉血氧饱和度测定,现已与连续心排血量(CCO)结合可进行连续监测。S_VO_2 正常值为 75%(60%~80%)。

S_VO_2 的变化主要取决于:CO、动脉血氧饱和度(S_aO_2)、血红蛋白(Hb)和机体氧耗(VO_2)的变化,凡是影响上述四种因素的原因均能引起 S_VO_2 的改变(表9-7)。

表9-7　引起 S_VO_2 改变的常见原因

临床 S_VO_2 的范围	产生机制	原　因
增高至 80%~90%	氧供增加	心输出量增加,吸入氧浓度提高
	氧耗减少	低温、脓毒血症、麻醉状态、应用肌松药
减少<60%	氧供减少	贫血、心输出量降低(低血容量、心源性休克)、低氧血症(通气不足、窒息、V/Q 失调、肺内分流、心内右向左分流、肺水肿)
	氧耗增加	发热、寒战、抽搐、疼痛、活动增加

ICU 中通过连续监测 S_VO_2 的意义有:①连续反映 CO 的变化;②反映全身供氧和耗氧之间的平衡;③确定输血指征。在 CO、体温和 S_aO_2 相对稳定时,S_VO_2 反映了 Hb 能否满足血液向组织供氧,从而帮助确定有无输血的必要。

二、血流动力学的调控

血流动力学监测的目的是及时准确地监测心血管系统功能变化,评估心血管功能,制定正确的治疗方案,从而对血流动力学进行调节与控制,并监测调整结果。

(一) 前负荷的调节

前负荷不足不能有效地发挥心脏的代偿功能,前负荷过大又会损害心肌收缩力,增加心肌耗氧。临床上前负荷主要通过 CVP、PAWP 的监测结果进行判断。当 AP、CVP 和 PAWP 均低时,提示循环血容量不足,此时应积极补充血容量,以达到并维持满意的前负荷;而当 CVP、PAWP 升高,超过心脏最佳前负荷值时,循环血容量过高则可采取以下方法处理:

1. 体位　　取半卧位或坐位垂腿可立即减少静脉回心血量,降低前负荷。

2. 利尿剂　　通过抑制肾脏水、钠重吸收而降低前负荷、减轻肺淤血、改善心室功能。在使用强心苷的病人给予呋塞米后应预防低钾血症的发生。

3. 静脉血管扩张药　　通过扩张容量血管减轻心脏前负荷,减少心肌耗氧,改善心室功能。临床上以硝酸甘油最为常用,硝酸甘油扩张静脉血管的作用比扩张小动脉的作用强,降低前负荷的作用明显。心功能衰竭伴高容量负荷时首选使用硝酸甘油,起始剂量 $0.5\mu g/(kg \cdot min)$,以后根据 CVP、PAWP 和动脉血压进行调整,短期内最大剂量可达 $10\mu g/(kg \cdot min)$。

(二) 后负荷的调节

后负荷过高可增加心室射血阻力,使心肌做功和氧耗增加,而后负荷过低又可影响组织灌注和导致心、脑、肾等重要脏器的缺血。临床调节后负荷的具体方法有:

1. 血管扩张药　　一般以硝普钠最为常用,硝普钠扩张小动脉的作用比扩张静脉作用强,因而降低后负荷的作用强。心功能衰竭伴血压高、低心排者首选硝普钠,起始剂量 $0.1\mu g/(kg \cdot min)$,以后根据疗效和动脉血压进行调整,最大剂量可达 $10\mu g/(kg \cdot min)$。

钙拮抗剂硝苯地平和尼卡地平可有效的扩张小动脉平滑肌,降低后负荷。硝苯地平口服后20 分钟发挥作用,舌下含化只需 5 分钟起效,30~60 分钟血中可达峰值,作用维持 8~12 小时。静脉一次给药量为 10~20μg/kg,维持量为 1~3μg/(kg · min)。尼卡地平的起始剂量 1~2μg/

Notes

（kg·min）。

α₁-受体阻滞剂酚苄明、酚妥拉明主要用于嗜铬细胞瘤的准备和术中高血压危象的处理。神经节阻断药和嘌呤衍化物作为血管扩张药在临床上用于急性血流动力学调控，因副作用多，使用受到限制。

前列腺素 E_1 和前列腺环素为相对选择性肺血管扩张剂，常用于肺动脉高压的治疗。一般从小剂量开始，逐渐加大剂量至满意疗效或临床最大剂量。吸入一氧化氮能选择性扩张通气区域肺血管，近年被广泛应用于肺动脉高压和右心功能障碍的治疗，临床常用吸入浓度为 5~20ppm。

2. 血管收缩药　一般很少应用，只有在一些特定情况下才考虑使用。当存在外周血管麻痹、严重的低血压而使用一般的正性肌力药物治疗无效时，可考虑暂时使用去甲肾上腺素，或和扩血管药联合应用。一般剂量为 2~16μg/min，一旦平均动脉压超过 80mmHg 应考虑改用其他交感胺类正性肌力药。

（三）心肌收缩力的调节

心肌收缩力是维持心功能的基础，任何造成心肌受损及过多做功的因素均可导致心肌收缩力下降。临床调节心肌收缩力除治疗原发病、调节心脏前后负荷外，常采用以下方法：

1. 正性肌力药物　包括洋地黄类、交感胺类和磷酸二酯酶抑制剂类。

（1）洋地黄类：目前仍普遍应用于慢性心力衰竭的治疗，但在急性心力衰竭，尤其在手术过程中使用强心苷已大受限制，主要因为其显效慢、消除时间长、不易控制、易于出现中毒等。使用时可首选毛花苷丙静脉注射，每次 0.2~0.4mg，24 小时总量 1~1.6mg。一般注射后 5~10 分钟起效，0.5~1 小时达高峰。

（2）拟交感胺类：①肾上腺素：为强效正性肌力药，在成人给予 1~2μg/min 时以 β 受体作用为主，2~10μg/min 时同时有 α、β 受体作用，10~20μg/min 时以 α 受体作用为主。在急性左心功能衰竭病人单次给予 2~8μg/min 可产生较强的心脏兴奋作用，持续 1~5 分钟；以 0.03~0.1μg/（kg·min）速度持续输注可用于其他交感胺类药物效果不佳时。其不良反应为心动过速、心律失常和持续外周血管收缩所引起的外周组织低灌注，在临床常与血管扩张药合用以克服外周组织低灌注。②多巴酚丁胺：通过兴奋心肌 β₁ 受体增加心肌收缩力，其外周的 α₁ 受体兴奋导致的血管收缩作用被其 β₂ 受体兴奋导致的血管扩张作用所抵消，因而表现为弱的血管扩张作用。临床多用于心脏术后和急性心梗后的急性心功能衰竭及慢性充血性心功能衰竭急性恶化时。多巴酚丁胺增加心肌收缩力、降低外周阻力和室壁张力的作用比多巴胺要强，而增加心率的作用较弱。常用剂量为 1~10μg/（kg·min）。③多巴胺：作用于 α₁、β₁ 及多巴胺受体，其对受体的作用与剂量有关。0.5~2.0μg/（kg·min）时主要作用于多巴胺受体，2~6μg/（kg·min）时心脏 β₁ 受体作用表现明显，心肌收缩力增加；多巴胺大于 10μg/（kg·min）时，外周 α 受体作用明显而表现为血管收缩。因此临床上多巴胺一般用于既需要强心又需要收缩血管的急性心功能衰竭病人或在其他心功能衰竭病人与血管扩张药合用；有时应用小剂量多巴胺，利用多巴胺受体作用克服其他交感胺的缩血管效应。

（3）磷酸二酯酶（PDE）-Ⅲ抑制剂：PDE-Ⅲ抑制剂可分为双吡啶类（氨力农和米力农）和咪唑类（依诺昔酮），其既有正性肌力作用又有血管扩张作用。其对心肌及平滑肌产生不同效应的机制是由于 cAMP 激活心肌钙通道，促进心肌收缩时钙内流，而 cAMP 不激活平滑肌收缩，而是促使钙经内膜外流，导致血管扩张。米力农（Milrinone）是第二代 PDE-Ⅲ抑制剂，它的正性肌力作用约为氨力农的 20 倍，米力农能改善心肌舒张功能和冠脉灌注，其机制是降低左室壁张力，增加左室充盈，使心肌血流和氧供处于最佳状态。给药方法是先给负荷剂量：50μg/kg 静脉推注（10~15 分钟内推完），继之以 0.375~0.75μg/（kg·min）的速度持续输注以保证最佳血浆浓度。

2. 负性肌力药物　主要有 β 受体阻滞剂和钙通道阻滞剂两类。

Notes

（1）β受体阻滞剂：通过阻断心脏β受体降低心肌收缩力和心率。临床常用的静脉制剂有美托洛尔（Metoprolol）和艾司洛尔（Esmolol）。美托洛尔为中作用时间制剂，一般 1~2mg/次，每10分钟可追加一次，反复使用应注意蓄积作用。艾司洛尔为短效制剂，每次可静注 10~20mg，每 5 分钟追加一次，最大剂量最好不超过 50~80mg。拉贝洛尔为 α_1 和 β 受体阻滞剂，其中 β 抑制效应较 α_1 抑制强 5~10 倍，成人应用从小剂量 2.5~10mg 开始。

（2）钙通道阻滞剂：钙通道阻滞剂中维拉帕米（Verapamil）的心肌抑制作用最强，静脉注射剂量一般为 5~10 毫克/次（0.075~0.15mg/kg），注射时间 3~5 分钟；维持静脉注射的剂量为 3~5μg/（kg·min）。如剂量过大，可出现心动过缓、窦性停搏、低血压、心源性休克、心脏传导阻滞甚至无收缩等。氯化钙或正性肌力药物可拮抗维拉帕米的负性肌力作用，而维拉帕米引起的心动过缓和房室传导阻滞则需用异丙肾上腺素或临时性起搏处理。

第四节 其他脏器功能的监测和治疗

一、肾功能监测和治疗

（一）肾功能监测

1. **肾小球滤过功能测定**

（1）肾小球滤过率（GFR）测定：单位时间内从肾小球滤过的血浆量为 GFR。GFR 是通过肾清除率试验测定的，清除率是指肾脏在单位时间内清除血浆中某一物质的能力。菊粉清除率（Cin）能正确反映肾小球的滤过功能，是测定 GFR 的国际标准，但由于测定繁杂，不适于临床应用。目前临床上常用内生肌酐清除率（CCr）来反映肾小球的滤过功能。肌酐是人体内肌酸的代谢产物，其不为肾脏代谢，不与蛋白质结合，可自由通过肾小球，不被肾小管重吸收，其正常值为 80~120ml/min，女性较男性略低。

（2）血尿素氮（BUN）测定：BUN 是人体蛋白质的终末产物，其测定可反映肾小球的滤过功能，但肾小球的滤过功能必须下降到正常的 1/2 以上时 BUN 才会升高。故 BUN 的测定并非敏感地反映肾小球滤过功能的指标。BUN 的正常值为 2.9~7.5mmol/L，但受诸多因素的影响，如感染、高热、脱水、消化道出血、进食高蛋白饮食等均可致 BUN 升高。

（3）血肌酐（Cr）测定：血肌酐的测定是临床监测肾功能的有效方法。当肾小球滤过功能下降时，血肌酐即可上升，但只有当 GFR 下降到正常人的 1/3 时，血肌酐才明显上升。血肌酐正常值小于 133μmol/L（1.5mg/dl）。

（4）血 β_2-微球蛋白（β_2-mG）测定：β_2-mG 是体内有核细胞，包括淋巴细胞、血小板、多形核白细胞，产生的一种小分子球蛋白。正常人血中 β_2-mG 浓度很低，平均约为 1.5mg/L。正常情况下，它可自由通过肾小球，在近端肾小管内几乎全部被重吸收。当肾小球滤过功能下降时，血 β_2-mG 水平上升。故 β_2-mG 的测定为肾小球滤过功能减退的一个极好标志。

2. **肾血流量（RBF）测定** 单位时间内流经肾脏的血浆量。测定肾血流量的方法很多，但在临床上很少应用。

3. **肾小管功能测定** 肾小管功能包括近端肾小管功能和远端肾小管功能。测定的方法很多，其中最简单的是通过测定尿比重方法反映远端肾小管浓缩尿的能力。目前常用一昼夜每 3 小时一次比重测定法，若一次尿比重达 1.020 以上，最低与最高比重之差大于 0.008~0.009，则表示肾小管功能基本正常。本法虽然简单，但受很多因素影响，包括饮食、营养、肾血流量（尤其髓质血流量）及内分泌因素等。

（二）急性肾功能衰竭的治疗

积极治疗原发病、控制发病环节是处理急性肾功能衰竭的基础，在急性肾功能衰竭少尿期

Notes

主要采取针对性治疗,包括严格控制水、钠的入量,纠正水、电解质、酸碱平衡失调,透析治疗(血液透析、动静脉血液滤过、腹膜透析),控制感染等。多尿期和恢复期治疗详见相应章节。

二、肝功能监测和治疗

(一)肝脏功能的测定

肝脏功能检查的内容和指标很多,但多数指标的特异性和敏感性不强,一般不宜以单一检查项目来评估肝功能,现在临床上仍采用 Child-Pugh 分类评估肝病的预后及手术的危险性(见表 9-8)。

表 9-8 Child-Pugh 分类

	A 级	B 级	C 级
血清胆红素(mmol/L)	<34	34 ~ 51	>51
血清白蛋白(g/L)	>35	30 ~ 35	<30
腹水	无	易控制	难以控制
肝性脑病	无	轻	重
PT 延长(s)	≤2	≥3 ~ 5	>5
手术风险	低	中等	很高

PT:凝血酶原时间

(二)加强肝病病人手术和麻醉中的肝保护

1. 保证通气和充分供氧 严重肝病病人往往有低氧血症存在,吸入高浓度氧气是必要的,为防止和纠正低氧血症,麻醉中可不用氧化亚氮。避免过度通气和通气不足,因 $PaCO_2$ 过高或过低都会减少肝脏血流。

2. 加强循环功能监控 在常规监测基础上,对于接受大手术和术中出血多的病人,如凝血机制没有问题,可进行动脉和大静脉穿刺进行有创动脉压和中心静脉压监测,及时维持血流动力学稳定。另外,肝脏疾病病人不宜采用控制性低血压。

3. 术中补液和输血 术中应有充足的输液量以维持功能性细胞外液。严重肝脏疾病病人术中输入含钠液体应控制,晶体液的补充,以平衡盐液为好,并保证术中尿量达到 1ml/(kg·h),葡萄糖液的补充要根据血糖测定结果而定,因严重肝病易出现高血糖症。对于实施大手术的病人,由于术中出血往往较多,术前除要纠正凝血功能异常外,术中出血多应及时输血,并尽量使用新鲜血。大量输注晶体液和人工胶体液,血液过于稀释,会进一步加重肝组织缺氧和凝血功能障碍,大量输库存血也存在影响凝血功能和高血钾的问题。必要时可应用止血药、输入凝血因子或冰冻血浆。

三、出凝血功能监测

临床上出凝血功能监测主要是将血管性疾病、血小板疾病和凝血障碍性疾病作初步鉴别,代表性的监测指标有:反映血管因素(出血时间、毛细血管脆性试验),监测血小板因素(血小板计数、血小板黏附试验、血小板聚集试验、血块退缩试验等),监测凝血功能(凝血酶时间、部分凝血活酶时间、凝血酶原时间和国际标准化比值等),反映纤维蛋白溶解系统(纤溶酶原测定、纤维蛋白降解产物测定、优球蛋白溶解时间等),血中抗凝物质监测(凝血酶凝固时间、抗凝血酶Ⅲ测定)以及反映体外循环中肝素化效果(激活全血凝固时间)的指标等。

(一)部分凝血活酶时间(active partial thromboplastin time,APTT)

APTT 反映内源性凝血系统的功能,正常值为 25 ~ 37 秒,超过正常对照值 10 秒以上为延长。

Notes

APTT 延长提示内源性凝血系统中凝血因子的活性均低于正常水平的 25% 。此检验对凝血因子如Ⅷ、Ⅸ、Ⅺ、Ⅻ因子等的减少敏感,接受肝素治疗的病人 APTT 延长。APTT 的异常与临床出血并无必然联系,除非病人有活动性出血,否则不必积极纠正手术病人的 APTT 异常。

(二) 凝血酶原时间(prothrombin time,PT)

PT 主要反映外源性凝血系统的功能,正常值为 12～14 秒,超过正常对照值 3 秒为延长。APTT 和 PT 都受 V、X因子、凝血酶原和凝血因子 I 的影响,但 PT 对Ⅶ缺乏更敏感。PT 是监测口服抗凝剂(如华法林)的首选抗凝试验。对于严重肝病、DIC、原发性纤溶症、维生素 K 缺乏症等 PT 延长;PT 缩短可见于妊娠高血压、口服避孕药、血栓前状态和血栓性疾病等。

(三) 血栓弹力图(thromboelastography,TEG)

近年来,TEG 在肝移植及心肺转流术中对凝血功能的监测得到广泛应用与肯定。它记录了血栓形成的全过程:血凝块形成和发展、血凝块回缩和溶解;提供了血栓形成速度、强度和稳定性等血栓形成过程的信息,动态评估了血小板与凝血因子的相互作用。TEG 的图形见图 9-3。

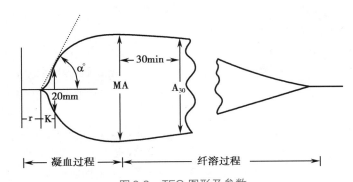

图 9-3　TEG 图形及参数

r＝反应时间;K＝血块形成时间;α°＝血块形成速度;MA＝TEG 最大幅度

TEG 的参数包括:①反应时间(r):开始形成凝血所需的时间,正常为 6～8 分钟,表示最初纤维蛋白形成;②血块形成时间(K):评估血凝块强度达到某一水平的速度或动力学特性,正常为 3～6 分钟,相当于凝血酶生成时间;③Alpha 角度(α°):表示凝血块形成的速率,正常值为 50°～60°;④最大幅度(MA):正常值为 50～60mm,反映血小板数量和功能以及纤维蛋白原浓度,用于评估正在形成的凝块最大强度或幅度;⑤A60:正常值＝MA-5mm,从 TEG 最大振幅 MA 后 60 分钟,测量凝血块的溶解或退缩。

(薛张纲)

第十章 心肺脑复苏

第一节 概 述

心搏骤停是直接危及人类生命的健康问题,据统计,全球医院外心搏骤停的发生率为 20 ~ 140/100 000 人年。一旦发生心搏骤停,生存率不到 15% ,这一比率在亚洲国家更低,为 5% 以内。心肺复苏(cardiopulmonary resuscitation,CPR)是挽救心搏骤停病人最重要的措施。虽然心肺复苏仅有 50 多年的历史,是一门年轻的学科,但随着技术和方法的不断改进,CPR 已经拯救了无数心搏骤停病人的生命,因此,是医生必须掌握的技能之一。

(一)心搏骤停(cardiac arrest)

指心脏因各种急性原因突然停止有效的排血(并非停止跳动)而致循环和呼吸停顿的"临床死亡"状态。凡原有严重心脏病或其他治疗无效的慢性病晚期发生的心搏停止不属于此范畴。

1. 类型 根据心电图(electrocardiogram,ECG)可将心搏骤停分为:①心搏停止(asystole):为完全持续的电活动缺失,心脏大多处于舒张状态,心肌张力低,无任何动作,ECG 呈一直线;②心室纤颤(ventricular fibrillation,VF):心室呈不规则蠕动而无排血功能,ECG 呈不规则的锯齿状小波;③快速型心律失常:包括室性心动过速(ventricular tachycardia,VT)与室上性心动过速(supraventricular tachycardia,SVT),有潜在生命危险,往往为心搏骤停前的心律失常,通常需要紧急处理;④无脉电活动(pulseless electrical activity,PEA):指不包括 VT 与 VF 的心脏有电活动而无搏出的心律失常,包括心电机械分离(electro-mechanical dissociation,心电图仍有低幅的心室复合波,而心脏无有效搏血)、室性自主节律、室性逸搏心律等。

2. 病因 心搏骤停的起因以心源性最为常见,也可以是非心源性的。原发于心脏的原因包括冠心病心肌缺血、心律失常、心肌炎、瓣膜病等;常见的非心源性因素有:淹溺、窒息等缺氧因素,严重创伤、大量出血等缺血因素,肺栓塞、大动脉疾病、脑血管疾病和中毒等。在这些原因中,最常见的为"5H"和"5T":低血容量(hypovolemia)、低氧(hypoxia)、酸中毒(hydrogen ion)、低/高钾(hypo-/hyperkalemia)、低血糖(hypoglycemia)、低温(hypothermia)、中毒(toxins)、心包填塞(tamponade,cardiac)、张力性气胸(tension pneumothorax)、心梗/肺梗(thrombosis of coronary or pulmonary)和创伤(trauma)。

3. 安全时限 安全时限是指心搏骤停后大脑缺血缺氧尚未出现不可逆损伤的时间。大脑对缺氧的耐受时间为 4 ~ 6 分钟,随后即发生生物学死亡,因此心搏骤停的安全时限通常定义为 5 分钟。按国际医学界惯例,心搏停止时间是从心搏骤停起算,至有效的心肺复苏开始为止。因此,越早进行有效的心肺复苏,复苏的成功率越高,脑功能的恢复越好。

(二)心肺复苏与心肺脑复苏

心肺复苏(cardiopulmonary resuscitation,CPR)是指针对呼吸和循环骤停所采取的抢救措施,以人工呼吸代替病人自主呼吸,通过心脏按压形成暂时的人工循环,并使用各种手段诱发心脏自主搏动。在复苏过程中,维持脑组织血流是重点,中枢神经系统功能(脑功能)的恢复是目标,心肺复苏也就扩展为心肺脑复苏(cardiopulmonary cerebral resuscitation,CPCR),成为现代完整的复苏概念。

CPCR 通常分为三个阶段：初期复苏（basic life support，BLS）、后期复苏（advanced life support，ALS）和复苏后治疗（post-resuscitation treatment，PRT）。

第二节 心肺脑复苏的实施

CPCR 是争分夺秒的，因此对心搏骤停的诊断特别强调一个"快"字。传统诊断呼吸停止是通过"一看、二听、三感觉"来进行的，一看病人胸廓或腹部是否有起伏、二听病人口鼻是否有气流的声音、三用手靠近病人口鼻感觉是否有气流出入，检查时间不得超过 10 秒。诊断心搏骤停相对较可靠的标准为大动脉（颈动脉或股动脉）搏动，若在 10 秒内没有摸到明确的脉搏，即判断为发生心搏骤停。

但即使是非常有经验的专业救援人员，在紧急情况下要做出准确的判断也是相当困难的。而另一方面，若在救援的过程中出现误判，对并未发生心搏骤停的病人实施了心肺复苏，并不会对重要器官功能产生任何损伤，病人感受不适的发生率也仅有 10% 左右。因此，一旦病人出现意识丧失，呼吸停止或不正常（喘息样呼吸），就可以初步诊断为心搏骤停，从而立即开始 CPR 程序。

对医务工作者和有经验的专业救援人员而言，可以通过触诊大动脉搏动来诊断心搏骤停，但应注意检查时间不得超过 10 秒，且其在诊断心搏骤停的同时，应能迅速判断发生意外的最可能原因，如心脏疾病、窒息等，以便根据不同的原因，采取不同的有针对性的复苏计划。

而对原有连续心电图或直接动脉压监测的病人，在心搏骤停发生的瞬间即可报警和确诊。

一、初 期 复 苏

初期复苏是发生呼吸循环骤停的现场急救措施，包括发现呼吸循环骤停的现象、进行人工呼吸与心脏按压、电除颤等。目的是徒手或应用取之即得的设备，用简单易行的方法，迅速有效建立呼吸与循环支持，尽可能恢复生命器官（指心和脑）的血供和氧供，为病人争取进一步治疗的机会。初期复苏包括 ABCD 四项内容：A（airway，气道）指保持气道通畅；B（breathing，呼吸）指进行有效的人工呼吸；C（circulation，循环）指建立有效的人工循环；D（defibrillation，电除颤）指使用除颤仪进行电除颤。对于明确由于呼吸系统原因如窒息等引起的心搏骤停，推荐初期复苏程序为 ABC+D，而其余大多数呼吸心搏骤停者均推荐 CAB+D 的复苏程序。

（一）保持气道通畅

开放气道、保持气道通畅是有效 CPCR 的保证，也是复苏工作的首要任务。在气道开放前首先要注意清除口腔和呼吸道内的异物。对于有明确气道异物的病人，若病人意识尚存，可使用背部拍击法、胸部冲击法或腹部冲击法将异物排出，若病人意识丧失且气道异物为肉眼可见的固体物时，可用手指直接将异物取出。

最简单的开放气道的方式是将病人头后仰、下巴抬高。若病人存在颈椎损伤可能，应该将病人的下颌向上、向后托起，以保持气道通畅，并避免脊髓损伤导致截瘫。在有条件的场合（如医疗单位），可置入口咽/鼻咽通气道以辅助开放气道，但应注意后者禁用于可疑颅底骨折的病人。气管导管是最有保证的人工气道，但并非 BLS 所必需。若参与复苏的人员熟练掌握气管插管技术且已充分具备气管插管条件，或病人在非插管状态下呼吸道难以保持通畅时，可在 BLS 阶段紧急气管插管。气管插管后应通过听诊等临床手段证明气管导管的位置，并推荐所有气管插管病人进行连续呼气末二氧化碳（$ETCO_2$）监测以确保气管导管位置正确。

（二）人工呼吸

人工呼吸的目的是保持合适的氧供。在 CPCR 过程中，肺血流量明显减少，肺摄取氧和排出 CO_2 都减少，此时若潮气量过大、呼吸频率过快，会使胸膜腔内压增高、静脉回心阻力增加，从而

Notes

减少心输出量、冠状动脉和脑灌注。因此在 CPCR 过程中保持低于正常的潮气量和较慢呼吸频率非常重要,潮气量 6~7ml/kg(此潮气量恰可观察到胸部抬高)、成人呼吸频率 8~10 次/分钟,小儿呼吸频率 16~20 次/分钟,每一次吸气持续的时间应超过 1 秒。只要有条件,整个 CPR 的过程中应给予病人纯氧直至恢复自主循环。

1. **口对口(鼻)人工呼吸**　是最适宜于院外现场复苏的人工呼吸方法。施行口对口人工呼吸时,应按上述方法保持呼吸道通畅。操作者一手捏住病人的鼻子,正常吸气(而不是深吸气,以免操作者出现过度通气症状)后,以口唇包紧病人口部,形成一个口对口的密闭腔,将呼出气吹入病人口中。当病人口腔严重损伤、张口困难、在水中救援或其他原因所致的口对口人工呼吸未能生效时,可改用口对鼻人工呼吸法。口对鼻人工呼吸的要求与口对口人工呼吸基本相同。

调查发现,大部分民众与部分医务工作者都对口对口人工呼吸心存顾忌,其主要原因是担心感染疾病,尽管从医学科学角度,此可能性微乎其微,但仍难以让公众接受。近年有研究发现仅胸外按压的 CPCR 与传统 CPCR 对改善心搏骤停病人的神经系统预后无明显差异,甚至优于传统 CPCR。虽然这样的结论还需要更严格的研究证实,但若在 CPCR 过程中,因各种原因无法施行口对口人工呼吸时,仍应积极进行包括胸外按压在内的其他救援措施。

2. **使用简易呼吸器人工呼吸**　是院内急救与专业急救人员最常用的方法。单人使用面罩简易呼吸器时,操作者一手托病人下颌开放气道,并将面罩紧紧地扣在病人面部,另一手捏皮囊,每一次呼吸,都必须保证病人胸部抬高;双人面罩简易呼吸器人工呼吸时,一人将面罩紧紧地扣在病人面部,始终保持气道开放,另一人捏皮囊,两人都要注意病人胸部抬高情况。

3. **按压环状软骨**　无论何种人工呼吸方法,均有引起胃扩张、反流、误吸的危险。因此,当急救人员超过 3 人时,可由助手进行环状软骨按压,使用 2kg 左右的力量,将气管压向颈椎前方,使食管闭合,以减少反流误吸的机会。

(三)心脏按压(人工循环)

初期复苏的重要步骤是尽快通过心脏按压建立人工循环,以维持心脏的充盈和搏出,并诱发心脏自律搏动。即使 CPCR 未在发生心搏骤停即刻进行,在第一次电除颤前进行 2 分钟左右的胸外按压(约 5 个胸外按压与 1 次人工呼吸循环),仍可明显提高复苏的成功率。

1. **胸外心脏按压**　在胸壁外(胸骨下部)实施的心脏(间接)按压,称胸外心脏按压。胸外按压时,迅速将病人仰卧于硬质平面(如硬板床或地板,或将气垫床放气)上,操作者跪在病人胸部边上或立在床旁。先摸到剑突尖端,向上两指宽处为按压点,即胸骨下半部。对于非医务人员,可简单地将按压点定为病人胸部正中部位。操作时将一手掌根部置于此部位之上,另一手掌根部置于前者之上,两手手指伸直并相互交叉,两臂伸直,上身前倾,使两臂与病人前胸壁垂直,利用上身的重量,通过两臂垂直地有节奏地下压,使胸骨下陷至少 5cm。然后突然放松,不施加任何压力,且与胸骨接触的手掌不要离开胸骨,任胸廓自行回弹。若胸廓未完全回弹,胸膜腔内压增高,反而减少冠状动脉与脑灌注。因此胸廓完全回弹是有效 CPR 的重要条件,必须得到保证。如此反复按压、放松,按压时心脏排血,放松时心脏再充盈,形成人工循环。按压频率为 100 次/分钟以上,按压时间与释放时间比约为 1:1。

婴幼儿胸壁柔软,胸外按压时应注意按压力量,使胸廓下陷的距离为胸部前后径的至少 1/3(婴儿约 4cm,儿童约 5cm)即可。婴儿单人 CPCR 时可将示指与中指置于患儿乳头连线水平的胸骨柄上,进行胸外按压;婴儿双人 CPCR 时,一人双手环绕婴儿胸部,四指抱住后胸,双大拇指并拢置于胸骨柄下段。按压时双大拇指与其余各指同时用力,挤压胸部,另一人行人工呼吸。按压频率亦为 100 次/分钟以上。

无论成人还是小儿,单人复苏时,胸外按压与人工呼吸的比率为 30:2,即每进行 30 次胸外按压后,做两次人工呼吸,周而复始。成人双人复苏时胸外按压与人工呼吸的比率亦为 30:2,儿童双人复苏时胸外按压与人工呼吸比率可降至 15:2。仅当病人已建立可靠的人工气道且双人

Notes

复苏时,可按固定频率进行胸外按压(100 次/分钟以上)与人工呼吸(8~10 次/分钟)。

有效的胸外按压产生的收缩期动脉压可达 60~80mmHg,其产生的血流为心脑提供了少量但是非常重要的氧气和代谢底物,因此,应尽可能避免与减少各种原因(包括检查脉搏、气管插管等)导致的胸外按压中断。同时,务必保证胸外按压的有效性,避免因疲劳使胸外按压的频率和深度不佳。研究证明,进行胸外按压 1 分钟后,按压频率就明显减慢、按压深度减小。多人 CPCR 时,应每 2 分钟交换胸外按压人员一次,每次交换人员的时间不得超过 10 秒。

2. 胸内心脏按压　切开胸壁直接按压心脏者,称胸内心脏按压。胸内直接按压心脏较胸外按压能更好地维持血流动力学稳定,更容易恢复心脏自主节律,更有利于脑功能的保护。但胸内心脏按压在器械条件和技术要求上较胸外心脏按压为高,且不能像胸外按压那样能立即迅速开始,因此,目前仅胸廓严重畸形、外伤性张力性气胸、多发肋骨骨折、心包填塞、胸心外科手术已开胸的病人,首选胸内心脏按压。开胸切口选择第 4~5 肋间,于胸骨左缘 2cm 处,沿肋间至左腋前线。横断上下肋软骨或使用器械撑开肋骨后,术者一手伸入纵隔将心脏托于掌心进行按压或将心包剪开进行心包内按压。按压时应以除拇指以外的四指对准大鱼际肌群部位进行按压,忌用指端着力,以免损伤心肌。

3. 其他人工循环技术与设备　除传统胸外心脏按压与胸内心脏按压外,为提高 CPR 质量,进 20 年来发展了数项辅助 CPR 技术与设备,如同步腹部按压技术(interposed abdominal compression CPR,IAC-CPR,即在胸外按压的放松期由助手进行同步腹部按压)、主动按压减压心肺复苏技术(active compression decompression CPR)、压力分散带(load-distributing band,一种环形胸外按压装置,包括由空气或电驱动的紧缩带和后挡板)、机械活塞装置技术(mechanical piston CPR,通过安在后背部的气动活塞压迫胸骨的 CPR 技术)、Lund 大学心脏骤停系统(Lund University Cardiac Arrest System,LUCAS,气动或电动活塞设备,可产生一致的胸外按压频率和深度)、阻抗阀装置(impedance threshold device,ITD,一种胸外按压胸部回复时限制空气进入肺部的阀,用于降低胸膜腔内压)等,可以有效地解放救援人员的双手并适用于 CT 检查等特殊场合,但其有效性与优势尚待进一步研究。

(四) 电除颤

引起成人心搏骤停最常见的原因是心室颤动,人工呼吸和胸外按压可以提高冠状动脉灌注压,延长心室颤动持续时间,但并不能使心脏转为正常节律。电除颤是在电击之后 300~500ms 之内发生的电物理现象,原理是除颤仪产生电流通过胸壁,到达心肌细胞,使心肌细胞去极化,从而终止心室颤动,为唯一有效的终止心室颤动的方法。每延迟电除颤一分钟,复苏成功率下降 7%。因此电除颤在现代 CPCR 中占有越来越重要的地位。

应注意的是,电除颤是终止心室颤动最有效的方法,但对心脏停搏或严重心动过缓的病人并无作用,心外按压、药物治疗和起搏才是治疗此类病人的有效手段。

1. 胸外电除颤　行胸外电除颤前,应先暴露病人前胸部皮肤,将导电胶涂满整个电极面,以降低经胸电阻。双相波除颤仪也可选用一次性粘贴电极板。将右胸电极置于病人右前上胸部(锁骨中线上),左胸电极放置于病人胸部左侧,左乳头左边;或将右胸电极放在左侧或右侧背部的上方,左胸电极放在病人心尖部位。选择合适的除颤能量,将除颤仪充电,保证无人接触病人后,按压放电按钮进行电除颤。若病人安装有永久起搏器,注意勿将电极放置于靠近起搏器的位置,以免损坏起搏器。成人单相波除颤仪使用的除颤能量为 360J,双相波除颤仪根据型号不同有所不同,通常在 150~200J 之间;若操作者对所用除颤仪不熟悉,则统一使用 200J 的除颤能量;小儿除颤能量为 2~4J/kg。与单相波除颤仪相比,双相波除颤仪使用的除颤能量较小,不易引起复苏后心肌功能损害,因此只要条件允许,应尽可能使用双相波除颤仪除颤。电除颤的准备阶段应尽可能减少胸外按压中断。电除颤之后,立即继续胸外按压,待 5 个胸外按压和人工呼吸周期(约 2 分钟)之后再检查病人心律。必要时可使用与前相同或更高的除颤能量重复电除颤,直至 ALS 或病人苏醒。

2. **胸内电除颤** 胸腔已经打开的病人,可直接采用胸内电除颤。胸内电除颤时,打开心包暴露心脏,将电极板用生理盐水湿透的棉巾包裹,分别放置在心脏的前、后壁将心脏夹紧。胸内电除颤的除颤能量,成人为 20 ~ 100J,小儿为 5 ~ 50J,一般由小剂量开始,逐渐加量。若电除颤无效,不宜无限制增加电能,而应使用肾上腺素、利多卡因、碳酸氢钠等药物治疗,继续进行心脏按压与人工呼吸。当心室颤动由细颤转为粗颤时,电除颤效果较好。

3. **自动体外电除颤仪(automated external defibrillator,AEDs)** 是一种可靠的电脑程控装置,可通过声音和图像向急救人员提供信息,以便安全地进行电除颤治疗。安装好 AEDs 之后,AEDs 会自动分析病人心律,并发现心室颤动或无脉性室性期前收缩。急救人员的任务就是将除颤仪的电极置于病人胸部正确部位,打开 AEDs 开关,AEDs 程序会提示急救人员是否需要进行电除颤,若选择"要",AEDs 会自动进行电除颤;若病人心律为室性逸搏等非心室颤动或无脉性室性期前收缩引起的心搏骤停,AEDs 会提示继续进行胸外按压与人工呼吸,而不是电击治疗。

成人与儿童 BLS 流程见表 10-1。

表 10-1　初期复苏流程

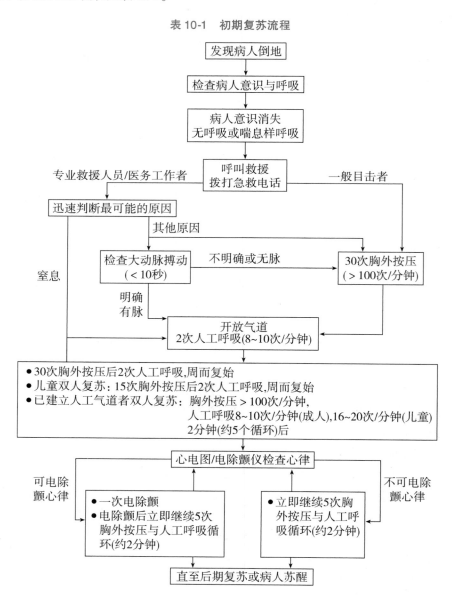

二、后 期 复 苏

后期复苏(advanced life support,ALS)是 BLS 的继续,主要在加强监测的同时借助先进的器械和设备进行呼吸支持、药物和液体治疗,使病人能够维持足够的氧供和心排血量,找出造成病人心搏骤停的原因并治疗可逆性因素,为病人恢复自主循环创造条件。

(一)监测

迄今为止,还没有可靠的临床指标及实时监测技术可用于评价心肺脑复苏的有效性,临床监测标准为触摸到大动脉搏动,观察瞳孔大小亦有一定帮助。大动脉搏动不仅是判断心搏骤停的临床指标之一,也是恢复自主循环的标志,但由于干扰因素众多,这一标准并不可靠,仅能作为临床参考。瞳孔持续缩小或先扩大后缩小比瞳孔持续扩大或先缩小再扩大者复苏成功和神经功能恢复的可能性更大。

1. **心电图**　心电图监测在 ALS 阶段十分必要。如前述,心搏骤停的原因包括心搏停止与心室纤颤等,其临床表现虽相同,治疗却各异。只有通过心电图检查才能对各种心搏骤停的原因进行鉴别,其不仅可提示心脏节律的类型,为治疗提供重要的依据,还可作为治疗效果的评价手段之一。

2. **呼气末二氧化碳分压(end-tidal CO₂ pressure,$P_{ET}CO_2$)与波形监测**　越来越多的证据表明,$P_{ET}CO_2$ 监测为预测自主循环恢复可能性的客观指标。CO_2 的产生、肺泡通气量和肺血流量是决定呼气末 CO_2 分压的主要因素。心搏骤停时,体内仍然持续不断地产生 CO_2,CO_2 排出的速度主要取决于其由外周向肺输送的速度。CPCR 期间人体处于低血流状态,通气相对充足,因此 $P_{ET}CO_2$ 低。若保持通气不变,$P_{ET}CO_2$ 可反映心排血量的变化,$P_{ET}CO_2$ 的迅速增加往往是自主循环恢复的第一临床征象。此外,对于已建立人工气道的病人,持续 $P_{ET}CO_2$ 与波形监测还有助于判断气管导管是否脱出,位置是否正确,与动脉血气联合分析可指导机械通气治疗。

3. **直接动脉血压与中心静脉压(central venous pressure,CVP)监测**　在心肺脑复苏期间,常用的袖带间接血压测量法常无法使用,敏感性也较差,因此,ALS 期间应尽早进行直接动脉压监测以连续反应动脉血压情况。有条件者亦可放置中心静脉导管监测 CVP 且便于给药和输液。

4. **中心静脉血氧饱和度(central venous oxygen saturation,$S_{CV}O_2$)与冠脉灌注压(coronary perfusion pressure,CPP)监测**　$S_{CV}O_2$ 与 CPP 均为提示 CPR 质量与恢复自主循环可能性的较为可靠的参考指标。正常成人 $S_{CV}O_2$ 为 60% ~ 80%。若 CPR 期间 $S_{CV}O_2$ 低于 30%,说明 CPR 效果较差。CPP 为主动脉舒张压与右房舒张压之差,可灵敏地反映胸外按压和药物治疗的效果。CPP 通过直接动脉血压与 CVP 监测计算得到近似值。若没有放置中心静脉导管的条件,动脉舒张压可间接提示 CPP。CPP 超过 15mmHg 预示着恢复自主循环的可能性极大,动脉舒张压小于 20mmHg 时建议提高 CPR 质量。

5. **其他监测**　血气分析可提示呼吸和循环情况。留置导尿管可灵敏地监测尿量、尿比重,有助于判断肾的灌注,也为输液提供参考。对于循环难以维持稳定者,可放置动脉导管监测每搏输出量变异度(stroke volume variation,SVV)。若病人可及脉搏,脉搏血氧饱和度监测可简单持续地提示血液氧合状态。

(二)呼吸支持

在 ALS 阶段,只要有条件,通常使用纯氧进行呼吸支持。BLS 中所使用的人工呼吸方法均可在 ALS 中实施,但更推荐在此阶段建立人工气道,并使用简易呼吸器或机械通气进行人工呼吸。常用的人工气道包括食管-气管联合导管、喉罩、气管内导管等,其中气管内导管是最有保证的人工气道,但在这样的紧急情况下,气管导管插管失败是难以被人们所接受的,因此,建立人工气道必须由有经验的救援人员完成,要准备一套以上的方案以备不时之需。建立人工气道后,必须立即通过观察气流、听诊、呼气末二氧化碳监测等手段明确导管位置,并将导管可靠固定。

Notes

(三) 药物治疗

复苏时用药的目的是纠正引起心搏骤停的可逆性因素,增加心脏兴奋性、增强心肌收缩力,防治心律失常,纠正体液、水、电解质和酸碱失衡。常用的给药途径有经静脉、经骨与经气管给药。通常选用经外周静脉给药,当电除颤及经外周静脉、经骨、经气管给药均未能恢复病人自主循环或需要进行 CVP 监测时,应进行中心(锁骨下、颈内、股)静脉穿刺和置管。

1. **肾上腺素与血管加压素**   肾上腺素是久经考验的心脏复苏药,常作为心肺脑复苏药物治疗的首选。通过兴奋 α-肾上腺素能受体作用,肾上腺素可使外周血管收缩,从而保持心肌和脑等重要脏器的血供,适用于 VF、VT、无脉电活动和心脏停搏等各种心搏骤停的复苏。CPCR 过程中,肾上腺素的常用剂量为 1mg,每 3～5 分钟可重复使用一次。大剂量肾上腺素并不能改善病人的存活出院率或神经系统预后,反而可引起复苏后中毒性高肾上腺素状态、心律失常、增加肺内分流、加重复苏后心功能不全以及对脑细胞有直接毒性作用等。仅当特殊情况,如 β-受体阻滞剂或钙离子通道阻滞剂过量时才可使用高剂量肾上腺素。

血管加压素即抗利尿激素,当给药剂量远大于其发挥抗利尿激素效应时,即发挥一种非肾上腺素能样的周围血管收缩作用(直接刺激平滑肌 V_1 受体)。CPCR 时血管加压素与 V_1 受体作用后可引起周围皮肤、骨骼肌、小肠和脂肪血管的强烈收缩,而对冠脉血管和肾血管床的收缩作用相对较轻,对脑血管亦有扩张作用。由于其缺乏 β-肾上腺素能活性,故不会引起骨骼肌血管舒张与心肌耗氧量增加,但其在恢复自主循环、减少神经系统后遗症等方面并无优势。因此目前常使用单一剂量的血管加压素(40U)替代第 1 或第 2 次肾上腺素。

2. **胺碘酮、利多卡因与镁剂**   胺碘酮是目前临床上使用最广泛的抗心律失常药物,其可影响钠、钾、钙通道,并有 α 和 β-肾上腺素能阻断作用,可延长所有心脏组织的动作电位时间和不应期,适用于对电除颤、CPR 和血管活性药物治疗无效的 VF 或无脉 VT。其推荐起始剂量为 150～300mg,在 10 分钟内推注完毕,此后 1mg/min 维持 6 小时,0.5mg/min 维持 18 小时。

利多卡因亦为抗心律失常药物,但尚无有力证据证明其对心搏骤停者的有利作用,因此目前利多卡因仅作为胺碘酮的替代品在紧急情况下使用,推荐起始剂量为 1～1.5mg/kg 静脉推注,5～10 分钟后可重复使用 0.5～0.75mg/kg,最大用药量为 3mg/kg。

镁剂可有效终止尖端扭转性室性期前收缩,但对正常 QT 间期的不规则或多形性室性期前收缩无效。对于明确的尖端扭转性室性期前收缩,建议首先使用镁剂治疗;对电复律、胺碘酮或利多卡因治疗难以转复的 VF 或无脉 VT,可试用镁剂治疗。推荐剂量为硫酸镁 1～2g,用 5% 葡萄糖稀释至 10ml,5～20 分钟内缓慢静脉推注。

3. **多巴胺与多巴酚丁胺**   血管活性药物一般只宜作为暂时提升血压的措施,不宜用于长时"维持血压"。多巴胺和(或)多巴酚丁胺为常用的维持血压和增强心肌收缩力的药物。两者的常用剂量均为 2～20μg/(kg·min) 持续静脉输注,根据血压变化调整给药速度。

4. **钙剂**   钙离子是正常肌肉收缩和神经电生理活动必不可少的阳离子,其可一过性增加心肌兴奋性、收缩性及外周血管阻力。在 CPCR 过程中,钙剂适用于高钾血症、低钙血症和钙通道阻滞剂过量的治疗。成人常用剂量为 10% 氯化钙 5～10ml 缓慢静脉注射。

5. **阿托品与异丙肾上腺素**   此两者均非 CPCR 的一线用药。阿托品为抗迷走药物,可促进房室传导,逆转胆碱能介导的心率下降、全身血管收缩和血压下降,不适用于无脉电活动和心脏停搏的病人,可用于心肌梗死等原因所致严重窦性心动过缓合并低血压。首次剂量为 0.5mg 静脉注射,必要时 3～5 分钟重复使用(最多使用 3 次或总量 3mg)。

异丙肾上腺素并非 CPCR 的常用药物,常用于房室传导阻滞及阿托品治疗效果不佳的心动过缓。其静脉用药量为 2～16μg/min,保持心率 60 次/分钟左右即可。

6. **β-肾上腺能受体阻滞剂**   β-肾上腺素能受体阻滞剂可降低循环中儿茶酚胺的作用,降低心率和血压,对急性冠状动脉综合征病人有心脏保护作用,减少 CPCR 过程中心肌缺血与心肌梗

Notes

死的发生。无 β-肾上腺能受体阻滞剂禁忌情况下,所有怀疑急性心肌梗死和高危不稳定性心绞痛病人均建议使用 β-肾上腺能受体阻滞剂。β-受体阻滞剂的副作用包括心动过缓、房室传导延滞和低血压,偶尔可出现心血管失代偿和心源性休克。禁忌证包括严重心动过缓、重度心脏传导阻滞、严重充血性心衰、支气管痉挛相关肺部疾病、预激综合征、严重抑郁以及坏疽、皮肤坏死、严重或恶化的间歇跛行等外周血管雷诺现象等。

7. **碳酸氢钠**　碳酸氢钠为临床常用药物之一,但其不良反应众多,包括:①可引起低钾血症和氧离曲线左移,不利于组织对氧的摄取;②引起高钠血症和血浆高渗透压;③CO_2 产生增加不仅可导致高碳酸血症,并可弥散到心肌和脑细胞内而引起其功能的抑制。研究并未发现其对心搏骤停病人恢复自主循环及改善预后的有利作用,因此并非 CPCR 治疗的常规药物。仅当心搏骤停经初步治疗(BLS 及药物治疗)无反应、已知心搏骤停前存在代谢性酸中毒、复苏期间出现重度代谢性酸中毒和高钾血症时,可考虑使用碳酸氢钠。其临床常用初始剂量为 1mmol/kg,10分钟后可再给予 0.5mmol/kg。复苏过程中监测动脉血与混合静脉血血气分析有助于分析机体酸碱平衡情况,进而合理纠正酸中毒:

$$碳酸氢钠用量(mEq) = BE×体重(kg)×0.25$$

5% 碳酸氢钠 1ml 含 0.6mmol 碳酸氢钠。静脉注射碳酸氢钠的速度不宜过快,成人注射 5% 碳酸氢钠以 15ml/min 左右的速度为宜。

(四)液体治疗

血容量过高或过低均不利于病人的恢复。组织缺血缺氧、酸性代谢产物蓄积均可使血管扩张以及毛细血管的通透性增加,导致不同程度的血管内液外渗等,引起相对或绝对的血容量不足。为了防治脑水肿而采取的脱水、利尿措施,可进一步加重低血容量。低血容量心搏骤停时,病人常表现为循环休克、无脉性电活动,此时应快速补液。以晶体液为主,适当输入胶体液,除非有明显的失血或低血糖,否则一般不主张输血、避免使用含糖溶液。监测 CVP 与 SVV 对液体治疗有一定的指导意义,维持 CVP 于 10~15cmH$_2$O,SVV 低于 13% 为宜。

三、复苏后治疗

经过 BLS 与 ALS 两个阶段,病人的一般情况已基本稳定,但这只是暂时的,还应该时刻警惕主要由脑损伤、心功能不全和缺血再灌注损伤组成的 CPR 后综合征,其中缺血/缺氧及再灌注引起的损伤成为主要矛盾,神经系统预后亦难以评估。重建有效的器官和组织灌注、防治多器官功能不全和缺血缺氧性脑损伤、开始有关提高长期生存率和神经功能恢复的治疗成为 PRT 阶段的主要内容。在病人气道稳定、通气循环良好的情况下,尽可能将病人转入重症监护病房,以便深入观察、持续监测、进一步治疗。

(一)器官功能评估与支持

无论病人的初始治疗如何,在 PRT 阶段,应建立安全可靠的人工气道,保证病人良好的通气和氧供,监测各种生命体征,开放静脉通路,进一步药物与液体治疗;反复评估病人情况,判断病情变化,及时处理各种异常情况;寻找并治疗发生心搏骤停的可逆性原因,如上文提及的"5H"和"5T"等。

病人自主循环恢复后,仍可能存在呼吸功能不全,部分病人需要持续机械通气支持。随着病人自主呼吸增强,应逐渐减少呼吸支持的程度,直至自主呼吸完全恢复而脱机。虽然在 BLS 与 ALS 阶段吸入纯氧对病人恢复自主循环有利,但长时间吸入高浓度氧气可增加氧化应激,对神经系统预后不利。因此在 PRT 阶段应根据病人病情,逐渐降低吸入氧浓度,维持动脉血氧饱和度不低于 94% 即可。若病人需要持续高浓度氧支持,应判断是否并存心肺疾病,及时对因治疗。

CPCR 期间,众多因素均可导致心血管系统功能受损,如缺血再灌注损伤、电除颤引起的一过性心肌顿抑、冠脉低灌注引起的心肌缺血甚至心肌梗死。在 PRT 阶段,血流动力学不稳定极其常见,应尽可能早期行有创动脉血压、SVV 及中心静脉压监测,监测尿量,在心电图、胸片、超声心动图及血电解质、血乳酸水平、心肌酶谱等辅助检查的指导下,采用目标导向液体治疗策略,合理进行液体复苏,并配合血管活性药、正性肌力药和强心药等治疗,以稳定血流动力学,并保证合适的血压(平均动脉压≥65mmHg,动脉收缩压≥90mmHg)、心搏指数和组织灌注。若在 ALS 阶段曾使用抗心律失常药物辅助病人恢复自主循环,建议在 PRT 阶段继续使用维持剂量,以防止再次发生心律失常。β-受体阻滞剂对缺血性心脏病病人有心肌保护作用,PRT 阶段若无禁忌证,可选择使用。

若病人恢复自主循环之后 24 小时内持续缺乏神经活动的临床征象,则预示着病人的预后很差。在 PRT 阶段,更可靠地评估病人神经系统预后的指标包括 APACHE 评分系统、Glasgow 昏迷评分系统、脑电图、体感诱发电位和脑血流图。当病人具备以下临床征象时,可诊断为脑死亡:①意识完全丧失,无任何自主动作;②对疼痛刺激无任何体动反应,包括去大脑状态和去皮层状态,但脊髓反射仍可存在;③脑干反射(包括角膜反射、瞳孔对光反射、咳嗽反射等)消失;④自主呼吸完全停止。神经肌肉阻滞剂可影响神经系统功能评估,一般不建议使用。若病人由于低温持续寒战,可适当使用镇静剂;若在深度镇静的情况下仍然持续寒战,则可适量使用神经肌肉阻滞剂。

（二）维持内环境稳定

心搏骤停的病人恢复自主循环之后,代谢性酸中毒在所难免。若酸中毒的程度较轻(pH>7.30),一般并无给予碱性药物的必要,随着通气和循环的恢复,酸血症会自然改善。若要使用碳酸氢钠纠正代谢性酸中毒,应在血气分析的指导下用药,并遵循"宁酸勿碱"的原则。

血糖过高或过低均对心搏骤停复苏后的病人不利。许多研究证实心搏骤停复苏后的高血糖与神经功能预后不良相关,即使血糖仅较正常水平轻度增高,亦可明显加重脑缺血再灌注损伤。反之,低血糖本身可导致不可逆性脑损伤,而昏迷状态下低血糖的症状极易被忽视。因此,应密切监测血糖,使用胰岛素与葡萄糖严格控制血糖于 8~10mmol/L 左右。

（三）脑保护

防治心搏停止后缺血缺氧性脑损伤所采取的措施称为脑保护或脑复苏。

1. 脑血、氧供需平衡　脑灌注压为平均动脉压与颅内压之差。正常情况下,当脑灌注压在 50~150mmHg 范围内变动时,脑血流可保持稳定。但心搏骤停后,脑血流自身调节功能受损,此时脑血流更多地依赖于脑灌注压。因此,在 PRT 阶段,建议使病人的血压控制于平时较高水平,以利脑内微循环的重建。

若血细胞比容增加,其黏滞作用可减少脑血供,而适当的血液稀释可起到改善脑微循环作用。目前认为,将血细胞比容维持在 30%~35% 最为合适。

高压氧是指机体在高气压环境中所呼吸的与环境等压的纯氧,其可改善机体对氧的摄取和利用,使血氧分压增高,氧弥散能力增强,改善组织微循环和有氧代谢,因此可用于治疗缺氧缺血性脑损伤。有研究认为高压氧治疗对缺氧缺血性脑损伤具有保护作用,但尚缺乏强有力证据证明高压氧治疗对心肺脑复苏后病人预后的影响。

过度通气产生的低二氧化碳血症,可使脑血管收缩,降低脑血流,加重脑缺血和缺血性损伤;过度通气增加气道压,产生内源性呼气末正压,增高脑静脉压力和颅内压,进一步减少脑血流。反之,高碳酸血症可引起颅内"窃血"现象,正常脑组织血管扩张,缺血区脑组织血管收缩,加重脑缺血;而轻度过度通气产生轻微呼吸性碱中毒引起的脑血管收缩可减缓脑水肿的发展。因此在 PRT 阶段,过度通气与通气不足都是不可取的,建议施行机械通气的同时动态监测病人 $P_{ET}CO_2$ 与血气,维持 $PaCO_2$ 35~40mmHg。

躁动与癫痫发作可明显增加脑氧耗,加重脑损伤。心搏骤停病人由于脑缺血、缺氧,癫痫发生率高,因此应特别注意预防与控制,及时使用抗惊厥、镇静和(或)神经肌肉阻滞药。

2. 控制体温　研究证明,心搏骤停复苏后体温较高的病人预后较差,而低体温不仅降低脑

Notes

组织氧耗量,减轻乳酸积聚,而且在能量重建、功能修复、抑制损伤因子的形成等方面均具有有益作用。体温每降低 1℃,脑代谢率下降 5% ~6%,脑血流量降低约 6.7%,颅内压下降 5.5%。有证据表明,浅低温(32~34℃)有助于减轻缺血缺氧后脑损伤,无明显副作用,目前已成为脑保护的首选措施之一。一般来说,心搏骤停复苏后自发性轻度低体温(大于 32℃)耐受性佳,并发症少,对病人神经功能恢复有益,不应积极主动复温。心搏骤停复苏后体温正常者,可以使用人工低温的方法,将体温降至 32~34℃,持续至少 12~24 小时。心搏骤停复苏后持续昏迷与体温升高者,尤其是合并有抽搐的病人,应积极降温,并保持于浅低温水平。

人工低温的方法包括体外低体温技术(如使用降温毯、冰帽和冰袋等)和体内降温技术(如输注冰生理盐水、血管内降温导管),还可以合并使用冬眠合剂(氯丙嗪、异丙嗪与哌替啶)等药物以辅助降温并加强低温效果。各种方法之间无显著的优劣之分,可根据实际情况选用。降温措施宜尽早开始,最好能在复苏开始后的 5 分钟内施行。降温过程中应连续监测体温,并防治降温过程中出现的寒战。

3. **防治脑水肿**　脱水、低温和糖皮质激素治疗是较为行之有效的防治急性脑水肿的措施。脱水应以减少血管外(和细胞内)液为主,以增加机体排出量来完成,不应使入量低于代谢需要,否则得不偿失;脱水时应维持血浆胶体压不低于 15mmHg,维持血液渗透浓度不低于 280~330mmol/L。20% 甘露醇与利尿剂均为较常用的降低颅内压、减轻脑水肿的药物。估计心搏停止超过 3~4 分钟以上的病例,在呼吸和循环恢复并稳定后即可用呋塞米 0.5~1.0mg/kg 开始利尿,然后以甘露醇每 6 小时 0.5~1.0g/kg 静脉滴注维持,必要时可加用呋塞米 20~40mg。脑水肿的发展一般于第 3~4 日达到高峰,因此脱水治疗有必要持续达 5~7 日之久。

糖皮质激素可抑制血管内凝血、降低毛细血管通透性、维持血脑屏障的完整性,并有减少自由基、稳定溶酶体膜,防止细胞自溶的作用。但目前还缺乏有力的证据证明其临床效果,因此,目前糖皮质激素仅为 PRT 阶段的辅助措施。用药原则是"速用速停":在发生心搏骤停的 60 分钟内开始用药,每日使用氢化可的松 100~200mg 或甲泼尼龙 80~120mg,首剂之后可使用 30mg/d 地塞米松替代,一般使用 3~4 日。

4. **脑保护药物**　除上述具有脑保护作用的药物之外,延缓能量耗竭剂(如腺苷、硫喷妥钠)、保护细胞膜药物(如尼莫地平、胰岛素+葡萄糖)、保护组织结构药物、调节蛋白合成药物、减少再灌注损伤的自由基清除药及保护线粒体药物均有脑保护及改善脑功能的作用,但其效果均尚未肯定,未能够确定明确疗效。

第三节　心肺脑复苏的进展

尽管美国心脏病学会每 5 年左右均会出台新版的心肺复苏指南,但其指导意见多基于回顾性临床研究、动物实验及专家共识,强有力的临床证据仍较少。为此众多学者进行了大量的研究,研究方向涉及包括心搏骤停动物模型的建立、合理的 CPCR 程序、适用于各个不同地域的心肺复苏标准操作规程的设立、新的 CPCR 技术与方法的探讨、新型辅助 CPCR 设备、有效的治疗药物、脑保护措施与药物等各个方面。

此外,CPCR 的伦理也是长期以来的复杂而棘手问题,如医务人员出于人道主义施行的 CPCR 的实施是否与病人的意愿相违背? 当现有的医学证据表明 CPCR 已不能延长病人的生命或提高生命质量时,医务人员是否应拒绝病人家属的 CPCR 要求? 2010 年版心肺复苏指南建议心搏骤停心肺复苏后确诊脑死亡的病人可以作为器官捐献者,但这一建议是否可以被我国民众所普遍接受?

随着研究的进展、认识的深入,心肺脑复苏的理论和实践迅猛发展,心搏骤停病人的预后亦将逐渐改善。

(薛张纲)

Notes

第十一章 疼 痛 治 疗

第一节 概 述

疼痛治疗(pain management)是指各种原因所致的疼痛,采用药物、神经阻滞和微创介入等各种综合方法进行治疗,以缓解或消除症状,提高病人的生活质量。疼痛治疗并不局限于镇痛,还包含通过各种治疗措施改善局部或全身功能状态和病人的生活质量。疼痛治疗不能够仅是对症治疗,还需针对病因进行治疗。但应明确,对某些疼痛如急腹症痛、良性肿瘤病人的疼痛等,在明确诊断之前不能盲目进行单纯镇痛治疗,以免掩盖病情。

目前国际上,疼痛被认为是继呼吸、脉搏、血压、体温之后的第五个生命体征。疼痛治疗是现代医学的一个重要组成部分,并已逐渐发展成为研究疼痛机制和治疗的疼痛医学。

第二节 疼 痛 机 制

疼痛的发病机制尚不完全清楚。一般认为感觉神经末梢(伤害性感受器)受到各种伤害性刺激(物理或化学性)后,经过传导系统(传入神经、脊髓)传至大脑,而产生疼痛感觉。同时,中枢神经系统对疼痛感觉的发生及发展具有调控作用。

(一) 伤害性感受器(nociceptor)

包括感觉神经的游离端、终末神经小体和无雪旺鞘无髓细胞的末梢轴索。根据身体分布的部位及接受刺激的不同,可将伤害性感受器分为皮肤、肌肉、关节和内脏伤害感受器。由这些感受器将接收到的刺激经传入神经传到脊髓,进而通过上行传导束传入大脑,形成疼痛感觉。

(二) 疼痛在外周的传导

疼痛刺激传导通过细的有髓鞘的 A_δ 和无髓鞘的 C 传导神经纤维来完成。其中有髓鞘的 A_δ 纤维传导速度快,传导针尖样刺痛和温度觉;无髓鞘的 C 纤维传导速度慢,传导钝痛和灼热痛。疼痛通过 A_δ 纤维和 C 纤维传导至脊髓背角的中间神经元,兴奋后的中间神经元再通过脊髓丘脑束将疼痛传导到丘脑与大脑皮层。粗的感觉神经纤维不直接传导痛觉,但由其传入的冲动可通过"闸门"机制抑制痛觉向中枢的传导。另外,由脑干网状结构发出的与疼痛有关的下行抑制通路,主要通过缝际核产生的5-羟色胺,以及网状结构产生的脑啡肽和内啡肽,使脊髓背角的传入信号减弱。

(三) 疼痛在中枢的传导

主要有两条途径:①经脊髓丘脑束到丘脑再传至大脑皮层,使机体感知疼痛的存在和发生部位;②经脊髓网状系统传至脑干网状结构、丘脑下部及大脑边缘系统,引起机体对疼痛刺激的情绪反应和自主神经系统的反应。

(四) 疼痛的感知和识别

疼痛冲动传入中枢后,其感知和识别需要经过整合和分析。其中,中央回负责感知疼痛部位;网状结构、大脑边缘系统、额叶、顶叶、颞叶等大脑皮质负责综合分析,并对疼痛产生情绪反应和意识性运动。

除了上述疼痛机制外,近年来的研究表明,外周敏化和中枢敏化过程在疼痛,尤其是慢性疼痛的发生机制中起着重要作用。

1. 外周敏化（peripheral sensitization）　在组织损伤和炎症反应时,受损部位的细胞如肥大细胞、巨噬细胞和淋巴细胞等释放多种炎症介质。同时,伤害性刺激本身也可导致神经源性炎症反应,进一步促进炎症介质释放。这些因素使平时低强度的阈下刺激也可导致疼痛,这就是"外周敏化"过程。

外周敏化可表现为:①静息疼痛或自发性疼痛(spontaneous pain):指在无外周伤害性刺激情况下所产生的痛觉,系由外周伤害性感受器自主激活所致;②原发性痛觉过敏(primary hyperalgesia):尽管疼痛刺激轻微,但疼痛反应剧烈,系因感受器对伤害性刺激过度反应所致;③触诱发痛(allodynia):受非伤害性刺激如轻压时即可引起疼痛。

2. 中枢敏化（central sensitization）　组织损伤后,不仅受损伤区域对正常的无害性刺激出现反应,邻近部位未损伤区域对机械刺激的反应也增强,即所谓的继发性痛觉过敏。这是因疼痛发生后,中枢神经系统发生可塑性变化,脊髓背角神经元兴奋性增强,呈现"上扬"效应,也即中枢敏化。

在疼痛传递过程中,有许多神经递质作用于脊髓背角神经元突触的多种受体。其中,N-甲基-D-门冬氨酸(NMDA)受体与脊髓背角的"上扬"效应、中枢敏化的发生以及外周感受区域的扩大等现象密切相关。

第三节　疼痛对机体的影响

1. 精神、情绪反应　短期急性疼痛可导致病人情绪处于兴奋、焦虑状态;长期慢性疼痛可导致抑郁、对环境淡漠、反应迟钝。

2. 神经内分泌及代谢　疼痛刺激可引起应激反应,促使体内释放多种激素,如儿茶酚胺、促肾上腺皮质激素、皮质醇、醛固酮、抗利尿激素等。由于促进分解代谢的激素分泌增加,合成代谢激素分泌减少,使糖原分解作用加强,从而导致水钠潴留,血糖水平升高,酮体和乳酸生成增加,机体呈负氮平衡。

3. 心血管系统　疼痛可兴奋交感神经系统,使病人血压升高,心率加快,甚至心律失常,增加心肌耗氧量。这些变化对伴有高血压、冠脉供血不足的病人极为不利。剧烈的深部疼痛有时可引起副交感神经兴奋,引起血压下降,心率减慢,甚至发生虚脱、休克。疼痛常限制病人活动,使血流缓慢,血液黏滞度增加,对于深静脉血栓的病人,可能进一步加重原发疾病。

4. 呼吸系统　腹部或胸部手术后疼痛对呼吸功能影响较大。疼痛引起肌张力增加及膈肌功能降低,使肺顺应性下降;病人呼吸浅快,肺活量、潮气量、残气量和功能残气量均降低,通气/血流比例下降,易产生低氧血症等。由于病人不敢用力呼吸和咳嗽,积聚于肺泡和支气管内的分泌物不易排出,易并发肺不张和肺炎。

5. 消化系统　疼痛可导致恶心、呕吐等胃肠道症状。慢性疼痛常引起消化功能障碍,食欲缺乏。

6. 泌尿系统　疼痛本身可引起膀胱或尿道排尿无力,同时由于反射性肾血管收缩,垂体抗利尿激素分泌增加,导致尿量减少。较长时间排尿不畅可引起尿路感染。

7. 骨骼、肌肉系统　疼痛可诱发肌肉痉挛进一步加重。同时,由于疼痛时交感神经活性增加,可进一步增加末梢伤害感受器的敏感性,形成痛觉过敏或触诱发痛。

8. 免疫系统　疼痛可引起机体免疫力下降,对预防或控制感染以及控制肿瘤扩散不利。

9. 凝血机制　对凝血系统的影响包括使血小板黏附功能增强、纤溶功能减弱,使机体处于高凝状态。

第四节　疼痛的分类

疼痛的分类尚无统一标准,临床上常用的有以下几种:

1. **按疼痛的神经生理机制分类**　①伤害感受性疼痛:包括由各种伤害性刺激所导致的躯体痛和内脏痛;②非伤害感受性疼痛:包括神经病理性疼痛(neuropathic pain)和精神心理性疼痛(psychogenic pain)。神经病理性疼痛指躯体感觉神经系统病变所导致的疼痛。其中,疼痛发源于中枢神经系统时,称之为中枢性疼痛(central pain);发源于外周神经系统时,则称之为外周性疼痛(peripheral pain)。精神心理性疼痛指无明确的伤害性刺激及神经性原因的疼痛。

2. **按疼痛持续时间分类**　①急性疼痛(acute pain),如发生于创伤、胃肠道穿孔和手术后的疼痛等;②慢性疼痛(chronic pain),如慢性腰腿痛、晚期癌症痛等。

3. **按疼痛在躯体的解剖部位分类**　头痛、颌面痛、颈项痛、肩痛、上肢痛、胸痛、腹痛、腰背痛、盆腔痛、下肢痛、肛门会阴痛。

4. **按疼痛的发生深浅部位分类**　①浅表痛,位于体表皮肤或黏膜;②深部痛,内脏、关节、胸膜、腹膜等部位的疼痛。

5. **按疼痛的表现形式分类**　①局部痛;②放射痛;③牵涉痛等。

6. **按疼痛的性质分类**　①刺痛;②灼痛;③酸痛;④胀痛;⑤绞痛等。

第五节　疼痛的测定和评估

疼痛作为一种主观感觉,要客观判定疼痛的程度比较困难。目前常用的方法有:

1. **口诉言词评分法(verbal rating scales,VRS)**　通过病人描述自身感受的疼痛程度,一般将疼痛分为四级:①无痛;②轻微疼痛;③中度疼痛;④剧烈疼痛。此法虽很简单,病人也易理解,但不够精确。

2. **视觉模拟评分法(visual analog scales,VAS)**　方法是在纸上画一条直线,长度为10cm,两端分别标明有"0"和"10"字样。0端代表无痛,10端代表最剧烈的疼痛,4以下为轻度疼痛,4~6为中度疼痛,7以上为重度疼痛。让病人根据自己所感受到的疼痛程度,在直线上标出相应的位置,然后用尺量出起点至记号点的距离长度(以cm表示),即为评分值。目前临床上多采用VAS作为疼痛定量方法。

第六节　术　后　镇　痛

术后疼痛是最常见的急性疼痛,其影响因素很多,临床上应综合考虑,需要选择对病人适宜的药物或技术,以达到最佳的镇痛效果,并将副作用降到最低,在提高病人器官功能和生活质量的同时,促进病人术后迅速恢复。

(一)镇痛药物

根据病人手术创伤的大小和疼痛的严重程度,术后镇痛最常用的药物可以选用阿片类药,如芬太尼、舒芬太尼和吗啡等,非阿片类药物中应用较多的有曲马多、非甾体类抗炎药等。局麻药常选用布比卡因、罗哌卡因等,用于外周神经阻滞或硬膜外镇痛。

(二)镇痛方法

1. **肌内注射**　传统的术后镇痛方法是肌内注射哌替啶,在病人感觉疼痛时进行注射,目前在临床已经逐步被淘汰,这种传统镇痛方法的缺点包括:①不能及时止痛;②血药浓度波动大,极易造成刚注射后血药浓度过高,病人虽不痛,但出现嗜睡;在血药浓度下降后,病人再现疼痛;

③不能进行个体化用药;④重复肌内注射易造成注射部位疼痛。

2. **病人自控镇痛**(patient-controlled analgesia,PCA) 是指病人根据自身的疼痛情况,自我控制给药,最大程度地减少血药浓度的波动,维持有效镇痛浓度,减少个体差异,达到镇痛完善且副作用较小的目的。通常 PCA 装置包括三部分:储药泵、给药装置和连接导管。其参数包括单次剂量(demand dose)、锁定时间(lockout time)、背景输注(background infusion)、单位时间最大剂量(maximum dose),较复杂的 PCA 装置还可以有负荷量(loading dose)、注药速率以及数据回放等。麻醉科医师根据手术种类和病人的特点确定上述参数后,病人可根据自身疼痛程度通过按压按钮自己给药。

目前,PCA 给药途径一般有静脉、硬膜外腔、皮下给药以及外周神经置管给药等,其用药原则和方法相同,只是药物的配伍及浓度不同。在使用 PCA 技术之前,应向病人详细解释,并进行操作培训。当应用较为复杂的电子 PCA 泵时,对护理人员的培训更为重要。实行 PCA 镇痛治疗,还应配备相关专业人员,定时对病人的 PCA 使用情况进行检查和回顾性分析。目前,术后疼痛治疗团队协作模式(Acute Pain Service,APS)已经逐步形成。术后镇痛药物配方和 PCA 注射泵参数设置是否有效应该根据:静息和运动时 VAS、无效按压次数和总按压次数、是否寻求其他镇痛药物作为镇痛补救措施和病人的满意度等进行评估并应及时调整。

PCA 将病人个体差异和药物治疗窗的理念有机地结合。采用 PCA 治疗术后疼痛的主要优点有:①镇痛及时、迅速,无需报告、开医嘱、药物准备、注射等一系列过程;②基本消除不同病人对镇痛药剂量的个体差异,镇痛效果好;③减少剂量相关性不良反应的发生;④减少护理人员的工作量;⑤使用方便,可携带;⑥病人满意度高。但 PCA 技术也有其明显的缺点,如相对于传统肌注方式,它的费用较高;人为失误或机械故障可以导致用药超量或不足,影响镇痛效果。

3. **区域阻滞技术** 包括局部浸润、外周单支神经或神经丛阻滞等。目前临床上多采用神经刺激器定位技术或超声引导下外周神经阻滞技术。区域阻滞的一线药物是局麻药。一般首选长效、毒性低、对运动神经影响小的药物,如低浓度罗哌卡因、布比卡因等。也可放置导管连续输注,以维持较长时间的镇痛。区域阻滞尤其是连续输注时,应注意局麻药的蓄积问题。

优点包括:①对术后呼吸、循环及神经内分泌功能影响较小;②减少了术后深静脉血栓形成和出血的可能。缺点是神经刺激器和超声定位技术需要适当的培训、对特殊部位阻滞需要经验积累等。

4. **椎管内镇痛** 采用在硬膜外腔或蛛网膜下腔使用局麻药、阿片类药或其他镇痛药物,减轻或阻止伤害性刺激的传入,以达到镇痛的目的。此方法具有与区域阻滞相同的优点,而且镇痛更为完善,但需要特殊器械和操作,对操作技术要求较高,阻滞范围相对较大,对血流动力学有一定影响,并发症发生率较高且危险,对镇痛管理及监测要求也高。

现在主张多模式镇痛,即非甾体抗炎药和麻醉性镇痛药联合全身应用或局麻药联合麻醉性镇痛药椎管内给药,获得更好镇痛效果、更快功能恢复、最小副作用和最大的病人满意度。

第七节 慢性疼痛治疗

现在认为,急性疼痛是疾病的一种症状,而慢性疼痛本身就是一种疾病。与急性疼痛相比,慢性疼痛病史长,临床表现各异而且复杂,治疗也较困难。因此,在开始治疗前,须仔细复习病史及查体,并结合辅助检查结果及其他相关学科会诊意见进行鉴别诊断,以便对慢性疼痛做出正确的诊断,并按治疗原则采取相应措施。

(一)诊治范围

慢性疼痛主要有以下几种:①头痛:如偏头痛、紧张性头痛、丛集型头痛等;②颈肩痛和腰背痛:如颈椎病、颈肌筋膜炎、肩周炎、腰椎间盘突出症、腰椎骨质增生症、腰背肌筋膜炎、腰肌劳损;③四肢慢性损伤性疾病:如滑囊炎、狭窄性腱鞘炎、腱鞘囊肿、肱骨外上髁炎(网球肘)等;④神经病理性疼痛与神经炎:如三叉神经痛、肋间神经痛、坐骨神经痛、幻肢痛、带状疱疹和带状疱疹后遗神经痛、周围神经炎等;⑤周围血管疾病:如血管闭塞性脉管炎、雷诺综合征等;⑥癌症疼痛;⑦心理性疼痛。

（二）常用的治疗方法

1. **药物治疗是最基本、最常用的方法**   一般慢性疼痛病人需较长时间用药,为了维持治疗水平的血浆药物浓度,应定时定量服用。

（1）非甾体类抗炎药(non-steroidal anti-inflammatory drugs,NSAIDs):可用于轻到中度的非癌性疼痛,如骨骼肌功能紊乱、关节炎、痛经和头痛等。常用药物有阿司匹林和对乙酰氨基酚(扑热息痛)等。

（2）阿片类药:该类药镇痛效能强,但具有成瘾性,仅适用于重度慢性非癌性疼痛及晚期癌性疼痛病人镇痛。常用的药物有长效控释吗啡或长效控释羟考酮以及透皮芬太尼贴剂等。

（3）抗癫痫药:用于治疗神经病理性疼痛,如三叉神经痛、幻肢痛等。常用药物有加巴喷丁和卡马西平。

（4）抗抑郁药:用于治疗由紧张及焦虑等精神、心理因素导致的疼痛,以及治疗慢性疼痛病人的抑郁症状。常用药有氟西汀、帕罗西汀、舍曲林、多塞平等。

（5）催眠镇静药:以苯二氮䓬类最常用,如地西泮和硝西泮等。该类药物在慢性疼痛治疗中多用作辅助用药,但反复应用后,可引起药物依赖和耐药性,故避免长期使用。

2. **神经阻滞**   是治疗慢性疼痛的主要手段。神经阻滞对于主要由伤害性刺激产生的疼痛如烧灼痛效果较为理想;对于行为或精神性因素引起的疼痛无效。一般应用长效局麻药,常用的阻滞方法见第十一章第四节。

许多疾病的疼痛与交感神经有关,如偏头痛、幻肢痛、血管闭塞性脉管炎、雷诺综合征、带状疱疹等,可通过交感神经阻滞进行治疗。常用的交感神经阻滞法有星状神经节阻滞(stellate ganglion block)和腰交感神经节阻滞(lumbar sympathetic ganglion block)。

（1）星状神经节阻滞:星状神经节由下颈交感神经节和第一胸交感神经节融合而成,位于第7颈椎和第1胸椎之间的前外侧,支配头、颈和上肢。阻滞时病人平卧,肩下垫一薄枕,取颈极度后仰卧位。在环状软骨平面摸清第6颈椎横突。术者用二手指将胸锁乳突肌、颈总动脉和颈内静脉一起拨向外侧。用一22G 3.5~4cm长的穿刺针(7号),在环状软骨外侧垂直进针,触及第6颈椎横突,将针后退0.3~0.5cm,回抽无血后,针尖斜面朝向尾侧注入0.25%布比卡因或1%利多卡因(均含肾上腺素)10ml(图11-1)。一般先注入试验剂量1ml,若无任何副作用,再回抽无血后注入全量。药液可通过弥散作用而阻滞星状神经节。注药后同侧出现霍纳综合征

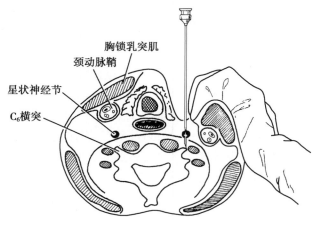

图 11-1   星状神经节阻滞

(Horner syndrome) 和手温度增高,说明阻滞成功。

并发症:①药物误注入血管引起毒性反应;②药液注入硬膜外腔或蛛网膜下腔,引起血压下降、呼吸停止;③气胸;④膈神经麻痹;⑤喉返神经麻痹。

(2) 腰交感神经节阻滞(lumbar sympathetic ganglion block):腰交感神经节位于腰椎椎体前侧面,腰大肌及其筋膜前。左侧神经节在腹主动脉后,右侧在下腔静脉后方。左右有 4~5 对神经节,支配盆腔内脏及下肢血管,其中 L_2 交感神经节尤为重要。阻滞时取侧卧位或俯卧位。侧卧位时阻滞侧在上,俯卧位时在下腹部垫一枕头,使背部突出。在 L_3 棘突上缘旁开4cm 处做皮丘,取 22G 10cm 长的穿刺针,经皮丘垂直插入,直至针尖触及椎体。然后调整针的方向,沿椎体旁滑过再进入 1~2cm,抵达椎体前外侧缘,深度离横突不超过 4cm,回抽无血及脑脊液后,注入 0.25% 布比卡因或 1% 利多卡因(均含肾上腺素)10ml,即可阻滞 L_2 交感神经节(图 11-2)。阻滞成功后下肢温度升高,血管扩张。

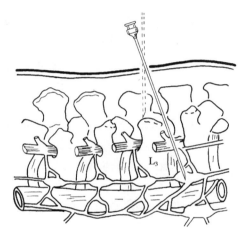

图 11-2 腰交感神经节阻滞

并发症:①药液误入蛛网膜下腔,引起全脊髓阻滞;②药液注入血管内引起局麻药毒性反应;③损伤邻近大血管引起局部血肿。

3. 硬脊膜外腔注药

(1) 类固醇:主要治疗颈椎病和腰椎间盘突出症,每周注射一次,3 次为一疗程。如病情虽有好转,但仍未康复,可以间隔 1~2 个月后再注射一疗程。常用药物为泼尼松龙混悬液。

作用机制:一般认为脊神经根受机械性压迫以及髓核突出后释放出糖蛋白和类组胺物质所引起的化学性刺激,均可激惹产生炎症。采用硬膜外腔类固醇注射疗法,可以消除神经根的炎症和肿胀,从而缓解症状。

(2) 阿片类药:常用吗啡。但因有成瘾问题,仅限于治疗癌症疼痛。

(3) 局麻药:除单独使用外,常与类固醇或阿片类药物合用。

4. 痛点注射 许多慢性疼痛疾病如腱鞘炎、肩周炎、肱骨外上髁炎、紧张性头痛、腰肌劳损等均在疼痛处有明显的压痛点,即在按压时出现显著疼痛,比较固定集中。可在每一痛点注射 1% 利多卡因或 0.25% 布比卡因 1~4ml,加用泼尼松龙混悬液 0.5ml(12.5mg),每周 1~2 次,3~5 次为一个疗程,可取得良好效果。

5. 介入治疗 包括射频消融治疗等微创介入治疗。是在影像学设备的引导下,将穿刺针、导管引入人体,对慢性疼痛进行治疗。主要包括椎间盘溶盘、脊髓电刺激、鞘内注射和硬膜外腔内镜等方法。介入治疗具有创伤小、治疗效果较好等优点,近年来在慢性疼痛治疗领域应用较多。

6. 针灸疗法 针灸疗法在我国具有悠久的历史,而针刺疗法又较灸法常用。针刺有确切的止痛作用,它对各种急慢性疼痛都有很好的治疗作用。针刺方法根据取穴部位不同,分为体针和耳针疗法两种,以体针疗法常用。根据刺激方法不同,又可分为手法和电针疗法两种。

7. 按摩疗法 按摩又称推拿,是祖国医药的一个重要组成部分。治疗时,医生不用针药,而是在病人身体一定的部位或穴位,沿经络运行路线或气血运行的方向,施以各种手法矫正骨和关节异常的解剖位置,改善神经肌肉功能,调整脏器的功能状态。它能治疗多种疾病,如颈椎病、肩周炎、肱骨外上髁炎、腰肌劳损和腰椎间盘突出症等。

8. 物理疗法 简称理疗,方法很多,如电疗、光疗、磁疗和石蜡疗法等。理疗的主要作用是消炎、消肿、镇痛、解痉、改善局部血液循环、促进组织新陈代谢、软化瘢痕和加速神经肌肉功能恢复等,但不宜用于癌症镇痛。

9. **经皮神经电刺激疗法(transcutaneous electrical nerve stimulation,TENS)**　采用电脉冲刺激治疗仪,通过放置在身体相应部位皮肤上的电极板,将低压、低频或高频脉冲电流透过皮肤刺激神经,以达到提高痛阈、缓解疼痛。电极板可直接放在疼痛部位或附近,或支配疼痛区域的神经部位,如带状疱疹引发的肋间神经痛可以放置于该神经的起始部位。TENS疗法类似于针刺疗法中的电针疗法,其作用原理可用闸门学说解释。近年来也采用硬膜外腔脊髓电刺激疗法以治疗各种顽固性疼痛,主要是通过硬膜外腔穿刺将电极置入硬膜外腔进行电刺激。

10. **心理疗法**　心理因素在慢性疼痛治疗中起着重要作用。心理疗法中的支持疗法是指医务人员采用解释、鼓励和安慰等手段,帮助病人消除焦虑、忧虑和恐惧等不良心理因素,从而调动病人主观因素,增强机体抗病痛的能力,并树立信心,为配合治疗创造良好条件等。除支持疗法外,还有催眠和暗示疗法、放松疗法、认知疗法以及生物反馈法等。

(三)癌症疼痛治疗

约70%的晚期癌症病人有剧烈疼痛,一些病人甚至因疼痛难忍产生绝望轻生念头,对病人及其家庭和社会都会带来很大影响。对于癌症疼痛的治疗,首先应该认识到,在现代医学发展的今天,绝大多数癌症疼痛都能通过治疗得到有效控制,故不应该消极对待;其次,癌症病人常常有严重心理障碍,因此,要重视这些心理因素和社会因素,对他们进行心理治疗,包括临终关怀。

1. **世界卫生组织(WHO)推荐的三阶梯疗法**　其原则为:①按药效的强弱依阶梯方式顺序使用;②使用口服药;③按时服药;④用药剂量个体化;⑤及时治疗不良反应。

(1)第一阶梯:非阿片类药。开始时病人疼痛较轻,可以用此类镇痛药,如阿司匹林,也可选用胃肠道反应较轻的布洛芬和对乙酰氨基酚等。

(2)第二阶梯:弱阿片类药。当非阿片类镇痛药不能控制疼痛时,应加用弱阿片类药,以提高镇痛效果,代表药物是可待因、曲马多和羟考酮的复方制剂等。

(3)第三阶梯:强阿片类药。用于剧痛病人,药物包括吗啡、芬太尼、羟考酮和氢吗啡酮等。多采用口服缓释或控释剂型。

(4)辅助用药:在癌痛治疗中,常采取联合用药的方法,即加用一些辅助药以减少主药的用量和副作用。这些辅助药有:①弱安定药,如地西泮等;②强安定药,如氯丙嗪和氟哌利多等;③抗忧郁药,如氟西汀等。

2. **椎管内注药**

(1)硬膜外腔注入吗啡:可以选择与疼痛部位相应的椎间隙进行穿刺,成功后置入导管以便反复注药。每次吗啡剂量为1~2mg,用生理盐水10ml稀释后再注入,每日1次。

(2)蛛网膜下腔注入神经毁损药物:用苯酚或无水乙醇注入蛛网膜下隙,破坏脊神经后根,使其产生脱髓鞘而达到止痛目的。

3. **放疗、化疗和激素疗法**　它们都是治疗癌肿的方法,同时也可用于晚期癌症止痛。放疗或化疗用于对其敏感的癌瘤时,可使肿块缩小,减少由于压迫和侵犯神经组织引起的疼痛。激素疗法则用于一些对激素依赖性肿瘤,例如雄激素和孕激素用于晚期乳癌,雌激素用于前列腺癌,都能起到止痛的作用。

4. **神经外科手术镇痛**　包括的范围很广,从外周脊神经乃至大脑额叶的手术,但与其他神经损伤性镇痛方法一样,虽然短时间内能达到良好的镇痛效果,但对病人生理功能和生活质量的影响值得关注。因此,只有对存活期很短的病人才建议使用这种镇痛方法。

(黄宇光)

Notes

第十二章　皮肤、软组织外科疾病

第一节　浅表软组织损伤

一、软组织扭、挫伤

（一）病因和病理

扭伤（sprain）和挫伤（contusion）是一种常见的软组织闭合性损伤。扭伤是指外力作用于关节时，使其过度扭转，可引起关节囊、韧带、肌腱损伤，严重者甚至断裂。挫伤是当钝性暴力作用于体表较大面积时，其强度虽未足以造成皮肤破裂，但能使皮下组织、肌肉和小血管损伤。病理变化最初是真皮与深筋膜之间或浅层肌的部分组织受损，微血管破裂出血，继而局部出现炎症反应。

（二）临床表现

受伤处皮肤无裂口，局部肿胀、疼痛、青紫和皮下淤血，压痛明显。严重者可以发生肌纤维撕裂、深部血肿、神经血管损伤及关节活动障碍。

（三）治疗

伤后 24 小时内局部不宜使用活血化瘀类药物。如无出血，冷敷有效；出现血肿可加压包扎，较大者可先行穿刺抽血再加压包扎，以减少组织内出血和淤血。24 小时后可作热敷和理疗，促进局部血液循环与炎症、水肿的消退。四肢关节扭伤需固定制动伤肢关节 2 周；伴有重要肌腱、神经、血管损伤者，需及时手术修复。

二、软组织刺伤与异物存留

（一）软组织刺伤

1. **病因和病理**　刺伤（puncture wound）是由针、刀、剪、钉子、玻璃及木刺等锐性物刺入软组织所致的损伤。其特点为皮肤伤口较小，但常有深部组织损伤，可伤及重要血管、神经、肌腱等组织。伤道易被血凝块堵塞可致引流不畅产生化脓性感染或破伤风。

2. **临床表现**　因锐器不同，伤口大小形状各异，局部产生红、肿、热、痛等炎症反应。伤口特点多较小而深，有时会伤及内脏及邻近组织，重者伤及胸、腹腔或伴有骨质的损伤。出血常不严重，伤道内可有血肿形成。

3. **治疗**　仔细检查或用探针探查伤口的方向和深度。小的伤口出血，可直接压迫止血，然后消毒包扎。伤口较浅者清创后可全层缝合；伤口过小且深者，疑有较大血管或重要组织损伤时，应特别仔细探查伤口，必要时适当扩大创口，清除存留的异物、组织碎块，修补或结扎损伤的血管，彻底冲洗后逐层缝合。伤口内放置引流。对污染严重的伤口，为安全起见，有时在清创后可不必立即缝合伤口，保持开放引流 24~72 小时，覆盖无菌敷料，引流渗出物，确认无明显感染后，再予延期缝合，可达到一期缝合效果。常规应用抗生素和破伤风抗毒素。

（二）异物存留

1. **病因和病理**　异物（foreign body）一般是指从外界进入人体的固体物质。按异物能否透过 X 线，可分为不透光性异物（如铁屑、弹片及断针等）和透光性异物（如木片、玻璃碎片、纱布等）。通常机体对非电解金属的反应轻微,对植物性物质反应稍强,对动物性物质反应剧烈。

2. **临床表现**　异物存留的早期可有红、肿、热、痛等炎症反应,后期一般无明显表现,表浅者可触及异物。若机体抵抗力低下、继发感染或存留在活动性大的部位时可出现伤口出血、疼痛、脓肿或经久不愈的感染、窦道形成,甚至相应器官功能障碍。表浅者还可触及异物。如损伤重要的肌腱、神经和血管,则出现相应临床症状。

3. **治疗**　对于急性开放性创伤带入的异物,力争在清创术时一并取尽,有困难者可在超声、X 线定位下取出,术后应用抗生素及破伤风抗毒素预防感染。对于伤口已愈合者,如果异物的存留威胁病人生命安全,或有剧烈疼痛、化脓性感染或影响功能,应设法将其取出。对于位于非重要的部位且已被包裹的异物,如果长期存留体内并无症状,可不必强行取出。

三、软组织切割伤

（一）病因和病理

软组织切割伤(incised wound)是刀刃、玻璃等锐器切开体表所致的软组织损伤。伤口往往为线性或唇状,边缘较整齐,深浅不一,易伤及神经、血管和肌腱等重要组织,出血较多,局部炎症反应明显,严重时甚至可出现全身性反应。

（二）临床表现

伤口疼痛,伴活动性出血。伤及大血管时因大出血可有面色苍白、脉搏细弱等休克症状。四肢受伤如伴有重要神经损伤,则出现相应的运动及感觉功能丧失。肌腱断裂时,可出现相应运动障碍。如伤及尿道,可出现排尿异常。

（三）治疗

现场急救时应首先压迫包扎止血。一般的损伤,及时清创一期缝合。合并重要血管、神经或肌腱的损伤,在彻底清创后行血管、神经或肌腱吻合术。术后需将伤肢固定于适当的位置以利愈合。如无特殊情况,可于术后两周逐渐练习活动。应常规应用抗生素及破伤风抗毒素。

四、咬 螫 伤

（一）人、兽咬伤

人咬伤少见。兽咬伤(animal bites)则是一种常见的外伤,特别是在农村,尤以狗、猪、马、猫等家畜咬伤多见。

1. **病因和病理**　咬伤对组织有切割、撕扯作用,常伴有不同程度的软组织挫裂伤。人、兽口腔中有大量细菌可进入伤口,兽咬伤者往往更严重,常有衣服碎片、泥土等异物被带入伤口,且可将动物的传染病(如狂犬病等)传播至人。

2. **临床表现**　伤口伴有齿痕,深而不规则或伴严重撕裂,常出现较广泛的组织水肿、疼痛、皮下出血、血肿甚至大出血,而兽咬伤损伤则更为严重。伤口感染发展快而重,可出现特异性、非特异性或混合感染。有条件者还需观察咬人的人或兽有无传染病发生。

3. **治疗**　表浅而小的伤口可不清创,用3%碘酊或75%酒精进行消毒后包扎即可。深的伤口应清创,彻底清除异物和坏死组织,再依次用生理盐水、0.1%苯扎溴铵(新洁尔灭)、3%过氧化氢溶液冲洗。原则上不作伤口一期缝合,但合并神经、血管、肌腱损伤应争取一期缝合。兽咬伤者需注射狂犬疫苗等,以防狂犬病发生。凡需清创的伤口,均应常规应用抗生素和破伤风抗毒素。

（二）蛇咬伤

蛇咬伤分无毒蛇咬伤(nonpoisonous snake bites)和毒蛇咬伤(venomous snake bites)。

1. **病因和病理**　咬伤后,蛇毒经毒牙排入人体。蛇毒是多肽的复杂混合物,其中一些多肽毒性很强,有特定化学和生理受体部位。同时,蛇毒中有磷脂酶 A、透明质酸酶、腺苷三磷酸酯

Notes

酶、5-核苷酸酶、二磷酸吡啶核苷酸酶等,可促进毒液的毒性作用。另外,人体中毒后会释放出组织胺、血清素等物质,使蛇毒毒性作用更加复杂。

2. **临床表现**　无毒蛇咬伤,有1排或2排细牙痕,除局部损伤和合并感染外,无全身中毒症状;毒蛇咬伤,有1对或1~4个大而深的牙痕,局部与全身中毒症状严重,可致病人死亡。临床上通常把蛇毒分为3类:

(1) 神经毒:主要作用于延髓和脊神经节细胞,引起呼吸麻痹和肌瘫痪。对局部组织损伤较轻。全身症状常在伤后30分钟~2小时出现,表现为头昏、嗜睡、恶心呕吐、乏力、步态不稳、视力模糊、语音不清、呼吸困难、发绀,以致全身瘫痪、惊厥、昏迷、血压下降、呼吸麻痹、心力衰竭,甚至死亡。金环蛇、银环蛇、海蛇等属此类毒蛇。

(2) 血液毒:有强烈溶组织、溶血、抗凝作用,可致组织坏死、感染。局部症状出现早且重,表现为伤处剧痛、流血不止、肿胀、皮肤发绀,并有皮下出血、瘀斑、水疱、血疱,及明显淋巴管炎和淋巴结炎,甚至严重组织坏死、化脓感染等。同时血液毒对心、肾等重要脏器具有严重破坏作用,引起心、肾功能不全。此类毒蛇有竹叶青蛇、五步蛇、蝰蛇等。

(3) 混合毒:兼有上述两种作用,局部和全身症状均严重。

3. **治疗**

(1) 局部处理:立即于伤口近端5~10cm处用止血带或手帕等阻断静脉血和淋巴回流,防止毒素扩散。待急救处理结束或服蛇药半小时后去除绑扎。迅速将伤肢浸于冷水中3~4小时,再改用冰袋,以减轻疼痛,减缓毒素吸收速度,降低毒素中酶的活力和局部代谢。用1:5000高锰酸钾液、3%过氧化氢溶液、生理盐水反复冲洗伤口。以牙痕为中心切开伤口,挤或吸出毒液;由于蛇毒的吸收较快,切开或吸吮均应及早进行,否则效果不明显。如伤口流血不止,忌切开。以胰蛋白酶2000U+0.5%普鲁卡因10ml于伤口周围作深达肌肉的浸润注射,以破坏残留的蛇毒。必要时12~24小时后重复注射。

(2) 全身治疗:①服用蛇药,根据蛇毒种类或临床表现选用蛇药;常用的有南通蛇药片与广州蛇药;②注射单价或多价抗蛇毒血清,注射前需作马血清过敏试验;③注射破伤风抗毒素和广谱抗生素,防治感染;④注意补液维持水电解质、酸碱平衡,给予支持治疗,必要时输注血浆、红细胞;⑤出现呼吸困难者,给予吸氧,或用呼吸机辅助呼吸。必须注意保护全身重要脏器的功能。

(三) 蜂螫伤

蜂螫伤是由蜂类的尾针刺伤皮肤时将毒囊液注入皮内所致。常见有蜜蜂螫伤(bee stings)和黄蜂螫伤(wasp stings)。按蜂数目可分单蜂螫伤与群蜂螫伤,以黄蜂和群蜂螫伤最为严重。

1. **病因和病理**　蜂螫人时,其尾刺刺入人皮内,排出蜂毒损害组织。蜜蜂蜂毒含有组胺、磷酸酯酶A、透明质酸、卵磷脂酶;黄蜂蜂毒含组胺、五羟色胺、缓激肽及胆碱酯酶等。这些活性物质可引起严重的过敏反应,对组织造成损害。

2. **临床表现**　局部剧痒、肿痛。其中毒程度与蜂毒、蜂螫数量及被螫部位等有关。群蜂螫伤者可于半小时内出现过敏症状,表现为头晕、发热、恶心呕吐、胸闷、四肢麻木等症状;严重者出现脉搏细弱、面色苍白、冒冷汗、血压下降、过敏性休克乃至死亡等。

3. **治疗**

(1) 局部处理:用小针挑拨或胶布粘贴,取出蜂刺,注意勿挤压,以免毒腺囊内毒液进入皮内引起严重反应。蜜蜂蜂毒为酸性,可用弱碱溶液(如3%氨水、5%碳酸氢钠液等)湿敷中和毒素。黄蜂蜂毒为碱性,可用醋酸、0.1%稀盐酸中和。局部红肿处可外用炉甘石洗剂、皮质类固醇制剂、鲜马齿苋、蛇药等药物。

(2) 全身治疗:有全身反应者予以补液,用肾上腺皮质激素和抗组胺药物,可注射葡萄糖酸钙等药物。有低血压者,皮下注射1:1000肾上腺素0.5ml。有血红蛋白尿者,应用碱性药物碱

Notes

化尿液,适当增大输液量并可采用20%甘露醇利尿。如已发生少尿或无尿则按急性肾衰竭处理。症状严重或群蜂螫伤时也需应用抗生素。

（四）蜈蚣咬伤

蜈蚣咬伤（centipede bites）多发生于山野、花园和草地。

1. 病因和病理　蜈蚣咬人时,毒液从它的一对中空的"利爪"中排出,注入皮下。其毒液成分和黄蜂等昆虫的毒液成分相似,可引起局部组织损害及过敏反应。

2. 临床表现　临床表现类似于蜂螫伤。常见部位为四肢,可继发急性淋巴结炎、淋巴管炎。蜈蚣越大,注入的毒液越多,症状越重。一般经数日后,症状多可消失,但儿童反应剧烈,严重者可以致命。

3. 治疗　同成群蜜蜂螫伤。

（五）蝎螫伤

蝎螫伤（scorpion stings）是人体被蝎尾针刺入所致的损伤。蝎尾节内有毒腺,当尾针刺入皮肤后,毒液随即注入体内,产生毒性反应。蝎毒液为酸性,含溶血毒素和神经毒素,对人的损害似毒蛇咬伤。伤处剧痛,经数日后逐渐消退;重者症状类似蛇咬伤。严重者可因呼吸中枢麻痹、循环衰竭而死亡。必须注意儿童反应剧烈。局部处理同蛇咬伤。严重者需补液、抗过敏治疗,肌注抗蝎毒血清,口服蛇药。抗生素预防感染。

（六）毒蜘蛛咬伤

毒蜘蛛咬伤（spider bites）多见于林区。蜘蛛一般不伤人,但毒蜘蛛伤人可致过敏、死亡。毒蜘蛛有神经性蛋白毒,局部伤口不痛,毒液进入人体后引起局部损害和全身反应,严重者似毒蛇咬伤。临床表现与治疗同蝎螫伤。肌痉挛严重者,可注射新斯的明或箭毒。

第二节　浅表软组织感染

一、疖

（一）病因和病理

疖（furuncle）又称疔,是单个毛囊及其所属皮脂腺的急性化脓性感染,常扩展到皮下组织。致病菌大多为金黄色葡萄球菌和表皮葡萄球菌。正常皮肤的毛囊和皮脂腺常有细菌存在,但只有在全身或局部抵抗力减低时,细菌才迅速繁殖并产生毒素,引起疖肿。疖常发生于毛囊和皮脂腺丰富的部位,如颈、头、面部、背部、腋部、腹股沟部、会阴部和小腿。多个疖同时或反复发生在身体各部,称为疖病（furunculosis）。常见于营养不良的小儿或糖尿病病人。

（二）临床表现

初期局部出现红、肿、痛的小硬结,以后逐渐肿大,呈圆锥形隆起。数日后,结节中央组织坏死而软化,出现黄白色小脓头;红、肿、痛范围扩大。最后,脓栓脱落,排出脓液,炎症便逐渐消失而愈。

疖一般无明显的全身症状。但若发生在血液丰富的部位,或全身抵抗力减弱时,可引起不适、畏寒、发热、头痛和厌食等毒血症状。面部上唇周围和鼻部"危险三角区"的疖肿,如被挤压或挑刺,容易促使感染沿内眦静脉和眼静脉向颅内扩散,引起化脓性海绵状静脉窦炎,出现眼部及其周围组织的进行性红肿和硬结,伴疼痛和压痛,并有头痛、寒战、高热甚至昏迷等症状,严重者可致死亡。

（三）预防

注意皮肤清洁,特别是在盛夏,要勤洗澡、洗头、理发,勤换衣服、剪指甲,幼儿尤应注意。饮用金银花、野菊花茶。疖周围皮肤应保持清洁,并用3%碘酊或75%酒精涂抹,以防止感染扩散到附近的毛囊。

Notes

（四）治疗

以局部治疗为主,对早期未溃破的炎性结节可用热敷、超短波照射等物理疗法,亦可外涂碘酊、鱼石脂软膏或金黄散。对全身症状明显,面部疖或并发急性淋巴管炎和淋巴结炎者,应静脉给予抗生素治疗。出现脓头时,可在其顶部点涂苯酚;有波动感时,应及时切开排脓。对未成熟的疖,勿挤压,以免引起感染扩散。

二、痈

（一）病因和病理

痈(carbuncle)是多个相邻的毛囊及其所属皮脂腺或汗腺的急性化脓性感染,或由多个疖融合而成。致病菌多为金黄色葡萄球菌,或凝固酶阴性葡萄球菌、链球菌等。皮肤不洁、擦伤、机体抵抗力不足如糖尿病等均是常见诱因。常发生于颈、项、背等厚韧皮肤部位。颈部痈俗称"对口疮",背部痈俗称"搭背"。感染常从一个毛囊底部开始。由于皮肤厚,感染只能沿阻力较弱的皮下脂肪组织蔓延,再沿深筋膜向外周扩展,累及附近的许多脂肪柱,再向上传入毛囊群而形成具有多个"脓头"的痈(图12-1)。痈的急性炎症浸润范围大,病变可累及深层皮下结缔组织,使其表面发生血运障碍乃至坏死,自行破溃慢,全身反应较重。

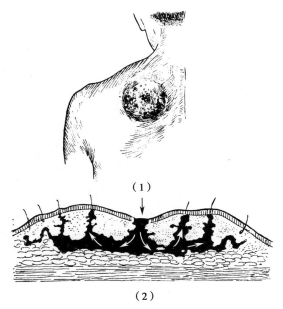

（1）

（2）

图 12-1　背部痈

（1）背部痈;（2）痈的切面(黑色代表脓肿)

（二）临床表现

多见于中、老年人。早期皮肤硬肿,呈一片稍微隆起的紫红色浸润区,质地坚韧,界限不清,中央部有多个脓头,疼痛轻,但可有畏寒、发热、食欲减退和全身不适,白细胞计数增加。随后皮肤硬肿范围加大,周围出现浸润性水肿,引流区域淋巴结肿大,局部疼痛加剧,全身症状加重。痈破溃后,脓液和坏死组织排出,溃破口呈蜂窝状,中央部继续坏死、溶解、塌陷,呈"火山口"样,其内含有脓液和大量坏死组织。注意痈的局部病变比疖重,更易并发全身急性化脓性感染。唇痈容易引起颅内化脓性海绵状静脉窦炎,病情凶险。

（三）预防

注意个人卫生,保持皮肤清洁,及时治疗疖以防止感染扩散。合并糖尿病者应积极治疗,予以控制。

（四）治疗

1. **全身治疗**　病人适当休息、加强营养。必要时用镇痛剂,可选用甲氧苄啶或青霉素、红霉素等抗菌药物。随后根据药物敏感试验调整抗生素。如有糖尿病,应根据病情控制饮食同时给予胰岛素等治疗。

2. **局部治疗**　早期可用50%硫酸镁或75%酒精湿敷,也可用0.5%络合碘湿敷,或蒲公英等鲜草捣烂外敷,促进炎症消退,减轻疼痛。已有破溃者,因皮下组织感染的蔓延大于皮肤病变区,引流也不通畅,需及时作切开引流,但唇痈不宜采用。手术时机以痈区中央有皮下坏死、软化时为宜,不宜过早或过迟。在静脉麻醉下作广泛切开引流,清除脓液、坏死组织,尽量保留切口周围皮片。一般用"+"字或"++"字形切口,有时亦可作"Ⅲ"形切口。注意切口长度不应超过正常皮肤,但要深达深筋膜,尽量清除所有坏死组织,伤口内用碘仿纱布填塞止血(图12-2)。

Notes

术后每日换药,并注意将纱条填入伤口内每个角落,掀起边缘的皮瓣,以利引流。伤口内用生肌膏,可促进肉芽组织生长。待肉芽组织健康时,可考虑植皮,以缩短疗程。

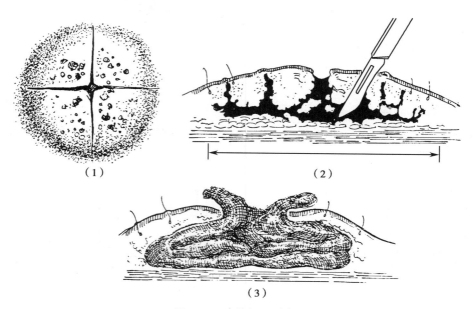

（1）   （2）

（3）

图 12-2　痈的切开引流

（1）十字切口;（2）切口长度要超过炎症范围少许,深达筋膜;（3）伤口内填塞纱布条

三、急性蜂窝织炎

（一）病因和病理

急性蜂窝织炎(acute phlegmon)是皮下、筋膜下、肌间隙或深部蜂窝组织的一种急性弥漫性化脓性感染。其特点是病变不易局限,扩散迅速,与正常组织无明显界限。本病常见的是皮下疏松结缔组织的急性细菌感染。致病菌主要是溶血性链球菌、金黄色葡萄球菌、大肠埃希菌、厌氧性细菌等,亦可为混合感染。炎症可由皮肤或软组织损伤后感染引起,亦可由局部化脓性感染灶直接扩散或经淋巴、血流传播而发生。溶血性链球菌引起的急性蜂窝织炎,由于链激酶和透明质酸酶的作用,病变扩展迅速,可引起广泛的组织坏死,重者可引起脓毒症。病变附近淋巴结常受累肿大。葡萄球菌引起的蜂窝织炎,由于凝固酶的作用则比较容易局限为脓肿。

（二）临床表现

表浅的急性蜂窝织炎,局部明显红肿、剧痛,并向四周迅速扩大,病变区与正常皮肤无明显分界,病变中央部分常因缺血发生坏死。如果病变部位组织松弛,如面部、腹壁等处,则疼痛轻。深在的急性蜂窝织炎,局部红肿多不明显,常只有局部水肿和深部压痛,但病情严重,全身症状明显,有高热、寒战、头痛、全身无力、白细胞计数增加等。口底、颌下和颈部的急性蜂窝织炎,可发生喉头水肿和压迫气管,引起呼吸困难,甚至窒息;炎症有时还可蔓延到纵隔。由产气性细菌感染所引起的蜂窝织炎,局部可检出捻发音,又称捻发音性蜂窝织炎,可发生在被肠道或泌尿道内容物所污染的会阴部、腹部伤口;蜂窝组织和筋膜出现坏死,且伴有进行性皮肤坏死,脓液恶臭,全身症状严重。

（三）治疗

注意休息,早期处理同痈。首选青霉素和磺胺甲噁唑抗感染治疗,严重者选用头孢菌素类药物,合并厌氧菌感染者加用甲硝唑。如经上述处理仍不能控制其扩散者,应作广泛的多处切开引流。口底及颌下的急性蜂窝织炎,经短期积极的抗炎治疗无效时,即应及早切开减压,以防喉

Notes

头水肿,压迫气管而窒息致死;手术中有时会发生喉头痉挛,应提高警惕,并做好急救的准备。对捻发音性蜂窝织炎应及早作广泛的切开引流,切除坏死组织,伤口用3%过氧化氢溶液冲洗和湿敷。

四、浅部急性淋巴管炎和急性淋巴结炎

(一) 病因和病理

致病菌从损伤破裂的皮肤或黏膜侵入,或从其他感染性病灶,如疖、足癣等处侵入,经组织的淋巴间隙进入淋巴管内,引起淋巴管及其周围的急性炎症,称为急性淋巴管炎(acute lymphangitis)。致病菌常为金黄色葡萄球菌和溶血性链球菌。淋巴管炎往往累及所属淋巴结,引起急性淋巴结炎(acute lymphadenitis)。淋巴结炎常见于如颈部、颌下、腋下及腹股沟等部位。

(二) 临床表现

急性淋巴管炎分为网状淋巴管炎和管状淋巴管炎。网状淋巴管炎又称丹毒,是β-溶血性链球菌侵入皮肤和黏膜网状淋巴管导致的急性炎症,好发于下肢和面部。局部表现为片状红疹,颜色鲜红,中间较淡,边缘清楚,略隆起。手指轻压可使红色消退,但松压后红色即很快恢复。红肿区有时可发生水疱,局部有烧灼样痛,附近淋巴结常肿大、疼痛。足癣或血丝虫感染可引起下肢丹毒的反复发作,有时并可导致淋巴水肿,甚至发展为象皮腿。管状淋巴管炎常见于四肢,而以下肢为多,常伴有手足癣感染,可分为深、浅两种。浅层淋巴管受累,常常出现一条或多条"红线",硬而有压痛。深层淋巴管受累,不出现红线,但患肢出现肿胀,有压痛。两种淋巴管炎都可以产生全身不适、畏寒、发热、头痛、乏力和食欲缺乏等症状。

急性淋巴结炎,轻者仅有局部淋巴结肿大和略有压痛,常能自愈。较重者,局部有红、肿、痛、热,并伴有全身症状。炎症扩展至淋巴结周围,几个淋巴结即可粘连成团;也可发展成脓肿。此时,疼痛加剧,局部皮肤变暗红、水肿、压痛明显。

(三) 预防

及时处理损伤,治疗原发病灶如扁桃体炎、龋齿、手指感染及足癣感染等。

(四) 治疗

主要是对原发病灶的处理。抗菌药物的应用、休息和抬高患肢,均有利于早期愈合。对复发性丹毒,可用小剂量X线照射,0.5~1Gy/次,每两周一次,共3~4次。急性淋巴结炎已形成脓肿时,应作切开引流。

五、脓　　肿

(一) 病因和病理

急性感染后,组织或器官内病变组织坏死、液化,形成局部脓液积聚,并有一完整脓壁时,称为脓肿(abscess)。致病菌多为金黄色葡萄球菌。脓肿常继发于各种化脓性感染,如急性蜂窝织炎、急性淋巴结炎、疖等;也可发生在局部损伤的血肿或异物存留处。此外,还可从远处感染灶经血液、淋巴转移而形成脓肿。

(二) 临床表现

浅表脓肿表现为局部隆起,有红、肿、痛、热的典型症状,与正常组织分界清楚,压之剧痛,有波动感。深部脓肿,局部红肿多不明显,一般无波动感,但有局部疼痛和压痛,并可在疼痛区的某一部位出现凹陷性水肿。患处常有运动障碍。在压痛或波动明显处,用粗针试行穿刺,抽出脓液,即可确诊。

小而浅表的脓肿,多不引起全身反应;大的或深部脓肿,由于局部炎症反应和毒素吸收,常有较明显的全身症状,如发热、头痛、食欲缺乏和白细胞计数增加。

结核分枝杆菌引起的脓肿病程长、发展慢、局部无红、肿、痛、热等急性炎症表现,故称为寒性脓肿。常继发于骨关节结核、脊柱结核。

位于腘窝、腹股沟区的脓肿,应特别注意与动脉瘤相鉴别。动脉瘤所形成的肿块有搏动感,听诊有杂音,阻断近侧动脉时,搏动和杂音即消失。此外,还应与新生儿脑脊膜膨出鉴别,后者一般位于背腰部中线,局部无炎症改变,加压时能缩小,穿刺可抽得脑脊液,X 线平片显示有脊柱裂为其特点。

（三）治疗

脓肿尚未形成时的治疗与疖、痈相同。如脓肿已有波动且穿刺抽得脓液,即应作切开引流术,以免组织继续被破坏,毒素吸收,引起更严重的后果。巨大脓肿切开时,需慎防发生休克,给予补液,应用抗生素。

六、手部急性化脓性感染

手部感染是指手部皮下、指甲下、指头、腱鞘及手掌筋膜间隙等部位发生的急性化脓性感染,常由手部微小擦伤、刺伤和切伤等引起。有时可引起严重感染,甚至造成不同程度的病残,影响手部功能。因此,及时处理手部细微损伤是预防手部急性化脓性感染的关键。

手的解剖特点决定了手部感染的特殊性:

1. 手的掌面皮肤皮层厚,角化明显。因此,皮下脓肿穿入内层内,一般难从表面溃破,可形成哑铃状脓肿。

2. 手的掌面皮下有很致密的纤维组织束,与皮肤垂直,一端连接真皮层,另一端固定在骨膜（在末节手指部位）、腱鞘（在近节、中节手指部位）或掌筋膜（在掌心部位）。这些纤维将掌面皮下组织分成许多坚韧密闭的小腔。感染化脓后很难向四周扩散,而往往向深部组织蔓延,引起腱鞘炎;在手指末节则直接累及指骨,形成骨髓炎。

3. 掌面组织较致密,手背部皮下组织较松弛,淋巴引流大部分从手掌到手背,故手掌面感染时,手背常明显肿胀,易误诊为手背感染。

4. 手部尤其是手指,组织结构致密,感染后组织内张力很高,神经末梢受压,疼痛剧烈。

5. 手部腱鞘、滑囊与筋膜间隙互相沟通,发生感染后可能蔓延全手,累及前臂。

手部感染的初期,患部作湿热敷,根据病情给予抗菌药物后感染大多可以治愈。在感染已形成脓肿时,应及早作切开引流术,但腱鞘、滑囊和指掌间隙感染应在肿胀严重者及时切开引流。麻醉应采用区域神经阻滞或全身麻醉。除极表浅的脓肿外,一般不用局部浸润麻醉,以防感染扩散。对手指基部的指神经进行阻滞时,剂量不应过大,也不可加用肾上腺素,以免因肿胀压迫或血管痉挛而引起手指末端血液循环障碍。对病情严重的病人应作细菌培养和药物敏感试验,以选用有效的抗菌药物。引流切口用乳胶片或凡士林纱布条引流,48 小时后或脓液排尽时方可拔除引流物。当炎症开始消退时,应开始活动患处附近的关节,以期尽早恢复功能。避免因手关节固定过久影响关节功能。

（一）甲沟炎

甲沟炎（paronychia）是甲沟或其周围组织的感染。多因微小刺伤、挫伤、倒刺（逆剥）或剪指甲过深等损伤而引起,致病菌多为金黄色葡萄球菌。

1. 临床表现　开始时,指甲一侧的皮下组织发生红、肿、痛,有的可自行消退,有的却迅速化脓。脓液自甲沟一侧蔓延到甲根部的皮下及对侧甲沟,形成半环形脓肿。甲沟炎多无全身症状,如不切开引流,脓肿还可向甲下蔓延,成为指甲下脓肿,在指甲下可见到黄白色脓液,使该部位的指甲与甲床分离。如不及时处理,可成为慢性甲沟炎或慢性指骨骨髓炎。慢性甲沟炎时,甲沟旁有一小脓窦口,有肉芽组织向外突出。慢性甲沟炎有时可继发真菌感染。

2. 预防　剪指甲不宜过短。如手指有微小伤口,应涂 3% 碘酊,并用无菌纱布包扎保护,以免发生感染。

3. 治疗　早期可用热敷、理疗、外敷鱼石脂软膏或三黄散等,应用磺胺药或抗生素。已有脓

Notes

液时,可在甲沟处作纵形切开引流。感染已累及指甲基部周围皮下时,可在两侧甲沟各作纵形切口,将甲根上皮片翻起,切除指甲根部,置一小片凡士林纱布条或乳胶片引流。如甲床下已积脓,应将指甲拔去,或将脓腔上的指甲剪去(图 12-3)。拔甲时,应注意避免损伤甲床,以免日后新生指甲发生畸形。

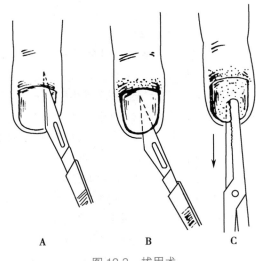

图 12-3 拔甲术

(二)脓性指头炎

脓性指头炎(felon)是手指末节掌面的皮下组织化脓性感染,多由刺伤引起。致病菌多为金黄色葡萄球菌。

1. 病理 手指末节掌面的皮肤与指骨骨膜间有许多纵形纤维索,将软组织分为许多密闭小腔,腔中含有脂肪组织和丰富的神经末梢网。在发生感染时,脓液不易向四周扩散,故肿胀并不显著。但形成压力很高的脓腔,不仅可以引起非常剧烈的疼痛,还能压迫末节指骨的滋养血管,引起指骨缺血、坏死。此外,脓液直接侵及指骨,也能引起骨髓炎。

2. 临床表现 早期,指尖有针刺样疼痛,随后组织肿胀,脓腔压力增高,迅速出现愈来愈剧烈的疼痛。当指动脉被压,疼痛转为搏动性跳痛,患肢下垂时加重。剧痛常使病人烦躁不安,彻夜不眠。指头红肿并不明显,有时皮肤反呈黄白色,但张力显著增高,轻触指尖即产生剧痛。此时多伴有全身症状,如发热、全身不适、白细胞计数增加等。到了晚期,大部分组织缺血坏死,神经末梢因受压和营养障碍而麻痹,疼痛反而减轻,但这并不表示病情好转。脓性指头炎如不及时治疗,常可引起指骨缺血性坏死,形成慢性骨髓炎,伤口经久不愈。

3. 治疗 当指尖发生疼痛,检查发现肿胀并不明显时,可用热盐水多次浸泡,每次约 20 分钟;亦可用药外敷(参看甲沟炎的治疗)。酌情应用敏感抗生素。经上述处理后,炎症常可消退。如一旦出现跳痛,指头的张力显著增高时,即应切开减压、引流,不能等待波动出现后才手术。切开后脓液虽然很少,或没有脓液,但可降低指头密闭腔的压力,减少痛苦和并发症。

手术时,在患指侧面作纵形切口,切口尽可能长,但不可超过末节和中节交界处,以免伤及腱鞘(图 12-4)。切开时,将皮下组织内的纤维间隔用刀切断,并剪去突出切口外的脂肪组织,以免影响引流。脓肿较大时,可作对侧切口贯穿引流。但不应作鱼口形切口,以免术后瘢痕影响患指感觉。切口内放置乳胶片作引流。切开引流时,如有坏死骨片,应将其

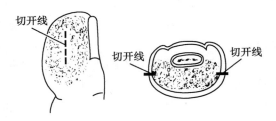

图 12-4 脓性指头炎及切开线

取出。亦可在手指末节掌面的中央作直切口,排脓后不放引流,而涂一厚层氧化锌软膏,予以包扎,每 2~3 日更换一次,直至愈合。该切口要比侧面切口优越,引流直接、通畅;纤维索和脂肪垫损伤小,不影响术后拈物功能;侧切口容易损伤指神经引起同侧指端知觉丧失的并发症。术后全身治疗按一般化脓性感染处理。

(三)急性化脓性腱鞘炎和手掌深部间隙感染

1. 解剖和病理概要

(1)手指和手掌的腱鞘、滑液囊:手的五个屈指肌腱在手指掌面,各被同名的腱鞘所包绕。

Notes

在手掌处,小指的腱鞘与尺侧滑液囊相沟通,拇指的腱鞘则与桡侧滑液囊相通。而示指、中指和无名指的腱鞘则不与任何滑液囊相沟通。尺侧滑液囊与桡侧滑液囊有时在腕部经一小孔互相沟通。因此,拇指或小指发生感染后,感染可经腱鞘、滑液囊而蔓延到对方,甚至蔓延到前臂的肌间隙。示指、中指和无名指的腱鞘发生感染时,常局限在各处的腱鞘内,虽有时亦可扩散到手掌深部间隙,但不易侵犯滑液囊(图 12-5)。

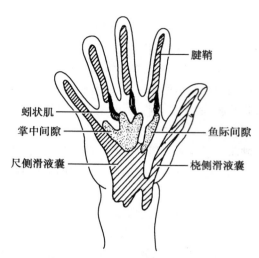

图 12-5   手屈指肌腱鞘、滑液囊和手掌深部间隙的解剖位置示意图

(2) 手掌深部的间隙:是位于手掌屈指肌腱和滑液囊深面的疏松组织间隙。其前为掌腱膜和肌腱,后为掌骨和骨间肌表面的筋膜,内界为小鱼际肌,外界为大鱼际肌。此间隙被掌腱膜与第三掌骨相连的纤维中隔,分为尺侧和桡侧两个间隙。尺侧的称为掌中间隙,桡侧的称为鱼际间隙(图 12-5)。示指损伤或示指腱鞘炎的脓液穿破后,可沿蚓状肌蔓延而引起鱼际间隙感染;中指与无名指腱鞘感染,则可沿各蚓状肌蔓延至掌中间隙。

(3) 淋巴:手指和掌部的淋巴毛细血管网与淋巴管,除极少数引流到前臂外,大部分经指蹼间隙引流到手背部。因此,手掌部感染常使手背肿胀严重,而手掌部反不易发生肿胀,无明显波动。

2. 急性化脓性腱鞘炎和化脓性滑囊炎

(1) 病因:手的掌面腱鞘炎多因深部刺伤感染后引起,亦可由附近组织感染蔓延而发生。致病菌多为金黄色葡萄球菌。手背伸指肌腱鞘的感染少见。

(2) 临床表现:病情发展迅速,24 小时后,疼痛及局部炎症反应即较明显。典型的腱鞘炎体征为:①患指除末节外,呈明显的均匀性肿胀,皮肤极度紧张;②患指所有关节轻度弯曲,使腱鞘处于松弛位置,以减轻疼痛;③任何微小的被动伸指运动,均能引起剧烈疼痛;④检查时,整个腱鞘均有压痛。化脓性炎症局限在坚韧的鞘套内,故不出现波动。

由于感染发生在腱鞘内,与脓性指头炎一样,疼痛非常剧烈,病人整夜不能入睡,多伴有全身症状。化脓性腱鞘炎如不及时切开引流或减压,鞘内脓液积聚,压力将迅速增高,以致肌腱发生坏死,患指功能丧失。炎症亦可蔓延到手掌深部间隙或经滑液囊扩散到腕部和前臂。

尺侧滑液囊和桡侧滑液囊的感染,多分别由小指和拇指腱鞘炎引起。①尺侧滑液囊感染:小鱼际处和小指腱鞘区压痛,尤以小鱼际隆起与掌侧横纹交界处最为明显。小指及无名指呈半屈位,如将其伸直,则引起剧烈疼痛。②桡侧滑液囊感染:拇指肿胀、微屈、不能外展和伸直,压痛区在拇指及大鱼际处。

(3) 治疗:早期治疗与脓性指头炎相同。如经积极治疗仍无好转,应早期切开减压,以防止肌腱受压而坏死。

在手指侧面作长切口,与长轴平行。不能在掌面正中作切口,否则易使肌腱脱出,发生粘连和皮肤瘢痕挛缩,影响患指伸直。手术时要仔细辨认腱鞘,避免伤及血管和神经。尺侧滑液囊和桡侧滑液囊感染时,切口分别作在小鱼际及大鱼际处(图 12-6)。切口近端至少距离腕横纹1.5cm,以免切断正中神经的分支。另一种方法是在腱鞘上和滑囊上作两个小切口,排出脓液,然后分别插入细塑料管进行冲洗。术后用一根细塑料管持续滴注抗生素溶液,另一根作为排出液体的通道,疗效较好,病人痛苦也较小。

Notes

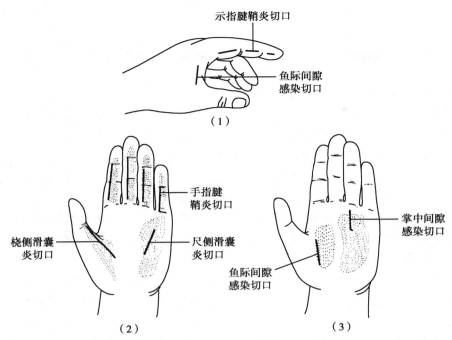

图 12-6　手屈指肌腱鞘炎、滑囊炎、手掌深部间隙感染的手术切口
(1)示指化脓性腱鞘炎与鱼际间隙感染切口;(2)手指化脓性腱鞘炎,尺侧滑囊炎与
桡侧滑囊炎切口;(3)掌中间隙感染与鱼际间隙感染切口

3. 手掌深部间隙感染

(1) 病因:掌中间隙感染多是中指和无名指的腱鞘炎蔓延所致;鱼际间隙感染则多因示指腱鞘感染后引起。也可因直接刺伤而发生感染。致病菌多为金黄色葡萄球菌。

(2) 临床表现和治疗:

1) 掌中间隙感染:手掌心的正常凹陷消失,隆起、皮肤紧张、发白,压痛明显。中指、无名指和小指处于半屈曲位,被动伸指可引起剧痛。手背部水肿严重,伴有全身症状,如高热、头痛、脉搏快、白细胞计数增加等。

治疗可用大剂量抗生素。局部早期处理同脓性指头炎。如短期内无好转,应及早切开引流。纵行切开中指与无名指间的指蹼,切口不应超过手掌远侧横纹,以免损伤动脉的掌浅弓。用止血钳撑开皮下组织,即可达掌中间隙(图 12-6)。亦可在无名指相对位置的掌远侧横纹处作一小横切口,进入掌中间隙。

2) 鱼际间隙感染:大鱼际和拇指蹼明显肿胀,并有压痛,但掌心凹陷仍在;拇指外展略屈,示指半屈,活动受限,特别是拇指不能对掌。伴有全身症状。

一般的治疗与掌中间隙感染相同。引流的切口可直接作在大鱼际最肿胀和波动最明显处。亦可在拇指、示指间指蹼("虎口")处作切口,或在第二掌骨桡侧作纵切口(图 12-6)。

第三节　浅表软组织肿块

一、皮肤乳头状瘤

皮肤乳头状瘤(cutaneous papillomatosis)为常见的皮肤良性肿瘤。主要由于原因不明的鳞状上皮增生,在皮肤表面形成乳头状突起。肿瘤为单发或多发,表面常有角化,易恶变为皮肤癌。阴茎乳头状瘤极易癌变为乳头状鳞状细胞癌。治疗以手术为主,连同基底部完全切除,亦可行

Notes

冷冻或电切。切除标本应常规送病理检查。

（一）乳头状疣

非真性肿瘤,多由病毒所致。表面呈乳头状向外突出,见多根细柱状突,其中轴见毛细血管基底平整不向表皮下伸延。有时可自行脱落。

（二）老年性色素疣（senile pigmental wart）

多见于头额部近发际、暴露部位或躯干等处,高出皮面,黑色,斑块样,表面干燥、光滑或呈粗糙感。基底平整,不向表皮下伸延。如病变扩大或增高、破溃出血,则有恶变为基底细胞癌可能。但总的恶变率不高。无恶变征象者,可予观察,亦可行手术切除。

二、皮 肤 癌

皮肤癌（cutaneous malignancies）是皮肤最常见的恶性肿瘤。主要有两种类型,即基底细胞癌与鳞状细胞癌。多见于头面部及下肢。具有发展慢,恶性程度低,治愈率高等特点。

（一）皮肤基底细胞癌

皮肤基底细胞癌（basal cell carcinoma）来源于皮肤或附件基底细胞,多见于老年人,以局部形成溃疡为主要表现,呈浸润性生长,发展缓慢,很少有血道或淋巴道转移。可伴色素增多,多呈黑色,又称色素性基底细胞癌,易误诊为恶性黑色素瘤。但其质地较硬,表面呈蜡状,破溃者呈鼠咬状溃疡边缘,易出血,有臭味。好发于颜面及颈部,如鼻梁旁、眼睑等处,有时破坏颅骨而侵入颅内。对放射线治疗敏感,也可行手术切除或术后辅以放疗。

（二）鳞状细胞癌

鳞状细胞癌（squamous cell carcinoma）主要表现为具有感染征象的局部肿物,多见于成年男性,常发生于头颈、阴茎及四肢常暴露的部位,早期即可形成溃疡,经久不愈。也可由慢性溃疡或窦道恶变而来。表面呈菜花状,边缘隆起,不规则,底部不平,易出血,常伴感染致恶臭。可有局部浸润或区域淋巴结转移。发生于下肢者常伴骨髓炎或骨膜炎。治疗以手术为主,切除时至少包括肿瘤周围2cm以上的正常组织,并需切除足够的深度。有区域淋巴结转移时,应同时行区域淋巴结清扫。其对放疗亦敏感,但不易根治。局部治疗如冷冻治疗、外用氟尿嘧啶、电烧法也有较好疗效。伴下肢骨髓浸润严重者,常需截肢。

三、痣与黑色素瘤

（一）黑痣

黑痣（melanotic nevus）又称色素痣,是由含有色素的痣细胞所构成的最常见的皮肤良性色素斑块。可分为:

1. 皮内痣（intradermal nevus）　最为常见,呈局限性颗粒,亦可成片状,表面光滑。痣细胞位于真皮层中,没有活跃的痣细胞。常有毛发生长（称毛痣）,很少恶变。一般不需任何治疗。

2. 交界痣（junctional nevus）　表面平坦,或稍高出表面,色素较深,一般无毛发生长。多位于手掌、足底和外生殖器等部位。位于眼睑上者又称闭合痣,较为少见。痣细胞位于基底细胞层,向表皮下伸延。在表皮与真皮交界处,有活跃的痣细胞。该痣细胞易受局部外伤或感染等激惹后恶变,故应及早作预防性切除。

3. 混合痣（compound nevus）　皮内痣与交界痣同时存在,由于它没有固定的形态,临床诊断较为困难。当黑痣色素加深、增大,或有瘙痒不适、疼痛时,可能为恶性变;如有破溃及出血,更应提高警惕,及时作完整切除,送病理检查。切忌作不完整切除或腐蚀治疗。冷冻治疗虽可消除痣,但无病理诊断难以明确有无恶变,故不宜推广。

（二）黑色素瘤

黑色素瘤（melanoma）是源于黑色素细胞或其母细胞的高度恶性肿瘤。多由色素痣恶变而

Notes

来,亦可自然发生。临床诊断应根据病变的外观及病变近期变化来判断。色素多少与恶性程度无关,但如色素沉着处出现刺痛或痒感时,应高度怀疑为黑色素瘤。黑色素瘤发展迅速,妊娠时发展更快。确定诊断须作组织学检查,前哨淋巴结活检是确定分期、选择治疗及评估预后的重要手段。一旦明确诊断,首选外科手术切除,包括扩大范围切除及区域淋巴清扫。切忌行切取活检,否则,可迅即出现卫星结节及转移。对较晚期或估计切除难以根治者,可予高剂量 α-2β 干扰素治疗。

四、脂　肪　瘤

脂肪瘤(lipoma)为最常见的体表良性肿瘤,来源于脂肪组织,由成熟的脂肪细胞堆积而成。好发于四肢、躯干。常表现为局限性肿块,呈分叶状,边界清楚,质软,无压痛。多为单发,生长缓慢。多发者瘤体常较小,直径约 1~2cm,多呈对称性、有家族史,可伴疼痛(称痛性脂肪瘤或多发性脂肪瘤)。常需手术切除。小的脂肪瘤如无症状,可不处理。

五、纤维瘤及瘤样纤维病变

位于皮肤及皮下纤维组织的肿瘤,可单发或多发,瘤体多不大,质硬,生长缓慢。一般有以下几类:

(一)黄色纤维瘤

黄色纤维瘤(fibroxanthoma)位于真皮层及皮下,多见于躯干、上臂近端。常由不明的外伤或瘙痒后小丘疹发展所致。因伴有内出血、含铁血黄素,故可见褐黄色素,呈深咖啡色。肿块质硬,边界不清,呈浸润生长,易误为恶性。直径一般在 1cm 以内,如增大应疑有纤维肉瘤变。手术切除为主要治疗方法。

(二)隆突性皮纤维肉瘤

隆突性皮纤维肉瘤(dermato fibrosarcoma protuberans)来源于真皮层,突出体表,多见于躯干。来源于皮肤真皮层,故表面皮肤光滑,似菲薄的瘢痕疙瘩样隆突于表面。低度恶性,有假包膜。切除后局部极易复发,多次复发可使恶性率增高,并可出现血道转移。治疗应及时手术切除,且要求切除瘤体周围足够的正常皮肤及深部相应筋膜。

(三)带状纤维瘤

带状纤维瘤(bandlike fibroma)位于腹壁,为腹肌外伤后或产后修复性纤维瘤,常夹有增生的横纹肌纤维。虽非真性肿瘤,但无明显包膜,应完整切除。

六、神经纤维瘤

神经纤维瘤包括神经鞘瘤与神经纤维瘤。可发生于神经末梢或神经干的任何部位。单发或多发,体积可以巨大。手术切除是唯一可能根治的方法。

(一)神经鞘瘤

神经鞘瘤(neurinoma)多见于四肢神经干的分布部位。

1. 中央型　源于神经干中央,故其包膜为神经纤维,肿瘤呈梭形。手术切除时易切断神经,故应沿神经纵行方向切开包膜,仔细分离出肿瘤。

2. 边缘型　源于神经边缘,神经索沿肿瘤侧面而行。易手术摘除,较少损伤神经干。

(二)神经纤维瘤

神经纤维瘤(neurofibroma)其内可有脂肪、毛细血管等组织。为多发性,常对称发病。大多无症状,但也可伴明显疼痛。皮肤常伴咖啡样色素沉着,肿块可呈乳房状。本病可伴有智力低下,或原因不明头痛、头晕,可有家族聚集倾向,这种情况称神经纤维瘤病。

另一类神经纤维瘤呈象皮样肿者,好发于头顶或臀部。外观似法兰西帽或狮臀,肿瘤由致

Notes

密的纤维成分组成。其中有丰富血管,可自行破裂出血。手术切除为主,疑恶变者,应作广泛性扩大切除。创面太大时,需植皮修复。

七、血　管　瘤

血管瘤临床十分常见,多发生于皮肤、皮下,其次为内脏。按其结构可分为 3 类,临床表现和预后各不相同。

(一)毛细血管瘤

毛细血管瘤(capillary hemangioma)多见于婴儿,大多数是女性。出生时或生后早期见皮肤有红点或小红斑,逐渐增大、红色加深并且隆起。其病理基础是幼稚的毛细血管变性,代之以纤维及脂肪组织。大多数为错构瘤,一年内可停止生长或消退。如增大速度超过婴儿发育比例,则为真性肿瘤。瘤体境界分明,压之可稍退色,松手后恢复红色。

早期可予手术切除或以激光、液氮冷冻治疗,效果均良好。瘤体增大时,仍可用手术或冷冻治疗,但易留有瘢痕。亦可用^{32}磷敷贴或 X 线照射,使毛细血管栓塞,瘤体萎缩。个别生长范围较广的毛细血管瘤,可试用泼尼松治疗,可能限制其扩展,但用药过程中须防治感染。有试用α_2-干扰素和普萘洛尔抑制内皮细胞异常增殖和血管生成来治疗复杂血管瘤。

(二)海绵状血管瘤

海绵状血管瘤(angiocavernoma)一般由小静脉和脂肪组织构成。常表现为较稳定而缓慢的发展过程。多生长在皮下组织,也可在肌肉内,少数可发生在骨或内脏等部位。皮下海绵状血管瘤可使局部轻微隆起,皮肤正常,或有毛细血管扩张,或呈青紫色。肿块质地柔软而有弹性,边界欠清,具有压缩性,体位试验阳性,内可触及钙化结节、或伴触痛(局部血栓形成)。肌肉海绵状血管瘤常使该肌肉肥大、下垂,多发生于股四头肌,久站或多走时下肢有发胀感。

治疗应及早施行血管瘤切除,以免增长过大,影响功能且增加手术困难。巨大的海绵状血管瘤治疗很困难,不易彻底手术切除,易复发。因此,对于较大或较深的血管瘤,术前须充分估计病变范围,必要时可行术前血管造影、彩超及 MRI 检查。术中注意控制出血和尽量彻底切除血管瘤组织。非手术治疗包括在局部注射血管硬化剂(如5% 鱼肝油酸钠、40% 尿素等)、介入栓塞、动脉插管注射尿素、平阳霉素或放射治疗等。对无症状及外观影响不明显的稳定血管瘤,亦可随访观察。

(三)蔓状血管瘤

蔓状血管瘤(racemosum hemangioma)多见于成年人,好发于头面部及四肢,少数人有外伤史。瘤体由较粗的迂曲血管构成。多由海绵状血管瘤等稳定的血管畸形合并动静脉瘘所致。除了发生在皮下和肌肉,还常侵入骨组织,范围较大者,甚至可超过一个肢体。血管瘤外观常见蜿蜒的血管,有明显的压缩性和膨胀性。有的可听到血管杂音,有的可触到硬结(为血栓和血管周围炎所致)。妊娠期有加速发展的倾向。肿瘤位于下肢者,皮肤可因营养障碍而变薄、着色、甚至破溃出血。累及较多肌群时,可影响运动能力。青少年病人,肿瘤累及骨组织时,肢体可增长、增粗。

治疗较为困难,可采取手术切除或经导管介入栓塞治疗。术前必须做血管造影检查,详细了解血管瘤范围、有无动静脉瘘,作好充分准备,选择治疗方案。慎防发生术中大出血或异位栓塞。

八、囊性肿瘤及囊肿

(一)皮样囊肿

皮样囊肿(dermoid cyst)为囊性畸胎瘤,是由偏离原位的皮肤细胞原基所形成的先天性囊肿。常见于皮下,偶见于黏膜下或体内脏器。好发于幼儿或青春期,生长缓慢。囊肿呈圆球状,

Notes

不易推动,柔软而有波动感,但有时较坚实。浅表者好发于眉梢或颅骨骨缝处,可与颅内交通呈哑铃状。手术摘除为有效治疗方法,若切除不彻底,极易复发,术前应有充分估计和准备。

(二) 皮脂腺囊肿

皮脂腺囊肿(sebaceous cyst)为非真性肿瘤,亦名粉瘤,为皮脂腺排泄受阻所形成的潴留性囊肿。多见于皮脂腺分布密集的头面、背部。有时表面可见皮脂腺开口受阻塞的小黑点。囊内为皮脂与表皮角化物集聚的油脂样豆渣物,易继发感染伴奇臭。应在控制感染后予以手术切除。

(三) 表皮样囊肿

表皮样囊肿(epidermoid cyst)亦称上皮样囊肿。因外伤、手术等致上皮细胞植入皮下生长而成。囊肿壁由表皮所组成,囊内为角化鳞屑。好发于易受外伤或磨损部位,如臀部、肘部,也可见于注射部位。需手术切除治疗。

(四) 腱鞘或滑液囊肿

腱鞘或滑液囊肿(tendinous or synovial cyst)是非真性肿瘤,由浅表滑囊经慢性劳损诱发所致。多见于手腕、足背肌腱或关节附近,光滑、界清、坚硬。治疗可采用突然加压击破,抽出囊液注入醋酸氢化可的松,或行手术切除,但易复发。

(杨连粤)

第十三章 外科感染

感染是病原体入侵人体引起的炎症反应。外科感染(surgical infection)是指需要外科干预治疗的感染,包括与创伤、烧伤以及与手术相关的感染。外科干预是采用解剖上可操控的措施,如引流脓腔、解除梗阻、修补脏器穿孔,去除异物或坏死、缺血、炎症组织等以治疗感染促进康复。

外科感染常在正常皮肤、黏膜屏障受到破坏时发生,感染常为多种病原体所导致。感染的发生与致病微生物的数量与毒力有关。所谓毒力是指病原体入侵宿主,穿透、繁殖和生成毒素或胞外酶的能力。通常情况下机体的上皮、黏膜屏障与免疫功能能够阻挡病原体入侵。皮肤、黏膜上皮的缺损,手术操作、静脉插管的污染等为病菌入侵开放了通道;局部组织缺血、坏死;管腔阻塞使分泌物淤积均有利于病菌的繁殖与入侵。全身抵抗力下降亦是引发感染的条件。

外科感染可以分为非特异性感染与特异性感染。非特异性感染亦称为化脓性感染或一般性感染,常见如疖、痈、急性淋巴结炎、急性阑尾炎等。通常先有急性炎症反应,表现为红、肿、热、痛,继而进展为局限化脓。常见致病菌有金黄色葡萄球菌、大肠埃希菌、铜绿假单胞杆菌、链球菌、变形杆菌等。特异性感染如结核、破伤风、气性坏疽、念珠菌病等,因致病菌不同于一般感染,可引起较为独特的病变。

外科感染按病程长短可分为急性感染、亚急性感染与慢性感染三种。病程在3周之内为急性感染,超过2个月为慢性感染,介于两者之间为亚急性感染。病原体由体表或外环境侵入造成的为外源性感染;病原体经空腔脏器,如肠道、胆道、肺或阑尾侵入体内造成的为内源性感染。感染亦可按发生条件归类,如条件性(机会性)感染、二重感染(菌群交替症)、医院内感染等。条件性感染常在机体抵抗力显著下降时发生。

感染实质上是微生物入侵引起的炎症反应。众多的宿主防御机制参与炎症过程,以使入侵病原微生物局限化或被清除。当局部炎症失去控制可导致炎症扩散,引发全身性炎症反应综合征乃至脓毒症。

第一节 炎症反应与全身性外科感染

一、全身炎症反应综合征

全身炎症反应综合征(systemic inflammatory response syndrome,SIRS)实质上是各种严重侵袭造成体内炎症介质大量释放而引起的全身效应。临床上出现下述所列两项或两项以上表现时,即为SIRS:①体温>38℃或<36℃;②心率>90次/分钟;③呼吸>20次/分钟或$PaCO_2$<32mmHg;④白细胞计数>$12×10^9$/L或<$4×10^9$/L,或未成熟粒细胞>10%。

能够激活大量炎症细胞的各种因素都可以引起SIRS,可分为感染与非感染因素。非感染因素如严重创伤、烧伤、胰腺炎、休克、缺血再灌注损伤等病变造成的自身组织损伤及细胞释放的内源性危险信号(损伤相关分子模式)均可激活炎症细胞。感染是引发SIRS的常见原因,SIRS的发生与病菌入侵、毒素产生以及免疫系统的激活有密切关系。

（一）病理生理

1. **局限性炎症反应**　当机体的皮肤黏膜屏障因创伤、手术操作、新生物、炎症或是缺血等因素受到损坏，细菌入侵人体。微生物入侵与增殖，导致炎症反应的局部激活，病菌增殖产生多种酶与毒素，可以激活补体、激肽系统以及巨噬细胞和血小板等，导致炎症介质生成，引起血管通透性增加及血管扩张，使得病变区域血流增加，引发效应症状如红、肿、热、痛等。炎症反应产生的趋化因子吸引吞噬细胞进入感染部位，白细胞与血管内皮细胞经黏附分子结合而附壁移行，促使吞噬细胞进入感染区域以清除感染病原菌。中性粒细胞主要发挥吞噬作用，单核细胞、巨噬细胞通过释放促炎细胞因子协助炎症及吞噬过程。局部炎症反应的作用可使入侵的病原微生物局限化并利于最终被清除。

2. **全身性炎症反应**　许多病原微生物表面存在的结构恒定、进化保守的分子结构，如革兰氏阴性菌表面的脂多糖、革兰氏阳性菌表面的肽聚糖等，即所谓的病原体相关分子模式可与免疫细胞表面的 Toll 样受体（TLRs）结合，由此启动细胞内信号传导并激活细胞质内核因子进入细胞核，与核转录因子相结合。首先启动肿瘤坏死因子（TNF）的转录、合成与分泌，并进而刺激白细胞介素 IL-2、IL-3、IL-6 和 IL-12 等的表达与分泌，引起炎性因子的瀑布样分泌。细胞因子可诱导炎症发生，促进抗原提呈，促进 T 辅助细胞（Th）发生 Th1 或 Th2 的格局变化。

防御细胞产生体液因子，体液因子被激活又可以刺激免疫细胞，这种相互关系的维持对正常的宿主防御十分重要。一旦调控机制失控，宿主对入侵细菌反应过度，导致细胞因子以及炎症介质过量生成与扩散，超出了局部作用范围，原本的防御机制反造成对于机体自身的损害，导致出现 SIRS 或多器官功能不全的情况。

促炎细胞因子通过上调血管内皮细胞黏附分子激活内皮细胞，通过诱导中性粒细胞、单核、巨噬细胞和血小板与内皮细胞结合而损伤内皮细胞。中性粒细胞释放溶酶体酶，生成氧自由基杀死细菌及分解坏死组织，但也引起微血管内皮及血管周围部位的损伤。效应细胞释放前列腺素和白三烯等介质，损伤内皮细胞，导致凝血系统的激活，局部血栓形成与纤维蛋白原沉积，是急性炎症反应的促进因素。炎症反应引发的促凝状态，增加了远处栓子形成的机会。最终可以导致微循环障碍及组织破坏。SIRS 介导的组织损害是多器官功能不全综合征（MODS）发生发展的重要机制。

3. **炎症反应的调控与失控**　炎症受到机体抗炎机制的控制。炎症细胞活化后又迅速失活，提示在细胞水平上有负反馈自我调节作用，血中可溶性 TNF 受体（TNF-sR）与 TNF 结合可以阻断 TNF 的作用。CD_4^+T 细胞在细胞因子作用可分化为 1 型和 2 型 T 辅助细胞（Th1，Th2）。Th1 主要分泌促炎因子激活免疫系统，导致更多细胞因子的释放，但也可引起自身组织的损害。Th2 分泌抗炎因子 IL-4、IL-5、IL-9 和 IL-10 等，具有灭活被激活的巨噬细胞等作用。血浆中 IL-1 受体拮抗物（IL-1Ra）水平增高也参与抗炎作用。

促炎效应与抗炎效应两者之间可以发挥协调、抑制或是相互拮抗的作用。促炎反应占主导时表现为 SIRS，抗炎反应占主导时表现为免疫抑制，即所谓代偿性抗炎症反应综合征（compensatory anti-inflammatory response syndrome，CARS）。CARS 的作用在于限制炎症，保护机体免受炎症的损害，但导致免疫功能低下，机体易于感染。脓毒症后期常有明显的免疫抑制，部分原因可能与抗炎因子分泌过度和重要免疫细胞、上皮细胞及内皮细胞的凋亡有关。

（二）SIRS 的防治

针对 SIRS 的发病机制，应注意采取适当的防治措施：①减轻各种临床侵袭对机体的打击，缓解应激反应；②控制感染，减少细菌、毒素及坏死组织激发炎症反应的作用；③针对炎症介质与内源性炎性连锁反应的免疫调理很受关注，如应用各种细胞因子拮抗剂、单克隆抗体、抗内毒素抗体、血栓素酶抑制剂、氧自由基清除剂等；④血液透析清除血液中过量炎症介质也用于重症脓毒症的治疗。

Notes

二、脓　毒　症

感染合并有全身炎症反应的表现,如体温、呼吸、循环改变时称脓毒症(sepsis)。当脓毒症合并有器官灌注不足的表现,如乳酸酸中毒、少尿、急性神志改变等,称为重症脓毒症(severe sepsis)。临床上将细菌侵入血液循环,血培养阳性,称为菌血症(bacteremia),不再使用败血症这一概念。

(一)病因

通常发生在严重创伤后的感染以及各种化脓性感染,如大面积烧伤、开放性骨折、痈、弥漫性腹膜炎、胆道或尿路感染等。感染病灶的局限化不完全,使毒力强的病菌与毒素不断侵入血液循环,局部与全身感染引发大量炎症介质生成与释放,激发全身性炎症反应而引起脓毒症。

导致脓毒症的常见致病菌种类繁多:革兰氏阳性菌有金黄色葡萄球菌、化脓性链球菌、表皮葡萄球菌,肠球菌(粪链球菌、屎肠球菌)等;革兰氏阴性菌有大肠埃希菌、铜绿假单胞杆菌、肠杆菌、变形杆菌、克雷伯菌等;常见的厌氧菌有脆弱杆菌、梭状杆菌、厌氧葡萄球菌和厌氧链球菌等;真菌有念珠菌、曲霉菌、毛霉菌等。各种细菌均可产生或含有毒性物质,可激活宿主免疫细胞释放炎症介质。革兰氏阴性菌主要产生脂多糖(LPS)内毒素,革兰氏阳性菌的肽聚糖、磷壁酸等。其他如真菌的甘露聚糖等多种病菌胞壁产物与抗原,均可激发炎症反应与SIRS。

炎症介质大量生成造成广泛的内皮炎症改变、凝血及纤溶系统、血管张力调节的改变以及心脏抑制,导致微循环障碍及组织低灌注,对微血管内皮及血管周围组织造成损伤。除了毒素与炎症介质对终末器官的直接损伤外,炎症介质诱导的血管损伤导致全身或局部血流异常同样可引起器官功能障碍。

(二)临床表现

包括原发感染病灶、全身炎症反应以及器官灌注不足三个方面。如原发病为腹膜炎,病人有腹痛、腹胀、呕吐等表现;化脓性胆管炎表现为腹痛、黄疸、高热;尿路感染病人有腰痛、尿频等。脓毒症病人多数可发现感染病灶。

全身炎症反应的表现:发热最为常见,可伴寒战。热型以弛张热、间歇热多见,体温可高达40℃以上,或是不规则热、稽留热。小部分病人,特别是老年、衰弱病人中可出现体温不升(<36.5℃)。心率增速及呼吸加快,在老年病人中呼吸加快伴轻度呼吸性碱中毒以及神志改变,可以是脓毒症早期唯一征象。

重症脓毒症影响呼吸、循环、消化、凝血与神经系统,可导致一个或多个器官功能不全。出现血乳酸水平升高、少尿、血肌酐升高;呼吸急促、血氧分压下降;神志改变,如淡漠、烦躁、谵妄、昏迷;以及血小板减少、凝血功能障碍;高胆红素血症等表现。SIRS的发展可以导致脓毒性休克、多器官功能衰竭,甚至死亡。

脓毒症病人常有肝脾轻度肿大、皮疹,病程长者可有转移性脓肿或多发脓肿。脓毒症皮疹以瘀点为多,金黄色葡萄球菌感染有皮疹者占20%,以疱疹多见;猩红热样皮疹可见于溶血性链球菌或金黄色葡萄球菌感染。转移性病灶多见于金黄色葡萄球菌及厌氧菌所致脓毒症,主要是皮下脓肿、肺脓肿、肝脓肿,骨髓炎在儿童中较为多见。

不同致病菌引起的脓毒症临床表现各有特点。

革兰氏阳性球菌脓毒症多见于严重的痈、蜂窝织炎、骨关节化脓性感染。多数为金黄色葡萄球菌所致,发热呈稽留热或弛张热,寒战少见。金葡菌感染常有皮疹及转移性脓肿。休克出现晚,以高血流动力学类型的暖休克为多见。由于耐药性菌株的出现,金黄色葡萄球菌感染常年不减。肠球菌是人体肠道中的常驻菌,可以引发医院内感染与细菌血症,通常在免疫力低下与慢性病病人中可见,有的肠球菌脓毒症不易找到原发灶,耐药性较强,病原菌可能来自肠道。表皮葡萄球菌由于易黏附在医用人工制品如静脉导管与气管等处,细菌包埋于黏质中,可逃避

Notes

机体的防御与抗生素的作用。

革兰氏阴性杆菌引起的脓毒症发病率已明显高于革兰氏阳性球菌,腹膜炎、腹腔感染、胆道、尿路、肠道和大面积烧伤感染等,致病菌以大肠埃希菌、铜绿假单胞杆菌、肠杆菌、变形杆菌、克雷伯菌等多见。一般以突发寒战起病,发热呈间歇热,可有体温不升。休克出现早,持续时间长,表现为四肢厥冷、发绀、少尿或无尿,发生感染性休克者较多,外周血管阻力显著增加的冷休克多见。多无转移性脓肿。

厌氧菌脓毒症的致病菌以脆弱杆菌为主,其他如厌氧葡萄球菌、厌氧链球菌等,常与需氧菌掺杂形成混合感染,多见于腹腔脓肿、阑尾脓肿、盆腔、会阴部严重感染;脓胸、口腔颌面部坏死性感染多含有厌氧菌。常有发热、寒战、出汗等表现,可出现黄疸及高胆红素血症,引起休克;感染病灶组织坏死较明显,有特殊腐臭味;可引起血栓性静脉炎及转移性脓肿。

念珠菌所致的脓毒症常在基础病重,免疫功能明显下降,治疗原有细菌感染基础上发生的二重感染。表现为神志淡漠、昏睡、休克或骤起寒战、高热等。怀疑全身真菌性感染时,应做尿、粪、痰、血真菌检查。长期留置静脉导管相关的真菌播散性感染,可出现结膜瘀斑、视网膜灶性絮样斑等栓塞表现,具有诊断意义。

(三) 诊断

脓毒症是指在感染基础上引起的全身炎症反应。病程演变与严重程度与宿主对感染的反应情况密切相关。脓毒症可出现组织低灌注、器官功能不全甚至休克,称之为重症脓毒症以及感染性休克。脓毒症与相关情况的诊断依据见表13-1。

表 13-1 脓毒症与相关情况的诊断依据

疾病	诊 断 依 据
菌血症	血培养阳性
脓毒症	临床有感染的证据 同时有全身炎症反应综合征的表现
重症脓毒症	脓毒症合并器官功能不全的任一表现: 　动脉低氧血症 　血乳酸水平超过正常上限 　急性少尿(尿量<25ml/h)、肌酐增高 　凝血机制异常、血小板减少 　高胆红素血症 　肠麻痹 　精神、神志状况改变
感染性休克	脓毒症合并血流动力学改变: 　低血压(收缩压<90mmHg,或下降>40mmHg) 　早期心脏指数>3.5L/(min·m²) 　早期混合静脉血氧饱和度>70%

实验室检查可发现白细胞计数增加,中性粒细胞比例增高,核左移、幼稚型细胞增多,出现毒性颗粒。抵抗力弱者,白细胞计数亦可降低。脓毒症病人可有血小板减少,高胆红素血症、血肌酐升高;动脉血氧分压下降、血乳酸水平升高等改变。

降钙素原(PCT)在由细菌感染引起的脓毒症时血中水平异常升高。PCT 是体内的免疫细胞、内分泌细胞受内毒素等刺激而生成,可随感染进展或控制血浓度维持高水平或逐渐下降。健康人、局限性感染、病毒感染或非感染性炎症时血 PCT 不高。因此降钙素原检测作为判断细菌感染引起脓毒症有一定特异性和灵敏度。C-反应蛋白(CRP)在全身炎症反应时血水平升高。血 CRP、降钙素原超过正常值 2 个标准差,对于判断 SIRS 有参考价值。

Notes

病原菌检查对确诊与治疗关系重大。血培养应在使用抗生素前,有寒战、高热时采血送检,采血量最好为 5~10ml。以脓液、穿刺液、瘀点标本做涂片行革兰染色或培养,可初步判断或检出病原菌,供临床参考。

（四）治疗

1. **早期复苏**　明确有低血压或血乳酸升高的重症脓毒症病人,应立即开始复苏,采用晶体、胶体液行容量扩充治疗。容量治疗目标是中心静脉压达 8~12mmHg,每小时尿量达 0.5ml/(kg·h)以上。必要时给予去甲肾上腺素、多巴胺等静脉滴注,并置动脉测压管,维持平均动脉压在 65mmHg 以上,混合静脉血氧饱和度超过 65%。感染性休克对扩容与血管活性药物治疗不起反应者,可给予低剂量氢化可的松(≤300mg/d)静脉滴注。

2. **抗菌药物应用**　尽早静脉给与抗菌药物,在用药前行病原菌相应培养。通常选用广谱抗生素或联合用药,剂量要足,抗生素应能穿透到感染源部位。每日评估治疗效果并根据病情演变,细菌培养及药敏结果调整治疗方案。脓毒症有效的抗感染治疗,通常维持 7~10 天。在体温下降、白细胞计数正常、病情好转、局部病灶控制后停药。

3. **采取"源头控制"措施**　在初期复苏后,尽早确定感染部位,并采取相应的感染源头控制措施。静脉导管感染引起的脓毒症,可拔除导管。腹内脓肿应及时引流,继发性急性腹膜炎、化脓性胆管炎应及时手术。以消化道穿孔引起的腹膜炎为例,未采取外科干预措施,死亡率达 40% 以上,而有效的感染源控制与抗生素治疗相结合,死亡率低于 5%。可见感染源控制措施对于改善外科脓毒症病人预后的重要性。

4. **其他辅助治疗**　血红蛋白低于 70g/L,给予输血。吸氧或保护性小潮气量(6ml/kg 体重)肺辅助通气,有助维持氧供与组织灌流,改善呼吸功能、减少脏器功能障碍的发生、发展。静脉给予胰岛素控制重症脓毒症时的高血糖症;给予质子泵抑制剂预防应激溃疡。活化蛋白 C 在国外已用于治疗有脏器功能不全的重症脓毒症。

5. **预后**　老龄病人中脓毒症的发病率高,虽近年脓毒症治疗有明显的改善,但重症脓毒症的死亡率仍达 30% 左右。

第二节　外科真菌感染

外科危重病人中真菌感染(fungal infection)的发生率日趋增加,许多统计显示,在院内获得性感染致病菌中真菌已排在第四或第五位。外科疾病一旦并发侵袭性或播散性真菌感染,预后常很凶险,应引起足够的重视。

（一）病因与发病机制

真菌可分为病原性真菌和条件致病菌。前者本身具致病性,可在防御体系完整的个体中致病;后者则在机体抵抗力下降或是在菌群失调等情况下致病,属条件感染(opportunistic infection)。外科真菌感染以念珠菌发生率最高,其他如曲霉菌、毛霉菌、隐球菌等也可引起感染。

念珠菌是人体正常共生菌群,消化道带菌率为 50%。免疫力正常人体足以阻止真菌侵入。当某些条件改变,如长期或联合使用抗生素,消化道中念珠菌及其他菌群的平衡失调,念珠菌大量繁殖,由酵母相转为菌丝相。机体免疫力下降,黏膜屏障破坏,真菌可发生易位或入侵组织,引起消化、呼吸、泌尿等系统感染,甚至是播散性念珠菌病(disseminated candidiasis)。危险因素包括:应用广谱抗生素造成人体常驻菌群的变化,增加念珠菌致病机会;病人接受肾上腺皮质激素、免疫抑制剂治疗;存在营养不良、恶性肿瘤、白血病、淋巴瘤、中性粒细胞减少症、糖尿病、艾滋病;接受放疗、化疗;接受骨髓或脏器移植;烧伤、多器官功能不全;长时间留置中心静脉导管以及全肠外营养等情况。条件致病菌可以引起菌血症、腹内感染、尿路感染以及导管相关真菌感染。

真菌感染可分浅部与深部感染两类,前者侵犯皮肤角蛋白组织,后者累及皮肤、皮下组织乃至深部组织与器官,亦称侵袭性真菌感染(invasive fungal infection)。真菌侵入机体后产生炎症反应,早期病变多为化脓性改变,而晚期多为肉芽肿性改变。外科所见以深部真菌感染为主,是危及重危病人生命的严重并发症。

（二）临床表现

深部真菌感染多继发于细菌感染之后,或与细菌感染混合存在,临床表现有时不易区分。但念珠菌为主的感染总体病情不如细菌感染急剧,病程较迁延,对常规抗生素治疗不起反应。

念珠菌可引起消化道、呼吸道、泌尿系统感染。侵袭消化道时口腔、食管黏膜有灰白假膜附着的菌斑,形成溃疡甚至坏死,可出现食欲减退、进食不适或胸骨后疼痛。肠道感染可出现腹泻、腹胀、黑便以及假膜性肠炎。泌尿道念珠菌感染在长时间留置导尿管或是膀胱排空不全时较易出现,也可因逆行感染或血源播散所致。累及膀胱时有尿频、尿急、排尿困难甚至血尿、脓尿。累及肾脏、输尿管则有发热、腰痛及尿液混浊,尿液镜检可见假菌丝和芽孢。呼吸道念珠菌感染有咳嗽、黏液胶样痰,可带血丝。镜检支气管黏膜可见菌斑,X线检查显示支气管周围致密阴影,儿童可有持续性高热。

系统性真菌感染缺乏特征性临床表现,某些临床表现应考虑与系统性真菌感染有关:广谱抗生素治疗无效的高热;意识状态改变或精神异常,如从过度兴奋转为淡漠、昏迷等;突发的视物模糊甚至失明,可以是真菌性眼内炎所致。不明原因的出血,如胆道、气管、胃、泌尿道出血,出血部位常留有导管或其他人工装置,在排出由菌丝及坏死组织形成的假膜后,出血可自停,常反复发生。

血源播散性念珠菌病常为继发感染,病人在使用广谱抗生素后仍持续高热,并有肌痛、关节痛、眼内炎、心内膜炎、骨髓炎等表现,有心动过速、呼吸困难,皮肤红斑、丘疹、结节等。血培养及组织学真菌检查常有阳性发现。烧伤病人中血源性念珠菌病发生率在2%～14%。

坏死性胰腺炎、腹腔脓肿、消化道瘘病人的引流液或脓液中常可检出念珠菌,可以是污染所致。如果病人有多根腹腔引流管或腹膜腔与外界有广泛交通,反复发作的腹内感染与脓毒症,均属念珠菌腹内感染的高危病人。病灶及引流液反复培养出同一念珠菌,常规抗生素治疗无效,应按真菌感染治疗。

曲霉菌、毛霉菌感染不多见,此类真菌广泛分布空气之中,可经呼吸道进入人体。曲霉菌在免疫功能低下病人中,多侵袭肺部形成肺曲霉瘤,常有发热、咳嗽、咯血,CT上可见肺结节样病灶。毛霉菌嗜坏死组织,感染易侵蚀血管形成栓塞,造成受累区组织坏死,在糖尿病、接受化疗的肿瘤病人、器官移植病人中易发病。烧伤病人创面曲霉、毛霉菌感染者,创面先出现霉斑,继而出现凹陷坏死,并向深部快速发展。创面毛霉菌大量繁殖可使病情恶化而致命。

（三）实验室检查与诊断

对疑似病人可根据感染累及部位采集不同标本检查,如咽拭子、刮取物、痰、尿、粪、血以及活检组织等。标本加上10%氢氧化钾后直接镜检,镜下可见真、假菌丝与芽孢,有大量假菌丝存在,说明念珠菌处于致病状态。

组织活检对深部真菌病的确诊有重要意义。系统性念珠菌病组织中可见散在灶性脓肿,内含大量中性粒细胞、假菌丝及芽孢。血源播散性真菌感染,可见到多部位播散性感染或栓塞、梗死。真菌在组织中存在的形式有孢子、菌丝、真菌颗粒、孢子囊等,是病理确诊的重要依据。同时存在真假菌丝与芽孢可诊断为念珠菌感染,而菌种类属的区分,则依据培养的结果。

（四）治疗

外科真菌感染是可以预防的。重视抗生素的合理使用,对基础疾病重、免疫功能低下者,广谱抗生素使用一周以上或长期使用免疫抑制剂者,可考虑预防性使用抗真菌药。

Notes

针对病因的处理。因抗生素应用引起的菌群失调,需停用或调整抗生素;导管相关感染,应拔除导管;使用免疫抑制剂或皮质激素者,应减量或停用。

抗真菌药物对真菌感染的控制起重要作用。两性霉素 B 对侵袭性真菌感染有效,该药有肝、肾毒性作用,可从小剂量开始,缓慢滴注,避免强烈反应。两性霉素 B 与氟胞嘧啶合用有协同作用,适用于病情严重者。氟康唑抗真菌谱较广,半衰期长,毒副作用较轻,口服或静脉给药,用量为首日 400mg,随后每日 200～400mg,根据临床治疗效果逐步减量至停药。制霉菌素适用于消化道念珠菌病,由于肠道不吸收,该药对深部真菌感染无效。

曲霉菌感染多侵犯肺部,可给予两性霉素 B 或伊曲康唑;创面曲霉菌、毛霉菌感染,应全身应用氟康唑或两性霉素 B。此外,清除坏死组织,控制诱因如糖尿病等,并加强全身支持治疗有助于控制感染。

第三节　有芽胞厌氧菌感染

一、破　伤　风

破伤风(tetanus)是破伤风杆菌经由皮肤或黏膜伤口侵入人体,在缺氧环境下生长繁殖,产生毒素而引起阵发性肌肉痉挛的一种特异性感染。

(一)病因与发病机制

破伤风杆菌是革兰氏阳性厌氧性梭状芽胞杆菌,芽胞位于菌体一侧呈杵状,广泛存在于土壤及粪便中。菌体易杀灭,芽胞具有特殊的抵抗力,须经煮沸 30 分钟、高压蒸气 10 分钟或浸泡苯酚 10～12 小时方可杀灭。破伤风感染都发生在伤后,破伤风杆菌的滋生、繁殖需要无氧环境。创伤组织缺血坏死,合并其他细菌感染使得组织氧化还原电位显著降低时,为破伤风杆菌的滋生提供了有利条件。污染严重伤口、组织撕碎血运差的伤口、引流不畅合并有需氧化脓菌感染的伤口,均为易感染伤口。破伤风也见于新生儿脐端处理消毒不严和产后感染。少数破伤风可在无明显伤口存在的情况下发生,称为隐源性破伤风。

破伤风杆菌仅停留在伤口局部繁殖,生成痉挛毒素及溶血毒素。痉挛毒素是由轻链、重链构成的一种蛋白,重链能与神经节苷脂结合,轻链则有毒性。在伤口局部生成的痉挛毒素吸收后经由运动神经干或经由淋巴系统和血液循环,到达脊髓前角灰质或脑干的运动神经核,与突触结合,抑制神经递质释放。通过抑制中枢神经对运动神经元的控制,强化运动神经元对传入刺激的反射,引起全身横纹肌强直性收缩与阵发性痉挛。由于交感神经受到毒素的影响,引起心动过速、血压波动、大汗淋漓以及心律不齐、外周血管收缩等症状。溶血毒素可引起心肌损害与局部组织坏死。

(二)临床表现

潜伏期通常为 1 周,也可短至 1～2 日或长达数月、数年。约 90% 的病人在受伤后 2 周内发病,偶见病人在摘除体内存留多年的弹头等异物后出现破伤风症状。

起病初可有头晕、乏力,烦躁、出汗,反射亢进,咬肌酸痛、张口不便等前驱症状,新生儿则表现为吸吮困难等。这些症状缺乏特异性,一般持续 1～2 日,随之出现肌肉持续收缩的典型表现。由咀嚼肌依次累及面肌、颈项肌、背腹肌、四肢肌群、膈肌与肋间肌群。开始时病人觉咀嚼不便,出现痛性强直,甚至牙关紧闭。蹙眉与口角缩向外下方,形成"苦笑"面容。颈项强直,头向后仰。由于背部肌群力量较强,躯干部肌肉收缩,使得腰部前凸、头足后屈形如背弓,称之为"角弓反张"。四肢肌收缩痉挛,出现弯肘、屈膝、半握拳等不同姿态的肢体扭曲。在肌肉强直的基础上,轻微的刺激,如声、光、触碰,或是咳嗽、吞咽等均可诱发强烈的阵发性痉挛。发作时病人呼吸急促、面色发绀、手足抽搐、头频频后仰、全身大汗。发作持续数秒或数分钟不等,间歇期

Notes

长短不一。在痉挛、抽搐状况下,病人神志仍保持清醒。肌肉痉挛使病人疼痛剧烈,即使在发作间期,肌肉仍不能完全松弛。破伤风病人的痉挛大多为全身型发作,少数表现为局限型发作,以受伤部位或邻近肌肉持续性强直痉挛为主,可持续数周后消退。发病期间病人一般无明显发热。

病程通常在3~4周左右,重症在6周以上。自第2周起痉挛发作频率下降,症状逐渐减轻。但在痊愈后的一段时间内,某些肌群仍有肌紧张与反射亢进现象。

破伤风最常见的并发症是呼吸系统病变。喉头痉挛、持续的呼吸肌与膈肌痉挛可导致窒息。呼吸道分泌物淤积、误吸可导致肺炎、肺不张。强烈的肌肉痉挛可引起肌肉撕裂、骨折、关节脱位、舌咬伤等。缺氧、中毒可导致心动过速,时间过长可出现心力衰竭,甚至心搏骤停。

(三)诊断与鉴别诊断

依据受伤史、典型的临床表现以及无破伤风预防免疫注射史,破伤风一般均可及时作出诊断。临床上尚无直接测定破伤风毒素的方法,采用被动血凝分析可测定血清中破伤风抗毒素抗体水平,抗毒素滴定度超过0.01A/ml者可排除破伤风。伤口检出革兰氏阳性杆菌与否,不能确定或排除破伤风的诊断。

破伤风需与下列疾病相鉴别:①狂犬病:有犬、猫咬伤史,以吞咽肌痉挛为主。病人闻水声或看见水,即出现咽肌痉挛,饮水无法下咽,大量流涎,牙关紧闭者很少见;②脑膜炎:有颈项强直、甚至"角弓反张"等症状,但无阵发性肌肉痉挛。有发热、头痛、神志改变、喷射样呕吐,白细胞计数增高、脑脊液检查压力增高;③士的宁中毒:由马钱子中提取的一种生物碱,有中枢神经兴奋作用,用药过量中毒症状与破伤风相似,但抽搐间歇期肌肉松弛;④其他:如颞颌关节炎、癔病、子痫、低钙性抽搐等。

(四)预防

破伤风是可以预防的,措施包括正确处理伤口,注射破伤风类毒素主动免疫,以及在伤后采用被动免疫预防发病。

1. 主动免疫 注射破伤风类毒素抗原,使人体产生抗体以达到免疫目的。采用类毒素基础免疫通常需注射3次。首次皮下注射0.5ml,间隔4~6周再注射0.5ml,第2针后6~12个月再注射0.5ml,此3次注射称为基础注射。以后每隔5~7年皮下注射类毒素0.5ml,作为强化注射。免疫力在首次注射后10日内产生,30日后能达到有效保护的抗体浓度。接受全程主动免疫者,伤后仅需肌内注射0.5ml类毒素,即可在3~7日内形成有效的免疫抗体,不需注射破伤风抗毒素。小儿中通常实施百日咳、白喉、破伤风三联疫苗的免疫注射。

2. 被动免疫 适用于未接受或未完成全程主动免疫注射,而伤口为咬伤或污染、清创不当以及严重的开放性损伤病人。破伤风抗毒血清(TAT)是常用的被动免疫制剂。剂量是1500IU肌注,伤口污染重或受伤超过12小时者,剂量加倍,有效作用维持10日左右。TAT是血清制品,注射前必需作过敏试验,皮内试验过敏者,可采用脱敏注射法。将1ml抗毒素分成0.1、0.2、0.3、0.4ml以生理盐水分别稀释至1ml,剂量自小到大按序分次肌内注射,每次间隔半小时,直至全量注完。每次注射后注意观察,如有面色苍白、皮疹、皮肤瘙痒、打喷嚏、关节疼痛、血压下降者,立即停止注射,并皮下注射肾上腺素1mg或麻黄碱50mg(成人剂量)。

人体破伤风免疫球蛋白(TIG)是人体血浆免疫球蛋白中提纯或用基因重组技术制备,一次注射后在人体内可存留4~5周,免疫效能10倍于TAT。预防剂量为250~500IU,肌内注射。

(五)治疗

破伤风是极为严重的疾病,一经确诊,应送入监护病房。采取积极的综合措施,包括清创消除毒素来源,给予免疫制剂中和游离毒素,控制与解除痉挛、确保呼吸道通畅,防治并发症等。

1. 伤口处理 伤口已愈,则不需清创。有伤口者需在控制痉挛的情况下,彻底清创,清除坏死组织及异物,用3%过氧化氢液冲洗,敞开伤口以利引流。

2. **中和游离毒素** 尽早使用 TIG 或 TAT,可缩短病程、缓解病情。因为破伤风毒素一旦与神经组织结合,则抗毒血清已无中和作用。首选 TIG,剂量为 3000 ~ 10 000IU,只需一次肌内注射。如用 TAT 一般以 2 万 ~ 5 万 IU 加入 5% 葡萄糖 500 ~ 1000ml 中,静脉缓慢滴注,不需连续应用。新生儿可以 TAT 2 万 IU 静脉滴注,也可作脐部周围注射。

3. **抗生素治疗** 甲硝唑、青霉素对破伤风杆菌最为有效,甲硝唑口服,或 1g 静脉滴注,每日 2 次,疗程 5 ~ 7 天。青霉素钠剂量是 120 万 U,每 6 ~ 8 小时 1 次,肌注或静脉滴注。甲硝唑、青霉素可同时合用。

4. **控制与解除痉挛** 破伤风病人若能有效控制痉挛发作,可明显减少并发症而获治愈。适量使用镇痛药,解除因持续肌肉收缩导致的剧痛。使用镇静剂可减少抽搐发作频度与严重程度。可以地西泮静脉注射或苯巴比妥钠肌内注射;也可以 10% 水合氯醛口服或灌肠。病情较重,可用冬眠 1 号合剂(含氯丙嗪、异丙嗪各 50mg,哌替啶 100mg)加入葡萄糖液中静脉缓慢滴注,但低血容量时忌用。肌肉松弛剂解痉效果显著,抽搐严重者可静脉注射硫喷妥钠,但必须在具备气管插管及控制呼吸的条件下使用。

5. **保持呼吸道通畅** 病情严重的破伤风病人应予气管插管或行气管切开术,清除呼吸道分泌物,吸氧、施行辅助呼吸、维持良好的通气。气管切开后,应注意清洁导管,呼吸道湿化和定期滴入抗生素。

6. **支持治疗** 阵发性痉挛与抽搐造成机体严重耗损及水电解质紊乱,维持营养困难。重症者可行肠外营养,轻症病人可在发作间歇进食,或经鼻胃管行管饲,给予高热量、高蛋白饮食及大量维生素。记录 24 小时出入液量,注意维持水电解质平衡。

7. **加强护理** 病人应置于单人病室,保持安静,避免声光刺激,重症者需监测生命指征。注意口腔护理、防止舌咬伤。防止褥疮、坠床等。有尿潴留时应予导尿。实施床旁隔离,换药用具、用过敷料应严格消毒或焚毁。

破伤风的发病并不能确保对破伤风的免疫耐受,原因是痉挛毒素生成量极小,不足以刺激形成足量抗体,在确诊破伤风 1 月后,应给予 0.5ml 破伤风类毒素,并完成基础免疫注射。

(六)预后

破伤风病人的转归与支持治疗的质量有关。局限型破伤风的预后较全身型好。不同年龄组以老年病人与婴儿死亡率高;在 50 岁以下组,潜伏期愈短,死亡率越高。需通气支持病人死亡率高于无需通气支持的破伤风病人。死亡原因多半与呼吸道有关,如喉痉挛时处置不当等,严重的心律失常及心脏停搏也是致死原因。

二、气 性 坏 疽

气性坏疽(gas gangrene)亦称梭状芽胞杆菌性肌坏死(clostridial myonecrosis),是由梭状芽胞杆菌引起的特异性感染,致病菌产生的外毒素可引起严重毒血症及肌肉组织的广泛坏死。

(一)病因与发病机制

梭状芽胞杆菌是革兰氏阳性厌氧菌,有数种此类细菌可在人类中引起多种病变。导致气性坏疽的以产气荚膜杆菌为主,其他如水肿杆菌、败血杆菌等均可介入。发病过程中可有其他需氧或厌氧菌参与,形成混合感染。梭状杆菌是腐物寄生菌。普遍存在于泥土、粪便或肠道中的产气荚膜杆菌容易污染伤口,但不一定致病。在有局部血供障碍、组织肌肉损伤广泛、异物存在,或是因耗氧微生物作用使组织氧化还原电位下降,造就梭状杆菌繁殖的良好条件,细菌增殖并可分泌多种毒素与酶。气性坏疽多见于战伤、严重损伤以及结直肠手术病人,临床有因结肠癌穿孔而致气性坏疽的报告。

产气荚膜杆菌分泌的 α-毒素能分解卵磷脂,溶血毒素能破坏红细胞。某些菌株分泌胶原酶、透明质酸酶、蛋白酶、纤溶酶等,对糖、蛋白、胶原起降解作用,产生不溶性气体,弥散在组织

Notes

间,引起局部水肿、气肿,压迫血管、神经,导致病变部位剧痛。毒素激活中性粒细胞,释出氧自由基、水解酶,破坏血管壁完整性,造成局部血液循环障碍、组织缺血坏死。而组织氧含量的下降,更有利厌氧菌繁殖与毒素的生成,结果引起肌肉组织广泛坏死、腐化,病变更趋恶化。大量毒素进入循环,引起严重的毒血症状。毒素对心血管系统的影响以及细胞外液的丢失,可引起休克、肾功能不全等。

(二)临床表现

潜伏期 1~4 天,常在伤后 3 日发病,亦可短至 6~8 小时。早期出现的局部症状有患肢沉重感,伤口剧痛、呈胀裂感。止痛剂常难缓解疼痛。伤口有棕色、稀薄、浆液样渗出液,可有腐臭味,伤口周围肿胀、皮肤苍白、紧张发亮。随病变进展,局部肿胀加剧,静脉淤滞使得肤色转为暗红、紫黑,出现大理石样斑纹或含有暗红液体的水疱。皮肤改变的范围常较肌肉侵及的范围为小。轻触伤口周围可有捻发音,压迫时有气体与渗液同时从伤口溢出。伤口暴露的肌肉失去弹性与收缩力,切割时不出血;肌纤维肿胀,脆弱软化,色泽转为砖红、紫黑色。由于血管血栓形成及淋巴回流障碍,有时整个肢体水肿、变色、厥冷直至坏死。

病人神志清醒,可有淡漠、不安甚至恐惧感。可有恶心、呕吐等。体温可突然升高,达 40℃,但下降很快。心率增速、呼吸急促,常有进行性贫血,随着病情进展,全身症状迅速恶化。晚期有严重中毒症状,可出现溶血性黄疸、外周循环衰竭、多器官功能衰竭。

(三)诊断与鉴别诊断

早期诊断,及时治疗对挽救生命、保存伤肢有重要意义。如外伤或手术后,伤口、伤肢剧烈疼痛;检查时局部皮肤肿胀及张力增高区超出皮肤红斑范围,而周围淋巴结无明显肿大;病情进展迅速出现心动过速、神志改变、全身中毒症状均应考虑气性坏疽的可能。诊断气性坏疽的三个主要依据是:①伤口周围皮肤有捻发音;②X 线平片、CT、MRI 影像检查显示伤部肌群中有气体存在;③伤口分泌物涂片检查少见白细胞而有大量革兰氏阳性粗短杆菌。

实验室检查血红蛋白显著下降。白细胞计数通常不超过 12~15×10⁹/L。伤口渗液厌氧菌培养,可发现革兰氏阳性梭状杆菌。组织学检查炎症反应轻,以肌肉广泛坏死为特征性改变。血中磷酸肌酐激酶(CPK)水平升高,部分病人可出现肌红蛋白尿。如 CPK 测定正常,可以排除肌坏死。

气性坏疽需与下列疾病相鉴别:①梭状芽胞杆菌性蜂窝织炎:病变主要局限于皮下蜂窝组织,沿筋膜间隙扩展,可引起皮下组织及筋膜坏死,但极少侵及肌肉。发病较缓,潜伏期为 3~5 日。初起时伤口疼痛,有皮下积气。伤口周围有捻发音,但水肿轻,皮肤变色也很少。全身中毒症状轻。②厌氧性链球菌性蜂窝织炎:起病较慢,常在术后 3 日出现症状,皮肤改变、局部肿胀、疼痛与全身症状比较轻。组织气肿限于皮下组织与筋膜。伤口周围有炎症改变,渗出液呈浆液脓性,涂片检查有革兰氏阳性链球菌。③食管、气管因损伤、手术或病变导致破裂溢气,可出现皮下气肿,捻发音等,但不伴全身中毒症状;局部水肿、疼痛、皮肤改变不明显,皮下气肿随着时间推移常逐渐吸收。

(四)治疗

早期认识与紧急手术是关键。对疑有梭状芽胞杆菌性肌坏死,应将已缝合的伤口及石膏拆除,敞开伤口,以 3% 过氧化氢或 1∶1000 高锰酸钾液冲洗。严密观察病情变化。一旦确诊应紧急手术并采取其他救治措施。

1. **手术处理**　一旦确诊,应在抢救休克或严重并发症的同时,紧急手术。术前静脉滴注青霉素或甲硝唑,输血、纠正水电解质酸碱失衡。在病变区域作广泛、多处切开,确认侵及组织的范围与性质,对伤周水肿及皮下气肿区亦应切开探查,并行筋膜切开减压。切除不出血的坏死组织,直达色泽红润、能流出鲜血的正常肌肉组织,清除异物、碎骨片等。伤口敞开,用氧化剂冲洗或湿敷。清创后应监测血 CPK 水平,若 CPK 增高,提示肌肉坏死仍有进展,应在 24 小时内再次清创。

如感染严重、发展迅速,多个筋膜间隙或整个肢体受累;伤肢毁损严重;合并粉碎性骨折或大血管损伤,经处理感染未能控制且毒血症状严重者,截肢可能是挽救生命的措施。截肢应在健康组织中进行,开放残端,以氧化剂冲洗或湿敷。会阴直肠外伤合并梭状杆菌感染时宜行结肠造口转流粪便,直肠腔以甲硝唑冲洗,行会阴、臀部、股部多处切开引流,敞开伤口,局部氧化剂冲洗。

2. 抗生素治疗　大剂量青霉素钠静脉滴注,1000 万～2000 万 U/d,控制梭状芽胞杆菌感染。青霉素过敏者可用克林霉素。甲硝唑 500mg,每 6～8 小时 1 次,静脉滴注,对厌氧菌有效。

3. 高压氧治疗　增高组织氧含量抑制气性坏疽杆菌生长。高压氧治疗 2～3 次/天,2 小时/次,持续 3 日。首次氧舱治疗后,检查伤口,将明显坏死组织切除,不作广泛清创,以后依据病情,重复清创。采用这种方法,不少患肢功能得以保留,免于截肢。

4. 支持治疗　输血、纠正水与电解质失衡、营养支持及对症处置,以改善病人状况。

（五）预防

多数发生在创伤后,伤后及时彻底清创是预防气性坏疽最有效的措施。污染重的创口清创后应敞开引流,可用氧化剂冲洗、湿敷。使用青霉素可抑制梭状杆菌繁殖,但不能替代清创术。为防止气性坏疽播散,病人应当隔离。使用过的敷料、器械、衣物应单独收集,消毒处理。梭状杆菌带有芽胞,最好采用高压蒸气灭菌,煮沸消毒时间应在 1 小时以上。

第四节　人类免疫缺陷病毒感染与外科手术

获得性免疫缺陷综合征(acquired immunodeficiency syndrome,AIDS)即艾滋病是由人类免疫缺陷病毒(human immunodeficiency virus,HIV)引起的以细胞免疫缺陷为主的临床综合征,常并发条件感染及继发性恶性肿瘤,预后差,死亡率高。

一、人类免疫缺陷病毒感染

HIV 是一种逆转录病毒,病毒核心含 RNA、逆转录酶及核蛋白,病毒外壳上的糖蛋白能与 T 淋巴细胞 CD_4 受体结合,通过内噬作用进入细胞,引发感染。

HIV 存在于组织与体液中,以血液、精液、阴道分泌物中含量高,最具传染性。无症状的 HIV 感染者及 AIDS 病人是 HIV 感染的主要传染源。HIV 传播的主要途径是:①静脉注射成瘾药物者共用注射器传播;②同性或异性之间性接触;③输注 HIV 污染的全血或血液制品;④母婴间传播。

（一）临床表现

HIV 病毒进入血液后,先有短暂的血清转化(seroconversion)病变,表现为流感样症状以及淋巴结肿大,随后是潜伏期。感染 HIV 后,80% 的人无临床症状出现,但 CD_4^+ 淋巴细胞计数逐渐下降;如果未接受治疗 25%～35% 感染者在 2 年期间内发展为 AIDS,而 AIDS 的死亡率是 100%。自 HIV 感染至 AIDS 死亡,长者达 20 年,短者仅 1～2 年。隐性感染后最初出现的前驱症状有体重减轻、间歇或持续发热、乏力以及淋巴结肿大。

AIDS 病人免疫缺陷较重,可继发病毒、真菌、结核菌、卡氏肺囊虫等引起的感染,或发生淋巴瘤、卡波西肉瘤等恶性肿瘤。

（二）诊断与治疗

免疫功能测定主要有 CD_4^+ 淋巴细胞计数、T 辅助细胞/T 抑制细胞(CD_4^+/CD_8^+) 比值降低。HIV 抗体阳性,合并 CD_4^+ T 淋巴细胞计数<200 个/μl 即可诊断为 AIDS。

艾滋病的治疗包括病因治疗及对症处理。针对艾滋病的治疗主要采用高活性抗逆转录病

Notes

毒治疗法,通过药物抑制 HIV 复制过程中关键酶逆转录酶与蛋白酶的合成。对发热、消瘦、乏力、贫血者应采取相应的治疗措施。

二、HIV 感染病人的外科手术

无症状的 HIV 阳性病人因外科疾病施行手术,手术部位感染常在 20% 以上,由于存在免疫缺陷,术后肺部、尿路、肠道等院内感染发生率很高。评估 HIV 阳性病人手术风险应当考虑三个因素:CD_4^+ 淋巴细胞计数,血 HIV 病毒负荷量,以及能否接受抗逆转录病毒治疗。对于 HIV 阳性病人必需手术者,加强免疫与营养支持,围术期应预防使用抗生素,严格无菌操作,尽量避免气管插管与留置导尿,以减少感染的发生。一旦发生术后感染常较难控制,部分病人术后可出现长期低热,进而从无症状期发展为典型的艾滋病。

AIDS 病人常发生肛周疣、结肠炎、阑尾炎、食管炎及溃疡,以及胆道巨细胞病毒感染等,有时也需外科处理,但手术并发症及死亡率较高。决定是否手术必须考虑病人的耐受程度、病情能否改善、以及能否延长生命。

外科处理之后,应采取针对致病原抗感染措施。真菌感染可用两性霉素 B、氟康唑等;病毒感染可使用阿昔洛韦或更昔洛韦;肠道菌为主的多菌种感染可用氨苄西林、甲硝唑、头孢曲松钠、环丙沙星等。

三、外科工作中 HIV 感染的预防

外科工作日常接触血液,而血液是 HIV 病毒最有传染性的介质。为预防及减少交叉感染,应视病人血液、体液均有潜在传播 HIV 或其他传染病的可能。标准防范措施有:①常规戴手套、口罩、眼镜,防护皮肤、黏膜与病人体液、血液直接接触;②避免体表直接接触病人伤口、组织标本等;③医疗器具严格消毒,操作过程中,预防锐器引起的损伤。

对于 HIV 感染者或是 AIDS 病人需施行手术或行活检、穿刺、注射等干预性操作时,医护人员应强化防范措施,特别是给血清转化期病人手术。有皮肤损伤或皮炎者不应参加手术;术者应戴双层手套、防护面罩或护目镜;使用完全防水的一次性使用手术衣或围裙与袖套;手术人员控制在最低限度,手术室仅留必需人员,减少手术室中不必要的走动;术中使用电动锯、钻时,要防范飞溅播散的风险。手术操作应谨慎、稳当、有序,术中注意止血和防止血液喷溅;洗手护士与术者之间器械的递交应放入弯盘后传送,以减少锐器刺伤的危险;手术人员应穿靴而不是拖鞋,以防锐器自手术台坠落时不慎受伤。术中助手移动位置时手术者应暂停操作,以免误伤助手。

手术人员术中最常见的自身损伤是被缝针刺伤左手食指,戴双层手套可以使得皮肤刺伤的机会明显减少。比较缝针刺伤而言中空的注射器针头内含有 HIV 病毒血液在刺伤皮肤时更有传播 HIV 的极大风险。医务人员一旦被 HIV 感染血污染,应立即在流水下彻底冲洗伤部;如被刺伤且所污染血为 HIV 阳性感染者,应立即采取积极措施,当天开始行预防性高活性抗逆转录病毒治疗 1 个月。伤后应立即检查 HIV 抗体,并在 12 周后重复,以确认有无发生 HIV 血清转化。采取有效的防范措施可明显降低医务人员职业相关的 HIV 感染。

第五节 抗菌药物的合理应用

抗菌药物在预防、控制与治疗外科感染中发挥重要作用,显著改善了感染疾病的预后。另一方面,抗菌药物不能替代外科治疗的基本原则。严格的无菌术、彻底的清创、脓肿引流及感染灶的清除,以及增加机体抵抗力都是抗感染的必要措施。外科干预控制感染源与合理的抗菌药物使用是治疗外科感染的两个关键措施。

Notes

　　目前临床常用抗菌药物达数百种,由于应用广泛,滥用抗菌药的现象时有发生。不合理使用抗菌药物,增加了致病菌的耐药性,可导致二重感染(superinfection),还会产生毒副作用与过敏反应。熟悉抗菌药物的药理性能、适应证、选药与给药的合理方案,才能发挥抗感染的良好作用,预防不良反应。

（一）抗菌药物的作用

　　抗菌药物的作用与药物的药代动力学与药效学密切相关。

　　抗菌药物对细菌的作用可有几种方式:①阻碍细菌细胞壁的合成;②阻碍细菌内蛋白质合成;③损伤细菌细胞膜功能;④改变核酸代谢,阻碍遗传信号的传递。通过上述途径发挥抑菌或杀菌的作用。

　　血浆和组织中的药物浓度受到药物吸收、分布和清除的影响,后者与药物代谢与排泄有关。全身用药治疗外科局限化的感染,需确保抗菌药物在感染部位组织浓度超过最低抑菌浓度(MIC)。抗生素的穿透力,一是与抗生素蛋白结合率有关,未与蛋白结合的抗菌药物可穿透毛细血管壁发挥抗菌作用;二是脂溶性的抗生素可经由非离子通道弥散作用穿过膜而到达创口、骨、脑脊液以及脓肿等处。

　　抗菌药物按杀菌活性作用可分成时间依赖型与浓度依赖型二大类。时间依赖型药物如β-内酰胺类、大环类、万古霉素等,血药浓度超过 MIC 即可发挥杀菌效应,浓度超过 MIC 时间是与临床疗效相关的主要参数。血药浓度在 MIC 的 4~5 倍时,杀菌率饱和。浓度依赖型杀菌作用抗生素有氨基糖苷类、喹诺酮类、甲硝唑等,与疗效相关的主要参数是 24 小时浓度时间曲线下面积与 MIC 比值或血浆峰浓度与 MIC 比值。用药目标是达到最大药物接触,药物浓度越高杀菌率与杀菌范围越大。

　　常用的抗菌药物如磺胺、青霉素、头孢、氨基糖苷、四环素类,主要从尿中排出,尿浓度高于血药浓度50~200 倍。而红霉素、氯霉素则是例外。经由胆汁分泌的抗菌药物有青霉素、头孢霉素、环丙沙星与利福平,胆汁中浓度常数倍于血药浓度。而氨基糖苷类药在胆汁浓度通常较低。在选用抗菌药物时,应考虑药物在相关组织或体液中的分布情况。

（二）围术期预防用药

　　围术期使用抗生素目的是预防与减少与手术相关的外科感染。术前预防使用抗生素有助于减少术后发生在切口或是手术深部或腔隙的外科手术部位感染(surgical site infection,SSI),以及可能发生的全身感染。

　　外科手术根据手术野是否存在污染以及污染程度分为清洁、清洁-污染与污染手术。预防使用抗生素指征主要是清洁-污染手术与污染手术。清洁-污染手术指胃肠道、呼吸道、泌尿道、女性生殖道手术,或经以上器官的手术,由于手术部位存在大量寄生菌群,可以污染手术野造成感染。污染手术指由于胃肠道、尿路、胆道体液大量溢出造成严重污染的手术。开放性创伤与骨折、烧伤、火器伤、胸腹部穿通伤,以及有严重污染及软组织破坏的损伤,需预防应用抗菌药物。

　　清洁手术由于手术野无污染,通常不需预防用抗菌药物,但在下列情况时可考虑预防用药:①手术时间长、范围大;重要脏器如颅脑、心脏手术、器官移植等手术,一旦发生感染后果严重;涉及骨骼需要打开颅骨、劈开胸骨等手术;②有人造物留置的手术,如人工关节、大血管、心脏瓣膜置换等;③病人有感染的高危因素,如高龄、糖尿病、营养不良疾患,或接受放化疗、免疫抑制剂,免疫功能低下的高危人群。

　　预防性抗菌药物应选择抗菌谱主要针对可能造成感染的病原菌,杀菌力强且副作用小的抗生素。头孢菌素符合上述条件。头颈、胸腹壁、四肢手术,主要感染病原菌是葡萄球菌,首选第一代头孢菌素;进入腹、盆腔空腔脏器的手术可能病原菌主要是革兰氏阴性杆菌,应选用二、三代头孢菌素;下消化道阑尾、结直肠手术以及妇产科手术需同时覆盖肠道杆菌与厌氧菌,应在二、三代头孢菌素基础上加用甲硝唑。血管手术以表皮葡萄球菌、金黄色葡萄球菌引起的感染

Notes

居多,可用耐酶青霉素氟氯西林或克林霉素、万古霉素。

预防使用抗菌药物应有较高的组织渗透力,维持组织内有效浓度时间较长;给药时间与途径应确保在潜在污染可能发生的时期内,组织与血中抗生素浓度超过 MIC。通常在麻醉诱导时静脉给予单剂抗生素最为适宜。如手术时间推迟或延长(≥3 小时)、术中失血过多(≥1500ml)、或体内放置人造物,抗生素可在 1~2 个半衰期后追加剂量给药。通常在术后 24 小时停药。除非术中有未预料的严重污染发生,术后长期预防用药并无必要。预防性使用抗菌药物时间过长,增加出现细菌耐药菌株的危险。

在细菌污染后 1~2 小时开始给予抗生素,预防感染效能明显降低;缝闭伤口后再给予预防性抗生素则没有价值。

(三)抗菌药物治疗外科感染的原则与选择

明确是细菌感染诊断或高度怀疑者,方是使用抗菌药物的指征;尽早查明致病菌,根据致病菌种类及细菌药物敏感试验结果选用抗菌药物。抗菌药物的治疗方案应结合抗菌药物抗菌谱、药代动力学特点,病情严重程度以及病人情况制定。

抗生素的选择在急性外科感染治疗的最初阶段,一般是在未获得细菌培养和药敏试验结果的情况下开始的,抗感染药物的选择通常是经验性的。不同部位的感染都有它的主要病原菌。例如,一般软组织感染或头颈、四肢创伤或术后感染以革兰氏阳性球菌为主;腹盆腔感染常是革兰氏阴性杆菌和厌氧菌;痈、急性骨髓炎主要是葡萄球菌感染;静脉导管感染主要是葡萄球菌也有革兰氏阴性杆菌和真菌。外科医师可根据感染部位推断致病菌的种类,并根据感染的临床表现、脓液性状与致病菌引起感染的一般规律估计致病菌种(表 13-2)。再根据预判选择针对此类细菌有效的抗菌药物,同时应考虑抗菌药物的药理与药代动力学特点。

表 13-2　外科感染常见病原菌

感 染 种 类	常 见 病 原 菌
一般软组织感染:疖、痈、蜂窝织炎、乳腺炎、丹毒	金黄色葡萄球菌、凝固酶阴性葡萄球菌、肠道杆菌、乙型溶血性链球菌
软组织混合感染:坏死性筋膜炎、糖尿病足等	厌氧消化链球菌、葡萄球菌、链球菌、肠道杆菌、厌氧类杆菌
烧伤创面感染	金黄色葡萄球菌、铜绿假单胞菌、肠道杆菌
血行性骨髓炎	葡萄球菌、链球菌
慢性骨髓炎	金黄色葡萄球菌、肠道杆菌、铜绿假单胞菌
脓胸	需氧链球菌、厌氧链球菌、葡萄球菌、肠道杆菌、厌氧类杆菌
肝脓肿	金黄色葡萄球菌、肠道杆菌、厌氧类杆菌、肠球菌、铜绿假单胞菌、阿米巴原虫
胆道感染	肠道杆菌、铜绿假单胞菌、不动杆菌、厌氧类杆菌
腹、盆腔脓肿	肠道杆菌、铜绿假单胞菌、不动杆菌、肠球菌、厌氧类杆菌
静脉导管感染	表皮葡萄球菌、金黄色葡萄球菌、大肠埃希菌、铜绿假单胞菌、真菌
导管相关尿路感染	大肠埃希菌、铜绿假单胞菌、肠球菌、金黄色葡萄球菌

确保抗菌药物在感染部位组织维持有效的浓度。可根据抗生素穿透性与在感染部位组织中浓度选用。颅脑感染选用青霉素、氨曲南、氯霉素、万古霉素;胰腺感染可用头孢菌素、喹诺酮、亚胺培南;骨骼感染可选克林霉素、头孢菌素和环丙沙星。

治疗 2~3 日后,应根据治疗反应适度调整。治疗效果良好,可坚持原有经验性用药方案;治疗效果不佳,重新评估原有方案,依据细菌学检查及药敏试验更换有效的药物,调整药物的品种与剂量。

　　尽可能获取感染部位渗出液或脓液,涂片检查确定有无致病菌,致病菌革兰染色为阳性还是阴性,是球菌还是杆菌。重症感染的血液、体液、脓液细菌培养,依据细菌学检查结果确定的病原菌与对抗菌药物的敏感度针对性选择药物(表 13-3)。细菌敏感度测定虽是体外试验,但实践表明体外药敏结果与临床疗效的符合率超过 70%,可以指导临床用药。

表 13-3　针对不同病原菌抗菌药物的选择

细菌或真菌	首　　选	次选与备选
甲氧西林敏感金黄色葡萄球菌(MSSA)和甲氧西林敏感凝固酶阴性葡萄球菌	苯唑西林、氯唑西林	头孢一代、万古霉素、β-内酰胺酶抑制剂的混合制剂、氟喹诺酮类
耐甲氧西林金黄色葡萄球菌(MRSA)	万古霉素、头孢洛林	替考拉宁、达托霉素、利奈唑胺、特拉万星
化脓性链球菌	青霉素	苯唑西林、氧唑西林、头孢一代、大环内酯类
消化链球菌	青霉素	克林霉素、大环内酯类、多西环素
肠球菌	青霉素、氨苄西林、替考拉宁、氨基糖苷类	利奈唑烷、万古霉素
大肠埃希菌	广谱青霉素,二、三代头孢	氨基糖苷类、加 β-内酰胺酶抑制剂的混合制剂、氟喹诺酮类
肺炎克雷伯菌	三、四代头孢、氟喹诺酮类	氨基糖苷类、β-内酰胺酶抑制剂的混合制剂、氨曲南、碳青霉烯类
肠杆菌(产气杆菌、阴沟杆菌)	抗绿脓 β-内酰胺类+氨基糖苷类、四代头孢	加 β-内酰胺酶抑制剂的混合制剂、环丙沙星
不动杆菌	氟喹诺酮+头孢他啶或阿米卡星	替卡西林/克拉维酸、碳青霉烯类
铜绿假单胞菌	哌拉西林-三唑巴坦、头孢吡肟、妥布霉素	亚胺培南-西司他丁、环丙沙星;碳青霉烯类、替卡西林/克拉维酸+氨基糖苷类
脆弱类杆菌	甲硝唑、克林霉素	头孢西丁、头孢美他醇、加 β-内酰胺酶抑制剂的青霉素类
念珠菌	氟康唑	两性霉素 B

　　(四)给药方法

　　1. 给药途径　感染局限或较轻可接受口服给药者,应选用口服吸收完全的抗菌药物,不必采用静脉或肌内注射。对严重感染病人,抗菌药物宜通过静脉途径给予,静脉分次注射与静脉滴注相比,前者产生的血清与组织液内药物浓度较高,并可减少高浓度药物长时间刺激引起的静脉炎以及避免抗生素失活。

　　2. 常用剂量　按各种抗菌药物的治疗剂量范围给药。氨基糖苷类、喹诺酮、氯霉素等剂量依赖型,其杀菌效应与药物浓度升高有关。给药剂量宜偏向高限,药物在血清中形成高于 MIC 数倍的浓度,满足治疗的要求。剂量不足则缺乏疗效,且易使细菌耐药。时间依赖效应药物,只要感染部位浓度高于最小抑菌浓度(MIC)即可发挥杀菌效应。维持血药浓度在超过 MIC 的水平即可,剂量选择偏向低限,以减少毒性。

　　3. 剂量间隔　根据药代动力学和药效学的原则确定给药次数。给药间隔一般选择 3~4 倍的药物半衰期($T_{1/2}$)。半衰期短者,如青霉素、头孢菌素类、克林霉素等应一日多次给药;喹诺酮

Notes

类、氨基糖苷类等可一日给药一次。

肾功能减退时经肾清除的抗菌药物半衰期不同程度延长,经肾排泄的药物应依肾功能情况采用减量法、延长给药间期调整给药方案。或者选择低肾毒性、无肾毒的有效抗菌药物。避免使用磺胺药、两性霉素B、万古霉素、氨基糖苷类抗生素等加重肾损害的药物。主要经肝脏代谢的药物,只要肝功能正常,基本上不改变给药剂量与间期。行血药浓度监测可做到给药剂量个体化。

4. 疗程 多数外科感染经有效抗生素治疗5~7天可控制。菌血症标准疗程是7~14天。抗菌药物一般在体温正常、白细胞计数正常、症状消退、全身及局部病灶情况好转后及时停药。严重感染如脓毒症,疗程可适当延长。骨髓炎、心内膜炎、植入物感染等常需要6~12周的疗程,过早停药可使感染不易控制。

5. 联合使用抗菌药物 目的是产生协同作用以提高抗菌效能,降低个别药物剂量、减少毒性反应,防止及延迟细菌耐药性。主要用于:①多种细菌的混合感染,如腹膜炎、盆腔炎、创伤感染等;②单一抗菌药物不能有效控制的重症感染如感染性心内膜炎;③病因未明的严重感染,包括免疫缺陷者的严重感染;④用药时间长,病原菌易产生耐药性的感染,如结核病、尿路感染等治疗;⑤减少个别药物剂量,降低毒性反应,如两性霉素B与氟胞嘧啶合用,治疗深部真菌病。

联合用药最好依据联合药敏试验,应当选择协同或累加作用的组合,避免产生拮抗作用的联合用药。β-内酰胺类药与四环素类、大环内酯类常产生拮抗作用,应避免二者的联合使用。

(五) 抗菌药物的不良反应与细菌耐药性

1. 毒性反应 是抗菌药物最常见的不良反应,常与剂量有关,主要表现在肾、肝、胃肠道、造血、神经系统方面。如氨基糖苷类、万古霉素对听神经有毒性;肾脏损害多见于多黏菌素、两性霉素B及氨基糖苷类等。喹诺酮、磺胺类等偶可引起粒细胞减少或血小板减少。发生毒性反应需立即停药,改用毒性低的其他药物。

2. 变态反应 与用药剂量、疗程无关。药疹多见于青霉素、磺胺药、万古霉素、头孢菌素等用药后出现。过敏性休克大多发生在注射青霉素后,一旦发生,应立即救治。用药前询问有无变态反应疾病及药物过敏史,使用青霉素前先作皮肤过敏试验。用药过程中发现皮疹、发热等,立即停用致敏药物,并作积极处理。

3. 二重感染 又称菌群交替症(superinfection),是在抗菌药物治疗原发感染时发生的新感染。在感染采用广谱或联合抗菌药物治疗过程中,原有的致病菌被制止,但耐药的真菌、肠球菌、难辨梭菌等大量繁殖,加之病人抵抗力下降,导致条件致病菌引发新的感染。二重感染发生率为2%~3%,一般出现于用药3周内。多见于长期使用抗生素者,婴儿、老年人,有严重疾病者。假膜性结肠炎由难辨梭菌过度繁殖,产生肠毒素所致,表现为发热、腹泻常呈米汤样稀便并可带有肠黏膜。治疗措施包括停用广谱抗生素,静脉给予甲硝唑及口服万古霉素。中毒症状严重病例甚至需行结肠切除手术治疗。

4. 细菌耐药性 抗生素的广泛应用,细菌对抗生素的耐药性逐年增加。青霉素曾经是控制葡萄球菌感染的十分有效的药物,随着青霉素应用,出现可以产β-内酰胺酶的耐青霉素金葡菌,之后是耐青霉素的各种葡萄球菌与链球菌。半合成青霉素(如甲氧西林)出现控制了耐青霉素金葡菌感染。随后又出现耐甲氧西林的金葡菌(MRSA)、耐青霉素肺炎链球菌以及耐万古霉素肠球菌。目前有为数不多的可杀灭MRSA的抗生素,如糖肽类的万古霉素等。耐药性革兰氏阴性杆菌也有类似情况,在引起院内感染的病菌中所占比例逐年提高。由于β-内酰胺酶的突变而形成的各种超广谱β-内酰胺酶(ESBL)不断发现。这些酶介导的多重耐药菌对青霉素和第一、二、三代头孢菌素及单环菌素均耐药,但对头霉素、碳青霉烯及酶抑制剂敏感。

耐药性出现的主要原因是细菌对药物的适应,少数是基因突变的结果。细菌自身耐药性的产生主要通过质粒介导、转座子或整合子转移。细菌耐药的生化机制主要是产生灭活酶,细菌形成对抗菌药物的渗透障碍、主动外排以及药物作用细菌的靶位改变等。

为控制和减少耐药菌株的发生与传播,严格掌握抗菌药物的适应证,尽量选用窄谱抗菌药、减少局部用药,根据药敏来调整用药。对所在地致病菌耐药菌株流行情况及药敏情况进行监测,了解抗菌药耐药变迁情况。采用抗菌药物策略性替换方法,筛选敏感的抗生素,作为临床经验性治疗时选药的参考。使用抗生素前尽量获得血液细菌培养与药敏试验结果,争取做到针对性用药,减少并延缓细菌耐药性的产生。

（吴文溪）

第十四章　创伤和武器伤

创伤(trauma)主要是指机械力作用于人体所造成的损伤。武器伤(weapon injury)实际上也是一种创伤,是特指各种军事武器所造成的人体损伤。随着社会进步和医学发展,不少疾病已得到有效的治疗和控制(如溃疡病、结核病),但创伤却有增无减,被称为发达社会疾病。在疾病死亡谱中,创伤已从20世纪初的第七位跃升为第三位。不仅如此,创伤是青壮年的首位死因,是导致残疾的主要原因,对社会生产力损失影响极大。因此,创伤救治对于增进人类健康,促进社会和经济发展具有深远的社会意义。大量实验与临床实践表明,创伤是可以预防的,如果我们对创伤的流行病学进行深入而全面的研究,分析其危险因素,提出相应的对策,可使创伤的伤亡数不断降低。

第一节　创伤和武器伤分类

由于致伤机制、受伤部位等不同,创伤、武器伤呈现出千差万别。对其进行快速分类,是实施时效救治的重要前提。

(一)按伤口是否开放分类

依体表结构的完整性是否受到破坏,可将创伤分为开放性和闭合性两大类。开放性创伤易于诊断,但易发生伤口污染以至感染;闭合性创伤诊断有时相当困难(如某些内脏伤),多数闭合性创伤感染不明显,但某些情况下,如肠破裂,也可能发生严重的腹腔感染。

1. **开放性创伤(open wound)**　是指皮肤完整性受到破坏的创伤,受伤组织外露和外出血。依组织受伤的深度,可分穿入伤(penetrating wound)和穿透伤(perforating wound)两种。穿入伤是指皮肤和皮下组织的损伤。穿透伤则是指深及体腔(脑膜腔、脊髓膜腔、胸膜腔、腹膜腔、关节腔)并造成内脏损伤的穿入伤。常见开放性创伤如下:

(1)擦伤(abrasion):是最轻的一种创伤,系致伤物与皮肤表面发生切线方向运动所致的浅表损伤。通常仅有表皮剥脱,少许出血点和渗血。一般1~2天内可自愈。

(2)撕裂伤(laceration):钝性暴力作用于体表,造成皮肤和皮下组织撕开和断裂。此类伤口形态各异,斜行牵拉者多呈瓣状,平行牵拉者多呈线状,多方向牵拉者常呈星状。撕裂伤伤口常见有特征性的细丝状物,恰似"藕断丝连",系尚未断离的抗裂强度较大且富于胶原的纤维组织。撕裂伤伤口污染多较严重。

(3)切伤和砍伤(incised wounds or cut wounds):切伤为锐利物体(如刀刃)切开体表所致,其创缘较整齐,伤口大小及深浅不一,严重者伤及深部血管、神经或肌肉。因利器对伤口周围组织无明显刺激,故切断的血管多无明显收缩,出血较多。砍伤与切伤相似,但刃器较重(如斧)或作用力较大,故伤口较深,并常伤及骨组织,伤后炎症反应较明显。

(4)刺伤(puncture wounds):刺刀、竹竿、铁钉等尖细物体猛力插入软组织所致的损伤。刺伤的伤口多较小,但较深,易被血凝块堵塞,有时会伤及内脏,此类伤口易并发感染,尤其是厌氧菌感染。纤细的竹丝或木丝存留皮下时可造成剧痛。

2. **闭合性创伤(closed trauma)**　是指皮肤保持完整的各类创伤,有时皮肤虽有伤痕、青紫,但一定无皮肤破裂和外出血。常见类型有:

(1)挫伤(contusion):最为常见,系钝性暴力(如枪托、石块)或重物打击所致的皮下软组织损伤。主要表现为伤部肿胀、皮下瘀血,压痛。严重者可有肌纤维撕裂和深部血肿。如致伤力为螺旋方向,形成的挫伤称为捻挫,其损伤更为严重。

（2）挤压伤（crush injury）:肌肉丰富的肢体或躯干在受到外部重物（如倒塌的工事或房屋）数小时的挤压或固定体位的自压（如全麻手术病人）而造成的肌肉组织创伤即为挤压伤。伤部受压后可出现严重缺血,解除挤压后因液体从血管内外渗而出现局部严重肿胀,致使血管外间质压力增高,反过来又进一步阻碍伤部的血液循环。此时,血管内可形成血栓,组织细胞可出现变性坏死。大量的细胞崩解产物,如血红蛋白、肌红蛋白等,被吸收后可引起急性肾衰,即演变为挤压综合征（crush syndrome）。

（3）扭伤（sprain）:关节部位一侧受到过大的牵张力,相关的韧带超过其正常活动范围而造成的损伤。此时关节可能会出现一过性半脱位和韧带纤维部分撕裂,并有出血,局部肿胀、青紫和活动障碍。严重的扭伤可伤及肌肉及肌腱,以至发生关节软骨损伤和骨撕脱等,治愈后可因韧带或关节囊薄弱而复发。

（4）震荡伤（concussion）:头部受钝力打击所致的暂时性意识丧失,无明显或仅有轻微的脑组织形态变化。

（5）关节脱位和半脱位（luxation and semiluxation）:关节部位受到不匀称的暴力作用后所引起的损伤。骨骼完全脱离关节面者称为完全性脱位,部分脱离关节面者称为半脱位。通常肩关节稳定性较差,易发生脱位,而髋关节稳定性好,不易发生脱位。脱位的关节囊会受到牵拉,较严重者可使关节囊变薄,复位后亦易复发。

（6）闭合性骨折（closed bone fracture）:强暴力作用于骨组织所产生的骨断裂。因致伤力和受力骨组织局部特性不同,骨折可表现出不同的形态和性质,如横断形、斜形或螺旋形;粉碎性、压缩性或嵌入性;完全性或不完全性;一处或多处等。骨折断端受肌肉牵拉后可发生位移,并可伤及神经血管。

（7）闭合性内脏伤（closed visceral injury）:强暴力传入体内后所造成的内脏损伤。如头部受撞击后所造成的脑挫伤。行驶的机动车撞击胸腹部时可造成胸腹内脏损伤。当高速行驶的车辆紧急制动时,佩戴腰安全带的人员因人体惯性运动受到安全带的阻挡,可发生闭合性安全带伤,表现为内脏挫伤、破裂、出血甚至脊柱压缩性骨折。

（二）按致伤部位分类

人体致伤部位的区分和划定,与正常的解剖部位相同（图14-1）。

1. 颅脑损伤（craniocerebral injury）常见的损伤为颅骨骨折、硬膜外和硬膜下出血、脑震荡、脑挫伤等。如仅伤及头部皮肤、皮下和肌肉等软组织而未伤及脑组织,则称为头部软组织伤。严重的颅脑伤是死亡率和伤残率最高的一种损伤。

2. 颌面颈部伤（maxillofacial and cervical injury）发生颌面颈部伤时,可不同程度地影响呼吸、语言、进食和内分泌功能,颈部大血管破裂时,可因大出血而迅速致死。

3. 胸部伤（chest injury）胸部损伤轻时仅累及胸壁,重则伤及心肺和大血管,造成气胸、血气胸、心包积血,心肺出血和破裂。

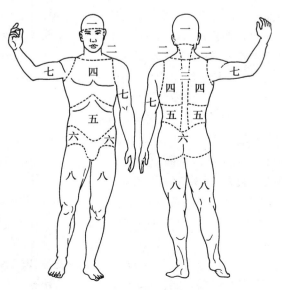

图 14-1 人体致伤部位的划定

Notes

4. **腹部损伤**（abdominal injury） 腹腔内含有许多实质脏器和空腔脏器,腹壁的表面积大,质地软,受外界致伤因子作用的概率较高,故易发生损伤,重者可造成内出血、脏器破裂和腹腔感染。

5. **骨盆部（阴臀部）伤**（pelvis injury） 包括外阴部和会阴部。盆腔内主要有膀胱、直肠和泌尿生殖与消化两系统的排出口。发生骨折时易引起脏器继发损伤。大小便时,伤部易受到污染。

6. **脊柱脊髓伤**（spine and spinal cord injury） 脊柱损伤伴有脊髓损伤时,可发生不同高度和范围的截瘫,甚至造成终身残疾。救护时必须让伤员平卧,最好躺在平板上。

7. **上肢伤**（upper extremity injury） 上肢是人体工作和生活的重要部位,常见的损伤为肱骨、桡骨和尺骨骨折,重者可发生断指或断肢,同时可伴有神经血管和肌肉损伤。

8. **下肢伤**（lower extremity injury） 下肢的主要功能是支持和移动身体的重量,常见的损伤有股骨和胫腓骨骨折、挤压伤等,同时伴有神经血管和肌肉损伤。

9. **多发伤**（multiple injuries） 除了以上按解剖部位进行分类外,还有多个解剖部位出现的损伤。凡有 2 个或 2 个以上解剖部位出现的损伤,而其中一处可危及生命者称为多发伤（multiple injuries）。亦有人不同意这一定义,认为只要出现 2 个或 2 个以上解剖部位的损伤(不论其损伤程度如何),都应视为多发伤。至于同一部位(如下肢或腹部)发生多个损伤,不能称为多发伤。

（三）按致伤因子分类

1. **冷武（兵）器伤**（cold weapon wounds） 所谓冷武器是与火器相对而言,多指不用火药发射,以其利刃或锐利尖端而致伤的武器,如刀、剑、戟等,此类武器所致的损伤称为冷武器伤。

2. **火器伤**（firearm wound） 各种枪弹、弹片、弹珠等投射物所致的损伤。20 世纪 60 年代以后,轻武器逐渐向小型化、轻量化和高速化方向发展。此类高速弹头击中人体时,特别在 200m 以内击中时,因其速度快,质量轻,易发生破裂,大量能量迅速传递给人体组织,故常造成严重损伤。高速小弹片(珠)的速度随距离增加而迅速衰减,但在近距离内,却有很大的杀伤力。此外,小弹片(珠)常呈"面杀伤",即一定范围内含有许多弹片(珠)散布,同一人可同时被许多弹片(珠)击中,从而造成多处受伤。

3. **烧伤**（burns） 因热力作用而引起的损伤。近代战争中,常使用各种纵火武器,如凝固汽油弹、磷弹、铝热弹、镁弹、火焰喷射器等,因此烧伤的发生率急剧增高。大当量核武器爆炸时,光辐射引起的烧伤则更为严重。在平时,因火灾、接触炽热物体(如烙铁、开水等)也可发生烧伤或烫伤。

4. **冻伤**（cold injury） 因寒冷环境而造成的全身性或局部性损伤。依损伤性质可将冷伤分为冻结性损伤和非冻结性损伤两类。前者亦称局部冷伤或冻伤;后者包括一般的冻疮、战壕足、浸泡足和全身冻僵。两类损伤的区别在于:发生冻结性损伤的环境温度已达到组织冰点以下,且局部组织有冻结;而非冻结性损伤是长期或反复暴露于寒冷潮湿环境中导致的无组织冻结和融化过程的寒冷性损伤。在寒冷的地区和季节,如保温措施不力,不论平时还是战时均可能发生大量冷伤。

5. **冲击伤**（blast injury） 在冲击波作用下人体所产生的损伤。冲击波超压常引起鼓膜破裂、肺出血、肺水肿和其他内脏出血,严重者可引起肺组织和小血管撕裂、导致空气入血,形成气栓,出现致死性后果,此即临床上常说的爆震伤。动压可造成不同程度的软组织损伤、内脏破裂和骨折,类似于一般的机械性创伤。除空气冲击波可致伤外,水下冲击波和固体冲击波(经固体传导)也可造成各种损伤。此外,冲击波还可使建筑物倒塌或碎片飞散而产生继发性损伤。

6. **化学伤**（chemical injury） 主要指各种化学毒剂所致损伤,例如,糜烂性毒剂芥子气（mustard gas）和路易剂（Lewisite）可使皮肤产生糜烂和水疱;刺激性毒剂西埃斯（CS）和亚当剂

Notes

(adamsite)对眼和上呼吸道黏膜有强烈的刺激作用;窒息性毒剂光气(phosgene)和双光气(diphosgene)作用于呼吸道可引起中毒性肺水肿。

7. **放射性损伤(radiation injuries)**　核爆炸时可产生大量的电离辐射,其基本类型有两种:一种是电磁波(γ线)辐射(electromagnetic or gamma radiation),此时射线具有光速和强穿透力;另一种为粒子(α、β和中子)辐射。粒子辐射(particulate radiation)中,中子的穿透力很强,α和β射线穿透力很弱。爆炸后数秒钟内释放出来的早期核辐射(prompt radiation)主要为γ射线和中子射线;爆炸后1分钟的辐射称为残余核辐射(residual radiation),系残留的放射性物质。核裂变反应将铀(uranium)和钚(plutonium)变为约150种放射性同位素,并以落下灰(fallout)的形式在较长时间内不断向四周辐射,落下灰中无中子,有α、β和γ三种射线,其中γ射线的致伤作用最大。人员在接受一定剂量(约1Gy)的γ射线或中子射线后可产生急性轻度放射病;如接受长期小剂量的粒子辐射,可产生慢性放射损伤或慢性放射病。

8. **复合伤(combined injury)**　2种或2种以上致伤因子同时或相继作用于机体所造成的损伤。如放射线与热力作用造成的放烧复合伤,热力和冲击波作用造成的烧冲复合伤,毒剂与机械力作用造成的毒剂创伤复合伤(或称为化学毒剂复合伤)等。通常将主要损伤列于前,次要损伤列于后,如烧冲复合伤是以烧伤为主、冲击伤为次的复合伤。有人常把同一致伤因素所致多处或多部位损伤也称为复合伤,这是错误的。

第二节　创伤和武器伤后重要机体反应

创伤不仅导致作用部位组织结构发生机械损伤,还引发明显的机体反应,如自主神经系统反应、神经内分泌反应、免疫炎症反应、心血管反应、细胞代谢反应、水电解质反应等。机体的反应性与伤情密切相关,即伤情愈重,机体反应愈显著。创伤后机体反应本质上是机体对外界损害刺激的保护性反应。但是,失控的机体反应又是导致创伤后全身性损害,即并发症的直接原因。因此,系统了解创伤后重要机体反应的发生机制,对于创伤并发症的早期发现、早期防治具有重要的指导意义。

（一）自主神经系统反应

自主神经系统反应是创伤应激的首个生理性反应,包括交感和副交感神经系统的激活。自主神经系统的反应虽然快速,但不持久,因为神经递质分泌后会被快速降解。创伤后交感神经激活则表现为心率加快、外周血管收缩、冠脉扩张、代谢增加、出汗,以提高机体的应激反应性。副交感神经兴奋则与交感神经兴奋相反,使心率变慢、瞳孔收缩、血管扩张,以降低机体功能,促进机体恢复。

（二）神经内分泌系统反应

神经内分泌反应是创伤后应激的主要表现。创伤后神经内分泌反应主要为下丘脑-垂体-肾上腺皮质轴(hypothalamic-pituitary adrenocortical axis, HPA)和交感-肾上腺髓质轴(sympatho-adrenal medullary axis, SAM)的反应。神经内分泌反应是创伤后机体内最重要的反应之一,在调节各组织器官功能与各种物质代谢,使机体适应伤后的各种内在变化,从而保持机体内环境稳定方面发挥着至关重要的作用。

1. **HPA轴**　由下丘脑的室旁核、腺垂体和肾上腺皮质组成,其中下丘脑是神经内分泌反应的控制中心。应激时,下丘脑室旁核分泌大量的促肾上腺皮质激素释放激素(corticotropin releasing hormone, CRH),CRH通过垂体门脉系统至腺垂体,刺激垂体合成释放促肾上腺皮质激素(adrenocorticotropic hormone, ACTH),ACTH进而刺激肾上腺皮质合成释放糖皮质激素(glucocorticoid, GC)。在这个反应轴中主要的效应分子为CRH和GC。CRH除始动HPA轴反应外,还具有控制应激时情绪行为反应。脑室内注入CRH,可引起大鼠行为情绪反应,该反应不被垂

Notes

体切除或地塞米松预处理所影响。目前认为,适量 CRH 可促进适应,使机体兴奋。此外,CRH 还有促进内啡肽释放的作用。

2. SAM 轴　由肾上腺髓质和交感神经系统构成,其效应激素为儿茶酚胺(肾上腺素、去甲肾上腺素、多巴胺)。创伤刺激通过神经传导或循环途径作用于下丘脑,使该部交感中枢兴奋,导致 SAM 功能亢进。业已研究表明,创伤时体内儿茶酚胺水平在伤后早期可高出正常的数十倍或上百倍,即使在伤后数天,尿中儿茶酚胺排出量仍然高出正常的几倍。创伤后儿茶酚胺分泌增多对机体产生以下作用:①调节心血管功能:通过肾上腺能 α 受体,使皮肤、骨骼肌、肾、胃肠道的血管收缩,使创伤后有效循环血量更多地分布于心、脑等生命器官,保证其血液供应。同时去甲肾上腺素作用于心肌细胞表面 β 受体,加强心肌收缩,加快心率,提高射血分数。②调节呼吸:儿茶酚胺作用于中枢神经系统,使呼吸频率增加、支气管舒张。二者共同作用有利于改善肺泡通气,使更多的氧进入血液。③细胞代谢作用:促使肝脏、肌肉的糖原分解和酵解,抑制胰岛素和增加胰高血糖素,使血糖升高。作用于脂肪组织,激活脂肪酶,促进脂肪分解,使血中游离脂肪酸和酮体水平增加,以保证创伤后机体对能量需求的增加。儿茶酚胺对蛋白质和氨基酸代谢无明显影响。④双重免疫调节作用:儿茶酚胺也是体内重要的免疫调节激素。生理剂量的肾上腺素和去甲肾上腺素具有增强免疫功能的作用,促进天然免疫细胞吞噬、趋化和分泌细胞因子的功能,高浓度的激素则发挥免疫抑制作用。体内各免疫器官或组织都有交感神经支配,主要通过免疫细胞表面 β 受体发挥作用。⑤对凝血系统的影响:儿茶酚胺对凝血系统和纤溶系统有明显影响,一定浓度儿茶酚胺能显著增加 FⅧ和 von Willebrand 因子水平以及血小板的聚集反应。增加组织型纤维蛋白溶酶原激活物,明显缩短优球蛋白溶解时间,减少组织型纤维蛋白溶酶原激活物抑制物水平。

3. 其他重要激素　除上述两大系统外,还有很多激素参与创伤后神经内分泌反应的变化。其主要激素及其作用见表 14-1。

表 14-1　创伤后主要应激激素及其作用

激素	来　　源	创伤后变化	主　要　作　用
CRH	下丘脑	升高	刺激 ACTH、内啡肽分泌
ACTH	腺垂体	升高	刺激糖皮质激素分泌
糖皮质激素	肾上腺皮质	升高	蛋白质分解、糖异生作用、增强心血管对儿茶酚胺的敏感性、免疫调节作用、稳定溶酶体作用
儿茶酚胺	交感神经/肾上腺髓质	升高	调节心血管功能、调节呼吸、促进糖原、脂肪分解、免疫调节作用、促进凝血和纤溶作用
抗利尿激素	神经垂体	升高	增加肾小管重吸收
醛固酮	肾上腺皮质	升高	增加肾小管对 Na^+、水的重吸收;增强心血管对儿茶酚胺的敏感性
生长激素	垂体	升高	糖异生、脂肪分解、蛋白质合成
内啡肽		升高	
促甲状腺素释放激素		降低	
促甲状腺素		降低	
促性腺素释放激素		降低	
T_3、T_4		降低	
胰岛素		降低	

Notes

（三）免疫炎症反应

创伤后体内天然免疫、获得性免疫以及体液免疫均可发生明显变化。创伤后免疫炎症反应不仅与伤情密切相关,而且在很大程度上决定着创伤的发生发展。严重创伤时机体免疫系统呈现抗感染防御能力下降,但分泌各种炎症介质能力却明显增强,表现为免疫功能紊乱。炎症介质的过度产生则引发全身炎症反应综合征。创伤后脓毒症和重要器官功能障碍本质上为全身炎症反应综合征所导致的机体损害。

1. **天然免疫（innate immune）**　天然免疫细胞包括肥大细胞、巨噬细胞、自然杀伤（natural killer,NK）细胞、中性粒细胞、树突状细胞等。天然免疫细胞是抵御创伤后微生物入侵的"第一道防线"。创伤可使天然免疫细胞趋化、吞噬和杀菌功能受到普遍抑制,细胞的抗原提呈功能明显下降。创伤时外周血单核细胞分泌细胞因子显著受抑,但组织巨噬细胞却呈明显的激活状态,这是导致创伤时局部组织内炎症反应增强的原因。业已研究表明,创伤可增敏天然免疫细胞对病原菌刺激的反应性,即在创伤条件下,低水平的病原菌感染或细菌毒素即可引起显著的天然免疫细胞激活。这可能是创伤条件下机体易发生脓毒症的重要原因。创伤增敏天然免疫细胞的机制与创伤时免疫细胞表面模式识别受体表达上调有关。

2. **获得性免疫（adaptive immunity）**　获得性免疫系统的一个重要特征是对外来抗原的特异性识别,即能区分不同微生物或者抗原之间的微细差异,因而又被称为特异性免疫系统（specific immune system）。淋巴细胞是获得性免疫系统的主力军,主要包括 T 细胞和 B 细胞。根据其功能和表面抗原种类的不同,各自分为若干亚群。创伤后体内 T 细胞和 B 细胞总数均有减少,以 T 细胞表现最为显著。伤后 T 淋巴细胞功能也表现明显异常,出现细胞毒杀伤活性降低、干扰素生成减少,对有丝分裂原和同种异体抗原的增殖反应能力降低,辅助 T 细胞（Th）则由 Th1 反应向 Th2 细胞反应漂移,导致机体特性免疫应答能力降低。调节性 T 细胞（Treg 细胞）是一群具有调节功能的 T 细胞亚群,因其具有免疫抑制作用,一直被称为抑制性 T 细胞。目前主要将 Treg 细胞分为天然和获得性 Treg 细胞。天然 Treg 来源于胸腺,主要为 $CD_4^+CD_{25}^+$ T 细胞。获得性 Treg 则由成熟 T 细胞（$CD_4^+CD_{25}^-$）在外周淋巴组织接触特异性抗原或免疫抑制因子的作用下而诱导产生。创伤或脓毒症病人体内 Treg 细胞数明显增多。其数量增多与临床预后差呈明显的负相关关系。

3. **体液免疫**　除细胞免疫外,创伤时体液免疫也发生明显变化。创伤后体内补体系统被迅速激活,血中 C3a、C3b、C5a、C5b 等明显升高。由于补体活性成分增多,惰性补体部分（C1~C9）则减少,表现为血清总补体成分降低。伤情愈重,减低愈明显。创伤后 45 分钟补体系统就被激活,血清补体水平的降低要 4~6 天后才逐步恢复正常。严重创伤时,补体系统的过度激活可引起免疫抑制反应,造成 B 细胞功能降低、抗体生成减少,吞噬细胞的趋化性和杀菌能力减弱,从而导致机体抗感染防御能力下降。免疫球蛋白（Ig）也是体液免疫的重要成分。存在于血液、体液、黏膜的分泌物中。主要为 IgG、A、M、D 和 E 五类。研究表明,创伤后,血中免疫球蛋白水平也呈不同程度下降,至伤后 5 天达到最低点,伤后 2 周才逐渐恢复,其中 IgM 降低最明显。免疫球蛋白的降低程度与伤情呈正相关。免疫球蛋白的减少可影响包括调理素、中和抗体、杀菌抗体等在内的抗体水平,使机体免疫力下降,从而增加伤后机体发生感染的风险性。

（四）心血管反应

创伤后心血管系统在儿茶酚胺等激素的作用下发生明显的功能变化,已在前文提及。这些变化能适应血容量轻度减少（如失血 500ml 以内）,维持血压,保障生命器官的血液灌流。当创伤刺激缓解、病情较稳定时,心血管功能可自行调整,增加心排血量和末梢血流,以弥补早期组织相对缺血,适应机体代谢率增高的需要。

严重创伤可引起心功能不全,其主要原因有以下几方面:①急性血容量减少,因失血量超过 1000ml 或总血容量的 30%~35% 而得不到及时补充时,即可发生失血性休克。有效循环血量不

Notes

足,冠状动脉血流量减少,从而引起心肌缺血缺氧,发生心肌损害。②急性循环血量增多,如创伤后短期内大量输血、输液或在水肿回收阶段或伴有急性少尿型肾功能不全时,循环血量会骤增;过快输入蛋白质,也可使循环血量突然增多,前负荷加重,并使心肌损伤加重。③心包积液、心脏压塞或纵隔、胸腔内大量积液、积气时,可增加心室外压力,限制心室舒张,导致心排血量下降,冠状动脉血流不足,从而促使发生心肌损害。④血管阻力增高,造成心肌收缩射血时急性机械性阻塞,心脏负荷加重,由此引起心脏排血障碍。创伤后急性呼吸窘迫综合征、脂肪栓塞或肺动脉栓塞均可造成急性肺动脉压增高,进而导致右心压力增高,这时体静脉平均压必须相应提高才能使血液从外周回流至心脏。当右心房压增高到需体静脉平均压提高到 15~25mmHg 时,血浆胶体渗透压已不再能保持水分,液体从毛细血管渗出,此后体静脉平均压不再升高,右心房压也不增高,心排血量下降,进而出现右心功能不全。创伤后,因缺氧、使用血管收缩药物,严重颅脑外伤等,均可使周围血管收缩,外周阻力显著增高,使左心室后负荷增加,造成左心室排血障碍。⑤静脉回流障碍,胸部创伤合并有气胸、气血胸时,可发生胸膜腔内压增高,静脉回心血量减少,心排血量下降,由此引起严重的血压下降和心功能不全。⑥感染、创伤后期发生肺部感染或全身性感染时,可引起急性心肌炎、心包炎和心包积液等,由此可诱发心功能不全,主要表现为心排血量(cardiac output,CO)降低、射血分数(ejection fraction,EF)降低、心室舒张末期压力增高、心肌舒缩性能降低。

(五) 细胞代谢反应

1. 能量代谢　创伤后基础代谢率增高,蛋白质分解代谢增加,氧消耗增加等使能量消耗增多。创伤愈重,能量消耗愈多。研究表明,创伤病人能量消耗增加 25% 以上,严重创伤,尤其大面积烧伤病人能量消耗可增加 40%,静息代谢消耗量是正常的 2 倍,且持续时间延长。体内葡萄糖是产能的基本物质。然而,在无氧酵解时,它仅能释出有限的能量(1mol 葡萄糖产生 2mol ATP)。有氧酵解时,1mol 葡萄糖可产生 36mol ATP。创伤后组织低灌流,呈无氧酵解方式,血糖虽高或加以葡萄糖输入,仍不能满足机体所需的能量消耗。此外,创伤后肝糖原和肌糖原很快被耗竭。因此,创伤机体大量能耗主要依靠蛋白质分解和脂肪动员来提供,尤其后者在创伤后机体供能方面发挥更重要作用。

2. 糖代谢　创伤后体内常出现明显的高血糖、高乳酸血症,其升高程度和持续时间与伤情密切相关。创伤后血糖升高,当超过葡萄糖肾阈值 8.88mmol/L,则出现糖尿,即创伤性糖尿病。创伤后高血糖的主要原因是肝糖原和肌糖原分解,伤后糖异生增加以及周围组织对糖利用能力下降。伤后高血糖主要与伤后神经内分泌变化有关。创伤后儿茶酚胺和胰高血糖素增加,促进肝糖原分解为葡萄糖入血,肌糖原经酵解途径生成乳酸入血,导致血中糖和乳酸增多。此外,儿茶酚胺增多可抑制胰岛素分泌,糖皮质激素增多降低外周组织对胰岛素的敏感性,使外周组织对葡萄糖利用受阻。创伤后血糖升高为心、脑等重要器官提供能量。血液高渗可使组织间液吸收入血,以补偿创伤后失血所引起的血容量不足,对伤员早期存活、提高机体对休克耐受性、维持内环境稳定起重要作用。

3. 脂肪代谢　创伤在儿茶酚胺、胰高血糖素等激素作用下,脂肪动员和分解加强,引起血中游离脂肪酸和酮体增多。同时组织对脂肪酸的利用增加,创伤时机体能耗 80% 靠脂肪提供。游离脂肪酸是创伤后外周组织的主要能量来源。在心肌和骨骼肌中,通过 β 氧化,生成水和 CO_2,并产生能量。在肝内经 β 氧化则生成酮体。酮体为水溶性物质,易于转运,是创伤后脑组织等重要器官的主要能量来源。同时,酮体可抑制支链氨基酸在肌肉组织中的氧化,减少肌肉中氨基酸的释放,对创伤后防止体内蛋白质分解过多具有一定意义。

4. 蛋白质　创伤后蛋白质分解代谢增强,尿素氮排除增加,机体处于负氮平衡。负氮平衡程度和尿素氮持续时间同创伤严重程度相关。严重创伤时每日尿素氮排出量可达 30~50g,为正常的 2~3 倍。伤后尿氮排除增多主要来自骨骼肌、胃肠道等处的蛋白质分解。心、肝、肾等重要脏器的蛋白质含量无明显变化。蛋白质分解为创伤应激反应提供所需的氨基酸。氨基酸既是创伤时糖原异生的底物，也是合成急性期蛋白的原料，如纤维连接蛋白、C-反应蛋白等。氨基酸也是修复蛋白不可缺少的原料。

创伤后人体细胞群缩减，与蛋白质丢失相一致。尿中肌酐、硫/氮之比、磷/氮之比或 3-甲基组氨酸等的变化，反映丢失以肌蛋白为主。70kg 体重的成人在较重的创伤后，每日丢失肌细胞相当于蛋白质 220g 或肌组织 1kg 左右。所谓丢失是蛋白质合成率降低和（或）蛋白质分解率增高，根据具体的创伤情况而发生。例如，肢体伤在局部制动后发生肌肉萎缩，以蛋白质合成率低为主，因为肌组织的蛋白质合成与肌细胞收缩运动密切相关。较重的创伤以后，蛋白质的合成率和分解率均见增高，但分解率增高更显著。禁食后肌肉趋向瘦削，是因为蛋白质合成减少（蛋白质分解率并未增高），补充氨基酸或蛋白质后即可恢复。伤后蛋白质丢失还与其他因素相关，如糖皮质激素、儿茶酚胺等可促使蛋白质分解；酮体形成或麻醉镇痛剂使用，可减少蛋白质分解。表 14-2 列出手术和创伤后以核素示踪法测验的蛋白质合成率和分解率更动情况，可供参考。

表 14-2　创伤后蛋白质的合成与分解

创伤种类	蛋白质合成率（%）	分解率（%）	测定方法	报告者
重度骨创伤	+50	+79	^{14}C-亮氨酸	Birkahn 等
择期大手术	+20	+66	同上	Clague 等
腹部手术	+14.9	+66.6	^{15}N-甘氨酸	Tashiro 等
同上	+32.1	+93.5	同上	Lowry 等

注：表内% 为测验组与对照组之差

（六）水电解质反应

创伤常造成体液大量丢失，如出血、血浆渗出、无形水分丢失增多等。同时，伤后还可能禁食或减少饮食。因此，创伤后机体急需尽量保留细胞外液，以维持有效循环血量。创伤体内水、钠潴留增加。其原因是伤后有效循环血量不足，肾血流量下降，滤过率降低。同时抗利尿激素、醛固酮分泌增加，通过排 K^+ 保 Na^+，促进肾小管对 Na^+ 重吸收增强，同时水被动重吸收也增加。尽管创伤后出现水、钠潴留，钾排除增加，但却出现血钠降低、血钾并不降低现象。血钠可降至 130～135mmol/L，血钾可至 4.8～5mmol/L。该现象的原因是由于组织细胞缺血缺氧、细胞膜功能障碍，Na^+-K^+-ATP 酶泵功能失调，导致 Na^+ 进入细胞内增多，而 K^+ 排出细胞外进入血流。当钠大量为细胞所摄取时，可致使细胞出现渗透性水肿。

此外，创伤后体内还可出现钙、磷、锌等元素代谢紊乱。骨折时，骨骼可出现脱钙，致使尿钙排出增多。伤后伤员血钙水平多表现正常，罕见缺钙现象。伤后磷酸盐排出增加。磷酸盐排出增加反映了组织分解代谢的状况。低磷酸盐血症可直接影响红细胞内 2,3-二磷酸甘油酸和 ATP 生成减少，导致氧离曲线左移，使血红蛋白和氧的亲和力显著增加，氧释放受抑，影响组织供氧。创伤后由于分解代谢增加，组织破损，体内锌大量丢失。锌的丢失不利于创伤后组织修复。

创伤早期如未发生明显的组织低灌流，体液的 pH 倾向增高。可能有四种原因：①醛固酮促使肾小管回收 Na^+ 和 HCO_3^-，K^+、H^+ 与 Na^+ 交换而从尿中排出；②输血带入的枸橼酸钠，转化为碳酸氢钠；③胃减压使 H^+ 随胃液排出；④换气增强使 CO_2 从呼气中排出增多。所谓"伤后碱中毒"，常为代谢性和呼吸性两者混合，pH 为 7.5～7.6，持续时间不长。但如果 pH 高于 7.6，则可引起不良后果，临床上可出现心律失常和脑血管收缩的表现。碱中毒又促使血钾降低，影响心、

Notes

肠、骨骼肌等的功能。

如果有较长时间的组织低灌流，或并发休克，上述伤后碱中毒就会迅速被酸中毒代替。其主要原因之一是组织内，尤其是骨骼肌组织内的乳酸积存。在组织低灌流的条件下，葡萄糖无氧酵解只能提供有限的能量，产生乳酸。因此，首先是细胞内液 pH 降低，H^+ 通过细胞膜至细胞外液中，后者的 pH 随之降低。乳酸与丙酮酸之比增高，可反映组织缺氧的程度。创伤后的禁食或饮食过少、肾或肝的功能衰竭、失钠等，也可引起或加重代谢性酸中毒。此外，肺功能不全可引起呼吸性酸中毒。对于严重创伤病人，严重酸中毒常成为复苏的一个不利因素。

第三节　创伤组织修复与再生

（一）组织修复的基本过程

组织修复和伤口愈合大致经历三个基本阶段：①炎症反应；②组织增生和肉芽形成；③伤口收缩与瘢痕形成。三个阶段彼此重叠。

1. **炎症反应**　伤后立即开始，通常持续 3～5 天，其主要改变是血液凝固和纤维蛋白溶解、免疫应答、微血管通透性增高、炎性细胞（起初为中性粒细胞，随后为单核细胞）渗出，其意义在于清除病原体等外来异物和坏死组织，防止感染，以奠定组织再生与修复的基础。

2. **组织增生和肉芽形成**　伤后 24～48 小时，伤缘上皮细胞开始增生，一部分基底细胞与真皮脱离，向缺损区移行，并可见有丝分裂。同时，伤处出现细胞质丰富、呈梭形或星形的成纤维细胞及成肌纤维细胞，后者与前者相似，但含有与细胞长轴平行的微丝束，并附着于胞膜上（有利于细胞收缩）。血管形成主要是由已有的血管"发芽"长出新的毛细血管，已有的血管祥也可能延长。新的毛细血管主要由损伤处附近的小静脉长出，它包括三个主要步骤，即内皮细胞移动、分化和成熟。首先，在血管形成刺激物的作用下，内皮细胞产生某些蛋白酶，降解受到刺激一侧的血管基膜。约 24 小时后，内皮细胞穿过基膜，向刺激物的方向移动，并开始分裂增殖，形成实心的细胞条束。以后由于内皮细胞成熟和血流的冲击，新生细胞条束的中间部分开通，血流由此进入，形成新生的毛细血管（图 14-2）。毛细血管新生支生长速度每天可达 0.1～0.6mm。增生的成纤维细胞与新生的毛细血管合称为肉芽组织，肉芽组织表层的成纤维细胞与毛细血管平行排列。由于以毛细血管弓为基础，加上周围成纤维细胞，使肉芽肉眼观察时呈颗粒状。肉芽组织因含丰富的血管和炎性渗出物，故色鲜红，较湿润，触之易出血。此时神经尚未长入，故无痛觉。肉芽组织除填补和修复缺损的组织外，还有较强的抗感染力和吸收、清除坏死组织的作用。

3. **伤口收缩与瘢痕形成**　伤后 3～5 天，伤口边缘开始向中心移动、收缩，以消除创面，恢复机体组织的连续性。这一过程就是伤口收缩，它常发生在创面尚未完全上皮化时。伤口收缩的机制是：起初，是由于伤缘上皮细胞微纤维束收缩所致。因伤缘上皮呈梭形，其长轴与伤缘平行，细胞质中微纤维与细胞长轴平行，收缩时类似于钱包口收拢，故称钱包收拢效应（purse string effect）；最后为位于伤口中央的肌成纤维细胞发生收缩，即牵拉效应（pull effect）。

随着愈合过程的进展，胶原纤维不断增加，成纤维细胞和毛细血管逐渐减少，最后转变为细胞和血管均少而纤维较多的瘢痕组织。

（二）炎性细胞在创伤修复中的作用

参与创面修复的炎性细胞主要有中性粒细胞、巨噬细胞、淋巴细胞、肥大细胞等。①中性粒细胞：是最早进入损伤部位的炎性细胞，通过吞噬、氧自由基杀菌效应和补体激活等方式清除坏死组织和异物，保护正常组织，防止发生感染。同时，中性粒细胞释放各种介质和酶，如促炎细胞因子、花生四烯酸及其衍化物、白三烯、硫酸软骨素、肝素等，这些有助于单核细胞、成纤维细

Notes

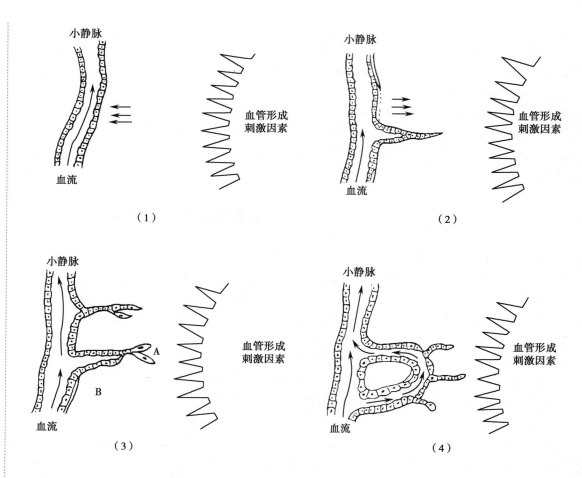

图 14-2　毛细血管形成过程

(1)基底膜被激活的内皮细胞降解(箭头所指处);(2)内皮细胞通过基底膜间隙向血管形成刺激因素方向迁移;(3)在内皮细胞迁移带顶端(A)之后的内皮细胞(B)分化并形成一个管腔;(4)当毛细血管环成熟后,基底膜沉积,血流通过新生的毛细血管

胞、内皮细胞趋化迁移和基质结构的降解。通常在伤后 2~3 天,在坏死组织与正常组织间,有一条由中性粒细胞构成的分界带,它可促使坏死组织分离脱落,为组织修复创造条件。②巨噬细胞:血中单核细胞进入组织内即转化为巨噬细胞。伤后 7 天,伤口内的炎性细胞 80% 为巨噬细胞。这些细胞吞噬坏死组织、中性粒细胞碎片和细菌产物,起到清除“废墟”的作用,故曾被称为清道夫细胞。但是,巨噬细胞在创伤修复中还有更重要的作用,即通过释放各种生物活性物质对创伤愈合进行调控,如分泌转化生长因子 α 和 β、血小板衍化生长因子 A、胰岛素样生长因子等,这些生长因子对成纤维细胞的趋化、增殖及胶原合成都有重要的影响。巨噬细胞对血管生成也有重要作用,如分泌的血管内皮生长因子有促进血管内皮细胞增生的作用,血小板衍化内皮细胞生长因子有促进血管平滑肌细胞增生的作用。巨噬细胞还分泌胶原酶、弹性蛋白酶、纤维溶酶原激活剂等,可促进纤维蛋白及基质中的胶原降解,对伤口组织的重建起重要作用。③淋巴细胞:T 淋巴细胞于伤后 5 天开始迁移至创面,7 天达峰值。过去认为淋巴细胞对创伤愈合无明显作用。现已研究表明,T 淋巴细胞是后期创伤愈合不可缺少的免疫细胞,主要通过分泌一些生长因子,在组织重构期发挥重要作用。④肥大细胞:实验显示,伤口处的肥大细胞在伤后 24 小时减少,第 3~5 天增多,第 8 天,即肉芽组织增生时最多。肥大细胞主要分泌组胺和肝素,一方面作为炎症介质发挥作用(如伤后早期释放组胺使血管扩张);另一方面,肝素是组胺的拮抗剂,它有促使酶失活、抗毒和刺激原纤维形成的作用。此外,肥大细胞还参与合成肉芽组织中的黏多糖。

Notes

（三）成纤维细胞增生与胶原合成

成纤维细胞是主要的修复细胞,其来源是:①邻近组织中未分化的间质细胞;②邻近组织内成纤维细胞迁移,或局部成纤维细胞增殖。成纤维细胞在组织修复后最终分化为纤维细胞。

1. 成纤维细胞的增生与调控　成纤维细胞是通过有丝分裂进行增生的。每次分裂的全过程为一个细胞周期。每个周期可分为分裂期(M 期)和间期(包括 G1、S、G2 期),暂时脱离细胞周期不进行增殖的细胞称为 G0 期细胞(图 14-3)。生长因子对细胞增殖的调控作用与 G0 期和 G1 期有关。在生长因子的作用下,细胞由 G0、G1 期进入 S 期,合成 DNA。随后细胞增殖过程不再依赖生长因子的作用,依次通过 S 期、G2 期和 M 期,完成一次分裂,再回到 G1 期。生长因子对细胞分裂增殖的作用是双向的,取决于其作用条件。

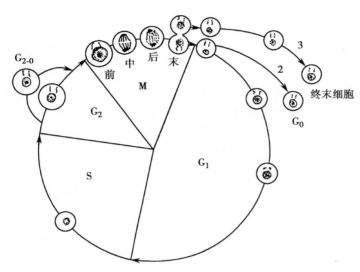

图 14-3　细胞周期示意图

2. 胶原的合成与调控　成纤维细胞的主要功能是合成胶原纤维。在创伤愈合中胶原大致经历细胞内合成、细胞外沉积和被再吸收的动态过程。成纤维细胞在粗面内质网内合成前胶原,合成后由高尔基体分泌排出细胞外。电镜下可见合成活跃的成纤维细胞近细胞膜的胞浆内有不少原纤维丝。前胶原在细胞外液中转变为原胶原。原胶原分子按一定规律排列,聚合成微原纤维,许多微原纤维聚合成原纤维。在创伤愈合过程中,伤口的高乳酸环境和生长因子均可刺激成纤维细胞合成胶原,合成速度与血流灌注量和氧分压(PaO_2)有关。实验证明,PaO_2 从 80mmHg 提高到 200mmHg 时,组织胶原合成速度可提高 40% ~ 50%。生长因子在胶原的合成代谢中起重要调节作用,主要是通过影响胶原蛋白基因表达而实现的。

愈合伤口的张力强度与胶原的合成、吸收和改造直接有关。伤口张力强度是指伤口破裂所需单位面积的力。通常,伤后 3 ~ 5 天,伤口的张力很小,后因纤维增生而使张力强度迅速增加,持续约 2 周,其后的张力强度则增加缓慢。当胶原含量稳定以后的相当长时间内,张力强度仍继续增加,这是由于已形成的胶原纤维和瘢痕组织获得改造的缘故。胶原纤维中的原纤维间有糖蛋白基质,它可粘合各原纤维,从而有助于提高胶原的张力强度。

（四）干细胞及其促修复作用

随着干细胞研究的日益深入,目前证实在皮肤中至少有 6 种成体干细胞,如表皮干细胞、真皮间充质多能干细胞、黑色素干细胞、造血干细胞、内皮干细胞等,其中表皮干细胞的修复作用可能最为重要。皮肤是体内组织更新和再生速度最快的组织,目前认为,皮肤内的表皮干细胞在维持皮肤组织结构稳定方面发挥重要作用。皮肤发育学研究显示,皮肤、毛囊、皮脂腺和汗腺均由外胚层来源的表皮干细胞产生。将胚胎干细胞源性表皮干细胞移植至小鼠全层皮肤缺损

Notes

创面,表皮干细胞可分化为表皮样、汗腺样、毛囊样和皮脂腺样等结构。将同种异体表皮干细胞接种至创面,可以明显促进创面,尤其是难愈性创面的愈合,还明显提高创面修复质量。此外,有研究还表明,皮肤组织内表皮干细胞数量与创面愈合结局密切相关,即胎儿皮肤组织内表皮干细胞数量最多,其创面为无瘢痕愈合,老年人皮肤内表皮干细胞数量最少,其创面则为延迟愈合。大鼠糖尿病皮肤创面难愈也与其皮肤组织内表皮干细胞数量减少、分化能力下降存在一定关系。利用细胞谱系跟踪技术,可以观察到表皮干细胞由伤口周围组织向创缘和伤口中心迁移,参与创面的修复。已有研究显示,创伤后位于基底层和毛囊隆突部的表皮干细胞之所以能从其生长的微环境(干细胞壁龛)中迁移出来,除局部趋化因子作用外,伤口内生物电场也是促使表皮干细胞参与创面修复的重要诱导因素。

(五)伤口愈合类型

伤口愈合一般分为一期愈合和二期愈合两种类型。

1. 一期愈合(primary healing)　通常指创口小、清洁、无感染、不产生或很少产生肉芽组织的愈合,典型的实例是外科切口的愈合。皮肤和皮下组织被切开后会发生出血,刀口之间形成凝血块,将断离两端连接。伤后24小时内,血凝块被中性粒细胞崩解后释放出的酶所溶解;第3~4天,巨噬细胞吞噬和清除残留的纤维蛋白、红细胞和细胞碎片;约在伤后第3天,毛细血管每天以2mm左右的速度从伤口边缘长入,形成血液循环。同时,邻近的成纤维细胞增生并移行进入伤口,伤后1周,胶原纤维跨越切口,将其连接。一期愈合过程中,最初跨伤口的往往是表皮,伤后24小时,伤缘周围3~4mm范围内的表皮基底细胞移行,呈扁形,形成继续向前伸延的一层薄膜,即一单层扁平上皮细胞。在这些移动的表皮中,很少见到有丝分裂,细胞增生主要发生于表皮基底层和邻近的汗腺及皮脂腺上皮。新生的表皮在血凝块下面长入真皮;伤后48小时,表皮跨越伤口搭桥,形成复层上皮,长入真皮的表皮细胞以后被吸收消失(图14-4)。

2. 二期愈合(secondary healing)　二期愈合又称间接愈合,多发生于创口较大、坏死组织

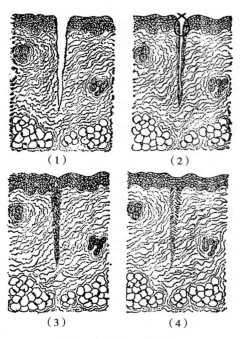

图 14-4　创伤一期愈合
(1)创缘整齐,组织破坏少;(2)经缝合,创缘对合,炎症反应轻;(3)表皮再生,少量肉芽组织从伤口边缘长入;(4)愈合后少量瘢痕形成

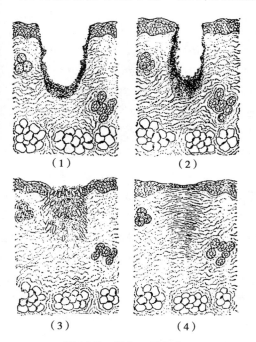

图 14-5　创伤二期愈合
(1)伤口大,创缘不整,组织破坏多;(2)伤口收缩,炎症反应重;(3)肉芽组织从伤口底部及边缘将伤口填平,然后表皮再生;(4)愈合后形成瘢痕大

Notes

较多、伴有感染或未经及时而妥善外科处理的伤口。因伤口不能直接对合,而需经肉芽组织填补缺损的组织后方能愈合,其过程即前述的炎症反应-肉芽组织增生-瘢痕形成。伤口愈合中上皮细胞的活动包括细胞的移行、分裂和分化三个过程。较小的伤口,其上皮形成主要依靠细胞移行。细胞移行从基底开始,细胞先变大,出现大量伪足突起,并平行排列在伤口表面,依靠这些伪足突起和细胞桥粒,细胞可固定在纤维蛋白渗出物或其下的间质上。较大的伤口,其上皮形成不仅有赖于上皮移行,而且要进行有丝分裂,远离伤口的表皮中就可看到有较多的有丝分裂。基底细胞是上皮再生的来源。再生的上皮细胞具有吞噬纤维蛋白和组织碎屑的功能,并能生成胶原分解酶,参与伤口的清理和改建。通常,上皮形成与肉芽组织生长成熟同步,如肉芽凹陷于(低于)或凸出于(高于)伤口平面,上皮难以移行、伸展和覆盖,从而延缓伤口的愈合(图14-5)。

第四节　创伤和武器伤的检查与诊断

对伤员的检查,首先要注意伤员的生命体征,其次是受伤部位和其他方面的改变。伤情严重时,常需边检查边治疗。在伤员意识障碍、伤情不允许搬动或某一部位伤情重而掩盖其他部位征象等情况下,医生需凭经验先做出初步判断,然后再仔细检查。

(一) 全身检查

严重创伤或伴有并发症时常出现不同程度的全身反应,因此,全身检查大体可反映伤情的严重程度。

首先要观测生命体征:①呼吸:呼吸率是否>25 次/分钟或<15 次/分钟;是否有呼吸困难、呼吸过浅或发绀等情况;②心血管:脉率是否>100 次/分钟或微弱、触不清;收缩压是否<90mmHg;毛细血管充盈时间是否>2 秒;③意识、精神状态:是否有意识障碍;语言对答或对疼痛刺激是否出现反应迟钝。凡此种种均有助于判定伤员全身情况。

现已有多种创伤严重度评分法。院前常用评分法为 CRAMS 评分法,CRAMS 为循环、呼吸、腹胸部、运动和语言几个英文字的缩写。院内常用评分法为创伤严重度评分法(injury severity score,ISS)。ISS 是在 AIS(abbreviated injury score)的基础上形成的。

AIS 将各种损伤由轻到重分为 6 级。ISS 评分将人体分为 6 个分区:①头颈部(包括颅骨和颈椎);②面部(包括口腔、耳、眼、鼻和面骨);③胸部(除胸内脏器外还包括膈肌、肋骨和胸椎);④腹部和盆腔脏器(包括腰椎);⑤四肢与骨盆(但不包括脊椎);⑥体表(包括任何部位的皮肤)。在计算时只将全身 6 个分区中损伤较严重的 3 个分区中各取一最高 AIS 值求其平方和。分值范围为 1 ~ 75。75 分见于两种情况:一是有 3 个不同部位 AIS=5 的损伤;二是一处 AIS=6 的损伤(AIS=6 的 ISS 值就定为75)。目前普遍认为 ISS≥16 为重伤,ISS>20 死亡率明显增高,ISS>50 存活者少,ISS 为 75 是难以救治的极重度损伤。现举一例:1 例交通伤伤员,发生颈内动脉完全横断(AIS=4)、腹膜后血肿(AIS=3)、股骨干骨折(AIS=3)、耳撕裂伤及多部位擦伤(AIS=1),ISS 只计算三处较严重的损伤计分,总计为 34 分。

(二) 闭合性创伤检查

不同闭合性创伤的症状体征各不相同,有些易于诊断,如肢体受伤后出现疼痛和肿胀,同时有运动障碍、外观畸形、骨擦音等,说明有完全性骨折,X 线平片更可确诊;另一些则缺乏临床指征,如嵌入骨折、单纯脊椎骨折等,这时只能靠 X 线片确诊。以下方法有助于某些创伤的诊断。

1. 试验穿刺　胸腔穿刺有血胸或气胸,表明有肺和胸膜损伤;腹腔穿刺有血液、胆汁、气体或污物表明有血管、胆道、肠管或其他脏器损伤。但需注意可能有技术误差,如腹腔穿刺时可能刺入胀气的肠管,吸出肠内容物,因而误认为肠破裂;反之,已有脏器破裂但出血量少或针头被堵,也可能抽不出血。为减少误差,需细心操作,必要时借助超声波检查作引导,或再次穿刺,或改变穿刺点,或穿刺后置入导管,以提高诊断的准确性。

Notes

2. **影像学检查**　X 线检查适用于骨折、脱位、金属异物存留和胸腹腔的游离气体等。超声适用于检查肝、脾、肾等脏器和局部积液,还可指引穿刺点;过于肥胖、肠积气或腹壁有创伤时不宜用。CT 主要用于检查颅脑损伤;MRI 可清晰显示内脏器官,近似于解剖图形,对脊髓、颅凹、骨盆等处损伤的诊断效果很好,但如有金属异物存留则禁用。

3. **导管术**　插入导尿管有助于诊断泌尿系损伤,如尿道断裂等,有些胸腹部伤,插入导管后可动态观察内脏出血或破裂。

4. **探查手术**　有些病人伤情严重,病情变化快,高度怀疑有内脏破裂等严重创伤时,常需作探查手术。如开颅术、心包及腹部探查术等,这些探查手术既可明确诊断,又能起到抢救和治疗的作用。

(三) 伤口检查

开放性伤口,如有进行性出血、开放性气胸、腹部肠管脱出等情况,应先作止血、堵塞和覆盖等紧急处理,待手术时再作仔细检查。检查要点如下。

1. **伤口大小、深度、形状等**　常可提示致伤原因和损伤类型。如切割伤伤口多呈浅的线条状,一般枪弹伤伤口多呈较小圆形或椭圆形,爆炸性武器致伤的伤口呈哆开式或"拖把"状,长的生锈铁钉戳入体内时伤口既小又深,易发生厌氧性感染等。

2. **伤口污染情况**　清洁伤口适宜作一期缝合,污染重的伤口,如火器伤和爆炸伤,则需彻底清创后作延期缝合。

3. **伤口的性状**　颅脑伤后从耳道、鼻腔流出脑脊液,表明有颅底骨折,并有鼓室、鼻窦的开放性损伤;伤口组织有捻发音、肌肉呈粉红色、有异味,预示有厌氧菌感染;伤口有黄色奶油状无臭的脓液为葡萄球菌感染;有暗红色稀薄脓液、无臭味为链球菌感染;有灰白色黏稠无臭的脓液并有假膜覆盖者为大肠埃希菌感染;有绿色脓液及臭味者为铜绿假单胞菌感染。

4. **伤口内异物存留**　浅层易发现,深层需依靠 X 线片。必要时可用探针检查。检查伤口时要避免增加病人痛苦和新的创伤。

第五节　创伤的治疗

(一) 急救

1. **通气 (ventilation)**　维持伤员气道通畅至为重要。气道通气不畅原因很多,如异物被压入呼吸道内,局部骨折移位、咽后壁血肿、口腔内大血块,昏迷伤员舌后坠,会厌肌松弛、误吸呕吐物和血块、义齿脱落等,由此堵塞或压迫呼吸道,造成窒息。急救时首先要采用击背、指抠咽喉、推压腹部等方法清除呼吸道异物,发生舌后坠时应立即解除。上述措施如达不到气道通畅的目的,可采用口对口呼吸、气管插管、环甲膜穿刺,颈部气管有创伤时,先控制出血及清理血块,伤口与喉或气管相通时,可先从裂口置入气管导管,周围用油纱填塞。同时,要迅速清理呼吸道内血块和分泌物,送伤员到医院后再作正规的气管切开。

2. **心肺复苏 (cardio pulmonary resuscitation,CPR)**　心跳呼吸骤停 4 分钟内进行有效心肺复苏者,存活率可达 50%,超过 10 分钟者基本为零。因此,心肺复苏越早越好。通常可采用胸外心脏按压,将病人置于仰卧位平放地面,颈后仰。清除气管内异物,确保其通畅;或用口对口/口对管做人工呼吸。如上述方法使用得当,互救者每次深吸气吹出的气体可达 1800 ~ 2000ml,氧含量达 18%,可使伤员血氧饱和度维持在 90% 以上。

3. **止血 (hemostasis)**　急性创伤性大出血是伤后早期死亡的主要原因之一,尽早有效止血至关重要。常用方法有:①指压止血;②加压包扎止血,一般用无菌纱布或敷料填塞伤口,外加敷料垫压后以绷带加压缠绕即可;③加垫屈肢止血,在小腿、足、前臂或手出血不伴骨折时,可用一厚棉垫或纱布卷塞在腘窝或肘窝处,然后屈曲止血;④止血带止血,若上述方法止血无效或四肢大动脉出血时,可用止血带止血。

4. 包扎(bandaging)　目的是保护伤口,减少污染与止血,预防感染与制动。包扎材料有绷带卷、三角巾、四头巾等,也可应用就便材料,如毛巾、衣服、手帕、布单等。

5. 固定(fixation)　可减少疼痛,防止骨折端在搬运中刺伤神经和血管。

6. 搬运与后送(transport and evacuation)　搬运是为了让伤员尽快离开阵地,搬至隐蔽地,避免再次受伤;后送是将伤员快速送至相关救治机构。搬运途中应严密观察生命体征,确保气道通畅;发生呼吸心搏骤停时,立即就地抢救。

（二）局部治疗

1. 清创术(debridement)　是指伤后早期充分清除坏死或失去生机的组织、血块、异物等有害物质,控制伤口出血,尽可能将已污染的伤口变为清洁伤口,争取为伤口早期愈合创造良好的局部条件。

（1）基本要求:①扩大伤口,切开深筋膜,彻底止血,切除失活组织,取出异物,修整伤口边缘不整齐的组织,然后缝合伤口。火器伤伤口,除特殊部位(如头面部、手部和外阴部)外,一般不作初期缝合。②伤后应尽早清创,最好在伤后6小时内进行,如条件不允许,可在有效的抗感染药物作用下,酌情推迟清创时间,但最长不得超过伤后72小时。对已感染的伤口,应清除可见的坏死组织和异物,改善引流。③休克伤员应在伤情稳定后再清创。如有活动性内出血,应在抗休克的同时手术止血。④根据先重后轻的原则,应对影响呼吸循环功能、出血不止或已上止血带的伤部,优先清创。处理多发伤时,应对危害最大的伤部先作清创。⑤二期外科处理时,如发现引流不畅或有坏死组织,应再次清创。

（2）方法和步骤:①先用纱布保护伤口,充分清洗伤口周围皮肤,去除污垢,按无菌原则常规消毒、铺巾。②沿肢体长轴(在关节部位,应沿正常皮纹方向),做S型切口,扩大伤口,切开皮肤和深筋膜,充分显露伤道。切口长度以消除深部组织张力为度。如深筋膜下的张力较大,可在深筋膜上加作十字形切口。③由浅入深地逐层切除一切失活组织,皮肤一般只切除0.2~0.3cm。对头、面、手和外阴部皮肤更要尽量保存。④清除血块、组织碎片和异物,特别是大关节腔内的异物,但远离主伤道的异物不要勉强取出,以免损伤多余的组织,扩大污染范围。对浅表点状小弹片伤可用针头拨出弹片。⑤长骨干骨折时,除污染严重、远离原位的游离小碎骨片应取出外,与软组织相连接或较大的游离碎骨片都应保留,并作适当复位,以防骨缺损。非承重的扁平骨碎片均应取出。⑥妥善止血,有条件时,修补中等以上大小的主要血管;对肌肉断面的小出血点,可用热盐水纱布压迫止血或电灼止血,不必结扎。如怀疑有四肢大血管伤,应备好止血带。⑦神经或肌腱损伤一般不作初期修复,应清除表面污物,断端行定位缝合,用肌肉或筋膜覆盖,避免暴露。⑧清除完毕,用双氧水及灭菌盐水冲洗创腔,清除微小异物和组织碎片。创腔内用纱布疏松充填,外加厚层敷料包扎,除有明显的感染或继发性出血外,不宜频繁更换敷料。⑨伤口清创后除前述的特殊部位外一般不作初期缝合。颅、胸、腹、关节腔的穿透伤,必须缝合腹膜、硬脑膜和关节囊。⑩四肢骨折、关节伤和大块软组织伤,清创后要用夹板或前后石膏托制动,或用金属外固定架固定,禁用管形石膏;盲管伤引流不畅时作低位引流;早期清创后,为缩短愈合时间,减少瘢痕、畸形和功能障碍,必须尽早封闭伤口。

2. 伤口缝合　清洁伤口,如某些切割伤,可在无菌条件下直接缝合,以达到一期愈合。对于污染的伤口,如无明显感染,经清洁处理后,仍可直接缝合,即使有轻度炎症反应,仍可达到一期愈合。对于已感染的伤口,清创后充分引流,争取作延期或二期缝合。

3. 手术　应遵循的原则是先治致命性损伤,后治其他伤;先治深部的脏器损伤,缓治表浅伤;先治头胸腹伤,后治四肢脊柱伤;先治软组织伤,后治骨骼伤(或同时进行)。

（三）全身治疗

1. 预防感染　有以下情况之一时可预防性应用抗生素:①污染较重、失活组织和凝血块较多的开放性创伤,尤其是火器伤和爆炸伤;②颌面、胃肠道和会阴部损伤;③组织缺氧时间较长;④机体抵抗力低,有免疫抑制或缺陷者。

2. **体液调整**　严重创伤后常因大量液体丢失、摄入量减少、组织低灌流等原因而发生水、电解质和酸碱失衡。常见的情况有脱水、血清钾异常、血清钙降低和酸碱失衡等,应及时发现和处理。

3. **营养支持**　严重创伤后分解代谢加速,胃肠功能降低或不能进食,出现体内细胞群缩减和负氮平衡。供给营养时主要是满足热量消耗和纠正负氮平衡,同时还需补给必要的维生素和微量元素。

创伤伤员营养补充的基本原则是:①争取尽早口服,少数暂不能口服者,除静脉补给丢失的液体外,每日再给予 5% ~ 10% 的葡萄糖液(成人约 1500 ~ 3000ml)和适当等渗盐水(成人约 500ml)。②如因口腔、颌面等创伤,短时间内不能恢复正常进食者,可作鼻饲、空肠或胃造口术,病人有消化功能者可给予流食;如消化道功能尚未完全恢复者,可给予要素饮食。③不能经口和鼻饲时,可用静脉营养,其中支链氨基酸(BCAA)十分重要,其作用不仅是为肌肉提供能量,还可通过丙氨酸和谷氨酰胺的合成参与糖异生,并减少蛋白质的分解和增加其合成。

(四) 武器伤救治

现代战争中,虽然应用了许多新的致伤武器,战伤变得更为复杂,但战伤救治原则并未改变,其基本原则是:①快抢快救,先抢后救;②全面检查,科学分类;③在后送中连续检测与治疗;④早期清创,延期缝合;⑤先重后轻,防治结合;⑥整体治疗。

与平时创伤不同,战时因短时间内产生大批量伤员,因此武器伤救治更强调分级救治的组织形式。一般分为连抢救和营救护所急救、团救护所紧急救治、师救护所和集团军医院早期治疗,战区基地医院和战略后方医院专科治疗。核、化学武器伤员救治根据受袭击地区不同,由上级卫勤领导确定,分现场抢救、师救护所和集团军医院早期治疗、后方医院后续治疗。武器伤治疗大体上与平时创伤治疗相同,但也存在一些差异。几种常见武器伤的特殊处理如下。

1. **火器伤 (firearm wound)**　火器伤的救治除伤口清创和缝合外,其基本原则与创伤相同。其清创和缝合的注意事项:①清创前,对伤员要做全面检查,必要时摄 X 线片,以判定有无骨折和金属异物。如为多发伤,要事先计划好手术的次序。如伤口在四肢,要预先备好止血带,环绕于近端,以减少出血和便于手术。力争伤后 3 ~ 4 小时内就开始应用抗生素。②清创中,应严格遵守外科无菌技术要求,操作细致,避免损伤重要的血管和神经。③清创后,除少数部位外,均不做初期缝合。"早期清创,延期缝合",这是历次战争战伤救治的经验总结,也是战伤处理的基本原则。火器伤初期缝合的适应证:①颜面、头皮和手部:这些部位肌肉层较薄,如未覆盖,深部组织易发生坏死,且因此部位血液循环丰富,感染的机会较低,再者对功能恢复的要求高,故在一般情况下均应做初期缝合。②开放性气胸:需封闭胸膜,缝合胸壁肌肉,皮肤仅做疏松缝合。③关节损伤:缝合滑膜或关节囊,皮肤不缝合。④腹部伤:缝合腹膜及腹壁各层肌肉,皮肤和筋膜不缝合。⑤外阴部损伤:缝合或定位缝合。⑥血管伤:修补或吻合后,用肌肉覆盖,并缝合皮肤,深部引流。

2. **冲击伤 (blast injury)**　普通炸弹或核武器爆炸后瞬间,可释放出巨大的能量,使爆心处的压力和温度急剧上升,并借周围介质(气体、液体或固体)迅速向四周传播,形成了一种高压和高速的波,即冲击波。冲击波作用于人体后因释放能量而产生的各种损伤称为冲击伤或爆震伤。冲击波的主要靶器官为含气器官(肺、听器、肠道),肺冲击伤是其危及生命的主要伤类。

(1) 肺冲击伤:伤情轻者经休息和对症治疗后数日内即可恢复;较重者或合并有其他损伤时,需进行积极的综合治疗。①休息:凡怀疑有肺损伤者,应尽量避免剧烈活动,以减轻心肺负担和防止加重出血。②保持呼吸道通畅:有呼吸困难者应保持半卧位;有支气管痉挛者(呼气较吸气更困难),可作颈部迷走神经封闭,或给予异丙肾上腺素等支气管扩张剂,以降低气道阻力;

Notes

气管或支气管腔内有分泌物时应及时吸出,如有严重上呼吸道阻塞或有窒息危险时,应作气管切开,并尽可能遵守无菌操作原则,以防继发感染。③吸氧:对于有呼吸困难或 PaO_2 有降低趋势的伤员,经吸引未发现气管和支气管腔内有血性液体时,应用口罩或鼻插管给氧(一般按 5 ~ 8L/min 的流量和 40% ~50% 的浓度给予)常能获得较满意的效果。④正压通气:其作用是保证良好的通气,移除滞留的 CO_2,增加肺泡腔内的压力,防止肺萎陷,并使已发生萎陷的肺泡复张,又因增加肺泡内和间质内的压力而减少了液体向肺泡内渗出,肺瘀血和间质水肿有所减轻,通气与血流灌注间的失衡得以纠正,如应用持续正压通气(CPBB)可增加功能残气量(FRC),提高顺应性。正压通气时,应注意观察有无气栓、气胸、弥散性血管内凝血和低血钾等并发症,一经发现,应及时处理。⑤治疗气栓:发生气栓的伤员,可给予 4559.6mmHg 高压气(其中氧不能超过 1899.9mmHg)持续 2 小时,继之减压,当减至 2127.9mmHg(2.8atm)时,立即改用 100% 氧气,以后间歇性应用,此法可缩短减压所需时间,改善组织氧合作用,降低减压病的发生率。此外,甘露醇也可辅助治疗气栓。怀疑有气栓而需空运时,应尽量降低飞行高度。因为,在高空低压条件下易发生气栓。搬运怀疑有气栓的伤员时,应让伤员左侧仰卧,头低于足部,使气栓留在心脏和进入下肢。⑥防治肺水肿和保护心功能:发生肺水肿时,可先将氧气通过 50% 或 95% 的乙醇湿化后再吸入,以降低气管内分泌物或水肿液的表面张力。还可用脱水疗法,如应用氨茶碱(溶于 50% 葡萄糖液内静脉缓注)、静脉注入 20% 甘露醇和呋塞米;氢化可的松静脉注射可治疗间质性肺水肿。有心力衰竭者可给予洋地黄类药物,如洋地黄片、地高辛片、毛花苷 C、毒毛旋花子苷 K 等。⑦防治出血和感染:可应用各种止血剂,如卡巴克络和其他活血化瘀的中草药。如有严重肺破裂伴有大量出血者,应立即手术,缝合破裂口或作肺叶切除术。给予抗生素以防治肺部感染。⑧镇静止痛:可给予哌替啶或盐酸吗啡;呼吸功能不良或伴有脑挫伤者禁用吗啡,可作肋间神经封闭。⑨输血输液:合并有其他严重损伤(如内脏破裂、烧伤等)而造成全血或血浆丢失时,需及时输血输液以恢复血容量和心排出量。

(2)听器冲击伤:主要指中耳和内耳的损伤,表现为耳聋、耳鸣、眩晕、耳痛、头痛和流液等征象。中耳冲击伤治疗的关键在于防止感染和促进鼓膜愈合。禁止向中耳滴注油液和冲洗,防止水灌入耳内,切勿用力擤鼻。鼓膜破裂者需清理外耳道碎片污物,并用消毒液轻轻灌洗。破裂的鼓膜约 80% 可自愈。通常,破裂孔小于 1/3 者可自愈,而大于 1/3 者,自愈率为 0% ~22%。每月可愈合整个鼓膜的 10%。鼓膜后上方穿孔后可发生收缩性囊袋或胆脂瘤,故医生应尽可能清除耳内可见污物。伤后 60 天,破裂鼓膜不能自愈者可作修补术。全身治疗包括使用神经营养剂、扩张和改善微循环药物或措施,如吸浓氧或高压氧,给予腺苷三磷酸(ATP)、静脉注射甲泼尼龙、右旋糖酐-40 等。此外,宜尽早全身应用抗生素。

(3)腹部冲击伤:空气冲击波所致的腹部冲击伤中,以肝脾损伤最为多见。水下爆炸时,肠管等含气的空腔脏器更易发生损伤。怀疑有腹腔脏器冲击伤时,应尽量让伤员休息,后送时减少颠簸,以防出血加重或肝、脾等实质脏器包膜下血肿破裂,由此引起继发性出血。无手术指征时应观察 24 小时。对怀疑有内脏破裂或进行性内出血的伤员,应作剖腹探查术,探查时要做全面、系统的检查,防止遗漏。酌情进行输血输液、全身应用抗生素,胃肠减压和腹腔引流等治疗措施。

(4)颅脑冲击伤:颅脑冲击伤的发生率较高。冲击波直接对脑组织的损伤多为组织学上的改变,无明显肉眼上的变化,但对中枢神经系统功能产生明显影响,可能是现代战争中伤员发生创伤后应激障碍(post-traumatic stress disorder,PTSD)发生的重要原因。但冲击波的抛掷或其他物体的砸伤,可引起严重的开放性颅脑伤。单纯颅脑冲击伤,如仅为脑震荡,可给予镇静、止痛等药物,卧床休息;怀疑有颅内血肿时应严密观察,如症状有进行性加重,应做钻孔探查,发现有血肿时需及时清除,彻底止血,以减低颅内压力;有脑水肿时可用脱水疗法,无效时改做手术减压;对昏迷伤员要注意其呼吸道护理,严防窒息和防治肺部并发症。开放性颅脑伤,应及时处理

Notes

创面,防治休克和感染。

3. 核武器损伤(nuclear weapon injury)　核武器爆炸造成的损伤称为核武器伤。核武器爆炸时产生光(热)辐射、冲击波、早期核辐射三种瞬时杀伤因素,随后还产生放射性沾染。人员受单一杀伤因素的作用后可发生单一伤,如光辐射引致烧伤、冲击波引致冲击伤、早期核辐射或放射性沾染引致放射损伤。如受两种或两种以上杀伤因素的共同或相继作用,则可发生复合伤。治疗上需注意:尽早覆盖创面以减少污染;如有放射性沾染应作消洗处理;根据伤情需要给予镇痛剂、抗休克治疗;将伤员尽快后送至后续医疗机构。

4. 化学武器伤(chemical weapon injuries)　战争中使用毒物杀伤对方有生力量、破坏敌方军事行动的有毒物质称化学战剂(chemical warfare agents)或简称毒(战)剂,由此类武器造成的人员损伤称为化学武器伤。化学战剂的种类很多,按临床和毒理作用可分为:①神经性毒剂(nerve agents),如塔崩(tabun)、沙林(sarin)、梭曼(soman)、VX 等,主要损害神经系统;②糜烂性毒剂(blister agents),如芥子气(mustard gas)和路易剂(lewisite),主要损害皮肤、眼和呼吸道;③全身中毒性毒剂(systemic agents),如氢氰酸和氯化氰,主要损害呼吸系统;④窒息性毒剂(asphyxiant agents),如光气,主要损害呼吸系统;⑤失能性毒剂(incapacitating agents),如 BZ,主要损害中枢神经系统;⑥刺激剂(irritants),如苯氯乙酮、亚当剂等,主要刺激眼和上呼吸道。化学武器的致伤特点是:毒性强,中毒途径多,持续时间长,杀伤范围广。对化学武器最好是充分利用防护器材进行防护,染毒后尽快作毒剂消除和消洗(decomtamination),并有针对性进行抢救和治疗。

5. 战伤复合伤(war combined injury)　战伤中,凡两种或两种以上性质不同的杀伤因素(如放射线、热辐射、冲击波、化学战剂等)同时或相继作用于同一人体所造成的损伤称为战伤复合伤。

(1) 核爆炸复合伤(nucleo-combined injury):分为放射性复合伤和非放射性复合伤两类,命名时按先重后轻的原则,如放烧冲复合伤,表示此种复合伤中放射损伤最重,烧伤其次,冲击伤最轻。放射性复合伤的特点是死亡率增高(超过各单项伤的死亡率之和)、造血组织破坏和感染加重,病程发展快而重。战伤复合伤的治疗原则是:对单一伤的有效救治措施,同样也适用于复合伤,但要考虑到复合伤伤情,特别是互相加重效应的特点,重点解决主要损伤,兼顾次要损伤。

(2) 毒剂复合伤:创伤合并有毒(战)剂伤害称为毒剂复合伤(chemico-combined injury)。毒剂中毒合并创伤时,两种致伤因素相互加重,使机体抵抗力下降,不仅较少量毒剂可引起较重的中毒,而且中毒严重时,可影响整个机体和创伤过程,其总的特点是容易发生休克(中毒性或创伤性休克);创伤部位容易出血及再生修复过程延缓,伤口愈合慢;容易继发感染(局部或全身性)和各种并发症(如骨折不易愈合或畸形)等。中等剂量以上的毒剂中毒时,易引起伤口出血、感染和组织坏死,软组织愈合缓慢,骨折愈合延缓或畸形;严重创伤可使毒剂的致死剂量减至无创伤时的 1/10 ~ 1/15。伤口染毒时,毒剂可迅速经伤口吸收。如吸收剂量大,则伤情发展迅速。若急救不及时易引起严重全身中毒甚至死亡。这种复合伤的病情变化快而严重。有时创伤虽不重,但可在短时间内危及伤员生命。战时如发生毒剂复合伤,伤员数量可能较多。对中毒者,要强调自救、互救。使用制式防毒面具或就便防护器材,迅速撤离染毒区。如发现眼睛、皮肤或服装染毒时,应尽快消毒。对伤口及周围皮肤上的毒剂液滴,可用纱布等敷料蘸吸,然后包扎后送。对有全身中毒症状者,除采取各种对症性措施外,特别要注意保持呼吸道通畅,保护心肺功能。对路易氏剂和窒息性毒剂中毒的伤员,要积极防治肺水肿,如给予氨茶碱、甘露醇、高渗葡萄糖液等。心功能减弱者可给予毒毛旋花子苷 K 等强心剂,以增加心肌收缩力。大面积芥子气烧伤时要早期补充足量液体,输注全血。

(蒋建新)

Notes

第十五章 烧伤和冻伤

第一节 热 烧 伤

烧伤(burns)泛指由热力、电流、化学物质、激光、放射线等所致的组织损害。热烧伤(thermal injury)是指热液(水、汤、油等)、蒸气、高温气体、火焰、炽热金属液体或固体(如钢锭等)所引起的组织损害。通常所称的或狭义的烧伤,一般指热力所造成的烧伤(临床上也有将热液、蒸气所致的烧伤称之为烫伤(scalding),其他原因所致的烧伤则冠以病因称之,如电烧伤、化学烧伤等。烧伤是平、战时的常见病之一,平时年发病率约为总人口5‰~10‰,其中10%的病人需住院治疗。现代战争中,烧伤发病率显著高于平时;核战争时(如第二次世界大战日本广岛被原子弹轰炸)伤员中烧伤发生率高达75%以上。近年来,突发烧伤事故引起的成批烧伤有增多趋势。烧伤以往多归属于外科或皮肤科,直到第二次世界大战后期,由于烧伤伤员骤增,才作为独立的学科进行研究。我国则是在1958年以后,才开展正规的烧伤防治工作。

一、烧伤的临床过程及病理生理特点

根据烧伤病理生理特点,一般将烧伤临床发展过程分为四期,各期之间相互交错,烧伤越重,其关系越密切。

(一) 体液渗出期

除损伤的一般反应外,无论烧伤深浅或面积大小,伤后迅速发生的变化为体液渗出(exudation)。体液渗出的速度,在伤后6~12小时内最快,持续24~36小时,严重烧伤可延至48小时以上。

小面积的浅度烧伤,体液渗出主要表现为局部的组织水肿(edema),对有效循环血量无明显影响。当烧伤面积较大(一般指Ⅱ、Ⅲ度烧伤面积成人在15%,小儿在5%以上者),尤其是抢救不及时或不当,人体不足以代偿迅速发生的体液丧失时,循环血量明显下降,导致血流动力与流变学改变,进而发生休克。因此在较大面积烧伤,此期又称为休克期(shock stage)。

烧伤后立即释放的多种血管活性物质,如组胺、5-HT、激肽、前列腺素类、儿茶酚胺、氧自由基、内皮素、肿瘤坏死因子、血小板活化因子、白三烯、溶酶体酶等,引起微循环变化和毛细血管通透性增加,体液大量渗出而发生休克。因此,较大面积烧伤,防治休克是此期的关键。

(二) 急性感染期

继休克期后或休克的同时,感染是对烧伤病人的另一严重威胁。易发生全身性感染的原因:①皮肤、黏膜(如肠黏膜)屏障功能受损,为细菌入侵打开了门户。②机体免疫功能受抑制。烧伤后,尤其是早期,体内与抗感染有关的免疫功能均受不同程度损害,免疫球蛋白和补体丢失或被消耗。③机体抵抗力降低。烧伤后3~10天为水肿回吸收期,病人在遭受休克打击后,内脏及各系统功能尚未调整和恢复,局部肉芽屏障未臻形成,伤后渗出使大量营养物质丢失,以及回吸收过程中带入的"毒素"(细菌、内毒素或其他)等,使机体抵抗力下降。④易感性增加。早期缺血缺氧损害是机体易发生全身性感染的重要因素。防治感染是此期的关键。

(三) 创面修复期

创面修复(wound repair)过程在伤后不久即开始。创面修复所需时间与烧伤深度等多种因

素有关,无严重感染的浅Ⅱ度和部分深Ⅱ度烧伤,可自愈。但Ⅲ度和发生严重感染的深Ⅱ度烧伤,由于上皮被毁,创面只能由创缘的上皮扩展覆盖。如果创面较大(一般大于 3cm×3cm),不经植皮多难自愈或需时较长,或愈合后瘢痕(scar)形成,发生挛缩(contraction),影响功能和外观。Ⅲ度烧伤和发生严重感染的深Ⅱ度烧伤溶痂时,大量坏死组织液化,适于细菌繁殖,感染机会增多。且脱痂后大片创面裸露,成为开放门户,不仅利于细菌入侵,而且体液和营养物质大量丧失,使机体抵抗力和创面修复能力显著降低,成为发生全身性感染的又一高峰时机。此期的关键是加强营养,扶持机体修复功能和增强抵抗力,积极修复创面和防治感染。

(四)康复期

深度创面愈合后,可形成瘢痕,严重者影响外观和功能,需要锻炼、工疗、体疗和整形以期恢复;某些器官功能损害及心理异常也需要一恢复过程;深Ⅱ度和Ⅲ度创面愈合后,常有瘙痒或疼痛、反复出现水疱(blister),甚至破溃,并发感染,形成"残余创面"(residual wound),这种现象的终止往往需要较长时间;严重大面积深度烧伤愈合后,由于大部分汗腺被毁,机体散热调节体温能力下降,在盛暑季节,这类伤员多感全身不适,常需 2~3 年调整适应过程。

二、临床表现和诊断

正确处理烧伤,需判断其面积和深度,观察创面变化和全身情况。

(一)烧伤面积和深度估计

1. **面积的估计** 是指皮肤烧伤区域占全身体表面积(total body surface area,TBSA)的百分数。有多种估计方法。国内常用中国九分法(role of nine)和手掌法。

(1)中国九分法:将全身体表面积划分为若干 9% 的等分(表 15-1,图 15-1~图 15-3)。

表 15-1 中国九分法

部 位		占成人体表面积%		占儿童体表面积%
头颈	发部	3		
	面部	3	9×1 (9%)	9+(12-年龄)
	颈部	3		
双上肢	双上臂	7		
	双前臂	6	9×2 (18%)	9×2
	双手	5		
躯干	躯干前	13		
	躯干后	13	9×3 (27%)	9×3
	会阴	1		
双下肢	双臀	5		
	双大腿	21		
	双小腿	13	9×5+1(46%)	9×5+1-(12-年龄)
	双足	7		

(2)手掌法:无论成人或儿童,将五指并拢,其一掌面积为体表面积的 1%(图 15-4)。若医务人员与病人的手大小相近,可用医务人员的手掌来估计。

2. **深度的估计** 目前惯用三度四分法(图 15-5)。

(1)Ⅰ度烧伤(the first degree burns):为表皮角质层、透明层、颗粒层的损伤。局部红肿,故又称红斑性烧伤。有疼痛和烧灼感,皮温稍增高,3~5 天后局部由红转淡褐色,表皮皱缩脱落愈合。可有短时间色素沉着,不留瘢痕。

(2)Ⅱ度烧伤(the second degree burns):局部出现水疱,故又称水疱性烧伤。根据伤及皮肤的深浅分为:

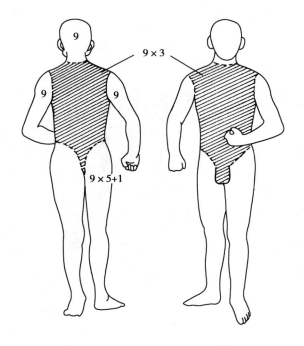

图 15-1　烧伤面积估计法

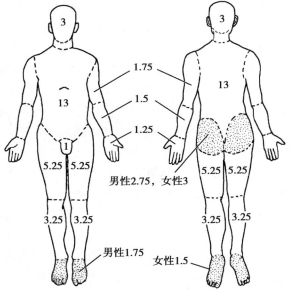

图 15-2　成人各部位体表面积(%)的估计

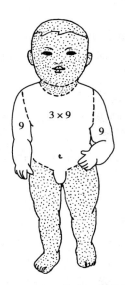

图 15-3　小儿体表面积估计法
头颈部 = 9+(12-年龄)　双下肢 = 46-(12-年龄)

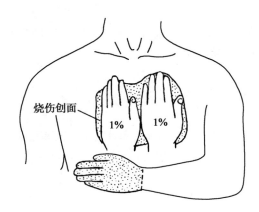

图 15-4　手掌估计法

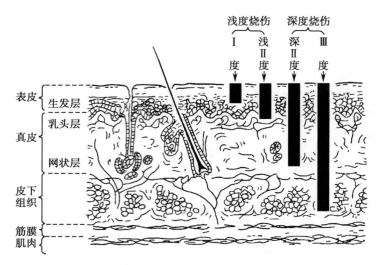

图 15-5　三度四分法的组织学划分

1）浅Ⅱ度烧伤（superficial partial thickness burns）：伤及真皮浅层，部分生发层健在。局部红肿，有大小不一水疱，内含黄色或淡红色血浆样液体或蛋白凝固的胶冻物。去除水疱腐皮后，可见创面潮红、脉络状或颗粒状扩张充血的毛细血管网，伤后 1~2 天更明显。创面质地较软，温度较高，疼痛剧烈，痛觉敏感。若无感染等并发症，约 2 周可愈。愈后短期内可有色素沉着，不留瘢痕，皮肤功能良好。

2）深Ⅱ度烧伤（deep partial thickness burns）：伤及真皮乳头层以下，但仍残留部分网状层。局部肿胀，或有较小水疱。去除表皮后，创面微湿、微红或红白相间，触之较韧，感觉迟钝，温度较低，拔毛感疼痛。可见针孔或粟粒般大小红色小点，伤后 1~2 天更为明显，系汗腺及毛囊周围毛细血管扩张所致。如见真皮血管丛充血或栓塞，提示为较深的深Ⅱ度烧伤。由于各部位真皮的厚度不一，深Ⅱ度烧伤临床变异较多，浅的接近浅Ⅱ度，深的临界Ⅲ度。由于残存真皮内毛囊、汗腺等皮肤附件，仍可再生上皮。如无感染，一般 3~4 周可自行愈合。因深Ⅱ度创面在未被增殖的上皮小岛覆盖之前，已有一定量的肉芽组织形成，故愈合后可有瘢痕和瘢痕收缩引起的局部功能障碍。还由于愈合后的上皮多脆弱，缺乏韧性和弹性，摩擦后易出现水疱而破损，成为发生残余创面的原因之一。

（3）Ⅲ度烧伤（the third degree burns）：全层皮肤烧伤，可深达肌肉甚至骨骼、内脏器官等。皮肤坏死、脱水后形成焦痂（eschar），故又称为焦痂型烧伤。创面蜡白或焦黄，甚至炭化。硬如皮革，干燥，无渗液，发凉，针刺和拔毛无痛觉。可见粗大栓塞的树枝状血管网（真皮下血管丛栓塞），以四肢内侧皮肤薄处较为典型。但有时需待 1~2 天焦痂干燥后才可看出，特别是烫伤。由于皮肤及其附件全部被毁，3~4 周后焦痂脱落，创面修复有赖于手术植皮或上皮自周围健康皮肤生长。愈合后多形成瘢痕，正常皮肤功能丧失，常造成畸形（deformation）。

对烧伤深度的估计，目前也有采用"四度五分法"，与三度四分法的不同之处在于将三度四分法Ⅲ度烧伤中损伤达深筋膜以下的烧伤，称为Ⅳ度烧伤（the forth degree burns）。

（二）烧伤严重程度

目前多采用 1970 年全国烧伤会议拟订的分类标准：

1. 轻度烧伤　面积在 9% 以下的Ⅱ度烧伤。

2. 中度烧伤　总面积在 10%~29% 之间的Ⅱ度烧伤，或Ⅲ度烧伤面积不足 10%。

3. 重度烧伤　烧伤面积在 30%~49%，或Ⅲ度烧伤面积在 10%~19% 之间，或烧伤面积不足 30%，但有下列情况之一者：①全身情况较重或已有休克；②较重的复合伤；③中、重度吸入性损伤。

Notes

4. **特重烧伤** 总面积在 50% 以上;或Ⅲ度烧伤面积20% 以上。

三、现 场 急 救

(一) 灭火

包括尽快扑灭火焰、脱去着火或沸液浸渍的衣服。劝止伤员衣服着火时站立或奔跑呼叫,以防增加头面部烧伤或吸入性损伤(inhalation injury),迅速离开密闭和通风不良的现场,及时冷疗(cold therapy)能防止热力继续作用于创面使其加深,并可减轻疼痛、减少渗出和水肿,越早效果越好。冷疗一般适用于中小面积烧伤、特别是四肢烧伤。方法是将烧伤创面在自来水下淋洗或浸入水中(水温一般为 15～20℃),或用冷水浸湿的毛巾、纱垫等敷于创面。一般至冷疗停止后不再有剧痛为止,多需 0.5～1 小时。

(二) 灭火后的处理

检查有无心跳、呼吸停止及大出血、窒息、开放性气胸、严重中毒等危及病人生命的情况。同时将病人撤离现场。保持呼吸道通畅、镇静止痛;初步估计烧伤面积和深度,判断伤情。注意有无吸入性损伤、复合伤等;用敷料或用清洁衣服、被单等包扎创面,防止污染及搬运过程中再损伤;处理复合伤;补液治疗,现场不具备输液条件者,可口服含盐饮料,防单纯大量饮水发生水中毒。

在现场急救后,轻病人即可转送附近医院。烧伤面积较大者,如不能在伤后 1～2 小时内送到附近医院,应就地积极抗休克治疗,待休克被控制后再转送。

四、烧伤的早期处理

(一) 轻度烧伤的早期处理

1. **一般处理** 疼痛较明显者,给予镇静止痛剂,口服或静脉补液,如无禁忌,可酌情进食。使用抗生素和破伤风抗毒素。

2. **创面初期处理** 剃净创面及其附近毛发,擦净周围健康皮肤,用灭菌水或消毒液(如 1:1000 溴苄烷铵、1:5000 双氯苯双胍乙烷等)冲洗创面,用纱布轻轻拭净污垢或异物,忌刷洗或用力擦洗创面。浅Ⅱ度创面的完整水疱皮予以保留,已脱落及深Ⅱ度创面的水疱皮均应移除。拭干创面后,可根据以下具体情况选择包扎(dressing)、暴露(exposure)或半暴露(semi-exposure)治疗:①根据烧伤面积、深度、部位及污染或感染情况考虑。烧伤面积大者一般趋向采用暴露,面积小者多趋向于包扎。深Ⅱ度、Ⅲ度烧伤,除面积小的外,宜用暴露;浅Ⅱ度烧伤,宜用包扎。四肢多考虑包扎;头面、颈、会阴、臀等部位由于不易包扎,且局部分泌排泄物也易污染敷料,均宜施行暴露;躯干部烧伤,面积大而深者趋向于暴露,面积小而浅者趋向于包扎。严重污染的创面宜用暴露。包扎创面感染时,尤其是铜绿假单胞菌、真菌感染,宜改用暴露。②从保持功能角度考虑。两种方法均可采用,但以包扎疗法较确实可靠。双手的烧伤宜多用包扎。有骨、关节合并伤者,早期尽可能采用包扎疗法。③根据伤员神志及全身情况考虑。伤员清醒合作者可用暴露。如神志不清、不合作、躁动者宜用包扎,以免创面再损伤。④根据当时当地的环境条件考虑。需转运后送或门诊治疗者,均应采用包扎;如气候炎热多考虑采用暴露,天气冷多考虑采用包扎;成批收容时,如果一时无法供应大批包扎敷料时,则可根据其他条件,有选择性地先多采用暴露疗法。

3. **包扎疗法** 有保护创面、防止创面干燥,防止再损伤、减轻疼痛、减少污染和及时引流创面渗液的作用。清创后,先放一层灭菌吸水纱布或其他生物敷料,外加脱脂纱布多层(厚度约 2～3cm)均匀加压包扎。包扎的范围宜超出创周5cm。污染不重的早期浅Ⅱ度烧伤,如无感染迹象,一次包扎即可愈合;深度烧伤一般应在 2 天左右更换敷料。

4. **暴露疗法** 是将创面暴露于干空气中,使创面的渗液及坏死组织干燥成痂,以暂时保护

Notes

创面。要求环境清洁、温暖、干燥,室温 30~32℃,相对湿度 40%,接触创面用品应灭菌。通常在 48 小时后形成干痂。痂壳形成后要勤翻身,防止长期受压,有痂下感染时,应及时引流。实施暴露疗法的早期,也可涂以收敛性较强的中草药制剂,促使创面干燥成痂。也可涂 1% 磺胺嘧啶银霜剂、碘附等外用抗菌药物。

（二）中、重度烧伤的早期处理

1. 一般处理　　了解病史,询问伤前体重;进行简单创面清理以便判断伤情,估计面积和深度;测量血压、脉搏、呼吸和体温,检查有无复合伤、中毒或吸入性损伤,保证呼吸道通畅;镇痛镇静;迅速建立静脉通道,检查血型、电解质、肝功能、尿素氮、肌酐、血常规、血气、血黏度、渗透压等。根据Ⅱ、Ⅲ度烧伤面积和体重拟定抗休克补液计划;留置导尿管,注意有无血红蛋白尿或血尿;有呼吸困难者予以吸氧或辅助呼吸;使用广谱抗生素和破伤风抗毒素;病情趋于平稳后进行创面初期处理或切(削)痂手术,据情采取包扎或暴露疗法,选用有效外用药物。对环形、缩窄性焦痂,痂下张力较高者,应尽早行焦痂切开减张术(escharotomy)。

2. 烧伤休克的防治　　烧伤休克主要为体液丢失所致,且体液丧失量多可以从烧伤严重程度进行预测,若给予及时适当处理,常可预防其发生或减轻其严重程度。

（1）补液治疗(fluid replacement)

1）补液公式:①伤后第 1 个 24 小时补液量:成人Ⅱ、Ⅲ度烧伤面积、1%/kg 补充胶体液 0.5ml 和电解质液 1ml,另加基础水分 2000ml。伤后 8 小时内输入一半,后 16 小时补入另一半。②第 2 个 24 小时补液量:胶体及电解质均为第 1 个 24 小时实际输入量的一半,另加水分 2000ml。

上述只是估计量,应仔细观察病人尿量[应达 1ml/(kg·h)]、精神状态、皮肤黏膜色泽、血压和心率、血液浓缩等指标,有条件者可监测肺动脉压、肺动脉楔压、中心静脉压和心输出量,随时调整输液的量与成分。

2）液体的选择:①胶体:包括血浆、血浆代用品如右旋糖酐、羟乙基淀粉、4% 琥珀酰明胶等。有下列情况,可考虑输全血:补液后休克无明显好转,血细胞压积低于 40%;大面积深度烧伤或深度电烧伤,红细胞破坏严重者,合并出血者;血浆来源困难时。②电解质溶液:选用平衡盐溶液,可按等渗盐水和等渗碳酸氢钠溶液 2:1 的比例补充,或给予乳酸林格液。③水分:5%~10% 葡萄糖溶液。

3）延迟复苏(delayed resuscitation)的治疗:延迟复苏是指对烧伤后未予及时补液或补液不足,入院时已有明显休克者的治疗。可在有创血流动力指标严密监护下,按以下公式进行快速补液治疗,即于入院后 1~2 小时内补足按公式计算应该补充的液体量,以尽快改善组织灌流,使心输出量和血压接近正常水平。同时,还应积极采用其他综合措施。

第 1 个 24 小时预计补液量=实际 TBSA(%)×体重(kg)×2.6ml(胶体与电解质之比为 1:1,各为 1.3ml),另加水分 2000ml。在有创血流动力指标严密监护下,复苏的前 2 小时将第 1 个 24 小时液体总量的 1/2 快速补入,另 1/2 于余下时间均匀补入。

第 2 个 24 小时预计补液量=实际 TBSA(%)×体重(kg)×1ml(胶体与电解质之比为 1:1,各为 0.5ml),另加水分 2000ml。于 24 小时内均匀补入。

4）体表烧伤合并吸入性损伤的补液治疗:应处理好重度吸性损伤肺水肿与抗休克治疗的矛盾。一般认为,烧伤伴吸入性损伤的早期补液量,不应有意控制,以能迅速纠正休克为目的,但应在严密心肺功能监测下进行。在液体种类的选择方面,早期应用胶体或电解质液均无大的差别,但应维持血浆白蛋白在 30g/L 以上。

严重烧伤后早期常伴有心肌损害和功能降低,因此在休克复苏中应采用"容量补充"联合"动力扶持"的方案,即按照传统补液公式补充液体量,同时给予心肌保护或心功能扶持的药物,增强心脏的循环动力功能。

（2）保持良好的呼吸功能：主要是保持呼吸道通畅，维持良好的气体交换和氧供。但对疑似上呼吸道梗阻，面颈部深度烧伤伴中度吸入性损伤，有可能发生气道梗阻者，重度吸入性损伤并发呼吸功能障碍需行机械通气者，气道分泌物多、有坏死黏膜脱落，需反复吸引或灌洗者，目前均主张早期进行气管切开。

（3）镇静止痛：剧痛和烦躁可加重休克，故镇静止痛对休克的防治有辅助作用。应注意的是，血容量不足可使脑缺氧而烦躁不安，此时需注意补充血容量。

（4）其他药物治疗：经过上述积极处理后，若休克仍不能纠正，可根据情况使用强心药物、血管活性药物及糖皮质激素等。

五、烧伤创面的处理

（一）浅度创面的处理

Ⅰ度烧伤创面主要是止痛和保护勿再损伤；浅Ⅱ度烧伤创面除止痛外，主要是防止感染，促其早日愈合。可采用暴露、半暴露或包扎疗法。创面可应用中、西药物。如有感染，一般可采用淋洗、湿敷等方法清洁创面，全身使用抗生素以控制感染。如原系包扎，创面感染较重时，可改用半暴露或暴露疗法。

（二）深度创面的处理

尽可能采取暴露疗法，如需包扎，一般不宜超过 3~5 天。对 10% 以下的小面积深度烧伤，全身情况稳定者，应争取早期一次手术去痂（切、削痂），用自体皮全覆盖。中小面积烧伤无休克者，可在伤后立即切痂，如有休克或深度不易判明时，则应在休克基本被纠正后进行。烧伤面积30% 以上者，一般应于伤后 48 小时后，待血流动力学和全身情况趋于稳定时再行切痂。但如果有良好的心、肺及血流动力学监护，且病人伤前体质较好，也可于迅速补充血容量后早期切痂。手术可一次或分次进行，一般每次切除面积以 15%~30% 为宜。在严密的血流动力学监护下，甚至可将 60% 左右的Ⅲ度创面一次全部切除。

1. 切痂植皮　切痂（escharectomy）是将深度烧伤的皮肤连同皮下脂肪一起于伤后早期切除。主要用于Ⅲ度烧伤及手与关节等功能部位的深Ⅱ度烧伤。头面部不肯定的Ⅲ度烧伤，一般伤后不立即切痂。切痂平面除手背及颜面外，一般达深筋膜，若筋膜和肌肉有坏死，应一并切除。Ⅲ度烧伤周围的少量深Ⅱ度创面通常亦同时切除。切痂后，创面一般应立即用自体皮（autograft）和（或）异体（异种）皮全覆盖，以免创面外露，增加感染机会。有充足皮源时，功能部位尽可能用大张中厚皮移植。

2. 削痂植皮　削痂（tangential excision）是在烧伤早期用辊轴取皮刀将深度烧伤的坏死组织削除，使之成为健康或近乎健康的创面，然后用皮片覆盖，达到封闭创面的目的。主要适用于深Ⅱ度烧伤。对削痂后组织是否健康的辨认方法是：在用止血带时，健康真皮为乳白或瓷白色、致密、有光泽、血管无栓塞，放松止血带则出血活跃，密布针尖样出血点。削痂创面渗血较多，应彻底止血。创面较浅者，单纯用抗生素溶液纱布包扎即可，但如自体皮源充足，功能部位仍以采用大张中厚自体皮移植为好；较深者，则需用大张或邮票状刃厚自体皮片全覆盖。自体皮源不足时，可用微粒皮、大张开洞异体（异种）皮嵌植小片自体皮法，或自、异体（异种）皮混植，小片自体片或网状皮移植覆盖异体（异种）皮或人造皮等。

3. 蚕食脱痂　即自然脱痂，由于目前大都主张早期切痂或削痂植皮，目前已较少采用。现多用于失去早期切痂或削痂植皮时机，或某些特殊部位的深度烧伤早期不便进行切痂或削痂植皮者。一般于伤后 3 周左右进行，当焦痂或痂皮与其深部组织分离后，从焦痂边缘开始，在其深面剪断纤维带，尽量减轻对创基的损伤，以减少细菌和毒素入血的机会。脱痂后一般为新鲜肉芽创面，经淋洗、快速湿敷后，应尽早植皮覆盖。若肉芽创面感染重，或有侵蚀现象，可待感染控制、坏死组织脱净后再行植皮。

Notes

4. 药物脱痂　较少采用。临床上使用的有多种消化酶,如蛋白酶、胶原酶等,基层医疗单位也用中草药,如水火烫伤膏、水火烫伤膏加 10% 化腐生机散等。每次脱痂面积应控制在体表面积的 5% 左右。

（三）植皮术

多数深度烧伤创面均需采用游离皮片移植(free skin grafting)才能愈合。某些特殊原因或特殊部位的烧伤如局限性深度电烧伤或热压伤等,需采用皮瓣(flap)修复。常用游离皮移植的方法有:

1. 大张中厚自体皮移植　多用于手等功能部位切、削痂后的创面及清创彻底的肉芽创面、颜面部深度烧伤创面等。用鼓式或电动取皮机或取皮刀切取中厚自体皮(图 15-6,图 15-7),覆盖于创面,将皮片边缘缝合。缝合时,应使皮片保持一定张力,使之紧贴创面,然后加压包扎,一般 7 天左右更换包扎敷料。愈合后瘢痕少,有弹性,功能和外观均较好。

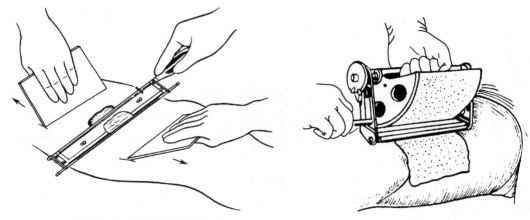

图 15-6　滚轴式切皮刀取皮法　　　　　图 15-7　鼓式切皮器取皮法

2. 小片或邮票状自体皮移植　将较大的刃厚皮片剪成如邮票状大小,移植于受区创面,间距 0.5 ~ 1.0cm,如皮源充裕,则不留间隙。此法多用于自体皮源充足的中小面积深度烧伤。愈合后瘢痕亦较少。

3. 点状植皮　将刃厚皮片剪(或压皮机压切)成 0.3 ~ 0.5cm 大小的方形皮片,如皮源较多,也可稍大,散在移植于创面,间距 0.5 ~ 1.0cm,也可密植。主要优点是易于存活,节约皮源,较适用于大面积烧伤。但瘢痕增生多,不适用于颜面、功能和关节部位。

4. 微粒皮移植(microskin grafting)　为一种解决自身皮源不足的方法。将自体皮片用剪刀或碎皮机剪成 1mm 以下的微小皮粒,置等渗盐水中做成悬液,将皮浆均匀涂布于异体(种)皮真皮面,再植于切痂创面,自体皮粒即在异体(种)皮保护下生长并扩展融合成片。

5. MEEK 微型皮片移植(MEEK skin grafting)　是近年来发展并逐渐普及的解决大面积深度烧伤自体皮源短缺的一种植皮方法。其操作流程为:将切取的刃厚皮片以其真皮面贴敷于 4.2cm 见方软木盘载体,置于 MEEK 切皮机承载盒内,启动 13 把排刀纵横切割成 196 块微型皮片。于皮片表皮面喷洒专用胶水,以预选聚酰胺双绉纱粘贴,去除软木盘,微型皮片便被转移至绉纱,真皮面向外。纵横牵拉绉纱,微型皮片便被等距离拉开,贴敷于受皮创面并固定,完成移植操作。该技术为半机械化操作,简便高效,成活率高,是深度创面皮片移植的可靠新技术,特别是在没有可靠的异体或异种皮的情况下。

6. 网状皮移植(mesh graft)　将切取的大张中厚自体皮,用尖刀或在网状切皮机上切出相间错位的密集孔洞,拉开皮片成为网状(面积可增大 3 ~ 6 倍),移植于创面(图 15-8)。其优点是:①节约植皮时间;②与小片自体皮不同,网状皮仍有一定连续性,其网络可分割瘢痕,挛缩相

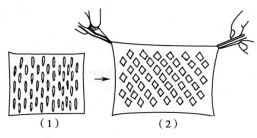

图 15-8　网状（筛状）植皮法
（1）将皮片戳孔；（2）皮片撑开后成网状

对较轻。网状皮移植后，上面最好覆盖异体（种）皮等，以减少感染机会，提高存活率。

7. **自、异体（异种）皮相间混植**　将异体（异种）皮剪成宽 0.7 ~ 1.0cm 的条状或邮票状，自体皮剪成条状或 0.3 ~ 0.5cm 点状，两者相间密植于烧伤创面，使烧伤创面得到初步全覆盖。一般于 2 ~ 3 周后，异体皮覆盖的创面可由两侧的自体皮片扩展得到覆盖，异体皮的表皮和浅层真皮变为干痂而脱落，残留的异体真皮被自体上皮所覆盖，最后被吸收，创面消失。如果创面在异体皮被排斥前未被扩展的自体表皮覆盖，则仍可出现创面，需换药和再植自体皮。

8. **大张异体（种）皮开洞嵌植点状自体皮**　适用于广泛深度烧伤大面积切、削痂后的创面。方法是先将大张开洞（洞的直径 0.5cm，间距 1cm）的异体（种）皮移植于已切、削痂的创面，缝合包扎。2 天后打开观察，若异体（种）皮存活，即于开洞处嵌植点状自体皮（图 15-9），待异体（种）皮溶解脱落时，自体皮多已扩展并覆盖创面。也可于移植异体皮的同时嵌植自体皮。用此法植皮一般可扩大自体皮面积约 8 ~ 10 倍。

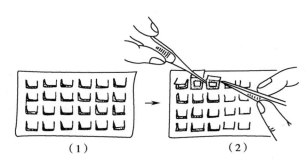

图 15-9　大张异体皮开洞嵌植自体皮
（1）大张异体皮开洞后移植；（2）异体皮初建循环
（2 日后）嵌植小片自体皮

9. **培养表皮细胞膜片移植**　体外培养的异体表皮细胞膜片的组织结构与正常表皮相似，多数为 2 ~ 6 层细胞，个别培养较久的膜片可达 10 多层。移植时将贴附于油纱布的培养表皮细胞膜片基底面紧贴创面，然后用多层纱布或碎纱布轻压固定。此外，近年来还开展了培养表皮细胞与"真皮"的复合移植以及组织工程皮肤的移植。成体干细胞如骨髓间充质干细胞移植也可望成为修复烧伤创面的新手段。

（四）创面感染的预防和处理

1. **预防**　加强无菌管理，定时翻身，避免长时间受压，给予抗生素和局部用药（如 1% 磺胺嘧啶银霜剂、0.5% 碘伏等）。已成痂的创面，应保持完整和干燥。包扎创面有感染时，尤其是铜绿假单胞菌感染，应改为暴露或半暴露（用单层药液纱布贴敷于创面，然后暴露使其干燥）。

2. **及早充分引流**，去除坏死组织，尽快封闭创面。

3. 浅Ⅱ度创面感染时，应将水疱全部去除，并采用淋洗、浸泡、湿敷等方法引流脓液，局部用抗生素纱布行湿敷或半暴露。

4. **有计划地去痂植皮**　脱痂后的创面如残留坏死组织，可用湿敷或浸泡（浴），促其尽快脱落；或先用异体（种）皮覆盖，每 2 ~ 3 天更换 1 次，待创面洁净后，再植自体皮。

5. 对表浅的铜绿假单胞菌感染，可用消毒液淋洗或浸泡，再用 10% 磺胺咪隆、1% 磺胺嘧啶银、0.1% 庆大霉素等抗生素液纱布行半暴露保持创面干燥，大都可以控制。对侵袭性铜绿假单

Notes

胞菌感染(如出现创面加深、恶臭、崩溃、出血坏死斑等),除加强全身抗感染等措施外,局部可采用10%磺胺咪隆霜涂敷,并尽快切除焦痂或坏死肉芽组织、植皮封闭创面。

6. 创面浅层的真菌感染或污染,表现为焦痂或半暴露纱布表面散在灰白、黄褐或绿色圆点,有的似钱币状,形成真菌菌落或霉斑。可用2.5%碘酒或1%龙胆紫涂擦焦痂表面,肉芽创面用碘甘油涂抹。如真菌已侵入痂下,表现为散在的单个或成簇向软组织深层侵蚀的绿豆大小黄色颗粒或干酪样坏死灶。应加强全身支持,局部和全身使用抗真菌药物。如有可能,停用广谱抗生素和激素。若真菌感染仅限于皮肤、皮下组织,可广泛切除后植皮以尽快封闭创面。对局限于肢体创面深层的真菌感染,发生肌肉广泛坏死者,可考虑截肢。

六、全身性感染的防治

全身性感染(systemic infection),亦称侵袭性感染(invasive infection),泛指菌血症(septicemia)、脓毒症(sepsis)或脓毒综合征(septic syndrome)。多数发生于伤后1周内,少数在伤后2~3周,即脱痂溶痂期。

(一)全身性感染的诊断和处理原则(参见第十三章第一节)

(二)预防

1. 及时消除和杜绝感染源　创面是最重要的感染源,尽早切除焦痂并将其全覆盖;积极防治休克、减轻肠道缺血缺氧损害,早期肠道喂养,防治肠源性感染;防治化脓性静脉炎、呼吸道、泌尿道感染以及输血、输液污染等。

2. 预防应用抗生素　小面积浅度烧伤一般可不使用全身性抗生素,即使应用,一般也不超过3~5日。大面积深度烧伤可早期静脉应用高效广谱抗生素,但应避免长时间连续使用。合理选择用药时机有:①体液渗出与回收阶段,此期全身性感染发生率最高;②广泛溶痂阶段;③围术期用药;④并发其他感染疾病时,如肺炎、化脓性静脉炎等。勤作细菌学和药敏检测,随时根据致病菌种类及其药敏情况进行调整。

3. 无菌隔离　限制人员进入,接触创面的敷料、被单、物品等均需予灭菌,工作人员接触创面前后应洗手或戴无菌手套,注意无菌操作和污物处理等。

4. 精心护理　勤翻身,使创面充分暴露、勿长期受压,以保持焦痂和痂皮的干燥与完整;严格静脉输液无菌操作,及时发现痂下或静脉导管性感染;加强各种管道(气管套管、有创监测管道、尿管等)的管理;详细记录出入量和热卡,密切观察病情变化;注意心理护理,及时了解病人心理状态。

5. 其他　应用高效价免疫球蛋白,重视内脏并发症的防治和对症治疗等。感染严重者,还可酌情采用连续性血液透析,以清除毒素和炎症介质等致炎物质。

七、常见内脏并发症的防治

(一)肺部并发症

肺部并发症(pulmonary complications)居烧伤后各类并发症之首,多发生于伤后2周内,与吸入性损伤、休克、全身性感染等有关。多数为肺部感染与肺水肿,其次为肺不张。

应针对主要病因进行预防。其次是早期诊断与治疗。在严重烧伤,由于体位关系往往难以进行全面的胸部检查,加之胸痂的掩盖,致某些体征不易早期获得。故存在致病因素或临床有不明原因的呼吸、心跳增快时,应仔细进行胸部检查。必要时拍X线片和做血气分析。加强呼吸道管理及对症处理,选用有效抗生素等。

(二)心功能不全

心功能不全(cardiac dysfunction)可在伤后很快发生,也可发生在烧伤后期。在严重烧伤早期,心功能下降的程度明显重于血容量减少的程度。因毛细血管通透性增加导致有效循环血容量显著减少之前出现的心肌损害及心功能减弱,可成为诱发或加重休克、导致组织器官缺血缺氧的重要因素之一,这一现象称为"休克心"。

严重休克或感染时,因缺血缺氧和失控性炎症反应造成心肌损害。因此,平稳度过休克和防治严重感染,是减少或防治心功能不全的关键。

(三) 肾功能不全

主要原因为休克和全身性感染。因休克所致肾功能不全多为少尿型,早期应迅速补充血容量,及早应用利尿剂,以及碱化尿液。如已发生急性肾衰竭(acute renal failure,ARF),应及早按少尿型肾衰竭治疗。

因感染所致肾功能不全多为非少尿型,其特点为:①肾小球滤过率随全身性感染的加重而逐渐下降,内生肌酐清除率降低,血尿素氮和肌酐增高;②肾小管对电解质调节功能一般尚能保持正常,但严重者对钠、氯重吸收增加,可出现高钠与高氯血症,血清钾正常或偏低;③尿量正常或偏多,比重多不低;④全身性感染控制后,肾功能障碍多可恢复。

(四) 烧伤应激性溃疡

临床上早期除偶有腹部隐痛和黑便外,其他症状甚少,多在发生大出血或穿孔后被发现。出血和穿孔时间多在伤后 1~3 周。在防治方面,首先是避免发生严重休克和脓毒症。对严重烧伤,常规给予抗酸、抗胆碱药物以保护胃黏膜,并给予甲氰咪胍等 H_2 受体拮抗剂,口服或肌注维生素 K。一般出血量不大,可先采用非手术治疗。如果出血难以控制或并发穿孔,应及时手术治疗。

(五) 脑水肿(cerebral edema)

发生原因较多,除烧伤的全身影响致广泛的充血水肿外,尚可因缺氧、酸中毒、补液过多(尤其是水分过多)、中毒(CO、苯、汽油中毒等)、代谢紊乱(尿毒症、低钠血症、血氨增高等)、严重感染、头面部严重烧伤、肾功能不全、复合脑外伤等引起。尤多见于休克期小儿。早期症状为恶心、呕吐、嗜睡、舌后坠、鼾声或反应迟钝,有的表现为兴奋或烦躁不安,甚至出现精神症状。小儿则有高热、抽搐,严重者发生心律失常、呼吸不规则或骤停、昏迷,或因脑疝而突然死亡。应警惕其发生,注意控制输液量,必要时及早应用利尿剂及脱水剂,保持呼吸道通畅。脑水肿多在输液已达一定量或休克渐趋平稳时发生,尿量有时偏多,比重偏低,以及有高热(尤其是小儿)、血压上升或偏高,血清钠降低等,可资鉴别。如已发生脑水肿,处理方法同非烧伤者,重点是祛除病因。

第二节　电烧伤和化学烧伤

一、电　烧　伤

电流通过人体所引起的烧伤称为电烧伤(electrical burns)。其严重程度取决于电流强度和性质(交流或直流、频率)、电压、接触部位的电阻、接触时间长短和电流在体内径路等因素。

(一) 临床表现

1. **全身性损伤(电损伤)**　轻者有恶心、心悸、头晕和短暂意识丧失,恢复后多不遗留症状。重者可出现休克、心室纤颤或呼吸、心搏骤停,不及时抢救可立即死亡。电休克恢复后,病人在短期内尚可遗留头晕、心悸、耳鸣、眼花、听觉或视力障碍等,但多能自行恢复。少数病人以后可发生白内障,多见于电流通过头部者。

2. **局部表现(电烧伤)**　分为三种情况:①电流通过人体直接引起:即临床一般所称的电烧伤或电流烧伤。有"入口"和"出口",通常入口损伤较重。皮肤烧伤面积多较小,呈椭圆形,一般限于与电源接触的部位和附近组织,但实际破坏较深较广,可达肌肉、骨骼或内脏。创面早期呈灰黄色、黄色或焦黄,中心稍下陷,严重者组织炭化、凝固,形成一裂口,边缘较整齐、干燥,少有水肿,疼痛较轻。早期从外表很难确定损伤范围和严重程度。24～48小时后,邻近组织肿胀、发红、炎症反应和深部组织水肿较一般烧伤重。伤后一周左右,常开始有成群肌肉坏死,骨骼破坏或肢体坏死,可发生继发性大出血。感染多较重,尤其是厌氧菌感染,有的可并发气性坏疽。②电弧引起:可单独或与电接触烧伤同时发生,多为Ⅱ度烧伤,亦可较深。有时由于肢体触电时,肌肉强烈收缩,在关节的屈面(肘窝、腋窝、腘窝、腹股沟等)形成短路,产生火花,引起多处烧伤。这种电火花烧伤多为Ⅲ度,严重者亦可深及肌肉、关节腔等。③电火花引燃衣服引起:烧伤面积较大,但一般较浅,有时也可为Ⅲ度烧伤。

此外,严重电烧伤病人的休克较重,加之广泛肌肉损伤和红细胞破坏引起的肌红蛋白和血红蛋白尿,易并发肾功能不全。

（二）处理

1. 急救　应争分夺秒,使病人迅速脱离电源,用干木棒、干竹竿等不导电的物体将电源拨开,或立即关闭电闸等。如病人呼吸、心跳已停止,即应行口对口人工呼吸和胸外心脏按压等复苏措施。

2. 全身治疗　同一般烧伤。因电烧伤的深度较深、水肿重而较广泛,且有广泛肌肉和红细胞破坏,释出大量肌红蛋白和血红蛋白,故补液量应多于同等面积的一般烧伤,适量使用利尿剂(如甘露醇等)和碱化尿液,以防治急性肾衰竭。常规注射破伤风抗毒素血清,及早选用有效抗生素,尤应注意防治厌氧菌感染。注意发现和及早处理复合伤。

3. 局部处理　一般采用暴露疗法,同一般烧伤。肢体水肿较重者,应尽早进行筋膜腔切开减压,以防肢体坏死。电接触烧伤应尽早将坏死组织切除植皮,若病人情况允许,可采用一次性切除植皮,切除范围尽可能彻底,包括坏死肌肉,甚至骨骼。视创面情况进行自体游离植皮或皮瓣移植。创面不太健康、估计游离植片难以存活或局部软组织缺损较大(尤其是功能部位等)者,最好进行皮瓣移植。对范围较广的电烧伤,因不易一次切除彻底,多不能立即行自体皮移植及皮瓣移植时,可用抗生素溶液纱布包扎,或覆以异体皮或人造皮,以减少感染。待异体皮存活或创面新鲜时,行自体皮移植。如创面仍有坏死组织,可再行清创处理,直至创面组织健康或移植的异体皮存活后,再行自体皮移植。

清创时如发现不健康的血管,应在其健康部位进行结扎,以防继发性出血。平时床旁应备止血带,防继发性出血。如发生大出血,应尽量争取在血管健康部位结扎。肢体组织广泛坏死,无法保留肢体时,行截肢术(amputation)。

二、化 学 烧 伤

引起烧伤的化学物质种类较多,处理方法不尽相同。本节仅就化学烧伤(chemical burns)的一般处理原则和较常见的类型作一介绍。

（一）一般处理原则

1. 迅速脱去被污染衣物,以大量清水冲洗创面,清除或稀释残留的化学物质,时间不少于30分钟。有角膜及其他五官损害者,应优先冲洗。

2. 采取对抗性处理或其他措施,防止化学物质继续侵入深部组织。手术切痂是防止化学物质继续侵入损害和吸收中毒的可靠方法,如无禁忌,应尽早施行。

3. 许多化学物质可从创面、呼吸道、消化道甚至健康皮肤黏膜吸收引起中毒。如有全身中毒可能,应及早防治。如一时无法获得解毒剂或难以肯定致毒物质种类时,可先用大量高渗葡萄糖和维生素C静脉注射,给氧、输注新鲜血液、输液等。如估计循环血量无减少,可及早应用利尿剂,然后再酌情使用解毒剂。

4. 其他处理同一般热力烧伤。

Notes

（二）常见化学烧伤的处理

1. **酸烧伤**　常见的是硫酸、硝酸和盐酸烧伤,均可使组织脱水,组织蛋白沉淀、凝固,故一般无水疱,迅速成痂,不继续向深部组织侵蚀。硫酸烧伤后痂呈深棕色,硝酸者为黄棕色,盐酸者为黄色。一般烧伤越深,痂的颜色越深,质地越硬,痂内陷也越深。但由于痂色的掩盖,早期对深度的判断较一般烧伤困难。早期感染较轻,浅Ⅱ度多可痂下愈合;深度烧伤脱痂较迟,脱痂后肉芽创面愈合较慢,因而瘢痕增生常较一般烧伤明显。创面处理同一般烧伤。

氢氟酸除有一般酸类的作用外,尚能溶解脂肪和使骨质脱钙。最初烧伤皮肤可能仅为红斑或焦痂,疼痛较剧,随即发生坏死,并继续向周围和深部侵蚀,可深及骨骼,形成难以愈合的溃疡。因此应尽早处理,用大量水冲洗或浸泡,如用饱和氯化钙或25%硫酸镁溶液浸泡,或10%氨水纱布湿敷或浸泡,也可局部注射小量5% ～10%葡萄糖酸钙($0.5ml/cm^2$),以缓解疼痛和减轻进行性损害。此外,应清除水疱,波及甲下时须拔除指(趾)甲,焦痂可考虑早期切除。

苯酚具有较强的腐蚀和穿透性,吸收后主要引起肾损害。急救时在大量水冲洗后,应再以70%酒精包敷或清洗,以减轻继续损害,深度烧伤应早期切痂。

吸入强酸蒸气或烟尘,可引起呼吸道强烈刺激、甚至腐蚀,造成吸入性损伤。如有呼吸困难,应尽早行气管切开,以便加强气道管理。

2. **碱烧伤**　以氢氧化钠、氨、石灰及电石烧伤较常见。强碱可使组织细胞脱水并皂化脂肪,碱离子还可与蛋白结合,形成可溶性蛋白,向深部组织穿透,若早期处理不及时,创面可继续扩大或加深,并引起剧痛。

苛性碱烧伤创面呈黏滑或皂状焦痂,色潮红,有小水疱,创面较深。焦痂或坏死组织脱落后,创面凹陷,边缘潜行,常不易愈合。氨烧伤创面浅度者有水疱,深度者干燥呈黑色皮革样焦痂。石灰烧伤创面较干燥,呈褐色。电石烧伤实际上是热力与石灰烧伤(电石遇水后产生乙炔和氢氧化钙并释出大量热)。但若系乙炔爆炸燃烧,则同一般热力烧伤。

强碱烧伤后急救时要尽早冲洗(伤后2小时后才开始冲洗者效果较差),冲洗时间至少30分钟,有人甚至主张连续冲洗10～24小时。一般不主张用中和剂。如创面pH值达7以上,可用2%硼酸湿敷创面,再冲洗。冲洗后最好采用暴露疗法,以便观察创面变化,深度烧伤应尽早切痂植皮。其余处理同一般烧伤。

3. **磷烧伤**　磷烧伤除因皮肤上的磷接触空气自燃引起烧伤外,还由于磷燃烧氧化后生成五氧化二磷,对细胞有脱水和夺氧作用,遇水则形成磷酸,造成磷酸烧伤,使创面继续加深。磷和磷化物均可自创面迅速吸收,数分钟内即可入血,导致脏器功能不全。

（1）临床表现:为热和化学物质的复合烧伤。一般较深,有时可达肌肉甚至骨骼。磷在创面燃烧时,发生烟雾和大蒜样臭味,在黑暗中发蓝绿色荧光。创面呈棕褐色,在暴露情况下,可呈青铜色或黑色,特别是Ⅲ度创面。

全身症状依磷中毒严重程度而异。一般有头痛、头晕、乏力。严重者可出现肝、肾功能不全,肝大,肝区触痛或叩痛、黄疸,胆红素增高。尿量可减少,有蛋白尿和管型,严重者有血红蛋白尿,血尿素氮增高或发生少尿型急性肾衰竭。呼吸道症状因肺部病变而异,可有呼吸急促,刺激性咳嗽、呼吸音低或粗糙,干湿啰音,严重者出现肺功能不全。X线胸片表现为间质性肺水肿、支气管肺炎。有的可出现低钙血症、高磷血症、心律变化、精神症状和脑水肿。

（2）治疗原则:关键在于预防磷吸收中毒。现场急救时,应立即灭火,脱去污染衣服,用大量清水反复冲洗创面及周围皮肤,去除可见的磷颗粒。一时无大量清水,可用湿布(急救时如无水可用尿液)包扎创面,以隔绝空气,防止磷继续燃烧。由于磷燃烧所产生的烟雾可引起吸入性损伤,故无论病人或急救者均应应用浸透冷水或高锰酸钾溶液的手帕或口罩掩护口鼻。口鼻腔磷污染时,亦可用高锰酸钾液漱口或清洗,使磷氧化。

转运前,创面应用湿布(最好用2% ～5%碳酸氢钠)包裹,切忌暴露或用油脂敷料包扎。病

Notes

人到达医院后,继续用大量清水冲洗或浸泡,冷疗可防止磷粒变软,减少吸收,故最好结合冷疗。然后用1%～2%硫酸铜液洗创面。若创面不发生白烟,表明硫酸铜的用量与时间已够,应停止使用。因为硫酸铜亦可从创面吸收,发生中毒可致严重溶血。为减少硫酸铜吸收中毒,可在硫酸铜液冲洗后立即用5%碳酸氢钠或清水冲洗创面。硫酸铜可与磷的表层结合成为不继续燃烧的黑色磷化铜,以减轻磷对组织的破坏及便于识别。应将黑色磷化铜颗粒彻底移除。如无硫酸铜液,则可在暗室中将发光的磷粒移除。再用大量清水冲洗,然后用5%碳酸氢钠液湿敷,创面用非油脂敷料包扎。必须采用暴露疗法时,可先湿敷24小时后再暴露。对深度磷烧伤,应尽早切痂植皮,受侵犯的肌肉应广泛切除。如肌肉受侵范围较广或侵及骨骼,必要时可考虑截肢,以防严重或致死性磷中毒。

无机磷中毒目前尚无较有效处理方法,关键在预防。如早期切痂,注意保护肝、肾功能,已发生全身中毒者,主要是对症处理。

第三节　冻　伤

冻伤(cold injury)是低温寒冷侵袭所引起的损伤,有两类:一类称非冻结性冻伤(non-frost cold injury),由10℃以下至冰点以上的低温加以潮湿条件所造成,如冻疮、战壕足、水浸足、水浸手、防空壕足等。另一类称冻结性冻伤(frost cold injury),由冰点以下的低温(一般在-5℃以下)所造成,分局部冷伤(又称冻伤)和全身冷伤(又称冻僵)。全身性冷伤,一般情况下极少发生。

一、非冻结性冻伤

(一) 病理生理

冻疮多发生在肢体末端、耳、鼻等处,在我国一般发生于冬季和早春,在长江流域比北方多见。战壕足、水浸足、水浸手、防空壕足均系手或足长时间(一般在12小时以上)浸泡在寒冷(1～10℃)、潮湿条件所致。多发生于战时,在平时也可在某种施工、水田劳动或部队执勤等情况下发生。其发生过程尚不十分清楚,可能因低温、潮湿的作用,使血管处于长时间收缩或痉挛状态,继而发生血管持续扩张、血液淤滞,血细胞和体液外渗,局部渗血、淤血、水肿等。有的毛细血管甚至小动、静脉受损后发生血栓。严重者可出现水疱、皮肤坏死。

(二) 临床表现

常待足、手等部位出现红肿始能察觉,先有寒冷感和针刺样疼痛,皮肤苍白,可起水疱;去除水疱皮后见创面发红、有渗液;并发感染后形成糜烂或溃疡。非冻结性冷伤常有个体易发因素,故并非在相同条件下的人都发病。冻疮易复发,可能与患病后局部皮肤抵抗力降低有关。有的战壕足、浸渍足治愈后,再遇低温时患足可有疼痛、发麻、苍白等反应,甚至可诱发闭塞性血管病。

(三) 预防和治疗

冬季在野外劳动、执勤时,应有防寒、防水服装。患过冻疮者,特别是儿童,在寒冷季节应注意手、足、耳等的保暖,并可涂擦防冻疮霜剂。发生冻疮后,局部表皮未糜烂者可涂冻疮膏,每日湿敷数次。有糜烂或溃疡者可用含抗菌药和皮质醇激素软膏,也可用冻疮膏。战壕足、水浸足除了局部处理,还可用温经通络、活血化瘀的中药以改善肢体循环。

二、冻结性冻伤

局部冻伤和全身冻伤(冻僵)大多发生于意外事故或战时,人体接触冰点以下的低温,例如野外遇暴风雪、陷入冰雪中或工作时不慎受到制冷剂(液氮、固体CO_2等)损伤等。

(一) 病理生理

人体局部接触冰点以下低温时,发生强烈的血管收缩反应。如接触时间稍久或温度很低,

Notes

则细胞外液甚至连同细胞内液形成冰晶。冻伤损害主要发生在冻融后,局部血管扩张、充血、渗出以及血栓形成等。组织内冰晶不仅可使细胞外液渗透压增高,致细胞脱水、蛋白变性、酶活性降低以致坏死,还可机械性破坏组织细胞结构,冻融后发生坏死及炎症反应。

全身受低温侵袭时,外周血管强烈收缩和寒战(肌收缩)反应,体温降低由表及里(中心体温降低)使心血管、脑和其他器官均受害。如不及时抢救,可直接致死。

（二）临床表现

在冻融以前,伤处皮肤苍白、温度低、麻木刺痛,不易区分其深度。复温后不同深度的创面表现有所不同。依损害程度一般分为三度:

1. **一度** 损伤在表皮层。受冻皮肤红肿、充血,自觉热、痒或灼痛。症状多在数日后消失。愈合后除表皮脱落外,不留瘢痕。

2. **二度** 损伤达真皮层。除上述症状外,红肿更显著,伴有水疱,疱内为血清样液,有时可为血性。局部疼痛较剧,但感觉迟钝,对针刺、冷、热感觉消失。1~2天后疱内液体吸收,形成痂皮。如无感染,2~3周后脱痂痊愈,一般少有瘢痕。除有时对寒冷较敏感外,无其他后遗症。如继发感染,常形成溃疡,经久不愈。

3. **三度** 损伤达全皮层,严重者可深至皮下组织、肌肉、骨骼,甚至使整个肢体坏死。开始复温后,可以表现为二度冻伤,但水疱为血性,随后皮肤逐渐变褐、变黑,以至明显坏死。有的一开始皮肤即变白,逐渐坏死。一般多为干性坏死,但如有广泛血栓形成、水肿和感染时,也可为湿性坏死。

全身冻伤开始时有寒战、苍白、发绀、疲乏、无力、打呵欠等表现,继而出现肢体僵硬、幻觉或意识模糊甚至昏迷、心律失常、呼吸抑制、心跳呼吸骤停。病人如能得到抢救,其心跳呼吸虽可恢复,但常有心室纤颤、低血压、休克等,呼吸道分泌物多或发生肺水肿,尿量少或发生急性肾衰竭,其他器官也可发生功能障碍。

（三）治疗

1. **急救和复温** 迅速使病人脱离低温环境和冰冻物体。衣服、鞋袜等冻结不易解脱者,不可勉强,可立即用温水(40℃左右)使冰冻融化后脱下或剪开。迅速复温是急救的关键,但勿用火炉烘烤。快速复温方法是:用40~42℃恒温温水浸泡肢体或浸浴全身,水量要足够,要求在15~30分钟内使体温迅速提高至接近正常。温水浸泡至肢端转红润、皮温达36℃左右为宜。浸泡过久会增加组织代谢,反而不利于恢复。浸泡时可轻轻按摩未损伤的部分,帮助改善血液循环。如病人觉疼痛,可用镇静剂或止痛剂。全身冻僵浸泡复温时,一般待肛温回复到32℃左右,即应停止继续复温。因为停止复温后,体温还要继续上升3~5℃。及时的复温,能减轻局部冻伤和有利于全身冻伤复苏。对心跳呼吸骤停者要施行心脏按压和人工呼吸。

2. **局部冻伤的治疗** 一度冻伤创面保持清洁干燥,数日后可治愈。二度冻伤经过复温、消毒后,创面干燥者可加软干纱布包扎。有较大的水疱者,可将疱内液体吸收后,用干纱布包扎,或涂冻伤膏后暴露。创面已感染者局部使用抗生素,采用包扎或半暴露疗法。三度冻伤多用暴露疗法,保持创面清洁干燥,待坏死组织边界清楚时予以切除。若出现感染,则应充分引流;坏死组织脱落或切除后的创面应及早植皮,对并发湿性坏疽者常需截肢。

三度和广泛二度冻伤还常需全身治疗:①注射破伤风抗毒素;②冻伤常继发肢体血管的改变,可选用改善血液循环的药物。常用的有低分子右旋糖酐、托拉苏林、罂粟碱等,也可选用活血化瘀中药,或施行交感神经阻滞术;③抗生素防治感染;④给予高热量、高蛋白和高维生素饮食。

3. **全身冻伤的治疗** 复温后首先要防治休克和维护呼吸功能。防治休克主要是补液、选用血管活性药、除颤等。为防治脑水肿和肾功能不全,可使用利尿剂。保持呼吸道通畅、给氧和呼吸兴奋剂、防治肺部感染等。其他处理包括纠正酸碱失衡和电解质失衡、营养支持等。全身冻

Notes

伤常合并局部冻伤,应加强创面处理。

（四）预防

在寒冷条件下的工作人员和部队,均需注意防寒、防湿。衣着温暖不透风,尽可能减少暴露在低温的体表面积,外露部位适当涂抹油脂。保持衣着、鞋袜等干燥,沾湿者及时更换。治疗汗足（如用5%甲醛液、5%硼酸粉、15%枯矾粉等）。在严寒环境中要适当活动,避免久站或蹲地不动。进入低温环境工作以前,可进适量高热量饮食。不宜饮酒,因为饮酒后常不注意防寒,而且可能增加散热。对可能遭遇酷寒（如进入高海拔或高纬度地区）的人员,应事先进行耐寒训练,如冷水浴、冰上运动等。

（黄跃生）

Notes

第十六章　整形外科和组织移植

第一节　概　　述

整形外科学,又名整复外科学、成形外科学,是主要诊治先天和后天等原因造成的人体体表器官畸形或组织缺损及其修复重建方法的科学,以组织移植为主要治疗手段,达到恢复或改善形态和功能为目的;单纯为了美化体表正常器官外观形态的美容外科也属于整形外科学的范畴。

近年来,我国整形外科技术发展迅速,在体表器官再造、颅颌面畸形矫治、显微修复、微创治疗、光动力治疗、特别是美容外科治疗等诸多方面已达到国际先进水平。

整形外科治疗范围广泛,新技术不断涌现,在各种医疗学科的疾病治疗中,需要应用组织移植进行修复或再造的技术,常与整形外科相关。整形外科治疗范畴包括以下几方面。

(一) 先天性体表畸形

先天性体表畸形包括各种先天性体表出生缺陷,主要是由于遗传因素、环境因素或相互作用所导致个体出生时身体某些部位便出现形态缺陷和功能障碍。这些先天性体表畸形包括:发生在头面部的唇腭裂(图 16-1)、面裂、小耳畸形(图 16-2)、蹼颈及多种综合征等;发生在四肢的有多指(趾)、并指(趾)、巨指(趾)、肢体环状缩窄等;发生在生殖泌尿系统的有尿道上裂、尿道下裂、无阴道症,真假两性畸形等。

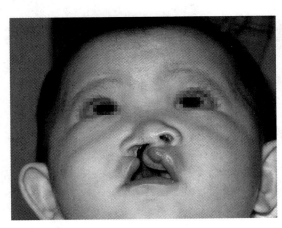

图 16-1　单侧唇裂

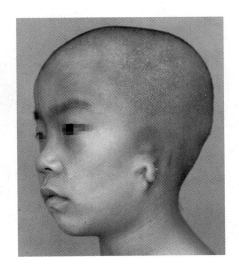

图 16-2　先天性小耳畸形

(二) 创伤性缺损和继发畸形

创伤性缺损和继发畸形是指由机械性、化学性、高热、低温等因素所造成的体表组织和器官缺损,包括全身各部位撕脱伤、切割伤、烧伤(图 16-3)、电击伤、冻伤等并导致的继发畸形和功能障碍;尤其是由于现代工业的发展和高速的交通工具的应用所造成的损伤情况更为严重与复杂。

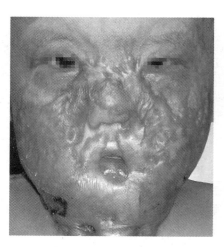

图 16-3   面部烧伤

（三）感染性畸形和缺损

某些细菌性感染，可造成组织坏死并遗留皮肤及深部组织的瘢痕挛缩，这种局部组织畸形和缺损需进行整形外科治疗；另外如丝虫病导致的并发症如阴茎阴囊、下肢象皮肿（图 16-4）等，也可以通过整形外科技术进行治疗获得较好效果。

（四）体表肿瘤和皮肤斑痣

皮肤表面常见的各种肿瘤，亦属整形外科诊治范畴，如血管瘤、血管畸形（图 16-5）、淋巴管瘤、神经纤维瘤、皮肤基底细胞癌、色素痣等。当这些肿瘤发生在头面部时，切除后应用整形外科的治疗原则和方法进行修复，常可获得理想的外观。

（五）美容外科

随着社会的发展和人民生活水平提高，人们对自身正常器官的美化日益重视，如体形雕塑、隆乳术、除皱术、重睑术、隆鼻、注射美容、激光美容等已成为健康的时尚需求。作为整形外科专业的分支美容外科得到了前所未有的发展。特别是新技术、新材料、新设备的开发应用有力地支持了美容外科的进步，也为社会所广泛接受。

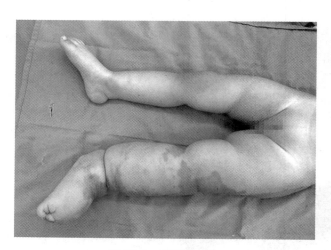

图 16-4   下肢象皮肿

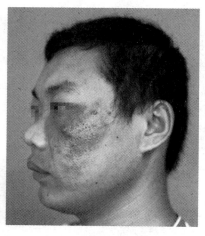

图 16-5   面部血管畸形

第二节   整形外科的特点、原则和基本技术

整形外科治疗对象、方法、目的均有别于其他外科专业，它独特的原则和技术操作特点是取得良好效果的保障。

（一）形态和功能

一般的外科专业多以切除病变组织或器官、恢复机体功能为目的；而整形外科在恢复功能同时，尤其对于面部和身体其他暴露部位的缺损或畸形，病人渴望改善外观形态更加迫切。因此，整形外科医生要具有一定的审美素养，满足病人在形态方面的要求。在进行整形外科手术时，精准、熟练的技术操作也是达到完美形态的重要保障。

功能的恢复和形态的重建是统一的。我们仔细观察不难发现一定形态是其功能的基础，功能的恢复离不开形态的重建。例如烧伤后的眼睑外翻畸形，既严重地影响闭眼功能，又使外貌丑陋。通过整形手术的植皮技术纠正睑外翻，不但病人能够闭眼自如，而且也令外貌正常或接

Notes

近正常。

（二）原则性和创造性

整形外科在进行组织修复和器官再造方面,具有严格的无菌、无创等手术原则和基本操作技术,这些基本原则需要严格的遵守和执行。而对手术方法的设计应根据缺损、畸形特点因人而异,灵活地运用组织移植和基本手术原则。首先是某一种手术方法可以应用于许多畸形和缺损的修复;其次是某一种畸形或缺损可能从几种手术方案中选择一种最佳的方案。理想的手术方案选择与整形外科医生的临床经验和创意性设计及缜密思维是密不可分的。

（三）基本原则和操作技术

1. **治疗时间的选择**　整形外科手术时机的把握对于取得良好的治疗效果起着重要的作用。遵循和掌握人体不同组织和器官生长发育的规律,适时地进行整形外科保守矫正和手术治疗组织器官的缺损或畸形,不但使病人外观形态和功能得到及时的重建和恢复,而且对病人的心理也具有潜在的治疗作用。

（1）定期手术:针对先天性畸形的患儿,从畸形给患儿造成的功能、形态、心理影响等多方面考虑,应在适当年龄进行整形外科手术干预治疗。例如,先天性唇裂小儿 6 个月内进行修补手术;腭裂修复一般在 1 岁以后进行;阴道闭锁则应到成年时进行阴道再造手术。

（2）择期手术:是指创伤造成某些组织或器官功能障碍和畸形的病人,原则上功能障碍应尽早治疗,而不影响功能的形态畸形,应根据病人的健康和局部瘢痕组织软化情况,选择一个最合适的时间治疗。眼睑、口周、会阴、关节部位等影响重要功能的畸形应尽早修复,多数情况不受时间的限制。

（3）急症手术:创伤并造成皮肤组织缺损的急诊病人,应尽早及时的保护好创面,遵循外科清创术的原则,选择合理的整形外科技术(游离植皮、带蒂皮瓣转移、局部皮瓣转移等)修复关闭创面,控制和预防感染,恢复功能。

2. **无菌技术**　由于整形手术对外形的恢复具有很高要求,因此必须强调严格的无菌操作。感染会直接影响术后效果,特别是在进行组织移植时,被移植组织的血液供应受到暂时的中断或阻滞,可致组织对感染的抵抗力降低,因此遵守无菌技术操作尤为重要。虽然合理使用抗生素对预防或控制感染具有一定的作用,但必须注意:任何抗菌药物都不能代替无菌技术。

3. **无创技术**　无创技术是指在手术过程中,具体手术操作要尽量避免造成不必要的创伤,要爱护和保护好组织,使手术造成的创伤减少到最低程度。尽量避免对组织行不必要的过度拉扯、挤压、钳夹、扭转、撕裂,禁忌粗暴操作。使用的手术器械力求精密,刀片缝针必须锋利;缝合材料要精细,组织反应小。每一个操作动作均要做到细心、准确、迅速和熟练。应小心保护创面,彻底止血,防止术后血肿形成。这些都将有利于创口的愈合,减少瘢痕形成。

4. **切口的选择**　整形外科手术操作中皮肤切口的选择非常重要。人体皮肤真皮层内弹性纤维的方向,在皮肤表面形成皮纹线,又称朗氏线,是 Langer 在研究人体皮肤张力的基础上绘制出的人体皮纹走向线,皮纹方向有一定的规律性。若切口与皮纹的方向平行,可最大程度地减少弹性纤维的切断量,创口愈合后,瘢痕形成少且不明显;若切口与皮纹方向垂直,则被切断的弹力纤维多,创口愈合后易导致明显宽阔的瘢痕,发生功能障碍。颜面部切口应注意使瘢痕不明显或隐藏在皮肤皱褶中;在四肢关节部位作切开时,应避免作与长轴平行的纵行切口,否则愈合后可产生直线状瘢痕挛缩,影响关节活动,适当采用 Z 形、S 形等切口,可以防止产生直线状瘢痕挛缩。

5. **缝合技术**　皮肤切口的缝合技术,是整形外科手术操作过程中整形外科医生的基本功。为了减少缝合后的瘢痕增生并达到良好的愈合目的,要求对各层组织(皮下、真皮、皮肤)分层缝合,对合应确切和严密,缝合后不应存在过大的张力,创缘下要求无死腔或血肿。死腔和血肿的存在,不但会延缓创口的愈合,还可能导致感染。

Notes

缝合方法除通常应用的各种外科缝合法(如间断缝合、褥式缝合法等)外,在整形外科技术中,还应用一些特殊的缝合法(如连续皮内缝合法、三角皮瓣尖端缝合法等)。创口缝合过程中皮下及真皮组织减张缝合,减少皮肤缝线和早期拆除皮肤缝线可有效防止针眼穿过皮肤部位形成点状瘢痕,造成丑陋外形。

6. 包扎和固定　整形外科手术结束时包扎的松紧度和固定的确切性直接影响着手术效果甚至手术成败。如游离植皮后,适当的压力有利于皮片的成活;皮瓣移植时,压力过大就会造成血液循环障碍,适当的压力不但可消灭组织间的死腔,防止渗液和血肿,同时还能减轻组织水肿,有利于静脉回流。交臂皮瓣或交腹皮瓣固定不确切,病人睡眠中活动时不注意会出现撕脱而导致手术失败。

第三节　组织移植

将人体或动物的组织从一个部位移植到另一个部位,或另一个机体,称组织移植。现代组织移植起始于 19 世纪 60 年代,到 20 世纪 20 年代较广泛应用于临床,是整形外科进行各种修复重建治疗过程中最常用的方法之一。组织来源有很多,大部分来源于自体,少数可来源于同种异体,各有其自身的适应证。本节主要介绍传统的组织移植。

组织移植按组织供体不同可分为自体组织移植,同种异体组织移植和异种组织移植三种。

自体组织移植是指组织在同一机体内进行移植。由于它不受机体免疫反应的影响,故可以长期存活而不受排斥。同种异体组织移植由于所移植组织抗原的型别不同,可引起受体的免疫排斥反应,不能长期存活,限制了其应用。但同卵双胎间进行这种移植可长期成活。异种组织移植是指将动物的某些组织移植于人体。这种移植通常排斥反应强烈,存活时间更短,主要用于抢救严重烧伤病人时暂时覆盖创面。

虽然同种和异种组织移植目前在临床上应用受到免疫排斥反应的限制,但仍有一定的适应证和实用价值。随着移植免疫学研究的发展,异体和异种组织植物(包括器官移植)有着广阔的前景。脱细胞技术处理移植物可以降低其免疫原性,移植后取得一定效果,但远期仍存在不同程度吸收的问题。面部同种异体组织移植已取得初步临床成功,但长期的结果尚需要随访,免疫排斥仍然是亟待克服的难题。

根据移植方法不同将组织移植分为单纯游离移植、带蒂移植和应用显微外科技术进行血管吻合的游离移植 3 大类。单纯游离组织的移植是将一片(块)组织完全和供区脱离而移植到别的部位,如游离植皮、游离植骨等。带蒂组织移植是指在移植过程早期由蒂部提供暂时性的血液循环,待 3 周后断蒂,移植组织就可以在受区成活。吻合血管的组织移植也是一种带蒂方式,其应用显微外科技术可将供应组织瓣的小口径血管(包括动静脉)、神经和受区血管神经进行吻合,就可能一次完成移植术。

自体组织具有安全、成活率高、无排斥反应等优点,是主要的移植材料。人体许多组织可供移植用,如皮肤、真皮、黏膜、筋膜、软骨、骨骼、肌肉、肌腱、神经、血管、大网膜等,大部分可以游离移植,但有些必须应用带蒂移植,如大网膜等。此外,有些组织可应用显微外科技术吻合血管神经进行移植,并取得很好的治疗效果,如带血管神经的骨骼移植、神经移植、大网膜移植等。

一、皮肤移植术

皮肤移植可以分为游离皮肤移植、皮瓣移植二大类,分述如下。

(一)游离皮肤移植

游离皮肤移植又称游离植皮术,简称皮片移植术。

Notes

1. **皮肤的组织学概要**　皮肤是人体最大的器官,一般成人体表皮肤总面积约为 1.5～1.7m²,约占总体重 1/6,皮肤不仅具有保护功能,还是人体的重要器官。它不仅有感觉、分泌排泄、调节体温等功能,而且还能阻止病菌和其他有害物质的侵入,防止体液、电解质和蛋白质的丢失,以维持生命和保持机体与环境相适应。

皮肤分为表皮和真皮两层,真皮下为皮下组织层。

表皮由上皮细胞构成,可分四层,即生发层、棘细胞层、颗粒细胞层和角化层。表皮和真皮紧密联合,其交接部皱折起伏,表皮生发层突入真皮部分称上皮脚,上皮脚之间的真皮组织称真皮乳突。皮肤的许多附属器,如毛囊、皮脂腺、汗腺等都深入到真皮的深部,并被上皮细胞包绕。当表皮缺损时,这些埋藏在真皮内的上皮细胞通过增殖成为表皮再生的主要来源。

真皮内有三种纤维组织,即胶原纤维、弹力纤维和网状纤维。弹力纤维和胶原纤维使皮肤具有韧性和弹性,能耐受一定摩擦和挤压,故植皮含有真皮组织越厚,术后的功能和外形恢复越好。

皮肤的质地、色泽和毛发分布等随部位而有所差异,愈是邻接部位愈相似。皮肤的厚度也随个体和部位不同而有较大差异。我国男性成年人皮肤厚度平均为 1.15mm;躯干和背部皮肤最厚,平均约为 2.23mm;眼睑皮肤最薄,约为 0.5mm。此外,性别和年龄不同也有差异,成年男性皮肤较女性及小儿厚,老年人皮肤弹性差,且菲薄。

2. **游离植皮的分类**　游离皮肤指只有表皮或包含部分或全部真皮,通常不包含皮下组织的完全离体皮肤移植,也称游离皮肤移植。这种游离移植的皮肤简称皮片,依据皮片厚度不同,分为刃厚皮片、中厚皮片和全厚皮片。

(1) 刃厚皮片:又称表层皮片,是最薄的皮片。只包含表皮层及一部分的真皮乳突层。成年人的刃厚皮片厚度约为 0.2～0.25mm。刃厚皮片具有易成活的特点,可在肉芽创面上生长。由于皮片很薄,真皮层弹力纤维少,故皮片成活后收缩很大,耐磨性差。这类皮片适用于肉芽创面、血供较差的创面或用于大面积烧伤病人的治疗过程中。

(2) 中厚皮片:又称断层皮片,它包含表皮全层及部分真皮组织,是临床应用最多游离皮片。中厚皮片可分薄厚二种。薄中厚皮片的厚度在成年人约为 0.375～0.5mm,厚型的约在 0.625～0.75mm。它包含有较厚的真皮纤维组织层,移植成活后质地柔软,能耐受摩擦和负重,收缩较少,常可获得理想的治疗效果。但中厚皮片不易在肉芽创面上成活。中厚皮片移植成活后仍可能发生色素沉着和轻度挛缩。

(3) 全厚皮片:又称全层皮片,是包含全层皮肤组织在内的植皮片,其厚度由采皮的部位不同而定。皮片成活后挛缩程度小,能耐受摩擦和负重,质地柔软,活动度好,色泽变化较少,是游离植皮术中效果最佳的一种,全厚植皮对修复的创面血供要求较高。全厚皮片多取自皮质较白、细腻、松软的区域,如耳后、上臂内侧、腹股沟等。

全厚皮片包含毛囊等附属器,在眉毛或睫毛缺失时,可应用头皮组织移植进行修复。

3. **皮片移植成活过程**　皮片移植早期主要依靠渗出血浆提供营养,移植后 5 小时以内,皮片靠渗出血浆中纤维蛋白紧密地粘连于创面,随后生长出肉芽组织,肉芽组织内毛细血管内皮细胞迅速长入皮片的表皮和真皮层之间,建立新的血管网。在较薄的皮片,大约在术后第 2～3天便有新生毛细血管生长;较厚的皮片第 4 天后才会见到。同时,皮片中原有的血管网则发生退行性变而,在第 4～8 天消失。此外,在第 4～5 天时纤维细胞开始生长,并与植皮片中的纤维细胞相接连。到术后第 8 天,血液循环已基本建立,皮片色泽红润,第 10 天,纤维性愈合已达到成熟阶段,排列紧密,皮片完全成活。同时,血液中的白细胞亦已发挥作用,将皮片下的少量异物、细菌以及细小凝血块等溶解吞噬。皮片愈薄,上述各种变化过程愈快。此时,如创面有细菌污染,植皮区可能因细菌大量繁殖而造成感染,皮片坏死溶解,导致植皮失败。如创面与皮片之间存在血肿,毛细血管生长过程受到阻碍,可导致皮片水疱形成,表皮坏死;严重时可造成皮片坏死,所以术中创面彻底止血尤为重要。皮片移植成活后,真皮层中的弹力纤维常有退化现象,虽在一年内可以复生,但排列结构和形式却与正常不同;另外皮片下方可因产生大量纤维结缔组织而发生挛缩,导致皮片在术后发生晚期收缩现象,皮片愈薄,收缩性愈重。通常植皮后2~3个月,皮片下可产生薄层脂肪组织,纤维组织渐趋软化,皮片逐渐恢复其弹性,柔软并可被推动。皮片成活后,神经纤维亦在第3~5天开始从创面向皮片内长入,术后3个月左右,真皮层内有感觉神经末梢长入。痛觉和触觉恢复较快,冷热觉恢复较慢,6~12个月时,感觉可完全恢复正常。游离植皮的毛囊最初呈退化现象,不久可再生。汗腺功能的恢复视皮片的厚度而定。全厚皮片移植后,交感神经活动逐渐恢复,移植皮片可部分恢复出汗及皮脂腺分泌功能,但不能达到正常程度。

4. **供皮区的选择**　游离植皮供皮部位应根据受皮区对皮肤色泽、质地、厚度的要求而定,同时要考虑所需面积的大小和供区位置的隐蔽性。需分期多次进行皮片移植术治疗时,应对各次手术的供区统筹考虑,周密设计。通常选择和受区相邻近、厚度相似的部位作为供区是临床应用较普遍的做法。如睑外翻时可考虑锁骨上、耳廓后或上臂内侧部位。头皮组织很厚,供皮丰富,采取薄皮片后创面很快愈合,可以多次提供刃厚皮片,是抢救大面积烧伤病人覆盖创面的理想供区。

5. **取皮方法**　是游离植皮技术的重要环节,对手术能否顺利进行及术后效果是否理想起着决定性作用。分为手工和机械两类方法。

(1) 手工切取法:亦称徒手取皮法,简单易行,采取全厚皮片时应用较多,也可用于表层和中厚皮片的切取。

(2) 机械切取法:是借助切皮的专用器械,按照标定的数值切取较大面积整张表层皮片或中厚皮片。切皮器械包括滚轴式切皮机(图16-6)、鼓式切皮机(图16-7)、电动式(图16-8)或气动式切皮机等。切取皮片的厚度可通过调节刻度盘确定刀片和鼓面的间距来决定,鼓式切皮机每鼓切取皮片面积为200cm²。

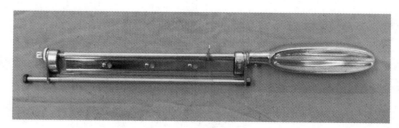

图 16-6　滚轴式切皮机

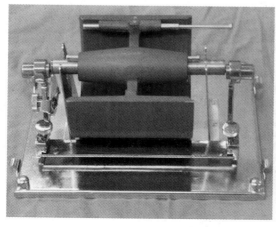

图 16-7　鼓式切皮机

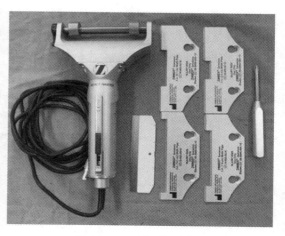

图 16-8　电动式切皮机

Notes

6. 游离植皮手术方法　进行游离植皮的创面,分为两大类。一种是新鲜的无菌创面,或已经进行清创的污染创面;另一种是有程度不同的慢性感染的肉芽创面。在前者,创面经彻底止血后,可以进行皮片移植;后者则必须进行充分的术前创面准备,甚至全身准备。

植皮手术最基本的原则是:①创面仔细止血;②安放皮片,周边缝合固定;③加压包扎;④维持加压固定到适当时间。创面止血应尽少用结扎法渗血止住后,将皮片置于创面上,一般采用间断缝合,但在大面积植皮时,也可采用连续缝合。在保持皮肤的适度张力下与创缘缝合。操作时皮缘间应确切对合,操作轻柔细致,缝合完毕后包堆加压固定。确切的包扎固定防止皮片移动对保证皮片高质量成活很重要。

维持固定的时间:皮片移植在创面上存活需要维持固定一定时间后才能产生新的血液供应。皮片愈厚,时间愈长。通常皮片需要固定 8 ~ 12 天,打开敷料后,如皮片色泽红润,皮片与创面粘连紧密,表明皮片已经成活。

(二) 皮瓣移植

皮瓣移植是具有血液供应的带蒂皮肤及其皮下组织的移植,用于修复软组织缺损,以保护体内器官或组织。如因软组织缺失而造成的骨、关节、肌腱、血管、神经、胸、腹脏器的外露等;用于畸形或缺失器官的修复及再造,如眉、睑、眼窝、鼻、耳、唇、舌、咽、食管、阴道、手指的再造等;还用于矫正外表的畸形,如增加体表的饱满度、减少瘢痕和解除挛缩等;此外,尚可用于改善局部组织的血供或充填无效腔等。

皮瓣移植的方法有带蒂移植及吻合血管的游离移植两种。

皮瓣移植按血液供应的形式不同,分别命名为任意皮瓣、轴型皮瓣、肌皮瓣、肌间隙皮瓣等。

皮瓣移植按其所含的内容及功能不同又分为皮瓣、筋膜皮瓣、肌皮瓣、骨皮瓣和带神经的皮瓣等。

1. 带蒂皮瓣移植　移植的组织不完全离体,始终保持不间断的血供,带蒂移植的方法主要用于自体组织移植。

(1) 任意皮瓣:皮瓣内不含知名的动静脉,移植时依靠皮瓣的蒂部提供营养。因此,蒂的宽度直接影响移植皮瓣的长度及面积。应按一定的比例设计移植皮瓣的长度与蒂部的宽度,保证移植皮瓣的成活,任意皮瓣的长宽比约为 1.5∶1 时较为安全。

移植皮瓣的长度及面积的选择与以下几方面有关:供区血管方向、局部血运情况、皮瓣蒂部宽度及其组织层次。如果蒂部在深筋膜下直达肌膜,则可使带蒂皮瓣的血液供应增加,移植皮瓣的长度比例可相应地加大。

(2) 管状皮瓣:亦称皮管,是一种封闭式皮瓣。它是将两条平行切口间的皮瓣向内翻转缝合形成圆柱形皮管。皮管和单纯皮瓣相比,具有许多优点:①皮管形成后 2 ~ 3 周,即可建立新的血液循环,血管行走方向和皮管长轴方向趋于一致,这样切断它的一端后仍能保证皮管血运;②皮管的创面全部闭合,感染风险小;③在转移过程中,皮管蒂部可耐受较大的扭转,安全性高;④皮管可以转移到体表任何部位修复缺损,再造器官。由于显微外科技术的发展,传统的皮管形成和移植,现已很少应用,仅在受区条件过差时才使用。

(3) 轴型皮瓣:是以直接皮肤动静脉为解剖基础而形成固定方位的皮瓣,皮瓣内含有与皮瓣纵轴平行的轴心动静脉,血供丰富。皮瓣的长度只受血管长度的限制,轴型皮瓣可以即时转移。轴型皮瓣按构成不同分为:单纯轴型皮瓣,如下腹壁皮瓣、肩胛皮瓣、前臂皮瓣、胸外侧皮瓣、大腿外侧皮瓣、足背皮瓣等;轴型肌皮瓣,如胸大肌肌皮瓣、背阔肌肌皮瓣、腹直肌肌皮瓣、股薄肌肌皮瓣等;轴型筋膜瓣,如颞浅筋膜皮瓣,或颞浅筋膜骨皮瓣等。

2. 吻合血管的游离皮瓣移植　是切断供区轴型皮瓣的动静脉,在显微外科技术支持下,将其血管断端与受区动静脉对应吻合,恢复血液循环。

(1) 随着游离皮瓣、肌皮瓣的供区解剖学研究及临床显微外科技术和器械的发展,游离移

Notes

植的各种皮瓣供区已近百种,几乎从头到脚都可设计游离皮瓣供区。目前常用的皮瓣、肌皮瓣包括:颞部皮瓣或筋膜瓣、骨皮瓣,主要用于头面部软组织及骨缺损的修复;颞部筋膜瓣游离移植加植皮可制成薄的皮瓣,作为手、足及四肢软组织缺损修复的供区;上臂内侧皮瓣、上臂外侧皮瓣、肩胛皮瓣、下腹壁皮瓣、大腿外侧皮瓣,以及足背皮瓣等,都是较优良的游离皮瓣供区,可用于手创伤及四肢软组织缺损的修复;前臂皮瓣、锁骨上皮瓣、耳后皮瓣等是面部软组织缺损修复的良好供区;前臂皮瓣、下腹壁皮瓣还是阴茎再造的优良供区,背阔肌肌皮瓣是大面积创伤软组织缺失的首选供区;对于严重、广泛挤压的肢体撕脱伤病例,可先作广泛清创,再通过显微外科技术对各类缺损及损伤组织立即进行修复,不但可保全肢体,还有利于挽救病人的生命。

(2) 游离皮瓣移植的扩展应用:在游离皮瓣、肌皮瓣移植中,将两块,甚至三块游离皮瓣一并移植,称为"组合移植"、"桥接皮瓣"。即使是单一的游离皮瓣或肌皮瓣,由于皮瓣内的血管分支为树状,可以借助于一对动脉、静脉蒂所携带的皮瓣,根据其血管分布的特点,制成一蒂多块独立又互相关联的皮瓣,以修复相邻但分开的软组织缺损,称为"分叶皮瓣"和"串联皮瓣"等。穿支皮瓣是近些年来发展的新概念,在不牺牲主干血管的情况下利用其皮肤或肌间隔的穿支血管来设计皮瓣,最大限度地减少了供区的创伤。如腹壁下动脉穿支皮瓣(DIEP)已广泛应用于乳房的再造。

二、扩张皮肤移植术

皮肤组织扩张术是近30年整形外科领域广泛应用的临床技术,其原理是将组织扩张器置入皮下,通过向扩张囊内间断注入液体,增加扩张囊的体积进而增大局部皮肤软组织的表面张力,使皮肤各层组织和表皮细胞的分裂增殖、细胞间隙增大,达到增加皮肤面积,并获得额外的皮肤组织进行组织修复和器官再造。由于扩张后的皮肤颜色、质地、结构等均与相邻组织近似,不产生或较少产生供区缺损和继发畸形,与整形外科传统的组织移植相比,具有无法比拟的优点,是整形外科发展史上里程碑性的技术。

(一) 扩张器的结构和类型

皮肤软组织扩张器由扩张囊、注射壶、连接导管三部分组成。临床常用的类型以扩张囊的形状进行分类,有圆形、长方形、肾形、特殊形等,应用过程中根据修复的组织缺损或再造的体表器官不同可以选择相应的扩展器。

(二) 皮肤软组织扩张术的优缺点

优点包括:手术简单;保留了供区皮肤组织的全部特征;不增加或较少增加新的瘢痕;可充分利用有限的组织供区;不影响深部组织功能等。缺点主要包括需二期手术及较长的扩张时间完成治疗;需多次注液复诊;扩张时局部胀感或轻微疼痛;扩张期间影响美观;日常生活受到一定影响等。

(三) 应用皮肤扩张术的适应证

1. 秃发　应用头皮扩张技术是治疗烧伤、创伤、感染等秃发的首选方法。

2. 瘢痕　用扩张皮瓣修复各种原因造成瘢痕,解决瘢痕引起的挛缩畸形、功能障碍、外观形态等已是目前整形外科重要的治疗手段。

3. 体表良性肿瘤及斑痣　在邻近部位埋置扩张器,在充分扩张后,取出扩张器,切除肿瘤或斑痣后用扩张皮瓣修复创面。

4. 组织缺损的修复或体表器官再造　耳再造、鼻再造、乳房再造等。

5. 组织供区的预扩张　当修复部位周围缺乏正常皮肤皮肤移植时,可应用皮肤扩张技术对远隔供区进行预扩张,取皮后供区直接缝合关闭。对轴型皮瓣转移前进行预扩张,可以形成较大的薄的轴型皮瓣,同时减轻供瓣区的继发畸形。

Notes

三、其他组织的移植

（一）真皮移植

皮肤的表皮去除后的真皮组织可作为组织填充物加以利用。真皮组织富于弹性,质地致密坚韧,埋植后具有易成活、吸收少等优点。真皮组织移植后,如张力过大,可引起吸收和退行性变化。真皮组织可用来充填体表较小的凹陷,恢复外形;还可以用来衬垫于假体表面防止假体外露,使外观更加自然、逼真。不含抗原的异体脱细胞真皮的应用打破了以往真皮组织只应用于自体移植的限制,已作为一种良好的生物材料应用于整形外科领域。

（二）黏膜移植

黏膜可行游离或带蒂移植,游离黏膜片移植的切取、移植、固定操作技术与皮片相似;带蒂移植多修复相邻部位的黏膜缺损。受取材面积的影响,黏膜作为自体移植修复材料的应用受到很大的限制。临床上黏膜的供区主要是口腔。为了增加黏膜组织量,满足临床需要,黏膜颗粒移植备受关注。目前来源于自体口腔黏膜颗粒结合人工真皮游离移植进行阴道再造或尿道下裂修补尿道已取得较满意疗效,远期效果有待进一步观察。对眼部球结膜缺损(如球睑粘连),黏膜是唯一的修复材料;许多部位的黏膜缺损,如口腔黏膜瘢痕挛缩、阴道瘢痕粘连、眼窝再造等,也可采用中厚皮片代替黏膜移植,得到的效果相似。

（三）脂肪移植

脂肪组织的移植主要用来充填体表的凹陷畸形或填塞腔穴,恢复丰满外形或消灭组织空隙。游离移植的脂肪后期会有部分吸收,多者可达50%以上,为弥补这一缺点,移植时可以适当矫枉过正。游离脂肪移植多取自腹部或臀部,为减少移植后的吸收,应严格遵循无创操作技术。如脂肪组织连同真皮组织层及同下方的深筋膜组织复合移植,凭借真皮层丰富的血管网可较快获得血供,减少吸收率。近年来,注射法自体脂肪颗粒游离移植已被广泛应用于整形美容外科,如颜面部的凹陷充填、隆乳等。手术简便易行,创伤小,通过多层次多隧道小量注射减少脂肪吸收,提高了脂肪成活率,取得了满意的临床效果。当前关于颗粒脂肪移植的采集纯化技术设备、注射方法、促进成活的研究正不断深入,具有良好的前景。

（四）筋膜移植

筋膜质地细密,坚韧耐拉,是整形外科较常用的移植组织。临床上多选取股外侧的阔筋膜。可用来治疗上睑下垂、面神经瘫痪等,达到牵拉和支持已瘫痪的肌肉的作用。另外筋膜表面光滑,不易和周围组织发生粘连,利用这一特性可作为关节成形术后的骨间隔离物,以防止强直复发。小片折叠筋膜也可以用来充填体表小型凹陷,在肌腱修复部位作衬垫,或作为肌腱移植时的滑车,有时还可直接作为肌腱替代物。

（五）软骨移植

软骨组织是良好的充填和支撑组织材料。自体软骨的来源多采取6~9肋软骨,其他还可采用耳廓和鼻中隔软骨。可用来填充体表缺陷,如颏骨、眶缘、鼻尖等;也可以作为支撑材料,进行全耳再造或阴茎再造等。软骨的优点是质韧软便于雕刻成形,移植后能保持原软骨组织的特性及结构。移植后依靠受区周围组织渗出的组织液供给营养而成活,与周围组织通过纤维组织连接,不能和其他软骨或骨骼发生愈合。

（六）骨移植

骨组织质地坚硬、不易变形、成活力强,故可作为良好的移植材料。自体骨的来源颇多,如髂骨嵴、肋骨、颅骨、胫骨等。它既可以作为植骨术中重新连接骨不愈合的组织,又可以作为充填支持或塑形性移植材料,如应用于颅骨缺损的修复,以及鼻骨、眶骨、颧骨等畸形的修复。

临床上由于显微外科技术的应用,带血管的骨移植已代替了过去的游离植骨术并获得优良疗效。应用旋髂浅(或深)动静脉的髂骨移植、前肋间(或后肋间)动静脉的肋骨移植,与受区动

Notes

静脉吻合,可使移植骨组织在移植后得到充分的血供,从而将骨移植的过程转化为单纯的骨折愈合过程,加快了骨移植愈合的时间,为植骨手术成功提供了可靠的保证,是骨移植方面的一大进展。

目前除应用新鲜的自体植骨外,还可以考虑采用低温冷冻(-35℃)的同种异体骨进行移植,可获得较好效果。去除蛋白质、脂肪及一切软组织的异种骨移植也有了进一步的发展。

（七）肌腱移植

肌腱移植主要应用于修补肌腱的缺损,以恢复功能为主。肌腱缺损的修复以游离肌腱移植方式来进行。肌腱周围有一层滑膜,或称腱旁组织,利于肌腱的滑动。滑膜是一种特殊的疏松组织,具有较大的活动性。在作肌腱移植前必须妥善选择移植肌腱的来源。如掌长肌有丰富的滑膜,采取掌长肌腱对手部功能无明显影响,常作为肌腱移植的来源。切取肌腱时,必须对滑膜妥善保护,以期术后肌腱具有较好的滑动效果。

（八）神经移植

游离的神经移植适用于周围神经断裂后缺损的修复。神经断端吻合后,神经近侧端轴索的有髓纤维伸入移植神经的间道内,不论感觉或运动神经,如果口径对合良好,移植后均可达到使轴索生长传导的目的。轴索有髓纤维的生长速度在移植神经中约为每日 1~2mm。

近年来由于显微外科技术发展,带血管的神经移植成为可能。带有自身血供的移植神经段为轴索的生长提供更好的再生条件,故加快了神经生长速度。业已证明,应用这种方法移植神经后有大量再生神经纤维出现,且密度高,分布较均匀。神经移植来源可采用自体的腓肠神经、隐神经等。移植神经应与修复神经口径大致相同,如所需移植的神经口径较粗,可用几条较细的神经作电缆状并成一股进行移植。在进行混合神经移植时,必须注意感觉纤维和运动纤维的准确对合,否则就会造成运动纤维长入感觉径路,影响功能的恢复。

神经移植的组织床,必须有良好血运,如局部有广泛瘢痕组织,手术后效果差;此外缝合的技术和术后疗效有密切关系。应用显微外科技术在放大镜下进行神经束膜缝合术,或鞘膜-束膜缝合,同时再应用电极测定感觉及运动纤维的位置,可大大地提高神经移植的效果。

（九）肌肉移植

将带蒂的肌肉瓣或连同它的肌腱一端进行转移,在整形外科领域已广泛应用。近年来应用背阔肌或腹直肌肌肉皮瓣带蒂转移再造乳房,得到了较好的效果。另外应用显微外科技术,通过血管和运动神经吻合,将肌肉游离移植使某些局部肌肉瘫痪部位进行功能重建。如应用胸大肌或背阔肌移植对重建前臂缺血性挛缩后的手指屈曲功能丧失、面瘫治疗等有一定的疗效。但到目前为止,这类肌肉移植后的肌力恢复,还未能达到理想的程度,一些技术和移植生理学的问题,有待进一步研究。

（十）大网膜移植

应用大网膜移植来修补体表部缺损畸形的主要依据是大网膜具有丰富的血液循环和淋巴系统。带蒂引出腹腔移植修补胸壁溃疡,并在大网膜上行皮片移植;应用显微外科血管吻合技术,进行大网膜游离移植,可以修复颅骨外露及充填于面颊部皮下治疗半侧颜面萎缩症。文献上亦有报道游离移植于下肢以改善血栓闭塞性脉管炎,初步得到较好效果。

四、组织代用品的应用

组织代用品是指非生物性医用原材料,经过加工塑形后,应用在人体内或戴在体外,代替缺损的组织或器官及改善外观形态,达到整形或美容效果,这些材料及制品称为组织代用品。包括金属的和非金属的,金属物质如钛、钢等,将它们分别制成骨板、骨钉或制成丝、网,用来固定骨折或修复缺陷畸形。非金属物质如陶瓷、硅橡胶等,可制成人工关节、假体植入人体。业已证明,这些金属或非金属物质均经过实验研究和临床验证安全、可靠。配戴在体外的组织代用品

Notes

也称赝复体。

目前高分子聚合材料,如丙烯酸酯、聚四氟乙烯、甲基丙烯酸甲酯(有机玻璃)、硅橡胶等,已广泛应用于临床,医用硅橡胶制品是目前在整形外科应用最多的高分子材料,它由无毒高黏度聚二甲硅氧烷经硫化而成,与组织的相容性好,同时它有良好的耐热性,可高压消毒或煮沸消毒,也可在模内热压成型,故可制成隆鼻假体、隆颏假体、乳房假体等;另外还可制成皮肤软组织扩张器,逐步扩张皮肤面积,最后取出扩张器,利用扩张的皮肤修复体表组织缺损。

成形型医用硅橡胶经大量实验研究及多年临床观察,未发现致癌或异物性肉芽肿的现象。但注射用液态硅橡胶的应用多有不良反应,可最终导致肉芽肿形成,在许多国家已有法律规定禁止使用。

五、组织工程学与组织修复

组织工程学是以细胞生物学和材料学相结合,进行体外或体内构建组织或器官的新兴学科。其基本原理是:从机体获得少量的活体组织,将种子细胞从组织中分离出来并在体外进行培养扩增,然后将扩增的细胞种植在具有良好生物相容性可降解吸收的生物材料上,形成细胞-材料复合物,经体内或体外培养后,构建组织-材料复合体并植入人体。随着可降解生物材料在体内逐渐被降解和吸收,最终再造缺损的器官或重建缺损的组织。组织工程学的发展提供了一种组织再生的手段,将改变传统外科的"以创伤修复创伤"的治疗模式。

(曹谊林)

第十七章 器官移植

第一节 概　述

一、器官移植发展概况

器官移植(organ transplantation)是 20 世纪医学发展中最引人瞩目的成果之一,经过半个世纪的临床实践,现在已经成为治疗各种器官衰竭的有效手段。1954 年 Murray 等在同卵孪生兄弟之间进行同种肾移植并获成功,成为器官移植临床应用的一个里程碑。由于 Murray 对器官移植的伟大贡献,他与对骨髓移植作出突出贡献的 Thomas 共同获得了 1990 年诺贝尔生理学或医学奖。此后,随着对免疫排斥反应机制的深入研究、对各种免疫抑制剂的开发和应用、长期血液透析的广泛开展以及人类白细胞组织相容性抗原分型用于供者和受者的选择,肾移植从非同卵孪生间、活体亲属之间,直到应用非亲属间的尸体肾,都获得成功。在肾移植获得成功的基础上相继开展了原位肝移植(Starzl,1963 年)和肺移植(Hardy,1963 年)、胰肾联合移植(Kelly 等,1966 年)、原位心脏移植(Barnard,1967 年)、心肺联合移植(Cooley,1968 年)和小肠移植(Detterling,1968 年)。在器官移植发展史的早期阶段,虽然有部分受者移植物获得长期存活,但总的效果并不令人满意。直到 20 世纪 80 年代初,由于免疫抑制剂环孢素 A 的问世,特别是与器官移植相关的学科,如免疫学、外科学、药理学、病理学和分子生物学等学科的进展,推动了器官移植的全面发展。到了 20 世纪 90 年代,各种类型的器官移植取得了巨大的成绩,移植数量不断增加,移植效果也不断提高,移植后病人大部分恢复了健康,提高了生活质量,甚至恢复正常工作。

我国器官移植始于 20 世纪 60 年代,80 年代已形成一定规模,到了 90 年代已能开展各种不同类型的器官移植。目前,全国每年约有 8 千余人接受各种器官移植,累计已有 14 万余例。在少数大的移植中心,移植效果已经达到或接近国际先进水平。

二、器官移植概念和分类

移植术(transplantation)是指将某一个体有活力的细胞、组织或器官即移植物(graft)用手术或其他的方法移植到自体或另一个体(异体)的体表或体内某一部位。移植术并不包括那些能用在体内或固定在体表、不含有人或动物的组织或细胞的物质,如应用假体、人工合成物质或人造器官。

供给移植物的个体称作供者(donor),接受移植物的个体称作受者(recipient)。移植物的供者和受者不属同一个体,称作异体移植术。供者和受者是同一个体称作自体移植术,自体移植物重新移植到原来的解剖位置,称作再植术,如断肢再植术。

根据供者和受者在遗传基因的差异程度,异体移植术可分为 3 类:①同质移植(syngeneic transplantation):即供者与受者虽非同一个体,但两者遗传基因型完全相同,受者接受来自同系(同基因)供者移植物后不发生排斥反应。如动物实验中纯种同系动物之间的移植;临床应用的同卵孪生之间的移植。②同种移植(allotransplantation):即供、受者属同一种属但遗传基因不相同的个体间的移植,如不同个体的人与人、狗与狗之间的移植。同种异体移植为临床最常见的移植类型,因供、受者遗传学上的差异,术后如不采用合适的免疫抑制措施,受者对同种移植物会产生排斥反应(rejection)。③异种移植(xenotransplantation):即不同种属如猪与人之间的移植,术后如不采用合适的免疫抑制措施,受者对异种移植物会产生强烈的异种排斥反应。

根据移植物植入部位可分为:①原位移植(orthotopic transplantation):移植物植入到原来的解剖部位,移植前需将受者原来的器官切除,如原位心脏移植、原位肝移植。②异位移植(heterotopic transplantation):移植物植入到另一个解剖位置,一般情况下,不必切除受者原来器官,如肾移植、胰腺移植。③旁原位移植(paratopic transplantation):移植物植入到贴近受者同名器官的位置,不切除原来器官,如胰腺移植到紧贴受者胰腺的旁原位胰腺移植。

根据移植技术不同,可分类为:①吻合血管的移植术:移植物从供者切取下来时血管已完全离断,移植时将移植物血管与受者的血管予以吻合,建立有效血液循环,移植物即刻恢复血供。临床上大部分器官移植如心脏移植、肝移植、肾移植、胰腺移植等都属此类。②带蒂的移植术:移植物与供者始终带有主要血管以及淋巴或神经的蒂相连,其余部分均已分离,以便转移到其他需要的部位,移植过程中始终保持有效血供,移植物在移植的部位建立了新的血液循环后,再切断该蒂。这类移植都是自体移植如各种皮瓣移植。③游离的移植术:移植物移植时不进行血管吻合,移植物血供的建立依靠周缘的受者组织产生新生血管并逐渐长入。游离皮片的皮肤移植即属此类。④输注移植术:将移植物制备成保存活力的细胞或组织悬液,通过各种途径输入或注射到受者体内,例如输血、骨髓移植、胰岛细胞移植等。

移植物供者来源包括胚胎、尸体及活体供者。尸体供者包括脑死亡供者和心脏死亡供者;活体供者包括活体亲属供者和非亲属供者。

移植物包括细胞、组织和器官3种。为了准确描述某种移植术时往往综合使用上述分类,如原位尸体心脏同种移植、活体亲属同种异体肾移植、血管吻合的胎儿甲状旁腺异位移植等。

三、器官移植的特点和主要问题

器官移植最终要达到治疗目的,必须认识如下特点和主要问题:①供受者选择:术前首先必须进行供、受者特异匹配的选择,而且必须遵循不同移植术的不同免疫学和非免疫学选择的基本原则和要求;②器官保存:从移植物切取前后直到移植手术完成,始终要确保移植物有足够的活力;③移植技术和术式:移植物植入受者体内能获得充分的血液供应以及重建相关的结构,使其发挥所需的生理功能;④维持移植物长期存活:预防和控制移植物因免疫和非免疫因素导致的近期或远期丧失功能,使移植物在受者体内能长期存活下来,并维持移植物正常功能;⑤诱导特异性免疫耐受:避免或减少免疫抑制剂的长期服用,从而减少药物的毒副作用和费用;⑥安全扩大供体器官来源:器官短缺是当前器官移植进一步发展的瓶颈,目前我国的器官捐献工作已逐步规范化,大力推行心脏死亡后的器官捐献是推动我国器官移植事业健康发展的关键性举措。上述主要问题的解决迄今并未达到理想的程度,还需不断研究和改进。

四、器官移植展望

器官移植作为一种治疗手段,尚未达到人们期望的理想效果,21世纪还有很多问题有待研究解决。

(一)诱导免疫耐受

目前,移植受者必须终身使用免疫抑制剂,不仅易导致感染和肿瘤高发,而且各种免疫抑制剂的毒副作用影响移植物长期存活和受者的生活质量,严重者甚至导致死亡。

诱导受者对供者器官特异性免疫耐受是解决排斥反应最理想的措施。诱导免疫耐受需要移植物被受者的免疫系统特许地豁免,识别为自我,使得受者允许移植物在体内长期正常存活,而不影响受者的全身免疫功能。受者仍然保留免疫系统对感染、肿瘤和其他异物正常的识别和清除能力。

Notes

诱导免疫耐受的临床研究结果令人鼓舞。使用短期和小剂量的免疫抑制剂以及供者造血干细胞输注等措施诱导免疫耐受已有成功的报道。诱导免疫耐受将是目前主要的研究课题,有可能在不久的未来替代目前的免疫抑制方案。

(二) 开发新的器官来源

随着器官移植的推广应用,来自人体的器官已经远远不能满足病人的需求。所以探索移植器官的其他来源将是 21 世纪研究的重要任务。异种移植和生物工程是解决器官来源短缺的两个齐头并进的研究方向。

1. **异种移植**　基因工程和遗传工程的研究进展,为器官移植提供了一个很有前景的新手段——利用动物的器官代替人的器官。研究表明猪有可能作为临床器官移植的器官来源。猪器官的大小、生理功能以及基因都与人比较接近;其次猪在无病原体条件下比较容易饲养和容易保证无病的供体;再者对猪的培育、改造已有丰富的经验。为了保证植入的器官不被排斥,通过基因敲除或基因重组等方法正在培育移植后不被排斥的转基因猪和基因敲除猪。最近使用转基因猪和基因敲除猪肾、心移植给灵长类动物已经取得延长移植物存活的初步成绩,将来有可能获得用于人移植的猪。

2. **生物工程器官**　随着定向诱导分化技术的成熟,干细胞也将成为移植组织或器官的主要来源。结合组织工程学,在合成纤维作为基质上多种细胞得以生长,从而构成具有复杂结构的组织,如已经获得骨骼、软骨、肌肉等组织。现在初步掌握控制青蛙发育的基因技术,并能重复无头蛙、无肢体蛙或无尾蝌蚪的生长实验。无疑,该技术与克隆羊技术一样,一方面会给移植学带来新的希望,另一方面也可能存在医学伦理学争辩的问题。

人的组织器官中存在干细胞,这些干细胞可以定向分化为不同的组织和器官,如间充质干细胞分化为心脏细胞等。因此,可以用自体的细胞定向分化为自身所需要的组织和器官,用于移植不仅不会发生排斥反应,而且也不存在伦理学等问题。

科学家展望在不久的将来,克隆器官将应用于临床器官移植。医生只要从某个人的基因库中选取所需要的器官基因进行克隆,即可在短时间内培育出足够数量的与病人器官遗传特征完全一样的健康器官。

第二节　移　植　免　疫

临床上常用的器官移植为同种异体间移植,排斥反应是影响移植效果的主要障碍,而排斥反应的本质是针对供者特异性的免疫应答。

(一) 免疫应答基础

人类的免疫应答可分为天然免疫应答和获得性免疫应答两大类。前者属非特异性,对外来抗原应答迅速,包括抗体、补体、凝集素、自然杀伤细胞、巨噬细胞及中性粒细胞等。后者是特异性的,由淋巴细胞针对抗原的免疫刺激诱导适应发展形成的,主要由 T 淋巴细胞介导的特异性细胞免疫和 B 淋巴细胞介导的体液免疫组成。

(二) 移植抗原和移植免疫应答

导致同种异体免疫排斥反应的主要原因是供、受者之间主要组织相容性抗原(major histocompatibility antigen,MHC)的不同。另外,次要组织相容性抗原(minor histocompatibility antigen,mHC)、ABO 血型抗原、组织特异性抗原等,在同种移植免疫反应中亦起着一定的作用。引起免疫应答的供者移植物抗原称为移植抗原(transplant antigen)。

MHC 是引起同种移植排斥反应最主要的抗原,在人类又称人类白细胞抗原(human leukocyte antigen,HLA),可分为Ⅰ、Ⅱ、Ⅲ三大类。HLA-Ⅰ类抗原是指 HLA-A、B、C 等座位上的抗原,与排斥反应有很强的关联,是经典的移植抗原。HLA-Ⅱ类抗原属 HLA-D 区域基因编码,如

Notes

DR、DP、DQ 等,这类基因和免疫反应关系密切,称之为免疫反应基因。HLA-Ⅲ类抗原是补体组合和一些细胞因子,其生物学功能也涉及免疫反应。T 淋巴细胞上的抗原受体能够识别被 MHC 分子结合的抗原肽是“自我”还是“外来”,并对外来抗原产生免疫应答。在器官移植中,移植物的供者 MHC 分子作为移植抗原,被受者免疫系统识别为外来异物而排斥,即为排斥反应的免疫学基础。同时,供者的免疫活性细胞也可以对受者的细胞产生免疫反应,导致移植物抗宿主病(graft versus host disease,GVHD)。

(三)排斥反应

排斥反应可分为 3 种类型:①超急性排斥反应(hyperacute rejection),主要发生在异种移植时,较少发生在同种异体移植,除非供受者之间血型不合,通常是由于受者体内预先存在针对供者特异性抗原的抗体。多发生于移植术后 24 小时之内。其特点是移植物血管内弥散性血管内凝血,导致移植物功能衰竭;②急性排斥反应(acute rejection),最常见,多发生于术后第 5～15 天,主要是由细胞介导的免疫反应;③慢性排斥反应(chronic rejection),常发生在急性排斥反应之后,可能在术后几周至数年后发生,移植物被逐渐破坏而失去功能。

(四)免疫耐受

免疫耐受(immunological tolerance)是指免疫活性细胞接触抗原物质时所表现的一种特异性无应答状态。器官移植中,移植免疫耐受指针对同种异体抗原特异性的免疫无应答状态,而不需要免疫抑制治疗。

(五)免疫抑制剂

随着各种新型免疫抑制剂的出现,移植物的存活率有了很大提高。然而免疫抑制剂的毒副作用仍不应忽视,如对肝、肾、骨髓的毒性以及导致新生肿瘤、机会感染、肝炎病毒复发等。

免疫抑制治疗可分为基础治疗和挽救治疗。基础治疗,即应用免疫抑制剂有效地预防排斥反应发生。由于移植物血流恢复后即开始了免疫应答过程,故在术后早期免疫抑制剂用量较大,这一阶段称为诱导阶段。随后可逐渐减量至维持量以预防急性排斥反应的发生,此即维持阶段,多数情况下免疫抑制需终身维持。当急性排斥反应发生时,需加大免疫抑制剂用量或调整免疫抑制方案,以逆转排斥反应,此即挽救治疗阶段。

常用免疫抑制剂:

1. **皮质类固醇激素**　主要用于免疫抑制治疗的诱导和维持阶段,大剂量激素的冲击治疗可在发生急性排斥反应时作为挽救治疗手段。

2. **钙调磷酸酶抑制剂**　是免疫抑制治疗的最基本药物。①环孢素 A(cyclosporine A,CsA):是从真菌中分离的 11 个氨基酸组成的环状多肽,它可与 T 细胞胞质中的亲环素(cyclophilin)结合。该复合物与钙神经素-钙调蛋白复合物紧密结合,进而抑制钙依赖的磷酸化和转录调节因子 NF-AT 的激活,从而阻止 IL-2 和其他 T 细胞激活所必需的细胞因子的表达,抑制 T 细胞的活化、增殖。②他克莫司(Tacrolimus,TAC,FK506):与细胞质内的配体 FK 结合蛋白(FK binding protein,FKBP)结合后,通过与 CsA 相似的作用途径抑制 T 细胞的活化、增殖。

3. **增殖抑制药物**　①硫唑嘌呤(azathioprine,Aza):是采用甲基咪唑取代了 6-巯基嘌呤(6-MP)结构中的氢与硫原子结合形成的 6-MP 衍生物,1961 年起就被应用于器官移植,现已少用。②吗替麦考酚酯(mycophenolate mofetil,MMF):是霉酚酸的乙烷酯,可相对特异地抑制 T、B 淋巴细胞的增殖。

4. **哺乳动物西罗莫司靶点(mammalian target of rapamycin,mTOR)抑制剂**　如西罗莫司(rapamycin)和依维莫司(everolimus)等,通过作用于 IL-2R 下游的信号传导系统,使细胞周期停留在 G1 期和 S 期,从而起到免疫抑制作用。mTOR 抑制剂可与钙调磷酸酶抑制剂联合使用。

5. **抗淋巴细胞制剂**　主要包括一些免疫球蛋白制剂,如多克隆抗体及单克隆抗体。

(1)多克隆抗体:如抗淋巴细胞球蛋白(anti-lymphocyte globulin,ALG)和抗胸腺细胞球蛋白

（anti-thymocyte globulin，ATG），为从动物血清中提取的多克隆抗体，可直接对淋巴细胞产生细胞毒作用并使之溶解。临床上多用于免疫抑制的诱导阶段。

（2）单克隆抗体：①抗 CD$_3$ 单克隆抗体：主要是 OKT3，为抗人淋巴细胞表面分子 CD$_3$ 的单克隆抗体，其作用特异性较强。亦可用于逆转耐激素的难治性排斥反应。②抗白介素 2 受体（IL-2R）单克隆抗体：目前商业化的嵌合型单抗，如舒莱（Simulect，basiliximab），赛尼哌（Zenapax，daclizumab）已广泛应用于临床器官移植。其作用位点主要是 IL-2R 上的 Tac 位点，IL-2R 仅在激活的 T 细胞表面表达，因此抗 IL-2R 单抗的作用具有一定的选择性。目前主要用于免疫抑制方案的诱导阶段。

近年来，Anti-CD52（Campath-1H）和 Leflunomide 及其衍生物等新型免疫抑制剂已陆续进入临床应用。

第三节　器官切取和灌洗保存

器官移植要求移植一个有功能的存活的器官。首先，器官切取时必须保证该器官结构的完整性及血管支的完好无损；其次，手术切取的已没有血供的器官，在常温（35~37℃）下短期内即会发生损害，趋向坏死，因而在中断供者血液循环后必须通过灌洗迅速降温，尽量缩短在常温下停留的时间（即热缺血时间），使之变为冷缺血状态，并在低温下（0~4℃）进行保存。

（一）器官来源

供移植用的器官来源于心脏死亡供者、脑死亡供者及活体供者三种。

1. 心脏死亡供者（donation from cardiac death，DCD）　是指病人已处于不可逆的心跳、呼吸停止状态，但其器官在较短时间内仍能维持有功能或存活状态供作移植用。在无脑死亡法律的国家是主要的供者来源，也是我国最主要的供器官来源。近年由于世界性供器官短缺，各国采用无心跳供者的例数正逐年增加。

2. 脑死亡供者（donation from brain death，DBD）　是指大脑脑干的生命中枢出现不可逆性功能丧失状态。病人已无自主呼吸，脑电图显示无脑电活动，只能通过人工呼吸机维持一段时间的心跳和呼吸，随着时间延长将逐渐进入临床死亡。脑死亡早期，是切取器官的最佳时机。

3. 活体供者（living donor）　是指健康个体提供部分器官供移植用，按遗传学规律分为活体亲属供者（living related donor）和活体非亲属供者（living unrelated donor）两类，是解决供器官不足的重要方法之一。

（二）器官切取

1. 心脏死亡供者的器官切取　心跳停止后，供者各器官内均无血液循环，处于热缺血状态。作为供移植器官，热缺血时间应限制在 30 分钟之内，否则可出现移植术后器官暂时甚至长期无功能。因此应该将所需器官尽快进行灌注，降低其内部温度，并灌入器官保存液，以保证供器官的存活力，故获取心跳停止尸体的器官时多采用原位灌注，整块切取。

2. 脑死亡供者的器官切取　经诊断脑死亡后，由于尚存在血液循环，短时间内不会出现器官损伤，切取器官时可补充血容量以保持有效的血液循环。在开腹后，可仔细地将所要摘取的器官逐一游离，然后进行灌洗，整块切取。

3. 活体供者的器官切取　由于供者是正常的健康人，保证供者安全应放在首位。因此手术前必须对供者进行充分评估，对需要切取的部分器官如肝、肾、胰、小肠等的解剖结构、血管走行、变异等进行充分评估。手术在麻醉下进行，术中应仔细对计划切取的部分器官以及拟保存的部分器官结构、血管等进行仔细解剖游离、切取，以充分保证供者的安全及摘取器官的活力。

（三）器官灌洗

供者器官在原位或离体状态下切取时，将冷保存液以一定的高度借重力滴注或加压灌注入

Notes

移植物动脉系统内,一方面通过灌洗将器官内供者的血液尽可能洗出,另一方面使该器官的中心温度迅速且均匀地降至0~4℃左右,同时将该器官浸泡在盛有冷保存液的容器内,并置入冰盒中使温度一直保持在0~4℃,直至移植。在移植过程中血供恢复前,也必须用碎冰等使移植器官保持在0~4℃状态。

（四）器官保存

1. **器官保存原则** 低温、合适的渗透压和减少缺血再灌注损伤。

（1）低温保存:保存器官在低温(0~4℃)状态,可以有效地降低保存器官的代谢率,降低器官对氧、能量及其他营养物质的摄取和利用,并能有效抑制细胞内水解酶(如蛋白酶、溶酶体酶、磷脂酶等)的释放,减少细胞损伤。

（2）维持合适的渗透压:有效的器官保存液还须含有一定的渗透压成分,以抵抗细胞内胶体渗透压。糖类,如葡萄糖、蔗糖、甘露糖等都可作为有效的渗透压成分;同时保存液内的钾、钠离子也应保持与细胞内离子水平相应的浓度。

（3）缺血再灌注损伤:指器官在获取和保存期间经过一段时间的缺血状态,当血供恢复之后,血液再灌注后释放大量氧自由基、缩血管物质以及炎性细胞的聚集、细胞内钙超载、能量合成障碍等,因此保存液内往往加入抗氧自由基成分。

2. **器官保存的方法**

（1）单纯低温保存法:是目前临床大多数器官保存采用的方法。这种方法通过冷灌洗使器官迅速均匀降温后,将其置于容器中,用冷保存液浸泡,并以冰块等维持0~4℃的保存温度,直至移植。单纯低温保存法方便实用,毋需特殊的设备,便于器官的转运,对大多数器官来说能取得基本满意的保存效果,因此应用广泛。

（2）持续低温机械灌流法:是指将供者器官用冷灌流液经其血管系统进行持续灌流,并提供低温状态下基本的营养物质和氧分,清除有关代谢废物,以达到延长器官保存时间的目的。

（3）深低温冷冻保存法:是指将器官或组织迅速降温冷冻保存,以最大程度地减少器官损伤,从理论上讲可长时间保存器官。但目前的低温保存剂,如甘油、二甲基亚矾对组织细胞均有毒性,因此冷冻保存法除用于细胞保存外,大器官的保存尚处于实验研究阶段。

3. **常用器官保存液** 分为仿细胞内液型、仿细胞外液型及非细胞内液非细胞外液型等三类。

（1）仿细胞内液型:这类保存液的阳离子浓度和细胞内液相似,因此可减少细胞内外的离子梯度,降低细胞能量消耗,保持细胞活性。美国威斯康星大学研制的 UW 保存液应用最为广泛,它可以保存肝脏达30小时以上,保存肾脏和胰腺均达72小时,在心脏与肺等保存方面也明显优于其他保存液,被誉为器官保存技术的一大飞跃。另外如 Euro-Collins 保存液,价格便宜,其主要成分是模仿细胞内液制成,并且用葡萄糖来维持高渗透浓度,但葡萄糖的代谢产物,如乳酸的堆积会进一步加重细胞的肿胀。

（2）细胞外液型:如乳酸林格白蛋白液(Hartmann 液)等,一般作为供者器官切取时冷灌注使用。另外,Celsior 液多用于心脏移植物的保存。

（3）非细胞内液非细胞外液型:如 HTK(histidine-tryptophan-ketoglutarate)保存液,其主要改进方面是采用了由组氨酸和另外2种代谢物组成的强大缓冲体系,且黏滞度较低。对肝脏和胰腺在24小时内的保存,HTK 液和 UW 液同样安全有效,其价格相对较低,但需要的灌注量较大。

第四节 肾 移 植

肾移植(kidney transplantation)与透析疗法相结合已成为治疗不可逆的慢性肾功能衰竭的有效措施。至2008年底已有80万余人次接受了肾移植,而且每年还以3万余例次在递增,最长的肾移植有功能存活已超过 40 年。在一些大的移植中心,尸体肾移植 1 年存活率已超过 95%。肾移植术后大多数病人可恢复正常的生活和工作。

（一）受者的选择

绝大多数进行慢性透析或准备透析的终末期肾病病人可考虑肾移植。在选择移植受者时,一般需要考虑三个方面:原发肾病的病种、病人的年龄和其他合并症。

1. **原发肾病病种** 近年来虽然移植范围有所扩大,但根据大量资料统计,肾移植病人的原发病仍以肾小球肾炎为第一位,约占全部病人的 70%~90%。其次是慢性肾盂肾炎及代谢性疾病。代谢性疾病中晚期糖尿病性肾病数量有所上升。其他如遗传性肾炎、囊性肾炎、血管性肾病(如肾硬化症等)均各占 1% 左右,但这类原发病病人移植后的存活率均较低,效果较差。

2. **年龄** 一般在 12~50 岁,但近年来受者年龄范围较以往有所扩大,并无绝对的年龄限制。对老年病人应严格选择,术前应排除冠心病、脑血管病等合并症。

3. **病人的其他合并症** ①如曾患过其他脏器疾病,如糖尿病、肺结核、狼疮、弥散性血管炎等移植前应先得到控制;②如患过急慢性感染病灶、消化性溃疡、精神病等在免疫抑制治疗后可能引起病情恶化的疾病,应视为是肾移植的相对禁忌证;③合并难以根治的恶性肿瘤或全身感染未控制属肾移植绝对禁忌证。

（二）供者的选择

供肾可取自尸体或活体捐献者。供者的选择应遵循供、受者免疫学和非免疫学选择的条件。免疫学选择条件即包括:ABO 血型必须相同或相容;供、受者淋巴细胞毒性试验<10%;HLA 位点尽可能少的错配即尽可能相符。现在,通过分析全球收集数千例尸体肾移植资料,HLA 配型的作用就显而易见了。配型好的病例即 HLA-A、-B 和-DR 抗原均相符者与 HLA 一致的同卵孪生间移植的效果相接近,移植肾 10 年存活率可达 65%。配型差的病例虽然初期效果尚好,但到术后 10 年时,移植肾存活率仅 30%。另外的分析表明以 HLA-DR 的相容性影响最大,其次为 HLA-B,影响最小的是 HLA-A。在第一次移植遭失败后,再次移植存活率要下降 15%~20%,对这类受者选择 HLA 配型好的供者更为重要。

非免疫学的选择主要需排除供者全身感染性疾病以及供肾的功能或解剖结构异常。特别是对活体供者术前必须做详细全面的检查,以确保供给肾后供者的健康和安全。活体供者要求体检正常,特别是要了解肾脏的功能和解剖结构,术前应做选择性肾动脉造影,以便了解两侧肾动脉是否有多支或畸形,原则上应选择单支血管侧肾作供肾,保留功能较好的一侧肾给供者。

（三）手术方式

肾移植术式已基本定型,移植肾异位移植在受者的腹膜外髂窝,供肾的肾动脉与受者的髂内动脉作端-端吻合,肾静脉与受者的髂外静脉作端-侧吻合。供肾的输尿管与受者的膀胱吻合(图 17-1)。一般情况下受者的病肾不需要切除,只有特殊情况下如肾肿瘤、巨大多囊肾在术前或术后可能合并出血、感染、多发性或铸型结石并顽固性感染、严重肾结核等需要切除病肾。也有人认为抗肾小球基膜抗体型肾炎切除双肾可使血液中抗体消失较快,可以减少移植肾术后原病复发的发生率。

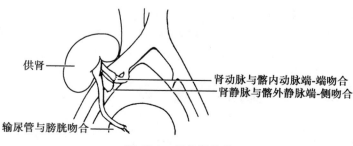

供肾
肾动脉与髂内动脉端-端吻合
肾静脉与髂外静脉端-侧吻合
输尿管与膀胱吻合

图 17-1 异位肾移植

(四)术后处理

为了预防移植后排斥反应的发生需终身服用免疫抑制剂,根据供受者配型的相符程度、免疫抑制剂对受者的疗效和毒副反应不同,制定个体化的治疗方案;此外在术后不同时期,应有不同的用药方案。

第五节　原位肝移植

世界上首例原位肝移植(orthotopic liver transplantation)由美国的 Starzl 于1963年完成。目前,肝移植已被公认为是治疗各种终末期肝病的最有效方法,术后5年生存率可达到80%以上。

(一)适应证

终末期肝病使用其他疗法不能治愈,预期在短期内无法避免死亡者,均是肝移植的适应证。在我国,成人肝移植的主要适应证是乙型肝炎病毒相关性肝病,占80%以上。小儿肝移植的主要适应证是胆道闭锁、先天性代谢障碍性疾病等。具体可分为:①肝实质性疾病:包括肝炎后肝硬化、酒精性肝硬化、急和慢性肝功能衰竭、自身免疫性肝炎、先天性肝纤维性疾病、多发性肝囊肿、布-加(Budd-Chiari)综合征和严重难治性肝外伤等;②胆汁淤积性疾病:如原发性胆汁性肝硬化、原发性硬化性胆管炎、先天性胆管闭锁、先天性肝内胆管扩张症(Caroli病)、继发性胆汁性肝硬化、进行性家族性肝内胆汁淤积症、先天性肝内胆管发育不良症(Alagille 综合征)等;③先天性代谢障碍性疾病:如肝豆状核变性(Wilson病)、α_1-抗胰蛋白酶缺乏症、酪氨酸血症、血色素沉积症、乳蛋白酶血症、糖原累积综合征Ⅳ型、家族性非溶血性黄疸(Crigler-Najjar综合征)、家族性高胆固醇血症、原卟啉血症、血友病甲、血友病乙、鸟氨酸转氨甲酰基酶缺乏症等;④肝脏肿瘤:其他治疗无效的良性肿瘤如多发性肝腺瘤病、巨大肝血管瘤等,原发性肝脏恶性肿瘤如肝细胞癌、胆管细胞癌、肝母细胞瘤、肝血管内皮肉瘤、肝囊腺癌、平滑肌肉瘤、黑色素瘤等。肝移植治疗肝脏恶性肿瘤仍有争议。目前最为公认的肝癌肝移植适应证为"米兰"(Milan)标准:单发结节肿瘤直径小于5cm 或多发结节肿瘤数小于3且肿瘤直径小于3cm。近年来一些新的标准也在不断提出,但还需要大量的循证医学证据。

(二)禁忌证

1. **绝对禁忌证**　①难以根治的肝外恶性肿瘤;②难以控制的全身性感染;③难以戒除的酗酒或吸毒;④心、肺、脑等重要脏器严重器质性病变;⑤难以控制的精神病;⑥获得性人类免疫缺陷病毒(HIV)感染。

2. **相对禁忌证**　①门静脉血栓形成或明显解剖学异常;②合并糖尿病等影响预后的疾病;③胆道感染;④上腹部复杂手术史;⑤既往有精神病史;⑥年龄>65岁。

(三)移植时机及受者的评估

选择适当的移植时机、充分的术前准备对提高手术成功率至关重要。根据病人等待移植的紧急程度分为:①可以等待者:目前最好能做移植手术;②尽快手术者:一旦得到合适的供肝,立即手术;③急诊手术者:在48小时内不进行移植,病人将无法存活。在决定行肝移植前,除对肝病的性质、病变的程度和对机体的影响有全面了解外,尚需对病人进行全面评估以及社会心理评估。增加肝移植危险的因素有:高龄、肾功能不全、心肺疾病、内分泌疾病、肌营养不良、感染性疾病、严重肥胖、恶性肿瘤病史、血友病和上腹部手术史等。

(四)手术方式

1. **原位全肝移植**　指切除病肝后在原解剖位置植入一个完整的供肝。按手术方式主要分为两种:①经典式原位肝移植,病肝和肝段下腔静脉一同切除,供肝植入时依次吻合肝上下腔静脉、肝下下腔静脉、门静脉、肝动脉和胆管,是开展最早和最成熟的术式,术中可进行体外静脉转流(图17-2);②背驮式肝移植(piggyback liver transplantation),在切除受者病肝时保留受者下腔静脉完整性及肝静脉共干,将供肝肝上下腔静脉与受者肝静脉共干或肝段下腔静脉前壁吻合,供肝肝下下腔静脉结扎或缝闭。因移植肝像背驮在受者下腔静脉状而得名,是目前最常用的术式之一(图 17-3)。

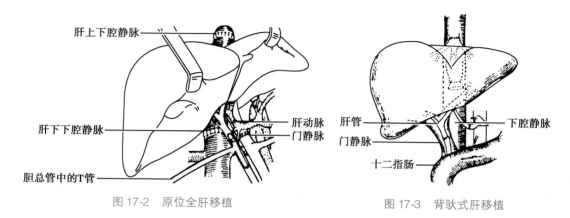

图 17-2　原位全肝移植　　　　　　　图 17-3　背驮式肝移植

2. **原位部分肝移植**　包括减体积肝移植(reduced size liver transplantation)、劈离式肝移植(split liver transplantation)和活体供肝肝移植(living donor liver transplantation)。减体积肝移植是按照 Couinaud 肝分段原则,根据受者年龄、体重和实际需要,以及供肝的大小和解剖特点来修整供肝,从而留取适当大小的部分肝脏植入受者。通常肝左外叶或左叶移植给较供者小的受者,而肝右叶只能移植给与供者体积相似的受者。劈离式肝移植是将供肝一分为二,分别移植给两个不同受者。该术式是在减体积肝移植基础上创立的,进一步扩大了供肝利用率。活体供肝肝移植是指供肝取自双亲、同胞等健康器官捐献者等活体,根据受者的具体情况,供肝可以选择活体肝的左外叶、左叶或右叶,活体供肝的切除应根据移植物重量和受者体重的比值和供者残余肝大小来决定。为了避免移植肝体积过小或过大导致的肝脏血流灌注异常和肝脏功能障碍,一般移植物重量和受者体重比值成人宜在 0.8% ~1.0%,儿童宜在 2% ~4%,而活体供者残余肝体积应不少于原来全肝体积的 35%。

（五）术后常见并发症

1. **急性排斥反应**　肝移植术后 4 周内是急性排斥反应发生的高危期。临床表现为发热、全身不适、肝区胀痛、胆汁量减少、颜色变淡以及肝功能异常。移植肝穿刺组织病理学检查可确诊。主要病理表现为汇管区 T 淋巴细胞和单核细胞浸润,部分伴有血管内皮炎。正确的抗排斥治疗可以逆转超过 90% 的急性排斥反应。

2. **慢性排斥反应**　常发生在移植术后数月或数年,是一缓慢、进行性的发展过程,是诸多免疫学和非免疫学因素共同作用的结果。主要表现为移植肝功能逐渐减退,最终发展为慢性肝功能衰竭。组织学上可表现为小动脉管腔闭塞、胆管上皮细胞进行性脱落,最后被纤维结缔组织取代,亦称为胆管消失综合征。慢性排斥反应通常是不可逆的,多数需行再次肝移植。

3. **胆道并发症**　是指具有临床表现且有影像学依据,需进行手术治疗或介入治疗的肝内外胆管狭窄、胆漏、结石或胆泥形成、Oddi 氏括约肌功能不全等,是肝移植术后最常见并发症之一。引起胆道并发症常见的病因大致可归纳为手术技术、缺血性损伤、保存性损伤、免疫性损伤和感染等。

4. **感染性并发症**　是肝移植术后导致病人死亡的主要原因之一,80% 以上的肝移植病人术后至少合并一种类型的感染。原因有:①肝病病人术前抗感染能力低,移植术后免疫抑制剂的应用进一步降低了机体的抵抗力;②肝移植手术技术复杂,持续时间长;③术后应用广谱抗生素,放置中心静脉导管、各种引流管以及有创检查都会增加感染发生的机会。常见的病原体有细菌、真菌和病毒等。除普通感染外,更多见的是机会性感染和二重感染。常见感染类型有肺

Notes

部感染、腹腔感染、尿路感染、切口感染甚至是菌血症等。

5. 其他　原发性移植肝无功能是导致早期移植肝功能衰竭的原因之一,多与供肝质量等因素有关。血管并发症常与手术技术有关,具体表现为肝动脉狭窄、肝动脉血栓形成、门静脉狭窄、门静脉血栓形成以及下腔静脉狭窄等。肝移植术后原发病复发主要包括病毒性肝炎复发和肝恶性肿瘤复发。

第六节　心脏移植、肺移植和心肺移植

(一) 心脏移植(heart transplantation)

1967 年南非 Barnard 施行了临床首例心脏移植。目前,心脏移植已被公认是治疗终末期心脏病的唯一有效手段。全世界至 2008 年已施行 9 万余例心脏移植,据美国一组 20 世纪 90 年代 7283 例资料统计 1 年、3 年、5 年和 10 年存活率分别为 85%、78%、72% 和 55%;最长存活超过 30 年。我国临床心脏移植始于 1978 年,至 2008 年底,累计完成心脏移植近 700 余例,最长存活者已超过 17 年。

心脏移植的适应证主要是以非特异性心肌病和缺血性心脏病为主。具体的受者选择主要根据病情的发展和对预后的估计,但无明确的、固定的判定和预测标准。最基本的原则是:①确认其他手术方法治疗无效;②根据病情判断,预计病人能存活的时间比移植后可能存活时间短,预计病人的寿命不足 0.5~1 年者。但是要作出这种判断有时很困难;③其他主要脏器功能良好,不影响术后病人的存活或生活质量;④病人对于术后的继续治疗和积极的生活方式具有充分的信心。所以,心脏移植的病人既因病变严重而需要手术,又要有足够的获得好效果的身体条件。手术选择是在分析病情、排除禁忌证后综合判断而做出的最后抉择。

病人合并活动性感染灶、难以根治的恶性肿瘤、不可逆性肾、肝、肺疾病、肺动脉高压症、HIV 抗体阳性属心脏移植绝对禁忌证;病人合并 1 型糖尿病、活动性消化性溃疡、脑血管或周围血管病、吸毒或酒瘾、精神或心理状态不稳定属相对禁忌证。

供者多选择年龄在 35 岁以下有心跳的脑死亡者、ABO 血型相同、淋巴细胞毒试验<10%、血清学各种病毒抗体检测阴性。供者体重与受者差别在 20% 以内。供者在术前应保持呼吸及循环稳定,并做有关血、尿及气管分泌物检查。

原位移植前需先切除受者病心,心脏植入时,将供心左房后壁之左上肺静脉与受者的左房对应点作吻合。然后吻合供者与受者的右心房。再分别端-端吻合受者与供者的肺动脉、主动脉。开放循环后,心脏多能自动复跳,部分病例需电击复跳。

(二) 肺移植(lung transplantation)

1963 年 Hardy 首次在临床开展了肺移植,仅短期存活。1983 年加拿大 Cooper 等临床上作单肺移植获得了长期存活。我国肺移植开始于 1979 年,仅获短期存活。1995 年以来有数例获长期存活。近年来,国外肺移植的成功率已提高,肺移植的数量逐渐上升,至 2008 年底全球已有 1 百余个中心累计开展肺移植 2.8 万余例,最长移植后有功能存活已超过 22 年。

1. 适应证

(1) 单肺移植:晚期纤维性肺部疾病,α_1-抗胰蛋白酶缺陷性肺气肿,原发或继发性肺动脉高压症而右室功能正常或可恢复正常者。

(2) 双肺移植:晚期慢性阻塞性肺部疾病而其右心功能尚好者,慢性合并感染的肺部疾病如肺囊性纤维化、双侧支气管扩张症、先天性黏液分泌黏稠症及结核病毁损肺等。由于器官的切取困难,肺移植的选择条件较严格,如年龄超过 60 岁,使用呼吸机、肝肾功能受损、胰岛素依赖型糖尿病以及曾患过恶性肿瘤的病人不应考虑。

2. 禁忌证

（1）单肺移植：凡病人有双侧肺部感染性疾病者，不宜行单肺移植。因保留下来的自体肺在术后应用免疫抑制剂情况下，将成为严重的感染源。

（2）双肺移植：晚期肺部疾病并发重度肺动脉高压或右心衰竭者，不宜作双肺移植术，而应采用心肺联合移植术。

3. 双侧同期联合肺移植：切除双侧肺后，将供肺置入，对端气管吻合。阻断主动脉并在根部注入心脏停搏液，待心脏停搏后依次吻合左心房及主肺动脉。吻合毕，开始复温，开放气管。心、肺功能恢复后，终止体外循环。持续辅助呼吸直至通气功能及换气功能良好，血气分析在正常范围内。

（三）心肺移植（heart lung transplantation）

1968 年 Cooley 开展了临床首例同种心肺移植，受者仅存活 2 周。直至 1981 年以后才开始出现长期存活者，此后越来越多单位开展心肺移植。截至 2008 年底，全世界共完成 3644 例心肺移植，1 年存活率接近 72%，5 年存活率为 49%，10 年存活率 31%。由于心肺移植只需吻合右心房、主动脉及气管，因此在技术上并不比心移植困难。供心置入受者胸腔后，依次对应吻合气管、右心房及主动脉。

适应证：原发性肺动脉高压、先天性心脏病（含 Eisenmenger 征）、肺囊性纤维化、肺气肿、特发性纤维化、严重心肌病、伴肺血管疾病等的病人，年龄在 45 岁以下，预期其生存时间不超过半年者。由于病人的病情都是慢性的，需要心肺移植的手术时机需要掌握恰当。一般而言病人生活质量很差或者已经开始产生并发症，如大量咯血及肝、肾功能受损时，才考虑心肺移植。

第七节　胰腺和胰岛移植

（一）胰腺移植和胰肾联合移植

胰腺移植（pancreatic transplantation）是为胰岛素依赖型糖尿病病人提供正常胰腺，术后能生理性调节胰岛素的分泌，维持血糖正常。胰肾联合移植（pancreatic-kidney transplantation）则能同时治疗糖尿病及并发的糖尿病肾功能衰竭，这是其他治疗措施目前所不能比拟的。自 1966 年美国 Kelly 等施行了首例临床胰腺移植以来，到 2008 年全球共行胰腺移植近 3 万余例，其中接受胰肾联合移植 24 175 例，单纯胰腺移植 8083 例。近年来，胰肾联合移植术后病人和移植胰 1 年存活率已分别达到 95% 和 85%。我国胰腺移植和胰肾联合移植分别始于 1982 年和 1989 年。我国胰肾联合移植累计已超过 200 例，存活率接近国际水平。

1. 适应证和禁忌证　胰岛素依赖型糖尿病都适宜施行胰腺移植。但是，由于移植手术和手术的并发症以及移植后长期服用免疫抑制剂的毒副作用，且单纯胰腺移植效果尚不及胰肾联合移植。因此，在选择受者时，应权衡利弊，综合考虑。当合并肾功能衰竭时，易于作出施行胰肾联合移植的决定。事实上，目前绝大多数胰腺移植的受者也是这类病人。但是，施行单纯胰腺移植时，则必须要慎重考虑。如果合并严重的视网膜病及高度不稳定性糖尿病胰岛素治疗和处理困难时可考虑单纯胰腺移植。一般说来，只有在胰腺移植手术和术后免疫抑制剂的危险性小于病人糖尿病造成的损害时，才认为单纯胰腺移植是合理的。

胰腺移植的禁忌证是受者患有不可根治的肿瘤和精神病。因糖尿病引起的严重并发症如进行性四肢坏疽，严重冠心病伴有心绞痛或难治性心功能不全，难治性周围神经病变导致卧床不起以及严重神经损害出现胃麻痹或膀胱麻痹都属禁忌证。

2. 受者手术　单纯胰腺移植置移植胰腺于右下腹。胰肾联合移植时，移植胰腺置右下腹，移植肾置左髂窝。全胰腺移植时，供胰的门静脉与受者髂静脉作端-侧吻合。动脉重建采用包含

Notes

有腹腔动脉和肠系膜上动脉的腹主动脉袖片与髂总或髂外动脉作端-侧吻合。

3. **手术方式** 胰腺移植因胰腺外分泌处理方式不同,术式也不同,目前主要采用胰液膀胱内引流术式和胰液胃肠道转流术式。胰液泌尿系引流术式是基于移植胰腺排斥反应时外分泌功能减退比胰岛内分泌减退要早,术后可通过尿液就能监测移植胰腺外分泌功能,可以早期诊断胰腺排斥反应并尽早治疗,提高移植胰腺的存活率。但是,术后由于来自移植胰腺的大量碱性胰液经尿液排泄引起代谢性酸中毒,并且与膀胱吻合的十二指肠节段和受者膀胱有时继发糜烂、出血等并发症。胰液肠道内引流术式是采用与供胰相连的十二指肠与受者空肠近端 Roux-en-Y 形肠袢或直接与空肠吻合,因此该术式更合乎生理,近年来,采用该术式渐增多。但术后不易监测排斥反应,如果与肾同期联合移植,可通过移植肾排斥反应的监测,提前预防和治疗移植胰腺排斥反应,所以胰肾联合移植主要采用胰液肠内引流术式,而单纯胰腺移植较多采用胰液膀胱引流术式。

(二) 胰岛移植(islet transplantation)

目前用于临床移植的胰岛来源于人胎胰腺、成人胰腺和新生猪胰腺。胰岛移植长期功能存活的结果表明移植胰岛能维持餐前和餐后血糖以及糖化血红蛋白接近正常。胰岛细胞移植较简单,且安全,并发症少,由于其手术低风险性、易被病人接受,在理论上应是较好的治疗手段。但 20 多年来临床实践证明胰岛移植效果直至目前仍不理想,疗效尚不及全胰腺移植。胰岛移植效果较差的原因,可能是移植胰岛分离纯化技术和排斥反应。提高胰岛移植成功率的经验包括:严格的病例选择、足够的移植胰岛细胞数量、胰岛细胞经门静脉植入肝内、冷缺血时间短以及采用诱导期使用抗淋巴细胞单克隆抗体治疗,维持期以西罗莫司和低剂量 FK506 为主要免疫抑制剂。

第八节 小 肠 移 植

小肠移植(small bowel transplantation)是指将异体的一段小肠通过血管吻合、肠道重建的方式移植给由于各种原因而切除或损毁了大部分以至于全部小肠的病人,是临床上难度最大的移植手术之一。20 世纪 90 年代以后,随着移植外科技术的进步、新型免疫抑制剂的临床应用以及手术时机的合理选择,小肠移植的生存率明显提高。

(一) 适应证

①不可逆的小肠功能衰竭;②肠蠕动失调症;③儿童病人主要包括腹裂、肠扭转、坏死性肠炎、先天性肠表皮黏膜疾病等;④成人主要有短肠综合征(肠系膜血管性疾病、肠扭转疾病及外伤等造成小肠坏死,施行广泛小肠切除后)、Gardner 综合征、放射性小肠炎、硬纤维病、Crohn 病、坏死性小肠炎等。

(二) 禁忌证

绝对禁忌证包括:心、肺、脑等重要脏器严重器质性病变、难以根治的恶性肿瘤、获得性免疫缺乏综合征、无法控制的全身感染、难以控制的精神病等。相对禁忌证通常包括体重过轻(小于 5kg 的婴儿)和既往多次腹部手术史等。

(三) 小肠移植的分类及手术方式

根据移植小肠的来源不同,可分为尸体供肠小肠移植和活体供肠小肠移植两种。

根据移植物的内容不同,小肠移植包括:①单独小肠移植:移植物中仅包含小肠,不含肝脏和胃,适用于 TPN 不能调节水和电解质平衡、严重的静脉回流受限和全胃肠外营养(total parenteral nutrition,TPN)引起的轻中度肝功能受损者;②肝小肠联合移植:移植物中包含小肠和肝脏,适用于合并肝功能衰竭的病人;③腹腔多器官簇移植:移植物中包含小肠和胃,可以包含肝脏,称为全腹腔多器官簇移植;也可以不包含肝脏,称为改良腹腔多器官簇移植。适用于由吸

Notes

收、动力和血管因素引起的广泛胃肠道病变合并或不合并肝功能衰竭者。

单纯小肠移植的简要步骤：①供者手术：活体小肠移植需连带一定长度的肠系膜上动、静脉，尸源性供肠可保留肠系膜上静脉蒂或门静脉蒂，肠系膜上动脉尽量游离足够长度或带腹主动脉蒂；②受者手术：供肠肠系膜上动脉-受者腹主动脉或髂总动脉端侧吻合，静脉重建根据回流途径主要分为：供肠肠系膜上静脉-受者下腔静脉或髂总静脉端侧吻合，供者肠系膜上静脉-受者门静脉或肠系膜上静脉吻合两种。肠管吻合：近端供受者肠管端端吻合，远端造瘘供术后定期内镜组织学检查，6～12 个月后关闭。

（四）术后免疫抑制治疗

强效免疫抑制药物已将小肠移植术后排斥反应的致死率大幅降低，但至今尚无一个标准的免疫抑制方案。由于临床证明 TAC 在控制小肠移植的排斥方面优于 CsA，故目前普遍采用 TAC 和激素为基础的免疫抑制剂方案，联合应用 MMF、rapamycin、Daclizumab、Campath-1H 等。

（五）术后常见并发症

1. **排斥反应**　小肠属于高免疫源性器官，其黏膜固有层及肠系膜淋巴结均含有大量的淋巴组织，导致排斥的发生率极高。急性排斥率可高达 87.8%，移植后 9 个月仍有 1/3 的病人发生排斥。慢性排斥的发生率也可达 30%～50%。

2. **严重感染**　小肠移植后常合并严重的肠源性感染，发生率高达 90%～100%，与排斥反应密切相关。原因有：①免疫抑制降低了机体的免疫功能；②肠黏膜屏障被破坏导致细菌移位；③移植小肠本身即含有大量的细菌，有别于其他移植器官；④可能存在着隐匿的供者器官对宿主的排斥反应；⑤术前的严重肝病和感染，手术时间长，术后营养支持需长期留置腔静脉导管等均是感染的危险因素。

3. **肠功能恢复缓慢**　移植肠的保存、缺血再灌注损伤、排斥反应、感染、淋巴回流中断以及移植肠的永久性自主神经破坏等均可损害移植肠功能，功能恢复需要一个漫长、渐进的过程。

（六）预后

全球小肠移植登记中心（intestinal transplant registry，ITR）的资料显示：至 2009 年 5 月 31 日全球共有 73 个移植中心对 2061 例病人完成了 2291 次小肠移植，1184 例病人仍存活，其中 726 例病人拥有良好的移植肠功能并成功摆脱了肠外营养支持。在已完成的小肠移植中，单独小肠移植为 937 次（占 43.1%）、肝小肠联合移植 736 次（占 33.9%）、腹腔多器官簇移植为 500 次（占 23.0%）。美国 Pittsburgh 大学小肠移植术后有功能的移植物 1 年和 5 年生存率分别为 86% 和 61%，受者 1 年和 5 年生存率分别为 91% 和 75%。

（陈规划）

Notes

第十八章 肿 瘤

第一节 肿瘤的病因与发病机制

肿瘤(tumor)是机体细胞在各种始动与促进因素作用下产生的增生与异常分化所形成的新生物。新生物一旦形成,不因病因消除而停止生长。它的生长不受正常机体生理调节,而是破坏正常组织与器官。

由于传染病逐渐被控制,人类平均寿命延长,恶性肿瘤对人类的威胁日益突出,已成为目前最常见死亡原因之一。在全世界范围内,恶性肿瘤居全死因中的第1或第2位。2013年2月1日,WHO调查报告显示,全世界每年约有1300余万新增恶性肿瘤病人,其中2/3新增病例和死亡病例来自发展中国家。2011年我国肿瘤死亡率为181/10万,其中60%以上为消化系统恶性肿瘤。我国最常见的恶性肿瘤,男性为肺癌、胃癌、肝癌、结直肠癌,女性为乳腺癌、肺癌、结直肠癌、胃癌。

(一)病因

恶性肿瘤的病因尚未完全了解。多年来通过流行病学的调查研究及实验与临床观察,发现环境与行为对人类恶性肿瘤的发生有重要影响(表18-1)。据估计约80%以上的恶性肿瘤与环境因素有关。环境因素可分为致癌因素与促癌因素。机体的内在因素在肿瘤的发生、发展中也起着重要作用,如遗传、内分泌与免疫机制等。

表 18-1　环境、行为因素与相关恶性肿瘤的发生部位

	因素	相关肿瘤发生部位
职业因素	接触石棉、沥青	肺、皮肤
	接触煤烟	阴囊、皮肤
生物因素	病毒、细菌	肝、胃、子宫颈、鼻咽
生活方式	吸烟	肺、胰腺、膀胱、肾
	饮食(硝酸盐、亚硝酸盐、低维生素C、真菌毒素)	胃、肝
	饮食(高脂、低纤维、煎或烤焙食物)	大肠、胰腺、乳腺、前列腺、卵巢、子宫内膜
多种因素	烟与酒精	口腔、食管
	烟与石棉	肺、呼吸道
	酒、病毒和黄曲霉素	肝
医源性因素	放射线、药物	皮肤、造血系统

(二)发病机制

肿瘤是在机体内在因素与外界因素联合作用下,细胞中基因改变并积累而逐渐形成的(图18-1)。从具有"正常上皮-腺瘤-癌"发展序列的经典大肠癌癌变分子事件模式图(图18-2)可见,癌变是一个多基因参与、多步骤发展的非常复杂的过程,其中的许多环节尚有待进一步研究来阐明和完善。

癌变分子机制主要包括:①癌基因(oncogene)激活、过度表达;②抑癌基因(anti-oncogene)又

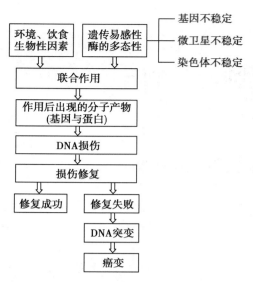

图 18-1 肿瘤发生机制模式图

称肿瘤抑制基因(tumor suppressor gene)突变、丢失;③微卫星不稳定(microsatellite instability, MSI),出现核苷酸异常的串联重复(1 ~ 6 个碱基重复序列)分布于基因组;④修复相关基因功能丧失,如错配修复基因(mismatch repair gene)突变,该组修复 DNA 损伤的基因一旦发生突变,将导致细胞遗传不稳定或致肿瘤易感性增加;⑤凋亡机制障碍;⑥端粒酶(telomerase)过度表达;⑦细胞信号转导调控紊乱;⑧浸润转移相关分子事件等。目前,已知的癌基因较多,抑癌基因也有十余个,错配修复基因则主要有 6 个(hMSH2、hMSH3、hMSH6、hMLH1、hPMS1 和 hPMS2)。

两者最后都一致集中于癌基因/抑癌基因学说。

在各种内、外因致癌因素的具体机制研究中,以化学致癌和病毒致癌两方面最为深入,且

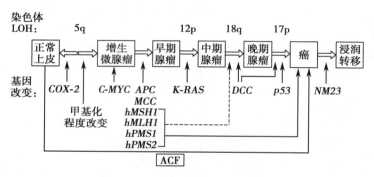

图 18-2 大肠癌癌变分子事件模式图
LOH:杂合性缺失;ACF:异常隐窝病灶

1. 化学致癌 主要包括启动(initiation)、促长(promotion)和进展(progression)3 个阶段。启动阶段是不可逆的,以化学致癌物的代谢活化、DNA 的损伤与修复和细胞增殖 3 个过程最为重要。启动剂或其代谢产物引起了癌基因和(或)抑癌基因的突变,但在形态学上却无法分辨正常细胞和已经启动了的"肿瘤干细胞"。促长阶段主要干扰细胞的信号传导通路,这一阶段在早期基因表达水平和细胞水平都是可逆的,且促癌剂的剂量与效应有一可测的阈值和最大效应,而在启动阶段并无此阈值。进展阶段也是不可逆的,在形态学上出现了可辨认的改变;这一阶段主要特点是涉及细胞核型不稳定,同时可伴有基因突变,从而使肿瘤细胞获得新的遗传特征,增加其恶性程度。

2. 病毒致癌 DNA 肿瘤病毒与 RNA 肿瘤病毒的致瘤机制不同。前者在感染宿主细胞后,其 DNA 可插入宿主细胞的 DNA 中形成转化基因(transforming gene),这些基因编码的蛋白质可通过直接致癌、抑制抑癌基因间接致癌、反式激活同一条 DNA 链上其他基因表达等方式导致肿瘤发生。RNA 肿瘤病毒由于没有 DNA 而必须先由病毒逆转录酶以病毒 RNA 为模板形成互补的 DNA(前病毒 DNA);再由 DNA 聚合酶形成 DNA 中间体(双链前病毒 DNA),后者才能聚合到细胞 DNA 中进行复制。RNA 肿瘤病毒可将病毒来源的癌基因(viral oncogene, v-onc)携入细胞基因组内致癌,也可携入并非 v-onc 的其他特定序列,通过顺式或反式激活细胞内原有癌基因致癌。

Notes

恶性肿瘤的发生发展过程中涉及了多个基因的突变。Cancer Genome Atlas(TCGA)和International Cancer Consortium(ICGC)计划通过基因组测序和生物信息学技术绘制了常见恶性肿瘤的基因组变异图谱。截至2014年5月,ICGC研究组已经完成了11 633例肿瘤的分子表型,最终将完成50种不同肿瘤(包括亚型)的基因突变图谱,对这些数据的分析已经揭示了约140个重要基因,这些基因通过突变、插入或缺失等形式的改变,推动了肿瘤的发生发展。在此基础上发起的泛肿瘤计划(pan-cancer project)比较了TCGA项目中的12个肿瘤,对这12种肿瘤的5074例肿瘤标本的基因组、表观基因组以及基因和蛋白表达的高通量数据的分析,可获得不同类型肿瘤之间的共性和差异。当前在基因组和生物信息学方面的研究进展为人类肿瘤分子网络的研究奠定了坚实的基础,为更深入地解释肿瘤发生发展机制提供了良好的研究工具,对于肿瘤生物学以及在未来肿瘤治疗有重要意义。

第二节 肿瘤的分类、命名和诊断

一、分类与命名

分类的目的在于明确肿瘤性质和组织来源,有助于选择治疗方案并能提示预后。根据肿瘤的形态及肿瘤对机体的影响即肿瘤的生物学行为,肿瘤可分为良性与恶性两大类。良性肿瘤,一般称为"瘤"(tumor)。恶性肿瘤来自上皮组织者称为"癌"(carcinoma);来源于间叶组织者称为"肉瘤"(sarcoma);胚胎性肿瘤常称母细胞瘤,如神经母细胞瘤等。但某些恶性肿瘤仍沿用传统名称"瘤"或"病",如恶性淋巴瘤、精原细胞瘤、白血病、霍奇金病等。

在临床上除良性与恶性肿瘤两大类以外,少数肿瘤形态上虽属良性,但常浸润性生长,切除后易复发,多次复发有的可出现转移,在生物学行为上介于良性与恶性之间,故称交界性或临界性肿瘤,如包膜不完整的纤维瘤、黏膜乳头状瘤、唾液腺混合瘤等。有的肿瘤虽为良性,但由于生长部位与器官特性所致的恶性后果,而显示为恶性生物行为,如颅内良性肿瘤伴颅内高压、肾上腺髓质肿瘤伴恶性高血压及胰岛素瘤伴低血糖等。

临床上还将肿瘤分为实体瘤和非实体瘤。实体瘤常形成明确的肿块,主要应用以外科为主的综合治疗。而非实体瘤大多为血液系统恶性肿瘤,在临床上常无明确肿块,治疗也以化学治疗为主。

各种良性或恶性肿瘤,根据其组织及器官来源部位而冠以不同的名称,如背部脂肪瘤、乳癌、肺癌、结肠癌、股骨骨肉瘤等。相同器官或组织可发生不同细胞类型的肿瘤,如肺鳞状细胞癌与肺腺癌、子宫颈鳞状细胞癌与子宫颈腺角化癌、胃腺癌与胃类癌等。同一细胞类型的癌,由于细胞分化程度不一,又分为高分化、中分化及低(未)分化癌,如胃高分化腺癌、肺未分化癌等。

二、肿瘤的诊断

肿瘤的正确诊断是治疗肿瘤的先决条件,它不仅应该包括肿瘤的部位和病变的性质,对恶性肿瘤还应该包括病变的恶性程度及分期,以指导医生选用合理的治疗方案。由于目前恶性肿瘤的治疗手段大多会对机体的功能引起永久的损伤或有较严重的毒副反应,所以在绝大多数情况下,恶性肿瘤治疗前应获得正确诊断,而很少采用诊断性治疗。

(一)临床诊断

肿瘤的临床表现取决于肿瘤性质、发生组织、所在部位以及发展程度。恶性肿瘤早期多无症状,即使有症状也常无特征性。待病人有特征性症状时病变常已属晚期。下列十项症状并非恶性肿瘤的特征性症状,但常被认为是恶性肿瘤的早期信号:①身体任何部位发现肿块并逐渐增大;②身体任何部位发现经久不愈的溃疡;③中年以上妇女出现阴道不规则流血或白带增多;

Notes

④进食时胸骨后不适,灼痛、异物感或进行性吞咽困难;⑤久治不愈的干咳或痰中带血;⑥长期消化不良,进行性食欲减退,不明原因的消瘦;⑦大便习惯改变或便血;⑧鼻塞、鼻出血;⑨黑痣增大或破溃出血;⑩无痛性血尿。注意到这些恶性肿瘤早期信号并及时进行必要的检查常可发现较早期的肿瘤病人。另外来自有特定功能器官或组织的肿瘤可有明显的症状,如肾上腺髓质的嗜铬细胞瘤早期可出现高血压,胰岛细胞肿瘤伴低糖血症。

1. 局部表现

(1) 肿块:位于体表或浅在的肿瘤,肿块常是第一表现,相应的可见扩张或增大增粗的静脉。因肿瘤性质不同而致硬度、移动度及边界均可不同。位于深部或内脏的肿块不易触及,但可出现脏器受压或空腔器官梗阻症状。良性肿瘤多生长缓慢,恶性肿瘤则生长很快,后者可出现相应的转移灶,如肿大淋巴结、骨和内脏的结节与肿块等表现。

(2) 疼痛:肿块的膨胀性生长、破溃或感染等使末梢神经或神经干受刺激或压迫,可出现局部刺痛、跳痛、灼热痛、隐痛或放射痛,常难以忍受,尤以夜间更明显。肿瘤可致空腔脏器痉挛,产生绞痛,如肿瘤致肠梗阻后发生的肠绞痛。

(3) 溃疡:体表或胃肠的肿瘤,若生长过快,可因血供不足而继发坏死,或因继发感染而形成溃烂。恶性者常呈菜花状,或肿块表面有溃疡,可有恶臭及血性分泌物。

(4) 出血:体表及与体外相交通的肿瘤,由于组织发生破溃和血管破裂可致出血。上消化道肿瘤有呕血或黑便;下消化道肿瘤可有血便或黏液血便;泌尿道肿瘤除出现血尿外,常伴局部绞痛;肺癌可有咯血或痰中带血;子宫颈癌可有血性白带或阴道出血;肝癌破裂可致腹腔内出血。

(5) 梗阻:肿瘤可导致空腔器官梗阻,随其部位不同可出现不同症状。如胰头癌、胆管癌可合并阻塞性黄疸,胃癌伴幽门梗阻可致呕吐,肠肿瘤可致肠梗阻,支气管癌可致肺不张。梗阻的程度可有不完全性或完全性之分。

(6) 转移症状:如区域淋巴结肿大;相应部位静脉回流受阻,致肢体水肿或静脉曲张;骨转移可有疼痛或触及硬结,甚至发生病理性骨折;肺癌、肝癌、胃癌可致癌性胸、腹水等。

2. 全身症状   良性及早期恶性肿瘤多无明显的全身症状。恶性肿瘤病人常见的非特异性全身症状有贫血、低热、消瘦、乏力等。如肿瘤影响营养摄入(如消化道梗阻)或并发感染出血时,则可出现明显的全身症状。恶液质常是恶性肿瘤晚期全身衰竭的表现;不同部位肿瘤,恶液质出现迟早不一,消化道肿瘤者可较早发生。

某些部位的肿瘤可呈现相应的功能亢进或低下,继发全身性改变。例如:肾上腺嗜铬细胞瘤引起高血压;甲状旁腺腺瘤引起骨质改变;颅内肿瘤引起颅内压增高和定位症状等。

不少肿瘤病人是以全身症状作为就医的主诉。因此,对病因不明而有全身症状的病人,必须重视和深入检查。

3. 病史和体检应注意以下几方面:

(1) 年龄:一般认为,儿童肿瘤多为胚胎性肿瘤或白血病;青少年肿瘤多为肉瘤,如骨、软组织及淋巴造血系统肉瘤。癌多发生于中年以上,青年癌症病人则往往发展迅速,常以转移灶或继发症状为主诉,应加以注意,以免误诊。

(2) 病程:良性者病程较长,恶性者较短。但良性肿瘤伴出血或感染时可伴有体积突然增大,如有恶变也可增长迅速。低度恶性肿瘤发展较慢,如皮肤基底细胞癌、甲状腺乳头状癌。老年病人的恶性肿瘤发展速度相对较慢。

(3) 其他病史:①有些肿瘤有家族多发或遗传倾向。如可疑为胃癌、大肠癌、食管癌、乳癌、鼻咽癌者,需注意家族史。②有的癌有明显的癌前期病变或相关疾患的病史。如胃癌与萎缩性胃炎、慢性胃溃疡、胃息肉有关,乳头状瘤或癌与黏膜白斑有关,大肠癌与肠道腺瘤性息肉病有关,肝癌与乙型肝炎相关,鼻咽癌与 EB 病毒感染有关等。③在个人史中,行为与环境相关的情

Notes

况,如吸烟、长期饮酒、饮食习惯、职业因素相关的接触与暴露史等,均应引起注意。

（4）局部检查：①肿块的部位：明确肿块所在解剖部位,有助于分析肿块的组织来源与性质,较大肿块需结合病史判断其始发部位。如颈部包括了各类组织,肿瘤增大后其始发部位常难肯定。②肿瘤的性状：肿瘤大小、外形、硬度、表面温度、血管分布、有无包膜及活动度常有助于诊断。良性者大多有包膜,质地接近相应的组织,如骨瘤质硬、脂肪瘤软可呈囊性感。恶性者多无包膜,质硬,表面血管丰富或表面温度较相应部位高,生长迅速,扩展快,浸润生长者边界不清且肿块固定。恶性肿瘤可有坏死、液化、溃疡、出血等继发症状,少数巨大良性肿瘤,亦可出现浅表溃疡与出血。③区域淋巴结或转移灶的检查：如乳癌需检查腋下与锁骨上淋巴结;咽部肿瘤需检查颈部淋巴结;肛管或阴道癌应检查腹股沟淋巴结;腹内肿瘤者需行肝触诊及直肠指诊等。

（二）实验室诊断

1. **常规检查**　包括血、尿及粪便常规检查。胃肠道肿瘤病人可伴贫血及大便隐血,大肠肿瘤者还可有黏液血便;白血病者血象明显改变;泌尿系统肿瘤可有血尿;多发性骨髓瘤尿中可见Bence-Jones 蛋白。恶性肿瘤病人常可伴血沉加快。常规检查的异常发现并非恶性肿瘤的特异性标志,但该类阳性结果常可为诊断提供有价值的线索。

2. **血清学检查**　用生化方法可测定人体内由肿瘤细胞产生的分布在血液、分泌物、排泄物中的肿瘤标记物(tumor marker)。肿瘤标记物可以是酶、激素、糖蛋白、胚胎性抗原或肿瘤代谢产物。大多数肿瘤标记物在恶性肿瘤和正常组织之间并无质的差异而仅为量的差别,故特异性较差。但可作为辅助诊断指标,对疗效判定和随访具有一定的价值。

（1）酶学检查：肝及成骨细胞可分泌碱性磷酸酶(AKP),故肝癌、骨肉瘤病人血清 AKP 常可增高,但伴有阻塞性黄疸者由于胆汁排泄受阻亦可增高。前列腺癌时可出现血清酸性磷酸酶增高。前列腺癌骨转移伴增生性骨反应者,酸性和碱性磷酸酶均可增高。肝癌及恶性淋巴瘤有乳酸脱氢酶(LD)不同程度的增高。原发或转移性肝癌时可出现 5-核苷酸磷酸二酯酶同工酶和γ-谷酰胺转移酶Ⅱ(GGT-Ⅱ)增高。

（2）糖蛋白：肺癌病人血清 α 酸性糖蛋白、消化系统癌病人血清 CA19-9、CA50 等增高。

（3）激素类：内分泌器官肿瘤可出现激素分泌的增加,出现内分泌-肿瘤综合征。如垂体肿瘤致生长激素过高;胰岛细胞癌伴胰岛素分泌过多导致低血糖;甲状旁腺肿瘤可出现高钙血症;肺燕麦细胞癌出现抗利尿激素增高伴低血钠等。另外,绒毛膜促性腺激素(HCG)已被广泛应用于绒毛膜上皮癌的诊断及治疗。

（4）肿瘤相关抗原：癌胚抗原(CEA)是胎儿胃肠道产生的一组糖蛋白,在结肠癌、胃癌、肺癌、乳癌均可增高;大肠癌术后监测 CEA,对预测复发有较好的作用。甲胎蛋白(AFP)是动物胎儿期由卵黄囊、肝、胃肠道产生的一种球蛋白,肝癌及恶性畸胎瘤者均可增高,在我国用于肝癌普查,效果良好。鼻咽癌病人血清抗 EB 病毒抗原的 IgA 抗体(VCA-IgA 抗体)对鼻咽癌的诊断有特异性,VCA-IgA 抗体阳性率为 90% 左右,而正常人仅为 6% ~ 35%,可用于筛查。各种肿瘤还可制备其特异的抗原及对应的抗体或单克隆抗体,用以测定有无相应的抗原,如胃癌单抗、大肠癌单抗等均为目前正在进行的临床与实验研究的重要方面之一。此外近年来质谱(mass spec-trometry,MS)技术在蛋白质组学中的应用也为筛选新的肿瘤标记物提供了新途径。

3. **流式细胞分析术(flow cytometry,FCM)**　是用以了解细胞分化的一种方法,分析染色体DNA 倍体类型、DNA 指数等,结合肿瘤病理类型用以判断肿瘤恶性程度及推测其预后。

4. **基因或基因产物检查**　核酸中碱基排列具有极其严格的特异序列,基因诊断即利用此特征,根据有无特定序列以确定是否存在有肿瘤或癌变的特定基因,从而作出诊断。

基因的突变或缺失常表现为 DNA 序列的变异,故需了解基因的序列及突变的特异性改变,以此特异的序列制备成可以识别的探针,应用聚合酶链式反应(PCR)技术、凝胶电泳、核酸杂交技术以及序列测定作出判断。基因检测敏感而特异,常早于临床症状出现之前,如早期发现尿液中存在突变的 P53 基因,数年后始发癌症。由于其敏感特性,可对手术切缘组织进行检测,如阳性则易局部复发,从而估计预后。对结肠癌或乳癌,检测淋巴结有无突变的 P53 或 K-RAS 基因则有助于发现有无淋巴或血液的微转移,以判断分期。

（三）影像学和内镜诊断

应用 X 线、超声波、造影、核素、X 线计算机断层扫描(computerized tomography,CT)、磁共振成像(magnetic resonance imaging,MRI)等各种方法所得成像,检查有无肿块及其所在部位、阴影的形态与大小,可以判断有无肿瘤及其性质。

1. X 线检查

（1）透视与平片:肺肿瘤、骨肿瘤可见特定的阴影。

（2）造影检查:①普通造影:应用对比剂如钡剂作钡餐与灌肠、碘剂(泛影葡胺、碘苯酯等)作造影,根据显示的充盈缺损、组织破坏、有无狭窄等形态,可获对比清晰的图像;必要时可再加用发泡剂作气钡双重对比;也可加用山莨菪碱使平滑肌弛张(低张)以观察较细小病变。②插管造影:应用特殊器械插管进行造影,如逆行输尿管插管肾盂造影、纤维十二指肠镜下作胆道与胰管逆行造影。③利用器官排泄特点进行造影,如静脉肾盂造影等。④血管造影:经周围动脉插管行选择性动脉造影,如肝动脉、颈动脉、腹腔动脉、肠系膜上、下动脉造影,可显示患瘤器官或肿瘤的血管图像以帮助诊断。应用 X 线减数造影技术更可显示清晰的血管图像。⑤空气造影:对脑室、纵隔、腹膜后(观察肾及肾上腺的肿瘤)、腹腔等肿瘤以空气为对比,间接观察其图像,但已应用不多。

（3）特殊 X 线显影术:硒静电 X 线(干板摄影)和钼靶 X 线球管摄影,应用于软组织及乳腺组织,不同软组织显示不同对比的影像,图像清晰。

2. 超声显像　安全、简便且无损伤,目前广泛应用于肝、胆、胰、脾、甲状腺、乳房、颅脑、子宫、卵巢等部位肿瘤的诊断,对判断囊性与实质性肿块很有价值。在超声引导下进行穿刺活检,成功率可达 80% ~ 90%。目前常应用计算机辅助的超声诊断仪及彩色多普勒血流显像仪的声像图来帮助诊断。

3. CT　常用于颅内肿瘤、实质性脏器肿瘤、实质性肿块及淋巴结等的鉴别诊断。螺旋 CT 为 20 世纪 90 年代问世的新型 X 线摄影设备,X 线管作同一方向快速连续旋转扫描,得到螺旋形的断面,一次屏气可完成全胸或全腹部扫描,经电脑工作站完成三维图像、CT 血管造影、仿真内镜检查等。

4. 放射性核素显像　常用于肿瘤诊断的放射性核素有 ^{99}锝、^{131}碘、^{198}金、^{32}磷、^{133}氙、^{67}镓、^{169}镱、^{113}铟等十余种。临床上甲状腺肿瘤、肝肿瘤、骨肿瘤、脑肿瘤及大肠癌等常用放射性核素检查,一般可显示直径在 2cm 以上的病灶。骨肿瘤诊断阳性率较高,胃肠道肿瘤阳性率低。

5. MRI　利用人体内大量存在的氢原子核中的质子,在强磁场下激发氢质子共振,产生的电磁波被接收线圈接收并作空间定位,形成人体组织的生理或病理 MRI 图像,以供临床诊断,对神经系统及软组织显像尤为清晰。

6. 正电子发射断层显像(positron emission tomography,PET)　以正电子核素标记为示踪剂,通过正电子产生的 γ 光子,重建出示踪剂在体内的断层图像。其示踪剂为人体组织基本元素,在肿瘤学诊断中应用最多为氟化脱氧葡萄糖(^{18}F-FDG),能根据肿瘤与正常组织对葡萄糖利用率的变化和差异作出显像,是一项无创、动态、定量分子水平的三维活体生化显像技术,对脑肿瘤、结肠癌、肺癌、黑色素瘤、乳腺癌、卵巢癌等诊断率可高达 90% 左右。

7. 内镜检查　是应用金属或光导纤维内镜直接观察空腔脏器、胸腔、腹腔及纵隔的肿瘤或其他病变,并可取细胞或组织行病理学检查诊断,还能对小的病变作治疗,如摘除息肉;又可向输尿管、胆总管或胰管插入导管作 X 线造影检查。常用的有食管镜、胃镜、纤维肠镜、直肠镜、乙状结肠镜、气管镜、腹腔镜、纵隔镜、膀胱镜、阴道镜及子宫镜等。

（四）病理学诊断

病理学诊断为目前确定肿瘤的直接而可靠依据。

1. **临床细胞学检查** 此法取材方便、易被接受,被临床广泛应用。①体液自然脱落细胞:肿瘤细胞易于脱落,标本取自胸水、腹水、尿液沉渣及痰液与阴道涂片;②黏膜细胞:取自食管拉网、胃黏膜洗脱液、宫颈刮片及内镜下肿瘤表面刷脱细胞;③细针吸取:用针和注射器吸取肿瘤细胞进行涂片染色检查。用 7～9 号针头在抽吸负压下使针头在肿瘤内不同方向进退抽吸数次获取微小肿瘤细胞团块。细胞学检查优点是简便易行、费用低、不需麻醉,缺点是多数情况下仅能作细胞学定性诊断,而不是组织学诊断,无法区别原位癌和浸润癌。分化较高的单个或少数肿瘤细胞,有时诊断较困难,标准不易统一。

2. **病理组织学检查** 根据肿瘤所在部位、大小及性质等,可应用不同的取材方法。①穿刺活检:用专门设计的针头在局麻下获取组织小块,所取得的标本可以用于组织学诊断。穿刺活检通常用于皮下软组织或某些内脏的实性肿块。其缺点是穿刺活检有促进肿瘤转移的可能,因而应严格掌握适应证。如果只获得正常组织则不能否定肿瘤的存在,同时穿刺时应避开大血管和空腔脏器。②钳取活检:多应用于体表或腔道黏膜的表浅肿瘤,特别是外生性或溃疡性肿瘤,适用于皮肤、口唇、口腔黏膜、鼻咽、子宫颈等处,也可在进行内镜检查时获取肿瘤组织。③经手术能完整切除者则行切除活检,或于手术中切取部分组织作快速(冷冻)切片诊断。对色素性结节或痣,尤其疑有黑色素瘤者,一般不作切取或穿刺取材,应完整切除检查。各类活检有促使恶性肿瘤扩散的潜在可能,因此应在术前短期内或术中施行。

3. **免疫组织化学检查** 其原理是利用特异性抗体与组织切片中的相关抗原结合,经过荧光素、过氧化物酶、金属离子等显色剂的处理,使抗原-抗体复合物显现出来。具有特异性强、敏感性高、定位准确、形态与功能相结合等优点,对提高肿瘤诊断准确率、判别组织来源、发现微小癌灶、正确分期及恶性程度判断等有重要意义。

（五）肿瘤的分期诊断

对恶性肿瘤的分期有助于合理制定治疗方案,正确地评价疗效,判断预后。国际抗癌联盟提出的 TNM 分期法是目前被广泛采用的分期法。T 是指原发肿瘤(tumor)、N 为淋巴结(lymph node)、M 为远处转移(metastasis)。再根据病灶大小及浸润深度等在字母后标以 0 至 4 的数字,表示肿瘤发展程度:1 代表小,4 代表大,0 为无。以此三项决定其分期,不同 TNM 的组合,诊断为不同的期别。在临床无法判断肿瘤体积时则以 Tx 表示。肿瘤分期有临床分期(cTNM)及术后的临床病理分期(pTNM)。各种肿瘤的 TNM 分类具体标准,是由各专业会议协定的,如乳腺癌分期如下:0 期为 $T_{is}N_0M_0$;Ⅰ 期为 $T_1N_0M_0$;Ⅱ 期为 $T_{0\sim1}N_1M_0$、$T_2N_{0\sim1}M_0$、$T_3N_0M_0$;ⅢA 期为 $T_{0\sim3}N_2M_0$、$T_3N_{1\sim2}M_0$;ⅢB 期为 $T_4N_{0\sim3}M_0$、$T_{0\sim4}N_3M_0$;Ⅳ期为包括 M_1 的任何 TN 组合。

第三节 实体肿瘤的常用治疗方法

良性肿瘤及临界性肿瘤以手术切除为主。临界性肿瘤必须彻底切除,否则极易复发或恶性变。

恶性肿瘤治疗的主要方法有外科治疗、化学治疗、放射治疗等,近年来生物疗法及中医药在恶性肿瘤中的应用报道也日渐增多。具体治疗方案应经多科医师参与的多学科协作治疗模式(multiple disciplinary team,MDT)讨论,结合肿瘤性质、分期和病人全身状态而选择决定。一般认为,恶性实体瘤 Ⅰ 期以手术治疗为主;Ⅱ 期以局部治疗为主,原发肿瘤切除或放疗,包括可能存在的转移灶的治疗,辅以有效的全身化疗;Ⅲ 期者采取综合治疗,手术前、后及术中放疗或化疗;Ⅳ期以全身治疗为主,辅以局部对症治疗。

一、肿瘤的外科治疗

肿瘤外科(surgical oncology)是用手术方法将肿瘤切除,对大多数早期和较早期实体肿瘤来说手术仍然是首选的治疗方法。良性肿瘤经完整切除后,可获得治愈。即使恶性实体瘤,只要癌细胞尚未扩散,手术治疗仍有较大的治愈机会。

肿瘤外科按其应用目的可以分为预防性手术、诊断性手术、根治性手术、姑息性手术和减瘤手术等。

(一)预防性手术

预防性手术可用于治疗癌前病变,防止其发生恶变或发展为进展期癌。通过外科手术早期切除下述癌前病变可预防恶性肿瘤的发生:

隐睾症是与睾丸癌相关的危险因素,在幼年行睾丸复位术可降低睾丸癌发生的可能性。家族性结肠息肉病的病人可通过预防性结肠切除而获益。若这类病人不行预防性结肠切除术,到40岁时约有一半的病人将发展成结肠癌,而在70岁以后几乎100%病人会发展成结肠癌。溃疡性结肠炎亦有较高的癌变概率。多发性内分泌瘤 MEN-2 型病人有发生甲状腺髓样癌的危险。黏膜白斑病是发生口咽和外阴鳞状细胞癌的危险因素,因而对这些部位的白斑应及时处理,必要时作预防性切除。

在易受摩擦部位、外阴和足底的黑痣,尤其是交界痣应作预防性切除,以免恶变为黑色素瘤。

(二)诊断性手术

诊断性手术能为正确的诊断、精确的分期,进而进行恰当合理的治疗提供可靠的依据。获取组织标本的外科技术包括切除活检、切取活检等。

1. **切除活检术**　指将肿瘤完整切除进行诊断。切除活检适用于较小的或位置较浅的肿瘤,既达到活检目的,也是一种治疗措施,是肿瘤活检的首选方式。其优点是可以提供决定性的诊断,如果是良性肿瘤也不必作进一步的处理,若为恶性肿瘤其损伤也最小。切除活检的切口须仔细设计,以适合再次扩大手术之需要。

2. **切取活检术**　指在病变部位切取一小块作组织学检查以明确诊断。切取活检多用于病变体积较大、部位较深的肿瘤。也适用于开胸和剖腹探查时确定病变性质和肿瘤有无转移。作切取活检时必须注意手术切口及进入途径,使手术切口和操作间隙在以后再次根治手术时能一并切除。因切取活检有造成肿瘤扩散的可能,故与第二次手术间隔的时间越短越好。

3. **剖腹探查术**　用其他方法无法明确诊断,又无法排除腹内恶性肿瘤时可考虑行剖腹探查术。剖腹探查可为肿瘤治疗赢得时间,获取组织学诊断以指导进一步治疗,同时也可识别非癌病变。若腹内癌肿已转移至其他部位,如左锁骨上淋巴结,则可从转移部位取材活检以明确诊断,此时已无剖腹探查指征。

(三)根治性手术

根治性手术指手术切除了全部肿瘤组织及肿瘤可能累及的周围组织和区域淋巴结,以求达到彻底治愈的目的。切除范围视肿瘤不同类型和侵犯情况而定,对恶性肿瘤一般都要求在最大可能范围内进行,在根治的前提下才考虑保留功能,而且手术治疗越早其疗效越好。广义的根治性手术包括瘤切除术、广泛切除术、根治术和扩大根治术等。

1. **瘤切除术**　适用于良性肿瘤,因良性肿瘤常有完整包膜,可在包膜外将肿瘤完整切除。也适用于一些瘤样病变,如色素痣、血管瘤等。

2. **广泛切除术**　适用于软组织肉瘤和一些体表高分化癌。手术在肿瘤边缘之外适当切除周围正常组织,切除范围视肿瘤的分化程度及所在部位而定。皮肤恶性肿瘤应切除肿瘤的边缘3~5cm,深达肌膜一并切除。肿瘤若来自肌肉,则将涉及的肌肉自起点至止点全部肌群切除,恶

Notes

性程度高的则需行截肢或关节离断术。而对恶性程度较低的皮肤基底细胞癌,切除癌缘外 2mm 的正常组织就已足够。

3. **根治术及扩大根治术** 一般适用于转移主要发生在区域淋巴结的各类癌症。习惯将原发癌所在器官的部分或全部连同区域淋巴结整块切除的手术称为癌根治术,若切除的淋巴结扩大到习惯范围以外,则称为扩大根治术。如乳癌根治术切除全乳腺、腋下、锁骨下淋巴结、胸大小肌及乳房附近的软组织。乳癌扩大根治术则包括胸骨旁淋巴结清扫。根治术只是手术方式的一种,其所谓"根治"是针对切除范围而言,术后仍有不同程度的复发率;反之,其他手术方式也有一定的治愈率。对某一特定肿瘤选用何种手术应根据临床研究积累的证据而定。

（四）姑息性手术

是相对于根治性手术而言的,适用于癌肿已超过根治性手术切除的范围,已无法彻底清除体内全部病灶。其目的是缓解症状、减轻痛苦、改善生存质量、延长生存期、减少和防止并发症。故行姑息手术者多为晚期癌肿或由于其他原因不宜行根治性手术者。常用的姑息性手术有:

1. **癌肿姑息切除** 晚期乳癌溃烂出血,行单纯乳房切除术以解除症状。晚期胃癌行姑息性胃大部切除术,以解除胃癌出血。当转移瘤引起致命的并发症时,可行转移瘤切除以缓解症状。

2. **空腔脏器梗阻时行捷径转流或造口术** 如晚期胃癌幽门梗阻行胃空肠吻合术,胰头癌胆道梗阻行胆总管空肠吻合术,直肠癌梗阻行乙状结肠造口术。利用手术或内镜在因肿瘤而发生梗阻的生理腔道内置入内支架也可解除梗阻。

3. **内分泌腺切除** 对激素依赖性肿瘤通过切除内分泌腺体,使肿瘤退缩缓解。卵巢切除治疗绝经前晚期乳癌或复发病例,尤其是雌激素受体阳性者。晚期男性乳癌、前列腺癌行双侧睾丸切除。

（五）减瘤手术

当肿瘤体积较大,单靠手术无法根治的恶性肿瘤,宜行大部切除,术后继以其他非手术治疗,如化疗、放疗、生物治疗等以控制残留的肿瘤细胞,称为减瘤手术。但减瘤手术仅适用于原发病灶大部切除后,残余肿瘤能用其他治疗方法有效控制者,如卵巢癌、Brukitt 淋巴瘤、睾丸癌等。如果对残余肿瘤组织除手术外无特殊有效治疗手段时,单用减瘤手术对延长病人生存的作用不大。

减瘤手术后结合化疗等控制残余癌的方法,与根治性手术后辅以针对体内可能存在的微小转移灶所使用的辅助化疗有本质的区别。经减瘤手术后,体内瘤负荷减小,大量 G_0 期细胞进入增殖周期,有利于采用化疗和放疗杀伤残余的肿瘤细胞。

（六）复发或转移灶的手术治疗

肿瘤术后复发是指根治性手术后获临床治愈,经过一段时间后再生长的肿瘤,其性质应与原发肿瘤相同。临床所指的肿瘤复发多指局部复发,如残余器官、手术野、受累毗邻器官的复发。转移瘤则指原发瘤器官以外的部位出现的肿瘤,其性质也与原发肿瘤相同。肿瘤术后复发的诊断需排除多源性恶性肿瘤。

复发和转移肿瘤的治疗比原发肿瘤更为困难,疗效也较差,但近年来对复发和转移瘤的手术治疗已受到重视。复发肿瘤应根据具体情况及手术、化疗、放疗对其疗效而定,凡能手术者应考虑再行手术。如软组织肉瘤术后复发多再行扩大切除乃至关节离断术、截肢术;乳癌术后局部复发可再行局部切除术。转移性肿瘤的手术切除适合于原发灶已能得到较好的控制,且切除转移性病灶可临床获益者。软组织和骨肉瘤肺转移病人手术后的 5 年生存率可达 30%;25% 的大肠癌肝转移病人在切除术后能长期生存。

（七）重建和康复手术

对癌症病人来说,生活质量是极其重要的问题,而外科手术在病人术后的重建和康复方面起着独特而重要的作用。乳癌改良根治术后经腹直肌皮瓣转移乳房重建,头颈部肿瘤术后局部组织缺损的修复等均能提高肿瘤根治术后病人的生活质量。

(八) 肿瘤外科的原则

实施肿瘤外科手术除遵循外科学一般原则外,还应遵循肿瘤外科的基本原则。这些原则自1894 年 Halsted 发明了经典的乳癌根治术以来就已奠定,以后又有人提出了"无瘤技术"的概念,使这些原则不断得到发展和完善。其基本思想是防止术中肿瘤细胞的脱落种植和血行转移。

1. **不切割原则**　手术中不直接切割癌肿组织,而是由四周向中央解剖,一切操作均应在远离癌肿的正常组织中进行,同时尽可能先结扎切断进出肿瘤组织的血管。

2. **整块切除原则**(enblock resection)　将原发病灶和所属区域淋巴结作连续性的整块切除,而不应将其分别切除。

3. **无瘤技术原则**(no-touch)　无瘤技术的目的是防止手术过程中肿瘤的种植和转移。主要是指手术中的任何操作均不接触肿瘤本身,包括局部的转移病灶。

二、肿瘤的化学治疗

半个世纪来,肿瘤的化学治疗(chemotherapy)有了迅速发展,已成为肿瘤的主要治疗手段之一。

(一) 肿瘤化疗适应证

根据化疗疗效的不同,其临床应用范围有下述几种。

1. **应首选化疗的恶性肿瘤**　目前一些肿瘤单独应用化疗已可能治愈,这些肿瘤有恶性滋养细胞肿瘤(绒癌、恶性葡萄胎)、睾丸精原细胞瘤、Burkitt 淋巴瘤、大细胞淋巴瘤、中枢神经系统淋巴瘤、小细胞肺癌、急性淋巴细胞白血病、胚胎性横纹肌肉瘤等。

2. **可获长期缓解的肿瘤**　应用化疗可使一些肿瘤获得缓解或使肿瘤缩小,或可使手术范围缩小以尽可能多地保留器官功能,如颗粒细胞白血病、部分霍奇金病、肾母细胞瘤、乳癌、肛管癌、膀胱癌、喉癌、骨肉瘤及软组织肉瘤等。

3. **化疗配合其他治疗有一定作用的肿瘤**　一些肿瘤在手术或放疗后应用化疗可进一步提高疗效,如胃肠道癌、鼻咽癌、宫颈癌、前列腺癌、非小细胞肺癌等。

(二) 抗肿瘤药物

1. **细胞毒素类**　烷化剂类药物的氮芥基团可作用于 DNA、RNA、酶和蛋白质,导致细胞死亡,如环磷酰胺、氮芥、卡莫司汀(卡氮芥)、白消安(马利兰)、洛莫司汀(环己亚硝脲)等。

2. **抗代谢类**　此类药物对核酸代谢物与酶的结合反应有相互竞争作用,影响与阻断了核酸的合成,如氟尿嘧啶、替加氟(呋喃氟尿嘧啶)、甲氨蝶呤、巯嘌呤、阿糖胞苷等。

3. **抗生素类**　有抗肿瘤作用的抗生素如放线菌素 D(更生霉素)、丝裂霉素、阿霉素、平阳霉素、博莱霉素等。

4. **生物碱类**　长春碱类主要干扰细胞内纺锤体的形成,使细胞停留在有丝分裂中期。其他还有羟基喜树碱、紫杉醇及鬼臼毒素类依托泊苷(VP-16)、替尼泊苷(VM-26)等。

5. **激素和抗激素类**　能改变内环境进而影响肿瘤生长,有的能增强机体对肿瘤侵害的抵抗力。常用的有他莫昔芬(三苯氧胺)、托瑞米芬(法乐通)、缓退瘤、己烯雌酚、黄体酮、丙酸睾丸酮、甲状腺素、泼尼松等。

6. **其他**　不属于以上诸类如丙卡巴肼、羟基脲、L-门冬酰胺酶、铂类、抗癌锑、达卡巴嗪等。

7. **分子靶向药物**　除了上述 6 类根据化学特性来分类的化疗药物外,近年出现了一些以肿瘤相关的特异分子作为靶点而尚未明确归类的药物。它们在化学特性上可以是单克隆抗体和小分子化合物,其作用靶点可以是细胞受体、信号传导和抗血管生成等。单抗类常用的有曲妥珠单抗、美罗华、西妥昔和贝伐单抗等;小分子化合物常用的有格列卫、吉非替尼等。

Notes

格列卫是针对肿瘤信号传导的分子靶向治疗的范例。它是一种选择性的酪氨酸激酶小分子抑制剂,它的问世使原来认为无药可治的慢性粒细胞白血病 90% 获得了缓解,同时也使胃肠间质瘤(GISTs)的控制率达 80% ~ 90%。2002 年被美国 FDA 和欧盟专利药品评审委员会(CPMP)快速批准应用于 GISTs 病人的临床治疗。由于分子靶向药物有较明确的作用靶点,因此治疗的选择性较强,副作用较轻。

此外还可根据化疗药物对细胞增殖周期作用的不同来进行分类。细胞分裂增殖的各个时相(G_1、G_2、S、M 期)构成细胞增殖周期,另外尚有处于休眠状态的非增殖细胞(G_0 期),因此可将化疗药物分为:①细胞周期非特异性药物:该类药物对增殖或非增殖细胞均有作用,如氮芥类及抗生素类;②细胞周期特异性药物:作用于细胞增殖的全部或大部分周期时相者,如氟尿嘧啶等抗代谢类药物;③细胞周期时相特异药物:药物选择性作用于某一时相,如阿糖胞苷、羟基脲抑制 S 期,长春新碱对 M 期有抑制作用。

(三)化疗方式

从理论上讲化疗药物只能杀灭一定百分比的肿瘤细胞,如晚期白血病有 10^{12} 或 1kg 的癌细胞,即使某一种药物能杀灭 99.99% 的肿瘤细胞,则尚存留 10^8 肿瘤细胞,仍可出现临床复发。多种药物的联合应用是控制复发的可能途径。根据化疗在治疗中的地位和治疗对象的不同,其临床应用主要有以下四种。

1. 诱导化疗(induction chemotherapy) 常为静脉或口服给药,用于可治愈肿瘤或晚期播散性肿瘤,此时化疗是首选的治疗或唯一可选的治疗。应用化疗希望达到治愈或使病情缓解后再选用其他治疗。全身诱导化疗的疗效评价指标为肿瘤的缓解率、缓解期和病人治疗后的生存率、生存期。全身诱导化疗的疗程通常不固定,根据肿瘤的缓解情况和病人耐受情况而定。

2. 辅助化疗(adjuvant chemotherapy) 常为静脉给药。一般在癌根治术后或治愈性放疗后,针对可能残留的微小病灶进行治疗,以达到进一步提高局部治疗效果的目的。肿瘤切除后体内瘤负荷减小,大量 G_0 期细胞可进入增殖周期,肿瘤细胞倍增时间缩短,此时肿瘤细胞对化疗较敏感。术后化疗原则为早期足量,疗程不宜过长,3 ~ 6 个月已足够。因对化疗药物敏感的肿瘤,6 个月已足以将肿瘤细胞杀死,若未能将肿瘤细胞杀灭,则说明肿瘤对化疗不敏感或已产生耐药性,故延长疗程并不能提高疗效。全身辅助化疗的疗效评价指标为肿瘤的复发率和病人的无瘤生存率。全身辅助化疗通常有一个固定的疗程,除非病人有非常严重的毒副反应,否则不应轻易改变疗程。

3. 新辅助化疗(neoadjuvant chemotherapy) 相对应于用于术后的辅助化疗,特指对一些用于尚可选用手术或放疗的局限性肿瘤,在手术、放疗等局部治疗前进行的化疗。应用新辅助化疗后常可使肿瘤缩小,进而缩小手术范围、减少放疗剂量或提高局部治疗的疗效。新辅助化疗能有效地杀灭循环血液中的肿瘤细胞及亚临床转移灶,减少肿瘤细胞的播散机会;同时可避免体内潜伏的转移灶在原发病灶切除后因体内瘤负荷减小而在短期内迅速生长。其疗效评价指标为肿瘤局部治疗后的复发率和病人的无瘤生存率。通常是在局部治疗前进行 1 ~ 3 个疗程的化疗。

4. 特殊途径化疗 化疗药物的用法一般是静脉滴注或注射、口服、肌内注射,均属全身性用药。为了提高药物在肿瘤局部的浓度,可将有效药物作腔内注射、动脉内注入、动脉隔离灌注或者门静脉灌注。介入治疗是近来应用较多的一种特殊途径化疗,一般在 X 线指引下经股动脉向患癌器官插入选择性定位导管,并注入化疗药物和血管栓塞剂,提高药物在肿瘤局部的浓度并阻断肿瘤的营养血供。介入治疗在肝癌、肺癌等肿瘤治疗中取得了一定疗效。

(四)化疗毒副反应

由于化疗药物对正常细胞也有一定的影响,尤其是处于增殖状态的正常细胞,所以用药后可能出现各种不良反应。常见的有:①骨髓抑制:白细胞、血小板减少,后期尚可出现贫血;②消

Notes

化道反应,如恶心、呕吐、腹泻、口腔溃疡等;③毛发脱落;④肝、肾功能损害;⑤免疫功能降低,容易并发细菌或真菌感染。

三、肿瘤的放射治疗

放射治疗(radiotherapy)是肿瘤治疗的主要手段之一。随着新放疗设备的不断涌现,尤其是医用直线加速器在肿瘤放疗中的普及使用,放射物理学、放射生物学、肿瘤学以及其他学科发展的促进,放射肿瘤学不断发展,放射治疗在肿瘤治疗中的地位也逐渐提高。目前,大约70%的肿瘤病人在病程不同时期因不同的目的可以接受放射治疗。

(一)放射线及放射治疗机的种类

临床上应用的放射线分为两大类。

1. 电磁辐射   ①X线:波长为$(0.001 \sim 120) \times 10^{-10}$m,由电能产生;②$\gamma$线:波长为$(0.001 \sim 1.5) \times 10^{-10}$m,来自天然或人工的放射性同位素。

2. 粒子辐射   ①α射线:是带正电的粒子,为一束运动的氦原子核;②β射线:是带负电的粒子,即电子;③其他:质子射线、中子射线、重离子射线、负π介子射线。

放射治疗机主要有以下几类:

1. 加速器   医疗上使用最多的是电子感应加速器和电子直线加速器,此外还有电子回旋加速器等。前两者既可产生电子束,又可产生高能X线。目前,直线加速器在临床上的应用尤为广泛。

2. ^{60}钴(^{60}Co)远距离治疗机 ^{60}Co治疗机从20世纪50年代起开始普及,到60年代起了主导作用,至今在不发达国家及发展中国家仍广泛使用。该机由一个不断放射γ射线的^{60}Co放射源、附属防护装置和治疗机械装置构成。

3. ^{137}铯(^{137}Cs)中距离治疗机 ^{137}Cs是人工放射性核素,它放出的γ线能量为0.66MeV。其优点是半衰期长,为33年,适合作为腔内照射放射源。

4. X线治疗机   X线是通过"变压器-整流器"装置,由高速运动的电子突然受到物体的阻滞而产生。根据X线的能量高低及穿透力强弱可分为:接触X线治疗机(50kV)、浅层X线治疗机(60~120kV)和深层X线治疗机(180~250kV)。当前,X线治疗机已很少用于临床。

(二)放射治疗技术

临床上常用的放射治疗技术包括远距离治疗、近距离治疗、X(γ)刀立体定向放射治疗、适形放射治疗、全身放射治疗、半身放射治疗等。

1. 远距离治疗   又称外照射,是指放射源位于体外一定距离,集中照射人体某一部位,是最常用的放疗技术。

2. 近距离治疗   将放射源直接放入病变组织或人体的天然管道内,如舌、鼻咽、食管、宫颈等部位进行照射,又称组织间放疗或腔内放疗。

3. 立体定向放射外科(stereotactic radiosurgery)   是指采取立体定向等中心技术通过三维空间将高能放射线(X线或γ线)一次大剂量聚照在病变部位,使病灶区发生放射性坏死,而病灶周围正常组织因等剂量曲线急剧陡降免受损伤,从而在靶区边缘形成如同刀割样的损伤边界,达到既摧毁病灶又不损伤周围正常组织和重要器官的目的,犹如外科手术刀切除的效果。放射源为X线者称之为X刀,放射源为γ线者则为γ刀。适合位置固定而体积较小的肿瘤,通常X刀可用于治疗直径在5cm以下的肿瘤,γ刀则不宜用于治疗直径大于3cm的病灶。

4. 适形放射治疗(conformal radiation therapy)   是一种新的放疗技术,它使照射高剂量分布区的三维形态与病变形状一致,最大限度地将剂量集中到病灶内,而使其周围正常组织器官少受或免受不必要的照射。适形放射治疗的应用有助于减轻放疗反应,增加病变区的剂量,不仅能提高疗效,同时扩展了放疗的适应证。例如,常规放疗较少应用于腹部肿瘤的治疗,主要是

Notes

由于胃肠道及肝等对放射线敏感,限制了肿瘤剂量的提高,适形放射治疗则克服了这一困难。它是肿瘤放疗技术发展的一个方向。

（三）放射治疗的临床应用

1. **根治性放疗** 目的是希望通过放射治疗达到彻底消灭肿瘤。放射剂量通常要接近肿瘤周围正常组织的耐受量。根治性放疗应按病变的性质、范围、耐受性和病人的一般情况等确定。一旦确定作根治性放疗,则必须严格按治疗计划进行。一般先大野照射总剂量的 2/3,然后缩野（小野）照射至根治量。

2. **姑息性放疗** 适于某些病变范围广泛,对射线不敏感,及年迈、全身情况差的病人,或难以耐受根治性放疗的病人。姑息性放疗以缓解症状、改善生活质量为主要目的。放射治疗在缩小瘤体、解除压迫和阻塞症状、控制感染、愈合溃疡、止血、止痛、预防病理性骨折等方面都有一定的疗效。如果在放疗过程中,一般情况改善,症状明显好转,肿瘤消退比较满意,则可放射至根治量,此称为高姑息性放疗。如不能获得上述效果时,则给予根治量的 1/2 ~ 2/3,称低姑息性放疗。

3. **放射结合手术、化疗的综合治疗** 在很多情况下单纯放疗不能达到满意疗效,因此,手术、放疗、化疗的综合治疗成为临床肿瘤治疗中最为常用的治疗形式。所谓综合治疗就是根据病人的全身情况、肿瘤的病理类型、病期及发展趋向,有计划、合理地应用现有的治疗手段,以期较大幅度的提高肿瘤治愈率,改善病人的生活质量。综合治疗的模式有:①传统模式（术后放化疗）,如乳腺癌、睾丸肿瘤、大肠癌、软组织肿瘤;②先放疗后手术,如骨肉瘤、Ⅲ期乳腺癌、Ⅲ期肺癌、睾丸肿瘤、小细胞肺癌;③放疗化疗同时进行,如尤文瘤、肺癌;④放化疗加生物治疗,如淋巴瘤、胃癌、乳腺癌。

（四）肿瘤放射治疗的适应证

1. **适合放射治疗的肿瘤** ①对放射线敏感的肿瘤:对射线高度敏感的淋巴造血系统肿瘤、性腺肿瘤、多发性骨髓瘤、肾母细胞瘤等低分化肿瘤。②对放射线中度敏感的表浅肿瘤和位于生理管道的肿瘤:如鼻咽癌、口腔癌（包括舌、唇、牙龈、硬腭、扁桃体等）、皮肤癌（面部和手部）、上颌窦癌、外耳癌、喉内型喉癌、宫颈癌、膀胱癌、肛管癌等,这些肿瘤有些虽也适合手术治疗,但放疗以功能损害小为其优点;③肿瘤位置使手术难以根治的恶性肿瘤:如颈段食管癌、中耳癌等。

2. **放疗与手术综合治疗的肿瘤** 主要有乳癌、淋巴结转移癌、食管癌、支气管肺癌、卵巢癌、恶性腮腺混合瘤、脑肿瘤（包括垂体肿瘤）、宫颈癌、外阴癌、阴茎癌、肢体及躯干部皮肤癌等。此类肿瘤常行术前或术后放疗以减少局部的术后复发率。另外,术中放疗也被试用于临床,术中肿瘤切除后在肿瘤瘤床和周围淋巴结引流区作一次大剂量的放疗。术中放疗的优点是可以避免对放射线敏感的脏器受到不必要的照射,如空腔脏器和胆管可予避开并加以防护。但术中放疗需一定的设备和防护措施,受到条件的限制,难以普遍开展。放疗与手术均为局部治疗,它们的综合治疗常对肿瘤的局部控制有较好作用,但对减少恶性肿瘤的远处转移作用不大。

3. **放疗价值有限,仅能缓解症状的肿瘤** 喉外型喉癌、下咽癌、甲状腺肿瘤、恶性唾液腺肿瘤、尿道癌、阴道癌等。

4. **放疗价值不大的肿瘤** 成骨肉瘤、纤维肉瘤、一般的横纹肌肉瘤、脂肪肉瘤、恶性黑色素瘤、胃肠道高分化癌、胆囊癌、肾上腺癌、肝转移癌等。

（五）放射治疗禁忌证

放射治疗禁忌证是相对的,随时间、经验、设备等不断有所改变。除各种肿瘤的特殊禁忌证外,总的来说,下列情况可作为禁忌证:①病人一般情况差,呈恶病质者;②血象过低,白细胞<$3.0×10^9$/L,血小板<$50×10^9$/L,血红蛋白<90g/L 者;③合并各种传染病,如活动性肝炎、活动性肺结核者;④重要器官（如心、肺、肝、肾等）功能严重不全者;⑤对放射线中度敏感的肿瘤已有广

泛远处转移或经足量放疗后近期内复发者;⑥已有严重放射损伤部位的复发。

（六）放射反应与并发症

放射线治疗肿瘤的同时也能损伤正常细胞,因此要特别注意正常组织的保护,减轻放疗反应,尽量避免放疗并发症。放射治疗的副反应主要为骨髓抑制(白细胞减少,血小板减少)、皮肤黏膜改变及胃肠反应等。治疗中必须常规检测白细胞和血小板。发现白细胞降至 $3×10^9/L$,血小板降至 $80×10^9/L$ 时须暂停治疗。放疗反应还包括各种局部反应。

四、生物治疗

肿瘤生物治疗是应用生物学方法治疗肿瘤病人,改善宿主个体对肿瘤的应答反应及直接效应的治疗。肿瘤生物治疗主要包括免疫治疗与基因治疗两大类,其中基因治疗目前尚处于研究阶段。2013 年美国《科学》杂志将肿瘤免疫治疗列为年度十大科学突破的首位,更确定了生物免疫治疗在未来肿瘤综合治疗中的重要地位及发展前景。

免疫治疗按照使用的药物或方法不同,可以分为:单克隆抗体治疗、肿瘤疫苗治疗及免疫细胞过继回输疗法等;按照是否激起宿主自身免疫记忆效应来分,上述疗法又分为主动免疫疗法(HBV 疫苗、肿瘤抗原蛋白疫苗及 DC 疫苗等)和被动免疫疗法(单克隆抗体、免疫细胞过继回输疗法等)。

目前除了单抗类药物已经进入临床使用外,其他免疫治疗疗法多数仍停留在临床试验阶段,目前免疫治疗适应证:①标准治疗失败,有意愿参加新型疗法临床试验者;②病理确诊的晚期实体瘤和血液恶性肿瘤病人;③体检明确心、肺、肝、肾功能基本正常者,免疫系统功能基本正常者,对生物制品无过敏反应者,无哮喘等过敏体质者。

五、中医中药治疗

中医药治疗恶性肿瘤病人,主要应用祛邪、扶正、化瘀、软坚、散结、清热解毒、化痰祛湿、通经活络及以毒攻毒等原理。以中药补益气血、调理脏腑,配合化疗、放射治疗或手术后治疗,可减轻毒副作用。

第四节 肿瘤的预防及随访

（一）预防

恶性肿瘤是由环境、营养、饮食、遗传、病毒感染和生活方式等多种不同的因素相互作用而引起的,所以目前尚无可利用的单一预防措施。国际抗癌联盟认为 1/3 癌症是可以预防的,1/3 癌症如能早期诊断是可以治愈的,1/3 癌症可以减轻痛苦、延长寿命。并据此提出了恶性肿瘤的三级预防概念:一级预防是指消除或减少可能致癌的因素,防止癌症的发生;二级预防是指积极处理癌前病变,若癌症一旦发生,应在其早期阶段发现并予以及时治疗;三级预防是指治疗后的康复,提高生存质量及减轻痛苦,延长生命。恶性肿瘤的预防概念与其他疾病预防概念不同,它不仅着眼于减少恶性肿瘤的发生,而且着眼于降低恶性肿瘤的死亡率。

一级预防:约 80% 以上的人类癌症与环境因素有关。改善生活习惯如戒烟,注意环境保护较为重要。与烟草有关的除肺癌、口腔癌外,食管、胃、膀胱、胰、肝的癌症也与之有关。约 25% ~ 35% 的癌症与饮食有关,应多食纤维素、新鲜蔬菜水果,忌食高盐、霉变食物。此外职业性暴露于致癌物,如石棉、苯及某些重金属等应尽量减少。

近年来开展的免疫预防和化学预防(chemoprevention)均属于一级预防范畴,可望为癌症预防开拓新的领域。前者如应用乙型肝炎疫苗对大规模人群实施肝癌"免疫预防战略"。后者是指用一种或多种天然或合成的化学预防剂防止肿瘤的发生;此类药物可通过抑制和阻断致癌剂

Notes

的形成、吸收和作用来预防肿瘤发生或阻抑其发展,如应用选择性环氧化酶2(COX-2)抑制剂对结直肠腺瘤进行化学预防等。各种预防措施的长期效果和其可能带来的副作用尚需时日观察证实。

二级预防:早期发现、早期诊断与早期治疗恶性肿瘤。对高发区及高危人群定期检查是较确切可行的方法,一方面从中发现癌前病变并及时治疗,是二级预防中的一级预防效应。例如切除胃肠道腺瘤或息肉,及时治疗子宫颈慢性炎症伴不典型增生病变,治疗慢性胃溃疡或经久不愈的下肢溃疡等。另一方面尽可能发现较早期的恶性肿瘤进行治疗,可获得较好的治疗效果。

三级预防:对症治疗以改善生存质量或延长生存时间,包括各种姑息治疗和对症治疗。对癌症疼痛的治疗,世界卫生组织提出了三级止痛阶梯治疗方案,其基本原则为:①最初用非吗啡类药,效果不明显时追加吗啡类药,仍不明显时换为强吗啡类药或考虑药物以外的治疗;②从小剂量开始,视止痛效果逐渐增量;③口服为主,无效时直肠给药,最后注射给药;④定期给药。

(二)　随访

肿瘤的治疗不能仅以病人治疗后近期恢复即告结束,如果出现复发或转移也需积极治疗。因此肿瘤治疗后还应定期对病人进行随访和复查。随访目的为:

1. 早期发现有无复发或转移病灶。有些肿瘤在复发和转移后,若及时进行治疗仍能取得较好的疗效,如大肠癌术后单发的肝转移、乳癌术后胸壁局部复发等可再次行手术治疗,仍能得到较满意的效果。

2. 研究、评价、比较各种恶性肿瘤治疗方法的疗效,提供改进综合治疗的依据,以进一步提高疗效。

3. 随访对肿瘤病人有心理治疗和支持的作用。随访应有一定的制度,在恶性肿瘤治疗后最初2年内,每3个月至少随访一次,以后每半年复查一次,超过5年后每年复查一次直至终生。复查的内容根据不同肿瘤而有所不同,主要包括如下:

(1) 肿瘤切除后有无局部和区域淋巴结复发情况,如乳癌术后检查胸壁、腋窝淋巴结和锁骨上淋巴结情况。

(2) 肿瘤有无全身转移情况。如了解肺部转移情况可摄X线胸片或CT;观察肝转移可用超声或CT检查;腹部恶性肿瘤术后复查不可遗忘直肠指检,它可发现盆腔种植性转移;怀疑骨转移可作ECT全身骨扫描,比常规X线平片早3个月即可发现转移。

(3) 与肿瘤相关的肿瘤标记物、激素和生化指标检查,如白血病复查血象、肝癌复查甲胎蛋白、大肠癌复查癌胚抗原、绒癌和睾丸癌检查促性腺激素、垂体泌乳素瘤术后检查血泌乳素变化情况。尤其是术前上述指标增高,术后恢复正常,而在随访中又出现逐渐升高的往往提示肿瘤复发。

(4) 机体免疫功能测定,以了解病人的免疫状况。

肿瘤经手术、放化疗等治疗后大致有三种转归:①临床治愈:各种治疗清除了体内所有的癌细胞,病人获得长期生存,即使体内有少量的微转移灶,也可被机体的免疫系统所杀灭;②恶化:肿瘤未能控制,继续发展而致死亡;③复发:经一个缓解期后又出现新的病灶,机体的免疫系统不能清除治疗后残留或转移的癌细胞。各种肿瘤的恶性程度不一,故治疗后的疗效判断也不尽相同。发展迅速的儿童横纹肌肉瘤,易在短期内复发,治愈后随访2年以上很少有再复发。胃肠道腺癌、肺癌、子宫颈癌需观察5年以上,乳癌发展较慢,目前认为随访10年才能得出临床治愈的结论。甲状腺乳头状癌的发展更慢,至少随访10年以上才能判断是否治愈。

(张苏展)

第十九章 颅内压增高与脑疝

第一节 颅内压增高

颅内压增高(intracranial hypertension)是神经内、外科临床上经常遇到的重要问题。如不能及时诊断和解除引起颅内压增高的病因,或采取措施缓解颅内压力,病人很可能由于发生脑疝而死亡。

(一)定义

颅内压(intracranial pressure,ICP)是指颅腔内容物对颅腔壁所产生的压力,通常以侧卧位时腰段脊髓蛛网膜下腔穿刺所测得的脑脊液压为代表。正常为80~180mmH$_2$O(相当于6~13.5mmHg),儿童较低,为50~100mmH$_2$O(3.7~7.4mmHg)。颅内压也可经颅内压监护系统直接测得。在病理情况下,当颅内压监护系统测得的压力或腰椎穿刺测得的脑脊液压持续超过200mmH$_2$O(15mmHg)时,即为颅内压增高。

(二)病因和发病机制

当成人颅缝闭合后,颅腔的容积即固定不变,约为1400~1500ml。颅腔内容物主要为脑、血液和脑脊液(cerebrospinal fluid,CSF)三种成分:其中脑体积为1150~1350cm^3;颅内血容量占颅腔容积的2%~11%,变动较大;脑脊液量约为150ml,45%于颅腔内,55%在脊髓蛛网膜下腔中。

由于颅腔容积不变,当颅内某种内容物的体积或容量增加时,其他内容物的体积或容量即缩减或置换,以维持正常的颅内压。其中脑的体积在短期内难以压缩,或压缩性很小,因此,主要依靠脑脊液或脑血容量的减少来缓冲。只要颅腔内容物体积或容量的增加不超过颅腔容积的8%~10%,就不会导致颅内压增高;但一旦超过这一代偿容积,就可产生颅内压增高。

1. 脑体积增加 最常见的原因是脑水肿(cerebral edema)。脑水肿是由各种因素(物理性、化学性、生物性等)所致的脑组织内水分异常增多造成的脑体积增大和重量增加。水分既可聚积于细胞内(细胞内水肿),也可聚积于细胞外间隙(细胞外水肿),两者常同时存在并以其中一种为主。脑水肿的发生机制和病理生理十分复杂,主要与血脑屏障破坏和脑细胞代谢障碍有关。所以,临床上常将脑水肿分为血管源性脑水肿和细胞(毒)性脑水肿。此外,根据累及范围,脑水肿可分为局限性和弥漫性两型:前者常见于颅内肿瘤、局限性脑挫裂伤或炎症灶周围;后者则常因全身系统性疾病、中毒、缺氧等引起。

2. 颅内血容量增加 呼吸道梗阻或呼吸中枢衰竭引起的二氧化碳蓄积和高碳酸血症,或下丘脑、脑干部位自主神经中枢和血管运动中枢遭受刺激,均可引起脑血管扩张,使脑血容量急剧增加,导致颅内压增高。

3. 颅内脑脊液量增加 常见的原因有:①脑脊液分泌过多,见于脉络丛乳头状瘤或颅内某些炎症。②脑脊液吸收障碍,如蛛网膜下腔出血后,红细胞阻塞蛛网膜颗粒;脑脊液蛋白含量增高;颅内静脉窦血栓形成等。③脑脊液循环障碍,如先天性导水管狭窄或闭锁;肿瘤阻塞室间孔、导水管或第四脑室;小脑扁桃体下疝阻塞第四脑室中孔和枕骨大孔区;炎症引起的脑底池粘连等。

4. 颅内占位病变 为颅腔内额外增加的内容物,包括肿瘤、血肿、脓肿等。除病变本身占据一定体积外,病变周围的脑水肿,或因阻塞脑脊液循环通路所致的脑积水,又进一步使颅内压增高。

此外,狭颅症患儿,由于颅缝过早闭合,颅腔狭小,限制脑的正常发育,也可引起颅内压增高。

（三）病理生理

在颅内压增高的发生发展过程中,机体通过代偿,即脑脊液和脑血流量的调节,以维持正常的功能。当然,这种调节有一定限度,超过限度就会引起颅内压增高。

1. **脑脊液的调节**　颅内病变早期,当颅内容增加时,机体可通过减少颅内血容量和脑脊液量来代偿。由于脑组织需保持一定的血流量以维持其正常功能,因此以脑脊液量的减少为主。这种减少通过以下途径完成:①颅内脑室和蛛网膜下腔的脑脊液被挤入椎管;②脑脊液的吸收加快;③由于脉络丛血管收缩,脑脊液的分泌减少。

2. **脑血流量的调节**　脑血流量(cerebral blood flow,CBF)是指一定时间内一定重量的脑组织中所通过的血液量,通常以每100g脑组织每分钟通过的血液毫升数表示,正常值为50 ~ 55ml/(100g·min)。脑血流量主要取决于脑血管阻力(CVR)和脑灌注压(CPP):

$$脑血流量(CBF) = \frac{脑灌注压(CPP)}{脑血管阻力(CVR)}$$

在颅内压增高的情况下,脑灌注压下降,血流量减少,脑缺氧。为了改善脑缺氧,机体通过全身血管张力的调整,即血管自动调节和全身血管加压反射两种方式进行脑血流的调节。

(1) 脑血管自动调节:颅内压增高时,脑灌注压降低。但只要颅内压不超过35mmHg,灌注压不低于40 ~ 50mmHg,脑血管就能根据血液内的化学因素(主要是动脉血二氧化碳分压)产生收缩或舒张,使脑血流保持相对恒定。正常二氧化碳分压($PaCO_2$)为35 ~ 45mmHg(平均40mmHg)。当$PaCO_2$在30 ~ 50mmHg范围内,脑血管自动调节功能良好:$PaCO_2$每上升2mmHg,脑血管扩张,血流量增加约10%;相反,$PaCO_2$每下降2mmHg,脑血管收缩,血流量也下降10%左右。

(2) 全身血管加压反应:当颅内压增高至35mmHg以上,脑灌注压在40mmHg以下,脑血流量减少到正常的1/2或更少,脑处于严重缺氧状态,$PaCO_2$多超过50mmHg,脑血管的自动调节功能基本丧失,处于麻痹状态。为了保持必需的血流量,机体通过自主神经系统的反射作用,使全身周围血管收缩,血压升高,心搏出量增加,以提高脑灌注压。与此同时呼吸减慢、加深,使肺泡内气体获得充分交换,提高血氧饱和度。这种以升高动脉压并伴心率减慢、心搏出量增加和呼吸深慢的三联反应,即为全身血管加压反应或库欣(Cushing)反应。此反应多见于急性颅内压增高病例,慢性者则不明显。

（四）分期和临床表现

1. **代偿期**　颅腔内容虽有增加,但并未超过代偿容积,颅内压可保持正常,临床上也不会出现颅内压增高的症状。代偿期的长短,取决于病变的性质、部位和发展速度等。

2. **早期**　病变继续发展,颅内容增加超过颅腔代偿容积,逐渐出现颅内压增高的表现,如头痛、呕吐等。此期颅压不超过体动脉压的1/3,在15 ~ 35mmHg或200 ~ 480mmH₂O范围内,脑组织轻度缺血缺氧。但由于脑血管自动调节功能良好,仍能保持足够的脑血流量,因此,如能及时解除病因,脑功能容易恢复,预后良好。

3. **高峰期**　病变进一步发展,脑组织有较严重的缺血缺氧。病人出现明显的颅内压增高"三联症"——头痛、呕吐和视盘水肿。头痛是颅内压增高最常见的症状,多出现于晚间和晨起。当咳嗽、低头、用力时加重,部位常在额部或双颞部,也可位于枕下或眶部。头痛剧烈时,常伴恶心、呕吐,呕吐呈喷射状,虽与进食无关,但似乎较易发生于饭后。较长时间的颅内压增高可引起视盘水肿,表现为视盘充血,边缘模糊,中央凹陷消失,静脉怒张,严重者可见出血。若颅内压增高长期不缓解,则出现继发性视神经萎缩,表现为视盘苍白,视力减退,甚至失明。除此以外,

Notes

病人可出现不同程度的意识障碍。病情急剧发展时,常出现血压上升、脉搏缓慢有力、呼吸深慢等生命体征改变。此期的颅内压可达到平均体动脉压的一半,血流量也仅为正常的 1/2。$PaCO_2$ 多在 50mmHg 以上,脑血管自动调节反应丧失,主要依靠全身血管加压反应。如不能及时采取有效的治疗措施,往往迅速出现脑干功能衰竭。

4. 衰竭期　病情已至晚期,病人深昏迷,一切反应和生理反射均消失,双侧瞳孔散大,去脑强直,血压下降,心率快,脉搏频速,呼吸不规则甚至停止。此时颅内压高达平均体动脉压水平,脑灌注压<20mmHg,甚至等于零,脑组织几乎无血液灌流,脑细胞活动停止,脑电图呈水平线。即使抢救,预后也极为恶劣。

(五) 诊断

头痛的原因很多,大多并非颅内压增高所致。但它毕竟又是颅内压增高病人的主要症状,因此,对有头痛主诉者,应想到颅内压增高的可能。头痛伴有呕吐者,则应高度警惕颅内压增高的存在。出现头痛、呕吐、视盘水肿,颅内压增高的诊断即可成立。

如果需要,且病情允许,可做下列辅助检查:

1. 头颅 X 线片　颅内压增高的常见征象为:①颅缝分离,头颅增大,见于儿童;②脑回压迹增多;③蝶鞍骨质吸收;④颅骨板障静脉沟纹和蛛网膜颗粒压迹增多、加深。以上征象多在持续 3 个月以上的颅内压增高方可出现。因此,颅骨 X 线平片无异常,不能否定颅内压增高的存在。

2. 腰椎穿刺　可以直接测量压力,同时获取脑脊液做实验室检查。但对颅内压明显增高的病人做腰椎穿刺有促成脑疝的危险,应尽量避免。

3. 颅内压监护　颅内压监护是将导管或微型压力传感器探头置于颅内,导管或传感器的另一端与颅内压监护仪连接,将颅内压力变化转为电信号,显示于示波屏或数字仪上,并用记录器连续描记,以随时了解颅内压的一种方法。根据颅内压高低和波形,可及时了解颅内压变化,判断病情,指导治疗,估计预后,目前已广泛应用于神经外科 ICU。

需要指出的是,引起颅内压增高的病因很多。所以,对一个具体的病人而言,不仅要判断其有无颅内压增高,还要鉴别颅内压增高的原因(病因诊断),有的尚需确定病变的部位(定位诊断)。为达到此目的,应该仔细追询分析病史,认真查体,并做必要的影像学检查,包括 X 线平片、CT、MRI、DSA、CT 血管造影(computer tomography angiography,CT angiography,CTA)和磁共振血管造影(magnetic resonance angiography,MRA)等。

(六) 治疗

1. 病因治疗　是最根本和最有效的治疗方法,如切除颅内肿瘤、清除颅内血肿、穿刺引流或切除脑脓肿、控制颅内感染等。病因一旦解除,颅内压即可恢复正常。

2. 对症治疗——降低颅内压

(1) 脱水:①限制液体入量:颅内压增高较明显者,摄入量应限制在每日 1500～2000ml,输液速度不可过快。②渗透性脱水:静脉输入或口服高渗液体,提高血液渗透压,造成血液与脑组织和脑脊液间的渗透压差,使脑组织内的水分向血液循环转移,从而使脑水肿减轻,脑体积缩小,颅内压降低。常用的渗透性脱水剂有:20% 甘露醇溶液,125～250ml,静脉快速滴注,紧急情况下可加压推注,可间隔 6～12 小时再次使用。甘露醇溶液性质稳定,脱水作用强,反跳现象轻,是当前应用最广泛的渗透性脱水剂。但大剂量应用可能对肾脏有损害。甘油果糖 250ml,静脉滴注,每 8～12 小时一次。甘油果糖既有脱水作用,又能通过血脑屏障进入脑组织,被氧化成磷酸化基质,改善微循环,且不引起肾脏损害。③利尿性脱水:能抑制肾小管对钠离子和氯离子的再吸收而产生利尿脱水作用,但脱水作用较弱,且易引起电解质紊乱,故很少单独使用。如与渗透性脱水剂合用,则可加强其降压效果。氢氯噻嗪(双氢克尿塞)25mg,3～4 次／日,口服。呋塞米(速尿)20～40mg,每 8～12 小时一次,静脉注射或肌内注射。依他尼酸钠,25～50mg,每 8～12 小时一次,肌内注射。

应用脱水疗法需注意:根据病人的具体情况选用脱水剂;渗透性脱水剂应快速滴注或加压推注;长期脱水需警惕水和电解质紊乱;严重休克,心、肾功能障碍,或颅内有活动性出血而无立即手术条件者,禁用脱水剂。

(2) 激素:肾上腺皮质激素能改善血脑屏障通透性,减轻氧自由基介导的脂质过氧化反应,减少脑脊液生成,因此长期以来用于重型颅脑损伤等颅压增高病人的治疗。皮质激素的使用方法分常规剂量和短期大剂量冲击疗法两种。在治疗中应注意防止并发高血糖、应激性溃疡和感染。但近年来对皮质激素的疗效提出了质疑,临床上也逐渐减少使用。

(3) 冬眠低温:冬眠低温是在神经节阻滞药物的保护下,加用物理降温使机体处以低温状态以作为治疗的方法。冬眠低温能保护血脑屏障,防治脑水肿;降低脑代谢率和耗氧量;保护脑细胞膜结构;减轻内源性毒性产物对脑组织的继发性损害。按低温程度可分为轻度低温(33～35℃)、中度低温(28～32℃)、深度低温(17～27℃)和超深低温(<16℃)。临床上一般采用轻度或中度低温,统称为亚低温。常用的冬眠合剂及作用特点见表19-1。

表19-1　常用冬眠合剂及其作用特点

	氯丙嗪	异丙嗪	哌替啶（度冷丁）	海得琴	乙酰普吗嗪	特点
冬眠Ⅰ号	50mg	50mg	100mg			作用较强;易致心率加快、血压下降
冬眠Ⅱ号		50mg	100mg	0.6mg		作用稍差;副作用小
冬眠Ⅲ号		50mg	100mg			作用稍差;副作用小
冬眠Ⅳ号		50mg	100mg		20mg	作用强,副作用小

第二节　脑　疝

颅内病变所致的颅内压增高达到一定程度时,可使一部分脑组织移位,通过一些孔隙,被挤至压力较低的部位,即为脑疝(brain herniation)。脑疝是颅脑疾病发展过程中的一种紧急而严重的情况,疝出的脑组织压迫脑的重要结构或生命中枢,如发现不及时或救治不力,往往导致严重后果,必须予以足够的重视。

根据发生部位和所疝出的组织的不同,脑疝可分为小脑幕切迹疝(颞叶钩回疝)、枕骨大孔疝(小脑扁桃体疝)、大脑镰疝(扣带回疝)和小脑幕切迹上疝(小脑蚓疝)等。这几种脑疝可以单独发生,也可同时或相继出现(图19-1)。

一、小脑幕切迹疝

(一) 病理生理

当幕上一侧占位病变不断增长引起颅内压增高时,脑干和患侧大脑半球向对侧移位。半球上部由于有大脑镰限制,移位较轻,而半球底部近中线结构如颞叶的钩回等则移位较明显,可疝入脚间池,形成小脑幕切迹疝(transtentorial herniation),使患侧的动眼神经、脑干、后交通动脉及大脑后动脉受到挤压和牵拉。

1. **动眼神经损害**　动眼神经受损的方式可能有四种:①颞叶钩回疝入脚间池内,直接压迫

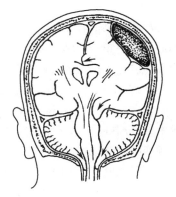

图19-1　颅内占位病变引起的小脑幕切迹疝、大脑镰疝和枕骨大孔疝

动眼神经及其营养血管;②钩回先压迫位于动眼神经上方的大脑后动脉,再使夹在大脑后动脉与小脑上动脉间的动眼神经间接受压;③脑干受压下移时,动眼神经遭受牵拉;④脑干受压,动眼神经核和邻近部位发生缺血、水肿或出血。

2. 脑干变化　小脑幕切迹疝发生后,不仅中脑直接受压,同时由于脑干下移引起的供血障碍,还可向上累及丘脑下部,向下影响脑桥乃至延髓。

(1) 脑干变形和移位:中脑受钩回疝挤压时,前后径变长,横径缩短,疝出的脑组织首先压迫同侧大脑脚。如继续发展则可累及整个中脑。脑干下移时使脑干纵行变形,严重时发生扭曲。

(2) 脑干缺血、水肿或出血:小脑幕切迹疝引起脑干缺血或出血的原因可能有两种:①脑干受压,静脉回流不畅、淤滞,以致破裂出血;②脑干下移远较基底动脉下移为甚(基底动脉受大脑后动脉、后交通动脉和颈内动脉固定),造成中脑和脑桥上部旁中区的动脉受牵拉,引起血管痉挛或脑干内小动脉破裂出血,导致脑干缺血或出血,并继发水肿和软化。

3. 脑脊液循环障碍　中脑周围的脑池是脑脊液循环的必经之路,小脑幕切迹疝可使该脑池阻塞,导致脑脊液向幕上回流障碍。此外,脑干受压、变形、扭曲时,可引起中脑导水管梗阻,使导水管以上的脑室系统扩大,形成脑积水,颅内压进一步升高。

4. 疝出的脑组织的改变　疝出的脑组织如不能及时还纳,可因血液回流障碍而发生充血、水肿以致嵌顿,更严重地压迫脑干。

5. 枕叶梗死　后交通动脉或大脑后动脉直接受压、牵张,可引起枕叶梗死。

(二) 临床表现

1. 颅内压增高　表现为头痛加重,呕吐频繁,躁动不安,提示病情加重。

2. 意识障碍　病人逐渐出现意识障碍,由嗜睡、朦胧到浅昏迷、昏迷,对外界的刺激反应迟钝或消失,系脑干网状结构上行激活系统受累的结果。

3. 瞳孔变化　最初可有时间短暂的患侧瞳孔缩小,但多不易被发现。以后该侧瞳孔逐渐散大,对光反射迟钝、消失,说明动眼神经背侧部的副交感神经纤维已受损。晚期则双侧瞳孔散大,对光反射消失,眼球固定不动。

4. 锥体束征　由于患侧大脑脚受压,出现对侧肢体力弱或瘫痪,肌张力增高,腱反射亢进,病理反射阳性。有时由于脑干被推向对侧,使对侧大脑脚与小脑幕游离缘相挤压,造成脑疝同侧的锥体束征,需注意分析,以免导致病变定侧的错误。

5. 生命体征改变　表现为血压升高,脉缓有力,呼吸深慢,体温上升。到晚期,生命中枢逐渐衰竭,出现潮式或叹息样呼吸,脉弱,血压和体温下降;最后呼吸停止,继而心跳亦停止。

(三) 治疗

根据典型的临床表现,小脑幕切迹疝的诊断并不困难。但临床上由于发现不及时或处理不当而酿成严重后果甚至死亡者,并不鲜见。因此,对颅内压增高的病人,应抓紧时间明确诊断,力争在脑疝未形成前或脑疝早期进行处理。一旦出现典型的脑疝征象,应按具体情况,做如下紧急处理:①维持呼吸道通畅;②立即经静脉推注 20% 甘露醇溶液 250～500ml;③病变性质和部位明确者,立即手术切除病变;尚不明确者,尽快检查确诊后手术或做姑息性减压术(颞肌下减压术,部分脑叶切除减压术);④对有脑积水的病人,立即穿刺侧脑室做外引流,待病情缓解后再开颅切除病变或做脑室-腹腔分流术。

经以上处理,疝出的脑组织多可自行还纳,表现为散大的瞳孔逐渐回缩,病人意识好转。但也有少数病人症状不改善,估计疝出的脑组织已嵌顿。术中可用脑压板将颞叶底面轻轻上抬或切开小脑幕,使嵌顿的脑组织得到缓解,并解除其对脑干的压迫。

二、枕骨大孔疝

颅内压增高时,小脑扁桃体经枕骨大孔疝出到颈椎管内,称为枕骨大孔疝(transforamen

Notes

magna herniation)或小脑扁桃体疝。多发生于颅后窝占位病变,也见于小脑幕切迹疝晚期。枕骨大孔疝分为慢性疝出和急性疝出两种。前者见于长期颅内压增高或颅后窝占位病变的病人,症状较轻;后者多突然发生,或在慢性疝出的基础上因某些诱因,如腰椎穿刺或排便用力,使疝出程度加重,延髓生命中枢遭受急性压迫而功能衰竭,病人常迅速死亡。

（一）病理生理

颅后窝容积小,因此其代偿缓冲容积也小,较小的占位病变即可使小脑扁桃体经枕骨大孔疝入颈椎管上端,造成以下病理变化:①慢性延髓受压,病人可无明显症状或症状轻微;急性延髓受压常很快引起生命中枢衰竭,危及生命。②脑脊液循环障碍,由于第四脑室正中孔梗阻引起的脑积水和小脑延髓池阻塞所致的脑脊液循环障碍,均可使颅内压进一步升高,脑疝程度加重。③疝出脑组织的改变,疝出的小脑扁桃体发生充血、水肿或出血,使延髓和颈髓上段受压加重。慢性疝出的扁桃体可与周围结构粘连。

（二）临床表现

1. 枕下疼痛、项强或强迫头位　疝出组织压迫颈上部神经根,或因枕骨大孔区脑膜或血管壁的敏感神经末梢受牵拉,可引起枕下疼痛。为避免延髓受压加重,机体发生保护性或反射性颈肌痉挛,病人头部维持在适当位置。

2. 颅内压增高　表现为头痛剧烈,呕吐频繁,慢性脑疝病人多有视盘水肿。

3. 后组脑神经受累　由于脑干下移,后组脑神经受牵拉,或因脑干受压,出现眩晕、听力减退等症状。

4. 生命体征改变　慢性疝出者生命体征变化不明显;急性疝出者生命体征改变显著,迅速发生呼吸和循环障碍,先呼吸减慢,脉搏细速,血压下降,很快出现潮式呼吸和呼吸停止,如不采取措施,不久心跳也停止。

与小脑幕切迹疝相比,枕骨大孔疝的特点是:生命体征变化出现较早,瞳孔改变和意识障碍出现较晚。

（三）治疗

治疗原则与小脑幕切迹疝基本相同。凡有枕骨大孔疝症状而诊断已明确者,宜尽早手术切除病变;症状明显且有脑积水者,应及时作脑室穿刺并给予脱水剂,然后手术处理病变;对呼吸骤停的病人,立即做气管插管辅助呼吸,同时行脑室穿刺引流,静脉内推注脱水剂,并紧急开颅清除原发病变。术中将枕骨大孔后缘和寰椎后弓切除,硬膜敞开或扩大修补,解除小脑扁桃体疝的压迫。如扁桃体与周围结构粘连,可试行粘连松解。必要时可在软膜下切除水肿、出血的小脑扁桃体,以减轻对延髓和颈髓上段的压迫及疏通脑脊液循环通路。

（周定标）

第二十章　颅脑损伤

第一节　概　　述

颅脑损伤(craniocerebral injury)在平时和战时均常见,仅次于四肢伤,平时主要因交通事故、坠落、跌倒等所致,战时则多因火器伤造成。多年来,尽管在颅脑损伤的临床诊治及相关基础研究方面取得了许多进展,但其死亡率和致残率依然高居身体各部位损伤之首。

(一)颅脑损伤方式

外界暴力造成颅脑损伤有两种方式:一种是暴力直接作用于头部引起的损伤,称为直接损伤;另一种是暴力作用于身体其他部位,然后传导至头部所造成的损伤,称为间接损伤。

1. 直接损伤

(1)加速性损伤:相对静止的头部突然遭受外力打击,头部沿外力作用方向呈加速运动而造成的损伤,称为加速性损伤,例如钝器击伤即属于此类。这种方式造成的损伤主要发生在着力部位,即着力伤(coup injury)。

(2)减速性损伤:运动着的头部突然撞于静止的物体所引起的损伤,称为减速性损伤,例如坠落或跌倒时头部着地即属于此类损伤。这种方式所致的损伤不仅发生于着力部位,也常发生于着力部位的对侧,即对冲伤(contrecoup injury)。

(3)挤压性损伤:两个不同方向的外力同时作用于头部,颅骨发生严重变形而造成的损伤,称为挤压性损伤,如车轮压轧伤和新生儿产伤等。

2. 间接损伤　①坠落时双足或臀部着地,外力经脊柱传导至颅底引起颅底骨折和脑损伤;②外力作用于躯干,引起躯干突然加速运动时,头颅由于惯性,其运动落后于躯干,于是在颅颈之间发生强烈的过伸或过屈,或先过伸后又回跳性地过屈,犹如挥鞭样动作,造成颅颈交界处延髓与脊髓连接部的损伤,即挥鞭伤(whiplash injury);③胸部突然遭受挤压时,胸腔压力升高,经上腔静脉逆行传递,使该静脉所属的上胸、肩颈、头面皮肤和黏膜及脑组织发生弥散点状出血,称为创伤性窒息(traumatic asphyxia)。

临床实际工作中所见的颅脑损伤,因单一方式所致者固然较多,但几种不同损伤相继发生者并不少见。如车辆从伤员后方撞击其背部,可造成挥鞭性损伤,继而伤员倒地,头部撞于地面,又发生减速性损伤,然后其又被碾压于车轮之下,形成挤压性损伤。因此,必须对每个伤员的受伤方式进行认真分析,方能做出正确判断。

(二)颅脑损伤分类

颅脑损伤的伤情轻重不一,病理变化和伤后演变过程不同,治疗措施有异,因而临床上需要有一个与之相适应的分类方法,以指导医疗实践。目前,国际上较通用的一种方法是根据格拉斯哥昏迷计分(Glasgow coma scale,GCS)所作的伤情分类法。GCS 由英国格拉斯哥颅脑损伤研究所的 Teasdale 和 Jennet 提出(1974 年),分别对伤员的运动、言语、睁眼反应评分(表 20-1),再累计得分,作为判断伤情的依据。轻型:13～15 分,伤后昏迷时间<20 分钟;中型:9～12 分,伤后昏迷 20 分钟～6 小时;重型:3～8 分,伤后昏迷>6 小时,或在伤后 24 小时内意识恶化并昏迷>6 小时。

表 20-1 格拉斯哥昏迷计分(GCS)

项目	最佳反应状态	评分
运动能力	按吩咐运动	6
	对疼痛刺激产生定位反应	5
	对疼痛刺激产生屈曲退缩反应(原文是 flexion-withdrawal)	4
	对刺痛屈肌去皮层姿势反应/异常屈曲(去皮层状态)(原文:flexor/decorticate posturing to painful stimulus)	3
	对刺痛伸肌去脑状态/异常伸展(去脑状态)(原文:extensor/decerebrate posturing to painful stimulus)	2
	无反应	1
语言能力	正常交谈	5
	胡言乱语	4
	只能说出单词(不适当的)	3
	只能发音	2
	不能发音	1
睁眼能力	自发睁眼	4
	能通过语言吩咐睁眼	3
	通过疼痛刺激睁眼	2
	不能睁眼	1

第二节　头 皮 损 伤

头皮损伤均由直接外力造成,损伤类型与致伤物种类密切相关。钝器常造成头皮挫伤、不规则裂伤或血肿,锐器大多造成整齐的裂伤,发辫卷入机器则可引起撕脱伤。单纯头皮损伤一般不会引起严重后果,但在颅脑损伤的诊治中不可忽视,因为:①根据头皮损伤的情况可推测外力的性质和大小,而且头皮损伤的部位常是着力部位,而着力部位对判断脑损伤的位置十分重要;②头皮血供丰富,伤后极易失血,部分伤员尤其是小儿可因此导致休克;③虽然头皮抗感染和愈合能力较强,但处理不当,一旦感染,便有向深部蔓延引起颅骨骨髓炎和颅内感染的可能。

一、头 皮 血 肿

头皮富含血管,遭受钝性打击或碰撞后,可使血管破裂,而头皮仍保持完整,形成血肿。

皮下血肿(subcutaneous hematoma)比较局限,无波动,周边较中心区为硬,易误认为凹陷骨折,必要时可摄 X 线平片进行鉴别。此种血肿一般无需处理,数日后可自行吸收。帽状腱膜下血肿(subgaleal hematoma)较大,甚至可延及全头,不受颅缝限制,触之较软,有明显波动。婴幼儿巨大帽状腱膜下血肿可引起贫血甚至休克。血肿较小者可加压包扎,待其自行吸收;若血肿较大,则应在严格皮肤准备和消毒下穿刺抽吸,然后再加压包扎。经反复穿刺、加压包扎血肿仍不能缩小者,需注意是否有凝血障碍或其他原因。对已有感染的血肿,需切开引流。骨膜下血肿(subperiosteal hematoma)也较大,但不超越颅缝,张力较高,可有波动。诊断时应注意是否伴有颅骨骨折。处理原则与帽状腱膜下血肿相仿,但对伴有颅骨骨折者不宜强力加压包扎,以防血液经骨折缝流入颅内,引起硬脑膜外血肿。

Notes

二、头皮裂伤

因锐器所致的头皮裂伤(scalp laceration)较平直,创缘整齐,除少数锐器可进入颅内造成开放性颅脑损伤外,大多数裂伤仅限于头皮,虽可深达骨膜,但颅骨常完整。因钝器或头部碰撞造成的头皮裂伤多不规则,创缘有挫伤痕迹,常伴颅骨骨折或脑损伤。

头皮裂伤系头皮的开放伤,处理原则是尽早施行清创缝合,即使伤后已达24小时,只要无明显感染征象,仍可彻底清创一期缝合。术中应将裂口内的头发、泥沙等异物彻底清除;明显挫裂污染的创缘应切除,但不可切除过多,以免缝合时产生张力;注意有无颅骨骨折或碎骨片,如发现脑脊液或脑组织外溢,应按开放性颅脑损伤处理。术后给予抗生素。

三、头皮撕脱伤

头皮撕脱伤(scalp avulsion)是最严重的头皮损伤,几乎均因发辫卷入转动的机器所致。由于皮肤、皮下组织和帽状腱膜三层紧密连接,所以在强烈的牵扯下,往往将头皮自帽状腱膜下间隙全层撕脱,有时还连同部分骨膜。撕脱范围与受到牵扯的头发面积相关,严重者整个头皮甚至连前部的额肌一起撕脱。伤后失血多,易发生休克,应及时处理。头皮撕脱伤应根据伤后时间、撕脱是否完全、撕脱头皮的条件、颅骨是否裸露、创面有无感染征象等情况采用不同的方法处理:①若皮瓣尚未完全脱离且血供尚好,可在细致清创后原位缝合;②如皮瓣已完全脱落,但完整,无明显污染,血管断端整齐,且伤后未超过6小时,可在清创后试行头皮血管(颞浅动脉、颞浅静脉或枕动脉、枕静脉)吻合,再全层缝合撕脱的头皮;如因条件所限,不能采用此法,则需将撕脱的头皮瓣切薄成类似的中厚皮片,置于骨膜上,再缝合包扎;③如撕脱的皮瓣挫伤或污染较重已不能利用,而骨膜尚未撕脱,又不能做转移皮瓣时,可取腹部或大腿中厚皮片做游离植皮;若骨膜已遭破坏,颅骨外露,可先做局部筋膜转移,再植皮;④伤后已久,创面已有感染或经上述处理失败者,只能行创面清洁和更换敷料,待肉芽组织生长后再行邮票状植皮。如颅骨裸露,还需做多处颅骨钻孔至板障层,等钻孔处长出肉芽后再植皮。

第三节　颅骨骨折

闭合性颅脑损伤中有颅骨骨折者占15%~20%。颅骨骨折(skull fracture)的重要性常常并不在于骨折本身,而在于可能同时并发的脑膜、脑、颅内血管和脑神经的损伤。

（一）发生机制

颅骨遭受外力时是否造成骨折,主要取决于外力大小、作用方向和致伤物与颅骨接触的面积以及颅骨的解剖结构特点。外力作用于头部瞬间,颅骨产生弯曲变形;外力作用消失后,颅骨又立即弹回。如外力较大,使颅骨的变形超过其弹性限度,即发生骨折。

颅骨骨折的性质和范围主要取决于致伤物的大小和速度:致伤物体积大,速度慢,多引起线形骨折;体积大,速度快,易造成凹陷骨折;体积小,速度快,则可导致圆锥样凹陷骨折或穿入性骨折。外力作用于头部的方向与骨折的性质和部位也有很大关系:垂直打击于颅盖部的外力常引起着力点处的凹陷骨折或粉碎骨折;斜向外力打击于颅盖部,常引起线形骨折。此外,伤者年龄、着力点的部位、着力时头部固定与否与骨折的关系也很密切。

（二）分类

1. **按骨折形态分为**　线形骨折、凹陷骨折、粉碎骨折、洞形(穿入性)骨折。粉碎骨折多呈凹陷性,一般列入凹陷骨折内。洞形骨折多见于火器伤。

2. **按骨折部位分为**　颅盖骨折、颅底骨折。

3. **按创伤性质分为**　闭合性骨折、开放性骨折,依骨折部位是否与外界相通区别。颅底骨折

Notes

虽不与外界直接沟通,但如伴有硬脑膜破损引起脑脊液漏或颅内积气,一般视为内开放性骨折。

一、颅盖骨折

颅盖骨折按形态可分为线形骨折(linear fracture)和凹陷骨折(depressed fracture)两种。前者包括颅缝分离,较多见,后者包括粉碎骨折。线形骨折几乎均为颅骨全层骨折,个别仅为内板断裂。骨折线多为单一者,也可多发,呈线条状或放射状,宽度一般为数毫米,偶尔可达1cm以上。凹陷骨折绝大多数为颅骨全层凹陷,个别仅为内板内陷。陷入骨折片周边的骨折线呈环状或放射状。婴幼儿颅骨质软,着力部位可产生看不到骨折线的乒乓球样凹陷。

(一) 临床表现和诊断

线形骨折除可能伴有的头皮损伤(挫裂伤、头皮血肿)外,骨折本身仅靠触诊很难发现,常需依赖X线片或CT骨窗相。但纤细的骨折线有时仍可被遗漏。

范围较大和明显的凹陷骨折,软组织出血不多时,触诊多可确定。但小的凹陷骨折易与边缘较硬的头皮下血肿混淆,需经X线平片或CT骨窗相方能鉴别。凹陷骨折因骨片陷入颅内,使局部脑组织受压或产生挫裂伤,临床上可出现相应的病灶症状和局限性癫痫。如并发颅内血肿,可产生颅内压增高症状。凹陷骨折刺破静脉窦可引起致命的大出血。

(二) 治疗

线形骨折本身无需处理,但如果骨折线通过脑膜血管沟或静脉窦时,应警惕发生硬膜外血肿的可能。

对凹陷骨折是否需要手术,意见尚不一致。目前一般认为,凡凹陷深度>1cm;位于重要功能区;骨折片刺入脑内;骨折引起瘫痪、失语等功能障碍或局限性癫痫者,应手术治疗,将陷入骨折片撬起复位,或摘除碎骨片后做颅骨成形。非功能区的轻度凹陷,或无脑受压症状的静脉窦处凹陷骨折,不应手术。

二、颅底骨折

颅底骨折(skull base fracture)大多由颅盖骨折延伸而来,少数可因头部挤压伤或着力部位于颅底水平的外伤所造成。颅底骨折绝大多数为线形骨折。由于颅底结构上的特点,横行骨折线在颅前窝可由眶顶到达筛板甚至延伸至对侧,在颅中窝常沿岩骨前缘走行甚至将蝶鞍横断。纵行骨折线邻近中线者,常在筛板视神经孔、破裂孔、岩骨内侧和岩枕裂直达枕骨大孔的线上,靠外侧卵圆孔者则常在眶顶、圆孔和卵圆孔的线上,甚至将岩骨横断(图20-1)。

(一) 临床表现和诊断

临床表现主要有:①耳、鼻出血或脑脊液漏;②脑神经损伤;③皮下或黏膜下瘀斑。

1. **颅前窝骨折** 骨折多累及额骨水平部(眶顶)和筛骨。骨折出血可经鼻流出,或进入眶内在眼睑和球结膜下形成瘀斑,俗称"熊猫眼"或"眼镜征"。脑膜撕裂者,脑脊液可沿额窦或筛窦再经鼻流出形成脑脊液鼻漏。气体经额窦或筛窦进入颅内可引起颅内积气。常伴嗅神经损伤。

2. **颅中窝骨折** 骨折可累及蝶骨和颞骨。血液和脑脊液经蝶窦流入上鼻道再经鼻孔流出形成鼻漏。若骨折线累及颞骨岩部,血液和脑脊液可经中耳和破裂的鼓膜由外耳道流出,形成耳漏;如鼓膜未破,则可沿耳咽管入鼻腔形成鼻漏。颞骨岩部骨折常发生面神经和听

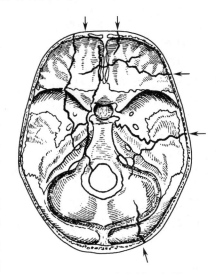

图 20-1 颅底骨折示意图

神经损伤。如骨折线居内侧,亦可累及视神经、动眼神经、滑车神经、三叉神经和展神经。靠外侧的颅中窝骨折可引起颞部肿胀。

3. 颅后窝骨折　骨折常累及岩骨和枕骨基底部。在乳突和枕下部可见皮下淤血,或在咽后壁发现黏膜下淤血。骨折线居内侧者可出现舌咽神经、迷走神经、副神经和舌下神经损伤。

颅底骨折偶尔可伤及颈内动脉,造成颈动脉-海绵窦瘘或大量鼻出血。与颅盖骨折不同,颅底骨折的诊断主要依靠临床表现,头颅 X 线平片的价值有限。但 CT 扫描对颅底骨折有诊断意义,通过对窗宽和窗距的调节(骨窗相)常能显示骨折部位,还能发现颅内积气。

(二)治疗

颅底骨折如为闭合性,骨折本身无特殊处理。若脑膜同时撕裂产生脑脊液漏、颅内积气,或伴有脑神经损伤、血管损伤,则应视具体情况分别处理。

第四节　脑　损　伤

颅脑损伤中最为重要的当属脑损伤。脑损伤分为原发性损伤和继发性损伤两大类。本节介绍原发性脑损伤,包括脑震荡(cerebral concussion)和脑挫裂伤(cerebral contusion)。继发性脑损伤包括脑水肿、脑肿胀和颅内血肿等,其中颅内血肿将在第五节介绍。

(一)发生机制

了解颅脑损伤的方式和发生机制,结合外力作用的部位和方向,常能推测脑损伤的部位和性质,在临床诊治中有十分重要的意义。

脑损伤的发生机制比较复杂。一般认为,造成脑损伤的基本因素有两种:①外力作用于头部,由于颅骨内陷和迅即回弹或骨折引起的脑损伤,这种损伤常发生在着力部位;②头部遭受外力后的瞬间,脑与颅骨之间的相对运动造成的损伤,这种损伤既可发生在着力部位,也可发生在着力部位的对侧,即对冲伤。这两种因素在加速性损伤和减速性损伤中所起的作用不尽相同。在加速性损伤中,主要是第一种因素起作用。在减速性损伤中,上述两种因素则均有重要意义,而且事实上,因脑与颅骨之间的相对运动所造成的脑损伤可能更多见、更严重。由于枕骨内面和小脑幕表面比较平滑,而颅前窝和颅中窝底凹凸不平,因此,在减速性损伤中,无论着力部位在枕部抑或额部,脑损伤均多见于额叶、颞叶前部和底面(图 20-2)。

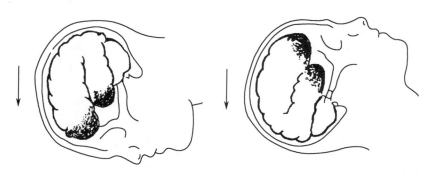

图 20-2　减速性损伤中的着力部位和脑损伤位置

(二)分类

1. 按脑损伤发生的时间和机制分为原发性脑损伤和继发性脑损伤。前者是指外力作用于头部时立即发生的损伤,后者是指受伤一定时间后出现的脑损害。

2. 按脑与外界是否相通分为闭合性脑损伤和开放性颅脑损伤。凡硬脑膜完整的脑损伤均属于闭合伤;硬脑膜破裂,脑与外界相通者则为开放伤。

Notes

一、脑震荡

脑震荡是最轻的脑损伤，其特点为伤后即刻发生短暂的意识障碍和近事遗忘。

(一) 发生机制和病理

关于脑震荡的发生机制，至今尚有争议。一般认为脑震荡引起的意识障碍主要是脑干网状结构受损的结果。这种损害与颅脑损伤时脑脊液的冲击（脑脊液经脑室系统骤然移动）、外力打击瞬间产生的颅内压力变化、脑血管功能紊乱、脑干的机械性牵拉或扭曲等因素有一定关系。

传统观念认为，脑震荡仅是中枢神经系统暂时的功能障碍，并无可见的器质性损害。但近年来的研究发现，受力部位的神经元线粒体、轴突肿胀，间质水肿；脑脊液中乙酰胆碱和钾离子浓度升高，影响轴突传导或脑组织代谢的酶系统紊乱。临床资料也证实，有半数脑震荡病人的脑干听觉诱发电位检查提示有器质性损害。有学者指出，脑震荡可能是一种最轻的弥漫性轴索损伤。

(二) 临床表现和诊断

伤后立即出现短暂的意识丧失，持续数分钟至十几分钟，一般不超过半小时。有的仅表现为瞬间意识混乱或恍惚，并无昏迷。同时伴有面色苍白、瞳孔改变、出冷汗、血压下降、脉弱、呼吸浅慢等自主神经和脑干功能紊乱的表现。意识恢复后，对受伤当时和伤前近期的情况不能记忆，即逆行性遗忘。多有头痛、头晕、疲乏无力、失眠、耳鸣、心悸、畏光、情绪不稳、记忆力减退等症状，一般持续数日、数周，少数持续时间较长。

神经系统检查多无明显阳性体征。如做腰椎穿刺，显示颅内压力正常和脑脊液检查无红细胞。CT 检查颅内无异常。

(三) 治疗

脑震荡无需特殊治疗，一般卧床休息 5～7 天，酌用镇静、镇痛药物，做好解释工作，消除病人的畏惧心理，多数病人在 2 周内恢复正常，预后良好。

二、脑挫裂伤

脑挫裂伤是外力造成的原发性脑器质性损伤，既可发生于着力部位，也可在对冲部位。

(一) 病理

脑挫裂伤轻者仅见局部软膜下皮质散在点片状出血。较重者损伤范围较广泛，常有软膜撕裂，深部白质亦受累。严重者脑皮质及其深部的白质广泛挫碎、破裂、坏死，局部出血、水肿，甚至形成血肿。显微镜下可见脑组织出血，皮质分层不清或消失；神经元胞质空泡形成，尼氏体消失，核固缩、碎裂、溶解，轴突肿胀、断裂，髓鞘崩解；胶质细胞变性、肿胀；毛细血管充血，细胞外间隙水肿。

(二) 临床表现

脑挫裂伤病人的临床表现可因损伤部位、范围、程度不同而相差悬殊。轻者仅有轻微症状，重者深昏迷，甚至迅即死亡。

1. **意识障碍**　是脑挫裂伤最突出的症状之一。伤后立即发生，持续时间长短不一，由数分钟至数小时、数日、数月乃至迁延性昏迷，与脑损伤轻重相关。

2. **头痛、恶心、呕吐**　也是脑挫裂伤最常见的症状。疼痛可局限于某一部位（多为着力部位），亦可为全头性疼痛，间歇或持续，在伤后 1～2 周内最明显，以后逐渐减轻，可能与蛛网膜下腔出血、颅内压增高或脑血管运动功能障碍相关。伤后早期的恶心、呕吐可因受伤时第四脑室底的呕吐中枢受到脑脊液冲击、蛛网膜下腔出血对脑膜的刺激或前庭系统受刺激引起，较晚发生的呕吐大多由于颅内压变化而造成。

3. **生命体征**　轻度和中度脑挫裂伤病人的血压、脉搏、呼吸多无明显改变。严重脑挫裂伤，

Notes

由于出血和水肿引起颅内压增高,可出现血压上升、脉搏徐缓、呼吸深慢,危重者出现病理呼吸。

4. 局灶症状和体征　伤后立即出现与脑挫裂伤部位相应的神经功能障碍或体征,如运动区损伤出现对侧瘫痪,语言中枢损伤出现失语等。但额叶和颞叶前端等"哑区"损伤后,可无明显局灶症状或体征。

(三) 诊断

根据伤后立即出现的意识障碍、局灶症状和体征及较明显的头痛、恶心、呕吐等,脑挫裂伤的诊断多可成立。但由于此类病人往往因意识障碍而给神经系统检查带来困难,加之脑挫裂伤最容易发生在额极、颞极及其底面等"哑区",病人可无局灶症状和体征,因而确诊常需依靠必要的辅助检查。

CT 扫描能清楚地显示脑挫裂伤的部位、范围和程度,是目前最常应用、最有价值的检查手段。脑挫裂伤的典型 CT 表现为局部脑组织内有高低密度混杂影,点片状高密度影为出血灶,低密度影则为水肿区(图 20-3)。此外,根据 CT 扫描,还可了解脑室受压、中线结构移位等情况。MRI 检查时间较长,一般很少用于急性颅脑损伤的诊断。但对较轻的脑挫裂伤灶的显示,MRI 优于 CT。X 线片虽然不能显示脑挫裂伤,但了解有无骨折,对着力部位、致伤机制、伤情判断有一定意义。

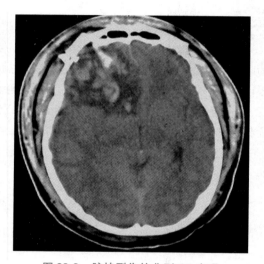

图 20-3　脑挫裂伤的典型 CT 表现

腰椎穿刺检查脑脊液是否含血,可与脑震荡鉴别。同时可测定颅内压或引流血性脑脊液以减轻症状。但对颅内压明显增高的病人,腰椎穿刺应谨慎或禁忌。

(四) 治疗和预后

1. 严密观察病情　脑挫裂伤病人早期病情变化较大,应由专人护理,有条件者应送入重症监护病房(intensive care unit, ICU),密切观察其意识、瞳孔、生命体征和肢体活动变化,必要时应做颅内压监护并及时复查 CT。

2. 一般处理

(1) 体位:如病人意识清楚,可抬高床头 15°~30°,以利于颅内静脉血回流。但对昏迷病人,宜取侧卧位或侧俯卧位,以免唾液或呕吐物误吸。

(2) 保持呼吸道通畅:是脑挫裂伤处理中的一项重要措施。呼吸道梗阻可加重脑水肿,使颅内压进一步升高,导致病情恶化。因此,对昏迷病人必须及时清除呼吸道分泌物。短期不能清醒者,应早做气管切开。呼吸减弱、潮气量不足的病人,宜用呼吸机辅助呼吸。定期做呼吸道分泌物细菌培养和药敏试验,选择有效抗生素,防治呼吸道感染。

(3) 营养支持:营养状态差将降低机体的免疫力和修复功能,容易发生并发症。早期可采用肠道外营养,经静脉输入 5% 或 10% 葡萄糖液、10% 或 20% 脂肪乳剂、复方氨基酸液、维生素等。一般经 3~4 日,肠蠕动恢复后,即可经鼻胃管补充营养。少数病人由于呕吐、腹泻或消化道出血,长时间处于营养不良状态,可经大静脉输入高浓度、高营养液体。个别长期昏迷者,可考虑行胃造瘘术。

(4) 躁动和癫痫的处理:对躁动不安者应查明原因,如疼痛、尿潴留、颅内压增高、体位不适、缺氧、休克等,并作相应处理。应特别警惕躁动可能为脑疝发生前的表现。脑挫裂伤后癫痫发作可进一步加重脑缺氧,癫痫呈连续状态者如控制不力可危及生命,应视为紧急情况,联合应用多种抗癫痫药物控制。

Notes

（5）高热的处理：高热可使代谢率增高，加重脑缺氧和脑水肿，必须及时处理。中枢性高热，可取冬眠低温治疗。其他原因（如感染）所致的高热，应按原因不同分别处理。

（6）脑保护、促苏醒和功能恢复治疗：巴比妥类药物（戊巴比妥或硫喷妥钠）有清除自由基、降低脑代谢率的作用，可改善脑缺血缺氧，有益于重型脑损伤的治疗。神经节苷脂（GM1）、胞磷胆碱、醋谷胺、盐酸吡硫醇和能量合剂等药物及高压氧治疗，对部分病人的苏醒和功能恢复可能有帮助。

3. 防止脑水肿或脑肿胀 除原发性脑损伤特别严重者伤后立即或迅速死亡外，继发性脑水肿或脑肿胀和颅内血肿是导致脑挫裂伤病人早期死亡的主要原因。因此，控制脑水肿或脑肿胀是治疗脑挫裂伤最为重要的环节之一。具体方法见本书第二十四章"颅内压增高"章节的治疗部分。

4. 手术治疗 下列情况下应考虑手术：①继发性脑水肿严重，脱水治疗无效，病情日趋恶化；②颅内血肿清除后，颅内压无明显缓解，脑挫裂伤区继续膨出，而又除外了颅内其他部位血肿；③脑挫裂伤灶或血肿清除后，伤情一度好转，以后又恶化出现脑疝。手术方法包括脑挫裂伤灶清除、额极或颞极切除、颞肌下减压或骨瓣切除减压等。

脑挫裂伤病人的预后与下列因素相关：①脑损伤部位、程度和范围；②有无脑干或下丘脑损伤；③是否合并其他脏器损伤；④年龄；⑤诊治是否及时恰当。

三、弥漫性轴索损伤

脑弥漫性轴索损伤是头部遭受加速性旋转外力作用时，因剪应力造成的以脑内神经轴索肿胀断裂为主要特征的损伤，在重型颅脑损伤中占28%～50%，诊断、治疗困难，预后差。

（一）病理

脑弥漫性轴索损伤好发于神经轴索聚集区，如胼胝体、脑干、灰白质交界处、小脑、内囊和基底节。肉眼可见损伤区组织间裂隙和血管撕裂性出血灶，一般不伴明显脑挫裂伤和颅内血肿。显微镜下发现轴缩球（axonal retraction ball）是确认弥漫性轴索损伤的主要依据。轴缩球是轴索断裂后，近断端轴浆溢出膨大的结果，为圆形或卵圆形小体，直径5～20μm，一般在伤后12小时出现，2周内逐渐增多，持续约2个月。

根据病理所见，弥漫性轴索损伤可分为三级：Ⅰ级，显微镜下发现轴缩球，分布于轴索聚集区，以胼胝体和矢状窦旁白质区为主；Ⅱ级，除具有Ⅰ级特点外，肉眼可见胼胝体有撕裂出血灶；Ⅲ级，除具有Ⅱ级特点外，尚可见脑干上端背外侧组织撕裂出血灶。

（二）临床表现

1. 意识障碍 伤后即刻发生的长时间的严重意识障碍是弥漫性轴索损伤的典型临床表现。损伤级别越高，意识障碍越重，特别严重者数小时内即死亡，即使幸存下来，也多呈严重失能或植物状态。一般认为，弥漫性轴索损伤病人无伤后清醒期。但近年来的研究发现，轻型损伤者伤后可有清醒期，甚至能言语。

2. 瞳孔和眼球运动改变 部分病人可有单侧或双侧瞳孔散大，广泛损伤者可有双眼向损伤对侧和向下凝视。但此种改变缺乏特异性。

（三）诊断

虽然伤后即刻发生的意识障碍是弥漫性轴索损伤的典型表现，但仅据意识障碍，难以确诊，必须依靠影像学检查。然而，无论CT抑或MRI，均不能直接显示受损的轴索，只能以弥漫性轴索损伤中的组织撕裂出血作为诊断的间接依据。组织撕裂出血在高分辨率CT上表现为胼胝体、脑干上端、内囊和底节区、白质等部位的小灶状高密度影，一般不伴周围水肿或其他损害。但无出血的组织撕裂，CT不能显示，因此CT正常不能除外弥漫性轴索损伤。MRI优于CT。在弥漫性轴索损伤急性期，组织撕裂出血灶在T_1加权像中呈高信号，在T_2加权像中呈低信号；非出血性组织撕裂在T_1加权像中呈低信号，T_2加权像中呈高信号。

目前较为公认的诊断标准为：①伤后持续昏迷（>6小时）；②CT示脑组织撕裂出血或正常；

Notes

③颅内压正常但临床状况差;④无明确脑结构异常的伤后持续植物状态;⑤创伤后期弥漫性脑萎缩;⑥尸检见特征性病理改变。关于弥漫性轴索损伤与原发性脑干损伤和脑震荡的关系,近年来有一些新的见解。不少人认为,原发性脑干损伤实际上就是最重的(Ⅲ级)弥漫性轴索损伤,而脑震荡则是最轻的一类。

(四)治疗和预后

尽管弥漫性轴索损伤的基础研究取得了不少进展,但在治疗方面仍无突破,还是采用传统的方法,包括呼吸道管理、过度换气和吸氧、低温、钙拮抗剂、激素、脱水、巴比妥类药物等。治疗过程中若病情恶化,应及时复查 CT,如发现颅内血肿或严重脑水肿,需立即手术,清除血肿或行减压术。

弥漫性轴索损伤的致死率和致残率很高。据报道,几乎所有植物生存的脑损伤病人及 1/3 的脑损伤死亡病例,都由弥漫性轴索损伤所引起。国内资料显示,弥漫性轴索损伤的死亡率高达 64%。究其原因,除因脑干受损引起中枢性功能衰竭外,还与严重持久的意识障碍所致的多系统并发症相关。

四、原发性脑干损伤

脑干损伤分为原发性与继发性两类。前者是指受伤当时直接发生的脑干损害;后者是由于颅内血肿或脑水肿引起的脑疝对脑干压迫造成的损害。这里仅介绍原发性脑干损伤。原发性脑干损伤在颅脑损伤中约占 2%,在重型颅脑损伤中占 5%~7%。可在下列情况下发生:①头部侧方着力,脑干与同侧小脑幕游离缘挫伤;前额部着力,与斜坡冲撞致伤;枕后着力,与枕骨大孔缘撞击受伤;②旋转性损伤中,脑干遭受牵拉和扭转而受伤;③在挥鞭样损伤中,延髓与颈髓交界处受伤;④双足或臀部着地引起延髓损伤。

(一)病理

脑干损伤的病理变化轻重不一。轻者仅有显微镜下可见的点状出血和局限性水肿。重者可见脑干内神经结构断裂,局灶性或大片出血、水肿和软化。

(二)临床表现

1. **意识障碍**　伤后立即出现,多较严重,持续时间长。损伤严重者呈深昏迷,所有反射消失,四肢软瘫。较轻者对疼痛刺激可有反应,角膜和吞咽反射尚存在,躁动不安。

2. **瞳孔变化**　较常见。表现为双瞳不等大、大小多变,或双瞳极度缩小,或双瞳散大。

3. **眼球位置和运动异常**　脑干损伤累及动眼神经核、滑车神经核或展神经核,可导致斜视、复视和相应的眼球运动障碍。若眼球协同运动中枢受损,可出现双眼协同运动障碍。

4. **锥体束征和去脑强直**　脑干损伤早期多表现为软瘫,反射消失,以后出现腱反射亢进和病理反射。严重者可有去脑强直,此为脑干损伤的特征性表现。强直可为阵发性,也可呈持续性,或由阵发转为持续。

5. **生命体征变化**　伤后立即出现呼吸功能紊乱是脑干严重损伤的重要征象之一,表现为呼吸节律不整、抽泣样呼吸或呼吸停止。同时,循环功能亦趋于衰竭,血压下降,脉搏细弱。常伴高热。

6. **其他症状**　常见的有消化道出血和顽固性呃逆。

(三)诊断

单纯的原发性脑干损伤少见,常常与脑挫裂伤或颅内血肿同时存在,症状交错,给诊断带来困难,就诊较晚者更难鉴别究竟是原发损害抑或继发损害。因此,除少数早期就诊,且伤后随即出现典型脑干症状者外,多数病人的诊断还需借助 CT、MRI 和脑干听觉诱发电位(brain-stem auditory evoked potentials,BAEP)。

CT 可以发现脑干内灶状出血,表现为点片状高密度影,周围脑池狭窄或消失。MRI 在显示脑干内小出血灶和组织撕裂方面优于 CT(见本章第四节"三、弥漫性轴索损伤"诊断部分)。由于听觉传导路在脑干中分布广泛,所以 BAEP 检查不仅能了解听觉功能,还能了解脑干功能。脑

Notes

干损伤后,受损平面以上的各波显示异常或消失。

（四）治疗和预后

原发性脑干损伤的死亡率和致残率均较高,但有些病人经积极治疗,仍可获得较好恢复。治疗方法与脑挫裂伤相似。

五、下丘脑损伤

下丘脑是自主神经系统的皮质下中枢,与机体的内脏活动、代谢、内分泌、体温、意识和睡眠等关系密切。因此,当下丘脑损伤后,可出现一系列特殊的症状,严重者可致死亡。单纯下丘脑损伤极少见,多伴有其他部位的脑挫裂伤或血肿,颅底骨折和脑在颅腔内的剧烈移动是致伤的主要原因。

（一）病理

多表现为灶状出血、局部水肿、软化及神经细胞坏死,亦可出现缺血性改变。垂体柄和垂体常受累,发生出血、坏死。

（二）临床表现

1. 睡眠、意识障碍　多为嗜睡,严重者昏迷,与下丘脑后外侧区的网状激活系统受累有关。

2. 体温调节障碍　下丘脑前区损伤可引起高热,后区损伤则可导致体温过低。

3. 尿崩症　下丘脑损伤的常见症状,尿量每日 4000ml 以上,多者达 10000ml,尿比重<1.005,系视上核或视上核-垂体束受损的结果。

4. 消化道出血　下丘脑损伤的常见症状,与大量分解性代谢激素(ACTH、胃泌素等)释放,胃酸和胃蛋白酶分泌增多及交感神经兴奋使胃肠道黏膜缺血相关。临床表现为胃肠道黏膜糜烂出血,有的引起溃疡甚至穿孔。

5. 循环呼吸紊乱　下丘脑的外侧核和后核是交感神经皮质下中枢,受刺激时产生血压升高、心率加快;损伤时则产生相反的症状。下丘脑后区有呼吸管理中枢,一旦损伤,可引起呼吸减慢或停止。

6. 糖代谢紊乱　下丘脑的室旁核受损可引起血糖升高。

（三）诊断

下丘脑损伤的诊断主要依靠临床表现,CT 和 MRI 检查可能发现该区域异常密度(信号)影。

（四）治疗

治疗原则与脑挫裂伤相仿,但对下丘脑损伤后出现的特殊表现,可作如下处理。

1. 尿崩症　垂体后叶素 5 ~ 10U,皮下注射或肌内注射,1 ~ 3 次/日。待尿量控制后,以氢氯噻嗪替代,25 ~ 50mg,2 ~ 3 次/日,或用垂体后叶粉维持。也可用去氨加压素(minirin),0.1 ~ 0.2mg,口服,3 次/日。

2. 消化道出血　以预防为主,及早给予西咪替丁 0.2 ~ 0.4g,2 ~ 3 次/日,肌注或静脉滴注;或奥美拉唑 20 ~ 40mg,1 次/日,鼻饲,以抑制胃酸对胃黏膜的损害。禁用皮质激素。一旦发生出血,积极治疗。

第五节　颅 内 血 肿

颅内血肿是颅脑损伤中最常见、最严重的继发病变,发生率约占闭合性颅脑损伤的10%和重型颅脑损伤的40%~50%。如不能及时诊断处理,多因进行性颅内压增高,形成脑疝而危及生命。颅内血肿按症状出现时间分为急性血肿(3 日内)、亚急性血肿(4 ~ 21 日)和慢性血肿(22 日以上)。

按部位则分为硬脑膜外血肿、硬脑膜下血肿和脑内血肿。

Notes

一、硬脑膜外血肿

硬脑膜外血肿(epidural hematoma)约占外伤性颅内血肿的30%,大多属于急性型。可发生于任何年龄,但小儿少见。

(一)发生机制

硬脑膜外血肿的主要来源是脑膜中动脉。该动脉经颅中窝底的棘孔入颅后,沿脑膜中动脉沟走行,在近翼点处分为前后两支,主干及分支均可因骨折而撕破,于硬脑膜外形成血肿。除此之外,颅内静脉窦(上矢状窦、横窦)、脑膜中静脉、板障静脉或导血管损伤也可造成硬脑膜外血肿。少数病人并无骨折,其血肿可能与外力造成硬脑膜与颅骨分离,硬膜表面的小血管被撕裂有关。

硬脑膜外血肿最多见于颞部、额顶部和颞顶部。因脑膜中动脉主干撕裂所致的血肿,多在颞部,可向额部或顶部扩展;前支出血,血肿多在额顶部;后支出血,血肿多在颞顶部。由上矢状窦破裂形成的血肿在其一侧或两侧。横窦出血形成的血肿多在颅后窝或骑跨于颅后窝和枕部。

(二)临床表现

1. 意识障碍 进行性意识障碍为颅内血肿的主要症状,其变化过程与原发性脑损伤的轻重和血肿形成的速度密切相关。临床上常见三种情况:①原发性脑损伤轻,伤后无原发昏迷,待血肿形成后始出现意识障碍(清醒→昏迷);②原发性脑损伤略重,伤后一度昏迷,随后完全清醒或好转,但不久又陷入昏迷(昏迷→中间清醒或好转→昏迷);③原发性脑损伤较重,伤后昏迷进行性加重或持续昏迷。因为硬膜外血肿病人的原发性脑损伤一般较轻,所以大多表现为①、②两种情况。

2. 颅内压增高 病人在昏迷前或中间清醒(好转)期常有头痛、恶心、呕吐等颅内压增高症状,伴有血压升高、呼吸和脉搏缓慢等生命体征改变。

3. 瞳孔改变 颅内血肿所致的颅内压增高达到一定程度,便可形成脑疝。幕上血肿大多先形成小脑幕切迹疝,除意识障碍外,出现瞳孔改变:早期因动眼神经受到刺激,患侧瞳孔缩小,但时间短暂,往往不被察觉;随即由于动眼神经受压,患侧瞳孔散大;若脑疝继续发展,脑干严重受压,中脑动眼神经核受损,则双侧瞳孔散大。与幕上血肿相比,幕下血肿较少出现瞳孔改变,而容易出现呼吸紊乱甚至骤停。

4. 神经系统体征 伤后立即出现的局灶症状和体征,系原发性脑损伤的表现。单纯硬膜外血肿,除非压迫脑功能区,早期较少出现体征。但当血肿增大引起小脑幕切迹疝时,则可出现对侧锥体束征。脑疝发展,脑干受压严重时导致去脑强直。

(三)诊断

根据头部受伤史,伤后当时清醒,以后昏迷,或出现有中间清醒(好转)期的意识障碍过程,结合X线平片显示骨折线经过脑膜中动脉或静脉窦沟,一般可以早期诊断。

CT扫描不仅可以直接显示硬膜外血肿,表现为颅骨内板与硬脑膜之间的双凸镜形或弓形高密度影(图20-4),还可了解脑室受压和中线结构移位的程度及并存的脑挫裂伤、脑水肿等情况,应及早应用于疑有颅内血肿病人的检查。

(四)治疗和预后

1. 手术治疗 急性硬脑膜外血肿原则上一经确诊即应手术,可根据CT扫描所见采用骨瓣或骨窗开颅,清除血肿,妥善止血。血肿清除后,

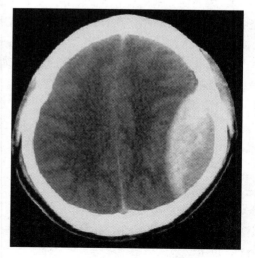

图20-4　CT显示硬脑膜外血肿(左顶)

Notes

如硬脑膜张力高或疑有硬膜下血肿时,应切开硬膜探查。对少数病情危急,来不及做 CT 扫描等检查者,应直接手术钻孔探查,再扩大成骨窗清除血肿。钻孔顺序可根据损伤方式和机制、瞳孔散大侧别、头部着力点、颅骨骨折部位等来确定。一般先在瞳孔散大侧颞部骨折线处钻孔,可发现 60% ~70% 的硬膜外血肿。

2. 非手术治疗　凡伤后无明显意识障碍,病情稳定,CT 扫描所示血肿量<30ml,中线结构移位<1.0cm 者,可在密切观察病情的前提下,采用非手术治疗。硬脑膜外血肿在颅内血肿中疗效最好,目前死亡率已降至 10% 左右。导致死亡的主要原因有:①诊治延误,脑疝已久,脑干发生不可逆损害;②血肿清除不彻底或止血不善,术后再度形成血肿;③遗漏其他部位血肿;④并发严重脑损伤或其他合并伤。

二、硬脑膜下血肿

硬脑膜下血肿(subdural hematoma)约占外伤性颅内血肿的 40%,多属于急性或亚急性。慢性硬脑膜下血肿有其特殊性,在此一并介绍。

(一)发生机制

急性和亚急性硬脑膜下血肿的出血来源主要是脑皮质血管,大多由对冲性脑挫裂伤所致,好发于额极、颞极及其底面,可视为脑挫裂伤的一种并发症,称为复合型硬脑膜下血肿。另一种较少见的血肿是由于大脑表面回流到静脉窦的桥静脉或静脉窦本身撕裂所致,范围较广,可不伴有脑挫裂伤,称为单纯性硬脑膜下血肿。

慢性硬脑膜下血肿的出血来源和发病机制尚不完全清楚。好发于老年人,多有轻微头部外伤史。部分病人无外伤,可能与营养不良、维生素 C 缺乏、硬脑膜出血性或血管性疾病等相关。此类血肿常有厚薄不一的包膜。

(二)临床表现

急性和亚急性硬膜下血肿主要表现为:

1. 意识障碍　伴有脑挫裂伤的急性复合型血肿病人多表现为持续昏迷或昏迷进行性加重,亚急性或单纯型血肿则多有中间清醒期。

2. 颅内压增高　血肿及脑挫裂伤继发的脑水肿均可造成颅内压增高,导致头痛、恶心、呕吐及生命体征改变。

3. 瞳孔改变　复合型血肿病情进展迅速,容易引起脑疝而出现瞳孔改变,单纯型或亚急性血肿瞳孔变化出现较晚。

4. 神经系统体征　伤后立即出现的偏瘫等征象,因脑挫裂伤所致。逐渐出现的体征,则是血肿压迫功能区或脑疝的表现。

慢性硬脑膜下血肿进展缓慢,病程较长,可为数月甚至数年。临床表现差异很大,大致可归纳为三种类型:①以颅内压增高症状为主,缺乏定位症状;②以病灶症状为主,如偏瘫、失语、局限性癫痫等;③以智力和精神症状为主,表现为头昏、耳鸣、记忆力减退、精神迟钝或失常。第①、②种类型易与颅内肿瘤混淆,第③种类型易误诊为神经功能症或精神病。

(三)诊断

根据有较重的头部外伤史,伤后即有意识障碍并逐渐加重,或出现中间清醒期,伴有颅内压增高症状,多表明有急性或亚急性硬膜下血肿。CT 扫描可以确诊,急性或亚急性硬膜下血肿表现为脑表面新月形高密度、混杂密度或等密度影(图 20-5),多伴有脑挫裂伤和脑受压。

慢性硬脑膜下血肿容易误诊、漏诊,应引起注意。凡老年人出现慢性颅内压增高症状、智力和精神异常,或病灶症状,特别是曾经有过轻度头部受伤史者,应想到慢性硬脑膜下血肿的可能,及时施行 CT 或 MRI 检查,当可确诊。CT 显示脑表面新月形或半月形低密度或等密度影(图 20-6),MRI 则为短 T_1、长 T_2 信号影。

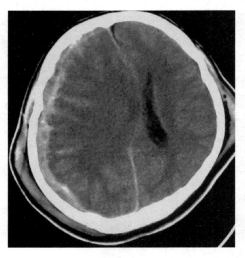

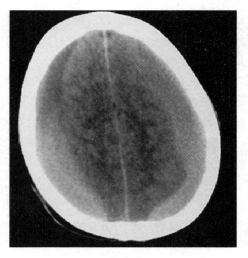

图 20-5   CT 显示急性硬脑膜下血肿 (右额顶)   图 20-6   CT 显示慢性硬脑膜下血肿 (双额顶)

(四) 治疗和预后

急性和亚急性硬脑膜下血肿的治疗原则与硬脑膜外血肿相仿。需要强调的是,硬脑膜外血肿多见于着力部位,而硬脑膜下血肿既可见于着力部位,也可见于对冲部位。所以,如果因病情危急或条件所限,术前未做 CT 确定血肿部位而只能施行探查时,着力部位和对冲部位均应钻孔,尤其是额极、颞极及其底部,是硬膜下血肿最常见的部位。此外,此类血肿大多伴有脑挫裂伤,术后应加强相应的处理。

慢性硬脑膜下血肿病人凡有明显症状者,即应手术治疗。首选钻孔置管引流术:血肿较小者顶结节处钻一孔即可,较大者在额部再钻一孔,切开硬脑膜和血肿的壁层包膜,经骨孔置入导管于血肿腔内,用生理盐水反复冲洗直至流出液清亮为止。保留顶结节钻孔处的导管,引流 2 ～ 3 天,多可治愈。

急性和亚急性硬脑膜下血肿病人的预后差于硬脑膜外血肿,因为前者大多伴有较严重的脑损伤。慢性硬脑膜下血肿病人虽较年长,但经引流后多可获得满意效果。

三、脑 内 血 肿

脑内血肿 (intracerebral hematoma) 比较少见,在闭合性颅脑损伤中,发生率为0.5% ~ 1.0% 。常与枕部着力时的额、颞对冲性脑挫裂伤同时存在,少数位于着力部位。

(一) 发生机制

脑内血肿有两种类型:浅部血肿多由于挫裂的脑皮质血管破裂所致,常与硬膜下血肿同时存在,多位于额极、颞极及其底面;深部血肿系脑深部血管破裂所引起,脑表面无明显挫裂伤,很少见。

(二) 临床表现与诊断

脑内血肿与伴有脑挫裂伤的复合性硬脑膜下血肿的症状很相似,而且事实上两者常同时存在。及时施行 CT 扫描可证实脑内血肿的存在,表现为脑挫裂伤区附近或脑深部白质内类圆形或不规则高密度影 (图 20-7)。

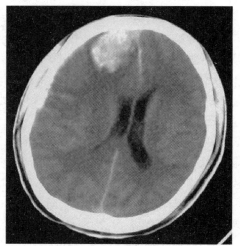

图 20-7   CT 显示脑内血肿 (右额叶)

Notes

（三）治疗和预后

脑内血肿的治疗与硬脑膜下血肿相同,多采用骨瓣或骨窗开颅,在清除硬脑膜下血肿和明显挫碎糜烂的脑组织后,大多数脑内血肿即已显露,将之一并清除。对少数脑深部血肿,如颅内压增高显著,病情进行性加重,也应考虑手术,根据具体情况选用开颅血肿清除或钻孔引流术。

脑内血肿病人的预后较差,病情发展较急者死亡率高达50%左右。

第六节　火器性颅脑损伤

火器性致伤物所造成的头皮、颅骨、硬脑膜和脑组织与外界相通的创伤为开放性颅脑损伤(open craniocerebral injury)。与闭合性颅脑损伤(closed craniocerebral injury)相比,除损伤原因和机制不同外,诊断和治疗也自有特点。

火器性颅脑损伤(missile craniocerebral injury)在战时常见,平时亦有发生,仅次于四肢伤,但死亡率居首位。

（一）分类

火器性颅脑损伤有诸多分类方法,但多较繁琐,下列方法较为简单实用。

1. **头皮软组织伤**　有头皮损伤,颅骨尚完整,少数病人局部脑组织可能有挫伤。

2. **非穿透伤**　有头皮损伤和颅骨骨折,硬脑膜尚完整,脑组织多有挫裂伤,甚至形成颅内血肿。

3. **穿透伤**　有头皮伤和颅骨骨折,硬脑膜破裂,脑组织损伤较严重,常合并血肿。此类损伤根据损伤发生形式又分为以下三种:①非贯通伤(曾称盲管伤),致伤物由颅骨或颜面部射入,停留于颅腔内。一般在入口或伤道近端有许多碎骨片,致伤物位于伤道最远端。有时致伤物穿过颅腔,冲击对侧的颅骨内板后弹回,折转一段距离,停留在脑内,称反跳伤。脑组织的损伤多较严重。②贯通伤,致伤物贯通颅腔,有入口和出口,入口脑组织内有许多碎骨片,出口骨缺损较大。由于伤道长,脑的重要结构和脑室常被累及,损伤严重。③切线伤,致伤物与颅骨和脑呈切线性擦过,脑内无致伤物。颅骨和脑组织呈沟槽状损伤,常有许多碎骨片散在浅部脑组织中(图20-8)。

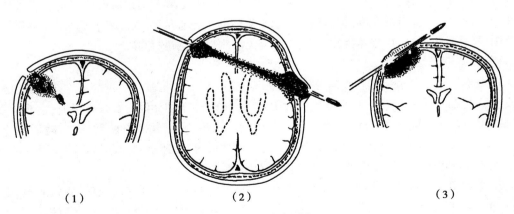

（1）　　　　　　　　　　（2）　　　　　　　　　　（3）

图20-8　颅脑穿透伤
（1）非贯通伤;（2）贯通伤;（3）切线伤

（二）损伤机制和病理

火器性颅脑损伤的损伤情况与致伤物的性状、速度、大小密切相关。现代枪弹速度高,弹头尖且圆滑,穿透力强,容易造成贯通伤。弹片不规则,穿透力较弱,容易引起非贯通伤。致伤物射入颅腔内,造成的脑组织损伤可分为:

1. **管道性损伤**　任何致伤物进入颅腔后,均可造成长短不一的一段脑组织损伤道,损伤程度与致伤物种类、速度、大小有关。小弹片、低速子弹等穿入颅腔后,脑损伤一般比较局限。但若伤及脑干、下丘脑等重要结构和大血管,则后果严重。脑伤道按损伤程度和性质分为三层:①脑破坏区,系伤道的中心部分,脑组织损伤严重,坏死液化的脑碎屑与血凝块混杂在一起,有时经伤口外溢;②脑挫伤区,在破坏区周围,脑组织有点状出血和水肿,不易完全恢复;③脑震荡区,在脑挫伤区周围,为伤道的外层,肉眼观察无明显变化,伤后短期内可逐渐恢复。

2. **膨胀性损伤**　高速致伤物进入颅腔内,除造成管道性损伤外,还可因其穿过脑组织瞬间产生的膨胀而造成全脑的弥散性损害。严重时,脑和脑干功能衰竭,病人多在伤后短期内死亡。

（三）临床表现

1. **意识障碍**　低速致伤物(如弹片)造成的脑损伤较局限,伤后立即出现的意识障碍较闭合性颅脑损伤少。但高速致伤物(如枪弹)容易引起弥散性脑损伤,伤后意识丧失的发生率较高。如伤后出现进行性意识障碍,应考虑颅内血肿的可能。

2. **生命体征变化**　重型火器性颅脑损伤病人,伤后多有生命体征变化,伤及脑干生命中枢者,可迅即出现中枢性呼吸、循环衰竭。伤后呼吸深慢,脉缓有力,血压升高,是颅内压增高的表现,提示有颅内血肿或严重脑水肿。

3. **瞳孔变化**　伤后逐步出现的一侧瞳孔散大,光反应消失,系小脑幕切迹疝的征象,应考虑颅内血肿。双侧瞳孔散大固定,提示脑干受累严重,已处于濒危阶段。

4. **脑局灶症状**　伤后立即出现的肢体单瘫或偏瘫,是皮质运动区或其传导束直接损伤的结果。以后出现的瘫痪或瘫痪程度加重,多表示有伤道内血肿形成。顶部切线或穿透伤,损伤矢状窦及其附近运动区,可引起偏瘫、三肢瘫或四肢瘫。

（四）诊断

火器性颅脑损伤的检查诊断与其他颅脑损伤相仿,但特别强调头面部伤口和合并伤的检查。射入口虽小,病人负伤后甚至可行走,但仍可能是颅脑穿透伤;伤口有脑脊液或脑组织碎屑外溢者,即可确诊为穿透伤;既有入口,又有出口,即为贯通伤。弹片、珠弹等除伤及颅脑外,还可损伤其他部位,需做仔细的周身检查。

火器性颅脑损伤病人应常规摄正位、侧位颅骨 X 线片,以了解骨折情况,明确异物的种类、数目、大小和位置。如为枕部或颅后窝穿透伤,应摄额枕 30°(汤氏位)片;凹陷骨折者需摄切线位片;眼眶穿入伤,应摄顶眶位(柯氏位)片。CT 对诊断十分有帮助,可了解伤道、脑挫裂伤部位和范围、颅骨骨折、骨碎片和异物的分布,以及有无颅内血肿、脑脓肿等。

（五）治疗

1. **急救**　火器性颅脑损伤发病急,病情重,变化快,应尽力抢救。危重病人在现场、转送途中或急诊入院时,应在检诊同时实施紧急救治:①包扎伤口,减少出血,有脑膨出时,注意保护;②昏迷病人应取侧俯卧位,及时清除口、鼻、气管内的血液、呕吐物或分泌物,必要时做气管插管,以确保呼吸道通畅;③对休克病人,在抗休克治疗的同时,迅速查明引起休克的原因(头部伤口失血过多、胸腹脏器伤、骨折等),并作相应的处理。

2. **早期清创**　目的是将污染、出血、内有破碎脑组织和异物的开放性损伤,变成洁净、止血彻底、无异物的闭合性损伤。早期清创应力争在伤后数小时到 24 小时内进行,在应用抗生素的情况下,也可延长到 48 小时或 72 小时。清创的基本原则是彻底,方法与非火器性开放性颅脑损伤相似。头发、碎骨片、泥沙、帽子碎片、碎化脑组织和血肿应彻底清除,在不增加脑损伤的情况下,摘除或用磁性导针吸出伤道内或其附近的金属异物。清创结束后,严密修复硬脑膜和缝合伤口。术后加强抗感染和抗癫痫治疗。

（周定标）

Notes

第二十一章 颅内肿瘤

第一节 概 述

颅内肿瘤(intracranial tumors)指位于颅腔内的肿瘤,可以发生于颅骨、脑膜组织、脑组织以及其他系统肿瘤的颅内转移。年发病率在 7~10/10 万左右,其中半数为恶性肿瘤,约占全身恶性肿瘤的 1.5%,可发生在任何年龄,但以 20~50 岁常见。

(一) 病因

电离辐射是唯一明确的胶质瘤和脑膜瘤发病的危险因素。颅脑放射(即使是小剂量),可使脑膜瘤发生率增加 10%,胶质瘤发病率增加 3%~7%,潜伏期可达放射治疗后 10~20 年。有报道,应用手机、接触高压电、染发、颅脑外伤和饮食中的亚硝胺类(N-nitrosourea)等,会增加患脑肿瘤的危险性,但尚不能肯定。

(二) 临床表现

脑肿瘤引起的症状可分为颅内压增高表现、神经系统症状和全身症状。脑肿瘤引起的颅内压增高表现(详见二十四章),约一半脑肿瘤病人表现为头痛,典型的头痛为弥散性,多发生在清晨睡醒后。严重头痛时,伴有恶心、呕吐和展神经麻痹等症状。

神经系统局灶性症状,如视力、听力障碍,偏瘫和失语,吞咽发呛,步态不稳等,可以反映病变的部位。病程长短因肿瘤性质不同而异,一般恶性肿瘤比良性肿瘤的症状出现得早且发展快。脑肿瘤引起抽搐的典型表现为局灶性发作,也可以发展为全身发作和意识丧失。

脑肿瘤的全身表现多出现在鞍区和松果体区肿瘤,由于影响到了机体的神经内分泌系统,可以出现生长发育迟缓、性早熟等。

(三) 术前评价

根据病人年龄、职业、神经功能缺损情况、影像学检查结果、肿瘤生物学特性、病人对所患肿瘤的理解程度以及对治疗结果的期盼综合考虑,结合医生经验,充分利用现有的治疗手段,设计出一套完整的、个体化、合理的治疗方案,称为术前评价(preoperative evaluation)。

MRI 扫描并强化检查是诊断颅脑肿瘤的首选,CT 可能出现假阴性结果,如颅后窝肿瘤或低级别的胶质瘤可能漏诊,应注意。诊断颅脑肿瘤时应考虑:①是颅内肿瘤,还是脑部炎症、变性或脑血管等其他病变;②肿瘤部位和周围结构的关系;③肿瘤生物学特性;④病人状态及对治疗预后的意愿。下列检查有助于颅脑肿瘤的手术前评价。

1. 头部 X 线片 垂体腺瘤可见蝶鞍扩大,听神经瘤病变侧的内听道扩大,颅咽管瘤鞍上可出现斑点状或蛋壳样钙化。颅骨局部破坏或骨质增生多见于脑膜瘤、脊索瘤和颅骨骨瘤。颅内压增高可伴鞍背骨质吸收,儿童可出现颅缝分离、颅骨脑回压迹增多。

2. 头部 CT 和 MRI CT 根据颅内不同组织对 X 线吸收系数值的差别,显示出脑室系统、脑灰质和脑白质。MRI 利用原子核在磁场内共振产生影像,清晰显示脑实质、脑室系统和主要的大血管,因无颅骨伪影,更适宜检查颅后窝肿瘤和脑干肿瘤。注射碘制剂行 CT 扫描,或注入 Gd-DTPA(钆离子增强剂)行 MRI 增强检查时,富于血运或血脑屏障受损的肿瘤影像增强。在恶性肿瘤中,一般增强越明显,肿瘤恶性程度越高。功能 MR 还可揭示肿瘤与大脑皮质功能区之间的关系。CT 异常密度和 MRI 信号变化、脑室受压和脑组织移位、瘤周脑水肿范围,可以反映肿瘤组织及其继发改变如坏死、出血、囊变和钙化等情况,并确定肿瘤部位、大小、数目、血供和与周围重要结构的解剖关系,结合增强扫描对绝大部分肿瘤可做出定性诊断。

3. PET 利用能发射正电子的 ^{11}C、^{13}N、^{15}O 等放射性核素,测量组织的代谢活性,蛋白质的合成率以及受体的密度和分布等,反映人体代谢和功能的图像。对早期发现肿瘤,研究脑肿瘤的恶性程度,判断原发、转移或复发肿瘤及脑功能有一定价值。

4. 活检 肿瘤定性诊断困难,可应用立体定向和神经导航技术取活检行组织学检查确诊。

（四）治疗

1. 内科治疗

（1）降低颅内压(参见本书相关章节)。

（2）抗癫痫治疗:对易发生术后癫痫的幕上肿瘤病人,术前需维持抗癫痫药的有效血药浓度,并在术后服抗癫痫药 3 月,预防术后癫痫的发生。术前有癫痫史或术后出现癫痫者,应连续服用抗癫痫药,癫痫停止发作 6 个月后可以缓慢停药,服癫痫药期间需定期查肝功能及血常规。

2. 外科治疗 是治疗颅内肿瘤的主要方法,目的是降低颅内压和解除肿瘤对脑神经的压迫。微骨孔入路(keyhole approach),神经导航(neuronavigation),术中实时 MR 等微创神经外科(minimally invasive neurosurgery)技术,充分利用正常脑沟、脑裂切除肿瘤,最小限度干扰正常神经功能,是现代神经外科手术的发展方向。良性肿瘤尽可能全切除,恶性肿瘤切除须获得充分脑减压,为放射治疗和化学治疗创造机会。

3. 放射治疗

（1）常规放射治疗:颅内肿瘤主要的辅助治疗措施。生殖细胞瘤和淋巴瘤对放射线高度敏感,经活检证实后可列为治疗措施。中度敏感肿瘤有髓母细胞瘤、室管膜瘤、多形性胶质母细胞瘤、生长激素型垂体腺瘤和转移瘤;其他类型垂体腺瘤、颅咽管瘤、脊索瘤、星形细胞瘤和少突胶质细胞瘤对放射线低度敏感。

病人病情许可时,术后 7 ~ 10 天即可开始放射治疗。全脑照射一般为 40Gy/4 周,儿童宜减少 20% ,也可 5 周内完成。对容易种植转移的髓母细胞瘤、生殖细胞瘤、中枢神经系统恶性淋巴瘤和室管膜母细胞瘤还应行全脑和第 2 骶椎以上全脊髓照射。

放射线治疗可出现脑血管扩张、充血,加重脑水肿,使颅内压增高,甚至导致脑疝。治疗中应给予适量甘露醇和(或)肾上腺皮质激素。放射性脑坏死与肿瘤复发,从临床表现和 MRI 影像很难鉴别,其鉴别有赖于 PET 检查和单光子发射计算机扫描(SPECT)。

（2）瘤内放射治疗:将放射范围小的液体放射性核素制剂(如 ^{32}P、^{198}Au 等)注入瘤腔内,或将颗粒状放射性核素制剂植入瘤体内,依靠 γ 射线或 β 射线的电离辐射作用杀伤肿瘤细胞。

（3）立体定向放射治疗(γ 刀、X 刀):立体定向放射治疗持续作用时间可长达数年,病例选择不当,会造成严重的放射性脑病和神经功能障碍,因此应严格掌握适应证。一般来说,边界清楚,直径≤3cm 的肿瘤效果较好。治疗更大的病变,由于解剖和放射生物学的限制,必须减小放射剂量。而且,多处大剂量放射线重叠,立体定向的准确性会偏移。

4. 化学药物治疗 针对恶性肿瘤,术后应及早进行,也可与放射治疗同时进行。应选择毒性低、小分子、高脂溶性和易通过血脑屏障的化疗药物。对生殖细胞瘤和淋巴瘤效果较好,胶质瘤化疗也取得一定疗效。

5. 应用免疫、基因、光疗及中药等方法,治疗颅内肿瘤,均在进一步探索中。

第二节 常见颅内肿瘤

一、神经上皮组织肿瘤

神经上皮组织肿瘤亦称胶质瘤,是颅内最常见的恶性肿瘤,占 40% ~ 50% 。

胶质瘤分级是根据病理学检查,以最恶性部分确定的,分级标准有 WHO(2007 年)和 St. Anne-Mayo 两个系统,均依据细胞核异常、有丝分裂、微血管增生和坏死等病理改变的有无而定。肿瘤的组织学特征、病人年龄和临床表现是决定预后的重要因素。

(一)星形细胞来源的肿瘤

1. **星形细胞瘤**(astrocytic tumors) 低级别的纤维型星形细胞瘤(WHO Ⅱ 级)必须与良性肿瘤如毛细胞型星形细胞瘤(WHO Ⅰ 级)和多形性黄色瘤型星形细胞瘤(WHO Ⅱ 级)鉴别。星形细胞瘤好发于青年,高峰年龄为 30~40 岁。典型首发症状为抽搐,可合并其他神经系统症状。星形细胞瘤 MRI 特征为 T_1 像低信号,无强化的弥散病变,T_2 像或 Flair 像显示较明显,表现为较脑组织明亮的高信号。肿瘤有占位征象和皮质受侵犯现象,异常信号可达脑表面。病灶边界明确,周边水肿不明显,年轻病人的病变常累及岛叶。

PET 可作为 MRI 的补充,特别是对低级别的胶质瘤,表现为葡萄糖代谢率低。如果 PET 表现为高糖代谢病变,提示肿瘤级别高,应行活检或手术切除。

此类病患大多年轻,仅有癫痫症状。治疗方法选择需仔细评估(见术前评价部分)。如果病变可能全切除而不影响生活质量,可手术治疗。对于分级较低的肿瘤,手术切除可以改善预后(如减少癫痫)。但也有人认为,对无症状和药物控制抽搐效果好者,推迟手术是安全的。如果肿瘤涉及范围广泛或重要结构(如语言功能区)受累,则切除困难。

放射治疗是较为有效的治疗方法,小剂量放射治疗优于大剂量放射治疗。手术后立即进行放射治疗,可延缓病变进展时间。病人神经系统功能正常、抗抽搐药物治疗良好的,不管是否实施手术治疗,均应进行随访,待出现神经系统症状,或 MRI、PET 证实肿瘤生长后,再次评估治疗手段。

低级别星形细胞瘤平均生存期是 5 年,多数病人死于病变转变成高级别恶性胶质瘤。生存期范围较宽,难以预见,有些病人早期死亡,而有些病人可生存 10 年或更长。

2. **恶性星形细胞瘤** 恶性星形细胞瘤,包括间变性星形细胞瘤(WHO Ⅲ 级)和胶质母细胞瘤(GBM)(WHO Ⅳ 级),年发病率为 3~4/10 万。至少有 80% 的恶性胶质瘤为胶质母细胞瘤。胶质母细胞瘤可发生于脑的任何部位,但大脑半球最常见。男女比例为 3:2。间变性星形细胞瘤高发年龄为 40~50 岁,而胶质母细胞瘤常发生于 60~70 岁。多数恶性星形细胞瘤是单发的,有时伴发于遗传综合征,如:Ⅰ 型、Ⅱ 型神经纤维瘤病,Li-Fraumeni 综合征和 Turcot 综合征。

典型 MRI 表现为肿瘤不均匀强化,可为环状强化(图 21-1)。病灶周边有水肿,占位征象明显。肿瘤广泛浸润生长,可累及白质,并可能通过胼胝体累及双侧大脑半球。某些病例中整个大脑半球或几乎全脑被肿瘤浸润,如脑胶质瘤病。

间变性星形细胞瘤和胶质母细胞瘤治疗相同,首选手术切除。全切除肿瘤可以延长生存期,并可改善神经功能,因此手术要尽可能多切除肿瘤。手术后局部放射治疗,总放射剂量为 60Gy,可明显延长生存期。也有很多加强放射治疗的方法,包括应用近距离放射、放射性物质植入瘤床(可增加 60Gy)。

早期应用于胶质瘤的化疗是亚硝脲类化疗药物,因其脂溶性较高,相对容易通过血脑屏障,包括:

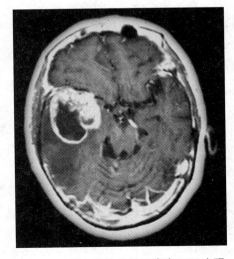

图 21-1 颅内恶性星形细胞瘤 MRI 表现

尼莫司汀(ACNU)、卡莫司汀(BCNU)、洛莫司汀(CCNU)及司莫司汀(MeCCNU)等,均属于烷化剂。近来通过多中心随机对照研究表明新型口服烷化剂替莫唑胺(TMZ)能够延长 GBM 病人的

Notes

总体生存率及中位生存期,化疗在胶质瘤中的作用得到进一步肯定。最近 BCNU 缓释胶囊(Gliadel)和抗血管生成的靶向药物贝伐单抗(bevacizumab,Avastin)的成功应用,更确立了胶质瘤化疗的价值。

肿瘤复发后可以考虑再次手术治疗,延长生存期,并联合进行化疗。

尽管积极治疗,间变性星形细胞瘤病人平均生存期为 3 年,胶质母细胞瘤病人的平均生存期为 1 年。少数健康状况良好、病变能够全切除、术后行放射治疗和化疗,年纪轻胶质母细胞瘤病人生存期较老年病人长。

(二) 少突胶质细胞来源的肿瘤

少突胶质细胞瘤和少突星形细胞瘤,起源于少突胶质细胞或少突胶质细胞前体,有时其组织学上既有少突胶质细胞成分,也有星形细胞瘤成分。少突胶质细胞约占胶质瘤总数的 20%,分为两类:低级别和高级别(间变性)少突胶质细胞瘤,这一分类有助于估计预后和选择治疗方案。少突胶质细胞瘤对化疗非常敏感。

约有半数的少突胶质细胞瘤会出现特定的分子基因学改变(染色体 1p 和 19q 的联合缺失),有 1p19q 缺失的病例对化疗更加敏感,因此,考虑有少突胶质细胞瘤成分应进行 1p19q 检测,以便选择治疗方案并判断预后。

1. 低级别少突胶质细胞瘤　大多数少突胶质细胞瘤为低级别(WHO Ⅱ级),容易发生钙化。低级别少突胶质细胞瘤由于其血供脆弱,有自发性出血倾向,可能表现为颅内出血,病人出现急性偏瘫、头痛和昏睡。多数病人以抽搐或进行性偏瘫、认知功能障碍为首发症状。

低级别少突胶质细胞瘤的诊断和治疗,与低级别星形细胞瘤相同。如果病人无神经功能障碍和体征,临床、影像学显示病变无进展时,治疗原则与星形细胞瘤相同。

传统的局部放射治疗最大量为 54Gy,可以改善症状并可能延长生存期。对于肿瘤未能全切和具有高危因素的人群,可进行放射治疗或化疗。少突胶质细胞瘤,特别是存在 1p19q 缺失的肿瘤对烷化剂化疗敏感,应考虑进行化疗。目前的化疗方案主要有 PCV(丙卡巴肼(PCB)+洛莫司汀(CCNU)+长春新碱(VCR))方案和 TMZ 方案,联合放射治疗,可显著改善病人 5 年无进展生存期。

少突胶质细胞瘤病人平均生存期约为 10 年,比星形细胞瘤长得多。MRI 可以早期诊断,很多病人随访多年,未经治疗而病情无变化。

2. 间变性少突胶质细胞瘤(anaplastic oligodendroglioma)　和恶性星形细胞瘤一样,如果可能,确诊后需立即行病变切除术。并结合既往的治疗情况,选择放射治疗和(或)化疗。化疗方案包括:替莫唑胺(既往未行 TMZ 化疗)、亚硝基脲、PCV 方案及铂制剂等。

二、听神经瘤

听神经瘤(acoustic neuroma)多为良性、单侧,占颅内肿瘤的 8% ~10%,占桥小脑角肿瘤的 65.0% ~72.2%。大多起源于前庭神经上支 Schwann 细胞,发生在内听道段,部分发生于第Ⅷ脑神经近脑干侧。

(一) 临床表现

多以单侧高频耳鸣起病,缓慢进展,听力逐渐丧失。肿瘤压迫第Ⅴ或第Ⅶ脑神经,病人面部麻木,面肌运动障碍和味觉改变(较为少见)。后组脑神经受压会有声音嘶哑、吞咽困难。大型听神经瘤压迫脑干和小脑,构成脑脊液循环梗阻时出现脑积水及颅内压增高,可伴有复视、共济失调和锥体束征阳性。听力纯音测定通常表现为以高频音损失为主的感觉性听力丧失。

依听神经瘤直径大小分为四级:1 ~10mm 内听道内肿瘤属于Ⅰ级;11 ~20mm 内听道内和脑池内肿瘤属于Ⅱ级;21 ~30mm 肿瘤与脑干相邻属于Ⅲ级;31mm 以上肿瘤压迫脑干移位属于Ⅳ级。

Notes

薄层轴位 MRI 为确诊听神经瘤的首选检查，可显示内听道圆形或卵圆形强化肿瘤，大肿瘤可有囊变(图 21-2)。CT 表现为内听道扩大呈喇叭口状，同时能显示乳突气房发育情况，便于手术入路选择。

（二）治疗

根据病人年龄，肿瘤大小、术前听力和脑神经受损情况而定。

1. 随访　早期发现直径小于 3.0cm 的听神经瘤，若病患顾虑手术，也可密切观察症状变化，定期检查 MRI，如肿瘤生长则应治疗。

2. 手术　肿瘤大于 3.0cm 应手术治疗，力争全切肿瘤，并注意保留面神经功能。枕下乙状窦后入路最常用，可显露脑神经和脑干，并予以保护。听力丧失的中、小型听神经瘤行经迷路入路，可较好地保护面神经；内听道内或侵入桥小脑角的小型肿瘤，残存听力良好，可选用颅中窝入路。

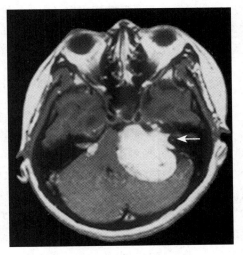

图 21-2　听神经瘤 MRI 表现

3. 病人全身状况差不能耐受手术，手术切除后残留或直径小于 3.0cm 的肿瘤，可行立体定向放射治疗。

三、脑 膜 瘤

脑膜瘤为起源于脑膜组织及其衍生物。脑膜瘤占颅内肿瘤的 20%，年发病率为 7.8/10 万，但大多数为尸检时偶然发现。有症状的脑膜瘤为 2/10 万。女性多发，女性和男性比例为 3:2 ~ 2:1。多发性脑膜瘤可见于 II 型神经纤维瘤病。乳腺癌病人也可伴发脑膜瘤。

脑膜瘤好发于大脑半球凸面、颅底和鞍旁区域等区域。因此，病人的症状和体征直接反映病变部位。多数脑膜瘤生长缓慢，不引起局部脑水肿，症状为肿瘤周边神经组织受压引起。大脑半球凸面脑膜瘤常以抽搐和进行性偏瘫为首要表现。颅底脑膜瘤典型表现为脑神经功能障碍，各部位脑膜瘤都可引起头痛。

脑膜瘤的 MRI 表现为肿瘤附近常有"脑膜尾征"，提示肿瘤附着于脑膜并沿脑膜生长（图 21-3）。病变常有均匀强化。如果肿瘤周边有脑水肿，常可提示肿瘤分化不良或压迫重要引流静脉。

多数脑膜瘤组织学上为良性。约 5% 的脑膜瘤为非典型性，2% 为恶性脑膜瘤。脑膜瘤有多种组织学类型，仅少数类型对预后估计有帮助。除非典型性脑膜瘤和恶性脑膜瘤外，还有透明细胞脑膜瘤、脊索细胞脑膜瘤、杆状细胞脑膜瘤、乳头状脑膜瘤。放射引起的脑膜瘤以非典型性脑膜瘤或恶性脑膜瘤多见。

小脑膜瘤常在影像学检查时偶然发现，随访即可，特别是对于老年病人。很多脑膜瘤生长缓慢，也不引起神经系统症状。发现肿瘤有生长，需评估是否需要治疗。

外科手术疗效肯定。但即使肿瘤全切除，10 年复发率仍为 20%，部分切除者复发率达 80%。

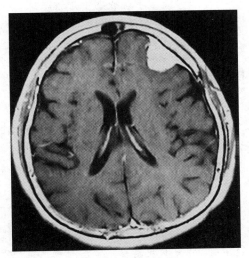

图 21-3　脑膜瘤 MRI 表现

颅底脑膜瘤常因与重要结构相包绕而难以全切除。肿瘤直径小于3cm,且不与脑神经和其他重要结构毗邻时,可选择立体定向放射治疗,但应慎重评估采用。肿瘤复发后可行二次手术切除。若肿瘤不能全切或有恶性表现,手术后可行放射治疗,以减缓肿瘤生长速度。

四、生殖细胞肿瘤

2007年WHO分类法将生殖细胞肿瘤(germ cell tumors)分为生殖细胞瘤、胚胎性癌、卵黄囊瘤、绒毛膜癌、畸胎瘤和混合性生殖细胞肿瘤六类。其中2/3为生殖细胞瘤,占颅内肿瘤的0.5%~5%,占儿童颅内肿瘤的0.3%~15%,男性明显多于女性,为2~3.2:1。多发生在间脑中线部位,松果体区和鞍上区分别占51%和30%,8.5%为多发。除成熟畸胎瘤外,均易经脑脊液播散。

肿瘤边界较清楚,一般无包膜。大多呈灰红色、质软、易碎,可见有出血、囊性变和钙化。成熟型畸胎瘤内有分化成熟的三个胚层衍化的器官样组织结构,如表皮和皮肤组织、胃肠腺的黏膜组织、脂肪肌肉组织以及骨和软骨组织。

(一) 临床表现

松果体区肿瘤压迫中脑顶盖,出现Parinaud综合征,即眼球上视不能,但不伴眼会聚功能障碍;导水管受压引起梗阻性脑积水、颅内压增高、锥体束征阳性和共济失调。青春期性早熟也较常见。肿瘤位于鞍上可出现视力视野障碍、尿崩症和垂体功能减退;阻塞侧脑室Monro孔可发生脑积水。鞍上肿瘤病人的病史要比松果体区肿瘤长,前者可能为数年,后者多为数月。肿瘤位于基底节丘脑,病人可出现偏瘫、偏身感觉障碍等症状。

(二) 诊断

1. **影像学特点**　头部X线片松果体区异常钙化是松果体区肿瘤的特征性表现。CT表现多为均匀等密度或高密度病灶,钙化可源于松果体。MRI/CT注射对比剂后,病变常均匀一致明显强化,瘤周水肿带多不明显。基底节生殖细胞瘤形态不规则,瘤内钙化、囊变多见,有的甚至表现为囊性病灶。基底节生殖细胞瘤常伴同侧大脑半球萎缩。畸胎瘤CT平扫为混杂密度病灶,常见钙化,MRI为混杂信号,有时可在T_1、T_2像均出现高信号,提示存在脂肪成分。

2. **脑脊液脱落细胞学检查及肿瘤标记物**　由于肿瘤易通过脑脊液播散,部分可以找到肿瘤脱落细胞,对诊断有重要意义。与生殖细胞瘤相关的标记物有绒毛膜促性腺激素、甲胎蛋白等。

(三) 治疗

首先进行手术治疗,目的为明确病理诊断、降低颅内压和解除神经压迫,术后辅助放射治疗和化疗。合并脑积水、颅内压增高的病人,可先行脑室引流或分流手术。放射治疗较敏感,最低放射剂量15Gy可见生殖细胞瘤消退。全脑和脊髓照射对肿瘤播散有预防作用。联合应用化疗可以延长缓解期并能减少放射治疗剂量。生殖细胞瘤的种植播散是影响生存质量的主要原因。

五、表皮样囊肿和皮样囊肿

表皮样囊肿和皮样囊肿(epidermoid and dermoid cyst)为先天性良性肿瘤,表皮样囊肿占颅脑肿瘤的0.5%~1.5%,由鳞状上皮层状排列,内含角蛋白、细胞碎片和胆固醇,好发于桥小脑角。皮样囊肿占颅内肿瘤的0.3%,内含皮肤附属器官如毛发和皮脂腺,多发生在儿童,肿瘤多位于中线如囟门、第四脑室、鞍上和椎管,产生相应临床表现。表皮样囊肿破裂会出现无菌性脑膜炎。

CT表现为肿瘤低密度,类似于脑脊液,不被强化,无脑水肿。MRI T_1加权像为不均匀低信号,T_2加权像为与脑脊液相似的高信号。

此类肿瘤生长缓慢,无症状病人可观察。肿瘤全切可治愈,少数复发。表皮样囊肿刺激性强,会导致化学性脑膜炎,应尽量全切除,但不该勉强切除囊壁,而损伤脑神经和脑组织。术中

Notes

应用生理盐水和地塞米松盐水(100mg/L)反复冲洗术野,术后给予皮质激素静脉滴注,可减少脑膜炎和脑积水的发生。

六、蝶鞍区肿瘤

(一)垂体腺瘤(pituitary adenoma)

主要起源于腺垂体,是一种常见的脑瘤,约占颅内肿瘤的10%,在常规尸检中发现率更高。起病年龄为30～40岁,男女发病率均等。

1. 病理分类

(1)根据常规病理染色,垂体腺瘤可分为嫌色性、嗜酸性、嗜碱性和混合性四类。垂体腺瘤一般为良性,发生恶变者少见。肿瘤直径小于1cm的属于垂体微腺瘤,大于1cm则为大腺瘤。侵犯海绵窦、蝶窦及其他结构的肿瘤为侵袭性垂体腺瘤。

(2)根据腺瘤内分泌功能,可分为以下几类:①促肾上腺皮质激素腺瘤(ACTH瘤),可导致库欣病(Cushing disease);②泌乳素腺瘤(PRL瘤),常出现女性停经-泌乳综合征(Forbes-Albright syndrome),男性阳痿及无生育功能;③生长激素腺瘤(GH瘤),成人肢端肥大症,儿童或青春期巨人症;④促甲状素腺瘤(TSH瘤);⑤黄体生成素/卵泡刺激素腺瘤(FSH/LH瘤);⑥混合性激素分泌瘤;⑦无功能性腺瘤。以上各型可依据临床症状和免疫组织化学染色方法鉴别。

2. 临床表现 功能性(分泌性)垂体腺瘤常因垂体或靶腺功能异常出现相应症状,如巨人症、肢端肥大;女性病人停经泌乳、男性病人垂体性肥胖、阳痿等。而无功能性垂体腺瘤体积较大时压迫视神经,引起视力下降甚至失明、以双颞侧偏盲常见的视野缺损,以及眼底视乳头原发萎缩等症状。

垂体腺瘤卒中(肿瘤出血或梗死),病人可突然头痛,视力急剧下降,剧烈单眼或双眼疼痛,呈蛛网膜下隙出血症状伴有严重内分泌状态异常。严重时嗜睡甚至昏迷。侵袭性垂体瘤会引起脑神经麻痹等海绵窦综合征。

3. 辅助检查

(1)垂体腺及其靶腺功能检查:包括血GH,T_3、T_4、TSH,PRL,FSH/LH等;血浆ACTH,24小时尿皮质醇;性激素水平;空腹血糖等其他相关检查。

(2)影像学检查

1)头部X线侧位显示蝶鞍扩大,鞍底破坏,鞍背变薄、竖直、鞍底双边。冠状位CT扫描可显示蝶窦骨质破坏情况。

2)MRI扫描可见环绕垂体周围脑脊液为长T_1信号,垂体信号与灰质信号相同,清晰可见。正常垂体腺的前后径在育龄女性(13～35岁)≤11mm,其他成年人≤9mm。75%的微腺瘤T_1为低信号,T_2为高信号,多可见垂体柄移位。MRI还能显示肿瘤与海绵窦和颈内动脉的关系。

3)鞍区球形占位病变应行脑血管造影与巨大颅内动脉瘤鉴别。

4. 治疗

(1)手术适应证:①非分泌性肿瘤体积较大引起视力视野障碍;②垂体腺瘤卒中;③经药物治疗不能控制的PRL瘤;④GH瘤;⑤原发性库欣病(ACTH瘤)。

(2)手术入路:①微腺瘤或向蝶窦生长的肿瘤,以及向鞍上发展不严重的大腺瘤首选经蝶窦入路;②蝶窦气化不良或甲介型蝶窦、哑铃形肿瘤,选用经蝶入路需慎重;③瘤体大,向鞍旁、鞍后及颅前窝底发展,视力障碍明显者应选用经额入路或经翼点入路切除肿瘤。

(3)围术期治疗:①术前3天起口服泼尼松5～10mg或地塞米松0.75mg,3次/日;②术中地塞米松10mg静脉滴注;③术后地塞米松10mg,2次/日,静脉滴注,3日后酌情减量或改为口服;④个别垂体功能低下者,需长期应用激素替代治疗;⑤术后严密观察病人视力和电解质及尿量变化,有糖尿病者要注意血糖改变,如有紊乱及时给予调整;⑥尿崩症处理见"颅咽管瘤"。

Notes

（4）放射治疗：除 GH 瘤对放射线较敏感外，其他垂体腺瘤敏感性差。放射治疗适用于有体弱、高龄等状况，不宜手术的病人。但要注意已有视力视野障碍者，应手术视神经减压后再行放射治疗；立体定向放射治疗适用于垂体微腺瘤。对于功能性垂体腺瘤，术后内分泌异常没有缓解，放射治疗也可以采用。

（5）药物治疗：垂体靶腺功能低下治疗原则是缺什么补什么，常用的有泼尼松、甲状腺素、睾酮类和女性激素等。围术期和放射治疗期均应根据病情补充调整相应激素用量。

溴隐亭（bromocriptine）是目前治疗 PRL 瘤最有效的药物，可使 90% 的 PRL 腺瘤体积缩小，女性病人泌乳消失，恢复月经甚至正常生育。但一旦停药，肿瘤又会长大，因此建议长期服药。生长抑素对部分 GH 腺瘤病人有效，能改善高生长激素血症引发的并发症，并有部分病人使用后肿瘤体积缩小。

（二）颅咽管瘤（craniopharyngioma）

为良性先天性肿瘤，占颅脑肿瘤的 2.5% ~ 4%，多见于儿童，发病高峰年龄为 5 ~ 10 岁。颅咽管瘤发自残余在垂体结节部即垂体茎部的鳞状上皮细胞，多位于蝶鞍膈上，少数在鞍内，常与第三脑室底粘连。瘤体较大时有囊变，囊液墨绿色含胆固醇结晶。儿童颅咽管瘤钙化率高达 85%。

1. 临床表现

（1）颅内压增高症状：多因肿瘤阻塞脑脊液通路所致。

（2）内分泌功能障碍：肿瘤影响垂体及下丘脑功能，78% 有不同程度的内分泌功能紊乱，一半以上为首发症状。①儿童和青少年生长发育迟缓、生殖器不发育，第二性征不出现，成人性腺功能减退。②尿崩症，少数病人为首发症状。③侏儒症，躯体生长发育迟缓，骨骼发育不全，血清生长激素降低，智力尚可。④下丘脑受损时呈肥胖及间脑综合征。

（3）视力视野障碍：因肿瘤部位而异，鞍上肿瘤多引起双颞偏盲。大部分病人有视力障碍，儿童易忽略，常伴有视乳头萎缩或水肿。

2. 诊断　头部 X 线片显示蝶鞍变形，鞍背和前床突侵蚀，鞍内肿瘤或鞍上肿瘤钙化率成人为 25% ~ 40%，儿童为 85%。CT 可显示肿瘤的大小、囊性变和 X 线片未显示的钙化，蛋壳样钙化为其典型表现。囊液密度取决于所含脂类、蛋白含量。MRI 可很好地显示肿瘤与下丘脑、终板、垂体和颈内动脉的关系，注入 Gd-DTPA 肿瘤轮廓增强。实验室检查可参考垂体腺瘤的有关章节。若肾上腺皮质和甲状腺功能减退，手术死亡率升高。

3. 治疗

（1）围术期：肾上腺皮质功能减退者，除给予地塞米松外，还应调整水、电解质平衡紊乱。

（2）可采用经翼点入路、经蝶入路或经额下入路、经胼胝体入路切除肿瘤。

（3）放射治疗可能抑制残余肿瘤生长。儿童最好推迟放射治疗，以免影响发育。不宜手术的囊性颅咽管瘤，可应用立体定向技术注入 ^{90}Y、^{32}P 或 ^{198}Au 等放射性核素。

（4）尿崩症的处理：可以为暂时性或长期性，可适当给予抗利尿激素（antidiuretic hormone，ADH），如垂体后叶素、去氨加压素等；同时注意水、电解质平衡。

七、脑 转 移 瘤

脑转移瘤（metastatic tumor）为常见的脑肿瘤，可单发或多发。肺、乳腺和胃的腺癌易造成脑转移，肉瘤脑转移少见。黑色素瘤、绒毛膜癌和支气管癌所致脑转移瘤常伴瘤内出血。15% 脑转移灶先于原发灶出现症状；43% ~ 60% 转移癌病人胸部 X 线片可见原发灶（肺癌转移）；80%的脑转移瘤位于大脑中动脉分布区，灰质、白质交界处；小脑转移瘤是成人颅后窝常见肿瘤，转移途径包括硬脊膜外静脉丛和椎静脉。

75% 的脑转移瘤表现为脑实质功能损害或软脑膜的癌性脑膜炎（carcinomatous meningitis）。

Notes

一半病人颅内压增高表现为嗜睡、淡漠。肿瘤卒中时病情突然加重。因肿瘤压迫可出现肢体运动障碍。15%的病人发生癫痫。

CT 显示肿瘤常为圆形,边界清楚,明显强化,脑白质水肿严重。MRI 对颅后窝转移灶定位更准确。脑脊液检查有助于诊断癌性脑膜炎。拍摄胸部和女性乳房 X 线片、胸腹部 CT,必要时行 PET 检查有助于发现原发病灶。

伴颅内压增高的单发病灶可手术切除,或手术切除多发转移灶中引起颅内压增高的转移灶。多发转移灶可采用全脑放射治疗或立体放射治疗。激素可减轻脑水肿。

(赵继宗)

第二十二章　椎管内肿瘤

第一节　概　　述

椎管内肿瘤包括发生于脊髓、脊神经根、脊膜和椎管壁组织的原发性和继发性肿瘤,约占原发性中枢神经系统肿瘤的 15%。

(一) 分类和病理

根据肿瘤与脊髓、硬脊膜的关系分为髓内肿瘤(intramedullary spinal cord tumors)、髓外硬脊膜下肿瘤(intradural extramedullary spinal cord tumors)和硬脊膜外肿瘤(extradural spinal cord tumors)3 大类(图 22-1),有的可呈哑铃状生长。

1. 髓内肿瘤　约占椎管内肿瘤的 24%,星形细胞瘤和室管膜瘤各约占 1/3,其他包括血管网状细胞瘤、海绵状血管畸形、皮样和表皮样囊肿、脂肪瘤、畸胎瘤等(图 22-1A)。

2. 髓外硬脊膜下肿瘤　占椎管内肿瘤的 51%,绝大部分为良性肿瘤,最常见的为来自硬脊膜的脊膜瘤和来自神经根的神经鞘瘤。少数为皮样囊肿、表皮样囊肿、畸胎瘤和由髓外向髓内侵入的脂肪瘤(图 22-1B)。

3. 硬脊膜外肿瘤　占椎管内肿瘤的 25%,起源于椎体或硬脊膜外组织。多为恶性肿瘤,包括肉瘤、转移瘤和脂肪瘤等。此外,还有软骨瘤、神经纤维瘤、脊膜瘤、椎体血管瘤等(图 22-1C)。

脊髓在椎管内稍偏于腹侧,被齿状韧带和神经根所固定,脊髓向后移动比向前移动的范围小,且前角为运动根,椎管的管径以胸段最小,因此位于脊髓腹侧或胸段的肿瘤出现症状较早。圆锥和马尾部有较大的空间,即使肿瘤较大,临床症状仍可不明显。肿瘤发生初期,神经根先受牵拉,脊髓移位,继而脊髓被压扁、变形直至变性坏死,浸润性生长的肿瘤对脊髓的损害较扩张性生长的肿瘤大。肿瘤附近的脊髓和硬脊膜先发生静脉扩张和淤血,随后脊髓水肿

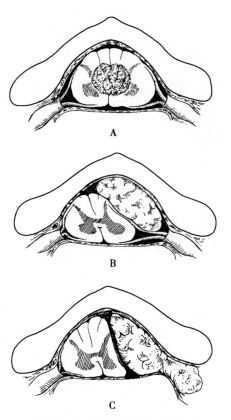

图 22-1　椎管内肿瘤的分类

和缺血,有可能造成脊髓神经细胞坏死。肿瘤增长逐渐阻塞脊髓蛛网膜下隙,由于肿瘤周围的血脑屏障被破坏,蛋白质和胆红素溢入脑脊液中。

肿瘤质地不同对脊髓的损害程度有较大差异。质软、生长缓慢的肿瘤,解除压迫后神经功能可望完全恢复。体积小、质硬的肿瘤易嵌入脊髓内,造成脊髓损伤及胶质增生,解除压迫后,神经功能常难以完全恢复。脊髓受压至发生完全性截瘫的过程越长,截瘫持续的时间越短,解除压迫后,脊髓功能恢复快;反之,恢复困难。

（二）临床表现

病程可分为根性痛期、脊髓半侧损害期、不全截瘫期和截瘫期四期。临床表现与肿瘤所在脊髓节段、肿瘤位于髓内或髓外，以及肿瘤性质相关。

1. 根性痛 为最常见的早期症状。原因如下：脊神经后根或脊髓后角细胞受刺激、脊髓感觉传导束受刺激、硬脊膜受压或受牵张和体位改变牵拉脊髓等。疼痛部位与肿瘤所在平面的神经分布一致，对定位诊断有重要意义。疼痛早期为间歇性、单侧性，夜间发作明显，且在咳嗽、喷嚏、劳累时加剧，后期则为持续性、对称性带状疼痛，在躯干部呈束带感，在肢体则呈放射状痛。神经根痛常为髓外占位病变的首发症状，其中颈段和马尾部肿瘤更多见，髓内肿瘤亦偶尔出现。硬脊膜外转移瘤的疼痛最严重。

2. 感觉障碍 感觉纤维受压时表现为感觉不良和感觉错乱，被破坏后则感觉丧失。髓外肿瘤从一侧挤压脊髓移位，构成脊髓半切综合征（Brown-Séquard syndrome），表现为肿瘤平面以下同侧瘫痪和深感觉消失，对侧痛温觉缺失。髓内肿瘤，沿脊髓前、后中线生长对称压迫脊髓的髓外肿瘤，一般不出现脊髓半侧损害综合征。

3. 运动障碍及反射异常 由于肿瘤压迫神经前根或脊髓前角，表现为支配区肌群下运动神经元瘫痪，即肌张力低、腱反射减弱或消失、肌萎缩、病理征阴性，尤以颈膨大及腰膨大病变表现更为明显。如果压迫锥体束，在肿瘤压迫平面以下锥体束向下传导受阻，表现为上运动神经元瘫痪，即肌张力高、腱反射亢进、无肌萎缩、病理征阳性。圆锥及马尾部肿瘤因只压迫神经根，故也为下运动神经元瘫痪。

4. 自主神经功能障碍 膀胱和直肠功能障碍最常见。肿瘤平面以下少汗或无汗，胸 T_2 以上肿瘤因睫状脊髓中枢受损可引起同侧的霍纳综合征（Horner syndrome）、血管舒缩和立毛反射异常等。膀胱反射中枢位于脊髓腰骶节内，故腰骶节段以上的肿瘤压迫脊髓时，膀胱反射中枢仍存在，膀胱充盈时可有反射性排尿；若肿瘤影响腰骶节功能，会使反射中枢受损，从而失去排尿反射产生尿潴留。骶节以上脊髓受压时产生便秘，骶节以下脊髓受压时肛门括约肌松弛，可致大便失禁。

5. 其他表现 髓外硬脊膜下肿瘤出血导致脊髓蛛网膜下隙出血。高颈段或腰骶段以下肿瘤，可阻碍脑脊液循环或腰段蛛网膜下隙对脑脊液的吸收，使颅内压增高。

（三）术前评价

详尽询问病史，细致地进行全身和神经系统体检，初步定位椎管内肿瘤所在脊髓节段；选择必要的影像学检查，做出定位定性诊断。考虑病人对所患疾病的理解和要求，制定治疗方案。

1. MRI 是诊断椎管内肿瘤的最佳检查手段，可清楚地显示肿瘤、脑脊液和神经组织，但对脊柱骨质的显影不如 CT 和 X 线片。

2. CT 病变部位椎管扩大，椎体后缘受压破坏，椎管内软组织填充。

3. X 线片 椎管内肿瘤可见骨质变化，如椎弓根变薄、椎弓根距离增宽、斜位片椎间孔扩大等。对发生于椎体的肿瘤，如血管瘤、巨细胞瘤、转移瘤、脊索瘤有较高的诊断价值。

4. 脊髓血管造影 可除外脊髓动静脉畸形。

5. 腰椎穿刺 用于：①脑脊液细胞数测定及蛋白定量测定，椎管内肿瘤梗阻越完全、部位越低，蛋白含量越高。同时可能伴有细胞数的改变，但特异性差。②脑脊液动力学检查，如奎肯施泰特试验（Queckenstedt test）。③注入碘油（碘苯酯）或甲泛葡胺（amipaque）行脊髓造影，但造影后可使症状加重，现已不用。

（四）鉴别诊断

1. 颈椎病 发病年龄平均在 50 岁以上，病程较长。病人有颈肩痛及感觉异常，但感觉障碍平面不规则，少见括约肌功能障碍及严重的肢体瘫痪。X 线片显示颈椎椎体后缘钩椎关节骨赘形成，椎间隙变窄，椎管前后径变短。MRI 显示颈椎管狭窄，脊髓在数个椎间盘受压，呈串珠样，椎管及蛛网膜下隙变窄。

2. 腰椎间盘突出症 多见于青壮年，常有腰部外伤史，好发生 $L_{4\sim5}$ 或 $L_5 \sim S_1$。单侧坐骨神

Notes

经痛,小腿外侧、足底及会阴区麻木,直腿抬高试验阳性,活动时疼痛加重,卧床休息后减轻。X线平片可见椎间隙变窄;MRI 显示椎间盘呈鸟嘴状后突压迫硬脊膜囊和脊髓。

3. 脊髓空洞症 多见于青年人,好发于上胸段和下颈段,病变可延续多个节段,病程长,有明显的感觉分离现象,传导束损害症状少见。多无蛛网膜下隙梗阻。MRI 可帮助确诊。

4. 脊柱结核 一般有结核病史和原发结核病灶,多见于胸椎,X 线平片可见椎体破坏、椎间隙变窄和椎旁梭形阴影,腰椎结核可示腰大肌影增大。MRI 可见椎体呈低信号,椎间盘和椎间隙受累或椎旁脓肿形成。

（五）治疗

除病人全身状况差、不能耐受手术或已有肿瘤广泛转移外,应及早手术治疗。髓外良性肿瘤全切除,常能获得满意的功能恢复;分界清晰的髓内肿瘤如室管膜瘤、星形细胞瘤也有可能全切除肿瘤而保存脊髓功能;浸润性肿瘤,难以彻底手术切除,宜采取脊髓背束切开及椎管减压,以改善脊髓受压症状。放射治疗对某些恶性肿瘤有一定的效果,可作为术后的辅助治疗方法。

第二节 常见椎管内肿瘤

一、神经鞘瘤

神经鞘瘤是最常见的椎管内良性肿瘤,约占一半。起源于神经根的鞘膜,大部分位于髓外硬脊膜下间隙,少数位于硬脊膜外或跨居硬脊膜内外;髓内无神经鞘膜组织,故髓内神经鞘瘤罕见。神经鞘瘤在椎管各节段均有发生,以胸段最常见。大部分起源于脊神经后根,受累神经呈纺锤状,一般单发,如系多发,可能是全身性神经纤维瘤病的一部分,有恶变可能。肿瘤呈实质性,质地软,包膜薄,瘤体体积悬殊,小者如米粒,大者呈腊肠状,可长达十几厘米。

本病发展缓慢,呈急性发病者多有瘤内囊变或出血。60% 以上的病人以明显的神经根疼痛为首发症状;从远端开始的肢体运动障碍;肿瘤水平附近有皮肤过敏区和括约肌功能障碍。

X 线平片可见椎弓破坏,椎弓根间距离加宽,椎间孔扩大。CT 可显示瘤内钙化影,增强扫描瘤体强化。MRI 肿瘤呈长 T_1、长 T_2 信号,T_1 加权像肿瘤呈低信号,T_2 加权像肿瘤呈高信号,瘤体与脊髓分界清楚[图 22-2（1）]。

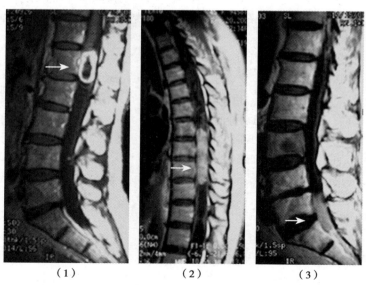

（1）   （2）   （3）

图 22-2 椎管内肿瘤 MRI（矢状位）增强后表现

（1）L_1 神经鞘瘤;（2）胸段髓内室管膜瘤;（3）$L_{4,5}$ 转移瘤

Notes

一旦确诊均应手术治疗,效果好。肿瘤较大或位于脊髓腹侧时,先做瘤内分块切除,待瘤体缩小后再全部切除肿瘤。肿瘤起源的神经根多与瘤体粘连紧密,可将其与肿瘤一并切除,切除 2～3 根脊神经后根不会造成明显的功能障碍。其他位于肿瘤表面的神经需小心分离保留,尤其是颈膨大和腰膨大部位的神经根,不宜过多切断,以免造成上肢和下肢的功能障碍。向椎间孔生长的肿瘤应牵拉游离后切除。

二、脊 膜 瘤

脊膜瘤占椎管内肿瘤的 10%～30%,起源于蛛网膜附近的蛛网膜内皮细胞,与硬脊膜紧密粘连。85% 的肿瘤位于髓外硬脊膜下,胸段好发。瘤体小而质地硬,具有完整的包膜,基底在硬脊膜,瘤体血运丰富,通常单发,良性,少数可多发或恶变,瘤内可有钙化。发病年龄为 20～50 岁,女性多于男性。

临床表现与神经鞘瘤相似,根据明确的神经根痛或束性疼痛、从足部逐渐向上发展的肢体麻木及锥体束征阳性可作出初步诊断。X 线平片可见局限性椎弓根变形和骨质变薄,椎体后缘凹陷,椎弓根距离增宽和椎间孔扩大。CT 扫描瘤体呈等密度或稍高密度,可被均匀增强。MRI 肿瘤为 T_1 加权像等信号、T_2 加权像高信号。

手术切除效果好,将肿瘤及其基底部的硬脊膜一并切除,缺损的硬脊膜需修补。与肿瘤粘连的脊神经应分开,穿过瘤体无法保留者可切除。马尾区脊膜瘤少见,但易恶变,相应的硬脊膜应广泛切除。

三、室 管 膜 瘤

脊髓内室管膜瘤多见于 30～60 岁的成人,男性多见,约占髓内肿瘤的 60%。肿瘤起源于脊髓中央管的室管膜细胞,在中央管内上下蔓延生长,可长达数个或十几个髓节。瘤体横径不一,肿瘤有假包膜,质地柔软,巨大肿瘤可突出生长至脊髓表面,46% 有囊变。瘤体上、下两极的中央管常膨大形成囊肿或脊髓空洞。一半以上发生在圆锥和终丝,其次为颈髓。生长于终丝的肿瘤,体积常很大,可使椎管扩大。肿瘤常与马尾神经交织在一起,部分还可经椎间孔至椎旁肌肉内。

室管膜瘤生长缓慢,病史长,症状轻,病人就诊时肿瘤已较大。首发症状以单侧或双侧肢体疼痛最多见,可为灼痛、刺痛;以后出现感觉异常、运动障碍及括约肌功能障碍。MRI T_1 加权像肿瘤边界清楚,信号高于正常脊髓[图 22-2(2)]。

包膜完整的肿瘤可以手术全切除。肿瘤位于圆锥、终丝,如马尾神经根被大量包裹,手术则难以全切除,勉强切除可造成脊神经根损伤。术后可辅助放射治疗。如病史在 2 年以内,仅中度神经功能障碍,手术全切除肿瘤者,预后良好。

四、星 形 细 胞 瘤

发病年龄在 30～60 岁,男女比例为 1.5∶1。肿瘤可发生于脊髓各节段,胸段最多见,其次为颈段。75% 为恶性程度较低的星形细胞瘤。瘤体一般较小,无包膜,分界不清,38% 的肿瘤还可发生囊变,囊液蛋白含量高。MRI 可见肿瘤部位脊髓增粗,肿瘤信号可高于邻近脊髓,边界不清,病变头尾端也可合并囊肿。

由于肿瘤呈浸润性生长,一般手术难以全切除,还可能造成神经功能障碍加重。对高颈段的广泛病变,手术应慎重。一般不缝合硬脊膜以达到充分减压的目的。对高级别星形细胞瘤主张术后放射治疗。星形细胞瘤预后一般较室管膜瘤差,术后 4～5 年内约一半病人肿瘤复发。

五、转 移 瘤

大多数椎管内转移瘤位于硬脊膜外,硬脊膜下和髓内少见。10% 的癌症病人可发生椎管内转移。原发灶多为肺、前列腺、乳腺和肾脏的恶性肿瘤。肉瘤和黑色素瘤亦可转移至椎管内。转移瘤可发生在脊髓任何节段,以胸段最多见,其次为腰段。转移途径为血管或淋巴系统;椎旁肿瘤可经椎间孔侵入椎管,也可直接转移至脊柱,继而突入椎管和硬脊膜腔。转移瘤多环绕硬脊膜生长,并常使血管闭塞,造成脊髓缺血坏死。95%的病人以局部根性痛或牵扯痛为首发症状。由于转移瘤绝大多数在硬脊膜外,并呈浸润性生长,所以疼痛程度较其他椎管内肿瘤剧烈,卧床时背痛是此类肿瘤的典型表现。病情进展迅速,病人就诊时脊髓受压症状已较明显,一旦出现截瘫,部分病人的疼痛反而减轻。

X线片显示椎弓破坏、椎间孔扩大。CT检查可见硬脊膜外软组织低密度影向内压迫脊髓,向外累及椎管壁;邻近椎体溶骨性骨破坏和椎间孔狭窄。MRI肿瘤为长T_1、长T_2信号,T_1加权像信号略低,T_2加权像信号略高,肿瘤可侵犯椎体后部或椎间孔[图22-2(3)]。同时应行胸腹部CT检查,寻找原发灶。

治疗目的是缓解疼痛,维持脊柱的稳定性,保护括约肌和行走功能。

手术适应证:①疼痛剧烈且经各种非手术治疗无效;②原发灶切除后出现的脊髓转移病灶;③明确肿瘤病理诊断;④脊柱不稳定。手术方法包括:肿瘤切除并行充分的椎板切除减压;顽固性疼痛者可做脊髓前外侧束切断术或前连合切开术;椎板切除后椎骨稳定术。经治疗,75%的病人神经功能改善,85%的病人疼痛减轻。

放射治疗可单独应用或作为术后辅助治疗,照射范围应包括肿瘤上、下两个节段。根据原发肿瘤性质,还可选择有效的化学药物治疗。

六、表皮样囊肿和皮样囊肿

起源于椎管内外胚层的异位组织,可发生在椎管的任何节段,绝大部分位于T_9以下,多发生髓外硬脊膜下,约1/3发生在髓内,少数发生在硬脊膜外。表皮样囊肿只含有表皮组织,其囊壁为鳞状上皮,囊内有脱落细胞和角化透明质,呈洋葱皮样分层。皮样囊肿除表皮组织外,还含有真皮和皮肤附件。囊肿因含有刺激性的胆固醇和脂酸,囊内容物溢入蛛网膜下隙,可引起无菌性脑膜炎。病人可合并有脊柱裂和皮肤窦道,窦道多开口于背部正中线,反复发作的感染可造成化脓性脑膜炎或脓肿。MRI检查表皮样囊肿表现为马尾部稍短T_1的较均匀高密度影;皮样囊肿为等T_1信号,信号较均匀,多伴有脊柱裂、脊柱椎体异常等。

手术要全切除囊壁,以免复发。与脊髓或神经根粘连过紧的囊壁,不宜勉强全切除,以免损伤神经组织。

七、脊 索 瘤

起源于胚胎残余的脊索组织,好发于骶尾部、颅底与斜坡交界部位,15%发生于椎管。多见于30~40岁,女性稍多于男性。发生于骶尾部的肿瘤将骶骨破坏后,可向前侵入盆腔、向后侵入椎管并压迫脊髓。瘤组织质地软脆,有时呈胶冻样,易出血或坏死。10%有反应性溶骨,50%有不同程度的钙化。肿瘤一般为良性,少数呈恶性,并可穿破硬脊膜,经脑脊液循环种植于其他部位。

骶尾部脊索瘤表现为骶尾部疼痛,肿瘤生长较大时,可发生便秘;压迫骶神经时,可造成下肢及臀部麻木或疼痛。检查可见骶尾部饱满,肛诊可触及圆形光滑的病变。X线片显示骶骨局部膨胀,其中有骨质破坏及钙化斑块。MRI显示肿瘤呈长T_1、长T_2信号。应手术治疗。由于肿瘤在椎管内呈浸润性生长,与正常椎骨边界不清,一般难以全切除,应注意保留骶神经,以维持括约肌功能。切除不彻底者,术后辅以放射治疗。

(赵继宗)

Notes

第二十三章　颅内及椎管内血管性疾病

第一节　蛛网膜下腔出血

蛛网膜下腔出血(subarachnoid hemorrhage,SAH)是指由某些疾病引起的脑血管破裂,血液流至蛛网膜下腔出现的一组症状。分为自发性和外伤性两类,本节仅讲述自发性SAH。SAH的病人预后差,总死亡率为25%,幸存者的致残率也接近50%。

(一) 病因

颅内动脉瘤和脑(脊髓)血管畸形最常见,约占自发性SAH的70%;其次为高血压动脉硬化、烟雾病、血液病、动脉闭塞、颅内肿瘤卒中;其他一些罕见疾病如钩端螺旋体病、亚急性心内膜炎、纤维肌肉发育不良、主动脉弓狭窄、埃勒斯-当洛斯综合征(Ehlers-Danlos syndrome)等;以及个别不明原因的出血。近年来也有因口服抗凝血药物引发SAH的报道。

(二) 临床表现

1. **出血症状**　SAH多起病急骤,无先兆症状,剧烈头痛、畏光、恶心、呕吐、面色苍白、全身冷汗,还可出现眩晕、颈背痛或下肢疼痛。半数病人出现精神症状,如烦躁不安、意识模糊、定向力障碍等。以一过性意识障碍多见,严重者昏迷,甚至出现脑疝而死亡。20%～30%的病人出血后合并脑积水。SAH后1～2天内出现脑膜刺激征。

2. **神经功能损害**　以一侧动眼神经麻痹常见,占6%～20%,提示同侧颈内动脉-后交通动脉动脉瘤或大脑后动脉动脉瘤。出血后约20%出现偏瘫,由于病变或出血累及运动区皮质及传导束所致。

3. **癫痫**　约3%的病人急性期发生癫痫;5%的病人手术后近期出现癫痫,5年内癫痫发生率占10.5%,尤其是大脑中动脉动脉瘤术后。

4. **脑血管痉挛(cerebral vasospasm,CVS)**　多见于出血后第1周,出现暂时性局灶定位体征、进行性意识障碍、脑膜刺激征明显,脑血管造影示脑血管痉挛变细。出现脑血管痉挛后2周内的死亡率较没有血管痉挛者增加1.5～3倍。脑血管痉挛的发生机制迄今尚未完全明确。

5. **心律失常**　一半病人有心电图改变,T波增宽倒置,ST段升高或降低,肢体或胸导联可出现Q波。机制尚不清楚,可能与下丘脑缺血、交感神经兴奋性提高、冠状动脉反射性缺血有关。

6. 部分SAH病人数日内可有低热。

(三) 诊断

1. **CT**　可见蛛网膜下腔、脑池、脑沟内高密度出血影像(图23-1)。增强CT可显示动静脉畸形(AVM)、海绵状血管畸形或脑肿瘤等导致SAH的原发病变影像。可疑SAH时,应及时做头部CT扫描。1周后出血逐渐吸收,CT可能显示不清出血影像,可以进行脑脊液检查。为了明确SAH的原因,可以进行MRA和CT血管

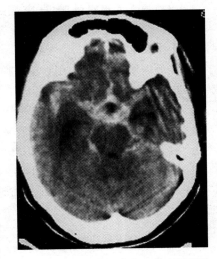

图23-1　蛛网膜下腔出血的CT表现

造影(computer tomography angiography, CT angiography, CTA)检查,必要时行选择性脑血管造影术。

2. 头部 MRI　SAH 发病后 24~48 小时内,在 MRI 上很难查出,可能由于血液被脑脊液稀释,去氧血红蛋白表现为等信号所致。MRI 对确定颅内或脊髓内 AVM、海绵状血管畸形和颅内肿瘤十分有帮助。MRA 可用于筛查颈内动脉狭窄、颅内血管畸形和动脉瘤等疾病。

3. CTA　部分 SAH 病人的病因可通过此方法查出,如动脉瘤等。

4. 数字减影血管造影(digital subtraction angiography, DSA)　是确定 SAH 病因的最重要手段,应尽早实施。常规行双侧颈内动脉、双侧椎动脉四根血管全脑动脉造影。必要时加照斜位片。怀疑脊髓动静脉畸形者还应行脊髓动脉造影。

5. 腰椎穿刺　用于 CT 检查阴性,又怀疑 SAH 者。腰椎穿刺流出脑脊液为血性或细胞学检查含红细胞有助于 SAH 诊断。颅内压增高应慎用。常见 SAH 病因鉴别见表 23-1。

表 23-1　常见 SAH 病因鉴别

	动脉瘤	动静脉畸形	动脉硬化	烟雾病	脑瘤卒中
发病年龄	40~60 岁	35 岁以下	50 岁以上	青少年多见	30~60 岁
出血前症状	无症状,少数动眼神经麻痹	常见癫痫发作	高血压史	可见偏瘫	颅内压高和病灶症状
血压	正常或增高	正常	增高	正常	正常
复发出血	常见且有规律	年出血率2%	可见	可见	少见
意识障碍	多严重	较重	较重	有轻有重	较重
脑神经麻痹	2~6 脑神经	无	少见	少见	见于颅底肿瘤
偏瘫	少见	较常见	多见	常见	常见
眼的改变	可见玻璃体出血	少见	眼底动脉硬化	少见	视盘水肿
CT 检查	SAH	脑萎缩或 AVM 影	梗死灶	脑室出血铸型	增强可见脑瘤影
脑血管造影	动脉瘤和血管痉挛	动静脉畸形	动脉粗细不均	脑底动脉异常血管团	有时可见肿瘤染色

(四) 治疗

1. 出血急性期绝对卧床、严密观察生命体征,有明显意识障碍的病人(Hunt-Hess 分级为 4~5 级者),应当送往重症监护病房。预防深静脉血栓形成。头痛剧烈者给予止痛剂、镇静剂,保持大便通畅等。

2. 伴颅内压增高时,应用甘露醇脱水治疗,给予糖皮质激素减轻脑水肿。合并脑室内出血或脑积水,可行脑室穿刺外引流。

3. 如病情允许,尽早行脑血管造影,以明确出血原因,针对病因治疗。

4. 测量中心静脉压,维持电解质平衡。SAH 后可能发生内环境紊乱,如低钠血症。

5. 虽然抗纤溶酶药物治疗可以降低再出血率,但可能引起局灶性脑缺血。

6. 癫痫是再出血的潜在危险因素,出血早期预防性应用抗惊厥药物。

7. 出血早期可应用尼莫地平抗血管痉挛。

第二节　颅内动脉瘤

颅内动脉瘤(intracranial aneurysm)系颅内动脉壁瘤样异常突起,尸检发现率为 0.2%~

Notes

7.9%。SAH 中,因动脉瘤破裂所致约占 70%。动脉瘤的年发生率为(6~35.3)/10 万。脑血管意外中,动脉瘤破裂出血发病率仅次于脑血栓和高血压脑出血,居第 3 位。

本病好发年龄为 40~60 岁,约 2% 的动脉瘤在幼年发病,最小年龄仅为 5 岁,男女差别不大。

(一) 发病机制

尚不明了。获得性内弹力层破坏是囊性脑动脉瘤形成的必要条件。内弹力层退变、脑动脉分叉处中膜缺失或纤维结构和排列异常及血流动力学改变,这些因素共同促使脑动脉壁更为薄弱。内弹力层退变可能因动脉硬化、炎症反应和蛋白水解酶活性增加所致。

(二) 病理

囊性动脉瘤呈球形或浆果状,外观呈紫红色,瘤壁极薄,部分病例术中可见瘤内的血流旋涡。瘤顶部最为薄弱,98% 的动脉瘤出血位于瘤顶。巨大动脉瘤内常有血栓形成,甚至钙化,血栓分层呈"洋葱"状。直径小的动脉瘤出血机会较多。颅内多发性动脉瘤约占 20%,以 2 个多见,亦有 3 个以上的动脉瘤。根据国内 60 例动脉瘤标本的光镜和电镜检查结果发现:①动脉瘤壁内皮细胞坏死剥脱或空泡变性,甚至内皮细胞完全消失,基膜裸露,瘤腔内可见大小不等的血栓;②动脉瘤壁内很少见弹力板及平滑肌细胞成分,靠近腔侧的内膜层部位可见大量的吞噬细胞、胞质内充满脂滴或空泡;③动脉瘤外膜较薄,主要为纤维细胞及胶原,瘤壁的全层均可见少量炎症细胞浸润,主要为淋巴细胞。

有的病人合并多囊肾、动静脉畸形和结缔组织疾病。

(三) 动脉瘤的分类

1. 按其发生部位分

(1) 颈内动脉系统动脉瘤,约占颅内动脉瘤 90%:①颈内动脉动脉瘤;②大脑前动脉-前交通动脉动脉瘤;③大脑中动脉动脉瘤。

(2) 椎基底动脉系统动脉瘤,占 10%:①椎动脉动脉瘤;②基底动脉干动脉瘤;③大脑后动脉动脉瘤;④小脑上动脉动脉瘤;⑤小脑前下动脉动脉瘤;⑥小脑后下动脉动脉瘤;⑦基底动脉分叉部动脉瘤。

2. 按其大小分　①小动脉瘤(≤1.0cm);②大动脉瘤(1.0~2.5cm);③巨大动脉瘤(>2.5cm)。

3. 按其形态分　囊状动脉瘤、梭形动脉瘤、夹层动脉瘤。

(四) 临床表现

分为出血症状、局灶症状、缺血症状、癫痫和脑积水共五组症状。

1. 出血症状　无症状未破的动脉瘤年出血率为 1%~2%,有症状未破的动脉瘤年出血率约为 6%。小而未破的动脉瘤无症状,出血倾向与动脉瘤的直径、大小、类型有关。直径 4mm 以下的动脉瘤蒂和壁均较厚,不易出血。90% 的出血发生在动脉瘤直径大于 4mm 的病例,巨大动脉瘤的腔内易形成血栓,瘤壁增厚,出血倾向反而下降。

多数动脉瘤破口会被血凝块封闭而使出血停止,病情逐渐稳定。未治疗的破裂动脉瘤中,24 小时内再出血的概率是 4%,第 1 个月再出血的概率是每天 1%~2%;3 个月后,每年再出血的概率是 2%。死于再出血者约占本病的 1/3,多在 6 周内,也可发生在数月甚至数十年后。

部分病人 SAH 可沿视神经鞘延伸,引起玻璃体膜下和视网膜出血。出血量过大时,血液可浸入玻璃体内引起视力障碍,此时死亡率高;出血可在 6~12 个月吸收;10%~20% 的病人还可见视盘水肿。

2. 局灶症状　大于 7mm 的动脉瘤可出现压迫症状。动眼神经最常受累,其次为展神经和视神经,偶尔也有滑车神经、三叉神经和面神经受累。动眼神经位于颈内动脉颅内段的外后方,颈内动脉-后交通动脉动脉瘤中,30%~53% 出现病侧动眼神经麻痹。动眼神经麻痹表现为单侧

Notes

眼睑无力、下垂,瞳孔散大,眼球内收和上、下视不能,直接、间接光反应消失。颈内动脉海绵窦段和床突上段动脉瘤还可出现视力视野障碍和三叉神经痛。

因为大脑中动脉动脉瘤出血可形成颞叶血肿,或因脑血管痉挛导致脑梗死,病人可出现偏瘫和语言功能障碍。前交通动脉动脉瘤一般无定位症状,但如果累及下丘脑或边缘系统,则可出现精神症状、高热、尿崩等情况。

基底动脉分叉部、小脑上动脉及大脑后动脉近端动脉瘤位于脚间窝前方,常出现第Ⅲ、第Ⅳ、第Ⅵ脑神经麻痹及大脑脚、脑桥的压迫,引起 Weber 综合征、两眼同向凝视麻痹和交叉性偏瘫等症状。基底动脉干和小脑前下动脉瘤表现为不同水平的脑桥压迫症状,如 Millard-Gubler 综合征(一侧展神经、面神经麻痹伴对侧锥体束征)和 Foville 综合征(除 Millard-Gubler 综合征外还有同向偏视障碍)、凝视麻痹、眼球震颤等。罕见的内听动脉动脉瘤可同时出现面瘫、味觉及听力障碍。椎动脉动脉瘤、小脑后下动脉动脉瘤和脊髓前、后动脉动脉瘤可引起典型或不完全的桥小脑角综合征、枕骨大孔综合征和小脑体征、后组脑神经损害体征、延髓及上颈髓压迫体征。

需要注意的是,巨大动脉瘤有时容易与颅内肿瘤混淆,如将动脉瘤当作肿瘤进行手术则是相当危险的,如颈内动脉巨型动脉瘤有时被误诊为垂体瘤。巨大动脉瘤若压迫第三脑室后部和导水管可出现梗阻性脑积水症状。

3. 癫痫 因 SAH 或脑缺血、软化,有的病人可发生癫痫,多为大发作。

4. 迟发性缺血性障碍(delayed ischemic deficits,DID) 又称症状性脑血管痉挛,发生率为35%,致死率为 10%~15%。脑血管造影或 TCD 显示有脑血管痉挛者不一定有临床症状,只有伴有脑血管侧支循环不良,局部脑血流量(regional cerebral blood flow,rCBF)<18~20ml/(100g·min)时才引起 DID。DID 多出现于 3~6 天,7~10 天为高峰,表现为:①前驱症状:SAH 的症状经过治疗或休息而好转后,又出现或进行性加重,外周血白细胞持续升高、持续发热;②意识由清醒转为嗜睡或昏迷;③局灶神经体征出现。上述症状多发展缓慢,经过数小时或数日到达高峰,持续1~2 周后逐渐缓解。

5. 脑积水 动脉瘤出血后,因血凝块阻塞室间孔或大脑导水管,可引起急性脑积水(占15%),导致意识障碍。基底池粘连也会引起慢性脑积水。

(五)手术前评价

1. 手术前分级 为便于判断动脉瘤病情,选择造影和手术时机,评价疗效,国际最常采用的动脉瘤分级方法是 Hunt 和 Hess 分级法:

一级 无症状,或有轻微头痛和颈强直。

二级 中至重度头痛,颈强直,除脑神经麻痹无其他神经症状。

三级 嗜睡或有轻度局灶性神经功能障碍。

四级 昏迷、中至重度偏瘫,早期去脑强直和自主神经功能障碍。

五级 深昏迷、去脑强直,濒危状态。

根据 Hunt 五级分类法,病情在Ⅰ、Ⅱ级的病人应尽早进行造影和手术治疗。Ⅲ级以上提示出血严重,可能伴发血管痉挛和脑积水,手术危险较大,待数日病情好转后再行手术治疗。三级以下病人出血后 3~4 天内手术夹闭动脉瘤,可以防止动脉瘤再次出血,减少血管痉挛发生。椎-基底或巨大动脉瘤,病情三级以上,提示出血严重,或存在血管痉挛和脑积水,手术危险性较大,应待病情好转后手术。

2. 头部 CT 可以确定 SAH、血肿部位大小、脑积水和脑梗死,以及多发动脉瘤中的破裂出血的动脉瘤。如,大脑纵裂出血常提示大脑前动脉或前交通动脉动脉瘤,大脑外侧裂出血常提示后交通或大脑中动脉动脉瘤,四脑室出血常提示椎动脉或小脑后下动脉动脉瘤。巨大动脉瘤周围脑水肿呈低密度,瘤内层状血栓呈高密度,瘤腔中心的流动血液呈低密度,故而在 CT 上呈现特有的"靶环征",即密度不同的同心环形图像。直径小于 1.0cm 动脉瘤,CT 不易查出,可进

Notes

一步作增强 CT 扫描。CTA 可从不同角度了解动脉瘤与载瘤动脉,尤其是与相邻骨性结构的关系,为手术决策提供更多资料(图 23-2)。

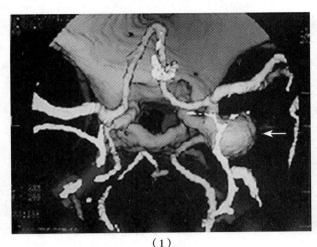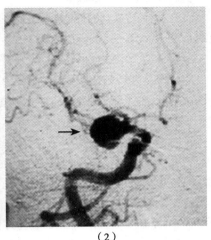

（1）　　　　　　　　　　　（2）

图 23-2　右颈动脉巨大动脉瘤

(1)三维 CT 成像;(2)颈动脉数字减影血管造影(DSA)正位像(箭头所指为动脉瘤)

3. 头部 MRI　颅内动脉瘤多位于颅底 Willis 环。MRI 优于 CT,可显示动脉瘤内的流空影。MRA 不需要注射造影剂,可显示不同部位的动脉瘤,旋转血管影像以观察动脉瘤蒂、动脉瘤内血流情况,还可以显示整个脑静脉系统,发现静脉和静脉窦的病变。MRA 和 CTA 常用于颅内动脉瘤筛查,有助于从不同角度了解动脉瘤与载瘤动脉关系。

4. 数字减影血管造影(DSA)　对判明动脉瘤的位置、数目、形态、内径、瘤蒂宽窄、有无血管痉挛、痉挛的范围及程度和确定手术方案十分重要。Hunt 分级的一、二级病人脑血管造影应及早进行,三、四级病人待病情稳定后,再行造影检查。五级病人只行 CTA,以除外血肿和脑积水。首次造影阴性,但合并脑动脉痉挛或仍然高度怀疑动脉瘤者,1 个月后应重复造影,如仍阴性,可能是小动脉瘤破裂后消失,或内有血栓形成。

5. 经颅多普勒超声(transcranial Doppler,TCD)　在血液循环稳定的情况下,血流速度与血管的横截面积成反比,故用 TCD 技术测量血管的血流速度可间接测定血管痉挛的程度。

（六）治疗

1. 非手术治疗　主要目的在于防止再出血和控制动脉痉挛,用于以下情况:①病人全身情况不能耐受开颅手术者;②诊断不明确、需进一步检查者;③病人拒绝手术或手术失败者。

治疗手段包括:

(1) 绝对卧床休息 14～21 天,适当抬高头部。镇痛、抗癫痫治疗。便秘者给予缓泻剂。保持病人安静,尽量减少不良的声、光刺激,避免情绪激动。为预防动脉瘤再次出血,病人最好置于 ICU 进行监护。

(2) 预防和治疗脑动脉痉挛,有条件者,用 TCD 监测脑血流变化,及时发现脑血管痉挛。早期可试用钙离子拮抗剂改善微循环。

(3) 根据病情退热、防感染、加强营养、维持水电解质平衡、心电监测、严密观察生命体征及神经功能变化。

(4) 降低血压是减少再出血的重要措施之一,但由于动脉瘤出血后多伴有动脉痉挛,脑供血已经减少,如血压降得过多可能引起脑供血不足,通常降低 10% 即可,密切观察病情,如有头晕、意识障碍等缺血症状,应予以适当的回升。

(5) 降低颅内压能增加脑血流量、推迟血脑屏障的损害、减轻脑水肿,还能加强脑保护。

Notes

（6）扩血管治疗。

2.**手术治疗**　开颅手术夹闭动脉瘤颈是外科治疗的主要手段。目前动脉瘤显微手术总的死亡率已降至 2% 以下。保守治疗的病人中,70% 最终会死于动脉瘤再出血。

（1）手术时机:动脉瘤破裂出血后 72 小时内手术为早期手术;出血 10～14 天后的手术为晚期手术。

实施早期手术的理由是:①动脉瘤再破裂出血的高峰期在初次出血后 1 周内,早期手术可减少动脉瘤再破裂的危险;②术中可清除血凝块等引起血管痉挛的有害物质。但要注意的是:①出血早期,脑组织肿胀,手术牵拉脑组织,加重脑水肿;②术中动脉瘤破裂概率较高;③手术易造成血管损伤,可加重术后的血管痉挛;④生命体征不平稳,增加医疗过程难度。

晚期手术虽然可以减少手术中的意外情况,但要冒动脉瘤再次破裂出血的风险。由于手术技术的进步,早期手术治疗效果有很大提高,若条件允许,应早期手术。

（2）手术方法:①动脉瘤瘤颈夹闭术:目的是阻断动脉瘤的血液供应,避免发生再出血,保持载瘤动脉及供血动脉通畅,维持脑组织正常的血运;②动脉瘤孤立术:在动脉瘤的两端夹闭载瘤动脉,但在未证实脑的侧支供应良好的情况下应慎用;③动脉瘤壁加固术:疗效不肯定,尽量少用。临床不适宜手术,而微导管可到达的动脉瘤可选球囊、弹簧圈栓塞等介入治疗。

3.**术后治疗**　动脉瘤术后病人一般需在重症监护中心（ICU）监护治疗最少 1 天,监测生命体征、氧饱和度等,并注意观察病人的意识状态、神经功能状态、肢体活动情况。术后常规给予抗癫痫药,根据术中情况适当程度脱水,可给予激素、扩血管药等。如果手术时间不长,术中临时使用一次抗生素,术后则不需再使用抗生素。

4.**介入治疗**　即动脉瘤血管内栓塞治疗（endovascular embolization of aneurysm）,是将可解脱的栓塞物如弹簧圈填塞在动脉瘤内,闭塞动脉瘤,并保持载瘤动脉通畅。已成为外科主要治疗方式之一。

适应证:①对于动脉瘤的病人开颅手术失败或复发者;②手术没有完全夹闭动脉瘤者;③动脉瘤难以夹闭,或因全身情况不适合开颅手术者,如年老体弱病人、风湿性心脏病、血小板减少症、肝肾功能不全等;④椎基底动脉系统的动脉瘤的首选治疗;⑤双侧多发动脉瘤等。

少数病人在栓塞中或栓塞以后,由于瘤内血栓脱落出现短暂性脑缺血发作（TIA）,甚至卒中。球囊位置不当,可能造成远端动脉的堵塞。微导管在术中可能断裂于颅内血管中。栓塞过程中如发生动脉瘤破裂出血,需被迫急诊开颅手术。

（七）预后

影响预后的因素有:年龄,动脉瘤的大小、部位,临床分级,术前有无其他疾病,就诊时间,手术时机的选择等,尤其是动脉瘤病人 SAH 后,是否伴有血管痉挛和颅内血肿对预后有重要影响。其他因素,如手术者的经验、技巧,有无脑积水等均对预后有一定影响。

第三节　颅内血管畸形

颅内血管畸形（vascular malformation）属于先天性中枢神经系统血管发育异常,发生率为 0.1%～4.0%。分为四种:①动静脉畸形（arteriovenous malformation,AVM）;②海绵状血管畸形（cavernous malformation,原名海绵状血管瘤）;③毛细血管扩张（telangiectasia）;④静脉畸形（venous malformation）。其中以动静脉畸形最常见,分别占颅内幕上血管畸形、幕下血管畸形的 62.7% 和 42.7%。

一、动静脉畸形

AVM 是一团发育异常的病理脑血管,由一支或几支动脉供血,不经毛细血管床,直接向静脉

Notes

引流。畸形血管团小的直径不及 1cm,大的可达 10cm,内有脑组织,体积可随人体发育而增长,其周围脑组织可因缺血而萎缩,呈胶质增生带,有时伴陈旧性出血。畸形血管表面的蛛网膜色白且厚。颅内 AVM 可发生在大脑半球的任何部位,呈楔形,其尖端指向侧脑室。男性发病稍多于女性,约占 64%,大多在 40 岁以前发病。

（一）临床表现

1. 颅内出血　病人头痛、呕吐、意识障碍,小的出血症状不明显。出血多发生于脑内,占 SAH 病因的 9%,仅次于颅内动脉瘤。有文献报道,30%～65% 的 AVM 首发症状是出血,高发年龄为 15～20 岁,年轻病人出血的危险高于老年病人。AVM 每年出血率为 2%～4%,再出血率和出血后死亡率都低于颅内动脉瘤。影响 AVM 出血的因素尚不十分明确。一般认为,单支动脉供血、体积小、部位深在,以及颅后窝 AVM 易出血。出血与性别、头部外伤关系不大。癫痫对出血无直接影响。

2. 癫痫　年龄越小发生率越高,1/3 发生在 30 岁前,多见于额、颞部 AVM。体积大的脑皮质处 AVM 比小而深在的 AVM 容易引起癫痫。额部 AVM 多伴癫痫大发作,顶部以局限性发作为主。发生癫痫是由于脑缺血、病变周围胶质增生以及出血后的含铁血黄素刺激大脑皮质有关。14%～22% 出过血的 AVM 会发生癫痫。癫痫发作并不意味出血的危险性增加。早期癫痫可服药控制发作,但最终药物治疗无效。由于长期癫痫发作,脑组织缺氧不断加重,致使病人智力减退。

3. 头痛　一半病人有头痛史,为单侧局部头痛或全头痛,间断性或迁移性。头痛可能与供血动脉、引流静脉以及窦的扩张有关,或因 AVM 少量出血、脑积水和颅内压增高引起。

4. 神经功能缺损　脑内血肿可致急性偏瘫、失语。4%～12% 未出血的 AVM 病人呈进行性神经功能缺损,出现运动、感觉、视野以及语言功能障碍,多因 AVM 盗血作用或合并脑积水所致。个别病人可有三叉神经痛或头部杂音。

（二）手术前评价

1. CT　增强扫描,显示为混杂密度区,大脑半球中线结构无移位。急性期,CT 可以确定出血部位及程度。

2. MRI　病变血管内高速血流在 T_1 和 T_2 加权像上出现血管流空现象（图 23-3A,B）。增强 CT 可显示脑内高密度病变。MRI 典型表现为 T2 像周边低信号,内为混合信号。伴有癫痫者,尤其是在多发病灶,应行脑电图检查,以确定病变与癫痫灶是否一致。

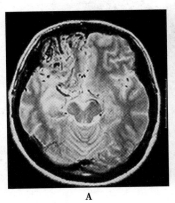
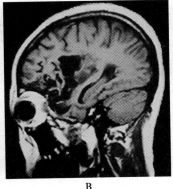
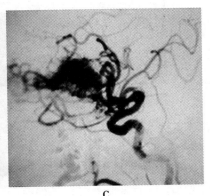

A　　　　　　　　　　B　　　　　　　　　　C

图 23-3　脑动静脉畸形的影像学表现

3. DSA　可见异常的血管团,可以分辨出供血动脉及引流静脉图（23-3C）,可协助决定治疗方案。

Notes

二、海绵状血管畸形

海绵状血管畸形(cavernous malformation)也称海绵状血管瘤,占中枢性神经系统血管畸形的5% ~13%,多位于幕上脑内,10% ~23%在颅后窝,常见于脑桥。本病有遗传性,多发者占18.7%,有家族史者常见,占6%,尤其多见于美国西班牙后裔(Hispanic descent)。海绵状血管瘤直径多为1 ~5cm,呈圆形致密包块,边界清楚、内含钙化和血栓,良性,没有大的供血动脉和引流静脉,可反复小量出血。

约61%的病人在20 ~40岁发病,男女比例相差不大。病人以癫痫为首发症状占31% ~55%,其次为反复脑内出血。随访发现病人年出血率为0.7%,表现为头痛、呕吐、进行性神经功能障碍。部分病人为偶然发现。增强CT可显示脑内高密度病变。MRI典型表现为T_2像周边低信号,内为混合信号。伴有癫痫者,尤其是在多发病灶,应行脑电图检查,以确定病变与癫痫灶是否一致。

造成癫痫、神经功能缺损和反复出血的病灶应手术切除,尤其是儿童和脑干内的海绵状血管畸形。使用神经导航(neuronavigation)微创手术效果满意。无症状的海绵状血管瘤可定期观察。

三、静脉畸形

静脉畸形(venous malformation)是无动脉成分的血管畸形,由一簇脑内静脉汇集到一个粗大的静脉干构成,静脉缺乏平滑肌和弹力纤维,在扩张的血管之间有正常脑组织,此点与海绵状血管畸形不同。本病占血管畸形的2% ~9%,无遗传性。MRI使本病的检出率有所增高。70%以上发生在额叶和顶叶,或小脑深部白质。病人可有癫痫。病变血管内低血流量和低压力,出血少见。脑血管造影和MRI显示病变呈水母样,为其典型表现(图23-4)。

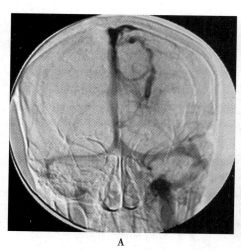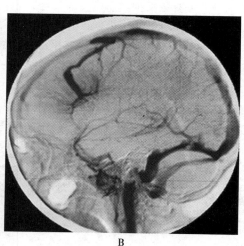

图23-4   静脉畸形
数字减影血管造影(DSA)静脉期呈水母样表现

因病变在脑内分布广泛,手术切除对正常脑组织损伤严重,非证实为明确的癫痫灶或病变出血者,不宜采取手术。

第四节   脊髓血管畸形

脊髓血管畸形少见,男性多于女性,80%在20 ~60岁发病,主要为AVM,其次为海绵状血管畸形。脊髓AVM系先天脊髓血管发育异常,由一团扩张迂曲的畸形血管构成,内含一根或几根

Notes

增粗的供应动脉和扩张迂曲的引流静脉。本病可位于髓内和髓外,亦可在硬脊膜外形成动静脉瘘。由于脊髓各节段供血来源不同,按 AVM 所在部位可分为三组:颈段、上胸段和下胸-腰-骶段,以后者最常见。

脊髓 AVM 因动脉血不经毛细血管直接进入静脉引起静脉压增高,远侧静脉血流淤滞、血管扩张迂曲,压迫脊髓或神经根。病情缓慢加重,或时轻时重,也可多年保持稳定。间歇性跛行、四肢力弱甚至瘫痪、括约肌障碍等症状临床也常见。病变血管破裂引起脊髓 SAH 或脊髓内血肿,一半以上以急性疼痛发病,疼痛部位与畸形所在脊髓节段相符合,反复发作,改变体位可诱发疼痛。

脊髓 AVM 在 MRI 上表现为流空的血管影,有时表现为异常条索状的等 T_2 信号。合并出血时,病变中混有不规则点片状短 T_1 高密度信号。脊髓血管造影可清楚地显示 AVM 的位置范围,为手术切除提供依据。MRI 也可明确髓内海绵状血管畸形的诊断。

本病以手术切除为主。显微外科手术切除表浅局限的脊髓 AVM 和髓内海绵状血管畸形效果满意。对无临床症状的髓内血管畸形手术需慎重考虑。脊髓 AVM 如果累及范围广泛,可行血管内治疗后再手术切除。

第五节 烟 雾 病

烟雾病(moyamoya disease)又称脑基底异常血管网,为颈内动脉颅内起始段闭塞,脑底出现纤细血管网,因脑血管造影形似烟雾而得名。

(一)病因和病理

本病可继发于钩端螺旋体脑动脉炎、脑动脉硬化、脑动脉炎以及放射治疗后。但绝大部分病因尚不清楚,可能与脑动脉先天发育不良、免疫缺陷有关。有报道称本病有家族性,与 HLA 抗原和抗双链 DNA 抗体有关。

病理表现为颅底颈内动脉段管腔闭塞,常累及双侧。增厚的内膜常有脂质物沉积,其管壁内弹力层断裂、曲折,中层平滑肌明显变薄。外膜无明显改变。椎-基底动脉很少受影响。脑底动脉及深穿支代偿性增生,形成丰富的侧支循环、血管交织成网。同时颅内、外动脉广泛地异常沟通。异常血管网管壁菲薄,管腔扩张,甚至形成粟粒状囊性动脉瘤,可破裂出血。类似的血管改变同样可见于心脏、肾和其他器官,所以是一种全身性疾病。

(二)临床表现

有两个发病年龄高峰,儿童多发于 10 岁以下,平均发病年龄为 3 岁;成人多发于 20~30 岁。性别无明显差异。可表现为缺血或出血性脑卒中,反复发作。

1. 缺血 儿童和青少年多见,占 81%。常有 TIA,反复发作,逐渐偏瘫,也可左、右两侧肢体交替出现偏瘫,或伴有失语、智力减退等。有些病人有癫痫发作。10 岁前病情进展活跃,以后逐渐稳定。

2. 出血 发生年龄晚于缺血组,成人病人以出血发病占 60%。由于异常血管网合并的粟粒性囊状动脉瘤破裂,造成脑出血,发病急,病人头痛、呕吐、意识障碍或伴偏瘫。

(三)诊断

1. 脑血管造影可确诊,其特殊表现为颈内动脉床突上段狭窄或闭塞;在脑底部位出现纤细的异常血管网,呈烟雾状;可见广泛的血管吻合,如大脑后动脉与胼周动脉吻合、颈外动脉与颞动脉吻合[图 23-5(1)、(2)]。

2. 头部 CT 和 MRI 可显示脑梗死、脑萎缩或脑(室)内出血铸型[图 23-5(3)]。

针对脑缺血区域,可采用外科手段改善血供:

1. 直接血管重建术 颅外血管与脑皮质血管直接吻合手术,最常用的术式是颞浅动脉-大

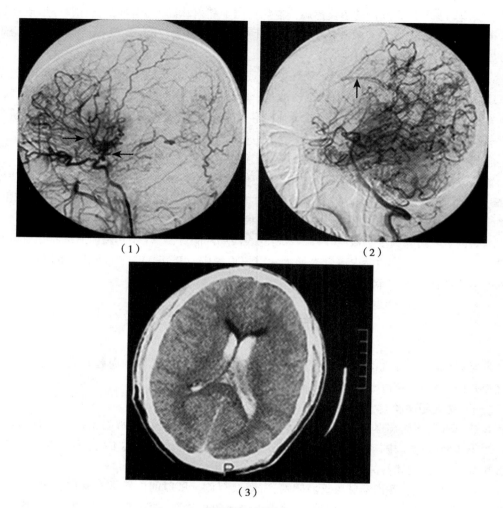

图 23-5　烟雾病

（1）颈内动脉造影显示颈内动脉闭塞，新生血管生成；（2）椎动脉造影，箭头显示脉络膜后动脉与
胼周动脉吻合；（3）CT 显示脑底异常血管网所致脑室内出血铸型

脑中动脉吻合术。术后早期血管造影即可见颅外-颅内血流动力学的改变。对于大脑后动脉区域缺血症状明显者，可选用枕动脉作为供血动脉直接吻合，但手术难度更高。

2. 间接血管重建术　　包括各种贴敷手术：脑-颞肌贴敷术、脑-硬脑膜-动脉贴敷术、脑-硬脑膜-动脉-颞肌贴敷术和颅骨多点钻孔术。此类术式不做血管吻合，手术简单，对缺血型烟雾病有一定效果。

第六节　颈动脉-海绵窦瘘

颈动脉-海绵窦瘘（carotid-cavernous fistula，CCF）多因头部外伤引起，常合并颅底骨折，少数继发于硬脑膜动静脉畸形或破裂的海绵窦动脉瘤。外伤性颈动脉-海绵窦瘘可在伤后立即发生，也可在几周后发生，男性多见。自发性颈动脉-海绵窦瘘，以中年女性多见，妊娠可能是诱因，瘘多为低流量，临床表现较外伤性颈动脉-海绵窦瘘轻，1/3 可自愈。

（一）临床表现

1. 颅内杂音　　如机器轰鸣般的声音，持续性，常影响睡眠。用听诊器可在病人颞部和眶部听到。以手指压迫患侧颈内动脉，杂音减低或消失。

Notes

2. 眼部症状　眼球突出,数日内即非常显著,然后停止进展。结膜充血水肿,眼睑充血、肿胀,下睑结膜常因水肿而外翻。有时眶部及额部静脉怒张,并有搏动。如不及时治疗,一侧海绵窦瘘经海绵窦间静脉窦使对侧海绵窦扩张,引起双侧突眼、眼球搏动,压迫患侧颈动脉,搏动减弱或消失。10%~15%的病人无突眼和眼球搏动。眼底视盘水肿,视网膜血管扩张,静脉尤甚,有时视网膜出血。病史长者,视神经进行性萎缩,视力下降甚至失明。第Ⅲ、第Ⅳ、第Ⅵ脑神经麻痹,患侧眼球运动障碍,甚至眼球固定。

3. 三叉神经节第一支常受累,引起额部和角膜感觉减退。

（二）诊断

注意与眶内、鞍旁肿瘤及海绵窦动脉瘤鉴别。全脑血管造影可见颈内动脉与海绵窦出现短路,压迫健侧颈内动脉,使病侧血流增加,有助于发现瘘口。颈内动脉床突上段、大脑中动脉和大脑前动脉不易充盈,而海绵窦、蝶顶窦和眼静脉等则在动脉期显影并扩张。

（三）治疗

目的在于保护视力,消除颅内杂音,防止脑梗死和鼻出血。经导管用球囊封闭瘘口,使颈内动脉血流通畅,消除头部杂音,恢复眼球运动。复发者可再次治疗。

第七节　脑面血管瘤病

脑面血管瘤病(encephalofacial angiomatosis)是一侧面部血管瘤伴同侧脑膜上的动静脉与毛细血管畸形,即 Sturge-Weber 综合征。患侧大脑半球萎缩变硬,软脑膜增厚,血管异常增生充血。畸形血管周围可见神经元和神经纤维变性、胶质增生和钙化。

病人表现为面部三叉神经分布区血管痣、癫痫和神经功能缺损。躯干、四肢和内脏也可发生类似的血管病变。头部 X 线平片和 CT 可见颅内钙化、脑萎缩。脑血管造影约半数病人皮质静脉减少,静脉期可见弥漫性密度增高影。本病无特殊治疗,可采用手术或药物控制癫痫。

第八节　脑　内　出　血

脑内出血(intracerebral hemorrhage)是指脑实质内和脑室内出血,我国和日本发病率较高,约占脑卒中的20%。半数因高血压所致,其他原因包括动脉瘤、脑血管畸形、脑瘤卒中、败血症、动脉炎、血液病以及抗凝治疗并发症。

80%的出血位于幕上,20%在幕下。壳核出血占60%;丘脑、脑桥、小脑和大脑半球白质出血各占10%;脑干出血占1%~6%。出血少则几毫升,多者可达数百毫升。急性发病,剧烈头痛、呕吐。脑干和小脑出血则可以眩晕为主要症状。神经系统症状出现较早,如偏瘫、语言障碍,有的病人会发生癫痫。出血严重者伴意识障碍。

头部 CT 对脑内出血诊断准确率达100%,确定出血的部位、范围,周围组织受压和脑水肿情况。估计血肿量=A×B×C×0.5(A、B 代表 CT 扫描血肿最大层面的长和宽,C 代表血肿的 CT 层面数)。

手术治疗必须根据病人状态、年龄、血肿的大小和部位、病人或家属对病人术后状态的理解和意愿而定。手术适用于格拉斯哥昏迷计分(Glasgow coma scale,GCS)6~12 分、血肿部位浅、脑水肿和中线移位明显、神经系统功能损害进展、早期脑疝、小脑血肿 ≥15ml 和大脑半球血肿 ≥30ml者。丘脑和苍白球区深部脑内血肿或出血破入脑室者,手术效果不佳;年龄过大、GCS≤5 分以及心、肺、肝、肾功能严重不全者,亦不宜外科治疗。手术目的是清除血肿,解除脑压迫,降低病死率,减少植物生存。多采用额颞开颅,清除血肿并彻底止血。立体定向或微骨孔血肿碎吸术简便易行、迅速有效,但不易止血是其不足。

Notes

怀疑动脉瘤或 AVM 者,术前应行脑血管造影检查,未行造影直接开颅清除血肿时,不要轻易切除 AVM,以防大出血。如为肿瘤卒中,则清除血肿后应再切除肿瘤并送病理检查。

第九节　颈动脉内膜切除术

脑动脉狭窄或闭塞引起缺血性脑卒中,占脑卒中总数的 60%～70%,年龄多在 40 岁以上,男性较女性多,严重者可造成死亡。动脉粥样硬化是颈总动脉分叉部和椎动脉起始部发生阻塞和狭窄最常见的原因。颈动脉内膜切除术(carotid endarterectomy,CEA)已经成为治疗颈动脉狭窄的常规方法,目的是切除粥样硬化斑块重新建立足够的脑血流量,同时防止粥样硬化斑块脱落造成脑梗死(图 23-6)。

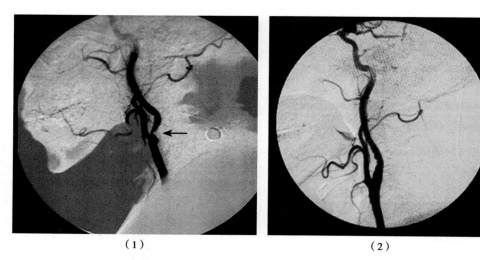

（1）　　　　　　　　　　　　　　（2）

图 23-6　颈动脉内膜切除术血管造影变化
（1）颈动脉内膜切除术前,颈内动脉狭窄;（2）术后狭窄消除

（一）颈内动脉狭窄评价

1. **临床表现**　①一过性视力障碍,如黑矇、失明、偏盲,发作从几秒钟到 1～2 小时不等,可反复发作;②短暂性脑缺血发作(TIA),突然头晕,一过性单个肢体瘫痪或者偏瘫,感觉障碍和失语等,最长不超过 24 小时,可自行缓解,但可反复发作;③缺血性卒中,对侧肢体瘫痪、感觉障碍和同向性偏盲,优势半球还可能出现失语。值得注意的是,有一部分病人的颈内动脉狭窄已经到了相当严重的程度,但是并没有典型的临床症状,这类病人 10 年内约有 12% 因卒中死亡。

2. 颈动脉超声检查、MRA 和 CTA 等,可用于对高危人群初步筛选,狭窄严重、有手术治疗指征者再行 DSA 检查。

3. **DSA**　显示颈动脉狭窄、闭塞或扭曲的部位和程度。造影摄片时应将颈动脉分叉部包含在内。狭窄程度(%)=(1-N/D)×100,N 是狭窄最严重处的线性管径,D 是颈动脉球远端正常管径。

（二）颈动脉内膜切除术

1. **手术适应证**　颈内动脉颅外段狭窄部位位于乳突-下颌骨连线角以下,且手术可及者,符合下列情况之一可手术:①TIA 发作,同侧颈内动脉狭窄超过 70%;②因颈内动脉狭窄所致脑缺血症状持续性加重,影像学检查发现同侧颈内动脉狭窄超过 50%;③无症状的颈动脉狭窄≥70%,斑块为软性或有溃疡形成;④溃疡型斑块使颈动脉狭窄超过 30%;⑤已发生脑梗死者,颈内动脉内膜切除可减少致命的脑梗死复发。

2. 脑梗死急性期、颈内动脉完全闭塞或全身状况不佳者,不宜手术。手术采用全身麻醉,术

Notes

中应用脑电图或经颅多普勒超声(TCD)监测脑血流情况。

（三）围术期治疗

术前 5 天口服阿司匹林。术后病人置 ICU 监测,小分子右旋糖酐 500～1000ml 静点,1 次/天,连续 10 天。术后 72 小时可给予阿司匹林和双嘧达莫。术后并发症包括脑出血、舌下神经损伤、切口感染和假性动脉瘤形成等,应注意预防。

（赵继宗）

Notes

第二十四章　颅脑和脊髓先天性畸形

第一节　先天性脑积水

先天性脑积水(congenital hydrocephalus)又称婴幼儿脑积水,系指出生时就存在脑脊液在颅内增多,引起脑室和(或)蛛网膜下腔异常扩大为特征的病理状态。其发生率约为3‰~5‰。

(一)分类和病因

根据脑脊液循环通路分类,脑积水有交通性和非交通性之分:前者的病变在蛛网膜下腔或脑脊液产生过剩,脑室和蛛网膜下腔之间仍保持通畅,后者的病变在脑室系统内或附近,阻塞脑室系统。

引起非交通性脑积水的常见病因有室间孔闭塞、导水管狭窄或闭锁、小脑扁桃体下疝畸形(Arnold-Chiari 畸形)、第4脑室正中孔和侧孔发育不良(Dandy-Walker 畸形)、先天性蛛网膜囊肿、肿瘤(如颅咽管瘤、畸胎瘤、髓母细胞瘤等)和血管病变(如动静脉畸形、动脉瘤、大脑大静脉瘤样扩张)、脑脓肿、血肿、炎症、寄生虫、肉芽肿等。交通性脑积水常继发于脑膜炎、蛛网膜下腔出血或颅内手术后、脑瘤和脑膜转移瘤及少见的脉络膜丛分泌异常、颅内静脉窦狭窄或阻塞等。

(二)病理

病儿头颅增大、颅缝和颅囟不闭且增宽、颅骨骨板变薄、指压迹增多、蝶鞍扩大或破坏等。脑皮质萎缩、脑回变小、脑沟变宽。阻塞部位以上的脑室和(或)脑池扩大。特别是前角和下角扩大尤为明显。显微镜下见神经细胞退行性变,白质脱髓鞘变和胶质细胞增生等。

(三)临床表现

1. 进行性头围增大,超过正常范围,致使前额前突、头皮变薄、静脉怒张。

2. 前囟和后囟增宽、隆起且张力增高,颅缝裂开。

3. 颅骨叩诊呈破罐声(Macewen 征),双眼下视,称落日(sunset)征,可伴眼颤(图24-1)。

4. 早期或病情轻时除上述表现伴生长发育迟缓,少有神经系统异常。晚期或病情重时,则出现生长发育严重障碍、智力差、视力减退、癫痫、肢体瘫痪,意识障碍而逐渐衰竭死亡。

(四)诊断与鉴别诊断

根据病史和典型临床表现,本病诊断并不困难。但在诊断时要注意寻找原发病因。可根据病情和具体条件选用下列检查方法:定期测量头围、头颅透光试验、头颅X线平片、头颅CT和MRI等,其中以CT和MRI检查最可靠,是本病诊断和鉴别诊断的主要方法。透光试验方法简单,先天性脑积水的脑实质厚度小于1cm者,表现为全头颅透光,硬脑膜下积液则为病灶透光,硬膜下血肿则不透光。放射性核素脑扫描可了解脑脊液循环和吸收功能。

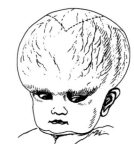

图24-1　先天性脑积水伴"落日征"

本病应与下列疾病鉴别:硬脑膜下积液或血肿或积脓、佝偻病、脑穿通畸形和大脑发育不全等。

(五)治疗

有外科手术治疗,药物为辅助措施。对于早期、发展缓慢或不适合手术治疗的病儿,则以药物治疗为主,可选用脱水或利尿药。外科手术的方法很多,可酌情选用。

1. **去除病因的手术**　如切除颅内肿瘤、清除脓肿等,恢复脑脊液循环通路。

2. **脑脊液循环通路重建术**　如中脑导水管再通或成形术。

3. **脑脊液分流手术**　可分颅内脑脊液分流术(第三脑室造瘘术等)和颅外脑脊液分流术(如脑室-腹腔分流术、脑室-心房分流术等)。

上述手术可采用开颅手术或在脑内镜下进行。后者由于微创,近来有增加应用趋势。

预后:未治者,虽然有20%可停止发展,脑脊液的分泌和吸收趋于平衡,称为静止性脑积水(arrested hydrocephalus),但是约半数病儿在一年半内死亡。脑积水病人的神经功能障碍与脑积水的严重程度成正比,未经治疗的先天性脑积水仅15%病儿的智商接近正常。如大脑皮质厚度小于1cm,即使脑积水得到控制,也会有神经功能障碍和智能低下。虽然手术治疗可提高脑积水病人的生存率,但也仅有1/3病儿术后智商得到改善。因此,要掌握脑积水手术治疗的适应证和时机。对经手术治疗脑积水得到控制者或静止性脑积水,要经常随访,以求在脑组织遭到严重损害前及时发现分流管不通畅或脑积水加重情况,以便给予相应处理。另外,中枢神经系统和其他脏器有无并存畸形也与脑积水的预后有关。

第二节　枕大孔区畸形

枕大孔区畸形(abnormalities of cerebrovertebral junction)系指颅颈结合部包括枕骨大孔、上颈椎及此区域脑和脊髓先天性或后天获得性畸形。主要包括颅底凹陷、寰椎枕化、寰枢椎脱位、颈椎融合和小脑扁桃体下疝畸形等。这些畸形可单独发生,也可几种同时存在。

1. **颅底凹陷(basilar invagination,BI)**　BI指先天性颅底凹陷,表现为枕骨大孔向颅内陷入,形成短斜坡、齿状突向上方移位并进入枕大孔内,枕大孔前后径变短,后颅窝变小。常伴有寰椎枕化、颈椎融合、枕骨髁发育不良、小脑扁桃体下疝畸形、脊髓空洞症等。BI不应与颅底压迹(basilar impression)和扁平颅底(platybasia)混淆。颅底压迹指后天获得性颅底凹陷,如甲状旁腺功能亢进、佝偻病、骨软化症、Paget病等引起颅底骨软化所致。扁平颅底虽可与BI并存,但它仅为颅骨发育畸形,除影像学检查不正常外,一般不引起症状,也无须任何处理。

2. **寰椎枢椎脱位(atlantoaxial dislocation)**　寰椎和枢椎齿状突之间的固定韧带松弛或齿状突发育不全、齿状突与枢椎椎体愈合不全等原因引起寰枢椎脱位。寰椎和齿状突之间的韧带有寰椎横韧带、翼状韧带。正常情况下颈枕区椎管内的空间1/3为脊髓占据,另1/3为齿状突,余下1/3空隙,这样颈椎在活动时,不会影响脊髓。但是,如果齿状突向后脱位,使寰-齿关节间隙>3mm(成人)或>4mm(儿童),就会产生症状。

3. **寰椎枕化(occipitalization of atlas)**　枕骨和寰椎的前结节、后结节或侧突发生骨性融合,以前结节多见。可完全或不完全性融合。常伴有颈2~3椎体融合。其他畸形如颜面、泌尿生殖系统畸形。可与颅底凹陷、寰枢椎脱位等并存。

4. **颈椎融合(Klippel-Feil综合征)**　指两个以上颈椎先天性融合,多与枕大孔区其他畸形并存。

5. **小脑扁桃体下疝畸形(Arnold-Chiari畸形)**　小脑扁桃体和小脑蚓部下端呈舌状向下移位,嵌入枕大孔,达颈1~2水平,称小脑扁桃体下疝畸形。严重者可见脑桥、延髓形态变长,位置低下,甚至延髓和第4脑室下方疝入椎管内。可合并颅底凹陷等畸形、中脑导水管或第4脑室中间孔闭锁、脊髓空洞症等。

(一)临床表现

临床表现隐匿、多样和多变,可不引起症状,也可压迫脑、脊髓、神经和血管引起相应症状和体征。易出现假定位征是枕大孔区畸形的特点。

1. 外观　①短颈、发际低和颈部活动受限三联征常见于颈椎融合（Klippel-Fei综合征）。由于颈和肩部肌萎缩可出现蹼状颈。②面部不对称、脊柱侧弯、身体矮小。

2. 疼痛　多位于颈部、枕后，可向穹隆部放射（枕大神经或 C_1，C_2神经）。

3. 脑和脑神经功能障碍　眼颤、吞咽困难、眩晕、共济失调、睡眠时呼吸暂停、发作性意识障碍和一过性视力丧失等。可出现听力丧失、核性眼球活动障碍。

4. 颈髓症状　①可出现单瘫、偏瘫、截瘫和四肢瘫。可上、下运动神经元瘫痪并存，如肌萎缩（多为上肢）和病理征（多为下肢）。②"中央脊髓综合征"，表现节段性痛温觉丧失，触觉存在的感觉分离现象。为脊髓中央灰质损害所致。

5. 椎动脉症状　如眩晕、晕厥、间隙性意识障碍、发作性轻瘫、暂时视力丧失等。

6. 诱发或加重因素　上述症状可因头颈活动（过伸、过屈或旋转）或轻微外伤、推拿等外力而诱发出现或加重。

（二）诊断

除根据上述临床表现外，尚需下列检查辅助诊断。

1. X线片　以齿状突为中心摄正侧位体层片。①侧位片：自硬腭后极至枕大孔下缘的连线，称 Chamberlain 线。正常人齿状突顶点在此线上方3～4mm内，超过此值为异常，见于颅底凹陷。自硬腭后极至枕大孔鳞部的最低点的连线，称 McGregor 线，常人齿状突顶点在此线上方5～6mm内，颅底凹陷症超过此值。由鞍结节至枕内粗隆作连线，齿状突顶点向此线作垂直线，其距离（Klaus 指数）为（41±4）mm（正常），35～40mm（扁平颅底），<35mm（颅底凹陷）。②正位片：双侧乳突尖连线，正常人齿状突顶点在此线上2mm内或此线下方，超过此线上方2mm以上见于颅底凹陷症。在双侧二腹肌沟顶点间连线，齿状突顶点在此线下方5～15mm（正常），达到或超过此线为颅底凹陷。③颈屈伸位侧位片：了解齿状突有无脱位。

2. 头颈 CT、MRI　CT 三维重建有助于了解枕大孔区骨性畸形；MRI 可显示脑干和颈髓形态、受压情况、合并下疝畸形、空洞及脑积水等，更有助于与肿瘤等作鉴别诊断。

（三）治疗和预后

无明显症状和体征者，一般不需特殊处理，但要注意防止颈部过度活动和外伤。

1. 手术适应证　①有神经系统症状和体征；②病情进行性发展。

2. 手术目的　①后颅窝（主要是枕大孔）和上颈椎椎管减压，解除神经组织受压和脑脊液通路受阻；②去除压迫神经组织的异常骨质如齿状突；③稳定颅颈关节。

3. 手术方法　可酌情选用经枕下入路减压术、经口腔入路或经枕髁入路切除齿状突，后一种入路可同时植骨，稳定颅颈关节。

4. 注意事项　①由于病人常有颅颈关节不稳定，易出现呼吸抑制现象，在搬动、麻醉插管时，应避免颈部过屈或过伸。②枕大孔减压时，宜磨除骨质或从后颅窝向下小心咬除颅骨，切忌从枕大孔处向上咬除颅骨。③植骨者，术后应颅骨牵引3～4周，改石膏或支架固定数月。

一般预后良好，病情严重者或已发生神经退行性变者，术后多可缓解症状，防止病情发展。

第三节　颅裂和脊柱裂

颅裂和脊柱裂（cranial and spinal bifida）为先天性颅骨和椎管闭合不全畸形。可分为完全性和部分性，前者多伴严重脑畸形如露脑畸形、无脑畸形或脊髓外翻，且多为死胎，临床意义不大；后者根据外观又分为隐性和显性两种，前者仅表现颅骨或椎板缺损，无软组织膨出，后者则常有神经组织和（或）脑（脊）膜从颅腔或椎管内膨出，故它又分为脑（脊）膜膨出（meningocele）、脑膜脑膨出（meningoencephalocele）和脊髓脊膜膨出（myelomeningocele）。

Notes

一、颅 裂

好发于颅骨中线区域,少数偏侧。按部位可分为:①后颅裂,包括枕外粗隆上或下脑膨出。②前颅裂,包括额、额颜面(鼻额、鼻筛窦、鼻眶)和颅底(经筛窦、经额窦)脑膨出。一般后颅裂引起的脑膜脑膨出预后较前颅裂者差,因为前者可含脑干和功能皮质(如枕叶)。流行病学调查显示后颅裂好发于西半球和日本,前颅裂则多见南亚地区,产生此差别的原因不明。

(一)临床表现

囊性脑膨出,膨出可大可小,哭闹时张力增高。表面皮肤正常或退性变,局部可多毛。膨出囊的基底可宽或呈蒂状,触之软,有波动感。小而能回纳的膨出可摸到骨裂边缘。后颅裂在枕外粗隆上下可发现脑膨出,前颅裂可在额骨至鼻根部见到膨出,颅底者则可突入眼眶、鼻腔、口腔或咽部。

透光试验,可阳性(脑膜膨出)或阴性(脑膜脑膨出)。

隐性颅裂,仅在局部皮肤有藏毛窦(脐样内凹,有皮脂样分泌物),其周色素沉着或毛细血管痣等。因有潜行通道与颅内沟通,易反复发生脑膜炎。

多无神经障碍,少数可伴智力障碍、癫痫、脑瘫、视力障碍、脑积水、脊柱裂和颜面畸形等。

(二)诊断

根据典型临床表现,诊断常无困难。鉴别诊断包括皮下血肿、脓肿、血管瘤、上皮样囊肿等。这些肿块不常位于中线,哭闹时不增大。CT 和 MRI 有助确诊和鉴别诊断。X 线价值不大,已不用。近来开展超声和母血和羊水查甲胎蛋白,以求在妊娠期发现本病,早期给予相应处理。

(三)治疗和预后

条件许可应在 1 岁前手术。因故不能早期手术时应注意保护膨出部位的皮肤,防止感染和破溃。手术目的在于切除膨出囊壁,保存神经功能。伴脑积水者,应先作脑脊液分流术。伴严重脑畸形、膨出物有脑干组织者为手术禁忌证。

单纯脑膜膨出者预后优于脑膜脑膨出者。

二、脊 柱 裂

有如下几种类型:

(一)隐性脊柱裂

隐性脊柱裂(cryptorachischisis 或 occult spinal bifida)较常见,发生率约占人口 1‰。多发于腰骶部,1 个至数个椎板闭合不全,但无椎管内容膨出。表面皮肤可正常,少数局部皮肤色素沉着、多毛,或皮下脂肪瘤或呈脐样凹陷,后者可有纤维索或潜在通道经椎板裂隙与硬脊膜、神经根或脊髓相连,引起脊髓被栓住、活动受限或易受感染。

(二)脊膜膨出

多见腰或腰骶部,也可见其他部位。硬脊膜经椎板缺损向外膨出达皮下,形成中线上囊性肿块,囊内充满脑脊液。脊髓和神经根的位置可正常或与椎管粘连,神经根也可进入膨出囊内(图 24-2)。

(三)脊膜脊髓膨出

比脊膜膨出少见。除脊膜外,膨出囊内有脊髓组织。如膨出脊髓的中央管扩大(脊髓积水),称脊膜脊髓囊肿膨出。

(四)脊柱前裂(anterior spinal bifida)

少见,脊膜向前膨出进入体腔。

上述各型脊柱裂可伴发脂肪瘤、脑积水、颅裂、唇裂、并指(趾)等先天性畸形。

临床表现　隐性脊柱裂大多数终身无症状,仅在 X 线平片或 CT 上发现。少数病人因有低

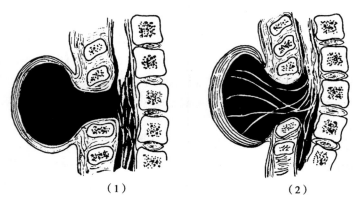

（1）　　　　　　　　　　　（2）

图 24-2　脊膜膨出

（1）脊髓和神经根的位置可正常或与椎管粘连；（2）神经根也
可进入膨出囊内

位脊髓（又称脊髓栓系症），可有遗尿、腰痛等表现。

　　显性脊柱裂除上述脊膜膨出或脊膜脊髓膨出的表现外，还可有神经障碍，腰骶部畸形可有小腿和足部肌下运动神经元瘫痪，足部、会阴和下肢后侧皮肤感觉缺失，以痛温觉障碍为主。尿失禁。下肢自主神经障碍表现，如青紫、怕冷、水肿、溃烂等。颈段者产生上肢下运动神经元瘫痪，下肢上运动神经元瘫痪。

　　诊断：除典型临床表现外，尚需借助 MRI 明确诊断和鉴别诊断。

　　治疗：无症状的隐性脊柱裂可不需手术。下列为手术适应证：①有症状和伴有脊髓栓系综合征的隐性脊柱裂；②脊膜膨出；③脊髓脊膜膨出。应在神经症状不太严重时尽早手术，如因故推迟手术，对囊壁应慎加保护，防止破溃和污染。手术原则是解除脊髓栓系，分离和回纳脊髓和神经根，重建硬脊膜，切除膨出的囊。伴发脑积水或术后脑积水进行加重者，应作脑脊液分流术。

第四节　狭　颅　症

　　狭颅症（craniostenosis）又称颅缝早闭（craniosynostosis），系因颅缝过早闭合引起头颅畸形、颅内压增高、大脑发育障碍和眼部症状等。多为先天性、常染色体隐性遗传疾病，多见男孩，可能与胚胎发育时中胚叶某种发育缺陷有关，也可能与骨缝膜性组织中有异常的骨化中心有关。

　　（一）病理

　　正常新生儿的颅缝，仅额缝在出生时或稍晚闭合，其他颅缝在 1 岁后逐渐融合，形成锯齿状，相互扣锁，12 岁或以后颅缝才紧闭。X 线片显示颅缝在中年以后才消失。颅缝早闭者，闭合处有骨质隆起，形成骨嵴，锯齿状缝痕完全消失。正常婴幼儿头颅是沿颅缝呈垂直方向不断生长新骨而逐渐扩大。如颅缝过早闭合，则颅骨在其他方向代偿性生长，导致头部畸形。同时因颅腔生长速度不能适应儿童期脑的发育和生长，可引起颅内压增高，颅骨变薄和脑组织与脑神经受压。本症可伴其他部位的先天性畸形，如并指（趾）、腭裂、唇裂、脊柱裂、外生殖器异常等。

　　（二）临床表现

　　1. 头颅畸形　由于受累的颅缝早闭，未受累的颅缝仍按规律发育，结果形成下列常见头颅畸形：①尖头畸形（oxycephaly）：又称塔块头，由于所有颅缝均早闭合，特别是冠状缝、矢状缝都受累，头颅的增长仅能向上方发展，形成尖塔状头［图 24-3（2）］；②短头畸形（brachycephaly）：或称扁头，系双侧冠状缝、人字缝过早闭合，颅骨前后径生长受限，只能向两侧作垂直于矢状缝生长，形成短

Notes

头。头型高而宽,前额和鼻根宽广,眼眶受压变浅[图24-3(3)];③舟状头畸形(scaphocephaly):又称长头,系矢状缝过早闭合,颅骨横径生长受限,只能作垂直于冠状缝的生长,使头颅前后径增大,形成长头,前额和枕部凸出[图24-3(1)];④斜头畸形(plagiocephaly);⑤三角头畸形(trigonocephaly)。

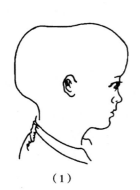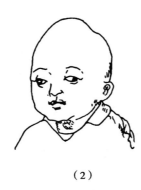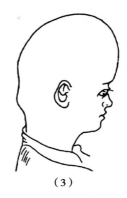

（1）　　　　　　　　　（2）　　　　　　　　　（3）

图24-3　头颅畸形
(1)舟状头畸形;(2)尖头畸形;(3)短头畸形

2. 眼部畸形　由于眼眶发育受影响,变浅和变窄,引起突眼和向外侧移位,成为分离性斜眼。由于合并颅内压增高可引起视盘水肿、视神经萎缩和视力减退,甚至失明。

3. 脑发育不全和颅内压增高　由于颅腔狭小,限制脑正常发育,引起病儿智力低下、精神反应异常、癫痫和其他神经症状。颅内压增高在婴幼儿表现躁动不安、呕吐,仅在年龄较大者能表述头痛。眼底常有视盘水肿。

4. 合并其他畸形　除上述的合并畸形外,狭颅症与这些合并畸形可组合成下列常见综合征:①Crouzou 综合征:尖头畸形合并面颅畸形,后者为鼻根扁平,鼻弯曲如喙,眼睛大而阔,上腭短小,下腭前突,常有家族史,常染色体显性遗传。②Apert 综合征:尖头畸形合并对称性双侧并指(趾)畸形,常伴智力障碍。

（三）诊断

典型临床表现,加上头部 CT 和(或)MRI,诊断常无困难。须与小头畸形(脑发育不全)和脑积水鉴别。前者不伴颅内压增高征象,有明显智能障碍,后者则头大,无颅缝闭合引起骨嵴隆起。

（四）治疗

以外科手术为主,目的在于扩大颅腔、缓解颅内压增高,使受压脑和神经组织得到正常生长和发育。只要病儿全身情况允许,应早期(出生后 1～3 月)手术治疗。按颅缝闭合情况作颅缝再造术或颅骨切除术。

一般认为 1 岁以前手术者,智力恢复良好,≥2 岁手术效果差。各型狭颅症中,以矢状缝早闭(长头畸形)手术效果最好。

（周良辅）

第二十五章 颈部疾病

第一节 甲状腺疾病

　　甲状腺分左、右两叶,位于甲状软骨下方、气管两旁,中间以峡部相连,峡部有时向上伸出一锥体叶,可与舌骨相连。甲状腺由两层被膜包裹:内层被膜称甲状腺固有被膜,很薄,紧贴腺体;外层被膜是甲状腺假被膜,又称甲状腺外科被膜,包绕并固定甲状腺于气管和环状软骨上。两层被膜间有疏松结缔组织,手术时分离甲状腺应在此两层被膜之间进行。甲状腺两叶的背面,在两层被膜间的间隙内,一般附有 4 个甲状旁腺。成人甲状腺约重 30g,正常情况下,颈部检查时既不能清楚地看到,也不易摸到。由于甲状腺借外层被膜固定于气管和环状软骨上,还借左、右两叶上极内侧的悬韧带悬吊于环状软骨上,因此,在吞咽动作时,甲状腺亦随之而上、下移动。

　　甲状腺的血液供应十分丰富,主要由两侧的甲状腺上动脉(颈外动脉的分支)和甲状腺下动脉(锁骨下动脉的分支)供应。甲状腺上、下动脉的分支之间,甲状腺上、下动脉分支与咽喉部、气管、食管的动脉分支之间,都有广泛的吻合支相互沟通。甲状腺有 3 根主要静脉,即甲状腺上、中、下静脉;甲状腺上、中静脉血液流入颈内静脉,甲状腺下静脉血液直接流入无名静脉。甲状腺的淋巴液汇合流入沿颈内静脉排列的颈深淋巴结。

　　喉返神经来自迷走神经,支配声带运动。其下降后形成一个回返的线路,在右侧环绕右锁骨下动脉,左侧环绕主动脉弓,上行于甲状腺背面,气管食管沟之间。在甲状腺下极,喉返神经与甲状腺下动脉的分支交叉(图 25-1)。在甲状腺上极,喉返神经在甲状软骨下角的前下方入喉,两者之间这一段即所谓喉返神经的"危险区",手术时最易损伤该段神经。

　　喉上神经来自靠近颅底的迷走神经段,向下降至颈动脉内侧,在甲状腺上极上方约 2～3cm

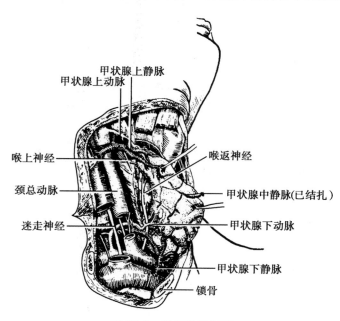

图 25-1　甲状腺解剖图

处(约舌骨水平),喉上神经分为内支和外支。内支是感觉支,支配声门上方咽部的感觉;外支在咽下缩肌侧面与甲状腺上血管伴行至甲状腺上极,支配环甲肌,使声带紧张(图25-2)。

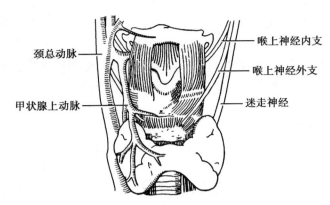

图25-2 甲状腺上动脉和喉上神经的解剖关系

颈部淋巴结可分为七群:Ⅰ颏下、下颌下淋巴结,下以二腹肌前腹为界,上以下颌骨为界;Ⅱ颈内静脉上群淋巴结,上以二腹肌后腹为界,下以舌骨为界;Ⅲ颈内静脉中群淋巴结,上以舌骨为界,下以环甲膜为界;Ⅳ颈内静脉下群淋巴结,上以环甲膜为界,下以锁骨为界;Ⅴ颈后三角淋巴结,后侧以斜方肌前缘为界,前侧以胸锁乳突肌后缘为界;Ⅵ上自舌骨、下至胸骨上间隙,颈动脉鞘内缘至气管旁、气管前淋巴结;Ⅶ胸骨上凹以下至上纵隔淋巴结(图25-3)。

甲状腺有合成、贮存和分泌甲状腺素的功能,其结构单位为滤泡。甲状腺素是一类含碘酪氨酸的有机结合碘,有四碘酪氨酸(T_4)和三碘酪氨酸(T_3)两种。合成完毕后便与甲状腺球蛋白结合,贮存在甲状腺滤泡中。释放入血的甲状腺素与血清蛋白结合,其中90%为T_4,10%为T_3。甲状腺素的主要作用是:①加快全身细胞利用氧的效能,加速蛋白质、碳水化合物和脂肪的分解,全面增高人体的代谢,增加热量的产生;②促进人体的生长发育,主要在出生后影响脑与长骨。

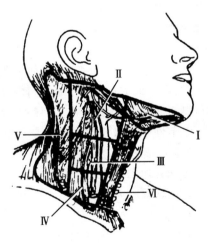

图25-3 颈部淋巴结位置

甲状腺的功能活动,与人体各器官、各系统的活动及外部环境相互联系、相互影响,并受大脑皮层-下丘脑-腺垂体系统的控制和调节。腺垂体分泌的促甲状腺素(TSH),有加速甲状腺素分泌和促进甲状腺素合成的作用。当人体内在活动或外部环境发生变化,甲状腺素的需要量激增时(如寒冷、妊娠期妇女、生长发育期的青少年),或甲状腺素的合成发生障碍时(如给予抗甲状腺药物),血中甲状腺素浓度下降,即可刺激腺垂体,引起TSH的分泌增加(反馈作用),而使甲状腺合成和分泌甲状腺素的速度加快;当血中甲状腺素浓度增加至一定程度后,它又可反过来抑制TSH的分泌(负反馈作用),使合成和分泌甲状腺素的速度减慢。通过这种反馈与负反馈作用,维持人体内在活动的动态平衡。

一、单纯性甲状腺肿

(一)病因

碘的缺乏是引起单纯性甲状腺肿(simple goiter)的主要因素。高原、山区土壤中的碘盐被冲洗流失,以致饮水和食物中含碘量不足,因此,我国多山各省(如云贵高原)的居民患此病的较

Notes

多,故又称"地方性甲状腺肿"(endemic goiter)。由于身体摄取的碘减少,血中甲状腺素浓度因之降低,通过神经-体液调节途径,使腺垂体分泌大量 TSH,促使甲状腺肿大。初期,扩张的滤泡较为均匀地散布在腺体各部,形成弥漫性甲状腺肿。若未经及时治疗,病变继续发展,扩张的滤泡集成数个大小不等的结节,逐渐形成结节性甲状腺肿(nodular goiter)。有些结节因血液供应不良,可发生退行性变而引起囊肿形成、纤维化或钙化等改变。

青春发育期,妊娠期或绝经期妇女,有时也可发生轻度的弥漫性甲状腺肿大,这是由于人体对甲状腺素的需要量暂时性增高所致,是一种生理现象。这种甲状腺肿大常在成年或妊娠结束后自行缩小。

此外,由于甲状腺素合成和分泌过程中某一环节的障碍,例如久食含有硫脲的萝卜、白菜等,可阻止甲状腺素的合成,或先天缺乏合成甲状腺素的酶,因而引起血中甲状腺素减少,促使甲状腺肿大。

综合上述,单纯性甲状腺肿的病因可分为 3 类:①甲状腺素原料(碘)缺乏;②甲状腺素需要量增高;③甲状腺素合成和分泌障碍。

（二）临床表现

一般无全身症状,基础代谢率正常。甲状腺可有不同程度肿大,能随吞咽上下移动。早期,两侧呈对称的弥漫性肿大,腺体表面平滑,质地柔软,可随吞咽上下移动。随后,在肿大腺体的一侧,也可在两侧触及多个(或单个)结节;一般常存在多年,增长很慢。囊肿样变的结节可并发囊内出血,结节可在短期内较快增大。

较大的单纯性甲状腺肿可压迫邻近器官而产生相应症状。常见的为气管受压、移向对侧,或使之弯曲、狭窄而影响呼吸。开始只在剧烈活动时感觉气促,逐渐发展而进一步加重,甚至在休息睡觉时,也有呼吸困难。气管受压过久,可使气管软骨变性而软化。少数病人由于喉返神经或食管受压而引起声音嘶哑或吞咽困难。

病程久的巨大甲状腺肿,可如小儿头样大小,下垂于颈下胸骨前方。甲状腺肿向胸骨后生长延伸,即形成胸骨后甲状腺肿,容易压迫气管和食管;有时还能压迫颈深部大静脉,引起头颈部静脉血液回流障碍,可出现面部青紫、肿胀及颈胸部表浅静脉扩张。

结节性甲状腺肿,可继发甲状腺功能亢进．也可发生恶变。

（三）预防

全国各地已普遍进行了单纯性甲状腺肿的普查和防治工作,发病率大大降低。

在甲状腺肿大多发地区,集体预防极为重要,一般多用碘化食盐。

（四）治疗原则

1. 青春发育期或妊娠期的生理性甲状腺肿,可不给予药物治疗。应多食含碘丰富的食物,如海带、紫菜等。

2. 对于 20 岁以前年轻人的弥漫性单纯性甲状腺肿,手术治疗不但妨碍了此时期甲状腺的功能,复发率也很高。左甲状腺素片 50μg/d,3～6 个月为 1 个疗程,对抑制腺垂体 TSH 的分泌,缓解甲状腺的增生和肿大,有较好疗效。

3. 有以下情况时,应及时行手术治疗:①压迫气管、食管或喉返神经而引起临床症状者;②胸骨后甲状腺肿;③巨大甲状腺肿影响生活和工作者;④结节性甲状腺肿继发有功能亢进者;⑤结节性甲状腺肿疑有恶变者,包括单发结节、质硬、近期增长迅速、TSH 抑制治疗过程中仍生长的结节。

4. 手术方式

（1）弥漫性甲状腺肿一般采用甲状腺次全切除术。

（2）单发结节<3cm,可行腺叶部分切除,切除范围包括结节周围 1cm 的正常甲状腺组织,结节直径>3cm,应行腺叶切除术。

Notes

（3）散在多结节甲状腺肿大,行双侧腺叶次全切除术,甲状腺叶近全切除术或甲状腺全切除术。

二、甲状腺功能亢进的外科治疗

甲状腺功能亢进(hyperthyroidism)(简称甲亢),分为原发性甲状腺功能亢进(primary hyperthyroidism)、继发性甲状腺功能亢进(secondary hyperthyroidism)和高功能腺瘤(hyperfunctioning thyroid adenoma)三类。

原发性甲亢最常见,约占85%～90%。表现为甲状腺弥漫性、两侧对称性肿大,常伴有眼球突出,故又称"突眼性甲状腺肿"。发病年龄多在20～40岁,女性多见,男女之比为1:4左右。继发性甲亢较少见,指在结节性甲状腺肿基础上发生的甲亢,病人年龄多在40岁以上,腺体呈结节状肿大,两侧多不对称;无突眼,容易发生心肌损害。高功能腺瘤较少见,腺体内出现单个或多个自主性高功能结节,无突眼,结节周围的甲状腺组织呈萎缩性改变。

（一）病因

原发性甲亢的病因尚未完全明确。目前多数认为,原发性甲亢是一种自身免疫性疾病。

至于继发性甲亢和高功能腺瘤的病因,也未完全明了,可能与结节本身自主的分泌紊乱有关。

（二）临床表现

原发性甲亢病人的甲状腺呈弥漫性肿大,病人性情急躁、容易激动、失眠、双手颤动、怕热、多汗、食欲亢进但反而消瘦、心悸、脉快有力(脉率常在100次/分以上,休息及睡眠时仍快)、脉压增大、内分泌功能紊乱。其中脉率增快及脉压增大尤为重要,常可作为判断病情程度和治疗效果的重要标志。

（三）诊断

主要依靠临床表现,还需结合一些辅助检查,主要有:

1. 基础代谢率测定　可根据脉压和脉率计算。一般在清晨病人完全安静、空腹时测量血压、脉率。常用计算公式为:基础代谢率＝(脉率＋脉压)－111。基础代谢率正常为±10%,+20%～+30%为轻度甲亢,+30%～+60%为中度,+60%以上为重度。

2. 甲状腺摄[131]碘率测定　正常甲状腺24小时内摄取人体总[131]碘量的30%～40%。若在2小时内超过总量的25%,或在24小时内超过总量的50%,且吸[131]碘高峰提前出现,都表示有甲亢。

3. 血清T_3和T_4测定　甲亢时,血清T_3可高于正常4倍左右,而T_4仅为正常的2.5倍,因此T_3更为敏感。另外,测定游离T_3、T_4更能反映甲状腺的功能状态。

（四）外科治疗

手术、抗甲状腺药物及放射性[131]碘是治疗甲亢的主要方法。手术是治疗甲亢的有效疗法,长期治愈率达95%以上,手术死亡率低于1%。由于[131]I治疗病例增加,手术治疗病例在减少。

1. 手术指征　①继发性甲亢或高功能腺瘤;②中度以上的原发性甲亢;③腺体较大的甲亢,伴有压迫症状或胸骨后甲状腺肿;④抗甲状腺药物或[131]碘治疗后复发者;⑤妊娠早、中期的甲亢病人具有上述指征者,应考虑手术治疗,并可以不终止妊娠。

青少年甲亢或症状较轻者,老年病人或有严重器质性疾病不能耐受手术者为手术禁忌证。

2. 术前准备　是保证手术顺利进行及减少术后并发症的关键。

（1）一般准备:对精神过度紧张或失眠者可适当应用镇静剂或安眠药,消除病人的恐惧心理。心率过快者,可口服普萘洛尔(心得安)10mg,3次/日。发生心力衰竭者,应予以洋地黄制剂。

（2）术前检查:除常规检查外,还应包括:①颈部摄片,了解有无气管受压或移位;②心电图检查;③喉镜检查,确定声带功能;④测定基础代谢率。

（3）药物准备：是术前准备的重要环节。

1）硫氧嘧啶类药物加碘剂：先用硫氧嘧啶类药物，一般用药 2～4 个月，待甲亢症状控制后停用，再用碘剂 2 周左右后手术。此法安全可靠，缺点是准备时间较长，硫氧嘧啶类药物能使甲状腺肿大和动脉性充血。因此必须加用碘剂 2 周，待甲状腺缩小变硬，动脉性充血减轻后手术。

碘剂准备：采用卢戈溶液，3 次/日，从 3 滴/次开始，逐日每次增加 1 滴，至 16 滴/次为止，以后维持该剂量，共 2 周左右为宜。由于碘剂主要是抑制蛋白水解酶的作用，阻抑甲状腺激素释放，而不能持续阻止甲状腺激素合成，应用 3 周以后将进入不应期，故必须严格掌握手术时机，服碘前完成各项检查，确定病人不存在手术禁忌证，对女性病人应注意手术时间避开月经期。

2）单用碘剂：用药 2～3 周甲亢症状控制后才可进行手术。适用于症状不重，以及继发性甲亢和高功能腺瘤病人。

3）普萘洛尔：是肾上腺素能受体阻滞剂，能控制甲亢症状，且用药后不引起腺体充血，有利于手术操作，缩短术前准备时间，但病人体内甲状腺素并不降低。一般认为可用于甲亢症状不严重、腺体体积不太大、不存在心律失常的病人，以及以上述方法处理后心率减慢不显著者，或硫氧嘧啶类药物应用后副作用大者。剂量从 60mg/d 开始，6 小时一次。剂量逐日增加，随心率而调节，一般至 160mg/d，服药 4～7 日后待心率降至正常，才可以施行手术。由于普萘洛尔在体内半衰期不到 8 小时，故于术前 1～2 小时必须再口服 1 次。术后继续服用 4～7 天。术前不用阿托品，以防心动过速。哮喘病人及心动过缓者禁用。

3. 手术及手术后注意事项

（1）麻醉：通常采用气管插管全身麻醉。尤其对腺体较大，并有气管受压、移位、胸骨后甲状腺肿或气管软化，以及精神紧张者。

（2）手术：操作应轻柔、细致，按解剖层次进行，严密止血，避免损伤喉返、喉上神经，保护甲状旁腺。目前主张采用全切除术或近全切除术（即保留一侧甲状腺上极约 2g 甲状腺组织），由有经验的医师操作，其并发症发生率与甲状腺次全切除术并无差异。术野常规放置引流管 24～48 小时。

4. 术后观察和护理 密切注意病人呼吸、体温、脉搏和血压的变化。如脉率过快、体温升高应充分注意，可肌内注射苯巴比妥钠或冬眠合剂 Ⅱ 号。病人采取半卧位，以利呼吸和引流创口内积血。帮助病人及时排痰，保持呼吸道通畅。术后要继续服碘剂，由 3 次/天，16 滴/次开始，逐日每次减少 1 滴，7～10 天后停用。

手术的主要并发症：

1. 术后呼吸困难和窒息 是术后最危急的并发症，多发生在术后 48 小时内。如不及时发现、适当处理，则可发生窒息而危及生命。常见原因为：①出血及血肿压迫。②喉头水肿，主要是手术创伤所致，也可因气管插管引起。术前服用抗甲状腺药物过度，合并有甲状腺功能减退者容易发生。③气管塌陷，由于甲状肿长期压迫气管，可致气管软骨环软化。④双侧喉返神经损伤，很少发生。双侧喉返神经后支损伤后，声带处于内收位使声门关闭。

（1）临床表现：按呼吸困难的程度可分为轻度、中度及重度 3 种。轻度呼吸困难有时临床上不易发现，中度呼吸困难时病人往往坐立不安，重度呼吸困难时可有端坐呼吸，胸骨上、锁骨上及肋下间隙凹陷，即三凹征，甚至有窒息感和口唇、指端青紫。各种原因引起的呼吸困难，其症状产生的时间及发展的速度有所不同。双侧喉返神经损伤及气管软化症状出现快，进展也快。血肿压迫及喉头水肿是引起呼吸困难的常见原因，多数发生在手术后 24 小时左右，发展也较和缓，但对这种情况更应警惕。

（2）处理：手术后近期出现的呼吸困难，宜先试行气管插管，插管失败后再作气管切开。因双侧喉返神经损伤，有时可能仅是暂时性声带麻痹，几周后功能可能恢复。气管软化时再插管易于成功，几天后周围组织可支撑气管，一般可在术后 1～2 周试行拔管；若第二次拔管后又发生呼吸困难,则可置入鼻气管导管,可保留数周。气管软化一般很少需要作气管切开。

血肿压迫所致的呼吸困难,若出现颈部疼痛、肿胀,甚至颈部皮肤出现瘀斑者,应立即返回手术室,在无菌条件下拆开创口。如病人呼吸困难严重,已不允许搬动,则应在床边拆开切口及颈前肌,清除血肿,严密止血,在不能确切保证呼吸道通畅的情况下,做气管切开比较安全。

喉头水肿的轻症病例无须治疗,中等度的病例应嘱其不说话,可采用皮质激素作雾化吸入,静脉滴注氢化可的松 300mg/d;对严重病例应紧急作气管切开。

2. 喉返神经损伤　多数系手术直接损伤,如神经被切断、扎住、挤压及牵拉等。少数为术后血肿压迫或瘢痕组织牵拉所致。

(1) 临床表现:可分暂时性和持久性损伤两种,前者为术中误夹或过分牵拉喉返神经所致;后者为神经切断或缝扎所致。约 2/3 以上的病人是暂时性损伤,可在手术后几周内恢复功能。一侧喉返神经损伤引起的声音嘶哑,可由健侧声带过度地内收而代偿,喉镜检查虽仍可见患侧声带外展,但无明显的声音嘶哑。双侧喉返神经损伤会导致声带麻痹,引起失音或严重的呼吸困难。

(2) 预防:结扎甲状腺上、下动静脉时,应尽量靠近腺体,避免集束结扎。多数认为应暴露喉返神经,并予以保护。术者必须熟悉喉返神经的解剖及其变异,尤其是喉返神经的危险区,包括喉返神经入咽喉处、喉返神经与甲状腺上下动脉交叉处及甲状腺下极区域,在危险区内对尚未辨明的条索状组织,切忌将其切断。另外,有条件的单位可使用神经监测仪。

3. 喉上神经损伤　多数系分离切断甲状腺上动、静脉时未贴近甲状腺,或集束结扎甲状腺上动、静脉所致。

(1) 临床表现:喉上神经内支损伤,可使咽喉黏膜的感觉丧失,易引起误咽,尤其是喝水时呛咳。喉上神经外支损伤,可引起环甲肌瘫痪,使声带松弛,病人发音产生变化,常感到发音弱、音调低、无力、缺乏共振,最大音量降低。

(2) 预防:在甲状腺侧方分离后,将甲状腺向内侧牵引,先分离甲状腺悬韧带,甲状腺上动、静脉有分支时,分别结扎各分支,可避免损伤喉上神经。

4. 甲状旁腺功能减退(hypoparathyroidism)　手术时甲状旁腺被误切、挫伤或血液供应受损,均可引起甲状旁腺功能减退。该并发症并不少见,但因只要有一枚功能良好的甲状旁腺保留下来,就可维持甲状旁腺的正常功能,故临床上出现严重手足抽搐者并不多见。其发生率与甲状腺手术范围及以往手术次数直接相关。甲状腺全切除术后往往有短暂的甲状旁腺功能减退。

(1) 临床表现:多数病人不出现典型的临床表现,而在测定血清钙时发现低血钙。症状通常发生在术后 1~7 天,多数在术后 48 小时内出现症状。主要症状是神经应激性增高,可有焦虑、肢端或口周麻木,Chvostek 及 Trousseau 征阳性。严重时可有腕、足痉挛,甚至发生咽喉及膈肌痉挛,引起窒息。

(2) 治疗:严重低血钙、手足抽搐时,应静脉注射钙剂,采用 10% 葡萄糖酸钙 10ml 于 4~5 分钟内注入。可重复使用。若病人能进食,可同时口服及静脉注射钙剂,并同时服维生素 D_2 或 D_3,5 万~10 万 U/d,并定期监测血清钙浓度,以调节钙剂的用量。

(3) 预防:关键在于手术时必须保留甲状腺背面部分,并仔细检查离体的手术标本。若发现切除的标本中有甲状旁腺,可取下洗净,将其切成 1mm×1mm 左右的小块,移植于胸锁乳突肌内。

5. 甲状腺危象(thyroidcrisis)　是甲亢手术后危及生命的并发症之一。在采用术前碘剂准备后,该并发症的发生率显著下降。发病原因尚不明了,但危象发生多数与术前准备不充分、甲亢症状未能很好控制及手术应激有关。

(1) 临床表现:往往在手术后短期内发生,多数发生于手术后 12~36 小时。主要表现为发热和心率增快,症状往往发展很快,体温可迅速升至39℃,脉率增至120～140次/分以上。可出现烦躁不安、谵妄,甚至昏迷,也可表现为神志淡漠、嗜睡,还可有呕吐及水泻,以及全身红斑及低血压。

（2）治疗:重点是降低血液循环中甲状腺素的浓度,控制心肺功能失调,预防和治疗并发病。包括:

1）一般治疗:包括应用镇静剂,物理或药物降温,预防性应用抗生素,充分供氧及补充能量,维持水、电解质及酸碱平衡。

2）应用抗甲状腺药物:阻断甲状腺激素的合成,一般首选丙硫氧嘧啶,200～300毫克/次,口服1次/6小时,神志不清者可经鼻饲管中注入。

3）应用碘剂:口服卢戈溶液,首次60滴,以后30～40滴/4～6小时服。病情重者可用卢戈液2ml或碘化钠1g,加入10%葡萄糖液500ml中滴注。一般应予抗甲状腺药物使用后1小时应用为宜,病情危急时,两者可同时应用。

4）降低周围组织对甲状腺素的反应:应用肾上腺素能β受体阻滞剂,可口服普萘洛尔,20～80毫克/次,每4～6小时一次。危急病例可用普萘洛尔5mg溶于葡萄糖中静脉滴注,总剂量限于4～8mg/6小时,但应监控血压及心电图。还可用利血平1～2mg肌内注射,或胍乙啶10～20mg口服。

5）肾上腺皮质激素的应用:一般用氢化可的松300mg于24小时内静脉滴注。

（3）预防:关键在于甲亢手术前应有充分、完善的准备,使血清甲状腺素水平及基础代谢率达到或接近正常,脉率降低至90～100次/分,甲亢的其他症状有明显改善。

三、甲状腺炎

（一）亚急性甲状腺炎

又称DeQuervain甲状腺炎或巨细胞性甲状腺炎。常继发于上呼吸道感染。可能是由于病毒感染,破坏了部分甲状腺滤泡,释出的胶体引起甲状腺组织内的异物样反应;在组织切片上可见到白细胞、淋巴细胞及异物巨细胞浸润,并在病变滤泡周围出现巨细胞性肉芽肿是其特征。

（1）临床表现:见于30～40岁女性。表现为甲状腺肿胀、质地较硬、有压痛;疼痛常波及至患侧耳、颞枕部。病人体温多升高,血沉增快。病程约为3个月,痊愈后甲状腺功能多不减退。

（2）诊断:病人在1～2周前有上呼吸道感染史。基础代谢率略增高,但甲状腺摄取[131]碘量显著降低,这种分离现象对诊断有参考价值。试用泼尼松治疗,甲状腺肿胀很快消退,疼痛缓解。

（3）治疗:口服泼尼松,4次/日,5毫克/次,2周后减量,全程1～2个月;同时加用甲状腺干制剂,效果较好。停药后如果复发,则予放射治疗,效果较持久。应用抗生素治疗无效。

（二）慢性淋巴细胞性甲状腺炎

又称桥本（Hashimoto）甲状腺肿,是一种自体免疫性疾病,也是甲状腺肿合并甲状腺功能减退最常见的原因。组织学上,腺组织被大量淋巴细胞所浸润,并形成淋巴滤泡。病人常为年龄较大的妇女。

（1）临床表现:甲状腺弥漫性增大、对称、表面平滑、质地较硬。甲状腺功能多减退。

（2）诊断:基础代谢率降低,甲状腺摄取[131]碘量减少,有参考价值。必要时,可用左甲状腺素片进行治疗性试验,或行穿刺细胞学检查。

（3）治疗:一般不宜手术切除。长期服用左甲状腺素片,50～100μg/d,常有疗效。

四、甲状腺腺瘤

甲状腺腺瘤（thyroid adenoma）是最常见的甲状腺良性肿瘤。病理上可分为滤泡状和乳头状

Notes

囊性腺瘤两种,前者较常见。乳头状囊性腺瘤少见,常不易与乳头状腺癌区别。腺瘤周围有完整的包膜。

（一）临床表现

多见于40岁以下妇女。腺瘤多为单发,呈圆形或椭圆形,局限在一侧腺体内。质地较周围甲状腺组织稍硬,表面光滑,无压痛,能随吞咽上下移动。腺瘤生长缓慢,大部分病人无任何症状。腺瘤发生囊内出血时,肿瘤体积可在短期内迅速增大,局部出现胀痛。

（二）治疗

甲状腺腺瘤有引起甲亢（发生率约为20%）和恶变（发生率约为10%）的可能,原则上应早期切除。一般应行患侧甲状腺大部切除（包括腺瘤在内）;如腺瘤小,可行单纯腺瘤切除,但应作楔形切除,即腺瘤周围应裹有少量正常甲状腺组织。切除标本必须立即行冰冻切片检查,以判定有无恶变。

五、甲 状 腺 癌

甲状腺癌（thyroid carcinoma）是最常见的甲状腺恶性肿瘤,目前是发病率增加最快的恶性肿瘤。除髓样癌外,绝大部分甲状腺癌起源于滤泡上皮细胞。

（一）病理

1. 甲状腺乳头状癌（papillary thyroid carcinoma,PTC）　约占成人甲状腺癌总数的70%,而儿童甲状腺癌都是乳头状癌。常见于中青年女性,以21~40岁的妇女最多见。此型分化好,生长缓慢,恶性度低。虽有多中心性发生倾向,且较早便出现颈淋巴结转移,但预后较好。

2. 滤泡状癌（follicular carcinoma）　约占15%,多见于50岁左右妇女,此型发展较快,属中度恶性,且有侵犯血管倾向。颈淋巴结转移仅占10%,因此预后不如乳头状腺癌。

3. 未分化癌（anaplastic thyroid carcinoma）　约占5%~10%,多见于老年人。发展迅速,高度恶性,且约50%早期便有颈淋巴结转移,或侵犯喉返神经、气管或食管,常经血运向远处转移。预后很差,平均存活3~6个月,1年存活率仅5%~15%。

4. 髓样癌（medullary thyroid carcinoma）　少见。发生于滤泡旁细胞（C细胞）,可分泌降钙素（calcitonin）。细胞排列呈巢状或束状,无乳头或滤泡结构,其间质内有淀粉样沉着,呈未分化状,但其生物学特性与未分化癌不同。恶性程度中等,可有颈淋巴结转移和血运转移。

总之,不同病理类型的甲状腺癌,其生物学特性、临床表现、诊断、治疗及预后均有所不同。

（二）临床表现

乳头状癌和滤泡状癌的初期多无明显症状,前者有时可因颈淋巴结肿大而就医。随着病程进展,肿块逐渐增大,质硬,吞咽时肿块移动度减低。未分化癌上述症状发展迅速,并侵犯周围组织。晚期可产生声音嘶哑、呼吸困难、吞咽困难。颈交感神经节受压,可产生 Horner 综合征。颈丛浅支受侵犯时,病人可有耳、枕、肩等处疼痛。可有颈淋巴结转移及远处脏器转移。

目前很多病人系触诊未能发现,而经高分辨率超声发现,病灶≤1cm者为微小癌。

髓样癌除有颈部肿块外,由于癌肿产生5-羟色胺和降钙素,病人可出现腹泻、心悸、脸面潮红和血钙降低等症状。对合并家族史者,应注意多发性内分泌肿瘤综合征Ⅱ型（MEN-Ⅱ）的可能。

（三）诊断

主要根据临床表现,若甲状腺肿块质硬、固定,颈淋巴结肿大,或有压迫症状者,或存在多年的甲状腺肿块,在短期内迅速增大者,均应怀疑为甲状腺癌。应注意与慢性淋巴细胞性甲状腺炎鉴别,细针穿刺细胞学检查可帮助诊断。此外,血清降钙素测定可协助诊断髓样癌。

临床分期 AJCC 第六版（American Joint Commitee Of Cancer）提出,分化型（乳头状、滤泡状）甲状腺癌病人的年龄在分期中起十分重要的作用。美国癌肿协会将分界定为诊断时年龄45

Notes

岁,两组病人的预后明显不同。(表25-1)。

表25-1　分化型甲状腺癌的临床分期(AJCC 第六版)

分期	45 岁以下	45 岁或以上
Ⅰ 期	任何 TNM_0	$T_1 N_0 M_0$
Ⅱ 期	任何 TNM_1	T_2 或 $T_3 N_0 M_0$
Ⅲ 期		$T_4 N_0 M_0$ 或任何 $TN_1 M_0$
Ⅳ 期		任何 TNM_1

T　(原发肿瘤)

T_0　未及原发肿瘤

T_1　肿瘤直径≤1cm,局限于甲状腺内

T_2　肿瘤直径>1cm 至 ≤4cm,局限于甲状腺内

T_3　肿瘤直径>4cm,局限于甲状腺内

T_4　任何大小的肿瘤,超出甲状腺包膜

N　(区域淋巴结)

N_0　无区域淋巴结转移

N_1　有区域淋巴结转移

M　(远处转移)

M_0　无远处转移

M_1　有远处转移

(四)治疗

手术是除未分化癌以外各型甲状腺癌的基本治疗方法,并辅助应用放射性核素、甲状腺激素及外照射等治疗。

1. **手术治疗**　包括甲状腺本身的手术,以及颈淋巴结清扫。

甲状腺的切除范围目前仍有分歧,尚缺乏前瞻性随机对照试验结果的依据。但完全切除肿瘤十分重要,荟萃分析资料提示肿瘤是否完全切除是一项独立预后因素。因此即使是分化型甲状腺癌,小于腺叶切除也是不适当的。范围最小的为腺叶加峡部切除,最大至甲状腺全切除。甲状腺切除范围的趋势是比较广泛的切除。有证据显示甲状腺近全或全切除术后复发率较低。低危组病例腺叶切除后30 年复发率为14%,而全切除术为 4%。一般对高危组的病人,首次手术的范围并无太多争论,有报告称 TNM Ⅲ期病例腺叶切除后局部复发率26%,全切除后局部复发率为10%,而甲状腺全切除和近全切除之间并无区别。广泛范围手术的优点是显著降低局部复发率,主要的缺点是手术后近期或长期并发症增加,而腺叶切除很少致喉返神经损伤,且几乎不发生严重甲状旁腺功能减退。

对局限于一侧腺叶内单发 PTC;肿瘤≤1cm,复发危险度低;对侧腺叶内无结节;无颈部淋巴结转移和远处转移者适于作甲状腺腺叶+峡部切除术。

对肿瘤>4cm;多癌灶,尤其是双侧癌灶;不良病理亚型;已有远处转移,需行术后[131]I 治疗;伴有双侧颈淋巴结转移;伴有腺外侵犯者宜行全甲状腺切除或近全甲状腺切除术。以上处理已成共识,而对肿瘤直径 1~4cm 者,有主张作甲状腺腺叶+峡部切除术,也有主张行全甲状腺切除或近全甲状腺切除术。

颈淋巴结清扫的范围同样有争论,应常规行中央区颈淋巴结清扫。荟萃分析资料提示仅两个因素可帮助预测是否有颈淋巴结转移,即肿瘤缺乏包膜和甲状腺周围有肿瘤侵犯。该两因素均不存在者,颈淋巴结转移率是38%,两因素均存在者颈淋巴结转移率是87%。

Notes

颈淋巴结清扫的手术效果固然可以肯定,但病人的生活质量却受到影响,所以目前多数不主张作预防性颈淋巴结清扫,尤其对低危组病人,若手术时未触及肿大淋巴结,可不作颈淋巴结清扫。如发现肿大淋巴结,应切除后作快速病理检查,证实为淋巴结转移者,可作中央区颈淋巴结清扫或改良颈淋巴结清扫。前者指清除颈总动脉内侧、甲状腺周围、气管食管沟之间及上纵隔的淋巴结组织;后者指保留胸锁乳突肌、颈内静脉及副神经的颈淋巴结清扫。由于再次手术行中央区颈淋巴结清扫易损伤喉返神经及甲状旁腺,因而多主张首次手术时即使未见肿大淋巴结,也施行中央区清扫。对高危组病人、肉眼可见颈淋巴结转移、肿瘤侵犯至包膜外以及年龄超过 60 岁者,应作改良颈淋巴结清扫;若病期较晚,颈淋巴结受侵范围广泛者,则应作传统颈淋巴结清扫。

2. **内分泌治疗** 甲状腺癌作次全或全切除者应终身服用甲状腺素片,以预防甲状腺功能减退及抑制 TSH。乳头状腺癌和滤泡状腺癌均有 TSH 受体,TSH 通过其受体能影响甲状腺癌的生长。甲状腺素片的剂量和疗程,尚无随机临床试验结果作为依据。一般剂量掌握在保持 TSH 低水平,但不引起甲亢为原则。可用左甲状腺素,$100\mu g/d$,并定期测定血浆 T_4 和 TSH,以此调整用药剂量。应注意有无甲状腺素中毒症、焦虑、睡眠障碍、心悸、心房纤颤及骨质疏松等副作用。

3. **放射性核素治疗** 对乳头状腺癌、滤泡状腺癌,术后应用 ^{131}碘适合于 45 岁以上病人、多发性癌灶、局部侵袭性肿瘤及存在远处转移者。主要是破坏甲状腺切除术后残留的甲状腺组织及转移灶,对高危病例有利于减少复发和死亡率。应用放射性碘治疗的目的是:①灭活残留甲状腺及转移灶;②易于使用核素检测复发或转移病灶;③术后随访过程中,增加甲状腺球蛋白作为肿瘤标记物的价值。

4. **外照射治疗** 主要用于未分化型甲状腺癌。

六、甲状腺结节的诊断和处理原则

甲状腺结节是外科医师经常碰到的一个问题,成人发病率约4%。恶性病变虽不常见,但术前难以鉴别,最重要的是如何避免漏诊癌肿。

(一)诊断

病史和理学检查是十分重要的环节。

1. **病史** 不少病人并无症状,而在理学检查时偶然发现。有些病人可有症状,如短期内突然发生的甲状腺结节增大,则可能是腺瘤囊性变出血所致;若过去存在甲状腺结节,近日突然快速、无痛地增大,应考虑癌肿的可能。

一般来讲,对于甲状腺结节,男性更应得到重视。有分化型甲状腺癌家族史者,发生癌肿的可能性较大。双侧甲状腺髓样癌较少见,但有此家族史者应十分重视,因该病为自主显性遗传型。

2. **理学检查** 明显的孤立结节是最重要的体征。约 4/5 分化型甲状腺癌及 2/3 未分化癌表现为单一结节,有一部分甲状腺癌表现为多发结节。检查甲状腺务必要全面、仔细,以便明确是否是弥漫性肿大或还存在其他结节。癌肿病人常于颈部下 1/3 处可触及大而硬的淋巴结,特别是儿童及年轻乳头状癌病人。

3. **血清学检查** 甲状腺球蛋白水平似乎与腺肿大小有关,但对鉴别甲状腺结节的良恶性并无价值,一般用于曾作手术或放射性核素治疗的分化型癌病人,检测是否存在早期复发。

4. **核素扫描** 甲状腺扫描用于补充理学检查所见,且能提供甲状腺功能活动情况。

5. **超声检查** 是评估甲状腺结节的首选方法,可确定甲状腺结节大小、数量、位置、实性或囊性、形状、边界、包膜、钙化、血供及与周围组织的关系等。若为囊性结节或多个小囊肿占50%以上结节体积、呈海绵状改变的结节 99.7% 为良性病变。而实性低回声结节;结节内血供丰富;结节形态和边缘不规则、晕圈缺如;微小钙化、针尖样弥散分布或簇状分布的钙化;颈淋巴结呈

Notes

圆形、边界不规则或模糊、内部回声不均、内部出现钙化、淋巴门消失等提示甲状腺癌的可能性大。

6. **颈部 CT 和 MRI**　可提供结节或肿块的影像及甲状腺与周围组织的解剖学信息。

7. **针吸涂片细胞学检查**　目前在超声引导下细针抽吸细胞学检查应用广泛。

（二）治疗

若能恰当应用细针抽吸细胞学检查,则有利于更准确地选择治疗方法。细胞学阳性结果一般表示甲状腺恶性病变,而细胞学阴性结果则 90% 为良性。若针吸活检发现结节呈实质性,以及细胞学诊断为可疑或恶性病变,则需早期手术以取得病理诊断。若细胞学检查为良性,仍有可能是恶性,因而需作甲状腺扫描及甲状腺功能试验进一步明确诊断。如是冷结节,以及甲状腺功能正常或减低,可给予左甲状腺素片,以阻断促甲状腺素(TSH)生成,并嘱病人在 3 个月后复查,如结节增大,则不管 TSH 受抑是否足够,有手术指征。但若结节变小或无变化,可仍予以TSH 抑制治疗,隔 3 个月后再次复查,如总计 6 个月结节不变小,则有手术指征。

对甲状腺可疑结节进行手术时,一般选择腺叶及峡部切除,并作快速病理检查。结节位于峡部时,应以活检证实两侧均为正常甲状腺组织。腺叶切除较部分切除后再作腺叶切除更为安全,而且手术易损伤甲状旁腺和喉返神经。另外,腺叶部分切除或次全切除会增加癌细胞残留的机会。

（苗　毅）

第二节　原发性甲状旁腺功能亢进

原发性甲状旁腺功能亢进(primary hyperparathyroidism)简称甲旁亢,是一种手术可治愈的疾病。欧美较我国常见。

（一）解剖及生理概要

甲状旁腺紧密附于甲状腺左右二叶背面,数目不定,一般为 4 枚。呈卵圆形或扁平形,外观呈黄、红或棕红色,平均重量 35 ~ 40mg/枚。由于其独特的胚胎发育,甲状旁腺的分布广泛。上甲状旁腺多位于以喉返神经与甲状腺下动脉交叉上方 1cm 处为中心、直径 2cm 的一个圆形区域内(约占 80%);下甲状旁腺有 60% 位于甲状腺下、后、侧方,其余可位于甲状腺前面,或与侧面胸腺紧密联系,或位于纵隔(图 25-4)。

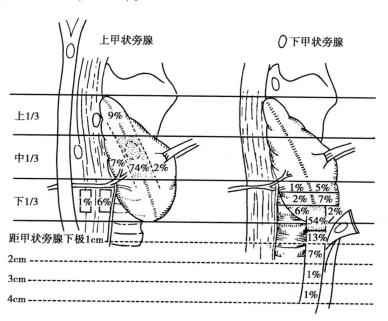

图 25-4　上、下甲状旁腺的分布图(侧面观)

Notes

甲状旁腺分泌甲状旁腺素（parathyroid hormone, PTH），其主要靶器官为骨和肾，对肠道的钙离子吸收也有间接作用。PTH 的生理功能是调节体内钙的代谢并维持钙和磷的平衡，它促进破骨细胞的作用，使骨钙（磷酸钙）溶解释放入血，致血钙和血磷浓度升高。当其血中浓度超过肾阈时，便经尿排出，导致高尿钙和高尿磷（图 25-5）。PTH 同时能抑制肾小管对磷的回收，使尿磷增加、血磷降低。因此发生甲旁亢时，可出现高血钙、高尿钙和低血磷。PTH 不受垂体控制，而与血钙离子浓度之间存在负反馈关系。

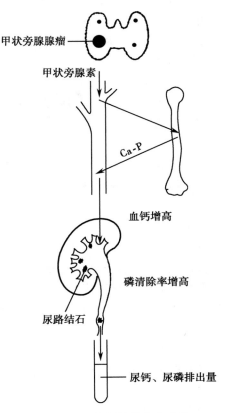

图 25-5　原发性甲状旁腺功能
亢进的病理生理

（二）病理

包括腺瘤、增生及癌。甲状旁腺腺瘤（parathyroid adenoma）的细胞成分主要是主细胞。往往为单个腺体发病，约占所有原发性甲旁亢的 80%，多发性腺瘤少于 1% ~5% 。甲状旁腺增生（parathyroid hyperplasia）是第 2 常见的甲状旁腺疾病，约占 12%，4 枚腺体均可发病。原发性增生的细胞来源有清细胞和主细胞两种。主细胞增生的细胞成分均以主细胞为主，如有 1 个以上腺体同时发病可诊断为本病。癌少见，约占甲旁亢的 1% ~2% 。

（三）临床表现

包括无症状型及症状型两类。自 20 世纪 60 年代血生化自动分析仪应用以来，诊断为无症状型原发性甲旁亢的病例逐渐增多。近年来，欧美等国的多数病人系无症状型，这种病例无明显症状，或仅有骨质疏松等非特异性症状，在普查时因血钙增高而被确诊。我国目前以症状型原发性甲旁亢为常见，这与欧美等国的发病情况有差异，其原因目前还不清楚。

按其症状可将原发性甲旁亢分为三型：

1. Ⅰ型　最为多见。以骨病为主，血清钙平均 3.3mmol/L，肿瘤平均重 5.9g，平均症状期为 3.6 年。病人可诉骨痛，易于发生骨折。骨膜下骨质吸收是本病特点，最常于中指桡侧或锁骨外 1/3 处。

2. Ⅱ型　以肾结石为主，血清钙平均 2.88mmol/L，肿瘤平均重 1.05g，平均症状期为 6.8 年。在尿路结石病人中，约 3% 可发现有甲状旁腺腺瘤，病人在长期高血钙后，可不知不觉地发生氮质血症。

3. Ⅲ型　兼有上述两型的特点，表现有骨骼改变及尿路结石。其他症状可有消化性溃疡、腹痛、神经精神症状、虚弱及关节痛。

（四）诊断

根据上述临床表现，结合实验室检查、定位检查来确定诊断。

1. 实验室检查

（1）血钙测定：是发现甲旁亢的首要指标。正常人的血钙值在不同医院可能有差别，一般为 2.1 ~2.5mmol/L。

（2）血磷测定：血磷的诊断价值较血清钙小，正常血清磷变动于 0.65 ~0.97mmol/L 之间。

（3）甲状旁腺素（PTH）测定：为确定甲旁亢最可靠的直接证据。在甲状旁腺腺瘤病人，其分泌的 PTH 常为正常值的数倍而非仅略有增加。

（4）尿中环腺苷酸（cAMP）测定：原发性甲旁亢时，尿中 cAMP 排出量明显增高，可反映甲状旁腺的活性，有助于诊断甲旁亢。

2. 定位检查　初次手术时是否需作定位检查尚有争论，但对再次手术的病例，一致认为定位检查是需要的。而我国以症状型甲旁亢为主，单个甲状旁腺腺瘤达 80%，术前定位有助于手术时寻找病变腺体。主要方法有：

（1）超声检查：检查时，病人仰卧，颈部后伸，肩部垫枕，作纵切面及横切面检查。正常甲状旁腺呈圆形或卵圆形，直径 2～4mm，腺体内部回声较低。前方为甲状腺，侧方为颈总动脉及颈内静脉。

（2）核素扫描：可用 ^{99m}Tc 作扫描，或用铊（T_1）作甲状旁腺双重造影。^{99m}TcMIBI（甲氧基异丁基异腈）的定位准确率可达 90% 以上。核素扫描的阳性率及敏感性均较高，对病变腺体位于甲状腺以外的病人特别有用。

（五）鉴别诊断

需与假性甲旁亢、继发性甲旁亢（secondary hyperparathyroidism）及家族性低尿钙性高血钙（familial hypocalciuric hypercalcemia）鉴别。

假性甲旁亢是由于某些肿瘤（如肺癌、肝癌等）分泌 PTH 物质所引起与甲旁亢相似临床表现的总称。通过病史及检查，临床上鉴别这类疾病一般不难。继发性甲旁亢一定存在肾功能衰竭，所以易于识别。家族性低尿钙性高血钙较难鉴别，过去甲状旁腺手术失败者中 10% 系该病，这类病人有高血钙家族史，10 岁以下即可发病，常伴有低尿钙，50% 病人伴有高血镁。

原发性甲旁亢的诊断，应在排除上述 3 种疾病后方能确立。

（六）治疗

原发性甲旁亢病人常存在代谢并发病，如骨疾病、肾结石及溃疡病等。这些并发病反映了本病的严重程度，若不予以矫正，病情会不断发展，最后可致不良后果。因此有代谢并发症的原发性甲旁亢病人具有手术指征。

手术原则因甲旁亢的病理性质不同而有区别。

1. 甲状旁腺腺瘤　原则是切除腺瘤，对早期病例效果良好。病程长并有肾功能损害的病例，切除腺瘤后可中止甲旁亢的继续损害，但对已有肾功能损害，若属严重者，疗效较差。

由于原发性甲旁亢中单发腺瘤约占的 80%，目前多数主张作单侧探查，可从定位检查有阳性发现的一侧开始。切除病变腺体后立即作冰冻切片以确定诊断。因在显微镜下对单个腺体不能区别是腺瘤或主细胞增生，故应探查寻找同侧另一枚甲状旁腺，若证实第二枚甲状旁腺正常，则可结束手术。当然，目前仍有主张应作双侧探查，检查所有 4 枚甲状旁腺，以免遗漏病变。

2. 甲状旁腺增生　可行甲状旁腺次全切除，即切除 3½ 枚腺体，保留 1/2 枚腺体。另一种方法是甲状旁腺全切除，同时作甲状旁腺自体移植，并冻存部分腺体，以备后用。

3. 甲状旁腺癌　应作整块切除，且应包括肿瘤周围一定范围的正常组织，对于临床未考虑侧颈部淋巴结转移的病人，行中央区淋巴结清扫，对于临床考虑侧颈部淋巴结转移的病人，需要行侧颈部淋巴结清扫术。

手术并发症及术后处理：并发症很少，偶尔可发生胰腺炎，原因尚不清楚。若探查范围广泛，且操作不仔细时，有损伤喉返神经等周围重要结构的可能。

术后 24～48 小时内血清钙会明显下降，病人会感到面部、口周或肢端麻木。严重者可发生手足抽搐。可静脉注射 10% 葡萄糖酸钙，剂量视低血钙症状而定。一般在术后 3～4 天恢复正常。但若甲状旁腺腺瘤体积大、甲状旁腺癌、X 线检查显示骨骼改变重及碱性磷酸酶明显升高者，低血钙症状往往重而持续时间长，可加用口服钙剂及维生素 D 治疗。术后出现血清钙下降的病例，往往表示手术成功，病变腺体已经切除。

（嵇庆海）

Notes

第三节　颈淋巴结结核

颈淋巴结结核(tuberculous cervical lymphadenitis)多见于儿童和青年人。结核分枝杆菌大多经扁桃体、龋齿侵入,近5%继发于肺和支气管病变,且常在人体抵抗力低下时发病,近年来,发病有增加趋势。

（一）临床表现

颈部一侧或两侧有多个大小不等的肿大淋巴结,一般位于胸锁乳突肌的前、后缘。初期,肿大的淋巴结较硬,无痛,可推动。病变继续发展,发生淋巴结周围炎,使淋巴结与皮肤和周围组织发生粘连;各个淋巴结也可相互粘连,融合成团,形成不易推动的结节性肿块。晚期,淋巴结发生干酪样坏死、液化,形成寒性脓肿。脓肿破溃后形成经久不愈的窦道或慢性溃疡。上述不同阶段的病变,可同时出现于同一病人的各个淋巴结。少部分病人可有低热、盗汗、食欲缺乏、消瘦等全身中毒症状。

（二）诊断

根据结核病接触史及局部体征,加之淋巴结细针穿刺;对于形成寒性脓肿,或溃破形成窦道或溃疡时,可作出明确诊断。

（三）预防

做好卫生宣教,养成良好卫生习惯。儿童接种卡介苗。注意口腔卫生,早期治疗龋齿及切除有病变的扁桃体,在预防方面具有一定意义。

（四）治疗

1. 全身治疗　适当注意营养和休息。口服异烟肼半年至1年;伴有全身毒性症状或身体他处有结核病变者,加服乙胺丁醇、利福平或肌内注射阿米卡星。

2. 局部治疗

（1）少数局限的、较大的、可推动的淋巴结,可考虑手术切除,达到肿瘤减负的目的。手术时注意保护颈部神经,如副神经等。

（2）寒性脓肿尚未穿破者,可行穿刺抽吸治疗,应从脓肿周围的正常皮肤处进针,尽量抽尽脓液,然后向脓腔内注入5%异烟肼溶液,并留适量于脓腔内,2次/周。

（3）对溃疡或窦道,如继发感染不明显,可行刮除术,伤口不加缝合,开放引流。

（4）寒性脓肿继发化脓性感染者,需先行切开引流,待感染控制后,必要时再行刮除术。

（嵇庆海）

第四节　颈部肿块

颈部肿块可以是颈部或非颈部疾病的共同表现。主要包括恶性肿瘤、甲状腺疾患及炎症、先天性疾病和良性肿瘤。其中恶性肿瘤占有相当比例,所以颈部肿块的鉴别诊断具有重要意义。

（一）颈部肿块的常见疾病

1. 肿瘤

（1）原发性肿瘤:良性肿瘤有甲状腺肿瘤、涎腺良性肿瘤、良性神经源性肿瘤、舌下囊肿、血管瘤等;恶性肿瘤有甲状腺癌、恶性淋巴瘤、涎腺癌、恶性神经源性肿瘤等。

（2）转移性肿瘤:原发病灶多在口腔、鼻咽部、喉、甲状腺、食管、肺、乳房、消化道、女性生殖系统等处。

2. 炎症　急性、慢性淋巴结炎、淋巴结结核、涎腺炎、软组织化脓性感染等。

Notes

3. 先天性畸形　甲状腺舌管囊肿或瘘、胸腺咽管囊肿或瘘、囊状淋巴管瘤(囊状水瘤)、颏下皮样囊肿等。

诊断:根据肿块的部位(表25-2,图25-6),结合病史和检查发现,综合分析,才能明确诊断。病史询问要详细,体格检查要仔细、全面,不要只注意局部。根据以上线索,选择适当的辅助检查,必要时可穿刺或切取组织检查。

表25-2　颈部各区常见肿块

部位	单发性肿块	多发性肿块
下颏下区	颌下腺良恶性肿瘤	急、慢性淋巴结炎
颈前正中区	甲状舌管囊肿、各种甲状腺疾病	
颈侧区	胸腺咽管囊肿、囊状淋巴管瘤、颈动脉体瘤、血管瘤,神经鞘瘤	急、慢性淋巴结炎、淋巴结结核、转移性肿瘤、恶性淋巴瘤
锁骨上窝		转移性肿瘤、淋巴结结核
颈后区	纤维瘤、脂肪瘤	急、慢性淋巴结炎
腮腺区	腮腺炎、腮腺混合瘤或癌	

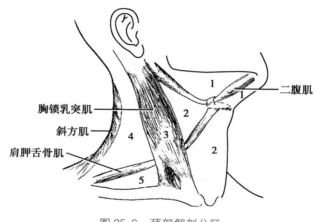

图 25-6　颈部解剖分区

1. 颌下		} 颈前区		3. 胸锁乳突肌区		} 颈侧区
2. 颈前正中区				4. 肩胛舌骨肌斜方肌区		
				5. 锁骨上窝		

(二) 几种常见的颈部肿块

1. 慢性淋巴结炎　多继发于头、面、颈部的炎症病灶。肿大的淋巴结分散在颈侧区或颌下、颏下区。在寻找原发病灶时,应特别注意肿大淋巴结的淋巴引流区域。需与恶性病变鉴别,必要时应切除肿大淋巴结作病理检查。

2. 甲状腺疾病　详见第一节。

3. 转移性肿瘤　在颈部肿块中,发病率仅次于慢性淋巴结炎和甲状腺疾病。原发癌灶绝大部分(85%)在头颈部,尤以鼻咽癌和甲状腺癌转移最为多见。锁骨上窝转移性淋巴结的原发灶,多在胸腹部(肺、纵隔、乳房、胃肠道、胰腺等);但胃肠道、胰腺、妇科恶性肿瘤多经胸导管转移至左锁骨上淋巴结。

4. 恶性淋巴瘤　包括霍奇金病和非霍奇金淋巴瘤,是来源于淋巴组织恶性增生的实体瘤,多见于男性青壮年。肿大的淋巴结可表现单侧或双侧,可粘连成团,往往生长迅速。需依靠淋巴结组织学病理检查确定诊断。

5. 甲状舌骨囊肿　与甲状腺发育有关的先天性畸形。胚胎期,甲状腺是由口底向颈部伸展

Notes

的甲状舌管下端发生的。甲状舌管通常在胎儿6周左右自行闭锁,若甲状舌管退化不全,即形成先天性囊肿,感染破溃后成为甲状舌管瘘。本病多见于15岁以下儿童,男性为女性的2倍。表现为在颈前区中线、舌骨下方有直径1~2cm的圆形肿块。境界清楚,表面光滑,有囊性感,并能随伸、缩舌而上下移动。需手术切除,切除一段舌骨以彻底清除囊壁或窦道,并向上分离至舌根部,结扎导管,以免复发。

(嵇庆海)

第二十六章　乳房疾病

乳房疾病是妇女常见病。乳腺癌的发病率呈现逐年升高的趋势,占妇女恶性肿瘤的第一或第二位。

第一节　解剖生理概要

成年妇女乳房是两个半球形的性征器官,位于胸大肌浅面,约在第 2~6 肋骨水平的浅筋膜浅、深层之间。外上方形成乳腺腋尾部伸向腋窝。乳头位于乳房的中心,周围的色素沉着区称为乳晕。

乳腺有 15~20 个腺叶,每一腺叶分成很多腺小叶,腺小叶由小乳管和腺泡组成,是乳腺的基本单位。每一腺叶有其单独的导管(乳管),腺叶和乳管均以乳头为中心呈放射状排列。小乳管汇至乳管,乳管开口于乳头,乳管靠近开口的 1/3 段略为膨大,称之为输乳管窦,是乳管内乳头状瘤的好发部位。腺叶、小叶和腺泡间有结缔组织间隔,腺叶间还有与皮肤垂直的纤维束,上连浅筋膜浅层,下连浅筋膜深层,称 Cooper 韧带。

乳腺是许多内分泌腺的靶器官,其生理活动受腺垂体、卵巢及肾上腺皮质等分泌的激素影响。妊娠及哺乳时乳腺明显增生,腺管延长,腺泡分泌乳汁。哺乳期后,乳腺又处于相对静止状态。平时,育龄期妇女在月经周期的不同阶段,乳腺的生理状态在各激素影响下,呈周期性变化。绝经后腺体渐萎缩,为脂肪组织所替代。

乳房的淋巴网甚为丰富,其淋巴液输出有四个途径:①乳房大部分淋巴液经胸大肌外侧缘淋巴管回流至腋窝淋巴结,再流向锁骨下淋巴结。部分乳房上部淋巴液可经胸大、小肌间淋巴结(Rotter 淋巴结),直接到达锁骨下淋巴结。通过锁骨下淋巴结后,淋巴液继续流向锁骨上淋巴结。②部分乳房内侧的淋巴液通过肋间淋巴管流向胸骨旁淋巴结(在第 1、2、3 肋间比较恒定存在,沿胸廓内血管分布)。③两侧乳房间皮下有交通淋巴管,一侧乳房的淋巴液可流向另一侧。④乳房深部淋巴网可沿腹直肌鞘和肝镰状韧带通向肝。

为规范腋淋巴结清扫范围,通常以胸小肌为标志,将腋区淋巴结分为三组(图 26-1):Ⅰ 组即

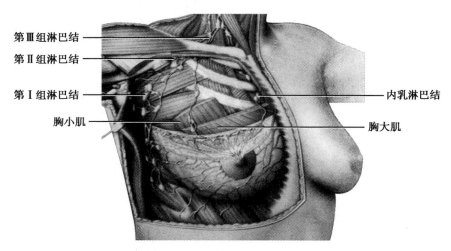

第Ⅲ组淋巴结

第Ⅱ组淋巴结

第Ⅰ组淋巴结

胸小肌

内乳淋巴结

胸大肌

图 26-1　腋区淋巴结分组

腋下(胸小肌外侧)组:在胸小肌外侧,包括乳腺外侧组、中央组、肩胛下组及胸小肌外侧腋静脉旁淋巴结,胸大、小肌间淋巴结也归本组;在该区域内有支配前据肌的胸长神经及背阔肌的胸背神经。Ⅱ组即腋中(胸小肌后)组:胸小肌深面的腋静脉旁淋巴结;Ⅲ组即腋上(锁骨下)组:胸小肌内侧锁骨下静脉旁淋巴结。

(苗　毅)

第二节　乳房检查

检查应在光线明亮处。病人端坐,两侧乳房充分暴露,以利对比。

1. 视诊　观察两侧乳房的形状、大小是否对称,有无局限性隆起或凹陷(酒窝征),乳房皮肤有无发红、水肿及"橘皮样"改变,乳房浅表静脉是否扩张。两侧乳头是否在同一水平,如乳头上方有癌肿,可将乳头牵向上方,使两侧乳头高低不一。乳头深部癌肿可使乳头内陷,乳头内陷也可为发育不良所致,若是一侧乳头近期出现内陷,则有临床意义。还应注意乳头、乳晕有无糜烂。

2. 触诊　病人端坐,两臂自然下垂,乳房肥大下垂明显者,可取平卧位,肩下垫小枕,使胸部隆起。检查者采用手指掌面而不是指尖作触诊,不要用手指捏乳房组织,否则会将捏到的腺体组织误认为肿块。应循序对乳房外上(包括腋尾部)、外下、内下、内上各象限及中央区(乳头、乳晕)作全面检查。先查健侧,后查患侧。小的中央区肿块不易触到,可左手托乳房,用右手触诊。乳房下部肿块常被下垂的乳房掩盖,可托起乳房或让病人平卧举臂,然后进行触诊。乳房深部肿块如触按不清,可让病人前俯上半身再检查。

发现乳房肿块后,应注意肿块大小、硬度、表面是否光滑、边界是否清楚以及活动度等情况。轻轻捻起肿块表面皮肤,明确肿块是否与皮肤粘连。如有粘连而无炎症表现,应警惕乳腺癌的可能。乳房中央区肿块,即使是良性的,因被大乳管穿过,也多与乳晕区皮肤黏着,且使乳头弹性受限。一般说,良性肿瘤的边界清楚,活动度大。恶性肿瘤的边界不清,质地硬,表面不光滑,活动度小。肿块较大者,还应检查肿块与深部组织的关系。可让病人两手叉腰,使胸肌保持紧张状态,若肿块活动度受限,表示肿瘤侵及深部组织。乳房外下象限已超越胸大肌下缘,触诊此处肿块的移动度时,可让病人把患侧上肢放在检查者的肩上用力下压,借以紧张乳房深部的前锯肌。最后轻挤乳头,若有溢液,依次挤压乳晕四周,并记录溢液来自哪一乳管。

肋软骨炎(Tietze 病)好发于女性,常表现为肋骨与肋软骨连接处肿痛(第 2 肋尤为多见)。本病与乳房后方的胸壁疾病(如胸壁结核、肋骨肿瘤)都可被误认为乳房肿块。这些肿块并非来自乳房,故推动乳房时肿块不会移动位置。

腋窝淋巴结有四组,应依次检查。检查者面对病人,以右手触诊其左腋窝,左手触诊其右腋窝。先让病人上肢外展,以手伸入其腋顶部,手指掌面压向病人的胸壁,然后嘱病人放松上肢,搁置在检查者的前臂上,用轻柔的动作自腋部从上而下触诊中央组淋巴结,然后将手指掌面转向腋窝前壁,在胸大肌深面触诊胸肌组淋巴结。检查腋窝后壁肩胛下组淋巴结时,宜站在病人背后,触摸背阔肌前内面。最后检查锁骨下及锁骨上淋巴结。触及肿大淋巴结时,要注意其位置、数目、大小、硬度和移动度。

3. 特殊检查

(1) X 线检查:常用方法是钼靶 X 线摄片(radiography with molybdenum target tube)及干板照相(xeroradiography)。钼靶 X 线摄片的射线剂量小于 10^{-2}Gy,其致癌危险性接近自然发病率。干板照相的优点是对钙化点的分辨率较高,但 X 线剂量较大。

乳腺癌的 X 线表现为密度增高的肿块影,边界不规则,或呈毛刺征(图 26-2)。有时可见钙化点,颗粒细小、密集。有人提出每平方厘米超过 15 个钙化点时,则乳腺癌的可能性很大。

(2) 其他影像学检查方法:超声显像,属无损伤性,可反复使用,主要用途是鉴别肿块系囊

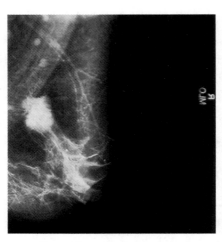

图 26-2　乳房钼靶摄影(癌肿显示为
密度增高毛刺状肿块)

性还是实质性。磁共振检查的软组织分辨率高,敏感性高于乳腺 X 线检查,能三维立体的观察病变,不仅能够提供病灶的形态学特征,而且运用动态增强还能提供病灶的血流动力学情况,对乳腺疾病的诊断及病灶的检出达到了一个新的高度。

(3) 活组织病理检查:目前常用空芯针穿刺组织学检查,方法为检查者以左手拇、示指固定肿块,皮肤消毒后以空芯针(常用 14G,直径 1.98mm)直刺肿块,肿块位置深者,可在超声导引下穿刺。

乳头溢液未触及肿块者,可行乳腺导管内镜检查或乳管造影,亦可行乳头溢液涂片细胞学检查。乳头糜烂疑为湿疹样乳腺癌时,可作乳头糜烂部刮片或印片细胞学检查。

(苗　毅)

第三节　多乳头、多乳房畸形

胚胎期自腋窝至腹股沟连线上,由外胚层的上皮组织发生 6～8 对乳头状局部增厚,即乳房始基。出生时除胸前一对外均退化,未退化或退化不全,则形成副乳。多乳房妇女在月经期、妊娠期或哺乳期可出现胀痛,哺乳期可有乳汁分泌。多乳头、多乳房一般不需处理,但应注意其所含乳腺组织有发生各种乳房疾病(包括肿瘤)的可能。

(苗　毅)

第四节　乳　腺　炎

急性乳腺炎(acute mastitis)一般指急性哺乳期乳腺炎,是乳腺的急性化脓性感染,病人多是产后哺乳的妇女,尤以初产妇多见,往往发生在产后 3～4 周。

(一) 病因

有以下两方面:

1. 乳汁淤积　为发病的重要原因。乳汁是理想的培养基,乳汁淤积将有利于入侵细菌的生长繁殖。乳汁淤积的原因有:乳头发育不良(过小或内陷)妨碍哺乳;乳汁过多或婴儿吸乳少,致乳汁不能完全排空;乳管不通,影响排乳。

2. 细菌入侵　乳头破损或皲裂,使细菌沿淋巴管入侵是感染的主要途径。婴儿口腔感染,吸乳或含乳头睡眠,致使细菌直接进入乳管,上行至腺小叶也是感染的途径之一。多数发生于初产妇,缺乏哺乳的经验。也可发生于断奶时,6 个月以后的婴儿已长牙,易致乳头损伤。

(二) 临床表现

病人感觉乳房肿胀疼痛、局部红肿、发热。随着炎症进展,疼痛呈波动性,病人可有寒战、高热、脉搏加快,常有患侧淋巴结肿大、压痛,白细胞计数明显增高。

局部表现可有个体差异,应用抗菌药治疗的病人,局部症状可被掩盖。一般起初呈蜂窝织炎样表现,数天后可形成脓肿,表浅的脓肿可触及波动,深部的脓肿需穿刺才能确定。脓肿可以是单房或多房性。脓肿可向外溃破,深部脓肿还可穿至乳房与胸肌间的疏松组织中,形成乳房后脓肿(retromammary abscess)(图 26-3)。感染严重者,可导致乳房组织大块坏死,甚至并发脓毒症。

（三）治疗

原则是消除感染、排空乳汁。早期呈蜂窝织炎表现时不宜手术，但脓肿形成后仍仅以抗菌药治疗，则可致更多的乳腺组织受破坏。应在压痛最明显的炎症区进行穿刺，抽到脓液表示脓肿已形成，脓液应作细菌培养及药物敏感试验。

呈蜂窝织炎表现而未形成脓肿之前，应用抗菌药可获得良好的结果。因主要病原菌为金黄色葡萄球菌，可不必等待细菌培养的结果，应用青霉素治疗，或用耐青霉素酶的苯唑西林钠（新青霉素Ⅱ），1g/次，4次/天，肌注或静滴。若病人对青霉素过敏，则应用红霉素。如治疗后病情无明显改善，则应重复穿刺以证明有无脓肿形成，以后可根据细菌培养结果指导选用抗菌药。抗菌药物可被分泌至乳汁，因此如四环素、氨基糖苷类、磺胺药和甲硝唑等药物应避免使用，因其能影响婴儿，而以应用青霉素、头孢菌素和红霉素为安全。中药治疗可用蒲公英、野菊花等清热解毒

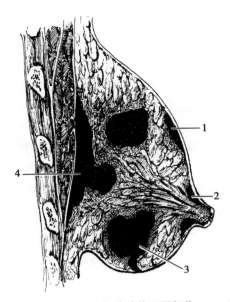

图 26-3 乳房脓肿的不同部位

1. 表浅脓肿；2. 乳晕下脓肿；3. 深部脓肿；4. 乳房后脓肿

药物。

脓肿形成后，主要治疗措施是及时作脓肿切开引流。手术时要有良好的麻醉，为避免损伤乳管而形成乳瘘，应作放射状切开，乳晕下脓肿应沿乳晕边缘作弧形切口（图 26-4）。

深部脓肿或乳房后脓肿可沿乳房下缘作弧形切口，经乳房后间隙引流之。切开后以手指轻轻分离脓肿的多房间隔，以利引流。脓腔较大时，可在脓腔的最低部位另加切口作对口引流（图26-5）。

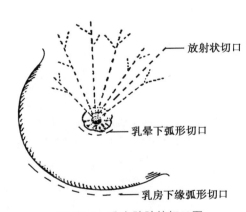

图 26-4 乳房脓肿的切口图

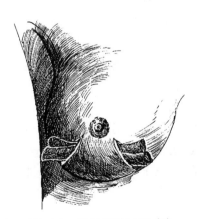

图 26-5 乳房脓肿对口引流

一般不停止哺乳，因停止哺乳不仅影响婴儿的喂养，且提供了乳汁淤积的机会。但患侧乳房应停止哺乳，并以吸乳器吸尽乳汁，促使乳汁通畅排出，局部热敷以利早期炎症的消散。若感染严重或脓肿引流后并发乳瘘，应停止哺乳。可口服溴隐亭 1.25mg，2 次/天，服用 7～14 天，或己烯雌酚 1～2mg，3 次/天，共 2～3 日，或肌内注射苯甲酸雌二醇，1 次/天，2mg/次，至乳汁停止分泌为止。

（四）预防

关键在于避免乳汁淤积，防止乳头损伤，并保持其清洁。应加强孕期卫生宣教，指导产妇经

Notes

常用温水、肥皂洗净两侧乳头。如有乳头内陷,可经常挤捏、提拉矫正之。要养成定时哺乳、婴儿不含乳头而睡等良好习惯。每次哺乳应将乳汁吸空,如有淤积,可按摩或用吸乳器排尽乳汁。哺乳后应清洗乳头。乳头有破损或皲裂要及时治疗。注意婴儿口腔卫生。

(苗 毅)

第五节 乳腺囊性增生病

本病也称慢性囊性乳腺病,简称乳腺病(mastopathy),常见于育龄妇女。是一种非炎症性、非肿瘤性病变,其病理形态复杂,增生可发生于腺管周围并伴有大小不等的囊肿形成;或腺管内表现为不同程度的乳头状增生,伴乳管囊性扩张,也有发生于小叶实质者,主要为乳管及腺泡上皮增生,造成乳腺正常结构紊乱。已有明确资料表明,乳腺上皮不典型增生属癌前病变,与部分乳腺癌的发生有关,因此正确认识本病十分重要。

(一) 病因

本病系内分泌功能失调所致,一是体内女性激素代谢障碍,尤其是雌、孕激素比例失调,使乳腺实质增生过度和复旧不全;二是部分乳腺实质成分中女性激素受体的质和量的异常,使乳房各部分的增生程度参差不齐。

(二) 临床表现

乳房胀痛和肿块。特点是部分病人具有周期性,疼痛与月经周期有关,往往在月经前疼痛加重,月经来潮后减轻或消失,有时整个月经周期都有疼痛,部分病人可伴有月经紊乱或既往有卵巢或子宫病史。体检发现一侧或两侧乳腺有弥漫性增厚,可局限于乳腺的一部分,也可分散于整个乳腺,肿块呈颗粒状、结节状或片状,大小不一,质韧而不硬,增厚区与周围乳腺组织分界不明显,与皮肤无粘连。少数病人可有乳头溢液。本病病程较长,发展缓慢。

(三) 诊断

根据以上临床表现,本病的诊断并不困难。本病有无恶变可能尚有争论,但重要的是乳腺癌与本病有同时存在的可能,为了及早发现可能存在的乳腺癌,应嘱病人每隔2~3个月到医院复查。局限性乳腺增生病肿块明显时,要与乳腺癌相区别。后者肿块更明确,质地偏硬,与周围乳腺有较明显区别,有时伴有腋窝淋巴结肿大。本病的诊断以病理形态学诊断为标准。

(四) 治疗

主要是对症治疗,绝大多数病人不需要外科手术治疗,一般首选中药或中成药调理,包括疏肝理气,调和冲任,软坚散结及调整卵巢功能。目前维生素类药物常为本病治疗的辅助用药,根据病情特点不同,也可选用激素类药物联合治疗。对局限性增生病,应在月经后一周至10天内复查,若肿块变软、缩小或消退,则可予以观察或继续治疗。若肿块无明显消退者,应予空芯针活检或局部切除并作快速病理检查。对活检证实有不典型上皮增生者,有对侧乳腺癌或有乳腺癌家族史等高危因素者,以及年龄大,肿块周围乳腺组织增生也较明显者,可作单纯乳房切除术。若无上述情况,可作肿块切除后密切随访,定期复查。

(苗 毅)

第六节 乳房肿瘤

女性乳腺原发性肿瘤的发病率甚高,从组织发生分为上皮性肿瘤、结缔组织和上皮混合性肿瘤、非上皮性肿瘤等。良性肿瘤以纤维腺瘤(fibroadenoma)为最多,约占良性肿瘤的3/4,其次

Notes

为导管内乳头状瘤(intraductal papilloma),约占良性肿瘤的1/5。恶性肿瘤的绝大多数(98%)是乳腺癌(breast cancer),肉瘤甚为少见(2%)。男性患乳腺肿瘤者极少,男性乳腺癌发病率约占乳腺癌的1%。

一、乳腺纤维腺瘤

也称腺纤维瘤(adenofibroma),是一种结缔组织和上皮组织同时增生,形成境界清楚的良性肿瘤。多发生于20~40岁女性。可能与纤维细胞所含雌激素受体的量或质的异常有关。青春期发生的纤维腺瘤,有报道部分肿瘤可在短时间内急速生长成巨大肿块,达8~10cm左右。

（一）临床表现

好发于乳房外上象限,约75%为单发,少数属多发。病人常无明显自觉症状。肿块增大缓慢,有弹性感,表面光滑,易于推动。偶伴有疼痛。

（二）治疗

手术切除是治疗纤维腺瘤唯一有效的方法。常规送病理。大多数纤维腺瘤在完全切除后不再复发。青春期发生的纤维腺瘤有多灶性或在靠近手术部位再发的倾向。

二、导管内乳头状瘤

导管内乳头状瘤是由扩张的导管壁的导管上皮和血管结缔组织呈树枝状、乳头状的增生所形成的病变。如病变发生在近乳头处大导管内称中央型导管乳头状瘤(central papilloma),发生于外周末梢导管的乳头状瘤为多发、小,只有显微镜下才能观察到,被称为导管乳头状瘤病(Duct papillomatosis),常常伴有上皮的过度增生,与癌并存的情况也能看到。多发性导管乳头状瘤和导管乳头状瘤病与癌的发生有一定的关系,被认为是乳腺癌发生的危险因素之一。

（一）临床表现

一般无自觉症状,常因乳头溢液污染内衣而引起注意,溢液可为血性、暗棕色或黄色液体。肿瘤小,常不能触及,偶有较大的肿块,轻压此肿块,常可从乳头溢出液体。

（二）治疗

以手术为主,对单发的导管内乳头状瘤应切除病变的导管系统。术前需正确定位,目前采用:①乳腺导管内镜检查,同时可定位穿刺及取组织活检;②乳管造影;③传统指压确定溢液的导管口。插入钝头细针,注射亚甲蓝,沿针头或亚甲蓝显色部位作放射状切口,或沿乳晕作弧形切口,切除该导管及周围的乳腺组织,并常规进行病理检查,如有恶变应施行乳腺癌根治术。对年龄较大、导管上皮增生活跃或间变者,征求病人及家属同意后,可行单纯乳房切除术。导管内乳头状瘤一般认为属良性,但恶变率为6%~8%。尤其来源于末梢导管的乳头状瘤更应警惕恶变的可能。

三、乳房肉瘤

乳房肉瘤(breast sarcoma)是较少见的恶性肿瘤,为来源于乳房内结缔组织的非上皮源性恶性肿瘤,既有原发性肉瘤,也有继发性肉瘤。包括中胚叶结缔组织来源的间质肉瘤、纤维肉瘤、血管肉瘤和淋巴肉瘤等。另外还有一种不同于一般肉瘤的肿瘤,是以良性上皮成分和富于细胞的间质成分组成,因其大体标本上常出现裂隙而称作分叶状肿瘤(phyllodes tumor),按其间质成分、细胞分化的程度可分为良性、交界性及恶性。

临床上常见于50岁以上的妇女,表现为乳房肿块,体积可较大,但有明显境界,皮肤表面可见扩张静脉。除肿块侵犯胸肌时较固定外,通常与皮肤无粘连而可以推动。腋淋巴结转移很少见;而以肺、纵隔和骨转移为主。治疗以单纯乳房切除即可,但如有胸肌筋膜侵犯时,也应一并切除。放疗或化疗的效果欠佳。

四、乳　腺　癌

乳腺癌是女性最常见的恶性肿瘤之一。在我国占全身各种恶性肿瘤的7%~10%,呈逐年上升趋势。部分大城市报告乳腺癌占女性恶性肿瘤之首位。

(一)病因

尚不清楚。乳腺是多种内分泌激素的靶器官,如雌激素、孕激素及泌乳素等,其中雌酮及雌二醇对乳腺癌的发病有直接关系。20岁前本病少见,20岁以后发病率逐渐上升。在我国45~50岁为高峰期,绝经后发病率也可继续上升,可能与年老者雌酮含量升高相关。月经初潮年龄早、绝经年龄晚、不孕及初次足月产的年龄与乳腺癌发病均有关。一级亲属中有乳腺癌病史者,发病危险性是普通人群的2~3倍。乳腺良性疾病与乳腺癌的关系尚有争论,多数认为乳腺小叶有上皮高度增生或不典型增生者可能与乳腺癌发病有关。另外,营养过剩、肥胖、脂肪饮食,可加强或延长雌激素对乳腺上皮细胞的刺激,从而增加发病机会。北美、北欧地区乳腺癌发病率约为亚、非、拉美地区的4倍,而低发地区居民移居至高发地区后,第二、三代移民的乳腺癌发病率逐渐升高,提示环境因素及生活方式与乳腺癌的发病有一定关系。

(二)病理类型

有多种分型方法,目前国内多采用以下病理分型。

1. 非浸润性癌　包括:①非浸润性导管癌,也称导管内癌、导管原位癌(癌细胞未突破导管壁基底膜);②非浸润性小叶癌,也称小叶原位癌(癌细胞未突破末梢乳管或腺泡基底膜);③佩吉特病,也称乳头 Paget 病。此型属早期,预后较好。

2. 微浸润性癌　是在非浸润性癌的背景上,在非特化的小叶间间质内出现一个或几个镜下明确分离的微小浸润灶,浸润灶最大径应限于1mm以内。

3. 浸润性癌　是指非浸润性癌的癌细胞突破基底膜浸润到间质。以非特殊型浸润性导管癌最为多见,占80%左右。其次是浸润性小叶癌。少见的有小管癌、分泌黏液的癌、髓样癌等。

4. 其他罕见癌。

(三)临床表现

(1)乳房肿块是乳腺癌病人最常见的临床表现。早期表现是患侧乳房出现无痛、单发的小肿块,好发于乳房外上象限。常是病人无意中发现而就医的主要症状。肿块质硬,表面不光滑,与周围组织分界不很清楚,在乳房内不易被推动。

(2)乳头和乳晕改变。随着肿瘤增大,可引起乳房局部隆起。若累及 Cooper 韧带,可使其挛缩而致肿瘤表面皮肤凹陷,即所谓"酒窝征"。邻近乳头或乳晕的癌肿因侵入乳管使之缩短,可把乳头牵向癌肿一侧,进而可使乳头扁平、回缩、凹陷。

(3)乳房皮肤改变。癌块继续增大,如皮下淋巴管被癌细胞堵塞,引起淋巴回流障碍,出现真皮水肿,皮肤呈"橘皮样"改变。

(4)乳头血性溢液。

(5)乳房疼痛。

(6)区域淋巴结肿大(腋窝淋巴结)。

(7)有些特殊类型乳腺癌的临床表现与一般乳腺癌不同。值得提出的是炎性乳腺癌(inflammatory breast carcinoma)和乳头湿疹样乳腺癌(Paget's carcinoma of the breast)。

炎性乳腺癌并不多见,特点是发展迅速、预后差。局部皮肤可呈炎症样表现,开始时比较局

Notes

限,不久即扩展到乳房大部分皮肤,皮肤发红、水肿、增厚、粗糙、表面温度升高。

乳头湿疹样乳腺癌少见,恶性程度低,发展慢。乳头有瘙痒、烧灼感,以后出现乳头和乳晕的皮肤变粗糙、糜烂如湿疹样,进而形成溃疡,有时覆盖黄褐色鳞屑样痂皮。部分病例于乳晕区可触及肿块。较晚发生腋淋巴结转移。

(四) 转移途径

1. **局部扩散** 癌细胞沿导管或筋膜间隙蔓延,继而侵及 Cooper 韧带、皮肤、胸筋膜及胸肌。

2. **淋巴转移** 主要途径有:①癌细胞经胸大肌外侧缘淋巴管侵入同侧腋窝淋巴结,然后侵入锁骨下淋巴结以至锁骨上淋巴结,进而可经胸导管(左)或右淋巴管侵入静脉血流而向远处转移;②癌细胞向内侧淋巴管,沿着乳内血管的肋间穿支引流到胸骨旁淋巴结,继而达到锁骨上淋巴结,并可通过同样途径侵入血流。一般以前一途径为多数,根据我国各地乳腺癌扩大根治术后病理检查结果,腋窝淋巴结转移约 60%,胸骨旁淋巴结转移率为 20% ~ 30%。后者原发灶大多数在乳房内侧和中央区。癌细胞也可通过逆行途径转移到对侧腋窝或腹股沟淋巴结。

3. **血运转移** 以往认为血运转移多发生在晚期,这一概念已被否定,现在认为乳腺癌是一个全身性疾病。研究发现有些早期乳腺癌已有血运转移。癌细胞可经淋巴途径进入静脉,也可直接侵入血循环而致远处转移。最常见的远处转移依次为肺、骨、肝。

(五) 诊断

详细询问病史及临床检查后,大多数乳房肿块可得出诊断。询问病史需注意:家族史,月经初潮或绝经时间,生育史。但乳腺组织在不同年龄及月经周期中可出现多种变化,因而应注意查体方法及检查时距月经期的时间。严密注意一些早期乳腺癌的体征,如局部乳腺腺体增厚、乳头溢液、乳头糜烂、局部皮肤内陷等,以及对有高危因素的妇女,可应用一些辅助检查帮助诊断(影像学及病理学检查)。

(六) 鉴别诊断

1. **纤维腺瘤** 常见于青年妇女,肿瘤大多为圆形或椭圆形,边界清楚,活动度大,发展缓慢,一般易于诊断。但 40 岁以后的妇女不要轻易诊断为纤维腺瘤,必须排除恶性肿瘤的可能。

2. **乳腺腺病** 多见于中年妇女,特点是乳房胀痛,肿块可呈周期性,与月经周期有关。肿块或局部乳腺增厚与周围乳腺组织分界不明显。可观察一至数个月经周期,若月经来潮后肿块缩小、变软,则可继续观察,如无明显消退,可考虑作手术切除及活检。

3. **浆细胞性乳腺炎** 是乳腺组织的无菌性炎症,炎性细胞中以浆细胞为主。临床上 60% 呈急性炎症表现,肿块大时皮肤可呈橘皮样改变。40% 病人开始即为慢性炎症,表现为乳晕旁肿块,边界不清,可有皮肤粘连和乳头凹陷。有些肿块可以逐步软化、破溃,形成瘘管,经久不愈,反复发作。急性期应予抗炎治疗,炎症消退后若肿块仍存在,则需手术切除,做包括周围部分正常乳腺组织的肿块切除术加病理。

4. **乳腺结核** 是由结核分枝杆菌所致乳腺组织的慢性炎症。好发于中、青年女性。病程较长,发展较缓慢。初起时多为孤立结节,逐渐形成一个至数个肿块,易与皮肤粘连。根据病理确诊后进行抗结核治疗或作包括周围正常乳腺组织在内的乳腺区段切除。

完善的诊断除确定乳腺癌的病理类型外,还需记录疾病发展程度及范围,以便制定术后辅助治疗方案,比较治疗效果以及判断预后。现多数采用美国癌症联合委员会(AJCC 2009 年第七版)建议的 T(原发癌瘤)、N(区域淋巴结)、M(远处转移)分期法。内容如下:T_x:原发肿瘤无法评估;T_0:无原发肿瘤的证据;T_{is}:原位癌(非浸润性癌及未查到肿块的乳头湿疹样乳腺癌);T_1:癌瘤长径≤2cm;T_2:癌瘤长径>2cm,≤5cm;T_3:癌瘤长径>5cm;T_4:不论肿瘤大小,直接侵犯胸壁和(或)皮肤(溃疡或皮肤结节),仅仅真皮浸润不纳入 T_4 范畴;N_x:区域淋巴结无法评估;N_0:同

Notes

侧腋窝无肿大淋巴结;N_1:同侧Ⅰ、Ⅱ水平腋窝淋巴结转移,可活动;N_2:同侧Ⅰ、Ⅱ水平腋窝淋巴结转移,固定或融合;或有同侧内乳淋巴结转移临床征象,无腋窝淋巴结转移临床征象;N_3:同侧锁骨下淋巴结(Ⅲ水平腋窝淋巴结)转移,伴或不伴有Ⅰ、Ⅱ水平腋窝淋巴结转移受累;或有同侧内乳淋巴结转移临床征象,并伴有Ⅰ、Ⅱ水平腋窝淋巴结转移;或有同侧锁骨上淋巴结转移,伴或不伴有腋窝或内乳淋巴结受累;M_0:无远处转移的临床或影像学证据;M_1:通过传统的临床和影像学方法发现的远处转移,和(或)组织学证实超过0.2mm的远处转移。

根据以上情况进行组合,可把乳腺癌分为以下各期:0期:$TisN_0M_0$;Ⅰ期:$T_1N_0M_0$;Ⅱ期:$T_{0\sim1}N_1M_0$,$T_2N_{0\sim1}M_0$,$T_3N_0M_0$;Ⅲ期:$T_{0\sim2}N_2M_0$,$T_3N_{1\sim2}M_0$,T_4任何NM_0,任何TN_3M_0;Ⅳ期:包括M_1的任何TN。

以上分期以临床检查为依据,同时还应结合术后病理检查结果进行判断。

（七）预防

由于病因尚不清楚,目前尚难以提出确切的病因学预防(一级预防)。但重视乳腺癌的早期发现(二级预防),经过普查将提高乳腺癌的检出率,改善生存。

（八）治疗

乳腺癌现在的主要治疗手段是以手术为主的综合治疗。对病灶仍局限于局部及区域淋巴结的病人,手术治疗是首选。手术适应证为国际临床分期的0、Ⅰ、Ⅱ及部分Ⅲ期的病人。已有远处转移、全身情况差、主要脏器有严重疾病、年老体弱不能耐受手术者属手术禁忌。

1. **手术治疗**　早年以局部切除及全乳房切除术治疗乳腺癌。当时的治疗结果悲观,手术死亡率达1.7%～23%,3年生存率为4.7%～30%。19世纪末美国医师Wiliam Stewart Halsted以局部解剖为基础,提出乳腺癌是局部区域性疾病,其转移方式是由局部病灶转移至区域淋巴结以后再发生血行转移。自1894年Halsted提出乳腺癌根治术(即整块切除乳房、胸肌和区域淋巴结)后,开创了乳腺癌外科史上的新纪元,成为以后60余年全世界乳腺癌外科治疗的经典术式,是乳腺外科乃至整个现代肿瘤医学发展的里程碑。20世纪40年代末,当时的外科医生认为早期乳腺癌病人术后生存率不佳的原因可能是手术没有切净肿瘤,发现一部分淋巴结回流至内乳淋巴结,结果扩大根治术和超根治术应运而生。20世纪60年代Patey和Auchincloss在病理生理学的发展基础上提出了乳腺癌的改良根治。在20世纪70年代以后开展了改良根治术,目前已成为乳腺癌常用的手术方式。20世纪80年代在Bernard Fisher提出乳腺癌生物学模式和腋窝淋巴结区域转移的理论基础上,通过NSABP B-06试验及早期乳腺癌协作组(EBCTCG)报道了应运而生的保乳手术的起步和以保乳手术为主的综合治疗。20世纪90年代,由于乳腺癌手术模式的改变,从强调广泛切除、局部和区域根治向保留器官和最小幅度的损伤发展,向器官重塑和恢复身体外形、减少并发症、重建病人生活自信迈进,提出了乳癌术后乳房重建及前哨淋巴结活检的应用。

（1）乳腺癌根治术(radical mastectomy):手术应包括整个乳房、胸大肌、胸小肌、腋窝及锁骨下淋巴结的整块切除。有多种切口设计方法,可采取横或纵行菱形切口,皮肤切除范围一般距肿瘤3cm,手术范围上至锁骨,下至腹直肌上段,外至背阔肌前缘,内至胸骨旁或中线。该术式可清除腋下组(胸小肌外侧)、腋中组(胸小肌深面)及腋上组(胸小肌内侧)三组淋巴结。

（2）乳腺癌扩大根治术(extensive radical mastectomy):即在Halsted的基础上,同时切除第2、3肋软骨及相应的肋间肌、胸廓内动、静脉及其周围淋巴结(即胸骨旁淋巴结)。

（3）乳腺癌改良根治术(modified radical mastectomy):有两种术式:①Patey手术:是保留胸大肌,切除胸小肌加腋窝淋巴结清扫;②Auchincloss手术:保留胸大、小肌、清扫除腋上组淋巴结以外的各组淋巴结。

（4）全乳房切除术(total mastectomy):手术必须切除整个乳腺,包括腋尾部及胸大肌筋膜。

Notes

该术式适宜于原位癌、微小癌及年迈体弱不宜作根治术者。

（5）保留乳房的乳腺癌切除术（lumpectomy and axillary dissection）：手术应包括完整切除肿块及腋淋巴结清扫。肿块切除时要求肿块周围组织切缘无肿瘤细胞浸润。术后辅以放疗，近年来发展了术中同步放疗。

（6）乳癌根治术后乳房重建术（radical mastectomy and breast reconstruction）：包括即刻和延期乳房重建，可采用自体组织（背阔肌皮瓣、腹直肌皮瓣、臀大肌肌皮瓣等）、人造材料（乳房假体）或联合重建（自体组织+乳房假体）。乳房重建有利于改善病人的生活质量。

腋淋巴结转移状况是判断乳腺癌预后和指导选择辅助治疗的最重要指标。目前腋淋巴结清扫是造成上肢水肿、疼痛、感觉及功能障碍等乳腺癌术后并发症的主要原因。为了降低并发症，20 世纪后期，乳腺癌腋窝的外科处理发生了革命性的变化，诞生了一种微创的、能高度准确检测腋窝转移的方法，即前哨淋巴结的活检术。前哨淋巴结活检（sentinel lymph node biopsy）指患侧腋窝中接受乳腺癌淋巴引流的第一站淋巴结，常采用联合方法（示踪剂+染料），目前国内较多采用的是 ^{99m}Tc 的硫胶体+亚甲蓝，显示后切除活检，根据前哨淋巴结的病理结果决定腋淋巴结是否清扫（尤其对临床腋淋巴结阴性的乳腺癌病人最为获益）。

关于手术方式的选择目前尚有分歧，但没有一个手术方式能适合各种情况的乳腺癌。手术方式的选择还应根据病理分型、疾病分期、手术医师的习惯、病人家属意愿及辅助治疗的条件而定。对可切除的乳腺癌病人，手术应达到局部及区域淋巴结能最大程度地清除，以提高生存率，然后再考虑外观及功能。在综合辅助治疗较差的地区，乳腺癌根治术还是比较适合的手术方式。胸骨旁淋巴结有转移者如术后无放疗条件可行扩大根治术。

2. 化学药物治疗（chemotherapy）　一个多世纪以来，乳腺癌外科手术治疗取得了重大进展，但尽管外科手术将局限性病变的肉眼肿块完整切除，病人最后却发生了复发和转移，最终死于乳腺癌。针对以上情况，1958 年美国 NSABP-01、1975 年美国 NSABP B-05 及 1977 年意大利 Bonadonna 根据大量临床病例观察术后化疗可以降低病人术后复发率，延长生存率，是辅助化疗发展史上的一个里程碑。乳腺癌是实体瘤中应用化疗最有效的肿瘤之一，化疗在整个治疗中占有重要地位。由于手术尽量去除了肿瘤负荷，残存的肿瘤细胞易被化学抗癌药物杀灭。一般认为辅助化疗应于术后早期应用，联合化疗的效果优于单药化疗，辅助化疗应达到一定剂量，治疗期不宜过长，以 6 个疗程为宜。

经典化疗方案：CMF（C:环磷酰胺,M:甲氨蝶呤,F:氟尿嘧啶）。

目前常用化疗方案：①CAF（C:环磷酰胺,A:多柔比星,F:氟尿嘧啶）；②TAC（T:多西他赛,A:多柔比星,C:环磷酰胺）；③蒽环类和紫杉类序贯方案,AC→T/P（P:紫杉醇）。

化疗前病人应常规检查血常规及肝肾功能，白细胞 $>4\times10^9$/L,血红蛋白 >80g/L,血小板 $>50\times10^9$/L。

目前有主张乳腺癌术前化疗即新辅助化疗（neoadjuvant chemotherapy），由 Haagensen 和 Stout 在 20 世纪 70 年代最早提出，最初是作为不可手术局部进展期乳腺癌的起始化疗。2001 年，NSABP B-18 随机临床研究结果显示术前新辅助化疗疗效至少与术后辅助化疗一致，并发现许多原本不可手术病人接受新辅助化疗后再接受手术治疗，明显延长了生存期。新辅助化疗目前多用于Ⅲ期病例，可预测肿瘤对药物的敏感性，并使肿瘤缩小，有利于降级降期。另外，对于有保乳意愿者也可先行新辅助化疗后可提高保乳手术率。术前化疗前应作空芯针穿刺活检，取得组织学诊断及雌激素受体（ER）、孕激素受体（PgR）、HER-2 和 Ki-67 的结果。药物可选用蒽环类和紫杉类联合化疗方案，一般术前完成辅助化疗的总疗程数后，术后可不化疗。

3. 内分泌治疗（endocrinotherapy）　1896 年，Beatson 首次报告切除双侧卵巢后，乳腺肿瘤明显缩小，揭开了乳腺癌内分泌治疗的序幕。20 世纪 70 年代雌激素受体（ER）的检测及他莫昔芬的问世成为了乳腺癌内分泌治疗的里程碑。癌肿细胞中 ER 含量高者,称激素依赖性肿瘤,这些病例对内分泌治疗有效。而 ER 含量低者,称激素非依赖性肿瘤,这些病例对内分泌治疗效果差。因此,除对手术切除标本作病理检查外,还应常规作免疫组化检测雌激素受体和孕激素受体(PgR)状态,不仅可帮助选择辅助治疗方案,对判断预后也有一定作用。

他莫昔芬系非甾体激素的抗雌激素药物,其结构式与雌激素相似,可在靶器官内与雌二醇争夺 ER,他莫昔芬、ER 复合物能影响 DNA 基因转录,从而抑制肿瘤细胞生长。临床应用表明,该药可降低乳腺癌病人术后复发及转移,同时可减少对侧乳腺癌的发生率,对 ER,PgR 阳性的绝经后妇女效果尤为明显。他莫昔芬的用量为 20mg/d,一般服用 5 年。部分病人(如高危复发)可考虑延长至 10 年。该药安全有效,副作用有潮热、恶心、呕吐、静脉血栓形成、眼部副作用、阴道干燥或分泌物增多。长期应用后小部分病例可能发生子宫内膜癌,已引起关注,但后者发病率低,预后良好。故乳腺癌术后辅助应用他莫昔芬是利多弊少。

绝经后妇女雌激素来源主要来自于体内肾上腺雄激素的转化,芳香化酶是雄激素转化为雌激素的限速酶。对于绝经后乳腺癌病人的内分泌治疗,近年来 ATAC 研究确立了芳香化酶抑制剂在绝经后乳腺癌病人术后内分泌治疗的地位。芳香化酶抑制剂用于绝经后病人效果优于他莫昔芬。目前常用的芳香化酶抑制剂有来曲唑、阿那曲唑、或芳香化酶水解剂依西美坦。

4. 放射治疗(radiotherapy)　放射治疗是乳腺癌综合治疗的重要组成部分。1972 年英国发表了第一个Ⅲ期临床试验比较了乳腺癌标准根治术和病灶局部扩大切除术加术后放疗的疗效差别。1976 年 NSABP B-06 试验结果表明保乳术后加行放疗可降低同侧乳腺内复发。因此,在保留乳房的乳腺癌手术后,应于肿块局部广泛切除后给予较高剂量的放射治疗。目前根治术后不作常规放疗,而对复发高危病例,可行术后放疗,降低局部复发率。其指征如下:①原发肿瘤最大径≥5cm,或肿瘤侵及乳腺皮肤、胸壁;②腋窝淋巴结转移≥4 枚;③淋巴结转移 1～3 枚的 $T_{1～2}$,当腋窝清扫不彻底或淋巴结检测不彻底也应考虑放疗。

5. 生物治疗(biotherapy)　HER2 基因是与乳腺癌预后密切联系的癌基因。当 HER2 过表达时,细胞会因过度刺激而造成不正常的快速生长,最终导致乳腺癌发生。曲妥珠单抗是一种重组 DNA 衍生的人源化单克隆抗体,能选择性地作用于 HER2,降低乳腺癌复发。国外 2000 年 NSABP-31 和 NCCTG N9831 试验表明在 AC 方案后联合应用曲妥珠单抗治疗 HER2 阳性早期乳腺癌病人带来明显的临床益处,可以降低病人 40% 的复发风险和 37% 的死亡风险。近年来还出现一些新的乳腺癌靶向治疗新药,如帕妥珠单抗、T-DM1、索拉非尼等。乳腺癌的生物治疗和化疗的有机结合将成为乳腺癌综合治疗的新观念。

乳腺癌术后辅助全身治疗的选择应基于复发风险个体化评估(表 26-1)与肿瘤病理分子分型(表 26-2)及不同治疗方案的反应性。

表 26-1　术后复发风险的分组
中国抗癌协会乳腺癌诊治指南与规范(2013 版)

危险度	淋巴结转移状况	其　　他
低度	阴性	同时具备以下 6 条:标本中病灶大小(pT)≤2cm;分级Ⅰ级;瘤周脉管未见肿瘤侵犯;ER 和(或)PR 阳性;HER2 阴性;年龄≥35 岁
中度	阴性	以下 6 条至少具备一条:标本中病灶大小(pT)>2cm;分级Ⅱ～Ⅲ级;瘤周脉管有肿瘤侵犯;ER 和 PR 阴性;HER2 阳性;年龄<35 岁
	1～3 个阳性	HER2 阴性,ER 和(或)PR 阳性
高度	1～3 个阳性	HER2 阳性或 ER、PR 阴性
	>4 个阳性	

Notes

表 26-2　乳腺癌分子分型的新标志物检测、治疗
中国抗癌协会乳腺癌诊治指南与规范(2013 版)

分子分型	标志物	治疗类型
Luminal A 型	"Luminal A 样" ER/PR 阳性且 PR 高表达 HER2 阴性 Ki-67 低表达(小于 14%)	大多数病人仅需内分泌治疗
Luminal B 型	"Luminal B 样(HER2 阴性)" ER/PR 阳性 HER2 阴性 且 Ki-67 高表达(大于 14%)或 PR 低表达	全部病人均需内分泌治疗,大多数病人要加用化疗
	"Luminal B-like 样(HER2 阳性)" ER/PR 阳性 HER2 阳性(蛋白过表达或基因扩增) 任何状态的 Ki-67	化疗+抗 HER2 治疗+内分泌治疗
HER2 阳性型	"HER2 阳性" HER2 阳性(蛋白过表达或基因扩增) ER 和 PR 阴性	化疗+抗 HER2 治疗
Basal-like 型	"三阴性(非特殊型浸润性导管癌)" ER 阴性 PR 阴性 HER2 阴性	化疗

　　目前乳腺癌的治疗仍然是以外科手术治疗为主,手术方式虽有各种变化,但治疗效果并无突破性进展。近年来随着乳腺癌的早期发现、早期诊断以及乳腺癌综合治疗理念的不断深入,病人 5 年生存率开始明显提高。因此医务人员应重视乳腺癌的卫生宣教和普查,并重视对乳腺癌生物学行为的研究,不断完善综合辅助治疗,以进一步改善生存率。

(王本忠)

Notes

第二十七章 胸部损伤

第一节 概 述

创伤是造成40岁以下人群死亡的最主要的因素。胸部损伤约占所有创伤死亡病例的25%,死亡率约为十万分之四十。

(一) 分类

根据损伤暴力性质不同,胸部损伤(chest trauma or thoracic trauma)分为钝性伤和穿透伤;根据损伤是否造成胸膜腔与外界沟通,可分为开放伤和闭合伤。钝性胸部损伤(blunt thoracic trauma)由减速性、挤压性、撞击性或冲击性暴力所致,损伤机制复杂,多有肋骨或胸骨骨折,常合并其他部位损伤,伤后早期容易误诊或漏诊;器官组织损伤以钝挫伤与挫裂伤为多见,心肺组织广泛钝挫伤后继发的组织水肿常导致急性呼吸窘迫综合征、心力衰竭和心律失常,钝性伤病人多数不需要开胸手术治疗。穿透性胸部损伤(penetrating thoracic trauma)由火器、刃器或锐器致伤,损伤机制较清楚,损伤范围直接与伤道有关,早期诊断较容易;器官组织裂伤所致的进行性出血是导致病人死亡的主要原因,相当部分穿透性胸部损伤病人需要开胸手术治疗。

(二) 伤情评估

及时正确地认识最直接威胁病人生命的紧急情况及其损伤部位至关重要。病史询问的重点为致伤因素、受伤时间、伤后临床表现和处置情况。体格检查应注意生命体征、呼吸道通畅情况,胸部伤口位置及外出血量,胸廓是否对称、稳定,胸部呼吸音及心音情况,是否存在皮下气肿、颈静脉怒张和气管移位等。结合病史与体格检查,估计损伤部位和伤情进展速度。在能够转运或送到医院的伤员中,应警惕是否存在可迅速致死的气道阻塞、张力性气胸、心脏压塞、开放性气胸、进行性血胸与严重的连枷胸等情况。诊断较困难的致命性胸部损伤为:创伤性主动脉破裂、气管支气管损伤、钝性心脏损伤、膈肌损伤、食管损伤和严重肺挫伤。

(三) 紧急处理

包括入院前急救处理和入院后急诊处理两部分。

1. **院前急救处理** 包括基本生命支持与严重胸部损伤的紧急处理。基本生命支持的原则为:维持呼吸通畅、给氧,控制外出血、补充血容量,镇痛、固定长骨骨折、保护脊柱(尤其是颈椎),并迅速转运。威胁生命的严重胸外伤需在现场施行特殊急救处理:张力性气胸需放置具有单向活瓣作用的胸腔穿刺针或闭式胸腔引流;开放性气胸需迅速包扎和封闭胸部伤口,安置上述穿刺针或引流管;对大面积胸壁软化的连枷胸有呼吸困难者,予以人工辅助呼吸。

2. **院内急诊处理** 要抓住抢救黄金时间进行有效的急诊处理。胸部损伤的急诊处理见图27-1。对于怀疑有出血或气胸的病人,胸腔闭式引流对于病情判断和治疗都有重要意义,是院内急诊处理最重要的措施之一。仅有少部分的胸部损伤病人需要行急诊开胸手术(emergency department thoracotomy EDT)。有下列情况时应行急诊开胸探查手术:①胸腔引流>1500ml,或每小时引流>200ml;②胸腔内大量血凝块;③心脏压塞;④胸内大血管损伤;⑤严重肺裂伤或气管、支气管损伤;⑥食管破裂;⑦胸壁大块缺损;⑧胸内存留较大的异物;⑨膈疝。

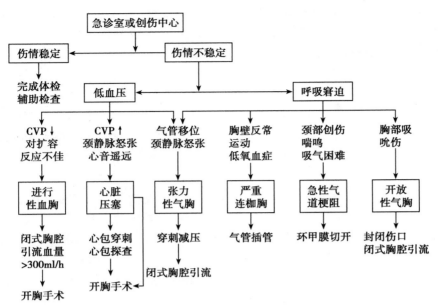

图 27-1　胸部损伤的急诊室处理

第二节　肋 骨 骨 折

肋骨骨折(rib fracture)是最常见的胸部损伤,超过40%的胸部损伤的病人存在肋骨骨折。第1~3肋骨粗短,且有锁骨、肩胛骨保护,不易发生骨折;一旦骨折说明致伤暴力巨大,常合并锁骨、肩胛骨骨折和颈部腋部血管神经损伤。第4~7肋骨长而薄,最易折断。第8~10肋前端肋软骨形成肋弓与胸骨相连,第11~12肋前端游离,弹性较大,均不易骨折;若发生骨折,应警惕腹内脏器和膈肌同时受损伤。多根多处肋骨骨折可使局部胸壁失去完整肋骨支撑而软化,出现反常呼吸运动,即吸气时软化区胸壁内陷,呼气时外突,又称为连枷胸(flail chest)(图27-2)。

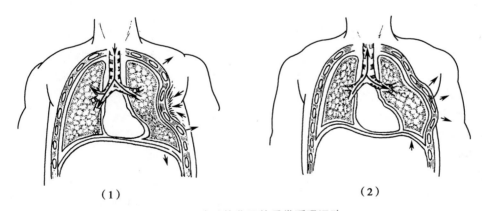

　　　　　　（1）　　　　　　　　　　　　　　　（2）

图 27-2　胸壁软化区的反常呼吸运动

（一）临床表现

肋骨骨折断端可刺激肋间神经产生明显胸痛,在深呼吸、咳嗽或转动体位时加剧。胸痛使呼吸变浅、咳嗽无力,呼吸道分泌物增多、潴留,易致肺不张和肺部感染等并发症。胸壁可有畸形,局部明显压痛,时有骨摩擦音,挤压胸部可使局部疼痛加重(胸廓挤压征),有助于与软组织挫伤鉴别。骨折断端向内移位可刺破胸膜、肋间血管和肺组织,产生血胸、气胸、皮下气肿或咯血。骨折断端移位可能造成迟发性血胸或血气胸。连枷胸呼吸时两侧胸腔压力不均衡使纵隔

Notes

左右移动,称为纵隔扑动(mediastinal flutter)。连枷胸常伴有广泛肺挫伤,挫伤区域的肺间质或肺泡水肿可导致氧弥散障碍,出现肺换气障碍所致的低氧血症。胸部 X 线片可显示肋骨骨折断裂线和断端错位,但不能显示前胸肋软骨骨折。

（二）治疗

处理原则为有效控制疼痛、胸部物理治疗和早期活动。

有效镇痛能增加钝性胸部损伤病人肺活量、潮气量、功能残气量、肺顺应性和血氧分压,降低气道阻力和连枷段胸壁的反常活动。镇痛的方法包括静脉镇痛法、肋间神经阻滞法、胸膜内镇痛法和硬膜外镇痛法。硬膜外镇痛法(epidural analgesia,EDA)能提供最佳可控的持续镇痛效果,而无静脉镇痛法存在的抑制咳嗽、呼吸的副作用;肋间神经阻滞法镇痛短暂;胸膜腔内镇痛法因麻醉药物重力分布和稀释而镇痛效果不稳定,且有抑制膈神经功能的副作用。

固定肋骨骨折和控制胸壁反常呼吸运动有多种方法,如多带条胸布、弹性胸带、胶布固定法,而胸壁外牵引固定术因效果有限而较少应用。因其他原因需开胸手术时,可用不锈钢丝、克氏针,或使用近年出现的多种肋骨专用内固定器固定肋骨断端。连枷胸病人出现明显呼吸困难,呼吸频率>35 次/分钟或<8 次/分钟,动脉血氧饱和度<90% 或动脉血氧分压<60mmHg,动脉二氧化碳分压>55mmHg,应气管插管机械通气支持呼吸。正压机械通气能纠正低氧血症,还能控制胸壁反常呼吸运动。

开放性肋骨骨折的胸壁伤口需彻底清创,固定肋骨断端。如胸膜已穿破,需放置闭式胸腔引流。手术后应用抗生素预防感染。

第三节　胸骨骨折

胸骨骨折(sternum fracture)通常由暴力直接作用所致,最常见的是交通事故中驾驶员胸部撞击方向盘。大多数胸骨骨折为横断骨折,好发于胸骨柄与体部交界处或胸骨体部。胸骨旁多根肋软骨骨折,可能发生胸骨浮动,导致连枷胸。胸骨骨折容易合并钝性心脏损伤,气管、支气管和胸内大血管及其分支损伤。

（一）临床表现

胸骨骨折病人有明显胸痛、咳嗽,呼吸和变动体位时疼痛加重,伴有呼吸浅快、咳嗽无力和呼吸道分泌物增多等。胸骨骨折部位可见畸形,局部有明显压痛。骨折断端移位通常为骨折下断端向前,上断端向后,两者可重叠。侧位和斜位 X 线平片可发现胸骨骨折断裂线。

（二）治疗

单纯胸骨骨折的治疗主要为镇痛、胸部物理治疗和防治并发症。

胸骨骨折需高度警惕与密切观察是否存在隐匿的钝性心肌挫伤,防治可能致死的并发症,如心律失常、心力衰竭,详见本章第八节。

断端移位的胸骨骨折应在全身情况稳定的基础上,尽早复位。一般可在局部麻醉下采用胸椎过伸、挺胸、双臂上举的体位,借助手法将重叠在上方的骨折端向下加压复位。手法复位勿用暴力,以免产生合并伤。骨折断端重叠明显、估计手法复位困难,或存在胸骨浮动的病人,需在全麻下进行手术复位。在骨折断端附近钻孔,用不锈钢丝予以固定,或采用近年出现的胸骨固定器。

第四节　气　　胸

胸膜腔内积气称为气胸(pneumothorax)。多由于肺组织、气管、支气管、食管破裂,空气逸入胸膜腔,或因胸壁伤口穿破胸膜,外界空气进入胸膜腔所致。根据胸膜腔损伤及压力情况,气胸

Notes

可以分为闭合性气胸、开放性气胸和张力性气胸三类。

（一）闭合性气胸（close pneumothorax）

胸膜内压力仍低于大气压。胸膜腔积气量决定伤侧肺萎陷的程度。伤侧肺萎陷使肺呼吸面积减少，将影响肺通气和换气功能，通气血流比率也失衡。伤侧胸内负压减少可引起纵隔向健侧移位。根据胸膜腔内积气的量与速度，轻者病人可无明显症状，重者有呼吸困难。体检可能发现伤侧胸廓饱满，呼吸活动度降低，气管向健侧移位，伤侧胸部叩诊呈鼓音，呼吸音降低。胸部 X 线检查可显示不同程度的胸膜腔积气和肺萎陷，伴有胸腔积液时可见液平面。

一旦确定气胸，需积极进行胸膜腔穿刺术，或闭式胸腔引流术，尽早排除胸膜腔积气，促使肺早期膨胀。

（二）开放性气胸（open pneumothorax）

外界空气随呼吸经胸壁缺损处自由进出胸膜腔。呼吸困难的严重程度与胸壁缺损的大小密切相关，胸壁缺损直径>3cm 时，胸膜腔内压力与大气压相等。由于伤侧胸膜腔内压力显著高于健侧，纵隔向健侧移位，使健侧肺扩张也明显受限。呼、吸气时，两侧胸膜腔压力出现周期性不均等变化，吸气时纵隔移向健侧，呼气时又回移向伤侧。这种纵隔扑动和移位会影响腔静脉回心血流，引起循环障碍（图 27-3）。

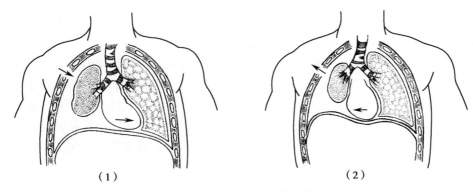

（1）　　　　　　　　　　　　　　（2）

图 27-3　开放性气胸的纵隔扑动

1. 临床表现　主要为明显呼吸困难、鼻翼扇动、口唇发绀、颈静脉怒张。伤侧胸壁有随气体进出胸腔发出吸吮样声音的伤口，称为吸吮伤口（sucking wound）。气管向健侧移位，伤侧胸部叩诊鼓音，呼吸音消失，严重者伴有休克。胸部 X 线平片显示伤侧胸腔大量积气，肺萎陷，纵隔移向健侧。

2. 急救处理要点　将开放性气胸立即变为闭合性气胸，赢得时间，并迅速转送。使用无菌敷料或清洁器材制作不透气敷料和压迫物，在伤员用力呼气末封盖吸吮伤口，并加压包扎。转运途中如伤员呼吸困难加重，应在呼气时开放密闭敷料，排出高压气体后再封闭伤口。

3. 医院的急诊处理　给氧，补充血容量，纠正休克；清创、缝合胸壁伤口，并作闭式胸腔引流；给予抗生素，鼓励病人咳嗽排痰，预防感染；如疑有胸腔内脏器严重损伤或进行性出血，应开胸探查。

4. 闭式胸腔引流术的适应证　①中、大量气胸，开放性气胸，张力性气胸；②胸腔穿刺术治疗肺无法复张者；③需使用机械通气或人工通气的气胸或血气胸者；④拔除胸腔引流管后气胸或血胸复发者；⑤剖胸手术。方法为：根据临床诊断确定插管的部位，气胸引流一般在前胸壁锁骨中线第 2 肋间隙，血胸则在腋中线与腋后线间第 6 或第 7 肋间隙。取半卧位，消毒后在胸壁全层作局部浸润麻醉，切开皮肤，钝性分离肌层，经肋骨上缘置入带侧孔的胸腔引流管。引流管的侧孔应深入胸腔内 2~3cm。引流管外接闭式引流装置，保证胸腔内气、液体克服 3~4cmH_2O 的压力能通畅引流出胸腔，而外界空气、液体不会吸入胸腔（图 27-4）。术后经常挤压引流管以保

Notes

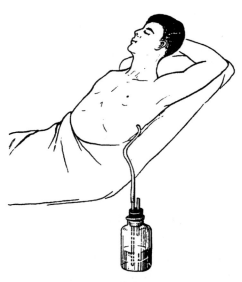

图 27-4　闭式胸膜腔引流

持管腔通畅,定时记录引流液量。引流后肺复张良好,已无气体和大量液体排出,可在病人深吸气后屏气时拔除引流管,并封闭伤口。

（三）张力性气胸（tension pneumothorax）

为气管、支气管或肺损伤处形成活瓣,气体随每次吸气进入胸膜腔并积累增多,导致胸膜腔压力高于大气压,又称为高压性气胸。伤侧肺严重萎陷,纵隔显著向健侧移位,健侧肺受压,导致腔静脉回流障碍。由于胸膜腔内膜高于大气压,使气体经支气管、气管周围疏松结缔组织或壁层胸膜裂伤处进入纵隔或胸壁软组织,形成纵隔气肿（mediastinal emphysema）或面、颈、胸部的皮下气肿（subcutaneous emphysema）。

张力性气胸病人表现为严重或极度呼吸困难、烦躁、意识障碍、大汗淋漓、发绀。气管明显移向健侧,颈静脉怒张,多有皮下气肿。伤侧胸部饱满,叩诊呈鼓音;听诊呼吸音消失。胸部 X 线检查显示胸腔严重积气,肺完全萎陷、纵隔移位,并有纵隔和皮下气肿征象。胸腔穿刺时高压气体可将针芯向外推移。不少病人有脉搏细快、血压降低等循环障碍表现。

张力性气胸是可迅速致死的急危重症。院前或院内急救需迅速使用粗针头穿刺胸膜腔减压,在紧急时可在针柄部外接剪有小口的柔软塑料袋、气球或避孕套等,使胸腔内高压气体易于排出,而外界空气不能进入胸腔。进一步处理应安置闭式胸腔引流,使用抗生素预防感染。闭式引流装置的排气孔外接可调节恒定负压的吸引装置,可加快气体排除,促使肺复张。待漏气停止 24 小时后,X 线检查证实肺已复张,方可拔除胸腔引流管。持续漏气而肺难以复张时,需考虑开胸手术探查或电视胸腔镜手术探查。

第五节　血　　胸

胸膜腔积血称为血胸（hemothorax）,与气胸同时存在称为血气胸（hemopneumothorax）。胸腔内任何组织结构损伤出血均可导致血胸。体循环动脉、心脏或肺门部大血管损伤可导致大量血胸,其压迫伤侧肺,推移纵隔挤压健侧肺,影响肺扩张及呼吸功能。由于血容量丢失,胸腔负压减少和纵隔推移所致腔静脉扭曲,阻碍静脉血回流,影响循环功能。当胸腔内迅速积聚大量血液,超过肺、心包和膈肌运动所起的去纤维蛋白作用时,胸腔内积血发生凝固,形成凝固性血胸（coagulating hemothorax）。凝血块机化后形成纤维板,限制肺与胸廓活动,损害呼吸功能。血液是良好的培养基,经伤口或肺破裂口侵入的细菌,会在积血中迅速滋生繁殖,引起感染性血胸（infective hemothorax）,最终导致脓血胸（pyohemothorax）。持续大量出血所致胸膜腔积血称为进行性血胸（progressive hemothorax）。受伤一段时间后,因活动致肋骨骨折处的断端移位刺破肋间血管或血管破裂处血凝块脱落而出现的胸腔内积血,称为迟发性血胸（delayed hemothorax）。

（一）临床表现

与出血量、速度和个人体质有关。一般而言,成人血胸量≤0.5L 为少量血胸;0.5～1.0L 为中量;>1.0L 为大量。伤员会出现不同程度的面色苍白、脉搏细速、血压下降和末梢血管充盈不良等低血容量休克表现;并有呼吸急促,肋间隙饱满,气管向健侧移位,伤侧叩诊浊音和呼吸音减低等表现。立位胸部 X 线片可发现 200ml 以上的血胸,卧位时胸腔积血≥1000ml 也容易被忽略。超声、CT 对血胸诊断很有帮助。胸膜腔穿刺抽出不凝固的血可明确诊断。进行性血胸的诊断:①持续脉搏加快、血压降低,经补充血容量血压仍不稳定;②闭式胸腔引流量每小时超过 200ml,持续 3 小时;③血红蛋白量、红细胞计数和血细胞比容进行性降低,引流胸腔积血的血红蛋白量和红细胞计数与周围血相接近。感染性血胸的诊断:①有畏寒、高热等感染的全身表现;②抽出胸腔积血 1ml,加入 5ml 蒸馏水,无感染呈淡红透明状,出现混浊或絮状物提示感染;③胸腔积血无感染时红细胞/白细胞计数比例应与周围血相似,即 500∶1,感染时白细胞计数明显增加,比例达 100∶1;④积血涂片和细菌培养发现致病菌。当闭式胸腔引流量减少,而体格检查和影响学检查发现血胸仍存在,应考虑凝固性血胸。

（二）治疗

非进行性血胸可根据积血量多少,采用胸腔穿刺或闭式胸腔引流术治疗。原则上应及时排出积血,促使肺复张,改善呼吸功能,并使用抗生素预防感染。由于血胸持续存在会增加发生凝固性或感染性血胸的可能性,因此闭式胸腔引流术的指征应放宽。进行性血胸应及时行探查手术。凝固性血胸应尽早手术,清除血块,剥除胸膜表面血凝块机化而形成的包膜。感染性血胸应保证胸腔引流通畅,排尽积血积脓;若无明显效果或肺复张不良,应尽早手术清除感染性积血,剥离脓性纤维膜。近年电视胸腔镜已用于凝固性血胸、感染性血胸的处理,具有手术创伤小、疗效确切、术后病人恢复快等优点。

第六节　肺　损　伤

根据损伤的组织学特点,肺损伤包括肺裂伤、肺挫伤和肺爆震(冲击)伤。肺裂伤伴有脏层胸膜裂伤者可发生血气胸,而脏层胸膜完整则多形成肺内血肿。肺爆震伤由爆炸产生的高压气浪或水波浪冲击损伤肺组织,详见创伤和战伤的章节。肺挫伤大多为钝性暴力所致,引起肺和血管组织钝挫性损伤,在伤后炎症反应中毛细血管通透性增加,炎性细胞聚集和炎性介质释放,使损伤区域发生充血、水肿,大面积肺间质和肺泡水肿则引起换气障碍,导致低氧血症。

肺裂伤所致血气胸的诊断与处理如前所述。肺内血肿大多在胸部 X 线检查时发现,表现为肺内圆形或椭圆形、边缘清楚、密度增高的团块状阴影,常在 2 周至数月自行吸收。肺挫伤病人表现为呼吸困难、咯血、血性泡沫痰及肺部啰音,重者出现低氧血症。常伴有连枷胸。X 线胸片出现斑片状浸润影,一般伤后 24~48 小时变得更明显,CT 检查诊断准确率高。治疗原则:①及时处理合并伤;②保持呼吸道通畅;③氧气吸入;④限量晶体液输入;⑤低氧血症、呼吸衰竭病人积极机械通气支持。

第七节　气管与支气管损伤

气管、支气管损伤(tracheobronchial injury,TBI)常见于钝性胸部损伤病人,其发病率约为0.2% ~8%。气管、支气管损伤在受伤早期极易漏诊,仅有不到30%的病人在伤后24 小时内得到确诊。其发生的可能机制为:①胸部受压时骤然用力屏气,气管和支气管内压力骤增引发破裂;②胸部前后方向挤压使两肺移向侧方,气管分叉处强力牵拉导致主支气管始部破裂;③减速和旋转产生的剪切力作用于肺门附近主支气管,产生破裂;④头颈部猛力后仰,气管过伸使胸廓入口处气管断裂。

（一）主支气管损伤（major bronchial injury）

多发生在距隆凸 2~3cm 的主支气管。左主支气管较长,损伤机会较多。纵隔内主支气管断裂而纵隔胸膜完整时,表现为严重纵隔与皮下气肿;胸腔内主支气管断裂或纵隔胸膜破损时,多表现为张力性气胸。完全断裂的主支气管,可借助于黏膜回缩、血凝块和增生肉芽而封闭残端,导致远端肺完全不张。由于细菌不能经支气管进入远端肺,因而较少继发感染。部分断裂的残端可因纤维组织增生导致管腔瘢痕狭窄和肺膨胀不全,细菌进入引流不畅的支气管内,容易继发感染,甚至导致支气管扩张与肺纤维化。

1. 临床表现 表现为咳嗽、咯血、呼吸困难、纵隔和皮下气肿、张力性气胸或张力性血气胸。具备以下情况之一者应怀疑存在主支气管损伤:①胸部损伤存在严重纵隔和皮下气肿;②张力性气胸;③安置闭式胸腔引流后持续漏气且肺不能复张;④胸部 X 线正位片显示肺不张,肺尖降至主支气管平面以下,侧位片发现气体聚积在颈深筋膜下方。纤维支气管镜检有助于确定诊断和判断损伤部位。

2. 治疗 首先应保持呼吸道通畅、纠正休克和缓解张力性气胸。应尽早开胸探查,行支气管修补成形手术。早期手术有助于肺复张、防止支气管狭窄,而且手术操作较容易。晚期手术病人都存在肺不张,能否保留肺的关键在于远端肺能否复张,对于不能复张的肺应作肺叶或全肺切除。手术并发症为气管、支气管再狭窄,支气管胸膜瘘和脓胸。

（二）气管损伤(tracheal injury)

颈前部钝性暴力可导致喉气管分离、气管破裂或断裂,也可引起多个气管软骨环破坏,致气管软化而发生窒息。胸骨骨折断端向后移位可刺伤胸内段气管。最常见的穿透性损伤是刎颈引起气管部分或完全断裂。气管损伤常合并颈椎、甲状腺、食管和颈部大血管损伤。

1. 临床表现 钝性气管损伤的临床表现为咳嗽、喘鸣、呼吸困难、发音改变、咯血、颈部皮下或纵隔气肿。有的病人伴有胸骨骨折。穿透性气管损伤可发现颈胸部的伤道,伤口处常可有气体随呼吸逸出。病人常有咯血,颈部和纵隔气肿。

2. 治疗 应紧急行气管插管,阻止血液与分泌物流入远端气管,保持呼吸道通畅。气管横断或喉气管分离时远端气管可能回缩入胸腔,需紧急作颈部低位横切口,切开气管旁筋膜,手指探查后用组织钳夹住远断端,插入气管导管。气管插管困难时可插入纤维支气管镜,再引入气管插管。麻醉插管时以及彻底清除呼吸道分泌物之前,忌用肌肉松弛剂。修补吻合时如有气管壁严重挫伤,可切除 2~4 个气管环,再作吻合手术。

第八节 心脏损伤

心脏损伤(cardiac injury)可分为钝性心脏损伤与穿透性心脏损伤。

（一）钝性心脏损伤(blunt cardiac injury)

多由胸前区撞击、减速、挤压、高处坠落、冲击等暴力所致,心脏在等容收缩期遭受钝性暴力打击最易致伤。其严重程度与钝性暴力的撞击速度、质量、作用时间、心脏舒缩时相和心脏受力面积有关。轻者多为无症状的心肌挫伤,重者甚至为心脏破裂。钝性心脏破裂伤员绝大多数死于事故现场,极少数可以通过有效的现场急救而成功地送达医院。临床上最常见的是心肌挫伤,轻者仅引起心外膜至心内膜下心肌出血、少量心肌纤维断裂;重者可发生心肌广泛挫伤、大面积心肌出血坏死,甚至心内结构,如瓣膜、腱索和室间隔等损伤。心肌挫伤后修复可能遗留瘢痕,甚至日后发生室壁瘤。严重心肌挫伤的致死原因多为严重心律失常或心力衰竭。

1. 临床表现及诊断 轻度心肌挫伤可能无明显症状,中重度挫伤可出现胸痛、心悸、气促、甚至心绞痛等。病人可能存在胸前壁软组织损伤和胸骨骨折。心肌挫伤(myocardial contusion)的诊断主要依赖临床医师的警惕性与辅助检查。常用的辅助检查为:①心电图:可存在 ST 段抬高、T 波低平或倒置,房性、室性早搏或心动过速等心律失常;②超声心动图:可显示心脏结构和功能改变,食管超声心动图可减少胸部损伤时经胸探头检查的痛苦,还能提高心肌挫伤的检出率;③心肌酶学检测:传统的检测为磷酸肌酸激酶及其同工酶(CK,CK-MB)和乳酸脱氢酶及其同工酶(LDH,LDH_1,LDH_2)的活性测定。近年来已采用单克隆抗体微粒子化学发光或电化学法检查磷酸肌酸激酶同工酶(CK-MB-mass)的质量测定和心肌肌钙蛋白(cardiac troponin,cTn)I 或 T(cTn I or cTnT)测定。前者的准确性优于同工酶活性测定,后者仅存在于心房和心室肌内,不

Notes

会因骨骼肌损伤影响检测值,特异性更高。

2. **治疗**　主要为休息、严密监护、吸氧、镇痛等。临床特殊治疗主要针对可能致死的并发症,如心律失常和心力衰竭。这些严重并发症一般在伤后早期出现,但也有迟发者。心肌挫伤后是否会发生严重并发症常难以预测,如果病人的血流动力学不稳定、心电图异常或上述心肌标志物异常,应转入 ICU 监护治疗。

(二) 穿透性心脏损伤(penetrating cardiac injury)

多由火器、刃器或锐器致伤。火器导致心脏贯通伤时多数伤员死于受伤现场,低射速火器伤常致盲管伤,异物留存于心脏也较常见。窄而短刃器锐器致伤多为盲管伤,常能送达医院救治。穿透性心脏损伤好发的部位依次为右心室、左心室、右心房和左心房;此外,还可导致房、室间隔和瓣膜装置损伤。

1. **临床表现及诊断**　其病理生理及临床表现取决于心包、心脏损伤程度和心包引流情况。致伤物和致伤动能较小时,心包与心脏裂口较小,心包裂口易被血凝块阻塞而引流不畅,导致心脏压塞。表现为静脉压升高、颈静脉怒张、心音遥远、心搏微弱,脉压小、动脉压降低的贝克三联征(Beck's triad)。迅速解除心脏压塞并控制心脏出血,可以成功地挽救病人生命。致伤物和致伤动能较大时,心包和心脏裂口较大,心包裂口不易被血凝块阻塞,大部分出血流入胸腔,导致失血性休克。即使解除心脏压塞,控制出血,也难迅速纠正失血性休克,抢救困难。少数病人由于伤后院前时间短,就诊早期生命体征尚平稳,仅有胸部损伤史与胸部心脏投影区较小伤口,易延误诊断和抢救时机。

诊断要点:①胸部伤口位于心脏体表投影区域或其附近;②伤后时间短;③贝克三联征或失血性休克和大量血胸的体征。穿透性心脏伤的病情进展迅速,依赖胸部 X 线、心电图、超声波、超声心动图,甚至心包穿刺术明确诊断都是耗时、准确性不高的方法。对于伤后时间短、生命体征尚平稳、不能排除心脏伤者,应在具备全身麻醉手术条件的手术室,在局麻下扩探伤道以明确诊断,避免延误抢救的最佳时机。

2. **治疗**　已有心脏压塞或失血性休克者,应立即施行开胸手术。在气管插管全身麻醉下,切开心包缓解压塞,控制出血,迅速补充血容量。大量失血者需回收胸腔内积血,经大口径输液通道回输。情况稳定后,采用无损伤带针缝线加垫修补心脏裂口。心脏介入诊治过程中发生的医源性心脏损伤,多为导管尖端戳伤。因其口径较小,发现后应立即终止操作、拔除心导管,给予鱼精蛋白中和肝素抗凝作用,进行心包穿刺抽吸积血,多能获得成功,避免开胸手术。

穿透性心脏损伤经抢救存活者,应注意心脏内有无残留的异物及其他病变,如创伤性室间隔缺损、瓣膜损伤、创伤性室壁瘤、心律失常、假性动脉瘤或反复发作的心包炎等。应重视对出院后的病人进行随访,及时发现心脏内的残余病变,作出相应的处理。

第九节　膈 肌 损 伤

根据致伤暴力不同,膈肌损伤(diaphragmatic injury)可分为穿透性或钝性膈肌伤。穿透性损伤多由火器或刃器致伤,伤道的深度与方向直接与受累的胸腹脏器有关,多伴有失血性休克。钝性损伤的致伤暴力大,损伤机制复杂,常伴有多部位损伤,膈肌损伤往往被其他重要脏器损伤的表现所掩盖而漏诊,至数年后发生膈疝才被发现。

(一) 穿透性膈肌损伤(penetrating diaphragmatic injury)

下胸部或上腹部穿透性损伤都可能累及膈肌,造成穿透性膈肌损伤。穿透性暴力同时伤及胸部、腹部内脏和膈肌,致伤物入口位于胸部,称为胸腹复合伤(thoracoabdominal injuries);致伤物入口位于腹部,称为腹胸复合伤(abdominothoracic injuries)。受损胸部脏器多为肺与心脏,受损腹部脏器右侧多为肝、左侧常为脾,其他依次为胃、结肠、小肠等。火器伤动能大、穿透力强、多造

Notes

成贯通伤,甚至造成穹窿状膈肌多处损伤;刃器则多导致盲管伤。穿透性暴力所致单纯膈肌伤较为少见。胸腹或腹胸复合伤除了躯体伤口处大量外出血、失血性休克等临床表现外,一般多同时存在血胸、血气胸、心包积血,腹腔积血、积气和空腔脏器穿孔所致的腹膜炎体征。床旁超声检查可快速、准确地判断胸腹腔积血情况。胸腔穿刺术和腹腔穿刺术是判断胸腹腔积血的简单而有效的措施。胸腹部 X 线检查和 CT 检查虽然有助于明确金属异物存留、血气胸、腹内脏器疝入胸腔、膈下游离气体和腹腔积血,但检查需耗费时间和搬动病人,伤情危重者需慎重选择。

穿透性膈肌损伤应急症手术治疗。首先处理胸部吸吮伤口和张力性气胸,输血补液纠正休克,并迅速手术。根据伤情与临床表现选择经胸和(或)经腹切口,控制胸腹腔内出血,仔细探查胸腹腔器官,并对损伤的器官与膈肌予以修补。

（二）钝性膈肌损伤(blunt diaphragmatic injury)

多由于膈肌附着的胸廓下部骤然变形和胸腹腔之间压力梯度骤增引起膈破裂。交通事故和高处坠落是导致钝性膈肌损伤最常见原因,随着汽车速度增加与安全带使用,钝性膈肌损伤日益多见。约90%的钝性膈肌损伤发生在左侧,可能与位于右上腹的肝减缓暴力作用和座椅安全带的作用方向有关。钝性伤所致膈肌裂口较大,有时达10cm 以上,常位于膈肌中心腱和膈肌周边附着处。腹内脏器很容易通过膈肌裂口疝入胸腔,常见疝入胸腔的腹内脏器依次为胃、脾、结肠、小肠和肝。严重钝性暴力不单可致膈肌损伤,还常导致胸腹腔内脏器挫裂伤,并常伴有颅脑、脊柱、骨盆和四肢等多部位伤。血气胸和疝入胸腔的腹腔脏器引起肺受压和纵隔移位,导致呼吸困难、伤侧胸部呼吸音降低,叩诊呈浊音或鼓音等。疝入胸腔的腹内脏器发生嵌顿与绞窄,可出现腹痛、呕吐、腹胀和腹膜刺激征等消化道梗阻或腹膜炎表现。值得注意的是膈肌破裂后初期可能不易诊断,临床体征和胸部 X 线检查结果均缺乏特异性,CT 检查有助于诊断。由于进入肠道的气体和造影剂可将疝入肠袢的部分梗阻转变为完全梗阻,故禁行肠道气钡双重造影检查。膈疝病人应慎作胸腔穿刺或闭式胸腔引流术,因为可能伤及疝入胸腔的腹内脏器。怀疑创伤性膈疝者,禁用充气的军用抗休克裤,以免增加腹内压。

一旦高度怀疑或确诊为创伤性膈破裂或膈疝,而其他脏器合并伤已稳定者,应尽早进行膈肌修补术。视具体伤情选择经胸或经腹手术径路。无论选择何种手术径路,外科医师均应准备两种不同径路的手术野,以备改善术中显露之需。仔细探查胸腹腔内脏器,并予以相应处理。使用不吸收缝线修补膈肌裂口,清除胸腹腔内积液,并置闭式胸腔引流。

第十节　创伤性窒息

创伤性窒息(traumatic asphyxia)是钝性暴力作用于胸部所致的上半身广泛皮肤、黏膜的末梢毛细血管瘀血及出血性损害。当胸部与上腹部受到暴力挤压时,病人声门紧闭,胸腔内压力骤然剧增,右心房血液经无静脉瓣的上腔静脉系统逆流,造成末梢静脉及毛细血管过度充盈扩张并破裂出血。

临床表现为面、颈、上胸部皮肤出现针尖大小的紫蓝色瘀点和瘀斑,以面部与眼眶部为明显。口腔、球结膜、鼻腔黏膜瘀斑,甚至出血。视网膜或视神经出血可导致暂时性或永久性视力障碍。鼓膜破裂可致外耳道出血、耳鸣、甚至听力障碍。伤后多数病人有暂时性意识障碍、烦躁不安、头昏、谵妄,甚至四肢痉挛性抽搐,瞳孔可扩大或极度缩小,上述表现可能与脑内轻微点状出血和脑水肿有关。若有颅内静脉破裂,病人可发生昏迷,甚至死亡。创伤性窒息所致的出血点及瘀斑,一般于 2~3 周后自行吸收消退。一般病人,需在严密观察下进行对症处理,有合并伤者应针对具体伤情给予积极治疗。

（刘伦旭）

第二十八章 胸壁胸膜疾病

第一节 先天性胸壁畸形

先天性胸壁畸形(congenital deformity of the chest wall)是胸壁先天性发育异常的泛称,指胸壁外形及解剖结构发生改变形成的各种胸壁畸形。常见的先天性胸壁畸形有:凹陷畸形(漏斗胸)、凸出畸形(鸡胸)、胸大肌缺损并指综合征(Poland's syndrome)、肋骨畸形或缺如、胸骨裂或缺如五种。约 1.5% 先天性胸壁畸形合并先天性心脏病。中度以上胸壁畸形不仅体形异常有损美观,给病人造成心理和精神负担,而且对呼吸循环功能有不同程度影响,需行手术治疗。

一、漏 斗 胸

漏斗胸(pectus excavatum)是胸骨中下部向后凹陷畸形,常以胸骨剑突根部为最深处,同时附着于凹陷部胸骨两侧的肋软骨亦随之下陷弯曲,构成畸形的两侧壁,呈漏斗状。漏斗胸的发病率约为 $1/(300 \sim 400)$,男性发病率高于女性,男、女性别比约为 $4:1$。

(一)临床表现及诊断

漏斗胸病人在婴儿或儿童期多无明显症状。畸形严重者,由于凹陷部压迫心、肺,影响心肺功能,致使活动能力受限,并易发生上呼吸道感染及肺部感染,部分患儿可合并胸椎右凸,腰椎左凸的脊柱侧弯,还可伴颈、肩部前俯,两侧肋弓和上腹部凸出,驼背等特殊体型。X 线胸片示肋骨呈前下方倾斜,胸骨体凹陷,胸骨与脊椎距离缩短,膈肌下降,胸廓纵轴增长。漏斗胸的严重程度及有无手术适应证,常采用以下 3 种方法评估:

(1) 漏斗胸指数(F_2I):$F_2I>0.30$ 为重度凹陷;$0.21 \sim 0.30$ 为中度;<0.2 为轻度。$F_2I>0.21$ 具有手术指征,其计算公式如下:

$$F_2I = \frac{a \times b \times c}{A \times B \times C}$$

注:a:漏斗胸凹陷部的纵径;b:漏斗胸凹陷部的横径;c:漏斗胸凹陷部的深度。A:胸骨长度;B:胸廓的横径;C:胸骨角至椎体的最短距离。

(2) 胸脊间距:根据侧位 X 线胸片测量胸骨凹陷后缘最深处至脊柱前缘间距,$>7cm$ 为轻度;$5 \sim 7cm$ 为中度;$<5cm$ 为重度。

(3) Haller 指数(c/a):选择胸骨 CT 凹陷最深处横断面,测量胸部最大内横径(c)与同层胸骨后至胸椎前间距(a)之比值,>2.5 为漏斗胸;>3.2 为手术指征。

(二)治疗

漏斗胸的手术矫正应根据其严重程度,对心肺功能影响及畸形的发展趋势而定。有人认为 3 岁前有假性漏斗胸,部分病人可自行消失,故暂不宜手术。一般在 $3 \sim 5$ 岁后才考虑手术治疗,亦有人认为早期手术因畸形对心肺功能影响小,恢复快。手术方法的选择应根据具体情况而定,年龄较小(15 岁以下)、畸形范围小、凹陷浅者,多选择胸骨抬举术;年龄较大、畸形严重者,以选择胸骨翻转术为宜。1998 年 Nuss 医生开创的无须裁除肋软骨和胸骨治疗漏斗胸的微创技术,称为 Nuss 手术。其方法为通过两侧侧胸壁,在电视胸腔镜辅助或盲视下将预先塑形好的 Nuss 胸骨支撑架置于胸骨后并作翻转,将胸骨与前胸壁抬起至期望的形状,并将支撑架固定于两侧胸壁;两年后取出支撑架。这一方法简单,创伤小,效果肯定、显著,现临床应用广泛,但术中应谨慎操作,避免损伤心脏大血管。

二、鸡　胸

鸡胸又称鸽胸(pectus carinatum or pigeon breast),为胸骨向前突出畸形,约占胸壁畸形的17%。畸形分为两型。Ⅰ型:胸骨柄、胸骨体上部及相应肋软骨向前突起,胸骨体中下部渐向后凹陷,剑突又弯向前方。胸骨纵切面呈Z字形。Ⅱ型:胸骨整体向前突出,剑突朝向背部,胸骨两侧肋软骨明显向内凹陷。

畸形轻者对心肺功能无影响,亦无临床症状,不需手术治疗。畸形重者,可导致胸腔正常空间改变及胸廓活动受限而影响心肺功能,病人精神负担多较重,因此需手术治疗。常用的矫正手术方法有胸骨翻转法和胸骨沉降法两种。胸骨翻转法又分为上下带血管蒂的胸骨翻转术和带腹直肌蒂的胸骨翻转术两种。目前类似 Nuss 手术的微创方法矫治鸡胸已开始在临床应用,近期效果良好,而且创伤小。

第二节　非特异性肋软骨炎

非特异性肋软骨炎是肋软骨与胸(肋)骨交界处,不明原因的非化脓性软骨炎性病变,临床较为常见。1921 年 Tietze 首先报告此病,故又称 Tietze 病(Tietze's disease)。好发于青壮年,无显著性别倾向。多发于一侧的 2~4 肋软骨,亦可为双侧,偶可发生于肋弓。病因目前尚不明确,可能与病毒感染、胸肋关节韧带损伤及内分泌异常有关。病理切片肋软骨组织结构大多正常,只是发育较粗大。

(一)临床表现及诊断

局部肋软骨轻度肿大、凸起,有疼痛及压痛,咳嗽、上肢活动及转身时疼痛加重。病程长短不一,多数病人症状可在 2~3 月内逐渐缓解或消失,亦可时轻时重,反复发作,迁延数月或数年之久。诊断主要根据临床表现和体征,X 线检查及实验室检查多无异常发现。但需排除胸内病变、肋骨结核及肋骨骨髓炎等。

(二)治疗

本症用抗生素及各种理疗效果均不明显,一般采用对症治疗。可用非甾体类镇痛消炎药,疼痛剧烈的可使用 1%~2% 的普鲁卡因或加泼尼松龙作局部痛点封闭;中药治疗亦有一定疗效。因本病多呈良性经过,多数病人可以自行缓解。只有局部凸起明显,疼痛较重而长期不缓解,且病人心理负担较重,或不能排除恶性肿瘤时,才考虑手术治疗。但广泛的肋软骨炎不宜采用手术治疗。

第三节　胸　壁　结　核

胸壁结核(tuberculosis of the chest wall)是指胸壁软组织、肋骨或胸骨结核分枝杆菌感染而形成的脓肿或慢性窦道。多见于 20~40 岁的中青年。

(一)病因及病理

胸壁结核多继发于肺或胸膜结核。结核菌主要通过以下途径侵及胸壁:①淋巴途径,肺结核、胸膜结核或脊柱结核,结核菌通过胸膜淋巴管累及肋间、肋骨旁或胸椎旁淋巴结,引起干酪样病变,然后穿过肋间组织,蔓延至胸壁软组织中形成脓肿;②直接扩散,浅表的肺结核或胸膜结核病灶,通过胸膜粘连直接扩散至胸壁;③血行途径,结核菌经血液循环进入肋骨或胸骨骨髓腔,形成结核性骨髓炎,穿破骨皮质而累及胸壁软组织,这一途径较少见。胸壁结核与原发结核

Notes

灶可同时存在,原发结核灶也可能成为陈旧病灶,如继发于结核性胸膜炎,胸膜炎可能已愈或仅留下胸膜增厚改变。

胸壁结核好发于乳腺与腋后线之间的第 3~7 肋骨部,结核病灶常穿透肋间肌,在肋间肌里外各形成一个脓腔,中间有窦道相通呈哑铃状;有的脓腔经数条不规则的窦道通向四方,并在其远端形成小的脓腔;有的窦道可途经 2~3 根肋骨下面延伸至较远部位,形成胸部的广泛病灶。由于重力坠积作用,发生于后胸壁的结核,脓液可向下向外流注而表现为侧胸壁或脊柱旁脓肿;发生于前胸壁者,则可出现上腹壁脓肿。脓肿如有继发感染,则可自行破溃,也可因穿刺或切开引流形成经久不愈的窦道。

（二）临床表现及诊断

胸壁结核发病缓慢,全身症状多不明显,若原发结核病灶尚有活动,可有低热、乏力、盗汗及消瘦等症状。大多数病人只有无红、热、痛的脓肿,故谓之冷脓肿;合并化脓菌感染时,可出现急性炎症的局部表现及全身反应;脓肿穿破皮肤将形成经久不愈的慢性窦道,排出稀薄、混浊、无臭味的脓液,可伴有干酪样物质。

胸壁出现无痛性肿块,局部可触及波动和轻压痛,或肿块穿破皮肤形成经久不愈的窦道,应首先考虑胸壁结核。包块穿刺抽出无臭味脓汁或混有干酪样物质,涂片及细菌培养阴性,多可确定诊断。已形成胸壁窦道者,取窦道肉芽组织活检,常能证实有结核病变。X 线检查除可发现肺、胸膜结核病变外,尚可发现肋骨或胸骨骨质破坏及软组织阴影。若无骨质破坏或仅有肋软骨破坏,X 线可无异常发现,因此,X 线检查阴性亦不能排除胸壁结核的诊断。对胸壁结核病人应注意脊柱检查及摄片,以排除脊柱结核所致之流注脓肿。

（三）治疗

胸壁结核为全身结核的一部分,故应重视全身性治疗,加强营养、休息及全身抗结核治疗。有结核活动者,应待病情稳定后再行胸壁结核病灶清除术。对未合并细菌感染的胸壁结核,禁忌行脓肿切开引流。只有伴混合感染时,才可行脓肿切开引流。脓肿较小或年老体弱的病人,可试行穿刺排脓后注入链霉素 0.5g,并加压包扎,每 2~3 天重复一次,部分病人可获治愈。若胸壁结核病灶范围大,药物治疗效果不佳,或已形成窦道而反复继发感染,应在原发病灶稳定的情况下施行胸壁结核病灶清除术。其手术要点是:①切除病变的皮肤及窦道口。②彻底清除脓肿、肉芽组织及窦道,若窦道行至肋骨后方时,应切除该段肋骨将其清除;若病灶通向胸膜腔或肺,应开胸处理。③胸壁创面切取周围肌瓣填塞以消灭残腔。④放置引流条,并加压包扎伤口,术后应继续抗结核治疗半年至 1 年以防复发。

第四节　胸壁肿瘤

胸壁肿瘤(neoplasm of the chest wall)是指发生在胸壁深层组织的肿瘤,如骨骼、骨膜、肌肉、血管及神经等组织肿瘤,不包括皮肤、皮下组织及乳腺肿瘤。胸壁肿瘤分原发性和继发性两大类。原发胸壁肿瘤较为罕见,仅占胸壁肿瘤的 5%,又分良性及恶性两种。原发良性肿瘤以纤维瘤、神经纤维瘤、神经鞘瘤、骨纤维结构不良、骨纤维瘤、软骨瘤、骨软骨瘤及骨囊肿为常见;原发恶性肿瘤以纤维肉瘤、神经纤维肉瘤、血管肉瘤、横纹肌肉瘤、骨软骨肉瘤、软骨肉瘤、骨肉瘤及恶性巨骨细胞瘤为多见。继发性胸壁肿瘤约占胸壁肿瘤的 95%,由其他部位的恶性肿瘤直接侵犯或转移而来,其中肺癌、乳腺癌侵犯或转移最为常见。

（一）临床表现及诊断

临床表现取决于肿瘤部位、大小、生长速度及对邻近器官的压迫程度,最常见的症状是胸壁包块和局部疼痛。良性肿瘤生长缓慢,除在胸壁查到包块外,一般无症状。肿瘤生长速度快,且有严重持续疼痛者多为恶性,或良性肿瘤有恶性变的征兆。诊断主要依据病史、症状、体征和肿

Notes

块的特点,X 线、CT、超声及实验室检查,如肋骨骨髓瘤病人尿本周氏蛋白阳性;有广泛骨质破坏的恶性肿瘤,血清碱性磷酸酶增高亦有助于诊断。必要时可行肿瘤穿刺或切取部分组织作病理检查,以明确诊断。

（二）治疗

原发性胸壁肿瘤无论良性或恶性,只要条件许可均应尽早手术治疗,转移性胸壁肿瘤若原发病灶已切除,亦可行手术治疗。手术原则是:①良性肿瘤可行局部切除,但某些具有易复发及恶性变的良性肿瘤,如纤维瘤、软骨瘤、骨软骨瘤、骨巨细胞瘤等应适当扩大切除范围;②恶性肿瘤必须行胸壁大块组织切除,包括肌层、肋间组织及壁层胸膜;③胸壁大块组织缺损必须修补,目的是闭合胸膜腔及维持胸壁的稳定。恶性胸壁肿瘤切除后,仍应联合化疗及放射治疗,以期提高治疗效果。

第五节　脓　　胸

胸膜腔内积存有脓液称为脓胸(empyema)。根据致病菌不同分为化脓性脓胸、结核性脓胸及特异病原性脓胸;根据病变范围分为全脓胸和局限性脓胸,后者亦称包裹性脓胸;根据病理发展过程分为急性脓胸和慢性脓胸。脓胸可发生于任何年龄,但以幼儿及年老体弱者多见。

病因及病理:常见的致病菌为肺炎双球菌、链球菌、葡萄球菌等,随抗生素的广泛应用,金黄色葡萄球菌和革兰氏阴性杆菌明显增多;结核分枝杆菌和真菌仍较少见。多数脓胸为数种细菌混合感染,伴有厌氧菌感染者称为腐败性脓胸。致病菌可通过以下途径进入胸膜腔:①肺部化脓感染,特别是靠近胸膜的病变,直接扩散到胸膜腔。因支气管肺炎常为双肺分布,故可发生双侧脓胸;②胸部开放伤、肺损伤、气管及食管损伤;③邻近感染灶扩散,如纵隔感染、膈下脓肿、化脓性心包炎等;④败血症或脓毒血症病人,细菌经血液循环到达胸膜腔;⑤胸腔手术污染,术后发生血胸感染、支气管胸膜瘘、食管吻合口瘘等;⑥其他,如自发性气胸闭式引流或反复穿刺,纵隔畸胎瘤继发感染、破裂等。

脓胸的病理过程可分为三个时期:渗出期(Ⅰ期):胸膜明显肿胀,有大量渗出,液体稀薄,细菌学检查阴性,葡萄糖浓度>60mg/dl,pH>7.2,乳酸脱氢酶(LDH)水平低于血清正常值上限的 3 倍。胸膜表面有较薄的纤维蛋白沉积,早期血管母细胞和成纤维细胞开始增生,并从胸膜向外扩展。此期若排尽脓液,肺可完全膨胀。纤维脓性期(Ⅱ期):随着病程发展,脓细胞及纤维蛋白增多,积液由浆液性转为脓性,细菌学检查阳性,葡萄糖浓度<60mg/dl,pH<7.2,乳酸脱氢酶(LDH)水平高于血清正常值上限的 3 倍。积液易分隔形成多个脓腔,成为多房性脓胸。此期虽有大量纤维蛋白沉积于脏、壁层胸膜表面,以壁层胸膜明显;脏层胸膜纤维蛋白沉积使肺活动度受限,若及时清除脓液及纤维蛋白后,肺仍可再膨胀。以上两期病理变化基本属于临床的急性期。机化期(Ⅲ期):在壁层胸膜及脏层胸膜表面,大量成纤维细胞生长及胶原纤维形成,随之毛细血管长入纤维板中,增厚的纤维板束缚肺的活动,如不进行纤维板剥脱术,肺就无法膨胀。此时临床上已进入慢性脓胸期。脓胸的病理变化虽有不同的时期之分,但并无明确的时间界限,临床表现也不尽一致。因此,综合判断脓胸的不同时期有利于治疗方案的确定。

一、急　性　脓　胸

（一）临床表现及诊断

急性脓胸(acute empyema)病人常有高热、脉速、食欲缺乏等,胸痛、咳嗽、咳痰及全身不适,胸腔积脓较多时,病人感胸闷、呼吸急促等,严重者可伴有发绀和休克。患侧呼吸运动减弱,肋间隙饱满,叩诊呈浊音,纵隔向健侧移位,呼吸音减弱或消失。局限性脓胸,在病变部位可出现相应体征,但位于裂间隙及纵隔部的局限性脓胸,多无阳性体征发现。X 线检查可见患侧胸腔呈均匀一致的密度增高影,如伴有支气管、食管瘘,可出现气液平面,局限性脓胸于相应部位呈包裹阴影。CT检查有助于判断脓腔大小、部位及对少量脓胸的显示。超声检查可帮助确定胸腔积液部位及范围,以助脓胸穿刺定位。胸腔穿刺抽出脓液可确立诊断,将脓液送镜检,细菌培养和药物敏感试验,不仅可明确诊断,亦可为细菌定性和选用有效抗生素提供依据。

（二）治疗

急性脓胸的治疗原则是控制感染;积极排尽胸膜腔积脓,尽快促使肺膨胀及支持治疗。

1. 支持治疗 给予高维生素、高蛋白饮食。

2. 控制感染 选用有效、足量抗生素控制感染,并根据细菌培养及药物敏感试验,及时调整抗生素。

3. 排出胸腔积脓促使肺复张 及时排除胸膜腔积脓促使肺复张是急性脓胸治疗的关键,不仅可以减轻感染中毒症状,而且可促使肺膨胀,对恢复肺功能具有积极作用。常用方法有:①胸腔穿刺:适用于脓胸渗出期,其脓汁稀薄,易于抽出。如为腐败性脓胸,为避免脓液经穿刺创道进入胸壁软组织,引起广泛蜂窝织炎,穿刺后应立即行胸腔闭式引流;②胸腔闭式引流:经多次胸腔穿刺抽脓无明显好转、积脓有增加或脓液黏稠不易抽出者,腐败性脓胸或脓气胸,穿刺抽脓有困难的包裹性脓胸,宜行胸腔闭式引流。于脓腔最低部位,经肋间置入闭式引流管,并保持引流通畅;③早期脓胸廓清术:经胸腔闭式引流不见好转或脓腔分隔形成多房性脓胸,可行早期脓胸廓清术。除常规剖胸手术外,目前多采用电视胸腔镜手术,完全清除胸腔内积脓和脓苔,打开脓腔分隔及剥脱肺表面的纤维素膜,彻底冲洗胸腔,在脓腔最低处放置胸腔闭式引流。

二、慢 性 脓 胸

急性脓胸和慢性脓胸(chronic empyema)没有截然的分界线,一般急性脓胸的病程不超过3个月,否则即进入慢性脓胸期。形成慢性脓胸主要原因有:①急性脓胸引流不及时,引流部位不当,引流管过细,插入深度不恰当,或过早拔出引流管,使脓液未能排尽;②异物存留于胸膜腔内,如弹片、布屑及死骨碎片等,多见于枪伤及爆炸伤,尤其是盲管伤;③伴有支气管胸膜瘘或食管瘘;④特发性感染,如结核、真菌及寄生虫等;⑤邻近组织有慢性感染,如肋骨骨髓炎、膈下脓肿、肝脓肿等。

（一）临床表现及诊断

病人因长期慢性感染及消耗,多有全身中毒症状及营养不良,如低热、乏力、消瘦、贫血及低蛋白血症,可有气促、咳嗽、咳脓痰等症状。体检可见患侧胸廓塌陷,肋间隙变窄,呼吸运动减弱,叩诊浊音,呼吸音明显减弱或消失,气管及纵隔偏向患侧,部分病人有杵状指（趾）。X线胸片可见胸膜增厚,肋间隙变窄及大片密度增强模糊阴影,膈肌升高,纵隔移向患侧。必要时应作CT扫描和MRI检查,以进一步明确脓腔大小、部位及肺内有无病变。未作胸腔引流的脓胸,应行脓腔穿刺,抽出脓液化验检查,并作细菌培养及药敏试验。脓胸穿破形成瘘道,应了解瘘道与脓腔的关系,必要时可行窦道及脓腔造影,为进一步治疗提供依据。

（二）治疗

慢性脓胸的治疗原则:①改善营养,提高机体抵抗力;②去除造成慢性脓胸的病因,清除感染,闭合脓腔;③尽可能保存和恢复肺功能。

1. 加强营养支持治疗 可进高蛋白、高维生素饮食。

2. 脓腔引流 原有脓腔引流不畅或引流部位不当的病人,应重新调整引流,以排出胸腔积脓,为以后手术创造条件,少数病人还可因引流改善后而使脓腔闭合。当脓腔容积测定少于10ml时,可拔出引流管,待瘘道自然愈合。

3. 手术治疗 常用的手术方法有:①胸膜纤维板剥脱术:适用于肺内无病变,剥离后肺能够膨胀的病例;②胸廓成形术:适用于病程长,肺组织有纤维化,肺内有活动性结核病灶或存在有

Notes

支气管胸膜瘘者;③胸膜肺切除术:适用于慢性脓胸伴有肺内广泛病变的病人。此手术较复杂、出血多、手术风险性较大,应严格掌握适应证并作好充分的准备。

第六节　胸膜肿瘤

胸膜肿瘤(pleural tumors)分为原发性和转移性两大类。转移性约占胸膜肿瘤的95%,常见的有肺癌、乳腺癌、胃癌、胰腺癌及恶性子宫肿瘤胸膜转移。原发性胸膜肿瘤较为少见,其中以胸膜纤维瘤和恶性胸膜间皮瘤为多见,其他更少见的胸膜肿瘤有脂肪瘤、内皮瘤、血管瘤和囊肿,但这些肿瘤大多数是起源于胸膜下组织而不是胸膜本身。因此本节只介绍胸膜纤维瘤和恶性胸膜间皮瘤。

一、胸膜纤维瘤

胸膜纤维瘤过去认为是局限型胸膜间皮瘤,现证实该类肿瘤起源于胸膜间皮层下间隙的间叶细胞,而不是来源于胸膜间皮细胞,故应为胸膜纤维瘤。胸膜纤维瘤有良、恶性之分。

（一）良性胸膜纤维瘤(fibrous tumors of the pleura)

多发生于脏层胸膜,少数来自壁层胸膜,大多数肿瘤有蒂,并长入胸膜腔。肿瘤也可无蒂而附着于胸膜,大小、形态各异,可小如结节,大到充满单侧胸腔,但大多小于10cm。常见于50～60岁,女性稍多于男性。

孤立的纤维瘤常无症状,于X线胸部检查时发现。约30%～40%病人有咳嗽、胸痛、呼吸困难,无任何感染指征的发热约占全部有症状病例的25%。良性胸膜纤维瘤常伴有两组类瘤综合征,即肥大性肺性骨关节病和低血糖,多数病人在切除肿瘤后此综合征可以缓解。值得注意的是部分良性胸膜纤维瘤可产生血性胸液,肿瘤完全切除后可消失。胸部X线片和CT检查可见圆形或分叶状肿块,常位于肺的周边或叶间隙投影部,与胸膜相连,边界清楚。若肿瘤有蒂,肿瘤可随体位变化而改变。

良性胸膜纤维瘤应予手术治疗,对有蒂孤立肿瘤,可行局部切除,若肿瘤位于壁层胸膜、纵隔、膈肌等部位,应尽可能广泛切除;若肿瘤位于肺实质内,应行肺切除术。良性胸膜纤维瘤切除预后好。

（二）恶性胸膜纤维瘤(malignant fibrous tumors of the pleura)

在临床上与良性胸膜纤维瘤常难以区别。一般恶性胸膜纤维瘤病人常有胸痛、咳嗽、发热及气短,低血糖比良性者更多见,但很少发生骨关节病。X线及CT检查所见与良性胸膜纤维瘤相似,当肿瘤侵犯胸壁造成骨质破坏时有助于诊断。

治疗原则是尽可能彻底切除肿瘤,切除彻底与否直接影响其预后。完全切除者,术后可不必行化疗或放疗;切除不彻底者,术后仍应辅以放疗及化疗。

二、弥漫型恶性胸膜间皮瘤

弥漫型恶性胸膜间皮瘤(diffuse malignant mesothelioma)是一种少见但恶性程度极高的胸部疾病,多发于65岁以上的老年,40岁以下乃至儿童仍有发病,男性多于女性。其病因与接触石棉有关,从接触石棉到发病有20～40年以上的潜伏期。此外尚与长期接触放射线、猿病毒感染、胸膜腔填塞治疗后的胸膜瘢痕、特发性等因素有关。肿瘤沿胸膜表面生长,可发生于壁层、脏层及纵隔胸膜,呈多发扁平结节,多见于胸膜腔下部。病理组织学通常将其分为上皮型、肉瘤样型(纤维型)和混合型三种类型,以上皮型多见。

（一）临床表现及诊断

早期多无特殊临床症状,病情常在不知不觉中加重。主要症状有咳嗽、胸痛、气短及消瘦,

Notes

亦可有发热、杵状指(趾)及肥大性关节炎。大多数病人有胸腔积液。X线胸片及CT扫描可见胸膜明显增厚、结节状块影及胸腔积液征。有胸水者可穿刺抽液,胸液呈黄色或血性,突出的特点为黏稠性,甚至可拉成条状或堵塞针头,胸膜穿刺活检对诊断有重要意义。对以上检查难以明确诊断的病例,现多主张行胸腔镜检查,除可大体观察外,切取的标本可行组织学、免疫组化及电镜检查以明确诊断。

　　除明确诊断及病变范围外,尚需根据肿瘤所累及的结构进行分期,对拟订治疗方案及预测预后有重要意义。Butchant建议将其分为Ⅳ期(表28-1)。

表28-1　弥漫型恶性胸膜间皮瘤分期(Butchant分期法)

分期	肿瘤所累及的结构
Ⅰ期	肿瘤局限在同侧胸膜和肺
Ⅱ期	肿瘤侵犯胸壁或纵隔脏器(食管、心脏),胸内淋巴结转移
Ⅲ期	肿瘤穿透膈肌侵及腹腔,对侧胸膜受侵、胸外淋巴结转移
Ⅳ期	远处血行转移

(二)治疗

　　弥漫型恶性胸膜间皮瘤由于病变广泛,多难以彻底切除,目前任何治疗均为姑息性治疗,目的是缓解症状,延长生命。对Ⅰ期病人,身体情况良好者,可行胸膜切除术或胸膜外全肺切除术,术后辅以放疗、化疗或免疫治疗,有利于延长病人生存时间。对其他各期的治疗,应采用多种模式治疗,放疗或化疗除对手术有辅助作用外,对不能手术的病例亦有一定疗效。

(刘伦旭)

第二十九章　肺　部　疾　病

第一节　概　　述

自 1913 年 Meltzer 和 Auer 建立气管内麻醉,1931 年 Nisson、1932 年 Shenstone 和 1933 年 Graham 等开始进行肺切除手术以来,肺外科经历了近百年的发展,已经比较成熟。

目前,肺外科的手术方法包括:肺修补术、肺活检术、各式肺切除术、肺移植术以及电视胸腔镜辅助下各种微创肺手术。肺切除术是肺外科最基本的术式,包括全肺切除术、肺叶切除术、肺段切除术、肺楔形切除术和非典型的局限性肺切除术;根据病情的需要还可以进行更为复杂的支气管成形肺叶切除术、支气管和血管成形肺切除术、扩大的全肺切除术(同时切除胸壁、胸膜、部分左心房、大血管等)、纵隔淋巴结清扫术、肺减容术或体外循环下肺切除术等。

肺部手术对人体的损伤较大,可以造成呼吸循环紊乱,危及病人的生命安全。因此,肺外科医师必须:①全面分析病史、体检、化验、影像等各种辅助检查资料,对病人所患的肺疾病进行准确的诊断和鉴别诊断;对病人的心肺功能、全身状况和对肺手术的耐受性进行正确的评估,确定病人是否需要和适合进行肺手术。②进行充分的术前准备,尤其是呼吸循环功能方面和控制感染等准备;③取得麻醉医师的密切配合,实施高质量的气管内麻醉处理。④对肺、支气管、肺血管、胸膜腔、纵隔、心脏大血管的解剖、生理、病理知识具有十分深入的理解,熟练掌握精细而准确的肺外科手术技巧,全面贯彻微创外科理念。⑤术后严密监测呼吸循环功能,胸腔引流,注重围术期肺保护,防止肺不张、肺感染、心肺功能不全,及其他手术合并症。这样才能使病人安全度过围术期,达到治疗和快速康复的目的。

适于手术治疗的常见肺部疾病有:①先天性肺疾病。②感染性肺疾病:肺脓肿、支气管扩张症、肺结核、肺真菌病、肺棘球蚴病等。③肺肿瘤:肺癌、肺肉瘤、癌肉瘤、肺转移瘤和支气管腺瘤、类癌、腺样囊性癌等恶性肿瘤;肺错构瘤、硬化性血管瘤、纤维瘤、脂肪瘤等良性肿瘤。④肺血管病如慢性肺栓塞,肺动静脉瘘等。⑤肺大疱、肺气肿以及肺间质病。

第二节　肺气肿和肺大疱

肺气肿(pulmonary emphysema)是常见的严重危害人类健康的慢性阻塞性肺疾病(chronic obstructive pulmonary disease,COPD),其病理特征为终末细支气管远端气腔的永久性异常性扩张,伴有气腔壁的破坏而无明显的纤维化。病变肺组织回缩力降低,呼吸时小气道塌陷造成阻塞。肺泡壁破坏使肺组织内形成直径>1cm 的充气空腔称为肺大疱(pulmonary bullae),也称大疱性肺气肿(bullous emphysema)。

(一)病因、病理及分型

肺气肿和肺大疱的病因很多,如反复发作的肺、支气管感染,支气管哮喘、吸烟、长期吸入粉尘或有害气体,大气污染以及遗传性疾病、α_1-抗胰蛋白酶缺乏症等。

上述病因所致的炎症、支气管痉挛等造成小气道的狭窄和活瓣性气道梗阻,致使肺泡过度充气膨胀;由于气道压力升高,使气道壁毛细血管供血减少,引起营养障碍,使气道壁弹性减退,气道壁组织破坏,终末细支气管塌陷,又进一步促进了肺气肿的形成。由于小支气管活瓣性梗阻造成部分肺组织的肺泡高度膨胀,肺泡壁破坏、肺泡互相融合,形成充气的空腔,即为肺大疱。

按照终末细支气管与肺泡组织病理变化,可将肺气肿分为:①肺泡中央型;②全肺泡型;③肺泡远端型;④大疱型肺气肿四种基本类型和许多不同病因的亚型(详见《内科学》教材的有关部分)。肺大疱的病理形态可分为三型:Ⅰ型,狭颈肺大疱;Ⅱ型,宽基底部表浅肺大疱;Ⅲ型,宽基底部深部肺大疱。

临床上通常将肺气肿分为三类:①代偿性肺气肿,肺泡组织无破坏,不是真正的肺气肿,只是部分肺组织的过度膨胀,以充填肺不张或肺手术后遗留的空腔;②弥漫性肺气肿即真性肺气肿,为常见的慢性阻塞肺疾病;③大疱性肺气肿,即肺大疱,病人可无弥漫性肺气肿,肺组织相对较正常,也可合并弥漫性肺气肿。

肺气肿时肺泡腔扩大,肺弹性回缩力降低,病人呼气气流速率降低,肺容量增加,肺顺应性下降,气道阻力增加;由于肺泡毛细血管大量破坏,通气与血流比率失调,死腔量增加,CO_2排出受阻而致CO_2潴留;肺泡弥散功能下降,导致低血氧,造成慢性呼吸功能不全。如有感染或其他诱因,最终可导致呼吸衰竭。由于肺血管床面积减少,肺血管收缩而致肺动脉高压,右心负担加重,导致肺源性心脏病。病人胸部呈桶状扩张,膈肌下降,呼吸肌负荷增加,引起呼吸肌疲劳。以上的病理生理改变导致病人进行性呼吸困难,活动能力下降,进一步加重肺心病和呼吸衰竭,严重威胁病人的健康和生命。

(二)临床表现

肺气肿的典型表现为逐渐加重的呼吸困难,低氧血症,CO_2潴留,肺心病及呼吸衰竭(详见《内科学》教材相关部分)。

单个小的肺大疱,可无症状;体积大的多发性肺大疱则可产生不同程度的呼吸困难。肺大疱破裂合并自发性气胸,可产生严重的呼吸困难和胸痛。肺大疱合并感染可有咳嗽、发热、肺部阴影等表现。

(三)诊断

胸部X线检查是诊断肺气肿、肺大疱的基本方法。弥漫性肺气肿的X线胸片可见肺野透亮度增加,肺容量扩大,肋间隙增宽,膈影下降,膈穹隆变平。CT显示小范围肺组织破坏,其中有小的透亮区,血管纹理变细。

肺大疱的X线胸片表现为大小不一、圆形或椭圆形的透亮空腔。多个肺大疱靠拢在一起可呈多面状,一般不与较大支气管直接相连,无液面,支气管造影剂也不能进入。由于肺大疱有一定的张力,其周围的肺组织受压而致部分肺不张,肺纹理聚拢,透亮度减低。肺大疱可以相互融合形成占位很大的空腔,需与局限性气胸相鉴别。CT可以清楚地显示肺大疱的形状、内部间隔情况及与周围肺组织的关系,并可发现小的肺大疱(直径约1cm)。

肺大疱破裂发生自发性气胸,可见肺组织被不同程度地挤压向肺门。

肺功能检查呈阻塞性通气功能障碍,如肺容积扩大、残气量增加、第一秒用力呼气容量和最大通气量下降等。

重症病人血气分析可发现动脉血氧分压下降、CO_2潴留、血氧饱和度降低等。

(四)治疗

弥漫性肺气肿主要采用内科治疗,如吸氧、控制支气管感染、应用支气管解痉药物等,以缓解和减轻临床症状,减慢和防止发生呼吸衰竭;但目前临床上尚缺乏特效的药物和内科治疗方法。20世纪60年代,肺移植技术的成功为弥漫性肺气肿、呼吸功能不全的治疗带来希望,但早期的肺移植术由于严重的排异反应、感染、支气管吻合口瘘、呼吸衰竭等原因,成功率很低。80年代末Cooper等人对肺移植进行了大规模的临床试验,取得重大进展,使肺移植病人有可能获得长期生存。后来,他们又将1957年Brantigan首创的肺减容手术进行了改进,成功地应用于终末期肺气肿病人的外科治疗,取得了良好的效果。

Notes

肺气肿肺减容手术通过切除病变最严重的部分肺组织,一般为一侧肺容积的20%～30%,恢复剩余肺组织的弹性回缩力,减轻胸廓内压,改善呼吸功能。经国内外临床应用,肺减容术近期效果良好,一般可维持两年,远期效果有待提高。

体积较大的肺大疱,临床上有症状,而肺部无其他病变的病人,手术切除肺大疱,可以使受压肺组织复张,呼吸面积增加,气道阻力减低,动脉血氧饱和度增加,改善呼吸困难症状。手术应尽量保留健康的肺组织,一般宜行肺大疱切除缝合术或部分肺切除术。手术现多采用经电视胸腔镜施行。

肺大疱合并自发性气胸,可以经胸穿、胸腔闭式引流或电视胸腔镜行肺大疱切除、肺大疱结扎以及胸膜粘连术而治愈。

第三节　支气管扩张

支气管扩张(bronchiectasis)是由于支气管壁和周围肺组织的炎症性破坏所致。

(一) 病因与病理

多由后天性疾病引起,如幼儿期的百日咳、麻疹、支气管肺炎、肺结核常常诱发支气管扩张。感染与支气管阻塞两种互为因果的因素在支气管扩张的形成与发展中起着主要的作用。严重的肺炎和反复感染引起支气管壁结构发生破坏;继而支气管壁发生纤维化、失去弹性;由于支气管周围组织的炎症、皱缩和牵拉而导致支气管扩张。由于支气管内分泌物、脓块的阻塞及支气管旁炎性肿大淋巴结及其他病变的压迫,造成支气管的阻塞,又加重了感染,使支气管进一步扩张。

先天性支气管壁软骨和支持组织发育不良的病人,更易发生感染和支气管扩张,如常染色体隐性纤毛运动功能不良综合征(Kartagener syndrome),即内脏器官转位、鼻窦炎和支气管扩张三联征;免疫球蛋白缺乏症及α_1-抗胰蛋白酶缺乏症等。

支气管扩张最常发生于肺段第3～4级支气管支。根据扩张的形态可分为柱状扩张、囊状扩张和混合型扩张。管腔和囊腔内淤积着感染性分泌物,有的支气管还可因炎症瘢痕纤维化皱缩而狭窄或闭塞,造成肺不张或肺内多发性小脓肿。通常,支气管扩张在下叶比上叶多见。先天性缺陷者多为弥漫性支气管扩张。

(二) 临床表现与诊断

临床表现主要为咳痰,咯血,反复发作呼吸道和肺部感染。病人排痰量多,为黄绿色黏液性脓痰,甚至有恶臭。体位改变,尤其是清晨起床时可能诱发剧烈咳嗽,大量咳痰,这可能是由于扩张的支气管内积存的痰液引流到近端气道,引起刺激所致。有时痰中带血或大量咯血。病程久者可有贫血、营养不良、杵状指(趾)等征象。肺部听诊常可闻及局限的湿啰音和呼气性啰音。

通过病史、体检、X线胸片和特异诊断方法,可以明确支气管扩张的诊断,以及支气管扩张的部位、范围和程度。过去多采用支气管造影作为诊断支气管扩张的国际标准"金标准",近年来随着高分辨率CT及支气管影像重建技术的广泛开展,支气管造影在临床已较少应用。

(三) 外科治疗

手术是治疗支气管扩张的主要手段。

1. **手术适应证**　一般情况较好,心、肝、肾等重要器官功能均无异常者,可按下列情况选择不同手术方式:①病变局限于一段或一叶者,可作肺段或肺叶切除术。②病变若侵犯一侧多叶甚至全肺,而对侧肺的功能良好,可作多叶甚至一侧全肺切除术。③双肺病变,若一侧肺的肺段或肺叶病变显著,而另侧病变轻微,估计咳痰或咯血主要来自病重的一侧,可作单侧肺段或肺叶切除术。④双侧病变,若病变范围占总肺容量不超过50%,切除后不致严重影响呼吸功能者,可根据情况对双侧病变行一期或分期手术;一般先切除病重的一侧,分期间隔时间至少半年。

Notes

⑤双侧病变范围广泛,一般不宜作手术治疗。但若反复咯血不止,积极内科治疗无效,能明确出血部位,可进行支气管动脉栓塞等介入治疗,或切除出血的病肺以抢救生命。

2. **手术禁忌证** ①一般情况差,心、肺、肝、肾功能不全,不能耐受手术者;②病变范围广泛,切除病肺后可能严重影响呼吸功能者;③合并肺气肿、哮喘或肺源性心脏病者。

3. **术前准备**

(1) 术前检查:除按大手术常规检查外,需作痰培养和药物敏感试验,以指导临床用药。术前应根据支气管造影或 CT 检查决定手术范围和一期或分期手术。但应待造影剂基本排净后才能进行手术。为了观察咯血来源,或明确有无肿瘤、异物等,必要时可考虑作纤维支气管镜检查。心肺功能检查属重要检查项目。临床上一般可按活动能力、登楼高度及运动使心跳加速后的恢复时间等粗略估计心功能,再结合心电图、超声心动图等进行综合分析。作肺通气功能和血液气体分析等检查,了解肺功能和组织供氧情况。

(2) 控制感染和减少痰量:为了防止术中、术后并发窒息或吸入性肺炎,应在术前应用有效抗生素。尽可能将痰液控制在 50ml/d 以下。指导病人行体位引流及抗生素超声雾化吸入,有利于排痰。咯血病人不宜作体位引流术。

(3) 支持疗法:由于病人慢性消耗,常有营养不良,故宜给予高蛋白、高维生素饮食;纠正贫血;清除其他慢性感染灶,以防诱发呼吸道感染。

4. **手术方法** 手术在全麻气管插管下进行,为防止术中患侧支气管扩张囊腔中的痰液溢入健侧,造成窒息或健侧肺不张和感染等,必须采用双腔支气管插管,术中加强监护,经常吸痰。

支气管扩张肺切除的方法与一般肺切除术相同。但由于支气管周围炎症及肺感染造成明显的粘连,有时分离肺血管和支气管有一定困难,渗血较多。术中应仔细分离,避免损伤肺叶血管造成大出血;还应注意防止肺实质中支气管扩张囊腔破裂造成术野感染。近年来,对于病变局限、感染较轻的病人,有人主张行胸腔镜下的病变肺段切除术,此法技术要求高,但可较多地保留病人的肺组织。

5. **术后处理** 在完全苏醒前和苏醒后 6~12 小时应有专人护理。24~48 小时内应细致观察血压、脉搏、呼吸变化;详细记录胸液引流量、尿量和体温。特别注意胸膜腔引流管通畅情况、肺复张后的呼吸音和是否有缺氧现象。常规给予吸氧。术后 24 小时内,胸膜腔引流液量一般为 500ml 左右。如有大量血性液体流出,或每小时超过 100ml,应考虑胸腔内有活动性出血,应给予紧急处理,包括再次开胸止血等措施。

帮助改变体位和咳嗽排痰。早期雾化吸入抗生素和溶解稀释痰液的药物,有助于痰的液化咳出。呼吸道内有分泌物不能排出时,可插鼻导管吸痰,防止肺不张。若采用上述排痰方法无效,必要时可用纤维支气管镜吸痰,甚至作气管切开。有严重呼吸功能不全时,可用呼吸机施行人工辅助呼吸。

支气管扩张手术切除后,疗效多较满意。症状消失或明显改善者约占 90% 左右。术后有残余症状者,多为残留病变,或因术后残腔处理不当,残留的肺叶或肺段支气管发生扭曲,致支气管扩张复发。

第四节 肺 脓 肿

肺脓肿(pulmonary abscess)系肺组织感染化脓,形成含有脓液的空腔。

(一) 病因与病理

分为原发性和继发性两类,前者见于各种细菌或口鼻咽部化脓病灶的脓液,在睡眠、昏迷、全麻时经气道吸入,引起肺组织感染化脓;或严重的肺炎(如坏死性肺炎)形成脓肿。后者见于邻近器官的感染或脓肿,如膈下脓肿、肝脓肿等破入肺内而形成脓肿,或血行感染等在肺内形成脓肿,如脓毒症的迁徙性肺脓肿等。病原菌可以是金黄色葡萄球菌、铜绿假单胞菌(绿脓杆菌)、肺炎球菌、溶血性链球菌、大肠埃希菌、肺炎杆菌等。病理可见肺组织感染、化脓、坏死、液化,周围肺组织及胸膜炎性病变,小支气管阻塞及支气管扩张;随着病程的延长,肺组织中可形成含气液的空腔。

（二）临床表现与诊断

急性期肺脓肿病人,可有高热、寒战、咳嗽、咳出脓痰、血痰或咯血、胸痛等症状。若急性期感染未能控制,脓液未能全部引流或吸收,症状可持续存在,逐步转入慢性期,通常6～12周左右,病人仍有一定程度的发热、咳嗽、咳脓痰,或大咯血,并有消瘦、贫血、营养不良和杵状指等全身消耗症状。

X线胸片可见肺内致密阴影中有1个或数个空腔,形成透亮区或气液面,个别病人仅有肺部致密阴影。

根据病史及X线征象,肺脓肿诊断一般无困难。病程长,慢性脓肿,症状不典型者需与肺癌形成空洞、结核空洞、肺囊肿继发感染等鉴别,需进一步作胸部CT、痰液的结核菌检查、支气管镜等检查。

（三）治疗

急性肺脓肿通常经内科治疗即可治愈。针对细菌培养选择敏感抗生素;体位引流,促进排痰;辅以支气管镜吸痰、胸部物理治疗以及支持治疗等。少数病人,如抗生素治疗无效．张力性肺脓肿等可采用经皮穿刺导管引流术。

慢性肺脓肿多数需行手术治疗。通常行肺叶切除术。手术适应证:①慢性肺脓肿经内科治疗超过3个月,症状或X线表现未见改善;②不能排除癌肿形成肺脓肿;③有大咯血史,为防止再次咯血窒息者。术前应进行充分的准备,应用大剂量敏感广谱抗生素控制感染,积极体位引流排痰,尽量将痰液控制在每天50ml以下,避免手术中痰液堵塞大支气管或流入健肺。加强营养,详细了解心肺肝肾脑等重要器官功能,并予支持治疗;纠正凝血机制紊乱等。常规采用全身麻醉双腔支气管插管进行手术,以免术中翻身时痰液溢入健肺。术中应小心分离粘连,勿损伤邻近肺叶的血管及胸内其他器官。术后处理参阅本章第三节。

早年肺切除术治疗肺脓肿死亡率较高。随着抗生素的发展,适应证掌握良好,麻醉和手术技术的提高,术前准备和术后处理的完善,手术死亡率已很低,手术效果满意。

第五节　肺结核的外科治疗

肺结核(pulmonary tuberculosis)是由结核分枝杆菌引起的肺部感染,是常见的慢性传染病,其传染途径为飞沫吸入呼吸道。

60年前,有效的抗结核药物尚未发明,肺结核流行肆虐,成为危害人类健康的重要问题。当时主要的治疗方法是疗养和外科治疗。肺结核的外科治疗是当时胸外科的主要业务,如肺萎陷疗法、肺切除、胸廓成形术等。有效的结核化疗药物的发明和发展,改变了整个结核病的治疗局面。长期随访的结果表明,多数病人药物治疗与手术治疗效果同样好,外科手术治疗的适应证已很少。

肺结核外科治疗的选择主要依赖于病变的性质和病人的具体情况。外科治疗是肺结核综合治疗的一个组成部分,术前术后必须应用有效抗结核药配合治疗,同时采用各种支持疗法,增强病人的抵抗力,防止和减少手术并发症和病变的复发。目前常用的外科治疗措施为肺切除术和胸廓成形术。肺切除术可以切除肺结核病灶,是最为有效的治疗方法。胸廓成形术是将不同数目的肋骨节段行骨膜下切除,使该部分胸壁下陷后靠近纵隔,并使其下面的肺得到萎陷,因而是一种萎陷疗法。手术可一期或分期完成。如需切除肋骨的数目多和范围较大,应分期手术,

Notes

以避免术后发生胸壁反常呼吸运动造成有害的生理变化。

近30年来,由于胸廓成形术治疗肺结核的局限性和术后并发脊柱畸形等缺点,目前已很少采用;而肺切除术已经普及,且疗效更满意。但对于一些不宜作肺切除术的病人,胸廓成形术仍不失为一种可供选择的外科疗法。此外,它还可为某些病人创造接受肺切除术的条件。

(一) 肺切除术

1. 适应证

(1) 肺结核空洞:不易闭合的厚壁空洞和巨大空洞,及支气管阻塞引流不畅的张力空洞;萎缩疗法不能闭合的下叶空洞等空洞型病变多采用手术治疗。

(2) 结核性球形病灶(结核球):直径大于2cm的干酪样病灶不易愈合,有时溶解液化成为空洞,故应切除。有时结核球难以与肺癌鉴别,或并发肺泡癌或瘢痕癌,故应及早作手术切除。

(3) 毁损肺:肺叶或一侧全肺毁损,有广泛的干酪病变、空洞、纤维化和支气管狭窄或扩张。肺功能已基本丧失,药物治疗难以奏效;或已成为感染源,反复发生化脓菌或真菌感染。

(4) 结核性支气管狭窄或支气管扩张:瘢痕狭窄可造成肺段或肺叶不张。结核病灶及肺组织纤维化又可造成支气管扩张,继发感染,引起反复咳痰、咯血。

(5) 反复或持续咯血:经药物治疗无效,病情危急,经纤维支气管镜检查确定出血部位,可将出血病肺切除以挽救生命。

(6) 其他:如胸廓成形术后仍有排菌,有条件者可考虑切除治疗;诊断不确定的肺部块状阴影或原因不明的肺不张。

2. 禁忌证 ①肺结核正在扩展或处于活动期,全身症状重,血沉等基本指标不正常;②一般情况和心肺代偿能力差;③合并肺外其他脏器结核病,经过系统的抗结核治疗,病情仍在进展或恶化者。

3. 术前准备与术后处理 除按一般肺切除术的处理外,还应注意:

(1) 由于多数病人已长期应用多种、大量抗结核药物,因而需要详细询问、统计、分析病情后再定出初步手术时机和方案。有耐药性的病人,应采用新的抗结核药物作术前准备,必要时静脉滴注。

(2) 痰菌阳性者应作支气管镜检,观察有无支气管内膜结核。有内膜结核者应继续抗结核治疗,直到病情稳定。

(3) 术后继续抗结核治疗至少6～12个月。若肺切除后有胸内残腔,而余肺内尚有残留病灶,宜考虑同期或分期加作胸廓成形。

4. 术后并发症 肺结核手术治疗可能发生一些并发症,尤其在抗结核药物治疗不充分或术前准备不当时,更易发生。

(1) 支气管胸膜瘘:结核病病人的发生率显然比非结核病者为高,原因有:①支气管残端有内膜结核,致愈合不良;②残端有感染或胸膜腔感染侵蚀支气管残端,引起炎性水肿或缝线脱落致残端裂开。

若胸膜腔内有空气液平,经排液10～14天后仍持续存在,加上病人有发热,刺激性咳嗽,术侧在上卧位时加剧,咳出血性痰液,应疑为并发支气管胸膜瘘。向胸膜腔内注入亚甲蓝液1～2ml后,如病人咳出蓝色痰液即可确诊。

瘘的处理取决于术后发生瘘的时间。早期可重新手术修补瘘口。较晚者宜安置闭式引流,排空感染的胸膜腔内液体。若引流4～6周瘘口仍不闭合,需按慢性脓胸处理。

(2) 顽固性含气残腔:大多不产生症状,多数病人数月后逐渐消失。少数有呼吸困难、发热、咯血或持续肺泡漏气等征象,可按支气管瘘处理。

(3) 脓胸:结核病的肺切除后遗留的残腔易并发感染引起脓胸,其发病率远较非结核病者为高。诊治原则同一般脓胸。

Notes

（4）结核播散：若在术前能采用有效的抗结核药物作术前准备，严格掌握手术适应证和手术时机，特别是痰菌阴性者，本并发症并不多见。相反，痰菌阳性、活动性结核未能有效控制，加上麻醉技术、术后排痰技术不当以及并发支气管瘘等因素，均可导致结核播散。

上述各并发症常互相影响，较少单独发生。故应注意结核病治疗的整体性，方能获得较好的疗效。

（二）胸廓成形术

已较少应用，仅在一些特殊情况下采用，如：①上叶空洞，但中下叶亦有结核病灶，若作全肺切除，则损伤太大，肺功能丧失过多；若仅作上叶切除，术后中下肺叶可能代偿性膨胀，致残留病灶恶化；可同期或分期加作胸廓成形术。②一侧广泛肺结核灶，痰菌阳性，药物治疗无效，一般情况差不能耐受全肺切除术，但支气管病变不严重者。

第六节　肺　肿　瘤

肺肿瘤包括原发性和转移性肿瘤。肺原发性肿瘤中多数为恶性肿瘤，最常见的是肺癌，肉瘤则较少见。肺良性肿瘤也较少见。肺转移瘤中，绝大多数为其他器官组织的恶性肿瘤经血行播散到肺部。

一、肺　　癌

肺癌（lung cancer）大多数起源于支气管黏膜上皮，因此也称支气管肺癌（broncho-pulmonary carcinoma）。肺癌的发病率和死亡率正在迅速上升，而且是世界性的趋势。据统计，在发达国家和我国大城市中，肺癌的发病率已居男性各种肿瘤的首位。肺癌病人，男女之比约（3～5）∶1，但近年来女性肺癌的发病率也明显增加；发病年龄大多在 40 岁以上。

（一）病因

至今不完全明确。大量资料说明，长期大量吸烟是肺癌的一个致病因素。烟草燃烧时释放致癌物质，多年每日吸烟 40 支以上者，肺鳞癌和小细胞癌的发病率比不吸烟者高 4～10 倍。

某些工业部门和矿区职工，肺癌的发病率较高，可能与长期接触石棉、铬、镍、铜、锡、砷、放射性物质等致癌物质有关。城市居民肺癌的发病率比农村高，可能与大气污染和烟尘中致癌物质较高有关。因此，应该提倡不吸烟，并加强工矿和城市环境保护工作。

人体内在因素如免疫状态、代谢活动、遗传因素、肺部慢性感染等，也可能对肺癌的发病有影响。

近来，在肺癌分子生物学方面的研究表明，癌基因，如 *Ras* 家族、*MYC* 家族；抑癌基因，如 *P53*；以及其他基因，如表皮生长因子及其受体转化生长因子 *B1* 基因、*nm23-H1* 基因等表达的变化与基因突变同肺癌的发病有密切关系。

（二）病理

肺癌起源于支气管黏膜上皮。肿瘤可向支气管腔内和（或）邻近的肺组织生长，并可通过淋巴、血行或经支气管转移扩散。肿瘤的生长速度和转移扩散的情况与肿瘤的组织学类型、分化程度等生物学特性有一定关系。

右肺肺癌多于左肺，上叶多于下叶。起源于支气管、肺叶支气管的肺癌，位置靠近肺门者称中心型肺癌；起源于肺段支气管以下的肺癌，位于肺周围部分者称周围型肺癌。

1. 分类　2004 年世界卫生组织（WHO）对肺癌的病理分类进行了修订，按细胞类型将肺癌分为 9 种：①鳞状细胞癌；②小细胞癌；③腺癌；④大细胞癌；⑤腺鳞癌；⑥多型性，肉瘤样或含肉瘤成分癌；⑦类癌；⑧唾液腺型癌。另外将不典型腺瘤样增生，原位癌等统称为侵袭前病变。

临床上最常见的肺癌主要分两大类：非小细胞肺癌（non-small cell lung cancer，NSCLC）和小

Notes

细胞肺癌(small cell lung cancer, SCLC)。非小细胞肺癌又分为三种主要组织学类型:即鳞状细胞癌(squamous cell carcinoma)、腺癌(adenocarcinoma)和大细胞癌(large cell carcinoma)。这种分类方法十分重要,因为两类肺癌的治疗方法是不同的。

(1) 非小细胞肺癌

1) 鳞状细胞癌(鳞癌):病人年龄大多在 50 岁以上,男性占多数。大多起源于较大的支气管,常为中心型肺癌。虽然鳞癌的分化程度不一,但生长速度较缓慢,病程较长,对放射和化学疗法较敏感。通常先经淋巴转移,血行转移发生较晚。

2) 腺癌:发病年龄较小,女性相对多见。多数起源于较小的支气管上皮,多为周围型肺癌;少数则起源于大支气管。早期一般无明显临床症状,往往在胸部 X 线检查时发现,表现为圆形或椭圆形分叶状肿块。一般生长较慢,但有时在早期即发现血行转移,淋巴转移则较晚发生。

细支气管肺泡癌是腺癌的一种类型,起源于细支气管黏膜上皮或肺泡上皮。发病率低,女性较多见,常位于肺野周围部分。一般分化程度较高,生长较慢,癌细胞沿细支气管、肺泡管和肺泡壁生长,而不侵犯肺泡间隔。淋巴和血行转移发生较晚,但可侵犯胸膜或经支气管播散到其他肺叶。

3) 大细胞癌:此型肺癌甚为少见,约半数起源于大支气管。细胞大,胞质丰富,胞核形态多样,排列不规则。大细胞分化程度低,常在发生脑转移后才被发现。预后很差。

(2) 小细胞癌(未分化小细胞癌):发病率比鳞癌低,发病年龄较轻,多见于男性。一般起源于大支气管,大多为中心型肺癌。细胞形态与小淋巴细胞相似,形如燕麦穗粒,因而又称为燕麦细胞癌。小细胞癌恶性程度高,生长快,较早出现淋巴和血行广泛转移。对放射和化学疗法虽较敏感,但在各型肺癌中预后最差。

此外,少数肺癌病例同时存在不同类型的肿瘤组织,如腺癌内有鳞癌组织,鳞癌内有腺癌组织或鳞癌与小细胞癌并存。这一类肿瘤称为混合型肺癌。

2. 转移　肺癌的扩散和转移,有下列几种主要途径:

(1) 直接扩散:肺癌形成后,肿瘤沿支气管壁并向支气管腔内生长,可以造成支气管部分或全部阻塞。肿瘤可直接扩散侵入邻近肺组织,病变穿越肺叶间裂侵入相邻的其他肺叶。肿瘤的中心部分可以坏死液化形成癌性空洞。此外,随着肿瘤不断地生长扩大,还可侵犯胸内其他组织器官。肿瘤可侵犯脏层胸膜,继而侵犯壁层胸膜,造成胸膜转移和播散。

(2) 淋巴转移:是常见的扩散途径。小细胞癌在较早阶段即可经淋巴转移。鳞癌和腺癌也常经淋巴转移扩散。癌细胞经支气管和肺血管周围的淋巴管道,先侵入邻近的肺段或肺叶支气管周围的淋巴结,然后根据癌所在部位,到达肺门或气管隆凸下淋巴结,或侵入纵隔和支气管淋巴结,最后累及锁骨上前斜角肌淋巴结和颈部淋巴结。纵隔和支气管以及颈部淋巴结转移一般发生在肺癌同侧,但也可以在对侧,即所谓交叉转移。肺癌侵入胸壁或膈肌后,可向腋下或上腹部主动脉旁淋巴结转移。

(3) 血行转移:血行转移是肺癌的晚期表现。小细胞肺癌和腺癌的血行转移较鳞癌更为常见。通常癌细胞直接侵入肺静脉,然后经左心随着大循环血流而转移到全身各处器官和组织,常见的有肝、骨骼、脑、肾上腺等。

(三) 临床表现

肺癌的临床表现与肿瘤的部位、大小、是否压迫或侵犯邻近器官以及有无转移等情况有着密切关系。早期肺癌特别是周围型肺癌往往无任何症状,大多在胸部 X 线检查时发现。肿瘤在较大的支气管内长大后,常出现刺激性咳嗽,极易误认为上呼吸道感染。当肿瘤继续长大影响引流,继发肺部感染时,可以有脓性痰液,痰量也较前增多。另一个常见症状是血痰,通常为痰中带血点、血丝或断续地少量咯血,大量咯血则少见。中心型肺癌的病人,由于肿瘤造成较大的支气管不同程度的阻塞,发生阻塞性肺炎和肺不张,临床上出现胸闷、哮喘、气促、发热和胸痛等症状。

晚期肺癌压迫、侵犯邻近器官和组织或发生远处转移时,可以产生下列征象:①压迫或侵犯

Notes

膈神经,引起同侧膈肌麻痹。②压迫或侵犯喉返神经,引起声带麻痹、声音嘶哑。③压迫上腔静脉,引起面部、颈部、上肢和上胸部静脉怒张,皮下组织水肿,上肢静脉压升高。④侵犯胸膜,可引起胸膜腔积液,往往为血性、大量积液,可以引起气促;有时肿瘤侵犯胸膜及胸壁,可以引起持续性剧烈胸痛。⑤肿瘤侵入纵隔,压迫食管,可以引起吞咽困难。⑥肺上沟瘤,也称 Pancoast 肿瘤(Pancoast tumor),可以侵入纵隔和压迫位于胸廓上口的器官或组织,如第一肋骨、锁骨下动脉和静脉、臂丛神经、颈交感神经和脊椎等,产生剧烈胸肩痛、上肢静脉怒张、水肿、臂痛和上肢运动障碍,同侧上眼睑下垂、瞳孔缩小、眼球内陷、面部无汗等颈交感神经综合征(Horner 综合征)。肺癌血行转移后,按累及的器官而产生不同症状。

少数肺癌病例,由于肿瘤产生内分泌物质,临床上呈现非转移性的全身症状:如骨关节病综合征(杵状指、骨关节痛、骨膜增生等)、Cushing 综合征、重症肌无力、男性乳腺增大、多发性肌肉神经痛等。这些症状在切除肺癌后可能消失。

(四) 诊断

早期诊断具有重要意义。只有在病变早期得到诊断和治疗,才能获得较好的疗效。为此,应当广泛进行防癌的宣传教育,劝阻吸烟,建立和健全肺癌防治网。对 40 岁以上人群,定期进行胸部 X 线普查。中年以上久咳不愈或出现血痰,应提高警惕,并作检查。如胸部 X 线检查发现肺部有肿块阴影时,应首先考虑到肺癌的诊断,应作进一步检查,不能轻易放弃肺癌的诊断或拖延时间,必要时应剖胸探查。目前,80% 的肺癌病例在明确诊断时已失去外科手术的机会,因此,如何提高早期诊断率是一个十分迫切的问题。诊断肺癌的主要方法有:

1. X 线检查和 CT　大多数肺癌可以经胸部 X 线片和 CT 检查获得临床诊断。

中心型肺癌早期 X 线胸片可无异常征象。当癌肿阻塞支气管,排痰不畅,远端肺组织发生感染,受累的肺段或肺叶出现肺炎征象。若支气管管腔被肿瘤完全阻塞,可产生相应的肺叶不张或一侧全肺不张(图 29-1a,图 29-1b)。当癌肿发展到一定大小,可出现肺门阴影,由于肿块阴影常被纵隔组织影所遮盖,需作胸部 CT 检查才能显示清楚。

肿瘤侵犯邻近的肺组织和转移到肺门及纵隔淋巴结时,可见肺门区肿块,或纵隔阴影增宽,轮廓呈波浪形,肿块形态不规则,边缘不整齐,有时呈分叶状。纵隔转移淋巴结压迫膈神经时,可见膈肌抬高,透视可见膈肌反常运动。气管隆凸下肿大的转移淋巴结,可使气管分叉角度增大,相邻的食管前壁,也可受到压迫。晚期病例还可看到胸膜腔积液或肋骨破坏。

CT 可显示薄层横断面结构图像,避免病变与正常组织互相重叠,密度分辨率很高,可发现一般 X 线检查隐藏区(如肺尖、膈上、脊椎旁、心后、纵隔等处)的早期肺癌病变,对中心型肺癌的诊断有重要价值。CT 可显示位于纵隔内的肿瘤阴影、支气管受侵的范围、肿瘤的淋巴结转移以及对肺血管和纵隔内器官组织侵犯的程度,并可作为制定中心型肺癌的手术或非手术治疗方案的重要依据。

周围型肺癌最常见的 X 线表现,为肺野周围孤立性圆形或椭圆形块影,直径从 1～2cm 到 5～6cm 或更大。块影轮廓不规则,可呈现小的分叶或切迹,边缘模糊毛糙,常显示细短的毛刺影(图 29-2a,29-2b)。周围型肺癌长大阻塞支气管管腔后,可出现节段性肺炎或肺不张。癌肿中心部分坏死液化,可示厚壁偏心性空洞,内壁凹凸不平,很少有明显的液平面(图 29-3)。

结节型细支气管肺泡癌的 X 线片表现,为轮廓清楚的孤立球形阴影,与上述的周围型肺癌的表现相似。弥散型细支气管肺泡癌的表现为浸润性病变,轮廓模糊,自小片到一个肺段或整个肺叶,类似肺炎。

高分辨率的薄层 CT 可清楚显示肺野中直径 1cm 以下的肿块阴影,因此可以发现一般胸部 X 线片容易遗漏的较早期周围型肺癌。对于周围型肺癌肺门及纵隔淋巴结转移的情况,是否侵犯胸膜、胸壁及其他脏器,少量的胸膜腔积液,癌肿内部空洞情况等都可提供详细的信息。因此,CT 检查对周围型肺癌的诊断和治疗方案的选择也具有重要价值。近年来,由于 CT 的广泛应用,发现许多肺部小结节病灶和磨玻璃样病灶,其中有不少是早期肺腺癌。

Notes

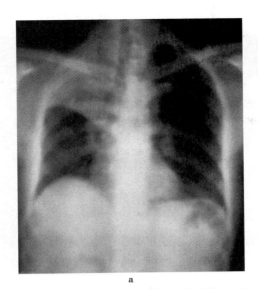

a

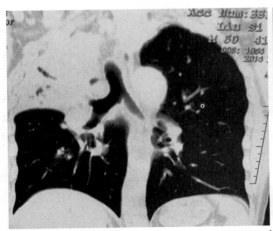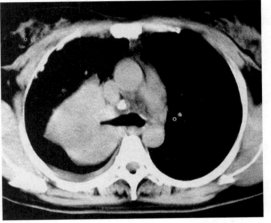

b

图 29-1　中心型肺病

a. 右上叶中心型肺癌（肺不张）；b. 右上叶肺癌（CT 示右上叶支气管阻塞）

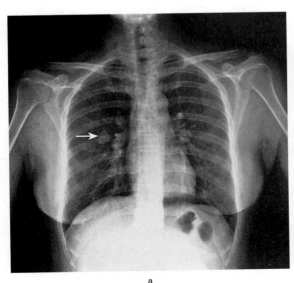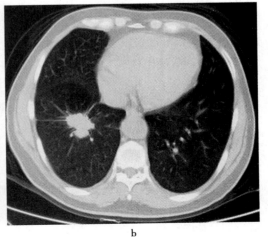

a　　　　　　　　　　　　　　　　b

图 29-2　周围型肺癌

a. 右上叶周围型肺癌；b. 右上叶周围型肺癌（CT 示肿块）

Notes

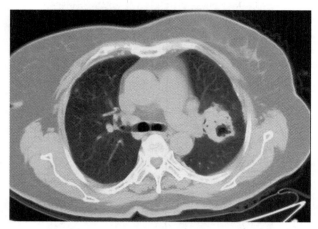

图 29-3　左上叶癌性偏心性空洞

2. **痰细胞学检查**　肺癌表面脱落的癌细胞可随痰液咳出。痰细胞学检查找到癌细胞,可以明确诊断,多数病例还可判别肺癌的病理类型。痰检查的准确率为 80% 以上。起源于较大支气管的中心型肺癌,特别是伴有血痰的病例,痰中找到癌细胞的机会更多。临床上对肺癌可能性较大者,应连续数日重复送痰液进行检查。

3. **纤维支气管镜检查**　对中心型肺癌诊断的阳性率较高,可在支气管内直接看到肿瘤,并可采取小块组织(或穿刺病变组织)作病理切片检查,亦可经支气管刷取肿瘤表面组织或吸取支气管内分泌物进行细胞学检查。经支气管镜超声针吸活检(EBUS)是一项新技术,已应用于早期病灶的诊断、纵隔淋巴结活检和肺癌分期。

4. **纵隔镜检查**　可直接观察气管前隆凸下及两侧支气管淋巴结情况,并可采取组织作病理切片检查,明确肺癌是否已转移到肺门和纵隔淋巴结,协助进行肺癌的分期。中心型肺癌,纵隔镜检查的阳性率较高。检查阳性者,一般说明病变范围广,多不宜手术治疗。

5. **正电子发射断层扫描(PET)**　利用 [18]氟-脱氧葡萄糖(FDG)作为示踪剂进行扫描显像。由于恶性肿瘤的糖酵解代谢高于正常细胞,FDG 在肿瘤内聚集程度大大高于正常组织,肺癌 PET 显像时表现为局部异常浓聚。可用于肺内结节和肿块的定性判断,并能显示纵隔淋巴结有无转移。近年来,将 PET 与 CT 结合为一种检查手段,称为 PET/CT。目前,PET/CT 是肺癌定性诊断和分期较为准确的无创检查,其诊断的敏感性较高,但特异性有待提高。

6. **经胸壁穿刺活组织检查**　这个方法对周围型肺癌阳性率较高,但可能产生气胸、胸膜腔出血或感染,以及癌细胞沿针道播散等并发症,故应严格掌握检查适应证。

7. **转移病灶活组织检查**　晚期肺癌病例,已有锁骨上、颈部、腋下等处淋巴结转移或出现皮下转移结者,可切取转移病灶组织作病理切片检查,或穿刺抽取组织作涂片检查,以明确诊断。

8. **胸水检查**　抽取胸水经离心处理后,取其沉淀作涂片检查,寻找癌细胞。

9. **剖胸探查**　肺部肿块经多种方法检查,仍未能明确病变的性质,而肺癌的可能性又不能排除时,如病人全身情况许可,应作剖胸探查术。术时可根据病变情况或活检结果,给予相应治疗,以免延误病情。

10. **血液肿瘤标志物检测**　目前常用于肺癌诊断的肿瘤标志物有癌胚抗原(CEA)、神经元特异性烯醇化酶(NSE)和细胞角蛋白片段 CYFRA-2-11 等。

11. **基因检测**　在取得肿瘤标本后进行基因检测,可以协助诊断及靶向治疗药物的选择。

(五)肺癌的分期和 TNM 分类

肺癌的分期对临床治疗方案的选择具有重要指导意义。世界卫生组织按照肿瘤的大小

(T),淋巴结转移情况(N)和有无远处转移(M)将肺癌加以分类,为目前世界各国所采用,现介绍如下:

2009 年国际抗癌联盟(UICC)新的肺癌 TNM 分期(第 7 版)(表 29-1)

表 29-1　TNM 分期

	T	N	M
0 期	Tis	N_0	M_0
Ⅰ A 期	$T_{1a,b}$	N_0	M_0
Ⅰ B 期	T_{2a}	N_0	M_0
Ⅱ A 期	$T_{1a,b}$	N_1	M_0
	T_{2a}	N_1	M_0
	T_{2b}	N_0	M_0
Ⅱ B 期	T_{2b}	N_1	M_0
	T_3	N_0	M_0
Ⅲ A 期	T_1,T_2	N_2	M_0
	T_3	N_1,N_2	M_0
	T_4	N_0,N_1	M_0
Ⅲ B 期	T_4	N_2	M_0
	任何 T 分期	N_3	M_0
Ⅳ 期	任何 T 分期	任何 T 分期	M_{1a},M_{1b}

T 分期:

T_X:未发现原发肿瘤,或者通过痰细胞学或支气管灌洗发现癌细胞,但影像学及支气管镜无法发现。

T_0:无原发肿瘤证据。

Tis:原位癌。

T_1:肿瘤最大径≤3cm,周围包绕肺组织及脏层胸膜,支气管镜见肿瘤侵及叶支气管,未侵及主支气管。

T_{1a}:肿瘤最大径≤2cm,T_{1b}:肿瘤最大径>2cm,≤3cm。

T_2:肿瘤最大径>3cm,≤7cm;侵及主支气管,但距隆凸 2cm 以外;侵及脏层胸膜;有阻塞性肺炎或部分肺不张,不包括全肺不张。符合以上任何一个条件即归为 T_2。

T_{2a}:肿瘤最大径>3cm,≤5cm,T_{2b}:肿瘤最大径>5cm,≤7cm。

T_3:肿瘤最大径>7cm;直接侵犯以下任何一个器官,包括:胸壁(包含肺上沟瘤)、膈肌、膈神经、纵隔胸膜、心包;距隆凸<2cm(不常见的表浅扩散型肿瘤,不论体积大小,侵犯限于支气管壁时,虽可能侵犯主支气管,仍为 T_1),但未侵及隆凸;全肺不张或者阻塞性肺炎;同一肺叶出现孤立性癌结节。符合以上任何一个条件即归为 T_3。

T_4:无论大小,侵及以下任何一个器官,包括:纵隔、心脏、大血管、隆凸、喉返神经、气管、食管、椎体;同侧不同肺叶内孤立性癌结节。

N 分期:

N_X:区域淋巴结无法评估。

N_0:无区域淋巴结转移。

Notes

N_1:同侧支气管周围和(或)同侧肺门淋巴结以及肺内淋巴结有转移,包括直接侵犯而累及的。

N_2:同侧纵隔内和(或)隆凸下淋巴结转移。

N_3:对侧纵隔、对侧肺门、同侧或对侧斜角肌及锁骨上淋巴结转移。

M 分期:

M_x:远处转移不能被判定。

M_0:无远处转移。

M_1:远处转移。

M_{1a}:胸膜播散(恶性胸腔积液、心包积液或胸膜结节)以及对侧肺叶出现癌结节(许多肺癌胸腔积液是由肿瘤引起的,少数病人胸液多次细胞学检查阴性,既不是血性也不是渗液,如果各种因素和临床判断认为渗液和肿瘤无关,那么不应该把胸腔积液考虑入分期的因素内,病人仍应分为 $T_{1\sim3}$)。

M_{1b}:肺及胸膜外的远处转移。

（六）鉴别诊断

肺癌病例按肿瘤发生部位、病理类型和病程早晚等不同情况,在临床上可以有多种表现,易与下列疾病混淆。

1. **肺结核** ①肺结核球易与周围型肺癌混淆。肺结核球多见于青年,一般病程较长,发展缓慢。病变常位于上叶尖后段或下叶背段。在 X 线片上块影密度不均匀,可见到稀疏透光区和钙化点,肺内常另有散在性结核病灶。②粟粒性肺结核易与弥漫型细支气管肺泡癌混淆。粟粒性肺结核常见于青年,全身毒性症状明显,抗结核药物治疗可改善症状,病灶逐渐吸收。③肺门淋巴结结核在 X 线片上肺门块影可能误诊为中心型肺癌,肺门淋巴结结核多见于青少年,常有结核感染症状,很少有咯血。应当指出,肺癌可以与肺结核合并存在。两者的临床症状和 X 线征象相似而易被忽视,以致延误肺癌的早期诊断。

2. **肺部炎症** ①支气管肺炎:早期肺癌产生的阻塞性肺炎,易被误诊为支气管肺炎。支气管肺炎发病较急,感染症状比较明显。X 线片表现为边界模糊的片状或斑点状阴影,密度不均匀,且不局限于 1 个肺段或肺叶。经抗生素药物治疗后,症状迅速消失,肺部病变吸收也较快。②肺脓肿:肺癌中央部分坏死液化形成癌性空洞时,X 线片表现易与肺脓肿混淆。肺脓肿在急性期有明显感染症状,痰量多,呈脓性;X 线片空洞壁较薄,内壁光滑,常有液平面,脓肿周围的肺组织或胸膜常有炎性变。支气管造影多可见空洞充盈,并常伴有支气管扩张。

3. **肺部其他肿瘤** ①良性肿瘤:如错构瘤、纤维瘤、软骨瘤等有时需与周围型肺癌鉴别。一般肺部良性肿瘤病程长,生长缓慢,临床上大多没有症状。X 线片呈现接近圆形的块影,密度均匀,可以有钙化点,轮廓整齐,多无分叶状。②支气管腺瘤:是一种低度恶性的肿瘤。发病年龄比肺癌轻,女性发病率较高。临床表现可以与肺癌相似,常反复咳血。X 线表现,有时也与肺癌相似。经支气管镜检查,诊断未能明确者应尽早行开胸探查术。

4. **纵隔淋巴瘤** 可与中心型肺癌混淆。纵隔淋巴瘤生长迅速。临床上常有发热和其他部位表浅淋巴结肿大。在 X 线片上表现为两侧气管旁和肺门淋巴结肿大。对放射疗法高度敏感,小剂量照射后即可见到块影缩小。纵隔镜检查亦有助于明确诊断。

（七）治疗

目前对肺癌主要采取以外科手术为主的综合治疗。首选疗法是外科手术,它是唯一可能将肺癌治愈的方法。然而,肺癌是一种全身性疾病,单纯手术治疗并不能完全解决问题,必须与化疗、放疗及其他治疗联合应用,进行综合治疗。遗憾的是 80% 的肺癌病人在明确诊断时已失去手术机会,仅约 20% 的病例可手术治疗。目前手术的远期(5 年)生存率最好仅为 30%～40%,效果不能令人满意。因此,必须提高对肺癌的警惕性,早诊早治,进一步探讨新的有效治疗方案和方法;此外,对现行的各种治疗方法必须恰当地联合应用,进行综合治疗,这样才有可能提高肺癌的治疗效果。具体的治疗方案应根据肺癌的 TNM 分期、细胞病理类型、病人的心肺功能和全身情况以及其他有关因素等,进行认真详细的综合分析后,确定个体化的治疗方案。

非小细胞肺癌和小细胞肺癌在治疗方面有很大的不同。一般来讲,非小细胞肺癌 T_1 或 $T_2N_0M_0$ 病例以完全性切除手术治疗为主;而 Ⅱ 期和 Ⅲ 期病人则应加作术前后化疗、放疗等综合治疗,以提高疗效。$Ⅲ_b$ 期与 Ⅳ 期病人则以非手术治疗为主。

小细胞肺癌常在较早阶段就已发生远处转移,手术很难治愈。可采用化疗→手术→化疗,化疗→放疗→手术→化疗或化疗→放疗→化疗,以及附加预防性全脑照射等积极的综合治疗,已使疗效比过去有明显提高。

1. 手术治疗

(1) 目的:是彻底切除肺部原发癌肿病灶和局部及纵隔淋巴结,并尽可能保留健康的肺组织。肺切除术的范围,决定于病变的部位和大小。对周围型肺癌,一般施行肺叶切除术;对中心型肺癌,一般施行肺叶或一侧全肺切除术。有的病例,癌肿位于一个肺叶内,但已侵及局部主支气管或中间支气管,为了保留正常的邻近肺叶,避免作一侧全肺切除术,可以切除病变的肺叶及一段受累的支气管,再吻合支气管上下切端(图 29-4),临床上称为支气管袖状肺叶切除术。如果相伴的肺动脉局部受侵,也可同时作部分切除,端端吻合,称为支气管袖状肺动脉袖状肺叶切除术。肺切除的同时,应进行系统性肺门和纵隔淋巴结清除术。

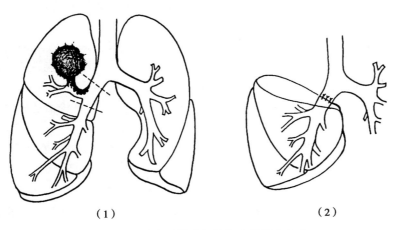

（1） （2）

图 29-4 右上叶肺癌切除和支气管吻合术
(1)点线示支气管切断处;(2)支气管吻合

近年来,以电视胸腔镜技术为代表的微创胸外科有了很大发展,目前对于 Ⅰ 期非小细胞肺癌,电视胸腔镜肺叶切除加淋巴结清扫术已成为公认的可选择的手术方式,该术式损伤小,恢复快,近、远期疗效与传统手术相当。

对于已侵犯胸膜、胸壁、心包、大血管或其他邻近器官组织(T_3、T_4)而淋巴结分期为 N_0 或 N_1 者,可根据情况(如能切除者)进行扩大的肺切除术,例如联合胸壁切除及重建术、心包部分切除术、胸膜剥脱术、左心房部分切除、大血管部分切除重建等手术,扩大肺癌切除手术的范围大、损伤重,故在病例选择方面应特别慎重。

(2) 治疗结果:非小细胞肺癌,T_1(或 $T_2N_0M_0$)病例经手术治疗后,约有半数的人能获得长期生存,有的报告其 5 年生存率可达 70% 以上。Ⅱ 期及 Ⅲ 期病例生存率则较低。据统计,我国目前的肺癌手术的切除率为 85% ~97%,术后 30 天死亡率在 2% 以下,总的 5 年生存率为 30% ~40%。影响远期疗效的主要因素有:肿瘤的病理类型,肿瘤的大小和侵犯范围,有无淋巴结转移,手术方式,支气管切缘是否有癌残留,年龄以及病人的全身情况和免疫状态等。

Notes

（3）禁忌证：①远处转移，如脑、骨、肝等器官转移（即 M_1 病例）；②心、肺、肝、肾功能不全、全身情况差的病人；③广泛肺门、纵隔淋巴结转移，无法清除者；④严重侵犯周围器官及组织，估计切除困难者；⑤胸外淋巴结转移，如锁骨上淋巴结（ N_3 ）转移等，是否行肺切除，应慎重考虑。

2. **放射治疗**　是局部消灭肺癌病灶的一种手段。在各种类型的肺癌中，小细胞肺癌对放射疗法敏感性较高，鳞癌次之，腺癌和细支气管肺泡癌最低。可应用于不能手术治疗的病人或作为术前、后的辅助治疗。晚期肺癌病例，伴有阻塞性肺炎、肺不张、上腔静脉阻塞综合征或骨转移引起剧烈疼痛以及肿瘤复发者，也可进行姑息性放射疗法，以减轻症状。目前放射治疗方法进展很快，如适形放疗、立体定向放疗（γ 刀）及调强放疗等。

放射疗法可引起疲乏、胃纳减退、低热、骨髓造血功能抑制、放射性肺炎、肺纤维化和癌肿坏死液化形成空洞等放射反应和并发症，应给予相应处理。

对于肺癌脑转移病例，若颅内病灶较局限，可采用 γ 刀放射治疗，有一定的缓解率。

3. **化学治疗与靶向治疗**　对有些分化程度低的肺癌。特别是小细胞肺癌，疗效较好。化学疗法作用遍及全身，临床上可以单独应用于晚期肺癌病例，以缓解症状，或与手术、放射等疗法综合应用。以防治肿瘤转移复发，提高治愈率。

目前常用药物有：健择、紫杉醇、多西紫杉醇、诺维本、丙卡巴肼、顺铂、卡铂等。应根据肺癌的类型和病人的全身情况合理选用药物，并根据单纯化疗还是辅助化疗选择给药方法决定疗程的长短以及哪几种药物联合应用、间歇给药等，以提高化疗的疗效。近年来，根据分子生物学研究，针对肺癌发病的分子机制确定的治疗靶点，发展起来多种靶向治疗药物，如吉非替尼等，在有特定基因突变的病人，明显延长了病人生存期。

需要注意的是，目前化学药物对肺癌疗效仍然不能令人满意，症状缓解期较短，副作用较多。临床应用时，应掌握药物的性能和剂量，并密切观察副作用。出现骨髓造血功能抑制、严重胃肠道反应等情况时要及时调整药物剂量或暂缓给药。

4. **中医中药治疗**　按病人临床症状、脉象、舌苔等表现，应用辨证论治法则治疗肺癌，一部分病人的症状可得到改善，寿命延长。

5. **免疫治疗**　近年来，通过实验研究和临床观察，发现人体的免疫功能状态与肿瘤的生长发展有一定关系，从而促进免疫疗法的应用。①特异性免疫疗法：用经过处理的自体肿瘤细胞或加用佐剂后，作皮下接种进行治疗。此外尚可应用各种白介素、肿瘤坏死因子、肿瘤核糖核酸等生物制品。②非特异性免疫疗法：用转移因子、干扰素、胸腺素、香菇多糖等生物制品，激发和增强人体免疫功能。

二、支气管腺体肿瘤

这类肿瘤主要起源于支气管或气管黏膜腺体。男与女之比约 1∶2。肿瘤生长缓慢，但可浸润扩展至邻近组织，发生淋巴结转移，甚至血行转移，因此应认为是一种低度恶性肿瘤。

（一）分类

可分为五种类型：

1. **支气管类癌**（carcinoid of bronchus）　最常见，约占 85%。起源于支气管壁黏膜分泌腺的嗜银细胞，电镜检查显示类癌细胞含有神经分泌颗粒。肿瘤突入支气管腔，质软，血管丰富，易出血，呈暗红色或红色，可带蒂或无蒂，表面有完整的黏膜覆盖。有的肿瘤部分在支气管内，另一部分向支气管壁外生长达肺组织内而呈哑铃状。一般与周围组织分界清楚或具有包膜。

2. **支气管囊性腺样癌**（cystic adenoid carcinoma of bronchus）　亦称圆柱形腺瘤。起源于腺管或黏膜分泌腺。支气管囊性腺样癌常发生在气管下段或主支气管根部，恶性程度较高，常侵入邻近组织，偶有淋巴结和远处转移。肿瘤突入气管或支气管腔内，呈粉红色，表面黏膜完整。

Notes

3. 支气管黏液表皮样癌(muco-epidermoidal carcinoma of bronchus)　最少见。起源于肺叶支气管或主支气管黏膜分泌腺。恶性程度高低不一,大多数为低度恶性,常呈息肉样,表面黏膜完整。

4. 支气管黏液腺腺瘤(muco-adenoma of bronchus)　发生于支气管的黏液腺,向管腔内生长,表面被覆完整的支气管上皮,可阻塞支气管,但不破坏软骨环,为良性肿瘤。

5. 多形性混合瘤　为息肉状带蒂的肿瘤,也可为浸润性生长。

（二）临床表现

常见的症状为咳嗽、咯血或支气管阻塞引起的哮鸣、呼吸困难、反复呼吸道感染或肺不张。支气管类癌病例,有时有阵发性面部潮红、水肿、肠蠕动增加、腹泻、心悸、皮肤发痒等类癌综合征。

（三）诊断

胸部 X 线平片可以显示肿瘤阴影,或肿瘤引起的支气管阻塞征象。但局限在支气管壁内较小的肿瘤,X 线检查可能阴性,CT 或 MRI 有助于诊断。腺瘤生长缓慢,有的病例症状出现多年后,才能明确诊断。

支气管镜检查是重要的诊断方法,可直接观察到绝大多数支气管腺体肿瘤。由于腺体肿瘤血管丰富,容易出血,进行支气管镜检查时,应避免作活组织检查,以免导致大量咯血。

（四）治疗

支气管腺体肿瘤,如尚未发生远处转移,应在明确诊断后进行手术治疗,彻底切除肿瘤。发生于肺叶支气管的肿瘤,通常作肺叶切除术。发生于主支气管或气管的肿瘤,为了尽量保留正常肺组织,可以作气管或支气管袖状切除术,切除含有肿瘤的一段支气管或气管,作对端吻合术。局限于支气管壁的肿瘤,也可以切开支气管,摘除全部肿瘤后,再修复支气管。

全身情况禁忌手术或已有转移的病人,可施行放射治疗或药物治疗。

三、肺或支气管良性肿瘤

肺或支气管良性肿瘤比较少见。临床上较常见的有错构瘤、软骨瘤、纤维瘤、平滑肌瘤、血管瘤和脂肪瘤等。

肺错构瘤是由支气管壁各种正常组织错乱组合而形成的良性肿瘤,一般以软骨为主。此外还可以有腺体、纤维组织、平滑肌和脂肪等。肿瘤具有完整的包膜,生长缓慢。大多发生在肺的边缘部分,靠近胸膜或肺叶间裂处。多见于男性青壮年。一般不出现症状,往往在胸部 X 线片检查时发现。肿瘤呈圆形、椭圆形或分叶状块影,边界清楚,可以有钙化点。治疗方法是施行肺楔形切除术。对肺表浅部分较小的肿瘤,也可作肿瘤摘除术。

四、肺转移性肿瘤

原发于身体其他部位的恶性肿瘤,转移到肺的相当多见。据统计,在死于恶性肿瘤的病例中约 20% ~ 30% 有肺转移。原发恶性肿瘤常来自胃肠道、泌尿生殖系统、肝、甲状腺、乳腺、骨等器官。恶性肿瘤发生肺转移的时间早晚不一,大多数病例在原发肿瘤出现后 3 年内转移。有的病例可以在原发肿瘤治疗后 5 年、10 年以上才发生肺转移。少数病例,则在查出原发癌之前,先发现肺转移病变。多数病例为多发性、大小不一、密度均匀、轮廓清楚的圆形转移病灶。少数病例,肺内只有单个转移病灶,X 线片表现与周围型肺癌相似。

（一）临床表现

大多数没有明显的临床症状,一般在随访原发肿瘤的病人中,进行胸部 X 线检查时始被发现。少数病例可以有咳嗽、血痰、发热和呼吸困难等症状。

（二）诊断

根据肺部 X 线片表现,结合原发恶性肿瘤的诊断或病史,一般可诊断肺转移性肿瘤。

痰细胞学检查,阳性率很低。支气管镜检查,对诊断无帮助。单个肺转移性肿瘤,很难与原发性周围型肺癌相区别。

（三）治疗

肺部转移性肿瘤一般是恶性肿瘤的晚期表现。两侧肺出现广泛散在转移的病人,无外科手术的适应证。但对符合以下条件的病人,可以进行手术治疗,以延长病人的生存期:①原发肿瘤已得到比较彻底的治疗或控制,局部无复发;身体其他部位没有转移;②肺部只有单个转移;或虽有几个转移病变,但均局限在一个肺叶或一侧肺内;或肺转移瘤虽为两侧和多个,但估计可以作局限性肺切除术治疗;③病人的全身情况、心肺功能良好。

手术方法应根据情况选择肺楔形切除术、肺段切除术、肺叶切除术或非典型的局限性肺切除术;甚至经胸骨正中或分二期行双侧肺转移瘤切除术;或用超声刀协助作局限性肺切除术;或冷冻切除术。由于肺转移瘤手术达到根治目的较为困难,因而一般不作全肺切除术,对需作全肺切除术的病人应特别慎重。

肺部单发性转移瘤病例手术切除术后可有约 30% 生存达到 5 年以上;多发性转移瘤手术后 5 年生存率也可达 20% 左右。若原发肿瘤恶性度较低,发生肺转移时间较晚,手术治疗效果更好。

第七节　肺棘球蚴病

肺棘球蚴病(pulmonary hydatid cyst disease)是细粒棘球绦虫的蚴虫侵入肺所致,在肺组织中形成棘球蚴囊肿,并造成各种并发症,也称肺包虫病(pulmonary echinococcus)。

细粒棘球绦虫的终宿主是犬类动物,成虫寄生在犬的小肠中,卵随粪便排出,污染食物,人(或羊、牛、猪等)食入后,在上消化道中经胃液的消化,卵壳破裂孵化出蚴虫,即六钩蚴,经消化道黏膜侵入血管,至门静脉系统,多数(75% ~80%)滞留在肝,少数(10% ~15%)经循环进入肺内或其他器官和组织。人(或羊、牛、猪等)为细粒棘球绦虫的中间宿主。

六钩蚴进入肺组织内,逐渐发育成棘球蚴囊肿即肺包虫囊肿,往往在半年内长至 1 ~2cm,平均每年长大 1 ~2 倍;巨大者可达 20cm,内含囊液数千克。囊壁分为内囊和外囊。内囊是包虫的固有囊壁约 1mm 厚,可分为内层,即生发层,分泌透明液体,并产生很多子囊和头节;外层似粉皮,具有弹性。外囊是人体反应形成的纤维组织包膜,厚度为 3 ~5mm。内囊和外囊之间为潜在的间隙,互不粘连。肺包虫囊肿多为单发性,多位于肺周边;右肺比左肺多见,下叶比上叶多见。

肺包虫囊肿可压迫肺组织造成支气管狭窄、炎症、肺萎陷和移位及肺部感染;也可破入支气管、胸膜腔,造成各种并发症。

（一）临床表现

肺棘球蚴囊肿由于生长缓慢,如无并发症,可多年无症状。囊肿逐渐长大后,可以产生咳嗽、胸痛、咯血、气急等症状。囊肿穿破入支气管后,病人先有阵发性咳嗽,继而咯出大量透明黏液。内囊亦可随之分离,如被咳出,痰液中可找到头节。并发感染者则症状类似肺脓肿,出现发热、咳脓痰和咯血等。囊肿穿破入胸膜腔,则形成液气胸,继而成为脓胸。有些病例还可出现皮疹、发热、恶心、呕吐、腹痛、支气管痉挛和休克等过敏症状,严重者可以致死。

肺棘球蚴病的体征,在病变区叩诊呈浊音,呼吸音减低或消失。巨大囊肿可压迫纵隔,使心脏及其他器官移位。

（二）诊断

肺棘球蚴病的诊断依据以下四点:

1. 病人居住在或到过棘球蚴病流行区,有牧羊接触史。

2. X 线胸片或 CT 表现为密度均匀、边界清楚的圆形或椭圆形阴影。如囊肿破裂分离后有如下征象：①外囊破裂，少量空气进入外囊与内囊之间，在囊肿顶部呈现新月形透亮区[图29-5(1)]；②外囊、内囊都破裂，囊液部分排出，空气同时进入外囊及内囊，则囊内呈现液平面，其上方有两层弧形透明带[图29-5(2)]；③外囊内囊都破裂，且内囊陷落漂浮于囊液表层，则在液平面上呈现不规则的内囊阴影，犹如水上浮莲[图29-5(3)]；④囊壁破裂，内容物全部排空，则呈现囊状透亮影，类似肺大疱[图29-5(4)]。

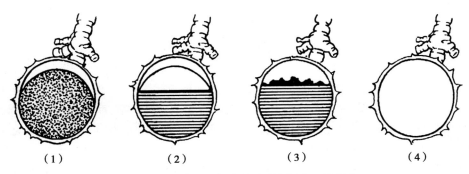

（1）　　　　　　（2）　　　　　　（3）　　　　　　（4）

图29-5　肺棘球蚴囊肿破裂后的各种X线征象

(1)外囊破裂，顶部有新月形透亮区；(2)内、外囊破裂，内有液平面，顶部有两层弧形透亮带；
(3)内、外囊破裂，内囊陷落，呈现水上浮莲征；(4)囊壁破裂，内容排空，呈囊状透亮影

3. 超声检查显示肺内有囊性病变。

4. 化验　血常规显示嗜酸性粒细胞比例增高，有时可达25%～30%，棘球蚴补体结合试验阳性；棘球蚴液皮内试验（Casoni试验）阳性反应率可达70%～90%。

怀疑肺棘球蚴病时，禁忌用穿刺作为诊断方法，以避免发生囊液外渗产生过敏反应和棘球蚴播散等并发症。

（三）预防

在棘球蚴病流行区进行宣传教育，注意饮食卫生、饭前洗手和保护水源，调查掌握病变流行情况，对牧犬投驱虫药，加强对屠宰场管理等措施，可以减低发病率。

（四）治疗

棘球蚴病目前尚无特效治疗药物，外科手术是治疗肺棘球蚴病唯一有效的方法。手术要求全部摘除内囊，并防止囊液外溢，以免引起过敏反应或肺棘球蚴头节播散。

手术方法有3种：

1. 内囊摘除术　适用于无并发症的肺包虫囊肿。开胸显露囊肿后，用纱布垫遮盖囊肿周围之肺组织和胸膜腔，避免囊液外溢进入周围组织。用穿刺针抽出部分囊液后，注入少量10%氯化钠溶液以杀死头节，15分钟后切开外囊，将内囊完整全部取出。也可以不穿刺囊肿，小心地切开外囊，再沿外囊与内囊间隙扩大分离面，此时于气管内加压吹气使肺膨胀，内囊即可完整逸出。然后剥离切除外囊壁，用细丝线缝合囊壁的细小支气管开口。

2. 囊肿摘除术　适用于较小的无并发症的位于肺组织深部的肺包虫囊肿。将外囊与内囊一并摘除，然后缝合肺组织创面。

3. 肺叶或肺段切除术　适用于部分感染，造成周围肺组织病变的病例。

（王天佑）

Notes

第三十章　食　管　疾　病

第一节　概　　述

食管(esophagus)是一长管状的肌性器官,上起于咽食管括约肌,下止于胃食管连接部,成人食管长为25~30cm,门齿距食管入口约15cm。食管有3个生理狭窄,即咽部、食管与左主支气管交叉处及膈肌食管裂孔处。这3个狭窄是食管异物容易停留的部位,也是食管发生腐蚀伤最严重的部位。为便于食管病变的定位及手术切口和方式的选择,根据美国癌症联合会(AJCC)2009年11月出版的食管分段方法,将食管全长分为四段:从食管入口至胸骨切迹为颈段;胸骨切迹至奇静脉弓下缘水平为上胸段;奇静脉弓下缘至下肺静脉水平为中胸段;下肺静脉至胃食管连接部为下胸段。病变部位由其上缘确定。

食管壁全层厚约4mm,自管腔向外为黏膜、黏膜下、肌层和外膜。食管肌层由横纹肌和平滑肌构成,食管上端5%全部为横纹肌,远端54%~62%为平滑肌,中间部分则由横纹肌和平滑肌混合构成,因而食管平滑肌瘤多见于下段。食管外膜仅为疏松结缔组织,这给食管吻合手术带来一定的困难。食管血供呈节段性,颈段食管主要由甲状腺下动脉分支供血,胸上段食管来自主动脉弓发出的支气管动脉的食管分支,胸中、下段食管接受胸主动脉起始部食管固有动脉及肋间动脉分支,胃食管连接部由胃左动脉、胃后动脉及膈动脉分支供给。食管有丰富的黏膜及黏膜下淋巴网,胸段食管的黏膜下淋巴网是由粗大的平滑肌层、完整的淋巴管组成,淋巴管道数量和直径都大于颈部食管,并且纵行淋巴管的流量6倍于横向流量,组织学上没有发现黏膜下和肌层间淋巴管相通,黏膜下淋巴管多纵形向上走行一定的距离后垂直方向通过肌层引流至气管食管旁淋巴结或直接注入胸导管,而肌层的淋巴多直接引流至食管旁淋巴结。颈及上胸段食管引流至颈淋巴结,部分注入锁骨上淋巴结,胸段食管注入气管旁、纵隔淋巴结,下段食管注入腹腔淋巴结。食管存在两个括约肌,即食管上括约肌,亦称咽括约肌,主要由环咽肌组成,长约4cm,相当于第五至第六颈椎之间,距门齿约15cm,静息压力为35mmHg;食管末端括约肌为一功能性括约肌,并无解剖括约肌存在,但在食管胃连接部有一高压区,静息压力为13~30mmHg,明显高于食管腔内和胃内压。静息状态下,括约肌一般处于关闭状态,避免胃内容物反流。食管的主要功能是将食物迅速输送入胃内。

无论是器质性或功能性的食管疾病,吞咽困难是最突出的症状,其他症状为胸骨后烧灼感、疼痛、呕吐及呕血等,而体格检查多无阳性发现。只要仔细询问病史,80%的食管疾病可以根据病史做出初步诊断。

第二节　贲门失弛缓症

贲门失弛缓症(achalasia of the cardia)是最常见的食管功能性疾病。过去称为贲门痉挛(Cardiospasm),但经食管动力学研究,发现食管末端括约肌压力并未增高,而是在吞咽时不松弛,食管体缺乏蠕动,造成吞咽困难。因而,国外多用食管失弛缓症(achalasia of the esophagus)命名,我国在全国第一次食管良性疾病学术会上决定用贲门失弛缓症这一名称。

372

（一）病因及病理

贲门失弛缓症的病因尚不清楚,一般认为与食管肌层内 Auerbach 神经节细胞变性、减少或缺乏以及副交感神经分布缺陷有关,食管壁蠕动和张力减弱,食管末端括约肌不能松弛,常存在 2 ~ 5cm 的狭窄区域,食物滞留食管腔内,逐渐导致食管扩张、甚至弯曲。食物滞留可继发食管炎及溃疡,在此基础可发生癌变,其癌变率为 2% ~7% 。

（二）临床表现及诊断

贲门失弛缓症多见于 20 ~ 50 岁青、壮年,病程多较长。主要症状为吞咽困难、时轻时重,与精神因素及进食生冷食物有关。呕吐多在进食后 20 ~ 30 分钟内发生,可将前一餐或隔夜食物吐出。可因食物反流、误吸而引起反复发作的肺炎、气管炎、甚至支气管扩张或肺脓肿。严重者可致营养不良,部分病人感胸骨后或季肋部疼痛。钡剂造影见食管扩张,食管蠕动减弱,食管末端狭窄呈鸟嘴状,狭窄部黏膜光滑。Henderson 等将食管扩张分为三级:Ⅰ级(轻度),食管直径小于 4cm;Ⅱ级(中度),食管直径 4 ~6cm;Ⅲ级(重度),食管直径大于 6cm,甚至弯曲呈"S"形。食管动力学检测见食管蠕动波无规律、振幅小,食管末端括约肌不松弛或松弛不完全,压力在正常范围。食管镜检查仅在不能排除食管器质性狭窄或肿瘤时进行,可见食管扩张,有食物和液体潴留,贲门部闭合,但食管镜可通过。放射性核素闪烁照相可见吞咽之液团通过延迟、潴留,并在近远端之间上下摇动。

（三）治疗

1. 药物治疗 轻度病人可服用解痉或镇静剂治疗,部分病人症状可缓解。

2. 扩张治疗 药物治疗效果不佳者,可试行食管扩张治疗,食管扩张包括气囊、水囊、钡囊及其他机械扩张方法,但扩张有食管穿孔、出血等并发症,应仔细操作。

3. 肉毒杆菌素注射治疗 对年龄大,不愿意接受手术治疗的病人可采用食管括约肌肉毒杆菌素注射治疗,其有效率为 75% ~90% ,但疗效一般维持 1.5 年左右。

4. 手术治疗 对中、重度及食管扩张治疗效果不佳的病人应行手术治疗。经胸或经腹贲门肌层切开术(Heller 手术)仍是目前最常用的术式,方法简便、疗效确实、安全。开放手术和腔镜手术均可采用,手术要点是:①纵行切开食管下端及贲门前壁肌层,长度一般在 6 ~ 7cm 左右;头端应超过狭窄区,胃端不超过 1cm,如胃壁切开过长,易发生胃食管反流;②肌层切开应完全,使黏膜膨出超过食管周径的 1/2;③避免切破黏膜,如遇小的食管黏膜切破,可用无损伤细针修补。Heller 手术远期并发症是反流性食管炎,因而多主张附加抗反流的胃底折叠手术。

第三节 损伤性食管狭窄

（一）病因及病理

损伤性食管狭窄(traumatic esophageal stricture)可由食管外伤、医源性损伤以及放射线治疗引起,但最常见的原因为吞服强酸、强碱等引起的食管化学性腐蚀伤。儿童吞服碱性纽扣电池也可引起。碱性腐蚀剂使蛋白溶解、脂肪皂化,水分吸收而使组织脱水,在溶解同时产生大量热量加重组织损害,食管腔为弱碱性环境,因此损伤严重。酸性腐蚀剂则使蛋白发生凝固性坏死,损伤一般较表浅,因胃内为酸性环境,故对胃损伤严重。若腐蚀剂浓度低而吞服量少时,仅引起食管黏膜表浅损伤,愈合后则不形成瘢痕狭窄;若腐蚀剂浓度高且吞服量多时,损伤深达肌层,则愈合后必然引起瘢痕狭窄。

（二）临床表现及诊断

食管狭窄的主要症状为吞咽困难。若为腐蚀伤所致的吞咽困难,大约在伤后 10 天左右随着炎症、水肿好转而症状减轻,恢复经口进食。但若灼伤严重,随着瘢痕增生及收缩,形成瘢痕狭窄,病人再度出现逐渐加重的吞咽困难,严重者流质饮食及唾液均不能下咽,可出现营养不良、消瘦及贫血。儿童将影响生长发育。

根据食管镜检查可将食管腐蚀伤分为三度。Ⅰ度:伤及黏膜或黏膜下层,有黏膜充血、水肿及轻度上皮脱落,预后好,无后遗症;Ⅱ度:损伤超过黏膜下层并侵及肌层,除充血、水肿、表面坏死、溃疡及纤维蛋白渗出外,食管蠕动差,大多形成瘢痕狭窄;Ⅲ度:累及食管全层及周围组织,除上述改变外,尚有深度溃疡、焦痂,甚至可引起食管穿孔,形成纵隔炎,可因出血、败血症、休克而死亡,幸存者可产生严重瘢痕狭窄。瘢痕形成多在伤后 3 周左右开始,逐渐加重,6 个月大多瘢痕稳定,狭窄不再加重。食管异物或医源性损伤所致食管瘢痕狭窄多较局限。

X 线食管吞钡检查可显示食管狭窄部位、程度和长度。腐蚀伤所引起的食管狭窄一般边缘不规则,范围广泛及管腔粗细不均。其他原因引起的狭窄多较局限,呈环状或节段性狭窄。严重狭窄病例,由于钡剂不易通过而难以了解食管全程改变及远端狭窄情况,可吞服碘造影剂检查,除食管完全闭锁者外,对显示严重食管狭窄有一定帮助。为进一步了解食管狭窄上方情况和排除恶性变,可行食管镜检查。

(三)治疗

1. 急诊处理 对吞服腐蚀剂后立即就诊的病人,可根据吞服腐蚀剂类型、浓度及剂量,初步判断损伤严重程度,严重者给予静脉输液、镇静、止痛,如有喉水肿应作气管切开。可给病人饮用少量凉开水或牛奶,量不宜过多,否则可诱发呕吐,加重损伤。现不主张用相应的弱酸或弱碱液中和,因中和可产生气体及热而加重损伤。对较重的病人应置鼻胃管,除用作饲食和给药外,尚可起支撑作用,防止食管闭锁。对食管坏死或穿孔病例,应急诊食管切除、颈部食管外置,胃造口饲食,二期行食管重建。

2. 瘢痕狭窄的预防 食管腐蚀伤后早期可采用药物、食管扩张及食管腔内置管支撑等方法治疗。常用药物为糖皮质激素,但单用可加重感染,应同时使用广谱抗生素。食管扩张可在伤后 10 天左右开始,每周 1 次;逐渐延长至每月 1 次,扩张至食管直径 1.5cm 而不再缩小才算成功,一般扩张需半年至 1 年。扩张时应操作准确、轻柔,探条逐渐加大,以免引起食管穿孔。

3. 瘢痕狭窄的手术治疗 严重食管瘢痕狭窄需行手术治疗,如为食管腐蚀伤,则应在伤后 6 个月,病变稳定后手术。局限性瘢痕狭窄可作成形手术,广泛性食管狭窄病例则需行食管重建,常用手术方法有:①结肠代食管术:对广泛食管狭窄病例,经腹切取带血管蒂的结肠通过胸骨后隧道(狭窄胸段食管旷置)或经原食管床(切除狭窄段食管)送至颈部与颈部食管或下咽吻合,下端与胃吻合。②食管胃吻合术:广泛食管狭窄,可经胸切除食管,于颈部行食管胃吻合。如瘢痕狭窄局限于下段食管,切除瘢痕狭窄段食管,在胸内行食管胃吻合。

第四节 食 管 肿 瘤

一、食 管 癌

(一)流行病学

食管癌(carcinoma of the esophagus)是人类常见的恶性肿瘤。全世界每年大约有 20 余万人死于食管癌,我国每年死亡达 15 万余人,占据世界食管癌死亡人数的大部分。食管癌的发病率有明显的地域差异,高发地区食管癌的发病率可高达 150/10 万以上,低发地区则只在 3/10 万左右。国外以中亚、非洲、法国北部和中南美为高发。我国以太行山地区、秦岭东部地区、大别山区、四川北部地区、闽南和广东潮汕地区、苏北地区为高发区。其中河南省林县,年龄调整的食管癌死亡率男性为 161.33/10 万人口,女性为 102.88/10 万人口,其死亡率居各种恶性肿瘤首位。近年来采取了一些预防措施,高发区食管癌的发病率有所下降。

(二)病因

食管癌的病因尚不完全清楚,但下列因素与食管癌的发病有关:

Notes

1. **亚硝胺及真菌**　亚硝胺类化合物具有高度致癌性,可使食管上皮发生增生性改变,并逐渐加重,最后发展成为癌。一些真菌能将硝酸盐还原为亚硝酸盐,促进二级胺的形成,使二级胺比发霉前增高 50～100 倍。少数真菌还能合成亚硝胺。

2. **遗传因素和基因**　人群的易感性与遗传和环境条件有关。食管癌具有较显著的家族聚集现象,河南林县食管癌有阳性家族史者占 60%,在食管癌高发家族中,染色体数目及结构异常者显著增多。食管癌的发生可能涉及多个癌基因(如 C-myc、EGFr、int-2 等)的激活和抑癌基因(如 P53)的失活。

3. **营养不良及微量元素缺乏**　在亚洲和非洲食管癌高发区调查发现,大多数居民所进食物缺乏动物蛋白质及维生素 B_1、维生素 B_2、维生素 A 和维生素 C。维生素 A 及维生素 B_2 缺乏与上皮增生有关,维生素 C 可阻断亚硝胺的作用。食物中微量元素,如铜、锰、铁、锌含量较低,亦与食管癌的发生有关。

4. **饮食习惯**　食管癌病人与进食粗糙食物,进食过热、过快有关,因这些因素致食管上皮损伤,增加了对致癌物易感性。长期饮酒及吸烟者食管癌的发生率明显升高。

5. **其他因素**　食管慢性炎症、黏膜损伤及慢性刺激亦与食管癌发病有关,如食管腐蚀伤、食管慢性炎症、贲门失弛缓症及胃食管长期反流引起的 Barrett 食管(末端食管黏膜上皮柱状细胞化)等均有癌变的危险。

（三）病理

食管癌绝大多数为鳞状上皮癌,占 95% 以上。腺癌甚为少见,偶可见未分化小细胞癌。食管癌以中胸段最多,其次为下胸段及上胸段。食管癌在发展过程中,其早期及中晚期有不同的大体病理形态。早期可分为隐伏型、糜烂型、斑块型、乳头型或隆起型,这些类型的病变均局限于黏膜表面或黏膜下层。隐伏型为原位癌,侵及上皮全层;糜烂型大多限于黏膜固有层;斑块型则半数以上侵及黏膜肌层及黏膜下层。中晚期食管癌可分为五型:①髓质型:最常见,约占临床病例 60%,肿瘤侵及食管全层,向食管腔内外生长。呈中重度梗阻,食管造影可见充盈缺损及狭窄,可伴有肿瘤的软组织阴影。②蕈伞型:约占 15% 左右,肿瘤向管腔内突出,如蘑菇状,梗阻症状多较轻,食管造影见食管肿块上下缘形成圆形隆起的充盈缺损。③溃疡型:约占 10% 左右,肿瘤形成凹陷的溃疡,侵及部分食管壁并向管壁外层生长,梗阻症状轻,X 线造影可见溃疡龛影。④缩窄型:约占 10%,癌肿呈环形或短管形狭窄,狭窄上方食管明显扩张。⑤腔内型:较少见,占 2%～5%,癌肿呈息肉样向食管腔内突出。

（四）食管癌的扩散及转移

①食管壁内扩散:食管黏膜及黏膜下层有丰富的淋巴管相互交通,癌细胞可沿淋巴管向上下扩散。肿瘤的显微扩散范围大于肉眼所见,因此手术应切除足够长度,以免残留癌组织。②直接扩散:肿瘤直接向四周扩散,穿透肌层及外膜,侵及邻近组织和器官。③淋巴转移:是食管癌最主要的转移途径。上段食管癌常转移至锁骨上及颈淋巴结,中下段则多转移至气管旁、贲门及胃左动脉旁淋巴结。但各段均可向上端或下端转移。④血运转移:较少见,主要向肝、肺、肾、肋骨、脊柱等转移。

（五）临床表现

早期症状多不明显,偶有吞咽食物哽噎、停滞或异物感,胸骨后闷胀或疼痛。可能是局部病灶刺激食管蠕动异常或痉挛,或局部炎症、糜烂、表浅溃疡等所致,这些症状可反复出现,间歇期可无症状。

中晚期症状主要是进行性吞咽困难,先是进干食困难,继之半流质,最后流质及唾液亦不能咽下,严重时可有食物反流、呕吐。随着肿瘤发展与肿瘤外侵而出现相应的晚期症状。若出现持续而严重的胸背疼痛为肿瘤外侵的表现。肿瘤累及气管、支气管可出现刺激性咳嗽。形成食管气管瘘,或高度梗阻致食物反流入呼吸道,可引起进食呛咳及肺部感染。侵及喉返神经出现声音嘶哑。穿透大血管可出现致死性大呕血。

Notes

（六）诊断

对吞咽困难的病人，特别是 40 岁以上者，除非已证实为良性病变，否则应多次检查和定期复查，以免漏诊及误诊，主要的检查方法有：

1. 食管吞钡造影　早期食管癌的 X 线表现为局限性食管黏膜皱襞增粗、中断，小的充盈缺损及浅在龛影。中晚期则为不规则的充盈缺损或龛影，病变段食管僵硬、成角及食管轴移位。肿瘤巨大时，可出现软组织块影。严重狭窄病例，近端食管扩张。

2. 内镜及超声内镜检查　食管纤维内镜检查可直接观察病变形态和病变部位，采取组织行病理检查。早期病变在内镜下肉眼难以区别时，可采用 1% ~ 2% 甲苯胺蓝或 3% ~ 5% Lugol 碘液行食管黏膜染色。甲苯胺蓝正常组织不染色，瘤组织着蓝色；而 Lugol 碘液肿瘤组织不被碘染色而鲜亮，正常食管黏膜则染成黑色或棕绿色，这是上皮细胞糖原与碘的反应，肿瘤细胞内糖原被耗尽之故。超声内镜检查尚可判断肿瘤侵犯深度，食管周围组织及结构有无受累，以及局部淋巴结转移情况。

3. 放射性核素检查　利用某些亲肿瘤的核素，如 ^{32} 磷、^{131} 碘、^{67} 镓、^{99m} 锝等检查，对早期食管癌病变的发现有帮助。

4. 肿瘤在隆凸以上应行气管镜检查，以排除肿瘤对气管的侵犯。

5. 胸、腹 CT 检查　能显示食管癌向管腔外扩展的范围及淋巴结转移情况，对判断能否手术切除提供帮助。

除明确食管癌的诊断外，尚应进行临床分期，以便了解病情，设计治疗方案及比较治疗效果。AJCC 2009 年 11 月出版 2010 年 1 月实行的 TNM 分期标准见表 30-1：

表 30-1　食管癌 TNM 国际分期（鳞状细胞癌及其他非腺癌）

分期	T	N	M	G	部位*
0	is/HGD	0	0	1,X	任何
ⅠA	1	0	0	1,X	任何
ⅠB	1	0	0	2 ~ 3	任何
	2 ~ 3	0	0	1,X	下段,X
ⅡA	2 ~ 3	0	0	1,X	中、上段
	2 ~ 3	0	0	2 ~ 3	下段,X
ⅡB	2 ~ 3	0	0	2 ~ 3	中、上段
	1 ~ 2	1	0	任何	任何
ⅢA	1 ~ 2	2	0	任何	任何
	3	1	0	任何	任何
	4a	0	0	任何	任何
ⅢB	3	2	0	任何	任何
ⅢC	4a	1 ~ 2	0	任何	任何
	4b	任何	0	任何	任何
	任何	3	0	任何	任何
Ⅳ	任何	任何	1	任何	任何

*X 指未记载肿瘤部位。

（1）食管癌的 T（原发肿瘤）分级标准

T_X　原发肿瘤不能确定

T_0　无原发肿瘤证据

Notes

Tis　原位癌/重度不典型增生(HGD)

T_1　肿瘤只侵及黏膜固有层、黏膜肌层或黏膜下层

　T_{1a}　肿瘤侵及黏膜固有层或黏膜肌层

　T_{1b}　肿瘤侵及黏膜下层

T_2　肿瘤侵及肌层

T_3　肿瘤侵及食管纤维膜

T_4　肿瘤侵及邻近器官

　T_{4a}　肿瘤侵及胸膜、心包或膈肌(可手术切除)

　T_{4b}　肿瘤侵及其他邻近结构如主动脉、椎体、气管等(不能手术切除)

(2) 食管癌的 N(区域淋巴结)分级标准

N_x　区域淋巴结不能确定

N_0　无区域淋巴结转移

N_1　1～2 枚区域淋巴结转移

N_2　3～6 枚区域淋巴结转移

N_3　≥7 枚域区淋巴结转移

食管癌的区域淋巴结定义。①颈段食管癌:颈部淋巴结,包括锁骨上淋巴结。②胸段食管癌:纵隔及胃周淋巴结,不包括腹腔动脉旁淋巴结。

(3) 食管癌的 M 区域以外的淋巴结或器官转移——远处转移分级标准

M_0　无远处转移

M_1　有远处转移

(4) 食管癌的 G(肿瘤分化程度)分级标准

G_x　肿瘤分化程度不能确定,按 G_1 分期

G_1　高分化癌

G_2　中分化癌

G_3　低分化癌

G_4　未分化癌——按 G3 分期

(5) 肿瘤部位按食管上缘位置界定

(七) 鉴别诊断

食管癌应与下列疾病鉴别:①反流性食管炎:有类似早期食管癌的症状,如刺痛及灼痛。X 线检查食管黏膜纹正常,必要时应行内镜检查。②贲门失弛缓症:多见于年轻人,病程较长,症状时轻时重,X 线吞钡见食管末端狭窄呈鸟嘴状,黏膜光滑。食管动力学测定有助于诊断。③食管静脉曲张:有肝硬化、门脉高压的其他体征,X 线吞钡见食管黏膜呈串珠样改变。④食管瘢痕狭窄:有吞服腐蚀剂的病史,X 线吞钡为不规则的线状狭窄。⑤食管良性肿瘤:常见的有食管平滑肌瘤,病史一般较长,X 线检查见食管腔外压迫,黏膜光滑完整。⑥食管憩室:较大的憩室可有不同程度的吞咽困难及胸痛,X 线检查可明确诊断。

(八) 治疗

食管癌应强调早期发现,早期诊断及早期治疗,其治疗原则是以手术为主的综合性治疗。主要治疗方法有内镜治疗、手术、放疗、化疗、免疫及中医中药治疗。

1. 食管原位癌的内镜治疗　随着内镜设备的发展和碘染色广泛应用于上消化道内镜检查,发现了一些不同阶段的早期食管癌。对食管原位癌,可在内镜下行黏膜切除,术后 5 年生存率可达86%～100%。

2. 手术治疗

(1) 手术适应证:全身情况良好,各主要脏器功能能耐受手术;无远处转移;局部病变估计

Notes

有可能切除;无顽固胸背疼痛;无声嘶及刺激性咳嗽。

（2）手术禁忌证:①肿瘤明显外侵,有穿入邻近脏器征象和远处转移;②有严重心肺功能不全,不能承受手术者;③恶病质。

（3）手术切除可能性估计:病变越早,切除率越高;髓质型及蕈伞型切除率较缩窄型及溃疡型高;下段食管癌切除率高,中段次之,上段较低;病变周围有软组织块影较无软组织块影切除率低;食管轴有改变者较无改变者低。这些因素综合分析,对术前肿瘤切除可能性判断有较大帮助。

（4）食管癌切除:常用的手术方式有非开胸及开胸食管癌切除术两大类。非开胸食管切除术包括:①食管内翻拔脱术,主要适用下咽及颈段食管癌;②经裂孔食管切除术可用于胸内各段食管癌,肿瘤无明显外侵的病例;③颈胸骨部分劈开切口（图30-1）,用于主动脉弓下缘以上的上胸段食管癌。近年来随着胸腔镜技术的普及,传统的非开胸食管癌切除术以逐渐为胸腔镜技术所取代。开胸手术主要有:左胸后外侧切口,适用于中、下段食管癌;右胸切口,适用于中、上段食管癌,肿瘤切除后,经腹将胃经食管裂孔提至右胸与食管吻合,食管切除长度至少应距肿瘤边缘5～7cm;若病变部位偏高,为保证食管足够切除长度,可行颈部切口,胃送至颈部与食管吻合,即右胸、上腹及颈三切口,目前对中段以上的食管癌多主张采用三切口方法。应同时行淋巴结清扫。除上述手术方式外,近年来电视胸腔镜下食管切除已用于临床,微创的优势明显,但长期疗效尚需验证。

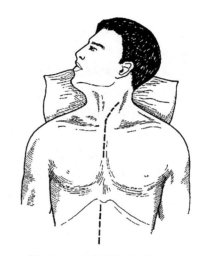

图30-1　颈胸骨部分劈开切口

食管癌切除后常用胃、结肠重建食管（图30-2、图30-3）,以胃最为常用,因其血供丰富、愈合力强、手术操作简单,只有一个吻合口,可用器械或手工吻合。因胃可上提至颈部,可用于各段食管癌切除重建,因全胃重建对呼吸功能有一定的影响,目前多采用管状胃进行重建。结肠能够切取足够长度与咽或颈部食管吻合,可用于肿瘤不能切除病人的旁路手术或已行胃大部切除食管癌的重建。下咽及颈段食管切除后颈段食管缺损除用胃、结肠重建外,尚可用游离空肠移植或肌皮瓣重建。

（5）姑息性手术:对有严重吞咽困难而肿瘤又不能切除的病例,根据病人情况选择以下姑息手术,以解决病人进食。常用的方法有:①胃或空肠造口术;②食管腔内置管术,目前多采用带膜记忆合金支架管,其置管方法简便,可解除病人进食梗阻;③食管分流术,术中探查肿瘤不能切除,病人梗阻症状严重,可在胸内用胃与肿瘤上方食管行侧侧吻合分流。若术前估计肿瘤切除困难,可采用非开胸胸骨后结肠旁路手术,这一方法已很少应用。

（6）术后常见并发症及处理:①吻合口瘘:颈部吻合口瘘对病人生命不造成威胁,经引流多能愈合,胸内吻合口瘘死亡率较高,胸内吻合口瘘多发生在术后5～10天,病人呼吸困难及胸痛,X线检查有液气胸征。胸腔引流液或穿刺抽出液混浊,口服碘水食管造影可见造影剂外溢或口服亚甲蓝胸腔引流液或穿刺抽出液呈蓝色,即可确诊,应立即放置胸腔闭式引流、禁食,使用有效抗生素及营养支持治疗。早期瘘的病人,可试行手术修补,并用大网膜或肋间肌瓣覆盖加强。②肺部并发症:包括肺炎、肺不张、肺水肿和急性呼吸窘迫综合征等,以肺部感染较为多见,应引起高度重视。术后鼓励病人咳嗽、咳痰,加强呼吸道管理以减少术后肺部并发症的发生。③乳糜胸:为术中胸导管或其主要分支损伤所致,多发生于术后2～10天,病人觉胸闷、气急、心慌。胸水乳糜试验阳性。一旦确诊,应放置胸腔闭式引流,密切观察引流量,流量较少者,可给予低脂肪饮食,维持水电解质平衡及补充营养,部分病人可愈合。对乳糜引流量大的病人,

Notes

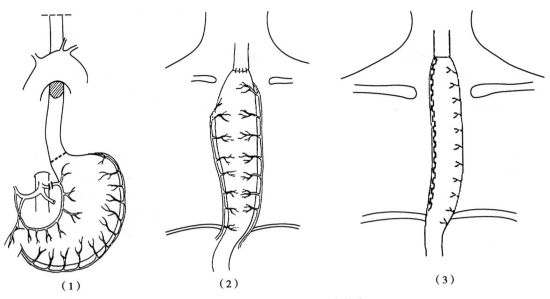

图 30-2　食管癌切除后胃代食管术
(1)上、中段食管癌的切除食管范围;(2)胃代食管,颈部吻合术;(3)管状胃代食管

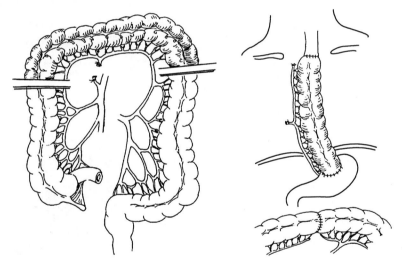

图 30-3　横结肠代食管术

应及时手术结扎乳糜管。④其他并发症有血胸、气胸及胸腔感染,根据病情进行相应的处理。

(7) 手术效果:我国食管癌的手术治疗效果较好,手术切除率为 56.3% ~ 80% ,5 年生存率 30% 左右;早期食管癌切除率 100% ,5 年生存率 90% 。

3. 放射治疗　颈段及上胸段食管癌和不宜手术的中晚期食管癌可行放射治疗。采用体外放射治疗,放射量一般为 60 ~ 70Gy(6000 ~ 7000rad)/6 ~ 7 周,目前认为,放射剂量达 40Gy 时,行 X 线食管造影或 CT 检查,如病灶基本消失,继续放射至根治剂量(60 ~ 70Gy),如病灶残存,可配合伽马刀治疗。

4. 光动力治疗　人体输入光敏剂如血卟啉衍生物(HpD)后,其在恶性肿瘤细胞中高度积聚,经过一段时间后再用特定波长光照使肿瘤细胞内浓聚的光敏剂激发,产生光化反应杀伤肿瘤细胞。此时正常组织中吸收的光敏剂已排出,对光照无光化反应。采用这一技术对食管癌的治疗有一定疗效,但临床应用时间较短,尚有待于进一步观察。

5. 药物治疗　食管癌对化疗药物敏感性差,可与其他方法联合应用,对提高疗效有一定作

Notes

用。食管癌常用的化疗药物有顺铂(PDD)、博来霉素(bleomycin)、紫杉醇等,化疗期间应定期检查血象,注意药物不良反应。免疫治疗及中药治疗等亦有一定作用。

二、食管良性肿瘤

食管良性肿瘤(benign tumors of the esophagus)较少见,按肿瘤形态学可分为腔内型、黏膜下型及壁间型。

息肉及乳头状瘤为腔内型。乳头状瘤以食管下段为多见,表面为鳞状上皮覆盖,可有糜烂和出血,因其有恶变倾向,应手术治疗。息肉大多有蒂,小的息肉可以通过内镜切除,较大者需经胸切除。血管瘤及颗粒细胞瘤属黏膜下型。食管血管瘤较少见,常位于黏膜下,呈深紫红色团,偶成息肉样瘤;显微镜下可见毛细血管瘤、海绵状血管瘤或混合型血管瘤;病变小可行局部切除,较大的血管瘤需剖胸手术。颗粒细胞瘤位于黏膜下呈结节状,与肌肉不能分开,食管镜检见正常黏膜下呈质硬的白色区域,需手术切除。食管平滑肌瘤为壁间型,临床最为常见,约占食管良性肿瘤的70%。年龄多在20～50岁,90%位于食管中下段。肿瘤多为单发,多发仅占2%～3%。肿瘤呈圆形、椭圆形或马蹄形,多有完整包膜,质坚硬,呈灰白色。由于食管平滑肌瘤生长慢,主要向管腔外生长,临床症状不明显,多因其他疾病钡餐检查时发现。肿瘤增大到一定程度,才出现吞咽困难,多为轻度吞咽困难。本病的诊断主要靠X线食管吞钡和纤维食管镜检查。食管吞钡可见平滑的半球形或新月形充盈缺损,管壁柔软,肿瘤处黏膜皱襞可以增宽或消失,但无中断。纤维食管镜检查可见黏膜外肿瘤突向食管腔内,黏膜正常,内镜顶端轻触肿瘤部,黏膜外有肿物感。因系黏膜外肿瘤,禁行活检,以免因黏膜损伤给手术摘除肿瘤带来困难。食管平滑肌瘤除肿瘤甚小或年老体弱可定期随访外,一般均应手术,多数病例可行胸腔镜下的黏膜外肿瘤摘除,术中注意勿损伤黏膜。对巨大平滑肌瘤或合并有溃疡时,可行平滑肌瘤及食管切除,用胃重建食管。

第五节 食 管 憩 室

食管壁的一层或全层向外突出,内壁覆盖有完整上皮的盲袋谓之食管憩室(diverticulum of the esophagus)。按发病机制食管憩室可分为内压性和牵引性憩室两类。按部位分为咽食管憩室、食管中段憩室和膈上憩室(图30-4)。咽食管憩室和膈上憩室为内压性憩室,与食管功能紊乱有关,食管中段憩室多为牵引性憩室,常为炎症后瘢痕牵拉食管而形成。

一、咽食管憩室

咽食管憩室由 Zenker 于 1875 年首先报告,故又称 Zenker 憩室,发生于咽食管连接处后壁,环咽肌上方。该区域为咽下缩肌与环咽肌之间的薄弱小三角区,称为 Killian 三角。吞咽时咽下缩肌收缩与环咽肌松弛不协调,故咽部食管腔内压力增高,使食管黏膜经薄弱处突出形成憩室。因左侧薄弱较右侧明显,故左侧咽食管憩室多见,常见于老年。早期症状不明显,仅有咽部不适或口涎增多。较大憩室有明显吞咽困难及潴留于憩室的腐臭食物反流。饮水时喉部有水气混杂音,食物反流入肺内,可引起肺部感染。X线吞钡见钡剂进入憩室,即可明确诊断。纤维食管镜检查可以了解有无炎症及癌变,但有穿孔的危险,故应谨

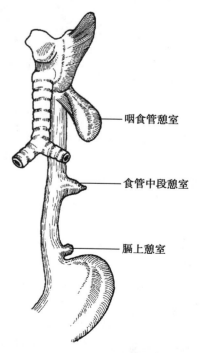

图 30-4 食管憩室的类型

咽食管憩室

食管中段憩室

膈上憩室

慎。因咽食管憩室呈进行性发展，可继发感染、出血、穿孔等并发症，因此应手术治疗。若憩室较小而基底较宽者，采用单纯环咽肌切开术即可获得满意效果，如憩室较大，应行憩室切除加环咽肌切开，并食管肌层及周围组织缝合加强，消灭薄弱区。若咽食管憩室合并环咽肌功能障碍或咽食管憩室切除后复发者，可采用延长的颈段食管肌层切开术治疗。

二、食管中段憩室

食管中段憩室发生原因多数人认为系气管或支气管旁淋巴结急性或慢性炎症后，特别是淋巴结结核，引起粘连收缩，将局部食管壁向外牵拉，形成憩室。憩室颈大底小，呈漏斗状。大多数病人无明显症状，多在 X 线食管吞钡检查时发现。憩室较大或憩室内有炎症时，可有不同程度的胸痛及吞咽困难，憩室有出血时，可有呕血及黑便。食管吞钡检查可明确诊断。小而无症状的食管中段憩室，不需手术治疗。憩室较大，有食物或分泌物潴留，并发憩室炎、溃疡及怀疑有癌变时，需行手术治疗。手术经右胸后外侧切口或胸腔镜下完成，游离憩室，并注意保护肌层，切除憩室，分层缝合黏膜和肌层，用附近胸膜片覆盖加固。

三、膈上食管憩室

由于食管下端肌纤维薄弱，在合并食管裂孔疝、贲门失弛缓症或弥漫性食管痉挛的病人，食管腔内压力增高，导致黏膜自薄弱区膨出，形成膈上食管憩室（epiphrenic diverticulum of the esophagus）。常见症状为胸骨后闷胀、烧灼感；平卧或夜间憩室内容物反流至口内，为憩室特征性症状。并发炎症或溃疡时，有胸背痛。诊断仍依靠 X 线吞钡检查。大多数膈上憩室需手术治疗，除憩室切除外，若合并有裂孔疝、贲门失弛缓症等应一并处理。

第六节　食 管 囊 肿

食管囊肿（esophageal cysts）绝大多数是胚胎时期形成消化道的空泡未能与正常消化道相融合而发生，其特点是：①囊肿内层黏膜多为胃黏膜或肠黏膜，食管黏膜则少见；②囊肿外壁由平滑肌组成，囊肿肌层多与食管肌层相融合，但囊肿与食管之间多不相通，肌层外面多无浆膜覆盖。食管囊肿多位于上段食管。后天性食管囊肿极少见，系食管腺被阻塞引起的潴留性囊肿。

食管囊肿多见于婴幼儿。较小的囊肿多无症状，巨大食管囊肿对气管、肺、食管压迫而出现呼吸困难和吞咽梗阻。X 线检查见中或后纵隔有边缘清晰、圆形或椭圆形阴影，密度较低，与食管相邻或压迫食管移位，呈上窄下宽的典型表现。食管造影可见食管受压，这可区别于气管囊肿。囊肿溃破于气管、食管时出现气液平面。穿破至胸腔时出现胸腔积液，且囊肿消失。

若食管囊肿较小，无症状者，可定期观察，大而有症状的囊肿需手术治疗，大多从食管壁中摘除而不损伤黏膜；若囊肿较大或有并发症时，手术有一定困难。剥离囊肿时应特别注意勿损伤食管黏膜。

（王如文）

Notes

第三十一章 纵隔疾病

第一节 概 述

纵隔(mediastinum)是位于两侧胸膜腔之间的组织结构与器官的总称。纵隔前界为胸骨和肋软骨的一部分,后界为胸椎、两侧界为胸膜,上界为胸廓上口、下界为膈肌。纵隔内有心脏、大血管、气管、食管、神经、胸腺、胸导管、淋巴组织和结缔脂肪组织。为便于描述纵隔结构,明确纵隔病变部位及诊断,可将纵隔划分为若干分区,目前临床常用的有四区和三区分法两种。四区分法是沿胸骨角至第4胸椎下缘划一横线,其上为上纵隔,其下为下纵隔。下纵隔以心包为界,前方为前纵隔,心包区为中纵隔,后为后纵隔(图31-1)。三区划分法则是去掉四区分法胸骨角至第4胸椎横线,即气管、心包前方至胸骨的间隙为前纵隔,气管、心包后方的部分(包括食管及脊柱旁)为后纵隔,前后纵隔之间含有多种重要器官的间隙为中纵隔,又称内脏器官纵隔(图31-2)。由于纵隔组织和器官较多,胚胎结构来源复杂,所以以纵隔内发生的肿瘤种类繁多,既有原发性肿瘤,也有转移性肿瘤。原发性肿瘤多为良性,但也有相当一部分为恶性。纵隔内不同的分区其组织结构各异,因此,发生的病种也不相同。畸胎瘤和囊肿、胸腺瘤、胸内甲状腺瘤等多位于前纵隔;气管囊肿、心包囊肿、食管囊肿、囊状淋巴瘤等可位于中纵隔及后纵隔;淋巴瘤以及其他部位肿瘤的转移淋巴结多在中纵隔;神经源性肿瘤多位于后纵隔。

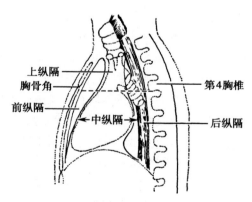

图 31-1 纵隔临床解剖四区分法

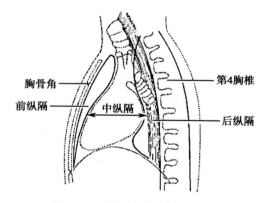

图 31-2 纵隔临床解剖三区分法

第二节 原发性纵隔肿瘤

一、畸胎类肿瘤

畸胎瘤(teratomas)和畸胎皮样囊肿(teratodermoid)统称为畸胎类肿瘤,为遗留于纵隔内的残存胚芽和迷走的多种组织所发生的肿瘤,在纵隔肿瘤中最为常见。畸胎瘤为来自三个胚层组织的实体瘤,肿瘤内可有皮肤、毛发、肌肉、骨和软骨、牙齿、各种腺体组织,有的甚至含有发育不完整的部分器官。畸胎囊肿为囊性肿瘤,常以外胚层组织为主,亦可见中、内胚层组织。畸胎瘤和畸胎囊肿大多为良性,恶性只占10%左右。

(一) 临床表现及诊断

畸胎瘤多位于前纵隔,仅少数位于后纵隔。肿瘤较小时多无明显症状。肿瘤增大时,则产生压迫及侵犯邻近组织的症状。常见有胸闷、胸痛、咳嗽、气促及发热等。若肿瘤穿入支气管或肺,可咳出皮脂样物和毛发;穿破胸膜腔,则造成胸腔积液和胸腔感染;穿破心包则导致心包积液等。X 线主要表现为前纵隔内圆形或椭圆形块影,多向一侧突出,肿瘤较大或巨大者,可占据中纵隔及后纵隔,甚至突向胸腔。肿瘤的长轴多与身体的长轴平行,阴影密度多不均匀,有的呈分叶状或结节状。可有钙化影,但通常对诊断帮助不大,因钙化也可发生于其他类型的前纵隔肿瘤,如胸腺瘤、胸内甲状腺肿等。若肿瘤内发现牙齿和(或)成熟的骨组织影,即可确诊。CT 检查可判断肿瘤是实质性或囊性,尚可发现肿瘤有无外侵及淋巴结肿大,有助于进一步诊断。

(二) 治疗

主要是手术治疗。早期手术易于切除。若肿瘤继发感染或恶变,手术难度明显增大,甚至难以切除。对肿瘤穿破肺和支气管者,应同时作病肺切除或支气管修复;若为畸胎皮样囊肿,对粘连致密的囊壁,不必强求切除,以免损伤重要结构,可用苯酚等破坏黏膜。肿瘤侵犯大血管,可行姑息切除;若系恶性畸胎瘤,术后应行放射治疗、化疗等综合治疗。

二、神经源性肿瘤

神经源性肿瘤(neurogenic tumors)占纵隔肿瘤的 15% ~ 30%。大部分为良性,主要为神经鞘细胞瘤、神经纤维瘤及神经节细胞瘤三种。恶性较少见,主要为神经纤维肉瘤和神经母细胞瘤。儿童恶性神经源性肿瘤高达 50%,而成年人则在 10% 以下。

(一) 临床表现及诊断

大多无症状,常在胸透或 X 线胸片检查时发现。部分病人有咳嗽,胸、背疼痛,四肢麻木等症状,持续而剧烈疼痛多为恶性表现。良性哑铃状神经源性肿瘤,其一部分位于椎管内,可压迫脊髓引起瘫痪。少数病人有特殊的临床表现,如神经纤维瘤可伴发全身多发性纤维瘤;副神经节瘤和神经母细胞瘤产生的儿茶酚胺可致严重发作性高血压,病人表现头痛、出汗、心悸等;神经节细胞瘤和神经母细胞瘤产生的血管活性多肽造成腹胀和严重水样泻等。颈交感神经节受累,可出现霍纳(Horner)综合征。X 线检查可发现后纵隔有密度均匀、边缘光滑的圆形或椭圆形肿块影。肿瘤可使邻近肋骨受压变薄,出现肋骨压迹,肋骨头被推向上移位或肋脊柱关节脱位,肿瘤可使椎间孔变大。无论有无脊髓压迫症状均需行 CT 扫描或 MRI 检查,对确定肿瘤是否侵入到椎管内有重要帮助。

(二) 治疗

应手术切除肿瘤。体积较小的良性神经源性肿瘤可在电视胸腔镜下切除;对包膜不完整者,切除范围应扩大。瘤体巨大时可穿刺抽出其中液化的物质或分块切除。对于突向椎管内的哑铃型肿瘤应与神经外科医生合作一次完成手术,先切除椎管内部分,再切除胸内部分。术中彻底止血,避免发生椎管内血肿。恶性神经源性肿瘤术后可行放射治疗。

三、胸　腺　瘤

胸腺瘤(thymoma)是常见的纵隔肿瘤,大多位于前上纵隔,胚胎期膈肌下降时将部分胸腺组织带至下纵隔,因而部分肿瘤可位于前下纵隔,位于后纵隔者甚为少见。多发于 20 ~ 50 岁,20 岁以前少见。

(一) 病理

胸腺瘤由胸腺上皮细胞和淋巴细胞组成,目前多采用 1999 年 WHO 胸腺瘤组织学分型标准分为四型。①A 型胸腺瘤:即髓质型或梭形细胞胸腺瘤;②AB 型胸腺瘤:混合型胸腺瘤;③B 型胸腺瘤分为 3 个亚型:B1 型:富含淋巴细胞的胸腺瘤,B2 型:皮质型胸腺瘤,B3 型:上皮型胸腺瘤或分化好的胸腺癌;④C 型胸腺瘤:即胸腺癌,组织学上此型较其他类型的胸腺瘤更具有恶性特征。四型中 A 型和 AB 型为良性,B 型和 C 型为恶性。腺瘤的良恶性诊断,单靠组织学检查尚难以判定。应结合手术中所见,肿瘤包膜完整者为良性,亦称为非侵袭性胸腺瘤;包膜受侵,侵及邻近脏器或有转移,则为恶性,亦称为侵袭性胸腺瘤。若组织学发现细胞有异质性改变则为胸腺癌。无外侵或包膜完整的胸腺瘤术后仍有复发的可能,应予以重视。Massaoka 将胸腺瘤病理分为四期,Ⅰ期:有完整包膜,镜下包膜无肿瘤细胞浸润;Ⅱ期:肿瘤浸润包膜、纵隔脂肪或纵隔胸膜;Ⅲ期:侵及心包、大血管或肺;Ⅳa 期:胸膜和心包转移;Ⅳb 期:远处转移。Ⅰ期为良性胸腺瘤,Ⅱ期以上为恶性。

(二)临床表现及诊断

胸腺瘤病人可无症状,多在 X 线检查时发现。胸部钝痛、气短及咳嗽是最常见症状。若出现剧烈疼痛、上腔静脉阻塞综合征、膈肌麻痹、声音嘶哑,提示肿瘤已有广泛外侵。约 1/3 病人有两个或两个以上的伴随疾病。这些伴随疾病,绝大多数与自身免疫有关。常见的伴随病有重症肌无力、单纯红细胞再生障碍性贫血、免疫球蛋白缺乏、系统性红斑狼疮等。X 线片显示前上纵隔边缘清晰锐利或呈分叶状的圆形或椭圆形块影,侧位片上密度较淡,轮廓不十分清楚,即应考虑此病。CT 或 MRI 检查有助于了解肿瘤的大小及外侵程度。

(三)治疗

胸腺瘤一经发现,应及早手术,并彻底切除肿瘤及胸腺组织,包括纵隔内脂肪组织。不能手术切除、切除不彻底或术后复发的病例,可行放射治疗、化疗及免疫等综合治疗。合并有重症肌无力应按重症肌无力治疗。

四、胸内甲状腺肿

胸内甲状腺肿(intrathoracic goiters)大多数是单纯性甲状腺肿,偶尔为甲状腺腺瘤。约占甲状腺疾病的 9% ~15% ,占纵隔肿瘤的 5.3% ,多位于前纵隔。胸内甲状腺肿有两个来源:①颈部的甲状腺肿向下延伸、扩展或坠入;②极少数为胚胎发育期遗留的迷走甲状腺组织发展成为甲状腺肿,与颈部甲状腺无明显关系,其血供来自胸内。

(一)临床表现及诊断

本病多为良性,生长缓慢,多无症状。部分病人有胸闷、胸胀,或甲状腺功能亢进表现。瘤体增大时可出现相应的压迫症状,压迫气管出现呼吸困难、喘鸣;压迫上腔静脉引起上腔静脉阻塞综合征;压迫食管引起吞咽困难。X 线检查见前上纵隔圆形或椭圆形致密阴影,随吞咽上下活动,向一侧或两侧突出,上缘可延伸至颈部,部分病例有钙化。CT 能更清楚显示肿块的大小及与周围组织的关系,MRI 检查尚能了解肿块与周围大血管的关系,有助于与血管瘤鉴别。放射性核素[131]碘检查,对诊断及判明有无甲状腺功能亢进均有帮助。

(二)治疗

应手术摘除,继发甲亢者,术前应予甲状腺亢进药物治疗准备,对肿瘤位置较高,体积不大,可经颈部切口完成。体积较大、位置深,宜采用胸骨正中劈开切口,术中应避免喉返神经损伤,若有气管软化,可在气管内置 T 形管支撑 6 个月至 1 年,或将气管软化部外壁用肋骨片作支架,将软化气管壁固定在肋软骨片上,数月后自然硬化。

五、气管、支气管囊肿

气管、支气管囊肿(tracheal and bronchogenic cysts)属先天性疾病,起源于胚胎期支气管副芽的变异,与支气管分隔而形成囊肿,多为单房性,内含黄色或白色黏液。囊壁通常由假复层纤毛上皮、软骨、平滑肌、纤维组织和黏液腺组成。个别支气管囊肿可发生恶变或支气管腺癌。

气管、支气管囊肿如无并发症,成人症状甚少,小儿则可产生呼吸道及食管压迫症状。若囊

Notes

肿破入气管、囊肿继发感染而出现发热、咳嗽、咳黏液痰等症状。X 线检查可见气管隆凸水平有一边缘锐利、密度均匀、可随呼吸变化的圆形或椭圆形阴影,如囊肿与支气管相通,囊内可出现液平面。CT 检查更有助于诊断。

应手术摘除,现多主张电视胸腔镜下摘除,如有继发感染或部位较深,切除困难可行开胸手术。术中避免损伤气管或支气管,若有损伤,应予以修补。

六、心包囊肿

心包囊肿(pericardial cysts)系胚胎时期原始心包腔未能融合或胚胎胸膜不正常折叠所形成。位于右侧心膈角占 70%,左侧 22%,远离心包 8%。心包囊肿具有以下特点:囊壁薄而透明;囊内含清澈透明液体;囊壁为一层间皮细胞;大部分与心包腔不交通。

多无症状,常在健康体检时发现。X 线检查见心膈角处有圆形或椭圆形阴影,密度淡而均匀、边缘清楚、常与心影重叠,其形态可随体位改变,透视可能有传导性搏动,超声心动图及 CT 扫描有助于诊断。

应手术摘除,孤立的心包囊肿可行电视胸腔镜下摘除,囊肿较大或摘除困难者,可行开胸手术,先抽出囊液,再行摘除。

第三节 重症肌无力的外科治疗

重症肌无力(myasthenia gravis 简称 MG)是累及神经肌肉接头处突触后膜乙酰胆碱受体,主要由乙酰胆碱受体抗体介导,细胞免疫依赖,补体参与的自身免疫性疾病,其发生率为 0.5 ~ 5/10 万,男女比为 2:3。各年龄均可发病。

(一)病因及发病机制

MG 的病因目前尚不完全清楚。认为胸腺在 MG 发病中起着重要作用。其主要依据有:①观察发现 80% 以上的 MG 病人伴有胸腺增生或胸腺瘤;②在 MG 病人的胸腺中发现有乙酰胆碱受体的所有组成成分和其他横纹肌抗原成分,这些自身抗原存在于胸腺中的肌样细胞内;③胸腺切除有肯定的疗效。临床研究发现 80% ~ 90% MG 病人血清中可测出 IgG 类乙酰胆碱受体抗体(AchRab),且突触后膜有 IgG 和补体成分沉积。MG 病人有功能的乙酰胆碱受体减少,其原因可能是抗乙酰胆碱受体抗体与神经肌肉接头处的 AchR 结合,阻止乙酰胆碱与其受体的结合,导致重症肌无力。

(二)临床表现及诊断

主要临床特征是骨骼肌易疲劳或无力,随着病程发展受损肌肉可产生永久性无力。主要表现为变化不定的肌肉无力,一般晨轻,活动后加重,可选择性的累及眼外肌及全身的骨骼肌。眼外肌受累表现为复视及眼睑下垂,可为单侧或双侧,甚至互相交替出现。咬肌受累可出现咀嚼无力、吞咽困难、食物从鼻腔反流,部分病人可有语言含糊及鼻音重等。呼吸肌受累,可引起呼吸困难。美国重症肌无力基金会(MGFA 1998)临床分型:Ⅰ 型:任何程度的眼肌无力,可能有闭眼无力,其他所有肌力正常。Ⅱ 型:轻度全身肌无力,无论有无眼肌无力,Ⅱa 型:主要累及四肢和(或)躯干肌,吞咽肌可能轻度受累;Ⅱb 型:主要累及吞咽和(或)呼吸肌,四肢和(或)躯干肌可有轻度或同等程度受累。Ⅲ 型:中度全身无力,无论有或无眼肌受累,Ⅲa 型:主要累及四肢和(或)躯干肌,可能有轻度吞咽肌受累;Ⅲb 型:主要累及吞咽和(或)呼吸肌,可能有轻度或中等程度四肢和(或)躯干肌受累。Ⅳ 型:严重全身无力,无论有或无眼肌无力,Ⅳa 型:主要累及四肢和(或)躯干肌肉,可能有轻度吞咽肌受累;Ⅳb 型:主要累及吞咽肌和(或)呼吸肌,可能轻度或相同程度累及四肢和(或)躯干肌。Ⅴ 型:气管内插管,无论是否应用机械辅助呼吸,但术后常规气管插管除外。

Notes

（三）治疗

1. 药物治疗　常用的药物有抗胆碱酯酶药、激素、免疫抑制剂及中药等。抗胆碱酯酶药尽管对原发病没有多大效果,但能改善重症肌无力症状。其主要是通过减少运动终板乙酰胆碱水解而起作用。溴吡斯的明、新斯的明均为临床常用,溴吡斯的明作用时间较长,多用于临床治疗;新斯的明起效快,作用时间短,多用于围术期治疗。这些药物有效剂量变化大、因人而异,且有效剂量与中毒剂量范围较窄,需仔细观察才能获得疗效佳、副作用小的药物用量。若用药量不足可能发生"肌无力危象",用药剂量偏多又可发生"胆碱能危象",这两种危象难以区别时,可在呼吸机支持下,停用抗胆碱酯酶药物,直至病人体内药物排尽后再重新调整药量。对于抗胆碱酯酶药无效或不能耐受者可用激素或免疫抑制剂硫唑嘌呤治疗。中药治疗亦有一定效果。

2. 血浆置换治疗　MG 病人血清乙酰胆碱受体抗体(AchRab)含量增高,且随病情变化而波动。病情加重时抗体滴度可上升,病情缓解则可能下降。对 MG 病人采用血浆交换疗法,可迅速降低血中 AchRab 含量,减轻抗体对突触后膜的封闭,改善临床症状,使常规药物治疗无效的重症病人得到缓解。血浆置换常用于帮助病人脱离呼吸机或作为严重病人胸腺切除的术前准备。因这一方法费用较贵,并发症多,不能作为常规治疗。

3. 外科治疗　胸腺切除是公认治疗重症肌无力的有效手段。术后症状完全和部分缓解者可高达 80%～90%。有下列情况可行胸腺切除:①采用抗胆碱酯酶药物治疗效果不佳或剂量不断增加;②反复发生肺部感染导致 1 次以上肌无力危象或胆碱能神经中毒危象;③育龄期妇女要求妊娠;④伴有胸腺瘤者。手术病人应作好围术期处理,掌握用药规律,严重者可先行血浆交换,病情稳定后即手术。单纯 MG 胸腺或胸腺瘤<3cm 者,可行电视胸腔镜手术。术后应积极防止感染、防止胆碱能神经中毒危象和重症肌无力危象。

（王如文）

Notes

第三十二章 心脏疾病

第一节 心内手术基础措施

一、体外循环

体外循环(extracorporeal circulation,ECC or cardiopulmonary bypass,CPB)是将回心的静脉血引出体外,经氧合器进行氧合并排除 CO_2(气体交换),再经滚压泵或离心泵泵入体内动脉的血液循环过程。实现体外循环转流的设备称为人工心肺机(artificial heart-lung machine)。在体外循环转流下,人工心肺机可部分或完全替代病人循环、呼吸功能,病人呼吸可以完全停止,心脏可以停搏。因此,在无血、静止的环境下外科医师可以切开心脏,进行心内直视手术。体外循环技术是心脏外科的基本和必要条件。

(一)体外循环的历史与发展

体外循环经历漫长的发展和完善过程,世界各国科学家为之做出不懈的努力乃至耗费毕生精力,贡献最大的应数 John H. Gibbon 和他的夫人。1930 年,Gibbon 在参与一次肺动脉栓塞的抢救工作时萌生研制替代人体自身心肺功能设备的想法。Gibbon 与妻子从设想到动物实验成功,直至进入临床运用,执着追寻 23 个春秋。1953 年 5 月 6 日,Gibbon 为一位 18 岁的女孩成功实施体外循环下的继发孔房间隔缺损直视修补术。后人为纪念 Gibbon 夫妇,将体外循环历史的纪年定为 1953 年。又经历 60 余年的不断改进和发展,产生当今的体外循环设备和体外循环技术。

国内体外循环研究始于 1957 年,石美鑫、顾凯时、叶春秀等人开始人工血泵和氧合器的研制。1958 年,苏鸿熙首次应用进口人工心肺机为一例先心病病人成功施行室间隔缺损直视修补手术。20 世纪 70 年代后,上海、广州、天津、西安等地分别研制成功各自的氧合器和人工心肺机。

随着生活水平和医疗技术的发展,创伤小、恢复快、切口美观成为外科手术的发展趋势。迷你体外循环为微创心外科手术提供更加广阔的发展空间。与常规体外循环相比,迷你体外循环系统通过去掉静脉回流室,减短管路,预充量减至原来的四分之一,降低血液和异物、空气接触面积;使用离心泵而非滚压泵,减少血液成分的破坏;取消体外循环机的术区出血吸引装置,直接通过血液回收机收集并处理术区血,去除破坏的血液成分和炎性介质。理论上迷你体外循环系统具有以下优点:减少血液稀释,降低炎性反应,减轻凝血级联反应的激活,降低微气栓发生率。因此,迷你体外循环系统可以达到保护血液成分、减少出血、降低输血率与死亡率的目的。由于迷你体外循环减小体外循环对机体内环境的破坏,并且与"微创"心脏手术的理念相一致,在国际上应用日趋广泛。其他迷你化的体外循环装置或方法,如真空辅助静脉引流装置(vacuum assisted venous drainage,VAVD),升高回流室高度,缩短管路,生物管路涂层,集成型的整体膜肺和应用逆行自体血液预充等方式均可不同程度达到减小血液破坏程度、减少异物接触面积等效果,在临床上的应用同样值得推广。

体外循环发展至今,已不再仅限于心血管领域,而且成为很多学科的支撑技术。肝移植术中,采用静脉-静脉的体外转流以减轻无肝期阻断下腔静脉和门静脉时的静脉淤血,提高了传统肝移植术式的手术成功率;采用体外循环至深低温控制性停循环技术行脑动脉瘤切除,或体外循环支持下的胸、腹腔巨大肿瘤切除术;体外循环作为救治各种剧毒农药、CO、安眠药中毒的最后手段,已引起广泛关注。

随着体外循环技术和设备的发展,体外循环已经从手术室内走出手术室,从单纯协助心脏手术发展为一系列体外生命支持技术。我国目前最常用的体外生命支持技术为体外膜肺氧合(extracorporeal membrane oxygenation,ECMO)。ECMO 根据插管方式不同可分为静脉-动脉 ECMO(VA-ECMO)和静脉-静脉 ECMO(VV-ECMO)。VA-ECMO 可用于心内直视术后停机困难、术后严重低心排、多种原因导致的顽固性心力衰竭、心脏移植围术期循环辅助及心搏骤停的辅助治疗。VV ECMO 主要用于多种原因导致的急性呼吸窘迫综合征(acute respiratory distress syndrome,ARDS)、晚期慢阻肺病人 CO_2 潴留、新生儿胎粪吸入综合征、先天性膈疝、肺透明膜病及肺移植围术期呼吸功能辅助。尤其是其在治疗 ARDS 中独具优势,有效地改善低氧血症,为保护性通气策略的实施提供保障,减轻心脏负担,维持循环稳定,为肺功能和结构的恢复赢得时间。

(二)人工心肺机的构件和基本功能

1. **血泵(blood pump)**　又称人工心,是人工心肺机的主要部件,驱动管道内血液单向流动至体内动脉系统。常用的滚压式血泵由泵头和泵管组成,泵头滚压泵管使血液单向流动。所用泵管的直径影响每转的血流量,调节转速即可控制转流量。滚压泵工作过程中会引起血液成分的破坏,泵头对泵管挤压过紧或转流时间过长时破坏更加严重。离心泵是更为理想的血泵,其工作原理是由旋转磁场驱动泵头中的磁性锥体旋转,依靠离心力驱动血流沿锥体表面流动。其最大优点是减少血液成分破坏,可较长时间的转流。另外离心泵为后负荷依赖,当泵后管路扭曲、打折或意外夹闭时,不会向滚压泵那样出现泵管崩脱,进一步提高体外循环的安全性。

2. **氧合器(oxygenator)**　又称人工肺,替代肺的功能,氧合静脉血和排除 CO_2。①膜式氧合器:血液通过薄膜或中空管壁的透析作用进行气体交换。血、气不直接接触,无需经去泡过程,具有良好的气体交换性能和血液保护作用,适宜较长时间体外循环等优点,在临床广泛应用。②鼓泡式氧合器:使氧气与引出体外的静脉血直接接触,形成血气泡。进行气体交换后,流经去泡装置去泡,除尽微泡的氧合血流入贮血器,再经血泵泵回体内。由于鼓泡式氧合器血与气直接接触,易引起血液蛋白变性、有形成分破坏,其安全使用时限较短(3 小时以内)。目前我国绝大多数心脏外科中心已不使用鼓泡式氧合器。

3. **变温器**　分变温和交换两部分,在水箱内进行水的降温和升温,将一定温度的水经管道输入与氧合器内置的冷热交换器内,降低和升高体外循环的血液温度。在变温特别是升温过程中,水和血之间的温差需保持在 10℃ 以内,过大的温差可能导致血液内的气体溢出形成小气泡,有发生体内气栓的危险。

4. **微栓过滤器**　体外循环的动、静脉系统均有过滤装置,静脉系统的海绵状滤网分别置于血液回收器内和氧合器的贮血筒内,以消去微泡、过滤血液中的血小板聚积块、纤维素等碎屑和心内吸引器吸入的微粒、组织碎片、异物等。动脉系统过滤器位于血泵后,作为体外循环的最后一道安全屏障,其滤网常用孔径 40μm 涤纶或聚酯、聚丙烯等高分子材料制成。

5. **血液浓缩器**　又称血液超滤器。是仿肾小球滤过原理,利用半透膜两侧的压力阶差,滤出水分和小于半透膜孔隙的可溶性中小分子物质,已成为体外循环机的常备配件和常用辅助方法。有常规超滤、平衡超滤、改良超滤三种方式。常规超滤主要是滤出水分,提高血细胞比容;平衡超滤是边超滤,边添加平衡盐溶液,除滤水外,更为滤出炎性介质等各类有害物质;改良超滤在停机后肝素中和前启用,滤出血管和组织间水分,浓缩血液,主要应用于小体重的婴幼儿病人。术中可根据病情任选其中一种方式或联合选用。超滤器与体外循环管路以并联方式连接,其入口与动脉端相连,出口与静脉回流室相接。可因超滤的方式不同其连接方式略有不同。

Notes

（三）体外循环的预充和血液稀释

转流前，整个体外循环系统（包括静脉引流管、氧合器、血泵、动脉段管道、停跳液管路和微栓滤器内必须充满液体并完全排尽管道内的空气，这部分液体即为预充液。预充量除与体外循环管道的粗细、长度有关外，更与氧合器的类型、型号相关。氧合器的贮血瓶内最低安全液面所需的液体量是预充的主要部分。

预充液一般应包括晶体及胶体。可作为预充液的有乳酸林格液、醋酸平衡盐溶液等晶体溶液和血浆、白蛋白、代血浆、库存血或自体血等胶体溶液。葡萄糖溶液因容易导致围术期高血糖，生理盐水因容易导致高氯性酸中毒，一般较少单独用于预充。除特殊情况外，如严重发绀病人需补充血浆，低蛋白病人需补充白蛋白，预充液中的胶体多采用人工胶体如羟乙基淀粉、琥珀酰明胶等。预充液的具体组成依病人年龄、体重、术前血细胞比容或血红蛋白含量、预计血液稀释度而定。多采用中度稀释，使病人转流后的血细胞比容容积为 20% ~25% 或血红蛋白 7~8g/dl。血液稀释的目的是降低血液黏滞度，改善微循环，增进组织灌注，减少红细胞损伤，减轻凝血机制紊乱。

（四）体外循环与低温

机体代谢与体温直接相关，随体温的降低，机体代谢率迅速降低，每降低 7℃，组织代谢率下降 50%。为预防重要器官缺血、缺氧，常以降低体温来提高体外循环的安全性。降温的程度则根据手术类型、手术方法等情况预先确定或临时调整。临床上将低温分为浅低温（32~28℃）中低温（28~25℃）、深低温（25~18℃）。一般心脏手术采用浅低温。随着人工心肺机的性能日趋优良，心内操作技巧的提高，手术时间的缩短，常温或次常温（32~35℃）心内直视手术日渐多用。

体外循环中测量体温的部位有鼻咽部、食管和直肠，临床上多采用鼻咽部测温。亦有以鼻咽部和直肠或食管和直肠两处同时监测。鼻咽温代表血流丰富部位的温度，多与血液温度接近。直肠温代表体内深部组织的核心温度。因此，体外循环期间鼻咽温的降低及升高均快于直肠温。

（五）体外循环的基本方法

1. 体外循环的建立 一般以胸骨正中切口开胸显露心脏，建立体外循环（图 32-1）。套绕上、下腔静脉阻断带和升主动脉牵引带后全身肝素化。体内肝素用量以 400U/kg 体重计算，一次静脉推注，预充液内肝素用量根据预充液多少为 2000~4000U。经升主动脉插动脉供血管，插管与人工心肺机动脉端连接。经右房或上、下腔分别插腔静脉引流管，与人工心肺机静脉血回收管相接。

监测活化凝血时间（ACT），正常值 80~120 秒，延长至 480 秒以上方可开始体外循环。转流后，每隔 30~60 分钟重复监测 ACT，根据实测值确定肝素追加量，使其值维持在上述安全转流水平。开始转流时，仍维持一定的心脏前负荷。此时，主动脉血流来源于心脏射血和血泵泵血，称此转流形式为前并行循环。经主动脉根部灌注心肌保护液后心脏停跳，即可开始心内操作。术毕心脏恢复血液灌注和跳动后，使心脏空跳，以偿还缺血后的氧债，冲走酸性代谢产物，再渐增加心脏负荷，以便顺利脱机。逐渐增加心脏负荷的体外循环亦属并体循环，常称辅助循环或后并行循环。

2. 体外循环流量 体外循环流量的高低直接影

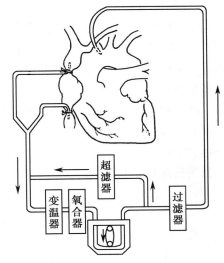

图 32-1 体外循环装置示意图

Notes

响各器官,尤其脑、肝、肾等重要器官的组织灌注和术后的功能恢复。所需灌注流量与温度密切相关。体温高,灌注流量要高;体温低灌注流量则相应调低。灌注流量过低,组织灌注不足,缺血缺氧;过高并不增加组织灌注,反会增加血液有形成分的机械性损伤。灌注流量按公斤体重或体表面积两种方法计算。成人 37℃ 时的灌注流量为 50～75ml/（kg·min）或 2.2～2.4L/（m²·min）。儿童的基础代谢率高,灌注流量要偏高。10～15kg 患儿灌注流量高至 120～150ml/（kg·min）,10kg 以下为 125～175ml/（kg·min）。

3. 体外循环中的监测　为保证体外循环的安全性,术中除需严密监测 ACT、温度、灌注流量外,以下监测指标亦十分重要。

（1）动脉压:常用桡动脉或足背动脉穿刺测压。体外循环中成人动脉压一般维持在 50～80mmHg 间,老年人血管阻力高,灌注压亦相应偏高,小儿则可稍偏低。血压过高或过低,应针对原因作相应处理。在灌注流量调整前要考虑到血管阻力、温度、血液稀释对血压的影响。

（2）中心静脉压:常行锁骨下静脉、颈内静脉、大隐静脉穿刺测压。体外循环时,经锁骨下静脉或颈内静脉置管测压者,因管端接近上腔静脉引流管,所测值接近零或为负值,该压力的高低可反映腔静脉引流的通畅程度。如体外循环中中心静脉压大于 10cmH$_2$O,应及时调整插管位置,避免上腔静脉回流受阻、颅内压升高。通过在大隐静脉置管所测压力与体外循环前接近,可作为血容量高低的指标。

（3）泵压:经动脉段的过滤器接压力表,监测泵压,该压力反映自血泵至主动脉插管端的阻力。压力一般在 150～250mmHg,若过高提示动脉段血流受阻,应立即寻找原因,及时纠正,以防意外。

（4）血气:体外循环为非生理性循环,在其降温、复温过程中常因低压、低灌注流量等因素致组织缺氧、乳酸增加。血液稀释和体外循环对肺、肾功能的影响将减弱机体对酸碱的缓冲和纠治能力,易产生酸碱失调。因此体外循环中动态监测血气甚为重要。以调整和维持 PO$_2$、PCO$_2$ 的张力、pH、BE、HCO$_3$ 值在正常范围。pH 受温度影响,为避免判断错误,某一温度的正常 pH 需按下列公式进行温度纠正。

$$pH(T) = pH(37℃) + 0.0147 \times (37 - T)$$

（5）电解质:体外循环中的电解质变化以 K$^+$ 最为显著,对机体的影响也最重要,多发生低钾血症。常见原因有:①尿中丢失过多:术前长期服用排钾利尿剂者,体内总钾量偏低;②补充不足:若忽视了体外循环预充液中补充一定浓度钾盐,转流后会引起血清 K$^+$ 浓度骤降;③异常转移:体外循环中氧合器过度通气,CO$_2$ 大量排出,或使用大量 NaHCO$_3$ 均可使 pH 增高,细胞外液 H$^+$ 降低,引起 K$^+$ 细胞内转移;体外循环常采用低温技术,低温可使 K$^+$ 向细胞内转移,以红细胞最为明显,其次为肝、胰、肾等器官,低温体外循环时间越长,K$^+$ 向细胞内转移越多。体外循环中定期监测和维持正常血清 K$^+$ 浓度,对恢复冠脉血流后的心脏复苏和复苏后的心功能恢复都十分重要。多数心脏外科病人术前存在不同程度的心功能减退,长期的利尿治疗导致细胞内 K$^+$ 严重缺乏,因此体外循环后血钾水平应维持在正常高限,避免病人术后低钾。

（6）其他:此外,为了减少术后神经系统并发症,术中还可通过脑血流多普勒（transcranial Doppler, TCD）监测大脑中动脉血流流速,使用近红外光谱（near-infrared spectroscopy, NIRS）测定技术监测脑血氧饱和度的变化。

二、心　肌　保　护

心肌保护（myocardial protection）的概念是在研究心肌缺血性损伤的基础上形成的。体外循环下心内直视手术需阻断心脏血流,致使心肌缺血、缺氧。缺血缺氧时心肌氧化产能障碍,仅靠无氧酵解提供少量能量。由于血运中断,心肌代谢产物不能及时清除,严重缺氧时的大量乳酸

Notes

堆积会加重组织酸中毒,而抑制糖酵解过程,高能磷酸盐贮备迅速消耗。细胞内一些依赖于能量的重要代谢过程紊乱。心肌能量缺乏,导致心肌细胞膜功能障碍,细胞内电解质动态失调,大量 Ca^{2+} 细胞内流,致使细胞内 Ca^{2+} 超载,心肌发生持续性收缩。当 ATP 减少到不足以使肌动—肌球蛋白横桥分离,心肌则僵直挛缩,即所谓的"石头样心"(stone heart)。心肌持续挛缩的机械力不仅消耗能量,且作用于已受损的心肌细胞,造成心肌细胞破裂,细胞内酶大量释放,导致心肌细胞死亡。随心脏血流阻断时间的延长,这种缺血性改变会愈加严重。

心肌在缺血一段时间后恢复氧合血灌注时,损害会更严重。主要表现为心肌水肿,氧利用能力下降,高能磷酸盐水平低下,心肌顺应性差等改变,称此为缺血再灌注损伤(ischemic reperfusion injury,IRI)。

IRI 的机制是多种因素参与的复杂的病理生理过程。其原因有:①能量耗竭:当缺血时,线粒体内氧化过程完全停止,AMP 再磷酸化生成 ADP 及 ATP 受到抑制,积聚在心肌内的 AMP 分解成腺苷、肌苷及次黄嘌呤,后者从细胞内弥散至细胞外。复灌后高能磷酸盐的前体缺乏,即缺乏生成恢复心肌功能所必需的 ATP 的原料;②Ca^{2+} 超负荷:长时间缺血缺氧后,心肌细胞聚积大量的 H^+,再灌注时,首先引起 H^+-Na^+ 交换,大量进入细胞内的 Na^+ 激活细胞质膜上的 Na^+-Ca^{2+} 交换蛋白,使 Ca^{2+} 大量内流,当 ATP 衰竭时,无力将过量的 Ca^{2+} 泵回肌浆网内和细胞外;③线粒体通透性转换孔 mPTP:正常生理情况下,mPTP 处于关闭状态,钙离子决定它的开放频率。生理性的 mPTP 短暂开放能防止线粒体钙超载,从而保护线粒体乃至整个细胞,而在应激条件下,mPTP 的持续开放,导致线粒体膜电位破坏,氧化磷酸化失调、ATP 耗竭,进而影响到泵功能,加重钙超载等离子紊乱,还可引起线粒体基质渗透性水肿,外膜破裂,引发细胞色素 C 等促凋亡因子释放,引起细胞凋亡及坏死等不可逆损伤,出现缺血再灌注损伤的临床表现;④氧自由基损伤:缺血缺氧后心肌细胞胞质内增高的 Ca^{2+} 激活组织内的黄嘌呤去氢酶转变为黄嘌呤氧化酶,使次黄嘌呤与再灌注时血内丰富的氧作用生成大量 O_2^- 自由基,而内生性自由基清除剂不敷所需,导致细胞损害。

缺血再灌注损伤严重者,导致心内膜下坏死,心脏复苏困难,或心脏复跳后搏动无力或顽固性心律失常;中度损伤则引起术后低心排出量综合征,晚期出现心力衰竭,心肌纤维化。体外循环中如何保护缺血再灌注心肌功能攸关心脏手术病人的安危和疗效。心肌缺血缺氧后的能量供需失衡是心肌缺血再灌注损伤的根本原因。

(一) 心脏停搏液的组成

以心脏能量供需平衡理论为基础研制出来的心脏停搏液具有良好的心肌保护效果。按所含离子成分和浓度不同,可将晶体心脏停搏液分为钠离子接近正常的"细胞外液型(如 ST. Thomas 液)"和低钠无钙的"细胞内液型(如 HTK 液)"两类。早期两类溶液心肌保护效果的实验和临床研究证明细胞外液型心脏停搏液优于细胞内液型。按照是否有携氧能力分为晶体停搏液和含血停搏液。按照停搏的机制划分,可分为去极化停搏液、非去极化停搏液(极化和超极化),均使用化学诱导方法,使心脏迅速停搏,避免缺血性电机械活动,减少能量需要和消耗。去极化停跳液的主要成分是高钾,使心肌细胞膜电位去极化至 -55mV 左右,此时快钠通道失活,心肌细胞不能产生动作电位而使心脏停搏在舒张期。晶体心脏停搏液中最佳 K^+ 浓度为 15 ~ 20mmol/L,血停搏液最佳 K^+ 浓度为 20 ~ 30mmol/L,临床上主要使用去极化停搏液。极化停跳液的机制是通过钠通道阻滞剂(如利多卡因)阻断心肌细胞快钠通道,阻止跨膜离子流动,将细胞膜电位限定在 -80mV 左右,称为极化停搏;或通过钾通道开放剂(如腺苷)使心肌细胞膜上的钾通道开放,将膜电位维持在更靠近 K+ 平衡电位(-90 ~ -95mV 左右)水平,从而使心脏停搏在舒张期,称为超极化停搏。除了起到停搏作用的成分,停搏液中还需要提供氧和能量底物,常在心脏停搏液中加用葡萄糖、磷酸肌酸、门冬氨酸、辅酶 Q_{10} 等能量物质,以维持心脏缺血期间和恢复灌注后所需的能量物质。

此外,心脏停搏液还必须具有偏碱(pH 值 7.6～8.0)、高渗(320～380mmol/L)和具有良好的膜稳定作用的特性,以保护缺血心肌的适宜代谢环境、完整的细胞结构和质膜离子泵功能。

（二）心脏停搏液的灌注方法

有以下三种:①经升主动脉或经冠状动脉口的顺行灌注,临床应用最为普遍;②用特制带囊导管插入冠状静脉窦行逆行灌注,适用于不能直接顺行灌注和冠状动脉严重狭窄或阻塞的病人;③顺行-逆行联合灌注,是近年发展起来的一种技术,主要应用于主动脉瓣关闭不全,需在主动脉根部手术操作,或手术时间较长的病例。

无缺血和缺血再灌注过程对心内直视手术的心肌保护是最佳的心肌保护方法。由此,发展起来的不停跳下冠状旁路手术、体外循环下顺行或逆行冠状动脉灌注下的多种心内直视手术已广为应用。

第二节　先天性心脏病的外科治疗

一、动脉导管未闭

动脉导管未闭(patent ductus arteriosus, PDA),是常见的先天性心脏病(congenital heart disease, CHD),占 12%～15%。动脉导管是胎儿期血流经肺动脉至主动脉的通道。动脉导管组织结构与动脉不同,主要为呈螺旋排列的平滑肌细胞组成。足月产婴儿出生后,随呼吸肺血管阻力降低,血液氧分压增高,前列腺素水平下降,缓激肽等物质的产生,导管平滑肌收缩,内膜增厚并向管腔内突入、阻断导管的血流,10～20 小时内导管呈功能性关闭。85% 足月产婴儿于生后 4 周左右导管内膜纤维组织弥漫性增生,逐渐纤维化至永久性闭塞,成为动脉韧带。早产儿由于出生后继续发育,导管自然闭合可能性大,但因对前列腺素敏感,闭合稍晚。由于某些原因逾期不闭合者即为动脉导管未闭。动脉导管未闭可单独存在或与主动脉缩窄、室间隔缺损、法洛四联症等并存。

（一）病理解剖

动脉导管通常位于主动脉狭部和左肺动脉起始处,其粗细、长短不一,一般长 2～10mm,直径 4～12mm,最粗可达 20mm。按其形态可分为:①管型:两端管径均等;②漏斗型:主动脉端粗,肺动脉端细,形如漏斗;③窗型:主、肺动脉紧连,导管粗而短;④动脉瘤型:导管中部呈瘤样膨大,管壁很薄;⑤哑铃型:两端粗、中间细。前两型多见,尤其管型。

（二）病理生理

出生后主动脉压力升高,肺动脉阻力下降,无论收缩期或舒张期,主动脉压力均超过肺动脉,主动脉血经动脉导管持续流向肺动脉,形成左向右分流。分流量大小取决于主动脉和肺动脉之间的压力阶差和导管的粗细。可达左心排血量的 20%～70%。左房回心血量增加,左心容量负荷加重,导致左心室肥厚、扩大,甚至左心衰竭。由于肺血量增加,肺循环压力升高,右心负担加重,至右心室肥大。肺小动脉长期承受大量主动脉血流而引起痉挛性收缩和继发性管壁增厚,肺循环阻力逐渐增高。当肺动脉压力等于主动脉舒张压时,仅收缩期存在分流,当其压力接近或超过主动脉压力,呈双向或逆向分流,临床上出现发绀和下半身重于上半身的分离性发绀,形成艾森门格(Eisenmenger)综合征。终至右心衰竭。

（三）临床表现

与导管粗细、分流量大小和肺血管阻力有关。导管细、分流量小,常无症状。导管粗、分流量大,症状明显。易发生肺部感染、气促、乏力,发育不良或反复心力衰竭。

1. 体格检查　在胸骨左缘第 2 肋间可闻及连续性机器样杂音,收缩期增强,舒张期减弱。局部触及震颤。收缩压正常,舒张压降低,脉压增大。四肢动脉可触及水冲脉,股动脉可闻枪击音。分流量大者,心尖部可闻舒张期杂音。肺动脉高压者,仅有收缩期杂音或杂音消失,而肺动脉瓣第二音亢进。

2. **心电图** 正常或左心室肥大。肺动脉压力增高,则左右室肥大。

3. **X 线检查** 分流量大者左心缘向左下延长,主动脉结突出,可呈漏斗状。肺血管影增多。透视下有舞蹈征象。

4. **超声心动图** 显示左心房、左心室增大,胸主动脉起始部与肺动脉间的动脉导管和经导管的血流信号,可测得导管的长度、内径和分流大小。

5. **心导管检查** 诊断不明确或病情重,需了解肺动脉压力和阻力时,行此检查。右心导管可通过动脉导管进入主动脉内,肺动脉内血氧增高。升主动脉逆行造影时主动脉峡部可显示动脉导管影和肺动脉影。

根据杂音的性质和位置,周围血管征,结合心电图,X 线胸片和超声心动图检查,一般不难诊断。但应与主动脉-肺动脉间隔缺损、主动脉窦动脉瘤破裂、冠状动-静脉瘘和室间隔缺损伴主动脉瓣关闭不全等心脏病相鉴别。临床症状、体征不典型的病例,右心导管检查或逆行主动脉造影可资确诊。

(四) 手术治疗

1. **手术适应证** 早产儿、婴幼儿反复发生肺炎、呼吸窘迫和心力衰竭,药物难以控制,应即时手术。检查已提示左心容量负荷增加,肺血增多,或心导管检查 Qp/Qs≥1.5,应尽早手术。导管细、无症状,不影响发育者,多主张 4~5 岁手术。随麻醉、手术安全性的提高,亦有主张更早手术。严重肺动脉高压,呈双向分流或逆向分流,动脉导管已成为右心排血通道,不能阻断其血流。发绀型心脏病(如肺动脉闭锁、法洛四联症、大动脉错位等)所合并的动脉导管是低氧饱和度血进入肺内氧合的唯一或重要途径,除非同时行畸形矫治,不能单独阻断其血流。

Porstman 成功采用心导管封堵术治疗动脉导管未闭以来,其技术及填塞材料的不断改进,以及 90 年代初开展起来的电视胸腔镜下导管结扎术,都因具有无或切口小,创伤轻,恢复快等优点,易为病人所接受。但因有各自的严格适应证、禁忌证,外科手术仍是动脉导管未闭的主要治疗方法。

2. **手术方法** 外科闭合动脉导管有结扎、切断缝合、体外循环下缝闭三种方法,手术径路有左侧胸切口和前胸正中切口两种,视病情和医生习惯而定。

(1) 左侧胸切口:全麻插管后右侧胸 90°卧位,左后外侧第 4 肋间或第 5 肋床切口(亦有采用腋中线皮肤纵形切口)进胸,或胸膜外显露动脉导管三角区。①结扎术:纵向切开导管三角区纵隔胸膜,沿内侧胸膜切缘缝置牵引线,牵开迷走神经,显露动脉导管,游离导管上、下缘和后壁,绕导管套 10 号双、单丝线各 1 根,行导管钳闭试验 1~3 分钟,若无心率增快或血压下降,则加深麻醉和药物降压至动脉压 80~70mmHg,按先双后单顺序丝线打结,扎闭导管。此法最为常用;②钳闭术:显露、游离导管后,根据导管的粗细选择适宜规格的钽钉夹闭导管。操作简便,效果确实;③切断缝合术:导管充分游离降压后,用 2 把导管钳钳夹动脉导管,在两钳之间的主动脉侧用 4-0 或 5-0 prolene 线连续缝合法边切边缝。然后缝合肺动脉侧切缘。常在主动脉侧钳夹两把导管钳,以防导管滑脱大出血。此法适用于导管粗大、术中损伤出血或感染后不宜结扎和钳闭的病例。

(2) 前胸正中切口:在全麻气管插管,体外循环支持下闭合动脉导管。

适用于:①左侧胸膜粘连重,显露动脉导管困难;②动脉导管结扎后再通;③导管太粗,或呈窗型;④合并心内畸形需一并矫治。

术式有 2 种:①心包外结扎术:并体循环下,向下牵拉肺总动脉,切开肺动脉分叉处及左肺动脉心包返折,显露动脉导管,紧贴左肺动脉游离导管左右间隙和后壁,套 10 号丝线结扎动脉导管;②肺动脉切口内缝合法:体外循环血流降温,在降温过程中以手指按压导管表面以阻断导

Notes

管血流,或切开肺动脉,堵住导管口,以减轻术后肺损伤和全身灌注不良。鼻咽温度降至期 25～20℃时,减低流量[10ml/(kg·min)],经主肺动脉切口显露动脉导管内口,用带垫片的 4-0 Proline 双头针褥式缝合,分别从导管开口的肺动脉壁下缘进针,由其上缘穿出肺动脉打结,直接缝闭动脉导管。导管口径>15mm 者,不宜直接缝闭,采用涤纶片沿肺动脉的导管开口边缘做连续缝合,以封闭导管。

二、主动脉缩窄

主动脉缩窄(coarctation of the aorta)在西方国家是一种较常见的先天性心血管疾病。占先天性心血管病的 7%～14%,亚洲国家发病率相对较低,占 1.1%～3.4%,国内报道略低于此数。本病多见于男性,男女之比为(2～4):1。

(一)病理解剖

可发生于主动脉的任何部位,绝大多数位于左锁骨下动脉远端和动脉导管或动脉韧带连接处的主动脉。发病机制尚不清楚,有多种理论。①导管吊带理论:Edwards,在动脉导管闭合过程中,肌性组织收缩和纤维化累及主动脉峡部是其局限性狭窄的主要原因。组织学证实:缩窄的梗阻内嵴是由类似导管组织细胞所构成;②流体理论:即在胎儿时期,一些左向右分流的心内畸形或瓣膜病变使主动脉峡部血流减少而导致主动脉缩窄。临床上主动脉缩窄合并室间隔缺损、卵圆孔未闭、房间隔缺损、二尖瓣狭窄和主动脉瓣二瓣化的心内先天性畸形较为常见。且一些右心排出量降低的疾病如四联症、肺动脉瓣狭窄和三尖瓣闭锁几乎不会合并主动脉缩窄。然而两种理论都不能完全解释不同类型的主动脉缩窄。

1903 年,Bonnet 将主动脉缩窄分为婴儿型和成人型。后来根据缩窄与动脉导管或动脉韧带的关系,将婴儿型称为导管前型,成人型为导管后型和近导管型。导管前型:动脉导管多呈开放状态,常合并心内畸形;导管后型和近导管型:动脉导管多已闭合,很少合并心内畸形。此型临床上最常见,约占 90%。因上述分型不能准确反映其临床现象和病理变化,则有主张分为单纯型:动脉导管已闭合;复合型:动脉导管未闭合。国际小儿心脏外科命名和数据库建议按以下分型:单纯主动脉缩窄;主动脉缩窄合并室间隔缺损;主动脉缩窄合并复杂心内畸形;主动脉缩窄合并峡部和(或)弓部发育不良。

主动脉缩窄常为局限性,管壁中层增厚,内膜增生呈环状或隔膜样凸向腔内,使管腔不同程度的缩小,严重者可缩小至几毫米甚或呈针尖大小的偏心或中央小孔。缩窄主动脉的远端常有扩张,管壁变薄。另外,常同时伴有主动脉峡部或远端主动脉弓(左锁骨下和左颈总动脉之间)的狭窄。当缩窄管腔面积小于 50% 时才出现明显压差,随狭窄范围的延长压差更为明显。据统计:33% 为中度狭窄,42% 为针孔样重度狭窄,25% 为管腔闭锁。在成人偶见假性主动脉缩窄,可能因主动脉弓部过长,动脉导管或动脉韧带对面的主动脉发生扭曲、成角畸形,外形很像缩窄,其管腔内却无隔膜样结构,亦无明显压力阶差。但扭曲、成角远端动脉内涡流会导致主动脉扩张和主动瘤形成。

(二)病理生理

主动脉缩窄的血流动力学改变主要是缩窄近心端血压增高,左心室后负荷加重,出现左心室肥大、劳损。缩窄远心端血管内血流减少、血压低,严重缩窄者可出现肾脏和下半身的血供不足,造成低氧、尿少、酸中毒。导管前型主动脉缩窄病人的下半身血流部分为经动脉导管流入的肺动脉血液,引起下半身,尤其足趾发绀。出生后 3～6 个月可逐渐建立上下肢侧支循环,以缓解下半身血液供应。主要通过锁骨下动脉的分支与胸部和下半身的动脉相交通。

(三)临床表现

与缩窄的程度、类型和是否合并心内畸形有关。若主动脉缩窄较轻,不合并心内畸形,多无症状,少数病人时有头痛、鼻出血、双腿容易疲劳。多在体检时发现上肢血压高,进一步检查才

Notes

被诊断。严重主动脉缩窄,或合并有心内畸形者,症状出现较早。出生后即有充血性心力衰竭症状,主要表现为气促、多汗、喂养困难和代谢性酸中毒。严重主动脉缩窄的新生儿和婴幼儿侧支血流不足,一旦动脉导管闭合,可迅速导致急性充血性心力衰竭,代谢性酸中毒和肾功能衰竭。

1. **体格检查** 颈动脉搏动明显,胸骨柄上窝可触及搏动,胸骨左缘第2、3肋间和左背肩胛骨旁均可听到收缩期杂音。桡动脉搏动强、上肢血压高,足背动脉或股动脉搏动弱,甚至难触及,下肢动脉压低或难测。

2. **心电图** 为正常或左心室肥大劳损。

3. **X线检查** 心影可正常或有不同程度的左室增大。伴有心力衰竭病人,全心增大。主动脉峡部凹陷,其上、下扩大,而呈"3"字形影像。时有第4～9肋骨下缘受侵蚀的X线征象。

4. **超声心动图** 锁骨上窝探查有助于诊断,可示降主动脉缩窄的部位、加速的血流声学信号和缩窄近、远端的压力阶差。

(四)诊断

根据病史、上、下肢血压差异、心脏杂音的性质、部位和传导方向,结合X线、超声心动图和心电图检查,可作出诊断。亦不难与动脉导管未闭、高位室间隔缺损伴主动脉关闭不全等疾病相鉴别。临床表现不典型者,心导管和心血管造影检查可明确缩窄的部位、程度及周围血管的关系及侧支血管分布情况,以资诊断和鉴别诊断。MRI检查是主动脉缩窄最为安全、理想的检查方法,采用三维成像或数字减影技术可清晰显示主动脉缩窄的病变全貌,有益于手术方法的选择。

(五)手术治疗

1. **手术适应证** 一般认为缩窄近远两端的压力阶差≥30mmHg,即具备手术指征。关于手术时间,意见很不统一,原因是婴幼儿期手术死亡率高,术后可能发生再缩窄。近年来随着外科技术的进展,术前准备和术后处理的改善,可吸收缝线的应用,手术的近、远期疗效均有明显提高。故在手术时间选择上已基本一致。婴儿期出现心力衰竭,经积极的内科治疗,心力衰竭能完全控制,手术可推迟到合适的年龄进行。若心力衰竭反复发作,或不能完全控制则主张尽早手术。诊断为单纯性主动脉缩窄的婴幼儿,其上肢血压过高(>150mmHg),也应及时手术。

关于心内合并畸形是否同期手术,有不同意见。多主张分期手术,因一期纠正创伤太大,手术死亡率高。先行主动脉缩窄解除术,3～4周后再行心内畸形治疗较为安全、稳妥。近年很多心脏中心采取一期手术,也获满意疗效。

2. **手术方法** 对病情危重的新生儿,术前静脉滴注前列腺素E,保持动脉导管开放。给予碳酸氢钠纠正酸中毒。采用浅低温麻醉,上下肢动脉持续压力监测。右侧卧位,左侧第四肋间后外侧切口进胸,显露病变区域。根据年龄、缩窄程度、长度及局部条件选择合适手术方法。常用式式有:

(1)缩窄楔形切除术(Walker手术):若缩窄段甚短,且偏向一侧,可将缩窄段楔形切除,对端吻合。

(2)缩窄段切除,对端吻合术(Crafoord手术):充分游离缩窄的近远端,切除缩窄段,用可吸收线行端对端连续缝合。适宜于缩窄段较局限的病人。

(3)锁骨下动脉与缩窄远端吻合:有切除缩窄段,锁骨下动脉与缩窄远端行端端吻合(Clagett手术)和直接将锁骨下动脉与缩窄远端行端侧吻合(Blalock手术)两种方法。适用于锁骨下动脉很粗的病人。

(4)左锁骨下动脉血管片主动脉成形术:左锁骨下动脉为自体材料,有潜在生长能力,但可造成左上肢缺血,并有截肢风险,应用不多。常有以下两种式式:①左锁骨下动脉翻转片主动脉成形术(Waldhausen手术);②改良锁骨下动脉主动脉成形术(Mendonca手术)。

（5）补片成形术：纵形劈开缩窄段血管，剪除缩窄纤维环，以人工补片加宽缝合。适用于年长病人。

（6）主动脉旁路或替换术：适用于年龄较大病人，置入的人造血管口径可满足成长需要。

经皮导管囊球扩张血管成形术和腔内支架置入术已是主动脉缩窄的一种治疗方法。但出于安全性和有效性的考虑，曾认为此技术仅适宜于一般情况差，手术风险高的婴幼儿，尤其适用于严重心力衰竭，不能耐受开胸手术的患儿。随着介入医学的发展，其适应证已放宽。

三、房间隔缺损

房间隔缺损（atrial septal defect，ASD）是胚胎发育期的原始心房分隔成左、右心房过程中，因某种因素影响，第一房间隔或第二房间隔发育障碍或吸收过多，间隔上遗留缺损，致左、右心房间存在血液分流的先天性畸形。房间隔缺损为常见的先天性心脏病，可分为原发孔缺损和继发孔缺损两类型，以后者居多，占先天性心脏病的10%左右。女性发病率高，是男性的2~3倍。

继发孔房间隔缺损位于冠状静脉窦的后上方，绝大多数为单孔，少数为多孔，亦有呈筛状的。根据相应解剖部位可分为四种类型：

1. **中央型（卵圆孔型）**　最常见（占75%~80%），呈椭圆形，可伴有右肺静脉回流异常。
2. **下腔型**　约占10%，缺损较大，房间隔下缘完全阙如或仅残留少薄膜样组织。
3. **上腔型（静脉窦型）**　缺损位于上腔静脉与右房连接处，常伴有右肺静脉回流异常。
4. **混合型**　缺损巨大，常兼有上腔型和下腔型的特点。临床上较为少见。

继发孔房间隔缺损时伴有其他心内畸形，如肺动脉瓣狭窄、异位肺静脉连接、三房心、二尖瓣狭窄（Lutembacher综合征）等。

原发孔房间隔缺损位于冠状静脉窦的前下方，由于左侧心内膜垫前后结节分离，常伴有不同程度二尖瓣大瓣裂。二尖瓣大瓣和三尖瓣隔瓣均直接附着在室间隔上，瓣下无室间隔缺损。

（一）病理生理

正常左心房压力8~10mmHg，右心房压力3~5mmHg，房间隔缺损时，左心房血液经缺损向右心房分流。分流量的多少取决于心房间压力阶差、缺损的大小和左右心室充盈阻力的大小。原发孔房间隔缺损的分流，还与二尖瓣的反流程度有关。初生婴儿两侧心室的厚度和顺应性大致相同，缺损几无分流。随肺动脉压力下降，左向右分流逐渐增加，可达到循环血流量的2~4倍。大量血液经肺动脉瓣流入双肺，正常肺动脉瓣变得相对狭窄。长期高容量负荷导致右心房、右心室增大和肺动脉扩张。初期肺小动脉痉挛，肺动脉压力升高。随年龄增长，肺小动脉管壁内膜增生和中层增厚，管腔狭小，肺血管阻力增加，终致梗阻性肺动脉高压。右心室、右心房心肌肥厚，压力升高，经缺损的分流量逐渐减少。当右心房压力高于左心房时，出现右向左分流，引起发绀，即所谓Eisenmenger综合征。原发孔房间隔缺损病人，因存在二尖瓣反流，心房压差更大，其病理改变重于继发孔房间隔缺损。

（二）临床表现

继发孔房间隔缺损分流量较小者，儿童期多无明显症状，即使中等量以上分流，临床症状也不明显，常为体检时发现。一般到了青年期，才出现劳力性气促、乏力、心悸等症状，易发呼吸道感染和右心衰竭。病情发展为阻塞性肺动脉高压，可出现发绀。原发孔房间隔缺损症状出现早，表现重。

1. **体格检查**　无临床症状者，体征亦较轻。表现为左前胸略膨隆，右心搏动增强，胸骨左缘第2~3肋间可闻Ⅱ~Ⅲ级吹风样收缩期杂音，部分病人杂音不明显，但肺动脉瓣第二音（P_2）分裂。肺动脉高压者，P_2亢进。当发生右心衰竭时，肝大，甚至腹水和下肢水肿。原发孔房缺除上述体征外，在心尖部可闻Ⅱ~Ⅲ级收缩期杂音。

2. **心电图**　继发孔房间隔缺损，呈电轴右偏，不完全性或完全性右束支传导阻滞，P波高

Notes

大、右室肥大。原发孔房间隔缺损,常呈电轴左偏和 P-R 间期延长,可有左室高电压和左室肥大。

3. X 线检查 主要表现为右心增大,肺动脉段突出,主动脉结小,呈典型梨形心。肺部充血改变,透视下可见肺门"舞蹈"征。原发孔缺损可呈左心室扩大,肺门血管增大明显。

4. 超声心动图 是该病最主要的诊断方法。二维彩色多普勒超声可明确显示缺损的位置、大小,可确定心房水平的分流方向、肺静脉的位置和右心大小。并可明确原发孔房缺病人大瓣裂和二尖瓣反流的程度。

（三）诊断和鉴别诊断

根据体征和超声心动图检查结果,结合心电图、X 线特征,不难诊断。少数不典型病例或有肺动脉高压病人可行右心导管检查,其右心房血氧含量比上、下腔静脉高出 1.9% 容积,或导管进入左心房,则房间隔缺损诊断可确立。测得的肺动脉压力和换算得出的肺血管阻力对病情的判断和手术适应证的掌握很有帮助。少数分流量很高的病人,肺动脉瓣区的收缩期杂音很响,应与高位室间隔缺损、肺动脉瓣狭窄相鉴别。根据各自的心电图、X 线片、超声心动图的特点,易于鉴别。

（四）手术治疗

1. 手术适应证 ①房间隔缺损已有右心负荷增加或心导管检查 Qp/Qs 大于 1.5,即使无症状,应择期手术治疗,适宜的手术年龄为 2～5 岁;原发孔房间隔缺损,应尽早手术;②成年人和已有轻～中度肺动脉高压的房间隔缺损,应及时手术;③重度肺动脉高压和年龄在 50 岁以上的房间隔缺损仍为左向右分流者,经内科治疗情况改善后可手术治疗,但手术风险高。肺动脉高压已呈双向分流,出现发绀和右心衰竭,为手术禁忌证。

2. 手术方法 近年对部分继发孔房间隔缺损已普遍采用经皮导管伞堵治疗,因不开胸,很受欢迎,严格掌握手术适应证,效果满意。对上腔型、下腔型、缺损太大的继发孔房间隔缺损和原发孔房间隔缺损仍需在直视下修补。

前胸正中或右第 4 肋间前外侧切口进胸,建立体外循环,心脏停跳或跳动下切开右房,视缺损大小,行直接缝合或用自体心包片或涤纶补片修补缺损。原发孔房间隔缺损多采用心脏停跳下修补二尖瓣大瓣裂和房间隔缺损。缝合缺损下缘时,应缝于瓣叶基底处,以免损伤传导束,并发Ⅲ度房室传导阻滞。

四、室间隔缺损

室间隔发育于胚胎的第 4 周末,由漏斗部室间隔、肌部室间隔和膜部室间隔三部分组成,将原始心室分隔成左右心室。室间隔的各部分如发育不全或相互融合不良,则导致不同部位的室间隔缺损(ventricular septal defect,VSD)。室间隔缺损居先天性心脏病的首位,约占 30%。可分为漏斗部缺损、膜部缺损及肌部缺损三大类型和若干亚型。其中膜部缺损最多,漏斗部缺损次之,肌部缺损最少见。

约半数(多为限制性)室间隔缺损 3 岁以前有可能完全或部分自然闭合,绝大多数发生在 1 岁以内,最多见于膜部缺损。三尖瓣隔瓣是其闭合的材料。瓣叶、腱索与缺损边缘粘连、融合,将缺损完全遮盖,则杂音和分流消失;若未完全遮盖,瓣叶边缘留下一个或多个间隙,会有杂音和分流。因左、右心室间存在压力阶差,遮盖的瓣膜向右室面隆起甚或突向右室流出道。属假性愈合和假性不全愈合。部分肌部小缺损随间隔肌肉的发育或缺损缘的纤维化,内膜增生而闭合。

（一）病理生理

室间隔缺损产生左向右分流,分流量取决于缺损的大小、左、右心室压力阶差及肺血管阻力。直径小于主动脉根部直径 1/4 的小缺损,左向右分流量小,虽有左室负荷增加,但通常不致

Notes

引起肺动脉压力升高。直径为主动脉根部直径 1/4～1/2 的缺损分流量较大,肺循环血量可超过体循环血量的 2 倍,回流至左心血量亦明显增加,左心负荷加重,左心房、左心室扩大。直径超过主动脉根部直径 1/2 的大缺损,不仅左心扩大,由于肺循环血流量过高,肺小动脉痉挛产生肺动脉高压,右室收缩负荷增加,至右室肥大。随病程进展,肺小动脉管壁内膜增厚,管腔变小,阻力增大,终至器质性肺动脉高压,最后导致右向左分流,出现 Eisenmenger 综合征。

（二）临床表现

室间隔缺损小,分流量小者,一般无明显症状。缺损大,分流量大者,症状出现较早,表现为活动后气促、乏力,反复呼吸道感染。严重者体弱、多汗、发育不良,慢性充血性心力衰竭。室间隔缺损病人,易并发感染性心内膜炎。

1. 体格检查　分流量小,除胸骨左缘第 3～4 肋间闻及Ⅲ级以上粗糙的全收缩期杂音外,无其他明显体征。缺损大、分流量大者,左前胸明显隆起,杂音最响的部位可触及收缩期震颤。高位室间隔缺损的杂音和震颤位于第 2 肋间。肺动脉高压者,心前区杂音变得柔和、短促,而肺动脉瓣区第二音明显亢进。

2. 心电图　缺损小,示正常或电轴左偏。缺损大,肺动脉压高,示左室高电压、肥大或双室肥大。严重肺动脉高压,则示右心肥大或伴劳损。

3. X 线检查　缺损小,分流量小,X 线片改变轻。中等以上缺损和分流量者,心影轻到中度扩大,左心缘向左下延长,肺动脉段凸出,肺血增多。肺动脉阻塞性病变时,肺门血管影明显扩张、甚或呈残根征,而肺外周纹理减少。

4. 超声心动图　左心房、左心室扩大,或双室扩大。二维超声可显示室间隔缺损的部位、大小。彩色多普勒超声可显示分流方向和分流量,并可判断肺动脉压力。

（三）诊断

根据杂音的部位和性质,结合超声心动图、X 线检查和心电图表现,不难确诊。严重肺动脉高压者,可行右心导管检查。通过各心腔压力、血氧含量的测定可计算出心内分流量和肺血管阻力,对手术适应证的把握有指导意义。

（四）手术治疗

1. 手术适应证　缺损很小,无症状,房室无扩大,可长期观察。缺损小,分流量小,肺血多,房室有扩大者,应在 2 岁左右或学龄前手术。缺损大,分流量大,肺动脉高压者,应尽早手术。出生后顽固性心力衰竭和肺功能不全,经积极药物治疗,于 1～3 个月内手术。肺动脉瓣下缺损,易并发主动脉瓣叶脱垂和主动脉瓣关闭不全,即使分流量不大亦应尽早手术。肺动脉压力高,肺血管阻力>10U/m^2,心内出现右向左为主的分流,临床上出现发绀者禁忌手术。

2. 手术方法　经皮导管伞堵和胸前小切口外科伞堵是近年开展起来的室间隔缺损治疗新技术,尚在探索中,疗效需观察。手术治疗仍是其主导方法。

（1）基本方法:全麻气管插管,前胸正中或右前侧第四肋间切口进胸建立体外循环,心脏停跳或跳动下完成室间隔缺损修补手术。

（2）心脏切口:多采用非心室切口进路修补室间隔缺损,以保护心室功能,即采用肺动脉切口修补肺动脉瓣下和部分嵴内型缺损;采用右心房切口修补膜周部、隔瓣后和部分肌部缺损;上述两切口无法良好显露时则采用右室流出道切口。经右室腔内难以修补的肌部缺损,采用平行于室间沟的左室切口可获良好显露。

（3）修补方法:视缺损的大小、类型和缺损周边情况而选择修补方法。对边缘有纤维组织的小缺损,可直接缝合,缺损>0.5cm,或位于肺动脉瓣下者,则用自体心包或涤纶片修补。三尖瓣隔瓣部分粘连覆盖的缺损,应切开隔瓣,显露缺损,以涤纶补片连续或间断缝合法修补之。心脏传导系统(希氏束)行至三尖瓣隔瓣和前瓣交界附近进入室间隔,左束支于室间隔缺损后下缘行走于其左室面的心内膜下。在修补缝合时,应缝在距三尖瓣环 0.2cm 的隔瓣根部和窦部室间

Notes

隔的右室面上,以避免损伤左束支而出现Ⅲ度房室传导阻滞。

五、主动脉窦动脉瘤破裂

主动脉窦动脉瘤破裂(rupture of aortic sinus aneurysm)简称主动脉窦瘤破裂,又称 Valsalva 窦瘤破裂。是一种少见的先天性心脏病,占体外循环手术的0.2%~0.43%,东方国家发病率高于西方。男性居多。

主动脉窦是主动脉根部的扩大部分,位于主动脉瓣环和主动脉嵴之间。Walmsley 依冠状动脉开口将其分为左冠窦、右冠窦和无冠窦。右冠窦毗邻右室流出道,无冠窦紧邻左、右心房,左冠窦邻近左心房、房间隔。环形纤维管状带是主动脉窦壁的重要组成部分,远端与主动脉中层弹性纤维相连接,近端移行为心肌。若发育异常,局部薄弱,因长期承受主动脉内高压而逐渐向外膨出,形成主动脉窦瘤。窦瘤呈乳头状囊袋,一般长约0.5~3.5cm,直径0.5~1.2cm。瘤体顶端最薄弱,易破裂。一旦破裂,可形成一个或多个破口,直径0.3~1.2cm。主动脉窦瘤好发于右冠窦,且大多破入右心室;其次为无冠窦,多破入右心房;临床罕见左冠窦瘤和窦瘤破入左心腔的病例。近半数病人合并室间隔缺损,且多数为肺动脉瓣下型缺损;少数合并主动脉瓣关闭不全。

(一)病理生理

膨向右室流出道的主动脉窦瘤较大时,可阻塞右室流出道。因升主动脉内压力在收缩期和舒张期均高于右心室,一旦窦瘤破裂,即形成连续性左向右的血液分流,增加右心容量负荷和肺血流量。其程度与动脉瘤破口大小相关。分流量大者,可引发肺动脉高压和右心衰竭。若窦瘤破入右心房,由于右心房压力更低,引发右心衰竭的时间早、程度重。

(二)临床表现

除位于右室流出道较大的主动脉窦瘤可出现右室流出道阻塞征象外,一般无症状。主动脉窦瘤破裂的发病年龄可自几岁至60岁以上,80%在20~40岁之间。大约40%的病人有突发心前区剧痛病史,常于剧烈活动时发病。随即出现心慌、胸闷等症状,可迅速恶化至心力衰竭。大多数病人发病隐匿,病情发展缓慢,劳累后心慌、气促、乏力等症状逐渐加重。

1. **体格检查** 常有脉压增宽,水冲脉,毛细血管搏动征等周围血管征。破入右心室者,在胸骨左缘第3~4肋间可触及震颤和可闻Ⅲ~Ⅳ级高调、表浅的收缩中期增强的连续性机械样杂音,向心尖传导。破入右心房者震颤和杂音的位置偏向胸骨中线或右缘。周围血管征和右心衰竭体征更明显。

2. **心电图** 左心室肥大劳损或右心室肥大,有时呈双心室肥大。

3. **X线检查** 心影增大,肺血增多,肺动脉段突出,肺野充血。透视下可见肺门舞蹈征象。

4. **超声心动图** 病变主动脉窦明显隆起,舒张期脱入右室流出道或房间隔中下部。多数可见动脉瘤破口和经破口的分流信号。

(三)诊断和鉴别诊断

根据病史、体征,结合心电图、X线片和超声心动图检查,可做出诊断。需与动脉导管未闭、主动脉-肺动脉间隔缺损、肺动脉瓣下室间隔缺损合并主动脉瓣关闭不全等病相鉴别。对不典型病例,可行心导管和升主动脉逆行造影或 MRI 检查予以鉴别。

(四)手术治疗

1. **手术适应证** 除未破裂、无症状、较小的主动脉窦瘤可暂不手术,定期复查外,较大的、有并发症和已破裂的主动脉窦瘤一经确诊,均应手术治疗。因大量主动脉血流直接注入右心腔而迅速引发右心衰竭,一般仅能存活1年左右。急性破裂者需先积极治疗心力衰竭,若效果不好,则尽早手术。伴室间隔缺损、中、重度主动脉瓣关闭不全等并发症需一并纠治。在处理主动脉瓣关闭不全时,可将宽大、脱垂的瓣叶折叠悬吊于主动脉壁上。瓣叶脱垂成形不理想时,则施行主动脉瓣替换手术。

2. 手术方法　在体外循环心脏停搏下,根据窦瘤所破入的心腔和是否合并室间隔缺损、主动脉瓣关闭不全而选择右心房、右心室或升主动脉切口。若合并室间隔缺损,又存在主动脉瓣关闭不全,则采用右心室和升主动脉联合切口。由破口两侧向窦瘤基底部剪开瘤壁,距基底部2～3mm剪除瘤体。基底部较小,可用带垫片的双头针间断褥式缝合数针,再连续缝合加固。若基底部较大,多采用涤纶片修补。术中应看清周边解剖关系,避免误伤、扭曲主动脉瓣叶。

六、肺动脉口狭窄

肺动脉口狭窄(pulmonary stenosis)指右室和肺动脉之间存在的先天性狭窄畸形,约占先天性心脏病的8%～10%。有三种类型:肺动脉瓣膜狭窄、右心室漏斗部狭窄和肺动脉主干及其分支狭窄,而以瓣膜狭窄最常见。瓣膜狭窄通常为瓣叶增厚交界融合,瓣口呈鱼嘴状突向肺动脉,肺动脉主干呈狭窄后扩张,常有不同程度的肺动脉瓣环狭窄。

(一)病理生理

肺动脉口狭窄引起右心室血液排出受阻、压力增高,右心室与肺动脉之间存在压力阶差,其大小取决于肺动脉口狭窄的程度。压力阶差<40mmHg为轻度狭窄,40～100mmHg为中度狭窄,>100mmHg为重度狭窄。因静脉回心血流受阻,心排血量减少,血液瘀滞,可出现周围性发绀。约1/4病例伴有卵圆孔未闭或房间隔缺损,当右心房压力明显升高时,心房水平出现右向左分流,而发生中央性发绀。右心室长期负荷增加引起右心室向心性肥厚,加重右室流出道狭窄,出现心力衰竭,甚至死亡。

(二)临床表现

症状与狭窄程度、是否存在卵圆孔未闭、房间隔缺损和继发三尖瓣反流有关。轻度狭窄者可无症状或症状轻微。常见的症状是稍活动即感心悸、气促、胸闷甚至晕厥,劳动耐力差、易疲劳。症状随年龄增长而加重。并存卵圆孔未闭或房间隔缺损者,活动后出现发绀。重症者休息时亦可出现发绀。晚期病人常有颈静脉充盈、肝大、下肢水肿,甚至腹水等右心衰竭征象。

1. 体格检查　肺动脉瓣膜狭窄者胸骨左缘第2肋间可闻及响亮而粗糙的收缩期喷射样杂音,并向左上方向传导。多数伴有收缩期震颤。肺动脉第二音减弱或消失。右室漏斗部狭窄的收缩期杂音位置较低,部分病例肺动脉瓣第二音正常;三尖瓣关闭不全患病人,可在三尖瓣听诊区听到收缩期杂音。

2. 心电图　根据狭窄程度可示正常、电轴右偏、右心室肥大劳损、T波倒置和P波高尖。

3. X线检查　可显示右心室、右心房增大、肺动脉段凸出。但漏斗部狭窄者肺动脉段凸出不明显。两肺野清晰、血管纹理减少,尤以外侧1/3肺野更为明显。

4. 超声心动图　可显示狭窄的类型和程度。肺动脉瓣膜狭窄则显示肺动脉主干增宽,瓣叶增厚,回声增强,开放受限和右室壁增厚。彩色多普勒超声显示狭窄瓣口的高速血流信号,可测得最大跨瓣压差。漏斗部狭窄显示右室流出道狭小,小梁和肌柱增粗。彩色多普勒超声可测得右室流出道湍流信号。

(三)诊断和鉴别诊断

根据临床表现,结合心电图、胸部X线、超声心动图检查可做出诊断。必要时行心导管右心室测压和造影检查,有助于确诊。

依据肺动脉口狭窄的特征性杂音、肺动脉第二音减弱或消失的特点,以及其肺血减少的X线征象,不难与室间隔缺损、房间隔缺损相鉴别。部分法洛四联症病例,右室流出道梗阻不明显,其表现类似肺动脉口狭窄,超声心动图和心导管造影检查可提示存在室间隔缺损和主动脉骑跨,有助于鉴别诊断。

(四)手术治疗

1. 手术适应证　轻度狭窄,无明显症状,胸部X线和心电图检查无明显改变,右心室收缩压<60mmHg者,无需手术。中度以上狭窄,有明显临床症状,心电图提示右心室肥大或伴劳损,心导管测压显示右心室压力>75mmHg,右心室与肺动脉间压力阶差>50mmHg,均有手术指征。重度狭窄者,病理进展迅速,继发的右室流出道梗阻会加重狭窄,需尽早手术。

2. **手术方法** 由于体外循环技术已十分成熟和安全,曾用的几种非体外循环手术已弃用。胸骨正中切口,在体外循环心脏跳动或停搏下,根据狭窄类型选择心脏切口。肺动脉瓣膜狭窄通常纵形切开主肺动脉,直视下行瓣膜交界切开术;漏斗部狭窄,则切开右室流出道前壁,切除狭窄的纤维环或肥厚的壁束和隔束,疏通右室流出道。若疏通后的右室流出道仍狭窄,则用自体心包片或聚四氟乙烯管片加宽流出道。若存在瓣环狭窄,则切开瓣环,行跨越瓣环的右室流出道加宽术。

近年有人对瓣膜型狭窄,采用经皮导管或经胸的肺动脉瓣球囊扩张术,由于无需体外循环,术后恢复快,较受欢迎,但部分病例扩张效果不理想,且可有肺动脉瓣膜关闭不全并发症发生,仍需外科治疗。

七、法洛四联症

法洛四联症(tetralogy of Fallot,TOF)是一种最常见的发绀型先天性心脏病。在所有先天性心脏病中,本病占12%～14%。法洛四联症的胚胎学基础是圆锥动脉干发育异常。1888年Follot详细阐述了法洛四联症的四种基本病变:①肺动脉狭窄;②室间隔缺损;③主动脉骑跨;④右心室肥厚。故称此病为法洛四联症。

本病主要畸形是室间隔缺损及肺动脉狭窄。主动脉骑跨与室间隔缺损的位置和大小有关,右心室肥大则由肺动脉狭窄所致。肺动脉狭窄又称右室流出道梗阻(right ventricular outflow tract obstruction,RVOTO),可位于漏斗部,右室体,肺动脉瓣、瓣环,主肺动脉和左右肺动脉等部位。常有2个以上部位的狭窄存在。随着年龄增长,右室体异常肌束、漏斗部隔、壁束肥大,纤维环和心内膜增厚而加重右室流出道梗阻,甚至导致继发性漏斗部闭锁。漏斗部呈环状狭窄时,在狭窄口与肺动脉之间形成膨胀的小室,称漏斗室或第三心室。漏斗部呈管状狭窄时,往往伴有肺动脉瓣环狭窄。

法洛四联症的室间隔缺损位于主动脉瓣或主动脉瓣和肺动脉瓣下,常为大缺损,直径1.5～3.0cm。可分为嵴下型(又称围膜型)和肺动脉瓣下型(又称动脉瓣下型)两种。前者最为多见,其心脏的传导系统(由His束分出的左、右束支)穿行于缺损后下缘的左、右心室内膜下,手术损伤会产生心脏传导阻滞;肺动脉瓣下型较少见,但亚洲发生率较高。其下缘若为残存的室上嵴,则离心脏传导束较远。

本病常见的合并畸形有房间隔缺损,右位主动脉弓,动脉导管未闭和左位上腔静脉。若分别伴有肺动脉闭锁、肺动脉瓣阙如、完全性房室隔缺损等畸形,则为复杂四联症。

(一)病理生理

法洛四联症经室间隔缺损的分流和肺血流量取决于右室流出道梗阻的程度。梗阻重,肺血少,大量右向左分流的血液进入体循环,血氧饱和度下降明显,发绀严重;中度梗阻,则右向左分流较少,发绀较轻;轻度梗阻,产生双向分流或左向右分流为主,发绀很轻或不显。持久的低氧血症刺激骨髓造血系统,红细胞和血红蛋白增多。重症病人血红蛋白可在18g/L以上。

(二)临床表现

发绀、喜蹲踞和缺氧发作是法洛四联症的主要临床症状。右室流出道梗阻重,新生儿即有发绀,哭闹时更明显,随年龄增长而加重。蹲踞姿态可增加躯干上部血流量和体循环阻力,提高肺循环血流量,以改善中枢神经系统缺氧状况。漏斗部重度狭窄病人易发生缺氧性昏厥、抽搐,甚至昏迷、死亡。

1. **体格检查** 生长发育迟缓,口唇、眼结膜和指(趾)端发绀,呈杵状指(趾)。听诊在胸骨左缘第 2~4 肋间可闻Ⅱ~Ⅲ级喷射性收缩期杂音。严重肺动脉狭窄者,杂音很轻或无杂音。肺动脉瓣区第二音减弱或消失。

2. **心电图**　电轴右偏,右心室肥大。

3. **X 线检查**　心影正常或稍大,肺动脉段凹陷,心尖圆钝,呈"靴状心"。肺血管纤细,升主动脉增宽。

4. **超声心动图**　升主动脉内径增宽,骑跨于室间隔上方,室间隔连续中断,右心室增大,室壁增厚,右室流出道或肺动脉瓣狭窄。彩色多普勒超声显示心室水平右向左分流信号。

5. **实验室检查**　红细胞计数和血细胞比容均升高,且与发绀成正比。血红蛋白在 150~200g/L 以上。动脉血氧饱和度在 40%~90% 之间。

（三）诊断

根据特征性症状和体征,结合心电图、X 线和超声心动图检查,不难做出诊断。为选择适宜的手术治疗方案,尚需右心导管和选择性心血管造影检查。右心导管检查所测右心室压力高、肺动脉压力低,右、左心室和主动脉内收缩压基本相同。选择性右心和主动脉造影可显示主、肺动脉的位置关系、肺动脉发育状况、主动脉骑跨的程度、右室流出道梗阻的部位和程度、左心室发育情况及肺侧支循环情况。

（四）自然病史

主要取决于右室流出道狭窄的程度,未手术患儿 1 岁以内死亡约占 30%,3 岁以内死亡占 40%~50%,10 岁以内死亡占 70%,20 岁以内死亡占 90%,难存活至 40 岁占 95%。婴幼儿多死于急性缺氧发作和急性心力衰竭,成人四联症常死于慢性心力衰竭和低氧血症。

（五）手术治疗

1. **手术适应证**　法洛四联症手术无年龄限制。反复缺氧发作、昏迷、抽搐,需行急诊手术。肺动脉发育好,多主张 1 岁以内(包括新生儿)行一期矫治手术。实践证明该年龄段的肺侧支循环少,心肌继发改变轻,心室功能好,手术效果最佳。伴有肺动脉闭锁患儿,6 个月内死亡占 50%,1 岁内死亡 90%,更应尽早手术。无症状或症状轻者,主张 1~2 岁时择期手术。而左室发育不全(左室舒张末期容量指数 $<30ml/m^2$)和左、右肺动脉发育不良[McGoon 比值(左、右肺动脉直径之和与膈肌平面降主动脉直径之比)<1.2,或肺动脉指数(pulmonary arterial index,PAI,又称 Nakata index)$<150mm^2/m^2$]为一期纠治手术的相对禁忌证,可先行姑息手术(palliative procedure)即体-肺分流术,术后严密随访,左心室或左右肺动脉发育好后即行二期手术。

2. **手术方法**

（1）姑息手术:目的是增加肺循环血流量,改善发绀及缺氧症状,促进肺血管和左心室发育。曾用多种体-肺分流手术,因分流口径大小不易掌握和二期矫治手术困难等原因,一些术式已弃用。目前临床常用以下 3 种:

1）锁骨下动脉-动脉分流术(subclavian-pulmonary arterial shunt,Blalock-Taussig 手术):为避免吻合血管扭曲和阻塞,一般采用降主动脉下行的对侧作切口。即左位主动脉弓时,取右第 4 肋间后外侧切口入胸,右位主动脉弓时,取左胸第 4 肋间后外侧进胸。显露并游离锁骨下动脉,结扎并切断其分支血管,将锁骨下动脉远端与同侧肺动脉行端侧吻合。亦有采用改良的 Blalock-Taussig 手术,即人造血管分别于锁骨下动脉和肺动脉之间行端侧吻合。该方法既保留了经典式分流口径大小适宜的优点,也消除了因切断锁骨下动脉而造成的上肢发育不良等并发症。

2）中心分流术(central shunt):又称改良的 Waterston 手术,为升主动脉-肺动脉干的分流术。仰卧位,胸骨正中切口,部分钳夹升主动脉和肺动脉主干,视年龄体重用直径 3.5~6.0mm 的膨体聚四氟乙烯管分别与主动脉和肺动脉行端侧吻合。

3）右室流出道补片扩宽术(right ventricular outflow patch):往往是术中遭遇到无法行一期

矫治的情况采用的一种中央型姑息手术。在体外循环下,不关闭室间隔缺损,疏通右室流出道,行右室流出道跨越瓣环或仅限于右室流出道的心包补片限制性扩大术。亦有不采用体外循环行闭式右室流出道扩宽的。

无论采用何种姑息手术,术后均应严密观察,定期超声学检查,争取 1 年左右行矫治手术。

（2）矫治手术基本方法:1 岁以上病例,采用常规体外循环下完成心内手术;1 岁以内或体重<10kg 者,有在深低温停循环下施行,亦有仍采用常规体外循环完成的。心肌保护常采用冷晶体或含血心脏停搏液。

建立体外循环后,平行房室沟切开右心房行心内探查,证实为漏斗部狭窄或合并肺动脉瓣狭窄,而流出腔较大,肺动脉发育良好,室间隔缺损为嵴下型,则可经右心房切口疏通右室流出道和修补室间隔缺损,必要时加用肺动脉切口行肺动脉瓣交界切开。尽量避免右心室切口。若为多处肺动脉狭窄,右室流出腔小,室间隔缺损为肺动脉瓣下型;或经右心房切口心内操作太困难者,则选择右室前壁纵切口或右室前壁跨肺动脉瓣环切口。疏通右室流出道,剪除肥厚的隔束和壁束,修补室间隔缺损,以自体心包片或人造血管片行右室流出道或跨瓣环的右室流出道扩大术。

法洛四联症根治术后最严重的并发症是低心排出量综合征（low cardiac output syndrome）,亦是术后死亡的主要原因。缩短心肌缺血时间,良好的转流技术和心肌保护方法,满意的心脏畸形纠正是降低该征发生率的关键。把握好手术时机,恰当选择术式以及正确的术后处理可明显降低术后早、晚期死亡率。2000 年前国内大宗（3002 例）病例报道,手术死亡率为 3.5%。近年,其死亡率进一步降低。

八、大动脉转位

（一）解剖

完全型大动脉转位以房室连接正常、心室与大动脉关系连接异常为特征的一种先天性心脏病,其主动脉自心脏前方起于右心室,而肺动脉从主动脉后方起自左心室。Van Praagh 和同事们提出使用 D-TGA 描述此类先天畸形,而 L-TGA 用于对房室连接不协调的矫正型大动脉转位的描述。

D-TGA 患儿需要有一定的心内动静脉血液混合,通常存在于心房、心室水平或是未闭的动脉导管水平。D-TGA 病人常伴发明显的冠脉畸形。最常见的冠脉走行是左主干自左侧冠状动脉窦发出,并发出左前降支和回旋支,这一类型占到 68%。最常见的变异是回旋支自右冠状动脉分支发出。

（二）病理生理

D-TGA 导致了体、肺两个循环独立并行,因此患儿需要依靠心内的动静脉混合血才能存活。患儿出生后,左、右两个心室并无主次依从性,随着其气道阻力的降低,造成了更高的肺血流量,导致左房扩大和经卵圆孔的左向右分流。

出生后,左室因未承担体循环负荷并未增厚,对于缺少了促其增厚成熟因素的左室来说,在动脉调转术后必须适应作为体循环心室克服体循环阻力,因此,动脉调转术的时机至关重要。如果在出生后早期数周内进行矫治术,左室因在宫内一直适应较高的肺血管阻力,一般能够轻松适应体循环阻力;患儿出生后随着肺脏通气,肺阻力降低,数周后左室适应了这一较低的肺阻力,那么在没有术前的心室锻炼或术后辅助支持情况下,左室很难适应术后体循环较高的阻力。左室"锻炼"便是针对那些 TGA 根治术被延误的病例,进而使用的肺动脉环缩技术。

（三）临床表现和诊断

D-TGA 合并室间隔完整的婴儿一般出生后即出现发绀,其动脉氧分压在 25～40mmHg 之间。如果动脉导管未维持开放,病情将急剧恶化,进而导致代谢性酸中毒甚至死亡。相比较而言,那些存在室缺的 TGA 患儿,可能仅出现轻微的低氧血症,甚至在出生 2~3 周后因肺血管阻力的降低导致充血性心力衰竭的症状出现,才发现存在心脏畸形。

心电图表现为右室肥厚,胸片呈现典型的卵圆形心影。TGA 最终依靠心脏超声进行确诊,能可靠地证实心室-动脉连接不协调和其他的合并畸形的存在。一般心导管检查较少应用,除了那些需要在新生儿期之后进行手术,为了解左室能否维持术后体循环稳定的病例。然而,对那些没有充分心内动静脉血液混合的新生儿,心脏导管技术却可以实施有效的房间隔扩大术。

（四）手术治疗

Blalock 和 Hanlon 首次进行了针对 D-TGA 的手术干预,他们应用房间隔切开扩大术以增加心内动静脉血混合。这项技术首先是在体外循环技术运用于临床之前实施的,因此死亡率很高。随后,Rashkind 和 Cuaso 应用经导管使用球囊行房间隔扩大术,这样很大程度上避免了开胸的房间隔扩大术。

但是,这些姑息操作也只能达到有限的效果,直到 50 年代末,Senning 和 Mustard 应用了第一个"心房调转"术,使得手术结果得到了改善。Senning 手术包括了通过切开和重建房间隔使得静脉血流在心房水平改道,和使用右房游离壁建立肺静脉板障。尽管 Mustard 手术与其相似,但是此手术需要用自体心包或是人工材料建立心房内板障。这些心房调转手术创造了生理性而非解剖矫治,体循环依然由右室进行负担。

大多数中心通过行早期球囊房间隔切除术和随后在 3~8 个月月龄时行心房调转术,使总体生存率升至 95%。

尽管生存率提高了,但是远期的问题如上腔静脉或肺静脉梗阻、板障漏、心律失常、三尖瓣反流和右心衰的发生,促使了 Jatene 于 1975 年对动脉调转术的开展。动脉调转手术包括了主动脉和肺动脉的横断、主动脉后移位(Lecompte 操作)、冠状动脉游离、"裤状"心包补片的应用和恰当地将冠脉固定至新主动脉。

最关键的是手术时机的掌握,因为动脉调转需在出生后两周内,即在左室还未失去承担体循环后负荷的泵血功能之前完成。超过两周之后,病人的左室可以通过肺动脉环缩术和主-肺动脉分流进行根治手术之前的预备锻炼。另一种情况是,未锻炼的左室可以在调转术后通过机械性辅助装置给予数天的辅助支撑下,恢复承载体循环压力的能力。在这些情况下,可以用超声心动图评估左室功能和指导手术策略。

D-TGA 合并左室流出道狭窄和室间隔缺损的病人,可能不适合的动脉调转手术。而最初于 1968 年实施的 Rastelli 手术,使用心内板障将左室血液直接隔至主动脉、使用心外带瓣管道建立右室-肺动脉连接,手术为此类复杂畸形病人提供了良好的手术效果。近年来开始应用的 Nikaidoh 手术及改良术式为这类病人的治疗提供更多、更理想的术式选择。

（五）结果

对于 D-TGA 合并间隔完整或室缺病人来说,动脉调转手术提供了良好的远期结果,其死亡率低于 5%。冠脉解剖异常存在或需同期行主动脉弓加宽成形,增加手术的风险。最常见的并发症是肺动脉瓣上狭窄,发生率为 10%,这可能需要再次手术。

Rastelli 手术结果也同样得到较好改善,其早期死亡率在一篇综述中报道为 5%。因管道失去功能需要再次手术、起搏器植入或是左室流出道梗阻需要解除等并发症,使其远期死亡率并不理想。

第三节　后天性心脏病的外科治疗

一、慢性缩窄性心包炎

慢性缩窄性心包炎(chronic constrictive pericarditis)是慢性炎症性病变引起心包粘连、增厚、

Notes

甚至钙化,使心脏舒张和收缩受限导致血液循环障碍的疾病。发展中国家最常见的病因为结核性或化脓性感染,发达国家多为心脏手术、放射治疗、病毒感染所致。

（一）病理解剖和病理生理

慢性炎症使心包脏层和壁层发生粘连,心包腔闭塞,形成明显增厚的纤维外壳,束缚心脏及大血管根部。病变早期心包腔部分闭塞,心包缩窄可与心包增厚、心包腔积液并存。晚期心包纤维板可在腔静脉、房室沟或肺动脉处形成缩窄环,钙质斑块甚至嵌入心肌。长期缩窄会造成心肌萎缩和纤维化。

心包缩窄使心脏舒张期充盈受限,与心脏压塞不同的是,心包缩窄在心脏舒张早期对心室充盈影响较小。舒张中晚期心室容量已接近缩窄心包的限量而难以充盈,导致收缩期每次搏血量减少,静脉回心血流受阻,出现腔静脉系统淤血和重要器官动脉供血不足等系列临床表现。

（二）临床表现和诊断

病人出现活动后气促、乏力、食欲缺乏、腹胀、尿少、咳嗽、双下肢水肿,甚至端坐呼吸。动脉收缩压降低,脉压减少。深吸气时左室每搏量进一步减少,收缩压降低,出现奇脉。心前区触诊心尖搏动微弱或消失,心尖区可能闻及心率增快、心音低钝、舒张早期心包叩击音和心律不齐。上肢静脉压>20cmH$_2$O。颈静脉怒张、肝大、胸水、腹水和双下肢水肿是常见体征。与充血性心力衰竭不同的是,心包缩窄时出现肝大与腹水较双下肢水肿早而明显。

1. 实验室检查　可有贫血、血沉加快、低蛋白血症和肝功能异常。

2. 心电图　常见QRS波群低电压,Ⅰ、Ⅱ导联T波平坦或倒置,部分病人有心房颤动。

3. X线检查　正位片心影大小接近正常,心缘平直而僵硬;斜位或侧位片可能存在蛋壳样钙化影。肺门影增大,肺淤血;一侧或双侧胸腔积液。

4. 超声心动图　可显示心包增厚、粘连、钙化和心包积液。

5. 诊断困难时,进一步作CT、MRI或右心导管检查。CT和MRI有助于确定心包缩窄后心肌萎缩程度和区别限制性心肌病。右心导管检查可发现右室舒张压在充盈早期急剧上升后又出现异常的高原平台波,导管心肌活检可帮助与限制型心肌病相鉴别。

6. 诊断要点　①颈静脉怒张、肝大、腹水;②脉压小而静脉压高;③X线检查发现大小正常而心缘僵直的心脏;④UCG、CT或MRI发现心包增厚、缩窄或钙化。临床上应与肝硬化门脉高压、充血性心力衰竭、结核性腹膜炎、限制性心肌病和心内膜心肌纤维化相鉴别。

（三）治疗

缩窄性心包炎应首选外科手术治疗。重度心肌萎缩、放射所致的缩窄性心包炎、右室舒张末压≥20mmHg、术前肾功能衰竭和再次手术者,均属手术高危病例。术前怀疑结核的病例应抗结核治疗至少2周,给予高蛋白低盐饮食并纠正贫血。给予利尿剂,补充钾盐。大量胸水、腹水严重影响呼吸循环时,应行穿刺抽液。

心包剥离术(pericardial stripping)应剥离并切除上至主、肺动脉根部,两侧达膈神经,下至膈肌与下腔静脉入口处的增厚心包,剥离心包首先从左心室开始。剥离切除范围不够可导致恢复延迟或复发,但心肌萎缩者需缜密决定心包切除范围,以免发生低心排血量综合征。手术中避免损伤心肌和冠状动脉。术后适当限制输血、补液量,并应用强心和利尿剂,注意补钾,防治充血性心力衰竭。结核病因者术后仍需抗结核治疗至少6个月。

二、二尖瓣狭窄

二尖瓣狭窄(mitral stenosis)可由先天性或后天性病因所致。由于二尖瓣环、瓣叶、瓣下装置和瓣上结构发育畸形或异常所致的先天性二尖瓣狭窄很少见。链球菌感染引起变态反应,侵犯心脏瓣膜,导致风湿性瓣膜病(rheumatic valve disease),则为最常见的病因。本病在发展中国家较常见,女性多于男性,发病多在儿童期。风湿性瓣膜病以二尖瓣受累最常见,其次为主动脉瓣、三尖瓣,肺动脉瓣很少受累。

（一）病理解剖

风湿热炎性病变起始于瓣膜交界边缘,引起瓣膜水肿、渗出、交界粘连,形成瓣膜口狭窄。在炎症反复发作和瓣口狭窄所致血液湍流冲击下,瓣膜口狭窄进行性加重,瓣膜纤维性增厚、钙化、腱索、乳头肌融合和缩短。一旦病变造成瓣叶明显增厚、钙化和腱索融合、挛缩,即使手术扩大狭窄瓣口也难使心脏血流动力学完全恢复至正常。根据病变程度,二尖瓣狭窄分为 3 种类型:①隔膜型:纤维增厚和粘连主要位于瓣膜交界和边缘,瓣叶活动限制少;②隔膜漏斗型:瓣膜广泛受累,腱索粘连,瓣叶活动受到限制;③漏斗型:瓣膜明显纤维化、增厚、钙化,腱索、乳头肌融合和挛缩,瓣膜活动严重受限,呈漏斗状。

（二）病理生理

其改变取决于瓣口狭窄程度。正常成年人二尖瓣口的横截面积为 $4.0 \sim 6.0 cm^2$。当瓣口面积缩小至 $2.5 cm^2$ 左右,可能出现心脏体征,但无明显症状;瓣口面积<$1.5 cm^2$ 时因血流动力学明显改变而出现临床症状;<$1.0 cm^2$ 临床症状明显而严重。在上述发展阶段里,左心房压持续升高,左心房扩大,肺静脉淤血,并影响肺内气体交换。当左心功能衰竭肺毛细血管压力超过正常血浆渗透压时,产生肺水肿。支气管黏膜下静脉或肺毛细血管破裂引起咯血。左心房扩大压迫喉返神经可致声音嘶哑。肺静脉和毛细血管压力升高引起肺小动脉痉挛和阻力增高,肺动脉高压使右心室肥厚、右心房扩大、三尖瓣关闭不全,最终出现右心功能不全或衰竭。心房扩大会引起心房颤动,使心排出量进一步减少,左心房血流更加淤滞易产生左心房附壁血栓。血栓脱落可致体循环栓塞,栓塞部位多见于脑与下肢。

（三）临床表现及诊断

病人因肺淤血和肺水肿而出现劳累性呼吸困难、咳嗽、咯血、端坐呼吸和夜间阵发性呼吸困难。由于心排出量不足出现心悸、头昏、乏力等症状。

1. **体格检查**　常可见颧部潮红、口唇轻度发绀,即所谓二尖瓣面容。心脏触诊发现心尖区舒张期震颤和右心抬举性搏动。心尖区听诊,第一心音亢进,舒张中期滚筒样杂音,瓣膜活动尚好者在胸骨左缘第 3、4 肋间可闻及开放拍击音(opening snap)。肺动脉高压和右心衰竭的病人出现肺动脉第二音亢进、分裂,颈静脉怒张、肝大、腹水和双下肢水肿。

2. **超声心动图**　M 型超声检查发现二尖瓣前后叶活动异常,失去 E、A 双峰,心动曲线呈城墙样改变。二维超声可观察到瓣叶活动差、增厚、甚至钙化,二尖瓣口缩小,左心房、右心室、右心房扩大,而左心室正常。食管超声检查有助于发现左心房血栓。

3. **X 线检查**　病变轻者多无明显异常。病变较重者可有主动脉球缩小、肺动脉圆锥突出、左心房和右心室扩大,心脏影呈梨形,右心缘可见双心房影。肺淤血表现为肺门增大而模糊,有时可见肺淋巴管扩张及肺小叶间隔积液所致双肺下部及肋膈处水平细线(Kerley B)。

4. **心电图**　常能发现电轴右偏、P 波增宽、右室肥大伴劳损和心房颤动。

根据典型的心脏体征,如心尖区第一音亢进、开放拍击音和舒张中期滚筒样杂音,结合超声心动图、心电图与胸部 X 线片,即能明确诊断,并可综合评估瓣膜病变的类型和严重程度。

（四）治疗

在内科治疗下,心功能Ⅰ级的二尖瓣狭窄病人 10 年期望存活率为 85%,心功能Ⅱ级者为 50%,Ⅲ级者仅为 20%,心功能Ⅳ级者 5 年存活率 0%。死亡原因多为充血性心力衰竭、体循环栓塞和细菌性心内膜炎等。手术治疗的目的是解除左房室口狭窄和左心室充盈障碍,改善血流动力学;减轻或消除症状,避免心房颤动与血栓栓塞,提高生活质量,保证长期生存。

1. **手术适应证**　心功能Ⅰ级且瓣膜病变轻者可暂缓手术;心功能Ⅱ级或Ⅲ级且瓣膜病变明显者,需择期手术;心功能Ⅳ级、急性肺水肿、大咯血、风湿热活动和感染性心内膜炎等情况,原则上应积极内科治疗,病情改善后尽早手术。如内科治疗无效,则应急诊手术,挽救生命。已出

Notes

现心房颤动的病人,心功能进行性减退,易发生血栓栓塞,应尽早手术。

2. **手术前准备** 心脏外科病人的术前准备有别于一般的内科治疗:①一般支持疗法,卧床休息、低盐饮食、纠正水电解质紊乱,必要时吸氧和给予镇静剂;②心理准备,除了让病人熟悉环境、医务人员、围术期过程及需要病人配合的工作外,医护人员也需了解病人性格、家庭、社会背景与经济状况;③了解可能存在的其他疾病,如糖尿病、支气管哮喘、恶性肿瘤以及可能经血传染的疾病等,可疑心绞痛或年龄55岁以上的病人,应作冠状动脉检查,明确诊断以便手术中一并处理;④应用强心、利尿和扩血管等药物改善心功能;⑤评估与改善肺功能,中量胸腔积液者应予以穿刺抽除液体;⑥择期人工心脏瓣膜置换者,应查找潜在的感染灶并予以治疗;⑦出血、凝血功能及风湿活动的实验室检查;⑧个体化地评估与预测病人对手术的耐受性,手术中可能出现的困难及其防治措施。

3. **手术方式** 包括保留自身瓣膜的二尖瓣交界分离术(mitral commissurotomy)、二尖瓣成形术(mitral valvuloplasty)和二尖瓣置换术(mitral valve replacement)。

(1)闭式二尖瓣交界分离术:全麻下经左前外侧开胸切口切开心包,左心耳与左室心尖部缝置荷包线,分别置入手指与金属扩张器,根据二尖瓣病变情况扩张二尖瓣口至适当的大小。适用于隔膜型或隔膜漏斗型二尖瓣狭窄。左心耳小、左心房血栓、心房颤动、合并二尖瓣关闭不全和严重瓣膜及瓣下结构病变者不宜或禁用此方法。该术式能确切改善病情,费用低廉,不需抗凝治疗,但症状缓解期仅为3~15年。近年来,经皮二尖瓣球囊成形术(percutaneous balloon mitral valvuloplasty,PBMV)治疗二尖瓣狭窄取得良好疗效,具有创伤小,病人恢复快,不遗留心包粘连等优点;已逐渐取代闭式二尖瓣交界分离术。

(2)直视二尖瓣成形术:在体外循环直视下进行二尖瓣交界切开及瓣膜成形术。术式包括清除左心房内血栓,精确地切开二尖瓣交界,分离或切开粘连的腱索与乳头肌,剔除钙化灶。适用于隔膜漏斗型、心房颤动和左心房血栓者。瓣膜病变严重者远期疗效差,一般而言,术后症状缓解期为8~12年。在有经验的单位,手术死亡率可<1%。术后不需长期抗凝治疗。

(3)二尖瓣置换术:体外循环直视下清除左心房血栓,切除病变瓣膜及腱索或保留部分或全部腱索,置入人工心脏瓣膜(图32-2)。人工心瓣膜包括机械瓣(mechanical valve)和生物瓣(bioprosthetic valve)。目前使用的机械瓣膜主要有侧倾碟瓣和双叶瓣两种。一般而言,后者有效开放面积较大,平均舒张期跨瓣压差较小,静态泄漏量与关闭反流量较小。机械瓣膜耐久性好,但置入后需终生抗凝治疗,可能发生出血和栓塞并发症,且有轻度的机械噪音。生物瓣膜主要有异种生物瓣和同种生物瓣两种。异种生物瓣多用猪主动脉瓣或牛心包缝制而成;同种生物瓣则取自同种异体主动脉瓣或肺动脉瓣,没有人工支架,只能置换主动脉瓣。生物瓣术后不需长期抗凝治疗,但在人体内会衰败与钙化,一般多用于65岁以上或有抗凝禁忌的病人。近年

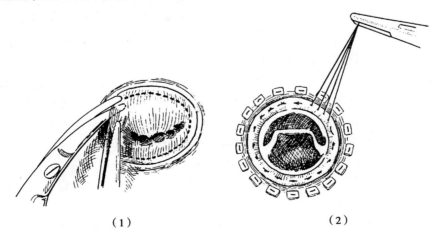

(1)　　　　　　　　　　　　(2)

图32-2　人造瓣膜替换术

(1)沿瓣环保留少量瓣叶组织,切除病变的二尖瓣;(2)人造机械瓣膜缝合,固定于瓣环上

来,随着细胞生物学、高分子材料学和组织工程学的发展,正在研制具有更好耐久性且不需抗凝的组织工程心脏瓣膜。二尖瓣置换术适用于漏斗型或无法直视成形的隔膜漏斗型病人,手术死亡率一般为 2%~5%。高龄、心功能差、急症手术、既往心脏手术史和同期施行其他心脏大血管手术等高危因素会增加手术死亡率。术后晚期并发症包括瓣周漏、抗凝治疗有关的出血、血栓形成和血栓栓塞、人工瓣膜感染性心内膜炎、溶血性贫血、机械瓣膜故障和生物瓣膜衰败等。

三、二尖瓣关闭不全

(一)病因与病理解剖

先天性二尖瓣关闭不全很少见。后天性二尖瓣关闭不全(mitral regurgitation)的病因复杂,常见病因有:①风湿性疾病:约 1/3 的风湿性二尖瓣狭窄病例伴有关闭不全,急性风湿性心肌炎可能遗留左心室和二尖瓣瓣环扩大,导致二尖瓣关闭不全;②二尖瓣脱垂:二尖瓣环、瓣叶和腱索发生黏液样变性,部分胶原被黏多糖酸所代替,造成瓣叶冗长、腱索延长或断裂、瓣环扩大,进而发展为关闭不全;③缺血性心脏病:心肌缺血性梗死可引起乳头肌断裂或缺血后乳头肌延长,收缩功能丧失和二尖瓣环扩大,造成乳头肌瓣环功能障碍;④感染性心内膜:细菌感染可导致瓣环周围脓肿、瓣叶穿孔、腱索断裂,甚至瓣膜装置毁损。少见的原因还有创伤、心肌病、胶原组织病、结缔组织病、黏液瘤和心内膜弹力纤维增生。根据病程进展快慢,可分为慢性和急性二尖瓣关闭不全。

(二)病理生理

慢性二尖瓣关闭不全时左心室代偿性扩大,增加的左室舒张末容量使收缩期前向心搏量得以维持。扩大的左心房可容纳收缩期反流血量,收缩期左心房峰值压虽明显升高但舒张期则骤然下降,避免了肺循环压力持续升高。因此,在相当长时期内不会出现持续肺淤血及其相应的临床症状。一旦左室舒张末直径>6.0cm,左室收缩功能下降,则出现持续肺淤血、左心功能不全,进而出现肺动脉压升高、右心功能不全的临床表现。急性二尖瓣关闭不全时,缺乏左心房和左心室扩大的代偿机制,左室心搏量增加不足代偿二尖瓣反流血量,前向心搏量锐减导致低血压,并使左心房压与肺循环压力持续升高,导致肺淤血、急性肺水肿,甚至出现心源性休克。

(三)临床表现和诊断

慢性二尖瓣关闭不全若病变轻、心脏功能代偿好者可无任何症状,并保持相对良好状态多年。病变较重者,最常见症状为虚弱、乏力、劳累性呼吸困难、端坐呼吸,咯血较二尖瓣狭窄少见。严重的急性二尖瓣关闭不全者可出现急性肺水肿和心源性休克。

1. **轻度关闭不全病人即可存在特征性体征** 心尖区可闻及Ⅲ级或Ⅲ级以上的全收缩期杂音伴收缩晚期加强,并向腋部传导。杂音强度与关闭不全的严重程度无关,但持续时限则与关闭不全程度有关。心尖搏动增强并向左下移位,心尖区第一心音减弱或消失,肺动脉瓣第二音亢进。晚期病人出现颈静脉怒张,肝大和下肢水肿。

2. **超声心动图** 发现左心房、左心室扩大,二尖瓣活动度大且关闭不全。食管超声检查能帮助确定二尖瓣关闭不全的部位及程度,有时可见断裂的腱索。由于二尖瓣反流所致左室射血的低后负荷和左室收缩力代偿性增加,左室射血分数可长期维持,甚至高于正常。运动时射血分数降低和收缩末期容量指数中重度增加,提示左心室功能减退。

3. **X 线检查** 可见左心房、左心室扩大和肺淤血。

4. **心电图检查** 发现 P 波增宽、电轴左偏、左心室肥大和劳损,晚期出现心房颤动。

(四)治疗

无症状或仅有轻微症状的二尖瓣关闭不全病人中,每年平均有 10% 可进展到心功能Ⅲ级或Ⅳ级。内科治疗下,心功能Ⅱ级或Ⅲ级的病人 6 年生存率为 50%,10 年生存率仅 27%。手术治疗的目的是消除二尖瓣反流,保护左心室功能,提高远期生存率。

Notes

1. **手术适应证**　急性二尖瓣关闭不全常导致心源性休克,需急症手术。慢性二尖瓣关闭不全的手术指征为:①无症状,但左室收缩末径>5.0cm,左室舒张末径>7.0cm,或射血分数<0.55;②出现症状;③最近有心房颤动发作;④静息状态下出现肺动脉高压。

2. **手术方式**　根据病因、病变程度及病人个体情况选择二尖瓣成形术或二尖瓣置换术。施行二尖瓣关闭不全成形手术,应重视对已扩大的瓣环、冗长的后瓣叶及病变腱索的处理。基本技术包括:①使用瓣环成形环缩小瓣环;②矩形节段切除病变的后瓣叶;③缩短延长的腱索;④将后瓣的腱索转移到前瓣;⑤采用人造腱索(聚四氟乙烯)修复断裂的腱索。二尖瓣成形手术死亡率为2%～5%,常见死亡原因为低心排血量综合征和心律失常,10%病人因残留二尖瓣关闭不全需再次手术。术中食管超声有助于评价手术效果,修复困难者应选择瓣膜置换术。

四、主动脉瓣狭窄

(一)病因与病理解剖

先天性主动脉瓣狭窄(aortic stenosis)　主要由瓣叶交界融合、瓣叶二瓣化或单瓣化所致。后天性主动脉瓣狭窄的病因主要是主动脉瓣变性钙化和风湿热。老年主动脉瓣胶原崩解逐渐增加,钙盐沉着后形成变性钙化。风湿热导致瓣叶交界融合、瓣口狭窄,血液湍流的长期冲击,引起瓣叶增厚与钙化。风湿性主动脉瓣病变多合并二尖瓣病变。

(二)病理生理

正常主动脉瓣口横截面积为3cm²,收缩期跨瓣压力阶差<5mmHg。主动脉瓣狭窄会增加左心室后负荷,并阻碍收缩期左心室排空。左室后负荷增加促使左室收缩期压力升高,进而导致向心性左室心肌肥厚。在进行性左室肥厚的代偿期,病人可以长时期无明显症状。由于左室肥厚和顺应性降低,运动或快速性房性心律失常可使病人出现明显症状,甚至因收缩期左室前向血流锐减而出现心脑供血不足的表现。静息或运动时肺静脉压升高,还可以引起充血性心力衰竭。

(三)临床表现及诊断

轻度主动脉瓣狭窄没有症状;中度和重度狭窄病人,表现为乏力、劳累性呼吸困难、运动时晕厥、心绞痛,甚至猝死。

1. **体格检查**　主动脉瓣听诊区可闻及收缩期喷射性杂音,并向颈部传导,常伴有收缩期震颤。主动脉瓣区第二心音延迟或减弱。重度狭窄者可出现血压偏低、脉压小和脉搏细弱。

2. **超声心动图**　M型超声检查可见主动脉瓣叶开放振幅变小,二维超声检查发现主动脉瓣叶增厚、钙化,瓣叶活动度变小,主动脉瓣口缩小。

3. **X线检查**　可见升主动脉扩张和左心室扩大,晚期可有肺淤血。

4. **心电图**　电轴左偏、左室肥大伴劳损,部分病人有束支传导阻滞、房室传导阻滞或心房颤动。

5. **心导管检查**　能准确测定跨主动脉瓣压力阶差,峰值跨瓣压差20～25mmHg为轻度狭窄,25～50mmHg为中度狭窄,>50mmHg为重度狭窄。

(四)治疗

在内科治疗下,主动脉瓣狭窄病人发生心绞痛后平均存活3～5年,晕厥发作后平均存活3年,充血性心衰发生后平均存活1.5～2年。手术目的为解除主动脉瓣跨瓣压力阶差,减轻左心室后负荷,缓解左心室肥厚。

1. **手术适应证**　①无症状,但主动脉瓣口面积<0.7cm²,收缩期跨瓣峰值压力阶差>50mmHg;②出现劳累性呼吸困难、心绞痛、昏厥或充血性心衰等临床表现。

2. **手术方式**　包括主动脉瓣切开术与主动脉瓣置换术两大类。

(1) 主动脉瓣切开术:在体外循环直视下沿交界融合线切开瓣膜。适用于瓣膜柔软、弹性

Notes

好的病人,瓣叶钙化、关闭不全者禁忌使用。其优点为手术后不需抗凝治疗,缺点为远期疗效差。由于后天性主动脉瓣狭窄病变多不适宜行该术式,故临床极少应用。近年来,经皮主动脉瓣球囊扩张术治疗某些特定病人的作用受到重视。适用于病变主要为交界融合的婴幼儿与儿童;选择性地应用于老年病人瓣膜重度狭窄,情况差而难于耐受其他手术的病例,作为姑息性或过渡性手术。

(2)主动脉瓣置换术(aortic valve replacement):体外循环直视下切除主动脉瓣叶,置入人工心脏瓣膜。适用于严重瓣膜病变,或伴关闭不全的病人。儿童主动脉瓣环小,常难以置入满足成年期血流的人工心脏瓣膜,故正在生长发育的儿童一般不作此手术。单纯主动脉瓣置换的住院死亡率约为2%～5%。影响术后长期生存的因素有:高龄、左心室功能严重受损、冠状动脉疾病、肾功能不全等。死因分别为心力衰竭、猝死、血栓栓塞、感染、出血等。

五、主动脉瓣关闭不全

(一)病因与病理解剖

先天性主动脉瓣发育畸形、佛氏窦瘤和室间隔缺损所致瓣膜脱垂是先天性主动脉瓣关闭不全的常见原因。后天性瓣膜变性钙化和风湿性病变导致瓣叶纤维化、钙化,使舒张期主动脉瓣叶不能完全关闭。主动脉壁囊性中层坏死所致的瓣环扩大,瓣叶黏液样退行性变所致瓣叶脱垂,细菌性心内膜炎所致的瓣叶穿孔或毁损,升主动脉夹层剥离半月瓣附着处,都可引起后天性主动脉瓣关闭不全(aortic regurgitation)。

(二)病理生理

主要病理生理改变为舒张期主动脉血液经主动脉瓣反流至左心室,引起左心室容量负荷过重,左心室舒张期充盈压升高,进而导致左心室扩大与肥厚。在心脏功能代偿期,左心室舒张末期容量负荷增加使左心室排血量高于正常,维持升主动脉前向血流,功能失代偿后可出现左心衰竭。主动脉瓣关闭不全引起动脉舒张压显著下降,可影响冠状动脉与脑动脉血流,出现心肌与脑供血不足。

(三)临床表现及诊断

心脏功能代偿好的轻度关闭不全病人可无明显症状。发生症状多与左心室明显扩大和左心室收缩力降低有关,表现为乏力、心悸、眩晕、晕厥、颈部和头部动脉强烈搏动感,部分病人可发生心绞痛。晚期出现左心衰竭表现。

1. 体格检查　发现心界向左下方扩大,心尖抬举性搏动。胸骨左缘第3、4肋间或主动脉瓣听诊区有舒张早中期叹息样杂音,向心尖传导。关闭不全明显者出现周围血管征,包括动脉收缩压增高、舒张压降低、脉压增宽,颈动脉搏动明显、脉搏洪大有力的水冲脉,口唇、甲床毛细血管搏动和股动脉枪击音。

2. 超声心动图　发现左心室扩大,主动脉瓣叶在舒张期不能完全闭合,瓣叶结构改变和舒张期主动脉血液经主动脉瓣反流至左心室。

3. X线检查　升主动脉与左心室扩大,搏动幅度增大,左心衰竭可见肺淤血征象。

4. 心电图　电轴左偏、左心室肥大伴劳损。

(四)治疗

感染性心内膜炎等病因所致急性主动脉瓣关闭不全,病人可由于充血性心力衰竭而迅速死亡,需尽早手术。内科治疗下,慢性主动脉瓣关闭不全者,发生心绞痛后平均存活期为5年,发生心衰者平均存活期仅2年。手术目的为消除主动脉瓣反流,降低左室舒张期充盈压,改善左心室功能。

1. 手术适应证　①出现症状;②病人无明显症状,但左室收缩末径>55mm、左室舒张末径>80mm、射血分数(EF)<50%、缩短分数(FS)<29%、左室收缩末容量>300ml,应考虑手术。

Notes

2. **手术方式** 目前主要为主动脉瓣置换术,主动脉瓣成形术仅适用于某些病因所致主动脉瓣关闭不全。

六、冠状动脉粥样硬化性心脏病

(一) 病因与病理解剖

冠状动脉粥样硬化性心脏病(coronary atherosclerotic heart disease)简称冠心病。我国近20年发病率有明显升高趋势,国内北方的发病率与死亡率明显高于南方,且发病年龄也早于南方。冠心病确切的发病机制尚不十分清楚,已公认的主要危险因素有:高脂血症、高血压、吸烟与糖尿病。冠状动脉粥样硬化发生在冠状动脉内膜,好发于冠状动脉主干及其主要分支的近段。病变早期为内膜脂质沉着,进而形成黄色斑块,中心坏死且与脂质混合形成粥样斑,粥样斑多呈螺旋状分布,晚期才累及内膜全周。冠心病多在中年以后发病,男性多于女性。

(二) 病理生理

当冠状动脉的粥样硬化斑块使管腔横截面积减少75%,相当于直径减少50%以上时,即造成冠状动脉血流的临界障碍。此时,虽然静息时冠脉血流量尚可维持,但劳力、情绪激动、寒冷或其他诱因增加心肌氧需时可诱发相对缺血。粥样硬化斑破裂和急性冠脉血栓形成后可导致相应区域心肌血供锐减,并可立即降低心肌工作性能,约15~20分钟后心内膜下心肌开始坏死,阻塞后1小时内恢复再灌注仍有可能恢复部分心肌功能,2~6小时后则梗死不可逆转。缺血造成大面积心肌坏死,心肌坏死后纤维化可产生室壁瘤;梗死累及乳头肌可产生二尖瓣关闭不全,累及室间隔造成穿孔,形成室间隔缺损。急性心肌梗死可引起严重心律失常、心源性休克、心力衰竭甚至心室破裂。

(三) 临床表现及诊断

主要症状为心绞痛,多在运动、情绪激动、寒冷、饱餐时诱发,表现为胸闷、胸骨后压榨感或发作性绞痛,可放射至左侧肩、臂、肘及肢端,休息或服用血管扩张剂后可缓解。心肌梗死时心绞痛剧烈、持续时间长,休息和含有硝酸甘油片多不能缓解;可伴有恶心、呕吐、大汗淋漓、心律失常、心源性休克、心力衰竭,甚至猝死。

心肌缺血发生心绞痛时,心电图以R波为主导联中可见ST段压低,T波低平或倒置的心内膜下心肌缺血性改变,以及室性心律失常或传导阻滞。心肌梗死时,心电图表现为坏死性Q波、损伤性ST段和缺血性T波改变。上述改变根据病程进展呈动态演变,通过某些导联的上述改变可判断冠状动脉的受累部位。磷酸肌酸激酶(creatine kinase,CK)及其同工酶CK-MB的活性或质量(mass)、肌红蛋白(myoglobin)、肌钙蛋白(troponin)在急性心肌梗死早期诊断中均有较高的敏感性或特异性。选择性冠状动脉造影术可准确了解粥样硬化的病变部位、血管狭窄程度和狭窄远端冠状动脉血流通畅情况。左心室造影以射血分数(EF)来表示左心室功能,正常为60%~75%,轻度下降为40%~60%,中度下降30%~40%,重度下降<30%。心绞痛需与心脏神经功能症、急性心包炎、急性肺动脉栓塞、急性主动脉夹层、食管炎、胆囊炎和膈疝等鉴别。

(四) 治疗

决定本病预后的是受累血管的数目和左心室功能。存在3支血管病变而心功能正常者5年生存率高于90%,心功能明显下降者仅为40%。治疗冠心病的方法分为药物、介入和外科手术三类。应根据病人的具体情况选择或互相配合应用。

1. **手术适应证** ①药物治疗不能缓解或频繁发作的心绞痛,3支冠脉主要分支中至少有一支近端血管腔狭窄>70%,远端血管直径≥1.0mm;②3支管腔狭窄>50%,EF≥0.3;③左冠状动脉主干管腔狭窄>50%,不论有无症状,应尽早手术;④经皮冠状动脉腔内成形术后狭窄复发者。

2. **手术方式** 冠状动脉旁路移植术(coronary artery bypass grafting,CABG)是将自体动脉或游离动脉或静脉段移植到冠状动脉主要分支狭窄的远段,恢复病变冠状动脉远端的血流量,缓解和

Notes

消除心绞痛症状,改善心肌功能,提高生活质量,延长寿命。常用的自体动脉有乳内动脉、桡动脉和胃网膜右动脉等。静脉可用大隐静脉、小隐静脉、头静脉或贵要静脉等(图 32-3,图 32-4)。动脉血管内皮有较强的抗血栓形成作用,不易形成血管再阻塞,故提倡使用动脉移植物行冠状动脉旁路全动脉血管移植术。心肌梗死引起的室壁瘤、室间隔穿孔、二尖瓣关闭不全等并发症,应在冠状动脉旁路移植手术同时作室壁瘤切除术、室间隔穿孔修补术或二尖瓣成形术或置换术。

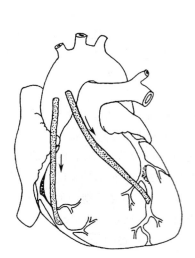

图 32-3　升主动脉-冠状动脉的大隐
静脉旁路移植术

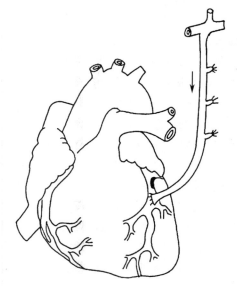

图 32-4　胸廓内动脉远端与左
冠状动脉吻合术

近年来,非体外循环冠状动脉旁路移植术与微创冠状动脉旁路移植术已日益广泛地应用到临床,能减轻手术损伤,有利于术后恢复,并降低医疗费用。激光技术也曾用于治疗冠心病,通过激光在左心室外膜向心室壁打孔刺激血管生成,使缺血区心肌组织得到血流灌注,称为激光心肌打孔血运重建术,但根据目前研究其疗效尚不确定。

CABG 的手术要点为预防围术期心肌梗死的前提下使得心肌完全再血管化。手术死亡率<5%。手术风险因素依次为高龄、射血分数降低、再血管化不完全、高血压和糖尿病等。手术主要的并发症为卒中、心肌梗死、肾功能衰竭和切口感染。

由于病人手术风险因素可能存在差异,报道的远期效果也不同,手术后 5 年生存率为83%～95%,10 年生存率为64%～82%,15 年生存率为57%～60%。无论如何,完全再血管化至少在 5 年内大大降低了病人心脏性死亡的危险。然而由于移植物的闭塞和冠状动脉本身粥样硬化的发展,心脏性死亡的可能性仍会逐渐增加。

七、心脏黏液瘤

心脏肿瘤可以分为原发性和继发性肿瘤。原发性心脏肿瘤中 25% 为恶性,且多为肉瘤;75% 为良性,其中 50% 为黏液瘤。

(一)病因与病理

心脏黏液瘤(cardiac myxoma)起源于心内膜下层具有多向分化潜能的间质细胞和仿原始细胞间质。肿瘤呈息肉状,长约 3～5cm,可重达 30～100g。黏液瘤大多数为单发,位于左心房,少数位于右心房或心室,极少数病人的黏液瘤为多发性,有家族倾向。黏液瘤外观晶莹透亮,色彩丰富呈淡黄、浅绿、暗紫色,并可夹杂有红色出血区域。质地松脆,呈凝胶果冻状,脱落的碎屑可导致体循环或肺循环的栓塞。外形呈圆形、椭圆形或葡萄状,直接或以瘤蒂附着于房、室间隔或

Notes

房室壁，绝大多数附着于富含间质细胞的心房间隔卵圆窝区。瘤蒂越长，肿瘤在心腔的活动度越大。显微镜下肿瘤由多角状细胞和一种黏多糖丰富、嗜碱性黏液样基质构成。少数黏液瘤切除后易复发，并具有转移的恶性潜能。病理组织的显微结构不能判定恶性潜能，当发现有 DNA 片段缺损时，提示其可能具有恶性肿瘤的生物学行为。

（二）临床表现及诊断

可发生于任何年龄，30～50 岁的人群发病率最高，女性略多于男性。临床表现复杂多样，主要取决于肿瘤的大小、生长速度、位置、瘤蒂的长短，以及是否有阻塞、嵌顿、出血、坏死和碎屑脱落等情况。

黏液瘤出血、变性、坏死可引起全身免疫反应，常有发热、贫血、消瘦、食欲缺乏、乏力、关节痛、荨麻疹、血沉增快、粒细胞减少、血小板降低、血浆免疫球蛋白增加等表现。由于瘤体占据心腔空间和瘤体活动对房室瓣口的阻塞，左心房黏液瘤可产生类似于二尖瓣狭窄或关闭不全的症状与体征，右心房黏液瘤可出现类似于三尖瓣狭窄或关闭不全的临床表现。症状与体征可随体位变动而改变是其特征。黏液瘤严重阻塞或嵌顿于房室瓣口，可导致昏厥、抽搐，甚至猝死。肿瘤组织松脆，易脱落碎片，部分病人发生全身栓塞。栓塞的部位取决于黏液瘤在心腔的部位，左心黏液瘤的栓塞好发于脑、下肢与肾，右心黏液瘤则易发生肺动脉栓塞。

超声心动图检查可以看到心腔内存在云雾状光团回声波，常随心脏收缩舒张而移动。根据黏液瘤所在位置及其对血流动力学的影响，出现相应房室的增大。X 线与心电图检查也表现为相应房室的改变，黏液瘤病人较少出现心房颤动。

（三）外科治疗

一旦确诊，应尽早手术，因为有 8% 的黏液瘤病人在等待手术时死亡。死亡原因包括瘤体嵌顿瓣膜口所致猝死、急性心力衰竭、慢性心力衰竭和主要脏器的栓塞。手术目的是完整地切除肿瘤及其附着蒂周边组织，避免发生栓塞，防止黏液瘤复发。在体外循环直视下施行手术，彻底切除肿瘤并探查四个心腔，必要时需补片修补房间隔。黏液瘤切除后还应仔细探查瓣膜和瓣下结构，有时还需要进行瓣膜成形术，甚至瓣膜置换术。

本病远期预后良好，20 年实际生存率可达 91%。发病年龄轻，黏液瘤发生在不典型的位置（房间隔以外），同时伴有多发性色素性皮肤损害、乳腺黏液样纤维腺瘤和原发性色素纤维节样肾上腺皮质疾病者，容易复发和转移。

半个世纪以前，医学心血管领域科技进步催生了人工心肺机的发明和体外循环技术的应用。借助心肺转流，外科医生能够在静止的心脏内部直视下矫治心脏疾病，最后一个现代外科禁区得以攻克。以后心脏大血管外科进展都与生命支持装备、人工材料和人工植入物的研发密不可分。

无论是先天性心脏畸形或是后天性获得性心脏病变，心脏解剖结构病变必然会导致心脏大血管内血流动力学异常，血流的方向、路径、流量、流速和局部流场力学特性都会发生系列改变，甚至异常的流体力学因素也会损伤心脏血管的解剖结构。血流动力学改变导致系列病理生理改变，并决定各种心脏大血管疾病临床表现的症状、体征和辅助检查结果。学习本章时充分认识心脏大血管疾病的血流动力学改变，有助于理解与掌握各种疾病的病理生理改变、临床表现和诊断治疗原则。

（胡盛寿）

Notes

第三十三章　胸主动脉瘤

　　由于各种疾病造成主动脉壁正常结构的损害,尤其是承受压力和维持大动脉功能的弹力纤维层的破坏和变弱,主动脉在血流压力的作用下发生局限性或节段性扩张及膨大,即形成主动脉瘤(aortic aneurysm)。发生在胸主动脉各部的主动脉瘤称为胸主动脉瘤(thoracic aortic aneurysm),升主动脉、主动脉弓和降主动脉均可发生主动脉瘤。

　　(一)病因

　　1. 动脉硬化　动脉粥样硬化时主动脉壁胆固醇和脂质浸润沉着,形成粥样硬化斑块;或是老年性动脉硬化,发生弹力纤维层变性,均可使主动脉壁受到破坏,逐渐膨出扩张形成动脉瘤。此类主动脉瘤多见于降主动脉,常呈梭形。病人年龄在40岁以上。

　　2. 主动脉中层囊性坏死　某些先天性疾病和遗传性疾病使主动脉壁层发生囊性坏死,弹力纤维消失伴有黏液性变,主动脉壁薄弱形成主动脉瘤,常发生于升主动脉,呈梭形或梨形。有时还形成夹层动脉瘤,多见于年轻人。伴马方综合征(Marfans syndrome)者,由于同时有全身结缔组织缺陷,临床上常同时有眼部病变(严重屈光不正,晶状体脱位等)和骨关节异常,如蜘蛛指、关节过伸、韧带松弛,以及腹外疝等。

　　3. 创伤性主动脉瘤　多因胸部挤压伤、高速冲撞,如汽车高速行驶突然刹车,方向盘撞击胸部,或从高处坠下等,引起胸主动脉破裂。破裂部位常发生在较固定的主动脉弓与活动度较大的降主动脉近端之间。主动脉全层破裂者,病人在短时间内即因大量失血致死。如主动脉内膜和中层破裂,但外层或周围组织仍保持完整,可形成假性动脉瘤或夹层动脉瘤。

　　4. 细菌性感染　常在感染性动脉内膜炎的基础上发生。主动脉壁中层受损害,局部形成动脉瘤,大多呈囊性。

　　5. 梅毒　主动脉壁弹性纤维被梅毒螺旋体所破坏,形成主动脉瘤,多见于升主动脉和主动脉弓,呈梭形。梅毒侵入人体后,往往经历10~20年才产生主动脉瘤。

　　(二)病理

　　按照主动脉壁病变层次和范围可分为:①真性动脉瘤(true aneurysm),即全层瘤变和扩大;②假性动脉瘤(pseudoaneurysm),瘤壁无主动脉壁的全层结构,仅有内膜面覆盖的纤维结缔组织;③主动脉夹层动脉瘤(aortic dissecting aneurysm)。

　　按照病理形态可将胸主动脉瘤分为三类:

　　1. 囊性动脉瘤　病变仅累及局部主动脉壁,突出呈囊状,与主动脉腔相连的颈部较窄。

　　2. 梭形动脉瘤　病变累及主动脉壁全周,长度不一,瘤壁厚薄不均匀。动脉瘤壁及邻近主动脉可有钙化,动脉瘤内壁可附有血栓。动脉瘤长大后,可压迫和侵蚀邻近器官和组织,产生相应的临床症状,最后常因自行破裂引起大出血致死。

　　3. 夹层动脉瘤　主动脉壁发生中层坏死或退行病变,当内膜破裂时,血液在主动脉压力作用下,在中层内形成血肿并主要向远端延伸形成夹层动脉瘤。

　　(三)临床表现

　　仅在压迫或侵犯邻近器官和组织后才出现临床症状。常见为胸痛,肋骨、胸骨、脊椎受侵蚀以及脊椎神经受压迫的病例,胸痛更为明显。主动脉弓部动脉瘤压迫气管、支气管可引起刺激性咳嗽和上呼吸道部分梗阻,致呼吸困难;喉返神经受压时,产生声音嘶哑;交感神经受压时可引起 Horner 综合征;膈神经受压时则产生膈肌麻痹;左无名静脉受压时则可使左上肢静脉压高于右上肢。升主动脉根部动脉瘤长大后,可使主动脉瓣瓣环扩大,产生主动脉瓣关闭不全的症状和体征。动脉瘤长大后,可延伸到颈部胸骨切迹上方或侵蚀破坏胸廓骨骼,胸壁呈现搏动性肿块。

胸主动脉瘤破裂时可出现急性胸痛、休克、血胸、心包填塞等,短时间内即可死亡。

急性主动脉夹层动脉瘤常发生在高血压动脉硬化和中层囊性坏死的病人。症状为剧烈的胸骨后或胸背疼痛,随着壁间血肿的扩大,压迫和阻塞主动脉的分支而产生复杂多样的症状,如昏迷、偏瘫(颈动脉压迫)、急腹痛(肠系膜动脉受压)、无尿、肢体疼痛等。若动脉瘤发生破裂,病人多很快死亡。

(四) 诊断

动脉瘤较小,临床上尚无症状的病例,往往在胸部 X 线检查时,才发现动脉瘤块影。透视或超声检查可能见到扩张性搏动。目前,对怀疑患有胸主动脉瘤的病人有许多影像学检查方法,不但可明确胸主动脉瘤的诊断和与纵隔肿瘤及其他疾病相鉴别,且可清楚地了解主动脉瘤的部位、范围、大小、与周围器官的关系,特别是胸主动脉的分支受侵的情况、动脉瘤腔内有无血栓形成和有无破裂等,为治疗提供可靠的信息。这些检查包括:胸部 CT、MRI 和胸主动脉造影等。

急性主动脉夹层瘤症状明显,疼痛剧烈,临床表现复杂,应注意与心绞痛、急性心肌梗死、急腹症等作鉴别诊断。

(五) 治疗

主动脉瘤是一种局限性不可复原的病变,其自然病程预后很差,若不予治疗,绝大多数病人可因动脉瘤破裂而突然死亡。所以,如果病人症状持续存在,X 线示主动脉瘤进行性发展,或体积较大,如无手术禁忌证,均应即时手术。如果有胸壁搏动性肿块、颈静脉怒张、呼吸音异常、血痰、吞咽困难、声音嘶哑等症状,提示主动脉瘤已经或即将破裂,或压迫重要器官,都是绝对的急症手术指征。

胸主动脉瘤病人以中老年人多见,术前应对心、肺、肝、肾、脑等重要器官的功能作充分的检查和估价。长期吸烟、高血压、冠心病、糖尿病等虽不是手术的禁忌证,但必须有充分的术前准备和适当的术后处理。

1. 较小的囊性主动脉瘤,主动脉壁病变比较局限者,将主动脉瘤游离后,钳夹其颈部,切除动脉瘤,妥善缝合切口或用织片缝补主动脉切口(图 33-1)。

2. 梭形主动脉瘤或夹层动脉瘤,如病变位于降主动脉且比较局限,切除病变主动脉后,用人工血管重建血流通道(图 33-2)。

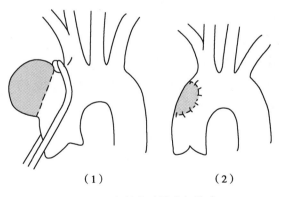

图 33-1　囊性主动脉瘤切除术
(1)放置钳夹,切除动脉瘤;(2)切除动脉瘤后用补片缝补切口

对夹层动脉瘤,亦可环状切开主动脉,分别连续缝合近、远段主动脉壁,使分离的内层与外层相闭合,再缝合主动脉切口或间置一段人工血管。

由于手术中必须阻断动脉瘤近段和远段的主动脉,可能引起心脏排血严重障碍和脑、脊髓、腹腔脏器缺血性损害。因此,必须应用低温或人工心肺机作左心转流(从左心房引出血流,经血泵输入股动脉)或应用体外循环技术。在某些情况下,也可作外分流术,即在拟予切除的病变的主动脉近、远端之间暂时连接一段管道,以便在阻断主动脉时,能保证重要脏器和组织得到充足的血液供应。

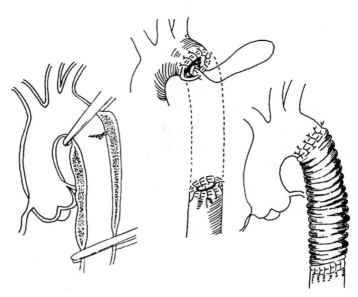

图 33-2　降主动脉夹层动脉瘤切除后,用人造血管重建通道

3. 对于升主动脉瘤或升主动脉瘤合并主动脉瓣关闭不全的病人,在体外循环下进行升主动脉瘤切除、人工血管重建术,或应用带人工瓣的复合人工血管替换升主动脉,并进行冠状动脉口移植术(Bentall 手术)。

4. 主动脉弓部动脉瘤或多段胸主动脉瘤的手术方法更为复杂。目前应用体外循环合并深低温停止循环,经上腔或右锁骨下动脉进行脑灌注,作主动脉弓切除、人工血管重建术或广泛的人工血管替换术。

胸主动脉瘤手术方法复杂,对全身及主要脏器如心、脑、脊髓、肾、肝及腹腔器官功能影响较大,术后应严密监护,防止出血、感染,并积极维护重要器官功能的恢复,才能取得良好治疗效果。

近年来血管介入治疗有了很大的发展,可应用带膜或带人工血管的金属支架对某些胸主动脉瘤或夹层动脉瘤进行治疗,从而避免了手术。此方法损伤小,如病例选择适当可取得良好近期效果,远期效果有待进一步总结。也有的病例可将带膜支架与手术相结合,以简化手术,提高疗效。

(王天佑)

Notes

第三十四章 腹 外 疝

第一节 概 述

体内某个脏器或组织离开其正常解剖部位,通过先天或后天形成的薄弱点、缺损或孔隙进入另一部位,称为疝(hernia)。最多发生于腹部,腹部疝又以腹外疝为多见。腹外疝是由腹腔内的脏器或组织连同腹膜壁层,经腹壁薄弱点或孔隙,向体表突出所形成。腹内疝是由脏器或组织进入腹腔内的间隙囊内而形成,如网膜孔疝。真性腹外疝的疝内容物必须位于由腹膜壁层所组成的疝囊内,借此可与内脏脱出相鉴别。

(一) 病因
腹壁强度降低和腹内压力增高是腹外疝发病的两个主要原因。

1. **腹壁强度降低** 常见的因素有:①某些组织穿过腹壁的部位,如精索或子宫圆韧带穿过腹股沟管、股动静脉穿过股管、脐血管穿过脐环等处;②腹白线发育不全;③手术切口愈合不良、外伤、感染、腹壁神经损伤、老年、久病、肥胖所致肌萎缩等。生物学研究发现,腹股沟疝病人体内腱膜中胶原代谢紊乱,其主要氨基酸之一羟脯氨酸含量减少,腹直肌前鞘中的成纤维细胞增生异常,超微结构中含有不规则的微纤维,因而影响腹壁的强度。

2. **腹内压力增高** 慢性咳嗽、慢性便秘、排尿困难、腹水、妊娠、举重、婴儿经常啼哭等是引起腹内压力增高的常见原因。

(二) 病理解剖
典型的腹外疝由疝囊、疝内容物和疝外被盖等组成。疝囊是壁腹膜的憩室样突出部,由疝囊颈和疝囊体组成。疝囊颈是疝囊比较狭窄的部分,疝环在此部位,它是疝突向体表的门户,故称疝门。腹壁薄弱区或缺损就在此处。各种疝通常以疝门部位作为命名依据,例如腹股沟疝、股疝、脐疝、切口疝等。疝内容物是进入疝囊的腹内脏器或组织,以小肠为最多见,大网膜次之。此外如盲肠、阑尾、乙状结肠、横结肠、膀胱等均可进入疝囊,但较少见。疝外被盖是指疝囊以外的各层组织,如皮下脂肪和皮肤。

(三) 临床类型
有易复性、难复性、嵌顿性、绞窄性等类型。

1. **易复性疝(reducible hernia)** 疝内容物很容易回纳入腹腔的,称为易复性疝。

2. **难复性疝(irreducible hernia)** 疝内容物不能回纳或不能完全回纳入腹腔内但并不引起严重症状者,称难复性疝。疝内容物反复突出,致疝囊颈受摩擦而损伤,并产生粘连是导致内容物不能回纳的常见原因。这种疝的内容物多数是大网膜。此外,有些病程长、腹壁缺损大的巨大疝,因内容物较多,腹壁已完全丧失抵挡内容物突出的作用,也常难以回纳。另有少数病程较长的疝,因内容物不断进入疝囊时产生的下坠力量将囊颈上方的腹膜逐渐推向疝囊;尤其是髂窝区后腹膜与后腹壁结合得极为松弛,更易被推移,以致盲肠(包括阑尾)、乙状结肠或膀胱随之下移而成为疝囊壁的一部分(图 34-1)。这种疝称为滑动疝,多见于右侧腹股沟,也属难复性疝。

3. **嵌顿性疝(incarerated hernia)** 疝门较小而腹内压突然增高时,疝内容物可强行扩张囊颈而进入疝囊,随后因囊颈的弹性收缩,又将内容物卡住,使其不能回纳,这种情况称为嵌顿性

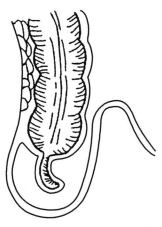

图 34-1　滑动疝,盲肠成为疝囊的组成部分

疝。疝发生嵌顿后,如其内容物为肠管,肠壁及其系膜可在疝门处受压,先使静脉回流受阻,导致肠壁淤血和水肿,疝囊内肠壁及其系膜渐增厚,颜色由正常的淡红逐渐转为深红,囊内可有淡黄色渗液积聚。于是肠管受压情况加重而更难回纳。此时肠系膜内动脉的搏动尚能触及,嵌顿如能及时解除,病变肠管可恢复正常。

4. 绞窄性疝(strangulated hernia)　嵌顿如不及时解除,肠管及其系膜受压情况不断加重可使动脉血流减少,最后导致完全阻断,即为绞窄性疝。此时肠系膜动脉搏动消失,肠壁逐渐失去其光泽、弹性和蠕动能力,最终变黑坏死。疝囊内渗液变为淡红色或暗红色血水。如继发感染,疝囊内的渗液则为脓性。感染严重时,可引起疝外被盖组织的蜂窝织炎。积脓的疝囊可自行穿破或误被切开引流而发生粪瘘(肠瘘)。

嵌顿性疝和绞窄性疝实际上是一个病理过程的两个阶段,临床上很难截然区分。肠管嵌顿或绞窄时,临床上还同时伴有急性机械性肠梗阻。但有时嵌顿的内容物仅为部分肠壁,系膜侧肠壁及其系膜并未进入疝囊,肠腔并未完全梗阻,这种疝称为肠管壁疝或 Richter 疝(图 34-2)。有些嵌顿肠管可包括几个肠袢,或呈"W"形,疝囊内各嵌顿肠袢之间的肠管可隐藏在腹腔内,这种情况称为逆行性嵌顿(图 34-3)。肠管发生绞窄时,不仅疝囊内的肠管可坏死,腹腔内的中间肠袢也可坏死;有时疝囊内的肠袢尚存活,而腹腔内的肠袢已坏死。所以,在手术处理嵌顿或绞窄性疝时,必须把腹腔内有关肠袢牵出检查,以策安全。

儿童的疝,因疝环组织比较柔软,嵌顿后很少发生绞窄。

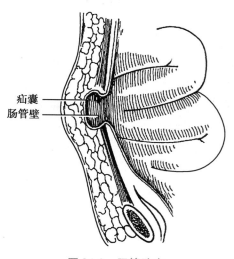

图 34-2　肠管壁疝

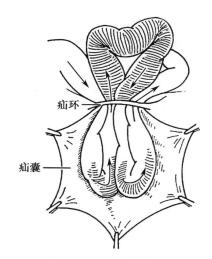

图 34-3　逆行性嵌顿疝

第二节　腹 股 沟 疝

腹股沟区是前外下腹壁一个三角形区域,其下界为腹股沟韧带,内界为腹直肌外侧缘,上界为髂前上棘至腹直肌外侧缘的一条水平线。腹股沟疝就是指发生在这个区域的腹外疝。

腹股沟疝有多种分类法,通常将其分为斜疝和直疝两种。疝囊经过腹壁下动脉外侧的腹股沟管深环(内环)突出,向内、向下、向前斜行经过腹股沟管,再穿出腹股沟管浅环(皮下环),并可进入阴囊,称为腹股沟斜疝(indirect inguinal hernia)。疝囊经腹壁下动脉内侧的直疝三角区直

Notes

接由后向前突出,不经过内环,也不进入阴囊,为腹股沟直疝(direct inguinal hernia)。

斜疝是最多见的腹外疝,发病率约占全部腹外疝的 75% ~ 90%,或占腹股沟疝的 85% ~ 95%。斜疝可见于儿童及成年人,直疝多见于老年人。腹股沟疝发生率男多于女,约为 15:1;右侧比左侧多见。

(一)腹股沟区解剖概要

1. 腹股沟区的解剖层次由浅而深,有以下各层:

(1)皮肤、皮下组织和浅筋膜。

(2)腹外斜肌:其在髂前上棘与脐之间连线以下移行为腱膜,即腹外斜肌腱膜。该腱膜下缘在髂前上棘至耻骨结节之间向后、向上反折并增厚形成腹股沟韧带。韧带内侧端一小部分纤维又向后、向下转折而形成腔隙韧带(陷窝韧带),它填充着腹股沟韧带和耻骨梳之间的交角,其边缘呈弧形,为股环的内侧缘。腔隙韧带向外侧延续的部分附着于耻骨梳,为耻骨梳韧带(图34-4)。这些韧带在腹股沟疝传统的修补手术中极为重要。腹外斜肌腱膜纤维在耻骨结节上外方形成一三角形的裂隙,即腹股沟管浅环(外环或皮下环)。腱膜深面与腹内斜肌之间有髂腹下神经及髂腹股沟神经通过,在施行疝手术时应避免其损伤。

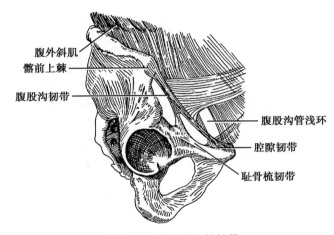

图 34-4 腹股沟区的韧带

(3)腹内斜肌和腹横肌:腹内斜肌在此区起自腹股沟韧带的外侧 1/2。肌纤维向内上走行,其下缘呈弓状越过精索前方、上方,在精索内后侧止于耻骨结节。腹横肌在此区起自腹股沟韧带外侧 1/3,其下缘也呈弓状越过精索上方,在精索内后侧与腹内斜肌融合而形成腹股沟镰(或称联合腱),也止于耻骨结节。

(4)腹横筋膜:位于腹横肌深面。其下面部分的外侧 1/2 附着于腹股沟韧带,内侧 1/2 附着于耻骨梳韧带。腹横筋膜至腹股沟韧带向后的游离缘处加厚形成髂耻束(图34-5),现代疝修补术特别强调这一结构。在腹股沟中点上方2cm、腹壁下动脉外侧处,男性精索或女性子宫圆韧带穿过腹横筋膜而造成一个卵圆形裂隙,即为腹股沟管深环(内环或腹环)。在男性,腹横筋膜由此向下包绕精索,成为精索内筋膜。深环内侧的横筋膜组织较增厚,称凹间韧带(图34-6,图34-7)。在腹股沟内侧 1/2,腹横筋膜还覆盖着股动、静脉,并在腹股沟韧带后方伴随这些血管下行至股部。

(5)腹膜外脂肪和壁腹膜:腹膜外脂肪层又称腹膜外筋膜,位于腹膜壁层和腹横筋膜之间,含有不同程度的脂肪组织。在现代疝修补中,特别强调腹膜前间隙(又称 Bogros 间隙)这一结构。腹膜前间隙是指壁腹膜和腹横筋膜间的间隙。这个间隙由壁腹膜在到达耻骨前向髂窝反折而形成,外侧为髂筋膜,前方是腹横筋膜,后方是壁腹膜。Bogros 间隙内没有任何血管和神经等实质性结构,只有少量疏松的脂肪组织散在其中,腹膜前无张力疝修补手术的补片就放置于该处。

Notes

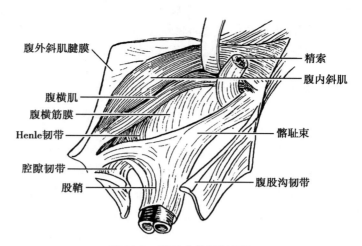

图 34-5　髂耻束的解剖部位

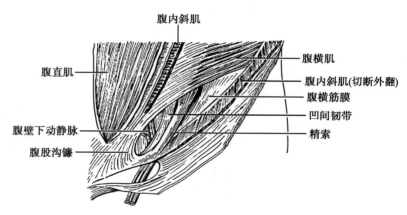

图 34-6　左腹股沟区解剖层次（前面观）

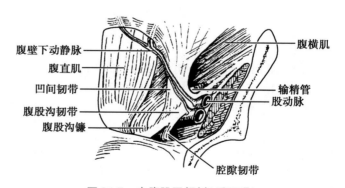

图 34-7　右腹股区解剖（后面观）

综上所述，在腹内斜肌和腹横肌的弓状下缘与腹股沟韧带之间有一空隙存在，在腹股沟内侧 1/2 部分，腹壁强度较为薄弱，这就是腹外疝好发于腹股沟区的重要原因。

2. **腹股沟管解剖**　腹股沟管位于腹前壁、腹股沟韧带内上方，大体相当于腹内斜肌、腹横肌弓状下缘与腹股沟韧带之间的空隙。成年人腹股沟管的长度为 4～5cm。腹股沟管的内口即深环，外口即浅环。它们的大小一般可容一指尖。以内环为起点，腹股沟管的走向由外向内、由上向下、由深向浅斜行。腹股沟管的前壁有皮肤、皮下组织和腹外斜肌腱膜，但外侧 1/3 部分尚有腹内斜肌覆盖；管的后壁为腹横筋膜和腹膜，其内侧 1/3 尚有腹股沟镰；上壁为腹内斜肌、腹横肌的弓状下缘；下壁为腹股沟韧带和腔隙韧带。女性腹沟管内有子宫圆韧带通过，男性则有精索通过。

3. **直疝三角（Hesselbach 三角）**　外侧边是腹壁下动脉,内侧边为腹直肌外侧缘,底边为腹股沟韧带。此处腹壁缺乏完整的腹肌覆盖,且腹横筋膜又比周围部分为薄,故易发生疝。腹股沟直疝即在此由后向前突出,故称直疝三角(图34-8)。直疝三角与腹股沟管深环之间有腹壁下动脉和凹间韧带相隔。

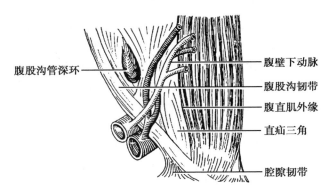

图 34-8　直疝三角(后面观)

（二）发病机制

有先天性和后天性之分。

1. **先天性解剖异常**　胚胎早期,睾丸位于腹膜后第 2~3 腰椎旁,以后逐渐下降,同时在未来的腹股沟管深环处带动腹膜、横筋膜以及各肌经腹股沟管逐渐下移,并推动皮肤而形成阴囊。随之下移的腹膜形成鞘突,睾丸紧贴在其后壁。鞘突下段在婴儿出生后不久成为睾丸固有鞘膜,其余部分自行萎缩闭锁而形成纤维索带。如鞘突不闭锁或闭锁不完全,就成为先天性斜疝的疝囊(图34-9)。右侧睾丸下降比左侧略晚,鞘突闭锁也较迟,故右侧腹股沟疝较多。

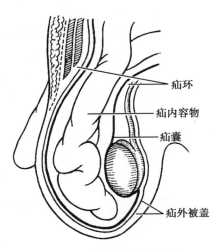

图 34-9　先天性腹股沟斜疝

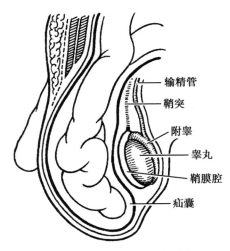

图 34-10　后天性腹股沟斜疝

2. **后天性腹壁薄弱或缺损**　任何腹外疝,都存在腹横筋膜不同程度的薄弱或缺损。此外,腹横肌和腹内斜肌发育不全对发病也起着重要作用。腹横筋膜和腹横肌的收缩可把凹间韧带牵向上外方,而在腹内斜肌深面关闭了腹股沟深环。如腹横筋膜或腹横肌发育不全,这一保护作用就不能发挥而容易发生疝(图34-10)。已知腹肌松弛时弓状下缘与腹股沟韧带是分离的。但在腹内斜肌收缩时,弓状下缘即被拉直而向腹股沟韧带靠拢,有利于覆盖精索并加强腹股沟管前壁。因此,腹内斜肌弓状下缘发育不全或位置偏高者易发生腹股沟疝(特别是直疝)。

Notes

（三）临床表现和诊断

重要的临床表现是腹股沟区有一突出的肿块。有的病人开始时肿块较小，仅仅通过深环刚进入腹股沟管，疝环处仅有轻度坠胀感，此时诊断较为困难；一旦肿块明显，并穿过浅环甚或进入阴囊，诊断就较容易。

1. **易复性斜疝** 除腹股沟区有肿块和偶有胀痛外，并无其他症状。肿块常在站立、行走、咳嗽或劳动时出现，多呈带蒂柄的梨形，并可降至阴囊或大阴唇。用手按肿块并嘱病人咳嗽，可有膨胀性冲击感。如病人平卧休息或用手将肿块向腹腔推送，肿块可向腹腔回纳而消失。回纳后，以手指通过阴囊皮肤伸入浅环，可感浅环扩大、腹壁软弱；此时如嘱病人咳嗽，指尖有冲击感。用手指紧压腹股沟管深环，让病人起立并咳嗽，斜疝疝块并不出现；但移去手指后，可见疝块由外上向内下鼓出。疝内容物如为肠袢，则肿块柔软、光滑，叩之呈鼓音；回纳疝块时常有阻力；一旦回纳，疝块即消失，并常在肠袢进入腹腔时发出咕噜声。内容物如为大网膜，则肿块坚韧呈浊音，回纳缓慢。

2. **难复性斜疝** 除胀痛稍重外，其主要特点是疝块不能完全回纳。滑动性斜疝疝块除了不能完全回纳外，尚有消化不良和便秘等症状。滑动性疝多见于右侧，左右发病率约为 1:6。滑动疝虽不多见，但滑入疝囊的盲肠或乙状结肠可能在疝修补手术时被误认为疝囊的一部分而被切开，应特别注意。

3. **嵌顿性疝** 通常发生在斜疝，强力劳动或排便等腹内压骤增是其主要原因。临床上表现为疝块突然增大，并伴有明显疼痛。平卧或用手推送不能使肿块回纳。肿块紧张发硬，且有明显触痛。嵌顿内容物如为大网膜，局部疼痛常较轻微；如为肠袢，不但局部疼痛明显，还可伴有腹部绞痛、恶心、呕吐、便秘、腹胀等机械性肠梗阻的临床表现。疝一旦嵌顿，自行回纳的机会较少；多数病人的症状逐步加重。如不及时处理，终将成为绞窄性疝。Richter 疝嵌顿时，由于局部肿块不明显，又不一定有肠梗阻表现，容易被忽略。

4. **绞窄性疝** 临床症状多较严重。但在肠袢坏死穿孔时，疼痛可因疝块压力骤降而暂时有所缓解。因此，疼痛减轻而肿块仍在者，不可认为是病情好转。绞窄时间较长者，由于疝内容物发生感染，侵及周围组织，引起疝外被盖组织的急性炎症。严重者可发生脓毒症。

5. **腹股沟直疝** 常见于年老体弱者，其主要临床表现是当病人直立时，在腹股沟内侧端、耻骨结节上外方出现一半球形肿块，并不伴有疼痛或其他症状。直疝囊颈宽大，疝内容物又直接从后向前顶出，故平卧后疝块多能自行消失，不需用手推送复位。直疝绝不进入阴囊，极少发生嵌顿。疝内容物常为小肠或大网膜。膀胱有时可进入疝囊，成为滑动性直疝，此时膀胱即成为疝囊的一部分，手术时应予以注意。

腹股沟疝的诊断一般不难，但确定是腹股沟斜疝还是直疝，有时并不容易（表 34-1）。特别困难者，可进行疝囊造影检查。方法是：在下腹部穿刺注入造影剂后变换体位，2~4 分钟后俯卧位摄片。

表 34-1 斜疝和直疝的鉴别

	斜　疝	直　疝
发病年龄	多见于儿童及成年人	仅见于老年
突出途径	经腹股沟管突出，可进阴囊	由直疝三角突出，不进阴囊
疝块外形	椭圆或梨形，上部呈蒂柄状	半球形，基底较宽
回纳疝块后压住深环	疝块不再突出	疝块仍可突出
精索与疝囊的关系	精索在疝囊后方	精索在疝囊前外方
疝囊颈与腹壁下动脉的关系	疝囊颈在腹壁下动脉外侧	疝囊颈在腹壁下动脉内侧
嵌顿机会	较多	极少

Notes

（四）鉴别诊断

腹股沟疝需与以下常见疾病相鉴别。

1. 睾丸鞘膜积液 鞘膜积液所呈现的肿块完全局限在阴囊内,其上界可以清楚地摸到;用透光试验检查肿块,鞘膜积液多为透光(阳性),而疝块则不能透光。应该注意的是,幼儿的疝块,因组织菲薄,常能透光,勿与鞘膜积液混淆。腹股沟斜疝时,可在肿块后方触及实质感的睾丸;鞘膜积液时,睾丸在积液中间,故肿块各方均呈囊性而不能触及实质感的睾丸。

2. 交通性鞘膜积液 肿块的外形与睾丸鞘膜积液相似。于每日起床后或站立活动时肿块缓慢地出现并增大。平卧或睡觉后肿块逐渐缩小,挤压肿块,其体积也可逐渐缩小。透光试验为阳性。

3. 精索鞘膜积液 肿块较小,在腹股沟管内,牵拉同侧睾丸可见肿块移动。

4. 隐睾 腹股沟管内下降不全的睾丸可被误诊为斜疝或精索鞘膜积液。隐睾肿块较小,挤压时可出现特有的胀痛感觉。如患侧阴囊内睾丸缺如,则诊断更为明确。

5. 急性肠梗阻 肠管被嵌顿的疝可伴发急性肠梗阻,但不应仅满足于肠梗阻的诊断而忽略疝的存在;尤其是病人比较肥胖或疝块比较小时,更易发生这类问题而导致治疗上的错误。

（五）治疗

除少数特殊情况外,腹股沟疝一般均应尽早施行手术治疗。

1. 非手术治疗 1岁以下婴幼儿可暂不手术。年老体弱或伴有其他严重疾病而禁忌手术者,白天可在回纳疝内容物后,将医用疝带一端的软压垫对着疝环顶住,阻止疝块突出。长期使用疝带可使疝囊颈经常受到摩擦变得肥厚坚韧而增加疝嵌顿的发病率,并有促使疝囊与疝内容物发生粘连的可能。

2. 手术治疗 最有效的治疗方法是手术修补。但如有慢性咳嗽、排尿困难、便秘、腹水、妊娠等腹内压力增高情况或糖尿病存在时,手术前应先予处理;否则术后易复发。手术方法可归纳为传统的疝修补术、无张力疝修补术和腹腔镜疝修补术。

（1）传统的疝修补术:手术的基本原则是疝囊高位结扎、加强或修补腹股沟管管壁。

疝囊高位结扎术:显露疝囊颈,予以高位结扎或贯穿缝合,然后切去疝囊。这样就能堵住腹内脏器进入疝囊的通道。结扎偏低只是把一个较大的疝囊转化为一个较小的疝囊,不能达到治疗目的。婴幼儿的腹肌在发育中可逐渐强壮而使腹壁加强,单纯疝囊高位结扎常能获得满意的疗效,不需施行修补术。

加强或修补腹股沟管管壁:成年腹股沟疝病人都存在程度不同的腹横筋膜和腹股沟管后壁薄弱或缺损,单纯疝囊高位结扎不足以预防腹股沟疝的复发,只有在薄弱或缺损的腹横筋膜和腹股沟管后壁得到加强或修补之后,才有可能得到彻底的治疗。

传统疝修补术加强腹股沟管后壁常用的方法有 Bassini 法、Halsted 法、McVay 法和 Shouldice 法,其共同点是利用自身组织进行修补。前三种修补术有一共同缺点,即将不同结构的解剖层次强行缝合在一起,张力较大,不利于愈合,在现代疝修补术中的使用已逐渐减少。Shouldice 法把疝修补手术的重点放在腹横筋膜这一层次上,将腹横筋膜自耻骨结节处向上切开,直至内环,然后将切开的两叶予以重叠缝合,先将外下叶缝于内上叶的深面,再将内上叶的边缘缝于髂耻束上,以再造合适的内环,发挥其括约肌作用,然后将腹内斜肌下缘和联合腱缝于腹股沟韧带深面。

浅环通常在修补术中显露疝囊前切开,缝合切口时可再塑,使其缩小。

（2）无张力疝修补术(tension-free hernioplasty):传统的疝修补术都存在缝合张力大、术后手术部位有牵扯感、疼痛和修补的组织愈合差等缺点。现代疝手术强调在无张力的情况下进行缝合修补。常用的修补材料是合成纤维网补片。其最大优点是易于获取,应用方便,术后疼痛

Notes

较轻。无张力疝修补不打乱腹股沟区的正常解剖层次,只是在腹股沟管的后壁或腹膜前间隙放置补片,加强了薄弱的腹横筋膜和腹股沟管后壁,纠正了腹股沟区的解剖异常和最大程度地恢复腹股沟区的正常解剖和生理功能,具有非常明确的解剖学基础。但因嵌顿疝行急诊手术时,若存在感染风险则不提倡使用补片,对腹股沟管未发育完全的儿童也不提倡使用补片。

常用的无张力疝修补术有以下几种:①平片无张力疝修补术(Lichtenstein 手术):是将相应大小的补片置于腹股沟管后壁,主要用于初发的腹股沟斜疝和直疝及缺损小于 3.5cm 的复发性腹股沟斜疝和直疝;②疝环充填式无张力疝修补术(mesh plug & patch):是将一个锥形网塞置入已还纳疝囊的疝环中并固定,再用一补片加强腹股沟管后壁;③巨大补片加强内囊手术(giant prosthetic reinforce of the visceral sac,GPRVS):又称 Stoppa 手术,是将一张大的补片置于腹膜与腹横筋膜之间,补片以内环口为中心展开,以加强腹横筋膜缺损或耻骨肌孔,主要用于复杂疝和复发可能性较大的疝;④PHS(prolene hernia system)手术,该手术使用一"工"字形补片装置,该装置包括上、下两层补片及一个类似塞子的中间结合体,下层补片置于腹膜前间隙,用于加强耻骨肌孔,中间结合体用于加强疝环,上层补片用于加强腹股沟管后壁;⑤Kugel 手术,一种在 Stoppa 手术基础上改进的腹膜前修补术,该术式使用带聚丙烯弹力记忆环的补片,有助于补片在腹膜前间隙展开并保持原有形状。

(3) 腹腔镜疝修补术:方法有四种:①经腹腔的腹膜前修补(transabdominal preperitoneal prosthesis,TAPP);②全腹膜外修补(totally extraperitoneal prosthesis,TEP);③腹腔内补片修补(intraperitoneal onlay mesh,IPOM);④单纯疝环缝合法。前 3 种方法的基本原理是,从内部用合成纤维网片加强腹壁的缺损;最后一种方法用疝钉或缝线使内环缩小,只用于较小的、病症较轻的斜疝。腹腔镜疝修补术价格较贵,临床应用尚少。

3. 嵌顿性和绞窄性疝的处理原则　嵌顿性疝具备下列情况者可先试行手法复位:①嵌顿时间在 3~4 小时以内,局部压痛不明显,也无腹部压痛或腹肌紧张等腹膜刺激征者;②年老体弱或伴有其他较严重疾病而估计肠袢尚未绞窄坏死者。复位方法是让病人取头低足高卧位,注射吗啡或哌替啶,以止痛和镇静,并松弛腹肌。然后托起阴囊,持续缓慢地将疝块推向腹腔,同时用左手轻轻按摩浅环和深环以协助疝内容物回纳。此法虽有可能使早期嵌顿性斜疝复位,暂时避免了手术,但有挤破肠管,把已坏死的肠管送回腹腔,或疝块虽消失而实际仍有一部分肠管未回纳等可能。因此,手法必须轻柔,切忌粗暴;复位后还需严密观察腹部情况,注意有无腹膜炎或肠梗阻的表现。如有这些表现,应尽早手术探查。由于嵌顿性疝复位后,疝并未得到根治,大部分病人迟早仍需手术修补,而手法复位本身又带有一定危险性,所以要严格掌握其指征。

除上述情况外,嵌顿性疝原则上需要紧急手术治疗,以防止疝内容物坏死并解除伴发的肠梗阻。绞窄性疝的内容物已坏死,更需手术。术前应做好必要的准备,如有脱水和电解质紊乱,应迅速补液或输血。这些准备工作极为重要,可直接影响手术效果。手术的关键在于正确判断疝内容物的活力,然后根据病情确定处理方法。在扩张或切开疝环、解除疝环压迫的前提下,凡肠管呈紫黑色,失去光泽和弹性,刺激后无蠕动和相应肠系膜内无动脉搏动者,即可判定为肠坏死。如肠管尚未坏死,则可将其送回腹腔,按一般易复性疝处理。不能肯定是否坏死时,可在其系膜根部注射 0.5% 普鲁卡因 60~80ml,再用温热等渗盐水纱布覆盖该段肠管;或将该段肠管暂时送回腹腔,10~20 分钟后,再行观察。如果肠壁转为红色,肠蠕动和肠系膜内动脉搏动恢复,则证明肠管尚具有活力,可回纳腹腔。如肠管确已坏死,或经上述处理后病理改变未见好转,或一时不能肯定肠管是否已失去活力时,则应在病人全身情况允许的前提下,切除该段肠管并进行一期吻合。病人情况不允许肠切除吻合时,可将坏死或活力可疑的肠管外置于腹外,并在其近侧段切一小口,插入一肛管,以期解除梗阻;7~14 日后,全身情况好转,再施行肠切除吻合术。绞窄的内容物如系大网膜,可予切除。

Notes

手术处理中应注意:①如嵌顿的肠袢较多,应特别警惕逆行性嵌顿的可能。不仅要检查疝囊内肠袢的活力,还应检查位于腹腔内的中间肠袢是否坏死;②切勿把活力可疑的肠管送回腹腔,以图侥幸;③少数嵌顿性或绞窄性疝,临手术时因麻醉的作用疝内容物自行回纳腹内,以致在术中切开疝囊时无肠袢可见。遇此情况,必须仔细探查肠管,以免遗漏坏死肠袢于腹腔内;必要时另作腹部切口探查之;④凡施行肠切除吻合术的病人,因手术区污染,在高位结扎疝囊后,一般不宜作疝修补术,以免因感染而致修补失败。

4. 复发性腹股沟疝的处理原则　腹股沟疝修补术后发生的疝称复发性腹股沟疝(简称复发疝),包括以下 3 种情况:

(1) 真性复发疝:由于技术上的问题或病人本身的原因,在疝手术的部位再次发生疝。再发生的疝在解剖部位及疝类型上,与初次手术的疝相同。

(2) 遗留疝:初次疝手术时,除了手术处理的疝外,还有另外的疝,也称伴发疝。由于伴发疝较小,临床上未发现,术中又未进行彻底的探查,成为遗留的疝。

(3) 新发疝:初次疝手术时,经彻底探查并排除了伴发疝,疝修补手术也是成功的。手术若干时间后在不同部位再发生疝,称为新发疝。

疝再次修补手术应由能够作不同类型疝修补术的经验丰富的医师施行,所采用的术式应根据每个病例术中所见来决定,而辨别其复发类型并非必要。

第三节　股　　疝

疝囊通过股环、经股管向卵圆窝突出的疝,称为股疝(femoral hernia)。发病率约占腹外疝的3%~5%,多见于 40 岁以上妇女。女性骨盆较宽广、联合肌腱和腔隙韧带较薄弱,以致股管上口宽大松弛故而易发病。妊娠是腹内压增高的主要原因。

(一) 股管解剖概要

股管是一个狭长的漏斗形间隙,长约 1~1.5cm,内含脂肪、疏松结缔组织和淋巴结。股管有上下两口。上口称股环,直径约 1.5cm,有股环隔膜覆盖;其前沿为腹股沟韧带,后缘为耻骨梳韧带,内缘为腔隙韧带,外缘为股静脉。股管下口为卵圆窝。卵圆窝是股部深筋膜(阔筋膜)上的一个薄弱部分,覆有一层薄膜,称筛状板。它位于腹股沟韧带内侧端的下方,下肢大隐静脉在此处穿过筛状板进入股静脉。

(二) 病理解剖

在腹内压增高的情况下,对着股管上口的腹膜,被下坠的腹内脏器推向下方,经股环向股管突出而形成股疝。疝块进一步发展,即由股管下口顶出筛状板而至皮下层。疝内容物常为大网膜或小肠。由于股管几乎是垂直的,疝块在卵圆窝处向前转折时形成一锐角,且股环本身较小,周围多有坚韧的韧带,因此股疝容易嵌顿。在腹外疝中,股疝嵌顿者最多,高达 60%。股疝一旦嵌顿,可迅速发展为绞窄性疝,应特别注意。

(三) 临床表现

疝块往往不大,呈半球形,位于腹股沟韧带下方卵圆窝处。平卧回纳内容物后,疝块有时不能完全消失,这是因为疝囊外有很多脂肪堆积的缘故。由于疝囊颈较小,咳嗽冲击感不明显。易复性股疝的症状较轻,常不为病人所注意,尤其在肥胖者更易疏忽。一部分病人可在久站或咳嗽时感到患处胀痛,并有可复性肿块。

股疝如发生嵌顿,除引起局部明显疼痛外,也常伴有较明显的急性机械性肠梗阻,严重者可以掩盖股疝局部症状。

(四) 鉴别诊断

应注意与下列疾病鉴别:

1. **腹股沟斜疝**　腹股沟斜疝位于腹股沟韧带的上内方,股疝则位于腹股韧带的下外方,一般不难鉴别诊断。应注意的是,较大的股疝除疝块的一部分位于腹股沟韧带下方以外,一部分有可能在皮下伸展至腹股沟韧带上方。用手指探查外环是否扩大,有助于两者的鉴别。

2. **脂肪瘤**　股疝疝囊外常有一增厚的脂肪组织层,在疝内容物回纳后,局部肿块不一定完全消失。这种脂肪组织有被误诊为脂肪瘤的可能。两者的不同在于脂肪瘤的基底并不固定,活动度较大,股疝基底是固定而不能被推动。

3. **肿大的淋巴结**　嵌顿性股疝常误诊为腹股沟区淋巴结炎。

4. **大隐静脉曲张结节样膨大**　卵圆窝处结节样膨大的大隐静脉在站立或咳嗽时增大,平卧时消失,可能被误诊为易复性股疝。压迫股静脉近心端可使结节样膨胀增大;此外,下肢其他部分同时有静脉曲张对鉴别诊断有重要意义。

5. **髂腰部结核性脓肿**　脊柱或骶髂关节结核所致寒性脓肿可沿腰大肌流至腹股沟区,并表现为一肿块。这一肿块也可有咳嗽冲击感,且平卧时也可暂时缩小,可与股疝相混淆。仔细检查可见这种脓肿多位于腹股沟的外侧部、偏髂窝处,且有波动感。检查脊柱常可发现腰椎有病征。

（五）治疗

股疝容易嵌顿,一旦嵌顿又可迅速发展为绞窄性,因此应尽早手术治疗。对于嵌顿性或绞窄性股疝,更应紧急手术。

传统的疝修补术中最常用的是 McVay 修补法。此法不仅能加强腹股沟管后壁而用于修补腹股沟疝,同时还能堵住股环而用于修补股疝。另一方法是在处理疝囊之后,在腹股沟韧带下方把腹股沟韧带、腔隙韧带和耻骨肌筋膜缝合在一起,借以关闭股环。若采用无张力疝修补术,宜选用疝环充填式无张力修补术。部分病人也可考虑施行腹腔镜修补术。

嵌顿性或绞窄性股疝手术时,因疝环狭小,回纳疝内容物常有一定困难。遇有这种情况时,可切断腹股沟韧带以扩大股环。但在疝内容物回纳后,应仔细修复被切断的韧带。

第四节　其他腹外疝

一、切　口　疝

切口疝(incisional hernia)是发生于腹壁手术切口处的疝。比较常见,占腹外疝的第 3 位。腹部手术后切口获得一期愈合者,切口疝的发病率通常在 1% 以下;如切口发生感染,则发病率可达 10%;伤口裂开者甚至可高至 30%。

在各种常用的腹部切口中,最常发生切口疝的是经腹直肌切口;下腹部因腹直肌后鞘不完整而更多。其次为正中切口和旁正中切口。

腹部切口疝多见于腹部纵形切口,原因是:除腹直肌外,腹壁各层肌及筋膜、鞘膜等组织的纤维大体上都是横向走行的,纵形切口势必切断这些纤维;在缝合这些组织时,缝线容易在纤维间滑脱;已缝合的组织又经常受到肌肉的横向牵引力而容易发生切口哆裂。此外,纵形切口虽不致切断强有力的腹直肌,但因肋间神经可被切断,其强度可能因此而降低。除上述解剖因素外,手术操作不当是导致切口疝的重要原因。其中最主要的是切口感染所致腹壁组织破坏(由此引起的腹部切口疝占全部病例的 50% 左右)。其他如留置引流物过久,切口过长以致切断肋间神经过多,腹壁切口缝合不严密,手术中因麻醉效果不佳、缝合时强行拉拢创缘而致组织撕裂等情况均可导致切口疝的发病。手术后腹部明显胀气或肺部并发症导致剧烈咳嗽而致腹内压骤增,也可使切口内层哆裂而发生切口疝。此外,创口愈合不良也是一个重要因素。发生切口

Notes

愈合不良的原因很多,如切口内血肿形成、肥胖、老龄、营养不良或某些药物(如皮质激素)。

腹部切口疝的主要症状是腹壁切口处逐渐膨隆,有肿块出现。肿块通常在站立或用力时更为明显,平卧休息则缩小或消失。较大的切口疝有腹部牵拉感,伴食欲减退、恶心、便秘、腹部隐痛等表现。多数切口疝无完整疝囊,则疝内容物常可与腹膜外腹壁组织粘连而成为难复性疝,有时还伴有不完全性肠梗阻。

检查时可见切口瘢痕处肿块,小者直径数厘米,大者可达 10～20cm,甚至更大。有时疝内容物可达皮下。此时常可见到肠型和肠蠕动波,触及可感到肠管咕噜声引起的颤动。肿块复位后,多数能触及腹肌裂开所形成的疝环边缘。腹壁肋间神经损伤后腹肌薄弱所致切口疝,虽有局部膨隆,但无边缘清楚的肿块,也不能明确触及疝环。

切口疝的疝环一般比较宽大,很少发生嵌顿。

治疗:原则上应手术治疗。手术步骤:①切除疝表面原手术切口瘢痕;②显露疝环,沿其边缘清楚地解剖出腹壁各层组织;③回纳疝内容物后,在无张力的条件下拉拢疝环边缘,逐层细致地缝合健康的腹壁组织,必要时可用重叠缝合法加强之。以上要求对于较小的切口疝是容易做到的。对于较大的切口疝,可用自体筋膜组织或补片进行修补,置入的补片要超过缺损缘 3～4cm。如在张力较大的情况下强行拉拢,即使勉强完成了缝合修补,术后难免不再复发。

二、脐 疝

疝囊通过脐环突出的疝称脐疝(umbilical hernia)。有小儿脐疝和成人脐疝之分,两者发病原因及处理原则不尽相同。小儿脐疝是脐环闭锁不全或脐部瘢痕组织不够坚强,在腹内压增加的情况下发生。小儿腹内压增高的主要原因有经常啼哭和便秘。小儿脐疝多属易复性,临床上表现为啼哭时脐疝脱出,安静时肿块消失。疝囊颈一般不大,但极少发生嵌顿和绞窄。有时,小儿脐疝的覆盖组织可因外伤或感染而溃破。

临床发现没有闭锁的脐环延迟至 2 岁时多能自行闭锁。因此,除了嵌顿或穿破等紧急情况外,在小儿 2 岁之前可采取非手术疗法。满 2 岁后,如脐环直径仍大于 1.5cm,则可手术治疗。原则上,5 岁以上儿童的脐疝均应采取手术治疗。

非手术治疗的方法是,回纳疝块后,用一大于脐环、外包纱布的硬币或小木片抵住脐环,然后用胶布或绷带加以固定勿使移动。6 个月以内的婴儿采用此法治疗,效果较好。

成人脐疝为后天性疝,较少见;多数是中年经产妇女。由于疝环狭小,成人脐疝发生嵌顿或绞窄者较多,故应采取手术疗法。孕妇或肝硬化腹水者,如伴发脐疝,有时会发生自发性或外伤性穿破。

脐疝手术修补的原则是切除疝囊,缝合疝环;必要时可重叠缝合疝环两旁的组织。手术时应注意保留脐眼,以免对病人(特别是小儿)产生心理上的影响。

三、白 线 疝

白线疝(hernia of linea alba)可发生于腹壁正中线(即白线)的不同部位,但绝大多数在脐上,故也称上腹疝。

白线的腱纤维均为斜行交叉,这一结构可使白线作出形态和大小改变以适应在躯体活动或腹壁呼吸活动时的变化,如在伸长时白线变窄,缩短时变阔。但当腹胀时又需同时伸长和展宽,就有可能撕破交叉的腱纤维,从而逐渐形成白线疝。上腹部白线深面是镰状韧带,它所包含的腹膜外脂肪常是早期白线疝的内容物。白线疝进一步发展,突出的腹膜外脂肪可把腹膜向外牵出形成一疝囊,于是腹内组织(通常是大网膜)可通过疝囊颈而进入疝囊。下腹部两侧腹直肌靠得较紧密,白线部腹壁强度较高,故很少发生疝。

Notes

　　早期白线疝肿块小而无症状,不易被发现。以后可因腹膜受牵拉而出现明显的上腹疼痛,并伴有消化不良、恶心、呕吐等症状。病人平卧,将疝块回纳后,常可在白线区触及缺损的空隙。

　　疝块较小而又无明显症状者,可不必治疗。症状明显者,可行手术。一般只需切除突出的脂肪,缝合白线的缺损。如果有疝囊存在,则应结扎囊颈,切除疝囊,并缝合疝环(即白线缺损)。白线缺损较大者,可用补片修补。

(刘景丰)

Notes

第三十五章 腹部损伤

第一节 概 述

腹部损伤(abdominal injury)是战时及意外伤中最常发生事件之一,发病率平时约占各种损伤的 0.4%~1.8%,且多为多发伤,伤情复杂,部位隐蔽,在诊断和治疗方面给临床医生带来极大的挑战。

(一) 分类

可分为开放性和闭合性两类。开放性损伤有腹膜破损者为穿透伤(多伴内脏损伤),无腹膜破损者为非穿透伤(偶伴内脏损伤);其中投射物有入口、出口者为贯通伤,有入口无出口者为盲管伤。闭合性损伤可能仅局限于腹壁,也可同时兼有内脏损伤。此外,各种穿刺、内镜、灌肠、刮宫、腹部手术等诊治措施可导致一些医源性损伤。闭合性损伤具有更为重要的临床意义,开放性损伤即使涉及内脏,其诊断常较明确;但如体表无伤口,要确定有无内脏损伤,有时是很困难的。

(二) 病因

开放性损伤常由刀刺、枪弹、弹片所引起,闭合性损伤常系坠落、碰撞、冲击、挤压、拳打脚踢等钝性暴力所致。无论开放或闭合,都可导致腹部内脏损伤。常见受损内脏在开放性损伤中依次是肝、小肠、胃、结肠、大血管等,闭合性损伤中依次是脾、肾、小肠、肝、肠系膜等。胰、十二指肠、膈、直肠等由于解剖位置较深,损伤发生率较低。

腹部损伤的严重程度,是否涉及内脏、涉及什么内脏等情况在很大程度上取决于暴力的强度、速度、着力部位和作用方向等因素。它们还受到解剖特点、内脏原有病理情况和功能状态等内在因素的影响。例如:肝、脾组织结构脆弱、血供丰富、位置比较固定,在受到暴力打击之后,比其他脏器更容易破裂,尤其原来已有病理情况存在者;上腹受挤压时,胃窦、十二指肠第三部或胰腺可被压在脊柱上而断裂;肠道的固定部分(上段空肠、末段回肠、粘连的肠管等)比活动部分更易受损;充盈的空腔脏器(饱餐后的胃、未排空的膀胱等)比排空者更易破裂。

(三) 临床表现

伤情的不同,腹部损伤后的临床表现从无明显症状体征到出现重度休克甚至处于濒死状态。主要病理变化是腹腔内出血和腹膜炎。

实质器官(肝、脾、胰、肾等),或大血管损伤主要临床表现为腹腔内(或腹膜后)出血,包括面色苍白、脉率加快,严重时脉搏微弱,血压不稳,甚至休克。腹痛一般并不严重,腹膜刺激征也并不剧烈;但肝破裂伴有较大肝内胆管断裂时,因有胆汁漏出而出现明显的腹膜炎症表现。胰腺损伤若伴有胰管断裂,胰液溢入腹腔可对腹膜产生强烈刺激。体征最明显处一般即是损伤所在。肩部放射痛提示肝(右)或脾(左)的损伤,在头低位数分钟后尤为明显。肝、脾包膜下破裂或系膜、网膜内出血可表现为腹部肿块。移动性浊音虽然是内出血的有力证据,却是晚期体征,对早期诊断帮助不大。肾脏损伤时可出现血尿。

空腔脏器(胃肠道、胆道、膀胱等)破裂的主要临床表现是弥漫性腹膜炎。除胃肠道症状(恶心、呕吐、便血、呕血等)及稍后出现的全身性感染的表现外,最为突出的是腹膜刺激征,其程度因空腔器官内容物不同而异。通常胃液、胆汁、胰液对腹膜刺激最强,肠液次之,血液最轻;伤者有时可有气腹征,尔后可因肠麻痹而出现腹胀;严重时可发生感染性休克。腹膜后十二指肠破裂的病人有时可出现睾丸疼痛、阴囊血肿和阴茎异常勃起等。空腔脏器破裂处也可有某种程度的出血,但出血量一般不大,除非邻近大血管有合并损伤。如果两类脏器同时破裂,则出血性表现和腹膜炎可以同时存在。

（四）诊断

腹部创伤的快速、准确诊断是影响伤者预后甚至挽救生命的关键。主要是了解受伤过程和体检,但有时因伤情紧急,还需和一些必要的治疗措施(如止血、输液、抗休克、维护呼吸道通畅等)同时进行。应注意某些伤者可同时有一处以上内脏损伤,有些还可同时合并腹部以外损伤(如颅脑损伤、胸部损伤、脊柱或四肢骨折等)。

开放性损伤的诊断要慎重考虑是否为穿透伤。有腹膜刺激征或腹内组织、内脏自腹壁伤口突出者显然腹膜已穿透,且绝大多数都有内脏损伤。穿透伤诊断还应注意:①穿透伤的入口或出口可能不在腹部而在胸、肩、腰、臀或会阴;②有些腹壁切线伤虽未穿透腹膜,但并不排除内脏损伤的可能;③穿透伤的入、出口与伤道不一定呈直线,因受伤瞬间的姿势、位置与检查时可能不同,低速或已减速投射物可能遇到阻力大的组织而转向;④伤口大小与伤情严重程度不一定成正比,如细长的锐器或体积小的高速投射物,虽仅造成细小的创口,但可引起严重的内脏伤。

闭合性损伤诊断中需要认真考虑是否有内脏损伤,且绝大部分内脏损伤者需早期手术治疗;如不能及时诊断,可能贻误手术时机而导致严重后果。为此,腹部闭合性损伤的诊断应包括以下各点。

1. 有无内脏损伤　多数伤者借临床表现可确定内脏是否受损,但仍有不少伤者的诊断并不容易。这种情况常见于早期就诊而腹内脏器损伤体征尚不明显者及单纯腹壁损伤伴明显软组织挫伤者。因此,进行短时间的严密观察十分必要。值得注意的是:有些伤者在腹部以外另有较严重的合并损伤掩盖了腹部内脏损伤的表现,或因伤者、陪伴者、甚至医务人员的注意力被吸引至合并损伤的表现而忽略腹部情况。例如,合并颅脑损伤时,伤者可因意识障碍而不提供腹部损伤的自觉症状;合并胸部损伤时,因明显的呼吸困难使人们的注意力被吸引至胸部;合并长骨骨折时,骨折部的剧痛和运动障碍使人们忽略了腹部情况。为了防止漏诊,必须做到:

（1）详细了解受伤史:包括受伤时间、地点、致伤条件、伤情、受伤至就诊之间的伤情变化和就诊前的急救处理。伤者有意识障碍或因其他情况不能回答问话时,应向现场目击者和护送人询问。

（2）重视全身情况的观察:包括脉率、呼吸、体温和血压的测定,注意有无休克征象。

（3）全面而有重点的体格检查:包括腹部压痛、肌紧张和反跳痛的程度及范围,是否有肝浊音界改变或移动性浊音,肠蠕动是否受抑制,直肠指检是否有阳性发现等。还应注意腹部以外部位有无损伤,尤其是有些火器伤或利器伤的入口虽不在腹部,但伤道却通向腹腔而导致腹部内脏损伤。

（4）进行必要的化验:红细胞、血红蛋白与血细胞比容下降,表示有大量失血。白细胞总数及中性粒细胞升高是机体对创伤的一种应激反应,对确定诊断意义不大。血淀粉酶或尿淀粉酶升高提示胰腺损伤或胃肠道穿孔,或是腹膜后十二指肠破裂,但胰腺或胃肠道损伤未必均伴有淀粉酶升高。血尿是泌尿系损伤的重要标志,但其程度与伤情可能不成正比。

通过以上检查,如发现下列情况之一者,应考虑有腹内脏器损伤:①早期出现休克征象者(尤其是出血性休克);②有持续性甚至进行性腹部剧痛伴恶心、呕吐等消化道症状者;③有明显腹膜刺激征者;④有气腹表现者;⑤腹部出现移动性浊音者;⑥有便血、呕血或尿血者;⑦直肠指检发现前壁有压痛或波动感,或指套染血者。另外,在多发性损伤时,即使病人没有提供明确的腹痛症状,凡全身情况不好而难以用腹部以外部位创伤来解释者,都应想到腹内脏器损伤的可能。腹部损伤病人如发生顽固性休克,尽管可有多发性损伤,其原因一般均为腹腔内脏损伤所致。

2. 什么脏器受到损伤 应先确定是哪一类脏器受损,然后考虑具体脏器。单纯实质性器官损伤时,腹痛一般不重,压痛和肌紧张也不明显。出血量多时常有腹胀和移动性浊音。但肝、脾破裂后,因局部积血形成凝血块,在测试移动性浊音时可出现固定性浊音。空腔器官破裂所致腹膜炎,不一定在伤后很快出现,尤其是下消化道破裂或裂口较小时,腹膜炎体征通常出现得较迟。有时肠壁的破口很小,可很快闭合而不发展为弥漫性腹膜炎。

以下表现对于确定哪一类脏器破裂有一定价值:①有恶心、呕吐、便血、气腹者多为胃肠道损伤,再结合暴力打击部位、腹膜刺激征最明显的部位和程度确定损伤在胃、上段小肠、下段小肠或结肠;②有排尿困难、血尿、外阴或会阴部牵涉痛者,提示泌尿系脏器损伤;③有膈面腹膜刺激表现者,提示上腹脏器损伤,其中尤以肝和脾的破裂为多见;④有下位肋骨骨折者,有肝或脾破裂的可能;⑤有骨盆骨折者,提示有直肠、膀胱、尿道损伤的可能。

3. 是否有多发性损伤 多发损伤可能有以下几种情况:①腹内某一脏器有多处破裂;②腹内有一个以上脏器受到损伤;③除腹部损伤外,尚有腹部以外的合并损伤;④腹部以外损伤累及腹内脏器。不论是哪一种情况,在诊断和治疗中,都应注意避免漏诊,否则必将导致严重后果。提高警惕和诊治中的全局观点是避免这种错误的关键。例如,对血压偏低或不稳的颅脑损伤者,经一般处理后未能及时纠正休克,即应考虑到腹腔内出血的可能;而且在没有脑干受压或呼吸抑制的情况下,应该优先处理腹腔内出血。

4. 诊断遇有困难怎么办 以上检查和分析未能明确诊断时,可采取以下措施。

(1)辅助检查:

1)诊断性腹腔穿刺术和腹腔灌洗术:阳性率可达90%以上,对于判断腹腔内脏有无损伤和哪一类脏器损伤有很大帮助。腹腔穿刺术的操作方法是:让病人向穿刺侧侧卧5分钟,然后在局部麻醉下,选用能穿过细塑料管而针尖角度较钝的穿刺套管针。穿刺点可选在腹部任何一个象限,但应避开手术瘢痕、肿大的肝和脾、充盈的膀胱及腹直肌。有骨盆骨折者,应在脐平面以上穿刺以免刺入腹膜后血肿而误诊为腹腔内出血。穿刺点最多选于脐和髂前上棘连线的中、外1/3交界处或经脐水平线与腋前线相交处(图35-1),缓缓刺向腹腔;在针尖刺穿腹膜时,推送针头的手可有落空感。拔出针芯,把有多个侧孔的细塑料管经针管送入腹腔深处,进行抽吸(图35-2)。如抽不到液体,可变换针头方向、塑料管深度或改变体位再抽吸。抽到液体后,应观察其性状(血液、胃肠内容物、混浊腹水、胆汁或尿液),借以推断哪类脏器受损。肉眼观察不能肯定所得液体的性质时,还应在显微镜下进行观察,必要时可作涂片检查。疑有胰腺损伤时,可测

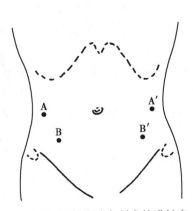

图 35-1 诊断腹腔穿刺术的进针点
A. A′经脐水平线与腋前线交点;B. B′髂前上棘与脐连线中、外1/3交点

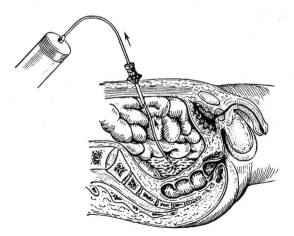

图 35-2 诊断性腹腔穿刺法

Notes

定其淀粉酶含量。如果抽到不凝血,提示系实质性器官破裂所致内出血,因腹膜的去纤维作用而使血液不凝。如抽出的血液迅速凝固,多系穿刺针误刺血管或血肿所致。少数情况可因穿刺针管被大网膜堵塞或腹内液体并未流至穿刺区而抽不到液体。所以,抽不到液体并不完全排除内脏损伤的可能,应继续严密观察,必要时可变换部位或间隔一段时间重复穿刺,或改行腹腔灌洗术。

诊断性腹腔灌洗术则是经上述腹腔穿刺置入的塑料管向腹内缓慢灌入 500～1000ml 无菌生理盐水,然后借虹吸作用使腹内灌洗液流回输液瓶中。取瓶中液体进行肉眼或显微镜下检查,必要时涂片、培养或测定淀粉酶含量。此法对腹内少量出血者比一般诊断性穿刺术更为可靠,有利于早期诊断并提高确诊率。检查结果符合以下任何一项,即属阳性:①灌洗液含有肉眼可见的血液、胆汁、胃肠内容物或证明是尿液;②显微镜下红细胞计数超过 $100×10^9$/L 或白细胞计数超过 $0.5×10^9$/L;③淀粉酶超过 100 Somogyi 单位;④灌洗液中发现细菌。

禁忌证:严重腹内胀气,大月份妊娠,因既往手术或炎症造成的腹腔内广泛粘连以及躁动不能合作者,不宜做腹腔穿刺。另外,有 10% 以上的阳性者经剖腹证实其实并不需要手术,因此不宜把灌洗阳性作为剖腹探查的绝对指征,而应全面检查,慎重考虑再做出决定。

2)X 线检查:凡腹内脏器损伤诊断已确定,尤其是伴有休克者,应抓紧时间处理,不必再行X 线检查以免加重病情,延误治疗。但如伤情允许,有选择的 X 线检查对明确诊断还是有帮助的,最常用的是胸片及平卧位腹平片。腹腔游离气体为胃或肠管破裂的确证,可表现为膈下新月形阴影。腹膜后积气(可有典型的花斑状阴影)提示腹膜后十二指肠或结直肠穿孔。腹腔内有大量积血时,小肠多浮动到腹部中央(仰卧位),肠间隙增大,充气的左、右结肠可与腹膜脂肪线分离。腹膜后血肿时,腰大肌影消失。胃右移、横结肠下移,胃大弯有锯齿形压迹(脾胃韧带内血肿)是脾破裂的征象。右膈升高,肝正常外形消失及右下胸肋骨骨折,提示有肝破裂的可能。左侧膈疝时多能见到胃泡或肠管突入胸腔。右侧膈疝诊断较难,必要时可行人工气腹以资鉴别。

3)超声检查:主要用于诊断肝、脾、胰、肾的损伤,能根据脏器的形状和大小提示损伤的有无、部位和程度,以及周围积血、积液情况。

4)CT 检查:对实质脏器损伤及其范围程度有重要的诊断价值。假阳性率低,假阴性率约7%～14%。对肠管损伤,CT 检查的价值不大,但若同时注入造影剂,CT 对十二指肠破裂的诊断很有帮助。血管造影剂增强的 CT 能鉴别有无活动出血并显示出血部位。

5)其他检查:可疑肝、脾、胰、肾、十二指肠等脏器损伤,但上述方法未能证实者,可做选择性血管造影。实质性器官破裂时,动脉像的造影剂外漏、实质像的血管缺如及静脉像的早期充盈。但血管造影属侵入性检查手段,所要求的设备条件和技术条件较高,费用昂贵,难以普及应用。MRI 对血管损伤和某些特殊部位的血肿如十二指肠壁间血肿有较高的诊断价值,MRCP 尤其适用于胆道损伤的诊断。诊断性腹腔镜检查主要用于临床难以确诊时,其诊断价值不亚于剖腹探查术,而创伤却比剖腹探查小,由于 CO_2 气腹可引起高碳酸血症和因抬高膈肌而影响呼吸,大静脉损伤时更有发生二氧化碳栓塞的危险,故应选无气腹腔镜检查的方法。

(2)严密观察:对于一时不能明确有无腹部内脏损伤的病例,严密观察是诊断中极为重要的一个步骤。观察期间要反复检查伤情的演变,并根据这些变化,不断综合分析,以便尽早做出结论而不致贻误手术治疗的时机。观察的内容应包括:①每 15～30 分钟测定一次脉率、呼吸和血压;②每 30 分钟检查一次腹部体征,注意腹膜刺激征程度和范围的改变;③每 30～60 分钟测定一次红细胞数、血红蛋白和血细胞比容,了解是否有所下降,并复查白细胞数是否上升;④必要时可重复进行诊断性腹腔穿刺术或灌洗术。

除了随时掌握伤情变化外,观察期间应做到:①不随便搬动伤者,以免加重伤情;②不注射止痛剂,以免掩盖伤情;③禁饮食,万一有胃肠道穿孔以免加重腹腔污染。观察期间还应进行以

Notes

下处理:①积极补充血容量,并防治休克;②注射广谱抗生素以预防或治疗可能存在的腹腔感染;③疑有空腔脏器破裂或有明显腹胀时,应进行胃肠减压。

（3）剖腹探查:以上方法未能排除腹内脏器损伤或在观察期间出现以下情况时,应中止观察,及时进行手术探查。①腹痛和腹膜刺激征有进行性加重或范围扩大;②肠蠕动音逐渐减弱、消失或出现明显腹胀;③全身情况有恶化趋势,出现口渴、烦躁、脉率增快或体温及白细胞计数上升;④膈下有游离气体表现;⑤红细胞计数进行性下降;⑥血压由稳定转为不稳定甚至下降;⑦腹腔穿刺吸出气体、不凝血、胆汁或胃肠内容物;⑧胃肠出血;⑨积极救治休克而情况不见好转或继续恶化。尽管可能会有少数伤者的探查结果为阴性,但腹内脏器损伤被漏诊,有导致死亡的可能。所以,只要严格掌握指征,剖腹探查术所付出的代价是值得的。

5. **遇突发事件大量伤员中腹部创伤的快速分检**　战时或平时突发自然灾害,快速有效地从大量伤员中分检出腹部创伤伤员对最终救治效果具有决定性的影响。结合国内外救治经验,采用问、看、触、超、穿的"五步"快速分拣法,可快速显著提高腹部创伤的检出率。

首先通过问、看、触分拣出可疑腹部创伤者进行深入排查;然后,通过超声仪检查判断伤员腹腔积液的量及部位,有无游离气体;对腹部体征阳性或超声检查发现腹腔积液者进行徒手或在超声引导下行腹腔穿刺检查。根据穿刺物的性质可进一步判断腹部创伤的类型、部位以及有无手术指征。

（五）处理

腹壁闭合性损伤和盲管伤的处理原则与其他软组织的相应损伤是一致的,不再赘述。穿透性开放损伤和闭合性腹内损伤多需手术。穿透性损伤如伴腹内脏器或组织自腹壁伤口突出,可用消毒碗覆盖保护,切勿在毫无准备的情况下强行回纳。这样不仅达不到回纳的目的,反可加重腹腔污染。回纳应在手术室经麻醉后进行。

如腹部以外另有伴发损伤,应全面权衡轻重缓急,首先处理对生命威胁最大的损伤。在最危急的病例,首先要积极地进行心肺复苏,其中解除气道梗阻是其重要的一环。其次要迅速控制明显的外出血,处理开放性气胸或张力性气胸,尽快恢复循环血容量,控制休克和进展迅速的颅脑外伤。如无上述情况,腹部创伤的救治应放在优先地位。腹内脏器损伤中实质脏器损伤可发生威胁生命的大出血,故比空腔脏器损伤更为紧急。

已发生休克的内出血者要积极抢救,力争收缩压升至90mmHg以上后进行手术。但在积极的抗休克下仍未能纠正,提示腹内有进行性大出血,则在抗休克的同时,迅速剖腹止血。空腔脏器破裂者,休克发生较晚,多属失液造成的低血容量休克,一般应在纠正休克的前提下进行手术。对于伴有感染性休克因素而不易纠正者,也可在抗休克的同时进行手术。

麻醉选择,气管内麻醉首选,既能保证麻醉效果,又能根据需要供氧,并防止手术中发生误吸。胸部有穿透伤者,无论是否有血胸或气胸,麻醉前均应先做患侧胸腔闭式引流,否则在正压呼吸时可发生危险的张力性气胸。

切口选择不仅要保证满足彻底探查腹腔内所有部位的需要,还应能快速切开和缝合,且创伤较小。常用正中切口,进腹迅速,出血少,可根据需要向上下延长,或向侧方添加切口甚至进入胸腔。腹部有开放伤时,不可通过扩大伤口去探查腹腔,以免伤口愈合不良、裂开和内脏脱出。

有腹腔内出血时,开腹后应立即吸出积血,清除凝血块,迅速查明来源,加以控制。肝、脾、肠系膜和腹膜后的胰、肾是常见的出血来源。决定探查顺序时可以参考两点:①术前根据受伤史和体征最怀疑哪个脏器受伤,就先探查哪个脏器;②凝血块集中处一般即是出血部位。若有猛烈出血,一时无法判明其来源而失血危及生命时,可用手指压迫主动脉穿过膈肌处,暂时控制出血,争得时间补充血容量后,再查明原因止血。

如果没有腹腔内大出血,则应对腹腔脏器进行系统、有序的探查。做到既不遗漏伤情,也不作多余、重复的翻动。探查次序原则上应先探查肝、脾等实质性器官,同时探查膈肌有无破损。接着从胃开始,逐段探查十二指肠球部、空肠、回肠、大肠以及它们的系膜。然后探查盆腔脏器,再后则切开胃结肠韧带显露网膜囊,检查胃后壁和胰腺。如属必要,最后还应切开后腹膜探查十二指肠二、三、四部。在探查过程中发现出血性损伤,应随时进行止血;发现肠管穿孔时,可用肠钳夹住防止更多肠内容物漏出,然后继续探查,最后进行修补。也可根据切开腹膜时所见决定探查顺序,如见到食物残渣应先探查上消化道,见到粪便先探查下消化道,见到胆汁先探查肝外胆道及十二指肠等。纤维蛋白沉积最多或网膜包裹处往往是穿孔部位所在。待探查结束,对伤情做出全面估计,然后按轻重缓急逐一处理。原则上是先处理出血性损伤,后处理穿破性损伤;对于穿破性损伤,应先处理污染重的损伤,后处理污染轻的损伤。

关腹前应彻底清除腹内残留的液体,仔细检查有无慌乱中可能遗留的纱布等异物,恢复腹内脏器的正常解剖关系。是否留置引流物,须视具体情况而定。下列情况应放置引流:肝、胆、胰、十二指肠及结肠损伤者;空腔脏器修补缝合后有可能发生溢漏者;有较大裸露创面继续渗出者;局部已形成脓肿者。术后只需短暂引流者,可选用烟卷引流;需较长时间引流者,宜用乳胶管;若估计引流量很多(如肠瘘、胆瘘、胰瘘),需放置双套管进行负压吸引。腹壁切口污染不重者,可以分层缝合,污染较重者,皮下可放置乳胶片引流,或暂不缝合皮肤和皮下组织,留作延期处理。

腹部严重创伤、出血,尤其是多发性创伤,病人常出现严重酸中毒、低温、凝血障碍及高分解代谢,此时如进行复杂、创伤大的手术,其结果是加重机体的生理紊乱,增加复苏的难度。在这种情况下,"损伤控制外科(damage control surgery,DCS)"应运而生。腹部损伤时进行 DCS 主要分为三个阶段:简洁复苏后快速止血和控制腹腔感染;对病人进行重症监护和复苏,纠正生理功能紊乱;实施确定性手术,包括探查和修复、细致止血、修复血管、恢复胃肠道的连续性和闭合腹腔等。

第二节　常见内脏损伤的特征及处理

一、脾 破 裂

在腹部闭合性损伤中,脾破裂(splenic rupture)占 20% ~40%;在开放性损伤中,脾破裂约占 10% 左右。有慢性病理病变(如血吸虫病、疟疾、黑热病、传染性单核细胞增多症、淋巴瘤等)的脾更易破裂。按病理解剖脾破裂可分为中央型破裂(破在脾实质深部)、被膜下破裂(破在脾实质周边部分)和真性破裂(破损累及被膜)3 种。前两种因被膜完整,出血量受到限制,故临床上并无明显内出血征象而不易被发现。如未被发现,可形成血肿而最终被吸收。但有些血肿(特别是被膜下血肿)在某些微弱外力的影响下,可以突然转为真性破裂,导致诊治中措手不及的局面。

临床所见脾破裂,约 85% 是真性破裂。破裂部位较多见于脾上极及膈面,有时在裂口对应部位有下位肋骨骨折存在。破裂如发生在脏面,尤其是邻近脾门者,有撕裂脾蒂的可能。结合我国实际情况和脾损伤临床特点,目前仍采用第六届全国脾脏外科学术研讨会(天津,2000 年)制订的脾损伤Ⅳ级分级法:Ⅰ级:脾被膜下破裂或被膜及实质轻度损伤,手术所见脾裂伤长度≤5.0cm,深度≤1.0cm;Ⅱ级:脾裂伤总长度>5.0cm,深度>1.0cm,但脾门未累及,或脾段血管受累;Ⅲ级:脾破裂伤及脾门部或脾脏部分离断,或脾叶血管受损;Ⅳ级:脾广泛破裂,或脾蒂、脾动静脉主干受损。

处理原则是"抢救生命第一,保脾第二"。在不影响抢救生命的前提下,才考虑尽量保留脾脏。

Notes

1. **非手术治疗** 目前关于非手术治疗的适应证国内学者基本达成以下共识:①暴力较轻的单纯性脾破裂;②无休克或轻度休克者经快速输液1000ml后血流动力学就能稳定;③脾损伤分级为Ⅰ级或Ⅱ级者;腹腔积血局限在脾周或估测出血量在500ml左右;④神志清楚,有利于观察病情变化及腹膜炎体征的检查;⑤没有腹腔内其他脏器的严重损伤。非手术治疗的主要危险在于腹腔出血未得到控制或再发生出血,因此,在保守治疗的期间,应动态观察血压、脉搏、血红蛋白、血细胞比容变化,随时做好手术治疗的准备。非手术治疗的成功率各家报道不一,总成功率30%~70%,而且小儿的成功率明显高于成人。但保守治疗存在住院时间长及并发症多等缺点,一般来说病理性脾破裂及老年病人则不考虑非手术治疗。

2. 观察中如发现继续出血(48小时内需输血>1200ml)或有其他脏器损伤,应立即手术。不符合非手术治疗条件的伤员,应尽快剖腹探查,以防延误。

3. 彻底查明伤情,尽可能保留脾脏。方法有生物胶粘合止血、物理凝固止血、单纯缝合修补、网罩包裹修补、脾破裂捆扎、脾动脉结扎及部分脾切除等。

4. 脾中心部碎裂,脾门撕裂或有大量失活组织,高龄及多发伤情况严重者需迅速结束手术,行全脾切除术。为防止小儿日后发生脾切除后凶险性感染(overwhelming postsplenectomy infection, OPSI),可将1/3脾组织切成薄片或小块埋入大网膜囊内进行自体移植。成人多无此必要(OPSI发生率小于1%)。

5. **腹腔镜下外伤性脾切除** 具有微创的优点,但其手术操作难度较大,主要是术中出血在腔镜下止血困难。采用手助式腹腔镜脾切除术易于显露手术野,有效控制出血,可显著减小开腹创伤。但此术式仍须腹部切口,不能称之为真正意义上的微创。

6. **脾动脉栓塞术** 具有创伤小、无需特殊麻醉、手术时间短,疗效显著并发症少等特点。但目前对于介入治疗脾破裂的指征和适应证尚未达成统一,脾栓塞后伴随的不良反应也是限制其临床应用的原因之一。

7. 在野战条件下,原则上都应行脾切除术以确保安全。

8. 原先已呈病理性肿大的脾脏发生破裂,应予切除。

9. 脾被膜下破裂形成的血肿和少数脾真性破裂后被网膜等周围组织包裹形成的局限性血肿,可在36~48小时冲破被膜或血凝块而出现典型的出血和腹膜刺激症状,称为延迟性脾破裂。再次破裂一般发生在2周以内,但也有迟至数月以后的。此种情况下脾脏应切除。

二、肝 破 裂

肝破裂(liver rupture)在各种腹部损伤中约占15%~20%,右肝破裂较左肝为多。除左、右位置的差别外,肝破裂无论在致伤因素、病理类型和临床表现方面都和脾破裂极为相似;但因肝破裂后可能有胆汁溢入腹腔,故腹痛和腹膜刺激征常较脾破裂病者更为明显。单纯性肝破裂死亡率约为9%,合并多个脏器损伤和复杂性肝破裂的死亡率可高达50%。肝破裂后,血液有时可通过胆管进入十二指肠而出现黑便或呕血。肝被膜下破裂也有转为真性破裂的可能,而中央型肝破裂则更易发展为继发性肝脓肿。

肝损伤的分级方法,目前尚无统一标准。1994年美国创伤外科协会提出如下分级法:①Ⅰ级:血肿:位于被膜下,不继续扩大,小于10%的肝表面积。裂伤:被膜撕裂,肝实质破裂,深度小于1cm。②Ⅱ级:血肿:位于被膜下,不继续扩大,约占肝表面积的10%~50%。肝实质内血肿直径小于10cm。裂伤:肝实质裂伤深度1~3cm,长度小于10cm。③Ⅲ级:血肿:位于被膜下,大于50%肝表面积或继续扩大;被膜下或实质内血肿破裂;实质内血肿大于10cm或仍在继续扩大。裂伤:肝实质裂伤深度大于3cm。④Ⅳ级:肝实质破裂:累及25%~75%的肝叶,或在单一肝叶内有1~3个Couinaud肝段受累。⑤Ⅴ级:裂伤:实质破裂超过75%肝叶,或在单一肝叶超过3个Couinaud肝段受累。血管伤:近肝静脉损伤,即肝后下腔静脉/肝静脉主支。⑥Ⅵ级:血

Notes

管:肝脏撕脱。以上分级如为多发性肝损伤,其损伤程度则增加1级。

国内黄志强提出如下简洁、实用的肝外伤分级:Ⅰ级,裂伤深度不超过3cm;Ⅱ级,伤及肝动脉、门静脉、肝胆管的2～3级分支;Ⅲ级或中央区伤,伤及肝动脉、门静脉、肝总管或其一级分支合并伤。

处理　手术治疗的基本要求是彻底清创、确切止血、消除胆汁溢漏和建立通畅引流。肝脏火器伤和累及空腔脏器的非火器伤都应手术治疗。其他的刺伤和钝性伤则主要根据伤员全身情况决定治疗方案。血流动力学稳定或经补充血容量后保持稳定的伤员,可在严密观察下进行非手术治疗,约有30%可经非手术方法治愈。

手术治疗

1. **控制出血**　开腹后发现肝脏破裂并有凶猛出血时,可用纱布压迫创面暂时止血,同时用手指或橡皮管阻断肝十二指肠韧带以控制出血,以利探查和处理。常温下每次阻断肝血流的时间不宜超过30分钟,若需控制更长时间,应分次进行。

2. **缝合**　在探明肝破裂伤情之后,应进行清创。其具体方法是清除裂口内的血块、异物以及离断粉碎或失去活力的肝组织。清创后应对出血点和断裂的胆管逐一结扎。对于裂口不深、出血不多、创缘比较整齐的病例,在清创后可将裂口直接予以缝合。如在缝合前将大网膜、明胶海绵或氧化纤维填入裂口,可提高止血效果并加强缝合线的稳固性。

肝损伤如属被膜下破裂,小的血肿可不处理,张力高的大血肿应切开被膜,进行清创,彻底止血和结扎断裂的胆管。

3. **肝动脉结扎**　如果裂口内有不易控制的动脉性出血,可考虑行肝动脉结扎。

4. **肝切除术**　对于有大块肝组织破损,特别是粉碎性肝破裂,可施行肝切除术,原则上采取清创式肝切除,即充分考虑肝脏解剖特点,彻底切除失活组织,结扎损伤血管和胆管,尽量保留正常肝组织。

5. **纱布填塞法**　对于裂口较深或肝组织已有大块缺损而止血不满意、又无条件进行较大手术的病人,有时可在用大网膜、明胶海绵、氧化纤维或止血粉填入裂口之后,用长而宽的纱条按顺序填入裂口以达到压迫止血的目的。纱条尾端自腹壁切口或另作腹壁戳孔引出作为引流。手术后第3～5日起,每日抽出纱条一段,7～10日取完。此法有并发感染或在抽出纱条的最后部分时引起再次出血的可能,故非不得已,应避免采用。

6. **肝破裂累及肝静脉主干或肝后段下腔静脉破裂的处理**　出血多较汹涌,且有并发空气栓塞的可能,死亡率高达80%。阻断肝门后出血不减和搬动肝脏出血加剧时,应想到本诊断。通常需将切口延至胸部以改善显露,用纱垫在肝顶部向后填塞加压以减少出血,切不可翻动肝脏试图显露出血部位进行止血。多数需实行全肝血流阻断(包括腹主动脉、肝门和肝上、下下腔静脉)后,直视下缝补静脉破裂口。

不论采用以上何种手术方式,外伤性肝破裂术后,均应在创面或肝周放置引流管以引流出渗出的血液和胆汁。

三、胰　腺　损　伤

胰腺损伤(pancreatic injury)约占腹部损伤的1%～2%,但其位置深而隐蔽,早期不易发现,甚至在手术探查时也有漏诊可能。胰腺损伤后常并发胰液漏或胰瘘。因胰液侵蚀性强,又影响消化功能,故胰腺损伤的死亡率达20%左右。

(一)诊断

1. 胰腺闭合性损伤常系上腹部强力挤压所致。如暴力直接作用于脊柱时,损伤常在胰的颈、体部;如暴力作用于脊柱左侧,多损伤胰尾;如暴力偏向脊柱右侧,则常损伤胰头。

2. 胰腺破损或断裂后,胰液可积聚于网膜囊内而表现为上腹明显压痛和肌紧张,还可因膈肌受刺激而出现肩部疼痛。外渗的胰液经网膜孔或破裂的小网膜进入腹腔后,可出现弥漫性腹膜炎。部分病例渗液被局限在网膜囊内未及时处理,日久即形成一具有纤维壁的胰腺假性囊肿。

3. 胰腺损伤所引起的内出血量一般不大,可有腹膜炎体征。血淀粉酶可升高,但血清淀粉酶和腹腔液淀粉酶升高并非胰腺创伤所特有,上消化道穿孔时也可有类似表现,而且约30%的胰腺损伤并无淀粉酶升高。超声可发现胰腺回声不均和周围积血、积液。CT能显示胰腺轮廓是否整齐及周围有无积血积液。

4. 胰腺严重挫裂伤或断裂者,手术时较易确诊;但损伤范围不大者可能漏诊。凡在手术探查时发现胰腺附近有血肿者,应将血肿切开,检查出血来源。此外,胰腺损伤可能合并邻近大血管损伤,不能因发现血管损伤而忽视对胰腺的探查。

目前较为广泛应用于胰腺损伤分级的为美国创伤外科学会于1990年制定的分级标准:Ⅰ型:小血肿、浅表裂伤,无大胰管损伤;Ⅱ型:较大血肿、较深裂伤,无大胰管损伤;Ⅲ型:胰腺远侧断裂伤有大胰管损伤;Ⅳ型:胰腺近侧断裂伤或累及壶腹部,有大胰管损伤;Ⅴ型:胰头严重毁损,有大胰管损伤。

（二）处理

1. 手术的目的是止血、清创、控制胰腺外分泌及处理合并伤。

2. 被膜完整的胰腺挫伤,仅作局部引流便可。

3. 胰体部分破裂而主胰管未断者,可用丝线作褥式缝合修补。

4. 胰颈、体、尾部的严重挫裂伤或横断伤,宜作胰腺近端缝合、远端切除术。

5. 胰腺头部严重挫裂或断裂,为了保全胰腺功能,此时宜做主胰管吻合术,或结扎近端主胰管、缝闭近端腺体并行远端与空肠 Roux-en-Y 吻合术。

6. 胰头损伤合并十二指肠破裂者,伤情最重。若胰头部胆总管断裂而胰管完好,可缝闭胆总管断裂的两端,修补十二指肠及胰腺裂口,另作胆总管空肠 Roux-en-Y 吻合。若胆总管与胰管同时断裂但胰腺后壁完整,可以空肠 Roux-en-Y 襻覆盖其上与胰腺和十二指肠裂口吻合。只有在胰头严重毁损确实无法修复时才施行胰头十二指肠切除。

7. 各类胰腺手术之后,腹内均应留置引流物,因为胰腺手术后有并发胰瘘的可能。引流物不仅要做到引流通畅,而且不能过早取出。最好是同时使用烟卷引流和双套管负压吸引。

8. 胰瘘多在4~6周内自愈,少数流量大的瘘可能需引流数月之久,但很少需要再次手术。生长抑素对胰腺和整个消化道外分泌有很强的抑制作用,可用于预防和治疗外伤性胰瘘。胰瘘宜禁食并给予全胃肠外静脉营养治疗。

四、胃损伤

由于有肋弓保护且活动度较大,柔韧性较好,壁厚,钝挫伤时胃很少受累,只在胃膨胀时偶可发生。上腹或下胸部的穿透伤则常导致胃损伤(gastric injury),且多伴有肝、脾、横膈及胰等损伤。胃镜检查及吞入锐利异物也可引起穿孔,但很少见。若损伤未波及胃壁全层(如浆膜或浆肌层裂伤、黏膜裂伤),可无明显症状。若全层破裂,由于胃酸有很强的化学刺激性,立即出现剧痛及腹膜刺激征。但单纯后壁破裂时症状体征不典型,诊断有时不易。肝浊音界消失,膈下有游离气体,胃管引流出血性物,均提示胃破裂的可能。

手术探查必须彻底,包括切开胃结肠韧带探查后壁。1/3的病例胃前后壁都有穿孔,特别应注意检查大小网膜附着处以防遗漏小的破损。边缘整齐的裂口,止血后直接缝合;边缘有挫伤或失活组织者,需修整后缝合。广泛损伤者,宜行部分切除术。

五、十二指肠损伤

十二指肠的大部分位于腹膜后,损伤的发病率很低,约占整个腹部创伤的3.7%~5%;该损伤较多见于十二指肠二、三部(3/4 以上)。伤后早期死亡原因主要是严重合并伤,尤其是腹部大血管伤;后期死亡则多因诊断不及时和处理不当引起十二指肠瘘致感染、出血和脏器衰竭。

美国创伤外科学会将十二指肠损伤分为 5 型:Ⅰ 型:单发的十二指肠壁内血肿或十二指肠肠壁部分破裂,肠壁未穿孔;Ⅱ 型:多发肠壁血肿或小于周径 50% 的肠管破裂;Ⅲ:十二指肠第2 部破裂介于肠管周径的 50% ~75% 或第 1、3、4 部破裂介于肠管周径的 50% ~100%;Ⅳ 型:十二指肠第 2 部破裂超过肠管周径的 75% 或发生 Vater 壶腹及远端胆总管损伤;Ⅴ 型:胰头十二指肠结构的广泛损伤或十二指肠供应血管的严重毁损。

十二指肠损伤(duodenal injury)如发生在腹腔内部分,破裂后可有胰液和胆汁流入腹腔而早期引起腹膜炎;术前临床诊断虽不易明确损伤所在部位,但因症状明显,一般不致耽误手术时机。及时识别闭合伤所致的腹膜后十二指肠破裂较困难,下述情况可为诊断提供线索:右上腹或腰部持续性疼痛且进行性加重,可向右肩及右睾丸放射;右上腹及右腰部有明显的固定压痛;腹部体征相对轻微而全身情况不断恶化;有时可有血性呕吐物出现;血清淀粉酶升高;平片可见腰大肌轮廓模糊,有时可见腹膜后呈花斑状改变(积气)并逐渐扩展;胃管内注入水溶性碘剂可见外溢;CT 显示右肾前间隙气泡更加清晰;直肠指检有时可在骶前触及捻发音,提示气体已达到盆腔腹膜后间隙。

抗休克和及时得当的手术处理是治疗的两大关键。手术探查时如发现十二指肠附近腹膜后有血肿,组织被胆汁染黄或在横结肠系膜根部有捻发音,应高度怀疑十二指肠腹膜后破裂的可能。此时应切开十二指肠外侧后腹膜或横结肠系膜根部后腹膜,以便探查十二指肠降部与横部。手术方法很多,归纳起来主要有下列六种:①单纯修补术:70% ~80% 以上的十二指肠损伤可用此法治疗,此法适用于裂口不大,边缘整齐,血运良好且无张力者;②带蒂肠片修补术:裂口较大,不能直接缝合者,可游离一小段带蒂肠管,将其剖开修剪后镶嵌缝合于缺损处;③损伤肠段切除吻合术:十二指肠第三、四段严重损伤不宜缝合修补时,可切除该肠段行端端吻合。若张力过大无法吻合,则将远端关闭,利用近端与空肠行端侧吻合;或缝闭两个断端,做十二指肠空肠侧侧吻合;④十二指肠憩室化:适用于十二指肠第一、二段严重损伤或同时伴胰腺损伤者。手术包括胃窦切除、迷走神经切断、胃空肠吻合、十二指肠残端和胆总管造瘘;⑤胰头十二指肠切除术:只宜用于十二指肠第二段严重碎裂殃及胰头,无法修复者;⑥浆膜切开血肿清除术:十二指肠损伤的一个特殊类型是十二指肠壁内血肿,除上腹不适、隐痛外,主要表现为高位肠梗阻,若非手术治疗两周梗阻仍不解除,可手术切开血肿清除血凝块,修补肠壁,或行胃空肠吻合术。

六、小 肠 破 裂

小肠破裂(rupture of small intestine)后可在早期即产生明显的腹膜炎,故诊断一般并不困难。小肠破裂后,只有少数病人有气腹;如无气腹表现,并不能否定小肠穿孔的诊断。一部分病人的小肠裂口不大,或穿破后被食物渣、纤维蛋白甚至突出的黏膜所堵塞,可能无弥漫性腹膜炎的表现。

小肠破裂的诊断一旦确定,应立即进行手术治疗。手术时要对整个小肠和系膜进行系统细致的探查,系膜血肿即使不大也应切开检查以免遗漏小的穿孔。手术方式以简单修补为主。有以下情况时,则应作部分小肠切除吻合术:①裂口较大或裂口边缘部肠壁组织挫伤严重;②小段肠管有多处破裂;③肠管大部分或完全断裂;④肠管严重碾挫、血运障碍;⑤肠壁内或系膜缘有大血肿;⑥肠系膜损伤影响肠壁血液循环。

七、结 肠 破 裂

结肠损伤(colon injury)发病率较小肠为低。结肠内容物液体成分少而细菌含量多,故腹膜炎出现得较晚,但较严重。一部分结肠位于腹膜后,受伤后容易漏诊,常常导致严重的腹膜后感染。

由于结肠壁薄、血液供应差、含菌量大,故结肠破裂(rupture of colon)的治疗不同于小肠破裂。既往除少数裂口小、腹腔污染轻、全身情况良好的病人可以考虑一期修补或一期切除吻合(限于右半结肠)外,大部分病人先采用肠造口术或肠外置术处理,待3～4个月后病人情况好转时,再行关闭瘘口。对比较严重的损伤一期修复后,可加作近端结肠转流性造口,确保肠内容物不再进入远端。一期修复手术的主要禁忌为:①腹腔严重污染;②全身严重多发伤或腹腔内其他脏器合并伤,须尽快结束手术;③伴有其他严重疾病如肝硬化、糖尿病等。

八、直肠损伤

直肠上段在盆底腹膜反折之上,下段在反折之下。它们损伤后的表现有所不同:如损伤在腹膜反折之上,其临床表现与结肠破裂基本相同;如发生在反折之下,则将引起严重的直肠周围感染,并不表现为腹膜炎,容易延误诊断。直肠损伤(rectal injury)后,直肠指诊可发现直肠内有出血,有时还可触及直肠破裂口。怀疑直肠损伤而指诊阴性者,可行直肠镜检查。直肠上段破裂,应剖腹进行修补,若全身和局部情况好,可以不作近端造口。如属毁损性严重损伤,可切除后端端吻合。腹腔、盆腔污染严重者,都应加做乙状结肠转流性造口。直肠下段破裂时,应充分引流直肠周围间隙以防感染扩散,对于此类病人,也应施行乙状结肠造口术,使粪便改道直至伤口愈合。

九、腹膜后血肿

外伤性腹膜后血肿(retroperitoneal hematoma)多系高处坠落、挤压、车祸等所致胰、肾、十二指肠损伤、骨盆或下段脊柱骨折和腹膜后血管损伤引起。出血后,血液可在腹膜后间隙广泛扩散形成巨大血肿,还可渗入肠系膜间。

腹膜后血肿因出血程度与范围各异,临床表现并不恒定,并常因有合并损伤而被掩盖。一般说来,除部分伤者可有腰肋部瘀斑(Grey-Turner 征)外,突出的表现是内出血征象、腰背痛和肠麻痹;伴尿路损伤者常有血尿。血肿进入盆腔者可有里急后重感,并可借直肠指诊触及骶前区伴有波动感的隆起。有时因后腹膜破损而使血液流至腹腔内,故腹腔穿刺或灌洗具有一定诊断价值。

治疗方面,除积极防治休克和感染外,多数需行剖腹探查,因腹膜后血肿常伴大血管或内脏损伤。手术中如见后腹膜并未破损,可先估计血肿范围和大小,在全面探查腹内脏器并对其损伤作相应处理后,再对血肿的范围和大小进行一次估计。如血肿有所扩展,则应切开后腹膜,寻找破损血管,予以结扎或修补;如无扩展,可不予切开,因完整的后腹膜对血肿可起压迫作用,使出血得以自控,特别是盆腔内腹膜后血肿,出血多来自压力较低的盆腔静脉丛,出血自控的可能性较大。如血肿位置主要在两侧腰大肌外缘、膈脚和骶岬之间,血肿可来自腹主动脉、腹腔动脉、下腔静脉、肝静脉以及肝的裸区部分、胰腺或腹膜后十二指肠损伤,此范围内的腹膜后血肿,不论是否扩展,原则上均应切开后腹膜予以探查,以便对受损血管或脏器作必要的处理。剖腹探查时如见后腹膜已破损,则应探查血肿。探查时,应尽力找到并控制出血点;无法控制时,可用纱条填塞,静脉出血常可因此停止。填塞的纱条应在术后4～7日内逐渐取出。

(张洪义)

第三十六章 外科急腹症

第一节 概 述

急腹症(acute abdomen)是指以急性腹痛为主要表现、需要早期诊断和及时治疗的腹部疾病的总称。具有发病急、进展快、病情重、病因复杂的共同特点。一旦延误诊断,或治疗方法不当,将会给病人带来严重危害甚至死亡,因此应引起高度重视。

一、急性腹痛的机制

腹部的疼痛感觉有内脏痛、躯体痛和牵涉痛三种。

(一) 内脏痛

脏腹膜覆盖包裹腹腔内的各个器官,形成各器官的被膜,受自主神经或内脏神经支配。来自腹腔各器官的病理性刺激,通过内脏的传入神经末梢,经自主神经传入中枢神经系统,产生腹痛感觉,称为内脏痛。疼痛定位不准确、呈弥散性隐痛,常伴有恶心、呕吐、出汗等迷走神经兴奋症状。内脏对张力变化,如过度牵拉、突然膨胀、剧烈收缩、特别是缺血,疼痛感觉十分灵敏,但是对外界的强烈刺激,如刀割、针刺、烧灼等感觉很迟钝。

(二) 躯体痛

壁腹膜紧贴腹壁,受脊神经支配。壁腹膜受刺激后产生的疼痛,称为躯体痛。具有定位准确、痛感敏锐的特点,与病变器官所在部位一致,常伴有明确的压痛和腹肌反射性痉挛甚至强直。

(三) 牵涉痛

是指内脏痛到达一定程度后,可牵涉相应的浅表部位产生疼痛。病变器官与牵涉痛部位(皮肤)具有同一脊髓节段的神经纤维分布,通常胆囊急性病变牵涉痛在右侧肩胛部,输尿管痉挛的牵涉痛位于阴囊附近。

二、急腹症的病因和分类

引起急腹症的疾病很多,根据常见病因,主要分类如下:

(一) 炎症性疾病

1. **急性胆囊炎** 表现为进油腻食物后或夜间突发右上腹剧烈疼痛,向右肩背部放射,伴有恶心、呕吐,病情重者可出现寒战、高热。体格检查 Murphy 征阳性,右上腹有明显的压痛、反跳痛和腹肌紧张。实验室检查可见白细胞增多、核左移,血清谷丙转氨酶(ALT)升高。超声为首选检查方法。

2. **急性胰腺炎** 水肿型症状轻,最多见,积极内科治疗有效。出血坏死型病情危重,死亡率高。常因暴饮暴食、酗酒、胆道梗阻诱发,表现为突发剧烈腹痛,呈持续性,常向左腰背部放射,可伴腹胀、恶心、呕吐、发热,查体可发现上腹部或全腹明显压痛、腹肌紧张。血、尿淀粉酶测定对确诊有重要意义。

3. **急性梗阻性化脓性胆管炎** 表现为右上腹痛、寒战、高热、黄疸等,严重者可出现休克或精神症状。超声可了解胆道梗阻的部位和病变性质,以及肝内外胆管扩张情况,对诊断很有帮助。

4. **急性阑尾炎**　以转移性右下腹痛为特点。右下腹麦氏点局限性固定压痛,结肠充气试验常阳性。需注意婴幼儿、老年人、妊娠妇女等特殊类型的急性阑尾炎。

（二）消化道穿孔性疾病

1. **胃十二指肠溃疡急性穿孔**　多数病人既往有上消化道溃疡症状或病史,近期有溃疡病活动症状,表现为突发剧烈腹痛和腹膜刺激征。腹部立位 X 线片常可见膈下游离气体,有助于诊断。

2. **胃癌急性穿孔**　年龄通常超过 40 岁,全身情况差,明显消瘦,曾呕吐咖啡样胃内容物,穿孔前腹痛不规律,口服碱性或抑酸药物无效。

3. **急性肠穿孔**　可因肠坏死、溃疡或外伤等原因引起,多见于肠伤寒、肠结核、慢性结肠炎、急性出血坏死性肠炎、结肠阿米巴病等。

（三）梗阻或绞窄性疾病

1. **胆道系统结石**　胆总管结石、胆囊结石、肝内胆管结石均可引起急性右上腹痛或右季肋部疼痛,伴发热或黄疸等表现,为结石梗阻胆道、继发感染所致。

2. **急性肠梗阻**　急性机械性肠梗阻最常见,确诊机械性肠梗阻后须进一步判断是单纯性还是绞窄性,并明确病因(粘连、嵌顿疝、肠扭转、肠道肿瘤、肠道蛔虫、肠套叠等)。

3. **腹腔脏器急性扭转**　胃、大网膜、脾、卵巢等均可发生急性扭转,但很少见。

（四）腹腔脏器破裂出血性疾病

可因外伤、肿瘤、炎症等原因引起,均有类似的急性失血乃至休克表现,常表现为突发腹痛、肤色苍白、冷汗、手足厥冷、脉搏细数、进行性红细胞与血红蛋白减少等。有外伤史者应注意肝、脾等实质性脏器破裂出血可能。有肝区疼痛、消瘦等表现者,应考虑肝癌破裂出血可能。生育年龄妇女应注意有无异位妊娠破裂可能。

（五）腹腔血管性病变

1. **肠系膜血管缺血性疾病**　可由肠系膜动脉栓塞或血栓引起,也可因肠系膜静脉血栓形成而致。急性肠系膜动脉栓塞的栓子多来自心脏,如心瓣膜病、房颤、感染性心内膜炎;肠系膜动脉血栓多是在动脉硬化或狭窄基础上形成的;肠系膜静脉血栓形成可继发于腹腔感染、肝硬化门脉高压致血流淤滞、高凝状态及外伤或手术造成的血管损伤。肠系膜动脉栓塞发病初期腹痛剧烈,腹部体征轻微,随着病情恶化,肠管发生缺血坏死,腹部逐步出现腹膜刺激征、肠鸣音消失。腹部选择性动脉造影或腹部 CT 血管造影有较高的诊断价值。

2. **腹主动脉瘤**　典型症状是急性腹痛和腰背痛,迅速发生休克。破裂时约 70% 出血破入腹膜后,约 25% 出血向前破入游离腹腔,死亡率极高。

（六）其他疾病

腹外脏器疾病和全身性疾病所致急性腹痛亦应引起重视。某些胸部疾病,如肺炎、肋间神经痛、膈胸膜炎、急性心包炎、急性心肌梗死、急性右心衰竭等均可引起不同程度的腹痛。慢性铅中毒、急性铊中毒、糖尿病酮症酸中毒、肝性血卟啉病、原发性高脂血症等中毒或代谢障碍性疾病亦伴发不同程度腹痛,造成诊断困难。腹型紫癜、腹型风湿热、某些原因造成的急性溶血亦可表现为急性腹痛,应注意鉴别。

三、急腹症的诊断

（一）病史收集

1. **性别和年龄**　胆道及肠道的先天性疾病多见于婴幼儿。肠套叠、胆道蛔虫、蛔虫性肠梗阻等多见于幼儿。急性胃十二指肠溃疡穿孔、急性胰腺炎、急性阑尾炎多见于青壮年。胆囊炎、胆石病、消化道肿瘤以中、老年多见。异位妊娠破裂主要发生在生育期妇女。

2. 发病诱因及既往史　急性胰腺炎、胆绞痛常与暴饮暴食、情绪剧变等因素有关。肠套叠多与饮食突变有关。嵌顿疝多与腹内压增加因素有关。胃十二指肠溃疡穿孔常有多年慢性胃病史。胆道蛔虫和蛔虫性肠梗阻常有吐蛔虫史。剧烈活动后突然腹痛应考虑肠扭转可能。

3. 腹痛部位　腹痛初始部位的内脏痛或躯体痛最显著部位,往往对病变脏器有指导意义。发病初期多为内脏痛,前肠发育成的胃、十二指肠、肝、胆囊和胰腺疼痛位于上腹部;中肠发育成的小肠、升结肠和横结肠疼痛位于脐周;而后肠器官表现为耻骨上疼痛。随着病情进展,躯体痛不断明显,其范围和部位更为准确地提示病变部位。例如:急性阑尾炎(中肠)的初始内脏痛位于上腹或脐周(内脏痛),后转移至右下腹阑尾区(躯体痛)。

4. 腹痛性质　具有重要诊断价值。持续性腹痛多因炎症、缺血、出血或肿瘤浸润引起。阵发性腹痛多为空腔脏器的平滑肌痉挛或梗阻所致,如胃肠、胆道、输尿管等,绞痛为其中最剧烈者。持续性腹痛伴阵发性加剧,多表示炎症和梗阻并存,如绞窄性肠梗阻、胆囊结石并急性胆囊炎等。刀割样腹痛是化学性腹膜炎的特点,如胃十二指肠溃疡穿孔、急性出血坏死性胰腺炎等。胆道蛔虫病表现为钻顶样疼痛。某些部位的特殊牵涉痛对诊断很有帮助,如急性胆囊炎牵涉右肩背部疼痛,输尿管结石牵涉大腿内侧或会阴部疼痛。

5. 急性腹痛与伴随症状的关系　急性腹痛伴腹胀、呕吐、肛门停止排气排便,提示为肠梗阻。腹痛伴血便,提示肠套叠、绞窄性肠梗阻、急性出血坏死性肠炎、肠系膜动脉栓塞或肠系膜静脉血栓形成等。腹痛伴血尿,多为泌尿系结石。急性腹痛伴腹泻,多为急性胃肠炎、细菌性痢疾、急性阑尾炎、急性盆腔炎等。急性腹痛伴寒战、发热,多为胆道系统炎症、腹腔脏器脓肿等。

6. 其他　育龄期女性病人出现急性腹痛时,应询问月经及婚育史。停经1~2个月出现腹痛、失血表现,应考虑异位妊娠破裂。卵巢滤泡或黄体破裂亦表现为急性腹痛和失血。

(二)体格检查

1. 一般检查　通常病人营养状态无明显变化,但晚期肿瘤、结核、肠伤寒、肝脓肿等病人营养状态较差。急腹症病人通常为急性病容、表情痛苦。腹腔炎症性和穿孔性疾病病人多采取固定体位,如侧卧蜷曲,以减轻腹膜刺激。阵发性绞痛病人则坐卧不宁,辗转反侧。皮肤、结膜苍白见于贫血、休克、肿瘤等消耗性疾病及内出血。黄疸多见于肝脏、胆道或胰腺疾病。黄疸伴腹痛、高热、休克、昏迷是急性梗阻性化脓性胆管炎的表现。

2. 腹部检查　是诊断外科急腹症的重要环节。腹部检查范围上至乳头、下至腹股沟,并按视、听、叩、触顺序进行。

(1) 视诊:弥漫性腹胀见于胃肠道梗阻,尤其低位肠梗阻,或肠麻痹、腹膜炎晚期,表现为全腹对称性膨胀。局限性腹部膨隆可见于腹腔脓肿、肿瘤、肠扭转、肠套叠、嵌顿疝或股疝。急性腹膜炎时,腹式呼吸运动减弱或完全消失。胃型是急性胃扩张或幽门梗阻的表现,肠型及蠕动波是机械性梗阻的体征。

(2) 听诊:闻及震水音提示胃肠内大量积液,如幽门梗阻、急性肠梗阻、急性胃扩张等。肠鸣音亢进,或伴有气过水声或金属音,多为机械性肠梗阻。肠鸣音减弱或消失,见于麻痹性肠梗阻、腹膜炎、肠管穿孔或坏死。闻及血管杂音提示腹内血管病变。

(3) 叩诊:应从无疼痛处开始,用力要均匀。叩痛见于腹膜炎症。叩诊呈鼓音,提示胃肠胀气或气腹。叩诊呈浊音或实音提示腹内有肿块或积血、积液。腹内积液超过500ml时,移动性浊音征可阳性。肝浊音界缩小或消失可见于胃肠道穿孔、严重腹胀或肺气肿病人。

(4) 触诊:应由无疼痛处开始,逐渐移向痛处,并由浅入深逐层触诊。腹部压痛、反跳痛和腹肌紧张是腹膜炎的重要体征,局限性抑或弥漫性代表腹膜炎的程度与范围。腹部压痛最显著的部位往往是病变所在部位。随病情变化,腹部压痛、反跳痛和腹肌紧张会发生相应变化。急性胃肠穿孔时,胃肠内容物流入腹腔刺激腹膜,引起化学性腹膜炎,腹肌紧张可呈"木板样"强直。通常,化学性腹膜炎时腹肌紧张较显著,其次是细菌性,血性腹膜炎腹肌紧张较轻。触诊时发现的腹部包块,应注意其部位、大小、硬度、活动度、边界、表面情况、压痛反应等,炎症性包块多有明显压痛,恶性肿块表面多不光滑、多无压痛;源于大网膜、肠系膜、胃肠的肿块多活动良好,而肝、胰腺和腹膜后肿物多不活动。男性病人应检查睾丸是否正常、有无扭转。

(5) 直肠指检:对于诊断不明确的病人,是必要的检查。指套带黏液及血液可能为肠套叠、直肠癌和肠炎。触痛明显或有波动感提示盆腔积脓或积血。宫颈触痛、饱满、后穹隆穿刺见不凝血时,应疑为异位妊娠破裂。

(三) 辅助检查

1. 血液学检查 血细胞比容测定、红细胞计数、血红蛋白定量等有助于诊断肝脾破裂、异位妊娠破裂等出血性疾病。白细胞计数有助于了解机体抗感染反应能力,升高可见于消化系统、泌尿生殖系统等炎症。重度感染时,可见中性粒细胞核左移,但极重症感染,如粟粒性结核、败血症等,中性粒细胞可减少。血电解质测定及血气分析有助于判断机体水、电解质代谢状态和酸碱平衡状况。

2. 尿液、粪便检查 血尿提示急性肾炎、泌尿系统结石。尿白细胞增多或呈现为脓细胞,则表明泌尿系感染可能。粪便内带鲜红色血,提示下消化道(尤其直肠、肛门)出血,柏油样便提示上消化道出血,脓血便伴腹痛多为细菌性或阿米巴痢疾。

3. 诊断性腹腔穿刺或灌洗 对诊断不确切的急腹症病人,如腹部叩诊有移动性浊音,可作腹腔穿刺。穿刺点多选择在两侧脐与髂前上棘连线的中外 1/3 交界处。穿刺液为血液,应置于管内观察,若迅速凝固,可能是误穿血管所致;若为不凝血,则提示腹腔内出血。黄色或黄绿色混浊无臭液体多为胃十二指肠溃疡穿孔或小肠穿孔,而恶臭的混浊液体多为大肠穿孔或合并产气杆菌感染。胆汁样液体多来自胆道或十二指肠。血性腹水多为重症急性胰腺炎、绞窄性肠梗阻、肠系膜血管病变等。如穿刺未抽出液体,可注入等渗盐水至少 500ml,然后对抽吸液作涂片镜检,如红细胞多于 0.1×10^{12}/L,或白细胞超过 0.5×10^{9}/L,则有诊断价值。但对诊断已明确或严重腹胀者,不宜采用此方法。

4. X 线检查 是急腹症辅助诊断的重要项目之一。胸腹立位片或透视可观察有无肺炎、胸膜炎,膈肌位置及运动,膈下有无游离气体,胃泡大小,小肠有无积气、液气平面,结肠内有无气体,有无阳性结石影等。膈下游离气体是消化道穿孔的证据。腹膜后积气,提示十二指肠或升、降结肠后壁穿孔。多个液气平面或较大液气平面说明存在机械性小肠梗阻。钡灌肠透视在肠套叠和乙状结肠扭转中具有诊断价值。异常的钙化影,包括胆结石、肾或输尿管结石等,结合临床表现可辅助诊断。

5. 超声检查 超声检查对实质性脏器的损伤、破裂、占位性病变等具有重要的诊断价值。对胆囊结石、胆囊炎及胆总管结石,超声检查可提供准确的诊断依据。超声在探查阑尾粪石、管壁增厚及阑尾脓肿等方面较敏感。对腹腔内出血和积液,不但可以探查积血、积液的量,而且可在超声引导下行腹腔穿刺抽液。泌尿系结石可见患侧肾盂积水、输尿管扩张及结石影像。超声检查还有助于鉴别妇科急症,如卵巢囊肿扭转、异位妊娠破裂等。

6. CT 检查 在急腹症诊断中具有重要作用,普遍应用于某些急腹症的诊断,如对实质性脏器自发破裂或创伤后破裂出血,急性胰腺炎的蜂窝织炎、液体积聚、出血坏死、囊肿形成等均具有重要的诊断价值。

7. 血管造影 在疑有肝破裂出血、胆道出血、小肠出血、肠系膜血管栓塞等疾病时,可采用选择性或超选择性动脉造影,常可确定出血或栓塞的部位和原因,部分出血性或栓塞性病变可同时行选择性动脉栓塞止血或溶栓治疗。

8. 内镜检查 对上消化道急性出血者,胃镜检查可明确出血部位和病变性质。对可疑有结肠梗阻或伴有下消化道出血者,可采用纤维结肠镜检查。

Notes

9. 腹腔镜检查　对疑难急腹症,特别是不能排除妇科急症者,可采用腹腔镜检查。除可发现病变,还可除外某些可疑病变。对急性胆囊炎、急性阑尾炎、消化道穿孔、肝囊肿破裂、异位妊娠破裂等疾病可同时进行腹腔镜手术治疗。

四、急腹症的治疗原则

急腹症病情急重,需结合病史、体检、辅助检查,迅速做出基本判断,并制定及时、有效的治疗方案。

1. 首先注意病人的全身情况,包括神志、呼吸、脉搏、血压等,如有休克表现,应尽快抢救休克,一旦休克好转即根据病情转入下一步治疗。危重病人还应注意及时查血电解质、肝肾功能,必要时做血气分析。

值得提出的是在有些情况下,休克的病因不去除,休克往往不能稳定地好转,如绞窄性肠梗阻时肠坏死继续发展,常常需要在抢救休克的同时进行手术治疗,去除休克的病因,才能抢救病人的生命。

2. 诊断明确者,应考虑手术治疗,基本上分三种情况:①需要立即手术者:如急性化脓性或坏疽性阑尾炎,伴有发热、黄疸、甚至低血压的急性梗阻性化脓性胆管炎,绞窄性肠梗阻,发生在饭后、且有弥漫性腹膜炎的胃十二指肠溃疡急性穿孔;②暂时不需要手术者:如急性单纯性阑尾炎,急性胆囊炎无高热、黄疸,胃十二指肠溃疡急性穿孔发生在空腹或腹膜炎局限;③不需要手术者:如水肿型急性胰腺炎等。

需要指出的是,有时尽管病人需紧急手术,但因并发休克、脱水、电解质紊乱,或有心、肺功能衰竭等疾病,手术危险性很大,应给予一定时间的纠正准备后,方可比较安全地施行手术。但如果病情的危急程度和不及时处理的危险性超过上述情况,为了挽救病人的生命,应毫不犹豫地立即手术,并于术中、术后给予纠正。

3. 暂时难以明确诊断者,应积极对症治疗,密切观察病情变化,进行必要的抗休克、纠正水、电解质紊乱和酸碱平衡失调及抗感染治疗。病情观察过程中,应禁用吗啡类止痛药,以防掩盖病情;避免使用泻剂或灌肠,以免促使病情发展。一般观察24～48小时,在严密观察过程中,如出现下列情况,应积极剖腹探查:①疑有腹腔内活动性、进行性出血;②疑有肠坏死或肠穿孔呈现全腹腹膜炎者;③经非手术治疗病情无明显好转反而加重者。

4. 手术原则　争取做比较彻底的手术,一次性解决问题,如急性胆囊炎行胆囊切除术,肠坏死行肠切除,胃十二指肠溃疡急性穿孔行胃大部切除术。但应根据具体情况决定,如病情危重、不能耐受彻底手术,或腹腔感染严重、不适合做彻底的手术,就应考虑分期手术,如急性胆囊炎只能做胆囊造口术,肠梗阻只能做肠造口术,胃十二指肠溃疡急性穿孔只能做穿孔修补术等,待病情允许时再考虑行二次彻底手术。

五、腹间隔综合征

腹间隔综合征(abdominal compartment syndrome,ACS)是指腹腔内高压伴多器官功能障碍或衰竭的综合征,系因各种原因造成的腹腔内压力(intra-abdominal pressure,IAP)急剧升高,影响腹腔内、外组织器官的血液循环,进而引起一系列病理生理改变所致。2006年世界腹间隔综合征协会(World Society of the Abdominal Compartment Syndrome,WSACS)将ACS定义为IAP稳定升高并大于20mmHg,伴或不伴腹腔灌注压(abdominal perfusion pressure,APP)≤60mmHg,同时合并新的器官功能障碍和衰竭。

(一) 病因

正常情况下,IAP为0～5mmHg。任何引起腹腔内容物体积增加或腹腔容积缩小的因素都可以增加IAP,导致ACS。常见原因:①自发性:腹膜炎、胰腺炎、肠梗阻(特别是肠扭转)、腹主动

Notes

脉瘤破裂等;②创伤后:腹腔内或腹膜后出血、空腔脏器破裂等;③手术后:术后腹膜炎、腹腔脓肿、肠麻痹、巨大腹壁疝修补术后等;④医源性:大量输液、腹腔填塞止血、腹腔镜气腹、腹壁切口高张力缝闭等。

（二）病理生理

腹腔是一个相对封闭的体腔,虽然腹壁与膈肌有一定限度的扩张,但当 IAP 过高时,腹腔内器官与邻近组织都将受压,引起腹腔内及全身器官生理功能受损,导致器官功能不全和循环衰竭。IAP 增高对机体各系统的主要影响如下:

1. 肺功能　IAP 升高使双侧膈肌抬高及运动幅度降低,胸腔容量和顺应性下降,胸腔压力升高。胸腔压力升高一方面限制肺膨胀,使肺顺应性下降;另一方面使肺血管阻力增加,引起通气/血流比值异常,出现低氧血症、高碳酸血症和酸中毒。

2. 心功能　IAP 升高不仅直接压迫下腔静脉使回心血量减少,而且通过增高胸腔压力使上腔静脉和下腔静脉的回心血量进一步减少,导致心排出量及每搏输出量下降。心动过速是 IAP 初期的代偿性反应,但随着病情进展,心排出量逐步下降,循环衰竭将随之发生。

3. 肾功能　IAP 升高时,一方面使心排出量减少,另一方面直接压迫肾实质和肾静脉,引起肾血流减少,肾小球滤过率下降,肾血管阻力增加,导致肾功能不全、障碍、甚至衰竭。IAP 高于 15mmHg 时可造成少尿,高于 30mmHg 时可出现无尿。

4. 肝功能　IAP 升高直接压迫门静脉,使门静脉血流量降低。同时,心排出量下降,使肝动脉血流减少。肝血流量减少,导致肝功能不全甚至障碍。

5. 肠道功能　IAP 升高使肠腔压力增高,肠壁血管受压,肠壁缺血,肠蠕动减弱或消失,肠腔内细菌过度繁殖,炎症介质破坏肠黏膜屏障,细菌易位。IAP 升高还直接压迫肠系膜静脉,造成肠系膜静脉高压及肠道水肿,内脏水肿进一步升高 IAP,形成恶性循环。

6. 中枢神经系统　IAP 升高可以引起颅内压升高,脑血流灌注压下降。系因 IAP 升高后,膈肌上抬,胸腔顺应性下降,中心静脉压升高,导致颅内静脉回流受阻而致。

（三）临床表现

IAP 早期出现呼吸急促,呼吸困难,呼吸道阻力增加(气道压>45cmH$_2$O),低氧血症,高碳酸血症(PaCO$_2$>50mmHg),心率增快,尿量减少,中心静脉压升高。后期出现呼吸衰竭,少尿或无尿(尿量少于 30ml/h,对扩容、襻利尿剂不敏感),心输出量减少,血压下降。病情进一步发展则可引起心、肺、肾为主的多脏器功能障碍综合征。

影像学检查:胸片、超声可见膈肌上抬、腹水等征象。CT 检查可发现下腔静脉受压变窄,腹腔前后径/左右径大于或等于 0.8,肾脏压迫或移位,肠壁增厚。

（四）诊断

依据临床表现的 ACS 诊断要点:①急性腹部膨隆和腹壁紧张;②吸气压峰值逐步增加,出现低氧血症和高碳酸血症;③液体复苏后出现心率加快和(或)血压下降;④少尿或无尿,对扩容、襻利尿剂不敏感;⑤影像学检查发现膈肌上抬、腹水、下腔静脉受压变窄、腹腔前后径/左右径大于或等于 0.8 等。

ACS 诊断主要依靠 IAP 测量,包括直接法和间接法。直接法是直接置管于腹腔内,然后连接压力传感器监测,因有创且复杂,临床较少应用。间接法是通过测定内脏压力(包括下腔静脉压、胃内压及膀胱内压)间接反映腹腔内压力。其中膀胱内压测定是间接测压的最佳方法:让病人仰卧位,将测压管与 Foley 导尿管(排空尿液)连接,向膀胱内注入 50ml 生理盐水,然后通过三通连接水压计,以耻骨联合为零平面,水柱高度即为 IAP(1mmHg=1.36cmH$_2$O)。连续监测膀胱内压被认为是早期发现腹腔内高压的最好方法。

在严重腹部创伤或手术史基础上,当 IAP>20mmHg 时,如果出现心、肺、肾、胃肠、中枢神经系统等多脏器功能障碍,结合影像学检查结果,即可诊断为 ACS。

Notes

WSACS 根据 IAP 测定值,将 IAH 分为四级:12～15mmHg 为 Ⅰ 级,16～20mmHg 为 Ⅱ 级,21～25mmHg 为 Ⅲ 级,>25mmHg 为 Ⅳ 级。

（五）治疗

主要目的是:①控制腹内高压;②缓解、纠正多脏器功能障碍综合征中的重要脏器功能损害;③治疗腹内高压的病因。

ACS 治疗的主要原则是:对于 IAH 者,Ⅰ 级行维持有效血容量的保守治疗;Ⅱ 级行积极的液体复苏以维持心排出量;Ⅲ 级可行腹腔穿刺引流、腹腔镜减压、血液超滤或促进肠蠕动等各种腹腔减压措施;Ⅳ 级行标准的开腹减压术,通过开腹手术确切减压,同时处理原发病。

需要强调的是,开腹减压术的腹壁切口应避免在高张力下强行缝合,以免再次发生 ACS。ACS 病人经开腹减压术后,由于腹膜后血肿、内脏水肿、严重腹腔感染或腹腔内纱布填塞止血,腹腔很难在无张力的情况下关闭或无法关腹。因此,临床产生了多种暂时性关闭腹部切口(temporary abdominal closure,TAC)的方法,包括筋膜开放法、巾钳夹闭法、塑料膜或人造网片关闭法、3L 袋(静脉营养输液袋或 Bogota 袋)缝合法等,其中以 3L 袋具有无菌、表面光滑、可靠、容量大、价廉易得、透明可观察腹腔内情况、使用方便等优点,在临床应用较多。现代观点认为 TAC 是为预防损害而主动采取的有效措施。通常在腹内压降到正常水平、血流动力学稳定后进行确切性关腹,一般在 TAC 术后 3～4 天内完成。如届时腹内压仍较高而不能确切关腹,则腹壁切口会遗留较大缺损,此时可采用类似腹壁切口疝的处理方法,留待 6～12 个月后行腹壁疝修补术。

（王　杉）

第二节　急性化脓性腹膜炎

急性化脓性腹膜炎(acute purulent peritonitis)是一种常见的急腹症。腹膜炎是腹腔脏腹膜和壁腹膜的炎症,可由细菌感染、化学性、物理性损伤等引起。按病因可分为细菌性和非细菌性两类;按临床经过可分为急性、亚急性和慢性三类;按发病机制可分为原发性和继发性两类;按累及的范围可分为弥漫性和局限性两类。急性化脓性腹膜炎累及整个腹腔者称为急性弥漫性化脓性腹膜炎。

一、解剖生理概要

腹膜分为相互连续的壁腹膜和脏腹膜。壁腹膜贴附于腹壁、横膈脏面和盆壁的内面;脏腹膜覆盖于内脏表面,成为它们的浆膜层。脏腹膜将内脏器官悬垂或固定于膈肌、腹后壁或盆腔壁,形成网膜、肠系膜及韧带。

腹膜腔是壁腹膜和脏腹膜之间的潜在间隙,腹膜腔在男性是密闭的,而在女性则经输卵管、子宫、阴道与体外相通。腹膜腔是人体最大的体腔。在正常情况下,腹腔内有 50～100ml 黄色澄清液体,起润滑作用。在病变时,腹膜腔可容纳数升液体或气体。腹膜腔分为大、小腹腔两部分,即腹腔和网膜囊,经由网膜孔(epiploic foramen,又称 Winslow 孔)相通(图 36-1)。

大网膜自横结肠下垂遮盖其下的脏器。大网膜有丰富的血液供应和大量的脂肪组织,其活动度大,能够移动到所及的病灶处将其包裹、填塞,使炎症局限,有修复病变和损伤的作用。

壁腹膜主要受体神经(肋间神经和腰神经的分支)的支配,对各种刺激敏感,痛觉定位准确。腹前壁腹膜在炎症时,可引起局部疼痛、压痛和反跳痛及腹肌紧张,是诊断腹膜炎的主要临床依据。膈肌中心部分的腹膜受到刺激时,通过膈神经的反射可引起肩部放射性痛或呃逆。脏腹膜受自主神经(来自交感神经和迷走神经末梢)支配,来自交感神经和迷走神经末梢,对牵引、胃肠腔内压力增加或炎症、压迫等刺激较为敏感,其性质常为钝痛而定位较差。多感觉为脐周疼痛;

Notes

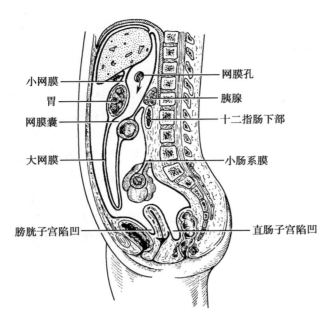

小网膜
胃
网膜囊
大网膜

网膜孔
胰腺
十二指肠下部
小肠系膜

膀胱子宫陷凹

直肠子宫陷凹

图 36-1　腹膜解剖模式图

腹膜刺激严重时常可引起心率变慢、血压下降和肠麻痹。

腹膜的表面是一层排列规则扁平的间皮细胞。深面依次为基底膜、浆膜下层、含有血管丰富的结缔组织、脂肪细胞、巨噬细胞、胶原和弹力纤维。腹膜有很多皱襞，其面积几乎与全身的皮肤面积相等，约 1.7~2m² 。腹膜是双向的半透性膜，水、电解质、尿素及一些小分子能透过腹膜。腹膜能向腹腔内渗出少量液体，内含淋巴细胞、巨噬细胞和脱落的上皮细胞。在急性炎症时，腹膜分泌出大量渗出液，以稀释毒素和减少刺激。渗出液中的巨噬细胞能吞噬细菌、异物和破碎组织。渗出液中的纤维蛋白沉积在病变周围，发生粘连，以防止感染的扩散并修复受损的组织，可因此而造成腹腔内广泛的纤维性粘连。腹膜有很强的吸收力，能吸收腹腔内的积液、血液、空气和毒素等。不同部位腹膜的吸收力略有不同，一般膈面腹膜的吸收力强，而盆腔腹膜吸收力弱。微粒及微生物可由膈淋巴管吸收，在膈肌下面，间皮细胞基底膜下方的集合淋巴管经小孔开口于腹腔（图 36-2），集合淋巴管孔的大小（直径 8~12μm），细菌平均直径 0.5~2μm，易于腹膜吸收。因而腹膜炎病人采取半坐位时，腹膜吸收细菌延迟，减缓腹膜吸收毒素。在严重的腹膜炎时可因腹膜吸收大量的毒性物质，而引起感染性休克。

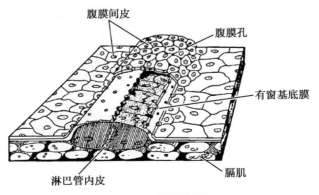

腹膜间皮

腹膜孔

有窗基底膜

膈肌

淋巴管内皮

图 36-2　腹膜微观图

二、急性弥漫性化脓性腹膜炎

急性化脓性腹膜炎累及整个腹腔称为急性弥漫性化脓性腹膜炎。

（一）病因

1. 继发性化脓性腹膜炎（secondary purulent peritonitis）　继发性化脓性腹膜炎是最常见的化脓性腹膜炎。其病因很多，主要有以下几种：①消化道急性穿孔：急性阑尾炎坏疽穿孔，胃十二指肠溃疡急性穿孔，恶性肿瘤穿孔，急性胆囊炎坏死穿孔等是引起急性继发性化脓性腹膜炎的常见原因；②腹腔内急性炎症与感染：急性阑尾炎、胆囊炎、胰腺炎、憩室炎、坏死性肠炎、急性输卵管炎等可蔓延至腹膜引起炎症；③急性肠梗阻：肠扭转，肠套叠，嵌顿性疝，肠系膜血管栓塞等原因引起的绞窄性肠梗阻后，可引起腹膜炎；④腹部外伤：腹壁穿透性损伤造成的空腔脏器穿孔、实质器官破裂出血或将外界细菌引入腹腔，腹壁闭合性损伤导致的内脏破裂等可造成急性腹膜炎症；⑤医源性：胃肠吻合口瘘、胆瘘、胰瘘，术后急性腹腔内出血，异物存留等均可引起急性腹膜炎（图36-3）。

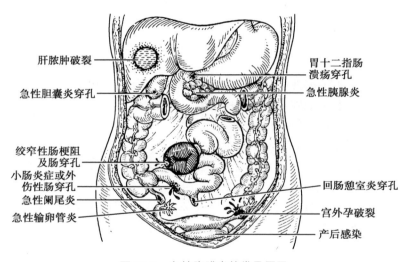

图36-3　急性腹膜炎的常见原因

引起腹膜炎的细菌主要是胃肠道内的常驻菌群，其中以大肠埃希菌最为多见；其次为厌氧拟杆菌、链球菌、变形杆菌等。一般都是混合性感染，故毒血症状严重。

2. 原发性腹膜炎（primary peritonitis）　又称自发性腹膜炎，腹腔内无原发性病灶。儿童、女性发病相对多见。其发生往往与原有疾病密切相关，如肝硬化腹水、慢性肾病、恶性肿瘤、自身免疫性疾病、菌血症等。原发性腹膜炎多为单一细菌感染，致病菌多为溶血性链球菌、肺炎双球菌或大肠埃希菌。细菌进入腹腔的途径一般为：①血行播散，致病菌如肺炎双球菌和链球菌从呼吸道或泌尿系的感染灶，通过血行播散至腹膜，婴儿和儿童的原发性腹膜炎大多属于这一类；②上行性感染，来自女性生殖道的细菌，通过输卵管直接向上扩散至腹腔，如淋病性腹膜炎；③直接扩散，如泌尿系感染时，细菌可通过腹膜层直接扩散至腹膜腔；④肠道细菌移位，正常情况，肠腔内细菌是不能通过肠壁的；但在某些情况下，如肝硬化并发腹水、肾病、猩红热或营养不良等机体免疫力降低时，肠腔内细菌即有可能通过肠壁进入腹膜腔，引起腹膜炎；⑤淋巴途径，可见于肺炎、胸膜炎或其他肺部疾病引起的腹膜炎。原发性腹膜炎感染范围很大，脓液的性质与细菌的种类有关。常见的有溶血性链球菌，其产生的脓液稀薄，无臭气。

（二）病理生理

腹膜炎的结局依赖两方面，一方面是病人全身和局部的免疫能力，另一方面是污染细菌的性质、数量和时间。细菌及其产物（内毒素）刺激病人的细胞免疫机制，激活许多炎性介质，例如血液中肿瘤坏死因子α(TNF-α)、白细胞介素-1(IL-1)、白细胞介素-6(IL-6)和弹性蛋白酶等可升高,这些炎性介质在腹腔渗出液中的浓度更高,在腹膜炎早期对细菌和毒素的破坏作用占主导。在疾病后期,腹腔内细胞因子具有损害器官的作用,能阻断三羧酸循环而致细胞氧化供能过程停止,并会导致多器官功能衰竭(MOSF)甚至死亡。此外,腹内脏器浸泡在大量脓液中,将吸收大量有毒物质,腹膜严重充血、水肿并渗出大量液体,加之发热、呕吐,肠管麻痹,肠腔内大量积液,引起有效血容量减少、水电解质紊乱、血浆蛋白降低以及贫血。肠管因麻痹而扩张、胀气,可使膈肌抬高而影响心肺功能,使血液循环和气体交换受到影响,加重休克,进而导致死亡(图36-4)。

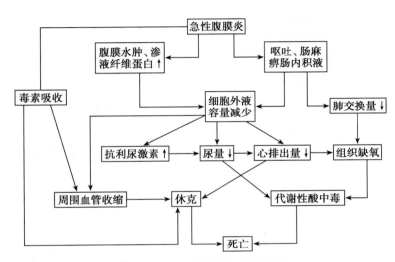

图36-4 急性腹膜炎的病理生理

年轻体壮、抗病能力强者,致病菌的毒性反应相对较弱。病变损害轻的能与邻近肠管、其他脏器及大网膜形成粘连,将病灶包围,使病变局限于腹腔内的一个部位成为局限性腹膜炎。而后渗出物将被逐渐吸收,炎症消散,自行修复而痊愈。如局限部位化脓,积聚于膈下、髂窝、肠袢间、盆腔,则可形成局限性脓肿。

腹膜炎治愈后,腹腔内多有不同程度的粘连,大多数粘连无不良后果,一部分肠管粘连可造成扭曲或形成锐角,发生机械性肠梗阻,即粘连性肠梗阻,严重时需手术行粘连松解方可解除梗阻。现已明确肠粘连的发生与多种炎症介质及炎性细胞有关,研究肠粘连的发生机制及相应的治疗方法具有重要的临床意义。

(三)临床表现

根据病因不同,腹膜炎的症状可以是突然发生,也可能是逐渐出现的。如空腔脏器损伤破裂或穿孔引起的腹膜炎,往往发病较突然;而阑尾炎、胆囊炎等引起的腹膜炎多先有原发病症状,之后才逐渐出现腹膜炎表现。

1. 症状

(1)腹痛:是最主要的临床表现。疼痛的程度与发病的原因、炎症的轻重、年龄、身体素质等有关。疼痛一般都很剧烈,难以忍受,呈持续性。深呼吸、咳嗽、转动身体时疼痛加剧,因此病人多不愿改变体位。疼痛先从原发病变部位开始,随炎症扩散而延及全腹。

(2)恶心、呕吐:腹膜受到刺激,可引起反射性恶心、呕吐,吐出物多是胃内容物。发生麻痹性肠梗阻时可吐出黄绿色胆汁,甚至棕褐色粪样肠内容物。

(3)体温、脉搏:其变化与炎症的轻重有关。开始正常,以后体温逐渐升高、脉搏逐渐加快。原有病变如为炎症性,如阑尾炎,发生腹膜炎之前体温已升高,发生腹膜炎后更加增高。年老体弱的病人体温可不升高。脉搏多加快;如脉搏快体温反而下降,这是病情恶化的征象之一。

Notes

（4）感染中毒症状：病人可出现高热、脉速、呼吸浅快、大汗、口干。病情进一步发展，可出现面色苍白、虚弱、眼窝凹陷、皮肤干燥、四肢发凉、呼吸急促、口唇发绀、舌干苔厚、脉细微弱、体温骤升或下降、血压下降、神志恍惚或不清，表示已有重度脱水、代谢性酸中毒及休克。

2. 体征

腹部体征：明显腹胀，腹式呼吸减弱或消失。腹胀加重是病情恶化的一项重要标志。腹部压痛、腹肌紧张和反跳痛是腹膜炎的标志性体征，尤以原发病灶所在部位最为明显。腹肌紧张，其程度随病因与病人全身情况不同而异。胃肠或胆囊穿孔可引起强烈的腹肌紧张，甚至呈"木板样"强直。幼儿、老人或极度虚弱的病人腹肌紧张不明显，而易被忽视。腹部叩诊时胃肠胀气呈鼓音。胃十二指肠穿孔时膈下有游离气体，使肝浊音界缩小或消失。腹腔内积液较多时可叩出移动性浊音。听诊时肠鸣音减弱，肠麻痹时肠鸣音可能完全消失。如直肠指检发现直肠前壁饱满、触痛，提示盆腔已有感染或形成盆腔脓肿。已婚女性病人可行阴道检查或后穹窿穿刺检查。

3. 辅助检查

（1）辅助检查：白细胞计数及中性粒细胞比例增高。病情险恶或机体反应能力低下的病人，白细胞计数不增高，仅中性粒细胞比例增高，甚至有中毒颗粒出现。

（2）腹部立位平片：小肠普遍胀气并有多个小液平面的肠麻痹征象。胃肠穿孔时多数可见膈下游离气体。

病史和体检是诊断急性化脓性腹膜炎的基本依据，超声检查可显示腹内有不等量的液体，但不能鉴别液体的性质。超声指导下腹腔穿刺抽液或腹腔灌洗，可帮助诊断。腹腔穿刺方法是：根据叩诊或超声检查进行定位，在两侧下腹部髂前上棘内下方进行诊断性腹腔穿刺抽液，根据抽出液的性质来判断病因。抽出液可为透明、浑浊、脓性、血性、含食物残渣和粪便等几种情况。结核性腹膜炎为草绿色透明腹水；胃十二指肠急性穿孔时抽出液呈黄色、浑浊、含胆汁、无臭气；饱食后穿孔时可含食物残渣；急性重症胰腺炎时抽出液为血性，胰淀粉酶含量高；急性阑尾炎穿孔时抽出液为稀脓性略带臭气；绞窄性肠梗阻抽出液为血性、臭气重；如抽出的是全血，要排除是否刺入器官或血管。抽出液还可以作涂片及细菌培养。腹内液体少于100ml时，腹腔穿刺往往抽不出液体，可注入一定量的生理盐水后再进行抽液检查。但急腹症时肠管内常有大量气体，影响诊断的正确性，因而 CT 检查显得更重要。CT 检查对腹腔内实质性脏器病变（如急性胰腺炎）的诊断帮助较大，对评估腹腔内渗液量也有一定帮助。CT 可提供腹部平片无法提供的定位及病理信息。有资料提示临床检查加腹部平片的诊断正确率为50%，辅以 CT 检查后正确率可达95%。

（四）诊断

根据病史及典型体征，白细胞计数及分类，腹部 X 线检查、超声检查和 CT 检查等，腹膜炎的诊断一般比较容易。但儿童在上呼吸道感染期间突然腹痛、呕吐，出现明显的腹部体征时，要综合分析是原发性腹膜炎，还是肺部炎症刺激肋间神经所引起。

（五）治疗

治疗原则是在纠正感染中毒的同时，尽快找到急性腹膜炎的原因并根除。分为非手术和手术治疗两种方法。

1. 非手术治疗　对病情较轻，或病程较长超过 24 小时，且腹部体征已减轻或有减轻趋势者，或伴有心肺等脏器疾患而禁忌手术者，可行非手术治疗。非手术治疗也可作为手术前的准备工作。

（1）体位：一般取半卧位，以促使腹内渗出液流向盆腔，减轻中毒症状，有利于局限和引流，且可促使腹内脏器下移，腹肌松弛，减轻因腹胀压迫膈肌而影响呼吸和循环。鼓励病人经常活动双腿，以防发生血栓性静脉炎。休克病人取平卧位或头、躯干和下肢各抬高约20°的体位。

Notes

（2）禁食、胃肠减压：胃肠道穿孔的病人必须禁食，并留置胃管持续胃肠减压，抽出胃肠道内容物和气体，以减少消化道内容物继续流入腹腔，有利于炎症的局限和吸收。

（3）纠正水、电解质紊乱：由于禁食、腹腔大量渗液及胃肠减压，因而易造成体内水、电解质失衡。根据病人的出入量及应补充的液体量计算补充的液体总量（晶体、胶体），以纠正缺水和酸碱失衡。病情严重的应多输血浆、白蛋白或全血，以补充因腹腔内渗出大量血浆引起的低蛋白血症和贫血。注意监测脉搏、血压、尿量、中心静脉压、心电图、血细胞比容、血清电解质、肌酐以及血气分析等，以调整输液的成分和速度，维持尿量每小时 30～50ml。急性腹膜炎中毒症状明显并有休克时，如输液、输血未能改善情况，可以用一定剂量的激素，对减轻中毒症状、缓解病情有一定的帮助。也可以根据病人的脉搏、血压、中心静脉压等情况给以血管活性药物，其中以多巴胺较为安全有效。

（4）抗生素：继发性腹膜炎大多为混合感染，致病菌主要为大肠埃希菌、肠球菌和厌氧菌（拟杆菌为主）。在选用抗生素时，应考虑致病菌的种类。尚无细菌培养报告时的经验用药，应选用广谱抗生素，第三代头孢菌素足以杀死大肠埃希菌而无耐药性。根据细菌培养出的菌种及药敏结果选用抗生素较为合理。初始剂量不足及剂量调整不当将导致治疗失败。

需要强调的是，抗生素不能替代手术治疗，有些病例单是通过手术就可以获得治愈。

（5）补充热量和营养支持：急性腹膜炎的代谢率约为正常人的 140%，每日需要热量达 12 550～16 740kJ（3000～4000kcal）。热量补充不足时，体内大量蛋白质首先被消耗，使病人的免疫力及愈合能力下降。在输入葡萄糖供给一部分热量同时应补充白蛋白、氨基酸、支链氨基酸等。长期不能进食的病人应及早考虑用肠外营养；手术时已作空肠造口的病人，可用肠内营养。

（6）镇静、止痛、吸氧：可减轻病人的痛苦与恐惧心理，已经确诊、治疗方案已定及手术后的病人，可用哌替啶类止痛剂。诊断不清或要进行观察时，暂不用止痛剂，以免掩盖病情。

（7）保护重要脏器功能：急性腹膜炎引起脓毒性休克的患者较易发生多脏器功能衰竭。因此必须监测心、肺、肾等重要脏器功能的变化，维持循环稳定，保证重要脏器的血液灌注。持续吸氧以保证脏器和组织供氧。对出现功能异常的脏器及时干预处理。

2. **手术治疗**　继发性腹膜炎绝大多数需要手术治疗。其目的是消除污染来源，清理感染病灶，去除腹腔内感染积液和降低细菌数量。

（1）手术适应证：①经上述非手术治疗 6～8 小时后（一般不超过 12 小时），腹膜炎症及体征不缓解反而加重者；②腹腔内原发病严重，如胃肠道或胆囊坏死穿孔、绞窄性肠梗阻、腹腔内脏器损伤破裂，胃肠手术后短期内吻合口漏所致的腹膜炎；③腹腔内炎症较重，有大量积液，出现严重的肠麻痹或中毒症状，尤其是有休克表现者；④腹膜炎病因不明，无局限趋势。

血流动力学不稳定的病人应予以复苏，足量静脉输液至保持 20～30ml/h 尿量，收缩压应达100mmHg，脉搏低于 100 次/分，对糖尿病病人应控制高血糖和保持酸碱平衡，作好生命体征监测，纠正低血钾。

（2）麻醉方法：多选择全身麻醉或硬膜外麻醉，个别危重休克病人可用局部麻醉。

（3）处理原发病：手术切口应根据原发病变的器官所在部位而定。如不能确定原发病变位于哪个器官，以右旁正中切口或正中切口为好，开腹后可向上下延长。如曾作过腹部手术，可经原切口或在其附近作切口。开腹后要小心肠管，如腹内器官与腹膜粘连，要避免损伤胃肠管壁。探查时要轻柔细致，不要过多地解剖和分离以免感染扩散。为了找到病灶可分离一部分粘连。查清楚腹膜炎的病因后，决定处理方法。胃十二指肠溃疡穿孔的病人，穿孔时间不超过 12 小时可作胃大部切除术。如穿孔时间长，腹内污染严重或病人全身情况不好，只能行穿孔修补术。坏疽的阑尾及胆囊应切除，如果局部炎症严重，解剖层次不清，全身情况不能耐受手术时，只宜做应急处理，行腹腔引流或胆囊造口术。坏死的小肠尽可能切除吻合，坏死的结肠如不能切除吻合，可行坏死肠段外置。对一时难以切除的病灶，或病人全身情况很差不能耐受彻底手术时，可先做引流,肠外置手术。

（4）彻底清理腹腔:开腹后立即用吸引器吸净腹腔内的脓液及液体,清除食物残渣、粪便、异物等。脓液多积聚在病灶附近、膈下、两侧结肠旁沟及盆腔内。可用甲硝唑及生理盐水灌洗腹腔至清洁。病人高热时可用4～10℃生理盐水灌洗,有助于降温。腹内有脓苔、假膜和纤维蛋白分隔时,应予清除以利引流。

（5）充分引流:要把腹腔内的渗液通过引流物排出体外,以防止发生腹腔脓肿。常用的引流物有硅胶管、橡胶管或双腔管引流。引流管的前端要剪数个侧孔,放在病灶附近和盆腔底部,有的要放在膈下或结肠旁沟下方。严重的感染,要放两条以上引流管,并可作腹腔冲洗。放引流管的指征是:①坏死病灶未能切除或有大量坏死组织无法清除;②坏死病灶已切除或穿孔已修补,预防发生漏液;③手术部位有较多的渗液或渗血;④已形成局限性脓肿。

（6）术后处理:继续禁食、胃肠减压、补液、应用抗生素和营养支持治疗,保证引流管通畅。根据手术时脓液的细菌培养和药物敏感试验结果,选用有效的抗生素。待病人全身情况改善,感染症状消失后,可停用抗生素。密切观察病情,以便早期发现并发症,如肝或肾功能衰竭、呼吸衰竭以及弥散性血管内凝血等,并进行相应的处理。

近年来腹腔镜手术越趋普及。其在弥漫性腹膜炎的诊断和治疗方面应用日益广泛,尤其在腹膜炎原因不明,腹腔镜探查是一种较好的选择,诊断准确率可达88%～100%,高于X线检查、超声或CT等检查方法,且可于明确病变后随时行镜下手术或中转开腹手术。因为腹腔镜手术需要充分的操作空间及清晰的解剖结构,故以往曾作过腹部手术、血流动力学不稳定、高度腹胀的病人以及孕妇不宜做腹腔镜手术。腹腔镜手术的并发症少,手术时间不长,绝大多数可提供确定的诊断,住院时间短。半数以上的病例可经腹腔镜手术获得确定性治疗,病残率及死亡率均较低。但不宜用于合并脓毒性休克和低血容量性休克的病人。

三、腹 腔 脓 肿

脓液在腹腔内积聚,由肠袢、内脏、肠壁、网膜或肠系膜等粘连包围,与游离腹腔隔离,形成腹腔脓肿(abdominal abscess)(图36-5)。腹腔脓肿可分为膈下脓肿、盆腔脓肿、肠间隙脓肿。一般均继发于急性腹膜炎或腹腔内手术,原发性感染少见。

（一）膈下脓肿(subphrenic abscess)

横结肠及其系膜将腹腔分成结肠上区和结肠下区。结肠上区亦称膈下区,上腹部由于其解剖学特点,诸多脏器紧密毗邻,系膜和韧带纵横,形成较多解剖间隙,膈下脓肿可发生在其中一个或两个以上间隙。肝将其分隔为肝上间隙和肝下间隙。肝上间隙被纵行的肝镰状韧带分成左、右间隙,肝下间隙被肝圆韧带分成左下和右下间隙。肝左下间隙又被肝胃韧带和胃分为左下前间隙和左下后间隙。肝左下后间隙即为网膜囊。由于肝左叶很小,肝左下前间隙与肝左上间隙实际上相连而成为一个左膈下间隙。此外,在冠状韧带两层之间,存在着一个腹膜外间隙。脓液积聚在一侧或两侧的膈肌下、横结肠及其系膜的间隙内者,通称膈下脓肿。膈下脓肿可发生在一个或两个以上的间隙。

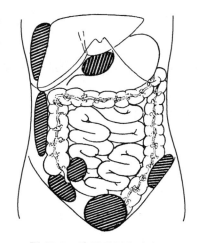

图36-5　腹腔脓肿好发部位

1. 病理　病人平卧时膈下部位最低,急性腹膜炎时腹腔内的脓液易积聚此处。细菌亦可由门静脉和淋巴系统到达膈下。约70%急性腹膜炎的病人经手术或药物治疗后,腹腔内的脓液可被完全吸收;30%的病人发生局限性脓肿。脓肿的位置与原发病有关。十二指肠溃疡穿孔、胆管化脓性疾病、阑尾炎穿孔,脓液常发生在右膈下;胃穿孔、脾切除术后感染,脓肿常发生在左

Notes

膈下。

　　小的膈下脓肿经非手术治疗可被吸收。较大的脓肿,可因长期感染使身体消耗以至衰竭,导致病人死亡。膈下感染可引起反应性胸腔积液,或经淋巴途径蔓延到胸腔引起胸膜炎;亦可穿入胸腔引起脓胸;个别的可穿透结肠形成内瘘;也有因脓肿腐蚀消化道管壁而引起消化道反复出血、肠瘘或胃瘘者。如病人的身体抵抗力低下,就可能发生脓毒血症。

　　2. **临床表现**　膈下脓肿多继发于弥漫性细菌性腹膜炎或腹部手术后,且膈下脓肿位置深在,早期症状往往隐蔽且缺乏特异性,腹部症状不突出,易与原发病相混淆。

　　(1) 全身症状:发热,初为弛张热,脓肿形成以后持续高热,也可为中等程度的持续发热。脉率增快,舌苔厚腻。逐渐出现乏力、衰弱、盗汗、厌食、消瘦、白细胞计数升高、中性粒细胞比例增加。

　　(2) 局部症状:脓肿部位可有持续钝痛,深呼吸时加重。疼痛常位于近中线的肋缘下或剑突下。脓肿位于肝下靠后方可有肾区痛,有时可牵涉到肩、颈部。脓肿刺激膈肌可引起呃逆。膈下感染可通过淋巴系统引起胸膜、肺反应,出现胸水、咳嗽、胸痛。脓肿穿破到胸腔发生脓胸。近年由于大量应用抗生素,局部症状多不典型。严重时出现局部皮肤凹陷性水肿,皮肤温度升高。患侧胸部下方呼吸音减弱或消失。右膈下脓肿可使肝浊音界扩大。约有10%~25%的脓腔内含有气体。

　　3. **诊断**　急性腹膜炎或腹腔内脏器的炎性疾病经治疗好转后,或腹部手术数日后出现发热、腹痛者,均应考虑本病,并作进一步检查。X线透视可见患侧膈肌升高,随呼吸活动度受限或消失,肋膈角模糊,积液。X线平片显示胸膜反应、胸腔积液、肺下叶部分不张等;膈下可见占位阴影。左膈下脓肿,胃底可受压下降移位;脓肿含气者可有液气平面。超声检查或CT检查对膈下脓肿的诊断及鉴别诊断帮助较大。特别是在超声指引下行诊断性腹腔穿刺,不仅可帮助定性诊断,而且对于小的脓肿可在吸脓后注入抗生素进行治疗。但穿刺阴性者不能排除有脓肿的可能。

　　4. **治疗**　过去,膈下脓肿基本上采用手术引流。近年多采用经皮穿刺插管引流术,并取得较好的治疗效果。治疗前,应进行充分的术前准备,包括补液、输血、营养支持和抗生素的应用等。

　　(1) 经皮穿刺插管引流术:优点是手术创伤小、可在局部麻醉下施行、一般不会污染游离腹腔和引流效果较好等。适应证:与体壁贴近的、局限的单房脓肿。穿刺插管须由外科医师和超声医师或放射科医师配合进行,如穿刺失败或发生并发症,应及时手术治疗。穿刺前应了解脓肿的病因、部位、形态,与胃肠道、胆道等脏器的毗邻关系及是否相通等,避免误伤周围脏器。

　　操作方法:根据超声检查或CT所显示的脓肿位置,确定穿刺的部位、方向和深度。这个部位应是脓肿距腹壁最近处,其间无内脏。选定部位后,常规消毒,铺巾。局部麻醉下切开皮肤少许。由超声导引,将20号四氟乙烯套管针向脓肿刺入,拔出针芯,抽出脓液约5~10ml送细菌培养和药物敏感试验。从套管插入细的血管造影导针直达脓腔后,即将套管拔出,再用血管扩张器经此导针扩张针道。然后放入一较粗的多孔导管,拔出导针,吸尽脓液,固定导管。导管可接床边重力引流瓶,也可用无菌盐水或抗生素溶液定期冲洗。临床症状消失,超声检查显示脓腔明显缩小甚至消失,脓液减少至10ml/d以内后,即可拔管。吸尽脓液后,也可不留置导管。部分病人经一次抽脓后,残留的少量脓液可慢慢被吸收,脓腔也随之消失。

　　经过这种方法治疗,约有80%的膈下脓肿可以治愈。

　　(2) 切开引流术:应根据脓肿所在的位置来选择适当的切口。术前应常规进行超声检查,或通过CT来确定脓肿的位置。膈下脓肿的切开引流可以通过多种切口和引流途径进行,目前常用的有两种。

　　1) 经前腹壁肋缘下切口:适用于肝右叶上、肝右叶下位置靠前或膈左下靠前的脓肿。此途径较安全而最常用。缺点是膈下脓肿多数偏后方,此法引流不畅,可加用负压袋吸引。在局麻或硬膜外麻醉下沿前肋缘下切口,切开腹壁各层至腹膜,穿刺确定脓肿的部位,在吸出脓的部位进入脓腔,可用手指或钝器插入,吸净脓液后,用低压灌洗,放置多孔引流管或双套管并用负压吸引。脓肿周围一般都有粘连,只要不分破粘连,脓肿不会流入腹腔或扩散。

2)经后腰部切口:适用于肝右叶下、膈左下靠后的脓肿。肝右叶上间隙靠后的脓肿也可采用此途径。在第12肋下缘作切口(图36-6)。骨膜下切除第12肋,平第1腰椎横行切开肋骨床,然后进入腹膜后间隙(图36-7)。检查肝下、肝后,左侧切口检查脾下及脾后有无脓肿。用针穿刺抽吸,吸到脓后再切开脓腔,放多孔引流管或双套管,要注意避免误入胸腔。

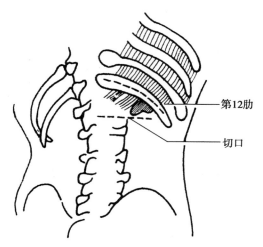

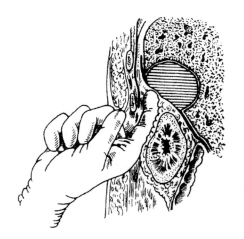

第12肋

切口

图36-6   经后腰部切口引流肝下
(右)脓肿皮肤切口位置

图36-7   经后腰部切口引流肝下脓肿(右)
术者示指插入腹膜后直向脓肿

(二)盆腔脓肿(pelvic abscess)

盆腔处于腹腔最低位,腹内炎性渗出物或腹膜炎的脓液易积聚于此而形成脓肿。盆腔腹膜面积小,吸收毒素能力较低,全身中毒症状亦较轻。

1. **临床表现**   急性腹膜炎治疗过程中、阑尾穿孔或结直肠手术后,出现体温下降后又升高、典型的直肠或膀胱刺激症状,如里急后重、大便频而量少、有黏液便、尿频、排尿困难等,应考虑到本病的可能。腹部检查多无阳性发现。直肠指检可发现肛管括约肌松弛,在直肠前壁触及直肠腔内膨出,有触痛,有时有波动感。已婚妇女可进行阴道检查,以协助鉴别。如是盆腔炎性肿块或脓肿,可通过后穹窿穿刺抽脓,有助于诊断。腹部超声或直肠超声检查可帮助明确脓肿的诊断、脓肿的大小及位置等。必要时作 CT 检查,帮助进一步明确诊断。

2. **治疗**   盆腔脓肿较小或未形成时,可以采用非手术治疗。应用抗生素,辅以热水坐浴,中药煎服或灌肠,温热水灌肠及物理透热等疗法。有些病例经过上述治疗,脓液可自行完全吸收。脓肿较大者,须手术治疗。在骶管或硬膜外麻醉下,取截石位,用肛镜显露直肠前壁,在波动处穿刺,抽出脓液后顺穿刺针作一小切口,再用血管钳插入扩大切口,排出脓液,然后放软橡皮管引流 3~4 日(图36-8)。已婚妇女可经后穹窿穿刺后切开引流(图36-9)。

(三)肠间脓肿(interloop abscess)

是指脓液被包围在肠管、肠系膜与网膜之间的脓肿。脓肿可能单发,也可能为多个大小不等的脓肿。如脓肿周围广泛粘连,可以发生不同程度的粘连性肠梗阻。病人出现化脓感染的症状,并有腹胀、腹痛、腹部压痛或触及肿块。如脓肿自行穿破入肠管或膀胱则形成内瘘,脓液随大小便排出。X 线检查时发现肠壁间距增宽及局部肠袢积气。超声、CT 检查可探到较大的脓肿。非手术治疗应用中药、抗生素、物理透热及全身支持治疗。如非手术治疗无效或发生肠梗阻时,考虑剖腹探查并行引流术。此病进行手术时,容易分破肠管形成肠瘘,故手术必须小心、

Notes

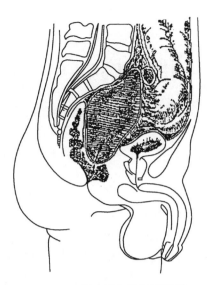

图 36-8 经直肠切开盆腔脓肿

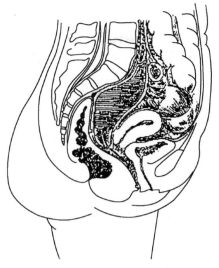

图 36-9 经阴道切开盆腔脓肿

仔细。如超声或 CT 检查提示脓肿较局限且为单房,并与腹壁紧贴,也可采用超声引导下经皮穿刺插管引流术。

(王国斌)

Notes

第三十七章　胃十二指肠疾病

第一节　解剖生理概要

（一）胃的解剖

胃大部分位于腹腔的左上方。胃的位置取决于人的姿势、胃和小肠的充盈程度、腹壁的张力和人的体型。胃有两个开口,上端与食管相连,谓之贲门。贲门是胃唯一的相对固定点,位于中线的左侧,相当于第 10 或 11 胸椎水平。下端与十二指肠相连,称之幽门。幽门位置相当于第一腰椎下缘的右侧。胃有前后二壁,其前壁朝前上方,与肝、膈肌和前腹壁相邻。胃后壁朝向后下方,构成小网膜囊前壁的一部分,与脾脏、胰腺、横结肠及系膜和膈肌脚等相邻,上述器官构成了所谓的胃床。胃分上下二缘,上缘偏右,凹而短,称胃小弯;下缘偏左,凸而长,称胃大弯。临床上将胃分为三部分:①胃底部:贲门平面以上,向左上方膨出的部分;②胃体部:介于胃体与窦部之间,是胃的最大部分;③胃窦部:胃小弯下部有一凹入的刻痕,称为胃角切迹,自此向右为胃窦部(图 37-1)。

胃壁分四层:黏膜层、黏膜下层、肌层和浆膜层。黏膜层位于胃壁最内层,幽门与胃窦部黏膜较厚,胃底部黏膜较薄。胃排空时,胃黏膜形成许多不规则的皱襞,在胃小弯有 4 ~ 5 条沿胃纵轴排列的皱襞,称为胃道。胃病变时黏膜皱襞常发生形态上的变化。胃黏膜表面有许多小凹,通过胃腺与下方的肌纤维相通,形成黏膜肌层。胃腺细胞包括:①主细胞:分泌胃蛋白酶原和凝乳酶原;②壁细胞:分泌盐酸和抗贫血因子;③黏液细胞:分泌碱性黏液;④胃泌素细胞:分泌胃泌素。此外还有嗜银细胞、D 细胞等。一般说来主细胞、壁细胞和黏液细胞分布于胃底和胃体,而胃窦则只含有黏液细胞和胃泌素细胞。黏膜下层是由疏松结缔组织和弹力纤维构成的,该层的存在使黏膜层可在肌层上滑动。黏膜下层有供应黏膜层的血管、淋巴管和神经网。肌层由三层走向不同的肌纤维构成。内层斜行,与食管的环行纤维相连,在贲门处最厚并渐之变薄。中层环行,在幽门处最厚并形成幽门括约肌。外层纵行,在胃大、小弯侧最厚。肌层内有神经网。浆膜层即腹膜脏层,在胃大、小弯处分别与大、小网膜相连。

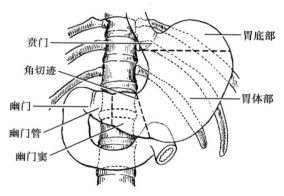

图 37-1　胃的解剖

胃通过韧带与邻近器官相联系,胃小弯及十二指肠第一段与肝之间有肝胃韧带和肝十二指肠韧带。贲门及胃底、胃体后壁有胃膈韧带与膈肌相连,此韧带为一腹膜皱襞,其内常有胃后动、静脉通过。在肝胃韧带的后方胃小弯的较高处有胃胰皱襞,即胃胰韧带,内有胃左动、静脉及迷走神经后干的腹腔支。胃大弯与横结肠之间有胃结肠韧带,属大网膜一部分。大网膜由前后两层腹膜构成,但两者已相互愈着,不易再分离。胃大弯上部与脾之间称胃脾韧带,其中有胃短动、静脉。

胃的血运极为丰富,其动脉血液主要源于腹腔动脉干。胃的动脉组成了两条动脉弧,分别沿胃小弯和胃大弯走行。胃小弯动脉弧由胃左动脉(源于腹腔动脉)和胃右动脉(源于肝总动脉)组成。胃大弯动脉弧由胃网膜左动脉(源于脾动脉)和胃网膜右动脉(源于胃十二指肠动脉)组成。胃底部还有胃短动脉(源于脾动脉)和左膈下动脉(源于腹腔动脉或胃左动脉)供应。除上述主要动脉外,胰十二指肠前上动脉、胰十二指肠后上动脉、十二指肠上动脉、胰背动脉、胰横动脉等也参与胃的血液供应。胃大、小弯侧的这些动脉在胃壁上发出许多小分支进入肌层,然后由这些小分支发出众多血管并互相吻合成网。所以胃手术时即便结扎了大部分主要动脉,胃壁仍然不会坏死。同理,在胃外结扎了部分胃的动脉也不能有效地控制胃内病变所引起的胃出血。胃的静脉与同名动脉伴行。胃左静脉直接或通过脾静脉汇入门静脉,胃右静脉直接汇入门静脉,胃短静脉和胃网膜左静脉均汇入脾静脉,胃网膜右静脉汇入肠系膜上静脉(图37-2)。

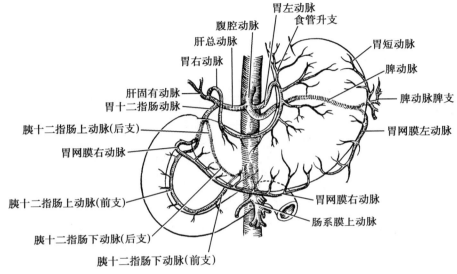

图 37-2 胃和十二指肠的血液供应

胃的毛细淋巴网在黏膜层、黏膜下层和肌层间有广泛的吻合,经过浆膜引流到胃周围淋巴结,再汇入腹腔淋巴结,经乳糜池和胸导管入左颈静脉,因此晚期胃癌可在左锁骨上窝触到肿大的淋巴结。胃淋巴管与胃动脉伴行,因此胃周淋巴结分布与相应动脉有关。根据胃淋巴的流向,将胃周淋巴分为四组:①腹腔淋巴结:主要沿胃左动脉分布,收集胃小弯上部的淋巴液;②幽门上淋巴结:沿胃右动脉分布,收集胃小弯下部的淋巴液;③幽门下淋巴结:沿胃网膜右动脉分布,收集胃大弯右侧的淋巴液;④胰脾淋巴结:沿脾动脉分布,收集胃大弯上部的淋巴液(图37-3)。胃癌发生时可因淋巴管阻塞而改变其正常的淋巴流向,以致在意想不到的部位出现淋巴结转移。由于胃淋巴管网在胃壁内广泛相通,因此任何部位的胃癌,癌细胞最终可侵及任何部位的淋巴结。贲门下部黏膜下层淋巴网与食管黏膜下层淋巴网充分相通,胃与十二指肠黏膜下层淋巴网无明显分界,在行胃癌手术时应考虑到这些特点。

胃由交感神经和副交感神经支配。交感神经源于第6~9胸椎神经内的交感神经纤维,组成内脏大神经并终止于半月神经节,后者发出纤维至腹腔神经节,再分支到胃。交感神经的作用是抑制胃的运动、减少胃液分泌和传出痛觉。副交感神经纤维来自左、右迷走神经,作用为促进胃的运动、增加胃液分泌。在胃黏膜下层和肌层内交感神经和副交感神经组成神经网,协调胃的运动和分泌功能。迷走神经在进入腹腔时集中为左右二主干,左迷走神经干由左上走向右下,也称之为迷走神经前干。前干在贲门水平分为二支,一支向肝门,谓肝支;另一支沿胃小弯下行,称胃前支。右迷走神经位于食管的右后方,也称迷走神经后干。后干在贲门稍下方分为腹腔支和胃后支。胃前、后支在胃角切迹附近分别发出3~4支鸦爪形分支,分布于胃幽部管理幽门的排空功能(图37-4)。

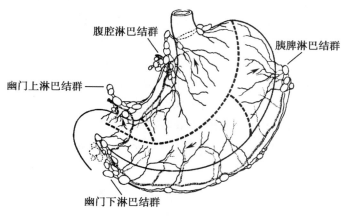

图 37-3   胃的淋巴流向

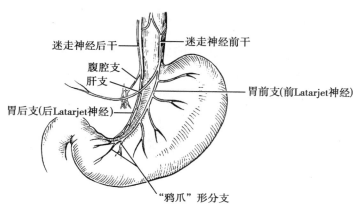

图 37-4   胃的迷走神经

（二）胃的生理

胃液是一种无色的酸性液,正常成人每日分泌量约 1500~2500ml,主要成分为:①无机物:主要有盐酸、钠、钾、氯等;②有机物:主要有黏蛋白、胃蛋白酶、内因子等。

胃液分泌分为基础分泌(消化间期分泌)和餐后分泌(消化期分泌)。基础分泌是指消化间期无食物刺激的自然分泌,分泌量较少且个体差异大,调节基础分泌的因素可能是迷走神经的兴奋程度和自发性小量胃泌素的释放。餐后分泌分为三相:①头相:食物对视觉、嗅觉和味觉的刺激,通过大脑皮层和皮层下神经中枢兴奋,经迷走神经传导至胃黏膜和胃腺体,促使乙酰胆碱的释放,引起大量胃液分泌,这种胃液含酸和蛋白酶都较多。血糖低于 2.8mmol/L 时也可以刺激迷走神经中枢,引起头相分泌;②胃相:食物入胃后对胃产生了机械性和化学性两种刺激,前者指食物对胃壁的膨胀性刺激,后者指胃内容物对胃黏膜的刺激。两种刺激促进迷走神经兴奋释放乙酰胆碱和胃窦部 G 细胞产生胃泌素,引起胃液分泌。胃相的胃液酸度较高,当胃窦部 pH 值达到 1.5 时则会对胃液分泌起副反馈抑制作用;③肠相:包括小肠膨胀和食糜刺激十二指肠和近段空肠产生肠促胃泌素,促进胃液分泌。十二指肠内酸性食糜还能通过刺激促胰液素、胆囊收缩素、抑胃肽等抑制胃酸的分泌。

胃液有如下生理功能:①消化功能:胃酸可以软化食物中的纤维,唾液淀粉酶对淀粉有分解消化作用,胃蛋白酶原在胃酸的作用下转变成胃蛋白酶对蛋白质有分解作用,但脂肪在胃内基本无消化;②灭菌作用:正常情况下胃液是无菌的,这对预防胃肠道疾病有重要作用;③保护胃黏膜作用:胃内大量的黏蛋白对消化酶有抵抗力;④血液再生作用:胃液中所含内因子对红细胞

Notes

的正常成熟有重要作用;⑤钙和铁的吸收作用:胃酸有助于钙和铁的吸收。

胃有两种运动方式:①紧张性收缩:也称慢缩。这种收缩使胃壁经常处于一种部分紧张状态,使之进食时胃内压力不致过高,空腹时胃内压力不致过低。这种压力有助于胃液渗入食物、食糜入十二指肠及保持胃的形态;②蠕动:食物入胃约5分钟后胃开始蠕动,胃的蠕动从胃底开始并向幽门方向进行。胃的蠕动促进食物与胃液充分混合、将食物磨碎达到初级消化作用。如幽门关闭,食物在胃内往返运动,如幽门开放,十二指肠松弛,则允许少量食糜进入十二指肠。胃的运动由迷走神经和交感神经共同调节,迷走神经通过乙酰胆碱与激肽的释放刺激平滑肌运动;迷走神经的内脏感觉纤维使胃在进食时产生容受性舒张。交感神经主要通过减少胆碱能神经元释放神经递质或直接作用于平滑肌细胞来抑制平滑肌运动。

（三）十二指肠的解剖和生理

十二指肠位于幽门和空肠之间,呈C形、环抱胰头,全长约25cm,是小肠中最粗、最短和最固定的部分。十二指肠分四部:①球部:长约4~5cm,大部分由腹膜覆盖,可活动,是溃疡的好发部位。球后与胆总管和胰腺头部相邻;②降部:长约7~9cm,自球部锐角下行,主要位于腹膜后。其内侧与胰头部紧密相连,胆总管和胰管开口于其后内侧中部的十二指肠乳头,此点距幽门约8~10cm,距门齿约75cm;③水平部:自降部转向左侧横行,长约10cm,位于腹膜后,上方邻胰头、肠系膜上动、静脉在其远侧前方纵行越过;④升部:长约3~5cm。先上行,然后急转成锐角向下、向前并与空肠相接,构成十二指肠空肠曲,来自右膈肌脚处的纤维肌肉索带样组织与十二指肠空肠曲相连,称为Treitz韧带。

十二指肠的血液供应源自胰十二指肠上动脉(胃十二指肠动脉的分支)和胰十二指肠下动脉(肠系膜上动脉的分支)。前者位于十二指肠降部和胰头部之间的沟内;后者位于十二指肠横部和胰腺之间的沟内。胰十二指肠上、下动脉各分为前后二支并在胰腺前后吻合成动脉弓。

十二指肠接受胆汁、胰液和胃内食糜。十二指肠球部黏膜薄而平滑,自降部始黏膜呈环形皱襞。十二指肠黏膜内有Brunner腺,分泌碱性的十二指肠液,内含多种消化酶如肠蛋白酶、麦芽糖酶、乳糖酶、蔗糖酶、脂肪酶等。十二指肠黏膜内的内分泌细胞可分泌肠胃泌素、胆囊收缩素、抑胃肽、促胰液素等。

（王忠裕）

第二节　胃十二指肠溃疡的外科治疗

一、概　述

胃十二指肠黏膜的局限性圆形或椭圆形的全层黏膜缺损,称之为胃十二指肠溃疡(gastroduodenal ulcers)。抑酸药(H_2受体拮抗剂、质子泵抑制剂)和抗幽门螺杆菌的综合治疗可使多数病人治愈,外科治疗的目的在于处理其并发症:穿孔、出血、瘢痕性幽门梗阻和癌变以及非手术治疗无效的病人。

病因和发病机制

1. **胃酸**　胃酸分泌异常与胃十二指肠溃疡发病关系密切。早在1910年Shmartz就提出了"无酸则无溃疡"的观点,一百多年来,虽然在胃十二指肠溃疡病因学方面又取得了一些进展,但胃液酸度过高,激活胃蛋白酶原,黏膜产生自身消化仍然是胃十二指肠溃疡的主要发病机制。十二指肠溃疡病人的基础和餐后胃酸分泌均高于正常人,胃酸分泌过高的主要原因有:①迷走神经兴奋性过度增高;②胃泌素分泌增加;③十二指肠溃疡病人胃壁细胞数量明显增加及对迷走神经、胃泌素的刺激敏感性明显增高。

Notes

2. **胃黏膜屏障**　由胃黏液和黏膜柱状上皮细胞的紧密连接构成。胃黏液除具有润滑作用外,还有中和、缓冲胃酸的作用。胃的黏膜上皮细胞能够阻止钠离子从黏膜细胞内扩散入胃腔以及胃腔内的氢离子逆流入黏膜细胞内。非甾体性抗炎药(NSAID)、肾上腺皮质类固醇激素、胆汁酸盐、酒精类均可破坏胃黏膜屏障,造成氢离子逆流入黏膜细胞,引起胃黏膜水肿、出血、糜烂,甚至溃疡。此外胃的机械性损伤、缺血性病变营养不良等因素都可减弱胃黏膜的屏障功能。

3. **幽门螺杆菌(helicobacter pylori,HP)**　HP与胃十二指肠溃疡形成的关系已得到公认。在我国胃、十二指肠溃疡病人的HP检出率分别为70%和90%。HP属革兰氏阴性杆菌,呈弧形或S形。HP致胃十二指肠溃疡的确切机制尚未完全清楚,可能与HP损伤胃十二指肠黏膜和黏膜屏障,导致氢离子内渗,影响碳酸氢盐、胃泌素及胃酸分泌,改变胃血流等有关。HP感染发展成胃十二指肠溃疡的累计危险率为15%~20%,HP被清除后,胃炎和胃十二指肠溃疡易被治愈且复发率低,也能降低胃十二指肠溃疡大出血病人的再出血率。

十二指肠溃疡病人的基础与最大胃酸分泌分别是正常人的2.2倍和1.6倍。造成胃酸分泌过多的主要原因有:迷走神经过度兴奋、壁细胞数量增多以及胃排空过快致酸性胃液损伤了十二指肠球部黏膜。临床上治疗消化性溃疡的手术均以减少胃酸分泌为主要目的。因为胃溃疡的病人胃酸多正常或低于正常,所以难以用上述理论解释,对此有以下几种观点:①胃潴留:胃内容物的滞留刺激了胃窦黏膜分泌胃泌素或胃内的低酸环境减弱了对胃窦黏膜分泌胃泌素的抑制作用,使胃溃疡病人血胃泌素水平较正常人增高,刺激了胃酸的分泌;②十二指肠液反流:反流液中的胆汁、胰液等既能直接损伤胃黏膜细胞,又能破坏胃黏液屏障功能,促进氢离子的逆向扩散,致黏膜出血、糜烂与溃疡形成;③壁细胞功能异常:分泌的胃酸直接排入黏膜内,造成了胃黏膜的损伤。

总之,迷走神经张力过高引起胃酸分泌增多是十二指肠溃疡形成的主要原因;而各种原因导致的胃黏膜屏障功能减弱、氢离子逆向扩散或胃潴留则是胃溃疡形成的主要原因。HP感染与胃和十二指肠溃疡的形成都有一定的关系。

二、十二指肠溃疡的外科治疗

(一)临床表现

十二指肠溃疡可见于任何年龄,但多见于中青年男性。临床表现为上腹部或剑突下烧灼样痛或钝性痛,疼痛多在进食后3~4小时发作。饥饿痛和夜间痛与基础胃酸分泌量过高有关。服用抑酸药物或进食能使疼痛缓解或停止。体检可有右上腹压痛。十二指肠溃疡腹痛有周期性发作的特点,秋冬或冬春季好发,可反复发作并渐之加重。

(二)外科治疗

目前适于外科治疗的十二指肠溃疡仅限于:①非单纯性十二指肠溃疡:即并存各种严重并发症的十二指肠溃疡,包括急性穿孔、急性大出血和瘢痕性幽门梗阻;②经内科治疗无效的十二指肠溃疡:即所谓顽固性溃疡。内科治疗无效一般指应用包括抑酸药和抗HP药在内的正规治疗三个疗程后,胃镜复查溃疡仍未愈合的病人;③对于溃疡病史长,症状渐趋加重,发作频繁,每次发作持续时间长,疼痛剧烈,影响身体营养及正常生活与工作者;经胃镜或X线钡餐检查发现溃疡深大、十二指肠球部严重变形或溃疡位于十二指肠球后以及有穿透肠壁者;曾有过十二指肠溃疡穿孔或反复大出血的病史,而溃疡仍在活动,有可能再发急性并发症的病人也应考虑手术治疗。

手术方式多首选胃大部切除术,高选择性迷走神经切断术现已较少应用。

三、胃溃疡的外科治疗

胃溃疡发病年龄一般较十二指肠溃疡高,在50岁左右,以男性多见。胃溃疡以胃窦部最为

Notes

多见,约占90%,大多数胃溃疡位于胃体与胃窦交界处胃窦一侧的小弯侧和近幽门前方。较少见的有高位溃疡、后壁溃疡和复合性溃疡。

（一）临床表现

胃溃疡腹痛没有十二指肠溃疡腹痛那样有规律。腹痛多发生在餐后0.5~1小时,持续1~2小时。进食不能缓解疼痛,甚至加剧疼痛。压痛点多在剑突与脐之间的正中线或略偏左。抑酸剂疗效欠佳,治疗后易复发。胃溃疡常易引起大出血、急性穿孔等并发症。胃溃疡约有5%癌变,因此对于年龄较大,典型症状消失,呈不规则持续腹痛或症状日益加重,伴体重减轻、消瘦乏力、贫血等表现的病人,应进一步行纤维胃镜或X线钡餐检查。

（二）外科治疗

一般认为胃溃疡的手术适应证如下:①经内科系统治疗3个月以上仍不愈合或治愈后短期内又复发者;②并发急性穿孔、急性大出血、瘢痕性幽门梗阻或溃疡已穿透至胃壁外者;③经X线钡餐或胃镜检查证实溃疡直径较大,超过2.5cm、不能除外或已经癌变者;高位溃疡者或胃十二指肠复合溃疡。

胃溃疡手术治疗的首选术式是胃大部切除术,切除范围达50%左右即可。胃肠道重建以Billroth Ⅰ式为好,90%以上的病人术后效果良好。对于高位胃溃疡,可选择的术式有:①保留溃疡的术式:包括旷置式胃大部切除术和胃迷走神经切断加幽门成型术。较大的高位溃疡切除后成型较为困难且有造成贲门狭窄的可能,此种情况下可将溃疡旷置,切除50%左右的胃,行Billroth Ⅰ式吻合或行胃迷走神经切断加幽门成形术,术后溃疡都可自行愈合;②切除溃疡的术式:有人认为保留溃疡的术式术后虽可使溃疡愈合,但在预防溃疡急性穿孔、大出血和癌变方面总不如将溃疡切除可靠,因此主张将溃疡切除,根据情况加或不加胃成型术,再行Billroth Ⅰ或Ⅱ式胃肠道重建。

四、胃十二指肠溃疡急性穿孔

（一）病因和病理

胃十二指肠溃疡急性穿孔(acute perforation of gastroduodenal ulcers)是溃疡病的严重并发症之一。急性十二指肠溃疡穿孔多见于十二指肠球部前壁偏小弯侧;急性胃溃疡穿孔多发生在近幽门的胃前壁,也多偏小弯侧。溃疡穿孔直径一般在0.5cm左右,其中胃溃疡穿孔一般较十二指肠穿孔溃疡孔直径略大。位于胃和十二指肠后壁的溃疡在向深部发展时,多逐渐与周围组织形成粘连,表现为慢性穿透性溃疡,故一般不易发生急性穿孔。溃疡发生穿孔后,食物、胃酸、十二指肠液、胰液、胆汁等具有化学性刺激的胃肠内容物流入腹腔引起化学性腹膜炎,导致腹部剧烈疼痛及大量腹腔液渗出。6~8小时后细菌开始生长并逐渐转为细菌性腹膜炎。病原菌多为大肠埃希菌和链球菌。

（二）临床表现

多有长期溃疡病史和近期加重病史,但约10%病人无明确溃疡病史。饮食不当、情绪变化等可诱其发生。典型的溃疡急性穿孔表现骤发性剧烈疼痛,如刀割样,呈持续性或阵发性加重。疼痛初始位于上腹部或心窝部,很快波及全腹但仍以上腹部为重。有时伴有肩部或肩胛部牵涉性痛。若消化液沿右结肠旁沟流入右下腹,可引起右下腹痛。由于腹痛,病人可出现面色苍白、四肢冰凉、冷汗、脉搏快、呼吸浅等。常伴有恶心、呕吐。如病人未得到及时治疗,病情进一步发展,病人可出现发热、心跳加快、血压下降、白细胞增高等全身感染中毒症状,腹胀、肠麻痹、腹腔积液等也随之出现并越来越重。

查体时可见病人为急性痛苦面容,仰卧拒动,腹式呼吸减弱,全腹有压痛、反跳痛,腹肌紧张可呈"木板样"强直,上述体征以上腹部为重。约75%的病人肝浊音界不清楚或消失,移动性浊音可阳性。肠鸣音减弱或消失。立位腹部X线检查约80%的病人可见右膈下新月形游离气体。

Notes

（三）诊断和鉴别

依据病人既往溃疡病史和溃疡病近期活动的病史,穿孔后的剧烈腹痛及明显的急性弥漫性腹膜炎表现,结合 X 线检查见到膈下游离气体,腹腔诊断性穿刺抽出含胃内容物的消化液,一般不难做出正确诊断。诊断时需要与如下疾病进行鉴别。

1. **急性胰腺炎** 腹痛虽然也很突然,但其发作一般不如溃疡病急性穿孔者急骤,有一个由轻转重的过程。多位于上腹部偏左并向背部放射。肌紧张程度也较轻。血清和腹腔穿刺液淀粉酶升高明显,X 线检查膈下无游离气体,CT 等影像学检查示胰腺肿胀、胰周渗液等。

2. **急性胆囊炎** 表现为右上腹部绞痛或持续性痛阵发性加剧,伴畏寒发热。体征主要为右上腹压痛和反跳痛,有时可触及肿大的胆囊,莫菲征阳性,超声检查提示结石性或非结石性胆囊炎。

3. **急性阑尾炎** 溃疡穿孔后消化液沿右结肠旁沟流到右下腹,引起右下腹痛和腹膜炎体征,易与急性阑尾炎相混淆。但急性阑尾炎一般症状较轻,发病时无上腹部剧烈疼痛,腹部体征也不以上腹部为主,X 线检查无膈下游离气体。

4. **胃癌穿孔** 鉴别较难。如既往无溃疡病史而近期又伴有胃部不适、消瘦的老年病人,应考虑到有胃癌穿孔的可能。

（四）治疗

1. **非手术治疗** 近一半溃疡穿孔的病人可自行闭合或经非手术治疗而闭合。具体适应证如下:①临床表现轻,腹膜炎体征趋于局限;②空腹穿孔;③不属于顽固性溃疡,不伴有溃疡出血、幽门梗阻、可疑癌变等情况;④全身条件差,难以耐受麻醉与手术者。

方法:①持续胃肠减压 目的在于减少胃肠内容物继续外漏,有利于穿孔的闭合和腹膜炎的消退;②维持水、电解质和酸碱平衡,加强营养代谢支持;③静脉应用抑酸剂;④全身应用广谱抗生素;⑤针灸:可选择足三里、内关等穴位。非手术治疗期间必须严密观察病人的症状和腹部体征的变化,如治疗 6~8 小时后病情无好转甚或加重,应及时手术治疗。

2. **手术治疗**

（1）穿孔修补术:简便易行、耗时短、创伤轻、安全性高。穿孔修补后,胃十二指肠内容物不再外漏,加上彻底清除了腹腔内污染物,可使穿孔很快愈合。因为穿孔修补术未将溃疡灶切除,故手术后仍需行内科抗溃疡病治疗。此外部分病人仍可因溃疡未愈反复发作、合并出血、幽门梗阻等情况需要再次手术治疗。穿孔修补的方法有:①开腹修补:横向间断缝合 2~3 针缝合,再用大网膜覆盖;②经腹腔镜修补:方法同上。修补时气腹压力宜维持在 11mmHg 以下,以免因压力过高发生细菌易位和内毒素血症。

（2）根治性手术:优点在于手术同时解决了穿孔和溃疡两个问题。如果病人一般情况较好,穿孔在 8~12 小时以内,腹腔内感染和胃十二指肠水肿较轻且无重要器官并存病者可考虑行根治手术。根治性手术包括:①胃大部切除术;②迷走神经切断术。现多采用第一种术式。

五、胃十二指肠溃疡大出血

胃十二指肠溃疡大出血是指以大量呕血、黑便、表现出休克前期或休克以及血红蛋白明显下降为主要临床表现的病人,不包括小量出血或仅有便潜血阳性的病人。

（一）病因和病理

系因溃疡基底血管受侵蚀破裂而致,大多数为动脉出血。大出血的溃疡一般位于胃小弯或十二指肠后壁,前者出血常源自胃右、左动脉的分支或肝胃韧带内较大的血管;后者多来自胰十二指肠上动脉或胃十二指肠动脉及其分支。大出血后因血容量减少、血压降低、血流变缓、血管破裂处凝血块形成等原因可使出血自行停止。但由于溃疡病灶与胃十二指肠内容物的接触以及胃肠的不断蠕动,仍有可能再次出血。

Notes

（二）临床表现

取决于出血量和出血速度。一般说来病人的主要症状为呕血和黑便（出血量达 50～80ml 即可出现黑便），多数病人只有黑便而无呕血。呕血前病人常有恶心的感觉。便血前常突感有便意，排便前后可有乏力、头晕、心慌、甚至晕厥。

当短时间内出血量达 400ml 以上时，病人可出现循环系统代偿的表现，如面色苍白、脉快有力、血压正常或稍高等。如果继续出血达 800ml 以上时可出现明显的休克表现：神情紧张、烦躁或淡漠、冷汗、手足湿凉、脉搏细速、血压下降、呼吸急促等。腹部检查一般无明显体征，仅有轻度腹胀、上腹部压痛、肠鸣音亢进等。

血红细胞计数与血细胞比容、血红蛋白早期因血液浓缩变化可不明显，后期则表现为进行性下降。

（三）诊断和鉴别

有典型溃疡病史的病人发生呕血和黑便诊断多无困难，但 10%～15% 的溃疡病大出血病人并没有典型的溃疡病史，应注意除外门静脉高压症、胃癌、肝胆疾病、急性应激性溃疡等引起的出血。如果根据病史、体格检查、化验检查等仍不能做出正确诊断，可考虑行胃十二指肠纤维内镜或经腹腔动脉、肠系膜上动脉造影等项检查。上述检查不仅可以明确病因和出血的部位、指导选择手术方式，而且部分病人也可同时获止血治疗。

（四）治疗

原则是止血、补充血容量防治休克和防止复发。

1. 非手术治疗 主要是对失血性休克的治疗，主要措施如下：①补充血容量：迅速建立可靠的静脉输液通道并根据病人的临床表现判断其失血量，如果病人的失血量占全身总血量的 20%，可选择血浆代用品（6% 羟乙基淀粉等）；如果病人出血量较大时应输注浓缩红细胞或全血并保持红细胞压积不低于 30%。输入液体中晶体与胶体之比为 3:1。血容量的补充应根据病人的血压、脉搏、尿量、周围循环状况、中心静脉压等进行调整；②其他用药：经胃肠减压管灌注冰生理盐水 200ml 加去甲肾上腺素 8mg；静脉给 H_2 受体拮抗剂或质子泵抑制剂；静脉应用生长抑素等；③急诊胃镜检查与治疗：胃镜检查不仅可确定诊断，还可通过电凝、激光、药物等措施止血。

2. 手术治疗 约 5%～10% 的病人需手术治疗方能止血。当病人存在下列情况时，出血不止的可能性大，可考虑急诊手术治疗：①出血后短时间内出现休克，说明出血来自较大动脉，非手术治疗难以止血；②在 6～8 小时内输入 600～800ml 血液后，血压、脉搏及全身情况不见好转或一度好转后又迅速恶化，说明出血仍在继续且速度较快；③近期曾发生过大出血，这种病人多难以止血且止血后再出血的可能性大；④内科治疗期间发生的大出血，表明溃疡侵蚀性强，非手术治疗效果不佳；⑤年龄在 60 岁以上伴有动脉硬化症的病人，出血多不易停止；⑥并存瘢痕性幽门溃疡或急性穿孔的病人；⑦曾查明溃疡位于胃小弯或十二指肠后壁、基底部瘢痕较多，其出血来自较大动脉的可能性大、出血不易停止。

方法：①胃大部切除术：一般应作包括溃疡在内的胃大部切除术，十二指肠溃疡病人切除溃疡有困难时，应在溃疡底部贯穿缝扎后再行旷置术；②单纯溃疡底部贯穿缝扎术：用于重症难以耐受大手术的病人。

六、胃十二指肠溃疡瘢痕性幽门梗阻

胃十二指肠溃疡瘢痕性幽门梗阻（pyloric obstruction）指的是幽门附近的溃疡瘢痕愈合后，造成胃收缩时胃内容物不能通过并因此引发呕吐、营养障碍、水与电解质紊乱和酸碱失衡等一系列改变的情况。在手术治疗的溃疡病人中，瘢痕性幽门梗阻占 5%～20%。

Notes

（一）病因和病理

溃疡病引起幽门梗阻的原因有三种：①痉挛性：由幽门括约肌反射性痉挛引起；②水肿性：幽门附近溃疡炎症水肿所致；③瘢痕性：在溃疡愈合过程中形成过多瘢痕，造成幽门狭窄。前二种情况属于间歇性的，不构成外科手术适应证。而瘢痕性幽门梗阻则需手术方能解除梗阻。以上三种情况可以同时存在，但各自程度不同。十二指肠溃疡，尤其是十二指肠球后溃疡较胃溃疡更容易引起瘢痕性幽门梗阻。

幽门梗阻由不完全性发展到完全性的过程中主要有以下 2 个方面的改变：①胃局部：早期梗阻为不完全性，为克服幽门狭窄胃蠕动增强，胃壁肌层肥厚，胃腔轻度扩张。晚期发展成完全性幽门梗阻，此时胃蠕动减弱，胃腔高度扩张，大量胃内容物潴留于胃内。②全身：由于呕吐和肾小管内因缺乏氢离子而增加钾离子的排出，导致大量的氢、氯和钾离子的丢失，使血液中碳酸氢离子增加，氯和钾离子减少，引起低氯低钾性碱中毒。若病因持续存在可出现低镁血症和酮症等。

（二）临床表现

主要为呕吐，且量很大，一次可达 1000～2000ml，呕吐物多为隔夜食，甚至有前 1～2 日所进的食物，呕吐物内含有大量的黏液，但不含有胆汁并有酸臭味。呕吐后病人自感腹胀明显缓解，所以病人常自行诱吐以缓解症状。

体检时可见病人营养状态不良，上腹部隆起，有时可见自左肋下向右腹的蠕动波，振水音阳性。

（三）诊断和鉴别

依据长期溃疡病史、典型的胃潴留表现、胃肠减压时引出大量酸臭液体和食物残渣以及 X 线钡餐检查发现胃排空障碍（正常 4 小时可排空，胃潴留者 6 小时后仍存留 1/4 以上，瘢痕性幽门梗阻者 24 小时后仍有钡剂潴留）等一般不难作出正确诊断。

瘢痕性幽门梗阻需与下列疾病相鉴别：①痉挛性和水肿性幽门梗阻：由溃疡活动引起，故溃疡性疼痛仍然存在。幽门梗阻为间歇性，呕吐剧烈但无胃扩张，少有隔夜食物。经非手术治疗后梗阻和疼痛可缓解；②胃癌：幽门部胃癌也可引起幽门梗阻。与瘢痕性幽门梗阻相比，胃癌性梗阻病史较短，胃扩张程度轻，胃蠕动波少见。X 线钡餐检查可见幽门部充盈缺损，胃镜检查及活检可确定诊断；③十二指肠以下的梗阻性病变：十二指肠肿瘤、肠系膜上动脉压迫综合征、胰腺肿瘤压迫十二指肠等均可引起十二指肠梗阻，表现为呕吐、胃扩张和胃潴留等，但其呕吐物内多含有胆汁。X 线钡餐和胃镜检查可明确诊断。

（四）治疗

瘢痕性幽门梗阻必须经过手术治疗方能解除梗阻。手术治疗的目的在于解除梗阻、消除病因。手术前应注意改善病人的营养状态，纠正脱水、低氯低钾性碱中毒，持续性胃肠减压和温生理盐水洗胃以减轻胃组织水肿、利于术后愈合。手术方式首选胃大部切除术。胃空肠吻合仅适用于胃酸低、全身状况差的老年病人。

七、手术原则与手术方式

胃十二指肠溃疡的手术方式包括胃大部切除术和迷走神经切断术 2 种。

（一）胃大部切除术

包括切除远侧胃的 2/3～3/4 和部分十二指肠球部。其治愈胃十二指肠溃疡的理论基础在于：①切除了胃窦部，消除了由 G 细胞分泌胃泌素引起的体液性胃酸分泌；②切除了大部胃体，因壁细胞数量减少使神经性胃酸分泌也有所降低；③切除了溃疡的好发部位，即十二指肠球部和胃窦部；④切除了溃疡。其中前 3 条是重要的，后一条并非绝对必须。

1. 切除和胃肠道重建的基本要求

（1）切除范围：诚然胃切除范围越大，其降低胃酸效果越好，但切除过多会造成胃容积过小，而不利于病人的术后营养。一般认为切除 2/3~3/4 是适宜的。具体来说，十二指肠溃疡、术前高胃酸者切除的范围应大一些，反之则不必切除过多。60% 胃切除范围的标志是胃小弯胃左动脉第一分支的右侧至胃大弯胃网膜左动脉第一个垂直分支左侧的连线（图 37-5）。

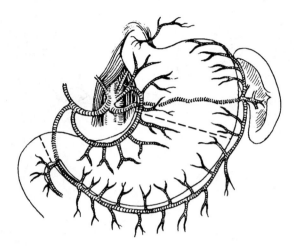

图 37-5　胃大部切除范围

（2）溃疡灶的切除：一般应将溃疡同时切除，对十二指肠溃疡如切除难度大时则不必勉强，可改行 Bancroft 溃疡旷置术。因为术后胃酸减低、食物改道使溃疡常可自愈。

（3）吻合口的大小：因为食物通过吻合口的速度主要取决于空肠肠腔的口径，所以吻合口口径相当于空肠肠腔的口径（3~4cm）即可。吻合口过大易引起倾倒综合征，过小则可能导致胃排空障碍。

（4）吻合口和横结肠的关系：结肠前和结肠后吻合对治疗效果无明显影响，如操作正确并发症均很少发生，术者可根据习惯选择之。

（5）输入袢的长短：因为靠近十二指肠的空肠抗酸力强，术后不易发生吻合口溃疡以及输入袢过长易扭曲引发输入袢综合征，所以在保证吻合口无张力的前提下，吻合口至 Treitz 韧带距离结肠后术式以 6~8cm、结肠前术式以 8~10cm 为宜。

（6）空肠输入袢与胃大小弯的关系：空肠输入袢吻合于胃大弯或胃小弯侧对胃空肠蠕动排空的影响不大，重要的是空肠输入、输出袢不要形成交叉，以免发生输入袢梗阻。

2. 消化道重建术式

（1）Billroth I 式吻合：即残胃与十二指肠直接吻合（图 37-6），多用于胃溃疡病人。其优点是：①方法简单，符合生理；②能减少胆汁、胰液反流入残胃，从而减少了残胃炎、残胃癌的发生；③术后食物经过十二指肠，能有效地刺激位于十二指肠内的胆囊收缩素细胞分泌胆囊收缩素，降低了术后胆囊炎、胆囊结石的发病率。Billroth I 式吻合的不足在于常因溃疡粘连、吻合口张力大等原因难以完成，此时若顾及吻合而切除不足，则易引起溃疡复发。

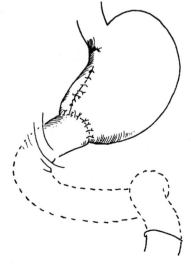

图 37-6　Billroth I 式胃大部切除术

Notes

（2）BillrothⅡ式吻合：将残胃与近端空肠相吻合，十二指肠残端关闭（图37-7）。优点是：①可以切除足够大小的胃而不必担心吻合口的张力问题，术后吻合口溃疡发生率低；②对难以切除的十二指肠溃疡可行 Bancroft 溃疡旷置术。该术式缺点在于术后并发症较多。

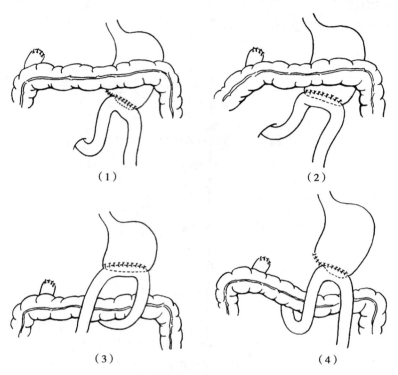

（1）　　　　　　　　　　　　　　　　　　（2）

（3）　　　　　　　　　　　　　　　　　　（4）

图 37-7　国内几种常用的 BillrothⅡ式胃大部切除术

（1）霍（Hoffmeiste）氏法：结肠后，部分胃断端与空肠吻合，输入袢对小弯侧；
（2）波（Polya）氏法：结肠后，全部胃断端与空肠吻合，输入袢对小弯侧；（3）莫
（Moynihan）氏法：结肠前，全部胃断端与空肠吻合，输入袢对大弯侧；（4）艾
（v. Eiselsberg）氏法：结肠前，部分胃断端与空肠吻合，输入袢对小弯侧

（3）胃空肠 Roux-en-Y 吻合术：在距 Treitz 韧带 10～15cm 处切断空肠，将远端空肠经结肠前或后与残胃吻合，距此吻合口下 50cm 左右行近、远端空肠端侧或侧侧吻合（图37-8）。该法的优点在于能较好地预防胆汁、胰液反流。手术操作较繁，易发吻合口溃疡是其主要缺点，此外胃切除术后的后遗症也并未减少。

（二）胃迷走神经切断术

因现已较少应用，故简述之。按神经切断的部位不同分为以下三种（图 37-9）：①迷走神经干切除术（truncal vagotomy）：在食管膈肌裂孔附近切除迷走神经前、后干各约2cm。术后因腹腔失去了全部迷走神经支配，故也称全腹腔迷走神经切断术。术后抑酸效果好但易发生胃潴留等严重并发症；②选择性迷走神经切断术（selective vagotomy）：在迷走神经前干肝支以下、后干腹腔支以下切断胃前、后支主干，故也称全胃迷走神经切断术。该术式抑酸效果显著且因保留了迷走神经的肝支和腹腔支，避免了发生其他内脏功能紊乱的问题，但

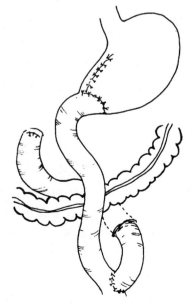

图 37-8　胃空肠 Rouxen-Y 式吻合术

Notes

仍有术后胃潴留问题;③超选择性迷走神经切断术(highly selective vagotomy):仅切断支配胃底和胃体的迷走神经,保留了支配胃窦部的迷走神经支配,故也称之为近侧胃或壁细胞迷走神经切断术。由于保留了支配胃窦部的迷走神经,故不影响胃窦部的蠕动功能,切断后不需附加胃引流术。因保留了幽门括约肌,也降低了碱性反流性胃炎和倾倒综合征的发生率。术后高达20%~30%的复发率是其主要的不足。

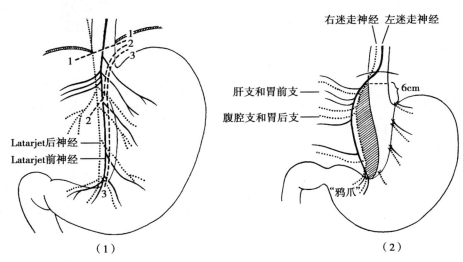

图 37-9 迷走神经切断术示意图

（1）三种迷走神经切断术示意图 1…1 迷走神经干切除术,2…2 选择性迷走神经切断术,3…3 超选择性迷走神经切断术;（2）高选择性迷走神经切断术毕示意图（胃小弯分离区由阴影线表示）

（三）手术疗效判定

按 Visick 标准分为以下四级,Ⅰ级:术后恢复良好,无明显症状;Ⅱ级:偶有一些轻微症状,如上腹部不适、饱胀、腹泻等;Ⅲ级:有轻至中等程度的倾倒综合征、碱性反流性胃炎等,虽需药物治疗,但可维持正常工作与生活;Ⅳ级:存在中至重度的症状、明显的并发症、溃疡复发等,不能维持正常的工作与生活。胃大部切除术后病人大多数可达到Ⅰ、Ⅱ级标准。

八、胃大部切除术后并发症

（一）术后出血

包括:①腹腔内出血:原因是血管结扎不够确切或是腹腔内有感染或吻合口瘘,使裸露的血管受腐蚀而出血。如果术后发现病人有失血的临床表现,腹腔引流管又有较多的新鲜血引出即可确诊。非手术治疗难以奏效,多需再手术止血;②胃出血:正常情况下术后经胃管可有少量出血,一般 24 小时不超过 300ml,并渐之减少、变淡至自行停止。术后 24 小时内的出血多为手术技巧的问题,如结扎线过松、连续缝合针距过大、缝合处黏膜撕裂等;术后 4~6 天的出血多为吻合口处黏膜坏死脱落;若出血发生在术后 10~20 天,多为缝线处感染或黏膜下脓肿腐蚀血管所致。非手术治疗,如禁食、输血、止血药物及胃镜下止血等可使多数病例出血停止。少数病人非手术治疗无效、病情逐渐加重需手术止血。

（二）十二指肠残端破裂

多发生在术后 24~48 小时。主要症状是突然发生右上腹部疼痛、发热、腹膜炎体征及血白细胞升高。原因:①十二指肠残端处理不当:多因术中强行切除低位、较大且与周围粘连较重、胼胝坚硬的十二指肠溃疡,此时常因局部水肿和瘢痕的影响致十二指肠残端游离不够长、十二指肠残端血运与肠壁受损、缝合与包埋不满意等;②空肠输入袢梗阻:积聚在输入袢内的胆汁、

Notes

胰液和肠液等使输入袢内张力过大,导致十二指肠残端破裂。一旦确诊应立即行破裂口缝合修补、十二指肠造口术及腹腔引流术。术后应注意纠正水、电解质紊乱和酸碱失衡,给予营养代谢支持,全身应用广谱抗生素。

（三）吻合口破裂或瘘

是胃切除术后早期严重并发症之一,多发生在术后一周内。包括 Billroth Ⅰ式的胃十二指肠吻合口瘘、Billroth Ⅱ式与胃空肠 Roux-en-Y 式的胃空肠吻合口瘘。发生的主要原因为缝合技术不良、吻合口有张力、低蛋白血症、组织水肿等。临床主要表现为高热、脉速、全身中毒症状、腹膜炎以及引流管引出混浊含肠内容物的液体。口服或经胃管注入亚甲蓝稀释液后经引流管引出蓝色液体或腹穿抽出蓝色液体即可确诊。处理包括:①手术治疗:病人若出现弥漫性腹膜炎须立即手术治疗;②非手术治疗:病人若无弥漫性腹膜炎可禁食、胃肠减压、充分引流、纠正水、电解质紊乱和维持酸碱平衡并肠外营养支持以及全身用广谱抗生素。经上述处理后,多数病人在 4～6 周左右可愈合。

（四）术后梗阻

包括输入袢梗阻、吻合口梗阻和输出袢梗阻。

1. 输入袢梗阻　较为常见,分为以下两种:①慢性不完全性输入袢梗阻:较为多见。发生在 Billroth Ⅱ式输入袢对胃小弯的术式。导致慢性不完全性部分梗阻的原因有:吻合时胃肠组织翻入过多,输入袢过短牵拉成锐角或过长致扭曲、粘连（图 37-10）。进食间期胆汁、胰液和十二指肠液潴留在输入袢内,进食后这些消化液分泌明显增多,使输入袢内压突然增高并刺激肠管加强收缩,暂时克服了梗阻,于是大量的含胆汁液快速倾入胃内并引发喷射性呕吐。临床上表现为进食后 30 分钟左右,即感上腹部胀痛或绞痛,并可放射至肩胛部,随即突然喷射性呕吐出大量不含食物的胆汁样液,呕吐后症状立即消失。治疗时可先行非手术疗法,如若无好转则多需手术治疗。术式可选择输入、出袢之间的侧侧吻合或改行 Roux-en-Y 式胃空肠吻合术;②急性完全性输入袢梗阻:多见于结肠前 Billroth Ⅱ输入袢对胃小弯吻合术后的病人。原因有二:一是输入、出袢空肠呈交叉状,输出袢在前,若其系膜牵拉过紧形成索带压迫输入袢肠管,即可造成急性完全性输入袢梗阻;二是输入袢过长,穿过输出袢和横结肠系膜之间的间隙形成内疝（图 37-11）,因其为闭袢性梗阻,所以易发绞窄并引起肠坏死与穿孔。临床表现为突发性上腹部剧烈疼痛,呕吐频繁但量不大,也不含胆汁,呕吐后症状不缓解。上腹部有压痛,甚至可触及可疑包块。病情进展快,不久即出现烦躁、脉快、血压下降等休克表现。急性完全性输入袢梗阻可见于术后任何时期。诊断明确应立即手术治疗,方法包括:①解除梗阻,复位内疝;②缝合关闭输出袢和

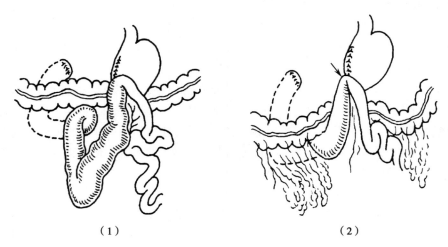

（1）　　　　　　　　　　　　　　　　（2）

图 37-10　慢性不完全性输入袢梗阻
（1）输入段过长、扭曲;（2）输入段过短、过紧,在吻合口处形成锐角

横结肠系膜之间的间隙或行输入、出袢之间的侧侧吻合;③若输入袢空肠已坏死,可切除之并行Roux-en-Y 吻合术。

2. **吻合口梗阻**　多在术后由流食改为半流食时出现。主要临床表现为上腹部膨胀感和溢出性呕吐,呕吐物含有或不含有胆汁。查体时有时可触到压痛性包块。胃肠减压可引出大量液体,减压后症状也随之缓解,但进食后可再次发作。一般持续10~20 日开始缓解且一旦缓解症状很快消失,2~3日即可进食。吻合口梗阻常见原因包括:胃肠吻合口开口过小、吻合时胃肠壁翻入过多、逆行套叠堵塞吻合口等。治疗方面若为吻合口过小需再次手术扩大吻合口。否则应采用非手术治疗,方法包括:禁食,胃肠减压,纠正水、电解质紊乱与酸碱失衡,营养代谢支持,适量输入血浆,胃内局部应用高渗盐水以及肌内注射多巴胺受体拮抗剂甲氧氯普胺或静脉滴注胃动力促进剂红霉素等。

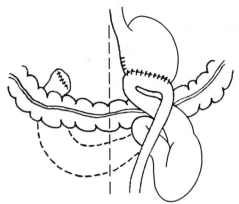

图 37-11　急性完全性输入袢梗阻
输入段过长,穿入输出段与横结肠系膜的间隙孔,造成内疝

3. **输出袢梗阻**　原因为粘连压迫,大网膜炎性肿块压迫,结肠后胃空肠吻合横结肠系膜孔未固定于胃壁上或滑脱而形成瘢痕压迫空肠输入和输出袢,结肠前吻合输出袢空肠疝入横结肠系膜和空肠系膜间形成嵌顿或绞窄性内疝,空肠套叠等。临床表现为上腹部胀满,呕吐含胆汁胃内容物。若非手术治疗无效应手术治疗解除病因。

（五）胃排空障碍

也称胃瘫。发病机制尚不清楚,可能与术后抑制性交感神经的激活、迷走神经切断等有关。多见于术后 4~10 日,临床上表现为上腹部饱胀,呕吐含胆汁胃内容物。X 线造影检查可见胃扩张、胃潴留而无蠕动。治疗方法主要包括禁食、胃肠减压、3% 温盐水洗胃、补钾、应用胃动力促进剂(如甲氧氯普胺、红霉素)等,多数病人在 2 周左右治愈。

（六）倾倒综合征和低血糖综合征

1. **早期倾倒综合征**　多在进食后 30 分钟以内发生,残胃越小越易发生、程度也重。原因为胃大部切除术后大量高渗食物过快地进入十二指肠或空肠,刺激肠道内分泌细胞分泌大量 5-羟色胺、缓激肽样多肽、血管活性肽、神经紧张素、血管活性肠肽等,使大量的细胞外液渗入肠腔、循环血容量骤减而引起胃肠功能和血管舒张功能的紊乱。临床表现为上腹饱胀不适、腹泻;心悸、乏力、出汗、头昏、晕厥、大汗淋漓、面色苍白、呼吸深大等。治疗上应少食多餐,吃低糖、高脂肪、高蛋白质饮食,餐后立即平卧 20 分钟,经过一段时间后多可治愈。若长期治疗不缓解可改 Billorth Ⅱ式为 Billorth Ⅰ式或 Roux-en-Y 式吻合。

2. **低血糖综合征**　也称晚期倾倒综合征。多在餐后 2~4 小时出现,表现为心慌、出汗、眩晕、无力、苍白、手颤等。其原因是胃大部切除术切除了胃窦,含糖食物快速进入空肠后被过快吸收使血糖急速升高,刺激胰岛 B 细胞释放大量胰岛素。而当血糖下降后,胰岛素未能相应减少,故出现上述症状。此时稍进食物即可缓解。症状明显者可用奥曲肽 0.1mg 皮下注射,3 次/日,可改善症状。

（七）碱性反流性胃炎

指碱性肠液、胰液和胆汁反流入残胃,胆盐、卵磷脂破坏胃黏膜屏障,H^+ 逆向扩散而引起的化学性炎症。多在 Billorth Ⅱ式吻合术术后数月至数年发生。临床表现为呕吐胆汁样液伴上腹部及胸骨后烧灼样疼痛,进食后加重,抑酸剂治疗无效。胃液中无游离酸,体重减轻或贫血。胃镜检查见黏膜充血、水肿、糜烂,活检为慢性萎缩性胃炎等。治疗上可采取少食多餐、餐后勿平

Notes

卧及口服胃黏膜保护剂、胃动力促进剂、考来烯胺等。

(八) 吻合口溃疡

约 2/3 的吻合口溃疡病人发生在术后 2 年以内,其部位多为吻合口附近的空肠侧。吻合口溃疡的主要原因是胃切除范围不够、输入袢空肠过长、胃窦部黏膜残留、胃迷走神经切断不完全及胰源性等,使术后胃液仍处于高酸状态,从而易发溃疡。处理上可先行内科治疗,如无效可考虑再次扩大胃切除范围或迷走神经切断术。

(九) 营养性并发症

1. 体重减轻　指术后不能恢复原体重或无法维持正常体重。体重减轻与胃切除范围有关。术后能量长期摄入不足是主要原因,治疗上主要依靠饮食调节,少量多餐,多食富含维生素、高蛋白质、低脂肪的饮食。此外,口服胰酶、胆盐、胃动力促进剂等均有一定的治疗作用。

2. 贫血　缺铁性贫血的发生率为 10% ~ 20%,与食物中缺铁、低酸、铁吸收障碍有关。治疗上应注意多食含铁食物,如大豆、蛋类、肉类等;口服或注射铁制剂。胃大部切除术后也可发生巨幼红细胞性贫血,原因为维生素 B_{12} 吸收不良,少数病人并有叶酸缺乏。肌内注射维生素 B_{12} 100 ~ 500μg,每月 10 日即可纠正之。叶酸缺乏时可服用维生素 C 及叶酸制剂。

3. 腹泻与脂肪泻　腹泻多因胃排空过快,小肠蠕动增强,消化与吸收不良所致。脂肪泻多见于 Billroth Ⅱ式吻合,因食物不再经过十二指肠,过快地排出,致使胰、胆的分泌与食糜的流动不同步,混合不佳,脂肪因未得到充分的分解与乳化而影响其吸收。饮食上应注意食用少渣易消化高蛋白食物。治疗可用考来烯胺、哌丁胺等。

4. 骨病　约 30% 的术后病人晚期发生代谢性骨病,包括骨软化和骨质疏松。原因为钙在十二指肠内吸收,Billorth Ⅱ式吻合后,食物不再经过十二指肠,使钙吸收减少。临床表现为持续性、周身性骨痛,下肢无力以及血清碱性磷酸酶升高,血钙、磷偏低。预防上应注意多食用富含钙、维生素及蛋白质的食物,治疗主要是补充钙剂与维生素 D 制剂。

(十) 残胃癌

胃良性病变行胃大部切除术 5 年以后残胃发生的癌称之为残胃癌。癌变率一般在 2% 左右。残胃在术后 10 年内发生胃癌的很少,多在 20 ~ 25 年间发生。癌变的原因一般认为与术后低酸、胆汁反流及肠道细菌逆流入残胃有关。

(王忠裕)

第三节　胃 肿 瘤

一、胃　癌

胃癌(carcinoma of stomach)是我国最常见的恶性肿瘤之一,死亡率居恶性肿瘤第二位。胃癌多见于男性,男女之比约为 2:1。平均死亡年龄为 61.6 岁。

(一) 病因

尚不十分清楚,与以下因素有关。

1. 地域环境　地域环境不同,胃癌的发病率也大不相同,发病率最高和最低国家之间相差可达数十倍。在世界范围内,日本发病率最高,美国则很低。我国的西北部及东南沿海各省的胃癌发病率远高于南方和西南各省。生活在美国的第二、三代日本移民由于地域环境的改变,发病率逐渐降低。而苏联靠近日本海地区的居民胃癌的发病率则是苏联中、西部的两倍之多。

2. 饮食因素　是胃癌发生的最主要原因。途径如下:①含有致癌物:如亚硝胺类化合物、真菌毒素、多环烃类等;②含有致癌物前体:如亚硝酸盐,经体内代谢后可转变成强致癌物亚硝胺;

③含有促癌物:如长期高盐饮食破坏了胃黏膜的保护层,使致癌物直接与胃黏膜接触。

3. 化学因素　①亚硝胺类化合物:多种亚硝胺类化合物均致胃癌。亚硝胺类化合物在自然界存在的不多,但合成亚硝胺的前身物质亚硝酸盐和二级胺却广泛存在。亚硝酸盐及二级胺在pH 1~3 或细菌的作用下可合成亚硝胺类化合物;②多环芳烃类化合物:最具代表性的致癌物质是3,4-苯并芘。污染、烘烤及熏制的食品中3,4-苯并芘含量增高。3,4-苯并芘经过细胞内粗面内质网的功能氧化酶活化成二氢二醇环氧化物,并与细胞的 DNA、RNA 及蛋白质等大分子结合,致基因突变而致癌。

4. HP　1994 年 WHO 国际癌症研究机构得出"HP 是一种致癌因子,在胃癌的发病中起病因作用"的结论。HP 感染率高的国家和地区常有较高的胃癌发病率,且随着 HP 抗体滴度的升高胃癌的危险性也相应增加。HP 感染后是否发生胃癌与年龄有关,儿童期感染 HP 发生胃癌的危险性增加;而成年后感染多不足以发展成胃癌。HP 致胃癌的机制有如下提法:①促进胃黏膜上皮细胞过度增殖;②诱导胃黏膜细胞凋亡;③HP 的代谢产物直接转化胃黏膜;④HP 的 DNA 转换到胃黏膜细胞中致癌变;⑤HP 诱发同种生物毒性炎症反应,这种慢性炎症过程促使细胞增生和增加自由基形成而致癌。

5. 癌前疾病和癌前病变　这是两个不同的概念,胃的癌前疾病(precancerous diseases)指的是一些发生胃癌危险性明显增加的临床情况,如慢性萎缩性胃炎、胃溃疡、胃息肉、胃黏膜巨大皱襞症(Ménétrier disease)、残胃等;胃的癌前病变(precancerous lesion)指的是容易发生癌变的胃黏膜病理组织学变化,但其本身尚不具备恶性改变。现阶段得到公认的是不典型增生。不典型增生的病理组织学改变主要是细胞的过度增生和丧失了正常的分化,在结构和功能上部分地丧失了与原组织的相似性。不典型增生分为轻、中和重度三级。一般而言重度不典型增生易发癌变。不典型增生是癌变过程中必经的一个阶段,这一过程是一谱带式的连续过程,即正常→增生→不典型增生→原位癌→浸润癌。

此外,遗传因素、免疫监视机制失调、癌基因(如 *c-met*、*k-ras* 基因等)的过度表达和抑癌基因(如 *P53*、*APC*、*MCC* 基因等)突变、重排、缺失、甲基化等变化都与胃癌的发生有一定的关系。

（二）病理

1. 肿瘤位置

（1）初发胃癌:将胃大、小弯各等分 3 份,连接其对应点,可分为上 1/3(U),中 1/3(M)和下 1/3(L)。每个原发病变都应记录其二维的最大值。如果 1 个以上的分区受累,所有的受累分区都要按受累的程度记录,肿瘤主体所在的部位列在最前如 LM 或 UML 等。如果肿瘤侵犯了食管或十二指肠,分别记为 E 或 D。胃癌一般以 L 区最为多见,约占半数左右,其次为 U 区,M 区较少,广泛分布者更少。

（2）残胃癌:肿瘤在吻合口处(A)、胃缝合线处(S)、其他位置(O)、整个残胃(T)、扩散至食管(E)、十二指肠(D)、空肠(J)。

2. 大体类型

（1）早期胃癌:指病变仅限于黏膜和黏膜下层,而不论病变的范围和有无淋巴结转移。癌灶直径 10mm 以下称小胃癌,5mm 以下称微小胃癌。早期胃癌分三型(图 37-12):Ⅰ型:隆起型;Ⅱ型:表浅型,包括三个亚型,Ⅱa 型:表浅隆起型、Ⅱb 型:表浅平坦型和Ⅱc 型:表浅凹陷型;Ⅲ型:凹陷型。如果合并两种以上亚型时,面积最大的一种写在最前面,其他依次后排。如Ⅱc+Ⅲ。Ⅰ型和Ⅱa 型鉴别如下:Ⅰ型病变厚度超过正常黏膜的 2 倍,Ⅱa 型的病变厚度不到正常黏膜的 2 倍。

（2）进展期胃癌:指病变深度已超过黏膜下层的胃癌。按 Bormann 分型法分四型(图 37-13),Ⅰ型:息肉(肿块)型;Ⅱ型:无浸润溃疡型,癌灶与正常胃界限清楚;Ⅲ型:有浸润溃疡型,癌

Notes

灶与正常胃界限不清楚；Ⅳ型：弥漫浸润型。

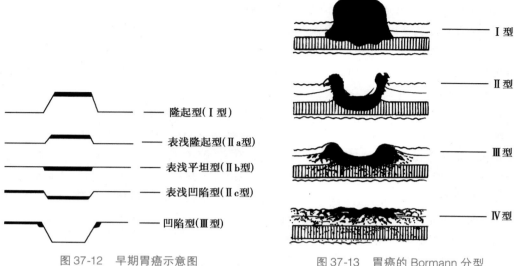

图 37-12　早期胃癌示意图　　　　　　　　图 37-13　胃癌的 Bormann 分型

3. **组织类型**　WHO（1990 年）将胃癌归类为上皮性肿瘤和类癌两种，其中前者又包括：①腺癌（包括乳头状腺癌、管状腺癌、低分化腺癌、黏液腺癌及印戒细胞癌）；②腺鳞癌；③鳞状细胞癌；④未分化癌；⑤不能分类的癌。

4. **转移扩散途径**

（1）直接浸润：是胃癌的主要扩散方式之一。当胃癌侵犯浆膜层时，可直接浸润侵入腹膜、邻近器官或组织，主要有胰腺、肝脏、横结肠及其系膜等。也可借黏膜下层或浆膜下层向上浸润至食管下端、向下浸润至十二指肠。

（2）淋巴转移：是胃癌主要转移途径，早期胃癌的淋巴转移率近 20%，进展期胃癌的淋巴转移率高达 70% 左右。一般情况下按淋巴流向转移，少数情况也有跳跃式转移。胃周淋巴结分为以下 23 组（图 37-14），具体如下：1. 贲门右区；2. 贲门左区；3. 沿胃小弯；4sa. 胃短血管旁；4sb.

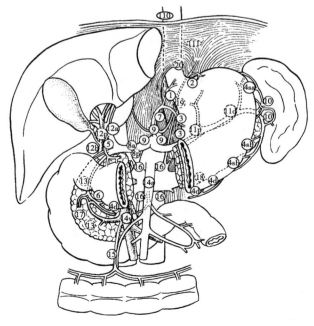

图 37-14　胃周淋巴结分组

胃网膜左血管旁;4d. 胃网膜右血管旁;5. 幽门上区;6. 幽门下区;7. 胃左动脉旁;8a. 肝总动脉前;8p. 肝总动脉后;9. 腹腔动脉旁;10. 脾门;11p. 近端脾动脉旁;11d. 远端脾动脉旁;12a. 肝动脉旁;12p. 门静脉后;12b. 胆总管旁;13. 胰头后;14v. 肠系膜上静脉旁;14a. 肠系膜上动脉旁;15. 结肠中血管旁;16. 腹主动脉旁(a_1,膈肌主动脉裂孔至腹腔干上缘;a_2,腹腔干上缘至左肾静脉下缘;b_1,左肾静脉下缘至肠系膜下动脉上缘;b_2,肠系膜下动脉上缘至腹主动脉分叉处);17. 胰头前;18. 胰下缘;19. 膈下;20. 食管裂孔,110. 胸下部食管旁;111. 膈上;112. 后纵隔。

除了上述胃周淋巴结外,还有二处淋巴结在临床上很有意义,一是左锁骨上淋巴结,如触及肿大为癌细胞沿胸导管转移所致;二是脐周淋巴结,如肿大由为癌细胞通过肝圆韧带淋巴管转移所致。

(3) 血行转移:胃癌晚期癌细胞经门静脉或体循环向身体其他部位播散,常见的有肝、肺、骨、肾、脑等,其中以肝转移最为常见。

(4) 种植转移:当胃癌侵透浆膜后,癌细胞可自浆膜脱落并种植于腹膜、大网膜或其他脏器表面,形成转移性结节,黏液腺癌种植转移最为多见。若种植转移至直肠前凹,直肠指诊可能触到肿块。胃癌卵巢转移占全部卵巢转移癌的 50% 左右,其机制除上述外,也可能是经血行或淋巴逆流所致。

5. 临床病理分期　国际抗癌联盟(UICC)1987 年公布了胃癌的临床病理分期,尔后经多年来的不断修改已日趋合理。

(1) 肿瘤浸润深度:用 T 来表示,可以分为以下几种情况:T_1:肿瘤侵及黏膜和(或)黏膜肌(M)或黏膜下层(SM),SM 又可分为 SM_1 和 SM_2,前者是指癌肿越过黏膜肌不足 0.5mm,而后者则超过了 0.5mm。T_2:肿瘤侵及肌层(MP)或浆膜下(SS)。T_3:肿瘤侵透浆膜(SE)。T_4:肿瘤侵犯邻近结构或经腔内扩展至食管、十二指肠。

(2) 淋巴结转移:无淋巴结转移用 N_0 表示,其余根据肿瘤的所在部位,区域淋巴结分为三站(表 37-1),即 N_1、N_2、N_3。超出上述范围的淋结归为远隔转移(M_1),与此相应地淋巴结清除术分为 D_0、D_1、D_2 和 D_3。

表 37-1　肿瘤部位与淋巴结分站

肿瘤部位	N_1	N_2	N_3
L/LD	3 4d 5 6	1 7 8a 9 11p 12a 14v	4sb 8p 12b/p 13 $16a_2/b_1$
LM/M/ML	1 3 4sb 4d 5 6	7 8a 9 11p 12a	2 4sa 8p 10 11d 12b/p 13 14v $16a_2/b_1$
MU/UM	1 2 3 4sa 4sb 4d 5 6	7 8a 9 10 11p 11d 12a	8p 12b/p 14v $16a_2/b_1$ 19 20
U	1 2 3 4sa 4sb	4d 7 8a 9 10 11p 11d	5 6 8p 12a 12b/p $16a_2/b_1$ 19 20
LMU/MUL/ MLU/UML	1 2 3 4sa 4sb 4d 5 6	7 8a 9 10 11p 11d 12a 14v	8p 12b/p 13 $16a_2/b_1$ 19 20

表 37-1 中未注明的淋巴结均为 M_1,如肿瘤位于 L/LD 时 4sa 为 M_1。

考虑到淋巴结转移的个数与病人的 5 年生存率关系更为密切,UICC 在新 TNM 分期中(2010 年第 7 版),对淋巴结的分期强调转移的淋巴结数目而不考虑淋巴结所在的解剖位置,规定如下:N_0无淋巴结转移(受检淋巴结个数需≥15);N_1转移的淋巴结数为 1~6 个;N_2转移的淋巴结数为 7~15 个;N_3转移的淋巴结数在 16 个以上。

(3) 远处转移:M_0表示无远处转移,M_1表示有远处转移。

(4) 胃癌分期:见表 37-2。

表 37-2　胃癌的分期

	N_0	N_1	N_2	N_3
T_1	ⅠA	ⅠB	Ⅱ	
T_2	ⅠB	Ⅱ	ⅢA	
T_3	Ⅱ	ⅢA	ⅢB	
T_4	ⅢA	ⅢB		
$H_1 P_1 CY_1 M_1$				Ⅳ

表 37-2 中Ⅳ期胃癌包括如下几种情况：N_3 淋巴结有转移、肝脏有转移（H_1）、腹膜有转移（P_1）、腹腔脱落细胞检查阳性（CY_1）和其他远处转移（M_1），包括胃周以外的淋巴结、肺脏、胸膜、骨髓、骨、脑、脑脊膜、皮肤等。

（三）临床表现

1. 症状　早期病人多无症状，以后逐渐出现上消化道症状，包括上腹部不适、心窝部隐痛、食后饱胀感等。胃窦癌常引起十二指肠功能的改变，可以出现类似十二指肠溃疡的症状。如果上述症状未得到病人或医生的充分注意而按慢性胃炎或十二指肠溃疡病处理，病人可获暂时性缓解。随着病情的进一步发展，病人可逐渐出现上腹疼痛加重、食欲缺乏、消瘦、乏力等；若癌灶浸润胃周血管则引起消化道出血，根据病人出血速度的快慢和出血量的大小，可表现为呕血或黑便；若幽门部分或完全性梗阻则可致恶心与呕吐，呕吐物多为宿食和胃液，伴酸臭味；贲门癌和高位小弯癌可有进食哽噎感。此时虽诊断容易但已属晚期，治疗较为困难且效果不佳。因此外科医生对有上述临床表现的病人，尤其是中年以上的初诊病人应细加分析，合理检查以避免延误诊断。

2. 体征　早期病人多无明显体征，上腹部深压痛可能是唯一值得注意的体征。晚期病人可能出现：上腹部肿块、左锁骨上淋巴结肿大、直肠指诊在直肠前凹触到肿块、腹水等。

（四）诊断

胃镜和 X 线钡餐检查是目前诊断胃癌的主要方法。除了常规的影像学检查外，腹腔镜探查作为诊断和分期的手段，也越来越受到重视。

1. 胃镜　优点在于可以直接观察病变部位，且可以对可疑病灶直接钳取小块组织作病理组织学检查。胃镜的观察范围较大，从食管到十二指肠都可以观察及取活检。检查中利用刚果红、亚甲蓝等进行活体染色可提高早期胃癌的检出率。若发现可疑病灶应进行活组织检查，为避免漏诊，应在病灶的四周钳取 4～6 块组织，不要集中一点取材或取材过少。

2. X 线钡餐检查　通过对胃的形态、黏膜变化、蠕动情况及排空时间的观察确立诊断，痛苦较小。近年随着数字化胃肠造影技术逐渐的应用，获得的影像更加清晰，分辨率大为提高，因此 X 线钡餐检查仍是目前胃癌的主要诊断方法之一。其不足是不能取活检作组织学检查，且不如胃镜直观，对早期胃癌诊断较为困难。进展期胃癌 X 线钡餐检查所见与 Bormann 分型一致，即表现为肿块（充盈缺损）、溃疡（龛影）或弥漫浸润（胃壁僵硬、胃腔狭窄等）3 种影像。早期胃癌常需借助于气钡双重对比造影。

3. 其他影像学检查　常用的有腹部超声、超声内镜（EUS）、多层螺旋 CT（MSCT）以及磁共振等。这些影像学检查除了能了解肿瘤浸润胃壁深度（如超声内镜可将胃壁分为五层对浸润深度作出判断）的情况外，更主要用于判断胃周淋巴结，胃周器官如肝、胰及腹膜等部位有无转移或浸润，是目前胃癌术前 TNM 分期的首选方法。分期的准确性普通腹部超声为 50%，EUS 与 MSCT 相近，在 76% 左右，但 MSCT 在判断肝转移、腹膜转移和腹膜后淋巴结转移等方面优于EUS。MRI 对于胃癌的分期并不优于腹部增强 CT，但是对于肝脏微小转移病灶（直径<10mm）的

Notes

敏感性,MRI 优于 CT。PET-CT 集功能代谢与解剖形态显像于一体,是近年来迅速发展的新型显像技术,PET-CT 对肿瘤细胞浸润胃壁深度和病灶周围区域淋巴结转移显示不佳。因此,对于胃癌的 T 期和 N 分期准确率低于增强 CT,但是对进展期胃癌的远处转移,如肝、肺、腹膜和骨转移的准确率则明显增高。

4. **腹腔镜探查**　对于进展期胃癌,特别是肿瘤累及胃壁浆膜的病人,应常规进行腹腔镜探查。不仅可以发现腹壁、网膜或者盆底的微小转移灶,避免病人接受不必要的剖腹探查。腹腔镜探查中还可以进行腹腔灌洗,将灌洗液送细胞学检查,可以发现腹腔内的游离肿瘤细胞,有助于准确分期,为后续治疗方案的选择提供依据。

（五）鉴别诊断

大多数胃癌病人经过外科医师初步诊断后,通过 X 线钡餐或胃镜检查都可获得正确诊断。在少数情况下,胃癌需与胃良性溃疡、胃肉瘤、胃良性肿瘤及慢性胃炎相鉴别。

1. **胃良性溃疡**　与胃癌相比较,胃良性溃疡一般病程较长,曾有典型溃疡疼痛反复发作史,抗酸剂治疗有效,多不伴有食欲减退。除非合并出血、幽门梗阻等严重的并发症,多无明显体征,不会出现近期明显消瘦、贫血、腹部包块甚至左锁骨上窝淋巴结肿大等。更为重要的是 X 线钡餐和胃镜检查,良性溃疡常小于 2.5cm,圆形或椭圆形龛影,边缘整齐,蠕动波可通过病灶;胃镜下可见黏膜基底平坦,有白色或黄白苔覆盖,周围黏膜水肿、充血,黏膜皱襞向溃疡集中。而癌性溃疡与此有很大的不同,详细特征参见胃癌诊断部分。

2. **胃肉瘤**　特征与鉴别参见第四节。

3. **胃良性肿瘤**　多无明显临床表现,X 线钡餐为圆形或椭圆形的充盈缺损,而非龛影。胃镜则表现为黏膜下包块。

（六）治疗

1. **手术治疗**　是胃癌最有效的治疗方法。胃癌根治术应遵循以下 3 点要求:①充分切除原发癌灶;②彻底清除胃周淋巴结;③完全消灭腹腔游离癌细胞和微小转移灶。胃癌的根治度分为 3 级,R_0 级:R_0 为切除后显微镜下无残留;R_1 级:R_1 为显微镜下有残留;R_2 级:R_2 为肉眼可见有肿瘤残留。

（1）早期胃癌:21 世纪 50~60 年代曾将胃癌标准根治术定为胃的大部切除加 D_2 淋巴结清除术,小于这一范围的手术不列入根治术。但是多年来经过多个国家的大宗病例的临床和病理反复实践与验证,发现这一原则有所欠缺,并由此提出对某些分期的胃癌可行缩小手术,包括缩小胃的切除范围、缩小淋巴结的清除范围和保留一定的脏器功能。这样使病人既获得了根治又有效地减小了手术的侵袭、提高了手术的安全性和手术后的生存质量。常用的手术方式有:①内镜下黏膜切除术或黏膜下切除术:适用于黏膜内的分化型癌,病变在 2cm 以内,表面无溃疡。术后病理检查非常重要,若出现病变切缘阳性,肿瘤侵及黏膜下层,则建议追加手术切除;②其他手术:根据病情可选择各种缩小手术,常用的有腹腔镜下或开腹胃部分切除术、保留幽门的胃切除术、保留迷走神经的胃部分切除术和 D_1 手术等。早期胃癌经合理治疗后黏膜癌的 5 年生存率为 98.0%、黏膜下癌为 88.7%。

（2）进展期胃癌:根治术后 5 年生存率一般在 40% 左右。目前认为对于进展期胃癌,若无远处转移或周围脏器侵犯,推荐手术方式为 D_2 手术。目前认为扩大淋巴结清除不仅不能够提高病人术后 5 年生存率,而且会增加病人围术期并发症和死亡率,因此不再推荐 D_3 手术。清扫淋巴结数目应不少于 15 个,太少影响分期判断。淋巴结的清除及病理学检查对术后的正确分期、正确判断预后、指导术后监测和选择术后治疗方案都有重要的价值。

1）胃癌根治术:包括根治性远端或近端胃大部切除术和全胃切除术 3 种。根治性胃大部切除术的胃切断线依胃癌病理类型而定,分化型应至少 3cm,低分化或者未分化型则至少 5cm,并切除胃的 3/4~4/5;根治性近端胃大部切除术和全胃切除应在贲门上 3~4cm 切断食管;根治性远端胃大部切除术和全胃切除术应在幽门下 3 ~ 4cm 切断十二指肠。以 L 区胃癌行 D_2 根治术为例,远端胃癌根治术的切除范围:切除大、小网膜、横结肠系膜前叶和胰腺被膜;清除 N_1 淋巴结 3、4d、5、6 组;N_2 淋巴结 1、7、8a、9、11p、12a 组;幽门下 3 ~ 4cm 处切断十二指肠;距癌边缘 4 ~ 6cm 切断胃。根治性远端胃大部切除术后消化道重建与胃大部切除术后相同。根治性近端胃大部切除术后将残胃与食管直接吻合,要注意的是其远侧胃必须保留全胃的 1/2 以上,否则反流性食管炎将很严重,病人生活质量极差。根治性全胃切除术后消化道重建的方法较多,常用的有(图 37-15):①食管空肠 Roux-en-Y 法:应用较广泛并在此基础上演变出多种变法;②食管空肠袢式吻合法:常用 Schlatter 法,也有多种演变方法。全胃切除术后主要并发症有:①食管空肠吻合口瘘;②食管空肠吻合口狭窄;③反流性食管炎;④Roux-Y 潴留综合征;⑤营养性并发症等。

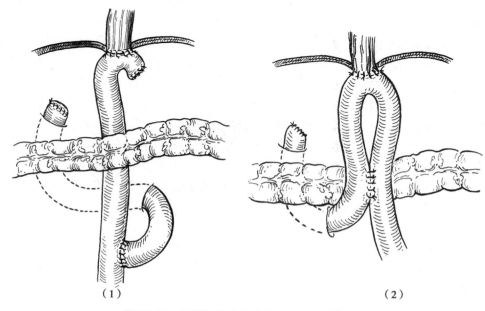

图 37-15   全胃切除术后消化道重建的常用方法
(1)Roux-en-Y 法;(2)Schlatter 法

2)扩大胃癌根治术与联合脏器切除术:扩大胃癌根治术是指包括胰体、尾及脾在内的根治性胃大部切除术或全胃切除术。联合脏器切除术是指联合肝或横结肠等脏器的切除术。联合脏器切除术损伤大、生理干扰重,故不应作为姑息性治疗的手段,也不宜用于年老体弱,心、肺、肝、肾功能不全或营养、免疫状态差的病人。

3)姑息手术:目的有二:①减轻病人的癌负荷;②解除病人的症状,如幽门梗阻、消化道出血、疼痛或营养不良等。术式主要有以下几种:①姑息性切除,即切除主要癌灶的胃切除术;②旁路手术,如胃空肠吻合术;③造口,如空肠营养造口术。

(3)腹腔游离癌细胞和微小转移灶的处理:术后腹膜转移是术后复发的主要形式之一。侵出浆膜的进展期胃癌随着受浸面积的增大,癌细胞脱落的可能性也增加,为消灭脱落到腹腔的游离癌细胞,可采取如下措施。

1)腹腔内化疗(intraperitoneal chemotherapy):可在门静脉内、肝脏内和腹腔内获得较高的药物浓度,而外周血中的药物浓度则较低,这样药物的副作用就随之减少。腹腔内化疗的方法主要有二:①经皮腹腔内置管;②术中皮下放置植入式腹腔泵或 Tenckhoff 导管。

2)腹腔内高温灌洗(intraperitoneal hyperthermia perfusion):在完成根治术后应用封闭的循环系统,以 42 ~ 45℃ 的蒸馏水恒温下行腹腔内高温灌洗,蒸馏水内可添加各种抗癌药物,如 ADM、DDP、MMC、醋酸氯己定等。一般用 4000ml 左右的液体,灌洗 3 ~ 10 分钟。早期胃癌无需

Notes

灌洗。T_2期胃癌虽未穿透浆膜,但考虑到胃周淋巴结转移在40%以上,转移癌可透过淋巴结被膜形成癌细胞的二次脱落、术中医源性脱落以及 T_2 期胃癌病人死于腹膜转移的达1.2%~1.8%,所以也主张行腹腔内高温灌洗。至于 T_3 与 T_4 期胃癌,腹腔内高温灌洗则能提高病人的生存期。

2. **化学治疗**　胃癌对化疗药物有低至中等程度的敏感性。胃癌的化疗可于术前、术中和术后进行,本节主要介绍常用的术后辅助化疗。术后化疗的意义在于在外科手术的基础上杀灭亚临床癌灶或脱落的癌细胞,以达到降低或避免术后复发、转移的目的。目前认为,对进展期胃癌术后化疗可以提高病人的生存率,晚期肿瘤也能延长病人的生存时间。

(1) 适应证:①根治术后病人:早期胃癌根治术后原则上不必辅以化疗,Ⅱ期以上的病人均应行术后辅助疗;②非根治术后病人:如姑息性切除术后、旁路术后、造瘘术后、开腹探查未切除以及有癌残留的病人;③不能手术或再发的病人:要求病人全身状态较好、无重要脏器功能不全。4周内进行过大手术、急性感染期、严重营养不良、胃肠道梗阻、重要脏器功能严重受损、血白细胞低于 $3.5×10^9/L$、血小板低于 $80×10^9/L$ 等不宜化疗。化疗过程中如出现上述情况也应终止化疗。

(2) 常用化疗方案:已证实胃癌化疗联合用药优于单一用药。临床上常用的化疗方案及疗效如下。

1) FAM方案:由5-FU(5-氟尿嘧啶)、ADM(阿霉素)和MMC(丝裂霉素C)三药组成,用法为:5-FU $600mg/m^2$,静脉滴注,第1、8、29、36日;ADM $30mg/m^2$,静脉注射,第1、29日;MMC $10mg/m^2$,静脉注射,第1日。每2个月重复一次。有效率为21%~42%。

2) UFTM方案:由UFT(优福定)和MMC组成,用法为:UFT 600mg/d,口服;MMC 6~8mg,静脉注射,1次/周。以上二药连用8周,有效率9%~67%。

3) 替吉奥(S-1)方案:由替加氟(FT)、吉莫斯特(CDHP)和奥替拉西钾三药按一定比例组成,前者为5-Fu前体药物,后两者为生物调节剂。用法为:$40mg/m^2$,2次/天,口服;6周为一个疗程,其中用药4周,停药2周。有效率44.6%。

近年胃癌化疗新药如紫杉醇类(多烯紫杉醇,docetaxel)、拓扑异构酶Ⅰ抑制剂(伊立替康,irinotecan)、口服氟化嘧啶类(希罗达,xiloda)、第三代铂类(奥沙利铂,oxaliplantin)等备受关注,含新药的化疗方案呈逐年增高趋势,这些新药单药有效率>20%,联合用药疗效更好可达50%以上。此外分子靶向药物联合化疗也显示了较好的应用前景,如曲妥珠单抗联合化疗治疗晚期胃癌病人,可以延长病人生存时间,但是只对Her-2检测阳性的病人有效。

3. **放射治疗**　胃癌对放射线敏感性较低,因此多数学者不主张术前放疗。因胃癌复发多在癌床和邻近部位,故术中放疗有助于防止胃癌的复发。术中放疗的优点为:①术中单次大剂量(20~30Gy)放射治疗的生物学效应明显高于手术前、后相同剂量的分次照射;②能更准确地照射到癌复发危险较大的部位,即肿瘤床;③术中可以对周围的正常组织加以保护,减少放射线的副作用。术后放疗仅用于缓解由狭窄、癌浸润等所引起的疼痛以及对残癌处(非黏液细胞癌)银夹标记后的局部治疗。

4. **免疫治疗**　生物治疗在胃癌综合治疗中的地位越来越受到重视。主要包括:①非特异性免疫增强剂临床上应用较为广泛的主要有:卡介苗、短小棒状杆菌、香菇多糖等;②过继性免疫制剂:属于此类的有淋巴因子激活的杀伤细胞(LAK)、细胞毒性T细胞(CTL)等以及一些细胞因子,如白细胞介素-2(IL-2)、肿瘤坏死因子(TNF)、干扰素(IFN)等。

5. **中药治疗**　可用于预防和治疗胃癌化疗中的副作用,如恶心、呕吐、腹胀、食欲下降,白细胞、血小板减少和贫血等。

6. **基因治疗**　主要有抑癌基因治疗、自杀基因治疗、反义基因治疗、核酶基因转染治疗和基因免疫治疗等。虽然这些治疗方法目前多数还仅限于动物试验,但正逐步走向成熟,有望将来

Notes

成为胃癌治疗的一种新方法。

二、胃　肉　瘤

（一）恶性淋巴瘤

胃原发性恶性淋巴瘤（gastric malignant lymphoma）占胃恶性肿瘤的 2%～7%，占胃肉瘤的 70%～80%，占全身恶性淋巴瘤的 2.4%。该病可见于任何年龄，45～60 岁居多，男性较女性偏多。病因尚不清，可能与 HP 感染有关。

1. 病理　胃恶性淋巴瘤，主要有黏膜相关淋巴样组织（mucosa-associated lymphoid tissue, MALT）淋巴瘤，为低度恶性（indolent）B 细胞淋巴瘤和高度恶性（aggressive）弥漫大 B 细胞淋巴瘤（diffuse large B-cell lymphoma, DLBCL），还有滤泡性淋巴瘤，套细胞淋巴瘤等 B 细胞淋巴瘤，成人白血病淋巴瘤等 T 细胞淋巴瘤，但 MALT 淋巴瘤和 DLBCL 以外者少见。多见于胃体中部小弯侧和后壁，始于胃黏膜相关淋巴样组织，逐渐向四周蔓延并侵犯全层。瘤体两面的黏膜或浆膜可隆起但外观完整，随着病情进展黏膜表面可形成溃疡、出血或浸透胃壁全层致穿孔。恶性淋巴瘤以淋巴转移为主，也可以累及骨髓，脾脏等器官。

2. 临床表现　无特异性，常被误诊为胃溃疡或胃癌等疾病，误诊率高达 90% 以上。临床上以上腹痛最为常见，其次为恶心、呕吐、食欲减退、呕血、黑便及体重下降等。体征主要有贫血、腹部包块、肝脾肿大、恶液质等。

3. 诊断　确定诊断需满足以下条件：①无浅表淋巴结肿大；②血白细胞总数和分数正常；③胸片无纵隔淋巴结肿大；④肝、脾正常；⑤手术时除胃周有淋巴结肿大外，无肠系膜淋巴结等其他组织受累。

（1）X 线钡餐检查：确诊率在 15% 上下。可分为肿块、溃疡和浸润三种类型，其中以肿块型最为常见。表现为多数大小不等的充盈缺损，从数毫米到数厘米，彼此可相连，也可分散存在，其间黏膜显示多发浅溃疡或深糜烂。病变多累及两个分区以上，但胃壁的柔软性改变不大，透视下观察胃腔可随着胃内气量增加而充分扩开。

（2）内镜检查：可见肿块、溃疡、黏膜皱襞粗大以及类似早期胃癌外观等改变。因胃恶性淋巴瘤源于黏膜下层，故取活检时如取材太浅、太小，常难以作出正确诊断，诊断正确率仅为 29%。对可疑病人若首次检查未能确诊，应反复多次检查。采用大口径内镜钳对肉眼可疑部位进行多点活检或行黏膜下切除活检也能提高诊断率。

（3）内镜超声扫描（EUS）：EUS 法诊断胃恶性淋巴瘤的准确率在 77%～93%，在判断浸润深度方面其准确率可达 92%，在判断淋巴结转移方面准确率为 77%。EUS 法对一些黏膜下小病灶诊断准确性不够。

（4）CT 扫描：表现为胃壁局部或弥漫性增厚，可达 4cm。黏膜纹粗大，仅有轻度的对比增强，此点与浸润型胃癌呈明显对比增强有所不同。此外胃淋巴瘤常可见肾蒂上下及腹主动脉旁淋巴结肿大。

（5）分子生物学诊断技术：包括 Southern 印迹基因重组和聚合酶链反应（PCR）。这些方法敏感性较高，对少数内镜活检仍难以确诊的病人及治疗后复发的病人均具有较高的敏感性。

4. 治疗

（1）抗幽门螺杆菌治疗：治疗后约 60%～70% 的病人瘤灶消退，无效者仅占 15%～30%。对于伴幽门螺杆菌感染的早期胃淋巴瘤，仅需抗幽门螺杆菌感染即可。对于 Ⅲ、Ⅳ 期病人，消灭幽门螺杆菌后再行放、化疗可明显提高肿瘤完全消退率。

（2）化疗：对于幽门螺杆菌阴性，或晚期的病人，化疗可明显提高 5 年生存率。常用的化疗方案为 CHOP 和 CHOP-BLEO 方案。靶向治疗对于胃淋巴瘤病人也有很好的疗效。

（3）放疗：对于幽门螺杆菌阴性或者存在其他部位转移，以及治疗后复发的病人，放疗的主要副作用为消化道出血和穿孔。

（4）手术治疗：胃 MALT 淋巴瘤曾采用外科治疗，由于病灶多发、范围广，多行全胃切除术，并按胃癌治疗标准行淋巴结清除术。近年来，首选抗幽门螺杆菌治疗。除菌治疗不适应者应行放疗和化疗。只有不适应放疗和化疗者，或存在出血、穿孔、肿瘤巨大或症状明显才考虑手术治疗。一般仅需行适当范围的胃切除，再加非外科治疗。有一种例外情况，即合并胃癌者则应选择施行全胃切除。

（二）胃间质瘤

过去多称之为胃平滑肌（肉）瘤，现在认为属于胃肠道间质瘤（gastrointestinal stromal tumours，GISTs）范畴。该肿瘤源于胃肠道未定向分化的间质细胞，具有 *c-kit* 基因突变，kit 蛋白（CD117）高表达的生物特性。胃间质瘤约占全部 GISTs 的 50%～60%，在胃的恶性肿瘤中占 1%～3%。可见于胃的任何部位，但以近侧胃为多见。发病年龄在 40～80 岁之间，性别无差异。

1. **病理**　分界清楚，呈球形或半球形，质地坚韧，表面呈结节或分叶状。可单发也可多发，大小从 1cm 以下到 20cm 以上不等。如肿瘤增长速度较快、瘤体生长较大可造成瘤体内出血、坏死及囊性变，并在黏膜表面形成溃疡。胃间质瘤的主要转移途径为种植转移和血行转移，常见的部位为腹、盆腔，其次为肝脏。淋巴结转移不多见。免疫组化染色是 GIST 诊断的主要依据，目前认为 CD117、DOG-1 是主要的诊断指标，CD34 阳性率在 60%～70%。临床上根据瘤体大小和核分裂象将 GIST 的危险度分为四级，具体如下（表 37-3）：

表 37-3　GIST 的危险度分级

危险度分级	瘤体直径（cm）	核分裂象（50 高倍视野）	肿瘤原发部位
极低	<2	≤5	任何部位
低	>2 且≤5	≤5	任何部位
中	≤2	>5	非胃原发
	>2 且≤5	<5	胃
	>5 且≤10	≤5	胃
高	任何	任何	肿瘤破裂
	>10	任何	任何部位
	>5	>5	任何部位
	>2 且≤5	>5	非胃原发
	>5 且≤10	≤5	非胃原发

2. **临床表现**　①消化系统症状：无特征性，主要包括上腹部疼痛或不适以及恶心与呕吐；②消化道出血：很多病人以消化道出血为第一症状就诊，有时出血量较大，需急诊手术止血；③上腹部肿块。

3. **诊断**

（1）X 线钡餐检查：多表现为凸向胃腔的透光影，肿瘤形态一般比较规则，为类圆形，很少显示分叶状。瘤体表面光滑、基底胃壁较柔软。有以下三个特征性现象：①桥状皱襞：肿瘤附近的胃黏膜纹部分爬上肿瘤表面，但未到其顶端时即展平消失。而胃癌的黏膜纹均在肿瘤外围断裂；②脐样溃疡：在肿瘤的顶端可见边缘整齐的圆形充盈缺损，有时在充盈缺损的中心可见典型的脐样溃疡龛影。直径多在 0.5～1.0cm；③吻触现象：较大的肿瘤有时与对侧胃壁发生部分接触，在造影片上显示不规则地图样环形钡影。

（2）胃镜检查：边界不甚清晰，呈结节状或不规则隆起，表面可出现糜烂溃疡，并伴有出血。周边黏膜可呈结节状或颗粒状浸润表现。桥状皱襞常不明显。用活检钳触之较固定，质韧

Notes

且硬。

（3）影像学检查：超声检查若见直径大于 5cm，内部回声出现点片状强回声反射。CT 横断面图像可显示胃壁的厚度，可判断较大的肿瘤有无中心坏死、向腔外发展的肿瘤有无与周围组织浸润转移等。较大的胃间质瘤因其坏死较多，故中央低密度现象更为常见。此外可见肿瘤周围组织器官受挤压移位的表现。

4. 鉴别诊断

（1）胃癌：特别是中晚期隆起型胃癌常需与胃间质瘤相鉴别，胃癌一般范围较大，形态不规则，呈菜花样，黏膜表面明显粗糙，凹凸不平，常有溃疡出血。胃镜活检多能确诊。

（2）胃外肿物或脏器压迫：胃外肿物压迫其隆起形态与大小多不恒定，边界不清晰。向胃内充气后，可见隆起明显；抽出气体后，隆起则缩小或消失。表面黏膜完整，外观正常，用钳触之无黏膜下滚动感。超声内镜可清晰地显示肿物位于胃壁第 5 层以外。

5. 治疗

（1）手术治疗：根据肿瘤的部位可选择局部切除、近端或远端胃大部切除术及全胃切除术，切除线应距肿瘤边缘 1cm 以上且病理检查切缘阴性。一般不主张常规扩大切除范围或系统性淋巴结清扫。为避免肿瘤破溃及腹膜种植，腹腔镜手术对于胃间质瘤应慎重。术后 5 年生存率可达 50% 左右。

（2）药物治疗：CD117 阳性病人对酪氨酸激酶抑制剂甲磺酸伊马替尼有较好的疗效。具体适应证为：①复发、转移的病人；②难以获得阴性切缘；③需要联合脏器切除；④切除需要牺牲脏器功能（全胃切除、腹会阴联合切除等）；⑤不能耐受手术的病人；⑥中高风险的术后病人因其复发转移的可能性较大，也可用甲磺酸伊马替尼进行辅助治疗。甲磺酸伊马替尼的剂量一般推荐 400mg/d；前两者需长期服用，后者目前认为需连续服用 3 年。甲磺酸伊马替尼耐药的病人可用苹果酸舒尼替尼代替之。胃间质瘤对传统化疗药物不敏感，手术后病人无须进行传统化疗。

更为少见的胃恶性肿瘤还有胃神经纤维肉瘤、黏液肉瘤、纤维肉瘤、血管肉瘤、恶性神经鞘瘤等。

三、胃的良性肿瘤

胃的良性肿瘤占全部胃肿瘤的 2%，按其组织发生分为 2 类：①黏膜上皮良性肿瘤，如腺瘤或腺瘤样息肉，占胃的良性肿瘤的 3/4。组织上源于黏膜或腺体上皮，多见于胃窦部，外观呈息肉状，单发或多发，大小从数毫米到数厘米不等，有恶变倾向，尤其是直径 2cm 以上广基腺瘤。经胃镜检查和活检可获正确诊断；②间叶组织良性肿瘤：主要有平滑肌瘤、脂肪瘤、血管瘤、纤维瘤、神经纤维瘤等。最常见的为平滑肌瘤，多见于胃窦和胃体部，圆形或椭圆形，一般小于 2cm，较大的肿瘤黏膜表面可形成溃疡。肿瘤可以位于胃壁内，也可向胃腔内和（或）外生长。胃的良性肿瘤常见的临床表现有：①上腹部不适或腹痛；②消化道出血；③贲门或幽门梗阻及腹部包块等。X 线造影检查、胃镜检查、超声检查及 CT 检查等有助于诊断。

治疗：因为临床上难以完全除外胃恶性肿瘤，且部分良性胃肿瘤有可能恶变以及出现各种严重的并发症，故主张确诊后积极地手术治疗。根据肿瘤的大小、部位以及有无恶变倾向选择内镜下切除术（腺瘤或腺瘤样息肉）、胃局部切除术、胃大部切除术或全胃切除术。术中应作冷冻病理检查，以及时发现恶变者。

（秦新裕）

第四节　十二指肠憩室

十二指肠憩室（duodenal diverticulum）是部分肠壁向外扩张所形成的袋状突起。十二指肠憩室是消化道常见病,在正常人群中发生率约为1%～2%,而尸检发生率则高达10%～20%。

（一）病因和病理

分为两类:①原发性或假性憩室:临床上所见多为此类憩室。憩室壁主要由黏膜、黏膜下层及浆膜构成,肌纤维很少。其形成与先天性十二指肠壁局限性肌层缺陷有关。因肝外胆管、胰管和血管穿过肠壁处肌层较为薄弱,故憩室多发于十二指肠降部,解剖上与胰腺关系密切,多数在胰腺的后方,部分可深入胰腺内。原发性十二指肠憩室多见于50岁以上人群,青年人则少见,其原因一般认为与长期肠腔内压力增高有关。②继发性或真性憩室:憩室壁由肠壁全层构成,其成因与邻近器官炎症粘连、牵拉有关,临床上少见。90%的憩室为单发,余者可同时患有二个以上的憩室。憩室多为圆形或呈分叶状,颈部窄、底部宽。大多数憩室并无临床症状,一些较大的憩室因憩室颈窄小,进入

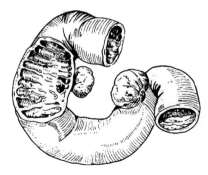

图37-16　十二指肠憩室

其内的肠内容物因排空不畅而继发憩室炎、溃疡、结石形成、出血、穿孔等并发症。憩室膨胀时可因压迫周围组织十二指肠、胆总管和胰腺,并引起相应的临床表现(图37-16)。

（二）临床表现

绝大多数病人无任何症状,有症状者不超过5%。仅在合并下述两种情况时才出现临床症状。其一是憩室内消化液、食物潴留使憩室膨胀时,病人多表现为间歇性上腹部饱胀、不适、隐痛、恶心及嗳气等,饱食后加重;其二是并发炎症、溃疡、结石时,病人可表现为持续性腹痛,憩室部位有压痛。十二指肠乳头附近的憩室可因胆管或胰管受压而引起梗阻性黄疸、胆管炎、胆石症和急、慢性胰腺炎。

（三）诊断与鉴别诊断

由于十二指肠憩室即使有症状也无特异性,所以难以依靠临床表现作出十二指肠憩室的诊断。临床上主要的检查方法有X线钡餐和十二指肠镜检查。

1. X线钡餐检查　多在体检或检查其他疾病时偶然发现。可见与十二指肠腔相连的圆形或分叶状充钡阴影,轮廓整齐,周围可见一窄透光带。十二指肠内钡剂排空后仍可见其内钡存留。立位可见憩室内呈现气、液、钡分三层的现象。十二指肠低张造影可提高憩室发现率。

2. 十二指肠镜检查　可对憩室的部位、大小、形态等作出较为准确的判断,通过胰胆管造影可明确与胰胆管的关系。

3. CT检查　可显示突入胰腺内的十二指肠憩室。

（四）治疗

1. 非手术治疗　包括调节饮食、抗酸、解痉、抗炎和体位引流等。

2. 手术治疗　适用于:①内科治疗无效,确属有症状憩室者;②有并发症者,如憩室大出血、穿孔以及由憩室引发的十二指肠梗阻、胆管炎、胰腺炎、胆胰综合征等。手术方法包括:憩室内翻缝合术、憩室切除术和各种转流术,常用的是胃大部切除术。

（秦新裕）

第五节　良性十二指肠淤滞症

（一）病因和病理

良性十二指肠淤滞症(benign duodenal stasis)系因肠系膜上动脉压迫十二指肠水平部而引起梗阻,导致十二指肠近段淤滞、扩张,临床上出现上腹部胀满、腹痛、恶心与呕吐等一系列症

Notes

状,因其主要原因为肠系膜上动脉发出位置过低,肠系膜上动脉与主动脉之间夹角过小(图 37-17),故也称之为肠系膜上动脉压迫综合征(superior mesenteric artery syndrome)。此外,十二指肠悬韧带过短牵拉、腹腔内粘连、内脏下垂牵拉肠系膜及环状胰腺也可引发该病。本病发病年龄平均在 30 岁左右,男、女比例大致相等,多见于体重偏轻及高分解状态的病人如大面积烧伤病人。

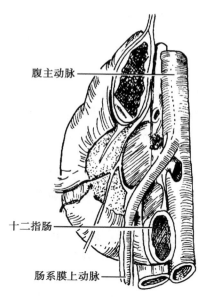

图 37-17   十二指肠水平部与腹主动脉和肠系膜上动脉之间的关系

（二）临床表现

主要为反复发作性上腹部饱胀、腹痛、呃逆、恶心及呕吐。呕吐多在进食后 15 ~ 40 分钟出现,部分病人有呕吐宿食史,呕吐物为胃内容物,含有胆汁。发病时采取俯卧或胸膝位可使约 2/3 病人的症状得到缓解。体检时可见上腹膨隆,部分病人可见胃型,无明显腹部压痛与肌紧张,肠音正常。病期较长者可伴有消瘦、体重下降和贫血等。胃肠减压可引出大量胃液。

（三）诊断

1. X 线钡餐   为首选诊断方法,阳性所见有:①近端十二指肠扩张、拉长或有胃扩张;②钡剂在十二指肠水平部远侧脊柱中线处中断,呈整齐的斜行切迹;③有明显的十二指肠逆蠕动,甚至逆流入胃;④近端十二指肠通过延迟,在 2 ~ 4 小时内不能从十二指肠排空;⑤部分梗阻病人可出现体位性缓解,即俯卧位或左侧卧位时十二指肠内钡剂迅速通过水平部。

2. 超声   主要所见为:①肠系膜上动脉与腹主动脉之间夹角<13°,变胸膝位时夹角可>20°;②夹角内的十二指肠水平部最大宽度<10mm;③十二指肠降部及近端水平部扩张呈“漏斗状”或“葫芦状”,十二指肠降部横径>30mm;④夹角内左肾静脉受压,血流呈高速湍流状态,而正常人绝大多数为低速层流;⑤部分病人合并胃等脏器下垂。

（四）治疗

1. 非手术治疗   包括禁食、胃肠减压、维持水、电解质与酸碱平衡及静脉营养支持等。

2. 手术治疗   根据病情可选择十二指肠空肠吻合术、十二指肠空肠悬韧带切断松解术、胃大部切除术、胃空肠吻合术、十二指肠血管前移术、十二指肠环形引流术等,其中前两种术式较为常用。

（秦新裕）

第六节   十二指肠肿瘤

十二指肠肿瘤较为少见,在十二指肠肿瘤中,以十二指肠癌相对多见,约占胃肠道恶性肿瘤的 0.35%。按部位分以十二指肠降部最为多见,其中十二指肠乳头癌占 50% ~ 65% 左右。大体病理上可将十二指肠癌分为四型:息肉型、溃疡型、环状溃疡型和弥漫浸润型,其中多为息肉型和溃疡型。镜下主要为乳头状腺癌和管状腺癌。临床上早期无症状或症状轻微,随着病情的进展,根据其发生部位和生长方式的不同可出现:①腹痛:为原发性十二指肠癌的主要症状,常与十二指肠溃疡相似,但进食或抑酸药不能使之缓解,如肿瘤侵及胰腺或后腹膜时可出现腰背部放射痛;②黄疸:十二指肠乳头癌常以梗阻性黄疸为首发症状,其原因为肿瘤阻塞了壶腹部所致。因肿瘤常有坏死后脱落,故黄疸程度可有波动,但总体上为逐渐加深;③恶心、呕吐:约 1/3 ~ 1/2 的病人有恶心、呕吐,其原因为肿瘤的生长导致了十二指肠腔的堵塞或狭窄。根据呕

Notes

吐物是否含有胆汁可初步判定肿瘤与十二指肠乳头的关系;④贫血与出血较为常见,主要表现为慢性失血,如黑便,偶有呕血。十二指肠癌的诊断主要依赖十二指肠镜、十二指肠低张造影、超声与 CT 等影像学方法。手术切除仍然是病人可能获得根治的唯一方法,胰十二指肠切除术为首选术式;此外还可以根据病人的实际情况选择节段性十二指肠切除术、乳头部局部切除术、胃大部切除术等。晚期不能根治的病人可行姑息性手术,目的在于解决因肿瘤所引起的胆道和胃出口梗阻。方法主要有:胆总管空肠吻合术、胃空肠吻合术;内镜下置入胆管或十二指肠支架;DSA 引导下 PTCD 或胆管支架置入等。

除十二指肠癌外,较为常见的十二指肠肿瘤为十二指肠间质瘤;更为少见的有十二指肠神经内分泌肿瘤、十二指肠恶性淋巴瘤、十二指肠脂肪肉瘤和十二指肠良性肿瘤。

（秦新裕）

第三十八章　小肠疾病

第一节　解剖生理概要

（一）小肠的解剖

小肠分十二指肠、空肠和回肠三部分,正常成人小肠全长约 5m 左右,其中空肠约占 2/5,回肠约占 3/5,但个体差异很大。十二指肠起自胃幽门,止于十二指肠空肠曲,全长约 25cm。十二指肠的位置既深且固定。十二指肠与空肠交界处位于横结肠系膜根部,第 2 腰椎的左侧,被十二指肠空肠悬韧带(Treitz 韧带)所固定。空肠与回肠盘曲于横结肠系膜下区的腹腔内,呈游离的肠袢,活动性甚大,仅通过小肠系膜附着于腹后壁。空肠肠腔较宽,壁较厚,黏膜有许多高而密的环状皱襞,隔着肠壁即可摸到这些皱襞,肠道愈向下则皱襞愈低而稀,至回肠远端常消失。回肠主要位于下腹与盆腔内,由于黏膜皱襞逐渐减少,随着回肠下行,肠管亦逐渐变细,肠壁逐渐变薄。回肠末端通过回盲瓣在右下腹与盲肠连接。

空肠和回肠的血液供应来自肠系膜上动脉,该动脉从腹主动脉分出,在胰腺颈部下缘穿出,跨过十二指肠横部,进入小肠系膜根部;分出胰十二指肠下动脉、中结肠动脉、右结肠动脉、回结肠动脉和 12~16 支空肠、回肠动脉;各支相互吻合形成动脉弓,最后分出直支到达肠壁。近端小肠的动脉仅有初级动脉弓,直支较长,故系膜血管稠密,愈向远端则可有二级和三级动脉弓,因而分出的直支较短。小肠静脉的分布与动脉大致相同,最后汇合成肠系膜上静脉,其与肠系膜上动脉并行,在胰颈的后方与脾静脉汇合形成门静脉。

空肠黏膜下有散在性孤立淋巴小结,至回肠则有许多淋巴集结(Peyer 集结)。小肠淋巴管起始于黏膜绒毛中央的乳糜管,淋巴液汇集于肠系膜根部的淋巴结,再经肠系膜上动脉周围淋巴结,腹主动脉前的腹腔淋巴结而至乳糜池。

小肠接受自主神经支配,交感神经的内脏神经以及部分迷走神经纤维在腹腔动脉周围及肠系膜动脉根部组成腹腔神经丛和肠系膜上神经丛,然后发出神经纤维至肠壁。交感神经兴奋使小肠蠕动减弱,血管收缩;迷走神经兴奋使小肠蠕动增强,肠腺分泌增加,并使回盲部括约肌松弛。小肠的痛觉由内脏神经的传入纤维传导。

肠黏膜的表面有大量肠绒毛,绒毛为肠上皮所覆盖,肠上皮由柱状细胞、杯状细胞和内分泌细胞所构成。柱状细胞又称吸收细胞,是主要的肠上皮功能细胞,约占肠上皮细胞总数的 90%,具有吸收功能,在细胞的游离面有大量密集的细绒毛,形成刷状缘。在绒毛下固有层内有肠腺,其顶端开口于绒毛之间的黏膜表面。肠上皮不断地更新,每 3~7 天为一更新周期。在固有膜的网状结缔组织间隙中有很多淋巴细胞,包括 T 和 B 淋巴细胞,还有许多浆细胞、巨噬细胞。因此,小肠具有免疫功能。

（二）小肠的生理

小肠是食物消化和吸收的主要部位。生理情况下,肠道内有很多细菌,在肠梗阻或炎症状态下,肠道内细菌数量会显著增多。因此,在防御肠源性感染方面,肠屏障具有关键作用,这是肠道所具有的特定功能,能阻止肠道内细菌、毒素逸至肠道外。肠道细菌移位是肠腔内固有菌群在肠道外的内环境中重新分布。除胰液、胆汁和胃液可继续在小肠内起消化作用外,小肠黏膜腺体也分泌含有多种酶的碱性肠液,其中最主要的是多肽酶(肠肽酶),其能将多肽分解为可被肠黏膜吸收的氨基酸。食糜在小肠内分解为葡萄糖、氨基酸、脂肪酸后,即被小肠黏膜吸收。小肠黏膜上约有 500 万个绒毛,每个绒毛被柱状上皮细胞多层覆盖,含有一个毛细血管袢和淋巴管(乳糜管),因而使吸收面积大为增加,构成约 $10m^2$ 的吸收面。葡萄糖、氨基酸及 40% 脂肪酸由毛细血管吸收,经门静脉到达肝。其余 60% 脂肪酸则由乳糜管吸收,到达乳糜池和胸导管。除食物外,小肠还吸收水、电解质、各种维生素,以及包括胃液、胆汁、胰液、肠液和脱落的消化道上皮细胞所构成的大量内源性物质。男性成人这些内源性物质的液体量估计每天达 8000ml 左右,因此小肠疾病如肠梗阻或肠瘘发生时,可引起严重的营养障碍和水、电解质平衡失调。

小肠的运动可分为两大类:第一类系蠕动所形成的前进推动力,带着食糜团沿着肠道下行。第二类是使食糜混合并使之与肠黏膜密切接触,这一类运动又可分为:①有节律的分节运动;②来回的摆动运动。第一类的蠕动主要依靠肠系膜上完整的神经丛所控制,但肠腔内容物亦可传导蠕动波。第二类运动在已被切断、无神经丛的肠袢上仍可见到。

小肠的大量内分泌细胞具有分泌激素的功能,它们能摄取胺前身物质,脱羧后产生多肽激素,现已知的肠道内分泌激素有生长抑素、胃泌素、胆囊收缩素、胰液素、胃动素、抑胃多肽、神经降压素、胰高血糖素等。它们的生理功能有的比较明确,有的尚不完全清楚。

第二节　小肠炎性疾病

一、克　罗　恩　病

本病的特征是肠壁全层受累,病变呈跳跃性非特异性肉芽肿性炎症。Crohn(克罗恩)首先描述此病的病理与临床症状。本病虽多发于末端回肠,但也可在消化道的其他部位发生,因此曾有局限性肠炎、回肠结肠炎、非特异性肠炎等名称,然而均不能显示疾病累及范围和性质。目前有称之为炎性肠道疾病(inflammatory bowel disease,IBD)并得到赞同与应用,但又将溃疡性结肠炎包括其内。因此,多数学者认为在病因未明确前仍称为克罗恩病较为合适。

（一）病因

至今仍不清楚,所涉及的各种病因学说包括食物、细菌、化学物质、损伤、供血不足,甚至精神心理因素等,但均未能得到证实。从 Crohn 病病人同时有虹膜炎、葡萄膜炎、结节性红斑、坏疽性脓皮病、口腔溃疡、游走性关节炎、γ-球蛋白升高等表现,激素治疗又可缓解症状等方面推测,本病的发生与自身免疫有关,而某种细菌或病毒可激发这种免疫反应,但均未能进一步证实其发病机制。

（二）病理

Crohn 病可侵及胃肠道的任何部位,最多见于回肠末段,可同时累及小肠、结肠,病变局限在大肠者较少见。本症的病理特征是肉芽肿性炎症病变,病变累及全层肠壁并侵及局部淋巴结。病变肠管浆膜面充血水肿,纤维素渗出;黏膜增厚,可出现裂沟状深溃疡,黏膜水肿呈卵石路面状;肠壁肉芽肿形成,可使病变肠腔变窄,近端肠管有扩张,常有单发或多发的狭窄并发完全或不完全的肠腔梗阻。病变的分布呈跳跃状,病变间有正常肠段。受累的肠系膜也有水肿、增厚和淋巴结炎性肿大。病变肠袢与周围组织、器官常粘连,或因溃疡穿孔进而形成内瘘或外瘘。

Crohn 病急性期时,黏膜表面呈现充血水肿,并有口疮样溃疡,开始时是淋巴滤泡的细小脓肿,以后形成浅表溃疡,这一病理改变可在肠镜检查时被观察到,这些溃疡虽无特异性,但被认为是 Crohn 病的早期病理改变。Crohn 病的急性期与慢性期之间是否相关尚不清楚。急性病人经一般治疗后可痊愈,不转为慢性期;而有些慢性 Crohn 病一开始即表现为慢性而不经过急性阶段。因此,它们可能是一种疾病的不同表现。

Notes

（三）临床表现

本病可发生在任何年龄,但60%的病人小于40岁,男女发病率大致相等。症状除因病变部位不同而不同外,还与发病缓急、严重程度以及有无并发症有关。多数病人难以确定发病的时间,症状隐匿,病程较长,症状越来越重,缓解期也愈来愈短。最突出的症状是间歇发作的腹部不适和疼痛,这是由于部分肠梗阻所引起。急性发作期或活动期后,腹痛可以减轻,但以后由于肠腔狭窄,腹痛越来越频繁加重。腹泻亦是主要症状,为不成形稀便,但很少有脓血便。病人也常有低热、乏力、食欲减退、贫血及消瘦等。

病人除因腹痛、腹泻外,常因并发症而就诊。并发症有:①肠梗阻:病程后期肠腔狭窄,不全性肠梗阻成为主要症状,少数病人可出现完全性肠梗阻。②便血:大便隐血可呈阳性,31%病人可有便血,量一般较少,结肠病变者便血较多;③穿孔:发生率为1%～2%,90%发生在末端回肠,10%在空肠,多发生在肠系膜对侧缘,急性穿孔继发急性腹膜炎、腹腔脓肿。慢性穿孔可导致肠外瘘或与邻近器官相通成内瘘;④潜在恶性变:在长期慢性Crohn病的病人,小肠恶性肿瘤的发生率6倍于一般人群,大肠是4～6倍。

（四）诊断与鉴别诊断

X线钡餐和钡灌肠检查有助于诊断,气钡双重对比造影可显示黏膜病变。裂沟状深溃疡,黏膜呈鹅卵石样形状,病变呈跳跃式,肠腔狭窄、管壁僵硬,近端肠管扩张,而狭窄部呈线状征(string sign)都提示为Crohn病。

Crohn病有时与肠结核很难鉴别。如病变仅限于结肠者,则需与溃疡性结肠炎鉴别。少数病人发病较急,易误诊为急性阑尾炎,但急性阑尾炎一般无以往低热、腹泻病史,右下腹压痛较局限,白细胞计数增加较显著。

（五）治疗

在疾病的不同阶段,治疗方式有所差别。

1. 活动期治疗　对轻至中度活动的Crohn病,应首选氨基水杨酸药物治疗。病变高度活动时,可选择肾上腺皮质激素。对远端结肠病变,使用短效激素(布地奈德)灌肠具有全身副作用小、收效快的特点。使用激素之前,应行腹部CT检查,以除外腹腔脓肿的可能。激素治疗成功后,应逐步撤药,如病人未用过氨基水杨酸,可由激素逐渐过度至氨基水杨酸进行维持治疗。

2. 维持治疗　使用皮质类固醇、免疫抑制剂或手术方式成功诱导活动病变进入缓解期后,则进入维持治疗阶段。肾上腺皮质激素或免疫抑制剂由于副作用较大,不适宜维持治疗。维持治疗的首选药物仍为氨基水杨酸类。肠外或肠内营养支持也可用于Crohn病的维持治疗。

3. 手术治疗　适应证为并发的肠梗阻,慢性肠穿孔后形成腹腔脓肿,肠内瘘或外瘘,消化道出血,腹膜炎以及诊断上难以排除癌肿者。手术方式主要有肠部分切除和吻合术、短路及旷置手术。

Crohn病行肠切除术,应考虑切除端距病变的距离及切除的范围。由于在肉眼观察正常肠管的黏膜下层和肌层可能仍有病变,故切除端应距肉眼观察到的病变边缘10cm,以免吻合口部病变很快复发(高达50%以上)。多处病变不能作一次切除,只切除有并发症的病变肠管,过多的切除将导致短肠综合征。单纯短路手术只用于有肠梗阻且病变范围广、手术创伤大,病人条件差的病例。因误诊为阑尾炎而手术中发现为本病时,如无梗阻、穿孔等并发症,不必作肠切除术;阑尾是否切除仍有争议,若盲肠、末段回肠病变明显,切除阑尾后容易发生残端瘘。

二、急性出血性肠炎

病因尚不明确,在病程的不同阶段可表现为不同的病理改变,又称为急性坏死性肠炎、急性出血坏死性肠炎、节段性出血坏死性肠炎等。由于血便是本病最主要的症状,故称为急性出血性肠炎较为适宜。

Notes

（一）病因和病理

曾认为本病与细菌感染或过敏有关。近年来认为本病的发生与 C 型 Welch 杆菌的 β 毒素有关；肠道内缺乏足够破坏 β 毒素的胰蛋白酶亦促使本病发生，长期进食低蛋白饮食可使肠道内胰蛋白酶处于低水平，肠道蛔虫也可分泌一种胰蛋白酶抑制物，故患蛔虫病病人的胰蛋白酶活性受抑制，可能发生本病。

病变主要在空肠或回肠，结肠与胃较少发生。病变与病变之间可有明显分界的正常肠管，但严重时病变可融合成片，甚至累及全部小肠。肠管扩张，肠壁各层可呈水肿、炎性细胞浸润、充血、广泛出血、坏死和溃疡形成，甚至穿孔，并附有黄色纤维素性渗出和脓苔。病变多发生在对肠系膜侧。受累肠段的系膜也有充血和水肿，腹腔内有混浊或血性渗液。

（二）临床表现

急性腹痛、腹胀、呕吐、腹泻、便血及全身中毒症状为主要临床表现。腹痛呈阵发性绞痛或持续性痛伴阵发加剧，随之有腹泻，多数为血水样或果酱样腥臭血便。少数病人腹痛不明显而以血便为主要症状。病人有中等程度发热，可有寒战。多数病人有恶心、呕吐。腹部检查有不同程度的腹胀、腹肌紧张、反压痛，当肠壁坏死或穿孔时，可有明显的腹膜炎征象，有时可触及充血水肿增厚的肠袢所形成的肿块。肠鸣音一般减弱。严重的病人往往在入院时已出现中毒性休克。

诊断上需与肠套叠、Crohn 病、中毒性菌痢或急性肠梗阻等相鉴别。

（三）治疗

一般采用非手术治疗，包括：①维持内稳态平衡，纠正水、电解质与酸碱紊乱，需要时可少量多次输血；②禁食、胃肠减压；③应用广谱抗生素和甲硝唑以控制肠道细菌特别是厌氧菌的生长；④防治脓毒血症和中毒性休克；⑤应用静脉营养，既可提供营养又可使肠道休息；⑥生长抑素有利于控制腹泻和血便。

手术适应证：①有明显腹膜炎表现，或腹腔穿刺有脓性或血性渗液，怀疑有肠坏死或穿孔；②反复肠道大量出血，非手术治疗无法控制；③肠梗阻经非手术治疗不能缓解，反而加重；④全身中毒症状无好转，局部体征持续加重；⑤诊断未能确定者。

手术中对肠管坏死、穿孔或大量出血且病变局限者可行肠管部分切除吻合。如病变广泛，可将穿孔、坏死部切除，远近两端肠管外置造口，以后再行二期吻合。急性出血性肠炎严重时可累及大部分肠管，手术时必须仔细判断肠管生机，不可因炎症水肿、片状或点状出血而贸然行广泛肠切除，导致后遗的短肠综合征。手术后仍应给予积极的药物及支持疗法。

三、肠 结 核

肠结核是结核分枝杆菌侵犯肠管所引起的慢性特异性感染。我国在 20 世纪 60 年代由于应用了有效的抗结核药物，结核病的发生率曾有明显下降。90 年代以后，由于耐药菌株的产生，发病率有上升的趋势。外科所见的肠结核多为因病变引起肠狭窄、炎性肿块和肠穿孔而需要手术治疗的病人。

（一）病因和病理

临床以继发性肠结核多见。肺结核是最常见的原发病变，开放性肺结核病人常咽下含有结核分枝杆菌的痰液而引起继发性肠结核。在粟粒性结核的病人，结核分枝杆菌可通过血行播散而引起包括肠结核的全身性结核感染。肠结核病变85%发生在回盲部，在病理形态上可表现为溃疡型和增生型，也可以两种病变并存。

溃疡型肠结核的特点是沿着肠管的横轴发展，病变开始于肠壁淋巴集结，继而发生干酪样坏死，肠黏膜脱落而形成溃疡。在修复过程中容易造成肠管的环形瘢痕狭窄。病变局部多有肠壁纤维组织增生与紧密粘连，常同时伴有腹膜和肠系膜淋巴结核。发生溃疡急性穿孔较为少见,而慢性穿孔多局限成腹腔脓肿或形成肠瘘。增生型肠结核的特点是黏膜下层大量结核性肉芽肿和纤维组织增生,黏膜隆起呈假性息肉样改变,也可有浅小的溃疡。由于肠壁增厚和变硬,以及与周围组织粘连,容易导致肠腔狭窄和梗阻。

（二）临床表现

肠结核可能是全身性结核的一部分,因此,病人多有低热、盗汗、乏力、消瘦、食欲减退等结核病的全身症状,腹部症状则因病变类型有所不同。

溃疡型肠结核的主要症状为慢性腹部隐痛,偶有阵发性绞痛,以右下腹及脐周围为著,常有进食后加剧,排便后减轻。腹泻稀便,也有腹泻和便秘交替出现,除非病变侵犯结肠,一般粪便不带黏液和脓血。检查右下腹有轻度压痛,肠鸣音活跃。当病变发展到肠管环形瘢痕狭窄或为增生型肠结核时,则主要表现为低位不完全性肠梗阻症状。腹部见有肠型,肠鸣音高亢,右下腹常可触及固定、较硬且有压痛的肿块。发生慢性肠穿孔时常形成腹腔局限脓肿,脓肿穿破腹壁便形成肠外瘘。

（三）诊断

除了血象、红细胞沉降率、胸部 X 线片等一般检查外,须做 X 线钡餐或钡剂灌肠检查,纤维结肠镜可观察结肠乃至回肠末端的病变,并可做组织活检。肠结核的诊断应具有下列条件之一:①病变组织病理检查证实有结核结节及干酪样变化;②病变组织中找到结核分枝杆菌;③手术中发现病变,肠系膜淋巴结活检证实有结核病变。

（四）治疗

应以内科治疗为主,当伴有外科并发症时始考虑手术治疗。除急诊情况外,原则上手术前应进行抗结核治疗和支持疗法,特别是有活动性肺结核或其他肠外结核的病人,待病情稳定后再行外科手术。

手术适应证:①病变穿孔形成局限性脓肿或肠瘘;②病变导致肠梗阻;③不能控制的肠道出血;④病变游离穿孔合并急性腹膜炎。后两种情况较为少见。

手术方式应根据病情而定:①急性肠穿孔修补是在有急性炎症、活动性结核病灶上进行,失败率甚高,故应争取行病变肠段切除吻合;②瘢痕形成的小肠梗阻作肠段切除吻合,如为多发性病变,可作分段切除吻合,应避免作广泛切除,以保留足够长度的小肠;③回盲部增生病变可作回盲部或右半结肠切除,如病变炎症浸润而固定,可在病变的近侧切断回肠,将远断端封闭,近断端造口或与横结肠作端侧吻合,以解除梗阻,待以后二期手术切除病变肠祥。

四、肠伤寒穿孔

肠穿孔是伤寒病的严重并发症之一,死亡率较高。

（一）病因和病理

伤寒病由沙门菌属伤寒杆菌所引起,经口进入肠道,侵入回肠末段的淋巴滤泡和淋巴集结,引起炎性水肿,在发病的第 2 周开始发生坏死,坏死组织脱落即形成溃疡,当肠腔压力增高时可急性穿孔。由于肠伤寒极少引起腹膜反应与粘连,因此穿孔后立即形成急性弥漫性腹膜炎。80% 的穿孔发生在距回盲瓣 50cm 以内,多为单发。

（二）临床表现和诊断

多发生在伤寒流行的夏、秋季。已经确诊为伤寒病的病人,突然发生右下腹痛,短时间内弥散至全腹,伴有呕吐、腹胀;检查有明显腹部压痛、肠鸣音消失等腹膜炎征象;X 线检查发现腹腔积气;伤寒病人本应是脉缓、白细胞计数下降、体温高,穿孔后反有脉率升高,白细胞计数增加,体温下降;腹腔穿刺可抽到脓液,诊断多不困难。

需特别注意的是少数伤寒病人症状不明显,仅有轻度发热、头痛、全身不适等,不被病人所重视,仍能工作、活动,属逍遥型伤寒病。这类病人发生穿孔时,多表现为右下腹痛伴呕吐,有急

Notes

性腹膜炎的体征,常误诊为急性阑尾炎穿孔。手术时发现阑尾仅有周围炎,而有回肠穿孔。在伤寒流行的地区与季节,应警惕伤寒肠穿孔的可能性,手术时应取腹腔渗液作伤寒菌培养。另外,取血作伤寒菌培养和肥达反应试验,可进一步明确诊断。

（三）治疗

一旦确诊应及时手术治疗。由于伤寒肠穿孔病人一般都很虚弱,故原则是施行穿孔缝合或肠造口术。除非肠穿孔过多,以及并发不易控制的大量肠道出血,才考虑作肠切除术。对术中发现肠壁很薄接近穿孔的其他病变处,也应作浆肌层缝合,预防术后发生新的穿孔。手术结束应清洗腹腔,放置有效的引流。术后应对伤寒病和腹膜炎采用积极的抗感染治疗,并给予肠外或肠内营养支持。

第三节　肠　梗　阻

任何原因引起肠内容物通过障碍,并有腹胀、腹痛等临床表现时,统称肠梗阻,是外科常见急腹症之一。肠梗阻的病因和类型很多,发病后,不但在肠管形态和功能上发生改变,并可导致一系列全身性病理改变,严重时可危及病人的生命。

（一）病因与分类

1. 按梗阻发生的原因分类

（1）机械性肠梗阻:系机械性因素引起肠腔狭小或不通,致使肠内容物不能通过,是临床上最多见的类型。常见的原因包括:①肠外因素,如粘连及束带压迫、疝嵌顿、肿瘤压迫等;②肠壁因素,如肠套叠、肠扭转、先天性畸形等;③肠腔内因素,如蛔虫梗阻、异物、粪块或胆石堵塞等。

（2）动力性肠梗阻:是由于神经抑制或毒素刺激以致肠壁肌运动紊乱,但无器质性肠腔狭小。麻痹性肠梗阻较为常见,多发生在腹腔手术后、腹部创伤或弥漫性腹膜炎病人,由于严重的神经、体液及代谢(如低钾血症)改变所致。痉挛性肠梗阻较为少见,可在急性肠炎、肠道功能紊乱或慢性铅中毒病人发生。

（3）血运性肠梗阻:由于肠系膜血管栓塞或血栓形成,使肠管血运障碍,肠失去蠕动能力,肠腔虽无阻塞,但肠内容物停止运行,故亦可归纳入动力性肠梗阻之中。但是它可迅速继发肠坏死,在处理上与肠麻痹截然不同。

（4）假性肠梗阻:与麻痹性肠梗阻不同,无明显的病因,属慢性疾病,也可能是一种遗传性疾病,但不明确是肠平滑肌还是肠壁内神经丛有异常。表现有反复发作的肠梗阻症状,但十二指肠与结肠蠕动可能正常,病人有肠蠕动障碍、腹痛、呕吐、腹胀、腹泻甚至脂肪痢,肠鸣音减弱。假性肠梗阻的治疗主要是非手术方法,仅在并发穿孔、坏死等情况才进行手术处理。肠外营养是治疗这类病人的一种方法。

2. 按肠壁血运有无障碍分类

（1）单纯性肠梗阻:仅有肠内容物通过受阻,而肠管无血运障碍。

（2）绞窄性肠梗阻:因肠系膜血管或肠壁小血管受压、血管腔栓塞或血栓形成而使相应肠段急性缺血,引起肠坏死、穿孔。

3. 按梗阻部位分类　分为高位小肠(空肠)梗阻、低位小肠(回肠)梗阻和结肠梗阻,后者因有回盲瓣的作用,肠内容物只能从小肠进入结肠,而不能反流,故又称"闭袢性梗阻"。任何一段肠袢两端完全阻塞,如肠扭转,均属闭袢性梗阻。

4. 按梗阻程度分类　分为完全性和不完全性肠梗阻。根据病程发展快慢,又分为急性和慢性肠梗阻。慢性不完全性是单纯性肠梗阻,急性完全性肠梗阻多为绞窄性。

上述分类在不断变化的病理过程中是可以互相转化的。例如单纯性肠梗阻如治疗不及时可发展为绞窄性;机械性肠梗阻如时间过久,梗阻以上的肠管由于过度扩张,可出现麻痹性肠梗

Notes

阻的临床表现;慢性不完全性肠梗阻可因炎性水肿而变为急性完全性梗阻所出现的病理生理改变,在低位梗阻的晚期同样能出现。

（二）病理生理

肠梗阻发生后,肠管局部和机体全身将出现一系列复杂的病理生理变化。

1. 局部变化　机械性肠梗阻发生后,梗阻以上肠蠕动增强,以克服肠内容物通过障碍。另一方面,肠腔内因气体和液体的积贮而膨胀。液体主要来自胃肠道分泌液;气体的大部分是咽下的空气,部分是由血液弥散至肠腔内及肠道内容物经细菌分解发酵产生。肠梗阻部位愈低,时间愈长,肠膨胀愈明显。梗阻以下肠管则塌陷、空虚或仅存积少量粪便。扩张肠管和塌陷肠管交界处即为梗阻所在,这对手术中寻找梗阻部位至关重要。正常小肠腔内压力约为 0.27 ~ 0.53kPa,发生完全性肠梗阻时,梗阻近端压力可增至 1.33 ~ 1.87kPa,强烈蠕动时可达 4kPa 以上。可使肠壁静脉回流受阻,毛细血管及淋巴管淤积,肠壁充血水肿,液体外渗。同时由于缺氧,细胞能量代谢障碍,致使肠壁及毛细血管通透性增加,肠壁上有出血点,并有血性渗出液进入肠腔和腹腔。在闭袢型肠梗阻,肠内压可增加至更高点。最初主要表现为静脉回流受阻,肠壁充血、水肿,呈暗红色,继而出现动脉血运受阻,血栓形成,肠壁失去活力,肠管变成紫黑色。加之肠壁变薄和通透性增加,肠内容物和细菌渗入腹腔,引起腹膜炎。最后,肠管可因缺血坏死而溃破穿孔。

2. 全身变化

（1）水、电解质和酸碱失衡:肠梗阻时,吸收功能障碍,胃肠道分泌的液体不能被吸收返回全身循环而积存在肠腔,同时肠壁继续有液体向肠腔内渗出,导致体液在第三间隙的丢失。高位肠梗阻出现的大量呕吐更易出现脱水。同时丢失大量的胃酸和氯离子,故有代谢性碱中毒;低位小肠梗阻丢失大量的碱性消化液加之组织灌注不良,酸性代谢产物剧增,可引起严重的代谢性酸中毒。

（2）血容量下降:肠膨胀可影响肠壁血运,渗出大量血浆至肠腔和腹腔内,如有肠绞窄则丢失大量血浆和血液。此外,蛋白质分解增多,肝合成蛋白的能力下降等,都可助长血浆蛋白的减少和血容量下降。

（3）休克:严重的缺水、血液浓缩、血容量减少、电解质紊乱、酸碱平衡失调、细菌感染、中毒等,可引起休克。发生腹膜炎时,全身中毒尤为严重。最后可引起严重的低血容量性休克和感染性休克。

（4）呼吸和心脏功能障碍:肠膨胀时腹压增高,横膈上升,影响肺内气体交换;腹痛和腹胀可使腹式呼吸减弱;腹压增高和血容量不足可使下腔静脉回流量减少,心输出量减少。

（三）临床表现

各种不同原因引起肠梗阻的临床表现虽不同,但肠内容物不能顺利通过肠腔则是一致的,其共同的临床表现即腹痛、呕吐、腹胀和停止排气排便。但由于肠梗阻的类型、原因、病理性质、梗阻部位和程度各不相同,临床表现上各有其特点。

1. 症状

（1）腹痛:机械性肠梗阻发生时,由于梗阻部位以上强烈肠蠕动,即发生腹痛。由于肠管肌过度疲劳而呈暂时性弛缓状态,腹痛也随之消失,故机械性肠梗阻的腹痛是阵发性绞痛。腹痛的同时伴有高亢的肠鸣音,当肠腔有积气积液时,肠鸣音呈气过水声或高调金属音。病人常自觉有气体在肠内窜行,并受阻于某一部位,有时能见到肠型和肠蠕动波。如果腹痛的间歇期不断缩短,以致成为剧烈的持续性腹痛,则应该警惕可能发生绞窄性肠梗阻。

麻痹性肠梗阻的肠壁肌呈瘫痪状态,没有收缩蠕动,因此无阵发性腹痛,只有持续性胀痛或不适。听诊时肠鸣音减弱或消失。

（2）呕吐:是肠梗阻的主要症状之一。高位梗阻的呕吐出现较早,在梗阻后短期即发生,呕

Notes

吐较频繁,吐出物主要为胃及十二指肠内容物。低位小肠梗阻的呕吐出现较晚,初为胃内容物,后期的呕吐物为积蓄在肠内并经发酵、腐败呈粪样的肠内容物。结肠梗阻的呕吐到晚期才出现。呕吐呈棕褐色或血性,是肠管血运障碍的表现。

(3) 腹胀:发生在腹痛之后,其程度与梗阻部位有关。高位肠梗阻腹胀不明显,但有时可见胃型。低位肠梗阻及麻痹性肠梗阻腹胀显著,遍及全腹。在腹壁较薄的病人,常可显示梗阻以上肠管膨胀,出现肠型。结肠梗阻时,如果回盲瓣关闭良好,梗阻以上肠祥可成闭祥,则腹周膨胀显著。腹部隆起不均匀对称,是肠扭转等闭祥性肠梗阻的特点。

(4) 停止排气排便:完全性肠梗阻,肠内容物不能通过梗阻部位,梗阻以下的肠管处于空虚状态,临床表现为停止排气排便。但在梗阻的初期,尤其是高位,积存的气体和粪便仍可排出,不能误诊为不是肠梗阻或是不完全性肠梗阻。某些绞窄性肠梗阻,如肠套叠、肠系膜血管栓塞或血栓形成,则可排出血性粪便。

2. 体征 单纯性肠梗阻早期全身情况无明显变化。晚期因呕吐、脱水及电解质紊乱可出现唇干舌燥、眼窝内陷、皮肤弹性减退、脉搏细弱等。绞窄性可出现全身中毒症状及休克。

腹部视诊:机械性肠梗阻常可见肠型和蠕动波;肠扭转时腹胀多不对称;麻痹性肠梗阻则腹胀均匀。触诊:单纯性肠梗阻因肠管膨胀,可有轻度压痛,但无腹膜刺激征;绞窄性肠梗阻时,可有固定压痛和腹膜刺激征,压痛的包块常为有绞窄的肠祥。叩诊:绞窄性肠梗阻时,腹腔有渗液,移动性浊音可呈阳性。听诊:肠鸣音亢进,有气过水声或金属音,为机械性肠梗阻表现,麻痹性肠梗阻时,则肠鸣音减弱或消失。

3. 辅助检查

(1) 化验检查:单纯性肠梗阻早期变化不明显,随着病情发展,由于失水和血液浓缩,白细胞计数、血红蛋白和血细胞比容都可增高。尿比重也增高。查血气分析和血清电解质、尿素氮、肌酐的变化,可了解酸碱失衡、电解质紊乱和肾功能的状况。如高位梗阻,呕吐频繁,大量胃液丢失可出现低钾、低氯与代谢性碱中毒;在低位肠梗阻时,则可有电解质普遍降低与代谢性酸中毒。当有绞窄性肠梗阻或腹膜炎时,血象和血生化测定指标等改变明显。呕吐物和粪便检查,有大量红细胞或隐血阳性,应考虑肠管有血运障碍。

(2) X 线检查:一般在肠梗阻发生 4~6 小时,X 线检查即显示出肠腔内有气体;立位或侧卧位透视或摄片,可见气胀肠祥和液平面。由于肠梗阻的部位不同,X 线表现也各有其特点,空肠黏膜的环状皱襞在肠腔充气时呈鱼骨刺状;回肠扩张的肠祥多,可见阶梯状的液平面;结肠胀气位于腹部周边,显示结肠袋形。钡灌肠可用于疑有结肠梗阻的病人,可显示结肠梗阻的部位与性质。但在小肠梗阻时忌用胃肠钡剂造影,以免加重病情。

(四) 诊断

首先根据肠梗阻临床表现的共同特点,确定是否为肠梗阻,进一步确定梗阻的类型和性质,最后明确梗阻的部位和原因。

1. 是否有肠梗阻的存在 根据腹痛、呕吐、腹胀、停止排气排便四大症状和腹部可见肠型或蠕动波,肠鸣音亢进等,一般可作出诊断。但有时病人可不完全具有这些典型表现,特别是某些绞窄性肠梗阻的早期,可能与急性胃肠炎、急性胰腺炎、输尿管结石等混淆。除病史与详细的腹部检查外,化验检查与 X 线检查可有助于诊断。

2. 是机械性还是动力性梗阻 机械性肠梗阻是常见肠梗阻类型,具有上述典型临床表现,早期腹胀可不显著。麻痹性肠梗阻无阵发性绞痛等肠蠕动亢进的表现,相反是肠蠕动减弱或停止,腹胀显著,肠鸣音微弱或消失。腹部 X 线片对鉴别诊断甚有价值,麻痹性肠梗阻显示大、小肠全部充气扩张;而机械性肠梗阻的胀气扩张限于梗阻以上的部分肠管;即使晚期并发肠绞窄和麻痹,结肠也不会全部胀气。

3. 是单纯性还是绞窄性梗阻 这点极为重要,关系到治疗方法的选择和病人的预后(表

38-1）。有下列表现者,应考虑绞窄性肠梗阻的可能:①腹痛发作急骤,初始即为持续性剧烈疼痛,或在阵发性加重之间仍有持续性疼痛,有时出现腰背部痛;②病情发展迅速,早期出现休克,抗休克治疗后改善不明显;③有腹膜炎的体征,体温上升、脉率增快、白细胞计数增高;④腹胀不均匀,腹部有局部隆起或触及有压痛的肿块(孤立胀大的肠袢);⑤呕吐出现早而频繁,呕吐物、胃肠减压抽出液、肛门排出物为血性。腹腔穿刺抽出血性液体;⑥腹部 X 线检查见孤立扩大的肠袢;⑦经积极的非手术治疗症状体征无明显改善。

表 38-1　单纯性与绞窄性肠梗阻鉴别

	单纯性肠梗阻	绞窄性肠梗阻
1. 发病	较缓慢,以阵发性腹痛为主	发病急,腹痛剧烈,为持续性绞痛
2. 腹胀	均匀全腹胀	不对称,晚期出现麻痹性肠梗阻
3. 肠鸣音	气过水音、金属音	气过水音
4. 压痛	轻、部位不固定	固定压痛
5. 腹膜刺激征	无	有压痛,反跳痛,肌紧张
6. 一般情况	良好	有中毒症状如脉快、发热、白细胞及中性分类白细胞数升高
7. 休克	无	中毒性休克,进行性加重
8. 腹腔穿刺	阴性	可见血性液体或炎性渗出液
9. 血性大便	无	可有,尤其乙状结肠扭转或肠套叠时可频频血便
10. X 线片	小肠袢扩张呈梯形排列	可见孤立、位置及形态不变的肠袢,腹部局限性密度增加等

4. 是高位还是低位梗阻　高位小肠梗阻的呕吐发生早而频繁,腹胀不明显;低位小肠梗阻的腹胀明显,呕吐出现晚而次数少,并可吐出粪样物;结肠梗阻与低位小肠梗阻的临床表现很相似,因回盲瓣具有单向阀的作用致形成闭袢型梗阻,以腹胀为主要症状,腹痛、呕吐、肠鸣音亢进均不及小肠梗阻明显,体检时可发现腹部有不对称的膨隆。X 线检查有助于鉴别,低位小肠梗阻,扩张的肠袢在腹中部,呈"阶梯状"排列,结肠梗阻时扩大的肠袢分布在腹部周围,可见结肠袋,胀气的结肠阴影在梗阻部位突然中断,钡灌肠检查或结肠镜检查可进一步明确诊断。

5. 是完全性还是不完全性梗阻　完全性梗阻呕吐频繁,如为低位梗阻则有明显腹胀,完全停止排气排便。X 线检查梗阻以上肠袢明显充气扩张,梗阻以下肠内无气体。不完全性梗阻呕吐与腹胀均较轻,X 线所见肠袢充气扩张都较不明显,结肠内可见气体存在(表 38-2)。

表 38-2　肠梗阻程度的判断

梗阻程度	症　状	X 线所见
不完全梗阻	可有少量排气,但排气后症状不缓解	结肠内可有气体
完全性梗阻	排气、排便停止,呕吐剧烈	结肠内无气体或有孤立扩张之肠袢

6. 是什么原因引起的梗阻　肠梗阻不同类型的临床表现是判断梗阻原因的主要线索,参考病史、年龄、体征、X 线检查。临床上粘连性肠梗阻最为常见,多发生于以往有过腹部手术、损伤或腹膜炎病史的病人。嵌顿性腹外疝是常见的肠梗阻原因。新生儿以肠道先天性畸形为多见,2 岁以内的小儿多为肠套叠。蛔虫团所致的肠梗阻常发生于儿童。老年人则以肿瘤及粪块堵塞为常见。

(五)治疗

1. 基础治疗　即不论采用非手术或手术治疗,均需应用的基本处理。

Notes

（1）胃肠减压：是治疗肠梗阻的主要措施之一，现多采用鼻胃管减压，先将胃内容物抽空再行持续低负压吸引。抽出的胃肠液应观察其性质，以帮助鉴别有无绞窄及梗阻部位。胃肠减压的目的是减少胃肠道积留的气体、液体，减轻肠腔膨胀，有利于肠壁血液循环的恢复，减少肠壁水肿，使某些部分梗阻的肠袢因肠壁肿胀而继发的梗阻得以缓解，也可使某些扭曲不重的肠袢得以复位，症状缓解。胃肠减压还可以减轻腹内压，改善因膈肌抬高而导致的呼吸与循环障碍。对低位肠梗阻，可应用较长的小肠减压管，但操作技术要求较高。

（2）纠正水、电解质紊乱和酸碱失衡：水、电解质紊乱和酸碱失衡是急性肠梗阻最突出的生理紊乱，应及早给予纠正。当血液生化检查结果尚未获得前，要先给予平衡盐液（乳酸钠林格液）。待有测定结果后再添加电解质与纠正酸碱紊乱。在无心、肺、肾功能障碍的情况下，最初输入液体的速度可稍快一些，但需作尿量监测，必要时作中心静脉压监测，以防液体过多或不足。在单纯性肠梗阻的晚期或绞窄性肠梗阻，常有大量血浆和血液渗出至肠腔或腹腔，需要补充血浆和红细胞。

（3）抗感染：肠梗阻后，肠壁血液循环有障碍，肠黏膜屏障功能受损而有肠道细菌移位，或是肠腔内细菌直接穿透肠壁至腹腔内产生感染。肠腔内细菌亦可迅速繁殖。同时，膈肌升高影响肺部气体交换与分泌物排出，易发生肺部感染。因此，肠梗阻时应给予抗生素以预防或治疗腹部或肺部感染。

（4）其他治疗：腹胀可影响肺的功能，病人宜吸氧。为减轻胃肠道的膨胀可给予生长抑素以减少胃肠液的分泌量。可给予镇静剂、解痉剂等一般对症治疗，但止痛剂的应用应遵循急腹症治疗原则。

2. 手术治疗 手术的目的是解除梗阻、去除病因，手术方式可根据病人的情况与梗阻的部位、病因加以选择。

（1）单纯解除梗阻的手术：包括粘连松解术，肠切开去除粪石、蛔虫等，肠套叠或肠扭转复位术等。

（2）肠切除术：对肠管肿瘤、狭窄或局部肠袢已经失活坏死，则应作肠切除。

对于绞窄性肠梗阻，应争取在肠坏死以前解除梗阻，恢复肠管血液循环。如解除梗阻原因后有下列表现，则表明肠管已无生机：①肠壁呈紫黑色并已塌陷；②肠壁失去张力和蠕动能力，肠管扩大、对刺激无收缩反应；③相应的肠系膜终末小动脉无搏动。手术中肠袢生机的判断常有困难，小段肠袢不能肯定有无血运障碍时，以切除为安全。但较长段肠袢尤其全小肠扭转，贸然切除将影响病人将来的生存。可在纠正血容量不足与供氧的同时，在肠系膜血管根部注射1% 普鲁卡因或苄胺唑啉以缓解血管痉挛，将肠管放回腹腔，观察 15~30 分钟后，如仍不能判断有无生机，可重复一次；最后确认无生机后始可考虑切除。

（3）肠短路吻合术：当梗阻的部位切除有困难，如肿瘤向周围组织广泛侵犯，或是粘连致密难以分离，但肠管无坏死现象，为解除梗阻，可分离梗阻部远近端肠管作短路吻合，旷置梗阻部。但应注意旷置的肠管尤其是梗阻近端肠管不宜过长，以免引起盲袢综合征（图38-1）。

（4）肠造口术：肠梗阻部位的病变复杂或病人的情况差，不允许行复杂的手术，可用这类术式解除梗阻，即在梗阻部近端膨胀肠管作肠造口术以减压，解除因肠管高度膨胀而带来的生理紊乱。主要适用于低位肠梗阻，如急性结肠梗阻，由于回盲瓣的作用，结肠完全性梗阻时多形成闭袢性梗阻，肠腔压力很高，结肠的

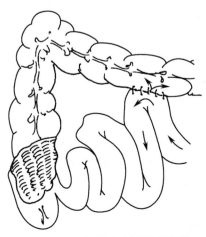

图 38-1 肠短路吻合后形成盲袢

Notes

血液供应也不如小肠丰富,容易发生肠壁血运障碍,且结肠内细菌多,所以一期肠切除吻合,常不易顺利愈合。因此,可采用梗阻近侧造口,以解除梗阻。广泛肠切除时(如肠扭转、肠系膜血管栓塞或血栓形成),为减少肠管切除量及术后并发症,可仅切除坏死的肠管,将两断端外置作造口术,以后再行二期手术重建肠道的连续性。

急性肠梗阻手术大都是在急诊情况下进行,术前准备不如择期手术那样完善,且肠袢高度膨胀有血液循环障碍,肠壁水肿致愈合能力差,腹腔内常有污染,故手术后易发生肠瘘、腹腔感染、切口感染或裂开等并发症。肠绞窄解除后循环恢复,肠腔内毒素大量被吸收入血,出现全身性中毒症状,有些病人还可能发生多器官功能障碍甚至衰竭。因此,肠梗阻病人术后的监测治疗仍很重要,胃肠减压,维持水、电解质及酸碱平衡,抗感染,加强营养支持等都必须予以重视。

第四节　常见的肠梗阻

一、粘连性肠梗阻

粘连性肠梗阻是肠梗阻最常见的一种类型,其发生率约占肠梗阻的 40% ~ 60%。

(一) 病因和病理

肠粘连可分先天性和后天性 2 种。先天性较少见,可因发育异常或胎粪性腹膜炎所致;后天性者多见,常由于腹腔内手术、炎症、创伤、出血、异物等引起,临床上以手术后所致的粘连性肠梗阻最为多见。粘连性肠梗阻一般都发生在小肠,引起结肠梗阻者少见。粘连引起的肠梗阻有以下类型(图 38-2):①肠管的一部分与腹壁粘连固定,多见于腹部手术切口部或腹壁曾有严重炎症,损伤部分肠管呈锐角扭折;②粘连带压迫或缠绕肠管形成梗阻;③粘连带的两端固定形成环孔,肠管从环中通过而形成内疝;④肠管以黏着部为支点发生扭转;⑤较长的一段肠袢粘连成团,致使部分肠腔狭小,肠蠕动受限制,容易发生梗阻;⑥肠管粘连在远处,受肠系膜长度的限制及牵拉作用,使粘着点形成锐角造成肠梗阻。

肠粘连有时并无症状或仅有部分梗阻的症状,当附加有其他因素时则出现症状。如:①肠腔已变窄,在有炎症时,肠壁水肿,使变窄的肠腔完全阻塞不通;②肠腔内容物过多,致肠膨胀,肠袢下垂加剧粘着部的锐角而使肠管不通;③肠蠕动增加或体位的剧烈变动,产生扭转。因此,有些病人粘连性肠梗阻的症状可反复发作,经非手术治疗后又多可以缓解。而另一些病人以往并无症状,初次发作即为绞窄性肠梗阻。

(二) 诊断

病人多有腹腔手术、创伤或感染的病史。以往有慢性梗阻症状或多次急性发作者多为广泛粘连引起的梗阻;长期无症状,突然出现急性梗阻症状,腹痛较重,出现腹膜刺激征,应考虑粘连带、内疝或扭转等引起的绞窄性肠梗阻。

手术后早期(5~7 天)可发生梗阻的症状,应与手术后肠麻痹恢复期的肠蠕动功能失调相鉴别。除有肠粘连外,与术后早期肠管的炎性反应有关,既有肠腔梗阻又有炎症引起的局部肠动力性障碍。偶有手术后早期出现绞窄性肠梗阻者,多因手术操作导致肠扭转或内疝。

(三) 预防

减少组织损伤,减轻组织炎症反应,预防粘连引起的肠梗阻是外科医师应重视的问题。粘连形成本身是机体对损伤的一种炎症反应,是愈合机制的一部分,抑制它的发生也将影响愈合、修复。因此,至今虽采用了多种方法,都不能在临床应用中取得满意的结果。腹腔内粘连的产生除一些不可避免的因素外,尚有一些可避免的因素,如:①清除手套上的粉末,不遗留线头、纤维、切除的组织等异物于腹腔内,减少肉芽组织的产生;②减少缺血的组织,不做大块组织结扎;③注意无菌操作技术,减少炎性渗出;④保护肠浆膜面,防止损伤;⑤清除腹腔内积血、积液,必

Notes

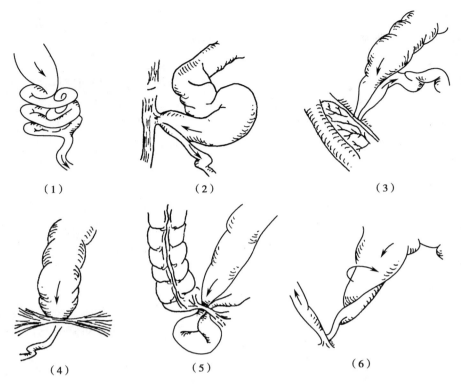

图 38-2 各种类型的粘连性肠梗阻
（1）肠袢粘连成团；（2）腹壁黏着扭折；（3）系膜黏着扭折；（4）粘连系带；
（5）粘连内疝；（6）粘连成角，扭转

要时放置引流；⑥及时治疗腹腔内炎性病变，防止炎症扩散。此外，术后早期活动和促进肠蠕动及早恢复，均有利于防止肠粘连的形成。

（四）治疗

肠梗阻的治疗原则适用于粘连性肠梗阻。治疗要点是区别属单纯性还是绞窄性，是完全性还是不完全性。单纯性肠梗阻可先行非手术治疗，绞窄性和完全性则应施行手术治疗。反复发作者可根据病情行限期或择期手术治疗。虽然手术后仍可形成粘连，仍可发生肠梗阻，但在非手术治疗难以消除粘连的情况下，手术仍是有效的方法。

手术后早期发生的肠梗阻，多为炎症及粘连所引起，在明确无绞窄的情况下，经非手术治疗后粘连可以吸收，症状消除。

手术方法应按粘连的具体情况而定：粘连带和小片粘连可施行简单的切断和分离；如一组肠袢紧密粘连成团难以分离，可切除此段肠袢作一期吻合；在特殊情况下，如放射性肠炎引起的粘连性肠梗阻，可将梗阻近、远端肠侧侧吻合作短路手术；为实现腹腔内广泛分离后虽有粘连但不形成梗阻，可采取肠排列的方法，使肠袢呈有序的排列粘连，而不致有梗阻。

二、肠 扭 转

肠扭转是一段肠管甚至全部小肠及其系膜沿系膜轴扭转 360°～720°，因此，既有肠管的梗阻，更有肠系膜血液循环中断，是肠梗阻中病情凶险，发展迅速的一类。

（一）病因

1. 解剖因素　如手术后粘连，梅克尔憩室，乙状结肠冗长，先天性中肠旋转不全，游离盲肠等。

2. 物理因素　在上述解剖因素基础上，肠袢本身需要有一定的重量，如饱餐后；肠腔有蛔虫

Notes

团；肠管肿瘤；乙状结肠内存积大量干结粪便等，都是造成肠扭转的潜在因素。

3. 动力因素 强烈的肠蠕动或体位的突然改变，肠袢产生不同步的运动，使已有轴心固定位置且有一定重量的肠袢发生扭转。

（二）临床表现

肠扭转是闭袢型肠梗阻加绞窄性肠梗阻，发病急骤，发展迅速。起病时腹痛剧烈且无间歇期，早期即可出现休克。肠扭转的好发部位是小肠、乙状结肠和盲肠，临床表现各有特点。

小肠扭转表现为突然发作腹部绞痛，多在脐周围，常为持续性疼痛阵发性加剧，由于肠系膜受到牵拉，疼痛可放射至腰背部。呕吐频繁，腹胀以某一部位特别明显，腹部有时可扪及压痛的扩张肠袢。肠鸣音减弱，可闻及气过水声。腹部 X 线检查有时可见空肠和回肠换位，或排列成多种形态的小跨度卷曲肠袢等特有的征象。

乙状结肠扭转多见于乙状结肠冗长、有便秘的老年人，以往可有多次腹痛发作经排气、排便后缓解的病史。病人有腹部持续胀痛，左腹部明显膨胀，可见肠型。腹部压痛及肌紧张不明显。腹部 X 线平片可见马蹄状巨大的双腔充气肠袢，圆顶向上；立位可见两个液平面。钡剂灌肠 X 线检查见扭转部位钡剂受阻，钡影尖端呈"鸟嘴"形。

（三）治疗

肠扭转是一种严重的机械性肠梗阻，可在短时期内发生肠绞窄。如未能得到处理，将有较高的死亡率。一般应及时手术治疗，将扭转的肠袢回转复位。早期手术可降低死亡率，更可减少小肠扭转坏死大量切除后的短肠综合征。复位后应细致观察血液循环恢复的情况，明确有坏死的肠段应切除。对有怀疑的长段肠袢应设法解除血管痉挛，观察其生机，争取保留较长的小肠。坏死的乙状结肠、盲肠可行切除，切除端应明确有良好的生机，可以作一期吻合；否则，应作外置造口，以后作二期手术。移动性盲肠复位后可固定在侧腹壁上。乙状结肠扭转病人多有乙状结肠冗长而引起的便秘，复位后可择期行冗长部肠切除以除后患（四十章第三节）。

早期乙状结肠扭转，可在结肠镜的直视下，将肛管通过扭转部进行减压，并将肛管保留 2~3 日。但这些非手术疗法必须在严密的观察下进行，一旦怀疑有肠绞窄，必须及时改行手术治疗。

嵌顿性腹股沟斜疝和股疝是急性肠梗阻的常见病因，容易发生肠绞窄。对肠梗阻病人体检时不能遗漏腹股沟部。治疗见第四十章。

三、肠 套 叠

肠的一段套入其相连的肠管腔内称为肠套叠，以小儿最多见，其中以 2 岁以下者居多。

（一）病因与类型

原发性肠套叠绝大部分发生于婴幼儿，主要由于肠蠕动正常节律紊乱，可能由于食物性质的改变所致。继发性肠套叠多见于成年人，肠腔内或肠壁部器质性病变使肠蠕动节律失调，近段肠管的强力蠕动将病变连同肠管同时送入远段肠管中。

根据套入肠与被套肠部位，肠套叠分为小肠-小肠型，小肠-结肠型，结肠-结肠型，在小儿多为回结肠套叠。套叠的结构可分为三层，外层为鞘部，中层为回返层，内层为进入层，后两者合称套入部。套入部的肠系膜也随肠管进入，结果不仅发生肠腔梗阻，由于肠系膜血管受压，肠管可以发生绞窄而坏死（图38-3）。

（二）临床表现

肠套叠的 3 大典型症状是腹痛、血便和腹部肿块。表现为突然发作的阵发性腹痛，病儿阵发哭闹不安，有安静如常的间歇期。伴有呕吐和果酱样血便。腹部触诊常可在腹部扪及腊肠形、表面光滑、稍可活动、具有压痛的肿块。常位于脐右上方，而右下腹扪诊有空虚感。随着病程的进展逐步出现腹胀等肠梗阻症状。钡剂灌肠检查可见钡剂在结肠受阻，阻断钡影呈"杯口"状或"弹簧状"阴影；小肠套叠钡餐可显示肠腔呈线状狭窄而至远端肠腔又扩张。

Notes

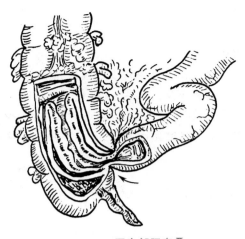

图 38-3 回盲部肠套叠

慢性复发性肠套叠多见于成人,其发生原因常与肠息肉、肿瘤、憩室等病变有关。多呈不完全梗阻,故症状较轻,可表现为阵发性腹痛发作,而发生便血的不多见。由于套叠常可自行复位,所以发作过后检查可为阴性。

（三）治疗

应用空气或钡剂灌肠,不仅是诊断方法,也是一种有效的治疗方法,适用于回盲型或结肠型的早期。一般空气压力先用 60mmHg,经肛管注入结肠内,在 X 线透视下明确诊断后,继续注气加压至 80mmHg 左右,直至套叠复位。如果套叠不能复位,或病期已超过 48 小时,或怀疑有肠坏死,或灌肠复位后出现腹膜刺激征及全身情况恶化,都应行手术治疗。术中若肠无坏死,可轻柔地挤压复位;如果肠壁损伤严重或已有肠坏死者,可行肠切除吻合术;如果病儿全身情况严重,可将坏死肠管切除后两断端外置造口,以后再行二期肠吻合术。成人肠套叠多有引起套叠的病理因素,一般主张手术治疗。

四、肠系膜血管缺血性疾病

本病是一种绞窄性动力性肠梗阻,由于肠管可能在短时间内广泛坏死,术中需切除大量肠管,术后遗留营养障碍,故病情较一般绞窄性机械性肠梗阻更为严重。

（一）病因与病理

发生于肠系膜动脉、特别是肠系膜上动脉者多于肠系膜静脉。可由下列原因引起:①肠系膜上动脉栓塞,栓子多来自心脏,如心肌梗死后的壁栓,心瓣膜病、心房纤颤、心内膜炎等,也可来自主动脉壁上的粥样斑块;②肠系膜上动脉血栓形成,大多在动脉硬化性阻塞或狭窄的基础上发生;③肠系膜上静脉血栓形成,可继发于腹腔感染、肝硬化门静脉高压致血流淤滞、高凝状态及外伤或手术造成血管损伤等。

栓子通常堵塞在肠系膜上动脉自然狭窄部,而血栓形成多发生在肠系膜上动脉有粥样硬化的近端约 1cm 范围内。不论是栓塞或血栓形成,堵塞血管的远端分支即发生痉挛。肠黏膜不耐受缺血,急性血管闭塞 10 分钟后,肠黏膜的超微结构即有明显改变,缺血 1 小时后,组织学改变即很清楚。黏膜坏死脱落,肠壁血液淤滞,出现发绀、水肿,大量富含蛋白质的液体渗至肠腔和腹腔。缺血后短时间内动脉血流恢复,小肠仍可具有活力,但将有明显的再灌注损伤。缺血持续长时间后,肠管肌与浆膜将坏死,并出现腹膜炎。病人很快因中毒、大量体液丢失及代谢性酸中毒而休克。

（二）临床表现和诊断

病人以往多有冠心病史或有心房纤颤,多数有动脉硬化表现。临床表现因血管阻塞的部位、性质和发生的缓急而各有不同。血管阻塞发生过程越急,范围越广,表现越严重。

剧烈的腹部绞痛是最开始的症状,难以用药物所缓解,可以是全腹性或局限性。早期由于肠痉挛所致,此后有肠坏死,疼痛转为持续。伴有频繁呕吐,呕吐物多为血性。部分病人有腹泻,并排出暗红色血便。病人的早期症状明显且严重,但腹部体征与其不相称,是急性肠缺血的一特征。开始时腹软不胀,轻压痛,此后腹部逐渐膨胀,压痛明显,肠鸣音消失,出现腹膜刺激征,表明已发生肠坏死,病人很快出现休克征象。

实验室检查可见白细胞计数升高,并有血液浓缩和代谢性酸中毒表现。腹腔穿刺可抽出血性液体。腹部 X 线平片在早期仅显示肠腔中等或轻度胀气,当有肠坏死时,腹腔内有大量积液,

Notes

平片显示密度增高。腹部血管成像和选择性动脉造影对本病有较高的诊断价值,不仅能帮助诊断,还可鉴别是动脉栓塞、血栓形成或血管痉挛。

（三）治疗

应及早诊断,及早治疗,包括支持疗法和手术治疗。血管造影明确病变的性质和部位后,导管可保持在原位上给予血管扩张剂,并维持至手术后或栓塞病变治疗后,可有利于提高缺血肠管的成活率。肠系膜上动脉栓塞可行栓子取除术,血栓形成则可行血栓取除或支架置入手术。如果有肠坏死则应行肠切除术,根据肠管切除的范围及切除缘的血运情况,施行一期吻合或肠断端外置造口。

第五节　短肠综合征

短肠综合征是指大段小肠切除后,残存肠管不能维持病人营养需要的吸收不良综合征。本病常发生于广泛的肠切除后,常见病因有肠扭转、腹内疝绞窄、肠系膜血管栓塞或血栓形成等。此外,较长肠段的功能损害如放射性肠炎,或不适当的外科手术如空肠结肠吻合或胃回肠吻合,也可产生类似的临床综合征。

（一）病理生理

正常小肠黏膜的吸收面积大大超过维持正常营养所必需的面积,有很大的功能储备,因而病人能够耐受部分小肠切除,而不发生症状。但如切除小肠达50%或以上者可引起显著的吸收不良;若残存小肠少于75cm(有完整结肠),或丧失回盲瓣、残存小肠少于100cm者可产生严重症状。但短肠综合征的发生除了取决于小肠切除的长度外,还取决于具有重要生理功能小肠的保存。十二指肠、近端空肠和远端回肠是小肠消化吸收的主要场所,所以只要保留这些部位,即使切除中段小肠长度达50%,病人仍可良好生存。回盲瓣和结肠在减慢肠内容运行方面起着重要作用,而且右侧结肠有重吸收水与电解质的功能,因此,这段肠道的切除可加重水、电解质的失衡。所谓超短肠综合征是指除了小肠近端还保留20~50cm肠管外,其余小肠全部被切除,多见于肠系膜血管循环障碍性病变(栓塞,血栓形成,肠扭转),超短肠综合征病人靠经口进食难以存活。

大量小肠切除后,残留小肠将逐步发生适应性代偿改变,表现为肠黏膜高度增生,绒毛肥大变长,皱襞增多,肠管增粗、伸长,肠壁肥厚等。这些代偿改变增加了小肠的吸收面积和吸收功能。但这种形态与功能的代偿需要食物与肠黏膜的接触和刺激。

（二）临床表现

最初症状是腹泻,其严重度与残留肠管的长度密切相关,导致进行性脱水、血容量降低,水、电解质紊乱和酸碱失衡,如不及时纠正,可危及生命。此后腹泻渐趋减少,根据残留肠管的长度与代偿情况,病人的营养状况可得到维持或逐渐出现营养不良的症状,如体重下降、贫血、低蛋白血症,各种维生素与电解质缺乏的症状。钙、镁不足可引起肌肉兴奋性增强和手足抽搐,长期缺乏可引起骨质疏松和骨骼疼痛。肠抑胃多肽的减少导致病人胃酸分泌亢进,不仅加重腹泻,并可发生消化道溃疡。胆盐吸收障碍影响肠肝循环。由于钙与脂肪酸相结合排出,草酸盐不能与钙结合而被吸收从尿中排出,可以反复出现泌尿系草酸盐结石,影响肾功能。

（三）治疗

目的是补充营养和纠正水、电解质紊乱和酸碱失衡及防止营养不良并发症,一般分为3个阶段:

第1阶段:病人有大量腹泻,易发生电解质紊乱。应在严密监护下静脉补充液体与电解质。病人生命体征稳定后尽早开始全胃肠外营养(TPN)支持,同时给予抑制肠蠕动药物,减少腹泻次数。针对高胃酸分泌可给予 H_2 受体拮抗剂。可给予少量低渗肠内营养,促进肠管代偿。这一阶段需要2个月的时间。

第2阶段:随着腹泻次数和量的减少,逐渐增加经口的摄食量,但应谨慎缓慢进行。营养与液体量不足的部分仍需从肠外加以补充,逐渐将所需热量、蛋白质、必需脂肪酸、维生素、电解质、微量元素与液体量由肠外供给改为肠内供给。口服饮食必须根据残留小肠与结肠的长度、部位与功能情况加以调整使之个体化。这一阶段从术后2个月至代偿完全一般需经过1~2年。

第3阶段:腹泻基本控制,代谢和营养状况趋于稳定。大多数短肠综合征病人2年后能得以代偿。幼儿、青少年病人的代偿能力较年龄大者为好。超过2年以上,残存肠管的功能改善不会超过第二期的5%~10%。病人若仍不能达到维持正常代谢的要求,则将考虑长期、甚至终身应用肠外营养支持或特殊的肠内营养。

治疗短肠综合征的外科手术方法可分为2大类:①减缓肠道运行的技术,包括施行逆蠕动肠段,结肠间置,重复循环肠袢等;②增加肠表面积,包括肠变细增长技术,小肠移植等。但这些方法尚不能被常规使用。在肠切除的同时不应施行这类手术,因为残存肠的适应性变化常常能充分代偿肠吸收功能,而肠切除时作这些手术可抑制肠代偿变化。

第六节　小肠肿瘤

小肠占有胃肠道总长的70%~80%,但小肠肿瘤的发生率仅占胃肠道肿瘤的5%。小肠肿瘤发生率低可能与小肠内容物通过快,小肠黏膜细胞更新快,小肠内容物为碱性液状,肠壁内含有较高的IgA,小肠内细菌含量低等因素有关。

小肠肿瘤可来自小肠的各类组织,如上皮、结缔组织、血管组织、淋巴组织、平滑肌、神经组织、脂肪等,因此小肠肿瘤可以是各种类型。良性肿瘤较常见的有腺瘤、平滑肌瘤、纤维瘤、血管瘤等。恶性肿瘤以淋巴肉瘤、腺癌、平滑肌肉瘤、间质瘤等比较多见。此外,小肠还有转移性肿瘤,可由胰、结肠和胃癌直接蔓延,也可从远处经淋巴管或血行播散而来,如卵巢癌、黑色素瘤等。

小肠肿瘤在肠壁的部位可分为腔内、壁间或腔外三型。以突入肠腔内的腔内型较为多见,呈息肉样,也可沿肠壁浸润生长,引起肠腔狭窄。较大的肿瘤组织内可因血液循环障碍出现坏死,并引起溃疡及肠道出血或穿孔。

（一）临床表现

通常不典型,可表现下列一种或几种症状。

1. 腹痛　系最常见的症状,因肿瘤的牵拉,肠管蠕动功能紊乱等引起,多为隐痛或胀痛,并发肠梗阻时,疼痛剧烈。常伴有腹泻、食欲缺乏等症状。

2. 肠道出血　往往是病人就诊的主要症状。可为间歇发生的柏油样便或血便,少有大量出血者。有些病人因长期反复小量出血未被察觉,而表现为慢性贫血。

3. 肠梗阻　引起肠梗阻最常见的原因是继发性肠套叠。此外,肿瘤引起的肠腔狭窄和压迫邻近器官也是发生肠梗阻的原因。少数情况下还可诱发肠扭转。

4. 腹内肿块　多见于向肠腔外生长的肿瘤。通常肿块活动度较大,位置多不固定。

5. 肠穿孔　多见于小肠恶性肿瘤。急性穿孔引起腹膜炎,慢性穿孔则形成肠瘘。

（二）诊断

主要依靠临床表现和影像学检查。口服大量钡剂往往使小肠影像重叠,检出率不高,分次口服少量钡剂,逐段连续仔细观察可提高检出率。小肠镜诊断小肠肿瘤的正确率甚高。选择性肠系膜血管造影可以显示血管丰富或有出血的病变。

（三）治疗

小的或带蒂的良性肿瘤可行局部切除。较大的或局部多发的肿瘤作部分肠切除。恶性肿瘤需连同肠系膜及区域淋巴结作根治性切除。如肿瘤已与周围组织浸润固定,无法切除,且有梗阻者,应作短路或造口手术,以缓解梗阻。

第七节 肠 外 瘘

肠瘘是指肠与其他器官,或肠与腹腔、腹壁外有不正常的通道。肠瘘有外瘘和内瘘之分。肠瘘穿破腹壁与外界相通的称为外瘘,如小肠瘘、结肠瘘;与其他空腔脏器相通,肠内容物不流出腹壁外者称内瘘,如胆囊十二指肠瘘、胃结肠瘘、肠膀胱瘘等。肠外瘘主要是手术后并发症,也可继发于创伤、炎症、感染等。

（一）病理生理

肠外瘘发生后机体可出现一系列病理生理改变,主要有:①大量肠液丢失于体外,引起脱水,电解质和酸碱平衡紊乱,严重时可导致周围循环和肾功能衰竭;②小肠一天的分泌物中含有70g蛋白质,正常情况下以氨基酸的形式重被吸收。肠外瘘时蛋白质大量丢失且不能经胃肠道补充营养,加之病人因感染而处于高分解代谢状态,故可迅速出现营养不良;③含有消化酶的肠液外溢,引起瘘周围皮肤和组织的腐蚀糜烂,继发感染和出血,并可引起腹腔内感染。

（二）临床表现

腹壁有一个或多个瘘口,有肠液、胆汁、气体或食物排出,是肠外瘘的主要临床表现。手术后肠外瘘可于手术3~5天后出现症状,先有腹痛、腹胀及体温升高,继而出现局限性或弥漫性腹膜炎征象或腹内脓肿。术后1周左右,脓肿向切口或引流口穿破,创口内即可见脓液、消化液和气体流出。较小的肠外瘘可仅表现为经久不愈的感染性窦道,于窦道口间歇性地有肠内容物或气体排出。严重的肠外瘘可直接在创面观察到破裂的肠管和外翻的肠黏膜,即唇状瘘;或虽不能直接见到肠管,但有大量肠内容物流出,称管状瘘。

肠外瘘发生后,由于大量消化液的丢失,病人可出现水、电解质紊乱及酸碱代谢失衡。由于机体处于应激状态,分解代谢加强,可出现负氮平衡和低蛋白血症。严重且病程长者,由于营养物质吸收障碍及大量含氮物质从瘘口丢失,病人可表现明显的体重下降、皮下脂肪消失,骨骼肌萎缩。

在肠外瘘发展期,可出现肠袢间脓肿,膈下脓肿或瘘口周围脓肿,由于这些感染常较隐蔽,且其发热、血象升高、腹部胀痛等常被原发病或手术的创伤等所掩盖,因此,很难在早期作出诊断及有效的引流。严重者可表现为脓毒血症,若病情得不到控制,就可导致多器官功能障碍或多器官功能衰竭。

（三）诊断

发现创面(如感染的切口、引流管孔)有肠液、气体溢出,有时还可见到肠管或肠黏膜,肠外瘘的诊断即已明确。为进一步明确诊断,有时需进行一些特殊的检查,包括:①经鼻胃管注入亚甲蓝,仔细观察创口或引流管,及时记录亚甲蓝的排出时间及排出量,可初步估计瘘口大小和部位,此检查适用于肠外瘘形成初期;②瘘管造影,此检查适用于瘘道已经形成的病例,有助于明确瘘的部位、大小,瘘管的长度、走行及脓腔范围;③胃肠道造影,依不同情况选用全消化道造影、钡灌肠或同时结合瘘管造影,以了解全消化道情况,尤其是瘘远端肠管有无梗阻。

（四）治疗

1. 营养支持 是治疗肠外瘘的主要措施之一,其作用有:①水、电解质的补充较为方便,内稳态失衡易于纠正;②营养物质从静脉输入,消化液分泌减少,经瘘口丢失的肠液量亦减少,有利于感染的控制,促进瘘口自行愈合;③由于营养能从肠外或肠内补充,不必为改善营养而急于手术,如需手术治疗,手术也将在病人营养等情况改善后施行,提高了肠瘘手术的成功率。肠外营养与肠内营养各有其优缺点和适应证,可根据不同的病人以及病人不同时期来选择。

Notes

2. **控制腹腔感染** 自 20 世纪 70 年代起,肠外瘘病人的内稳态及营养问题逐步得到解决,因这两个因素而治疗失败的病人逐步减少,而感染成为肠外瘘病人死亡的主要原因。腹腔感染的主要原因是肠液溢漏至腹腔,在早期未能得到有效的引流,以至有些病人肠外瘘本身直接造成的机体损害并不严重,而因腹腔感染导致的病理生理改变却十分显著。因此,控制外溢肠液是治疗肠外瘘的首要措施。当发现有肠外瘘时,简单的方法是扩大腹壁瘘口放置有效引流,必要时需剖腹冲洗吸尽腹腔内肠液后放置有效的引流。及时去除外溢的肠液,可以减轻对瘘和周围组织的腐蚀,使炎症消退,促进瘘口自愈。双套管负压引流能防止组织堵塞引流管孔道,但由于肠外瘘病人的腹腔引流液中含有多量纤维素和组织碎屑,故仍可堵塞管腔,致过早丧失引流作用。在双套管旁附加注水管持续滴入灌洗液,可较长期有效地保持引流作用。

3. **手术治疗** 分为辅助性手术与确定性手术。剖腹探查、引流、肠造口等辅助性手术,可按需要随时施行。而为消除肠瘘而施行确定性手术的时机选择取决于腹腔感染的控制与病人营养状况的改善,一般在瘘发生后 3~6 个月进行。常用的手术有:①肠瘘肠袢切除吻合术;②带蒂肠浆肌层片覆盖修补术;③瘘口部肠外置造口术;④肠旷置术。

(李 宁)

Notes

第三十九章　阑尾疾病

第一节　解剖生理概要

阑尾一般位于盲肠后内侧壁三条结肠带的汇集处。因此，沿盲肠前面的结肠带向下端追踪可找到阑尾根部，其体表投影相当于脐与右髂前上棘连线的中外 1/3 交界处，称为麦氏（McBurney）点。麦氏点是选择阑尾手术切口的标记点。由于阑尾系膜的游离缘短于阑尾，故阑尾均有不同程度的卷曲，外形似蚯蚓。阑尾的长度差异较大，一般在 6～8cm 间，短者仅为一痕迹，长者可达 30cm。阑尾的外径约 0.5～1.0cm。阑尾的先天性畸形有三种：①阑尾缺如，十分罕见；②阑尾全部或部分重复或多阑尾；③阑尾腔节段闭锁，后两者也不多见。

阑尾根部的位置取决于盲肠的位置，一般在右下腹，但也可高达肝下方，低至盆腔内，甚至越过中线至左下腹。阑尾尖端的位置决定病人腹痛、肌紧张及压痛的部位，故阑尾炎时，可出现不同的症状和体征。阑尾尖端指向有六种类型：①回肠前位，相当于时钟 0～3 点位，尖端指向左上；②盆位，相当于 3～6 点位，尖端指向盆腔，若下达小骨盆腔与右输尿管盆段、膀胱、直肠或女性的右输卵管和卵巢接触时，此种情况的阑尾炎常可同时出现膀胱、直肠的刺激症状，甚至并发输卵管炎和卵巢炎；③盲肠后位，相当于 9～12 点位，在盲肠后方，髂肌前，尖端向上，位于腹膜后。此种阑尾炎的临床体征轻，易误诊，手术显露及切除有一定难度；④盲肠下位，相当于 6～9 点，尖端向右下，全部位于右髂窝；⑤盲肠外侧位，相当于 9～10 点，位于腹腔内，盲肠外侧；⑥回肠后位，相当于 0～3 点，但在回肠后方，急性化脓性炎症时，体征不及回肠前位者显著（图 39-1）。

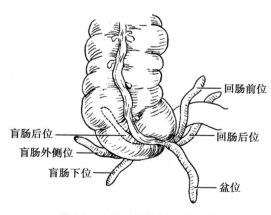

图 39-1　阑尾的解剖位置变异

阑尾系膜为两层腹膜包绕阑尾形成的一个三角形皱襞，其内含有血管、淋巴管和神经（图 39-2）。阑尾系膜内的血管，主要由阑尾动、静脉组成，经过回肠末端后走行于阑尾系膜的游离缘。阑尾动脉系回结肠动脉的分支，是一种无侧支的终末动脉，当血运障碍时，易导致阑尾坏死。阑尾静脉与阑尾动脉伴行，最终回流入门静脉。当阑尾发生炎症时，细菌栓子脱落可引起门静脉炎和细菌性肝脓肿。阑尾的淋巴管与系膜内血管伴行，引流到回结肠淋巴结。阑尾的神经由交感神经纤维经腹腔丛和内脏小神经传入，由于其传入的脊髓节段在第 10、11 胸节，所以当急性阑尾炎发病开始时，常表现为脐周的牵涉痛，属内脏性疼痛。

阑尾壁的组织结构与结肠近似，也分为四层。阑尾黏膜由结肠上皮构成。阑尾黏膜深部有嗜银细胞，是发生阑尾类癌的组织学基础。正常阑尾黏膜上皮细胞能分泌少量（0.25～2ml/d）黏液。黏膜和黏膜下层中含有较丰富的淋巴组织。阑尾肌层分布不均，可有局部缺如。阑尾腔的远端为盲端，近端开口于盲肠，位于回盲瓣下方 2～3cm 处。婴儿和幼儿的阑尾腔较宽大；成

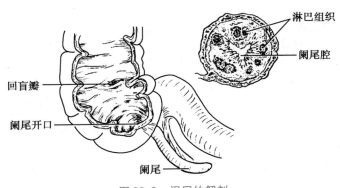

淋巴组织

阑尾腔

回盲瓣

阑尾开口

阑尾

图 39-2　阑尾的解剖

年人很细,直径约 0.2~0.3cm,基底部可能更狭小,容积仅 0.1ml。

阑尾参与 B 淋巴细胞的产生和成熟,可能起免疫监督作用。阑尾的淋巴组织在出生后 2 周就开始出现,12~20 岁时达高峰期,有 200 多个淋巴滤泡。以后逐渐减少,30 岁后滤泡明显减少,60 岁后完全消失。故切除成人的阑尾,无损于机体的免疫功能。

第二节　急性阑尾炎

急性阑尾炎(acute appendicitis)是外科最常见的疾病,典型临床表现为转移性右下腹痛,伴发热、恶心及呕吐,右下腹有固定压痛点。1886 年,Fitz 首先将本病命名为"阑尾炎",提倡用阑尾切除术治疗本病。1894 年,McBurney 采用分离右下腹肌肉的手术切口行阑尾切除术,后人将其称为"麦氏切口",沿用至今。1982 年,Semm 首次报道了腹腔镜阑尾切除病例,在过去的几十年来这一技术已得到了广泛应用。急性阑尾炎可在各个年龄人群中发病,但以 20~30 岁青壮年发病率最高,约占 40%;男多于女,约为 3:2。本病的治疗原则是早期诊断、早期手术,效果良好。少数病人临床表现不典型,易被误诊而延误病情,应特别注意。

(一) 病因

1. **阑尾管腔阻塞**　是急性阑尾炎最主要的病因。阑尾管壁中的淋巴滤泡明显增生及管腔中的粪石或结石是引起阑尾管腔阻塞的两大常见原因,分别多见于年轻人及成年人。异物、炎性狭窄、食物残渣、蛔虫、肿瘤等则是较少见的原因。阑尾管腔细长、开口狭小、不同程度的卷曲,都是造成阑尾管腔易于阻塞的因素。阑尾管腔阻塞后,阑尾仍继续分泌黏液,腔内压力上升,血运发生障碍,使阑尾炎症加剧。

2. **细菌入侵**　阑尾与结肠相通,腔内本已有很多微生物,远端又是盲端,所以发生梗阻时,存留在远端死腔内的细菌很容易繁殖,分泌内毒素和外毒素,损伤黏膜上皮并使黏膜形成溃疡,细菌穿过溃疡进入阑尾肌层,阑尾壁间质压力升高,妨碍动脉血流,造成阑尾缺血,最终造成梗死和坏疽。

(二) 临床病理分型

根据临床过程和病理改变,分为四种病理类型。

1. **急性单纯性阑尾炎**　病变多只局限于黏膜和黏膜下层。阑尾外观轻度肿胀,浆膜充血并失去正常光泽,表面有少量纤维素性渗出物。光镜下,阑尾各层均有水肿和中性粒细胞浸润,黏膜表面有小溃疡和出血点。本型属轻型阑尾炎或病变早期,临床症状和体征较轻。

2. **急性化脓性阑尾炎**　病变已累及阑尾壁的全层。阑尾明显肿胀,浆膜高度充血,表面覆以脓性渗出物。阑尾周围的腹腔内有稀薄脓液,形成局限性腹膜炎。光镜下,阑尾黏膜的溃疡面加大并深达肌层和浆膜层,管壁各层有小脓肿形成,腔内亦有积脓,亦称急性蜂窝织炎性阑尾炎。常由单纯性阑尾炎发展而来,临床症状和体征较重。

3. **坏疽性及穿孔性阑尾炎**　阑尾管壁坏死或部分坏死,呈暗紫色或黑色。阑尾腔内积脓,压力升高,阑尾壁血液循环障碍。穿孔部位多在阑尾根部或近端的对系膜缘侧。如果阑尾穿孔的过程较快,穿孔的口未被包裹,阑尾腔内的积脓可自由进入腹腔,可引起急性弥漫性腹膜炎。本型属重型阑尾炎,在儿童和老年人多见。

4. **阑尾周围脓肿**　急性阑尾炎化脓坏疽或穿孔时,如果过程进展较慢,穿孔的阑尾将被大网膜和邻近的肠管包裹,则形成炎性肿块或阑尾周围脓肿。由于阑尾位置多变,其脓肿位置可能在盆腔、肝下或膈下。

急性阑尾炎的转归有以下几种:①炎症消退,单纯性阑尾炎经及时药物治疗后炎症消退。大部分将转为慢性阑尾炎,易复发;②炎症局限,化脓、坏疽或穿孔性阑尾被大网膜和邻近的肠管粘连包裹,炎症局限,形成阑尾周围脓肿。经大量抗生素或中药治疗多数可以吸收,但过程缓慢;③炎症扩散,阑尾炎症重,发展快,未予及时手术切除,又未能被大网膜包裹局限,炎症扩散,可发展为盆腔或髂窝脓肿、弥漫性腹膜炎、化脓性门静脉炎、感染性休克等,需急诊手术治疗。

(三) 临床表现

多种多样,有时与其他急腹症非常相似,而有些疾病也酷似阑尾炎。但相比之下,症状和体征的进展特征是其最主要的特点。

1. **症状**

(1) 转移性右下腹痛:典型的腹痛发作始于上腹部,逐渐移向脐部,最后转移并局限在右下腹。转移性右下腹痛的过程长短取决于病变发展的程度和阑尾位置,快则约2小时,慢则可以1天或更长时间。约70%~80%的病人具有这种典型的转移性腹痛;也有部分病例发病开始即出现右下腹痛。腹痛一般呈持续性,病初可能很轻微,容易被病人所忽视。不同类型的阑尾炎其腹痛也有差异,如单纯性阑尾炎表现为轻度隐痛;化脓性阑尾炎呈阵发性胀痛和剧痛;坏疽性阑尾炎呈持续性剧烈腹痛;穿孔性阑尾炎因阑尾腔压力骤减,腹痛可暂时减轻,但出现腹膜炎后,腹痛又会持续加剧。

不同位置阑尾的炎症,其腹痛部位也有区别,如盲肠后位阑尾,疼痛在侧腰部;盆位阑尾,腹痛在耻骨上区;肝下区阑尾,可引起右上腹痛;左下腹部阑尾,呈左下腹痛,应予以注意。

(2) 胃肠道症状:发病早期可能有厌食、恶心、呕吐等,但程度较轻。一般在腹痛开始后数小时内出现呕吐,不会频繁发生。有的病例可发生腹泻。盆位阑尾炎,炎症刺激直肠和膀胱,引起排便、里急后重症状。弥漫性腹膜炎时可致麻痹性肠梗阻,表现为腹胀、排气排便减少。

(3) 全身症状:早期乏力。炎症重时出现中毒症状,心率增快,体温升高可达38℃左右。阑尾穿孔时体温更高,达39℃或40℃。但体温升高不会发生于腹痛之前。如发生门静脉炎时可出现寒战、高热和黄疸。

2. **体征**

(1) 右下腹固定性压痛:是急性阑尾炎最常见和最重要的体征。常见的压痛部位有麦氏点、Lanz 点(左右髂前上棘连线的右、中 1/3 交点上),或 Morris 点(右髂前上棘与脐连线和腹直肌外缘交会点)(图39-3)。但对某一个病人来说,压痛点始终固定在一个位置上。发病早期腹痛尚未转移至右下腹时,右下腹便可出现固定压痛。压痛的程度取决于病变的程度,也受病人的腹壁厚度、阑尾位置的深浅、对疼痛耐受能力的影响。老年人对压痛的反应较轻。当炎症加重,阑尾坏疽穿孔时,压痛的程度加重,范围随之扩大甚至波及全腹。但此时仍以阑尾所在位置压痛最明显。可用叩诊来检查疼痛点,更为准确。

(2) 腹膜刺激征象:有反跳痛(blumberg sign)、腹肌紧张、肠鸣音减弱或消失等,是壁层腹膜受炎症刺激出现的防卫性反应。一般而言,腹膜刺激征的程度、范围与阑尾炎症程度相平行。急性阑尾炎早期可无腹膜刺激征;右下腹出现腹膜刺激征提示阑尾炎症加重,可能有化脓、坏疽

Notes

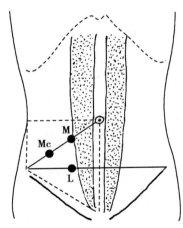

图 39-3　阑尾炎压痛点

Mc：McBurney 点；M：Morris 点；L：Lanz
点；点线围成四边形为 Rapp 压痛区

或穿孔等病理改变；腹膜刺激征范围扩大，伴发腹肌痉挛出现"板状腹"，说明腹腔内有较多渗出或阑尾穿孔已导致弥漫性腹膜炎。但是，在小儿、老人、孕妇、肥胖、虚弱者或盲肠后位阑尾炎时，腹膜刺激征象可不明显。

（3）右下腹肿块：如查体发现右下腹饱满，可触及一压痛性肿块，固定，边界不清，应考虑阑尾炎性肿块或阑尾周围脓肿。

（4）诊断性试验：①结肠充气试验（rovsing sign）：病人仰卧位，用右手压迫其左下腹，再用左手挤压近侧结肠，结肠内气体可传至盲肠和阑尾，引起右下腹疼痛者为阳性；②腰大肌试验（psoas sign）：病人左侧卧位，使右大腿后伸，引起右下腹疼痛者为阳性，说明位于腰大肌前方的阑尾有炎症改变；③闭孔内肌试验（obturator sign）：病人仰卧位，使右髋和右大腿各屈曲 90°，然后被动向内旋转，引起右下腹疼痛者为阳性，提示靠近闭孔内肌的阑尾发炎。

（5）直肠指检：炎症阑尾所在的方向压痛，常在直肠的右前方。当阑尾穿孔时直肠前壁广泛压痛。当形成阑尾周围脓肿时，可触及痛性肿块。

（四）辅助检查

1. 实验室检查　大多数病人白细胞计数和中性粒细胞比例升高，可发生白细胞核左移。白细胞计数明显升高（>20×10⁹/L）常提示阑尾炎病情较重，伴有坏疽或穿孔。大约 10% 的病人白细胞无明显升高，多见于单纯性阑尾炎或老年病人。尿检查一般无阳性发现，如尿中出现少数红细胞，提示炎症可能累及输尿管或膀胱。血清淀粉酶及脂肪酶测定以除外胰腺炎；β-HCG 测定以除外异位妊娠所致的腹痛。

2. 影像学检查　①超声检查可以发现肿大的阑尾或脓肿，敏感度约 85%，并且特异度超过 90%，推荐常规应用。②诊断特别困难时可作 CT 检查，可以发现阑尾增粗及其周围的脂肪垂肿胀，见于 90% 左右的急性阑尾炎病人。③立位腹部平片有助于评估急腹症病人的病情，该检查对于诊断阑尾炎敏感度低，约 10%～15% 的病例可见钙化的粪石影。随着腔镜技术的成熟与普及，临床上应用腹腔镜（laparoscopy）或后穹窿镜（culdoscopy）检查诊断急性阑尾炎者在逐渐增多，确诊后可同时作阑尾切除术。

（五）诊断

主要依靠病史、临床症状、体征和实验室检查。转移性右下腹痛对诊断急性阑尾炎的价值很大，加上固定性压痛，和体温、白细胞计数升高的感染表现，临床诊断可以成立。如果再有局部的腹肌紧张，依据则更为充分。对于发病早期，临床表现不明显者，无转移性右下腹痛的病人阑尾区的压痛是诊断的关键，必要时可借助辅助检查帮助诊断。

诊断时还应根据以上情况对阑尾炎的严重程度作出判断。

急性阑尾炎应与下列疾病鉴别诊断：

1. 胃十二指肠溃疡穿孔　穿孔溢液可沿升结肠旁沟流至右下腹部，与急性阑尾炎的转移性右下腹痛很相似。病人既往有消化性溃疡病史及近期溃疡病加重表现，查体时除右下腹压痛外，上腹仍有疼痛和压痛，腹壁板状强直和肠音消失等腹膜刺激症状也较明显。立位腹部平片膈下有游离气体，可帮助鉴别诊断。

2. 妇产科疾病　在育龄妇女中，特别要注意与妇产科疾病鉴别。宫外孕的腹痛从下腹开始，常有急性失血症状和腹腔内出血的体征，有停经史；体检时有宫颈举痛、附件肿块，阴道后穹窿穿刺有血性液体等。卵巢滤泡或黄体囊肿破裂的临床表现与宫外孕相似，但病情较轻。卵巢囊肿扭转有明显腹痛和腹部肿块。急性输卵管炎和急性盆腔炎,常有脓性白带和盆腔的双侧对称性压痛,经阴道后穹隆穿刺可获脓液,涂片检查可见革兰氏阴性双球菌,盆腔超声可帮助鉴别诊断。

3. 右侧输尿管结石　腹痛多在右下腹,但多呈绞痛,并向腰部及会阴部外生殖器放射。尿中查到多量红细胞。X 线平片在输尿管走行部位呈现结石阴影。超声检查可见肾盂积水、输尿管扩张和结石影。

4. 急性肠系膜淋巴结炎　儿童急性阑尾炎常需与之鉴别。病儿多有上呼吸道感染史,腹部压痛部位偏内侧,且不太固定,可随体位变更。

5. 其他　右侧肺炎、胸膜炎时可刺激第 10、11 和 12 肋间神经,出现反射性右下腹痛。急性胃肠炎时,恶心、呕吐和腹泻等消化道症状较重。急性胆囊炎易与高位阑尾炎相混淆,但有明显绞痛、高热,甚至出现黄疸。此外,回盲部肿瘤、结核和慢性炎性肠病、梅克尔(Meckel)憩室炎、肠伤寒穿孔等,亦需进行临床鉴别。

上述疾病有其各自的特点,应仔细分析,予以鉴别。如病人有持续右下腹痛,不能用其他疾病解释时,应考虑急性阑尾炎诊断。

(六) 治疗

原则上一经确诊,应尽早手术切除阑尾。因早期手术既安全、简单,又可减少近期或远期并发症的发生。如发展到阑尾化脓坏疽或穿孔时,手术操作困难且术后并发症显著增加。即使非手术治疗可使急性炎症消退,日后约有 3/4 的病人还会复发。非手术治疗仅适用于客观条件不容许手术的单纯性阑尾炎,接受手术治疗的前、后,或急性阑尾炎的诊断尚未确定,以及发病已超过 72 小时或已形成炎性肿块等有手术禁忌证者。主要措施包括选择有效的抗生素和补液治疗等。应选用抑制厌氧菌及需氧菌的广谱抗生素,临床上以头孢类抗生素联合甲硝唑应用最多。

阑尾切除术可通过传统的开腹或腹腔镜完成。两者相比,尽管腹腔镜具有更易进行腹腔冲洗、术后切口并发症少、病人恢复快、出院早、粘连性肠梗阻的发生率低等优势,但也存在花费较高、需特殊设备、手术时间较长的弊端,所以总体临床评价两者没有明显优劣。然而,对于术前诊断不确定拟选择剖腹探查者,以及体型大或肥胖者,相对于需要大切口开腹手术来说,选择腹腔镜更合适。也可先进行腹腔镜探查,排除其他疾病,明确阑尾炎后,如腹腔镜操作困难,可将腹腔镜头置于阑尾上并解除气腹,透过腹壁的腹腔镜灯光可以指引术者用更小的腹壁切口完成阑尾切除术,称之为腹腔镜辅助下阑尾切除术。手术中应尽量吸净或用湿纱布沾净腹腔内的渗出液。一般不宜冲洗,以防感染扩散,除非弥漫性腹膜炎或局限性的脓腔。引流较少应用,仅在局部有脓腔、或阑尾残端包埋不满意及处理困难时采用,其目的主要不在引流腹膜炎,而在于如果有肠瘘形成,肠内容物可从引流管流出。一般在手术后 1 周左右拔除。

1. 开腹阑尾切除术的技术要点(图 39-4)

(1) 切口选择:一般宜采用麦氏切口,即经脐孔到右侧髂前上棘连线的中外 1/3 交界点上,做一与此线垂直的切口,长约 5 ~ 6cm(线上 1/3、线下 2/3),(图 39-4A)。如诊断不明确或估计手术复杂,可选用右下腹经腹直肌切口,利于术中探查。

(2) 寻找阑尾:先找到盲肠后,沿结肠带向盲肠顶端追踪,即能找到阑尾。如仍未找到阑尾,应考虑可能为盲肠后位阑尾,用手指探查盲肠后方,或者切开盲肠外侧腹膜,将盲肠内翻即可发现阑尾。如阑尾外观正常,应直视下探查盲肠(排除结肠癌)、至少 60cm 的回肠(排除梅克尔憩室炎)、小肠系膜(排除肠系膜淋巴结炎)以及盆腔。

(3) 处理阑尾系膜:用弯血管钳夹住阑尾尖端的系膜并提起,使其充分显露。应用血管钳贴阑尾根部戳孔,一次或分次结扎或缝扎阑尾系膜后剪断,阑尾系膜结扎应可靠(图 39-4B)。

(4) 切断及处理阑尾根部:在距盲肠 0.5cm 处用直血管钳将阑尾的根部轻轻压榨,用丝线

Notes

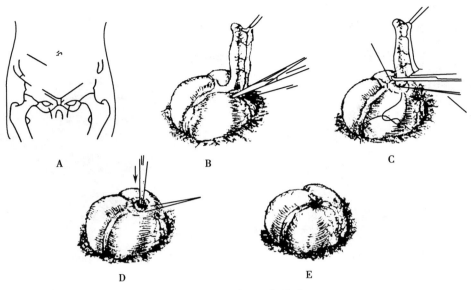

图 39-4 开腹阑尾切除术

或可吸收线于压榨处将阑尾根部结扎。距阑尾根部 1cm 左右的盲肠壁上,用细丝线在浆肌层做一荷包缝合,暂不打结。再于阑尾结扎线远侧 0.5cm 处切断阑尾,残端用碘酒、乙醇涂擦后塞入荷包口,收紧荷包缝合线后打结,将阑尾残端完全包埋(图 39-4C,D,E)。

(5) 特殊情况下阑尾切除术:①阑尾尖端粘连固定,不能按常规方法切除阑尾,可先将阑尾于根部结扎切断,残端处理后再分束切断系膜,最后切除整个阑尾,此为阑尾逆行切除法;②盲肠水肿,阑尾残端不宜用荷包埋入缝合时,宜用 8 字或 U 字缝合,缝在结肠带上,将系膜一并结扎在缝线上;③盲肠后位阑尾,应切开侧腹膜,将盲肠向内侧翻起,显露阑尾后切除,并将侧腹膜缝合。

2. 腹腔镜阑尾切除术的技术要点(图 39-5)

(1) 切口选择:通常在脐部、耻骨上中线区、左侧髂前上棘与脐连线中点分别做 10mm、5mm、10mm 戳孔(图 39-5)。脐部戳孔置入 30°广角镜,手术操作者和助手均站在病人左侧。

(2) 寻找阑尾:将回肠末端轻柔地推向内侧,沿盲肠结肠带向下端寻找阑尾。

(3) 处理阑尾系膜:提起阑尾,阑尾系膜分离可使用超声刀,Liga-Sure 血管闭合系统,或者组织夹,主要取决于组织的厚度(图 39-5A)。

(4) 切断及处理阑尾根部:距盲肠 0.5cm 处可使用可吸收套扎环(Endoloop)、组织夹、丝线或可吸收线夹闭或结扎,于标本远端再夹闭或结扎一道后,于中间切断阑尾(图 39-5B、5C)。随后将阑尾置入标本袋,连同穿刺器一并取出(图 39-5D)。

3. 并发症及其处理

(1) 急性阑尾炎的并发症

1) 腹腔脓肿:是阑尾炎未经及时治疗的后果,阑尾周围脓肿最常见。也可在腹腔其他部位形成脓肿,常见部位有盆腔、膈下或肠间隙等处。临床表现有麻痹性肠梗阻所致的腹胀、压痛性肿块和全身感染中毒症状等。超声和 CT 扫描可协助定位。对于直径超过 4～6cm 的巨大脓肿,特别是合并高热的病人,可在超声引导下穿刺抽脓、冲洗或置管引流,必要时手术切开引流。脓肿较小以及无明显临床症状的病人应以保守治疗为主,应用单纯抗生素治疗。阑尾周围脓肿切开引流后,如阑尾根部及盲肠充血、水肿不甚明显,可继续切除阑尾。但如果脓肿巨大且进一步分离会发生危险时,仍以单纯引流最为恰当。阑尾脓肿非手术疗法治愈后其复发率很高,应在治愈后 3 个月左右择期手术切除阑尾。

2) 内、外瘘形成:阑尾周围脓肿如未及时引流,少数病例脓肿可向小肠或大肠内穿破,亦可向膀胱、阴道或腹壁穿破,形成各种内瘘或外瘘,此时脓液可经瘘管排出。X 线钡剂检查或者经

Notes

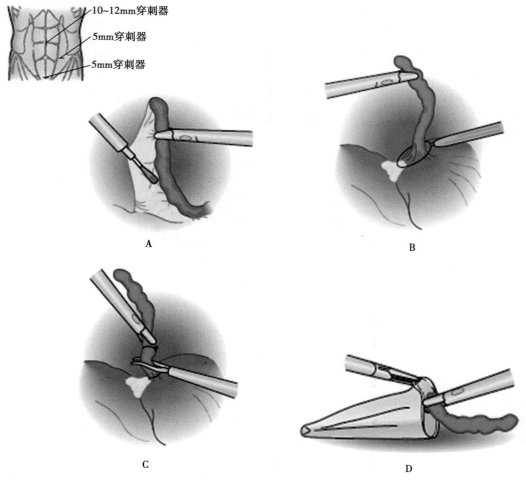

图 39-5　腹腔镜阑尾切除术

外瘘口置管造影可协助了解瘘管走行,有助于选择相应的治疗方法。

3）门静脉炎(pylephlebitis):急性阑尾炎时阑尾静脉中的感染性血栓,可沿肠系膜上静脉至门静脉,导致门静脉炎症。临床表现为寒颤、高热、轻度黄疸、肝大、剑突下压痛等。如病情加重会导致全身性感染,治疗延误可发展为细菌性肝脓肿。治疗除应用大剂量抗生素外,应及时手术处理阑尾及其他感染灶。

（2）阑尾切除术的并发症

1）出血:阑尾系膜的结扎线松脱,引起系膜血管出血。常在手术后发现,表现为腹痛、腹胀和失血性休克等症状。关键在于预防,应注意阑尾系膜结扎要确切,系膜肥厚者应分束结扎,结扎线距系膜断缘要有一定距离(>1cm),系膜结扎线及时剪除,不要再次牵拉以免松脱。一旦发生出血,应立即输血补液,紧急再次手术止血。

2）切口感染:是最常见的术后并发症。多发生于化脓性、坏疽性阑尾炎及合并穿孔者。表现为术后 3 天左右切口胀痛或跳痛,体温升高,局部红肿、压痛明显,甚至出现波动等。近年来,由于外科技术的提高和有效抗生素的应用,此并发症已较前减少。术中加强切口保护、切口冲洗、彻底止血、消灭死腔等措施可预防切口感染。处理原则:于波动处拆除缝线,排出脓液,敞开引流;如位置深在,不能只满足于皮下引流;引流的同时,伤口内的丝线头等异物必须剪除、定期换药。

3）粘连性肠梗阻:是阑尾切除术后较常见的远期并发症。多发生于阑尾穿孔并发腹膜炎者,与局部炎症重、手术操作、术后卧床等多种原因有关。早期手术,术后左侧卧位,早期离床活

Notes

动可适当预防此并发症。肠梗阻反复发作或症状较重者需手术治疗。

4）阑尾残株炎：阑尾残端保留过长（>1cm）时，术后可发生残端炎症，表现与阑尾炎相同症状。应行 X 线钡剂灌肠检查以明确诊断。也偶见于前次术中未能切除病变阑尾，而将其遗留，术后炎症复发。症状较重时应再次手术切除过长的阑尾残端。

5）粪瘘：少见。多发生于坏疽性阑尾炎、阑尾根部穿孔或盲肠病变严重者。产生术后粪瘘的原因有多种，阑尾残端单纯结扎，其结扎线脱落；盲肠组织水肿脆弱，术中缝合时裂伤；盲肠原有结核、炎性肠病、癌症等。粪瘘发生时多已局限化，很少发生弥漫性腹膜炎。如远端肠道无梗阻，经换药等非手术治疗多可自行闭合。如经过 2~3 个月仍不闭合，则需手术治疗。

第三节　特殊类型阑尾炎

一般成年人急性阑尾炎诊断多无困难，早期治疗的效果好。但婴幼儿、老年人、妊娠女性以及 AIDS 病人患急性阑尾炎时，诊断和治疗均较困难，应当格外重视。

（一）新生儿急性阑尾炎

出生后新生儿阑尾呈漏斗状，不易发生阑尾管腔阻塞，因此，新生儿急性阑尾炎很少见。由于新生儿无法提供病史，其早期临床表现如厌食、恶心、呕吐、腹泻和脱水等又无特征性，发热和白细胞升高均不明显，因此诊断易于延迟，穿孔率可高达 50%~85%。诊断时应仔细检查右下腹压痛和腹胀等体征，并应早期手术治疗。

（二）小儿急性阑尾炎

小儿大网膜发育不全，不能起到足够的保护作用。患儿也不能清楚地提供病史。临床特点：①病情发展较快且较重，最常见的主诉是全腹疼痛，早期即出现高热、呕吐等症状；②右下腹体征不明显，不典型，但有局部压痛和肌紧张，是诊断小儿阑尾炎的重要依据；③穿孔发生早，穿孔率较高（15%~50%）。治疗原则是早期手术，并配合输液、纠正脱水、应用广谱抗生素等。

（三）妊娠期急性阑尾炎

较常见。妊娠中期子宫的增大较快，盲肠和阑尾被增大的子宫推挤，向右上腹移位，压痛部位也随之升高。腹壁被抬高，炎症阑尾刺激不到壁层腹膜，所以使压痛、肌紧张和反跳痛均不明显；大网膜难以包裹炎症阑尾、腹膜炎不易被局限而易在上腹部扩散。这些因素给妊娠中期急性阑尾炎的诊断增添了困难。超声检查可帮助诊断。炎症发展易致流产或早产，威胁母子生命安全。治疗以开腹阑尾切除术为主。妊娠后期的腹腔感染难以控制，更应早期手术。围术期应加用黄体酮。手术切口的位置比非妊娠者偏高，操作要轻柔，以减少对子宫的刺激。尽量不用腹腔引流。术后使用青霉素类广谱抗生素，以及给予保胎药物。临产期的急性阑尾炎如并发阑尾穿孔或全身感染症状严重时，可考虑经腹剖宫产术，同时切除病变阑尾。

（四）老年人急性阑尾炎

随着社会老龄人口增多，老年人急性阑尾炎的患病人数也相应增多。老年人对疼痛感觉迟钝，腹肌薄弱，防御功能减退，所以主诉不强烈，体征不典型，临床表现轻而病理改变却很重，体温和白细胞升高均不明显，容易延误诊断和治疗。又由于老年人动脉硬化，阑尾动脉也会发生改变，易导致阑尾缺血坏死或穿孔。加之老年人常伴发心血管病、糖尿病、肾功能不全等，使病情更趋复杂严重。早期手术治疗可以降低手术风险，因此一旦诊断应及时手术，同时要注意处理伴发的内科疾病。

（五）AIDS/HIV 感染病人的阑尾炎

其临床症状及体征与免疫功能正常者相似，但不典型。此类病人白细胞不高，常被延误诊断和治疗。超声或 CT 检查有助于诊断。阑尾切除术是其主要的治疗方法，强调早期诊断并手术治疗，可获较好的短期生存率，否则穿孔率较高。

第四节　慢性阑尾炎

（一）病因和病理

大多数慢性阑尾炎（chronic appendicitis）由急性阑尾炎转变而来，少数也可开始即呈慢性过程。主要病变为阑尾壁不同程度的纤维化及慢性炎性细胞浸润。黏膜层和浆肌层可见以淋巴细胞和嗜酸性细胞浸润为主，替代了急性炎症时的多形核白细胞，还可见到阑尾管壁中有异物巨细胞。此外，阑尾因纤维组织增生，脂肪增多，管壁增厚，管腔狭窄，不规则，甚而闭塞，妨碍了阑尾的排空，进而压迫阑尾壁内神经而产生疼痛症状。多数慢性阑尾炎病人的阑尾腔内有粪石，或者阑尾粘连扭曲、淋巴滤泡过度增生，使管腔变窄。

（二）临床表现和诊断

既往常有急性阑尾炎的发作病史，经常有右下腹疼痛，也可能症状不重或不典型。有的病人仅有右下腹隐痛或不适，剧烈活动或饮食不洁可诱发急性发作；有的病人有反复多次的急性发作病史。

主要的体征是右下腹如麦氏点、Lanz 点或 Morris 点的局限性深压痛，这种压痛经常存在，位置也较固定。左侧卧位体检时，部分病人在右下腹可触及阑尾条索。X 线钡剂灌肠透视检查，如见阑尾不显影或充盈不全，阑尾腔不规则有狭窄、72 小时后透视复查阑尾腔内仍有钡剂残留，充盈的阑尾走行僵硬、位置不易移动，压痛点在阑尾位置，即可诊断为慢性阑尾炎。

（三）治疗

诊断明确后需手术切除阑尾，并行病理检查证实此诊断。

第五节　阑尾肿瘤

阑尾原发肿瘤极少见。多在阑尾切除术中或术后阑尾标本病检中或尸体解剖中被诊断。主要包括：类癌、腺癌和囊性肿瘤 3 种。

（一）阑尾类癌（carcinoid）

属于神经内分泌肿瘤，是阑尾原发肿瘤中最多见的一种，占阑尾肿瘤的 90%。阑尾是消化道类癌最常见的部位，阑尾类癌占胃肠道类癌的 45%。阑尾类癌的典型肉眼所见为一种小的（1~2cm）、坚硬的、边界清楚的黄褐色肿物，约 3/4 发生在阑尾远端，少数发生在阑尾根部、伴黏液囊肿形成。其组织学恶性表现常不明显。由于病变多发生在阑尾尖端，并发急性阑尾炎者不常见，只有发生在阑尾体部及根部阻塞阑尾腔时，可以表现为急性阑尾炎，甚至阑尾脓肿。几乎总是在阑尾切除术中或术后对阑尾进行常规组织学检查时偶然发现。如类癌直径小于 2cm，无转移，除了作单纯阑尾切除外不需作任何其他治疗。其中 2.9% 的病例（直径>2cm）表现恶性肿瘤的生物学特性，肿瘤浸润或有淋巴结转移，此时应采用右半结肠切除术。

（二）阑尾囊性肿瘤

包括阑尾黏液囊肿和假性黏液瘤。近年来的数据显示此类肿瘤的比率逐年升高，有超过阑尾类癌的趋势。阑尾病变为囊状结构，或含有黏液的阑尾呈囊状扩张，称为阑尾黏液囊肿（mucocele）。75%~85% 实际上是由于阑尾根部管腔梗阻后远端阑尾黏膜分泌的黏液潴留。待阑尾腔内压力增加到一定程度，黏膜上皮细胞便失去分泌功能，所以阑尾黏液囊肿一般不超过 3~8cm。阑尾是腹腔内黏液聚积最常见的部位。少数为囊性腺癌。病人可有无痛性肿块，或在 CT 检查时偶然发现。囊壁可有钙化。良性者经阑尾切除可治愈。恶性病例者可发生腹腔内播散转移。

假性黏液瘤（pseudomyxoma）是阑尾分泌黏液的细胞在腹腔内种植形成，具有恶性肿瘤的特

Notes

点,但不发生淋巴结和肝脏转移。假性黏液瘤局限在阑尾时,临床诊断不易与阑尾黏液囊肿鉴别。待腹膜有大量种植时,可出现腹胀,但查体无胀气及移动性浊音,可造成肠粘连梗阻和内瘘。治疗主张尽量切除或需反复多次手术,减小肿瘤体积,并切除阑尾。5 年生存率可达 50%。

（三）阑尾腺癌

起源于阑尾黏膜的腺上皮,很少见,分为结肠型和黏液型两种亚型。结肠型,由于其临床表现、肉眼及显微镜下所见与右结肠癌相似,常被称为阑尾的结肠型癌。典型的肿瘤是多见于 50 岁以上的病人,常发生在阑尾的根部,最常见的临床表现与急性阑尾炎或右半结肠癌相似。术前钡灌肠常显示盲肠和回肠末端外肿物。很少能在术前明确诊断,常需术中病理检查。治疗应施右半结肠根治性切除术。预后与盲肠癌相近。黏液型腺癌的治疗同结肠型,其预后优于结肠型,5 年生存率可达 50% 以上。

（姜可伟）

第四十章 结、直肠及肛管疾病

第一节 解剖生理概要

（一）结、直肠和肛管解剖

1. **结肠** 包括盲肠、升结肠、横结肠、降结肠和乙状结肠，下接直肠。成人结肠全长平均约150cm（120～200cm）。结肠在盲肠的直径约为7.5cm，以后逐渐变细，到乙状结肠末端为2.5cm。结肠有三个解剖标志，即结肠袋、肠脂垂和结肠带。盲肠以回盲瓣为界与末端回肠相连接。回盲瓣具有括约功能，可防止结肠内容物反流至回肠，并可阻止回肠内容物过快进入结肠。由于回盲瓣的存在，结肠梗阻易发展为闭襻性肠梗阻；另一方面，在短肠综合征中，保留回盲瓣者（相同小肠长度）预后较好。盲肠为腹膜内位器官，故有一定的活动度，其长度在成人约为6cm，盲肠过长时，易发生扭转。横结肠与升结肠交界段称为结肠肝曲，与降结肠交界段称为结肠脾曲。肝曲与脾曲是结肠相对固定的部位。升结肠和降结肠为腹膜间位器官，前面及两侧有腹膜覆盖，后面以疏松结缔组织与腹腔后壁相贴，故其后壁穿孔时可引起严重的腹膜后感染。横结肠和乙状结肠为腹膜内位器官，完全被腹膜包裹，是结肠中活动度较大的部分，乙状结肠若系膜过长时易发生扭转。结肠的肠壁分为浆膜层、肌层、黏膜下层和黏膜层。

2. **直肠** 位于盆腔后部，平第3骶椎处上接乙状结肠，沿骶尾骨前面下行，至尾骨平面穿过盆膈与肛管相连。上部直肠与结肠粗细相同，下部扩大成直肠壶腹，是暂存粪便的部位。直肠长度约12～15cm，以腹膜返折为界，分为上段直肠和下段直肠。上段直肠的前面和两侧有腹膜覆盖，前面的腹膜返折成直肠膀胱陷凹或直肠子宫陷凹（Douglas窝）。该陷凹是腹腔的最低点。如陷凹有炎性液体或腹腔肿瘤种植时，直肠指诊可帮助诊断；如有盆腔脓肿，可经直肠穿刺或切开直肠前壁进行引流。下段直肠全部位于腹膜外。男性下段直肠的前方借直肠膀胱隔（Denonvilliers筋膜）与膀胱底、前列腺、精囊腺、输精管壶腹及输尿管盆段相邻。女性下段直肠借直肠阴道隔与阴道后壁相邻。直肠后方是骶骨、尾骨和梨状肌。

直肠黏膜紧贴肠壁，黏膜在直肠壶腹部有上、中、下三条半月形的直肠横襞，内含环肌纤维，称为直肠瓣。直肠下端由于与口径较小且呈闭缩状态的肛管相接，直肠黏膜呈现8～10个隆起的纵形皱襞，称为肛柱。肛柱基底之间有半月形皱襞，称为肛瓣。肛瓣与肛柱下端共同围成的小隐窝，称肛窦。窦口向上，肛门腺开口于此，窦内容易积存粪屑，易于继发感染而发生肛窦炎。肛管与肛柱连接的部位，有三角形的乳头状隆起，称为肛乳头。肛瓣边缘和肛柱下端共同在直肠和肛管交界处形成一锯齿状的环行线，称齿状线（图40-1）。

直肠系膜（mesorectum）指由盆腔筋膜脏层包裹的直肠周围血管、淋巴及脂肪结缔组织。

肛垫位于直肠、肛管结合处，亦称直肠肛管移行区（痔区）。该区为一环状、纵长约1.5cm的海绵状组织带，富含血管、结缔组织、弹性纤维及与平滑肌纤维相混合的纤维肌性组织（Treitz肌）。Treitz肌呈网络状结构缠绕直肠静脉丛，构成一个支持性框架，将肛垫固定于内括约肌上。肌垫似一胶垫协助括约肌封闭肛门。

3. **肛管** 解剖学肛管：上自齿状线，下至肛门缘，长约1.5～2cm，肛管内上部为移行上皮，下部为角化的复层扁平上皮。外科肛管：上自肛管直肠环上缘（齿状线上方约1.5cm），下至肛门缘，其范围较大，包括直肠末端和解剖学肛管，肛门外括约肌环绕着外科肛管。肛管为肛管

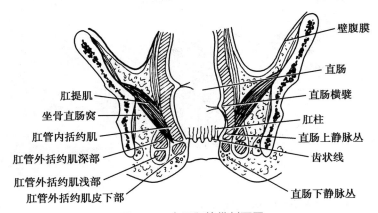

图 40-1　直肠肛管纵剖面图

内、外括约肌所环绕，平时呈环状收缩封闭肛门。

　　齿状线是直肠和肛管的交界线，约85%的肛门直肠疾病发生在此附近。齿状线是胚胎期内、外胚层的交界处，故其上、下的血管、神经及淋巴来源都不同，详见结肠、直肠和肛管的血管、淋巴和神经。

　　括约肌间沟位于齿状线与肛缘之间，是内括约肌下缘与外括约肌皮下部的交界处，外观不甚明显，直肠指诊时可触到一浅沟，亦称白线。

　　4. 直肠肛管肌　直肠的肌层与结肠相同，有内层环肌与外层纵肌，但较结肠肌发达。直肠环肌在直肠下端增厚成为肛管内括约肌，属不随意肌，环绕肛管上2/3，受自主神经支配，可协助排便，无括约肛门的功能。直肠纵肌下端与肛提肌和内、外括约肌相连。

　　围绕肛管下部1/3的为肛管外括约肌，属随意肌，受肛神经及会阴神经支配，分为皮下部、浅部和深部。肛管外括约肌组成三个肌环：深部为上环，与耻骨直肠肌合并，附着于耻骨联合，收缩时将肛管向上提举；浅部为中环，附着于尾骨，收缩时向后牵拉；皮下部为下环，与肛门前皮下相连，收缩时向前下牵拉。三个环同时收缩将肛管向不同方向牵拉，加强肛管括约的功能，使肛管紧闭（图40-2）。

　　肛提肌是位于直肠周围并与尾骨肌共同形成盆膈的一层宽而薄的肌，左右各一，属随意肌。根据起止及其纤维的不同排布分为三部：耻骨直肠肌、耻骨尾骨肌和髂骨尾骨肌。肛提肌起自骨盆两侧壁、斜行向下止于直肠壁下部两侧，左右连合呈向下的漏斗状，有承托盆腔内脏、协助排便、括约肛管等功能（图40-3）。

　　肛管直肠环是由肛管内括约肌、直肠壁纵肌的下部、肛管外括约肌的深部及耻骨直肠肌纤维共同组成的肌环，包绕肛管和直肠分界处，在直肠指诊时可清楚扪到。此环是括约肛管的重

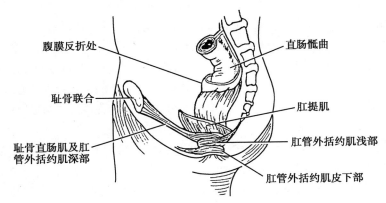

图 40-2　肛管括约肌环

Notes

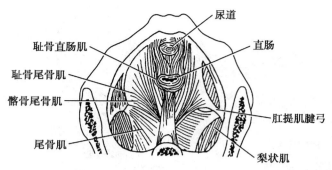

图 40-3   盆膈(上面观)

要结构,如手术时不慎完全切断,可致肛门失禁。

5. 直肠肛管周围间隙   在直肠和肛管周围有数个间隙,间隙由脂肪组织填充,易感染形成脓肿。由于解剖位置与结构上的关系,肛周脓肿容易引起肛瘘,故有重要的临床意义。在肛提肌以上的间隙有:①骨盆直肠间隙,在直肠两侧,左右各一,位于盆腔腹膜之下;②直肠后间隙(骶前间隙),在直肠与骶骨之间,与两侧骨盆直肠间隙相通。在肛提肌以下的间隙有:①坐骨肛管间隙(亦称坐骨直肠间隙),位于坐骨肛管横隔以上,左右各一,相互经肛管后相通(亦称深部肛管后间隙);②肛管周围间隙,位于坐骨肛管横隔壁以下至皮肤之间,左右两侧也于肛管后相通(亦称浅部肛管后间隙)(图 40-4)。

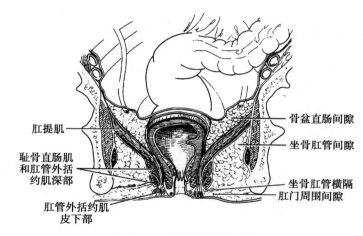

图 40-4   直肠肛管周围间隙

6. 结肠、直肠和肛管的血管、淋巴和神经

(1)血管:结肠的供应动脉以脾曲为界,肠系膜上动脉发出的回结肠动脉、右结肠动脉、中结肠动脉供应右半结肠;肠系膜下动脉发出的左结肠动脉与乙状结肠动脉供应左半结肠。静脉与动脉同名,分别经肠系膜上静脉和肠系膜下静脉汇入门静脉(图 40-5)。

直肠、肛管的供应动脉以齿状线为界,其上主要来自肠系膜下动脉的终末支——直肠上动脉,其次为来自髂内动脉的直肠下动脉和骶正中动脉。约 22% 的人体存在直肠中动脉,源于髂内动脉,经侧韧带供应直肠下部。齿状线以下的血液供应为肛管动脉。齿状线上、下的动脉之间有丰富的吻合(图 40-6)。

直肠、肛管静脉的分布与动脉相似,以齿状线为界分为两个静脉丛。直肠上静脉丛位于齿状线上方的黏膜下层,汇集成数支小静脉,穿过直肠肌层汇为直肠上静脉(痔上静脉),经肠系膜下静脉回流入门静脉。直肠下静脉丛位于齿状线下方,在直肠、肛管的外侧汇集成直肠下静脉和肛管静脉,分别通过髂内静脉和阴部内静脉回流到下腔静脉。

Notes

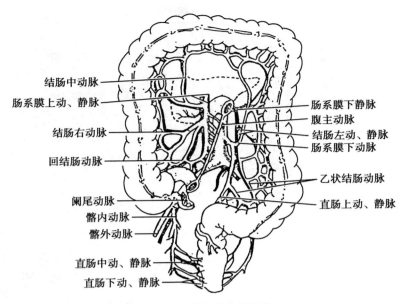

图 40-5　结肠的血液供应

结肠中动脉
肠系膜上动、静脉
结肠右动脉
回结肠动脉
阑尾动脉
髂内动脉
髂外动脉
直肠中动、静脉
直肠下动、静脉

肠系膜下静脉
腹主动脉
结肠左动、静脉
肠系膜下动脉
乙状结肠动脉
直肠上动、静脉

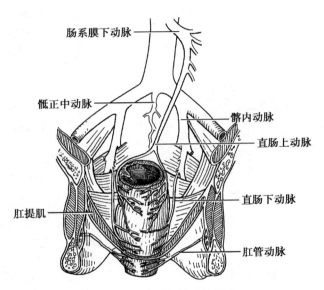

图 40-6　直肠肛管动脉供应

肠系膜下动脉
骶正中动脉
髂内动脉
直肠上动脉
直肠下动脉
肛提肌
肛管动脉

　　（2）淋巴：结肠的淋巴结分为结肠上淋巴结、结肠旁淋巴结、中间淋巴结和中央淋巴结四组。结肠上淋巴结位于肠壁，常沿肠脂垂分布；结肠旁淋巴结沿边缘血管弓和从弓上发出的短直终末血管排列；中间淋巴结分布于边缘血管弓和结肠血管根部之间；中央淋巴结位于肠系膜上、下动脉根部的周围，前者汇合升、横结肠的淋巴引流，后者汇合降、乙状结肠的淋巴引流，再引流至腹主动脉周围的腹腔淋巴结（图 40-7）。

　　直肠肛管的淋巴引流以齿状线为界，分为上、下两组。上组在齿状线以上，有三个引流方向。向上沿直肠上血管到肠系膜下血管根部淋巴结，这是直肠最主要的淋巴引流途径；向两侧的淋巴在直肠侧韧带内与直肠中动脉并行，入髂内淋巴结；向下的淋巴在坐骨直肠间隙内与肛管动脉、阴部内动脉并行，入髂内淋巴结。下组在齿状线以下，有两个引流方向。向下外经会阴及大腿内侧皮下到达腹股沟淋巴结，然后经髂外淋巴入髂总淋巴结；向周围穿过坐骨直肠间隙沿闭孔动脉旁引流到髂内淋巴结。上、下两组淋巴之间均有交通，因此，直肠癌尤其是下段直肠及肛管癌有时可转移到腹股沟淋巴结（图 40-8）。

Notes

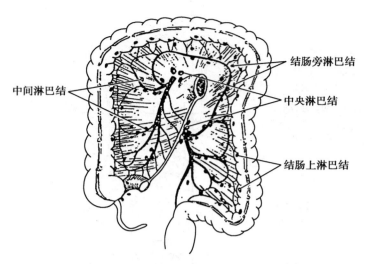

图 40-7   结肠淋巴结的分布

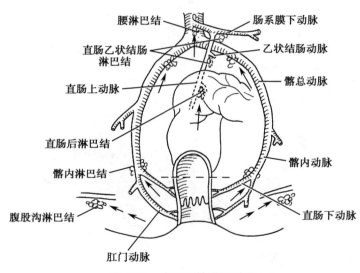

图 40-8   直肠肛管淋巴引流

（3）神经：支配结肠的副交感神经来源不同，迷走神经支配右半结肠，盆腔神经支配左半结肠。交感神经纤维则分别来自肠系膜上和肠系膜下神经丛。

以齿状线为界，齿状线以上的直肠是由交感神经和副交感神经支配，故齿状线以上的直肠黏膜无疼痛感。直肠交感神经主要来自骶前（上腹下）神经丛，该丛在腹主动脉分叉下方分左右两支，称为腹下神经（射精神经），分别向下在直肠侧韧带两旁与来自骶交感干的节后纤维和第2~4骶神经的副交感神经形成盆（下腹下）神经丛。直肠的副交感神经对直肠功能的调节起主要作用。直肠壁内的便意感受器在直肠下段较多，它通过副交感神经到达盆丛，直肠手术时应予以注意。此外，腹下神经支配射精功能，盆神经丛中含有支配排尿和阴茎勃起的主要神经（勃起神经），盆腔手术时，要注意避免损伤。

齿状线以下的肛管及其周围结构主要由阴部神经的分支支配，主要的分支有肛直肠下神经、前括约肌神经、会阴神经和肛尾神经。阴部神经中含有脊神经的分支，对疼痛等感觉特别敏锐，故肛周手术如行肛周浸润麻醉时，应特别注意在肛管两侧及后方要浸润完全。

（二）结肠、直肠和肛管生理

结肠的主要功能是吸收水分，储存和转运粪便，也能吸收葡萄糖、电解质和部分胆汁酸。吸收功能主要发生于右半结肠。结肠能分泌碱性黏液以保护黏膜、润滑大便、利于粪便推进，也分

Notes

泌数种胃肠激素。

直肠有排便、吸收和分泌功能。可吸收少量的水、盐、葡萄糖和一部分药物；也能分泌黏液以利排便。肛管功能仅是排泄粪便。排便是一种非常复杂而协调的生理反射过程，直肠下段是排便反射的始发部位，故在直肠保肛手术时应予重视。

第二节 检 查 方 法

（一）检查体位

病人的体位对直肠、肛管疾病的检查很重要，体位不当可能引起疼痛或遗漏疾病，所以应根据病人的身体情况和检查的具体要求选择不同的体位（图40-9）。①左侧卧位：病人左侧卧位，左下肢略屈，右下肢屈曲贴近腹部，是直肠指诊、结肠镜检查常用的体位；②膝胸位：病人双膝跪于检查床上，肘关节贴床，臀部抬高，大腿垂直床面，与髋关节成60°，头偏一侧，是检查直肠肛管的最常用体位，肛门部显露清楚，肛镜、硬式乙状结肠镜插入方便，亦是前列腺按摩的常规体位；③截石位：病人仰卧于专用检查床上，双下肢抬高并外展，屈髋屈膝，是直肠肛管手术的常用体位，双合诊时亦选择该体位；④蹲位：取下蹲排大便姿势，用于检查内痔、脱肛和直肠息肉等。蹲位时直肠肛管承受压力最大，可使直肠下降1~2cm，可见到内痔和脱肛最严重的情况，有时也可扪到较高位置的直肠肿物；⑤弯腰前俯位：双下肢略分开站立，身体前倾，双手扶于支撑物上，是肛门视诊常用体位。

（二）肛门视诊

常用体位有左侧卧位、膝胸位、弯腰前俯位和截石位。用双手拇指或示、中、环三指分开臀沟，观察肛门处有无红肿、血、脓、粪便、黏液、瘘口、外痔、疣状物、溃疡、肿块及直肠黏膜脱垂等。视诊有时可发现很有诊断价值的佐证：肛瘘可见瘘管外口或肛周沾有粪便或脓性分泌物；肛门

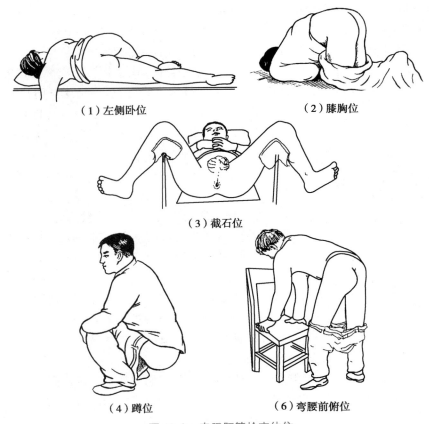

（1）左侧卧位　　　　　　　　（2）膝胸位

（3）截石位

（4）蹲位　　　　　（6）弯腰前俯位

图40-9　直肠肛管检查体位

Notes

失禁可观察到肛门松弛;血栓性外痔可见暗紫色的圆形肿块;疣状物或溃疡常为性病或特殊感染;肛裂在肛管后正中处可见条形溃疡;肛周脓肿可见到炎性肿块。分开肛门后,嘱病人用力屏气或取蹲位,有时可使内痔、息肉或脱垂的直肠从肛门脱出。尤其是蹲位并用力作排便样动作,对诊断环状内痔很有价值。

（三）直肠指诊

是简单而重要的检查方法,对及早发现肛管、直肠癌意义重大。据统计75%的直肠癌可在直肠指诊时被发现,而直肠癌延误诊断的病例中85%是由于未作直肠指诊。

在进行直肠指诊前,要求跟病人做好解释工作。直肠指诊时应注意:①右手戴手套涂以润滑液,首先进行肛门周围指诊,检查肛周有无肿块、压痛、疣状物及外痔等;②测试肛管括约肌的松紧度,正常时仅能伸入一指并感到肛门环收缩,在肛管后方可触及肛管直肠环;③检查肛管直肠壁有无触痛、波动、肿块及狭窄,触及肿块时要确定大小、形状、位置、硬度及活动度;④直肠前壁距肛缘4~5cm,男性可触及前列腺,女性可触及子宫颈,不要误认为病理性肿块;⑤根据要求,必要时作双合诊检查;⑥抽出手指后,观察指套有无血迹或黏液。

经肛直肠指诊可发现以下一些常见的病变:①痔:内痔多较柔软不易扪及,如有血栓形成,可扪及硬结,有时有触痛、出血;②肛瘘:沿瘘外口向肛门方向延伸,双指合诊常可扪及条索状物或瘘内口处小硬结;③直肠息肉:可扪及质软可推动的圆形肿块,多发息肉可扪及大小不等的质软肿块,移动度大的息肉多可扪及蒂部;④肛管、直肠癌:在肛管或示指可及的直肠内可扪及高低不平的硬结、溃疡、菜花样肿物,肠腔可有狭窄,指套上常有脓血和黏液;⑤直肠指诊还可发现直肠肛管外的一些常见疾病,如:前列腺炎、盆腔肿物、急性附件炎、骶前肿瘤等;如在直肠膀胱凹陷或直肠子宫凹陷触及硬结,应考虑腹腔内肿瘤的种植转移。

（四）内镜检查

1. 肛门镜检查   肛门镜(亦称肛窥),长度一般为7cm,内径大小不一(图40-10)。用于低位直肠病变和肛门疾病的检查,能了解低位直肠癌、痔、肛瘘等疾病的情况。肛门镜检查时多选用膝胸位。肛门镜检查之前应先作肛门视诊和直肠指诊,如有局部炎症、肛裂、妇女月经期或指诊时病人已感到剧烈疼痛,应暂缓肛门镜检查。肛门镜检查时还可同时取活检。

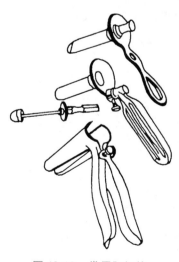

检查方法:右手持镜,拇指顶住芯子,肛门镜尖端涂以润滑剂。左手分开臀沟,用肛门镜头轻压肛门片刻再缓慢推入。先朝脐孔方向,通过肛管后改向骶凹,将肛门镜全部推进后拔出芯子。拔出芯子后要注意芯子有无血迹。调好灯光,由深至浅缓慢退出,边退边观察,注意黏膜颜色,有无溃疡、出血、息肉、肿瘤及异物等。在齿状线处注意有无内痔、肛瘘内口、肛乳头及肛隐窝有无炎症等。

肛门周围病变的记录方法,一般用时钟定位记录,并注明体位。如检查时取膝胸位,则以肛门后方中点为12点,前方中点为6点;截石位则相反(图40-11)。

2. 乙状结肠镜检查   包括硬管乙状结肠镜和纤维乙状结肠镜,是诊断直肠、乙状结肠疾病的重要方法,并可取活检。检查前为便于观察,应予清洁灌肠。按肛门镜插入方法,缓慢插入5cm后,取出镜芯,在光源直视下看见肠腔再推

图 40-10   常用肛门镜

进,切忌暴力,必要时可注气扩充肠管后再推进。

3. 电子结肠镜检查   可显著提高结直肠疾病,包括回肠末端和盲肠疾病的检出率和诊断率。常规要求检查全部结直肠,以免遗漏同时多发性结直肠肿瘤。并可进行息肉摘除、下消化道出血的止血、结肠扭转复位、结直肠吻合口良性狭窄的扩张等治疗。

Notes

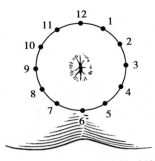

图 40-11　肛门镜检查的时钟
定位法（截石位）

（五）影像学检查

1. X 线　钡剂灌肠尤其是气钡双重造影检查，有利于结直肠微小病变的显示，对结直肠内肿瘤、憩室、炎性肠病、先天性异常、直肠黏膜脱垂等病变有重要诊断价值。对怀疑有肠穿孔的病人，可采用泛影酸钠水溶液代替钡剂。

2. 直肠腔内超声检查　可以清楚地显示肛门括约肌及直肠壁的各个层次。适用于直肠肿瘤的术前分期，可以明确肿瘤浸润深度和有无淋巴结受累，也适用于对肛门失禁、复杂肛瘘、直肠肛门周围脓肿、未确诊的肛门疼痛的检查。

3. CT　对结直肠癌的诊断、分期、有无淋巴转移以及肠外侵犯的判断有重要意义。

4. MRI　可清晰地显示肛门括约肌及盆腔脏器的结构，在肛瘘与直肠肛管周围脓肿的诊断及分型、直肠癌术前分期及术后复发的鉴别诊断方面较 CT 优越。

（六）直肠肛管功能检查

方法主要有直肠肛管测压、直肠感觉试验、模拟排便试验（球囊逼出试验和球囊保留试验）、盆底肌电图检查、排粪造影和结肠传输试验。

第三节　乙状结肠扭转

乙状结肠扭转（sigmoid volvulus）是乙状结肠以其系膜为中轴发生旋转，导致肠管部分或完全梗阻。乙状结肠占结肠扭转 65%～80%。60 岁以上老年人的发生率是年轻人的 20 倍（见第三十八章第四节之二）。

第四节　结、直肠息肉与息肉病

结、直肠息肉（polyps of colon and rectum）是指结、直肠黏膜上所有的隆起性病变，包括肿瘤性和非肿瘤性病变。在未确定其病理性质前统称为息肉，明确病理性质后则按部位直接冠以病理诊断学名称，如结肠管状腺瘤、直肠中分化腺癌、结肠炎性息肉等。

结、直肠息肉病（polyposis of colon and rectum）与结、直肠息肉的区别在于息肉或腺瘤数目之分，临床常用标准为 100 枚以上；目前进行 APC、MUTYH、MMR 基因检测，大多可作出遗传性诊断。

结、直肠息肉分类方法见表 40-1：

表 40-1　结、直肠息肉分类表

	单　发	多　发
新生物性（肿瘤性）	管状腺瘤 绒毛状腺瘤 管状绒毛状腺瘤	家族性（或非家族性）结肠腺瘤病 Gardner 综合征 Turcot 综合征
错构瘤性	幼年性息肉 Peutz-Jeghers 息肉	幼年性息肉病 Peutz-Jeghers 综合征
炎症性	炎性息肉 血吸虫性息肉 良性淋巴样息肉	假息肉病 多发性血吸虫性息肉 良性淋巴样息肉病
化生性	化生性（增生性息肉）	化生性（增生性）息肉病
其他	黏膜肥大性赘生物	

Notes

（一）结、直肠息肉

1. 新生物性息肉　结、直肠内新生物性息肉就是腺瘤性息肉，是公认的癌前病变。广基腺瘤的癌变率较有蒂腺瘤高；腺瘤越大，癌变的可能性越大，直径大于 2cm 者，约半数癌变；腺瘤结构中绒毛状成分越多，癌变的可能性也越大。

2. 非肿瘤性息肉　①幼年性息肉：常见于幼儿，大多在 10 岁以下，成人亦可见。60% 发生在距肛门 10cm 内的直肠内，呈圆球形，多为单发，病理特征为大小不等的潴留性囊腔，是一种错构瘤；②炎性息肉：最多见于溃疡性结肠炎、血吸虫病、克罗恩病、肠阿米巴等慢性炎症刺激所形成。

（二）结、直肠息肉病

1. 家族性腺瘤性息肉病（familial adenomatous polyposis，FAP）　是常染色体显性遗传病，常在青春发育期出现结直肠腺瘤，逐渐增多，甚至可满布所有结直肠黏膜，如不及时治疗，终将发生癌变。

2. 色素沉着息肉综合征（Peutz-Jeghers 综合征）　是常染色体显性遗传病，以青少年多见，可癌变。多发性息肉可出现在全消化道，以小肠为最多见，占 64%。在口唇及其周围、口腔黏膜、手掌、足趾或手指上有色素沉着，呈黑斑，也可为棕黄色斑。

（三）临床表现与诊断

肠息肉约半数无临床症状，当发生并发症时才被发现，其表现为：①肠道刺激症状，腹泻或排便次数增多，继发感染者可出现黏液脓血便；②便血，可因部位及出血量而表现不一；③肠梗阻及肠套叠。有家族性、遗传性息肉或息肉病病人可通过家庭随访和定期检查发现新病人。该病最重要的是病理学诊断。

（四）治疗原则

根据息肉的大小、数目、并发症和病理性质决定治疗方案。

1. 小息肉一般在行结肠镜检查时予以摘除并送病理检查。

2. 直径<2cm 的息肉都应争取内镜下完整的瘤体切除。直径<2cm 的腺瘤，尤其平坦型瘤变、早期直肠癌均可试行经内镜下黏膜切除术（endoscopic mucosal resection）和内镜下黏膜下剥离术（endoscopic submucosal dissection，ESD）；距肛缘 6cm 内的较大息肉可的经肛门局部切除。根据病理组织学结果，确定是否追加根治性手术。

3. 家族性腺瘤性息肉病如不治疗，最终发生癌变，因此应尽可能在青春期内确诊并接受根治性手术。

色素沉着息肉综合征由于范围广泛，无法手术根治，当并发肠道大出血或肠套叠时，可作部分肠切除术。

炎性息肉以治疗原发肠道疾病为主，炎症刺激消退后，息肉可自行消失；增生性息肉症状不明显，无需特殊治疗。

第五节　结、直肠癌

结、直肠癌（carcinoma of colon and rectum）是常见的恶性肿瘤。中国人结、直肠癌与西方人相比有 3 个特点：①直肠癌比结肠癌发病率高，约（1.2 ~ 1.5）：1；②中低位直肠癌所占直肠癌比例高，约为 70%，因此大多数直肠癌可在直肠指诊时触及；③青年人（<30 岁）直肠癌比例高，约占 12% ~ 15%。上段直肠癌的生物学行为与结肠癌相似，根治性切除术后总的 5 年生存率与结肠癌也相近，为 60% ~ 80% 之间；中低位直肠癌的五年生存率在 40% 左右。

（一）病因与病理

1. 病因　半数以上来自腺瘤癌变，形态学上可见到增生、腺瘤及癌变各个阶段（图 40-12）

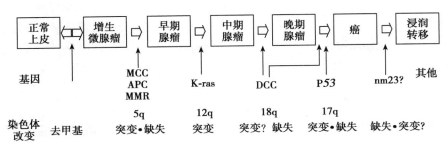

图 40-12 大肠癌变过程模式图

以及相应的染色体改变。一般认为癌的发生发展是一个多步骤、多阶段及多基因参与的细胞遗传性疾病。

从腺瘤到癌的演变过程约经历 10～15 年,在此癌变过程中,遗传突变包括癌基因激活(*K-ras* 、 *c-myc* 、 *EGFR*)、抑癌基因失活(*APC* 、 *DCC* 、 *P53*)、错配修复基因突变(*HMSHI* 、 *HLH1* 、 *PMS1* 、 *PMS2* 、 *GTBP*)及基因过度表达(*COX-2* 、 *CD44v*)。 *APC* 基因失活致杂合性缺失,APC/β-catenin 通路启动促成腺瘤进程;错配修复基因突变致基因不稳定,可出现遗传性非息肉病结肠癌(hereditory non-polyposis colon cancer,HNPCC)综合征。

结肠癌病因虽未明确,但其相关的高危因素逐渐被认识,如过多的动物脂肪及动物蛋白饮食,缺乏新鲜蔬菜及纤维素食品;缺乏适度的体力活动。遗传易感性在结肠癌的发病中也具有重要地位,如遗传性非息肉性结肠癌的错配修复基因突变携带者的家族成员,应视为结肠癌的高危人群。有些病如家族性结肠息肉病,已被公认为癌前期疾病;结肠腺瘤、溃疡性结肠炎以及结肠血吸虫病肉芽肿,与结肠癌的发生有较密切的关系。

2. 病理
(1) 大体分型(图 40-13)
1) 隆起型:肿瘤的主体向肠腔内突出,好发于右侧结肠,特别是盲肠。
2) 浸润型:向肠壁各层呈浸润生长,容易引起肠腔狭窄和肠梗阻,多发生于左侧结肠。

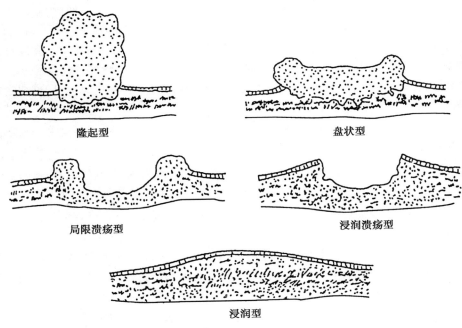

图 40-13 结肠癌大体分型
(1)肿块型结肠癌;(2)溃疡型结肠癌;(3)浸润型结肠癌

Notes

3）溃疡型：最为常见，其特点是向肠壁深层生长并向周围浸润，此型肿瘤中央形成较深的溃疡，溃疡底部深达或超过肌层。根据溃疡外形及生长情况又可分局限溃疡型和浸润溃疡型。

隆起型较多见于早期阶段的肿瘤，浸润较浅，随着肿瘤体积增大，中央形成深浅不一的溃疡，同时向肠壁深层浸润，遂呈盘状或局限溃疡型的外观。浸润溃疡型则常为浸润型的后期表现。

（2）组织学分类

1）腺癌：结、直肠腺癌细胞主要是柱状细胞、黏液分泌细胞和未分化细胞，进一步分类主要为管状腺癌和乳头状腺癌，占75%～85%，其次为黏液腺癌，占10%～20%。①管状腺癌：最为常见的组织学类型。癌细胞排列呈腺管或腺泡状排列。②乳头状腺癌：癌细胞排列组成粗细不等的乳头状结构，乳头中心索为少量血管间质。③黏液腺癌：由分泌黏液的癌细胞构成，癌组织内有大量黏液为其特征，恶性程度较高。④印戒细胞癌：肿瘤由弥漫成片的印戒细胞构成，胞核深染，偏于胞质一侧，似戒指样，恶性程度高，预后差。

2）腺鳞癌：亦称腺棘细胞癌，肿瘤由腺癌细胞和鳞癌细胞构成。其分化多为中度至低度。腺鳞癌和鳞癌主要见于直肠下段和肛管，较少见。

3）未分化癌：癌细胞弥漫呈片或呈团状，不形成腺管状结构，细胞排列无规律，癌细胞较小，形态较一致，预后差。

结、直肠癌可以一个肿瘤中出现2种或2种以上的组织类型，且分化程度并非完全一致，这是结、直肠癌的组织学特征。

（3）恶性程度：按Broders分级：按癌细胞分化程度分为四级。Ⅰ级：75%以上癌细胞分化良好，属高分化癌，呈低度恶性；Ⅱ级：25%～75%的癌细胞分化良好，属中度分化癌，呈中度恶性；Ⅲ级：分化良好的癌细胞不到25%，属低分化癌，高度恶性；Ⅳ级：为未分化癌。

3. 扩散和转移

（1）直接浸润：结、直肠癌可向三个方向浸润扩散，即肠壁深层、环状浸润和沿纵轴浸润。结肠癌向纵轴浸润一般局限在5～8cm内；直肠癌向纵轴浸润发生较少。多组大样本临床资料表明：直肠癌标本向远侧肠壁浸润超过2cm的在1%～3%之间。下切缘无癌细胞浸润的前提下，切缘的长短与5年生存率、局部复发无明显相关，说明直肠癌向下的纵向浸润很少，这是目前保肛术的手术适应证适当放宽的病理学依据。癌肿浸润肠壁一圈约需1～2年，与肿瘤分化、年龄等因素相关。直接浸润可穿透浆膜层侵入邻近脏器如肝、肾、子宫、膀胱等。下段直肠癌由于缺乏浆膜层的屏障作用，易向四周浸润，侵入附近脏器如前列腺、精囊、阴道、输尿管等。

（2）淋巴转移：为主要转移途径，结肠癌首先转移到结肠上和结肠旁淋巴结，再到肠系膜血管周围和肠系膜血管根部淋巴结。

上段直肠癌向上沿直肠上动脉、肠系膜下动脉及腹主动脉周围淋巴结转移。下段直肠癌（以腹膜返折为界）向上方和侧方转移为主。大宗病例报道（1500例），发现肿瘤下缘平面以下的淋巴结阳性者98例（6.5%）；平面以下2cm仍有淋巴结阳性者仅30例（2%）。表明直肠癌主要以向上、侧方转移为主，很少发生逆行性的淋巴转移。如淋巴液正常流向的淋巴结发生转移且流出受阻时，可逆行向下转移。齿状线周围的癌肿可向上、侧、下方转移。向下方转移可表现为腹股沟淋巴结肿大。

（3）血行转移：癌肿侵入静脉后沿门静脉转移至肝，也可转移至肺、骨和脑等。结、直肠癌手术时约有10%～20%的病例已发生肝转移。结、直肠癌致结肠梗阻和手术时的挤压，易造成血行转移。

（4）种植转移：腹腔内播散，最常见为大网膜的结节和肿瘤周围壁腹膜的散在砂粒状结节，亦可融合成团块，继而全腹腔播散。在卵巢种植生长的继发性肿瘤，称Krukenberg肿瘤。腹腔内种植播散后产生腹水。结、直肠癌如出现血性腹水多为腹腔内播散转移。

4. 临床分期 TNM 分期:是目前国内外公认的结、直肠癌分期标准,具体内容如下:T 原发肿瘤:T_x 原发肿瘤无法评估;T_0 无原发肿瘤的证据;T_{is} 原位癌:局限于上皮内或侵犯黏膜固有层;T_1 癌肿侵犯黏膜下层;T_2 癌肿侵犯固有肌层;T_3 癌肿浸透固有肌层抵达浆膜下层,或浸润未被腹膜覆盖的结直肠周围组织;T_4 癌肿直接侵犯其他器官或组织结构和(或)穿透脏腹膜。N 区域淋巴结:N_x 区域淋巴结无法评估;N_0 区域淋巴结无转移;N_1 1~3 个区域淋巴结转移;$N_2 \geq 4$ 个区域淋巴结转移。M 远处转移:M_x 远处转移无法评估;M_0 无远处转移;M_1 有远处转移。

TNM 分期与结直肠癌预后的关系:结直肠癌的 TNM 分期基本能够客观反映其预后。国外资料显示:Ⅰ期病人的 5 年生存率为 93%,Ⅱ期约为 80%,Ⅲ期约为 60%,Ⅳ期约为 8%。中国的地域医疗水平有一定差距,因而预后差别也较大。

（二）临床表现

早期无明显症状,癌肿生长到一定程度,依其生长部位不同而有不同的临床表现。

1. 右半结肠癌的临床表现 ①腹痛:右半结肠癌约有 70%~80% 病人有腹痛,多为隐痛;②贫血:因癌灶的坏死、脱落、慢性失血而引起,约有 50%~60% 的病人血红蛋白低于 100g/L;③腹部肿块:腹部肿块亦是右半结肠癌的常见症状。腹部肿块同时伴梗阻的病例临床上并不多见。

2. 左半结肠癌的临床表现 ①便血、黏液血便:70% 以上可出现便血或黏液血便;②腹痛:约 60% 出现腹痛,腹痛可为隐痛,当出现梗阻表现时,亦可表现为腹部绞痛;③腹部肿块:40% 左右的病人可触及左侧腹部肿块。

3. 直肠癌的临床表现 ①直肠刺激症状:便意频繁,排便习惯改变,便前有肛门下坠感,伴里急后重,排便不尽感,晚期有下腹痛;②肠腔狭窄症状:癌肿侵犯致肠管狭窄,初时大便变形、变细,严重时出现肠梗阻表现;③癌肿破溃感染症状:大便表面带血及黏液,甚至脓血便。

直肠癌症状出现的频率依次为便血 80%~90%;便频 60%~70%;便细 40%;黏液便 35%;肛门痛 20%;里急后重 20%;便秘 10%。

癌肿侵犯前列腺、膀胱时,可出现尿频、尿痛、血尿等表现。侵犯骶前神经可出现骶尾部持续性剧烈疼痛。晚期出现肝转移时可有腹水、肝大、黄疸、贫血、消瘦、水肿等。

（三）诊断

结、直肠癌早期症状多不明显,易被忽视。凡 40 岁以上有以下任一表现者应列为高危人群:①Ⅰ级亲属有结直肠癌史者;②有癌症史或肠道腺瘤或息肉史;③大便隐血试验阳性者;④以下五种表现具两项以上者:黏液血便、慢性腹泻、慢性便秘、慢性阑尾炎史及精神创伤史。对此组高危人群,行结肠镜检查或 X 线钡剂灌肠或气钡双重对比造影检查,不难明确诊断。

当根据病史提示结直肠癌时,应遵循由简到繁的步骤选择以下方法进行检查。常用方法有:

1. 大便隐血检查 作为大规模普查或高危人群结、直肠癌的初筛手段。阳性者需作进一步检查。

2. 直肠指诊 是诊断直肠癌最重要的方法。我国直肠癌中约 70% 为低位直肠癌,能在直肠指诊中触及。因此,凡遇病人有便血、大便习惯改变、大便变形等症状,均应行直肠指诊。

3. 内镜检查 包括肛门镜、乙状结肠镜和结肠镜检查。内镜检查时可取组织进行病理检查。一般主张行全结肠镜检,可避免遗漏同时性多原发癌和其他腺瘤的存在。直肠指诊与全结肠镜检是结直肠癌最基本的检查手段。

4. 影像学检查

（1）钡剂灌肠:是结肠癌的重要检查方法,但对低位直肠癌的诊断意义不大,用以排除结、直肠多发癌和息肉病。

（2）腔内超声:推荐对中低位直肠癌进行腔内超声检查,以检测癌肿浸润肠壁的深度 T 分期、有无侵犯邻近脏器及周围淋巴结肿大情况。T 分期优于 MRI。

（3）MRI：推荐在中低位直肠癌进行 MRI 检查，以评估肿瘤在肠壁内的浸润深度，对中低位直肠癌的诊断及术前分期有重要价值。

（4）CT：可以了解直肠和盆腔内扩散情况，有无侵犯膀胱、子宫及盆壁，是术前常用的检查方法。腹部 CT 扫描可检查有无肝转移癌及腹主动脉旁淋巴结肿大。

（5）腹部超声检查：由于结、直肠癌手术时约有 10% ~ 15% 同时存在肝转移，所以腹部超声或 CT 检查应列为常规。

（6）PET-CT 检查（positron emission tomography computed tomography，正电子发射计算机断层显像-CT）：针对病程较长、肿瘤固定的病人，为排除远处转移及评价手术价值时，有条件者可进行 PET-CT 检查，以排除远处转移。

5. 肿瘤标记物　目前公认的在结、直肠癌诊断和术后监测有意义的肿瘤标记物是癌胚抗原（carcinoembryonic antigen，CEA）和 CA19-9，但均不能用于早期诊断。血清 CEA 水平与 TNM 分期呈正相关，TNM Ⅰ、Ⅱ、Ⅲ、Ⅳ期病人的血清 CEA 阳性率依次分别为 25%、45%、75% 和 85% 左右。CEA 主要用于监测复发，但对术前不伴有 CEA 升高的结、直肠癌病人术后监测复发亦无重要意义。CA19-9 的意义与 CEA 相似。

6. 其他检查　低位直肠癌伴有腹股沟淋巴结肿大时，应行淋巴结活检。癌肿位于直肠前壁的女性病人应作阴道检查及双合诊检查。男性病人有泌尿系症状时应行膀胱镜检查。

（四）外科治疗

手术切除仍然是结、直肠癌的主要治疗方法。

结肠癌手术切除的范围应包括肿瘤在内的足够的两端肠段，一般要求距肿瘤边缘 10cm，还应包括切除区域的全部结肠系膜。

1. 结、直肠癌的内镜治疗　①套圈切除：适用于有蒂、亚蒂或无蒂的早期结直肠癌；②黏膜切除：包括内镜黏膜切除术（endoscopic mucosal resection，EMR）和内镜黏膜下剥离术（endoscopic submucosal dissection，ESD），主要用于切除消化道扁平息肉、T_1 期肿瘤；③经肛门内镜显微手术（transanal endoscopic microsurgery，TEM）：适用于距肛门 16cm 以内的早期直肠癌。

2. 右半结肠癌的手术　右半结肠癌应包括盲肠、升结肠、结肠肝曲部癌，都应行右半结肠切除术（right hemicolectomy）。无法切除时可行回-横结肠侧侧吻合，解除梗阻。右半结肠的切除范围包括末端回肠 10 ~ 20cm、盲肠、升结肠、横结肠右半部和大网膜（图 40-14）。在根部结扎回结肠动脉、右结肠动脉和中结肠动脉右支。淋巴结的清扫范围包括结扎血管根部的淋巴结及其切除区域系膜的淋巴结。

3. 横结肠癌的手术　由于横结肠肝曲、脾曲癌在治疗上分别采取右半结肠切除术和左半结肠切除术，所以从治疗角度，横结肠癌主要指横结肠中部癌。手术方式为横结肠切除术（transverse colon resection）（图 40-15）。切除范围包括横结肠及其系膜、大网膜，部分非居中的横结肠癌需包括部分升结肠或部分降结肠。

4. 左半结肠癌的手术　左半结肠癌包括结肠脾曲、降结肠和乙状结肠癌。其常规手术方式是左半结肠切除术（left hemicolectomy）（图 40-16）。部分乙状结肠癌如癌肿小，位于乙状结肠中部，而且乙状结肠较长，也可行单纯乙状结肠切除术。常规的左半结肠切除术的切除范围应包括横结肠左半、降结肠和乙状结肠及其相应的系膜、左半大网膜。

5. 结肠癌并急性肠梗阻的手术　应当在进行胃肠减压、纠正水和电解质紊乱以及酸碱失衡等适当的准备后，早期施行手术。右侧结肠癌行右半结肠切除一期回肠结肠吻合术。如病人情况不许可先行盲肠造口解除梗阻，二期手术行根治性切除。如癌肿不能切除，可行回肠横结肠侧侧吻合。左侧结肠癌并发急性肠梗阻时，也可手术切除，一期吻合。若粪便较多可行术中灌洗后予以吻合。若肠管扩张、水肿明显，可行近端造口、远端封闭，将封闭的断端固定在造口周

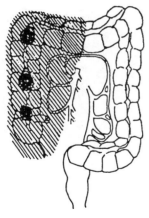 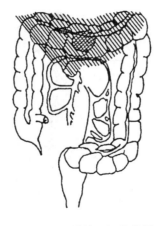 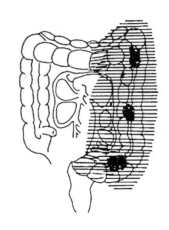

图 40-14　右半结肠切除范围　　　图 40-15　横结肠切除范围　　　图 40-16　左半结肠切除范围

围并做好记录,以便在回纳造口时容易寻找。如肿物不能切除,可在梗阻部位的近侧作横结肠造口。术后行辅助治疗,待肿瘤缩小降期后,再评估能否行二期手术行根治性切除。对肿瘤不能切除者,则行姑息性结肠造口。

　　6. 直肠癌的手术　切除的范围包括癌肿在内的两端足够肠段(低位直肠癌的下切缘应距肿瘤边缘 2cm)、全部直肠系膜或至少包括癌肿下缘下 5cm 的直肠系膜、周围淋巴结及受浸润的组织。

　　中低位直肠癌的手术应遵循 TME 的原则,其具体要求是:①直视下锐性解剖直肠系膜周围盆筋膜壁层和脏层之间无血管的界面;②切除标本的直肠系膜完整无撕裂,或在肿瘤下缘 5cm 切断直肠系膜。

　　直肠癌根据其部位、大小、活动度、细胞分化程度以及术前的排便控制能力等有不同的手术方式:

　　(1) 局部切除术:是指完整的切除肿瘤及其周围 1cm 的全层肠壁。适用于早期瘤体小、局限于黏膜或黏膜下层、分化程度高的直肠癌。

　　(2) 腹会阴联合直肠癌切除术(abdominoperineal resection,APR):即 Miles 手术,原则上适用于腹膜返折以下的直肠癌。切除范围包括乙状结肠远端、全部直肠、肠系膜下动脉及其区域淋巴结、全直肠系膜、肛提肌、坐骨直肠窝内脂肪、肛管及肛门周围约 5cm 直径的皮肤、皮下组织及全部肛管括约肌(图 40-17),于左下腹行永久性结肠造口。

　　(3) 直肠低位前切除术(low anterior resection,LAR):即 Dixon 手术或称经腹直肠癌切除术,适用于距齿状线 5cm 以上的直肠癌,亦有更近距离的直肠癌行 Dixon 手术的报道(图 40-18)。但原则上是以根治性切除为前提,要求远端切缘距癌肿下缘 2cm 以上。由于吻合口位于齿状线附近,在术后的一段时期内病人出现便次增多,排便控制功能较差。推荐低位吻合、超低位吻合后行临时性横结肠造口或回肠造口。

　　(4) 经腹直肠癌切除、近端造口、远端封闭手术:即 Hartmann 手术,适用于全身一般情况很差的直肠癌病人(图 40-19)。

　　直肠癌根治术有多种手术方式,但经典术式仍然是 Miles 手术和 Dixon 手术。许多学者曾将 Dixon 手术改良成其他术式(如各种拖出式吻合),但由于吻合器可以完成直肠、肛管任何位置的吻合,所以其他各种改良术式在临床上已较少采用。腹腔镜下施行 Miles 和 Dixon 手术具有创伤小,恢复快的优点,但对周围被侵犯脏器的处理尚有争议。故对 T_4 的直肠癌,不推荐腔镜下手术切除。直肠癌侵犯子宫时,可一并切除子宫,称为后盆腔脏器清扫;直肠癌侵犯膀胱,行直肠和膀胱(男性)或直肠、子宫和膀胱(女性)切除时,称为全盆腔清扫。

Notes

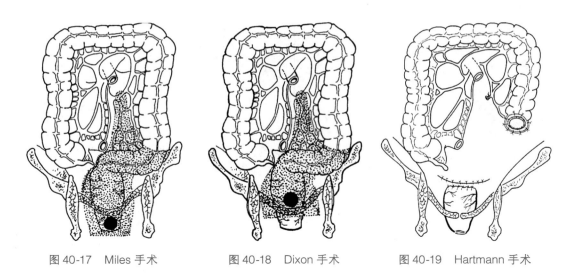

图 40-17　Miles 手术　　　　图 40-18　Dixon 手术　　　　图 40-19　Hartmann 手术

施行直肠癌根治术的同时,要充分考虑病人的生活质量,术中尽量保护排尿功能和性功能。晚期直肠癌,当病人发生排便困难或肠梗阻时,可行乙状结肠双腔造口。

(五) 辅助治疗

1. **化疗**　对 TNM Ⅲ 期的根治性切除术后病人应采用辅助性化疗。化疗方案有多种,常用的方案为氟尿嘧啶及四氢叶酸联合或不联合第三代铂类药物(奥沙利铂)。对 TNM Ⅱ 期病人术后是否需辅助性化疗尚有争议,目前认为高危 Ⅱ 期病人应该行术后辅助化疗。

2. **放疗**　结、直肠癌的放疗主要是针对中下段直肠癌而言。直肠癌大多数为腺癌,对放射线敏感度较低。术后放疗仅适用于局部晚期病人、T_3、T_4 直肠癌且术前未经放疗和术后局部复发的病人。

3. **新辅助放化疗**　T_3、T_4 直肠癌行新辅助放化疗得到众多医疗中心的认同。直肠癌在术前行直线加速器适型放疗 2Gy/次,5 次/周,总剂量 46Gy,同时辅以氟尿嘧啶为基础的化疗,术后再辅以化疗。术前放化疗能使直肠癌缩小和降期,从而提高手术切除率及降低局部复发率。

强烈推荐在 Ⅲ、Ⅳ 期结、直肠癌病人中应用辅助化疗、新辅助化疗;而在中低位、中晚期直肠癌建议新辅助放化疗,大多数文献报道在 Ⅱ 期病人中也可获益,Ⅰ 期结、直肠癌病人不建议使用辅助化疗和放疗。

4. **其他治疗**　包括靶向治疗、生物免疫治疗等。目前常用的靶向药物包括以表皮生长因子受体信号传导通路为靶点和以血管内皮生长因子为靶点的两类药物。如 Kras 基因野生型病人,应用西妥昔单抗可增加化疗效果。

5. **化学预防**　大肠癌由于存在息肉-腺瘤-腺癌的演进序列,历时长,因而为预防提供了可能。目前常用的阻断演进的物质有非甾体消炎药(NSAIDs),可拮抗环氧化酶活性,抑制核因子 kappaB,如阿司匹林已有临床试验研究报告。

第六节　溃疡性结肠炎的外科治疗

溃疡性结肠炎(ulcerative colitis)是发生在结、直肠黏膜层和黏膜下层的一种弥漫性的炎症性病变。人们通常将溃疡性结肠炎和克罗恩病统称为非特异性炎性肠病。溃疡性结肠炎可发生在结、直肠的任何部位,其中以直肠和乙状结肠最为常见,也可累及结肠的其他部位或整个结肠,少数情况下也可累及回肠末端,称为倒流性回肠炎。病变多局限在黏膜层和黏膜下层,肠壁增厚不明显,表现为黏膜的大片水肿、充血、糜烂和溃疡形成。临床上以血性腹泻为最常见的早期症状,多为脓血便,腹痛表现为轻到中度的痉挛性疼痛,少数病人因直肠受累而引起里急后重。

Notes

（一）适应证

溃疡性结肠炎的外科指征包括中毒性巨结肠、穿孔、出血、难以忍受的结肠外症状（坏疽性脓皮病、结节性红斑、肝功能损害、眼的并发症和关节炎）及癌变。另外，因结、直肠切除是治愈性的治疗，当病人出现顽固性的症状时也可考虑手术治疗。

（二）手术方式

外科手术主要包括以下 3 种手术方式。

1. **结直肠切除、回肠贮袋肛管吻合术（ileal pouch-anal anastomosis，IPAA）**　1947 年，Ravitch 和 Sabiton 推荐经腹结肠切除、直肠上中段切除、直肠下段黏膜剥除、回肠经直肠肌鞘拖出与肛管吻合术。20 世纪 70 年代后期 Parks 和 Nicholls 又进行重要的手术改进，即在回肠末端作一贮袋与肛管吻合。常见的回肠储袋有 J 形、S 形、H 形、W 形（图 40-20）。该术式的优点是：①切除了所有患病的黏膜，理论上彻底消除了病变复发和癌变的危险；②保留对膀胱和生殖器的副交感神经支配，避免了术后排尿和性功能障碍的发生；③避免永久性回肠造口；④保留肛管括约肌环对大便的控制作用。

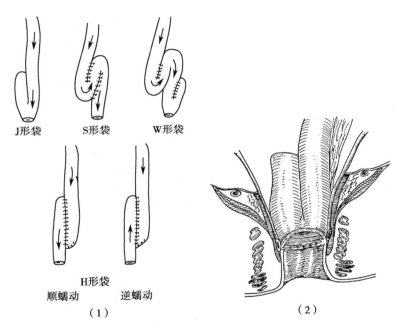

图 40-20　回肠贮袋肛管吻合术
(1) 各种类型回肠囊袋；(2) 囊袋肛管吻合术

2. **全结、直肠切除及回肠造口术**　此手术不但彻底切除了病变可能复发的部位，也解除了癌变的危险，但病人永久性的回肠造口对生活质量有一定的影响。

3. **结肠切除、回直肠吻合术**　该手术目的是保留直肠、肛管功能，使病人避免回肠造口。但该手术没有彻底切除疾病复发的部位而存在复发和癌变的危险。

第七节　直 肠 脱 垂

直肠壁部分或全层向下移位，称为直肠脱垂（rectal prolapse）。直肠壁部分下移，即直肠黏膜下移，称黏膜脱垂或不完全脱垂；直肠壁全层下移称完全脱垂。若下移的直肠壁在肛管直肠腔内称内脱垂；下移到肛门外称为外脱垂。

（一）病因

病因尚不完全明了，认为与多种因素有关。

1. **解剖因素** 幼儿发育不良、营养不良病人、年老衰弱者,易出现肛提肌和盆底筋膜薄弱无力;小儿骶骨弯曲度小、过直;手术、外伤损伤肛门直肠周围肌或神经等因素都可减弱直肠周围组织对直肠的固定、支持作用,直肠易于脱出。

2. **腹压增加** 如便秘、腹泻、前列腺肥大、慢性咳嗽、排尿困难、多次分娩等,经常致使腹压升高,推动直肠向下脱出。

3. **其他** 内痔、直肠息肉经常性脱出,向下牵拉直肠黏膜,诱发黏膜脱垂。

(二) 病理

不完全脱垂为直肠下段黏膜层与肌层之间结缔组织松弛,黏膜层下移;完全脱垂则是固定直肠的周围结缔组织松弛,以致直肠壁全层下移。脱出的直肠黏膜可发生炎症、糜烂、溃疡、出血,甚至嵌顿坏死。肛门括约肌因持续性伸展、被动松弛,可发生肛门失禁,失禁后更加重了脱垂。幼儿直肠脱垂多为黏膜脱垂,往往在 5 岁前自愈;成年型直肠脱垂只要产生脱垂的因素存在,会日益加重。

(三) 临床表现

早期症状可以不典型,包括肛门不适和排便不尽感。主要症状为有直肠黏膜自肛门脱出。初发时表现为排便时肛门肿物脱出,便后自行还纳。以后肿物脱出渐频,体积增大,便后需用手托入肛门内,伴有排便不尽和下坠感。最后在咳嗽、用力甚至站立时亦可脱出。随着脱垂加重,引起不同程度的肛门失禁,常有黏液流出,致使肛周皮肤湿疹、瘙痒。因直肠排空困难,常出现便秘,大便次数增多,呈羊粪样。黏膜糜烂、破溃后有血液流出。内脱垂常无明显症状,偶尔在肠镜检查时发现。

检查时嘱病人下蹲后用力屏气,使直肠脱出。部分脱垂可见圆形、红色、表面光滑的肿物,黏膜皱襞呈"放射状";脱出长度一般不超过 3cm;指诊感觉直肠内充满黏膜,无正常空虚感,而且肛管括约肌收缩无力,嘱病人用力收缩时,仅略有收缩感觉。若为完全性直肠脱垂,表面黏膜有"同心环"皱襞(图 40-21);脱出较长,脱出部分为两层肠壁折叠,触诊较厚;直肠指诊时见肛门口扩大,感到肛管括约肌松弛无力;当肛管并未脱垂时,肛门与脱出肠管之间有环状深沟。

排粪造影检查时可见到近端直肠套入远端直肠内。肛门测压可以帮助判断肛门括约肌受损程度。

(四) 治疗

幼儿直肠脱垂以保守治疗为主;成人的黏膜脱垂多采用硬化剂注射治疗;成人的完全性直肠脱垂则以手术治疗为主。同时尽量消除直肠脱垂的诱发因素。

1. **一般治疗** 幼儿直肠脱垂有自愈的可能,应注意缩短排便时间,便后立即将脱出直肠复

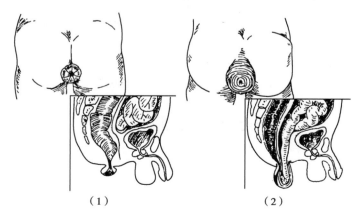

图 40-21   直肠脱垂
(1) 直肠黏膜脱垂;(2) 直肠完全脱垂

Notes

位,取俯卧位,用胶布固定双臀等。成人应积极治疗便秘、咳嗽等引起腹压增高的疾病,以避免加重脱垂程度和手术治疗后复发。

2. 注射治疗　将硬化剂注射到脱垂部位的黏膜下层内,使黏膜与肌层产生无菌性炎症,粘连固定。主要适用于黏膜脱垂。常用硬化剂为5%苯酚植物油、5%盐酸奎宁尿素水溶液。对儿童与老人疗效尚好,成年人容易复发。

3. 手术治疗　成人完全性直肠脱垂的手术方法很多,原则如下:①切除脱垂的多余肠段;②缩小肛门;③加强、重建和盆底成形;④经腹部对脱垂肠段进行悬吊和固定;⑤修补会阴滑疝。手术途径有四种:经腹部、经会阴、经腹会阴和经骶部。前两种途径应用较多。

直肠悬吊固定术治疗直肠脱垂疗效肯定。术中游离直肠后,可通过多种方法将直肠、乙状结肠固定在周围组织上,主要为骶前两侧的组织上,注意勿损伤周围神经及骶前静脉丛;可同时缝合松弛的盆底筋膜、肛提肌,切除冗长的乙状结肠、直肠。腹腔镜下直肠悬吊固定术较剖腹直肠悬吊固定术创伤小、恢复快。经会阴手术操作安全,但复发率较高。可将脱出的直肠甚至乙状结肠自肛门直接切除缝合。直肠黏膜脱垂可采用痔环形切除方法切除脱垂黏膜。年老、体质虚弱者可简单地行肛门环缩术、乙状结肠造口术。

第八节　直肠肛管周围脓肿

直肠肛管周围脓肿(perianorectal abscess)是直肠肛管周围软组织或其周围间隙发生的急性化脓性感染,并形成脓肿。脓肿破溃或切开引流后常形成肛瘘。脓肿是肛管直肠周围炎症的急性期表现,而肛瘘则为其慢性期表现。

(一)病因和病理

绝大部分由肛腺感染引起。肛腺开口于肛窦, 位于内外括约肌之间。因肛窦开口向上, 呈口袋状, 存留粪便易引发肛窦炎, 感染延及肛腺后导致括约肌间感染(图40-22)。直肠肛管周围间隙为疏松的脂肪结缔组织, 感染极易蔓延、扩散。感染向上可达直肠周围形成高位肌间脓肿或骨盆直肠间隙脓肿;向下达肛周皮下, 形成肛周脓肿;向外穿过外括约肌, 形成坐骨肛管间隙脓肿;向后可形成肛管后间隙脓肿或直肠后间隙脓肿。以肛提肌为界将直肠肛管周围脓肿分为肛提肌下部脓肿和肛提肌上部脓肿:前者包括肛周脓肿、坐骨肛管间隙脓肿;后者包括骨盆直肠间隙脓肿、直肠后间隙脓肿和高位肌间脓肿(图40-23)。

直肠肛管周围脓肿也可继发于肛周皮肤感染、损伤、肛裂、内痔、药物注射、骶尾骨骨髓炎等。克罗恩病、溃疡性结肠炎及血液病病人易并发直肠肛管周围脓肿。

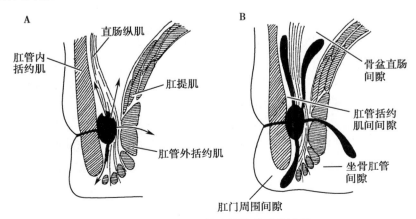

图 40-22　直肠肛管旁间隙的感染途径

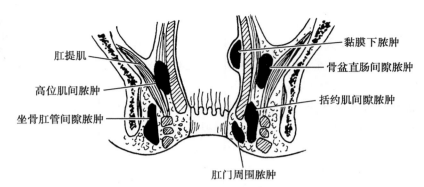

图 40-23   直肠肛管周围脓肿的位置

（二）临床表现

1. 肛周脓肿   最常见，约占 40%～48%。常位于肛门后方或侧方皮下部，一般不大。主要症状为肛周持续性跳动性疼痛，全身感染性症状不明显。病变处明显红肿，有硬结和压痛，脓肿形成可有波动感，穿刺抽出脓液。

2. 坐骨肛管间隙脓肿   又称坐骨直肠窝脓肿，约占 20%～25%。多由肛腺感染经外括约肌向外扩散到坐骨直肠间隙而形成；也可由直肠肛管周围脓肿扩散而成。由于坐骨直肠间隙较大，形成的脓肿亦较大而深，容量约为 60～90ml。发病时患侧出现持续性胀痛，逐渐加重，继而为持续性跳痛，坐立不安，排便或行走时疼痛加剧，可有排尿困难和里急后重；全身感染症状明显，发热为最常见的临床症状。早期局部体征不明显，以后出现肛门患侧红肿，双臀不对称；局部触诊或直肠指诊时患侧有深压痛，甚至波动感。如不及时切开，脓肿多向下穿入肛管周围间隙，再由皮肤穿出，形成肛瘘。感染可以从一侧环形向括约肌间隙、肛提肌上间隙或坐骨直肠间隙的对侧发展，形成复杂的马蹄形脓肿。

3. 骨盆直肠间隙脓肿   又称骨盆直肠窝脓肿，较为少见，但很重要。多由肛腺脓肿或坐骨直肠间隙脓肿向上穿破肛提肌进入骨盆直肠间隙引起，也可由直肠炎、直肠溃疡、直肠外伤引起。由于此间隙位置较深，空间较大，引起的全身症状较重而局部症状不明显。早期就有全身中毒症状，如发热、寒战、全身疲倦不适。局部表现为直肠坠胀感，便意不尽，排便时尤感不适，常伴排尿困难。会阴部检查多无异常，直肠指诊可在直肠壁上触及肿块隆起，有压痛和波动感。

4. 其他   有肛管括约肌间隙脓肿、直肠后间隙脓肿、高位肌间脓肿、直肠壁内脓肿（黏膜下脓肿）。由于位置较深，局部症状大多不明显，主要表现为会阴、直肠坠胀感，排便时疼痛加重，病人同时有不同程度的全身感染症状。直肠指诊可触及疼痛性肿块。

（三）诊断

根据临床表现、直肠指诊、穿刺抽脓等结果，不难作出诊断。必要时可作直肠超声和 MRI 检查。诊断上应明确两点：①脓肿与肛门括约肌的关系；②有无感染内口及内口至脓肿的通道。

（四）治疗

1. 非手术治疗   ①抗生素治疗：选用对革兰氏阴性杆菌有效的抗生素；②温水坐浴；③局部理疗；④口服缓泻剂或石蜡油以减轻排便时疼痛。

2. 手术治疗

（1）脓肿切开引流：为治疗直肠肛管周围脓肿的主要方法，一旦诊断明确，即应切开引流。手术方式因脓肿的部位不同而异。①肛周脓肿在局麻下就可进行，在波动最明显处作与肛门呈放射状切口，不需要填塞以保证引流通畅。②坐骨肛管间隙脓肿要在腰麻或骶麻下进行，在压痛明显处用粗针头先作穿刺，抽出脓液后，在该处作一平行于肛缘的弧形切口，切口要够长，可用手指探查脓腔，分开脓腔内纤维隔。切口应距离肛缘 3～5cm，以免损伤括约肌。应置管或放置油纱布条引流。③骨盆直肠间隙脓肿要在腰麻或全麻下进行,切开部位因感染来源不同而不同(图40-24):a)源于括约肌间的感染,应在肛门镜下行相应部位直肠壁切开引流,若经坐骨直肠(肛管)间隙引流,日后易出现肛管括约肌外瘘;b)源于经括约肌肛瘘的感染,应经会阴引流,若经直肠壁切开引流,易导致难以治疗的肛管括约肌上瘘;c)其他部位的脓肿,若位置较低,在肛周皮肤上直接切开引流;若位置较高,则应在肛门镜下切开直肠壁或经阴道后穹隆切开引流。

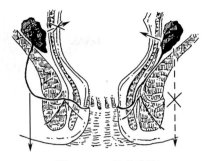

图40-24 骨盆直肠间隙脓肿引流途径

肛周脓肿切开引流后,绝大多数形成肛瘘。

(2) 脓肿切开引流+一期挂线手术:可避免肛瘘的形成,方法是:脓肿切开找到内口,切开皮肤后挂线,致使脓肿完全敞开,引流更通畅,且避免二次的肛瘘手术治疗。以 MRI 确定脓肿部位及内口位置,一次性挂线引流治疗肛管直肠周围脓肿多能取得较好的临床效果。

第九节 肛 瘘

肛瘘(anal fistula)是肛管或直肠与会阴皮肤相通的肉芽肿性管道,由内口、瘘管、外口三部分组成。内口常位于齿状线上肛窦处,多为一个;外口在肛周皮肤上,可为一个或多个。经久不愈或间歇性反复发作,任何年龄都可发病,多见于青壮年男性。

(一)病因和病理

大部分肛瘘由直肠肛管周围脓肿引起,脓肿自行破溃或切开引流处形成外口,位于肛周皮肤上。由于外口生长较快,脓肿常假性愈合,导致脓肿反复发作破溃或切开,形成多个瘘管和外口,使单纯性肛瘘成为复杂性肛瘘。瘘管由反应性的致密纤维组织包绕,近管腔处为炎性肉芽组织,后期腔内可上皮化。

结核、溃疡性结肠炎、克罗恩病、恶性肿瘤、肛管外伤感染也可引起肛瘘,但较为少见。

(二)分类

分类方法很多,简单介绍下面两种。

1. **按瘘管位置高低分类** ①低位肛瘘:瘘管位于外括约肌深部以下。可分为低位单纯性肛瘘(只有一个瘘管)和低位复杂性肛瘘(有多个瘘口和瘘管)。②高位肛瘘:瘘管位于外括约肌深部以上,可分为高位单纯性肛瘘(只有一个瘘管)和高位复杂性肛瘘(有多个瘘口和瘘管)。此种分类方法,临床较为常用。

2. **按瘘管与括约肌的关系分类** ①肛管括约肌间型:约占肛瘘的70%,多因肛管周围脓肿引起。瘘管位于内外括约肌之间,内口在齿状线附近,外口大多在肛缘附近,为低位肛瘘;②经肛管括约肌型:约占25%,多因坐骨肛管间隙脓肿引起,可为低位或高位肛瘘。瘘管穿过外括约肌、坐骨直肠间隙,开口于肛周皮肤上。③肛管括约肌上型:为高位肛瘘,较为少见,约占4%,瘘管在括约肌间向上延伸,越过耻骨直肠肌,向下经坐骨直肠间隙穿透肛周皮肤。④肛管括约肌外型:最少见,仅占1%。这类肛瘘常因外伤、肠道恶性肿瘤、克罗恩病引起,治疗较为困难(图40-25)。

(三)临床表现

瘘外口流出少量脓性、血性、黏液性分泌物为主要症状。较大的高位肛瘘,因瘘管位于括约肌外,不受括约肌控制,常有粪便及气体排出。由于分泌物的刺激,使肛门部潮湿、瘙痒,有时形成湿疹。当外口愈合,瘘管中有脓肿形成时,可感到明显疼痛,同时可伴有发热、寒战、乏力等全身感染症状,脓肿穿破或切开引流后,症状缓解。上述症状的反复发作是瘘管的临床特点。

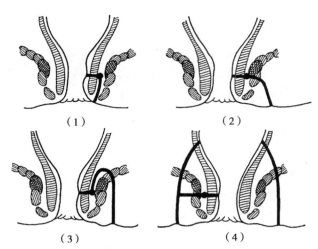

图 40-25   肛瘘的四种解剖类型
(1)肛管括约肌间型;(2)经肛管括约肌型;(3)肛管括约
肌上型;(4)肛管括约肌外型

检查时在肛周皮肤上可见到单个或多个外口,呈红色乳头状隆起,挤压时有脓液或脓血性分泌物排出。外口的数目及与肛门的位置关系对诊断肛瘘很有帮助:外口数目越多,距离肛缘越远,肛瘘越复杂。根据 Goodsall 规律(图 40-26),在肛门中间划一横线,若外口在线后方,瘘管常是弯型,且内口常在肛管后正中处;若外口在线前方,瘘管常是直型,内口常在附近的肛窦上。外口在肛缘附近,一般为括约肌间瘘;距离肛缘较远,则为经括约肌瘘。若瘘管位置较低,自外口向肛门方向可触及条索样瘘管。

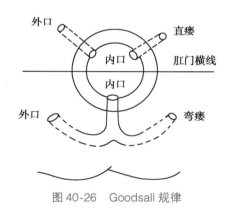

图 40-26   Goodsall 规律

确定内口位置对明确肛瘘诊断非常重要。直肠指诊时在内口处有轻度压痛,有时可扪到硬结样内口及索样瘘管。肛门镜下有时可发现内口,自外口探查肛瘘时有造成假性通道的可能,宜用软质探针。以上方法不能肯定内口时,还可自外口注入亚甲蓝溶液 1 ~ 2ml,观察填入肛管及直肠下端的白湿纱布条的染色部位,以判断内口位置;碘油瘘管造影是临床常规检查方法。MRI 扫描多能清晰显示瘘管位置及与括约肌之间的关系,部分病人可显示内口所在位置。建议肛瘘在术前行 MRI 检查,以确定瘘管内口位置及数目。

对于复杂、多次手术的、病因不明的肛瘘病人,应作钡灌肠或结肠镜检查,以排除 Crohn 病、溃疡性结肠炎等疾病的存在。

(四)治疗

肛瘘难以自愈,不治疗会反复发作并形成直肠肛管周围脓肿,因此绝大多数需手术治疗。原则是将瘘管切开或切除,形成敞开的创面,促使愈合。手术的关键是尽量减少肛门括约肌的损伤,防止肛门失禁,同时避免瘘的复发。

1. **瘘管切开术**(fistulotomy)   是将瘘管全部切开开放,靠肉芽组织生长使伤口愈合的方法。适用于低位肛瘘,因瘘管在外括约肌深部以下,切开后只损伤外括约肌皮下部和浅部,不会出现术后肛门失禁。

2. **挂线疗法**(seton therapy)   是利用橡皮筋或有腐蚀作用的药线的机械性压迫作用,缓慢切开肛瘘的方法。适用于距肛缘 3 ~ 5cm 内,有内外口的低位或高位单纯性肛瘘,或作为复杂性肛瘘切开、切除的辅助治疗。它的最大优点是不会造成肛门失禁。被结扎的肌肉组织发生血

Notes

运障碍,逐渐坏死、断开,但因为炎症反应引起的纤维化使切断的肌肉与周围组织粘连,肌肉不会收缩过多且逐渐愈合,从而可防止被切断的肛管直肠环回缩引起肛门失禁。挂线同时亦能引流瘘管,排除瘘道内的渗液。此法还具有操作简单、出血少、引流充分、换药方便,在橡皮筋脱落前不会发生皮肤切口愈合等优点。

手术在骶管麻醉或局麻下进行,将探针自外口插入后,循瘘管走向由内口穿出,在内口处探针上缚一消毒的橡皮筋或粗丝线,引导穿过整个瘘管(图40-27),将内外口之间的皮肤及皮下组织切开后扎紧挂线。术后需每日坐浴及便后坐浴使局部清洁。若结扎组织较多,在3~5天后再次扎紧挂线。一般术后10~14天被扎组织自行断裂。

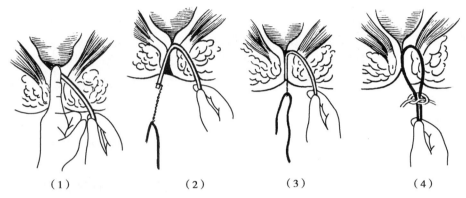

（1） （2） （3） （4）

图40-27 肛瘘挂线疗法

（1）用探针由瘘管外口探入内口,同时手指插入直肠或肛管内;（2）弯曲探针前端,将其拉到肛外;（3）探针前端附一丝线,并接上一橡皮筋;（4）退出探针,把橡皮筋经瘘管拉出,提起拉紧,以线结扎之

3. 肛瘘切除术（fistulectomy） 切开瘘管并将瘘管壁全部切除至健康组织,创面不予缝合;若创面较大,可部分缝合,部分敞开,使创面由底向外生长至愈合。适用于低位单纯性肛瘘。

第十节 肛 裂

肛裂（anal fissure）是齿状线以下肛管皮肤层裂伤后形成的小溃疡。方向与肛管纵轴平行,长约0.5~1.0cm,呈梭形或椭圆形,常引起肛周剧痛。多见于青中年人,绝大多数肛裂位于肛管的后正中线上,也可在前正中线上,侧方出现肛裂极少。若侧方出现肛裂应想到肠道炎性疾病（如结核、溃疡性结肠炎及克罗恩病等）或肿瘤的可能。

（一）病因及病理

病因尚不清楚,可能与多种因素有关。长期便秘、粪便干结引起的排便时机械性创伤是大多数肛裂形成的直接原因。肛管外括约肌浅部在肛管后方形成的肛尾韧带伸缩性差、坚硬,此区域血供亦差;肛管与直肠成角相延续,排便时,肛管后壁承受压力最大,故后正中线处易受损伤。

急性肛裂可见裂口边缘整齐,底浅,呈红色并有弹性,无瘢痕形成。慢性肛裂因反复发作,底深不整齐,质硬,边缘增厚纤维化、肉芽灰白。裂口上端的肛门瓣和肛乳头水肿,形成肥大乳头;下端皮肤因炎症、水肿及静脉、淋巴回流受阻,形成袋状皮垂向下突出于肛门外,称"前哨痔"（图40-28）。肛裂、前哨痔、乳头肥大常同时存在,称为肛裂"三联征"。

（二）临床表现

病人有典型的临床表现,即疼痛、便秘和出血。疼痛一般较剧烈,有典型的周期性:排便时由于肛裂内神经末梢受刺激,立刻感到肛门烧灼样或刀割样疼痛,称为排便时疼痛;便后数分钟

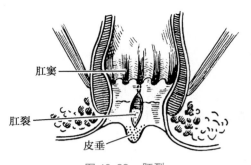

肛窦

肛裂

皮垂

图 40-28   肛裂

可缓解,称为间歇期;随后因肛管括约肌收缩痉挛,再次出现剧痛,此期可持续半到数小时,临床称为括约肌挛缩痛。直至括约肌疲劳、松弛后疼痛缓解,但再次排便时又发生疼痛。以上称为肛裂疼痛周期。因害怕疼痛不愿排便,久而久之引起便秘,粪便更为干硬,便秘又加重肛裂,形成恶性循环。排便时常在粪便表面或便纸上见到少量血迹,或滴鲜血,大量出血少见。此外,可出现肛门分泌物、肛门瘙痒。

(三)诊断与鉴别诊断

依据典型的临床病史、肛门检查时发现的肛裂"三联征",不难作出诊断。应注意与其他疾病引起的肛管溃疡相鉴别,如克罗恩病、溃疡性结肠炎、结核、肛周肿瘤、艾滋病、梅毒、软下疳等引起的肛周溃疡相鉴别,可以取活组织作病理检查以明确诊断。肛裂行肛门检查时,常会引起剧烈疼痛,有时需在局麻下进行。

(四)治疗

急性或初发的肛裂可采用坐浴和润便的方法治疗;慢性肛裂可用坐浴、润便加以扩肛的方法;经久不愈、保守治疗无效、且症状较重者可采用手术治疗。

1. **非手术治疗**   原则是解除括约肌痉挛,止痛,帮助排便,中断恶性循环,促使局部愈合。具体措施如下:①排便后用 1:5000 高锰酸钾温水坐浴,保持局部清洁;②口服缓泻剂或石蜡油,使大便松软、润滑;增加多纤维食物,保持大便通畅;③扩肛:局部麻醉后,病人侧卧位,先用示指扩肛后,逐渐伸入两中指,维持扩张 5 分钟。扩张后可解除括约肌痉挛,扩大创面,促进裂口愈合。但此法复发率高,可并发出血、肛周脓肿、大便失禁等。

2. **手术疗法**

(1) 肛裂切除术:即切除全部增生变硬的裂缘、前哨痔、肛乳头、发炎的隐窝和深部不健康的组织直至暴露肛管括约肌,可同时切断部分外括约肌皮下部或内括约肌,创面敞开引流。缺点为愈合较慢。

(2) 肛管内括约肌切断术(internal anal sphincterotomy)(图 40-29):肛管内括约肌为环形的不随意肌,它的痉挛收缩是引起肛裂疼痛的主要原因。手术方法是在肛管一侧距肛缘 1 ~ 1.5cm 作小切口达内括约肌下缘,确定括约肌间沟后分离内括约肌至齿状线,剪断内括约肌,然后扩张至 4 指,电灼或压迫止血后缝合切口,可一并切除肥大乳头、前哨痔,肛裂在数周后自行愈合。该方法治愈率高。但因内括约肌切断术可降低平均肛管最大静息压,所以手术不当可导致肛门失禁。

第十一节   痔

痔(haemorrhoids)是最常见的肛肠疾病。任何年龄都可发病,但随年龄增长,发病率增高。肛垫的支持结构、静脉丛及动静脉吻合支发生病理性改变或移位为内痔(internal haemorrhoid);齿状线远侧皮下静脉丛的病理性扩张或血栓形成为外痔(external haemorrhoid);内痔通过丰富的静脉丛吻合支和相应部位的外痔相互融合为混合痔(mixed haemorrhoid)。

(一)病因

病因尚未完全明确,可能与多种因素有关,目前主要有以下学说。

1. **肛垫下移学说**   在肛管的皮下有一层环状的由静脉(或称静脉窦)、平滑肌、弹性组织和结缔组织组成的肛管血管垫,简称肛垫。起闭合肛管、节制排便作用。正常情况下,肛垫疏松地

Notes

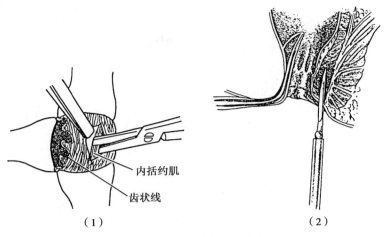

图 40-29　肛裂的手术疗法
（1）开放式内括约肌切断术；（2）皮下内括约肌切断术

附着在肛管肌壁上,排便时主要受到向下的压力被推向下,排便后借其自身的收缩作用,缩回到肛管内。弹性回缩作用减弱后,肛垫则充血、下移形成痔。

2. **静脉曲张学说**　认为痔的形成与静脉扩张瘀血相关。从解剖学上讲,门静脉系统及其分支直肠静脉都无静脉瓣;直肠上下静脉丛管壁薄、位置浅;末端直肠黏膜下组织松弛,以上因素都容易出现血液淤积和静脉扩张。静脉丛是形成肛垫的主要结构,痔的形成与静脉丛的病理性扩张、血栓形成有必然的联系。直肠肛管位于腹腔最下部,可引起直肠静脉回流受阻的因素很多,如长期的坐立、便秘、妊娠、前列腺肥大、盆腔巨大肿瘤等。

另外,长期饮酒和进食大量刺激性食物可使局部充血;肛周感染可引起静脉周围炎,使静脉失去弹性而扩张;营养不良可使局部组织萎缩无力。以上因素都可诱发痔的发生。

（二）分类和病理

根据其所在部位不同分为三类。

1. **内痔**　临床上最为多见,位于齿状线上方,表面为直肠黏膜所覆盖。常见于直肠下端的左侧、右前和右后。根据痔脱出的程度,将内痔分为四度:Ⅰ度:只在排便时出血,痔不脱出于肛门外;Ⅱ度:排便时痔脱出肛门外,排便后自行还纳;Ⅲ度:痔脱出于肛门外需用手辅助才可还纳;Ⅳ度:痔长期在肛门外,不能还纳或还纳后又立即脱出。

2. **外痔**　位于齿状线下方,表面为肛管皮肤所覆盖。分为静脉曲张性外痔、血栓性外痔和结缔组织性外痔(皮赘)。

3. **混合痔**　是内痔通过静脉丛和相应部位的外痔静脉丛相互融合而形成,位于齿状线上下,表面为直肠黏膜和肛管皮肤覆盖。内痔发展到Ⅲ度以上时多形成混合痔(图 40-30)。

混合痔逐步发展,周围组织被破坏和发生萎缩,肥大的肛垫逐渐增大、下移、脱出到肛门外。当脱出痔块在肛周呈梅花状时,称为"环形痔"(annulus haemorrhoids)(图 40-31)。脱出痔若被痉挛的括约肌嵌顿,以至发生水肿、瘀血甚至坏死,临床上称为嵌顿性痔或绞窄性痔。

（三）临床表现

1. **便血**　无痛性间歇性便后出鲜血是

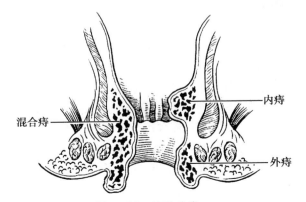

图 40-30　痔的分类

Notes

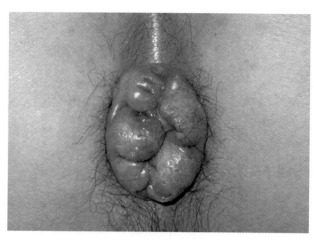

图 40-31　环形痔

内痔早期的常见症状。常为大便时滴血或便纸上带血,少数呈喷射状出血,可自行停止。长期出血可导致缺铁性贫血。

2. **痔脱出**　Ⅱ、Ⅲ、Ⅳ度的内痔或混合痔可出现痔脱出。

3. **疼痛与不适**　单纯性内痔无疼痛,可有坠胀感。当合并有血栓形成、嵌顿、感染等情况时,才感到疼痛。内痔或混合痔脱出嵌顿和血栓性外痔在发病的最初 1~3 天,病人疼痛剧烈,坐立不安,行动不便。

4. **瘙痒**　痔脱出时常有黏液分泌物流出,可刺激肛门周围皮肤,引起瘙痒。

（四）诊断

主要靠肛门直肠检查。首先作肛门视诊,除Ⅰ度内痔外,其他都可在肛门视诊下见到。对有脱出者,最好在蹲位排便后立即观察,可清晰见到痔大小、数目及部位。直肠指诊虽对痔诊断意义不大,但可了解直肠内有无其他病变,如低位直肠癌、直肠息肉等。肛门镜检查可确诊,不仅可见到痔的情况,还可观察到直肠黏膜有无充血、水肿、溃疡、肿块等。血栓性外痔表现为肛周暗紫色椭圆形肿物,表面皮肤水肿、质硬、压痛明显。

痔应与下列疾病鉴别。

1. **直肠癌**　临床上常将直肠癌误诊为痔而延误治疗,主要原因是未进行直肠指诊和直肠镜检查。直肠癌在直肠指检时可扪到高低不平的硬块;而痔为暗红色圆形柔软的血管团。

2. **直肠息肉**　低位带蒂息肉脱出肛门外易误诊为痔脱出。但息肉为圆形、实质性、有蒂、可活动,多见于儿童。

3. **直肠脱垂**　易误诊为环形痔,但直肠脱垂黏膜呈环形,表面平滑,括约肌松弛;而环形痔的黏膜呈梅花瓣状,肛门括约肌不松弛。

（五）治疗

原则:①无症状的痔无需治疗;②有症状的痔重在减轻或消除症状,而非根治;③以保守治疗为主。

1. **一般治疗**　在痔的初期和无症状的痔,只需增加纤维性食物,改变不良的大便习惯,保持大便通畅,防治便秘和腹泻。热水坐浴可改善局部血液循环。血栓性外痔有时经局部热敷、外敷消炎止痛药物后,疼痛可缓解而不需手术。嵌顿痔初期也可采用一般治疗,用手轻轻将脱出的痔块推回肛门内,阻止其再脱出。

2. **注射疗法**　治疗Ⅱ、Ⅲ度出血性内痔的效果较好。注射硬化剂的作用是使痔和痔周围产生无菌性炎症反应,黏膜下组织纤维化,使肛垫回缩固定在内括约肌上。

注射方法为肛周局麻下使肛管括约肌松弛,插入肛门镜,在齿状线上痔核上方处刺入黏膜

Notes

下层约 0.5cm,抽吸无血后即可注射 2 ~ 3ml。注射后轻轻按摩注射部位(图 40-32)。避免将硬化剂注入到黏膜层,而导致黏膜坏死;当硬化剂注入到黏膜层时,黏膜立即变白,应将针进一步插深。如果一次注射效果不够理想,可在 1 个月后重复一次。如果痔块较多,也可分 2 ~ 3 次注射。

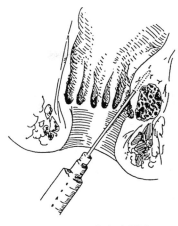

图 40-32　内痔注射法

　　3. **胶圈套扎疗法**　可用于治疗Ⅱ、Ⅲ度内痔。原理是将特制的胶圈套入到内痔的根部,利用胶圈的弹性阻断痔的血运,使痔缺血、坏死,发生无菌性炎症,从而使肛垫固定。胶圈套扎器种类很多,可分为牵拉套扎器和吸引套扎器两大类。如无胶圈套扎器,可用两把血管钳替代(图 40-33)。先将胶圈套在第一把血管钳上,然后用这把血管钳垂直夹在痔的基底部,再用第二把血管钳牵拉套圈绕过痔核上端,套落在痔的根部。注意痔块脱落时有出血的可能。因一次性套扎可引起剧烈疼痛,Ⅱ、Ⅲ度内痔应分 2 ~ 3 次套扎,间隔 3 周;Ⅰ度内痔可一次套扎完成治疗。

　　4. **手术疗法**

　　(1) 痔切除术:主要用于Ⅱ、Ⅲ、Ⅳ度内痔和混合痔的治疗。取侧卧位、截石位或俯卧位,骶管麻醉或局麻后,先扩肛至 4 ~ 6 指,显露痔块,在痔块基底部两侧皮肤上作 V 形切口,分离痔块,直至显露肛管外括约肌。用止血钳于底部钳夹,贯穿缝扎后,切除痔核。齿状线以上黏膜用可吸收线予以缝合;齿状线以下的皮肤切口不予缝合,创面用凡士林油纱布填塞(图 40-34)。嵌顿痔可行急诊切除,方法与择期手术相同。

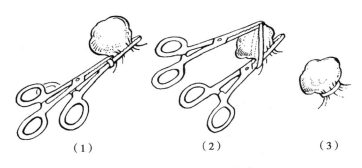

(1)　　　　　　　　(2)　　　　　　　　(3)

图 40-33　内痔胶圈套扎术

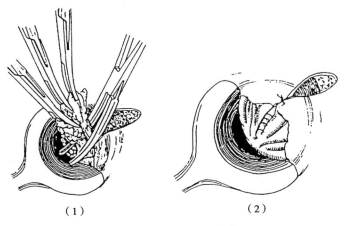

(1)　　　　　　　　(2)

图 40-34　痔单纯切除术

Notes

（2）吻合器痔上黏膜环形切除术（procedure for prolapse and hemorrhoids，PPH）：主要适用于Ⅲ、Ⅳ度内痔、非手术疗法治疗失败的Ⅱ度内痔和环状痔，直肠黏膜脱垂也可采用。其方法是用痔吻合器环形切除齿状线上2cm以上的直肠黏膜2~4cm，使下移的肛垫上移固定（图40-35）。与传统手术比较具有疼痛轻微、手术时间短、病人恢复快等优点。

（3）血栓外痔剥离术：用于治疗血栓性外痔。在局麻下将痔表面的皮肤行梭形切除，摘除血栓，伤口内填入油纱布，不缝合创面。

痔的治疗方法很多，由于非手术疗法对大部分痔的治疗效果良好，注射疗法和胶圈套扎疗法成为痔的主要治疗方法。手术治疗只限于保守治疗失败或不适宜保守治疗病人。

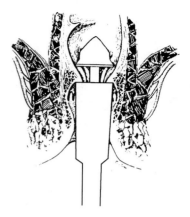

图40-35 吻合器痔上黏膜环切术（PPH）

第十二节 肛管及肛周恶性肿瘤

肛管及肛周恶性肿瘤少见，仅占结、直肠癌的2%~5%。肛管癌是指发生在齿状线上方1.5cm处至肛缘的恶性肿瘤，主要有鳞状细胞癌、基底细胞癌、一穴肛原癌和恶性黑色素瘤。肛周癌是指发生在肛缘外，以肛门为中心，直径约为6cm圆形区内的恶性肿瘤；主要包括鳞状细胞癌、Bowen's病、Paget病和基底细胞癌。肛管及肛周恶性肿瘤以鳞状细胞癌最为常见，约占85%，一般所指肛管癌即为鳞癌。

（一）鳞状细胞癌（squamous cell carcinoma）

占肛管癌的75%主要位于肛管下半部及肛门周围皮肤。癌肿边缘隆起、溃疡状，有些呈斑块状或结节状，少数呈菜花状。症状有便血、肛门疼痛、里急后重、肛周肿胀感、排便习惯改变等，有时以在腹股沟处触及肿大的淋巴结为首要症状。

治疗方法：肛管鳞状细胞癌的放化疗为首选方案，Miles手术作为放化疗失效（肿瘤残留或复发）的一种补救性手术。目前认为肛管鳞癌放化疗可达到与Miles手术相同的治疗效果。肛管腺癌的治疗与低位直肠癌的治疗原则相同。

（二）基底细胞癌（basal cell carcinoma）

发生率仅次于鳞状细胞癌，多发生在肛缘，常见于老年人。肿瘤局部广泛切除可满足治疗上的要求。基底细胞癌对放射治疗敏感。

（三）恶性黑色素瘤（malignant melanoma）

恶性程度高，非常少见，来源于黑色素细胞的恶变。便血是最常见的临床表现。易与血栓性痔相混淆，组织学检查可鉴别。

（四）一穴肛原癌（cloacogenic carcinoma）

多在齿状线附近。此区域有柱状上皮、鳞状上皮、移行上皮或三种混合上皮。一穴肛原癌即指发生在该处移行上皮的癌肿。恶性程度高，转移早而快，预后不良。

第十三节 慢性便秘的外科治疗

便秘（constipation）不仅是一种疾病，还是一种临床上最为常见的消化道症状。表现为粪便排出困难，便质干燥、坚硬。慢性便秘（chronic constipation）的发生率约为1%，男女比例约为1:3，发病率随年龄增长而升高。

Notes

（一）病因与分类

原因十分复杂，可以是结肠的传输功能受损（运动失调），也可因肛管括约肌功能失调引起。另外，众多的消化道疾病、药物及神经、内分泌或代谢系统的异常也可引起慢性便秘。肛肠外科常将慢性便秘归纳为慢传输型便秘（slow transit constipation，STC）、出口梗阻型便秘（outlet obstruction constipation，OOC）和混合型便秘（mixed constipation，MC）。其中，出口梗阻型便秘的原因包括直肠前突、直肠黏膜脱垂、耻骨直肠肌综合征、盆底痉挛综合征等。

（二）诊断

1. **慢传输型便秘** 即肠道运输能力减弱引起的便秘。以年轻女性多见，排便次数减少，每2~3天或更长时间排便一次。常伴有腹部膨胀和不适感。作结肠传输时间测定时可发现全结肠传输慢或乙状结肠、直肠传输延迟。

2. **直肠前突** 多见于女性，因直肠阴道隔薄弱，长期在排便时粪便的压迫下向阴道凸出，引起便秘。排便困难是本病的突出症状。直肠指诊是主要诊断手段，可触及直肠前壁有明显薄弱松弛区域，排粪造影可直接显示直肠前突的宽度和深度。

3. **直肠黏膜脱垂** 因直肠黏膜松弛、脱垂，排便时形成套叠，堵塞肛管上口，引起排便困难。用力越大，梗阻感越重。排粪造影可见到在直肠侧位片上用力排便时的漏斗状影像。直肠指诊可发现直肠下端黏膜松弛或肠腔内黏膜堆积。

4. **耻骨直肠肌综合征** 耻骨直肠肌痉挛性肥厚致使出口处梗阻，引起便秘。本病特征为进行性、长期、严重的排便困难。直肠指诊时可感到肛管紧张度增加；肛管测压时可见到静息压及收缩压均增高；肛门肌电图检查发现耻骨直肠肌、外括约肌反常电活动；结肠传输功能检查时可发现明显的直肠滞留现象。

5. **盆底痉挛综合征** 正常排便时，耻骨直肠肌和肛门外括约肌松弛，使肛管直肠角变大，肛管松弛，便于粪便排出。若排便时以上两肌不能松弛，甚至收缩，则会阻塞肠道出口，引起排便困难。直肠指诊是本病的重要检查方法，可触及肥厚的呈痉挛状的内括约肌。直肠测压时发现肛管静息压升高。排粪造影时发现肛门直肠角在用力排便时不变大甚至变小。

（三）治疗

1. **非手术治疗** 先行保守治疗，如多食纤维素性食物，养成定时排便习惯等；必要时可辅用泻剂、栓剂或灌肠。经保守治疗无效时，可考虑手术治疗。

2. **手术治疗** 手术治疗的目的主要针对粪便在输送和排出过程中的两种缺陷：出口梗阻型便秘需依据出口梗阻的原因作出相应处理，慢传输型便秘则需切除无传输力的结肠。有时两种病因同时存在，即混合型便秘，因此应慎重选择手术治疗方案。

（1）结肠切除术：主要有两种术式：①全结肠切除、回肠直肠吻合术；②结肠次全切除、盲肠直肠吻合术。主要用于结肠慢传输型便秘的治疗，手术效果肯定。

（2）直肠前突修补术：用于直肠前突的治疗。分闭式修补法和切开修补法两种，手术目的都是修补缺损的直肠阴道隔薄弱区。临床上以经直肠切开修补的 Sehapayah 术较为常用，方法是在齿状线上方的直肠前正中作纵切口，深达黏膜下层，向两侧游离黏膜瓣后，用肠线间断缝合两侧肛提肌边缘 3~5 针，然后缝合黏膜切口。

（3）PPH 手术：也可用于直肠黏膜脱垂的外科处理。

（4）直肠固定术：主要用于直肠脱垂的治疗。方法有经肛直肠黏膜固定术和经腹直肠固定术。

（5）耻骨直肠肌部分切除术：用于耻骨直肠肌综合征的治疗。

慢性便秘原因复杂，不同的病因应采用不同的手术方式治疗。慢传输型便秘与出口梗阻型便秘或两种以上原因引起的便秘有时可同时存在，术前诊断不完全是术后便秘复发及手术效果不佳的重要原因。

（汪建平）

Notes

"十二五"普通高等教育本科国家级规划教材

国家卫生和计划生育委员会"十二五"规划教材
全国高等医药教材建设研究会"十二五"规划教材
全国高等学校教材

供8年制及7年制（"5+3"一体化）临床医学等专业用

外科学（下册）

Surgery

第3版

主　编　赵玉沛　陈孝平

副主编　杨连粤　秦新裕　张英泽　李　虹

分篇负责人

外科基础　吴志勇　杨连粤　吴国豪

麻　醉　吴新民

神经外科　赵继宗

胸心外科　胡盛寿　王天佑

普通外科　赵玉沛　陈孝平　秦新裕

血管外科　王玉琦

泌尿外科　李　虹　叶章群

骨　科　张英泽　陈安民

编写秘书

　　　梅　斌　张太平

人民卫生出版社

图书在版编目（CIP）数据

外科学（全 2 册）/赵玉沛,陈孝平主编. —3 版.
—北京:人民卫生出版社,2015
ISBN 978-7-117-20782-9

Ⅰ.①外…　Ⅱ.①赵…②陈…　Ⅲ.①外科学-医学
院校-教材　Ⅳ.①R6

中国版本图书馆 CIP 数据核字（2015）第 103891 号

| 人卫社官网 | www.pmph.com | 出版物查询,在线购书 |
| 人卫医学网 | www.ipmph.com | 医学考试辅导,医学数据库服务,医学教育资源,大众健康资讯 |

外　科　学
第 3 版
（上、下册）

主　　编：赵玉沛　陈孝平
出版发行：人民卫生出版社（中继线 010-59780011）
地　　址：北京市朝阳区潘家园南里 19 号
邮　　编：100021
E - mail：pmph @ pmph.com
购书热线：010-59787592　010-59787584　010-65264830
印　　刷：人卫印务（北京）有限公司
经　　销：新华书店
开　　本：850×1168　1/16　总印张：73
总 字 数：2009 千字
版　　次：2005 年 8 月第 1 版　　2015 年 8 月第 3 版
　　　　　2025 年 1 月第 3 版第 14 次印刷（总第 28 次印刷）
标准书号：ISBN 978-7-117-20782-9/R·20783
定价（上、下册）：146.00 元
打击盗版举报电话：010-59787491　E-mail：WQ @ pmph.com
（凡属印装质量问题请与本社市场营销中心联系退换）

3

修 订 说 明

　　为了贯彻教育部教高函〔2004-9号〕文,在教育部、原卫生部的领导和支持下,在吴阶平、裘法祖、吴孟超、陈灏珠、刘德培等院士和知名专家的亲切关怀下,全国高等医药教材建设研究会以原有七年制教材为基础,组织编写了八年制临床医学规划教材。从第一轮的出版到第三轮的付梓,该套教材已经走过了十余个春秋。

　　在前两轮的编写过程中,数千名专家的笔耕不辍,使得这套教材成为了国内医药教材建设的一面旗帜,并得到了行业主管部门的认可(参与申报的教材全部被评选为"十二五"国家级规划教材),读者和社会的推崇(被视为实践的权威指南、司法的有效依据)。为了进一步适应我国卫生计生体制改革和医学教育改革全方位深入推进,以及医学科学不断发展的需要,全国高等医药教材建设研究会在深入调研、广泛论证的基础上,于2014年全面启动了第三轮的修订改版工作。

　　本次修订始终不渝地坚持了"精品战略,质量第一"的编写宗旨。以继承与发展为指导思想:对于主干教材,从精英教育的特点、医学模式的转变、信息社会的发展、国内外教材的对比等角度出发,在注重"三基"、"五性"的基础上,在内容、形式、装帧设计等方面力求"更新、更深、更精",即在前一版的基础上进一步"优化"。同时,围绕主干教材加强了"立体化"建设,即在主干教材的基础上,配套编写了"学习指导及习题集"、"实验指导/实习指导",以及数字化、富媒体的在线增值服务(如多媒体课件、在线课程)。另外,经专家提议,教材编写委员会讨论通过,本次修订新增了《皮肤性病学》。

　　本次修订一如既往地得到了广大医药院校的大力支持,国内所有开办临床医学专业八年制及七年制("5+3"一体化)的院校都推荐出了本单位具有丰富临床、教学、科研和写作经验的优秀专家。最终参与修订的编写队伍很好地体现了权威性,代表性和广泛性。

　　修订后的第三轮教材仍以全国高等学校临床医学专业八年制及七年制("5+3"一体化)师生为主要目标读者,并可作为研究生、住院医师等相关人员的参考用书。

　　全套教材共38种,将于2015年7月前全部出版。

全国高等学校八年制临床医学专业国家卫生和计划生育委员会规划教材编写委员会

	学科名称	主审	主编	副主编
1	细胞生物学(第3版)	杨恬	左伋 刘艳平	刘佳 周天华 陈誉华
2	系统解剖学(第3版)	柏树令 应大君	丁文龙 王海杰	崔慧先 孙晋浩 黄文华 欧阳宏伟
3	局部解剖学(第3版)	王怀经	张绍祥 张雅芳	刘树伟 刘仁刚 徐飞
4	组织学与胚胎学(第3版)	高英茂	李和 李继承	曾园山 周作民 肖岚
5	生物化学与分子生物学(第3版)	贾弘禔	冯作化 药立波	方定志 焦炳华 周春燕
6	生理学(第3版)	姚泰	王庭槐	闫剑群 郑煜 祁金顺
7	医学微生物学(第3版)	贾文祥	李明远 徐志凯	江丽芳 黄敏 彭宜红 郭德银
8	人体寄生虫学(第3版)	詹希美	吴忠道 诸欣平	刘佩梅 苏川 曾庆仁
9	医学遗传学(第3版)		陈竺	傅松滨 张灼华 顾鸣敏
10	医学免疫学(第3版)		曹雪涛 何维	熊思东 张利宁 吴玉章
11	病理学(第3版)	李甘地	陈杰 周桥	来茂德 卞修武 王国平
12	病理生理学(第3版)	李桂源	王建枝 钱睿哲	贾玉杰 王学江 高钰琪
13	药理学(第3版)	杨世杰	杨宝峰 陈建国	颜光美 臧伟进 魏敏杰 孙国平
14	临床诊断学(第3版)	欧阳钦	万学红 陈红	吴汉妮 刘成玉 胡申江
15	实验诊断学(第3版)	王鸿利 张丽霞 洪秀华	尚红 王兰兰	尹一兵 胡丽华 王前 王建中
16	医学影像学(第3版)	刘玉清	金征宇 龚启勇	冯晓源 胡道予 申宝忠
17	内科学(第3版)	王吉耀 廖二元	王辰 王建安	黄从新 徐永健 钱家鸣 余学清
18	外科学(第3版)		赵玉沛 陈孝平	杨连粤 秦新裕 张英泽 李虹
19	妇产科学(第3版)	丰有吉	沈铿 马丁	狄文 孔北华 李力 赵霞

	学科名称	主审	主编	副主编
20	儿科学(第3版)		桂永浩 薛辛东	杜立中 母得志 罗小平 姜玉武
21	感染病学(第3版)		李兰娟 王宇明	宁 琴 李 刚 张文宏
22	神经病学(第3版)	饶明俐	吴 江 贾建平	崔丽英 陈生弟 张杰文 罗本燕
23	精神病学(第3版)	江开达	李凌江 陆 林	王高华 许 毅 刘金同 李 涛
24	眼科学(第3版)		葛 坚 王宁利	黎晓新 姚 克 孙兴怀
25	耳鼻咽喉头颈外科学(第3版)		孔维佳 周 梁	王斌全 唐安洲 张 罗
26	核医学(第3版)	张永学	安 锐 黄 钢	匡安仁 李亚明 王荣福
27	预防医学(第3版)	孙贵范	凌文华 孙志伟	姚 华 吴小南 陈 杰
28	医学心理学(第3版)	姜乾金	马 辛 赵旭东	张 宁 洪 炜
29	医学统计学(第3版)		颜 虹 徐勇勇	赵耐青 杨土保 王 彤
30	循证医学(第3版)	王家良	康德英 许能锋	陈世耀 时景璞 李晓枫
31	医学文献信息检索(第3版)		罗爱静 于双成	马 路 王虹菲 周晓政
32	临床流行病学(第2版)	李立明	詹思延	谭红专 孙业桓
33	肿瘤学(第2版)	郝希山	魏于全 赫 捷	周云峰 张清媛
34	生物信息学(第2版)		李 霞 雷健波	李亦学 李劲松
35	实验动物学(第2版)		秦 川 魏 泓	谭 毅 张连峰 顾为望
36	医学科学研究导论(第2版)		詹启敏 王 杉	刘 强 李宗芳 钟晓妮
37	医学伦理学(第2版)	郭照江 任家顺	王明旭 尹 梅	严金海 王卫东 边 林
38	皮肤性病学	陈洪铎 廖万清	张建中 高兴华	郑 敏 郑 捷 高天文

第三版序言

经过再次打磨,备受关爱期待,八年制临床医学教材第三版面世了。怀纳前两版之精华而愈加求精,汇聚众学者之智慧而更显系统。正如医学精英人才之学识与气质,在继承中发展,新生方可更加传神;切时代之脉搏,创新始能永领潮头。

经过十年考验,本套教材的前两版在广大读者中有口皆碑。这套教材将医学科学向纵深发展且多学科交叉渗透融于一体,同时切合了环境-社会-心理-工程-生物这个新的医学模式,体现了严谨性与系统性,诠释了以人为本、协调发展的思想。

医学科学道路的复杂与简约,众多科学家的心血与精神,在这里汇集、凝结并升华。众多医学生汲取养分而成长,万千家庭从中受益而促进健康。第三版教材以更加丰富的内涵、更加旺盛的生命力,成就卓越医学人才对医学誓言的践行。

坚持符合医学精英教育的需求,"精英出精品,精品育精英"仍是第三版教材在修订之初就一直恪守的理念。主编、副主编与编委们均是各个领域内的权威知名专家学者,不仅著作立身,更是德高为范。在教材的编写过程中,他们将从医执教中积累的宝贵经验和医学精英的特质潜移默化地融入到教材中。同时,人民卫生出版社完善的教材策划机制和经验丰富的编辑队伍保障了教材"三高"(高标准、高起点、高要求)、"三严"(严肃的态度、严谨的要求、严密的方法)、"三基"(基础理论、基本知识、基本技能)、"五性"(思想性、科学性、先进性、启发性、适用性)的修订原则。

坚持以人为本、继承发展的精神,强调内容的精简、创新意识,为第三版教材的一大特色。"简洁、精练"是广大读者对教科书反馈的共同期望。本次修订过程中编者们努力做到:确定系统结构,落实详略有方;详述学科三基,概述相关要点;精选创新成果,简述发现过程;逻辑环环紧扣,语句精简凝练。关于如何在医学生阶段培养创新素质,本教材力争达到:介绍重要意义的医学成果,适当阐述创新发现过程,激发学生创新意识、创新思维,引导学生批判地看待事物、辩证地对待知识、创造性地预见未来,踏实地践行创新。

坚持学科内涵的延伸与发展,兼顾学科的交叉与融合,并构建立体化配套、数字化的格局,为第三版教材的一大亮点。此次修订在第二版的基础上新增了《皮肤性病学》。本套教材通过编写委员会的顶层设计、主编负责制下的文责自负、相关学科的协调与蹉商、同一学科内部的专家互审等机制和措施,努力做到其内容上"更新、更深、更精",并与国际紧密接轨,以实现培养高层次的具有综合素质和发展潜能人才的目标。大部分教材配套有"学习指导及习题集"、"实验指导/实习指导"以及"在线增值服务(多媒体课件与在线课程等)",以满足广大医学院校师生对教学资源多样化、数字化的需求。

本版教材也特别注意与五年制教材、研究生教材、住院医师规范化培训教材的区别与联系。①五年制教材的培养目标:理论基础扎实、专业技能熟练、掌握现代医学科学理论和技术、临床思维良好的通用型高级医学人才。②八年制教材的培养目标:科学基础宽厚、专业技能扎实、创新能力强、发展潜力大的临床医学高层次专门人才。③研究生教材的培养目标:具有创新能力的科研型和临床型研究生。其突出特点:授之以渔、评述结合、启示创新,回顾历史、剖析现状、展望未来。④住院医师规范化培训教材的培养目标:具有胜任力的合格医生。其突出特点:结合理论,注重实践,掌握临床诊疗常规,注重预防。

以吴孟超、陈灏珠为代表的老一辈医学教育家和科学家们对本版教材寄予了殷切的期望,教育部、国家卫生和计划生育委员会、国家新闻出版广电总局等领导关怀备至,使修订出版工作得以顺利进行。在这里,衷心感谢所有关心这套教材的人们! 正是你们的关爱,广大师生手中才会捧上这样一套融贯中西、汇纳百家的精品之作。

八学制医学教材的第一版是我国医学教育史上的重要创举,相信第三版仍将担负我国医学教育改革的使命和重任,为我国医疗卫生改革,提高全民族的健康水平,作出应有的贡献。诚然,修订过程中,虽力求完美,仍难尽人意,尤其值得强调的是,医学科学发展突飞猛进,人们健康需求与日俱增,教学模式更新层出不穷,给医学教育和教材撰写提出新的更高的要求。深信全国广大医药院校师生在使用过程中能够审视理解,深入剖析,多提宝贵意见,反馈使用信息,以便这套教材能够与时俱进,不断获得新生。

愿读者由此书山拾级,会当智海扬帆!

是为序。

中国工程院院士
中国医科科学院原院长　　刘德培
北京协和医学院原院长

二〇一五年四月

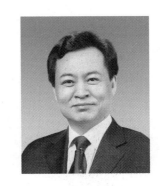

赵玉沛,北京协和医院院长,中国科学院院士,外科学教授,博士生导师。中华医学会副会长、外科学分会主任委员、全国胰腺外科学组组长。《中华外科杂志》总编辑、《美国外科学年鉴》(*Annals of Surgery*)中文版主编、*Journal of the American College of Surgeons* 中文版主编。国际外科学院、美洲外科学院、英格兰皇家外科学院及香港外科学院"Honorary Fellowship"、爱丁堡皇家外科学院"Fellow-ship Ad Hominem";国际胃肠肝胆胰外科协会副主席;第 16 届亚洲外科学会主席。

赵玉沛

从医以来,一直工作在临床、科研和教学第一线,在肝胆、胃肠、甲状腺等普外领域进行了许多开创性工作,尤其对胰腺外科有着深厚的造诣。牵头制定了中华医学会胰腺癌诊治指南和卫生部胰腺癌诊治的国家行业标准。近10 余年来以北京协和医院胰腺外科中心为基地,对胰腺癌等疾病进行了系统性的基础与临床研究,取得了丰硕成果。荣获国家科技进步二等奖、中华医学科技进步一等奖、高等学校科学技术二等奖、"何梁何利"基金科学与技术进步奖,主编的《胰腺病学》被评为国家新闻出版总署"三个一百"原创图书出版工程。获北京市医德标兵、首届"周光召临床医师奖"、中国医师奖、卫生部有突出贡献中青年专家、全国五一劳动奖章等荣誉。

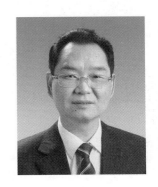

陈孝平,男,博士生导师。现任亚太腹腔镜肝切除推广与发展专家委员会主席,亚太肝胆胰协会前任主席,国际肝胆胰协会中国分会主席,亚太肝癌协会常委,美国外科学会 Honorary Fellowship,美国外科学院 Fellowship,国际外科组织(ISG)成员,中华医学会外科学分会常务委员兼肝脏学组组长,中国医师协会外科学分会副会长和器官移植分会副会长;中国腹腔镜肝切除推广与发展专家委员会主任委员;华中科技大学同济医学院附属同济医院外科学系主任、肝胆胰外科研究所所长、肝脏外科中心主任。

陈孝平

陈孝平教授热衷于医学教育事业,敢于而且善于进行改革和创新,主持的《以"名教师、名教材、名课程"为依托,建立创新性的外科学体系》获得国家级教学成果二等奖。历任人民卫生出版社面向 21 世纪课程教材 5 年制《外科学》第 5 版编委兼编写秘书,普通高等教育"十五"国家级规划教材 7 年制《外科学》第 1 版主编,普通高等教育"十一五"国家级规划教材 7、8 年制《外科学》第 1 版、第 2 版主编,"十二五"普通高等教育本科国家级规划教材 5 年制《外科学》第 8 版主编,国家级医学数字教材·国家卫生计生委"十二五"规划数字教材·全国高等学校 5 年制《外科学》数字教材主编,编写外科学相关辅助教材和专著共 20 余部。任 50 余本国内和国际杂志主编、副主编和编委。被评为"全国教学名师"(第二届),获得宝钢优秀教师特等奖;获得何梁何利科学与技术进步奖;国家科学与技术进步奖二等奖、教育部科学技术进步二等奖各 1 项,省部级科技进步奖一等奖共 5 项;2008 年获得中国肝胆胰外科领域杰出成就金质奖章。

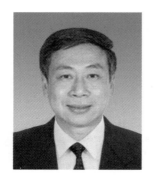

杨连粤

杨连粤,二级教授,博士生导师,卫生部有突出贡献中青年专家,享受国务院特殊津贴,现任中华医学会外科学会常委与门静脉高压症学组组长,美国外科学院会员,国际外科学会会员,中南大学普通外科学国家重点(培育)学科主要学科带头人,中华外科杂志等20余家杂志编委。

长期从事临床教学工作,精通腹部外科学,临床经验丰富。尤在大肝癌外科治疗方面具有较高学术造诣,取得了一系列重要研究结果,率先在国际上提出"孤立性大肝癌"的概念并已被 UICC 接受。先后主持国家自然科学基金重点项目、973、863、国家科技重大专项等课题 15 项;先后获湖南省科技进步二等奖、三等奖多次。发表 *Ann Surg*、*Surgery*、*Hepatology*、*Clin Cancer Res* 等 SCI 论文 36 篇,具有较高的学术影响力。

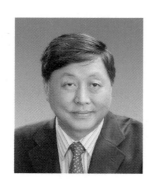

秦新裕

秦新裕,英国伦敦大学博士,复旦大学外科学教授、博士生导师。现任复旦大学普通外科研究所所长,复旦大学附属中山医院党委书记。美国外科学院会员(FACS)、国际胃癌学会会员、欧洲消化外科学会会员、中华医学会外科分会副主任委员,胃肠外科学组组长、上海医学会普外科专业委员会会长,上海市医师协会普外科分会会长。

主要从事胃肠动力和胃肠道肿瘤的临床和基础研究。担任《中华外科杂志》、《中华普通外科杂志》、《中华胃肠外科杂志》、《中华消化外科杂志》、《中国实用外科杂志》、*Annuals of Surgery* 中文版等 10 余本医学杂志的副主编,曾主编 *Atlas of Digestive Endoscopic Resection*、《外科手术并发症的预防和处理》、《结直肠癌肝转移的早期诊断和综合治疗》、《现代胃肠道肿瘤诊疗学》等专著,担任人民卫生出版社五年制和八年制统编教材《外科学》副主编。发表科技论文 300 余篇。秦教授曾先后获得教育部科技进步一等奖 1 次,上海市科学技术进步一等奖 1 次和三等奖 2 次以及上海医学科技进步一等奖 1 次。

张英泽,主任医师、教授、博士生导师。河北医科大学第三医院院长,美国科罗拉多大学医学院客座教授。中华医学会骨科分会候任主任委员、中国医师协会骨科分会副会长、中国修复重建外科专业委员会副主任委员。《中国矫形外科杂志》《中国临床医生》《中国骨与关节杂志》和《临床外科杂志》副总编,*Orthopedics*、*European Journal of Orthopedic Surgery and Traumatology* 编委。

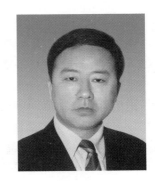

张英泽

从事骨盆髋臼及四肢难治性骨折的诊治、血管损伤的诊治以及关节内骨折的生物力学研究。培养研究生 120 余名。获得授权专利 110 余项(发明专利 34 项)。荣获国家科技进步奖二等奖 2 项、中华医学科技奖一等奖 1 项。主编、主译专著 22 部。担任全国高等医学院校五年制本科规划教材《外科学》和研究生规划教材《骨科学》副主编。

李虹,教授,博导。四川大学常务副校长。中华医学会、中国医师协会泌尿外科学分会副主任委员,《中华泌尿外科杂志》编委、《现代泌尿外科杂志》副主编、《现代泌尿生殖肿瘤杂志》编委、《临床泌尿外科杂志》编委。

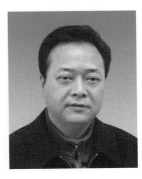

李 虹

长期从事尿道狭窄、泌尿系结石、肿瘤等疾病的临床工作,一直致力于泌尿系结石、修复与重建、肿瘤等领域的临床与基础研究。发表论文 94 篇(SCI 或统计源期刊),参编全国性及省级学术专著 9 部。负责科研基金课题 23 项,其中国家科技重大专项 2 项,基金经费 6398.5 万元。相关研究获四川省科技进步一等奖 1 项、省部级科技进步奖 2 项、中国人民解放军科学技术二等奖 1 项。2006 年获中华医学会泌尿外科分会钻石奖、2013 年获全球华人泌尿外科突出贡献奖。

为了适应我国高等医药院校教学改革和发展的需要,2002 年我们编写出版了七年制教材《外科学》;2005 年,在七年制教材《外科学》的基础上,编写出版了八年制和七年制共用教材《外科学》,并于 2010 年作了再次修订。据调查,全国 90% 以上招收七年制和八年制医学生的大学都采用了这本教材,总体评价优秀。为了适应科学的发展和医学知识的更新,全国高等医药教材建设研究会决定对八年制和七年制共用教材进行第 3 次修订,其中包括这本《外科学》。

第 3 版全国高等医药院校八年制和七年制共用教材《外科学》的编写,仍然贯彻"三基、五性和三特定"的原则。三基:即基本理论、基本知识和基本技能。五性:思想性、科学性、启发性、先进性、适用性。三特定:①特定的对象:临床医学专业八年制学生。②特定的要求:与培养目标相适应。八年制临床医学专业的培养目标主要定位于临床医学专业博士学位,毕业后从事临床医疗工作,即当医生,要会看病。③特定的限制:既有别于专著、参考书,又不同于讲义和授课提纲。同时强调"更新、更深、更精"三个方面的要求。更新:要有更新的内容,更新的思想和更新的风格,能反映当今外科学的最新知识和内容。如本书中对微创外科概念和技术进展有更多介绍等。更深:相关内容要更深一些,概念、理论要更完整一些。要提出的是,深,既不单纯是文字更多,也不是文字越多越好,而是层次更深,力求概念和理论的完整。传授知识不仅要使学生知其然,还要知其所以然。对近年来出现的新观点或新技术,也略作介绍,如快速康复理念、机器人外科手术以及器官移植的适应证问题等。更精:文字和语言尽可能精炼,内容易读懂。有些内容(如有些疾病的病因、病理和病理生理等)点到为止,给学生留有思维空间。为了减少边缘学科、交叉学科的重叠,本书删除了外科无菌术,外科临床研究方法,黄疸的诊断与处理原则,腹部肿块等许多章节,全书由上一版的 87 章减少为 78 章。为了便于教学和使学生多掌握外科专业英语词汇,对主要疾病、手术等专有医学名词列出英文对照,提供主要参考文献目录;与本教材相配套的外科学增值服务(多媒体课件与在线课堂)将同步上线,《外科学学习指导及习题集》《外科学实习指导》也将同步出版发行,以便于学生拓宽知识面、自学和复习,同时也便于老师授课时参考。

为了确保教材内容及质量满足要求,我们参阅了国外权威外科学教材,按集体定制计划进行编写,先由编写人完成初稿,经分编小组审阅,再经分编小组负责人集体讨论定稿,最后由主编全面整理共五步程序进行,并强调分编负责人制度。

参加编写本书的 61 名编写人员均有长期从事教学工作的经历,95% 以上从事过七年制或八年制临床医学教学工作,他们均为博士生导师;60% 以上的编者参加过上一版八年制和七年制共用教材《外科学》的编写工作。为了确保本教材的权威性及代表性,本届编委会成员来自全国 19 个省、自治区或直辖市的 42 所院校和医疗单位。

我们力求本教材能够达到上述要求,以适应我国八年制和七年制教学的需要。尽管我们竭尽全力,但书中一定还存在不少缺点和错误,诚恳地希望各院校的师生在应用中发现问题,给予指正!

赵玉沛　陈孝平

2015 年 3 月

上 册

下　册

第四十一章 肝疾病

第一节 解剖生理概要

肝是人体内最大的实质性器官。外观为不规则楔形,右侧钝厚而左侧扁窄。左右径约25cm,前后径约15cm,上下径约6cm。成人肝重约1200～1500g,约占体重的2%;在新生儿,约占5%。

肝主要位于右侧季肋部,小部分越过胸骨中线达左季肋部。肝上界相当于右锁骨中线第5肋间,下界与右肋缘平行,剑突下约3cm,后面相当于第6～12肋骨。它的位置随呼吸可上下移动,当吸气时,其随横膈下降而下移。在正常情况下,右肋缘下不能触及肝,如在右肋缘下触及肝边缘,应注意鉴别是否为病理性肝大。

大体观,肝有膈、脏两个面,并以镰状韧带为界分左叶和右叶,另有方叶和尾叶共4个叶(图41-1)。按肝内血管、胆管分布及走向,可将肝分为5叶、6段(图41-2)。法国人Couinaud根据肝静脉和门静脉的分布及走向,将肝分为左、右两半和8段(图41-3)。临床上,肝切除的范围及肝切除手术的命名,一般是以肝内管道分布为基础的分叶、分段来确定。例如按Couinaud分段,手术切除其中一段称肝段切除术;切除两个或两个以上相邻肝段,称联合肝段切除术。营养肝的血管有肝动脉和门静脉,肝细胞分泌的胆汁由胆管引流出肝。肝动脉、门静脉和胆管进出肝的部位,为第一肝门;肝有三支主肝静脉,即肝右、肝中和肝左静脉,它们于肝后上缘汇入下腔静脉,此处为第二肝门。在多数病例,肝中静脉和肝左静脉先合并成一共干再汇入下腔静脉。进入肝的血液90%以上经这三支静脉汇入下腔静脉,余下小部分血液经肝短静脉流入肝后下腔静脉。肝短静脉汇入下腔静脉的部位,称第三肝门。这几个肝门,在肝外科手术中具有十分重要的地位。

肝内有两个管道系统,一个是Glisson系统,包含门静脉、肝动脉和肝胆管,三者包在一结缔组织鞘内,称Glisson鞘,经第一肝门处进入肝实质。无论在肝内或肝门附近,三者都行走在一起。另一个是肝静脉系统,是肝内血液输出道,单独构成一个系统。门静脉与肝动脉进入肝后反复分支,在肝小叶周围形成小叶间静脉和小叶间动脉,进入肝血窦中,再经中央静脉注入肝静脉。

肝的血液供应25%～30%来自肝动脉,70%～75%来自门静脉。肝动脉血含氧量高,但由于血流量少,只能供给肝所需氧量的50%;而门静脉血含氧虽低些,但由于血流量多,也能提供肝需氧量的50%左右。门静脉收集肠道血液,供给肝营养。

(一) 肝的显微结构

肝小叶是肝显微结构的基本单位,成人肝约有100万个。中央静脉位于小叶中间,肝细胞围绕该静脉放射状排列成单层细胞索,即肝细胞索。肝细胞索之间为肝窦(窦状隙),肝窦壁上附有Kupffer细胞。几个肝小叶之间为结缔组织构成的汇管区,其中有肝动脉、门静脉和胆管小分支。肝窦实际上是肝的毛细血管网,一端与肝动脉和门静脉的小分支相通,另一端与中央静脉连接。胆管可分为胆小管和毛细胆管,后者位于肝细胞之间(图41-4)。

电子显微镜下,肝细胞呈多角形,大小不等,一般约为$30\mu m \times 20\mu m$。在肝窦一面的肝细胞膜上有很多微绒毛,伸向肝细胞膜与肝窦壁之间的狄氏间隙(Disse space)内,主要起着与肝窦内

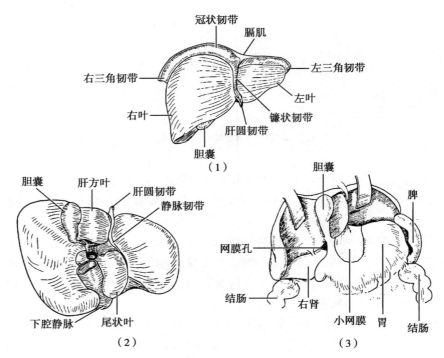

图 41-1　肝外观及其与邻近器官
(1)膈面观;(2)脏面观;(3)肝与周围器官的关系

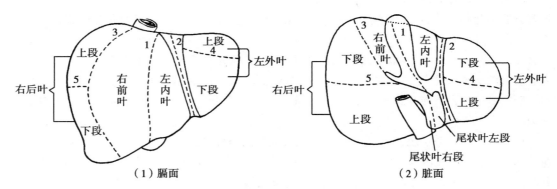

图 41-2　肝分叶、分段
1. 正中裂;2. 左叶间裂;3. 右叶间裂;4. 左段间裂;5. 右叶间裂

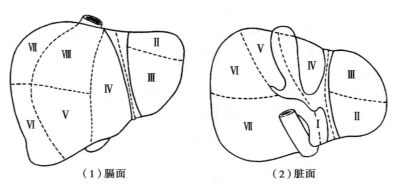

图 41-3　Couinaud 分段

Notes

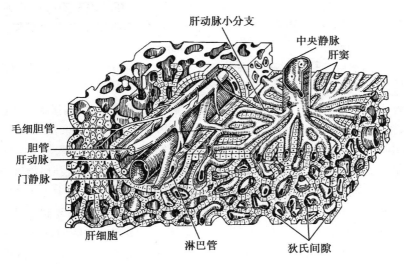

图 41-4　肝结构

血液进行物质交换的作用。在相邻的两个肝细胞接触面之间的间隙即为毛细胆管,其壁为肝细胞膜构成;肝细胞将胆汁直接排泄到毛细胆管。肝细胞核和细胞膜之间是细胞质,细胞质内含有许多亚微结构,如线粒体、内质网、溶酶体、微体和高尔基(Golgi)复合体等,这些结构都有很复杂的生理功能。

（二）肝的生理功能

肝生理功能重要而复杂,其中主要有:

1. 分泌胆汁　每日分泌胆汁 600～1000ml,经胆管流入十二指肠,帮助脂肪消化以及脂溶性维生素 A、D、E、K 的吸收。

2. 代谢功能　肝能将碳水化合物、蛋白质和脂肪转化为糖原,储存于肝内。当血糖减少时,又将糖原分解为葡萄糖,释入血液,以调节、保持恒定的血糖浓度。

在蛋白质代谢过程中,肝主要起合成、脱氨和转氨三个作用。肝可利用氨基酸再重新合成人体所需要的各种重要蛋白质,如白蛋白、纤维蛋白原和凝血酶原等,如果肝损害严重,就可出现低蛋白血症和凝血功能障碍。体内代谢产生的氨是一种有毒物质。肝性脑病时,血氨升高。肝能将大部分的氨转变成尿素,经肾脏排出。肝细胞内有多种转氨酶,能将一种氨基酸转化为另一种氨基酸,以增加人体对不同食物的适应性。肝细胞受损伴细胞膜损害或通透性改变时,血内转氨酶升高。

肝在脂肪代谢中具有维持体内各种脂质(包括磷脂和胆固醇)恒定的作用,使之保持一定浓度和比例。肝中脂肪的运输与脂蛋白有密切关系,而卵磷脂是合成脂蛋白的重要原料。因此,当卵磷脂不足时,可导致肝内脂肪堆积,造成脂肪肝。此外,胆固醇在胆汁中的溶解度,取决于胆盐与卵磷脂的比例组成,若比例失调则产生胆固醇结石。

肝也参与各种维生素代谢。肝内胡萝卜素酶能将胡萝卜素转化为维生素 A,并加以储存;它还储存维生素 B 族、维生素 C、D、E 和 K。

在激素代谢方面,肝可使雌激素、神经垂体分泌的抗利尿激素灭活;肾上腺皮质酮和醛固酮的中间代谢过程大部分在肝内进行。肝硬化时其功能减退,体内雌激素增多可引起蜘蛛痣、肝掌及男性乳房发育等现象;抗利尿激素和醛固酮的增多,促使体内水和钠的潴留,引起水肿和腹水形成。

3. 凝血功能　除上述的纤维蛋白原、凝血酶原的合成外,肝还产生凝血因子 Ⅴ、Ⅶ、Ⅷ、Ⅸ、Ⅹ、Ⅺ和Ⅻ。另外,储存在肝内的维生素 K 对凝血酶原和凝血因子Ⅶ、Ⅸ、Ⅹ的合成是不可缺少的。

4. **解毒作用** 在代谢过程中产生的毒物或外来的毒物,在肝内主要通过分解、氧化和结合等方式来解毒。参与结合的主要有葡萄糖醛酸、甘氨酸等,与毒物结合后使之失去毒性或排出体外。

5. **吞噬或免疫作用** 肝通过单核-吞噬细胞系统的 Kupffer 细胞的吞噬作用,将细菌、色素和其他碎屑从血液中除去。

6. **造血和调节血液循环** 肝内有铁、铜及维生素 B_{12} 和叶酸等,可间接参加造血。正常情况下,肝血流量为 1000 ~ 1800ml/min,平均 1500ml/min(即每千克肝重 1000ml/min)。肝储有大量血液,在急性出血时,能输出约 300ml 血液以维持有效循环血量,而肝功能不受影响。

肝再生能力很强。切除大鼠或狗的肝 70% ~ 85% 后,余下部分的肝仍能维持正常的生理功能,并可在 4 ~ 8 周再生至原肝大小。人的肝也有很强的再生能力,切除肝右三叶后,余下约 25% 的正常肝组织仍能维持正常的生理需要,并逐渐(1 年左右)恢复到原肝重量。肝再生必须有足够的血液供应,其中以门静脉血供尤为重要。许多实验说明门静脉血流量及其压力是决定肝细胞再生的重要因素。肝对缺氧比较敏感,虽然文献中报道常温下入肝血流阻断长达 60 ~ 72min 而术后无不良影响,但一般认为,阻断时间以不超过 20 ~ 30min 为宜。若肝实质有明显病变(如慢性肝炎、肝硬化),常温下一次阻断入肝血流的时间应严格限制在 10min 以内。

(陈孝平)

第二节 肝 囊 肿

肝囊肿是一种比较常见的良性肝疾病,根据发病原因不同,可将其分为非寄生虫性和寄生虫性肝囊肿两种。后者主要为肝棘球蚴病。

一、非寄生虫性肝囊肿

非寄生虫性肝囊肿(nonparasitic liver cysts)又可分为先天性、创伤性、炎症性和肿瘤性囊肿。临床多见的是先天性肝囊肿,又称真性囊肿,它可分为单发性和多发性两种。单发性肝囊肿以 20 ~ 50 岁年龄组多见,男女发生率之比为 1∶4。囊肿小者直径仅数毫米,大者含液量可达 1000ml 以上,甚至可占整个肝叶。多发性肝囊肿以 40 ~ 60 岁女性多见,囊肿大小不等,累及全肝者,肝大变形;亦可局限于一段或一叶。囊壁内层上皮细胞可因肝囊肿大小而不同,呈现为柱状、立方形、扁平状或缺如,外层为胶原样组织;囊液澄清透明,多不含胆汁。

先天性肝囊肿生长缓慢,多无症状,常因超声、CT 等影像学检查或其他腹部手术探查中发现,囊肿增大到一定程度,则因压迫邻近脏器可出现食后饱胀、恶心、呕吐、右上腹隐痛,胃部不适等症状。体格检查可触及右上腹肿块或肝大。肿块与肝相连,带囊性感,无明显压痛并可随呼吸上下移动。多发性肝囊肿可在肝表面触及多个囊性软结节。超声以其无创、经济、便捷为诊断肝囊肿的首选方法,CT 可明确其囊肿的大小、部位、形态和数目。大的肝囊肿因其所在部位不同可显示膈肌抬高或胃肠受压移位等征象。多发性肝囊肿病人还应检查肾、肺、胰以及其他脏器有无囊肿或先天性畸形。

一般认为,小的肝囊肿而又无症状者,无需处理,大而又伴有症状者,可采用超声引导下囊肿穿刺抽液术;或腹腔镜囊肿开窗术或去顶术;亦可在剖腹术下吸净囊内液用氩气刀或乙醇灭活囊肿壁并向腹腔开放;囊肿切除术则适用于肝边缘部位、带蒂突向腹腔的囊肿。对合并感染、囊内出血或囊液伴有胆汁者,可在"开窗术"后放置引流或穿刺置管引流。与胆管相通的厚壁囊肿,若反复发作胆管炎难以保守治疗控制者,可行囊肿空肠 Y 形吻合术。

多发性肝囊肿亦不主张手术治疗,但伴有明显症状的大型多发囊肿,若病变局限于肝的某

Notes

段或叶,则可行病变肝段或肝叶部分切除术。对病变广泛的囊肿晚期病人,肝组织破坏严重,肝功能受损,出现腹水、黄疸和引起门静脉高压等严重并发症可考虑实施肝移植治疗。

二、肝棘球蚴病

肝棘球蚴病(hepatic hydatidosis)又称肝包虫病(hepatic echinococcosis),常见于畜牧业地区,是人畜共患性寄生虫病。主要分布于亚洲、非洲、南美洲、中东地区、中欧地区及北美阿拉斯加和日本北海道,我国西部属棘球蚴病高发地区。棘球蚴病主要有两种类型,即由细粒棘球绦虫的虫卵感染所致囊型棘球蚴病(hepatic cystic echinococcosis,HCE),较常见;另一种是由多房棘球绦虫的虫卵感染所致肝泡型棘球蚴病(hepatic alveolar echinococcosis,HAE)。

病因:肝囊型棘球蚴病的终末宿主是犬,而中间宿主是羊、牛、马及人。细粒棘球绦虫寄生在狗的小肠内,虫卵随粪便排出,污染草场、水源环境。人误食虫卵,在胃、十二指肠内孵化成六钩蚴,穿经黏膜静脉后汇入门静脉血流,首先到达肝脏滞留寄生,约占棘球蚴病的70%;部分六钩蚴可经肝静脉汇入到心脏,进而至肺脏寄生,约占棘球蚴病的20%;还有六钩蚴可经肺循环进入体循环播散至全身其他脏器。例如:腹腔、脾、肾、脑、骨、肌肉、眼眶等寄生,约占棘球蚴病的10%;多脏器棘球蚴病亦可占到棘球蚴病例的10%左右。肝泡型棘球蚴病的感染途径虽然与囊型棘球蚴病基本相同,但两类棘球蚴病致病虫的种株、生活史和临床表现却迥然不同。狐、狼是其主要的终末宿主,啮齿类动物和人是其中间宿主。几乎100%的泡球蚴原发病灶均在肝脏,主要累及第一肝门,以右半肝多见,多数病人在中晚期出现梗阻性黄疸时才到医院就诊,故其预后较差。

病理:棘球蚴囊肿病理形态结构分为内囊和外囊,内囊为棘球蚴的本体,由两层构成。内层为生发层,薄约 $20 \sim 25\mu m$;外层是白色透明状多层角质层,半透明有光泽,状似粉皮样。外囊在内囊周围形成一层纤维包膜,病程久时外囊肥厚可达 $1 \sim 2cm$,常有钙化形成,甚至完全钙化呈硬壳。囊内容物有囊液、育囊、原头节、生发囊和子囊。一个直径 10cm 的囊内可含大约 1 百万个原头节称为"棘球蚴囊砂";囊内的生发囊可形成多个子囊,病史长的子囊内又产生孙囊。囊液无色透明,囊壁破裂可使囊内容物外溢导致过敏反应甚至过敏性休克,并且也可在腹腔内播散种植生成新的棘球蚴囊(图 41-5)。肝泡型棘球蚴病的病理学特征是病灶由众多约 1mm 大小囊泡组成,并呈外生浸润性生长。肉眼观呈无数个小囊状蜂窝样结构,囊内罕见原头节,多充满透明胶冻状液体,可直接侵犯邻近组织,肝和膈肌,并可向肺、脑转移,故亦有寄生虫性肝癌或"虫癌"之称。

(一)肝囊型棘球蚴病

1. 临床表现 早期可无明显症状,随着棘球蚴囊逐渐增大而产生压迫综合征:即肝区受压、

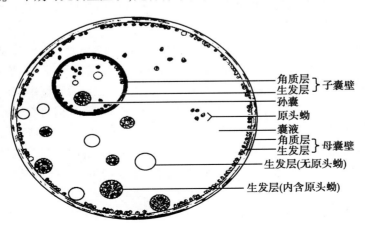

图 41-5 肝棘球蚴囊肿结构图

角质层 ⎱子囊壁
生发层 ⎰
孙囊
原头蚴
囊液
角质层 ⎱母囊壁
生发层 ⎰
生发层(无原头蚴)
生发层(内含原头蚴)

胀痛不适;肝膈面巨大棘球蚴可使膈肌抬高,影响呼吸;肝门部棘球蚴可压迫门静脉和胆道,引起梗阻性黄疸、脾大和腹水;肝左叶棘球蚴压迫胃影响食欲。肝棘球蚴囊肿的主要危害是其并发症。临床往往是产生并发症才表现出相应症状和体征。而且往往是两种或两种以上并发症同时或相继发生,引起相应症状,增加手术治疗难度,甚至危及病人生命。

其主要并发症如下:

(1) 压迫并发症:棘球蚴囊在肝内压迫生长,可使周围管腔移位,受压变形,临床表现往往与囊肿寄生部位、数量和大小有密切关系。肝膈面棘球蚴长期压迫,可使膈肌抬高,并产生粘连影响呼吸;肝左叶棘球蚴囊较大时可造成胃和腹部受挤压,胀满不适,影响食欲;棘球蚴囊肿长期挤压周围肝组织,致肝内胆管萎缩变薄,逐渐形成囊周围局灶性肝硬化。

(2) 破裂并发症:各种外力震动、撞击或贯通伤均可造成棘球蚴囊破裂。由于囊内压力($60 \sim 80cmH_2O$)比腹腔、胸腔、胆道、肠道及门静脉压力高,加之囊肿具有压迫侵蚀的特点,故容易向体腔及周围脏器穿破。现将常见包囊破裂情况分述如下:棘球蚴囊肿破入腹腔最为常见,多数病人会因此产生过敏反应,部分有严重的过敏反应休克表现。病人多会出现突然的上腹部疼痛,开始时很剧烈,很快遍及全腹,类似胃、十二指肠穿孔的表现,但数分钟后腹痛缓解甚至消失。体检时病人仅上腹部压痛明显,其他部位无压痛,亦无明显肌紧张。这是因为棘球蚴囊液对腹膜的刺激性远比消化液要小。但如果是合并感染或胆瘘的囊肿破裂,则腹膜刺激征比较明显,故囊肿破入腹腔后腹膜炎可能有三种情况:①胆汁性腹膜炎;②化脓性腹膜炎;③单纯囊液性腹膜炎。

棘球蚴囊肿破入胆道:据统计,约有5% ~10%的肝棘球蚴囊肿合并胆管内穿破。穿破的病例中约80%的病例棘球蚴囊破入肝内胆管,囊肿破入肝外胆道及胆囊仅占11% ~16%左右,在胆管内穿破病例中,有30%合并胆总管梗阻现象。囊液涌入胆道后会突发胆绞痛,当小的子囊或碎片漏入胆道则不仅加重胆绞痛,而且会出现梗阻性黄疸。梗阻的程度与进入胆道的棘球蚴碎片、小子囊的量以及能否排入肠道有关。棘球蚴囊肿破入胆道引起梗阻往往合并胆道感染,造成急性梗阻性化脓性胆管炎,采用非手术治疗病死率极高。

棘球蚴囊肿破入胸腔:肝膈面的棘球蚴囊肿多是在继发感染后向胸腔穿破。有炎症病变的囊壁刺激膈胸膜可使胸膜腔内产生少量的积液和粘连,长时间的炎症刺激可以使肝膈面、膈肌、膈胸膜及肺之间形成紧密的粘连。炎症的逐渐浸润穿破以及肝棘球蚴囊肿感染后较高的压力可使囊肿破入胸腔。根据棘球蚴囊肿穿破的方式不同可以分为以下几种形式:①肝-膈-胸膜腔瘘;②肝-膈-支气管瘘及肺脓肿;③胸腔继发播散种植。

棘球蚴囊肿破入血管:该并发症很少见,一般以穿破至下腔静脉的可能性最大,可导致棘球蚴囊腔内出血或内容物进入循环系统,造成肺动脉栓塞,病人表现出呼吸及循环系统功能障碍。除上述部位,肝棘球蚴囊肿还可以向心包、肠道、肾盂输尿管内穿破,甚至可以穿破皮肤。据统计棘球蚴囊破裂或棘球蚴破入邻近脏器占14.62%。

(3) 感染并发症:棘球蚴继发感染并不少见,发病率约20%。胆瘘是引发感染的主要原因,其他原因还有内、外囊分离造成营养不良、棘球蚴衰老退化、子囊繁衍过多营养不足、血行感染、邻近炎症浸润及破裂后继发感染等。合并感染后部分病人的症状及体征酷似肝脓肿,但症状稍轻。病人会出现畏寒、发热、白细胞总数增多等内毒素血症症状。同时可有慢性消耗,贫血。局部体征明显,表现为肝大,肝区持续钝痛及叩痛。肝膈面棘球蚴合并感染后炎症累及膈肌及胸膜会产生粘连、炎症浸润及右下胸膜渗液。还有部分病人棘球蚴囊内已感染积脓但全身炎症反应较轻或仅有低热、轻微疼痛、体征也不明显,可能与外囊壁隔绝了炎症的浸润及内毒素的吸收有关。

(4) 过敏并发症:棘球蚴囊液中的蛋白质具有抗原性,其中的毒白蛋白是囊肿破裂后引发过敏性休克的重要成分。棘球蚴过敏是由IgE介导的Ⅰ型超敏反应。过敏反应较轻的病人只表

Notes

现出皮肤红斑、瘙痒、荨麻疹、恶心、胸闷等现象。严重的则会发生过敏性休克。过敏性休克常为棘球蚴破裂的严重后果，也是棘球蚴破裂早期病人死亡的主要原因。手术中囊液外溢，错误穿刺棘球蚴囊肿致囊液漏入肝组织，以及皮内过敏试验均能造成严重过敏反应。肝棘球蚴破入腹腔后过敏反应较严重，破入肺内、胆道及肠道后过敏反应均较轻。当棘球蚴合并感染，囊液呈脓性后再发生破裂者，发生过敏反应者罕见。

（5）继发性门静脉高压：肝棘球蚴致门脉高压主要是囊肿压迫肝门部所致，病人可出现腹壁静脉曲张、脾大、腹水、食管下段静脉曲张等一系列症状，但病人肝功能尚可正常，这是与肝硬化门脉高压的主要区别点。肝棘球蚴囊肿位于第二肝门周围可压迫下腔静脉造成 Budd-Chiari 综合征以及囊肿压迫肠道造成不全梗阻的临床表现。

2. 诊断要点

（1）可有流行病学史或过敏反应史。

（2）具有棘球蚴压迫，破裂或感染的相应临床表现。

（3）典型的棘球蚴囊肿查体可触及右上腹肿块。触之表面光滑，压之有弹性，叩之有震颤，可随呼吸上下移动。

（4）超声可显示囊肿部位、大小和形态结构。典型的棘球蚴可显示"双层壁"囊肿结构；囊壁粗糙肥厚或周边"弧形钙化"影，呈强回声；内囊壁塌陷呈"水上浮莲征"，多子囊呈"蜂窝征"等。世界卫生组织棘球蚴病专家组根据囊型棘球蚴病在影像学特点分为五5种类型即：①单囊型；②多子囊型；③内囊塌陷型；④实变型；⑤钙化型（图41-6）。肺棘球蚴囊肿X线检查可显示囊肿外形和周边"弧形钙化"影。此外，CT、MRI在棘球蚴病的定位、分型及与周围脏器和大血管

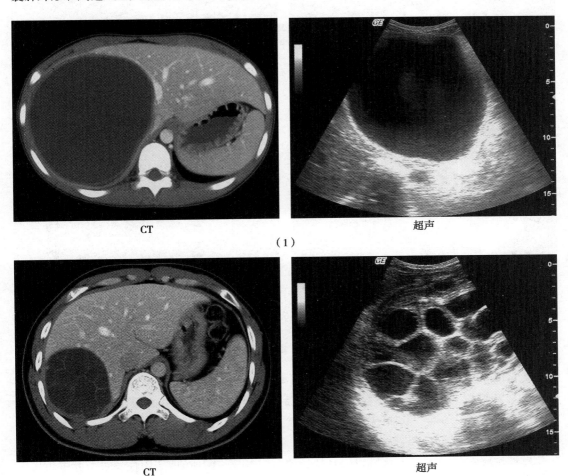

CT　　　　　　超声
（1）

CT　　　　　　超声
（2）

Notes

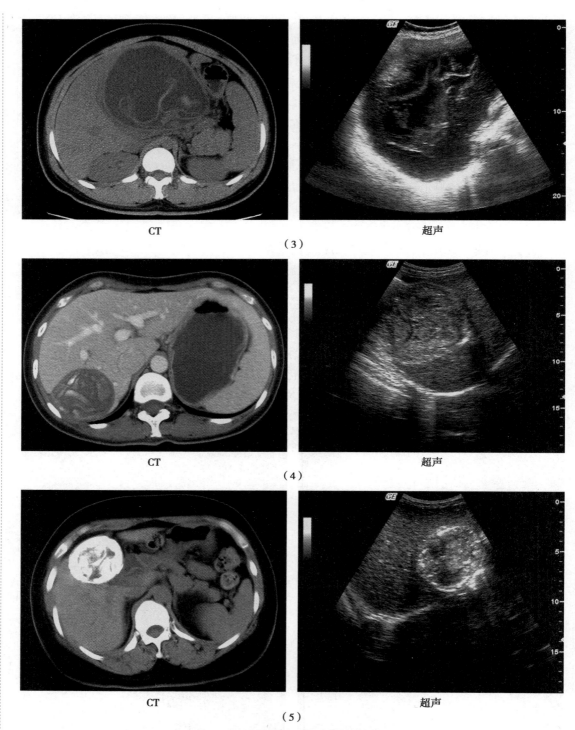

图 41-6　肝囊型棘球蚴病影像学分型

（1）单囊型；（2）多子囊型；（3）内囊塌陷型；（4）实变型；（5）钙化型

相互关系的诊断具有特殊价值。

（5）免疫学检测：常用的方法有酶联免疫吸附试验（ELISA），间接血凝法（IHA），点免疫胶体金渗滤法（DIGFA）等。此外，夹心 ELISA 法检测人体循环抗原，补体结合试验等检测棘球蚴特异性抗原或补体方法，虽然诊断敏感性较低，但其特异性和免疫随访仍具有一定应用价值。传统棘球蚴皮内试验（Casoni 试验）易出现假阳性（约 18%～67%）或假阴性及可引起过敏反应等缺点应在临床上停止使用。

3. 鉴别诊断

（1）先天性肝囊肿：无流行病学史，超声显示囊壁较薄且光滑，囊液均匀，无"双层壁"影像学特征，多呈阴性反应。

（2）细菌性肝脓肿：有感染发病史，无"双层壁"的特征性影像。脓肿壁薄但全身中毒症状较重，则是细菌性肝脓肿的主要临床和影像学特点，亦可借助棘球蚴免疫试验加以鉴别。

（3）肝右叶棘球蚴囊肿需注意与右侧肾盂积水，胆囊积液相鉴别。

4. 治疗原则　手术摘除棘球蚴是主要的治疗方法，药物治疗是手术前后重要的辅助治疗手段。常用的手术方法有：①肝棘球蚴内囊摘除术；②肝棘球蚴囊肿外囊完整剥除术；③内囊摘除加外囊次全切除术；④肝部分切除术；⑤经皮肝穿刺引流囊液；⑥腹腔镜棘球蚴摘除术。手术中常规使用抗过敏药物（例如：氢化可的松或地塞米松）和抢救过敏休克的准备。常用的抗棘球蚴病药物有苯丙硫咪唑类（阿苯达唑和甲苯咪唑）及吡喹酮片剂等。

（1）肝棘球蚴囊肿内囊摘除术：是治疗肝囊型棘球蚴最常用的手术方法，其特点是手术方法简单，创伤较小，但存在残腔胆瘘、复发和播散种植等并发症。手术要点：①充分显露棘球蚴囊肿，保护好囊周围肝脏和邻近组织，防止囊液和原头节外溢播散；②负压吸引下囊肿穿刺并吸尽清亮或浅黄色囊液；③注满20%高渗盐水，留置10分钟，吸出液体并夹出内囊或子囊，再用高渗盐水纱块反复擦拭囊壁，杀灭残存原头节（图41-7）；④剪去无肝组织的外囊壁；⑤对有胆汁漏或感染的囊应缝闭瘘口并放置外引流；⑥手术前后口服阿苯达唑有利于预防棘球蚴术后复发。

（2）肝棘球蚴囊肿外囊完整剥除术：是避免囊液外溢和术后胆瘘的一种理想的手术方法，适用于原发性棘球蚴囊肿部分突出肝表面者。手术要点：①在肝棘球蚴外囊与肝实质交界处切

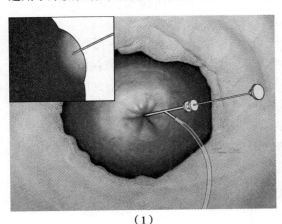
（1）

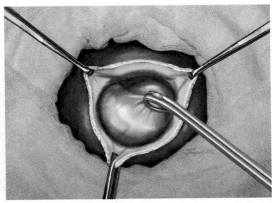
（2）

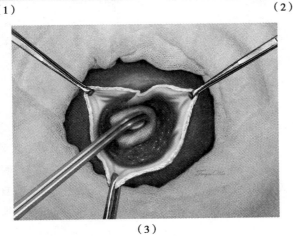
（3）

图 41-7　肝棘球蚴囊肿内囊摘除术
（1）抽吸囊液和注射高渗盐水；（2）内囊摘除；（3）高渗盐水纱块擦拭囊壁

Notes

开肝被膜,找出外囊与肝实质之间的"潜在间隙";②逐渐将肝棘球蚴外囊从肝组织完整剥离,并把肝组织的膜性结构及各管道完整地保留在肝实质一侧(图41-8);③肝创面不必缝合,可酌情局部置管外引流。该手术剥离外囊时具有一定难度,并受棘球蚴囊肿的部位,大小和术后粘连的限制。

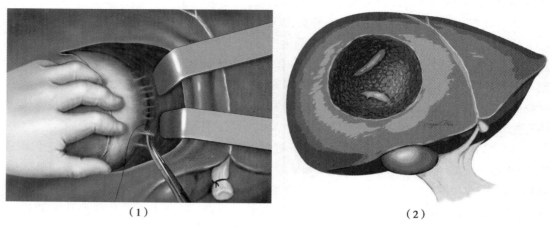

（1）　　　　　　　　　　　　　　　　　　（2）

图41-8　肝棘球蚴囊肿外囊完整剥除术
(1)找出外囊与肝实质之间的"潜在间隙";(2)逐渐将肝包虫外囊从肝的"潜在间隙"组织完整剥离

（3）内囊摘除加外囊次全切除术:针对原位复发性棘球蚴与周围粘连紧密,难以剥离者,尤其棘球蚴囊肿紧贴肝门主要血管胆管,而分离困难者,仍可取得较理想效果。其手术要点为:先常规行肝包虫内囊摘除术,然后于肝棘球蚴外囊剥除并对于贴近重要血管及肝门重要结构的外囊壁则予以"邮票"式片切保留。内囊摘除加外囊次全切除术是在内囊摘除术的基础上最大程度地切除了外囊壁使大部分棘球蚴术后残腔变成"壁",从而大大降低了术后因存在残腔带来的感染或胆瘘并发症,内囊摘除加外囊内外囊次全切除术对于紧贴肝门或周围解剖层次不清的外囊壁予以保留,降低了手术风险,又缩短了手术时间。

（4）肝部分切除术:适用于棘球蚴囊肿局限在肝脏边缘或复发的厚壁棘球蚴囊肿及合并感染或血性肉芽肿;或者外囊残腔内胆瘘长期带管或反复清创不愈者。肝部分切除手术操作规范根据棘球蚴囊肿部位和大小可行肝段、肝叶、半肝或扩大半肝切除以及不规则肝叶段切除术,其基本手术操作方法、原则和步骤与肝良性占位性病变相同,但应注意避免术中过度挤压造成棘球蚴破裂和过敏休克。

（5）超声引导下棘球蚴囊肿经皮肝穿刺结合药物治疗主要用于有棘球蚴手术史,客观上已造成肝表面与腹壁粘连的病例,或者不能完全确诊棘球蚴复发或是残腔的病例。

（6）经腹腔镜摘除棘球蚴:该术式具有微创手术的优点,但棘球蚴生物学特点使对适应证把握要求较高。须在棘球蚴周围以高渗盐水纱布充分保护手术野前提下实施包括完整棘球蚴外囊切除、内囊摘除术和肝叶切除术。

（二）肝泡型棘球蚴病

1. 诊断　有流行病学接触史(狐、狼和啮齿类动物),早期无明显自觉症状,待病灶增大,始出现右上腹肿块伴胀痛不适,食欲缺乏、消瘦,中晚期出现梗阻性黄疸,晚期出现门静脉高压症状。影像学检查(超声、CT、MRI)可显示肝脏内高密度占位性病灶,"不规则坏死液化腔及散在或不规则片状钙化灶"为其典型的影像学特征。晚期可见肺、脑转移。所有囊型棘球蚴病免疫检测方法均适用于泡型棘球蚴病的免疫诊断,其中以 Em2 和 Em18 特异性诊断抗原 ELISA 法、免疫印渍法或金标渗滤法为有效的诊断方法,其诊断敏感性和特异性均大于90%。

2. 治疗原则　肝部分切除是治疗肝泡型棘球蚴病的有效方法,但到医院的就诊病人多属中

Notes

晚期已失去根治性肝切除机会,因而只能实施病灶的姑息性不规则肝切除;肝移植是针对晚期病人尤其伴有下腔静脉阻塞或梗阻性黄疸的最后治疗手段;阿苯达唑、甲苯咪唑等长期药物治疗可抑制病灶发展,延长病人病程。

(1) 肝泡型棘球蚴病根治性切除术(图41-9):切除范围要求切缘在超过病灶同边1cm以上的正常肝组织,以消除病灶浸润生长活跃区域(参照本章节肝切除术部分)。

(2) 姑息性手术:对晚期肝泡型棘球蚴病人主要在于减少或预防黄疸,坏死液化感染等严重并发症对机体和肝脏的损害,并延长生命或为肝移植争取时间为目的的手术方法。治疗包括病灶姑息性肝切除和介入外引流术。病灶姑息性肝切除术虽然手术创伤小但存在遗留活性病灶和胆汁漏长期带管的弊端,并且给以后肝移植带来诸多的困难。

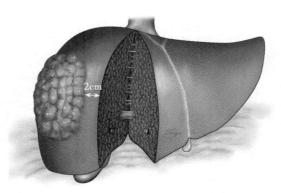

图41-9　肝泡型棘球蚴病根治性切除术

(3) 肝移植:可以作为晚期肝泡型棘球蚴病的治疗选择。但由于肝移植费用高、可出现严重的并发症,以及仍存在复发或转移的可能性等问题,故被视为外科手术治疗中的最后选择。

肝两型棘球蚴病诊治流程见图41-10。

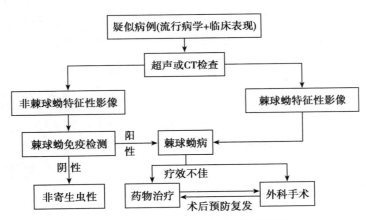

图41-10　肝两型棘球蚴病诊治流程图

(温　浩)

第三节　肝　脓　肿

临床上常见的有细菌性肝脓肿和阿米巴性肝脓肿。在临床上都有发热、肝区疼痛和肝大,但二者在病因、病程、临床表现及治疗上均各有特点。阿米巴性肝脓肿主要在《内科学》中讲授,本节对阿米巴性肝脓肿主要介绍外科治疗问题。

一、细菌性肝脓肿

(一)病因

细菌性肝脓肿(bacterial liver abscess)由化脓性细菌引起,又称化脓性肝脓肿(pyogenic liver abscess)。肝脏是由门静脉和肝动脉双重血液供应,因胆道系统与肠道相通,而增加了肝内感染

Notes

的可能性,引起细菌性肝脓肿,最常见的致病菌是大肠埃希菌和金黄色葡萄球菌,其次为链球菌、类杆菌属等。胆管源性或门静脉播散者以大肠埃希菌为最常见,其次为厌氧性链球菌。肝动脉播散或"隐源性"者,以葡萄球菌,尤其是金黄色葡萄球菌为常见。病原菌侵入肝的途径有多种(图41-11),其中经胆道系统较多见,占21.6%～51.5%,平均41.4%。

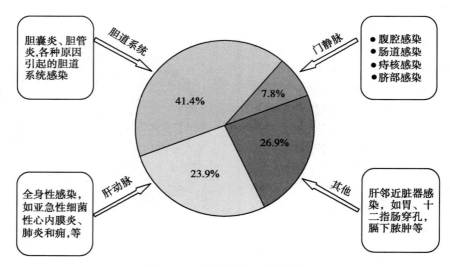

图 41-11　病原菌侵入肝的途径

此外,肝毗邻感染病灶的细菌可循淋巴系统侵入。在开放性肝损伤时,细菌可随致伤异物、破裂的小胆管或创口直接侵入肝引发脓肿。有一些原因不明亦称之为"隐源性"肝脓肿(cryptogenic liver abscess),可能与肝内已存在隐匿病变有关。在机体抵抗力减低时,病原菌在肝内繁殖而成肝脓肿。有报道隐源性肝脓肿约25%伴有糖尿病。

（二）病理

细菌侵入肝后,引起局部炎症改变,形成单个或多个小脓肿。经及时抗感染治疗,小脓肿多能吸收消失;或感染继续扩散,多个小的脓肿则可融合成一个或数个较大的肝脓肿。肝血运丰富,在脓肿形成发展过程中,大量毒素吸收可呈现较严重的毒血症。而当脓肿进入慢性期后,脓腔周边肉芽组织增生、纤维化,肝脓肿亦可向膈下、腹腔或胸腔穿破导致严重的感染并发症。

（三）临床表现

肝脓肿一般起病较急,主要表现为:

1. 寒战、高热　是最常见的症状。体温可高达39～40℃,热型为弛张热,伴有大量出汗、脉率增快等感染中毒症状。

2. 肝区疼痛　呈持续性钝痛或胀痛,系因肝大引起肝包膜急性膨胀所致。若炎症刺激横膈或向胸部扩散,亦可出现右肩放射痛或胸痛等。

3. 全身症状　主要表现为恶心、呕吐、乏力、食欲缺乏等。因肝脓肿对机体的营养消耗大,病人可在短期内出现重病消耗面容。

（四）体征

肝区压痛和肝大最常见。右下胸部和肝区有叩击痛。脓肿巨大时,右季肋部或上腹部饱满,局部皮肤可出现红肿、皮温升高,甚至局限性隆起。若能触及肿大肝或波动性肿块,可出现腹肌紧张。

（五）辅助检查

实验室检查白细胞计数和中性粒细胞百分比明显升高,肝功能血清转氨酶升高。X线检查有时可见肝阴影增大,右侧横膈抬高,可伴有反应性胸膜炎或胸腔积液。超声可作为首选的检

Notes

查方法,表现为肝病变内部液性无回声暗区,内可见分隔,脓肿壁厚呈强回声,内壁不光滑,病变后方回声增强,超声造影表现病灶周边及分隔可见增强,表现为"黑洞征"。超声可明确脓肿部位、大小,其诊断符合率在 96% 以上。CT 平扫呈圆形或卵圆形低密度区,脓液密度稍高于水,边缘多不清楚;增强扫描脓肿壁呈环状强化,脓液不强化。MRI 可在 T_1 加权像呈圆形或卵圆形低信号,T_2 加权像脓腔呈高信号。

(六) 诊断

根据病史,临床上的寒战高热、肝区疼痛、肝大,以及超声或影像检查,即可诊断本病。必要时可在肝区压痛最剧烈处或超声探测导引下施行诊断性穿刺,可予以确诊。

(七) 鉴别诊断

主要与阿米巴性肝脓肿及棘球蚴性肝脓肿鉴别(表 41-1),其他需要进行鉴别的疾病可有:膈下脓肿、胆道感染、先天性肝囊肿合并感染、原发性肝癌等,可参考有关章节。

表 41-1　细菌性肝脓肿与其他肝脓肿的鉴别

	细菌性肝脓肿	阿米巴性肝脓肿	棘球蚴性肝脓肿
病史	常继发于胆道感染或其他全身细菌性感染	有阿米巴痢疾病史	常继发于棘球蚴囊内感染
症状	起病急骤,全身中毒症状明显	起病较缓慢、病程较长	起病缓慢、病程长,可有过敏症状,全身中毒症状较轻
体征	肝大不明显,多无局限性隆起	肝大显著,可有局限性隆起	右肋缘略鼓出或上腹部有局限性隆起
脓肿	较小,常为多发性	较大,多数为单发性	通常较大,多为单发伴钙化厚壁
脓液	多为黄白色脓液,涂片和培养有细菌	呈巧克力色,无臭味,可找到阿米巴滋养体	多为黄色糊状,和棘球蚴内囊皮混合
血象	白细胞计数及中性粒细胞均明显增加	嗜酸性粒细胞计数可增加	嗜酸性粒细胞及中性粒细胞均可增加,棘球蚴试验阳性
血清学	细菌培养阳性	若无混合感染,细菌培养阴性	细菌培养可呈阳性,多有混合感染
粪便检查	无特殊发现	部分病人可找到阿米巴滋养体	无特殊发现
诊断性治疗	抗感染治疗明显有效	抗阿米巴药物治疗有效	抗棘球蚴病药物治疗部分有效

(八) 并发症

细菌性肝脓肿如得不到及时、有效地治疗,脓肿可向肝内或邻近脏器浸润引起相应并发症,如肝脓肿穿破胆道;右肝脓肿向膈下间隙穿破可形成膈下脓肿;穿破膈肌而形成脓胸,甚至支气管胸膜瘘;脓肿同时穿破胆道,则形成支气管胆瘘。左肝脓肿可穿入心包,发生心包积脓,严重者可引起心包填塞。脓肿可破溃入腹腔而引起腹膜炎。有少数病例,脓肿可穿破入胃、大肠、甚至门静脉、下腔静脉等;若同时穿破门静脉和胆道,大量血液经胆道进入十二指肠,表现为上消化道出血。

(九) 治疗

1. 非手术治疗　对急性期肝局限性炎症,脓肿尚未形成或多发性小脓肿,应非手术治疗。

(1) 积极治疗原发病灶。

(2) 应用抗生素。未明确致病菌前,先根据肝脓肿的常见病原菌选用广谱抗生素,尔后应根据细菌培养和药敏试验及时调整用药。

（3）加强全身对症支持治疗,给予充分营养和能量,纠正水电解质紊乱,同时可配合加用中医中药治疗。

（4）单个较大的脓肿可在超声引导下经皮肝穿刺引流并反复冲洗后注入抗生素。超声穿刺可多次进行,必要时置管外引流,待每日引流量<50ml 或脓腔<2cm 后即可考虑拔管。多数肝脓肿可经非手术疗法治愈。

2. 手术治疗

（1）脓肿切开引流:适应于较大脓肿估计有穿破可能或已穿破引起腹膜炎、脓胸者;或胆源性肝脓肿需同时处理胆道疾病;或慢性肝脓肿非手术治疗难以奏效者。脓肿切开有经腹腔和腹膜外两种途径。近年来由于超声引导下穿刺引流的应用,目前经腹膜外脓肿切开引流术已较少应用。①经腹腔切开引流:适用于多数病人,但手术应注意用纱布妥善隔离保护腹腔和周围脏器避免脓液污染。脓腔内安置多孔橡胶管引流。②经腹膜外切开引流:主要适用于肝右叶后侧脓肿。可经右侧第 12 肋骨骨床切口,在腹膜外钝性分离至脓腔,行切开引流。

（2）肝叶、段切除术:适用于慢性厚壁肝脓肿和脓肿切开引流后脓肿壁不塌陷、留有死腔或窦道长期不愈、胆瘘或存在肝内胆管结石等肝其他疾病需要同时切除累及的肝叶、段。

二、阿米巴性肝脓肿

阿米巴性肝脓肿(amebic liver abscess)是肠道阿米巴感染的并发症,绝大多数单发,治疗上首先考虑非手术治疗,以抗阿米巴药物和反复穿刺吸脓以及支持疗法为主。

手术治疗方法包括:

1. 经皮肝穿刺置管引流术　适用于多次穿刺吸脓未见缩小者。

2. 手术切开引流　经抗阿米巴药物治疗及穿刺引流后高热不退或脓肿破溃入胸腹腔并发脓胸和腹膜炎者。

3. 肝切除术　适用于慢性厚壁肝脓肿和脓肿切开引流后脓肿壁不塌陷、留有死腔或窦道者。

（温　浩）

第四节　肝良性肿瘤

既往临床上肝脏良性肿瘤较为少见,近二十年来随着影像学技术的不断进步及普及,肝脏良性肿瘤的发现率明显提高。此类病人多无明显的症状和体征,通常是在常规体检和其他疾病诊治时,通过超声、CT、MRI、PET-CT 等影像学检查发现有肝脏肿瘤;其中绝大部分病人经影像学检查和血清学检查,可以被诊断为肝脏良性肿瘤,以区别于恶性肿瘤。

由于临床上肝脏良性肿瘤种类较多,其中以肝海绵状血管瘤最为常见,肝腺瘤和局灶性结节性增生症等相对少见,而血管平滑肌脂肪瘤、神经纤维瘤和黏液瘤等比较罕见。对于病人的肝脏良性肿瘤究竟属于上述哪种类型,临床诊断还有一定困难,仅少数类型肿瘤可以通过病史分析,临床观察以及某些特征性的影像学表现,可作出较准确的临床诊断,如肝海绵状血管瘤等;多数类型肿瘤需行经皮肝穿刺活检,或手术切除后作病理组织学检查乃至免疫组化染色,才能得到确定性诊断。

一、肝海绵状血管瘤

肝海绵状血管瘤(hepatic cavernous hemangioma)是最为常见的肝脏良性肿瘤,成人发病率约为 0.4% ~20.0% 。该病的发生机制尚不完全清楚,多认为起源于肝内的胚胎性血管发育异常,

Notes

此后由于某种因素的作用引起肿瘤样增生而形成。在这些因素中,体内较高水平的雌激素和孕激素可能具有致病作用,这可能是该病在女性中发病率较高的原因之一。该肿瘤通常质地柔软,切面呈蜂窝状,内充满血液,可压缩,状如海绵,故称为肝海绵状血管瘤。30～50 岁的女性是本病的高发人群;肿瘤可单发或多发,但后者更为多见;肿瘤可发生于肝脏的左或右叶,发生率无明显差异;肿瘤的体积大小不等,一般将直径<5cm 的肿瘤称为小海绵状血管瘤,5～10cm 者为大海绵状血管瘤,>10cm 者为巨大海绵状血管瘤。

　　本病发展缓慢,病程可达数年至数十年之久。绝大多数病人无症状,仅通过影像检查或在剖腹手术时才被发现有海绵状血管瘤。仅少数病人,尤其是大或巨大肿瘤的病人,才会出现临床症状和体征,主要是由于肿瘤直接压迫,或因肝脏体积相应增大间接压迫邻近脏器如胃肠道,出现右上腹部疼痛、腹胀、食欲缺乏、恶心等症状;体检时可扪及上腹部肿块,肿块与肝脏相连,表面光滑,质地中等或柔软,有囊性感和不同程度的压缩感,无或仅有轻度压痛,偶尔在肝区可闻及血管杂音。但是,病人也可以出现下述四种极为罕见,但甚为严重的临床表现:①因肿瘤压迫肝内主要胆管,引起梗阻性黄疸;②因肿瘤受外力冲击而破裂或自发性破裂,导致腹腔内出血,病人出现急腹症和失血性休克的表现,包括剧烈腹痛、腹肌紧张、腹部压痛和反跳痛、心悸、出汗、意识淡漠等,如不能及时救治,死亡率高达 60%。肿瘤破裂的风险主要存在于儿童和妊娠期妇女,前者因为活动多但自我保护意识差,后者因为腹内压增高使破裂的机会增加;③因肿瘤内大量血栓形成,导致血小板和某些凝血因子的消耗性减少,引起凝血功能不良和出血表现;④因动静脉瘘形成,导致回心血量增多,心脏负担加重,导致心力衰竭。

　　该病的实验室检查包括肝功能试验和肿瘤标志物检测等多为正常。

　　影像学检查对该病的诊断极为重要。超声是最为常用和准确的诊断方法。较小的肿瘤一般表现为边界较清、分叶状、均质的高回声;较大的肿瘤内部回声强弱不等,可呈条索状或筛网状,伴有纤维化、出血或钙化时可表现为低回声。在彩色多普勒上瘤体内通常无血流信号,但少部分可因存在动静脉瘘,瘤体内显示血流信号及门脉分支反流;部分较大血管瘤可见周围血管受压、移位现象。超声造影的诊断价值更高。

　　CT 和 MRI 对该病有特征性的影像学表现,尤其是增强扫描之后。CT 增强扫描呈较典型的"快进慢出"表现,而 MRI 对该病有更高的诊断敏感性和特异性,能检出直径<1cm 的肿瘤,T_1 加权表现为内部均匀的低信号,质子加权表现为稍高于肝实质的信号,T_2 加权像呈高密度信号区,称"灯泡征"。

　　根据病史、临床表现、影像学检查,结合 AFP 等肿瘤标志物检测,本病诊断并不困难,仅少数影像学表现不典型的病例需与肝癌等其他肝脏肿瘤相鉴别。

　　肝海绵状血管瘤的治疗,首先取决于诊断是否明确。如确诊为该病,因其属于良性肿瘤,而且病程发展十分缓慢,因此绝大多数病人无需处理,但应每隔 6 个月作超声检查,动态观察肿瘤是否有增大趋势。

　　少数病人需要干预治疗,最常用和有效的治疗方法是开腹手术切除,但手术指征应严格把握,一般仅限于大或巨大肿瘤并且有下述表现者:①有明显腹痛、腹胀等临床症状,并且症状较重影响生活和工作的病人;②在观察期内肿瘤体积明显增大,影像学无法排除恶性病变者;③肿瘤破裂出血,有明确的腹腔大量出血者。伴巨大肝海绵状血管瘤的怀孕妇女,为避免怀孕期间腹内压增高导致肿瘤破裂出血的风险,也可考虑预防性手术切除;④合并其他严重合并症如血小板和凝血因子减少的消耗性凝血病等。

　　该病的手术切除一般并不困难,但是必须特别警惕的是,肝海绵状血管瘤血供丰富,巨大者部位一般都紧贴肝门和下腔静脉,因此在施行手术切除时,术中有大量出血的风险,需积累十分丰富的肝脏外科经验才能安全实施。有两个手术相关问题需要关注:①手术范围:绝大多数肝海绵状血管瘤的手术,可以沿着肿瘤包膜和肝脏实质之间的界线进行切除,即"剜除术",较为安

Notes

全有效。仅少数病人需规则性肝叶切除;②术中控制出血:可采用手指压迫控制出血、肝十二指肠韧带血流阻断、绕肝带提拉法或半肝血流阻断等技术有效地控制出血。上述方法难以奏效时,可采用全肝血流阻断。

此外,在外科手术方面,腹腔镜手术也可用于位于肝脏外周的血管瘤的切除;肝移植术适用于巨大肝海绵状血管瘤伴严重肝功能损害的病人。在非外科治疗方面,经皮肝动脉栓塞术在瘤体破裂出血但又无法紧急手术时,对部分病人可以起到止血作用;射频或微波消融治疗也有报道用于该病治疗,但尚不成熟。

肝海绵状血管瘤十分常见,发展较慢,绝大多数病人无需治疗,需手术治疗的病人预后良好。

二、肝 腺 瘤

肝腺瘤(hepatic adenoma),也称肝细胞腺瘤,既往十分少见,20 世纪 60 年代前的文献报道很少,此后有关该病的报道逐渐增多,原因可能与应用避孕药的增加有关。据报道在长期服用避孕药的妇女中,该病的发病率为 3 ~ 4/1 万,而不服用或服用避孕药史短于 2 年者,发病率仅为 1/100 万。肝腺瘤通常由类似正常的肝细胞所组成。有报道将其分为先天性和后天性两类:先天性肝腺瘤可能与胚胎期发育异常有关,多见于婴幼儿;后天性肝腺瘤可能与肝硬化、肝细胞结节增生等密切相关。

肝腺瘤生长十分缓慢,早期多无临床症状,往往在体检行影像学检查时或在剖腹手术时发现。该病多发生于 15 ~ 45 岁的有服用避孕药史的育龄妇女,以 20 ~ 39 岁者最为多见。但男性及儿童也可发病。随着肿瘤逐渐增大,可出现腹胀、隐痛或恶心等压迫症状。

本病既往诊断较为困难,容易与肝癌相混淆,特别是 AFP 阴性肝癌。得益于近十余年来影像学技术的进步,CT 或 MRI 对该病有一定的诊断价值,而 PET-CT 可用于鉴别良性肿瘤和肝癌,结合口服避孕药史和血清学检查,临床上可以得到疑似肝腺瘤的诊断。但确定性的诊断依赖于肝穿刺活检或外科切除后的病理学检查。

肝腺瘤有恶变和发生破裂出血的风险,因此既往认为一旦怀疑或术前病理确诊为本病,应首选手术切除。但近年来报道,在停用口服避孕药后,部分肝腺瘤病人的肿瘤可发生退化。因此,多数学者认为对直径>5cm 的肿瘤,尤其是无病理诊断依据时,应积极手术治疗;而对直径<5cm 的肿瘤,如影像学怀疑或肝穿刺活检病理诊断明确,病人无临床症状或症状较轻,可先停用口服避孕药,并定期行 CT 或超声检查。如肿瘤有继续增大趋势,则行手术治疗。

此外,对无法切除的巨大肝腺瘤,经皮肝动脉栓塞术可能对延缓肿瘤的生长和防止肿瘤破裂出血有一定治疗作用;微创消融对本病的治疗作用尚无明确证据。

三、肝局灶性结节性增生症

肝局灶性结节性增生症(focal nodular hyperplasia,FNH)也是一种少见的肝脏良性病变,以往该病曾有多种命名,如局灶性肝硬化、良性肝细胞瘤、错构性胆管细胞瘤等。目前无该病可恶变的证据。

FNH 的病因尚不清楚,多数学者认为该病是肝脏局限性再生性病变的一种表现,局部肝细胞在炎症、创伤等因素的作用下发生局限性血供减少或血管畸形,最终引起肝细胞萎缩和肝组织的代偿性增生。也有报道认为在先天性血管畸形的基础上,肝细胞酶系缺损,此时肝细胞易受激素类药物的刺激而发生坏死,修复再生后形成该瘤样病变。

FNH 通常无临床症状,病人在体检或因其他疾病行影像学检查时,或在手术探查时偶然发现该病。病人多数为 40 ~ 50 岁的女性。

FNH 在超声检查中有多种表现,多见为肝包膜下肿块,边界清楚,实质回声可高于或低于正

Notes

常肝组织,可见病灶中央线状星形回声。CT 平扫表现为低密度病灶,典型图像可见中心性裂隙状透光影,增强后此中心低密度区消失。FNH 在 MRI 上的典型表现也依赖于病灶中央星形瘢痕组织的存在。基于此影像学特征,结合病史、血清肿瘤标志物检测等,目前临床上已能在相当程度上将该病与肝癌、肝腺瘤和肝血管瘤等相鉴别,并作出 FNH 的初步诊断。但确定性的诊断仍依赖于肝穿刺活检或外科切除后的病理学检查。

无论是根据影像学初步诊断的,或经肝穿刺活检证实的 FNH,如肿瘤体积较小,病人无症状,一般不予以治疗,可定期进行影像学随访观察。FNH 体积较大压迫周围脏器出现明确症状时;或肿瘤体积较大,影像学检查不典型,但又不能排除其他恶性肿瘤的病人,应考虑手术切除。

目前,经皮肝动脉栓塞术、微创消融等其他治疗对 FNH 的治疗价值尚无明确证据。

（沈　锋）

第五节　肝恶性肿瘤

肝恶性肿瘤(malignant tumors of the liver)可分为原发性和转移性两大类。原发性肝恶性肿瘤源于上皮组织者称原发性肝癌(primary liver cancer),最多见;源于间叶组织者称原发性肝肉瘤(primary liver sarcomas),如血管内皮细胞肉瘤、恶性淋巴瘤、纤维肉瘤、肌肉瘤和黏液肉瘤等,较少见。转移性肝癌系指全身各器官的原发癌或肉瘤转移到肝所致,较原发性肝癌多见,国内为(2~4):1,西方国家高达 20:1 以上。

一、原发性肝癌

原发性肝癌(简称肝癌)是我国和某些亚非地区常见癌症。1995 年我国卫生部统计,肝癌年死亡率已达 20.40/10 万人,居第二位。地理分布特点:东南地区高于西北地区,沿海高于内陆,东南沿海各大河口及近陆岛屿和广西扶绥地区,形成一个狭长的肝癌高发带。国外,非洲的莫桑比克发病率最高,达 103.8/10 万人。欧美和大洋洲少见。肝癌可发生在任何年龄,男性比女性多见,为(5~11):1 不等。发病年龄与发病率有关,即发病率越高的地区,肝癌病人的中位年龄越小,如非洲 30~40 岁,我国 40~50 岁,美国 55~65 岁。

（一）病因

迄今尚未完全清楚,可能与以下因素有关。

1. 肝硬化　肝癌合并肝硬化的发生率比较高,日本约占 70%,非洲在 60% 以上,我国有的报道高达 90% 以上。欧美比较低,占 10%~20%。肝癌中以肝细胞癌合并肝硬化的发生率最高,占 64.1%~94%;而胆管细胞癌很少或不合并肝硬化(占 0%~33.3%)。

肝硬化发展成肝癌的过程大致是:肝细胞变性坏死后,间质结缔组织增生,纤维间隔形成,残留肝细胞结节状再生(假小叶)。在反复肝细胞损害和增生的过程中,增生的肝细胞可能发生间变或癌变(即肝组织破坏→增生→间变→癌变),损害越重,增生越明显,癌变的机会也越高。

2. 病毒性肝炎　肝癌病人常有急性肝炎→慢性肝炎→肝硬化→肝癌的病史,提示肝炎与肝癌可能有因果关系。近来研究表明,与肝癌有关的肝炎病毒有乙型(HBV)、丙型(HCV)和丁型(HDV)三种。我国肝癌病人中约 90% 有 HBV 背景;而 HCV 发生率比较低(约 10% 左右),多与输血有关。日本肝癌病人中 HBsAg 阳性率仅 26% 左右,而 HCV-Ab 阳性率为 76.2%,其中约2/5与输血有关。意大利 HBsAg 阳性肝癌病人中 HCV-Ab 阳性率达 71.9%,法国为 58.2%,西班牙达 75%。俄罗斯肝癌病人中 HDV-Ab 阳性率竟高达 81%,提示病毒性肝炎与肝癌关系的复杂性。

3. 黄曲霉毒素　主要是黄曲霉毒素 B_1。发现肝癌相对高发地区粮食被黄曲霉菌及其毒素污染的程度高于其他地区。采集肝癌高发区居民常用的含黄曲霉毒素玉米、花生等饲养动物能

Notes

诱发肝癌,诱发率最高达80%。

4. 其他　如亚硝胺是一类强烈的化学致癌物质,能在很多动物中引起肝癌。肝癌发病与农作物中硒含量有一定关系。此外还有寄生虫、营养、饮酒、遗传等与人类肝癌的关系,也在研究之中。

（二）病理

1. 按病理形态　分为巨块型、结节型和弥漫型。

2. 按肿瘤大小　传统上分为小肝癌(直径≤5cm)和大肝癌(直径>5cm)两类。最近提出按大小不同将其分为四类:微小肝癌(直径≤2cm),小肝癌(>2cm,≤5cm),大肝癌(>5cm,≤10cm)和巨大肝癌(>10cm)。

3. 按生长方式　分为浸润型、膨胀型、浸润膨胀混合型和弥漫型。

4. 按组织学类型　分为肝细胞、胆管细胞和肝细胞与胆管细胞混合型肝癌三类,其中肝细胞癌最多见,占91.5%;其次是胆管细胞癌,占5.5%;混合型肝癌只占3.0%。

5. 根据癌细胞分化的程度　分四级:Ⅰ级为高度分化,Ⅱ、Ⅲ级为中度分化,Ⅳ级为低度分化。

肝细胞癌在发展过程中很容易侵犯门静脉分支,形成门静脉癌栓,因此,易发生肝内转移。也可以通过血液和淋巴途径向肝外转移到肺、骨、肾和肾上腺以及脑等,或直接侵犯结肠、胃或膈肌等邻近器官;癌细胞脱落植入腹腔,则发生腹膜转移及血性腹水,腹水中可找到癌细胞。

（三）临床表现

早期一般无任何症状,如下症状往往为中、晚期肝癌的临床表现:

（1）肝区疼痛:多为右上腹或中上腹持续性隐痛、胀痛或刺痛,以夜间或劳累后加重。疼痛系因癌肿迅速生长使肝包膜紧张所致。如肿瘤位于膈顶靠后,痛可放射至肩部或腰背部。如突然发生剧烈腹痛并伴腹膜刺激征甚至出现休克,可能为肝癌自发性破裂。

（2）全身及消化道症状:如食欲减退、腹胀、恶心、呕吐、腹泻等,由于这些症状缺乏特异性,易被忽视。晚期病人会出现恶病质。门静脉或肝静脉有癌栓时,常有腹胀、腹泻、顽固性腹水、黄疸等。

（3）发热:多为37.5~38℃,个别可高达39℃以上。发热呈弛张型,其特点是用抗生素往往无效,而内服吲哚美辛常可退热。发热的原理尚不清楚,可能与癌组织出血坏死、毒素吸收或癌肿压迫胆管发生胆管炎有关。

（4）癌旁表现(paracarcinoma manifestations):多种多样,主要有低血糖、红细胞增多症、高血钙和高胆固醇血症;也可有皮肤卟啉症、女性化、类癌综合征、肥大性骨关节病、高血压和甲状腺功能亢进。其中大多数表现为特征性的生化改变,而且先于肝癌局部症状出现,应予以注意。

体格检查:①肝大:为中、晚期肝癌最常见的体征。肝呈不对称性肿大,表面有明显结节,质硬有压痛,可随呼吸上下移动。如肿块位于右肝顶部,叩诊时肝浊音区升高。有时出现胸水。②黄疸:多见于弥漫型肝癌或胆管细胞癌。常由于癌肿侵犯肝内主要胆管,或肝门外转移淋巴结压迫肝外胆管所致。癌肿破入肝内较大胆管,可引起胆道出血、胆绞痛、黄疸等。癌肿广泛破坏肝可引起肝细胞性黄疸。③腹水:呈草黄色或血性。产生原因是腹膜受浸润、门静脉受压、门静脉或肝静脉内的癌栓形成以及合并肝硬化等。癌肿破裂可引起腹腔积血。

此外,合并肝硬化者常有肝掌、蜘蛛痣、男性乳房增大、脾大、腹壁静脉扩张以及食管胃底静脉曲张等。

（四）诊断和鉴别诊断

早期一般无任何症状,一旦出现上述临床表现,疾病大多属中、晚期,诊断也比较容易。要做到早期发现、早期诊断,必须借助以下辅助检查。

1. 血液学检查

（1）血清AFP检测:是当前诊断肝癌常用而又重要的方法。诊断标准:AFP≥400ng/ml,排除慢性肝炎、肝硬化、睾丸或卵巢胚胎性肿瘤以及怀孕等。AFP低度升高者,应作动态观察,并与肝功能变化对比分析,有助于判断。约30%左右的肝癌病人AFP正常,检测甲胎蛋白异质体,有助于提高诊断率。

（2）血清酶学检查:肝癌病人血清碱性磷酸酶、γ-谷氨酰转肽酶、乳酸脱氢酶的某些同工异构酶可增高,但对肝癌的诊断缺乏特异性,早期病人阳性率极低。

2. 影像学诊断

（1）超声:可显示肿瘤的大小、形态、部位以及肝静脉或门静脉有无癌栓等,诊断符合率可达90%左右。它具有操作简便、无创和在短期内可以重复检查等优点,是目前首选的肝癌诊断方法。超声造影可进一步提高肝癌诊断率,并可发现小于1.0cm的微小肝癌。

（2）CT:对肝癌诊断的符合率达90%以上,可检出1.0cm左右的微小肝癌。CT能明确显示肿瘤的位置、数目、大小及与周围脏器和重要血管的关系,并可测定无肿瘤侧的肝体积,对判断肿瘤能否切除以及手术的安全性很有价值。应用CT加肝动脉造影(CTA),即先在肝动脉内注入碘化油后再行CT检查,有时能显示直径仅2mm的微小肝癌。

（3）MRI:对良、恶性肝肿瘤,尤其是血管瘤的鉴别可能优于CT;MRI可作门静脉、下腔静脉、肝静脉及胆道重建成像,有利于发现这些管道内有无癌栓。

（4）肝动脉造影:此方法诊断肝癌的准确率最高,达95%左右。但病人要接受大量X线照射,并具有创伤和价格昂贵等缺点,仅在上述各项检查均不能确诊时才考虑采用。

（5）X线检查:肝右叶的肿瘤可发现右膈肌抬高、运动受限或局部隆起。肝左外叶或右肝下部巨大肝癌在行胃肠钡餐检查可见胃或结肠肝曲被推压现象。此外,还可显示有无食管静脉曲张和肺、骨等转移灶。

（6）肝穿刺活组织检查:超声引导下肝穿刺活检,有助于获得病理诊断。对诊断困难或不适宜手术者,为指导下一步治疗,可作此项检查。如不能排除肝血管瘤,应禁止采用。

（7）腹腔镜检查:对位于肝表面的肿瘤有诊断价值。

在选择上述辅助检查方法时,应掌握如下原则;即方法快速、经济、无创或微创和确诊率高。能够满足上述要求的,只有超声检查和AFP定量测定。因此,目前将这两项检查作为肝癌的一线诊断方法。

原发性肝癌在诊断过程中,应与下列疾病相鉴别。

1. **转移性肝癌**　转移性肝癌病情发展一般较慢,AFP检测大多为阴性,多无肝炎病史或肝硬化表现;多数病人有其他脏器原发癌的相应症状或手术史。病人血中癌胚抗原(CEA)升高,有助于鉴别诊断。

2. **肝硬化**　大的肝硬化结节,影像学检查可显示为肝占位性病变,特别是AFP阳性或低度升高时,很难与肝癌进行鉴别,应予以注意。

3. **肝良性肿瘤**　病人全身情况好,病情发展慢,病程长,往往不伴有肝硬化。常见的有肝海绵状血管瘤、肝腺瘤等。借助AFP检查、超声、CT、MRI以及肝动脉造影可以鉴别。

4. **邻近器官的肿瘤**　胃、胰腺、胆囊及腹膜后脏器(如右肾、右肾上腺等)的肿瘤,可在上腹部出现肿块,特别是右腹膜后肿瘤可将右肝推向前方,触诊时可能误为肝大。AFP检测,超声、CT、MRI检查以及其他特殊检查(如静脉肾盂造影、胃肠钡餐检查及肝动脉造影等)有助鉴别诊断。少数病例需经剖腹探查才能明确诊断。

（五）并发症和转归

1. **肝癌结节破裂出血**　发生率相当高,有报道为14%。多由于肿瘤发展中或治疗后出现的坏死软化而自行破裂;也可因外力、腹内压增高(如剧烈咳嗽、用力排便等)或在体检后发生破裂。肝癌破裂出血可引起急腹症和失血性休克。

2. **上消化道出血**　肝癌常因合并肝硬化或门静脉内癌栓导致门静脉高压,引起食管胃底静脉曲张,一旦破裂可发生上消化道大出血。

3. **其他** 肝癌终末期可发生肝功能衰竭。因长期消耗、卧床等,机体抵抗力减弱而易并发各种感染,如肺炎、败血症和真菌感染等。靠近膈面的肝癌可直接浸润膈肌,或通过淋巴、血行转移引起血性胸水,多见于右侧;也可因肝癌破裂或腹膜受浸润而出现血性腹水。肝外转移部位不同,临床表现各异,如脑转移可出现精神或神经系统症状,腰椎转移会出现腰腿痛等。

(六) 治疗

1. **手术治疗**

(1) 肝切除:目前仍是治疗肝癌首选的和最有效的方法(图41-12)。

总体上,肝癌切除后 5 年生存率为 30%～40%,微小肝癌切除术后 5 年生存率可达 90% 左右,小肝癌为 75% 左右。手术适应证(中华医学会肝脏学组,2010):

1) 病人一般情况:①较好,无明显心、肺、肾等重要脏器器质性病变;②肝功能正常,或仅有轻度损害,按肝功能分级属 A 级;或属 B 级,经短期护肝治疗后,肝功能恢复到 A 级;③肝外无广泛转移肿瘤。

2) 下述病例可作根治性肝切除:①单发的微小肝癌;②单发的小肝癌;③单发的向肝外生长的大肝癌或巨大肝癌,表面较光滑,周围界限较清楚,受肿瘤破坏的肝组织少于30%;④多发肿瘤,但肿瘤结节少于3 个,且局限在一段或一叶肝内。

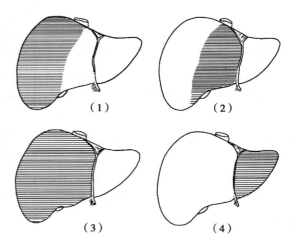

图 41-12　几种解剖性肝切除的范围
(1) 右半肝切除;(2) 肝中叶切除(Ⅳ、Ⅴ、Ⅷ段联合切除);(3) 右三叶切除;(4) 左外叶切除(Ⅱ、Ⅲ联合切除)

3) 下述病例仅可作姑息性肝切除:①3～5 个多发性肿瘤,局限于相邻 2～3 个肝段或半肝内,影像学显示,无瘤肝组织明显代偿性增大,达全肝的 50% 以上;如肿瘤分散,可分别作局限性切除;②左半肝或右半肝的大肝癌或巨大肝癌,边界较清楚,第一、二肝门未受侵犯,影像学显示无瘤侧肝代偿性增大明显,达全肝组织的 50% 以上;③位于肝中央区(肝中叶,或Ⅳ、Ⅴ、Ⅷ段)的大肝癌,无瘤侧肝明显代偿性增大,达全肝的 50% 以上;④Ⅰ 或Ⅷ段的大肝癌或巨大肝癌;⑤肝门部有淋巴结转移者,如原发肿瘤可切除,应作肿瘤切除,同时进行肝门部淋巴结清扫;淋巴结难以清扫者,术后可进行放射治疗;⑥周围脏器(结肠、胃、膈肌或右肾上腺等)受侵犯,如原发肿瘤可切除,应连同受侵犯脏器一并切除。远处脏器单发转移性肿瘤(如单发肺转移),可同时作原发肝癌切除和转移瘤切除术。

肝癌合并胆管癌栓、门静脉癌栓和(或)腔静脉癌栓时,如癌栓形成时间不长,病人一般情况允许,原发肿瘤较局限,应积极手术。切除肿瘤,取出癌栓。

伴有脾功能亢进和食管静脉曲张者,切除肿瘤同时切除脾脏,并作断流术。

近年来,临床上已开展经腹腔镜切除治疗肝癌,取得了较好的效果。

(2) 不能切除肝癌的外科治疗:可根据具体情况,术中作肝动脉结扎或肝动脉栓塞化疗以及冷冻、射频或微波治疗等,都有一定的疗效。

(3) 肝移植:手术指征:①肝功能属 C 级,或长期为 B 级,经护肝治疗不能改善;②肿瘤 ≤ 5cm,数目少于 3 个;③无血管侵犯和远处转移。按照上述标准选择病人,肝移植治疗肝癌可获得较好的长期治疗效果。然而因供肝严重缺乏,且价格昂贵,临床应用受到限制。

2. **超声引导下经皮穿刺肿瘤行射频、微波或注射无水乙醇治疗** 这些方法适用于瘤体较小而又不能或不宜手术切除者,特别是肝切除术后早期肿瘤复发者。它们的优点是:安全、简便、

Notes

创伤小,有些病人可获得较好的治疗效果。

3. **介入治疗**　即经股动脉做超选择插管至肝动脉,注入栓塞剂(如 lipiodol)和抗癌药,有一定的姑息性治疗效果。原则上肝癌不作全身化疗。

4. **免疫和基因治疗**　现在常用的制剂有免疫核糖核酸、胸腺肽、干扰素、IL-2 等。最近分子靶向药物已在临床应用,对中晚期肝癌有延长生存时间的治疗效果,但价格昂贵。此外,用基因转染的瘤苗治疗肝癌,临床试验已显示出较好的应用前景。

5. **放射治疗**　肿瘤较局限、无远处广泛转移而又不适宜手术切除者,或手术切除后肝断面有残癌或手术切除后复发者,也可采用放射治疗为主的综合治疗。

6. **中医中药治疗**　中医中药(如冬虫夏草、槐耳颗粒等)治疗肝癌,临床上多与其他疗法配合应用,对保护或改善肝功能,减轻不良反应,提高机体免疫力均有较好的作用。

7. **肝癌并发症的处理**　常见的并发症是癌结节破裂出血。肝癌破裂的裂口较小时,往往可被大网膜粘着而自行止血。肿瘤破裂较大而不能自行止血者,需紧急手术。手术中如发现癌肿较小而局限,最好切除肿瘤,已有小肝癌结节破裂经手术切除后而长期生存的报道。如条件不许可,可作肝动脉结扎或肝动脉栓塞术,也可作微波、射频或冷冻治疗,以延长病人生命。

晚期肝癌常发生消化道出血,特别是合并门脉癌栓者。处理,参见第四十六章。

二、转移性肝癌

身体其他部位的癌肿转移到肝,并在肝内继续生长、发展,其组织学特征与原发癌肿相同,称转移性肝癌(metastatic liver cancer),或称继发性肝癌(secondary hepatic cancer)。常常发生肝转移的癌肿有胃癌、结肠癌、胆囊癌、胰腺癌、子宫癌和卵巢癌等。

癌转移到肝的途径有:①经门脉转移:为主要转移途径,消化道及盆腔部位的恶性肿瘤多经此道转移至肝,占转移性肝癌的 35%~50%;②经肝动脉转移:肺癌、乳腺癌、肾癌、恶性黑色素瘤、鼻咽癌等可经此途径转移到肝;③经淋巴回流转移:胆囊癌可沿胆囊窝淋巴管扩展至肝内,也可通过肝门淋巴结经淋巴管逆行转移到肝;④直接蔓延:如胃癌、胆囊癌等可直接蔓延侵犯肝。

转移性肝癌可为单个或多个结节,但多数为弥漫型。癌结节外观呈灰白色,质地较硬,与周围肝组织之间有明显分界。结节的中央常因坏死而凹陷。其病理组织结构与肝外原发癌相似,如来自胃腺癌的继发性肝癌,其组织中显示腺状结构;来自眼部黑色素瘤的转移性肝癌结节呈煤黑色。转移性肝癌很少合并肝硬化,而肝硬化也较少发生转移癌。

根据临床上发现原发癌与转移癌先后时间不同,将转移性肝癌分为三种类型:①早发型:即未发现原发癌,而先发现肝转移。这种类型肿瘤恶性程度较高,预后差;②同步型:原发癌与肝转移同时被发现;③迟发型:原发癌手术数月或数年后,发现肝转移癌。转移性肝癌结节较小时,一般无临床症状。转移瘤长大后,可出现上腹或肝区闷胀不适或隐痛,随着病情发展,病人又出现乏力、食欲差、消瘦或发热等。体检时在上腹部可扪到肿大的肝,或质地坚硬有触痛的癌结节。晚期病人可出现贫血、黄疸和腹水等。诊断转移性肝癌的关键在于查出原发癌灶。超声检查发现“牛眼征”,有利转移性肝癌的诊断。血清 AFP 测定多为阴性。胃肠道癌肝转移病人,CEA 阳性率约为 50%。

治疗:肝切除是治疗转移性肝癌最有效的方法,如为单发转移癌或癌肿局限于半肝内,而原发癌可切除,应在切除原发癌的同时切除肝转移癌。如果原发癌切除 1 年以后才出现孤立的或局限半肝内的转移癌,手术切除后的 5 年生存率可高达 60%。对不能切除的转移性肝癌,可采用冷冻、微波或射频治疗,或经肝动脉置入皮下埋藏式储药器行肝动脉栓塞化疗或肝动脉持续灌注化疗。术后根据病人身体情况及原发癌的病理性质,选用有效的化疗药物和中药进行辅助治疗,有一定效果。

(陈孝平)

第四十二章　门静脉高压症

门静脉解剖概要:门静脉主干是由肠系膜上、下静脉和脾静脉汇合而成,其中约20%的血液来自脾。门静脉主干在肝门处分为左、右两支,分别进入左、右半肝,再逐渐分支。其小分支和肝动脉小分支的血流汇合于肝小叶内的肝窦(肝的毛细血管网),经肝小叶的中央静脉,再汇入小叶下静脉、肝静脉,最后注入下腔静脉。所以,门静脉系统的两端都是毛细血管网,一端是胃、肠、脾、胰的毛细血管网,另一端是肝小叶内的肝窦。

需要指出,门静脉和肝动脉的小分支血流不但汇合于肝小叶内的肝窦,还在肝小叶间汇管区借着无数的动静脉间的小交通支相互流通。这种动静脉交通支一般仅在肝内血流受阻或增加时才开放。两种不同压力的血流(肝动脉压力为门静脉压力的8~10倍)经过肝小叶内的肝窦和肝小叶间汇管区动静脉交通支部分分流后,达到平衡,再汇入肝小叶的中央静脉,经肝静脉流入下腔静脉。

门静脉系统血管无瓣膜。其与腔静脉系统之间有4个门体交通支(portosystemic collateralization)(图42-1),这些交通支在正常情况下都很细,血流量小。

1. **胃底和食管下段交通支**　临床上最重要。胃冠状静脉-胃短静脉通过食管静脉丛与奇静脉(azygos vein)、半奇静脉相吻合,血流入上腔静脉;

2. **肛管和直肠下端交通支**　直肠上静脉与直肠下静脉、肛管静脉相吻合,血流入下腔静脉;

3. **前腹壁交通支**　脐旁静脉与腹上、下深静脉相吻合,血分别流入上、下腔静脉;

4. **腹膜后交通支**　肠系膜上、下静脉分支与下腔静脉分支相吻合,称 Retzius 静脉丛。

正常人门静脉压力为 13 ~ 24cmH$_2$O,平均18cmH$_2$O;经门静脉流入肝的血液平均为 1125ml/min。当门静脉系统血流受阻、发生淤滞时,引起门静脉及其分支内的压力增高,并在临床上出现脾大或伴有脾功能亢进、食管胃底曲张静脉破裂大出血和腹水等表现,即为门静脉高压症(portal hypertension)。门静脉无瓣膜,其压力通过流入的血量和流出阻力形成并维持。门静脉血流阻力增加,常是门静脉高压症的始动因素。按门静脉血流受阻部位不同,将门静脉高压症分为肝前型、肝内型和肝后型三种。肝内型门静脉高压常由肝硬化引起,故称肝硬化门静脉高压症,此型最多见,占95%以上,本章予以重点介绍。

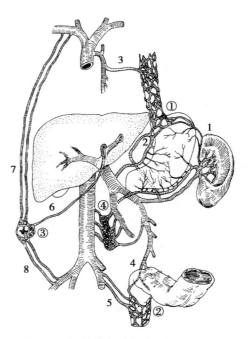

图 42-1　门静脉与腔静脉之间的交通支
1. 胃短静脉;2. 胃冠状静脉;3. 奇静脉;
4. 直肠上静脉;5. 直肠下静脉、肛管静脉;6. 脐旁静脉;7. 腹上深静脉;8. 腹下深静脉;①胃底、食管下段交通支;②直肠下端、肛管交通支;③前腹壁交通支;④腹膜后交通支

第一节　肝硬化门静脉高压症

在我国,常见的肝硬化是肝炎(主要为乙肝)后肝硬化,全国各地均多见;其次是血吸虫(schistosomiasis)性肝硬化,主要见于长江中下游地区。西方国家主要为酒精性肝硬化和丙型肝炎后肝硬化。

（一）病理生理

肝炎后肝硬化引起肝窦和窦后阻塞,主要病变是肝小叶内纤维组织增生和肝细胞再生。由于增生纤维索和再生肝细胞结节(假小叶)的挤压,使肝小叶内肝窦变窄或闭塞,以致门静脉血不易流入肝小叶的中央静脉或小叶下静脉,血流淤滞,门静脉压升高。又由于很多肝小叶内肝窦的变窄或闭塞,导致部分压力高的肝动脉血流经肝小叶间汇管区的动静脉交通支而直接反注入压力低的门静脉小分支,使门静脉压更加增高(图42-2)。另外,由于肝窦和窦后阻塞,肝内淋巴管网同样地被增生纤维索和再生肝细胞结节压迫扭曲,导致肝内淋巴回流受阻,肝内淋巴管网的压力显著增高,这对门静脉压的增高也有影响。

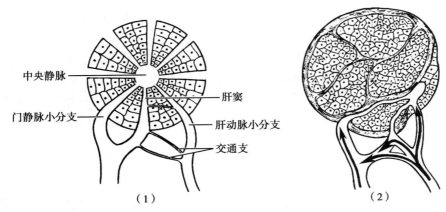

中央静脉

门静脉小分支

肝窦

肝动脉小分支

交通支

（1）　　　　　　　　　　　（2）

图42-2　门静脉、肝动脉小分支之间的交通支在门静脉高压症发病中的作用
（1）正常时,门静脉、肝动脉小分支分别流入肝窦,它们之间的交通支细而不开放;（2）肝硬化时,交通支开放,压力高的肝动脉血流流入压力低的门静脉,从而使门脉压更加增高

血吸虫性肝硬化引起门静脉阻塞的部位在窦前。血吸虫在门静脉系内发育成熟、产卵,形成虫卵栓子,顺着门静脉血流抵达肝小叶间汇管区的门静脉小分支,引起这些小分支的虫卵栓塞、内膜炎和其周围的纤维化,以致门静脉血流受阻,门静脉压力增高。窦前阻塞继续发展,引起肝细胞营养不良和肝小叶萎缩。

（二）病理

门静脉高压症时,压力大都增至 $25 \sim 50cmH_2O$,并会引起下列变化:

1. **脾大、脾功能亢进**　门静脉系压力增高,加之其本身无静脉瓣,血流淤滞,可出现充血性脾大。长期的充血引起脾内纤维组织增生和脾组织再生,继而发生不同程度的脾功能亢进。长期的充血还可引起脾周围炎,发生脾与膈肌间的广泛粘连和侧支血管形成。

2. **交通支扩张**　为了疏通淤滞的门静脉血到体循环去,门静脉系和腔静脉系间存在的交通支逐渐扩张,形成曲张的静脉。临床上特别重要的是胃冠状静脉、胃短静脉与奇静脉间的交通支(即食管胃底静脉丛)的曲张。这一交通支离门静脉主干最近,离腔静脉主干也较近,压力差最大,门静脉高压时其受影响最早、最大,食管下段和胃底黏膜下层发生静脉曲张后,其表面的黏膜因静脉曲张而变薄,易被粗糙食物所损伤;又由于胃液反流入食管,腐蚀已变薄的黏膜;当发生恶心、呕吐、咳嗽等使腹腔内压突然升高的情况时,门静脉压随之突然升高,导致曲张静脉

Notes

破裂,发生急性大出血。

其他的交通支也可以发生曲张,如直肠上、下静脉丛的曲张可引起继发性痔。脐旁静脉与腹壁上、下深静脉吻合支的扩张,可引起腹壁脐周静脉曲张,所谓海蛇头征(caput medusae)。腹膜后静脉丛也明显扩张、充血。

3. 腹水　门静脉压力增高,使门静脉系毛细血管床的滤过压增高,组织液回收减少并漏入腹腔而形成腹水。特别在肝窦和窦后阻塞时,肝内淋巴的产生增多,但输出不畅,因而促使大量肝内淋巴自肝包膜表面漏入腹腔,是形成腹水的另一原因。但造成腹水的主要原因还是肝功能损害,血浆白蛋白的合成减少,引起血浆胶体渗透压降低,而促使血浆外渗。肝功能损害时,肾上腺皮质分泌的醛固酮和垂体分泌的抗利尿激素在肝内分解减少,血内水平升高,促进肾小管对钠和水的再吸收,因而引起钠和水的潴留。以上多种因素的综合,就发生腹水。

（三）临床表现

门静脉高压症多见于中年男子。病情发展缓慢。症状因不同病因而有所差异,但主要是脾大和脾功能亢进、呕血或黑便、腹水。

1. 脾大、脾功能亢进　所有病人都有不同程度的脾大,脾下极甚至可达盆腔。早期,脾质软、活动;晚期,由于纤维组织增生而脾的质地变硬,如脾周围发生粘连可使其活动度减少。脾大常伴有脾功能亢进,白细胞计数降至 $3 \times 10^9/L$ 以下,血小板计数减少至 $100 \times 10^9/L$ 以下,渐出现贫血。

2. 呕血和(或)黑便　半数病人有呕血或黑便史,出血量大且急。由于肝功能损害使凝血酶原合成发生障碍,加上脾功能亢进使血小板减少,以致出血不易自止。病人耐受出血能力远较正常人差,约25%病人在第一次大出血时可直接因失血引起严重休克或因肝组织严重缺氧引起肝功能急性衰竭而死亡。在部分病人,出血虽然自止,但常又复发;在第一次出血后 1~2 年内,约半数病人可发生再次大出血。

3. 腹水　约 1/3 病人有腹水。呕血后常引起或加剧腹水的形成。有些“顽固性腹水”甚难消退。此外,部分病人还有黄疸、肝大等症状。

需要指出,血吸虫性肝硬化引起的门静脉高压症主要是窦前阻塞。因此,病人的肝功能尚好,临床表现主要是脾大和脾功能亢进。肝炎后肝硬化引起的门静脉高压症主要是肝窦和窦后阻塞。所以病人的肝功能都较差,而脾大和脾功能亢进则不甚显著。

（四）诊断和鉴别诊断

临床上有脾大和脾功能亢进、呕血或黑便、腹水等表现者,结合肝病病史可作出诊断。在多数病人,上述情况并不一定同时出现,下列辅助检查可帮助诊断。

1. 血液学检查　脾功能亢进时,白细胞、血小板或红细胞数减少;肝炎后肝硬化病人,HBV 或 HCV 常为阳性;肝功能检验并进行分级(表 42-1),可评价肝硬化的程度和肝储备功能。

表 42-1　肝脏储备功能 Child-Pugh 的评判标准

临床与检测项目	肝功能评分		
	1	2	3
脑病(分级)	无	1 或 2	3 或 4
腹水	无	轻度	中度
胆红素(mg/dl)	1~2	2.1~3	≥3.1
白蛋白(g/dl)	≥3.5	2.8~3.4	≤2.7
凝血酶原时间(延长,s*)	1~4	4.1~6	≥6.1

A 级,5~6;B 级,7~9;C 级,10~15

* s:秒

Notes

2. 食管 X 线吞钡检查　食管充盈时,曲张静脉使食管的轮廓呈虫蚀状的改变;食管排空时,曲张静脉表现为蚯蚓样或串珠状负影,阳性发现率为 70% ~80% 。

3. 胃镜检查　能确定静脉曲张的程度,以及是否有胃黏膜病变或溃疡等。

4. 超声检查　可帮助了解肝硬化的程度、脾是否肿大、有无腹水以及门静脉内有无血栓等。门静脉高压时,门静脉内径通常≥1.3cm,半数以上病人肠系膜上静脉和脾静脉内径≥1.0cm。通过彩色多普勒超声测定门静脉血流量、是向肝血流还是逆肝血流,对确定手术方案有重要参考价值。

5. CT、MRI 和门静脉造影(portal angiography)　如病情需要,病人经济情况也许可,可选择这些检查。①螺旋 CT 可用以测定肝的体积,肝硬化时肝体积明显缩小,如小于 750cm³,分流术后肝性脑病发生率比肝体积大于 750cm³ 者高 4.5 倍;②MRI 不仅可以重建门静脉、准确测定门静脉血流方向及血流量,还可将门静脉高压病人的脑生化成分作出曲线并进行分析,为制定手术方案提供依据;③门静脉造影及压力测定,经皮肝穿刺门静脉造影,可以确切地了解门静脉及其分支的情况,特别是胃冠状静脉的形态学变化,并可直接测定门静脉压。

食管胃底曲张静脉破裂出血时,需与胃十二指肠溃疡和出血性胃炎的急性大出血鉴别,参见第四十六章。

（五）治疗

肝硬化病人中,约 40% 出现食管胃底静脉曲张;其中 50% ~60% 可能发生过大出血。也就是说,有些病人并不一定会发生大出血。鉴于肝炎后肝硬化病人的肝功能损害多较严重,任何一种手术对病人来说都有伤害,甚至引起肝衰竭。因此,对有食管胃底静脉曲张,而没有出血的病人,原则上不做"预防性手术",重点应放在护肝治疗方面。

1. 非手术治疗　适应证:①对于有黄疸、大量腹水、肝功能严重受损(C 级)的病人发生大出血,如果进行外科手术,死亡率可高达 60% ~70% ,应采用非手术疗法;②上消化道大出血一时不能明确诊断者,要一边进行积极的抢救(参见第四十六章),一边进行必要的检查,以明确诊断;③作为手术前的准备工作。非手术疗法主要措施如下:

（1）输血:严密观察血压、脉搏变化。如果收缩压低于 80mmHg,估计失血量已达 800ml 以上,应立即快速输血。

（2）药物治疗

1）血管加压素:血管加压素促使内脏小动脉收缩,血流量减少,从而减少了门静脉血的回流量,短暂地降低门静脉压,使曲张静脉破裂处形成血栓,达到止血作用。对高血压和有冠状血管供血不足的病人不适用。如必要,可加用硝酸甘油以减轻副作用。

2）生长抑素(stilamin, sandostatin):能选择性地减少内脏血流量,尤其是门静脉系的血流量,从而降低门静脉压力,有效地控制食管胃底曲张静脉破裂大出血。生长抑素对心搏量及血压则无明显影响。Stilamin 首次剂量为 250μg 静脉冲击注射,以后 250μg/h,持续滴注,可连续用药 3 ~5 天。长生抑素的止血率(80% ~90%)远高于血管加压素(40% ~50%),副作用较少,是目前治疗食管胃底曲张静脉破裂出血的首选药物。

（3）三腔二囊管压迫止血:利用气囊(balloon tamponade)分别压迫胃底和食管下段破裂的曲张静脉,以达到止血目的。该管有三腔,一通圆形气囊,充气 150 ~200ml 后可压迫胃底;一通圆柱形气囊,充气 100 ~150ml 后可压迫食管下段;一通胃腔,经此腔可行吸引、冲洗和注入药物、饮料等。其放置方法及注意事项见《实习指导》。

（4）内镜治疗(endoscopic treatment):内镜采用双极电凝、微波、激光、注射硬化剂和套扎等方法止血。

经内镜将硬化剂注入曲张静脉旁、内疗法:纤维内镜检查时,可以见到不同程度的食管静脉

Notes

曲张。曲张静脉表面黏膜极薄、有多个糜烂点处极易发生破裂大出血。硬化剂的注射可在急性出血期或在出血停止后2～3天内进行。注射后如出血未止,24小时内可再次注射。注射疗法只有短暂的止血效果,近期效果虽较满意,但再出血率较高,可高达45%,且多发生在治疗后两个月内。主要并发症有食管溃疡、狭窄或穿孔,应予以注意。

经内镜食管曲张静脉套扎术(图42-3):操作相对简单、安全。经内镜将严重曲张的静脉吸入到结扎器中,用橡皮圈套扎在该曲张静脉的基底部。最近发现,此法治疗后近期再出血率也较高。还有,硬化剂注射疗法和套扎术对胃底曲张静脉破裂出血无效。

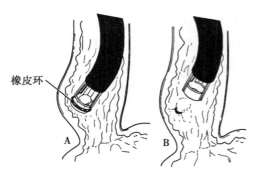

图 42-3　经内镜食管曲张静脉套扎术

经内镜静脉内注射组织粘合剂止血。此法可用于胃底曲张静脉。

2. **手术治疗**　对于无黄疸和明显腹水的病人(肝功能 A、B 级)发生大出血,应争取及时手术;或经非手术治疗24～48小时无效者即行手术。因为,食管胃底曲张静脉一旦破裂引起出血,就会反复出血,而每次出血必将给肝带来损害。积极采取手术止血,不但可以防止再出血,而且是预防发生肝昏迷的有效措施。手术方式分为两类:一类是通过各种不同的分流手术,来降低门静脉压力;另一类是阻断门奇静脉的反常血流,达到止血的目的。

(1) 分流手术(shunt operation):手术方式很多,全口径门体分流术,因术后肝性脑病发生率高达30%左右,早已弃用。现在常用的有(图42-4):①脾肾静脉分流术:脾切除后,将脾静脉断端和左肾静脉的侧面做吻合;②“限制性”侧侧门腔静脉分流术:将门静脉直接和下腔静脉行侧侧吻合(分流口径0.8～0.9cm);③肠系膜上、下腔静脉间桥式 H 形分流术:即在下腔静脉和肠系膜上静脉之间用人造血管或自体静脉(一段右侧颈内静脉)架桥吻合。

上述任何一种分流术,虽然一方面降低了门静脉压力,但另一方面也会影响门静脉血向肝的灌注,术后肝性脑病的发生率仍达10%左右。分流术后由于肠道内的氨等代谢产物被吸收后

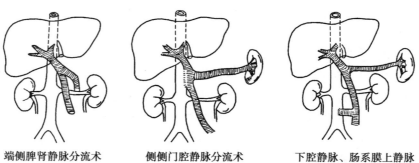

端侧脾肾静脉分流术　　　　侧侧门腔静脉分流术　　　　下腔静脉、肠系膜上静脉
　　　　　　　　　　　　　　　　　　　　　　　　　　　间桥式吻合术

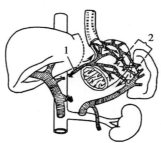

远端脾肾静脉分流术
1. 胃冠状静脉;2. 胃短静脉

图 42-4　分流手术

部分或全部不再通过肝进行解毒、转化为尿素,而直接进入血液循环,影响大脑的能量代谢,从而引起肝性脑病,且死亡率很高。因此,有主张作"选择性分流术",即选择性地降低食管胃底曲张静脉的压力,而不影响门静脉血向肝的灌注。属于这种选择性分流术的有:①选择性远端脾肾静脉分流术(Warren 手术):不切除脾脏,而将脾静脉的远端和左肾静脉的侧面作吻合(图 42-4)。此种分流术在理论上有一定的合理性,但实际上分流术后约 60% 病人只有很少或无向肝血流,失去其选择性;②冠腔静脉分流术:是将冠状静脉的食管支主干(胃左静脉)直接或中联一段自体静脉吻合到下腔静脉,即直接引流食管胃底曲张静脉。因手术失败率较高,现已很少应用。

经颈内静脉肝内门体分流术(transjugular intrahepatic portosystemic stent shunt,TIPS)。TIPS 的分流口径(内支架直径)一般为 8~10mm(图 42-5),能显著地降低门静脉压,控制出血,特别对顽固性腹水的消除有较好的效果。TIPS 存在的问题:①需要特殊的设备和熟练的技术,不易推广;如果操作不当,可引起腹腔内出血或胆道出血;②TIPS 虽然维持了门静脉进肝血流,但仍属限制性门腔静脉分流,肝性脑病的发生率约为 10%~20%;③由于支架周围组织增生或支架壁内内皮细胞的过度增生,肝内分流通道阻塞发生率高达 40%~50%。由于上述问题,目前 TIPS 主要应用于肝功能较差的病人,或断流术、分流术等治疗失败者,或作为肝移植前的准备,以预防再次发生食管胃底曲张静脉破裂大出血。

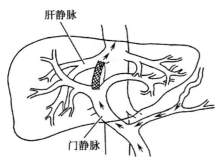

图 42-5 肝内门体通道建立后门静脉血分流进入肝静脉

(2)断流手术(devascularization operation):手术阻断门奇静脉间的反常血流,同时切除脾,以达到止血的目的。断流手术的方式也很多,有食管下端横断术、胃底横断术、食管下端胃底切除术以及贲门周围血管离断术等。在这些断流手术中,食管下端横断术、胃底横断术,阻断门奇静脉间的反常血流不够完全,也不够确切;而食管下端胃底切除术的手术范围大,并发症多,死亡率较高。断流手术中以贲门周围血管离断术的疗效较好。在门静脉高压症时,冠状静脉的胃支、食管支都显著曲张,高位食管支的直径常达 0.5~0.8cm,只要在脾切除后彻底结扎、切断曲张的胃支、食管支以及高位食管支,就能达到即刻而确切的止血。

处理门静脉高压并发食管胃底曲张静脉破裂大出血,究竟行分流,还是行断流术? 现在意见基本一致,认为断流术更合理:①已认识到门静脉血中的营养因子,如胰岛素和胰高糖素等,对维持正常肝组织结构和生理功能有极其重要的作用。而分流术必然会影响肝的门静脉血供,从而影响肝的营养。这就是分流术后肝功能继续变坏、肝性脑病发生率高的主要原因。肝硬化时,门静脉压的升高应该看作是机体一种代偿功能的表现,是机体维持门静脉血向肝灌注的重要保证。②门静脉循环系在功能上有分区现象,有"肠系膜区"和"胃脾区"的功能分区。两个区域间存在有"屏障",胃脾区压力高于肠系膜区,而在胃脾区内胃左静脉和胃短静脉的作用又有不同;胃左静脉(冠状静脉食管支)压力的升高是形成食管胃底静脉曲张的根本原因。基于这两个基本观点,既要保持肝的门静脉血供,又要确切地控制食管胃底曲张静脉破裂出血,看来,能够满足这种要求者是断流术而不是分流术。因为:①离断贲门周围血管,可增加门静脉血流量,保证了入肝门静脉血流,从而有利于肝细胞的再生和其功能的改善;②贲门周围血管离断术是一种针对胃脾区,特别是胃左静脉高压的手术,目的性强,止血作用即刻而确切。此外,贲门周围血管离断术还具有创伤较小、手术死亡率低,以及操作较简便和易于在基层单位推广等优点。

贲门周围血管离断术(图 42-6)的手术要点:切除脾脏,同时也就离断了所有的胃短静脉。

结扎切断冠状静脉,注意寻找高位食管支,特别是异位高位食管支。高位食管支来自冠状静脉的凸起部,距贲门右侧3~4cm,沿食管下段右后侧向上行走,于贲门上3~4cm处进入食管肌层;管径约为5mm。异位高位食管支可与高位食管支同时存在,起源于冠状静脉主干,有时直接起源于门静脉左干,距贲门右侧更远,在贲门以上5cm或更高处才进入食管肌层。这两支曲张静脉位置深而隐蔽,手术时分离食管下段长度至少要达5cm以上,才不致遗漏这两支极为重要的侧支。胃后静脉位于贲门后方膈胃韧带网膜囊后壁,一般起始于胃底后壁偏小弯侧,多注入脾静脉。胃后静脉是构成胃底黏膜下静脉曲张的侧支之一。将胃向上翻起显露胃底后壁,就可找到胃后静脉。左膈下静脉可单支或分支进入胃底或食管下段左侧肌层,管径为3~5mm。结扎切断上述的静脉支,同时也结扎切断与静脉伴行的同名动脉,才能使食管下段6~8cm及上半胃完全分离出来,才能消除门静脉高压症在胃脾区所存在的高血流量,从而使食管胃底曲张静脉的消失或改善率达85%~90%,而远期再出血率降低到10%左右。

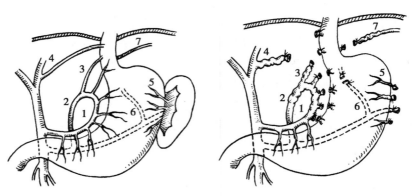

图42-6　贲门周围血管离断术示意图
左:贲门周围血管局部解剖;右:离断贲门周围血管
1. 胃支;2. 食管支;3. 高位食管支;4. 异位高位食管支;5. 胃短静脉;
6. 胃后静脉;7. 左膈下静脉

如果贲门周围血管离断术后发生再出血,主要原因有两点:一是由于出血性胃黏膜糜烂引起。这种病人,大多都有门静脉高压性胃病。手术后病人处于应激状态,导致胃黏膜的缺血、缺氧,胃黏膜屏障破坏,门静脉高压性胃病加重,发生大出血。对于这一类的出血,原则上采用非手术疗法止血。其次是第一次手术不彻底,遗漏了高位食管支或异位高位食管支,又引起了食管胃底静脉的曲张破裂。对于这种情况要争取早期手术,重新离断遗漏了的高位食管支或异位高位食管支。

在选择手术方式时要考虑到每个病人的具体情况。例如,①病人肝功能分级属C级,门静脉内径明显增宽,压力增高,并保持向肝血流,这种病例作断流术;如果门静脉血为逆肝血流,可作断流术,也可作分流术。②有严重门静脉高压性胃黏膜病变的病人,断流术可以使胃黏膜病变加重,导致广泛的胃黏膜出血。对于这种病人,一般主张作限制性分流术联合小范围的断流术(分流+断流术)。手术只离断胃冠状静脉的食管支和高位食管支,并切除脾脏。此外,手术医生的经验和习惯也很重要。

关于脾大合并脾功能亢进的外科治疗:最多见于晚期血吸虫病。这种病人肝功能多较好,单纯脾切除的效果良好。如果晚期血吸虫病伴有明显的食管胃底静脉曲张,无论是否发生过大出血,都应考虑在脾切除的同时行贲门周围血管离断术。

肝硬化并发引起的顽固性腹水的外科治疗:有报道采用胸导管与左侧颈内静脉的端端或侧侧吻合来治疗顽固性腹水,但疗效不够满意。采用TIPS治疗,近期效果较好,远期效果不够理想。

肝移植治疗终末期肝硬化长期生存率达70%,效果较好。由于供肝缺乏,费用昂贵,因此应严格把握病例选择标准。

第二节　肝前型门静脉高压症

肝前型门静脉高压症常见的原因有:①先天性畸形,如门静脉主干闭锁、狭窄或门静脉血管瘤样变;②新生儿脐静脉炎;③腹腔内的感染,如阑尾炎、胆囊炎等,或门静脉、脾静脉附近的创伤都可引起门静脉主干的血栓形成,门静脉闭塞或血栓形成后,在肝门区形成大量侧支循环血管丛,加之门静脉主干内的血栓机化、再通,状如海绵,因而称门静脉海绵样变(cavernous transformation of the portal vein);④肝动脉与门静脉系统之间动-静脉瘘形成;⑤脾静脉栓塞或受压可引起脾胃区门静脉高压症(gastrosplenic venous hypertension),亦称为区域性门静脉高压症或左侧型门静脉高压症,常见于胰腺肿瘤及胰腺炎病人。

临床上,除有脾大、脾亢、上消化道大出血、腹水等与肝硬化门静脉高压症相似的表现外,尚有以下特点:①小儿多见,成人较少;②病人虽然有反复的上消化道大出血和腹水病史,但肝功能、肝体积、质地、颜色多无明显异常。

X线钡餐或胃镜检查,可发现食管胃底静脉曲张。多普勒超声检查确诊率可达95%以上。主要特征为:①门静脉干或其主要分支的管腔显示不清;②第一肝门处呈现蜂窝状无回声区,内有血流信号。CT、MRI以及间接或直接门静脉造影对本病诊断帮助较大。

肝前型门静脉高压症一般无肝硬化,肝功能正常。因此,经过合适治疗后大部分病人能取得较好效果。常用的术式是脾肾静脉分流和肠系膜上与下腔静脉间桥式"H"分流术,远期效果满意。如果呕血严重,可作分流联合贲门周围血管离断术。肝动脉与门静脉系统间有动-静脉瘘者,应消除动-静脉瘘的瘘口,恢复肝动脉和门静脉的正常血流。

第三节　肝后型门静脉高压症

肝后型门静脉高压症,又称巴德-吉亚利综合征(Budd-Chiari syndrome),由先天或后天性原因引起肝静脉和(或)其开口以上的下腔静脉段狭窄或阻塞所致。

在欧美国家,多因血液高凝状态导致肝静脉血栓形成所致,常不涉及下腔静脉。在亚洲国家,则以下腔静脉发育异常为多见。其他原因尚有真性红细胞增多症、非特异性血管炎、腔外肿瘤、肥大的肝尾叶压迫等。我国河南、山东两省发病率较高,个别地区高达6.4/10万人口。

本病分为三种类型:Ⅰ型,约占57%,以下腔静脉隔膜为主的局限性狭窄或阻塞;Ⅱ型,约占38%,下腔静脉弥漫性狭窄或阻塞;Ⅲ型,仅占5%,主要为肝静脉阻塞。以男性病人多见,男女比约为2:1。单纯的肝静脉阻塞者,以门静脉高压的症状为主;如同时有下腔静脉阻塞,可出现双侧下肢静脉曲张、色素沉着,甚至经久不愈的溃疡;严重者双小腿皮肤呈树皮样改变。下腔静脉阻塞可发生胸、腹壁及腰部静脉扩张扭曲,以部分代偿下腔静脉的回流。晚期病人出现顽固性腹水、食管胃底曲张静脉破裂出血或肝肾衰竭。

有上述临床表现者,应高度怀疑为巴德-吉亚利综合征,并作进一步检查。超声或彩色多普勒检查,诊断准确率达90%以上。近年来多采用CT或MRI腔静脉和肝静脉成像,可清楚地显示病变部位、梗阻的程度、类型及范围,对治疗具有指导意义。经皮肝穿刺肝静脉造影和下腔静脉造影仅在必要时采用。

治疗:如果同时有下腔静脉阻塞,原则上应同时治疗。当两者不能兼顾时,则首先治疗门静脉高压症,然后再解决下腔静脉阻塞问题。治疗方法,现在主张首选介入法,或介入与手术联合治疗。例如,对于下腔静脉局限性阻塞或狭窄者,可作经皮球囊导管扩张,如有必要,可同时安置内支撑架。当阻塞不能通过介入法穿破时,不要强行穿破,应联合手术方式经右心房破膜。

治疗本病常用的手术有:①贲门周围血管离断术;②脾肺固定术;③肠系膜上静脉和(或)下腔静脉与右心房之间的转流术;④局部病变根治性切除术等。终末期病例,可考虑行肝移植。

(梅　斌)

Notes

第四十三章 胆 道 疾 病

第一节 解剖生理概要

一、胆道的应用解剖

胆道分肝内胆道和肝外胆道两部分。

（一）肝内胆管

肝内胆管自毛细胆管开始汇集成为肝段、肝叶胆管和左、右肝管,与肝内门静脉和肝动脉分支伴行,三者被包绕在结缔组织鞘(Glisson 鞘)内,又称为 Glisson 系统。各肝段胆管为三级支,左内叶、左外叶、右前叶及右后叶胆管为二级支,左、右肝管为一级支。

（二）肝外胆道

包括肝外胆管(肝外左、右肝管、肝总管、胆总管)和胆囊。

1. 左、右肝管　左肝管稍长,约 14.9mm,位于肝门部横沟内;右肝管较短,约 8.8mm;左、右肝管口径约 3.3~3.5mm。右肝管与肝总管交角约 129°,左肝管与肝总管交角约 100°,这是肝左叶易患胆管结石及易残留结石的原因之一。

2. 肝总管(common hepatic duct)　在肝门处左、右肝管呈 Y 形汇合成肝总管。肝总管的长度与胆囊管汇入肝总管位置的高低有关(图 43-1)。成人肝总管长约 3~5cm,口径约 5mm。

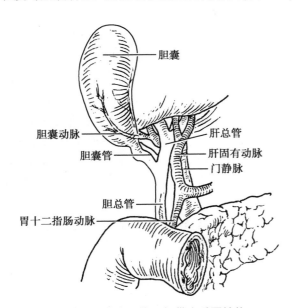

图 43-1　肝十二指肠韧带内重要结构

3. 胆囊(gallbladder)　为梨形囊样器官,分底、体、颈和管四部分。大小长 7~10cm,直径 3~5cm,容积为 30~60ml。胆囊被脏腹膜覆盖,借疏松结缔组织与肝相连,此处称为胆囊床。胆囊位于肝的脏面,是左、右半肝分界的标志点。胆囊底为盲端,其体表投影位于右锁骨中线与右肋弓相交处,称为 Murphy 点。胆囊底易因缺血而坏死穿孔。胆囊体为胆囊的大部分,与肝相连。胆囊颈是位于胆囊体与胆囊管之间的狭窄部分,呈漏斗状;其起始部膨大,又称 Hartmann 囊,胆囊结石常滞留于此处或引起胆囊梗阻。胆囊管与肝总管和胆总管相连接,是肝总管与胆总管的分界点。胆囊管长短不等,与肝总管汇合的部位和径路多变(图 43-2)。胆囊管内壁有 4~10 个螺旋状黏膜皱襞,称 Heister 瓣,保证胆囊管通畅。胆囊管是胆汁进入和排出胆囊的重要通道。胆囊壁由浆膜层、肌纤维层和黏膜层三层构成。胆囊的肌层由纵行肌和螺旋状肌纤维组成。

胆囊的血供来自胆囊动脉,90% 来自肝右动脉,还可来自副肝右动脉、肝左动脉、胃十二指肠动脉、肝总动脉等。多为单支,约 12% 呈两支型。胆囊动脉在胆囊三角内靠近胆囊管走行,进

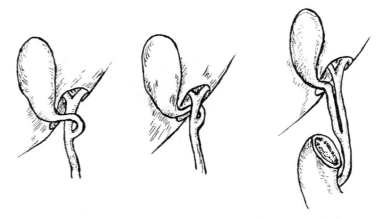

图 43-2　胆囊管的常见解剖变异

入胆囊时分深、浅两支。胆囊的静脉不与胆囊动脉伴行,经胆囊床直接进入肝实质,注入肝静脉。胆囊淋巴引流丰富,部分经胆囊床入肝;胆囊淋巴结位于胆囊管汇入肝总管左前,是胆囊淋巴引流的主要径路,也是术中寻找胆囊动脉和胆囊管的解剖标志。胆囊壁富含交感神经和副交感神经纤维的分支,其痛觉经交感神经纤维传递;胆囊的收缩受迷走神经和腹腔神经节调节。进食后胆囊收缩受胆囊收缩素(cholecystokinin,CCK)的释放和活性影响,CCK 是胆囊功能的主要调节因子。上段小肠,尤其十二指肠黏膜上皮细胞受肠腔内脂肪、氨基酸和胃酸的刺激释放 CCK,胆汁则抑制其分泌。

4. 胆囊三角(cystic triangle,Calot's triangle)　是由肝总管、肝下缘和胆囊管围成的三角区间隙(图 43-1)。胆囊动脉、肝右动脉、胆囊淋巴结及副右肝管均在此三角区经过。胆囊三角是胆囊切除时极易误伤胆管的危险区域。

5. 胆总管(common bile duct)　起自胆囊管与肝总管汇合点,止于十二指肠乳头。全长 4 ~ 8cm,口径 0.6 ~ 0.8cm,分为 4 段:①十二指肠上段,位于肝十二指肠韧带的右前缘,长约 1.4cm;②十二指肠后段,长约 2cm;③胰腺段,长 1 ~ 2cm;此段位于胰腺组织内,是胰头癌侵及胆总管造成梗阻性黄疸的好发部位;④十二指肠壁内段,位于十二指肠降部中段内后侧壁内,斜行走行,长约 1cm。约 85% 的胆总管与主胰管汇合形成共同通路(common channel),开口于十二指肠乳头;约 15% 胆总管与主胰管分别进入十二指肠或有间隔。胆总管斜穿十二指肠壁内时,与胰管汇合,形成胆胰管壶腹,称 Vater 壶腹(ampulla of Vater)。壶腹癌发生在此处,是胆总管下段梗阻的另一常见部位。胆总管括约肌、胰管括约肌及壶腹括约肌统称为 Oddi 括约肌(sphincter of Oddi),在控制胆管开口和防止反流方面起重要作用;其收缩运动还与小肠的间断移动性肌电复合波(IMMC)有关。

胆管黏膜为单层柱状上皮,有微绒毛和细毛衬于胆管细胞顶膜上,在胆管运动方面起重要作用。中层为较多的结缔组织掺杂少量肌肉成分;在其远端肌肉的分布密度增加。外层为浆膜层。

肝外胆管的血供:肝门胆管的血供来自相伴行的动脉。肝总管及胰腺以上胆总管可见 3 点位的左边缘动脉和 9 点位的右边缘动脉,紧贴胆管侧面沿长轴方向走行并相互吻合形成稀疏细小动脉网。主要来自胰十二指肠上后动脉、胃十二指肠动脉、肝右动脉及胆囊动脉。其静脉汇入门静脉,上段直接入肝。胆总管不耐受缺血性损伤,因此,在游离胆总管时应注意保留胆管周围的疏松结缔组织。

6. 肝门和肝蒂的解剖特点　肝门(porta hepatis)即第一肝门,位于肝横沟内,是左、右肝管、肝动脉分支、门静脉分支及神经和淋巴管出入肝的区域。在肝门内,左、右肝管在前偏右,肝左、

Notes

右动脉偏左居中,门静脉左、右支在后。肝十二指肠韧带又称肝蒂(hepatic pedicle),胆总管、肝固有动脉和门静脉在肝十二指肠韧带内呈倒"品"字排列。左、右肝管汇合点位置最高,肝总管和胆总管位于肝十二指肠韧带的右前方;肝固有动脉位于肝十二指肠韧带的左前方,其分支最低。门静脉分叉居中,位于胆总管和肝固有动脉后方偏左。肝右动脉也可直接来自腹腔干或肠系膜上动脉等,经胆总管后方和门静脉右侧向上走行入肝。了解肝门部的解剖特点对胆道外科手术十分重要。

Winslow 孔为肝十二指肠韧带后方,腹腔和小网膜囊之间的通道。经 Winslow 孔置入阻断带可控制入肝血流。

肝门板由包绕胆管和血管 Glisson 鞘的结缔组织融合而成。它将胆管汇合部与肝方叶后半下方(4b 段)分开。由于此间隙无血管穿行,可将其打开并向上拉肝方叶,以便显露胆管汇合部及左肝管。此项操作称为降低肝门板。

7. **胆囊和肝外胆管的解剖变异**　胆囊和肝外胆管的胚胎来自前肠和中肠的内胚层部分,胚胎发育异常导致的解剖异常可高达 50% 左右。

(1) 胆囊异常:包括异位胆囊、多胆囊、胆囊缺如等,最常见的为肝内胆囊。胆囊以系膜与肝相连被称为系膜胆囊(floating gallbladder)。

(2) 胆囊管与肝总管汇合异常:最常见的为胆囊管与肝总管伴行一段距离(占 25%)(图 43-2),是发生 Mirizzi 综合征的解剖基础。

(3) 副肝管是指从某叶肝实质独立发出较细的肝管,直接汇入肝外胆管,出现率为 5% ~ 15%,多见于右侧,与胆囊管走行关系密切,约 90% 副肝管走行 Calot 三角内。

(4) 先天性胆道闭锁和先天性胆管囊状扩张。

二、胆道系统的生理功能

胆道系统具有调节分泌、贮存、浓缩与输送胆汁的功能。

(一) **胆汁的生成、分泌、成分及作用**

胆汁由肝细胞和毛细胆管分泌,成人每日分泌胆汁约 800 ~ 1200ml。胆汁是一种复合溶液,97% 是水,主要成分有胆汁酸盐、胆固醇、胆色素、卵磷脂、脂肪酸和无机盐等,比重 1.011,pH 6.0 ~ 8.8。胆汁中的电解质成分与细胞外液相似。胆汁是等渗液,其蛋白质含量很低。

胆汁中 3 种主要的脂类物质包括胆汁酸盐、胆固醇和磷脂。胆固醇是细胞膜的重要构成成分,是胆汁酸合成的原料。在肝内,胆固醇经肝内各种酶作用下转化合成的胆汁酸称为初级胆汁酸,即胆酸(CA)和鹅脱氧胆酸(CDCA)。初级胆汁酸在小肠内被细菌降解而成为次级胆汁酸,即脱氧胆酸和石胆酸。大多数的胆汁酸与甘氨酸或牛磺酸以氨基酰化结合物的形式存在于胆汁中。胆汁酸在胆汁的形成、胆固醇的溶解运输、胆红素的助溶、脂肪消化及脂溶性维生素的吸收、防止胆结石形成中均具有重要作用。磷脂也是细胞膜的主要成分。人胆汁中 40% 的磷脂是卵磷脂。磷脂是"微胶粒"(micelles)和"泡"(vesicle)的重要成分,在溶解和运输胆固醇的生理过程中起十分重要的作用。

胆汁的分泌:受神经内分泌的控制,刺激迷走神经胆汁分泌增加;刺激交感神经使其分泌减少。促胰液素(secretin)以及脂肪酸和蛋白质分解产物等可使胆汁分泌增加。

胆汁的作用:①清除代谢产物:肝代谢的各种产物随胆汁排泄,是胆固醇被肝清除的重要途径。②乳化脂肪:胆汁能刺激胰脂肪酶的分泌并使之激活;水解和乳化食物中的脂肪,促进胆固醇和各种脂溶性维生素(如 VitA、D、E、K)的吸收。③中和胃酸。④刺激肠蠕动。⑤胆盐抑制肠道内致病菌的生长繁殖和内毒素的形成等。

(二) **胆固醇的溶解和运输**

事实上,胆固醇在胆汁中是不溶的。既往的研究表明,胆汁维持胆固醇溶解的关键是胆汁

Notes

酸-卵磷脂-胆固醇构成的混合微胶粒,胆汁酸是极性两性化合物,在微胶粒中其疏水端向内,亲水端向外,将胆固醇包围在中间,使其成被溶解状态。微胶粒不是运输胆固醇的唯一形式,研究表明,胆汁中 70% ~80% 的胆固醇以泡的形式存在;胆固醇与磷脂构成的"泡"是胆汁中运送胆固醇的非微胶粒形式。两种运输胆固醇的形式在胆汁中处于复杂的动态平衡:当胆汁中胆盐的浓度高,则胆固醇主要以微胶粒的形式存在;当胆固醇浓度较高时,超过微胶粒的溶解限度,过量的胆固醇与磷脂以"泡"的形式存在。而当胆固醇过饱和时,胆固醇则从"泡"中析出结晶,形成胆固醇结石。

（三）胆汁中的胆红素

胆红素是胆汁的重要成分,由衰老红细胞的血红蛋白分解后生成的,与白蛋白结合的胆红素在肝细胞内进行酯化形成葡萄糖醛酸胆红素,水溶性强、无毒,是可溶性的结合性胆红素。它作为代谢产物被肝细胞排泄入胆汁中,并使胆汁呈黄色。

（四）胆囊的功能

胆囊具有储存、浓缩和排出胆汁的作用。在禁食状态下胆囊起浓缩和储存胆汁的作用。进食时胆囊收缩排放胆汁。

1. 胆汁的浓缩和贮存　胆囊黏膜具有很强的吸收水的作用,可使胆汁浓缩 5 ~ 10 倍,使胆囊胆汁中的电解质、脂类、胆盐及胆色素浓度明显增高,而使其容量减少 80% ~ 90%。肝每日分泌的胆汁大部分经胆囊浓缩并贮存在胆囊内。

2. 胆囊的收缩和排空　胆囊的收缩受体液因素和神经系统的调节。在禁食状态下,胆道的运动和胆汁的流动受十二指肠的间歇性肌电移动所调节,胆囊收缩同 Oddi 括约肌舒张相协同,当 Oddi 括约肌收缩时胆管内压力超过胆囊内压力,胆汁持续地经胆囊管进入胆囊。进食后迷走神经兴奋,加之食物中的脂肪、蛋白及胃酸等刺激十二指肠释放 CCK,两者共同促使胆囊收缩并抑制 Oddi 括约肌活动频度和幅度;协同胆囊的收缩和 Oddi 括约肌的舒张,胆囊收缩时可产生 $25cmH_2O$ 的压力,迫使胆汁不断排入十二指肠。餐后 60 ~ 120 分钟胆囊持续排空（达 80% ~ 90%）。刺激迷走神经可使胆囊收缩、括约肌松弛;刺激交感神经则使胆囊的收缩受到抑制。迷走神经干切断术后胆囊排空受到一定影响。

3. 胆的分泌功能　胆囊黏膜每日能分泌约 20ml 黏液性物质,主要是黏糖蛋白,具有保护胆囊黏膜的作用。胆囊管梗阻时,胆汁中胆红素被吸收,黏液分泌增多,形成白胆汁,积存白胆汁的胆囊称胆囊积水。

胆囊切除后,胆总管可稍有代偿性扩张,起部分胆囊贮存浓缩胆汁的作用。

（五）胆囊和胆管的流体力学

胆道系统是个低压、低流量系统。胆道的压力决定胆汁的流向及流速。首先,肝细胞的分泌压（$30cmH_2O$）为最高,使毛细胆管的胆汁向肝外胆管流出。禁食时 Oddi 括约肌收缩,胆管内压升高（$15 ~ 20cmH_2O$）,使大部分肝胆汁流向压力较低的胆囊,在胆囊内贮存并被迅速浓缩,直到胆囊内压与胆管内压达到平衡（$10cmH_2O$）为止。进餐时,当脂肪、蛋白或酸性食物接触十二指肠黏膜后便释放 CCK,引起胆囊收缩并使括约肌松弛;此时,胆囊压力明显高于胆管内压和十二指肠内压（$5cmH_2O$）,使胆汁从胆囊排至胆管和十二指肠。任何原因造成的胆道梗阻均将引起胆道内压力增高,进而梗阻近端的胆管和胆囊呈代偿性扩张和增大以缓解胆道高压。当胆道内压超过 $30cmH_2O$ 时,肝将停止分泌胆汁,且胆汁反流入血,发生梗阻性黄疸。

（六）胆汁酸的肠肝循环

初级胆汁酸在肝内合成,并与牛磺酸或甘氨酸结合后,被分泌到肝外胆管和肠道。95% 以上的结合型胆汁酸在末段回肠被主动吸收,经门静脉系统回输入肝。少量非结合型胆汁酸在结肠中脱羟基转变成次级胆汁酸,部分（0.2 ~ 0.6g/d）随粪便排出体外。可见,在胆汁酸的肠肝循环过程中,机体具有再吸收和重复利用胆汁酸的机制。作为有效的肠肝循环的结果,正常人胆

Notes

汁酸池(每次参与肠肝循环的胆汁酸的含量)大约为3g,每天循环4~12次,仅有5%的胆汁酸在粪或尿中排出体外,肝只需生成约5%(0.2~0.6g/d)的胆汁酸便能达到完全的补偿。

(王广义)

第二节 特殊的诊断方法

近20年来,放射学、影像学及超声内镜的发展进步,为胆道系统疾病的诊断,尤其为梗阻性黄疸,提供了先进可靠的诊断方法。

(一) 超声诊断(ultrasonography)

是诊断胆道系统疾病的首选无创便捷、经济准确的有效方法。对胆囊结石、胆囊息肉样病变、急慢性胆囊炎、胆囊癌及肝内胆管结石等病变,诊断准确率可达95%~98%以上。超声探查肝内胆管(>4mm)、肝外胆管(>10mm)有无扩张,可判定胆道梗阻部位及原因,有助于鉴别非梗阻性黄疸。胆囊结石的典型声像图为强回声团伴声影(acoustic shadow)(图43-3)、随体位改变、可移动。息肉或肿瘤则显示强回声、无声影、不移动。肝外胆管结石诊断准确率约为80%,但胆总管下端易受胃肠道气体干扰,则需行CT检查明确诊断。胆管结石术后也应常规作超声检查以便确定有无术后残存结石。偶有因胆结石太小,加之胃肠道气体干扰,超声检查未能确诊者,要定期复查。术中超声检查可提高肝胆疾病的诊断率;明确肝血管受累的程度,评估其病变切除的可行性。还可在超声引导下行胆囊穿刺造瘘术及PTCD。

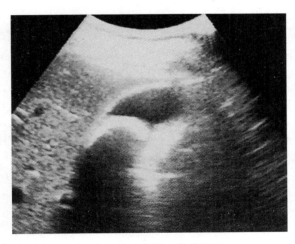

图43-3 胆囊结石的声像图

(二) X线检查

腹部平片对胆道系统疾病的诊断价值极为有限。但可鉴别消化道穿孔或肠梗阻等其他急腹症。

(三) CT(computer tomography)

可显示肝胆系统不同水平、不同层面的图像。诊断肝内外胆管结石优于超声检查(图43-4),且能提供梗阻的部位和原因及胆道扩张的范围;并可诊断胆囊癌、胆管癌及胰腺肿瘤等。

(四) 经皮经肝胆道造影(percutaneous transhepatic cholangiography,PTC)和经皮经肝胆道引流(percutaneous transhepatic biliary drainage,PTBD 或 percutaneous transhepatic cholangial drainage,PTCD)

PTC 是用细针(Chiba 针)在 X 线或超声介导下,穿刺肝内扩张胆管并注入造影剂,可显示梗阻近端胆道,以便判断梗阻的部位和原因,适用于高位胆道梗阻。因属有创性检查,当胆道内压增高时,可发生胆汁漏、腹膜炎,近年来已弃用。PTBD 是在 PTC 基础上,借助导丝向扩张的肝内

Notes

胆管置入导管减压并引流胆道(图43-5),多用于术前减黄;对不能手术的梗阻性黄疸病人则作为永久性减黄措施。

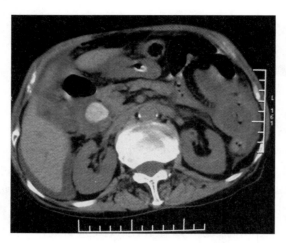

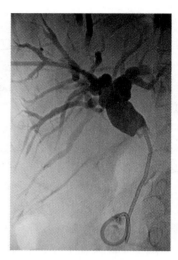

图 43-4   胆总管结石的 CT 影像   图 43-5   肝总管梗阻的 PTBD

(五)经内镜逆行性胰胆管造影(endoscopic retrograde cholangiopancreatograpy,ERCP)

更适用于低位胆管梗阻的诊断。借助侧视内镜可观察十二指肠有无占位病变,尤其是十二指肠乳头有无菜花样肿物,并可活检;导管插入胆管和(或)胰管后,可收集胆汁和胰液,并注入造影剂使胆管和胰管显影,显示梗阻的部位和病因。可经内镜行括约肌切开(endoscopic sphinc-terotomy,EST)取石;或向胆管内插入鼻胆管引流(endoscopic nasobiliary drainage,ENBD)治疗急性胆道感染或术前减黄;留置支撑管(stent)作为恶性肿瘤所致梗阻性黄疸的姑息疗法。主要并发症有出血、胰腺炎等。ERCP兼有诊断和治疗双重作用。

(六)MRCP

其图像由不同组织在磁共振过程中发生的共振信号来决定。单用 MRI 诊断胆道系统疾病无特异性。磁共振胆胰管成像(magnetic resonance cholangiopancreatography,MRCP)可显示整个胆道系统的影像(图43-6),提供较详细的解剖信息。对先天性胆管囊状扩张症及肿瘤或结石导致的梗阻性黄疸诊断具有特别重要的价值。具有无创、胆道成像完整等优点,可替代 PTC 和 ERCP 诊断作用。

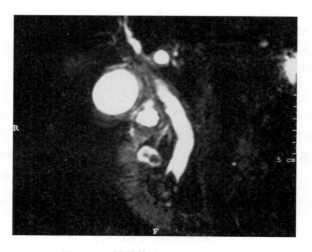

图 43-6   胆总管结石的 MRCP 影像

（七）内镜超声检查（endoscopic ultrasonography，EUS）

用超声内镜对胆总管下段和壶腹部进行近距离超声检查，不受气体干扰，准确率高，并可进行活检，具有优越性。

（八）胆道镜检查（choledochoscopy）

应用胆道镜经胆管腔内直接观察胆道系统，术中观察有无胆管狭窄或肿瘤并取活检、有无残余结石，或用胆道镜和网篮取出胆管内结石。术后如有残余结石（6周后）可经T管瘘道置入胆道镜观察并取出残余结石。

（九）术中或术后胆道造影

胆道手术中，包括腹腔镜手术，经胆囊管置管注入造影剂直接造影，可清楚地显示肝内、外胆管，了解胆管内病变，以便决定是否探查胆道。术后（>2周）可经T管注入造影剂造影，以判定有无残余结石或胆管狭窄。胆道T管拔管前，应常规行胆道造影。

（十）正电子发射计算机断层显像（positron emission tomography，PET）

通称PET-CT，利用良性细胞和恶性细胞对FDG（^{18}F脱氧葡萄糖）代谢不同而成像不同，用于全身检查，鉴别良性病变或恶性病变，以便确定或调整治疗方案。可用于诊断胆道系统肿瘤。由于其价格昂贵多用于肿瘤病人的全身检查或术后复查。

（王广义）

第三节　成人先天性胆管囊状扩张症

先天性胆管囊状扩张症（congenital cystic dilatation of bile duct）是指肝内或（和）肝外胆管的先天性囊状扩张，又称先天性胆总管囊肿（congenital choledochal cyst）。1723年Vater首先报道本病。1958年Caroli详细描述了肝内胆管的囊状改变（Caroli's disease）。女性明显多于男性（8:3），大多数病人在10岁前得到诊治；部分病人到成人阶段才表现出临床症状（参见第四十七章第十节）。

（一）病理和分类

此病好发于胆总管。Todani修改了先天性胆管囊状扩张症的分类（图43-7），其中，Ⅰ型为最多见，占50%。有人认为此病是胆管良性肿瘤。病因与先天性胰胆管合流异常（APBDJ）、共同通道过长、慢性胰液胆管反流、胆管黏膜损伤、慢性炎症和胆管壁变薄有关。并发症包括：胆管炎、胆结石、胆汁性肝硬化、门静脉高压症、囊肿破裂、癌变等。癌变率为2.5%~26%，在成年人高达30%；癌变可能与胆汁淤滞慢性炎症囊壁上皮化生有关。

（二）临床表现和诊断

成人先天性胆管囊状扩张症以右上腹痛、黄疸、腹部肿块三联征为主要临床表现。超声检查是首选的诊断方法，确诊需要上腹部增强CT、MRCP及ERCP等。ERCP在显示是否存在APBDJ具有较大的诊断作用；而MRCP能够显示肝内、外胆管的完整影像，同样具有重要的诊断价值（图43-8）。

术中如何鉴别先天性胆管囊状扩张症和胆管梗阻所致胆道扩张是临床上需要注意的重要问题。先天性胆管囊状扩张症的肝外胆管呈囊状扩张，扩张的上端肝胆管直径可正常；术中穿刺抽取囊内胆汁测定淀粉酶异常增高。胆道梗阻的肝内外胆管为狭窄后扩张，胆管内胆汁中淀粉酶含量正常。术中直接穿刺胆道造影，也可明确诊断。

（三）治疗

原则是早期手术以减轻症状并预防远期并发症。合理的治疗包括彻底切除囊肿、行肝总管与空肠Roux-en-Y吻合术。并发严重感染可行ENBD或囊肿外引流，待炎症控制，再行治愈性手术。单纯囊肿与十二指肠或空肠吻合内引流术现已弃用，因囊肿壁无排空能力，仍可造成胆汁

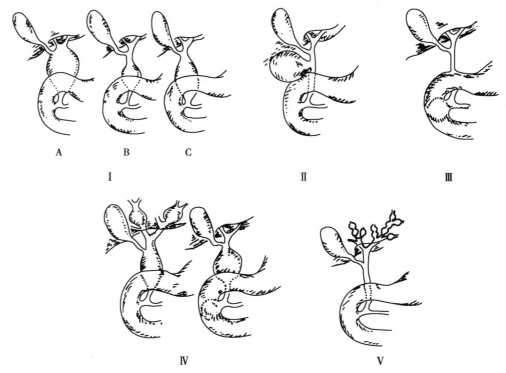

图 43-7　先天性胆管囊状扩张症的分类

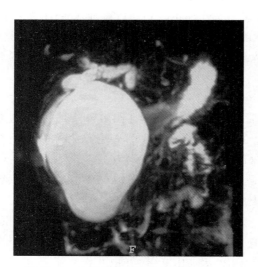

图 43-8　先天性胆管囊状扩张症 MRCP

滞留和感染;并且随着年龄的增长,在成人囊肿壁的癌变率明显增高(30%)。如术中发现胆总管囊肿已恶变,应施根治性手术,包括胰头十二指肠切除术。

胆总管囊肿切除的技术要点:①彻底切除胆管囊肿及其内膜;②处理囊肿下端时注意保护主胰管;③行肝门胆管与空肠 Roux-en-Y 吻合,应采用可吸收线或细丝线行黏膜对黏膜缝合;④不要用吻合器行肝总管空肠吻合,因为小口径全层内翻吻合,术后可致吻合口狭窄甚至闭塞。

肝内胆管囊状扩张症(Caroli's disease)的治疗:单发肝内胆管囊状扩张症,可选择肝部分切除术;多发性病变不易手术切除,合并感染时应用抗生素对症处理;对终末期病例,可考虑行肝移植治疗。

(王广义)

第四节　胆道蛔虫病

蛔虫是人体内最常见的肠道寄生虫,由于饥饿、胃酸降低或驱虫不当等因素,蛔虫可钻入胆道引起一系列临床症状,称为胆道蛔虫病(biliary ascariasis)。随着饮食习惯和卫生设施的改善,肠道蛔虫病和胆道蛔虫病已很少见。但在欠发达地区仍为常见病。

Notes

（一）临床表现

为突然发生剑突下钻顶样绞痛,伴右肩或左肩部放射痛。病人疼痛难以忍受,辗转不安,呻吟痛苦。疼痛可突然平息,又可猛然再发,无一定规律。合并胆道感染时,可出现寒战、高热,也可合并急性胰腺炎的临床表现。体征甚少或轻微,除剑突下深压痛外,并无其他阳性体征,剧烈腹痛与轻微腹部体征不相称,所谓"症征不符",为本病的特点。少数病人可有轻微的黄疸。

（二）诊断

根据上述典型临床表现,临床症状重而体征轻的特点,多可作出诊断。超声检查可显示胆管内蛔虫的影像,内镜超声诊断会更准确。

本病须与胆石病、急性胰腺炎、胃十二指肠溃疡急性穿孔、胃痉挛和心绞痛等病鉴别。

（三）治疗

以非手术治疗为主,出现并发症考虑外科干预。

1. 非手术治疗　①解痉镇痛:可口服或注射阿托品、654-2 等胆碱能阻滞剂,必要时可用哌替啶止痛。②利胆驱虫:发作时可口服食醋、驱虫药,利胆排虫中药(如乌梅汤)和33% 硫酸镁等。最好使蛔虫从胆管中退出。也可用氧气驱虫。③控制胆道感染,多为大肠埃希菌感染,应选择合适的抗生素。④用十二指肠镜取出钻入胆道的蛔虫。

2. 手术治疗　手术切开胆总管探查、取虫和引流;取出蛔虫后也可直接缝合胆总管。术中或术后驱虫治疗,防止胆道蛔虫复发。

（王广义）

第五节　胆石病

一、概　述

胆石病(cholelithiasis)是指胆道系统,包括胆囊和胆管内发生结石的疾病。其临床表现取决于胆结石的部位,以及是否造成胆道梗阻和感染等因素。

（一）胆石病的流行病学

胆石病是常见病,我国胆结石患病率为 0.9% ~10.1% ,平均 5.6% 。女性明显多于男性,随年龄增长而增高。随着饮食习惯与卫生条件的改善,我国的胆结石已由以胆管胆色素结石为主逐渐转变为以胆囊胆固醇结石为主。

（二）分类

分类方法较多。从临床实际出发,按结石化学成分和结石所在部位分类较为实用(图 43-9)。

1. 按化学成分可分为两大类,即胆固醇类结石和胆色素类结石。

（1）胆固醇类结石:以胆固醇为主要成分。其中:①纯胆固醇结石可为单发或多发,球形,呈皂白色或黄色,剖面可见放射状结晶,核心可有少量胆色素,胆固醇含量>90% 。②另有一种胆固醇混合结石,多发,多面体形,表面褐绿色,可有花纹,剖面分层,可见结晶,胆固醇含量>60% 。

（2）胆色素类结石:①以胆色素为主的混合结石,胆固醇含量<45% 。可为单发或多发,呈红褐色或黑褐色。形状不定,呈块或呈泥样,也可为小砂砾样。较大结石剖面可见年轮样层状结构。多为胆色素混合结石。②纯胆色素结石,呈黑色小结石。

2. 按胆结石所在部位分类　可分为:①胆囊结石,多为多发;单发者多为球形,多发者可为小球形、多面体形或扁片状不等。多为胆固醇类结石。少数结石含钙量高,X 线平片上可显影。②肝外胆管(或胆总管)结石,多为原发性结石。单发或多发,大小不等,形状多样,多与胆管形状相似。多为胆色素混合结石。胆结石自胆囊坠入胆总管者为继发胆管结石,其成分与胆囊结

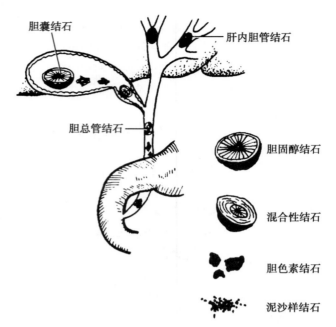

图 43-9　胆结石分类

石相同。③肝胆管结石,绝大多数为多发,多见于肝左叶,分布在二、三级肝胆管内,小块状或柱形,可有蛔虫残体为核心。均为胆色素混合结石。

上述三种胆结石也可联合存在,如胆囊结石可合并胆总管结石,胆总管结石可合并肝胆管结石。

(三)成因

非常复杂,胆固醇结石和胆色素结石的成因又截然不同。以下简略介绍胆结石形成的主要原因。

1. 胆固醇结石　均在胆囊内形成。目前认为胆固醇结石的形成必须具备:①胆汁中胆固醇过饱和:胆汁中胆固醇浓度明显增高,胆汁酸盐和卵磷脂含量相对减少,不足以转运胆汁中的胆固醇,此种胆汁为胆固醇过饱和胆汁,即成石胆汁(lithogenic bile)。②胆汁中胆固醇的成核过程异常:指胆汁中的小泡(vesicle)聚集融合形成大泡,使溶解状态的胆固醇析出胆固醇单水结晶(cholesterol monohydrate crystal),是胆固醇结石形成的最初阶段。在此过程中,成石胆汁中的某些成核因子(糖蛋白、黏蛋白和 Ca^{2+} 等)有明显的促成核作用,缩短了成核时间。黏糖蛋白还可将胆固醇结晶网结在一起促进结石增长。③胆囊功能异常:胆囊结石只在胆囊内发生,胆囊切除后胆固醇结石就不再复发了,说明胆囊在胆固醇结石形成中的重要性。研究表明胆固醇结石病人的胆囊对水和电解质的吸收功能增加,使胆汁浓缩;成石性胆汁刺激导致胆囊黏膜分泌黏糖蛋白增加,在成核过程中起重要作用;胆囊收缩运动减弱,其结果使胆汁滞留于胆囊内,形成沉淀物,提供胆固醇结晶聚集和生长所必要的时间和场所。

胆固醇结石在女性中多见,由于雌激素可促进胆汁中胆固醇过饱和,妊娠、绝经影响胆囊排空、怀孕次数及口服避孕药等与胆固醇结石成石有关。高饱和脂肪及胆固醇膳食也是胆囊结石的高危因素之一。老年人胆囊功能紊乱、胆汁过度浓缩、沉淀,易患胆囊结石。在美国西南部 Pima 印第安人中,约80%的30多岁女性患有胆石症,说明胆结石的成因也与遗传因素有关。

2. 胆色素结石　绝大多数属胆色素混合结石,其主要成分为胆红素钙。主要发生在肝内、外胆管内。胆道感染和胆汁淤滞是胆色素结石形成的主要因素。正常胆汁中的胆红素约80%为葡萄糖醛酸胆红素,即结合型胆红素。感染胆汁中的细菌,包括需氧菌和厌氧菌,能产生 β-葡

Notes

萄糖醛酸酶(β-G)和磷脂酶 A_1,前者使结合性胆红素水解为非结合性胆红素,它与 Ca^{2+} 结合生成胆红素钙沉淀;后者使磷脂水解,释放出游离脂肪酸,包括棕榈酸(又称软脂酸、十六烷酸)和硬脂酸(十八烷酸),与 Ca^{2+} 结合生成棕榈酸钙和硬脂酸钙,两者也是胆色素混合结石的重要成分。胆道感染还使胆道黏膜分泌大量糖蛋白,作为基质把上述各种沉淀物凝聚在一起形成胆结石。应该强调,胆道蛔虫病是胆道感染的重要原因,蛔虫残体又可作为胆结石核心,在胆色素结石形成中起重要作用。

二、胆囊结石

为常见病,近年来发病率明显增高,女性多见。

(一)临床表现

多数病人常无明显症状,或有上腹不适自以为胃病而未及时确诊。体检偶然发现没有症状的胆囊结石,称为无症状胆结石(asymptomatic gallstones)。胆囊结石的典型症状为胆绞痛(biliary colic),多在饱食、进食油腻食物后或睡眠时体位改变时,由于胆囊收缩加剧或结石移位,结石嵌顿于胆囊颈部,造成胆囊管急性梗阻,胆汁不能经胆囊管排出,引起胆囊内压增高,胆囊强力收缩引发绞痛,表现为右上腹或上腹部持续疼痛伴阵发性加剧,可向右肩背放射,严重伴恶心、呕吐;胆绞痛可通过解痉药或体位变化使嵌顿的结石返回胆囊体腔而缓解。如胆囊结石嵌顿不缓解,则胆囊增大,合并感染时可发展为急性胆囊炎或胆囊坏疽。长时间胆囊管梗阻胆囊积水,如胆囊结石较小,可通过胆囊管排入胆总管,而诱发胆源性胰腺炎。

体征常不明显,右上腹胆囊区可有压痛,有时可扪及肿大的胆囊。

(二)诊断

主要依靠典型的胆绞痛病史加超声检查,超声发现胆囊内有强回声光团、其后有声影(图43-3),并随体位改变而移动即可确诊。如发现胆囊增大或胆囊壁增厚时提示胆囊积液或有急性胆囊炎;部分胆囊结石为充满型,虽然胆囊无明显萎缩,胆囊壁也无明显增厚,此种胆囊已失去正常的生理功能。CT 有助于发现是否合并胆管结石。

(三)治疗

对于有症状和(或)并发症的胆囊结石,首选腹腔镜胆囊切除术(laparoscopic cholecystectomy,LC)治疗。

1. **手术治疗**　LC 是胆囊结石外科治疗的最佳选择。手术适应证:①胆绞痛反复发作的胆囊结石;②有并发症的胆囊结石。无症状的胆囊结石一般不需预防性手术治疗,每 6 个月随访观察。无症状胆囊结石出现以下情况应考虑手术治疗:①结石数量多及结石直径≥2cm;②胆囊壁钙化或瓷性胆囊;③伴有胆囊息肉>1cm;④胆囊壁增厚(>3mm),即伴有慢性胆囊炎。

开腹胆囊切除术(open cholecystectomy,OC)及小切口胆囊切除术(open minicholecystectomy,OM)已逐渐被 LC 所替代。LC 具有创伤小、痛苦轻、腹腔内脏器干扰小,术后恢复快,住院时间短等优点。经过 20 多年的临床实践,初期 LC 的严重并发症(胆道损伤、胆瘘、出血等)现已明显减少。但刚开展 LC 的单位还是要高度重视其安全问题。临床上仍有极少部分胆囊结石是需要行开腹胆囊切除治疗。

2. **其他疗法**　①口服溶石药,溶石治疗;②灌注药物溶石治疗;③体外冲击波碎石治疗;④经皮胆囊碎石溶石及胆囊闭腔术。上述方法危险性大,效果又不肯定,临床上已很少应用。

3. **胆囊切除术后的远期效果**　因胆囊结石或胆囊炎行胆囊切除术的疗效是肯定的,胆囊切除术后根除了因胆囊结石引起的各种并发症,去除了可能发生胆囊癌的危险因素。在美国,每年可施 70 万例胆囊切除术。胆囊切除术后常见并发症包括:胆管残留结石、胆瘘及肝外胆管损伤。OC 胆管损伤发生率为 0.08% ~0.3%,是最可怕的并发症。极少数病人术后仍有右上腹绞痛、饱胀不适、恶心呕吐等临床症状,统称为胆囊切除术后综合征(postcholecystectomy syndro-

me），或称胆囊切除术后胆道功能障碍（biliary dyskinesia）。常见原因有：①胆总管内残余结石；②Oddi 括约肌狭窄；③胆囊管残留过长；④胆道功能紊乱，与 Oddi 括约肌痉挛有关。明确原因后对症处理，可消除上述临床症状。

三、肝外胆管结石

肝外胆管结石在我国和东南亚各国较多见。近 10 年来，我国的原发性胆总管结石明显减少。原发性胆总管结石绝大多数为胆色素混合结石，部分结石核心中有蛔虫残体。少数病人的结石是由胆囊排出坠入胆总管，其结石与胆囊结石相同，称为继发性胆总管结石。然而，其临床表现与原发性胆总管结石相同。

（一）临床表现

平素无症状或略有上腹不适，当结石造成胆管梗阻继发胆管炎时，典型表现为反复发作的腹痛、寒战高热和黄疸，称为 Charcot 三联征。

1. **腹痛**　为剑突下和右上腹持续性（constant）绞痛，阵发性加剧，常向右肩背部放射，伴恶心、呕吐。这是由于结石下移嵌于胆总管下端壶腹部，引起括约肌痉挛和胆道高压所致。若胆管扩张或平滑肌松弛使嵌顿的结石上浮，腹痛等症状缓解。

2. **寒战高热**　是胆管梗阻并合并感染所致。由于胆道梗阻，胆管内压升高，使胆道感染逆行扩散，致使细菌和毒素通过肝窦入肝静脉，引起菌血症或毒血症。

3. **黄疸（jaundice）**　胆结石嵌于 Vater 壶腹部不缓解，1～2 日后即可出现黄疸。病人先有尿黄，继之巩膜黄染（scleral icterus），而后皮肤黄染伴瘙痒，粪色变浅，甚至呈陶土样便。部分病人结石嵌顿不重，阻塞的胆管近侧扩张，胆结石可漂浮上移，或者小结石通过壶腹部排入十二指肠，Charcot 三联征自行缓解。这种间歇性黄疸，是肝外胆管结石的特点。梗阻性黄疸若长期不解决，将导致肝功能严重损害。

（二）体征

巩膜及皮肤黄染。剑突下或右上腹部有深压痛，感染重时可有局限性腹膜炎，肝区叩击痛。如胆总管下端梗阻可扪及肿大的胆囊。

（三）实验室检查

血清总胆红素升高，以直接胆红素升高为主，碱性磷酸酶升高，尿胆红素阳性，尿胆原下降或消失。白细胞计数及中性粒细胞升高。

（四）特殊检查

首选超声检查确定诊断，可见肝内外胆管扩张，胆囊增大，胆总管内见结石影像（图 43-10）。如诊断困难还可选用 CT，MRCP 或超声内镜检查，ERCP 则兼有治疗作用。

（五）诊断

根据典型病史、临床表现、查体、实验室及影像学检查，术前诊断多无困难。肝外胆管结石出现黄疸时应与壶腹部癌鉴别，后者无痛，黄疸多呈进行性加深，超声和 CT 等检查可见胰头或壶腹部肿物影，可鉴别。

（六）治疗

胆管结石长期存在，即使无黄疸发生也可导致胆汁性肝硬化（biliary cirrhosis）。待出现胆道感染、休克时再急诊手术，对病人更无好处，危险性增大，增加手术死亡率。因此，肝外胆管结石应积极外科手术治疗。治疗原则包括：①解除胆道梗阻；②取尽结石；③畅通引流胆道，预防结石复发；④合理应用抗生素。

1. **胆总管切开取石 T 管引流术**　开腹手术，或有条件可首选腹腔镜联合胆道镜手术即腹腔镜胆道探查术（laparoscopic common bile duct exploration，LCBDE），如伴有胆囊结石和胆囊炎，可同时行胆囊切除术。该方法可保留正常的 Oddi 括约肌功能。①宜择期手术，一旦确诊肝外胆

Notes

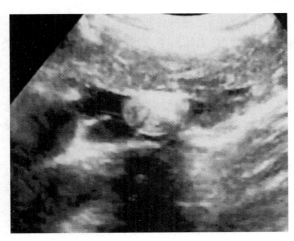

图 43-10 胆总管结石的声像图

管结石就应积极手术治疗;②为防止或减少结石遗留,术中尽可能使用胆道镜、胆道造影或超声检查;③对胆管下端的嵌顿结石需采用液电或激光碎石,决不可强行器械取石,结果造成胆胰结合部损伤,可留置 T 管待纤维窦道形成后行碎石取石。

手术方法及技术要点:于肝十二指肠韧带右缘前方显露胆总管,用手可扪及结石,寻找胆总管多无困难;在十二指肠上缘胆总管前壁先用注射器试穿抽得胆汁后经试穿针孔纵向切开胆管;用取石钳或刮匙取石,手法要轻柔;必要时采用术中胆道镜探查取石防止结石残留;也可将十二指肠降部游离,用手推挤结石协助取石;胆总管下端探查最好使用导尿管,尽量避免使用金属胆道探子,防止造成胆管下端或十二指肠后壁损伤;胆总管下端通畅者取石后放置 T 形管引流,选择合适口径的乳胶 T 形管,裁剪其横臂后置入胆总管;用 4-0 可吸收线或细无损伤线缝合胆总管切开处,确保不漏;T 形管经右侧腹壁引出避免迂曲。

2. Oddi 括约肌切开成形术 胆总管结石合并胆总管下端短段(<1.5cm)狭窄,或者胆总管下端嵌顿结石,应行括约肌切开成形术。切开十二指肠降段前壁显露十二指肠乳头,在 11 点位切开 Oddi 括约肌,将狭窄段切开,取出结石,并用可吸收线缝合括约肌切缘止血;并使 T 管横臂(下端)延长接管通过括约肌切开处,呈内支撑管,防止切开处术后粘连再狭窄。近年来,由于 ERCP/EST 的推广应用,此术式已很少采用。

3. 胆总管与空肠 Roux-en-Y 吻合术 胆总管下端严重的良性狭窄或梗阻,狭窄段超过 2cm,无法用手术方法在局部解除梗阻者,应行胆总管与空肠端侧 Roux-en-Y 吻合术,同时切除胆囊。

4. 术后管理 术后注意调整水、电解质及酸碱失衡,合理应用抗生素,注意保护肝功能。术后要保持 T 管引流畅通,术后 2 周左右,病人黄疸消退,无发热,胆汁清,可行 T 管造影,证实无胆石残留且胆总管下端畅通,再连续闭管 1~2 天无不适,可拔除 T 管。

5. 微创外科治疗 ①目前,随着内镜诊治技术的提高,在作 ERCP 检查的同时行 Oddi 括约肌切开(EST),用取石网篮将胆总管结石取出;②合并胆道感染或者为了预防胆道感染的发生时,可临时放置内镜鼻胆管引流(ENBD)或支撑管,该方法操作简便,创伤小,尤其适用于结石数量不多,病人高龄,体质差,伴有重要脏器疾病不能耐受手术者;③如有胆道探查术后残余结石,可在术后 6 周经 T 管窦道胆道镜取石。

四、肝内胆管结石

肝内胆管结石(hepatolithiasis,intrahepatic stones)是指左右肝管汇合部以上的胆管结石,在亚洲的东部、南部国家多见,在我国是常见疾病。结石呈黑色或棕黄色、易碎、结石剖面常呈分

Notes

层状,成分主要是以胆色素为主,多含有细菌。

（一）病因和病理

其成因与胆道感染、胆道寄生虫、胆汁淤滞、胆管解剖变异等因素有关。由于胆管解剖位置的原因,结石多见于左外叶及右后叶,可双侧同时存在结石,也可多肝段、肝叶分布。部分病人可合并肝外胆管结石。病理改变主要是结石造成肝内胆管的胆汁滞留、急慢性炎症、炎症狭窄和近段扩张。扩张的胆管积聚结石,进一步加重胆管梗阻,导致反复胆管炎、肝脓肿、全身脓毒症、胆道出血。长期的慢性炎症可诱发胆管癌,也可致肝段或肝叶的纤维化、肝硬化、门静脉高压症。

（二）临床表现和诊断

部位不同可致临床表现的差异。位于周围胆管的结石如无合并胆管扩张可无症状。大多数病人平日仅有肝区不适或轻度腹痛,如发生胆管炎则表现为腹痛、寒战高热,结石位于肝管汇合部可出现黄疸,严重炎症可出现全身感染如脓毒症、感染性休克。

肝段或一侧肝叶的胆管结石,常因感染致肝脓肿,除表现为全身感染外,肝区的压痛和叩击痛较明显,局限的脓肿可出现腹壁水肿,甚至可能穿破膈肌至肺,形成胆管支气管瘘,咳出的痰含有胆汁或结石。

胆管炎症及破溃可穿破伴行的肝动脉或门静脉,造成胆道出血(hemobilia);此外,晚期病例主要为肝硬化、门静脉高压致胃底食管静脉曲张出血,表现为血便或呕血。

实验室检查:无症状的病人可无异常,部分出现血清氨基转移酶升高。胆管梗阻常出现碱性磷酸酶升高。急性炎症期可有白细胞升高、核左移,各种肝脏的酶学检查均升高。当肝内胆管结石出现糖链抗原(carbohydrate antigen 19-9,CA19-9)升高时,需进一步检查排除胆管癌的可能。

影像学检查:超声检查根据肝内胆管内的强回声及其后方的声影,可诊断肝内胆管结石,如能观察到结石近端的胆管扩张,更能确诊。肝内的钙化灶也有同样声像,但不能证实其在胆管腔内,近端胆管无扩张或梗阻。常用的检查还有CT(平扫加增强)、MR/MRCP,能较直观反映结石的部位、大小、胆管位置、合并的肝萎缩、肝硬化、门静脉高压等,并能及时发现胆管癌。PTC、ERCP能清晰显示肝内外胆管,但是有创性检查,仅用于诊断困难及准备手术的病人。

（三）治疗

无症状、无局限性胆管扩张的三级胆管以上的结石,一般可不作治疗。

反复发作胆管炎的肝内胆管结石,主要采用手术治疗。手术治疗的原则是:取净结石、去除病灶、通畅引流、防止复发。具体的治疗方法根据不同部位、有无合并胆管狭窄及肝萎缩,分别采取合适的治疗:

1. 肝切除术　由于肝内胆管结石常呈节段性的分布,肝切除是最有效的手术方法。适应证有:①肝区域性的结石合并肝纤维化、萎缩、脓肿、胆瘘;②难以取净的肝叶、肝段结石并胆管扩张;③不易手术修复的高位胆管狭窄伴有近端胆管结石;④局限于一侧的结石并肝内胆管囊性扩张;⑤局限性的结石合并胆道出血;⑥结石合并胆管癌。

切除的范围应包括:①结石所在的肝叶或肝段;②狭窄的胆管;③远端扩张的胆管。由于结石最多见于左外叶,左外叶切除较安全易行,是最多采用的术式。但是,规划手术时应注意结石确实只局限于左肝外叶、没有合并胆管畸形,否则容易导致结石残留或胆管损伤。

2. 胆管切开取石　可直视下或通过胆道镜取出结石,是治疗肝外胆管结石的最基本方法。但是,肝内胆管结石单纯胆管切开取石是很难完全取净的,术中需器械取石联合胆道镜取石碎石及盐水冲洗等。适用于肝内胆管无扩张、结石在较大的胆管、无合并狭窄的病人或者并发急性胆管炎行暂时的胆道减压和引流采用。为取净结石,术后6周后常需要胆道镜反复取石,配合中药利胆排石,有利于防止结石复发。

Notes

3. **胆肠吻合术** 是治疗肝内胆管结石合并胆管狭窄、恢复胆汁通畅的以往常用手术方法。由于胆肠吻合可导致 Oddi 括约肌废弃,应慎重选择。只有在取净结石后,肝门部胆管狭窄不能纠正或者肝内结石病灶已经切除,胆管需要切开整形,为恢复胆汁流通时才采用,一般采用端-侧不离断空肠的改良袢式或 Roux-en-Y 吻合方法。切不可将胆肠吻合作为治疗残留于肝内胆管的结石的主要方法。

4. **肝移植术** 适用于全肝胆管充满结石无法取净,且肝功能损害威胁病人生命时采用。肝内胆管结石合并全肝胆管硬化性胆管炎、囊性扩张症、肝硬化及门静脉高压,治疗肝内结石难以纠正全肝的病理改变,也应考虑行肝移植术。

五、胆管结石术后残石的治疗

胆道手术后胆管残留结石是部分肝胆管结石病人手术治疗效果不佳的主要原因。由于结石的残留,病人仍然表现出术前的临床症状,如胆管炎、胆管炎性狭窄、肝脓肿等,往往需要术后辅助治疗或者再次、多次手术治疗。胆管残留结石的发生率目前无准确数据,估计约占肝外胆道手术的 10%、肝内胆管结石手术的 30% 左右。

(一)原因

有病变本身和技术上的原因,包括:①急症手术病情不允许作彻底的手术治疗;②胆囊切除时将胆囊结石挤入胆管内;③位于三级胆管以上的结石难以取净;④术前对胆管结石的数量和部位诊断不明确,术中未作胆道造影、超声等影像学检查;⑤手术者对胆管的解剖变异和对肝内胆管结石的治疗原则认识不足,选择治疗方法不恰当,尤其是手术时没有有效解决胆管狭窄;⑥缺乏经验以及必要的技术和设备导致结石遗留;⑦手术后没有合理的辅助治疗措施。

(二)治疗

对于无症状的胆道术后胆管残余结石,可继续观察,不急于再次手术治疗。但对于引起症状的胆管残余结石,应选择合理的方法再给予治疗。

1. 胆囊切除后的肝外胆管残余结石,如果没有合并肝内胆管结石,可行 EST 取石。

2. 肝内胆管结石如为三级以上胆管的残余结石,如无合并结石以上胆管的局限扩张,可考虑定期观察。因为三级以上的胆管一般的器械难以达到该部位取石。如病人有频繁发作的胆管炎或局限性的肝脓肿,应考虑行肝段或肝叶切除。

3. 有明显症状的残余结石、经确诊与原来不合理的手术方法有关的,常见的如胆管狭窄远端以下行的胆管肠道吻合手术,左肝结石仅行左外叶切除遗留左内叶结石,未处理的右后叶肝内胆管结石并扩张,右后叶胆管汇入左肝管或其他的胆管汇合异常等。均应予再手术纠正,再手术的方法需根据病人的具体情况选择不同的手术。

4. 术后经胆道引流管、T 型管等窦道胆道镜取石。术中或术后发现胆管残余结石,术后 6 周可经 T 管窦道取石,作为辅助的治疗措施,可以反复施行,但必须在手术已经纠正了胆管狭窄以及大量的结石已经在术中取出的基础上才能有效地清除结石。过度依靠术后的胆道镜取石作为主要的治疗措施难以完全达到清除残留结石的目的。

(三)预防

避免胆道手术后残留结石的关键是预防其发生,尤其在第一次的胆道手术中注意:

1. 重视术前的影像学检查。手术前清晰的胆管造影图像以及正确的解读图像是防止术后结石残留的重要措施。能够获得良好胆管造影的方法包括术前的各种影像检查的结合,但只用一种检查难以准确诊断复杂的肝胆管结石,常用检查方法如超声或 CT 加上 PTC 或 ERCP 或 MRCP。此外,手术者需要认真研究和解读这些检查图像,才能针对疾病的关键施行合理的手术。

2. 胆囊多发小结石的胆囊切除,可术中行胆道造影或探查胆总管,及时取出已经进入肝外

Notes

胆管的小结石。

3. 肝胆管结石的手术可以是简单的、但又可能是非常复杂的手术,手术中需要根据具体的情况选择合理的手术方法。对于复杂的肝胆管结石的治疗,应由有经验的专科医生手术或作指导。尤其需要注意解除肝胆管因为慢性炎症造成的胆管狭窄。

4. 肝内结石的手术治疗中,已经证明准确的肝切除是防止术后残石的最有效的治疗。胆肠吻合旷置了 Oddi 括约肌的生理功能,手术者必须慎重选择。

5. 对于复杂的胆管结石手术,应采用择期手术,急诊期尽量采用 ERBD、PTCD 等胆管引流缓解急性胆管炎症,然后再作详细检查和充分准备才手术治疗。

6. 手术复杂的肝内胆管结石,手术中可应用术中超声、胆道镜检查等协助准确地取石、碎石。

7. 手术中估计可能遗留结石的应放置引流管,以备术后造影检查,一旦发现结石残留,应留置管道至术后 6 周左右采取胆道镜取石等辅助措施取出结石。

(王广义)

第六节 胆 道 感 染

胆道感染属胆道外科常见疾病,按发病部位可分为胆囊炎和胆管炎两类。

一、急性胆囊炎

是一种常见急腹症,女性居多。根据胆囊内有无结石,将胆囊炎分为结石性和非结石性胆囊炎。非结石性胆囊炎较少见。

(一) 病因

1. **急性结石性胆囊炎**(acute calculous cholecystitis) 是胆囊结石最常见的并发症。其主要病因:①胆囊管梗阻、胆汁排出受阻,其中 80% 是由胆囊结石所致,尤其小结石易于嵌顿在胆囊颈管引起梗阻。偶有胆囊管扭转、狭窄等。梗阻后局部释放炎症因子,包括溶血卵磷脂,磷脂酶 A 及前列腺素等,引起胆囊急性炎症。②致病菌入侵:大多数致病菌通过胆管逆行进入胆囊,也可经血液循环入侵。致病菌主要为革兰氏阴性杆菌、厌氧菌等。一旦胆囊胆汁排出不畅或梗阻时,胆囊的内环境则有利于细菌繁殖和生长。

2. **急性非结石性胆囊炎**(acute acalculous cholecystitis) 约占急性胆囊炎的 5% ~ 10%。多见于老年重病者,如创伤、烧伤、长期胃肠外营养,或者大手术后,如腹主动脉瘤或心肺旁路手术后。胆囊胆汁淤滞和缺血可能是发病的原因。此种胆囊炎较常发生胆囊坏死、积脓或穿孔。

(二) 病理

急性胆囊炎的起始阶段,胆囊管梗阻、内压升高、黏膜充血水肿、渗出增多,此时为急性单纯性胆囊炎。若病因不解除,炎症发展,炎症累及胆囊壁的全层(各层),白细胞弥漫浸润,浆膜也有纤维性和脓性渗出物覆盖,成为急性化脓性胆囊炎,乃至胆囊积脓。如胆囊内压继续增高,致囊壁血液循环障碍,引起胆囊壁组织坏疽,即为急性坏疽性胆囊炎。胆囊壁坏死穿孔发生较急时,会导致胆汁性腹膜炎,穿孔部位多在底部和颈部。如胆囊坏疽穿孔发生过程较慢,被周围器官(大网膜、十二指肠、横结肠)粘连包裹,形成胆囊周围脓肿。

(三) 临床表现

常在进脂肪餐后或夜间发作,表现为右上腹部的剧烈绞痛或胀痛,疼痛常放至右肩或右背部,伴恶心呕吐,合并感染化脓时伴高热,体温可达 40℃。急性非结石性胆囊炎的临床表现不甚典型,但基本相似。

急性胆囊炎病人很少出现黄疸,或有轻度黄疸。如果结石嵌于胆囊管或 Hartmann's 囊,同

Notes

时又压迫肝总管,引起肝总管梗阻(type I);或者胆结石嵌入肝总管、产生胆囊胆管瘘,引起胆管炎或黄疸(type II),统称为 Mirizzi 综合征(图 43-11)。表现为反复发作的胆囊炎、胆管炎及梗阻性黄疸。

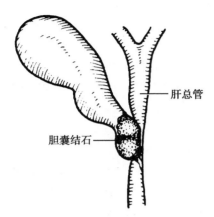

图 43-11 Mirizzi 综合征

肝总管

胆囊结石

(四)体征

早期可有右上腹压痛或肝区叩痛。胆囊化脓坏疽时可扪及肿大的胆囊,压痛明显,范围增大,可出现反跳痛和肌紧张。用手压于右上腹肋缘下,嘱病人腹式呼吸,如出现突然吸气暂停,称为 Murphy 征阳性,是急性胆囊炎的典型体征。

(五)实验室及影像学检查

血白细胞明显增高者提示胆囊化脓或坏疽,血清转氨酶和总胆红素可能有升高。

超声检查为首选诊断方法,可显示胆囊增大,囊壁增厚,胆囊周围有渗出液,并可探及胆囊内结石影像。CT 可进一步明确胆管有无结石。

根据临床表现、体检及影像学检查,确诊多无困难。

(六)治疗

急性单纯性胆囊炎病情有缓解趋势者,可采用禁食、解痉、补液、抗生素等方法治疗,待病情缓解后再择期手术。如病情无缓解,或者已诊断为化脓性或坏疽穿孔性胆囊炎,需急诊手术治疗,72 小时内炎症水肿渗出期,手术游离胆囊三角难度相对不大。

胆囊切除术是急性胆囊炎、胆囊结石治疗的常规术式,有条件单位首选腹腔镜胆囊切除术。胆囊切除有顺行性和逆行性切除两种方法,前一种方法先游离解剖胆囊三角,分离胆囊管和胆囊动脉予以处理,再做自胆囊颈向胆囊底方向剥离切除胆囊;后一种方法,先自胆囊底向胆囊颈方向剥离胆囊,遇胆囊动脉妥善处理,最后结扎、切断胆囊管。逆行性切除术适用于炎症重、胆囊三角解剖结构不清情况下,减少胆管损伤的发生。胆囊切除术最重要的技术关键是必须认清胆囊管与肝总管、胆总管三管的关系,保留 0.5cm 长的胆囊管残端切除胆囊,避免胆管损伤。

在特殊情况下,包括病人情况极差,手术耐受力差;或者手术技术条件差,不能耐受胆囊切除术,也可行胆囊切开取石胆囊造口术。有条件也可行超声引导下胆囊造瘘术。

急性胆囊炎施行 LC 过程中如发现胆囊壁炎症重、周围组织粘连等,应果断地中转为开腹手术,确保安全。胆囊切除困难时,也可先切开胆囊、吸去脓性胆汁、取出胆结石、切除大部分胆囊壁,胆囊床残留的胆囊黏膜用氩气刀或电刀喷凝处理,胆囊管常规结扎(Pribram 技术)。

术后合理应用抗生素。

二、慢性胆囊炎

慢性胆囊炎(chronic cholecystitis)是急性胆囊炎反复多次发作或长期存在胆囊结石的后果,致使胆囊萎缩,囊壁增厚,内含胆结石,胆囊功能不良。大部分慢性胆囊炎在镜下见黏膜萎缩,胆囊壁各层有明显的结缔组织增生,淋巴细胞和单核细胞浸润。炎症反复发作,胆囊与周围组织粘连。

(一)临床表现及诊断

症状常不典型,大多数病人有胆绞痛的病史,而后有厌油脂饮食、腹胀、嗳气等消化不良的症状。也可有右上腹隐痛,很少有发热。体检可发现右上腹胆囊区有轻压痛或不适。超声发现胆囊缩小、壁厚、内存结石或充满结石,胆囊收缩功能很差,诊断常无困难。

(二)鉴别诊断

1. 胆囊胆固醇沉积症 这是一种胆囊内胆固醇代谢紊乱所造成的疾病,约半数以上的胆固

Notes

醇沉积症同时有胆固醇结石。胆固醇沉积症的胆囊黏膜的外观酷似草莓,临床上又称之为"草莓样胆囊"。

2. **胆囊腺肌增生症**　胆囊黏膜腺体和肌层组织明显增生,病变部位胆囊壁明显增厚。

3. **胆囊神经瘤病(neuromatosis of gallbladder)**　较少见,胆囊组织内有大量神经纤维的增生。

（三）治疗

对临床症状明显又伴胆囊结石者,应行胆囊切除术,既可解除症状又可防止癌变。对年迈体弱或伴有重要器官严重器质性病变者,可采用非手术治疗,包括限制脂肪饮食,口服胆汁酸和利胆药物,或中西医结合治疗。

三、急性胆管炎

急性胆管炎系指胆管不同程度的梗阻合并不同程度的感染而表现出的临床综合征。急性梗阻性化脓性胆管炎(acute obstructive suppurative cholangitis,AOSC)是胆道感染疾病中的严重类型,亦称为急性重症胆管炎(acute cholangitis of severe type,ACST),系因急性胆管梗阻并继发化脓性感染所致。急性胆管炎和急性重症胆管炎是胆管感染发生和发展的不同阶段和程度。胆总管结石是最常见的梗阻原因,其他原因还有胆道蛔虫、胆道良性狭窄、吻合口狭窄或肿瘤等。梗阻的部位可在肝内,最多见于胆总管下端。单纯肝内胆管感染又称为肝胆管炎。造成胆管化脓性感染的致病菌几乎都是肠道细菌逆行进入胆管,革兰氏阴性杆菌检出率最高,其中大肠埃希菌最常见,铜绿假单胞菌、变形杆菌和克雷伯氏菌次之,厌氧菌亦多见,也可混合感染。梗阻越完全,管腔内压越高,病情越重;当胆管内压高达 $30cmH_2O$ 时,胆汁中的细菌和毒素即可逆行进入肝窦,产生严重的脓毒血症,发生感染性休克。可见,肝外胆道不全梗阻是 AOSC 发生的解剖因素,肠源性多菌种联合感染而产生大量细菌毒素,是引起本病严重感染症状的病源性因素,而梗阻所致的胆管内高压是 AOSC 发展和恶化、休克及多器官衰竭的重要原因。

AOSC 的基本病理变化是胆管的梗阻和胆管内化脓性感染。管腔内充满脓性胆汁或脓液,胆管黏膜充血水肿,上皮细胞变性、坏死脱落,管壁各层呈不同程度的中性粒细胞浸润等病理改变。

（一）临床表现

多数病人有反复胆道感染病史和(或)胆道手术史。根据病人胆管梗阻的水平不同,梗阻的程度及胆道感染程度的不同,临床表现也不尽相同。

1. **肝胆管炎**　左、右肝管汇合以上梗阻合并感染者,腹痛轻微,一般无黄疸,以高热寒战为主要临床表现。腹部多无明显压痛及腹膜炎体征,常表现肝大;一侧肝管梗阻可出现不对称性肝大,患侧肝区叩痛和压痛。重症肝胆管炎时,也可出现感染性休克等症状。

2. **肝外胆管梗阻合并感染**　临床主要表现上腹部剧烈疼痛、寒战高热和黄疸,是本病的典型症状,又称为 Charcot 三联征。上述三联征是急性胆管炎的基本表现和早期症状。当胆管梗阻和感染进一步加重时,其临床表现将继续发展,出现低血压(hypotension)和神志改变(altered mental status),与之前的三项统称为 Reynolds 五联征,是诊断 AOSC 不可缺少的诊断依据。

AOSC 系胆道外科的急症,起病急骤,发展迅猛,剑突下或右上腹剧痛或绞痛,继而寒战、高热,恶心、呕吐,黄疸,有时没等出现巩膜皮肤黄疸时,就出现血压下降、脉快、神志淡漠、嗜睡、昏迷等症状。如未予及时有效的治疗,病情继续恶化,将发生急性呼吸衰竭和急性肾衰竭,严重者可在短期内死亡。

（二）体征

病人体温常高达 40℃以上,脉率达 120~140 次/分钟,血压降低,呼吸浅快,轻度黄疸,剑突下压痛和肌紧张,肝区叩痛,有时可扪及肝大和胆囊肿大。

Notes

（三）辅助检查

1. **实验室检查**　血白细胞和中性粒细胞均明显增高,尿胆红素阳性,血胆红素升高,尤其直接胆红素升高,ALP 升高,肝功能改变,多数病人出现代谢性酸中毒。寒战时做血培养,多有细菌生长。

2. **超声检查**　是诊断 AOSC 的主要简易方法,可发现肝内、外胆管不同程度的扩张,胆总管或肝内胆管结石,胆管壁增厚,胆囊增大等。

病情允许可行 CT 或 MRCP 检查。

（四）诊断

根据病史,临床表现 Charcot 三联征,又出现休克和精神症状,具备五联征即可诊断 AOSC。超声检查可进一步确诊。应该注意,即使不完全具备五联征,如尚未出现黄疸或神志改变等,也不应除外本病诊断。如仅具有 Charcot 三联征,已构成急性胆管炎的诊断,是 AOSC 的早期表现。一旦出现血压下降、感染性休克及神志改变时,已构成急性重症胆管炎的诊断。在急性梗阻性肝胆管炎中,由于梗阻的部位较高,肝外胆管无梗阻,临床症状不典型,疼痛不重,可无黄疸或黄疸很轻,无腹膜刺激征象,而以全身感染和肝区叩痛为主要表现。诊断时应加以注意。

（五）治疗

原则是紧急解除胆道梗阻,通畅引流胆道,控制感染抗休克。

1. **非手术治疗**　边抗休克边准备手术,首先建立通畅的静脉输液通道,加快补充水、电解质,补充有效循环血量,同时给予足量有效抗生素,休克者使用多巴胺维持血压,防止病情恶化。

2. **紧急胆道减压引流**　为抢救生命,方法力求简单有效。

（1）胆总管切开减压 T 管引流:胆总管内结石应力争取净,尽量缩短手术时间。大多数病人在手术切开胆总管后病人的血压就会有回升。术中冲洗肝内外胆管,吸出脓液减轻中毒症状。选择合适的 T 形管以备术后引流或取石。胆囊造口术难以达到充分减压和引流胆管的目的,不宜采用,仅在术中难于顺利显露胆总管时方可采用胆囊造口术。

对伴有肝内胆管结石合并肝胆管狭窄者,用胆道探子扩张狭窄处,冲洗肝内胆管并将引流管放置在狭窄以上的肝胆管内。术中不必强求取净结石,残余结石待术后用胆道镜取出。

术中抽取胆汁作细菌培养和药物敏感度试验,对术后抗生素的选择有指导意义。

（2）ENBD:在有条件的单位,在病人生命体征允许的情况下,AOSC 也可采用 ENBD 或 PTBD(percutaneous transhepatic biliary drainage)治疗。胆总管下端嵌顿结石合并胆管炎者,借助内镜行括约肌切开术(EST),用网篮取出胆结石,再插入导管引流。或者 EST 后置入支撑管引流。如属单发胆总管结石,取石后可治愈。PTBD 对肝内胆管结石造成的肝胆管炎有一定疗效,属侵袭性措施,存在出血、胆汁漏腹膜炎等可能发生的并发症。在 AOSC 状况下,ENBD 或 PTBD 均具有一定的疗效,但引流不充分,病人休克改善慢,早期仍需应用多巴胺维持血压,应密切观察病情变化,可能随时中转手术治疗。

（王广义）

第七节　原发性硬化性胆管炎

原发性硬化性胆管炎(primary sclerosing cholangitis,PSC)是一种原因不明的以肝内、外胆管慢性炎症、纤维化、管壁增厚致胆管狭窄或闭塞的疾病。此病较少见,病程呈进行性,最终导致胆汁性肝硬化、门静脉高压、肝功能衰竭而死亡,缺乏较有效的治疗方法,病人的预后极差。

（一）病因

尚未清楚,可能与下列因素有关:慢性炎性肠病:约 70% ~ 80% 的 PSC 病人合并有慢性炎性肠病,其中主要是溃疡性结肠炎;遗传和自身免疫疾病:有报道 PSC 家族性发病,PSC 的病人人类白细胞抗原(HLA)B8、DR3、DR2 和单体 A1、B8、DR3 明显高于对照组,说明 PSC 的病因与免疫因子的介导有关。

（二）病理

PSC 的病变范围可累及肝内、肝外胆道的各个部位。肝外胆管壁明显增厚及管腔狭窄为最常见。组织学以胆管黏膜下的炎性细胞浸润和纤维化为特征,并不累及胆管黏膜。胆管癌病人约 8%~15% 伴有 PSC,故认为 PSC 是癌前病变。

（三）临床表现和诊断

PSC 病人大多数为男性。发病年龄多在 30~40 岁。偶见于儿童,多与自动免疫性肝炎有关。常为间歇性反复发作,表现为无痛性黄疸、皮肤瘙痒及肝功能异常。间歇期可无明显症状;也可无症状生存多年。临床症状主要有皮肤瘙痒、右上腹痛、体重减轻及合并门静脉高压的表现,如大胆管狭窄或合并胆管结石也可出现胆管炎表现如寒战、高热等。晚期病人可出现黑便、呕血、昏迷。体检可发现皮肤抓痕、黄疸、肝脾肿大、晚期病人可有肢体水肿、腹水等。临床上常有溃疡性结肠炎病人实验室检查出现胆汁淤积和肝酶升高,经进一步检查诊断合并 PSC。

实验室检查:血清总胆红素升高,以直接胆红素升高显著,ALP 升高;血浆铜,铜蓝蛋白和尿铜可升高;约 25% 病人免疫球蛋白、主要是 IgM 增高。

超声、PTC、ERCP、MRCP 等影像学检查均可用于诊断 PSC,但直接胆道造影(ERCP)是诊断 PSC 的最可靠方法。近年来,无损伤性的 MRCP 逐渐代替 ERCP。PSC 的 X 线影像特点:肝内、外胆管呈弥漫性不规则的多发性狭窄,狭窄长度从 1~2mm 到数厘米不等。胆管可类似"枯树枝"样,或胆管分支交替出现僵硬变细和轻度扩张改变,呈"串珠样";30%~40% 的病人可能出现胆管黏膜不规整、毛糙或结节。

临床诊断主要依靠病史、实验室检查和影像学资料,应包括:①影像学检查胆管树异常呈典型改变;②临床生化检查明显改变(如胆红素升高,ALP 升高至少有 6 个月);③能除外其他疾病引起的继发性硬化性胆管炎。最终确诊依赖于病理检查,有时难与硬化性胆管癌相区别。

（四）治疗

本病缺乏有效的药物治疗,主要治疗出现的并发症。

1. 合并结石及胆管炎　对胆总管结石应通过内镜治疗,可暂时放置鼻胆管引流以缓解症状,胆管炎发作应使用抗生素。

2. 瘙痒症　可应用药物治疗,如考来烯胺、熊去氧胆酸,夜间症状明显可加用安眠药;抗组织胺药物如羟嗪、苯海拉明可增强考来烯胺、熊去氧胆酸的效果。也可用利福平、吗啡对抗剂如纳洛酮、纳美芬等。

3. 补充脂溶性维生素、钙剂。

4. 外科治疗　应根据个体病人胆道狭窄的部位和范围分别对待。肝外胆管狭窄置入支撑管(stent)可获得短暂的疗效。手术的目的在于缓解梗阻,胆道引流,减轻黄疸和感染,延缓病情进展。手术方法采用扩张、支撑引流或胆管空肠吻合并 U 形管支撑治疗,可延长生存,但不适用于弥漫性狭窄。手术将增加以后肝移植的难度,目前内镜和介入治疗已替代大部分外科治疗。

5. 肝移植术　是 PSC 终末期治疗的最好方法,5 年生存率可达 85%。如果已发生癌变,肝移植后辅助放化疗其治疗效果也较好。

本病预后很差,如无肝移植,诊断后的中位生存期为 12 年,无症状的 PSC,在 6 年左右约 1/3 可发展为肝功能衰竭。正在进行的每天 20~30mg/kg 大剂量熊去氧胆酸治疗 PSC 的研究初步显示可能有效,但仍需要多中心、大宗病例临床研究才能确定。本病死亡原因主要为肝功能衰竭及其并发症。

（梁力建）

第八节 胆道疾病的常见并发症

胆石症、胆道感染、胆道蛔虫病等在发病过程中可能发生以下并发症。

（一）胆囊或胆管穿孔

很少见。穿孔部位多见于胆囊底部或颈部,胆总管或肝总管。病因多由于胆囊或胆总管梗阻、合并感染、内压升高、血运障碍、黏膜溃疡、结石压迫等因素。如急性穿孔则表现为胆汁性腹膜炎;如慢性穿孔可被周围组织包裹形成腹腔脓肿如胆囊周围、膈下脓肿。如与邻近器官穿通可形成胆管-消化道瘘或胆管-气管瘘。及时正确处理胆道疾病是预防胆道穿孔的关键。急性穿孔须立即手术,切除胆囊,修补胆管及瘘口,胆道引流,冲洗并引流腹腔。术后需合理应用抗生素。

（二）胆道出血

由于损伤或感染等原因导致肝内、外胆管与毗邻血管之间形成病理性内瘘,血液经胆管流入十二指肠,称为胆道出血。胆道出血在上消化道出血病因中居第五位。

1. **病因** 各种原因引起的,尤其合并结石的胆道梗阻和感染是胆道出血的首位原因;损伤致胆道出血见于肝暴力伤或锐器伤。医源性损伤如术中取石损伤胆管壁、经皮、经肝穿刺或手术肝胆管置管引流术中、术后均可导致胆道出血;其他原因如肝动脉瘤,肝癌等。

2. **病理** 肝内胆管与肝动脉和门静脉分支（Glisson 系统）紧密伴行是造成胆道出血的解剖基础。肝锐器伤、穿刺或手术置管引流时,可能穿通肝内血管分支与胆管分支而发生胆道出血。由于胆道梗阻及胆管炎,可产生肝内多发小脓肿或局限性脓肿,脓肿多发生在肝汇管区,腐蚀门静脉分支或肝动脉分支造成出血,尤其门静脉分支壁薄,更易发生出血。

3. **临床表现** 与出血量及速度有关。病人多有外伤、胆管结石感染、蛔虫、肿瘤或肝胆手术史。大量出血的典型表现具有三联征:①消化道出血:便血或呕血;②胆绞痛;③黄疸。出血量大导致休克者应考虑动脉出血。血凝块堵塞胆管时引起胆绞痛和黄疸。周期性发作是胆道出血的特点。

4. **诊断** 周期性发作的消化道出血且伴有三联征,诊断一般无困难。但首次发作尚须与上消化道出血的其他原因相鉴别。①出血时选择性肝动脉造影和（或）肠系膜上动脉造影是了解胆道出血最有价值的诊断和定位方法;②内镜检查可排除其他来源的上消化道出血,并可观察到十二指肠乳头有出血;③超声检查可观察到肝内胆管结石、肝脓肿或肿瘤,提供出血的原因;④CT、MRI、核素显像等也具有一定的诊断价值;⑤剖腹术中胆道探查是诊断胆道出血的最直接方法,术中借助胆道镜可清楚观察出血来源的方位。

5. **治疗**

（1）非手术治疗:对出血量少,无寒战高热、黄疸或感染性休克,身体状况不能耐受手术的病人,可给予止血药和输血治疗。如合并胆管炎,还应合理应用抗生素,用 ENBD、PTCD、PTGBD 等引流观察,治疗无效可考虑手术治疗。

（2）手术治疗:适应证:①反复出血;②出血量大发生休克;③非手术治疗出血无自止倾向;④病灶明确者。

1）肝动脉结扎（HAL）或肝动脉栓塞术（TAE）:适用于肝动脉破裂出血,术中 HAL 已逐渐被 TAE 代替。通过肝动脉造影发现出血部位后,再行高选择性 TAE,可获良好止血效果,但对来源于门静脉的出血无效。

2）胆总管探查 T 管引流术:切开胆总管,清除血块,明确出血来源;引流胆道,以防止胆道感染及便于术后观察。

3）肝病灶或肝叶切除术:适用于经积极治疗无效者,出血来源多来自门静脉,同时肝内存

Notes

在结石及感染灶。也适用于肝外伤无法缝合修补者。

采用介入或手术肝胆管置管引流术后出血造成胆道出血者,可参照选择上述方法止血。

(三)胆源性细菌性肝脓肿

源于胆管结石和胆道感染的肝脓肿,占细菌性肝脓肿的大多数病例(参见第四十一章第三节)。

(四)胆管炎性狭窄

反复的胆道感染、结石刺激,或多次胆道手术探查使黏膜水肿、增厚,炎症波及黏膜下和管壁致纤维增生及瘢痕化,使胆管内径变细影响胆汁通畅排出。胆管炎性狭窄可发生于胆管树任何部位,多见于胆总管下端、左、右肝管或肝内各段胆管。

1. **临床表现**　主要是反复发作的胆管炎,合并胆结石者其症状与胆管结石合并胆管炎相同。术前借助各种影像学检查如超声,放射性核素显像、ERCP、MRCP、PTC 等可帮助诊断。术中胆道探查,凡胆管下端不能通过 10F 导尿管或 3 号胆道探子均可诊断为胆管狭窄。狭窄的近侧胆管多伴有扩张,常伴存胆结石。

2. **治疗原则**　及时解除狭窄,使胆管畅通引流。对治疗方法的选择取决于胆管狭窄的部位、范围和程度。

(1) EST:是治疗胆总管下端短段(<1.5cm)狭窄的主要方法。

(2) 经十二指肠 Oddi 括约肌切开成形术:适应于胆总管下端狭窄。Oddi 括约肌切开范围一般不超过 2cm。

(3) 胆管空肠吻合术:适合于胆总管下端狭窄段较长者。如将胆总管横断再与空肠端侧吻合效果较好,可消除胆总管盲袋综合征。

(4) 肝门胆管成形并与空肠吻合术:适合于肝门部胆管狭窄,术中剪开狭窄、成形,同时取出肝内结石,再与空肠吻合。

(5) 肝叶/段切除术:一侧肝叶/肝段胆管狭窄伴近端肝内胆管结石或伴肝萎缩,可行该侧肝叶/肝段切除。

(6) 高位胆管切开成形及高位胆管空肠吻合术:肝管以上胆管狭窄或多个肝段胆管狭窄,不适宜行肝切除时,可切开肝门板及肝门部胆管,直至段支的狭窄处完全切开成形,与空肠作吻合。

(梁力建)

第九节　胆 道 肿 瘤

胆道肿瘤包括胆囊和胆管的肿瘤。胆道良性肿瘤不常见。常见的恶性肿瘤有:①胆囊癌,约占胆道恶性肿瘤的 1/2 左右;②胆管癌,约占胆道恶性肿瘤的 1/3;③其他,如壶腹癌等。胆囊癌和胆管癌的发病率近年来有增高的趋势。

一、胆 囊 息 肉

胆囊息肉(polyps of gallbladder)是指来源于胆囊壁并向胆囊腔内突出或隆起的病变,是术前形态学诊断的概念,影像学检查常称为胆囊息肉样病变(polypoid lesion of gallbladder)。从病理学的角度主要包括胆囊息肉、胆囊腺肌增生症和胆囊腺瘤三种。①胆囊胆固醇息肉是最为常见的胆囊良性病变,多<10mm,常多发、带蒂,有强回声,借助超声容易诊断;②胆囊腺肌增生症为无蒂息肉,直径常>10mm,超声下表现局部增厚伴特征性微囊;③胆囊腺瘤为肿瘤性息肉,无黏膜浸润,可恶变。如果病人年龄>50 岁、合并胆结石、胆囊息肉增大并直径>10mm,应视为恶变的危险因素。因此,胆囊腺瘤被认为是癌前病变。临床诊断主要依靠超声或 CT 检查。确定诊

Notes

断要依靠组织学进行鉴别。

外科治疗指征:胆囊单发息肉直径超过 10mm,年龄>50 岁,有明显症状,合并胆囊结石,胆囊颈部息肉引起胆囊管梗阻者,应行外科治疗。直径<10mm 的单发息肉或多发息肉,应连续追踪观察半年,如稳定不增大,则需定期检查。一般应用超声复查,对怀疑肿瘤的应行对比增强超声(CEUS)、增强的 CT 或 MR 检查。治疗应行胆囊切除,如怀疑有恶变或直径≥20mm 应行开腹手术,≤10mm 可行腹腔镜手术,切除标本应即送病理检查,如报道为恶性肿瘤按胆囊癌处理。

二、胆　囊　癌

胆囊癌(gallbladder cancer)较少见,却是最常见的胆道系统恶性肿瘤。不同地区、不同国家、不同种族之间发病率有明显差异,在中国为 1~4/10 万人口。胆囊癌在女性中较多见(男女之比为 1:3)。随年龄增长、尤其 60 岁以上发病率明显增高。胆囊癌伴有胆囊结石者占 70%~90%。

(一) 病因及病理

病因尚不十分清楚。与胆囊结石,胆囊肠道通道存在、胆囊慢性伤寒杆菌感染,胆囊腺瘤,胆胰结合部共同通路过长及炎性肠病等可能有关。胆囊癌与胆囊结石的存在有密切关系,胆结石愈大胆囊癌的危险性愈高;可能与胆石的长期存在,慢性刺激造成胆囊黏膜上皮形态的改变有关。慢性胆囊炎合并胆囊壁钙化(瓷化胆囊)者恶变率较高。胆囊腺瘤样息肉,腺瘤直径>10mm,蒂短而粗者易恶变。胆囊癌多见于胆囊的底部、壶腹及颈部。

胆囊癌病理上分为肿块型及浸润型,前者为大小不等的息肉样病变(占 80%~90%)向胆囊腔内突出,后者沿胆囊壁浸润、囊壁增厚。组织学主要为腺癌(乳头状癌和黏液癌)(占 85%),少见者有鳞状细胞癌,腺鳞癌,或未分化癌等。转移方式主要为直接浸润肝实质及邻近器官如十二指肠、胰腺、肝总管和肝门胆管等,或淋巴转移,从胆囊淋巴结、肝十二指肠韧带内的淋巴结到肝动脉及腹腔动脉的淋巴结;向下到胰头后方淋巴结;血行转移比较少见。

按病变侵犯的深度和范围,Nevin 将胆囊癌分为五期。Ⅰ期:黏膜内原位癌;Ⅱ期:侵犯黏膜和肌层;Ⅲ期:侵犯胆囊壁全层;Ⅳ期:侵犯胆囊壁全层发生周围淋巴结转移;Ⅴ期:侵及肝和(或)转移到其他脏器。Nevin 分期简单,适用于临床治疗方法的选择。美国癌症联合会(AJCC)在 2010 年第 7 版的胆囊癌 TNM 分期中,将胆囊癌分为 4 期:Ⅰ期:侵犯黏膜和肌层($T_1N_0M_0$);Ⅱ期:侵犯肌层周围结缔组织未超出浆膜或侵入肝脏($T_2N_0M_0$);Ⅲ期分,ⅢA 期:穿透浆膜和(或)直接侵入肝脏和(或)一个邻近器官或结构如胃、十二指肠、结肠、胰腺、网膜、肝外胆管等($T_3N_0M_0$),ⅢB 期:$T_{1~3}$ 及肝门淋巴结转移($T_{1~3}N_1M_0$);Ⅳ期也分,ⅣA 期:侵及门静脉、或肝动脉、或两个或更多肝外器官或结构,有或无肝门淋巴结转移($T_4N_{0~1}M_0$),ⅣB 期:无论肿瘤浸润的深度、有肝门或远处淋巴结转移及远处转移(Any T Any N M_1)。此分期虽然复杂,但能决定手术方法和判断预后。

(二) 临床表现和诊断

缺乏特异的临床症状,合并胆囊结石者早期多表现为胆囊结石和胆囊炎症状,如右上腹痛、恶心、呕吐、厌食等,晚期可出现体重下降、贫血、黄疸及腹部包块。肿瘤标志物 CEA、CA9-9 可升高。超声、CT、MRC、肝动脉造影、CEUS、内镜超声(EUS)、正电子发射计算机断层扫描(PET-CT)等检查可提高术前诊断率。其影像特点包括:向胆囊内突出的肿块,息肉样或菜花样肿物,胆囊壁不规则的明显增厚等(图 43-12),部分病人可显示肝内浸润或肝十二指肠韧带淋巴结肿大。如果出现黄疸,MRCP 或 CT 可显示肝内胆管扩张、肝总管狭窄及胆囊肿块。由于病人就诊多较晚,很难获得早期诊断。偶见于胆囊切除术后病理检查意外发现胆囊颈部微小癌,因此,术中对切除的胆囊标本剖开仔细检查是非常重要的。

(三) 治疗

原则包括早期发现,早期诊断,及时行根治切除。其疗效与治疗的时机和肿瘤分期密切相关。尽管胆囊癌的治疗效果很差,然而,外科根治治疗仍然是治愈的唯一机会。

Notes

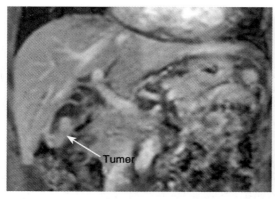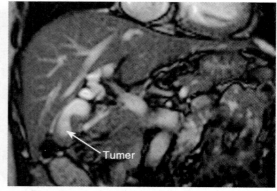

图 43-12　胆囊癌的 MRI(左 T_1 , 右 T_2)

1. **单纯胆囊切除术**　癌肿仅限于黏膜层或黏膜下层,单纯胆囊切除可达根治目的。此种情况多见于胆囊结石,或胆囊息肉样病变行胆囊切除术后意外发现胆囊癌。5 年生存率可达 85% ~ 100% 。

2. **胆囊癌根治切除术或扩大的胆囊切除术(extended cholecystectomy)**　肿瘤侵及胆囊肌层或全层伴区域性淋巴结转移。手术治疗包括:①切除胆囊;②淋巴结廓清:清除肝十二指肠韧带内淋巴结、胰头后方淋巴结、肝总动脉淋巴结及腹腔干淋巴结等,使韧带内管道脉络化;③联合肝部分切除术:胆囊底体部癌伴肝浸润,应同时切除 S_{4b}/S_5 肝段或近肿块 ≥2cm 的肝组织;④联合肝外胆管部分切除术:胆囊颈部或胆囊管部癌,肝外胆管受累伴梗阻性黄疸,如果胆囊管断缘术中病理为阳性,应切除肝外胆管行肝门胆管空肠吻合术,争取达到 R0 切除。

3. **姑息治疗**　术前或术中探查确定肿瘤不能被切除,或者已有远隔转移,应采用非根治方法减缓临床症状。包括:①减除黄疸:借用内镜或介入方法在胆管受累处置入内支撑管或金属支架;②止痛:经皮腹腔神经丛阻滞减缓疼痛并减少镇痛药的用量。

4. **放疗、化疗**　胆囊癌的化疗和中药治疗效果很差。外照射和术中照射已有人应用,但是,尚无改善生存的资料。尚无证据表明切除术后辅助化疗有增强疗效的作用。

(四) 预后

胆囊癌病人的生存期受病理类型及其临床分期影响很大。分化较好的乳头状癌预后较好。局限于胆囊黏膜和固有层的病人术后效果非常好。不同分期的胆囊癌扩大手术还是常规手术的疗效仍有争议。如 T_2 病人扩大根治切除术后 5 年生存率可达 60% ~ 100% ,即使是 Ⅲ/Ⅳ 期的行扩大根治切除治疗也有 5 年存活率的报道;但临床见到的胆囊癌多属晚期,根治切除率低 (20% ~ 38%)。统计资料显示,一旦肿瘤超过浆膜层,其治愈的机会很小。因此,早期切除合并结石、或慢性炎症、或腺瘤样息肉的胆囊,对预防胆囊癌的发生是必要的。

三、胆 管 癌

胆管癌(cholangiocarcinoma)根据部位有肝内胆管癌、肝门胆管癌和胆总管癌三种。其中,肝内胆管癌系指发生在肝内胆管的恶性肿瘤,在原发性肝癌中属胆管细胞癌,本节重点叙述肝门胆管癌和胆总管癌。肝门胆管癌系指发生在左、右肝管及肝总管的恶性肿瘤;胆总管癌系指胆囊管以下的胆管癌;男女发病无差异,50 岁以上多见。其中,肝门胆管癌较多见,占胆管癌的 60% ~ 80% ;远段胆总管癌较少见。另有一种表现为弥漫性的胆管癌,罕见。

(一) 病因及病理

病因尚不清楚,与胆囊癌的病因很相似。与胆管慢性炎症、胆结石及胆汁淤滞可能有关。约 50% 病人合并胆结石。华支睾吸虫感染可致胆管癌。硬化性胆管炎、胆总管囊肿、肝胆管结

Notes

石及溃疡性结肠炎被认为是胆管癌发生的危险因素。先天性胆总管囊肿的癌变率高达17.5%，与胰液持续反流至胆管损伤胆管上皮有关。

大多数胆管癌为腺癌，分化好；少数为未分化癌、乳头状癌或鳞癌。肿瘤多为小病灶，呈扁平纤维样硬块、同心圆生长，引起胆管梗阻，并直接浸润相邻组织。沿肝内、外胆管及其淋巴分布和流向转移，并沿肝十二指肠韧带内神经鞘浸润是其转移的特点。

（二）临床表现和诊断

主要临床表现为进行性无痛性黄疸，包括深色尿、巩膜、皮肤黄染、无胆汁大便（陶土便）及瘙痒等。也可有厌食、恶心等症状。腹部超声和CT显示肿瘤上方胆管扩张，可初步确定诊断。如发现胆囊扩张增大，则肿瘤位于胆囊管与肝总管汇合以下。相反，如肝内胆管扩张，而胆囊空虚，胆总管不扩张，在肝门胆管区见到较小的软组织肿块，则肿瘤位于肝门部胆管。

胆管癌TNM分期较复杂，最简单是按其所在部位，肝门部胆管癌常用是Bismuth分型，方便于选择外科手术方法。

肝细胞癌、肝转移癌也可累及肝门或产生癌栓堵塞肝门肝管致梗阻性黄疸；来自于胆管上皮的肝胆管乳头状黏液瘤及其所产生的黏液也可引起胆总管梗阻，应注意鉴别。

（三）化验检查

血总胆红素及直接胆红素明显升高，ALP明显升高，尿胆红素阳性。CA19-9也可升高。

（四）影像学检查

超声检查仍然是首选的诊断方法；增强CT同样可提供有效的诊断信息，PTC、ERCP、MRCP能清楚地显示肝内、外胆管的影像，显示病变的部位（图43-13～16），更有利于诊断。

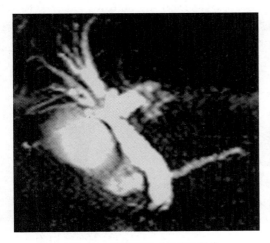

图43-13　壶腹癌的MRCP影像

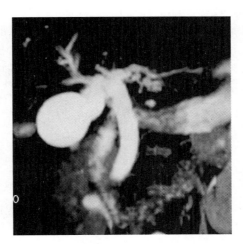

图43-14　胆总管下端癌的MRCP影像

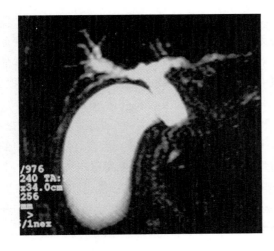

图43-15　肝总管中上段癌的
MRCP影像

Notes

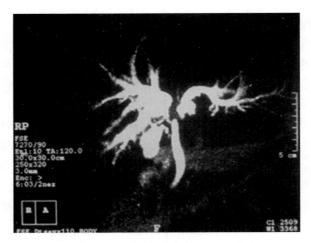

图 43-16　肝门部胆管癌的 MRCP 影像

（五）治疗

手术切除肿瘤是本病治愈的唯一机会和主要的治疗手段。根据肿瘤存在的部位和分期采取不同的治疗方法。

肝门胆管癌（hilar cholangiocarcinomas），又称为 Klatskin 瘤。临床上最常应用 Bismuth-Corlette介绍分成四型（图43-17）。美国癌症联合会（AJCC）（2012 年）第 7 版的肝门胆管癌的 TNM 分期，可判断预后，较少用于术前估计。美国纪念斯隆-凯特林癌症中心（MSKCC,2005 年）提出的T 分期是根据有无合并血管、肝受累及受累范围提出的新的分期，能术前做出估计和判断预后。无论哪种分期，如果肿瘤较广泛的侵犯门静脉或肝动脉，或者两侧二级胆管均受累，或肿瘤已有远隔器官转移则被认为是手术切除的禁忌证。

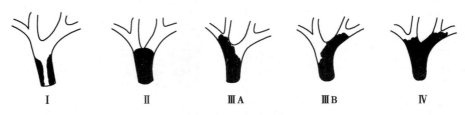

图 43-17　肝门部胆管瘤的 Bismuth-Corlette 分型

1. **肝门胆管癌根治切除术**　按照不同的分型选择具体手术方式，目的在于彻底切除肿瘤并便于肝管与空肠吻合；手术包括切除十二指肠以上的肝外胆管、胆囊,肿瘤在内的左、右肝管,清除肝十二指肠韧带内淋巴结和脂肪组织,必要时切除患侧半肝和尾状叶,脉络化处理肝动脉和门静脉,再施肝门部胆管与空肠吻合重建胆汁引流。根据肿瘤的位置和范围,近年有选择地施行缩小范围的肝切除（围肝门切除）或合并血管切除重建的扩大根治,也可获得同样的效果。影响预后的主要因素是肿瘤分期、淋巴转移、血管侵犯和切缘状况。近年来报道的数据显示,根治性切除后 5 年生存率约为 10% ~40%,即使是 R0 切除,复发仍高达 50% ~70%。

2. **肝移植治疗**　肝门部胆管癌行肝移植治疗已经有较多的报道,适应证主要有：①肿瘤的部位是在胆囊管以上；②肿瘤小于 3cm；③无肝内或肝外转移、或无经皮、经腹腔活检的病史。经过严格选择的病例,联合放射及化学治疗,肝移植后 5 年生存率可高达 60%。

3. **姑息治疗**　当肿瘤范围较大,或有多发肝转移、广泛的血管侵犯和淋巴转移提示不可能根治切除时,应设法减轻黄疸,缓解症状,延长生存:①介入方法治疗,经皮经肝穿刺肝内扩张胆管途径置管外引流（PTBD）或内镜下经十二指肠乳头途径放置鼻胆管引流（ENBD）,或扩张肿瘤

Notes

内胆管并放置内支撑管或金属支架;②也可采用外科手术,穿过肿瘤扩张胆管并放置 U 形管,减轻黄疸。

4. 中段胆总管癌应切除肿瘤,淋巴结清扫,肝十二指肠韧带血管脉络化,再行肝总管空肠 Roux-en-Y 吻合术,但尽量保证胆管切缘冷冻病理为阴性。下段胆管癌治疗原则同壶腹部癌,可施胰头十二指肠切除术,以达到 R0 切除,其手术切除率和预后优于肝门部胆管癌。

胆管癌放疗及化疗的效果很差,但有可能改善存活情况,仍需要进一步的临床试验证实。

(梁力建)

第十节　胆　道　损　伤

胆道损伤是指各种创伤因素或医源性因素造成的肝外胆管和(或)胆囊的伤害。可将其分为创伤性和医源性胆道损伤两大类。

(一) 创伤性胆道损伤(traumatic bile duct injury)

很少见。单独肝外胆道损伤更少见,常合并在上腹的复合伤中。手术探查时应仔细寻找有无肝外胆道损伤,小的损伤也不容遗漏。其处理原则同医源性胆道损伤。胆囊损伤可选择修补或切除。

(二) 医源性胆管损伤(iatrogenic bile duct injury)

是指在上腹部手术过程中造成的肝外胆管的意外损伤。绝大多数发生于胆囊切除术中,其中,最多见于腹腔镜胆囊切除术,其次为常规开腹胆囊切除术、胆总管探查术、胃大部切除术及肝切除术。开腹胆囊切除术胆管损伤发生率约为 0.1%～0.2%,腹腔镜胆囊切除术后胆管损伤和胆瘘发生率高达 0.85%。损伤的最常见部位为右肝管及肝总管(占 70%)。胆总管下端的损伤经常不被察觉,易被忽视和遗漏。

1. 原因　导致手术中胆道损伤的因素是多方面的,包括胆囊的急慢性炎症;病人肥胖,局部解剖关系不易辨认清楚;再次或多次胆道手术,局部粘连严重,更易发生胆管损伤;右肝管、胆囊管与肝总管汇合处解剖变异较多,暴露不充分,手术技术不规范等。

胆管损伤可在下列情况下发生:①在顺行性胆囊切除术中,尚未认清胆囊管与肝总管和胆总管汇合点的解剖关系时,将胆总管或肝总管误认为是胆囊管而切断结扎。腹腔镜手术是二维图像、缺乏立体感,易造成肝外胆管损伤。②胆囊切除术中过度牵拉胆囊,钳夹胆囊管过多,损伤肝总管和(或)胆总管。③胆囊三角区用电刀解剖,造成热源性损伤,产生迟发性肝管狭窄。④胆囊动脉出血,匆忙止血中造成损伤。⑤胆总管下端探查、取石或扩张造成胆总管及十二指肠后壁损伤,尤其使用金属胆道探子探查胆管下端更易造成胆管损伤。⑥肝叶切除术中,第一肝门的结构保护不够,损伤保留侧肝管。⑦在胃大部切除术中,强行切除十二指肠溃疡,十二指肠残端缝合过程中将胆总管下段缝闭造成胆道梗阻。⑧胆管血管损伤,如过度剥离解剖胆管、经导管肝动脉栓塞术等造成胆管缺血、坏死、狭窄。上述为胆管损伤的常见情况。

2. 诊断　术中及时发现胆管损伤非常重要。常见的胆道损伤征象为:①术中发现胆汁漏出或纱布黄染;②胆囊切除标本剖开后,发现胆囊管处出现 2 个开口或喇叭形开口;③术中胆道造影显示胆管影像中断、狭窄或造影剂外溢;④病人术后高热、黄疸、腹胀,从腹腔引流管有胆汁引出等,均应疑有胆管损伤。术中胆管造影,术后选择超声、胆管造影、MRCP、ERCP 等,对确诊胆管损伤或狭窄的部位及性质很有帮助。

3. 处理　医源性胆管损伤的后果是很严重的,有时是灾难性的,应及时妥善处理。应采用显微外科的精细手术技术和技巧处理胆管损伤。

(1) 术中发现胆管损伤的处理:最好在术中发现胆管损伤并及时由有经验的外科医生处理,可获得较好的效果。①小裂伤(<3mm)用 5-0 可吸收线或 6-0 无损伤线直接缝合修补,不必

Notes

放内支撑管。②较大裂伤(>50%周径)或横断伤可直接修补或对端吻合,并通过吻合口放置内支撑管(或 T 型管)长期(9~12 个月)支撑。③胆管损伤范围大,缺损多,对端吻合张力大,组织缺血等情况,应施肝门部胆管与空肠端侧吻合术。由于胆管细,需精细吻合,并经吻合口放置内支撑管支撑。④如果不具备胆管修复的技术能力,应在近端胆管内放外引流管并及时将病人转送有条件的医院,勉强修补将增加损伤的程度。

(2) 术后发现胆管损伤的处理:胆管损伤术后早期多表现为胆汁漏,晚期多表现为胆管炎或者黄疸。MRCP、ERCP、PTC 等胆管成像能诊断损伤部位及程度。

1) 胆囊管漏或者胆管的小损伤:腹腔引流并经内镜置入支撑管治疗可获得治愈。多不必开腹手术处理。

2) 肝外胆管横断损伤:夹闭或切断结扎,术中没能发现,术后出现梗阻性黄疸。处理包括:①如果为夹闭伤应尽早手术解除夹闭,夹闭部位往往有缺血,必要时切除该部位再吻合;②如果为切断结扎伤应在术后近 3 周再手术,因近端胆管被动扩张,便于再次手术吻合,胆管扩张的益处远优于胆红素升高的损害。一般应施行肝总管与空肠的精细端侧吻合术,术中应切除不健康的胆管组织及瘢痕,用细的可吸收线行黏膜对黏膜的连续或间断缝合,吻合口腔外打结;必要时经吻合口置管行支撑引流。

(3) 肝外胆管损伤致胆管狭窄:肝外胆管损伤后期多发生损伤处胆管狭窄,表现为反复发生的胆管炎,如不及时处理进一步发生梗阻性黄疸和继发性胆汁性肝硬化。

1) 非手术治疗:可选择经内镜扩张胆管狭窄并置入支撑管支撑狭窄段;如果用 ERCP 难于通过胆管狭窄时,PTC 可以暂时近端胆管减压,或者经皮经肝扩张狭窄段胆管,然后再置放内支架引流,其近期并发症发生率高达 35%,包括血性胆汁,胆汁漏,胰腺炎或胆管炎等;部分病人远期可出现支架管堵塞。

2) 手术治疗:胆管狭窄术后远期反复发作胆管炎,近端胆管扩张,形成结石;合并不同程度的黄疸,甚至出现胆汁性肝硬化,门静脉高压症,需手术处理。如反复胆管炎发作需先行 PTCD 引流,待炎症消退后再行彻底手术修复治疗。手术需建立大口径、无张力、黏膜对黏膜的近端扩张胆管与空肠端侧吻合,同时取出结石。手术治疗的效果明显优于非手术治疗。

4. 预后和预防 胆囊损伤经妥善处理,预后较好。然而,肝外胆管损伤即使经过适当的修补或吻合处理,由于胆管损伤的修复和愈合是以广泛的瘢痕形成和纤维化为特征的,因此处理不当易导致胆管狭窄甚至完全闭塞,诱发反复发作的胆管炎或梗阻性黄疸,如长期未经合理治疗,将产生肝损害,继发性胆汁性肝硬化和门脉高压症等后果,预后不良。

一般情况下,医源性胆管损伤是能够预防的,预防比处理更重要:①熟悉肝外胆道解剖,术前胆管树的影像学图像及术中胆道造影对术中辨认胆管、及早发现胆道解剖变异有重要的作用;②术中精细操作,遇到出血等意外情况应直视下操作,避免盲目钳夹和缝合;③无论开腹或腹腔镜切除胆囊,必须认清胆囊管与肝总管汇合关系,如难以辨认时,应采用逆行法,如为腹腔镜手术,应果断改为开腹手术;④胆总管下端探查尽量不用金属胆道探子,且不宜强行通过远端开口,改用合适口径的导尿管或胆道镜,可避免十二指肠后壁、胆总管及胰腺损伤,取胆道下端结石应作十二指肠外侧 Kocher 切口,双合诊指引下将胆石推挤至胆总管切开处再取出;⑤肝脏手术时,要重点保护第一肝门,保证健侧胆管不受损伤,接近胆管时,避免使用电刀的电凝档止血或组织切开分离导致胆管的热灼伤,如行胆管与空肠吻合时,胆管断端要用剪刀修剪;⑥在多次胆道手术中,局部粘连重,显露和寻找胆总管困难时,术中超声扫描有助于发现胆总管,当暴露胆总管后不应过度游离以避免损伤其血供,可防止发生胆管损伤。

(梁力建)

Notes

第四十四章　胰　腺　疾　病

第一节　解剖生理概要

胰腺为腹膜外位器官,居网膜囊后方,位于第 2 腰椎水平,是仅次于肝脏的第二大消化腺,并兼有内分泌功能。其长约 12 ~ 20cm,宽约 3 ~ 4cm,重约 75 ~ 125g。可以分为头、颈、体、尾四部分。胰头部右侧被十二指肠包绕,胰头左下方舌形突出部分称为钩突,伸向肠系膜上血管的后面。胰颈短,连接头部与体部,肠系膜上静脉和脾静脉在胰颈后方汇合成门静脉,临床上常以肠系膜上静脉与门静脉的汇合处作为手术时识别胰颈的标志。胰体是胰颈向左侧的延续,胰尾与胰体之间无明显界限,一般把胰体向左上方延伸的较狭窄的末端称为胰尾,常达脾门。脾动脉行走于胰体尾的上缘,脾静脉在脾动脉的下方行走于胰体尾的后方。

主胰管,或称 Wirsung 管,直径约 2 ~ 3mm,约有 20 条次级分支,将收集的胰液通过十二指肠乳头排入十二指肠。在主胰管与胆管汇合时,形成稍膨大的 Vater 壶腹,约 78% 形成共同通道(图 44-1)。Oddi 括约肌的收缩和舒张调节胰液的排出。部分人存在副胰管,或称 Santorini 管,细而短,一般位于胰头上部,直接开口于副乳头。

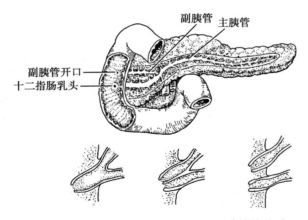

图 44-1　胰管系统的解剖结构及主、副胰管的关系

胰腺的血液循环是由腹腔动脉和肠系膜上动脉的分支形成的血管网供应。胰头主要由胃十二指肠动脉的分支胰十二指肠上动脉和肠系膜上动脉的分支胰十二指肠下动脉供血,其前后分支分别吻合形成胰十二指肠前弓和后弓。胰腺的体尾部由脾动脉的分支供血,主要的分支为胰背动脉、胰大动脉和胰尾动脉。胰背动脉从脾动脉根部分出后向下达胰体背部,分出左、右支。右支与胰十二指肠动脉弓相吻合,左支行走于胰体尾下部,形成胰横动脉,与胰大动脉和胰尾动脉形成吻合。胰腺的静脉多与同名动脉伴行,经肠系膜上静脉和脾静脉最后汇入门静脉系统(图 44-2)。

胰腺的淋巴管极为丰富。胰头的淋巴液分上、下两个方向回流:胰十二指肠前、后淋巴结的上组和幽门下淋巴结向上汇入肝总动脉旁淋巴结和腹腔动脉周围淋巴结;胰十二指肠前、后淋巴结的下组向下汇入肠系膜上动脉周围淋巴结。胰腺体尾部的淋巴主要流向胰上淋巴结,沿脾动脉汇入腹腔动脉周围淋巴结,一部分先流向胰下淋巴结,再汇入肠系膜上动脉周围淋巴结。

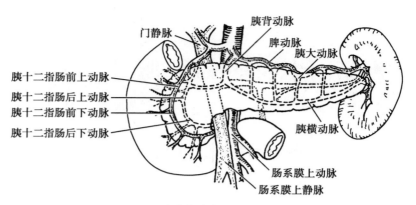

图 44-2 胰腺的动脉供应和静脉回流

胰腺的神经支配包括交感神经、副交感神经和内脏感觉神经。副交感神经是迷走神经的传出纤维,交感神经支配是内脏神经的传出纤维。内脏的感觉纤维通过腹腔神经丛,伴随着交感神经回到相应的胸髓节段,胰腺内部产生的疼痛感觉可以表现为上腹部、两侧肋缘或后背疼痛。

胰腺的外分泌结构主要由腺泡和导管系统组成。胰腺的分泌物为胰液,主要成分为碳酸氢钠和消化酶。每日分泌量 750~1500ml,为无色透明的碱性液体,pH 约为 7.0~8.4。胰液中的消化酶主要包括胰淀粉酶、胰脂肪酶和胰蛋白酶,还包括糜蛋白酶、弹力蛋白酶、羧基肽酶、胰磷脂酶、胰麦芽糖酶、核糖核酸酶和去氧核糖核酸酶等。胰腺的外分泌受神经和激素的控制。胆囊收缩素和促胰液素是腺泡细胞分泌的刺激激素。胰岛细胞所分泌的多种激素也参与胰腺外分泌的调节,如胰高糖素(glucagon)、生长抑素(somatostatin)和胰多肽(pancreatic polypeptide)能抑制胰液分泌,而胰岛素(insulin)、血管活性肠肽(vasoactive intestinal polypeptide,VIP)和胃泌素(gastrin)则刺激胰液分泌。

胰岛是胰腺内分泌结构的基本单位,约有 170 万~200 万个,总重量仅占胰腺重量的 1%~2%,均匀地分布于胰腺的内部。胰岛中的内分泌细胞主要有:A 细胞,约占 20%,分泌胰高糖素;B 细胞,约占 70%,分泌胰岛素;D 细胞,约占 5%,分泌生长抑素;PP 细胞,少量,分泌胰多肽。在排列上 B 细胞位于中央,其他细胞位于周围。此外,还有分泌 VIP 的 D_2 细胞和分泌胃泌素的 G 细胞。

(赵玉沛)

第二节 急性胰腺炎

急性胰腺炎(acute pancreatitis,AP)病情复杂多变,是目前外科急腹症中最棘手的疾病之一。近几十年来,经过国内外学者的共同努力,逐渐加深了对 AP 的认识,改善了 AP 病人的转归。

(一)病因和发病机制

1. **早期的始动病因** 急性胰腺炎是指胰腺消化酶被异常激活后对胰腺自身及其周围脏器产生消化作用而引起的炎症性疾病。正常状态下,胰腺有一系列保护机制以避免胰腺实质被自身的酶素所损害,胰腺细胞中的大部分消化酶均以未活化的酶原形式存在,这些酶原存在于腺泡细胞的酶原颗粒中。在胰腺实质与胰管之间、胰管和十二指肠之间以及胰管中的胰液分泌压与胆道中的胆汁分泌压之间均存在压力梯度,正常情况下不会发生异常反流。Oddi's 括约肌和胰管括约肌均可防止反流。总之,保持酶原的不活化是胰腺维持正常功能的关键,而任何原因造成的酶原异常激活就是发生急性胰腺炎的始动因素。

(1)胆汁反流:1901 年 Opie 根据死于急性胰腺炎病人的尸体解剖,发现壶腹部结石嵌顿而提出共同通道梗阻逆流学说,即小胆石阻塞共同通道远端时,胆汁可反流入胰管。细菌能使胆

Notes

汁中的结合胆汁酸变成游离胆汁酸,游离胆汁酸对胰腺有很强的损伤作用,并可激活胰酶中磷脂酶原 A,产生激活的磷脂酶 A_2,它作用于胆汁中的卵磷脂,产生有细胞毒性的溶血卵磷脂,引起胰腺组织的坏死。

(2) 十二指肠液反流:某些十二指肠乳头邻近部位的病变和胃次全切除术后输入肠襻淤滞症,都可以导致十二指肠腔内压力增高和十二指肠液反流。十二指肠内压力升高时,十二指肠内容物可反流入胰管引起胰腺炎。

(3) 酒精中毒因素:在西方国家中,酒精中毒是急性胰腺炎的主要原因,在男性更为明显。酒精中毒产生胰腺炎的机制还不十分清楚,可能与大量酒精刺激胰液分泌,使胰管内压力增高,胰液进入到胰腺组织间隙造成胰酶异常激活,以及乙醇对胰腺细胞的直接破坏作用有关。

(4) 高脂血症:其诱发急性胰腺炎的机制尚不明确,可能是甘油三酯在胰脂酶的作用下生成的游离脂肪酸,对腺泡的直接损伤作用所致。高脂血症所致血黏度升高也可能加重胰腺病变和其他脏器功能损害。

(5) 其他:包括饮食因素,如暴饮暴食;创伤因素,如外伤及手术;感染因素,如流行性腮腺炎、败血症等;内分泌和代谢因素,如妊娠、高血钙等;药物因素,如利尿剂及避孕药等。

2. 后期病情加重因素

(1) 血液循环因素:目前认为胰腺的微循环障碍属于病情的加重因素,其发生机制可能是损伤病因的直接作用和活化胰酶的自身消化作用造成微血管结构的破坏和微血管通透性的改变,还涉及炎症反应和缺血再灌注的损伤机制的共同参与。

(2) 白细胞过度激活和全身性炎症反应:1988 年 Rindernecht 提出,急性胰腺炎的白细胞过度激活是本病病情加重的关键机制。在急性胰腺炎发病过程中,启动病因刺激单核巨噬细胞合成和释放多种细胞因子,如 TNF-α、IL-1 和 IL-6 等。粒细胞在这些细胞因子的作用下活化,与内皮细胞黏附,向病灶趋化,并吞噬异物及坏死组织残片,吞噬颗粒在溶酶体酶的作用下消化降解。在粒细胞过度激活的状态下,吞噬囊泡形成前,就有大量溶酶体酶和炎性介质释放,向细胞间质逸出,从而加重胰腺的毛细血管、血管内皮和腺泡损伤。过度炎症反应和炎性细胞因子的大量释放还加重全身组织器官的损害,引起多脏器功能障碍综合征。

(3) 感染:胰腺坏死感染和全身脓毒症是急性胰腺炎后期的主要问题。大量的临床资料分析,发现胰腺继发感染都是混合性感染,其致病菌多为寄居在宿主肠道内的革兰氏阴性杆菌、厌氧菌和真菌。细菌移位的机制是在疾病早期,机体为了保证心、脑、肾等重要器官的供氧,减少了肠道的血流灌注,从而破坏了肠黏膜屏障。肠黏膜屏障的保护机制一旦遭到破坏,肠黏膜的异常通透性增加,使细菌和内毒素移位到胰腺及胰外的坏死组织内,引起胰腺坏死继发感染、胰腺脓肿及全身脓毒症。

(二) 临床症状

1. 急性腹痛　为主要症状,常位于上腹部正中偏左,胆源性者开始于右上腹,后来亦转至正中偏左,并向左肩、左腰背部放射。严重时,两侧腰背部都有放射痛。

2. 腹胀　常与腹痛同时存在,是多数 AP 病人的共有症状,严重时可表现为腹内高压(intra-abdominal hypertension,IAH)或腹腔间隔室综合征(abdominal compartment syndrome,ACS)。

3. 恶心、呕吐　发作早,频繁,呕吐后腹痛不能缓解。

4. 发热　在急性胰腺炎的早期,只有中度发热,约 38℃ 左右。胆源性胰腺炎伴有胆道梗阻者,可有高热、寒战。胰腺坏死有感染时,高热为主要症状之一。

5. 黄疸　部分病人可出现黄疸,但程度一般较轻,多见于胆源性胰腺炎。

(三) 局部并发症

1. 急性液体积聚　发生于病程的早期,液体积聚在胰腺内或胰周,无囊壁包裹。

Notes

2. **急性坏死物积聚**　指胰腺实质或胰周组织的坏死,常发生于病程早期。

3. **胰腺假性囊肿**　是有完整非上皮性包裹的液体积聚,内容物不含有固体物质,多位于胰周,偶有部分或完全位于胰腺内。胰腺假性囊肿被认为由胰腺实质坏死组织中主胰管或胰腺内分支胰管的中断引起,多发生于 AP 起病 4 周后。

4. **包裹性坏死**　由坏死组织及加强的壁构成,是一种包含胰腺和(或)胰周坏死组织、界限分明炎性包裹的囊实性结构。增强 CT 上不易区分固体和液体内容物,因此包裹性坏死容易误诊为胰腺假性囊肿,MRI、经腹超声或超声内镜检查有助于两者的鉴别。

5. **胰腺脓肿**　表现为胰腺内或胰周的脓液积聚,外周为纤维囊壁,增强 CT 提示气泡征,细针穿刺物细菌或真菌培养为阳性。

6. **其他**　包括胸腔积液、胃流出道梗阻、消化道瘘、脾静脉或门静脉血栓形成等。

(四) 全身并发症

1. **器官功能衰竭**　AP 的严重程度主要取决于器官功能衰竭的出现及持续时间(是否超过 48 小时)。呼吸衰竭主要表现为急性呼吸窘迫综合征,循环衰竭主要表现为心动过速、低血压或休克,肾衰竭表现为少尿、无尿和血清肌酐升高。

2. **全身炎症反应综合征(SIRS)**　符合以下临床表现中的两项及以上可以诊断为 SIRS:①心率>90 次/分钟;②体温<36℃或>38℃;③白细胞总数<4 或>12×10^9/L;④呼吸频率>20 次/分钟或 PCO$_2$<32mmHg。SIRS 持续存在将会增加器官功能衰竭发生的风险。

3. **全身感染**　重度急性胰腺炎病人若合并脓毒症(sepsis),病死率升高,为 50% ~ 80%。主要以革兰氏阴性杆菌感染为主,也可有真菌感染。

4. **IAH 和 ACS**　急性胰腺炎引起的炎症渗出和脏器体积的增加,可以引起腹腔内压力的急性升高,导致循环障碍和组织坏死,甚至出现多器官功能不全综合征(multiple organ dysfunction syndrome,MODS)。当膀胱压(UBP)≥20mmHg,伴有少尿、无尿、呼吸困难、吸气压增高、血压降低时应考虑为 ACS。

5. **胰性脑病**　是 AP 的严重并发症之一,可表现为耳鸣、复视、谵妄、语言障碍及肢体僵硬、昏迷等,多发生于 AP 早期,但具体机制不明。

(五) 体格检查

轻症病人可仅表现为轻压痛,重度胰腺炎病人,则可有程度不同的休克症状,心动过速,血压下降;出现腹膜刺激征,如压痛、反跳痛及肌紧张。根据坏死的范围及感染的程度,腹膜炎可局限于上腹部,或延及全腹部,左侧腰背部多有饱满及触痛;有明显的肠胀气,肠鸣音减弱;大多数病例有移动性浊音。坏死继发感染时,体温升高超过 38.5℃。后期病人腰部水肿,皮肤呈片状青紫色改变,称为 Grey-Turner 征;脐周皮肤呈青紫色改变称为 Cullen 征。这种皮肤青紫色改变是胰液外溢至皮下组织间隙,溶解皮下脂肪,毛细血管破裂出血所致,也是病情较重的临床表现。

(六) 实验室检查

1. **血、尿淀粉酶测定**　为诊断急性胰腺炎的主要手段之一。血清淀粉酶在发病 2 小时后开始升高,24 小时达高峰,可持续 4 ~ 5 天。尿淀粉酶在急性胰腺炎发作 24 小时后开始上升,持续 1 ~ 2 周,下降缓慢。其他疾病如胃十二指肠穿孔、小肠穿孔、急性肠系膜血管血栓形成、病毒性肝炎和宫外孕等也可导致淀粉酶升高,因此,一般认为血、尿淀粉酶的测定值超过正常上限的 3 倍才有诊断价值。测定值越高,诊断 AP 的价值越大,但与 AP 的严重程度不呈正相关。

2. **血脂肪酶测定**　对 AP 的诊断具有重要意义,尤其当血清淀粉酶活性已经降至正常,或因其他原因引起血清淀粉酶活性增高时,血清脂肪酶活性的测定具有互补作用。同样,血清脂肪酶活性与疾病的严重程度不呈正相关。

3. **血清 CRP 测定**　发病 72 小时后 CRP>150mg/L 常提示胰腺组织坏死。

Notes

4. 血钙测定 血钙的降低发生在发病的第 2~3 天以后,这与脂肪组织坏死和组织内钙皂的形成有关。若血钙水平明显降低,如低于 2.0mmol/L(8mg/dl)常预示病情严重。

5. 动脉血气分析 反映机体的酸碱平衡失调与电解质紊乱,同时也可早期诊断呼吸功能不全,需要动态观察。当 PaO_2 下降到 60mmHg 以下,应考虑为急性呼吸窘迫综合征(ARDS)的可能。

(七)影像学诊断

1. 超声检查 超声检查可以了解 AP 病人是否存在胆囊结石和胆道结石,同时可以初步判断胰腺组织形态学的变化。AP 病人超声常表现为胰腺弥漫肿大,轮廓线呈弧状膨出。水肿病变时,胰内为均匀的低回声分布;有出血坏死时,可出现粗大的强回声。但超声检查易受肠道积气的干扰,诊断价值受限。

2. CT 和 MRI 检查 轻度急性胰腺炎 CT 表现为胰腺弥漫增大、密度不均、边界变模糊、包膜掀起和胰周渗出。重度急性胰腺炎则可在肿大的胰腺内出现皂泡状的密度减低区,此密度减低区与周围胰腺实质的对比在增强后更为明显,常伴有不同程度的胰外坏死。发病 1 周左右的增强 CT 意义较大,可以区分液体积聚和坏死的范围。CT 在鉴别胰腺坏死液化、胰腺脓肿和胰腺假性囊肿时常常有困难,因此还需要结合临床加以判断,有时需要借助 MRI。MRCP 则有助于判断胆管及胰管的情况。

(八)诊断标准

确诊 AP 至少需要符合以下 3 项标准中的 2 项:①与 AP 相一致的腹痛症状;②血清淀粉酶和(或)脂肪酶≥正常值上限的 3 倍;③符合 AP 的影像学特征。

(九)临床分级

"亚特兰大分类标准(修订版)"将 AP 的严重度进行分级。依据器官功能衰竭是否出现及其持续的时间将 AP 分为轻度急性胰腺炎(mild acute pancreatitis,MAP)、中度急性胰腺炎(moderately severe acute pancreatitis,MSAP)和重度急性胰腺炎(severe acute pancreatitis,SAP)。

轻度急性胰腺炎(MAP):具备 AP 的临床表现和生化改变,但不伴有器官功能衰竭及局部或全身并发症,为最常见的急性胰腺炎,病死率低。

中度急性胰腺炎(MSAP):具备 AP 的临床表现和生化改变,伴有一过性的器官功能衰竭(48 小时内可自行恢复),或伴有局部或全身并发症而不存在持续性的器官功能衰竭(48 小时内不能自行恢复)。对于 MSAP 病人要定期监测各项生命体征并持续评估,积极防治病人进展为重度急性胰腺炎。

重度急性胰腺炎(SAP):具备 AP 的临床表现和生化改变,且伴有持续的器官功能衰竭(持续 48 小时以上、不能自行恢复的呼吸、心血管或肾脏功能衰竭,可累及一个或多个脏器)。SAP 病死率较高,为 36%~50%,如后期合并感染则病死率更高。

(十)鉴别诊断

急性胰腺炎应与胃十二指肠穿孔、急性胆囊炎、急性肠梗阻、肠系膜血管栓塞以及急性心肌梗死等鉴别。

(十一)治疗

1. 以非手术治疗为主的早期综合治疗 原则是早期液体复苏、动态评估病情发展、维持水、电解质平衡、脏器功能支持、积极防治局部及全身并发症。

(1)禁食、胃肠减压:主要目的是减少胰腺分泌,使胰腺得到休息。

(2)液体复苏:有效的液体复苏可以维持病人血流动力学,改善胰腺的微循环。"控制性液体复苏"策略将早期补液分为快速扩容和调整体内液分布两个阶段。第一阶段强调积极补液、快速扩容,以维持病人血流动力学。第二阶段强调反复评估病人补液情况,防治快速补液引起的第三间隙积液相关并发症。

Notes

（3）抑制胰液分泌及抗胰酶的药物应用：生长抑素、质子泵抑制剂和蛋白酶抑制剂可以抑制胰酶的分泌及激活。

（4）镇痛和解痉：哌替啶类止痛剂，因其可使 Oddi 括约肌痉挛，应与阿托品或山莨菪碱（654-2）等药物联合应用，以减少此副作用。

（5）脏器功能的维持与替代：部分 AP 病人容易合并器官功能衰竭，因此在入院后需要对脏器功能进行评估，建议以下病人转入 ICU 进行治疗：①持续性呼吸困难或心动过速者；②入院 6～8 小时内对初始复苏无应答的呼吸衰竭或低血压者；③呼吸衰竭需要机械通气者；④肾功能不全需要透析者。

（6）治疗感染：AP 病人使用抗生素应遵循下列指征：①有证据表明存在胰腺或胰腺外的感染；②对于怀疑存在感染性坏死的 AP 病人，可在 CT 引导下行细针穿刺（CT-FNA）进行细菌染色加培养，或在获取必要的感染物培养后，依据药敏结果使用抗生素；③在等待培养结果的同时，可谨慎使用抗生素，若培养结果为阴性则及时停药。具体的抗生素使用应遵循"降阶梯"治疗策略：即初始治疗选用广谱、强效、能够透过血胰屏障的药物，随后根据药敏结果尽快调整抗生素。

（7）胆源性胰腺炎的内镜治疗：对于怀疑或已经证实的胆源性胰腺炎的病人，如果符合重症指标，和（或）有胆管炎、黄疸、胆总管扩张者，可行鼻胆管引流或内镜下十二指肠乳头括约肌切开术（EST）。

2. AP 的外科治疗 随着诊疗技术的进步，大部分 AP 病人可经上述非手术治疗获得痊愈，但 AP 病人出现以下情况，仍应考虑手术治疗。

（1）无菌性坏死：无症状的无菌性坏死首选保守治疗，但病人若出现以下情况，亦可选择外科干预：①包裹性坏死，占位效应引起的进行性胃肠、胆道梗阻；②坏死性积液虽无感染征象，但伴有持续的疼痛，考虑胰管离断综合征。

（2）高度怀疑感染或已证实感染的坏死性胰腺炎病人：此类病人首先应使用抗生素保守治疗一段时期，若病情无明显好转，则考虑外科引流，最佳干预时机应在发病 4 周后，以给坏死灶液化和周围纤维囊壁形成留出时间。具体的引流方式应遵循 step-up 原则：首选经皮或后腹膜穿刺置管引流或内镜下的透壁引流，如有必要再采取内镜或手术清除坏死组织。然而，对于面积大、坏死病灶多的病人，微创治疗常难以达到理想效果，此时选择直视下的开放手术可能存在优势。因此，微创治疗仍要充分考虑坏死物的范围和液化状态。

（3）胆源性胰腺炎：胆源性 AP 病人在胰腺炎恢复后应"尽早"行胆囊切除术以减少再次出现胰腺炎或急性胆管炎的风险。其中轻度胆源性胰腺炎病人在本次住院期间即可行胆囊切除术；对于中、重度胆源性胰腺炎病人则推荐延迟胆囊切除术（≥发病后 6 周），待急性炎症消退、胰周积液吸收、病情稳定后再行胆囊切除术，以减少病人发生感染的机会。

3. 局部并发症的治疗原则 大多数急性胰周液体积聚会自行吸收；假性囊肿仅在感染或有症状时考虑穿刺引流；无菌性的急性坏死性液体积聚或包裹性坏死则需依据临床症状综合判断是否干预，由于两者包含坏死的胰腺组织或脂肪，一旦发生感染通常需要经皮穿刺引流，必要时进行腹腔镜、内镜或手术清除。

（赵玉沛）

第三节 慢性胰腺炎

慢性胰腺炎（chronic pancreatitis），是指各种病因引起的胰腺组织和功能不可逆的慢性炎症性疾病，其病理特征为胰腺腺泡萎缩、破坏和间质纤维化。临床以反复发作的上腹部疼痛和（或）胰腺外、内分泌功能不全为主要表现，可伴有胰腺实质钙化、胰管扩张、胰管结石和胰腺假性囊肿形成等。

Notes

（一）病因

在西方国家因酗酒引致慢性胰腺炎是比较普遍的。在我国,胆道疾病是其主要病因。其他的病因还有急性胰腺炎坏死感染引起的胰管狭窄、高脂血症、高钙血症、蛋白质缺乏、胰腺外伤或手术、先天性胰腺分离畸形以及遗传因素等。

（二）临床表现

1. 腹痛　为最主要症状之一,多为持续性隐痛。疼痛位于上腹部剑突下或稍偏左,向腰背部放射,呈束腰带状。病人为了缓解疼痛,喜取蜷曲体位。

2. 外分泌不全的症状　早期出现食欲下降、上腹饱胀。后期可出现脂肪泻、腹泻、营养不良、消瘦等,部分病人可能出现脂溶性维生素吸收不良的症状,如牙龈出血、皮肤粗糙等。

3. 内分泌不全的症状　首先表现为糖耐量异常,后期可有明显的糖尿病表现。

4. 各种并发症及相关表现　可出现假性囊肿、胆道梗阻、十二指肠梗阻、胰源性门脉高压、胰性腹水等并发症,并可能出现相关的症状和体征。

（三）实验室检查

1. 血、尿淀粉酶检查　早期病例,在急性发作期可以增高;后期病例,可不增高或增高不明显。

2. 粪便脂肪球检查　可以直接在显微镜下找到脂肪球,也可用定量分析方法测定粪便中的脂肪含量。

3. 胰腺功能测定　包括胰泌素试验、促胰酶素-胰泌素联合试验（pancreozymin-secretin test, PZ-S test）、Lund 试验（Lund test）、BT-PABA 试验、胰月桂基试验（pancreolauryl test, PLT）、乳转铁蛋白测定和葡萄糖耐量试验等。

4. 其他相关检查　有条件时可行 IgG_4、血钙、血脂、甲状旁腺素、病毒等相关检查以明确 CP 的病因。

（四）影像学检查

1. 腹部平片　慢性钙化性胰腺炎病人,在平片上胰腺部位可见到钙化点,或沿胰管方向有胰石影。

2. 超声检查　可显示胰腺外形有局限性肿大或缩小,纤维组织增生呈线状强回声,胰腺内的钙化点和结石则有强光团后伴声影。

3. CT、MRI、磁共振胰胆管成像（MRCP）　CT 显示胰腺增大或缩小、轮廓不规则、胰腺钙化、胰管不规则扩张或胰腺假性囊肿等改变。MRI 对 CP 的诊断价值与 CT 相似,但对钙化和结石的显示不如 CT。MRCP 可显示胰管扩张的程度和结石位置,并能明确部分 CP 的病因。

4. 超声内镜（EUS）　EUS 对 CP 的诊断优于腹部超声,诊断敏感性约为 80%。主要表现为胰腺实质回声增强、主胰管狭窄或不规则扩张及分支胰管扩张、胰管结石、假性囊肿等。

5. 逆行性胰胆管造影（ERCP）　可同时显影胆管及胰管,观察胰管有无阻塞、狭窄或囊状扩张,最典型的表现是胰管呈不规则的串珠状扩张。

（五）诊断标准

主要诊断依据为:①典型的临床表现（反复发作上腹痛或急性胰腺炎等）;②影像学检查提示胰腺钙化、胰管结石、胰管狭窄或扩张等;③病理学有特征性改变;④有胰腺外分泌功能不全表现。具备②或③可确诊;具备①+②为拟诊。

（六）鉴别诊断

慢性胰腺炎的间歇期要与胃或十二指肠溃疡、慢性结肠炎、胆道疾病以及胰腺癌相鉴别。手术中有时要与胰腺癌鉴别,部分病人表现为硬结、肿块,通过手术探查、切片与穿刺仍无法确定,这尚是临床的一个难题。

（七）治疗

CP 的治疗原则是祛除病因、控制症状、改善胰腺功能、治疗并发症和提高生活质量。

1. 一般治疗   CP 病人须禁酒、戒烟、避免过量高脂、高蛋白饮食。长期脂肪泻病人应注意补充脂溶性维生素及维生素 B、叶酸,适当补充各种微量元素。

2. 内科治疗

(1) 胰腺外分泌功能不全的治疗:胰酶可以治疗因消化不良引起营养障碍和腹泻,还有一定的疼痛缓解作用。

(2) 糖尿病的治疗:除糖尿病饮食外,还需使用胰岛素作替代治疗。由于 CP 合并糖尿病的病人对胰岛素治疗较敏感,应注意预防低血糖的发生。

(3) 疼痛的治疗:①一般治疗:轻症病人可经戒酒、控制饮食缓解;②药物治疗:止痛药、胰酶制剂和生长抑素及其类似物;③梗阻性疼痛可行内镜介入治疗,非梗阻性疼痛可行 CT、EUS 引导下腹腔神经阻滞术;④上述方法无效时可考虑手术治疗。

(4) 营养支持:随着疾病的发展,进食后疼痛加剧,使病人发生营养不良,可以短期间歇有计划地采用肠外营养或空肠营养支持。

3. 内镜介入治疗   CP 的内镜介入治疗主要用于胰管减压和取石,术式包括胰管扩张、支架置入、取石、碎石、囊肿引流等。对内镜取出困难的、大于 5mm 的胰管结石,可先行体外冲击波碎石术(ESWL),再结合内镜治疗。

4. 手术治疗   手术并不能治愈本病,因此外科干预原则是用尽可能简单的术式缓解疼痛、控制并发症、延缓胰腺炎症进展和保护内、外分泌功能。

(1) 手术适应证:①内科和介入治疗无效者;②压迫邻近脏器导致胆道、十二指肠梗阻,内镜治疗无效者,以及左侧门脉高压伴出血者;③假性囊肿、胰瘘或胰源性腹水,内科和介入治疗无效者;④不能排除恶变者。

(2) 手术方式:术式的选择需要综合考虑胰腺炎性包块、胰管梗阻及并发症等因素。常见的手术方式包括以下几种:

1) 胰管纵行切开减压胰肠侧侧吻合术:适用于主胰管结石伴有扩张(直径>7 ~ 8mm)的类型。该术式的优点是操作较为简单、并发症少、病死率低,多数病人术后可以获得疼痛的缓解。

2) 各类胰头切除术:炎性改变集中于胰头(胰头炎性包块)、胰头多发性分支胰管结石和不能校正的 Oddi's 括约肌狭窄等是此术式主要的适应证。具体的术式包括:标准的胰十二指肠切除术、保留幽门的胰十二指肠切除术以及保留十二指肠的胰头切除术。其中保留十二指肠的胰头切除术既切除了引起疼痛的炎性胰头,又保留了对消化和糖代谢起重要作用的十二指肠,已受到越来越多的关注。

3) 胰体尾或胰尾切除术:炎性病变或主胰管狭窄集中于胰体尾或胰尾,可以采用该术式。

4) 局部切除术加胰肠吻合术:对于胰体部的局限性炎性包块,而胰头组织基本正常,胰尾部病变系胰体部的局限性炎性包块导致的梗阻性改变,可以采用这种术式。

5) 全胰切除、自体胰岛移植:有自身胰岛移植手术条件的医院,对于全胰腺广泛炎性改变和多发分支胰管结石的病人,不能通过局部切除或胰管切开等方式达到治疗目的者,可考虑全胰切除、自体胰岛移植。

(赵玉沛)

第四节   胰腺囊性病变

随着影像学技术的广泛应用,胰腺囊性疾病发现率明显提高。在临床诊断上要区分真性囊肿、假性囊肿和囊性肿瘤。真性囊肿主要包括先天性真性囊肿和潴留性囊肿,与假性囊肿和囊性肿瘤相比较为少见。

Notes

一、胰腺假性囊肿

胰腺假性囊肿(pancreatic pseudocyst)是继发于急性、慢性胰腺炎或胰腺损伤后的并发症。从病理学的角度,胰腺假性囊肿为源于胰腺的,可由纤维及肉芽组织包裹形成的囊性结构,因囊壁缺乏上皮细胞覆盖,故称假性囊肿。囊肿可单发或多发,可大可小,并可位于胰腺内或胰腺外。囊肿形成时间一般在疾病发生后2周以上,囊壁成熟则需4~6周或长达3个月之久。若胰腺假性囊肿与胰管相通,其囊液常含有丰富胰酶。

(一)临床表现

大多胰腺假性囊肿可无症状,有症状的假性囊肿多与囊肿位置及囊液性质有关。

1. 囊内高压症状 扩张的假性囊肿可引起上腹胀满感、持续性疼痛,可牵涉到季肋、腰背部。

2. 囊肿压迫症状 压迫胃及十二指肠引起胃排空功能障碍。位于胰头部的假性囊肿可压迫胆总管下端,可出现黄疸。压迫周围血管导致血管闭塞。

3. 感染症状 囊内的感染可引起发热、疼痛和脓肿形成。

4. 消耗性症状 急、慢性炎症所致的消耗可使病人明显消瘦、体重下降等。

5. 并发症 假性囊肿有时破裂引起急性弥漫性腹膜炎,或者引起胰源性腹水;有时侵蚀血管可形成假性动脉瘤,血液流入胰管内可引起囊肿突然扩张而造成囊内大出血。

(二)检查和诊断

1. 体格检查 小的胰腺假性囊肿常不易触到,大的假性囊肿常可在上腹部触及,边界清晰,表面光滑,移动度小,有囊性感,往往有深压痛。如继发感染,可有触痛或腹膜刺激征。

2. 实验室检查 无并发症的假性囊肿一般没有特别发现。部分病人血清或尿淀粉酶升高和白细胞增多。

3. 影像诊断

(1) B型超声扫描:具有较高的敏感性和特异性,可作为筛查的首选工具,但其阴性预测价值不高,特别是对于<2cm的病变。同时超声还可以用作追随观察及了解胆道的情况。

(2) 超声内镜(EUS):排除肠道气体的干扰,敏感性进一步提高,当囊肿直径<2cm时,EUS检查优于CT。此外,EUS引导下的细针穿刺活检(fine-needle aspiration,FNA)为胰腺囊性病变良恶性的鉴别提供了重要手段。

(3) CT检查:不仅可以显示囊肿的大小、形状及其与邻近器官的关系,而且可以定性及与周围血管的关系,为下一步的治疗提供依据。

(4) ERCP或MRCP:不作为常规的检查项目,必要时可用于了解囊肿与胆道和胰管的关系。

(5) MRI:有助于判断囊肿内有无坏死组织和壁结节。

(三)鉴别诊断

胰腺假性囊肿既需要与胰腺脓肿、胰腺坏死液化包裹性病灶鉴别,又需要与胰腺囊性肿瘤鉴别。

(四)治疗

一般认为对于小于6cm、无症状和无并发症的急性胰腺假性囊肿,可暂不手术,在超声波的随诊下观察,通过禁食、持续胃肠减压、抑酸、营养支持及抗感染等治疗,约40%~50%的急性胰腺假性囊肿可在6周内自行吸收。

对于囊壁已成熟,随访观察不吸收或伴有症状或并发症的假性囊肿需要手术治疗,如不及时手术可发生囊内出血、破裂、感染等并发症。

手术治疗的方式主要有下列三种:

Notes

　　1. 外引流术　适用于单房性,囊肿快速增大有破裂可能;假性囊肿继发感染,或病人全身情况衰竭等情况,可在 CT 或超声引导下进行,手术简单、安全、易行,但是难免形成胰瘘、出血、继发感染或导管移位、阻塞等并发症或假性囊肿复发。假性囊肿内大出血和假性囊肿破裂的急诊手术也适合采用外引流术。

　　2. 内引流术　指假性囊肿与胃肠道作吻合,为目前最常用的手术方法。采用内引流术有四个原则:①为使囊壁达到一定的厚度以便于行假性囊肿胃肠道吻合术,需待 6 周左右囊壁"成熟"后进行手术;②吻合口要尽可能大,尽多切除假性囊肿的壁,而不是只切开囊肿壁作吻合,以免吻合口狭窄,从而防止假性囊肿复发、潴留和感染;③吻合口要选择于假性囊肿最低位,利用重力原理,引流较好,内容物不易潴留;④为了排除胰腺囊性肿瘤,应当切取囊壁作冷冻切片,取材应在囊肿内选择外观似肿瘤的组织。内引流术式主要有囊肿胃吻合术和囊肿空肠 Roux-en-Y 吻合术。

　　3. 内镜治疗胰腺假性囊肿　一般在超声内镜(EUS)引导下进行,通过十二指肠乳头将支架管置入囊中或切开胃壁、十二指肠壁放置支撑引流管等几种途径。

二、胰腺囊性肿瘤

　　胰腺囊性肿瘤(pancreatic cystic neoplasms,PCNs),虽然少见,但随着高新影像学技术的系统应用提高了胰腺囊性病变的检出率,由于其治疗的原则与其他胰腺囊肿性疾病不同,因此在鉴别诊断方面有特殊意义。

　　(一)分类

　　根据 WHO 组织学分类,将 PCNs 分为浆液性囊腺瘤、黏液性囊腺瘤、导管内乳头状黏液瘤和实性假乳头状肿瘤。

　　1. 黏液性囊腺瘤(mucinous cystic neoplasms,MCNs)　为最常见的胰腺囊性肿瘤,以青年女性多见。大多 MCN 均位于胰腺的体、尾部,形成巨大的圆形囊性肿瘤。多数黏液性囊腺瘤可发展为囊腺癌。

　　2. 浆液性囊腺瘤(serous cystic neoplasms,SCNs)　起源于胰腺腺泡细胞,与黏液性囊腺瘤相比,多发生于胰头部,肿瘤囊壁光滑,一般为良性肿瘤。病灶多为单发,偶有多发。

　　3. 实性假乳头状瘤(solid pseudopapillary neoplasms,SPTs)　好发于年轻女性,胰腺体尾部多见。多为单发、体积较大的实体肿瘤,伴出血、坏死或囊性退行性变。病理诊断主要依靠典型的光镜下表现,显示嗜酸性肿瘤细胞围绕纤维血管蒂排列形成假乳头状结构。目前认为 SPT 是一种潜在的低度恶性的肿瘤。

　　4. 导管内乳头状黏液瘤(intraductal papillary mucinous neoplasms,IPMNs)　其与 MCN 相似,都产生黏液,但 IPMN 与胰管相通,由分泌黏蛋白的胰管上皮细胞乳头状增生而形成,伴或不伴有过量黏蛋白的产生。IPMN 分泌大量黏液、形成囊壁结节堵塞胰管,导致胰管扩张。IPMN 特征性表现是低密度肿物并伴有胰管不同程度的扩张。

　　(二)临床表现

　　胰腺囊性肿瘤生长缓慢,早期多无明显症状。由于囊腔内压力增高,病人可以感到上腹部疼痛,也可能是囊肿增大引起的压迫症状。可能触及腹部肿块。后期可出现压迫症状,包括胆总管下段受压而引起的胆汁淤积或阻塞性黄疸;胰管受压所致胰腺外分泌功能障碍或继发急性胰腺炎;脾静脉受压所致脾大、腹水和食管静脉曲张等。

　　(三)诊断

　　根据病史和症状的特点,借助超声、CT 检查和 MRI 可以初步作出囊性肿瘤的诊断,但是要进一步明确囊性肿瘤的类型则较为困难。囊壁密度不均,发现壁结节,增强后囊壁和壁结节轻度强化,邻近组织的钙化和周围血管侵犯提示为囊腺癌的可能性大。ERCP 可以帮助明确囊肿

Notes

与主胰管的关系。

（四）治疗

对伴有症状的胰腺囊性肿瘤，以及囊性肿瘤因有恶变倾向及临床不能鉴别其良恶性，需手术治疗。

囊腺癌对放疗和化疗不敏感，需要采用根治性切除术。由于囊腺癌的恶性程度一般较实体癌为低，切除手术后长期生存率较高，达50%左右。位于胰腺体尾部的肿瘤，行肿瘤、胰体尾脾切除术，如果胃或结肠等周围脏器同时受累，应当一并切除；位于胰头的肿瘤应当行胰十二指肠切除术。术后需要定期随访，对复发的病例应当争取再次手术。

（张太平）

第五节　胰　腺　癌

胰腺癌（pancreatic carcinoma）是一种恶性程度很高的消化道肿瘤，早期确诊率不高，中晚期胰腺癌的手术切除率低，预后很差。本病多发生于45岁以后的中老年，男女发病比率为1.3∶1。2014年最新统计数据显示，在发达国家（美国）胰腺癌新发估计病例数列男性第11位，女性第9位，占恶性肿瘤死亡率的第4位。据《2012中国肿瘤登记年报》统计，2009年胰腺癌占我国恶性肿瘤发病率和死亡率的第7位和第6位。胰腺癌多发于胰腺头部，约占75%，其次为体尾部，全胰癌较少见；少数可为多中心癌。

（一）病因

尚不明。一般认为吸烟、高脂饮食和体重指数（BMI）超标可能是胰腺癌的主要危险因素。另外，长期糖尿病史、过量饮酒、慢性胰腺炎以及长期接触 β-萘胺者，其胰腺癌的发病率也明显高于一般人群。5%～10%胰腺癌病人有一级亲属患病的家族史，有早发胰腺癌（发病年龄小于50岁）家族史者胰腺癌发病率显著升高。遗传性胰腺炎、遗传性卵巢癌、Peutz-Jeghers综合征、Lynch综合征等家族史也与本病相关。

（二）病理

根据2010年第4版WHO消化系统肿瘤新分类，胰腺癌的病理类型包括起源于胰腺导管上皮和起源于非胰腺导管上皮的恶性肿瘤，其中以来自导管立方上皮细胞的导管腺癌最多见，约占85%；其次为腺泡细胞癌。

导管腺癌致密而坚硬，浸润性强，无明显边界。其切面呈灰白或灰黄色，常伴有纤维化增生及炎性反应，与周围胰腺组织无明确界限，与慢性炎症性肿块难以鉴别。

胰腺癌的扩散和转移途径主要为局部浸润和淋巴转移。在病程的早期即可直接浸润门静脉、肠系膜上动静脉、腹腔动脉、肝动脉、下腔静脉及脾动、静脉等腹腔重要血管和胃窦部、十二指肠、胆总管、横结肠及周围腹膜组织和神经丛。也可经血行转移至肝、肺及椎骨等。

（三）胰腺癌分期

美国肿瘤联合委员会（AJCC）于2010年公布了第7版TNM分期系统，目前已得到广泛认可，详细内容如下（表44-1）：

由于仅有少部分病人可行手术切除（及区域淋巴结清扫），临床诊断和病理诊断均可依据本TNM分期系统。

（四）临床表现

疾病早期无特异症状，仅为上腹部不适、饱胀或消化不良等，极易与胃肠、肝胆等疾病相混淆。出现典型临床症状时往往已属晚期。

1. 上腹饱胀不适和上腹痛　是最早出现的症状。胰头肿瘤压迫胰管导致胰管梗阻、胰管内压力增高，甚至小胰管破裂，胰液外溢至胰腺组织，产生慢性炎症，出现上腹饱胀不适或上腹痛，

Notes

表 44-1   AJCC TNM 分期系统

T-原发肿瘤		M-远处转移		
T_x 不能测到原发肿瘤		M_0 无远处转移		
T_0 无原发肿瘤的证据		M_1 远处转移		
T_{is} 原位癌*		分期		
T_1 肿瘤局限于胰腺,最大径≤2cm		0 期	T_{is}	N_0	M_0
T_2 肿瘤局限于胰腺,最大径>2cm		Ⅰ A 期	T_1	N_0	M_0
T_3 肿瘤扩展至胰腺外,但未累及腹腔动脉和肠系膜上动脉		Ⅰ B 期	T_2	N_0	M_0
		Ⅱ A 期	T_3	N_0	M_0
T_4 肿瘤侵犯腹腔动脉和肠系膜上动脉(原发肿瘤不可切除)		Ⅱ B 期	T_{1-3}	N_1	M_0
N-区域淋巴结		Ⅲ期	T_4	任何 N	M_0
N_x 不能测到区域淋巴结		Ⅳ期	任何 T	任何 N	M_1
N_0 无区域淋巴结转移				
N_1 区域淋巴结转移				

* 包括 PanI N Ⅲ

并向肩背部或腰胁部放射。胰体尾部癌出现腹痛症状往往提示疾病已进入晚期,且腹痛多位于左上腹或脐周。晚期胰腺癌呈持续性腹痛,并出现腰背痛,程度剧烈,日夜不止,影响睡眠和饮食,常取膝肘位以求缓解,这是癌肿侵及腹膜后神经丛所致。

2. **消化道症状**   早期可有上腹饱胀、食欲缺乏、消化不良,可出现腹泻,腹泻后上腹饱胀不适并不消失。后期无食欲,并出现恶心呕吐、呕血或黑便,常系肿瘤浸润或压迫胃十二指肠所致。

3. **黄疸**   是胰腺癌主要的症状,约 80% 胰腺癌病人在病程中出现黄疸,尤其是胰头癌,其接近胆总管,使之浸润或受压,造成梗阻性黄疸。黄疸一般呈进行性加重,尿呈红茶色,大便呈陶土色,伴皮肤瘙痒。约 25% 胰头癌病人表现为无痛性黄疸;约 10% 胰体尾部癌病人发生黄疸,可能与肿瘤的肝内转移或肝门如淋巴结转移压迫肝外胆管有关。肿瘤压迫导致胆道系统梗阻,肝脏和胆囊显著肿大,但无压痛,胆囊常可于体表触及,称为库瓦济埃征(Courvoisier syndrome)。

4. **腹部肿块**   属晚期体征。肿块形态不规则,大小不一,质硬且固定,可伴有压痛。

5. **消瘦乏力**   是胰腺癌病人主要临床表现之一,与消耗过多、饮食减少、消化不良、睡眠不足和癌肿消耗能量密切相关。随着病程的进展,病人的消瘦乏力、体重下降症状越来越严重,同时伴有贫血、低蛋白等营养不良症状。

6. **其他**   可出现发热、胰腺炎发作、新出现的非胰岛素依赖的糖尿病、脾功能亢进以及游走性血栓性静脉炎等。

(五)诊断

疾病早期因无典型症状,或症状不明显,诊断很困难。对于近期出现不明原因的上腹饱胀不适、隐痛或有消化道症状如食欲缺乏、腹泻伴消瘦乏力者,在排除了胃十二指肠、肝胆等疾病后,需考虑胰腺癌的诊断,并作进一步检查。

1. **实验室检查**

(1)血清生化检查:早期无特异性血生化指标改变,肿瘤阻塞胆管时可引起血胆红素升高,以直接胆红素升高为主,可伴有丙氨酸氨基转移酶(ALT)、天门冬氨酸转移酶(AST)、γ-谷氨酰转肽酶(γ-GT)及碱性磷酸酶(AKP)等酶学改变。血清淀粉酶及脂肪酶的一过性升高、空腹血糖受损、糖耐量减低或糖尿病也是胰腺癌的早期启示。

(2)血液肿瘤标记物检查:临床上常用的与胰腺癌诊断相关肿瘤标志物有癌胚抗原(CEA)、糖类抗原 CA19-9、CA50 和 CA242 等。相对而言,CA19-9 对胰腺癌的诊断比较敏感,目前临床上应用得比较广泛,但需排除胆道梗阻和胆系感染才具有诊断意义。此外,肿瘤切除后

Notes

CA19-9 浓度下降,如再上升,则提示复发可能。

2. **影像学检查**　协助诊断胰腺癌的影像技术包括超声、CT、MRI、ERCP、EUS 和 PET/CT 等,特点各不相同,根据病情选择恰当的技术是诊断胰腺占位的前提,选择时应本着"完整(显示整个胰腺)、精细(层厚 2～3mm 的薄层扫描)、动态(动态增强、定期随访)、立体(多轴面重建,全面了解毗邻关系)"的基本原则。

(1) 超声:简单、方便、无创,可发现胰腺局部局限性肿大、密度不均质的低回声或回声增强区,可显示胆管、胰管扩张,可检出直径≥2.0cm 的胰腺占位,对肝脏和胆管占位亦具有较高诊断价值,可用于胰腺癌的诊断和随访。

(2) CT/CTA:胰腺薄层动态增强扫描(层厚≤3mm)是诊断胰腺疾病的最佳 CT 技术,能发现直径<2.0cm 的小胰腺癌,可清楚地显示胰管和胆管的扩张情况,真实地显示肿瘤与门静脉、肠系膜血管等的毗邻关系,极大程度地提高了术前胰腺癌可切除性的预测率。CT 血管造影(CTA)是显示胰腺相关血管病变的理想技术。

(3) MRI/MECP/MRA:胰腺薄层动态增强 MRI 是显示胰腺肿瘤的最佳 MRI 技术,在显示合并的水肿性胰腺炎方面优于 CT。MRCP 与中腹部 MRI 薄层动态增强联合应用,且具有无创伤、多维成像、定位准确的特点,对于胰、胆管梗阻部位和胰胆管扩张程度的诊断价值很高。

(4) EUS:可较为准确地判断胰腺病变与周围组织结构的关系,并引导对病变采取穿刺活检、引流等诊治操作。

(5) ERCP:可显示主胰管狭窄、管壁僵硬、中断、移位、不显影,分支胰管阻塞、扩张等异常。对于深度黄疸者,可经内镜放置鼻胆管或内支架引流以减轻胆道压力和减轻黄疸。

(6) PTC/PTCD:适用于深度黄疸且肝内胆管扩张者,除可清晰地显示梗阻的部位,受累胆管扩张的程度,还可行胆道引流以减轻黄疸。

(7) PET/CT:因在术前肿瘤局部可切除性评估方面不及 CT,主要用于评估远处转移情况及术后改变和术后的复发监测。临床工作中,PET/CT 图像一定要与 CT 或 MRI 的影像结果相结合,综合判断,使精确的解剖结构与灵敏的代谢改变融为一体,提高病变的显示及检出能力。

3. **组织病理学与细胞学检查**　组织病理学和(或)细胞学检查是确诊胰腺癌的唯一依据和标准。拟行手术切除的病人通常术前不需获得病理学诊断支持,进行放、化疗等治疗前应明确病理学诊断。

获得组织病理学或细胞学标本的方法:

(1) 手术:直视或腹腔镜下活检,是获取病理组织学诊断的可靠方法。

(2) 脱落细胞学检查:可通过胰管细胞刷检、胰液收集检查、腹腔积液检查等获得细胞病理资料。

(3) 穿刺活检术:无法手术病人,治疗前推荐在影像(EUS 或 CT)引导下,局部穿刺获得组织病理学或细胞学标本。

胰腺癌的诊治过程强调多学科综合诊治的原则,应由胰腺外科、肿瘤内科、放疗科、影像科和病理科等学科专家共同参与。

(六) 鉴别诊断

需与慢性胆囊炎、胆道结石、慢性胰腺炎、胰腺假性囊肿、胰腺囊腺瘤及壶腹部癌相鉴别。超声、CT、ERCP、MRCP、EUS 及胰腺外分泌功能测定等辅助检查有助于鉴别。

(七) 治疗

最有效的方法是实施根治性切除术。

1. **可根治性切除术前评估**　除远处转移外,一般认为广泛的淋巴结转移和重要血管的广泛侵犯,癌肿侵及血管内膜或血管内癌栓,均无法达到根治性切除。术前评估手段可采用 CTA、MRA,以了解肿瘤对门静脉、肠系膜上动静脉、腹腔动脉干的侵犯程度。

2. **根治性手术** 胰头癌可施行胰十二指肠切除术(pancreatodudenectomy)。此手术于1935年由Whipple首先提出,手术范围包括切除胰头(包括钩突部)、肝总管以下胆管(包括胆囊)、远端胃、十二指肠和部分空肠,并完整切除钩突系膜及肠系膜上动脉右侧、后方和前方的淋巴脂肪组织,然后行消化道重建。目前一般以Child重建方法为最多见,即先作胰-空肠端端吻合,然后作肝总管-空肠端侧吻合,最后作胃-空肠端侧吻合(图44-3)。

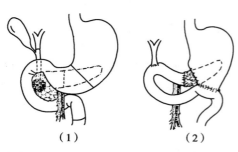

图44-3 胰十二指肠切除术(Whpple术)
(1)胰头部肿瘤;(2)Whipple手术胰肠、
胆肠、胃肠重建

胰十二指肠切除术沿用至今已得到很大的发展,围术期死亡率从20世纪70年代的20%～40%降至20世纪90年代2%～3%,术后5年生存率提高到10%左右。根治性手术应达到胆管、胃(或十二指肠)、胰颈和后腹膜切缘阴性(即根治性切除)。其他术式,如保留幽门的胰十二指肠切除术、扩大区域淋巴结清扫术,对病人术后并发症和预后的影响仍有争议。

胰体尾部癌可作胰体尾部切除术,若肿瘤侵犯脾脏或脾血管,可联合行脾切除术。但由于体尾部癌确诊时已多属晚期,切除率很低。肿瘤累及全胰或胰腺内有多发病灶,可考虑全胰切除术。

3. **姑息性手术** 对不能切除的胰腺癌,除了对黄疸者行胆-肠内引流术外,也可经内镜下放置内支架以解除黄疸。对同时伴有十二指肠梗阻者,一并行胃-空肠吻合术。另外对可能切除者,可行新辅助治疗,争取使原不能切除的胰腺癌获得再次手术切除的机会。

4. **综合治疗**

(1) 全身化疗:目前已被证实对胰腺癌治疗有效的化疗药物中,5-Fu和吉西他滨(gemcitabine)最为常用,两者均属于抗代谢类抗肿瘤药物,其中5-Fu临床中常与四氢叶酸合用,使用时先输用四氢叶酸,再用5-Fu可明显增加疗效。吉西他滨是一种新型有效抗实体瘤药物,具有强大的抗多种实体肿瘤细胞系的活性。目前,术后辅助化疗推荐5-FU或吉西他滨单药治疗,不可切除或局部晚期胰腺癌推荐5-FU/吉西他滨单药或多药联合治疗(体能状态良好者)。其他有效的胰腺癌治疗药物包括白蛋白结合型紫杉醇、奥沙利铂、伊立替康、替加氟、卡培他滨、顺铂、多西他赛等。靶向治疗药物如厄洛替尼、尼妥珠单抗亦被证实对胰腺癌有一定疗效,推荐与吉西他滨联合用药。

(2) 放射治疗:同步放化疗是局部晚期胰腺癌的标准治疗手段之一,可延长中位生存期,缓解疼痛症状。另外,对于病理分期为T_3或N_1、局部切缘不净者,术后同步放化疗可弥补手术的不足。但术后常规辅助放疗、术前新辅助放疗及术中放疗的远期疗效仍有争议。

(3) 姑息治疗与营养支持:疼痛是晚期胰腺癌最常见的症状之一,考虑癌痛者,根据WHO三阶梯镇痛的五大原则予以足量镇痛。营养支持方面,胃肠道功能尚可者,应以肠内营养为主。

(4) 其他:近年来,基因和免疫治疗在治疗胰腺癌的领域中有着长足的进步,结合中医药治疗,为提高胰腺癌的疗效提供了新的前景和希望。

(张太平)

第六节 壶腹周围癌

壶腹周围癌(periampullary adenocarcinoma)是指起源于Vater壶腹或附近结构,包括胰腺、胆总管末端、十二指肠乳头的恶性肿瘤,因它们的临床表现相似,故统称为壶腹周围癌。Vater壶腹为十二指肠内壁的黏膜褶皱,内有胰胆管末端开口,由Oddi括约肌的十二指肠部分包绕。壶腹

Notes

癌(ampullary adenocarcinoma)有别于壶腹周围癌,特指起源于 Vater 壶腹内的胆胰管共干导管的恶性肿瘤。由于壶腹周围癌临床症状出现早,较易及时发现和早期诊断。平均确诊年龄为 60～70 岁。壶腹癌的预后明显好于起源于胰腺和胆管的壶腹周围癌。

（一）病理

大体形态上可呈息肉状及结节状,常分为肿块型和溃疡型。病理组织类型以腺癌最多见,其次为乳头状癌、黏液癌。

（二）临床表现

壶腹部周围癌与胰头癌的临床表现很相似,但也有其临床特点。

1. 黄疸　早期即可出现黄疸,为肿瘤阻塞胆管、胰管开口所致。当肿瘤浸润十二指肠壁并长到一定大小形成溃疡后,因癌肿溃烂、坏死脱落,可使阻塞部位暂时通畅,黄疸得以暂时减轻;肿瘤在短期内继续迅速生长,完全阻塞胆管而致黄疸再出现或加深。黄疸深浅呈波浪式变化是本病的特点。

2. 胃肠道出血　是另一常见症状,由癌肿组织溃烂、坏死、脱落所致。出血量较小,多数病人大便隐血试验阳性,少数有黑便,常伴有贫血。

3. 腹痛　由于癌肿阻塞胆管和胰管,病人常有右上腹疼痛和上腹部饱胀感,当并发胆道感染时,可出现绞痛,伴畏寒、发热,黄疸加深。

4. 其他症状　食欲减退、腰背部疼痛、体重减轻、全身乏力、腹泻、陶土色粪便、恶心呕吐和贫血等。如癌肿呈外生性生长,可引起十二指肠梗阻。

（三）诊断

阻塞性黄疸,特别是黄疸深浅呈波浪式变化,胆囊肿大和上消化道出血等表现对诊断很有意义。实验室检查和影像学检查同胰头癌。其中 ERCP 检查因可直接观察十二指肠乳头部病变,且可作活检,同时作胆胰管造影和减压,对明确诊断有十分重要的价值。EUS 在显示肿瘤浸润深度方面优于 ERCP,通常用于术前分期。

（四）治疗

同胰头癌。但壶腹癌的胰十二指肠切除术的疗效明显好于胰头癌,部分中心报道其手术切除率可达 90% 以上,5 年生存率为 30%～50%。但是否需常规术后化疗及药物选择方面国内外专家仍未达成共识。如有转移不能切除时,可经内镜放置内支架或行胆肠吻合术以解除黄疸。全身化疗可延长病人生命及改善生活质量。

（张太平）

第七节　胰腺神经内分泌肿瘤

神经内分泌肿瘤是一类起源于神经内分泌细胞,表现为惰性、缓慢生长的低度恶性,到高转移性等明显恶性的异质性肿瘤,发生于胰腺的称为胰腺神经内分泌肿瘤(pancreatic neuroendocrine tumor,pNET)。本病多为散发,发病年龄为 30～60 岁,男女发病率无明显差别,占全部胰腺肿瘤的 2%～4%。近年来随着诊断技术的提高,pNET 的发病率和患病率显著提高,其发生可能与 DAXX/ATRX、MEN1 和 mTOR 等基因突变相关。部分 pNET 病人常合并家族性内分泌肿瘤综合征,如 MEN-1(multiple endocrine neoplasia type 1)、VHL(von Hippel-Lindau syndrome)和 NF-1(neurofibromatosis type 1)等。2010 年第 4 版《WHO 消化系统肿瘤分类》根据组织学和增殖活性将 pNET 分为中、低级别的神经内分泌瘤和高级别的神经内分泌癌(表 44-2),并结合第七版美国癌症联合会(American Joint Commission on Cancer,AJCC)或 2012 年欧洲神经内分泌肿瘤学会(European Neuro-endocrine Tumor Society,ENETS)指南的 TNM 分期方法选择治疗方案和判断病人预后。

pNET 根据是否伴随相应的内分泌症状可分为功能性和无功能性两类,功能性 pNET 常因分

Notes

泌过多的内分泌激素而产生相关的临床症状,无功能性 pNET(nonfunctioning pancreatic neuroen-docrine tumor,NF-PNET)主要因肿瘤的占位性病变产生临床症状。功能性 pNET 根据所分泌的主要激素,包括常见的胰岛素瘤和胃泌素瘤,及罕见的胰高血糖素瘤、血管活性肠肽瘤、生长抑素瘤等(表 44-3)。pNET 诊断包括定性诊断和定位诊断两部分。病人的临床综合征是功能性 pNET 定性诊断的关键。手术仍是 pNET 唯一具有治愈可能的治疗手段,多数接受根治性切除术的病人具有较好的预后。

表 44-2　pNET 的分级标准

分级	核分裂指数(10 HPF)[a]	Ki-67 阳性指数(%)[b]
G_1,低级别	<2	<3
G_2,中级别	2~20	3~20
G_3,高级别	>20	>20

a:至少计数 10 个高倍视野;b:使用 MIBl 抗体

表 44-3　pNET 类型及产生的临床综合征

肿瘤类型	分泌激素	部位	恶性比(%)	合并 MEN-1(%)	主要症状
功能性 pNET					
常见					
胰岛素瘤	胰岛素	胰腺	<10	4~5	低血糖症状
胃泌素瘤	胃泌素	胰腺、十二指肠、其他	60~90	20~25	卓-艾综合征
罕见					
胰高血糖素瘤	胰高血糖素	胰腺	50~80	1~20	坏死性游走性红斑、糖耐量受损、消瘦
VIP 瘤	血管活性肠肽	胰腺、肾上腺、神经节细胞瘤	40~70	6	腹泻、低钾、脱水
生长抑素瘤	生长抑素	胰腺、十二指肠、空肠	>70	45	糖尿病、胆石症、腹泻
GRH 瘤	生长激素释放激素	胰腺、肺、空肠、其他	>60	16	肢端肥大症
ACTH 瘤	促肾上腺皮质激素	胰腺、肾上腺、肺、其他	>95		库欣综合征
无功能性 pNET		胰腺、消化道	40~70	19	肿块压迫引起的相关症状

一、胰岛素瘤

胰岛素瘤(insulinoma)是发生在胰腺最常见的 pNET,年发病率为(1~3)/100 万,平均确诊年龄为 45 岁,女性多于男性。90% 的胰岛素瘤为直径 1~2cm 的单发良性肿瘤,在胰头、体、尾的分布大致相等;10% 的肿瘤为恶性;10% 的肿瘤为多发,多发提示有 MEN-1 的可能性。

(一)临床表现

临床症状复杂多样,主要表现为低血糖对中枢神经系统的影响和低血糖引起的儿茶酚胺过

Notes

度释放症状,常出现在清晨和运动后。病人常诉头痛、焦虑、饥饿、复视、健忘等,部分病人甚至出现昏睡、昏迷或一过性惊厥、癫痫发作。儿茶酚胺的释放引起出汗、心慌、震颤、脉速和面色苍白等。这种低血糖发作的症状可自行缓解或摄取葡萄糖后迅速缓解,但对发作的情况不能记忆。发作次数常愈来愈频,症状愈来愈重。病人通常为了控制症状的发生而频繁进食,从而导致体重增加。

（二）诊断

包括定性诊断和定位诊断。

1. 定性诊断　经典的 Whipple 三联征(Whipple's triad)对诊断具有重要意义,即:①空腹时低血糖症状发作;②发作时血糖低于 2.2mmol/L(40mg/dl);③静脉推注葡萄糖后症状缓解。72小时快速饥饿实验是最简单可靠的诊断方法,绝大多数病人可在饥饿 72 小时内出现低血糖发作,当症状出现时测定:①血糖≤2.2mmol/L(40mg/dl);②胰岛素≥6μU/ml(36pmol/L);③C 肽≥200pmol/L;④胰岛素原≥5pmol/L;⑤β-羟丁酸≤2.7mmol/L;⑥血/尿中无磺脲类药物的代谢产物,即可做出诊断。部分病人会出现仅有低血糖而无相应的胰岛素浓度,或仅有高胰岛素血症而无相应的低血糖,此时计算胰岛素(IRI)和血糖(G)的比值具有较大的诊断价值,如 IRI/G>0.3 常提示为胰岛素瘤,如在比值在 0.3 左右需作进一步检查明确诊断。

本病需与以下情况进行鉴别:①内源性胰岛素生成或转化异常:如胰岛增生、抗胰岛素抗体及抗胰岛素自身抗体的生成;②非胰岛素瘤恶性肿瘤:某些恶性肿瘤可刺激胰岛素释放或肿瘤本身分泌胰岛素样物质,肿瘤对葡萄糖的利用增加或对胰高血糖素分泌功能的干扰均可引起低血糖症状;③糖的摄入不足、利用或丢失过多:如慢性酒精中毒或营养不良,肝糖原合成或胰高血糖素储备缺陷,糖过分损失等;④药物性因素:外源性胰岛素以及降糖药物均可造成低血糖。

2. 定位诊断　可分为非入侵性检查和入侵性检查两大类。

（1）非入侵性检查:超声、CT 和 MRI 对肿瘤的定位取决于肿瘤的大小,当肿瘤直径>2cm 时检查阳性率较高,但 90% 的胰岛素瘤直径<2cm,因此定位阳性率低。胰腺增强薄层扫描、三维重建和早期灌注等技术的应用,显著提高胰岛素瘤定位诊断的灵敏度和特异度,并能有效评估肿瘤与血管和胰管的关系,对于手术治疗起重要的指导作用,目前已成为 pNET 定位的首选。超声内镜(EUS)亦是有效的诊断方法,阳性率可达 80%~90%,且可经超声内镜引导下行细针穿刺活组织检查。生长抑素受体显像(somatostatin receptor scintigmphy,SRS)用于高表达生长抑素受体的 pNET 定位阳性率高,主要用于判断肿瘤的分期、肝转移及其他远处转移情况,但胰岛素瘤的生长抑素受体表达水平较低,SRS 定位阳性率为 50%。⁶⁸Ga 标记的生长抑素类似物的 PET/CT,也可用于肿瘤原发灶和转移灶的定位。

（2）入侵性检查:包括选择性动脉造影,动脉刺激静脉取血试验和经皮经肝门静脉置管分段采血测定胰岛素。主要适应于有类似低血糖的症状发作,IRI/G 比值为 0.3 左右;虽有典型的临床症状和阳性的实验室检查,但影像诊断不能提供证据;胰岛素瘤手术后,而临床症状未缓解,可能为多发或恶性胰岛素瘤者。

（三）治疗

1. 手术治疗　胰岛素瘤诊断确定后应尽早手术。

（1）术前准备:病人入院后,应避免低血糖发作,嘱病人按时加餐或静脉输注葡萄糖。可服用二氮嗪抑制 B 细胞释放胰岛素,减轻或预防低血糖的发作。手术当日晨不加餐,以免麻醉误吸和影响术中血糖监测。手术当日晨抽血测定空腹血糖及胰岛素,作为术中血糖及胰岛素监测的基础值。

（2）手术方法:对于位置表浅,最大直径较小,距离主胰管较远的肿瘤,首选摘除术,但如果肿瘤较大,距离胰管较近,术中手术不当会造成胰管损伤;位于胰体尾部距离胰管较近的肿瘤或多发肿瘤,可采取胰体尾切除术。位于胰头和钩突部的巨大肿瘤或多发肿瘤,可行保留十二指

Notes

肠的胰头切除、保留幽门的胰头十二指肠切除或胰十二指肠切除术。恶性胰岛素瘤应尽量切除原发病灶和周围淋巴结,以及肝转移灶。对于确实找不到肿瘤的病例,不宜行盲目胰体尾切除。为了减少病人的手术创伤,可行腹腔镜手术。达芬奇机器人(Da Vinci Si)辅助的胰岛素瘤切除术,既能减少病人的手术创伤,又可避免传统腹腔镜器械的局限。术中超声能有效发现术中不能触及的肿瘤,减少遗漏和更正手术方式。

(3) 术中血糖监测:10%的胰岛素瘤为多发,在切除1个肿瘤后需检查有无肿瘤残留。血糖监测是一种简便有效的判断方法。手术当日晨先测空腹血糖,待手术探查找到肿瘤后再测血糖,以此二值为基础值,然后再切除肿瘤。肿瘤切除后分别在30分钟、45分钟、60分钟等不同时间内测定血糖,如血糖升高达术前基础值的1倍或上升到5.6mmol/L(100mg/dl),则可认为切除完全。约有5%的病例血糖监测结果不满意,即肿瘤虽已完全切除,但血糖上升缓慢,需要等待更长时间。

(4) 术后"反跳性高血糖"的处理:胰岛素瘤病人由于胰岛素瘤细胞不断分泌大量胰岛素,造成病人体内肿瘤以外的正常B细胞长期处于抑制状态;一旦切除肿瘤,由于正常胰岛的分泌尚未及时修复,加上手术创伤刺激,势必出现术后"反跳性高血糖"。90%以上术后出现高血糖反应,持续在2周以内。应常规使用胰岛素,将血糖维持在正常范围。

2. 药物治疗   对于无法手术的局部晚期和转移的病人,或有手术禁忌证的病人,可采用全身治疗联合局部治疗的多学科治疗模式。全身治疗可采用单药、联合化疗或联合靶向药物治疗的方案。生长抑素类药物,如奥曲肽,可明显缓解临床症状。α-干扰素单独或联合奥曲肽具有一定疗效。链脲霉素联合5-Fu和(或)表柔比星治疗的有效率为35%~40%。分子靶向药物依维莫司可用于局部晚期或转移性胰岛素瘤或化疗禁忌病人的治疗。肝动脉化疗栓塞或射频消融等局部治疗手段控制肝转移灶,可以有效减轻肿瘤负荷,减少激素分泌,从而改善病人的生活质量。

二、胃 泌 素 瘤

其发病率仅次于胰岛素瘤。1955年Zollinger和Ellison首先报告两例以高胃酸分泌、顽固性溃疡和胰岛非B细胞瘤为特征的临床病例,以后文献将有此三联征特点的疾病称为卓-艾综合征(Zollinger-Ellison syndrome)。1961年Gregory和Tracery证明该病的症状是由于肿瘤组织大量分泌胃泌素引起,从而定名为胃泌素瘤(gastrinoma)。胃泌素正常情况下由位于胃窦黏膜的G细胞合成,受胃中氨基酸和肽类物质的刺激产生,低pH和肠促胰液素可抑制胃泌素的分泌。而胃泌素瘤分泌胃泌素不受低pH抑制,肠促胰液素可促进其分泌。

胃泌素瘤的发病年龄多为30~50岁,男性占60%。90%的肿瘤位于胃泌素瘤三角区,该三角区上起胆囊管和胆总管交界处,下至十二指肠第三部,内至胰颈体交界处。60%以上的胃泌素瘤为恶性,病人就诊时多已出现肝脏和淋巴转移;肝转移病人5年生存率不到50%,而无转移病人5年生存率为90%。20%~25%的病人合并MEN-1的发生。

(一) 临床表现

主要是消化性溃疡和腹泻,消瘦和胃食管反流症状也很常见。90%的病人有消化性溃疡的症状,60%的病人有出血、穿孔或幽门梗阻等溃疡病并发症。有下列情况者应疑有胃泌素瘤:①内科治疗无效,反复发作的溃疡;②溃疡病伴有腹泻,大量酸分泌;③多发溃疡或远端十二指肠、近端空肠溃疡;④有多发性内分泌肿瘤家族史等。

(二) 诊断

主要依据临床表现及下列检查:

1. 胃液分析   由于胃泌素的释放刺激胃酸大量分泌,90%的病人基础胃酸(BAO)>15mmol/h,即使胃大部切除术后,BAO也往往>5mmol/h;100%的病人胃液pH<2。

2. **血清胃泌素测定**　正常人空腹血清胃泌素浓度<150pg/ml，98%以上的病人空腹血清胃泌素浓度升高，>200pg/ml，但特异度不高。在诊断胃泌素瘤时，需排除由其他原因造成的高胃泌素血症：①无胃酸或低胃酸引起的继发性高胃泌素血症，如萎缩性胃炎、肾衰，及服用PPI或H_2受体抑制剂后胃酸缺乏等；②胃窦部G细胞增生；③胃出口梗阻；④残留胃窦综合征。肠促胰液素激发试验可用于胃泌素瘤的鉴别诊断。静脉注入2IU/kg的肠促胰液素，分别于注射前和注射后2分钟、5分钟、10分钟和20分钟，进行静脉取血测定胃泌素水平；85%的病人血清胃泌素水平升高程度>200pg/ml。

3. 肿瘤术前定位方法基本同胰岛素瘤。

（三）治疗

本病50%的病人确诊时已经出现了转移，手术治疗的指征是术前影像学提示可以进行根治性切除，或行减瘤手术以控制症状。根治性切除及周围淋巴结清扫是唯一可治愈的手段，术中常规探查肝脏并行淋巴结清扫，手术方式可根据情况采用肿瘤摘除、胰体尾切除和胰十二指肠切除等。由于PPI的疗效显著，目前已不推荐胃大部切除。对于合并MEN-1的病人，若肿瘤直径<2cm，可随访观察或行手术摘除、切除，不推荐行胰十二指肠切除术。

常用H_2受体阻滞剂、质子泵抑制剂和生长抑素类药物控制症状。化疗可选用α-干扰素、链脲霉素、表柔比星、5-Fu等。分子靶向药物舒尼替尼和依维莫司可用于化疗禁忌或晚期病人。肝动脉化疗栓塞或射频消融，可有效减轻肝转移灶肿瘤负荷，减少激素分泌。肽受体放射性同位素（peptide receptor targeted radiotherapy，PRRT）治疗对于SRS阳性的广泛肝转移/肝外转移病人具有一定疗效。

三、其他胰腺内分泌肿瘤

（一）胰高血糖素瘤（glucagonoma）

是一种罕见的功能性pNET，表现为肿瘤分泌大量的胰高血糖素，引起分解代谢作用增强。女性的发病率是男性的2~3倍以上。多为单发直径>5cm，常位于胰体尾部。50%以上的肿瘤为恶性，1%~20%的病人合并MEN-1。坏死性游走性红斑（necrolytic migratory erythema，NME）是胰高血糖素瘤的特征性临床表现，其好发于下肢、会阴、腹股沟、臀部等皮肤皱褶、多摩擦部位，以及头面鼻唇周围。其他症状有糖尿病、消瘦、血栓栓塞、贫血等，偶尔可见精神神经症状。因早期症状易被忽略，故确诊时80%的病人出现肝转移或区域淋巴结转移。根据临床表现和血浆胰高血糖素水平>50pmol/L，则可作出定性诊断，定位诊断与其他胰腺内分泌肿瘤相同。治疗包括：营养支持、生长抑素类药物、手术切除、化疗和分子靶向药物等。

（二）胰血管活性肠肽瘤

1958年Verner和Morrison首先报道，故又称Verner-Morrison综合征。血管活性肠肽瘤（VIPoma）主要发生于胰腺，由肿瘤分泌大量舒血管肠肽引起。肿瘤多为单发，75%位于胰体尾，恶性者占40%~70%，手术时多有转移。6%的病人同时患有MEN-1。水样腹泻、低钾和无胃酸被称为VIP瘤三联征，水样腹泻是VIP瘤的特征临床表现，大便量可达3~5L/d。根据典型的VIP瘤三联征及血浆VIP明显高于正常，即可作出VIP瘤的定性诊断，定位诊断同胰岛素瘤。本病需与霍乱、类癌综合征、甲状腺髓样癌及其他胰内分泌肿瘤所致的腹泻相鉴别。慢性肾衰是VIP瘤病人常见的死因之一，主要是由于低血容量及低钾性肾病所致，故本病的最初治疗以补钾及纠正水、电解质及酸碱平衡为主。术前常用奥曲肽缓解腹泻，以及促进体液和电解质的恢复。对于良性VIP瘤，根治性切除术后多能治愈。姑息性切除复发和转移的病灶有助于控制症状。其他治疗包括：生长抑素类药物、肝转移灶化疗栓塞或射频消融、化疗和分子靶向药物等。

Notes

（三）无功能性胰腺神经内分泌肿瘤及胰多肽瘤

部分 pNET 病人,无特异性临床症状,血中激素水平正常或轻微升高,病程进展缓慢,多体检或出现压迫症状时发现,称为无功能性胰腺神经内分泌肿瘤。主要临床表现为肿瘤生长导致的占位症状或转移灶症状,包括腹痛、黄疸、消瘦和腹部包块等,可合并 MEN-1(19%)和 VHL(11%~17%)。肿瘤多位于胰头部,镜下形态与功能性 pNET 相似,需做免疫染色加以鉴别。超声、CT 和 MRI 作为定位的首选检查,SRS 和 PET/CT 可用于判断肿瘤的分期和转移情况。血 CgA(chromogranin A)的升高可作为辅助诊断指标。一旦确诊应行根治性切除和周围淋巴结清扫,手术方式可根据情况采用肿瘤摘除、胰体尾切除和胰十二指肠切除等。46%~3% 的病人就诊时出现肝转移,肝转移病人生存预后差。对于不可切除病例,可行减瘤术、肝转移灶放化疗栓塞或射频消融、化疗和分子靶向药物等。对于分化好不伴有肝外转移的病人,当其他手段难以控制临床症状时,肝移植可以作为一种治疗选择。

50% 的 NF-NET 病人血清胰多肽水平升高,免疫组化可见胰多肽阳性细胞,由于胰多肽升高不引起临床症状或仅有轻微腹泻,所以这部分病人可能为胰多肽瘤。但两者的临床表现及生物学行为非常相似,在临床上不一定需要严格区分。

四、多发性内分泌肿瘤

在一个病人身上,同时或先后有两个以上的内分泌腺由于增生、腺瘤或腺癌而引起多种内分泌腺功能亢进,称多发性内分泌腺病(multiple endocrine adenocarcinoma,MEA)或多发性内分泌肿瘤(multiple endocrine neoplasm,MEN)。本病少见,通常累及三个以上腺体,但临床上往往仅有两个内分泌腺体功能亢进明显被发现而诊断。累及的腺体因不同的组合可以分为两型:即 MEN-1 型和 MEN-2 型。

（一）MEN-1 型

1954 年 Wermer 首先报道,故称 Wermer 综合征。本型为常染色体显性遗传病,男女发病率无明显差别,多发生于 40~50 岁人群,包括家族性和散发性,可累及甲状旁腺、胰岛、垂体和肾上腺等内分泌组织器官,及其他非内分泌组织器官。MEN-1 的发生与 11 号染色体 q13 区的抑癌基因 MEN1 产生突变或杂合性缺失有关,并累及 90% 以上的病人。可检测 *MEN1* 基因以辅助诊断。散发型 MEN-1 的两个及以上主要内分泌组织器官(甲状旁腺、胰岛、垂体)同时或先后发生肿瘤。家族型 MEN-1 至少累及一个主要内分泌组织器官。甲状旁腺为最常受累器官,发生率为 98%,病人多以甲状旁腺功能亢进为首发症状,临床表现为高钙血症、肾结石和血清 PTH 升高,超声常提示甲状旁腺多发腺瘤,因此手术治疗时需探查或全部切除。胰腺是 MEN-1 型病变好发部位,发生率为 50%,常为多发,多数为胃泌素瘤和胰岛素瘤,其他包括胰高血糖素瘤、生长抑素瘤、血管活性肠肽瘤、GRH 瘤和 NF-PNET 等,临床表现为相应 pNET 症状。垂体病变包括催乳素瘤、生长激素瘤和促肾上腺皮质素瘤等引起的内分泌症状和占位症状,发生率为 35%。还可出现肾上腺皮质腺瘤、脂肪瘤、面部血管纤维瘤、胶原瘤、脑膜瘤,及胸腺、肺部的神经内分泌肿瘤等病变。本病以手术切除肿瘤为主要治疗。由于本病发生的肿瘤类型较多,恶性程度高,对治疗不敏感;而且起病隐匿,病人病变程度及临床症状出现的先后不一,所以应根据具体情况选择治疗方案。

（二）MEN-2 型

本病系 1961 年 Sipple 首先报告,又称 Sipple 综合征。本型为常染色体显性遗传病,与 10 号染色体 q11.2 区域的原癌基因 *RET* 异常激活相关,可分为 MEN-2A 型和 MEN-2B 型。其中 RET 基因检测常作为 MEN-2 诊断的标准之一。

1. MEN-2A 型　本型以发生甲状腺髓样癌、嗜铬细胞瘤和原发性甲状旁腺功能亢进为主要临床特征,占 MEN-2 型的 70%~80%。甲状腺髓样癌常为 MEN-2A 病人首发症状,发生率为

Notes

98%以上,表现为甲状腺结节、腹泻和血清降钙素水平升高,常出现颈部淋巴结转移。家族性甲状腺髓样癌过去被认为是 MEN-2 的一个亚型之一,现已明确为 MEN-2A 的变异型,合并嗜铬细胞瘤和原发性甲状旁腺功能亢进的发生率降低,占 MEN-2 型的 10%~20%。甲状腺髓样癌对放、化疗不敏感,手术为主要治疗手段,一旦确诊,及早行根治性切除和颈部淋巴结清扫。对于 *RET* 基因突变易患的人群,预防性切除甲状腺可为治疗甲状腺髓样癌的选择之一。分子靶向药物具有一定疗效。

50% 的 MEN-2A 发生嗜铬细胞瘤,主要表现为阵发性高血压和血清甲氧基肾上腺素升高,术前需要确定肿瘤位于哪一侧肾上腺,在双侧肾上腺定位检查均阴性时应考虑到肿瘤可能位于交感神经节。10%~30% 的 MEN-2A 发生原发性甲状旁腺功能亢进,治疗应采用甲状旁腺全切除加自体移植。

2. MEN-2B 型　本型与 MEN-2A 临床表现相类似,占 MEN-2 的 5%。病人甲状腺髓样癌、嗜铬细胞瘤和原发性甲状旁腺功能亢进的发生率分别为 98%、50% 和 1%,其他特征性症状包括口腔、眼睑黏膜多发性神经瘤,胃肠神经节瘤病,马方综合征等。早期出现眼干、腹胀、腹泻和便秘等。病人甲状腺髓样癌的发病时间早,未行甲状腺切除的早期病人通常在 1 年内发生转移;肾上腺嗜铬细胞瘤常为双侧多发性。一旦确诊,及早行手术治疗;对于 MEN-2B 早期病人,可做预防性甲状腺切除。

（张太平）

第四十五章　脾脏疾病及脾切除术的适应证

第一节　概　　述

长期以来对脾脏功能认识不足,导致无辜性脾切除难以避免。自 20 世纪 50 年代发现脾切除后凶险性感染(overwhelming postsplenectomy infection, OPSI)和 70 年代发现脾脏促吞噬肽(tuftsin)以来,脾脏基础与临床研究取得重大进展,对脾脏功能和相关疾病有了深入认识。脾脏虽属非生命必需器官,但在条件可能的情况下应尽量保留脾脏已达共识。

(一)脾脏的胚胎发生和解剖学

人胚在妊娠第 5 周时开始发生脾脏,至 6 周时,脾实质部为密集的细胞团,8 周时分出原始脾索和脾窦,约 9 周时进入造血期。胎儿第 3 月末,脾开始产生红细胞、粒细胞和淋巴细胞等。胎儿第 4~5 月,脾脏造血功能活跃,不仅有窦外造血灶,且可见窦内造血灶。胎龄 5 月后,脾的造粒细胞和红细胞功能逐渐被骨髓替代,粒细胞已很少产生,但造红细胞功能持续到出生前,而终生保留造淋巴细胞功能。胎龄 6 月时红髓、白髓已很分明,此后脾内淋巴组织渐多,脾脏亦由骨髓样器官逐渐转变为淋巴器官。随胎龄增加,脾的支持组织也增加,胎龄 7~8 月时脾小梁已很清楚,被膜组织亦渐增厚。

脾脏是人体最大的淋巴器官,又是一高度血管化器官,质软而脆,外覆一层结缔组织被膜,内含少量弹力纤维组织和少量平滑肌组织,在保留性脾手术时可用以缝合修补脾脏。脾脏的大小与年龄、营养状况、生理状况及病理变化等有关。脾的体积约为(12~14)cm×(7~10)cm×(3~4)cm,正常人脾重 100g~250g,病理情况下脾脏可增大至正常的 10 倍至数 10 倍。

正常时脾脏位于左季肋部深处,膈面被第 9~11 肋遮盖,其长轴平行于第 10 肋。脾脏毗邻胃、胰尾、左肾和左肾上腺、结肠脾曲、膈等重要结构。脾脏除脾门与胰尾接触的部位外,皆有腹膜覆盖,因而属腹膜间位器官。其腹膜反折形成脾脏重要的韧带:与胃大弯间形成脾胃韧带,与左肾间形成脾肾韧带,与横膈间形成脾膈韧带,与结肠脾曲构成脾结肠韧带。脾脏借助其周围韧带以固定位置及缓和冲击。在某些病理情况下韧带内扩张的侧支血管构成脾脏重要的循环通路。

脾脏血液循环丰富。脾动脉发自腹腔动脉,多沿胰腺上缘向胰尾走向,进入脾门前分支为脾叶动脉,继而分为脾段动脉、小动脉至终末动脉,故常将脾实质由脾门至外周分为脾门区、中间区及周围区。脾静脉自脾门汇合后多伴行脾动脉汇入门静脉系统。相邻脾叶、段间动静脉吻合甚少,形成脾实质相对无血管平面,构成多种保留性脾手术的解剖学基础。脾周血管亦丰富,多走行于各脾周韧带内,如脾动脉在近脾门处分出胃网膜左动脉和数支胃短动脉,走行于脾胃韧带中,在主干血管脾动、静脉阻断后对保证脾脏血运具有重要意义。脾脏的淋巴引流汇入脾门淋巴结,继而至腹腔动脉旁淋巴结。

(二)脾脏的生理功能

1. 造血和储血　脾内含有少量造血干细胞(约为骨髓的 1/10),在严重贫血、某些类型白血病和传染病及某些破坏血细胞的药物中毒时,脾索内可重新出现造血现象。脾脏通过血窦发挥储血作用,剧烈运动、失血或情绪激动时,脾窦内血液即可进入循环。

2. 滤血及毁血　脾窦壁上的滤孔可滤除细菌、缺损或衰老的红细胞、血小板和细胞碎片,并被巨噬细胞吞噬,每天滤血量约 350L,清除约 20g 红细胞。

3. **免疫功能** 突出表现在:对血液的滤过作用;含大量的免疫活性细胞如巨噬细胞、T 细胞、B 细胞、NK 细胞、K 细胞、LAK 细胞、树突状细胞等;产生 Tuftsin 因子、调理素(opsonin)、补体、备解素(properdin)、内源性细胞毒因子等免疫活性因子;具有抗肿瘤免疫等重要功能。

4. **其他功能** 临床上采用同种脾移植和脾细胞输注治疗甲型血友病获得成功,表明脾脏具有产生Ⅷ因子功能。

(三)脾脏与感染

OPSI 的发现是揭示脾脏具有重要抗感染免疫功能的里程碑。1952 年 King 和 Schumacker 首次提出脾切除术后患儿的凶险性败血症和脑膜炎发生率增高与脾切除直接相关。这种凶险性感染具有以下特点:多发生于脾切除术后 2 年左右,临床上起病突然,凶猛,病情迅速恶化,短期内陷入休克,病程中常出现弥散性血管内凝血和肾上腺皮质出血,血细菌培养阳性(多为肺炎球菌),机体无特定局限性化脓性感染灶存在。根本预防方法是避免一切不必要的脾切除,而对已行脾切除者,可预防性应用抗生素,接种多效价肺炎球菌疫菌,并加强无脾病人的预防教育。

第二节 脾脏主要相关疾病

与脾脏相关的疾病主要包括某些造血系统疾病、感染性疾病、充血性脾大、脾损伤、脾脏占位性病变、畸形、血管病变等,以及某些少见病。

(一)脾脏与造血系统疾病

脾脏与造血系统多种疾病关系密切,如溶血性贫血、血小板减少性紫癜、慢性白血病、淋巴瘤、骨髓异常增生综合征等。不同的血液病,脾脏的作用各不相同。

1. **溶血性贫血** 通常与先天性或遗传性因素和自体免疫功能紊乱有关,脾脏主要作为血细胞的破坏场所或自身抗体的产生场所参与发病。先天性者主要包括遗传性球形红细胞增多症、遗传性椭圆形红细胞增多症、丙酮酸激酶缺乏症、镰刀形细胞性贫血症、珠蛋白生成障碍性贫血等,主要临床表现是贫血、黄疸和脾大。脾切除是遗传性球形红细胞增多症最有效的治疗方法。自体免疫性溶血性贫血因机体产生自身抗体异常破坏红细胞引起,按血清学特点可分为温抗体型和冷抗体型,以前者多见,脾切除对温抗体型有效。

2. **血小板减少性紫癜** 是一种因自身抗体导致血小板减少而引起的全身出血性疾病,其中特发性血小板减少性紫癜常见。

3. **慢性白血病** 慢性粒细胞性白血病因脾梗死和脾周围炎引起脾区剧痛、血小板明显减少。肿大脾脏可能破裂或对化疗不敏感,在全身情况允许时行脾切除。慢性淋巴细胞性白血病采用脾切除指征与此类似。

4. **淋巴瘤** 是起源于淋巴结或其他淋巴组织的恶性肿瘤,分为霍奇金病(Hodgkin's disease)和非霍奇金淋巴瘤(non-Hodgkin's lymphoma),临床表现为无痛性淋巴结肿大,脾脏亦常肿大,晚期可见恶病质、发热、贫血等表现。确定淋巴瘤的组织学类型与临床分期,对决定治疗方案和预后有重要意义。

5. **骨髓增生异常综合征** 又称骨髓纤维化,为全身骨髓内弥散性纤维组织增生,并伴有脾脏、肝脏、淋巴结等处的髓外造血,主要表现为贫血、脾大、发热、骨髓疼痛、出血等。脾切除适用于严重溶血、巨脾、脾梗死、激素治疗无效等情况。

6. **脾脏相关的遗传代谢性疾病** 此为一类脂质代谢障碍性疾病,累及单核-巨噬细胞系统的脂质贮积症,主要有葡萄糖脑苷脂病(Gaucher 病)和神经鞘磷脂症(Niemman-Pick 病)。Gaucher 病为常染色体隐性遗传病,系-葡萄糖苷脂酶缺乏,单核细胞和巨噬细胞内聚集大量葡萄糖脑苷脂所致,主要累及肝、脾、骨髓及淋巴结。临床表现为贫血、脾大、出血倾向、骨痛等。脾

Notes

切除术的适应证为脾功能亢进、血小板极度减少,脾脏显著肿大影响心肺功能等。脾切除后因大量葡萄糖脑苷脂转而贮积于肝脏及骨髓,可加重此器官病变及溶骨改变。Niemman-Pick病亦为常染色体隐性遗传病,甚罕见,脾脏肿大引起全血细胞减少时可考虑脾切除。

（二）感染性疾病

急性感染性疾病,如败血症、伤寒、传染性单核细胞增多症、亚急性细菌性心内膜炎等时可伴有血液循环中红细胞破坏增多,引起脾大和脾功能亢进。原发病控制后,继发性脾功能亢进可获解除。除并发脾破裂、脾脓肿等外,无脾切除适应证。而慢性感染如反复发病的疟疾、结核病、黑热病等,可伴有不同程度脾大和脾功能亢进,可适当选择脾切除。人类免疫缺陷病毒（HIV）感染可并发血小板减少,易致出血,脾切除可能解除症状。但脾切除术后免疫功能低下又可能导致获得性免疫缺陷综合征（AIDS）的易感性增加,对此仍有争议。

（三）充血性脾大

肝硬化门静脉高压症所致充血性脾大和脾功能亢进应行脾切除术。西方国家多为酒精性肝硬化,而我国多为肝炎后肝硬化和血吸虫病性肝硬化。

（四）脾脏占位性病变

1. 脾囊肿　可分为真性及假性两种。前者囊壁内衬内皮或上皮细胞,如皮样囊肿、表皮样囊肿、淋巴管囊肿及单纯性囊肿,可单发或多发。偶见先天性多囊肝、多囊肾并发多囊脾。寄生虫性脾囊肿亦为真性,多为脾棘球蚴病,约占全部棘球蚴病的2%~3%。假性囊肿多由脾损伤后陈旧性血肿或脾梗死灶液化后形成。小囊肿常无临床症状,大囊肿常因占位效应引起左上腹不适,消化不良等。腹部超声可探及脾内液性暗区,CT扫描可见脾内边界清晰锐利的圆形低密度占位。大囊肿可视情况采取囊肿摘除术、脾部分切除术、脾切除术或腹腔镜开窗引流手术等治疗。小的非寄生虫性囊肿可进行临床观察,一般不需治疗。

2. 脾脓肿　常为全身感染的并发症,经血行感染。此外,脾中央型破裂、脾梗死、脾动脉结扎或脾动脉栓塞术后均可能继发感染而形成脓肿。其致病菌为葡萄球菌和链球菌。临床表现为寒战、高热、左上腹疼痛、白细胞升高,左上腹触痛和肌紧张。X线检查可见脾脏影扩大、左膈抬高等,超声可见液平。除抗生素治疗外,应选择脾切除。脾周粘连紧密难以切除时,可行脓肿切开引流。

3. 脾肿瘤　原发性脾肿瘤少见,良性者多为血管瘤、淋巴管瘤、错构瘤、纤维瘤、脂肪瘤等。小者因生长相对较慢并无明显症状,大者可有局部占位压迫等相关症状。较多见者为脾血管瘤,呈结节型或弥漫型,可继发感染、梗死、纤维化、钙化等。因动静脉交通的作用,一旦自发性破裂出血较为严重,诊断性脾脏穿刺应为禁忌。

原发性脾恶性肿瘤多为淋巴肉瘤、网织细胞肉瘤、纤维肉瘤、血管内皮肉瘤、淋巴瘤等。因瘤体生长较快,脾脏常迅速肿大,引起左上腹闷胀不适、疼痛及邻近脏器受挤压表现。因进展快、转移早,通常预后恶劣。脾脏原发性淋巴瘤包括霍奇金病和非霍奇金淋巴瘤,预后亦差。脾脏原发性恶性肿瘤治疗首选脾切除加放疗或化疗,疗效取决于病期、有无转移和肿瘤的生物学特性。

（五）脾损伤（splenic injury）

病因中外伤所致脾破裂占第一位,约85%,而医源性脾损伤和自发性脾破裂不足15%。相关内容详见第三十五章第二节。

（六）结缔组织病

弥散性结缔组织病是风湿性疾病的一部分,属自身免疫性疾病,累及全身多个器官或系统,常伴脾大和相应损害。成人类风湿关节炎伴有脾大者比较少见,其亚型Still病半数病例伴有肝脾大;另一亚型Felty综合征伴有白细胞减少和脾大。系统性红斑狼疮病人临床脾大占10%~20%,活动期更多见。原发病的减轻或有效控制可使脾大及其病理改变得到有效改善。若合并

Notes

有脾功亢进,可考虑切脾,但病人本身有免疫性疾病,增加了手术风险,因此选择外科治疗要慎重。

(七)其他少见脾脏疾病

1. 脾动脉瘤(splenic aneurysm)　是最常见的内脏动脉瘤,女性多于男性,60 岁以上老年人发病率高于其他年龄组。已证实脾动脉瘤的发生与多种因素相关,血管自身局部病变、全身性疾病和局部环境等均可影响脾动脉瘤的发生发展,如动脉硬化、门静脉高压症、动脉壁结构缺损、原发性高血压、女性及妊娠、脾动脉外伤或医源性脾损伤、脾动脉炎症、感染或坏死、原位肝移植术后等。多数脾动脉瘤发生于脾动脉远端 1/3 或近脾门处,多为单发,直径 0.6~30.0cm 不等,平均 2.1cm。多发者瘤体通常较单发者小。临床表现常为左季肋部不适或疼痛、恶心、嗳气、厌食等,瘤体较大时可有左肩或左背部放射痛。查体时若瘤体较大可触及肿块,左上腹可闻及血管杂音。破裂时可出现腹腔内大出血和急性失血性休克,破入胃肠道时可有消化道大出血。腹部血管造影、CT、MRI、超声、X 线等影像学检查有助于确诊。治疗首选手术,手术方式可依情况选择单纯脾动脉瘤切除、瘤体结扎、瘤体切除加脾动脉吻合或重建、瘤体和脾脏一并切除等。介入疗法如动脉栓塞亦可采用。涉及其他病变时应一并处理。

2. 脾梗死(splenic infarction)　为脾动脉主干或分支血管被栓子堵塞而导致远端缺血坏死,常并发于血液系统疾病如急性白血病、慢性髓细胞性白血病、骨髓纤维化、非霍奇金淋巴瘤、真性红细胞增多症、镰刀状细胞性贫血等,心血管疾病如心房纤维性颤动、感染性心内膜炎,以及感染性疾病如败血症、疟疾、伤寒等。脾动脉作为终末动脉分支进入脾脏,其最末端分支在脾髓内呈笔毛状,构成脾梗死的解剖学基础。小动脉支的栓塞常无明显症状,而较大动脉支栓塞可出现剧烈的左上腹胀痛或撕裂样疼痛,并放射至左肩,伴恶心、呕吐,具有明显的腹膜刺激征。腹穿可能有暗红色稀薄血性液体,应注意与绞窄性肠梗阻、重症急性胰腺炎、肠系膜上动脉栓塞等疾病鉴别。脾梗死治疗以非手术疗法为主,继发感染导致脾脓肿时可行脾切除术。

3. 副脾(accessory spleen)　指正常脾脏以外存在的、与主脾结构相似,有一定功能的脾组织,发生率大约 10%。副脾多位于脾门附近,约 1/4 位于脾蒂血管及胰尾周围,呈深紫色球形或半球形,大小从数毫米至数厘米不等。无症状者无须处理,并发肠梗阻、副脾扭转、破裂出血时应手术切除。因血液系统疾病行脾切除术时,应仔细探查,并彻底切除副脾。外伤性脾破裂切脾时可考虑保留副脾,以保留部分功能。

4. 游走脾(wandering spleen)　脾脏脱离正常解剖位置游移活动于腹腔其他部位者称为游走脾。多因先天性脾蒂或脾周韧带过长,或脾周韧带缺如,或肿大的脾脏牵拉使韧带松弛或腹肌薄弱等所造成。主要临床表现为腹部肿块,常引起相邻脏器的压迫症状。约 20% 的游走脾并发脾蒂扭转时出现剧烈腹痛,可伴休克,应与卵巢囊肿蒂扭转、绞窄性肠梗阻及游走肾蒂扭转鉴别。游走脾治疗以脾切除为佳。

5. 脾组织植入(splenic implantation)　又称脾种植(splenosis),指损伤性脾破裂时自行散落的脾组织细胞团在 1 个或几个脏器表面重新建立血液循环,生长为具有包膜的大小不等的结节。脾组织植入的主要部位是小肠浆膜面、大网膜、壁腹膜、肠系膜、膈肌等。脾组织植入通常无明显临床症状。脾组织植入物可部分代偿正常脾组织功能。脾组织植入应注意与副脾、血管瘤、子宫内膜异位症或腹腔转移性肿瘤相鉴别。脾组织植入物通常无须处理。

6. 脾紫癜(splenic peliosis)　是一种少见的脾血管性疾病,常伴发于肝紫癜(hepatic peliosis),与使用甾体类激素、口服避孕药、既往结核、肿瘤病史等有关。雄激素亦可能在发病中起作用。受累脾脏呈轻、中度增大,切面可见大小不等、组织程度各异的充血囊腔,呈弥漫或片状集中于红髓。病程早期,囊腔仅于显微镜下可见。囊腔呈圆形或不规则形集中于滤泡旁区域,此点对鉴别脾紫癜与继发于慢性充血性脾大的脾窦扩张有意义。孤立脾紫癜常无明显症状,较大者可能破裂出血,需急诊手术。

Notes

第三节 脾切除的适应证及疗效

近年来脾切除术无论作为单独的治疗手段抑或辅助治疗方法均较过去有了更广泛的普及，是治疗脾大、脾功能亢进、脾占位性病变、脾损伤、脾畸形等疾病的有效手段。

（一）脾大、脾功能亢进

1. **造血系统疾病** 与脾脏关系密切，脾切除可改善某些血液病的症状和预后，但脾切除可产生某些严重并发症，应慎重、严格地选择适应证和手术时机。

脾切除治疗血液系统疾病的目的在于去除破坏血细胞的场所，以延长血细胞寿命，减少自身免疫性血液病自身抗体的生成。遗传性球形红细胞增多症是脾切除的最佳适应证，脾切除是其唯一有效的治疗措施。脾切除后病人黄疸消退、贫血改善，但手术不能纠正红细胞骨架蛋白缺失或减少等内在缺陷。4岁以下患儿除非有严重贫血、明显发育障碍或反复出现溶血危象外，一般不宜施行脾切除。珠蛋白生成障碍性贫血行脾切除的适应证亦局限于伴有明显脾大的重症病人，以改善压迫症状和消除脾功能亢进，仅能部分纠正贫血、减少输血次数，效果不如遗传性球形红细胞增多症显著。

基于脾切除可减少自身抗体的生成，自身免疫性溶血性贫血和特发性血小板减少性紫癜可选择脾切除以减轻溶血和血小板的破坏，但均非首选，仅适用于肾上腺皮质激素治疗无效或出现激素依赖时。脾切除治疗温抗体型自身免疫性溶血疗效可达50%，特发性血小板减少性紫癜达80%。特发性血小板减少性紫癜急性型发生危及生命的出血时可急诊行脾切除术。

切除肿大、功能亢进的脾脏可减少正常红细胞在脾脏的滞留与破坏，仅改善血象，但不能治愈原发疾病，如某些类型白血病。脾切除可解除巨大脾脏的压迫症状，提高生活质量，如Gaucher病、骨髓纤维化等。脾切除治疗慢性再生障碍性贫血有效的可能机制是清除了抑制性T细胞的产生和对骨髓的抑制，适用于骨髓增生较好、红细胞寿命缩短、常规治疗效果不佳者。脾切除可去除脾脏的原发性病灶，原发性脾淋巴瘤是脾切除的绝对适应证。恶性淋巴瘤当考虑单独进行放疗时，常剖腹探查并行脾切除以利于分期诊断，且利于减少淋巴瘤的血行播散。

2. **充血性脾大** 充血性脾大多见于门静脉高压症，常伴有继发性脾功能亢进，是脾切除的适应证。合并明显食管下端或胃底静脉曲张，或上消化道大出血者，应同时行断流术或分流术。

（二）脾损伤

参见第三十五章第二节。

（三）脾占位性病变

脾囊肿较大伴有症状者或寄生虫性囊肿应选择脾切除术。保留部分脾脏的脾切除术需视囊肿大小、部位而定。

脾脏原发性肿瘤均需脾切除。恶性者，为保证手术彻底性，应将邻近腹膜、网膜、系膜等一并切除，并清除脾门淋巴结。脾脏转移瘤若为孤立单发，无其他部位转移，可行脾切除术。若为全身广泛转移的一部分，手术已无必要。

（四）脾感染性疾病

脾脓肿、脾结核等多为机体抗感染能力低下时全身感染的并发症，脾切除可有效去除病灶。

（五）其他脾脏疾病

如游走脾，若因肿大脾脏产生明显压迫症状，或拉长的脾蒂发生急性扭转时可造成脾脏急性血运障碍，应切除脾脏。

（六）其他规范性手术的脾切除术

肿瘤根治性手术时附加脾切除术，如胃癌、食管下段癌、胰体尾部癌、结肠脾曲癌、左肾肿瘤及腹膜后组织恶性肿瘤等。

Notes

长期以来,由于对脾脏重要功能缺乏认识,错误观念误导脾外科领域几个世纪,认为脾脏是一个可有可无的器官,无辜性脾切除被奉为经典。20 世纪脾脏外科的基础与临床研究取得重大进展,证实脾脏虽非生命必需器官,但拥有重要功能,无辜性脾切除受到广泛质疑,各种保留性脾手术应运而生。针对不同病因和具体手术条件,采用不同的术式,如脾破裂缝合术、粘合凝固止血术、部分脾切除术、自体脾组织片大网膜内移植术、脾动脉结扎术、保留脾脏的胰体尾切除术、脾栓塞术等,以保留全部或部分脾脏。针对甲型血友病、某些免疫缺陷病、某些遗传代谢性疾病等,同种带血管蒂脾移植、同种脾细胞移植和脾组织薄片移植等得到临床应用。

(姜洪池)

第四十六章　上消化道大出血的诊断和外科处理原则

上消化道包括食管、胃、十二指肠、空肠上段和胆道。上消化道出血的主要临床表现是呕血和便血,或仅有便血。在成人,全身总血量约为体重的8%。如果一次失血超过全身总血量的20%(约800~1200ml以上),并引起休克症状和体征,称为上消化道大出血(massive hemorrhage of the upper alimentary tract)。上消化道大出血在临床上很常见;至今,其病因误诊率与病死率仍较高,分别为20%与10%左右,必须予以充分重视。上消化道出血的病因多达几十种,而引起大出血并急需外科处理的,通常以下列五种疾病为多见:

（一）胃、十二指肠溃疡

约占40%~50%,其中3/4是十二指肠溃疡。大出血的溃疡一般位于十二指肠球部后壁或胃小弯,大多系由于溃疡基底血管被侵蚀破裂所致,多数为动脉出血。特别在慢性溃疡,伴有大量瘢痕组织,动脉裂口缺乏收缩能力,常呈搏动喷射性出血,单纯止血药物难以奏效,特别年龄在50岁以上的病人,因伴有小动脉壁硬化,出血更不易自止。

在胃、十二指肠溃疡中,有两种情况需予以注意:一种是药物损伤引起的溃疡,如长期服用阿司匹林和吲哚美辛等有促进胃酸分泌增加或导致胃黏膜屏障损害(抑制黏液分泌,加重胃局部血管痉挛)的作用,可诱发急性溃疡形成,或使已有的溃疡趋向活动化,导致大出血。

另一种是吻合口溃疡,多发生于胃部分切除作胃空肠吻合术或单纯胃空肠转流术后的病人,在残胃和空肠吻合口附近可发生溃疡。在前者发生率为1%~3%,在后者可高达15%~30%。发生时间多在术后2年内,也可在手术后十余日。50%吻合口溃疡会出血,少数病人可发生大出血而需手术处理。

（二）门静脉高压症

约占20%~25%。肝硬化引起门静脉高压症多伴有食管下段和胃底黏膜下层的静脉曲张。黏膜因曲张静脉而变薄,易被粗糙食物所损伤;或由于胃液反流入食管,腐蚀已变薄的黏膜;同时门静脉系统内的压力较高,易导致曲张静脉破裂,发生难以自止的大出血。原发性肝癌伴门静脉主干癌栓时,常引起急性门静脉高压而发生食管、胃底曲张静脉破裂大出血,临床上可表现为大量呕吐鲜血,易导致失血性休克,病情凶险且预后较差。

（三）应激性溃疡(stress ulcer)或急性糜烂性胃炎(acute erosive gastritis)

约占20%。近年来,其发生率有明显上升。多与休克、复合性创伤、严重感染、严重烧伤(Curling溃疡)、严重脑外伤(Cushing溃疡)或大手术有关。在这种情况下,交感神经兴奋,肾上腺髓质分泌儿茶酚胺增多,使胃黏膜下血管发生痉挛性收缩,组织灌流量骤减,导致胃黏膜缺血、缺氧,以致发生表浅的(不超过黏膜肌层)、边缘平坦的溃疡或多发的大小不等的糜烂灶。这类溃疡或急性糜烂位于胃的较多,位于十二指肠的较少,常导致大出血。

（四）胃癌

多发生在进展期胃癌或晚期胃癌,由于癌组织的缺血性坏死或溃疡形成,可侵蚀血管而引起大出血。

（五）肝内局限性慢性感染、肝肿瘤、肝外伤

肝内局限性慢性感染可引起肝内毛细胆管或胆小管扩张合并多发性脓肿,脓肿直接破入门静脉或肝动脉分支,导致大量出血并涌入胆道,进入消化道可出现呕血和便血,此称胆道出血

（hemobilia）。肝癌、肝血管瘤以及外伤引起的肝实质中央破裂也能导致肝内胆道大出血。

其他较为少见的病因有上消化道（血管）畸形、上消化道损伤、贲门黏膜撕裂综合征、急性胃扩张、扭转、内疝等。

1. 临床分析　对于上消化道大出血的病人，除非已处于休克状态需立即抢救者外，应在较短时间内，有目的、有重点地完成询问病史、体检和实验室检查等步骤，经过分析，初步确定出血的病因和部位，从而采取及时、有效的治疗措施。

一般说来，幽门以上的出血易导致呕血，幽门以下的出血易导致便血。但如果出血量小，血液在胃内未引起恶心、呕吐，则血液通常从肠道排出。反之，如果出血很急、量多，幽门以下的血液反流到胃内，也可引起呕血。同样，在呕血颜色方面，如果出血量小，血液在胃内滞留时间较长，经胃酸充分作用而形成正铁血红素后，呕出的血呈咖啡样或黑褐色。如果出血很急、量大，血液在胃内滞留时间短，呕出的血则呈暗红、甚至鲜红色。血经肠道排出时，经过肠液的作用，使血红蛋白的铁形成硫化铁，排出的血可呈柏油样或紫黑色。但在个别病例，突然大量出血，由于肠蠕动亢进，排出的血也可呈暗红，甚至相当鲜红，以至于误认为是下消化道大出血。

概括地说，临床上表现为呕血还是便血以及血的颜色主要取决于出血的速度和出血量的多少，而出血的部位高低是相对次要的。呕血者一般比单纯便血者的出血量大；大便次数增多而黑便稀薄者，较大便次数正常、黑便成形者的出血量大。有便血的病人可无呕血，但呕血病人多伴有便血。

虽然如此，详细分析起来，不同部位的出血仍然有其不同的特点。抓住这些特点，进而明确出血的部位，这不仅对于诊断出血的病因有一定意义，而且在需要手术时对于寻找出血部位更有帮助。①食管或胃底曲张静脉破裂引起的出血，一般很急，来势很猛，一次出血量常达 500 ~ 1000ml 以上，可引起休克。临床上主要表现是呕血，单纯便血的较少。即使采用积极的非手术疗法止血后，仍可再次发生呕血。②溃疡、糜烂性胃炎、胃癌引起的胃或十二指肠球部的出血，虽也很急，但一次出血量一般不超过 500ml，发生休克的较少。临床上可以呕血为主，也可以便血为主。经过积极的非手术疗法多可止血，但若病因未得到及时治疗，日后仍可再次出血。③胆道出血，量一般不多，一次为 200 ~ 300ml，很少引起休克，临床表现以便血为主，采取积极的非手术治疗后，出血可暂时停止，但常呈周期性的复发，间隔期一般为 1 ~ 2 周。

如果仅从上消化道出血时的情况来判断出血的病因和部位，往往是不充分的，还必须结合病史、体检、实验室与影像学等检查进行综合分析，从而得出正确的诊断。

胃、十二指肠溃疡病人，病史中多有典型的上腹疼痛，用抗酸解痉药物可以缓解，或过去史中曾经 X 线钡餐或内镜检查证实有消化性溃疡存在。对作过胃部分切除术的病人，应考虑有吻合口溃疡的可能。门静脉高压症病人一般有肝炎或血吸虫病病史，或过去经 X 线吞钡或内镜检查证实有食管静脉曲张。这些病人如果发生上消化道大出血，诊断上一般并不困难。然而，有些病人在出血前没有任何自觉症状，例如 10% ~ 15% 胃、十二指肠溃疡出血的病人没有典型的溃疡病史，许多胆道出血的病人没有肝外伤或肝内感染的病史；因此，要明确出血的病因和部位，就必须依靠客观的临床检查结果。

全面细致的体检是不可缺少的。体检时发现有蜘蛛痣、朱砂掌、腹壁皮下静脉曲张、肝脾大、腹水、巩膜黄染等表现，多可诊断为食管或胃底曲张静脉破裂的出血。但在没有腹水，无明显肝脾大的病人，尤其在大出血后，门静脉系统内血量减少，脾脏可暂时缩小，甚至不能扪及，常增加诊断上的困难。胆道出血多有类似胆绞痛的剧烈腹痛为先兆，右上腹多有不同程度的压痛，甚至可扪及肿大的胆囊，同时伴有寒战、高热，并出现黄疸，这些症状结合在一起，基本上可明确诊断。但若没有明显的胆绞痛、高热或黄疸，就不易与胃十二指肠溃疡出血作鉴别。

2. 实验室检验　血红蛋白测定、红细胞计数和血细胞比容等在出血的早期并无变化。出血后，组织液回吸收入血管内，使血液稀释，一般需经 3 ~ 4 小时以上才能提示失血的程度。肝功

Notes

能检验和血氨测定等有助于鉴别胃、十二指肠溃疡与门静脉高压症引起的大出血。前者肝功能正常,血氨不高;而后者肝功能(胆红素、碱性磷酸酶、血清白蛋白、谷草转氨酶、谷丙转氨酶等)常明显异常,血氨升高。凝血功能检查结果也有重要参考价值。

需要指出的是,上述五种常见疾病中的某一种虽已明确诊断,但不一定它就是出血的直接原因。例如,在肝硬化门静脉高压症的病人,20%～30%大出血可能是门静脉高压性胃病引起,10%～15%可能是合并的胃、十二指肠溃疡病所致。另一方面,有些十二指肠溃疡或胃癌病例,临床上常无任何症状,一发病就出现上消化道大出血,也应予以注意。经过临床分析,如果仍不能确定出血的病因,应考虑一些少见或罕见的疾病,如食管裂孔疝、胃多发性息肉、胃和十二指肠良性肿瘤、剧烈呕吐所形成的贲门黏膜撕裂综合征(Mallory-Weiss综合征)以及血友病或其他血液疾病等,可作必要的辅助检查加以鉴别。

3. 辅助检查

(1)应用三腔二囊管的检查:三腔二囊管放入胃内后,将胃气囊和食管气囊充气压迫胃底和食管下段,用等渗盐水经第三管将胃内积血冲洗干净。如果没有再出血,则可证明为食管或胃底曲张静脉的破裂出血;如果吸出的胃液仍含血液,则门静脉高压性胃病或胃、十二指肠溃疡出血的可能较大。对这种病人用三腔二囊管检查来明确出血部位,更有实际意义。该检查简单易行,但需要取得病人的充分合作。

(2)X线钡餐检查:上消化道急性出血期内进行钡餐检查有促使休克发生,或使原已停止的出血再出血,因而不宜施行。休克改善后,为明确诊断,可作钡餐检查。食管静脉曲张或十二指肠溃疡是较易发现的;但胃溃疡,特别是较小的,由于胃内常存有血块,一般较难发现。常规的X线检查要确定有无溃疡龛影,需要手法按压,这可使出血处已凝固的血块脱落,引起再出血,故不宜采用。采用不按压技术作双重对比造影,约80%的出血部位可被发现,同时也较安全。

(3)纤维内镜检查:可有助于明确出血的部位和性质,并可同时进行止血(双极电凝、激光、套扎和注射硬化剂等)。内镜检查应早期(出血后24小时内)进行,阳性率高达95%左右。镜检前用冰盐水反复灌洗,不但能发现表浅的黏膜病变,且能在食管或胃底静脉曲张与胃十二指肠溃疡两种病变同时存在时,明确主要是何种疾病导致的出血;如发现十二指肠壶腹部开口处溢出血性胆汁,即为胆道出血。对胃十二指肠镜检查阴性的病人,若仍有活动性出血,可采用胶囊内镜(capsule endoscopy,CE)或双气囊小肠镜(double-ballon endoscopy,DBE)作进一步检查,以明确小肠内有无出血性病灶存在。

(4)选择性腹腔动脉或肠系膜上动脉造影以及超选择性肝动脉造影:对确定出血部位尤有帮助。但每分钟至少要有0.5ml含有显影剂的血量自血管裂口溢出,才能显示出血部位。在明确了出血部位后,还可将导管插至出血部位,进行栓塞等介入止血治疗。此项检查比较安全,在有条件时应作为首选的诊断方法。

(5)^{99m}Tc标记红细胞的腹部γ-闪烁扫描可发现出血(5ml出血量)部位的放射性浓集区,多可在扫描后1小时内获得阳性结果,特别对间歇性出血的定位,阳性率可达90%以上。

(6)超声、CT检查:有助于发现肝、胆和胰腺结石、脓肿或肿瘤等病变或鉴别诊断;MRI门静脉、胆道重建成像,可帮助了解门静脉直径、有无血栓或癌栓以及胆道病变等。

经过上述的临床分析、体检与各项辅助检查,基本上可明确上消化道大出血的病因和部位,从而针对不同情况有目的地采取有效的止血措施。

4. 处理

(1)初步处理:首先,建立1～2条足够大的静脉通道,如施行颈内静脉或锁骨下静脉穿刺置管输液,以保证迅速补充血容量。先滴注平衡盐溶液或乳酸钠等渗盐水,同时进行血型鉴定、交叉配血和血常规、血细胞比容检查。要每15～30分钟测定血压、脉率,或使用心电多功能监

Notes

护仪实施生命指标动态监护,并观察周围循环情况,作为补液、输血的参考指标。一般说来,失血量不超过 400ml,循环血容量的轻度减少可很快地被组织液、脾、肝贮血所补充,血压、脉率的变化不明显。如果收缩压降至 70～90mmHg,脉率增速至每分钟 130 次,这表示失血量约达全身总血量的 25%,病人黏膜苍白,皮肤湿冷,表浅静脉塌陷。此时即应大量补液、输血,将血压尽可能维持在(90～100)/(50～60)mmHg 或以上,脉率在每分钟 100 次以下。需要指出,平衡盐溶液的输入量宜为失血量的 2～3 倍。只要保持血细胞比容不低于 0.30,大量输入平衡盐溶液以补充功能性细胞外液与电解质的丧失,是有利于抗休克的。

已有休克的病人,应留置导尿管,记录每小时尿量。有条件时,作中心静脉压的测定。尿量和中心静脉压可作为指导补液、输血速度和输血量的重要参考依据。

止血药物中可静脉注射维生素 K、纤维蛋白原等。通过胃管应用冰盐水(内加肾上腺素 0.02mg/ml)或 5% Monsel 溶液反复灌洗。适当应用血管加压素能促使内脏小动脉收缩,减少血流量,从而达到止血作用;但对高血压和有冠状血管供血不足的病人不适用。近年来多应用特利加压素(terlipressin),该药是激素原,注射后病人体内以稳定速率释放加压素,产生的副作用较轻。开始剂量为 2mg,缓慢静脉注射(超过 1 分钟),维持剂量为每 4 小时静脉注射 1～2mg,延续用药 24～36 小时,至出血停止。

(2)病因处理

1)胃、十二指肠溃疡大出血,如果病人年龄在 30 岁以下,常是急性溃疡,经过初步处理后,出血多可自止。但如果年龄在 50 岁以上,或病史较长,系慢性溃疡,这种出血很难自止。经过初步处理,待血压、脉率有所恢复后,即早期手术。手术行胃部分切除术;切除出血的溃疡是防止再出血的最可靠方法。如果十二指肠溃疡位置很低,靠近胆总管或已穿透入胰头,强行切除溃疡会损及胆总管及胰头,则可切开十二指肠前壁,用丝线缝合溃疡面,同时在十二指肠上、下缘结扎胃十二指肠动脉和胰十二指肠动脉,旷置溃疡,再施行胃部分切除术。

吻合口溃疡多发生在胃空肠吻合术后,出血多难自止,应早期施行手术,切除吻合口,再次行胃空肠吻合,并同时行迷走神经切断术。重要的是,在这种情况下,一定要探查原十二指肠残端。如果发现原残端太长,有胃窦黏膜残留的可能,应再次切除原残端,才能收到持久的疗效。

由药物引起的急性溃疡,在停用该药物后,经过初步处理,出血多会自止。

2)对由于门静脉高压症引起的食管或胃底曲张静脉破裂的病人,应视肝功能的情况来决定处理方法。对肝功能差的病人(有黄疸、腹水或处于肝性脑病前期者),应首先采用三腔二囊管压迫止血,或经纤维内镜在直视下注射硬化剂或套扎止血,必要时可急诊作经颈静脉肝内门体分流术(transjugular intrahepatic portosystemic shunt,TIPS)。对肝功能好的病人,应积极采取手术止血,不但可以防止再出血,而且是预防发生肝性脑病的有效措施。常用的手术方法是贲门周围血管离断术,通过完全离断食管下段和胃底曲张静脉的反常血流,以达到确切止血的目的。

3)对于应激性溃疡或急性糜烂性胃炎,可静脉注射组胺 H_2 受体拮抗剂雷尼替丁或质子泵阻滞剂,以抑制胃酸分泌而有利于病变愈合和止血。人工合成生长抑素(sandostatin 或 stilamin),止血效果显著。生长抑素不但能减少内脏血流量,抑制促胃液素的分泌,且能有效地抑制胃酸分泌;剂量是 250μg/h,静脉持续滴注。

经过这些措施后,如果仍然不能止血,则可采用胃大部切除术,或选择性胃迷走神经切断术加行幽门成形术。

4)一旦明确为胃癌引起的大出血,应尽早手术。若肿瘤未发生远处转移,则应实行根治性胃大部或全胃切除术;若为晚期胃癌,为达到止血目的,也应力争施行姑息性胃癌切除术。

5)胆道出血的量一般不大,多可经非手术疗法,包括抗感染和止血药的应用而自止。但反复大量出血时,可进行超选择性肝动脉造影,以明确性质;同时进行栓塞(常用明胶海绵)止血。如仍不能止血,则应积极采用手术治疗。在确定肝内局限性病变的性质和部位后,即施行肝叶

Notes

切除术。结扎病变侧的肝动脉分支或肝固有动脉,有时也可使出血停止;但仅仅结扎肝总动脉常是无效的。困难的是有时不易确定出血部位。肝表面局限性的隆起;切开胆总管分别在左右胆管内插入细导尿管,观察有无血性胆汁流出,以及从哪一侧导管流出,以帮助定位;有条件时,可在术中行胆道造影或胆道镜检,帮助明确出血部位,决定肝切除的范围。

(3) 对诊断不明的上消化道大出血,经过积极的初步处理后,血压、脉率仍不稳定,应考虑早期行剖腹探查,以期找到病因,进行止血。

一般行上腹部正中切口或经右腹直肌切口施行剖腹探查。进入腹腔后,首先探查胃和十二指肠。如果初步探查没有发现溃疡或其他病变,第二步即检查有无肝硬化和脾肿大,同时要注意胆囊和胆总管的情况。胆道出血时,胆囊多肿大,且因含有血性胆汁呈暗蓝色;必要时可行诊断性胆囊或胆总管穿刺。如果肝、脾、胆囊、胆总管都正常,则进一步切开胃结肠韧带,探查胃和十二指肠球部的后壁。另外,切不可忽略了贲门附近和胃底部的探查。随后,提起横结肠和横结肠系膜,自空肠起始端开始,顺序往下探查空肠。临床实践中,已有不少病例由于空肠上段的病变如良性肿瘤、血管瘤、结核性溃疡等而引起呕血的报道。如果仍未发现病变,而胃或十二指肠内有积血,即可在胃大弯与胃小弯之间、血管较少的部位,纵行切开胃窦前壁,进行探查。切开胃壁时要结扎所有的黏膜下血管,以免因胃壁出血而影响胃内探查。胃壁切口不宜太小,需要时可长达 10cm 或更长些,以便在直视下检查胃内壁的所有部位。浅在而较小的出血性溃疡容易被忽视,多在胃底部,常在胃内壁上黏附着的血凝块下面;或溃疡中含有一动脉瘤样变的小动脉残端(如 Dieulafoy 病)。如果仔细检查胃内壁后仍不能发现任何病变,最后要用手指通过幽门,必要时纵行切开幽门,来检查十二指肠球部后壁靠近胰头的部分有否溃疡存在。经过上述一系列的顺序检查,多能明确出血的原因和部位。

(朱正纲)

Notes

第四十七章 小儿腹部外科疾病

第一节 概　　述

（一）胚胎学

了解消化道胚胎正常发育是理解先天性消化道畸形的基础。

胚胎第 3 周,原始肠管形成,称为原肠。原肠由前肠(口腔至屈氏韧带),中肠(屈氏韧带至横结肠中段)及后肠(横结肠中部至肛门)组成。胚胎第 4 周:中肠发育速度加快,后肠逐渐膨大与尿囊共同形成泄殖腔。胚胎第 5 周:盲肠和阑尾原基形成,外胚层向内发育形成肛凹。胚胎第 6 周:消化管发育超过体腔生长速度,中肠进入脐带的基底部分。胚胎第 8 周:位于脐带内的中肠以肠系膜上动脉为轴心,做反时针方向 90° 的旋转,十二指肠位于右腹,泄殖腔括约肌形成。肛膜破裂形成肛门。胚胎第 10 周:体腔发育加快,中肠返回腹腔过程伴反时针 180° 旋转,中肠各段达到正常解剖位置。胚胎第 11 周:盲肠下降至右下腹并固定。胚胎第 12 周:肛门内括约肌和肛提肌形成。

至此,消化道各器官初步形成。

（二）解剖学

插胃管时,应注意插入长度与食管长度相适应。从病儿耳垂经鼻尖到剑突的距离,即为鼻孔至贲门的长度。婴儿贲门固定于第 10 胸椎左侧,幽门位于第 12 胸椎水平近中线。新生儿贲门较宽大松弛,括约肌相对不发达,而幽门和幽门括约肌发育良好,这是其易于溢乳和呕吐的原因之一。新生儿胃容量很小,约 20 ~ 30ml,随进食量增大,以后每月增加 20 ~ 25ml,半岁时胃容量近 200ml,1 岁时达到 300ml。小儿胃排空一般不超过 3 ~ 4 小时,但强烈刺激可使排空时间超过 6 小时,故在麻醉前常需置胃管引流胃内容物,防止术中胃内容物反流而误吸入呼吸道。新生儿小肠长度个体差异很大,一般在 200 ~ 300cm 之间,婴幼儿平均约 300cm。新生儿小肠广泛切除后,残留小肠在 100cm 以下时,消化吸收功能严重受到影响,少于 75cm 时出现短肠综合征,可危及生命。婴儿小肠系膜相对较长,是形成肠扭转、肠套叠的解剖因素。小儿盲肠位置变异较大,并且较为活动,在阑尾炎诊断时压痛往往不固定。小儿乙状结肠相对较长,是小儿容易发生习惯性便秘的诱因之一。婴幼儿直肠相对较长,直肠黏膜及黏膜下层固定较弱,容易造成直肠脱垂。

新生儿胎粪是由消化液、脱落的上皮细胞及吞入的羊水等混合而成,为黏稠墨绿色,重量约 200g,常在生后 12 小时开始排出,48 小时胎粪排尽,若生后 24 小时未排胎便应引起重视,明确原因。

（三）病理生理

先天性发育畸形病儿约占小儿外科住院病例总数的 50% 左右。据 Swenson 统计,在存活的新生儿中约 7% 具有某种发育异常,40 个新生儿中有一例畸形需外科治疗。各系统先天性畸形发生的比率大致如下:骨骼、肌系统占 38%,皮肤、皮下占 20%,中枢神经系统占 14%,消化道占 9%,心血管占 9%,泌尿生殖系统占 8%。由于环境污染加重,先天畸形发生率明显增加,特别是先天性心脏病,男性泌尿生殖系统畸形及消化道畸形。

常见消化道先天畸形有梅克尔憩室、先天性肛门闭锁、肠无神经节细胞症、先天性食管闭锁、先天性肥厚性幽门狭窄及先天性肠旋转不良等。消化道先天畸形病例常合并多种畸形。肠旋转不良病例中约 20% ~25% 合并其他消化道畸形,如十二指肠及小肠闭锁或狭窄、环状胰腺、肥厚性幽门狭窄、消化道重复畸形、肠无神经节细胞症及直肠肛管畸形。十二指肠闭锁与狭窄的病例除合并消化道畸形外,约 20% 病例并存 21 三体综合征(Down syndrome),在此基础上合并心脏和大血管畸形的比例增加一倍左右。肠无神经节细胞症合并畸形发生率近 20%,其中泌尿生殖系统的发生率最高,其次是心血管系统和胃肠道,合并 21 三体综合征约占 2% 以上。中枢神经系统畸形多见的原因,可能是由于引起畸形的因素同时损害神经系统的发育。先天性直肠肛管畸形病例合并畸形发生率更高,一般报告在 30% ~50% 之间,以泌尿生殖系统最多见。越是高位畸形合并畸形发生率越高,且更严重,合并的畸形依次有脊柱畸形、先天性心脏病、大血管畸形及四肢畸形等,而合并肠无神经节细胞症较为罕见。

（四）麻醉及手术前后处理

体重不足 2.5kg 的消化道畸形病儿常伴有重要器官发育不全或肺透明膜病,容易发生体温不升、颅内出血及核黄疸等。麻醉医师应对早产儿的病理改变有足够的认识,以便进行围术期麻醉的管理。随时维护呼吸道的通畅,对输血输液的速度及体温、脉搏进行监护和调控。禁用纯氧,慎用影响呼吸及循环的药物。围术期加强肠道外营养(PN)支持。重症病例术后应在 ICU 或 NICU(新生儿重症监护病房)进行监护及治疗。术前准备包括术前心理治疗,以消除病儿对手术的恐惧及紧张心理状况;术前肠道准备及禁食以利于手术操作及术后恢复;术前补液,维生素补充,抗生素的应用,备血等。先天性消化道畸形的病儿术后可出现严重的并发症,如腹胀、腹腔感染、腹部手术切口裂开、肺部继发性并发症等。预防术后并发症最好的措施是做好术前准备,术中精心操作,术后密切监护,早期发现并发症,并予以及时处理。

（金先庆）

第二节　脐膨出与腹裂

脐膨出(omphalocele)与腹裂(laparoschisis,gastroschisis)是由于先天性腹壁发育不良,在脐周或中线发生缺损,腹腔内脏脱出体外的畸形。脐膨出发生率约为 1/5000,腹裂则更为罕见。

（一）胚胎学

胚胎背轴增长较快,开放的脐周腹襞向中央折叠,与一荷包口的关闭过程相似。四个襞分别为头襞、尾襞和左右各一的侧襞。正常发育时四个襞的近心端形成脐环。腹襞胚胎发育异常就形成脐膨出或腹裂。头襞发育缺陷导致脐膨出、胸骨缺损、异位心脏及膈疝。尾襞发育缺陷形成脐膨出、膀胱外翻、小肠膀胱裂。两侧腹襞发育缺陷即形成脐膨出,此型常为巨型脐膨出,突出内脏有囊膜覆盖。如仅一侧腹襞在胚胎发育早期出现异常即形成腹裂,突出肠段无囊膜覆盖。

（二）病理

根据腹壁缺损的大小,可将脐膨出分为小型及巨型脐膨出两类。

1. 小型脐膨出　腹壁发育于胚胎 10 周后出现异常,缺损直径小于 5cm,脐带残株在囊膜中央,囊内仅有肠祥,此膜由羊膜和腹壁腹膜融合而成,质透明。此型腹腔发育较好,容积接近正常,多数外突肠祥能回纳腹腔(图 47-1)。

2. 巨型脐膨出　由于在胚胎第 10 周前腹壁发育停顿,留下一个较大腹壁缺损,直径大于 5cm,脐带上方腹壁缺损较大,外突脏器除肠祥外,肝、脾均可突出体外,尤其是肝,这是巨型脐膨出的标志。由于腹腔容积小,仅部分脏器可回纳(图 47-1)。

3. 伴发畸形　约 40% 脐膨出新生儿伴发其他畸形。最常见为肠旋转不良,其他伴发畸形有卵黄管未闭、梅克尔憩室、脐尿管未闭、膀胱外翻、膈疝、胸骨缺损、先天性心脏病等。

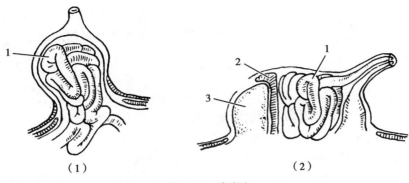

图 47-1 脐膨出
(1)小型脐膨出;(2)大型脐膨出
1. 小肠;2. 结肠;3. 肝

脐膨出伴巨舌、身长、体重超过正常新生儿,内脏肥大及低血糖等,称为 Beckwith-Wiedemann 综合征,临床并不罕见。

4. 腹裂 脐孔正常,腹裂位于腹中线旁呈纵向裂开,3cm 左右缺损较常见。突出体腔的脏器是原肠,仅见从胃到乙状结肠的肠袢,没有囊膜覆盖,脱出内脏极易污染。

(三)临床表现

巨型脐膨出缺损直径超过 5cm,严重者可达 10cm 以上。囊内容物除小肠、结肠外,常有肝,也可见到脾、胰腺、膀胱等器官。5cm 以下小型脐膨出常见。缺损仅 1cm 左右脐膨出病儿常不被发现,膨出的脐常被作为脐带部分被结扎,如伤及肠曲引起肠梗阻甚至肠坏死。出生 24 小时后囊膜逐渐浑浊,变得脆弱最后坏死。几天内出现裂缝,引起腹腔感染。大的破口可出现内脏脱出,两者均可导致婴儿死亡。少数巨型脐膨出在分娩过程中囊膜破裂。

(四)诊断及鉴别诊断

脐膨出一望可知,缺损极小的脐膨出极易忽视。出生时囊膜已破裂的病例应与腹裂相鉴别,后者脐部及脐带的位置和形态均正常,而在脐旁腹壁有一裂缝,肠管经过裂缝突出到腹外,肠曲无腹膜覆盖。

(五)治疗

1. 小型脐膨出 腹壁缺损直径小于 5cm,突出内脏以小肠为主,不含肝。由于腹腔发育较好,一次性完成腹壁修补手术常很顺利,治愈率高。

2. 巨型脐膨出 囊内含大量肠曲以及肝、脾等。腹腔发育差,突出内脏不能完全纳入腹腔,一期修补常很困难,病死率较高。延期修补手术可采用高分子材料,如涤纶与皮肤缺口边缘缝合,使内脏逐渐纳入腹腔。采用 Silo 袋修补效果良好。将 Silo 袋边缘缝合于两侧腹直肌缺损边缘,袋顶悬挂,数天后逐渐缩小收紧 Silo 袋,2 周左右腹腔内容物可回纳,缝合腹壁,然后取出 Silo 袋,分层缝合腹壁。

3. 囊膜已破裂者 应急诊手术治疗。

(金先庆)

第三节 先天性肥厚性幽门狭窄

先天性肥厚性幽门狭窄(congenital hypertrophic pyloric stenosis)是由幽门肌层先天性肥厚引起的梗阻,是常见的消化道畸形之一,发生率约 1000 个新生儿中有 1 例,男性发病常是女性的 5 倍。

Notes

（一）病因

病因未明，有两种学说解释。有学者提出本病原因是胃肠激素代谢异常，导致幽门括约肌处于持续收缩状态。幽门肌间神经丛和神经细胞减少导致的副交感神经功能异常，也可能是本病发生的原因。

（二）病理

主要病理改变是幽门环肌先天性增生肥厚，呈橄榄状，长约 2.0 ~ 3.0cm，直径 1.0 ~ 1.5cm，肌层厚 0.4 ~ 0.7cm，正常新生儿幽门肌层厚度仅 0.2cm。肿块表面光滑，色泽灰白，质地如硬橡皮。幽门管较正常细长，肥厚的环肌逐渐向胃端变薄，在十二指肠端肥厚肌层突然终止，与十二指肠有明显界限。黏膜受肥厚肌层挤压突向腔内形成较深的皱褶，使管腔显著缩小，黏膜即使轻度水肿也会引起梗阻。镜下观察可见肌层增生肥厚，尤以环肌明显，肌纤维排列紊乱。（图 47-2）

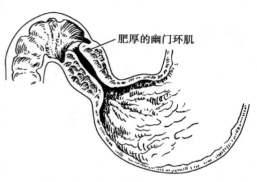

图 47-2　先天性肥厚性幽门狭窄

（三）临床表现

呕吐为主要临床表现。呕吐多发生在生后 2 ~ 3 周，奶块刺激幽门黏膜，加重水肿引起梗阻。出生后 2 周内，或 2 个月以后出现症状者较少见。发病初期吸奶后 15 ~ 30 分钟出现呕吐，随后呈进行性加重，吸奶后即刻可发生呕吐，呈喷射状，呕吐物不含胆汁。后期呕吐物带咖啡色提示黏膜炎症伴出血。呕吐后病儿有较强饥饿感及觅食反射，吸奶有力。

病儿早期因呕吐频繁出现尿少、便秘、脱水。数天后逐渐出现体重下降，皮下脂肪减少，皮肤松弛，甚至明显营养不良出现，代谢性碱中毒，呼吸浅而慢，由于血中游离钙下降，还可出现手足抽搐以及喉痉挛。腹部检查可见上腹膨胀，吸奶后呕吐前常可见逆蠕动波，呕吐后胃内容物排空，可在右上腹触及橄榄样肿块，质地较硬，可活动。反复仔细检查可有 90% 左右检出率。

（四）诊断与鉴别诊断

呕吐是典型症状，于生后 2 ~ 3 周出现，呈喷射状，不含胆汁，呕吐后伴很强饥饿感表现。体检时上腹触及橄榄状肿块即可初步诊断。X 线钡餐检查可见胃扩张，幽门管变细、增长，呈"鸟喙状"，钡剂通过幽门时间及胃排空时间显著延长。目前，超声已代替 X 线检查，成为首选方法。通过超声检查，不仅可明诊断，还可明确环肌肌层厚度及狭窄程度等。不典型病例需主要与以下疾病鉴别。

1. **幽门痉挛**　呕吐可在出生后即发生，为间歇性，无进行性加重，呕吐量较少亦不规则，体检未触及肿块。使用镇静剂、解痉剂后症状缓解明显。X 线和超声检查无特殊发现。

2. **喂养不当**　喂奶过快，特别是伴空气吸入胃后，常引起胃部刺激而呕吐，调整喂养方法后明显好转。

（五）治疗

明确诊断后应尽早实施手术，术前准备包括纠正脱水及电解质紊乱，初步纠正营养不良。

Fredet 和 Ramstedt 在 20 世纪初即采用幽门肌切开术治疗先天性肥厚性幽门狭窄，沿用至今。手术方法：经右肋缘下 1cm 右腹直肌外缘向外作长约 2 ~ 3cm 横切口进入腹腔，将橄榄状肥厚的幽门置于手术野，术者左手拇指、示指将肿块固定，切口靠近胃端，在无血管区切开幽门浆膜及肌层，用幽门钳撑开肌层，显露黏膜。幽门黏膜近端达胃，远端到十二指肠自然膨出部（图 47-3）。采用腹腔镜行幽门环肌切开术已用于临床并逐渐取代开腹手术。术后 12 小时可饮水，24 小时可喂奶。少数病程较长的患儿术后仍有呕吐，为呕吐中枢兴奋所致，数日后逐渐停止。

Notes

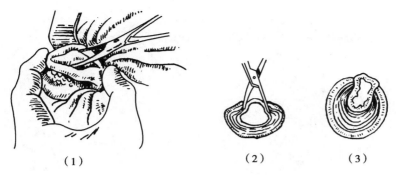

（1）　　　　　　　　　（2）　　　　　　　（3）

图 47-3　先天性幽门狭窄的手术治疗
（1）幽门环肌切开后，用蚊式血管钳撑开肌层使黏膜膨出；（2）撑开肌层后，
黏膜膨出，幽门腔扩大；（3）幽门黏膜完全膨出浆膜面

（金先庆）

第四节　先天性肠旋转不良

先天性肠旋转不良（congenital malrotation of intestine）是由于胚胎发育中肠旋转及固定出现障碍，形成异常索带或小肠系膜根部缩短，从而引起肠梗阻或肠扭转，是常见的先天性消化道畸形。

（一）病因

胚胎发育第 6 周时，消化管长约 1cm，消化管生长速度较腹腔快，中肠被挤到脐带底部形成一个暂时性脐疝。胚胎第 8 周腹腔开始发育，中肠近端的十二指肠首先回到腹腔内肠系膜上动脉前方。第 10 周腹腔发育加快，容积增加，中肠逐渐回纳入腹腔，同时正常的肠旋转已开始，旋转前中肠末端的回盲部及升结肠位于腹腔左侧，肠管以肠系膜上动脉为轴心按逆时针方向从左向右旋转，直至盲肠固定在右下腹，小肠系膜从 Treitz 韧带开始由左上方斜向右下方，附着于后腹壁。如正常肠旋转未完成，即引起肠旋转不良。

（二）伴发畸形

肠旋转不良伴发其他畸形发生率高达 30%～50%。其中以肠道畸形及腹壁缺损发生率最高，十二指肠闭锁、狭窄、环状胰腺、脐膨出、腹裂、膈疝、心脏畸形、唐氏综合征等。肠旋转不良一经确诊，应尽早对伴发畸形作出诊断，以便全面、正确实施治疗方案。

（三）病理

1. 腹膜系带压迫十二指肠　由于中肠旋转不良，盲肠位于右中腹，甚至右上腹，附着于右后腹壁至盲肠的 Ladd 索带可压迫十二指肠，引起不完全性肠梗阻。小肠起始部未达左上腹，致使上端小肠盘曲在中上腹并形成膜状粘连。

2. 肠扭转　由于小肠起始部与回盲部距离缩短，小肠系膜变窄，游离的小肠容易发生肠扭转，造成小肠系膜血液循环障碍，严重时可引起小肠广泛坏死。（图 47-4）

3. 上段空肠膜状粘连　由于屈氏韧带未达左上腹仅位于中线附近，上段空肠挤压折叠，形成膜状粘连。

（四）临床表现

本病以新生儿、婴幼儿常见，年长儿童较少见。发病年龄不同，临床表现也有较大差异。新生儿期临床表现为生后 3～5 天间歇性呕吐，呕吐物含胆汁，喂奶量减少后呕吐可自行缓解，胎便排出正常。症状加重时，可见上腹部膨隆及胃肠蠕动波。呕吐后腹胀缓解，甚至平坦如常，同时伴有大便减少甚至便秘。梗阻反复发作，症状时轻时重，病儿可出现脱水、营养不良及体重

Notes

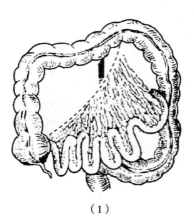 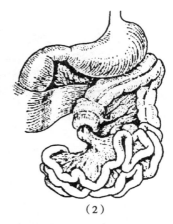

（1）　　　　　　　　　　　　　　　（2）

图 47-4　先天性肠旋转不良的病理
（1）小肠系膜的正常附着（虚线示附着的广度和方向）；（2）腹膜索带及肠扭转

下降。

发生肠扭转时，突出症状是频繁呕吐伴持续腹痛，呈阵发性加剧。轻度肠扭转可因吸奶减少或改变体位逐渐复位，同时伴临床症状缓解。如果呕吐剧烈，且为进行性加重，呕吐物呈咖啡色，停止排便常提示完全肠扭转，可能已发生肠管坏死。同时伴上腹压痛，腹肌紧张、便血甚至休克。严重小肠扭转坏死，行小肠广泛切除是导致婴幼儿短肠综合征的主要原因之一。婴幼儿期临床症状常表现为反复、间歇性呕吐，通过饮食调整，症状缓解或自动好转。少数病例呕吐不明显，初次就诊即表现为肠扭转。

（五）诊断及鉴别诊断

新生儿期凡有高位肠梗阻症状，反复呕吐，呕吐物含胆汁、有正常胎粪排出，应考虑肠旋转不良的可能。婴幼儿期如有反复出现的间歇性呕吐，呕吐物含胆汁，也应怀疑本病。X 线钡剂灌肠检查对肠旋转不良有重要诊断价值。

X 线特征：腹部平片显示小肠几乎未见充气或仅少量充气。胃和十二指肠扩张，左上腹和右上腹略低位置各有一个明显气液平面，呈双气泡征。钡餐检查显示十二指肠近端扩大，上段空肠位于脊柱前方或右上腹。钡剂灌肠 X 线检查显示，盲肠和升结肠位于右上腹或左上腹。

需要与肠旋转不良鉴别的是一组先天性十二指肠梗阻病例，如十二指肠闭锁、十二指肠狭窄、环状胰腺及肠系膜上动脉综合征等。十二指肠闭锁是完全性梗阻，肠系膜上动脉综合征发病年龄较大，因而均容易鉴别诊断。十二指肠狭窄及环状胰腺均为不完全性梗阻，发病率低，梗阻部位多位于十二指肠第二段；而先天性肠旋转不良梗阻部位在第三段。钡餐检查有助于鉴别诊断。若仍不能确诊者，应尽早剖腹探查。

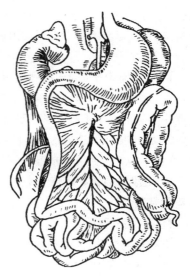

图 47-5　手术后十二指肠、小肠和结肠在腹腔的位置

（六）治疗

部分索带压迫较轻，临床症状不严重病例，经禁食、补液或饮食调整可长期缓解。梗阻明显病例一经确诊，应尽早手术。术前准备包括补液、纠正水、电解质紊乱、放置鼻胃管减压等。针对如下两种情况采用手术治疗（Ladd 手术）。

1. 肠扭转　腹部探查后充分显露小肠。小肠系膜扭转多为顺时针方向 360°，严重病例可达 2～3 圈，少数病例

Notes

扭转时可累及十二指肠远端到回盲部及升结肠。术中复位应逆时针转动整个肠管,直至整个小肠系膜根部完全平坦为止。

2. **异常索带压迫十二指肠** 术中可见回盲部位于上腹部,异常索带横跨于十二指肠第二、三段。术中应完全断离、充分松解异常索带,彻底解除十二指肠压迫。充分松解上段空肠之间粘连。

术中不要将盲肠、升结肠恢复到右侧正常解剖位置,而应当顺势将其推至左侧,不予缝合固定,应让其自然粘连,这是手术的基本原则(图 47-5)。

(金先庆)

第五节　先天性肠闭锁和肠狭窄

先天性肠闭锁和肠狭窄(congenital atresia and stenosis of intestine)是较常见的先天性消化道畸形,发生部位以空、回肠多见,十二指肠次之,结肠少见。闭锁比狭窄常见,且愈后较差。约1/3肠闭锁是低体重儿。除十二指肠闭锁外,小肠闭锁伴发畸形率较低,唐氏综合征也较少见。

(一)病因

病因不完全明确。一般认为因胚胎发育异常所致。胚胎发育第5周肠腔已由单层上皮细胞构成管腔。此后由于肠上皮细胞增生致使管腔闭塞,随后肠管出现空泡化,并逐步扩大融合,第12周肠腔再次贯通。若因发育异常未完全贯通即形成肠闭锁,贯通不完则形成肠狭窄。以上理论不能解释部分临床现象,因而受到怀疑。

目前认为主要病因是妊娠期胎儿肠管发生缺血、坏死所致。如系带引起肠管压迫,肠扭转,肠套叠;又如胎儿期炎症、胎粪性腹膜炎、坏死性小肠炎、肠系膜血管畸形等引起的缺血和无菌性坏死,严重时形成闭锁。

(二)病理

肠闭锁分四种类型。

1. **闭锁Ⅰ型** 肠管保持正常的连续性,仅肠腔内有一个或多个隔膜使肠腔完全闭锁。

2. **闭锁Ⅱ型** 闭锁两端均为盲端,之间有一条纤维索带连接。

3. **闭锁Ⅲ型** 盲端完全分离,无纤维索带连接,肠系膜呈V形缺损。

4. **闭锁Ⅳ型** 为多发性肠闭锁,闭锁近端因梗阻扩大,闭锁远端萎缩细小,腔内无气体。

肠狭窄以膜状狭窄多见,一段肠曲均狭窄的病例少见。

(三)临床表现

均为完全性肠梗阻,主要表现为。

1. **呕吐** 十二指肠闭锁首次喂奶后数小时有呕吐,小肠、结肠梗阻2~3天后才出现。呕吐呈进行性加剧,量多。高位梗阻呕吐物以胃液、胆汁和奶汁为主;低位梗阻还含肠内容物甚至粪汁。

2. **腹胀** 高位梗阻腹胀局限于上腹部,可见胃型。呕吐后腹胀明显减轻,胃肠减压可使腹胀充分缓解。低位梗阻腹胀出现较晚,为全腹胀,可见肠型。呕吐后或胃肠减压缓解不明显。

3. **排便情况** 肠闭锁病儿无正常胎便排出,仅排出少量灰白色或青灰色黏液样物,为闭锁远端肠管分泌的黏液及脱落细胞。

高位肠闭锁病儿呕吐频繁,很快出现脱水、电解质紊乱,常伴有吸入性肺炎。低位肠闭锁因肠曲极度扩大,毒素吸收或肠穿孔引起腹膜炎,临床上常出现中毒性休克。

肠狭窄病儿呕吐出现的早晚、腹胀轻重、全身症状的严重程度主要取决于狭窄程度。重度狭窄的症状与肠闭锁相似,轻度狭窄常不引起梗阻,可长期无临床症状。

(四)诊断与鉴别诊断

根据新生儿期出现的持续性呕吐、进行性腹胀,以及无正常胎粪排出,可初步诊断肠闭锁。

X线平片可显示梗阻部位：十二指肠闭锁可见双气泡征；上段空肠闭锁表现为三气泡征；低位小肠闭锁平片显示多个扩大肠袢和气液平面。

肠闭锁病儿常伴有多处消化道畸形，钡灌肠对肠无神经节细胞症、肠旋转不良等疾病的鉴别诊断有帮助。

钡餐检查对确定肠狭窄部位有重要作用。

（五）治疗

手术是挽救生命唯一的治疗方法。

手术前准备包括纠正水、电解质紊乱，维持正常营养，持续的胃肠减压，病程长的病儿常伴感染，有效抗生素的使用十分必要。

手术基本原则（图47-6）：

1. 闭锁近端因肠曲肥厚扩大血供不良，蠕动功能差，应予以切除；闭锁远端肠腔内注射生理盐水使其扩张。

2. 闭锁近端扩大肠曲整形后与远端小肠进行端对端吻合。

3. 闭锁远端注入生理盐水检查有无多处肠闭锁。

4. 多处小肠闭锁的处理，切除肠曲时充分考虑避免发生短肠综合征。

5. 并发结肠闭锁应在闭锁近端先做结肠造瘘，二期手术吻合，然后关瘘。

6. 肠狭窄病例，在切除狭窄肠段后行端对端吻合。

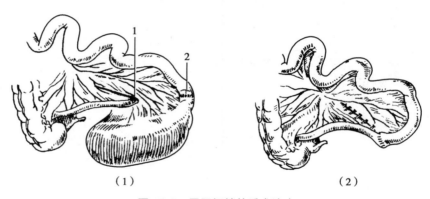

（1）　　　　　　　　　　　　　（2）

图47-6　回肠闭锁的手术治疗
（1）近端、远端切除术后吻合；（2）吻合完成
1. 45°切口；2. 90°切口

（金先庆）

第六节　先天性肠重复畸形

消化道从口腔到肛门任何部位均可发生先天性重复畸形（congenital intestinal duplication），其中以小肠重复畸形多见，结肠、十二指肠和直肠发病率相对较低。

（一）病因

多数学者认为本病系胚胎发育时脊索与原肠的分离发生障碍所致。胚胎第3周形成脊索过程中，内外胚层发生粘连，原肠受到脊索牵拉产生憩室状突起，进一步发展演变成不同形态肠管，即消化道重复畸形。此外，有学者认为原肠从早期的实心期发育成肠管过程受阻，形成与消化道平行的长管状结构，成为先天性肠重复畸形。

（二）病理

先天性肠重复畸形按不同的形态分为两种（图47-7）。

Notes

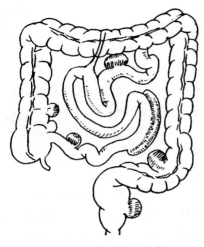

图 47-7 先天性肠重复
畸形种类及常见位置

1. **囊肿型** 约占 80%,多见于回盲瓣附近。呈囊形或椭圆形。球形大小不等,但均较为局限。囊内分泌物潴留可使体积增大,压力增高。肠内囊肿位于黏膜下层或肌层,可向肠腔内突出,容易引起肠梗阻。

2. **管型** 与正常肠管并列行走,形成双腔管道。长度从数厘米到数十厘米。重复肠管一端与正常肠腔相通。远端开口与正常肠腔相通,腔内容物引流容易,如近端开口与正常肠腔相连则重复段肠体积因潴留物而逐渐扩大,产生并发症。重复畸形的肠管有完整的黏膜和平滑肌,与正常肠管无明显界限,但与正常肠管有共同的浆膜,两种均为同一肠系膜血管供血。20% ~25%的重复畸形有迷生的胃、胰腺及异位肠黏膜,可分泌胃液及消化酶,使抗酸能力弱的肠黏膜产生溃疡、出血或穿孔。

（三）临床表现

1. **小肠重复畸形** 小肠重复畸形占先天性肠重复畸形的 85% 以上,病变常位于小肠的系膜侧,多数在婴幼儿期有症状。由于病变的部位、大小、形态各异而产生不同症状。腹痛反复发作,婴幼儿仅表现为哭吵不安。重复畸形的囊肿或肠管引流不畅体积增大时,可出现腹部肿块,边界清楚,有一定的活动度,伴频繁呕吐。随着体位的改变或炎症的消失,囊内的液体充分排空,肿块及肠梗阻症状明显缓解,甚至消失。十二指肠附近的重复畸形或肿块可压迫胆管引起黄疸或胰腺炎。异常的肿块影响小肠的正常蠕动,可并发肠扭转、肠套叠。巨大的重复肠管可压迫肠系膜的血管,引起黏膜出血,肠管坏死。

2. **结肠重复畸形** 结肠重复畸形以管状较多,病儿常有排便困难或便秘,压迫肠管可引起低位肠梗阻,压迫膀胱、输尿管可出现相应的症状。

3. **直肠重复畸形** 直肠重复畸形主要表现为反复发作或进行性加重的排便困难,肿块可随排便突出于肛门,排便后回缩。直肠指检触及囊性肿块。重复畸形的肠管可开口于会阴部,需与肛门闭锁鉴别,此类病例较为罕见。

（四）诊断

婴幼儿出现反复腹痛、呕吐、腹部肿块及便血,或原因不明的肠梗阻时应怀疑先天性肠重复畸形。根据临床症状选择钡餐或钡剂灌肠可直接显示钡剂充盈缺损或肠曲受压;超声检查也可能显示重复畸形的位置、大小、与肠道的关系。若重复畸形腔内充满液体,则需与肠系膜囊肿鉴别。若有异位胃黏膜位于回肠或结肠的重复畸形,因分泌胃酸引起对黏膜的损害,常伴便血,此时可用 ^{99m}Tc 核素扫描可显示病灶部位。

（五）治疗

外科手术是唯一根治性治疗。一旦确诊,应尽早手术。手术遵循以下原则:

1. 重复畸形肠管与相邻正常肠段有共同的血液供应,必须一并切除,然后行正常肠管端对端吻合。任何试图保留相邻正常肠段的操作均将带来严重并发症。

2. 单纯重复畸形肠管切除,仅适用于孤立的囊肿型畸形。

3. 内引流术,适用于十二指肠较复杂的重复畸形。由于解剖位置特殊而切除困难时,可在重复畸形肠管与十二指肠间做内引流、减压,消除对十二指肠压迫。

（金先庆）

Notes

第七节　肠无神经节细胞症

肠无神经节细胞症(aganglionosis)或赫什朋病(Hirschsprung's disease)又称先天性巨结肠(congenital megacolon)。是病变肠壁神经丛异常和神经节细胞缺如,致使肠管持续痉挛不能正常蠕动而引起的以排便功能障碍为主的疾病,是消化道最常见的先天性畸形之一。不同国家、人种、地区其发病率有较大差异,发病率在 1:2000～1:5000 之间。男女之比约为 4:1。本病有家族发病倾向,家族性无神经节细胞症发病率约为 4%。

(一)病因

消化道神经节细胞来源于外胚层神经嵴。在胚胎发育第 6～12 周,神经嵴细胞从口侧到肛侧的方向移行到消化管壁,如果某种因素引致此过程停滞,则引起直肠、乙状结肠、降结肠、横结肠及升结肠肠壁肌间神经节细胞缺如和肠壁肌间神经丛的缺陷。神经节细胞缺如的肠段平滑肌持续收缩,呈痉挛状态,蠕动消失,排便功能发生障碍。直肠和肛门内括约肌持续性收缩及痉挛,加重排便困难。

有家族史者占 3.6%～7.8%,全结肠型甚至高达 15%～20%,提示遗传因素也是重要的病因。

无神经节细胞症患儿常伴有合并畸形,发生率约 20%～30%,若对无神经节细胞症患儿常规全面检查合并畸形发生率更高,其中以泌尿生殖系统最高,其次为心血管系统和消化系统畸形。唐氏综合征的发生率为 5% 左右。合并畸形的诊断及处理是无神经节细胞症临床诊治的重要内容,应充分重视。

(二)病理

基本病理改变包括病变肠壁缺乏神经节细胞,病变肠管的自主神经分布紊乱、神经递质含量异常,部分病例内括约肌功能失常。

根据病变累及范围不同临床分型如下:

短段型:占 5% 左右,病变范围仅累及直肠。

常见型:约占 75%,无神经节细胞肠段自肛门到乙状结肠。

长段型:约占 15%,病变范围包括降结肠、脾曲、部分横结肠。

全结肠型及全肠型:近 5%,全部结肠甚至回肠也无神经节细胞。

常见型的典型病理改变包括:

1. **痉挛段**　无神经节细胞病变段位于直肠与乙状结肠远端,表现为狭窄痉挛,无正常蠕动,色泽灰白,血供较差。

2. **移行段**　在痉挛段与扩张段之间形态呈漏斗状,长度数厘米到十厘米以上,两端肠管直径差异甚大。

3. **扩张段**　近端乙状结肠与降结肠异常扩大为正常肠管 1～2 倍,年长儿童可达数倍。壁增厚,略显苍白,黏膜常呈慢性炎症变化,伴有水肿、小溃疡。肠腔内常含有质地坚硬的粪石。严重病例,扩大肠管可达横结肠,甚至累及整个结肠(图 47-8)。

(三)临床表现

因病变范围不同,临床表现有差异。短段型发病晚、症状较轻,而长段型则相反。

多在出生后 24～48 小时无胎粪排出或仅少量胎粪,随后出现排便困难,需采用灌肠等措施维持

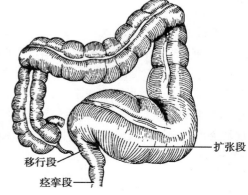

图 47-8　无神经节细胞症大体病理

扩张段
移行段
痉挛段

Notes

大便通畅。呕吐较为常见,但次数不多,呕吐量也不大,随大便通畅而缓解。多数病例伴有中等程度腹胀,少数病例腹胀明显。直肠指诊发现直肠壶腹空虚无粪便,由于指诊激发排便反射,拔出手指后,随着胎粪或大便伴有大量气体排出,而后腹胀缓解。

在婴幼儿期及儿童期,便秘及排便困难病史典型,偶见自行排便,多数情况需要灌肠、通便措施或轻泻药物。随便秘逐渐加重,呕吐、腹胀频繁出现并加重,腹部可见肠型,左下腹可扪及粪块。

病儿全身情况较差,消瘦、面色苍白、贫血、营养不良、免疫功能低下,症状严重者可并发小肠结肠炎而死亡。

（四）诊断

根据典型临床表现,无神经节细胞症诊断一般不难,以下辅助检查有利于进一步诊断。

1. 钡灌肠 X 线检查　可显示狭窄段与近端的扩张段,狭窄段最常见部位为直肠与乙状结肠远端。在短段型的病例,狭窄段距齿状线仅数厘米,有时很难显示,仅见直肠近端明显扩张。

2. 肛管直肠测压　插入直肠的测压管连接两个小乳胶气囊,分别置于内括约肌和直肠壶腹水平,囊内压力变化可记录壶腹压力变化及内括约肌的收缩舒张。正常新生儿出生 2 周即可出现正常排便反射,粪便进入直肠,反射性引起内括约肌松弛。在无神经节细胞症病儿,直肠壶腹球囊压力超过引起排便反射阈值时,内括约肌并不松弛,甚至还会出现明显的收缩,提示排便反射异常。

3. 活组织检查　齿状线上超过 2cm 直肠后壁,取小块含黏膜和黏膜下层组织,连续切片,直接观察黏膜下层有无神经节细胞,确诊率达 95% 以上。

4. 乙酰胆碱酯酶（AchE）组织化学检查　直肠黏膜固有层出现异常增生的带深褐色或深棕色胆碱能神经纤维,准确可达 90% 以上。

（五）治疗

除一部分短段型和超短段型外,一般均应以根治性手术治疗为主。

1. 非手术治疗　多用于根治手术的术前准备,包括扩肛、温盐水灌肠通畅大便,以缓解腹胀,维持水电解质平衡及营养补充。大部分患儿应用非手术治疗可以维持排便至 4~6 个月。

2. 肠造瘘术　因非手术治疗无效,又不能实施根治性手术的过渡性治疗措施。

3. 根治性手术　以往多认为出生 6 个月后手术较为合适,现在由于经肛手术的应用和综合医疗水平的提升,也多有新生儿期即手术者。手术原则为切除狭窄段、移行段和明显扩张、肥厚,丧失正常功能的近端结肠,肠道合理重建后达到正常排便功能。应根据患儿病变类型,严重程度,年龄等因素作最适选择。

主要根治性手术（图 47-9）:

（1）拖出型结肠、直肠端端吻合术（Swenson 手术）:病变肠段切除后,将近端结肠拖出肛门外作直肠结肠吻合,吻合后还纳。保留直肠前壁 3cm,后壁 1cm。

（2）直肠后结肠拖出侧侧吻合术（Duhamel 手术）:病变肠段切除,于腹膜返折水平切断直肠,关闭直肠远端,将正常结肠从直肠后拖出钳夹结肠前壁和直肠后壁,一周后夹钳脱落,吻合口即形成。此手术有若干改良术式,如 Ikeda 手术等。

（3）结肠直肠端端吻合术（Rehbein 手术）:病变肠段切除,于腹膜返折下水平正常结肠与直肠吻合。

（4）直肠黏膜剥除、结肠经直肠肌鞘拖出与肛管吻合术（Soave 手术）:经腹膜返折下水平离断直肠,将黏膜剥离至齿状线,从肛门经直肠肌鞘内拖出正常结肠,在齿状线水平结肠与肛门吻合。

以上四种手术优良率达 85% 左右,也有各自并发症。另外,随着微创外科技术发展,腹腔镜根治手术已经越来越多地应用于临床。

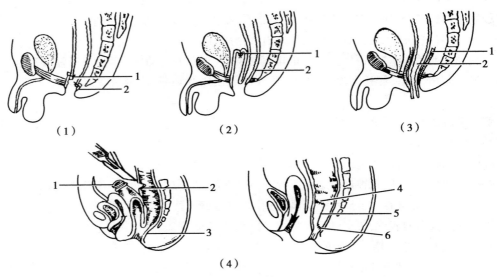

（1）　　　　　　　　　　　（2）　　　　　　　　　　　（3）

（4）

图 47-9　无神经节细胞症根治手术

（1）Swenson 术：1. 直肠前壁保留 2~3cm；2. 直肠后壁保留 1cm；（2）Duhamel 术：1. 横断的直肠盲端闭合；2. 拖向肛门的近端结肠；（3）Soave 术：1. 直肠肌鞘（黏膜已切除）；2. 拖出的结肠；（4）Ikeda 术（Duhamel 术改良）：1. 横断直肠远端；2. 结肠前壁；3. 后壁齿状线吻合；4. 上部吻合口；5. 钳夹吻合；6. 下部吻合口

　　1998 年墨西哥小儿外科医师 L. Dela Torre-Mondragon 采用经肛无神经节细胞症根治手术。齿状线上 1cm 黏膜下剥离，直达腹膜返折处切开肌鞘，进入腹腔，经肛门拖出病变结肠并切除，近端正常结肠与齿状线上 1cm 切缘逐层吻合。其主要优点是不经腹操作，体现外科手术微创原则，病变较长的病例可辅以腹腔镜手术完成腹腔部分操作。

（董　蒨）

第八节　先天性肛门直肠畸形

　　先天性肛门直肠畸形（congenital anorectal malformation）是小儿最常见的消化道畸形，发生率约 1/2000 ~ 1/5000。

（一）病因

　　胚胎第 4 ~ 5 周，末端膨大的后肠与前方的尿囊构成共同的泄殖腔。胚胎第 5 周末后肠与泄殖腔之间的中胚层逐渐下移形成泄殖腔隔，使肛管与尿生殖道完全分开，整个过程在胚胎第 7 周末完成。胚胎第 8 周末在肛门部有 1 个凹陷即原始肛不断向头端发展到直肠，两者融合后肛膜消失形成正常的肛门。因某种因素导致以上过程受阻，则可形成各种肛门直肠畸形。常见的畸形为肛门闭锁，高位肛门闭锁常并发膀胱瘘、尿道瘘等。

（二）伴发畸形

　　先天性肛门直肠畸形病儿常伴其他系统和器官的畸形，发生率高达 30% ~ 50%。"VACTER 现象"简明概括了合并畸形发生情况，依次为：

　　V：vertebral defects（脊椎发育缺陷）；

　　A：anus atresia（肛门闭锁）；

　　C：cardiac lesions（先天性心脏病）；

　　T：tracheo-esophageal fistula（气管食管瘘）；

　　E：esophageal atresia（食管闭锁）；

　　R：radial or/and renal dysplasia（桡骨或肾发育不全）。

国内统计资料显示泌尿系统、消化系统及心血管系统有较高合并畸形发生率。

（三）分类

近年主张直接描述肛门高、中、低位闭锁，同时注明有无与膀胱、尿道或阴道及子宫合并瘘管。根据直肠盲端闭锁距皮肤的位置可分为高位、中间位和低位畸形（图47-10）。

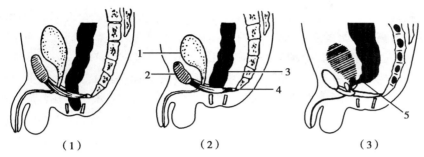

图47-10　先天性肛门直肠畸形分类

（1）低位肛管直肠畸形；（2）中间位肛管直肠畸形；（3）高位肛管直肠畸形

1. 膀胱；2. 耻骨；3. 直肠；4. 耻骨直肠肌；5. 直肠尿道瘘

1. **低位肛门直肠畸形**　直肠盲袋位于耻骨直肠肌以下，距肛凹<1.5cm。①单纯低位闭锁、狭窄，肛膜未破；②直肠低位闭锁合并会阴瘘或前庭瘘。

2. **中间位肛门直肠畸形**　直肠盲袋位于耻骨直肠肌水平距肛凹距离1.5～2cm。①单纯中间位闭锁、肛管狭窄；②中间位闭锁合并直肠尿道瘘或阴道瘘。

3. **高位肛门直肠畸形**　直肠盲袋位于耻骨直肠肌以上，与肛凹距离大于2cm，肛管未发育，耻骨直肠肌仅包围尿道。①单纯肛门直肠发育不良；②肛管直肠发育不良伴直肠尿道瘘，直肠膀胱瘘或阴道瘘；③肛管正常，直肠闭锁。

（四）临床表现

因直肠盲端的高低和泌尿生殖瘘粗细的不同，临床表现有差异。生后24小时内无胎便排出，会阴部无肛门正常开口可明确诊断。从尿道口、阴道口排出胎粪提示瘘管存在。无瘘或瘘管细小者，生后不久即出现喂奶后呕吐、腹胀，以后可吐粪样物。而瘘管粗大者，短期内不出现肠梗阻症状，在添加辅食、大便变干结时始出现梗阻。

低位闭锁，无瘘管者多呈膜状闭锁，通过薄膜隐约可见胎粪存在。有瘘管者多为肛门皮肤瘘，充满胎便的瘘管可开口于会阴部或阴囊中缝。

中间位闭锁，无瘘管者较早出现肠梗阻症状，合并瘘管者可见胎粪从尿道口或前庭溢出。直肠前庭瘘瘘口宽，瘘管短，生后数月可无排便困难，甚至未被发现，随饮食改变，大便变干后才出现排便困难。

高位闭锁，往往存在瘘管，但多细小，而较早出现肠梗阻症状。直肠尿道瘘的胎粪可不与尿液混合，胎粪排出后，尿液清。直肠膀胱瘘的尿液内混有胎粪。

肛门直肠畸形常伴发脊椎畸形，骶部神经发育不良常加重大小便失禁。

（五）诊断

诊断多无困难，但必须明确高位、中间位或低位，是否伴有瘘管及瘘管种类，是否有伴发畸形。

1. **X线检查**　倒立侧位摄片，生后12小时吞咽气体即可达直肠，可根据直肠盲袋与P-C线（耻骨联合上缘与骶尾关节连线）的位置关系，判断为高位、中间位或低位。

2. **超声检查**　了解肛凹到直肠盲端距离以判断闭锁位置，优点是不受直肠内气体影响，诊断准确。

3. **CT检查**　了解闭锁位置及盆腔肌发育情况，有可能发现瘘管，有利于判断预后及手术

Notes

类型的选择。

先天性高位肛门直肠畸形常合并泌尿系统畸形,在术前应予以确诊;也可合并心脏畸形、脊椎畸形、小肠畸形及无神经节细胞症。

(六)治疗

除少数肛门狭窄仅需要扩肛治疗外,绝大多数病例应早期手术。

1. **低位畸形手术**   ①低位肛门狭窄,行扩肛治疗;②低位闭锁,行经会阴肛门成形术。

2. **中间位及高位畸形的手术治疗**   先行结肠造瘘,6个月后进行二期成形手术。而属中间位闭锁的直肠前庭瘘者则可以一期行经会阴成形术,年龄也可放宽。

1982年Peña创用的后矢状入路肛门直肠成形术(posterior sagittal anorectoplasty)已被广泛采用。Peña手术要点:①尾骨尖到肛凹处作正中切口,用针形电刀、正中切开各层组织达直肠盲端;②直视下切除瘘管,修补尿道或阴道;③充分松解直肠盲端、无张力达肛门口,直肠盲端整形,通过盆底肌肉复合体拖出肛门行成形手术;④分层缝合切开各层组织(图47-11)。

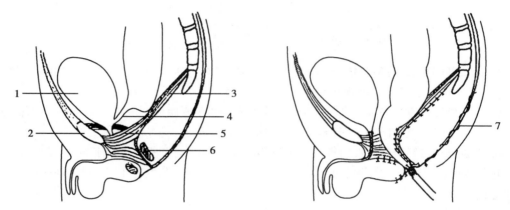

图47-11   高位先天性肛门直肠畸形后矢状入路肛门直肠成形术
1. 膀胱;2. 耻骨;3. 耻骨尾骨肌;4. 直肠膀胱瘘;5. 耻骨直肠环;6. 肛管外括约肌;7. 后矢状切口

闭锁直肠位置更高者可辅以腹部切口或采用腹腔镜技术分离腹腔结直肠完成肛门成形手术。术后每日扩肛,持续6个月以上。

(董 蒨)

第九节 胆 道 闭 锁

胆道闭锁(biliary atresia)是指胎儿晚期或新生儿期发生的肝外胆管闭锁或中断,导致胆汁排出障碍、胆汁淤积性肝硬化等一系列严重病理改变,部分病例累及肝内胆管。是新生儿及婴儿期梗阻性黄疸最常见的原因。其发病率约为1:(10 000 ~ 15 000);女性发病多于男性;中国、日本等亚洲国家高于欧美。

(一)病因

目前尚未完全明确,以往曾有先天性发育畸形学说,认为胆道发育经过三个阶段,即充实期、空泡期和贯通期。胚胎期发育5 ~ 10周时,原始胆道出现空泡化并逐渐融合贯通的过程中发育紊乱或停顿而形成胆道闭锁。但是,几乎所有病儿出生后均有正常胎便排出,提示胎儿中后期存在胆汁分泌和排出畅通的胆道系统。目前多数学者认为,胆道闭锁是获得性病变而不是先天性疾病,而将以往命名的"先天性胆道闭锁"改称为胆道闭锁。

近年来倾向认为病毒感染是重要因素而提出病毒感染学说。胎儿后期或新生儿期发生病毒感染,引起胆管内皮细胞炎症、增生及胆管周围纤维化,最终导致胆管闭塞。乙肝病毒及巨细

Notes

胞病毒可能是主要致病病毒。另外有学者提出本病与自身免疫、胆管缺血有关。

（二）病理

胆汁排出障碍引致梗阻性黄疸和肝细胞损害，肝脏因淤胆而肿大、变硬、呈暗绿色。镜下可见小胆管增生、管内胆栓和汇管区纤维化。超过2个月可发生胆汁淤积性肝硬化，并进行性加重。

大体分三个病理类型及多数亚型：

Ⅰ型：胆总管闭锁（图47-12A）。肝内胆管及肝管均已形成，但胆总管闭锁，胆囊及胆囊管有胆汁充盈。可通过胆总管或肝总管与消化道吻合治疗，属可吻合型，占总数5%~10%。

Ⅱ型：肝管闭锁（图47-12B）。肝管呈闭锁形态，部分肝内胆管有发育，可行肝总管与肠道吻合。占总数2%~5%左右。

Ⅲ型：肝门部闭锁（图47-12C）。肝门部胆管虽然闭锁，但多数肝内胆管有发育，而肝外胆道结构几乎完全不存在，呈闭锁形态。约占80%~85%。许多病例可通过肝门部解剖分出肝内胆管，采用肝门肠管吻合术，并获得较好疗效。

（三）临床表现

1. 黄疸　出生后1~2周，原本应该逐步消退的生理性黄疸没有消退且随时间推移逐渐加重，部分患儿在生理性黄疸时，就比一般新生儿重。皮肤、巩膜由淡黄色逐渐加重直至黄绿色，尿色随黄疸加重逐渐变为茶色。新生儿期大便呈淡黄色或浅米灰色，后期可变为白陶土色大

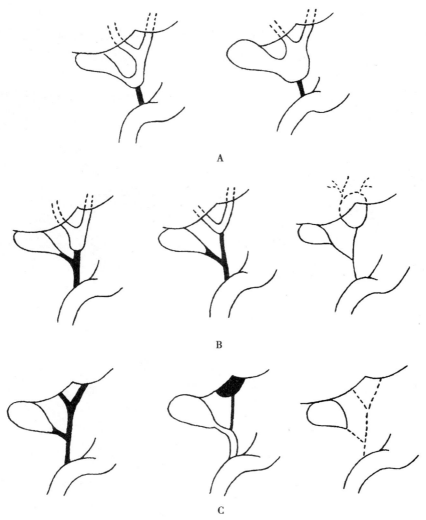

A

B

C

图47-12　胆道闭锁类型

A. Ⅰ型，胆总管闭锁型；B. Ⅱ型，肝总管闭锁型；C. Ⅲ型，肝门胆管闭锁型

Notes

便,晚期血中胆色素浓度高,可经过肠黏膜进入肠腔,大便可略为转黄。皮肤常有瘙痒抓痕。

2. **肝脾肿大**   初生时肝脾正常,随着黄疸的逐渐加深患儿的肝脾呈进行性肿大,2～3月即可出现胆汁性肝硬化和门静脉高压,3～4月肝大可至脐,晚期可达右髂窝。肝脾质地硬,腹壁静脉显露、怒张。

3. **消化道及全身症状**   患儿在生后1～2月内,食欲良好,生长发育正常,随后出现食欲缺乏、精神倦怠、行动迟缓、精神萎靡、体重下降、营养不良。晚期出现脂溶性维生素缺乏,有出血的倾向。未经治疗的患儿多于1岁左右因重度营养不良、肝硬化、门静脉高压、肝功能衰竭、肝性脑病而死亡。

(四) 诊断

凡出生1～2月内出现持续性黄疸、陶土色大便伴肝脏肿大者的应首先考虑胆道闭锁,以下检查有一定的诊断价值。

1. **血清胆红素动态变化**   每5天测定1次,若持续上升则胆道闭锁可能性大。

2. **超声检查**   常显示胆囊瘪小甚至不能检出。但探知充有液性物的胆囊并不能除外胆道闭锁。可进一步通过观察进奶前后胆囊的收缩情况,如明显收缩则考虑非胆道闭锁的可能。

3. **十二指肠引流**   引流液体中无胆汁。

4. **^{99m}Tc-EHIDA 排泄试验**   肝细胞对该药有较高的摄取率。胆道闭锁时,肝脏排泄此药无法抵达肠道,故扫描时不见肠道显影。

胆道闭锁应与新生儿肝炎综合征等症相鉴别,但后者也可以表现完全性胆道梗阻,以上方法则无法确诊。开腹或腹腔镜术中胆道造影是诊断的标准。

(五) 治疗

手术是唯一的有效治疗手段,出生后2～3个月内手术为宜,手术过迟病儿发生胆汁性肝硬

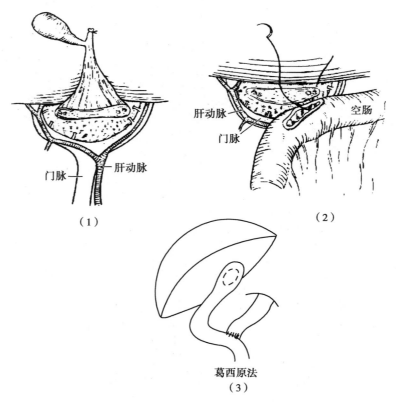

(1)   (2)

葛西原法
(3)

图 47-13   Kasai 肝门空肠吻合术
(1)游离胆囊、解剖肝门,分离切除肝门部的纤维组织块;(2)空肠与肝门吻合;
(3)葛西手术示意图,肝门空肠 Roux-en-Y 吻合

化后预后极差。术前准备包括积极营养支持和改善肝功能,纠正水电解质平衡紊乱和出血倾向。

手术方法

(1) 肝管或胆总管与空肠 Roux-en-Y 吻合术:适应于 I 和 II 型胆道闭锁。

(2) 葛西(Kasai)手术:适合III型胆道闭锁,也是首选手术方式。逐层解剖肝门、分离切除门静脉前方增生的纤维块,部分病例可见有胆汁流出,将空肠与肝门部行 Roux-en-Y 吻合(图 47-13)。

(3) 肝移植:1963 年美国 Starzl 首例肝移植即用于治疗胆道闭锁,在我国也多有开展。手术年龄 6 月左右,或 Kasai 手术无效者。近年亲属活体部分肝移植已成为一重要的治疗方法。

(董　蒨)

第十节　先天性胆管扩张症

先天性胆管扩张症(congenital biliary dilatation)又称胆总管囊肿(choledochal Cyst)。是指胆总管呈囊状或梭状扩张,部分可伴有肝内胆管扩张的最常见的一种先天性胆道畸形。婴幼儿发病率高,亦可见于年长儿童及成人。好发于东方人种,女性发病率高于男性,约 4:1。

(一) 病因

曾有胚胎期胆管空化异常学说,先天性胆管壁发育不良、远端狭窄,胆管上皮增殖发育不平衡学说等。

目前 Babbitt、Komi 等提出的胰胆管合流异常的致病学说被广为接受。由于胚胎发育异常,胆总管与胰管在十二指肠壁外合流,形成异常长的共同通道,并以直角或接近直角与胰管相连,引致胰液向胆管内反流,破坏管壁弹性纤维,使管壁失去张力,而最终导致胆管扩张。而胰胆管合流异常在该症合并胆道穿孔、胰腺炎或高胰淀粉酶血症、胆道癌变等过程中都起重要作用。

(二) 病理

由于先天性胆管扩张症几乎均合并胰胆管合流异常,在疾病的发生、发展中胆道、肝脏、胰腺也常会出现各种病理改变。包括:①胆总管呈囊状或梭状扩张,部分合并肝内胆管的病变;②胰胆管合流异常,胰液反流引致的胆道或胰腺炎症及高胰淀粉酶血症;③胆道梗阻,引流不畅导致淤胆及肝脏病变;④胆道癌变,癌变发生率较正常人高出 10~40 倍;⑤合并胆石症。

Todani 分类法曾广泛采用,分为五种类型。I 型:囊性扩张,约占总数的 90%,最为常见是囊肿,其次呈梭形或球形。II 型:憩室样扩张。III 型:胆总管开口脱垂。IV 型:混合型肝内外扩张。V 型:单纯肝内胆管扩张(Caroli 病)。但本分类法存在较多问题,II、III 型极为罕见,V 型实为另一独立疾病,其与先天性胆管扩张症有着本质的区别。

目前,结合与胰胆管合流异常关系倾向分为囊肿型与梭状型两种类型(图 47-14)。

1. 囊肿型　发病较早,呈囊状扩张,多见于婴幼儿。胰胆管的合流异常呈胆管-胰管型。

2. 梭状型　病程较长,呈梭形或圆柱状扩张,多见于年长儿或成人。胰胆管的合流异常为胰管-胆管型。两型均有约 30%~40% 的病例合并肝内胆管不同程度的扩张。

(三) 临床表现

典型表现为腹痛、腹部肿块和黄疸三联症,但仅 20%~30% 患儿同时出现。

腹痛位于右上腹,性质及程度不一,可为持续性钝痛或间歇性发作的绞痛。可伴恶心、呕吐。囊肿型患儿右上腹常可触及肿块,表面光滑,有囊性感,而梭状型则无法触及肿块。部分患儿合并黄疸,黄疸加深时大便颜色变白,尿色较深。黄疸的深度与胆道出口是否通畅有关,多呈间歇性。部分可合并感染而发热。少数病例可因胆道穿孔引起胆汁性腹膜炎。

(四) 诊断

对有典型临床表现者,可作出初步诊断。

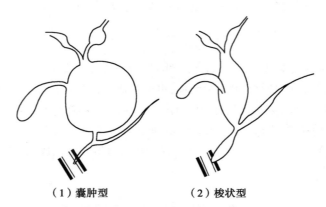

（1）囊肿型　　　　　（2）梭状型

图 47-14　先天性胆管扩张症

（1）囊肿型,囊状扩张,胰胆管的合流异常呈胆管-胰管型;(2)梭
状型,呈梭形或圆柱状扩张。胰胆管的合流异常为胰管-胆管型

超声检查,最为简便且无创,可初步获得诊断。显示界限清楚的低回声区。

MRI 和 CT 检查,可明确胆总管扩张的程度、位置以及有无肝内胆管扩张、是否合并胆管内
结石。近年来 MRCP 和螺旋 CT 三维成像可以立体性地全面反映胆管的影像,有助于术式的选
择。MRCP 在部分患儿可以清晰显示胰胆管合流异常。

（五）治疗

原则上本病应早期诊断,早期手术治疗。

1. 胆总管外引流手术　应用于严重胆道感染、中毒症状严重、一般情况极差的患儿以及胆
道穿孔引起严重胆汁性腹膜炎,且穿孔部位粘连严重、病情危急无法一期进行根治手术的患儿。
待术后 1~3 个月,病情稳定、炎症明显消退后择期行根治性囊肿切除、胆道重建术。

2. 扩张胆总管切除胆道重建术　是根治本病的首选方法。切除扩张胆总管后行近端肝总
管空肠 Roux-en-Y 式吻合。也有离断出一段带血供空肠间置在肝总管与十二指肠之间（图 47-
15）。

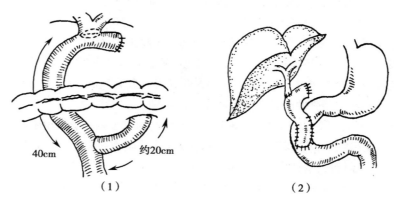

40cm　　　　　　约20cm

（1）　　　　　　　　　　　（2）

图 47-15　先天性胆管扩张症根治术

（1）Roux-en-Y 手术;(2)肝总管与间置空肠端侧吻合术

（董　蒨）

第四十八章 血 管 外 科

第一节 血管外科的基本问题

一、血管疾病常见临床表现

血管外科疾病种类繁多,但是主要的病理改变是狭窄、闭塞、扩张、破裂以及静脉瓣膜关闭不全等。临床表现各有异同,现将常见的症状体征归纳如下。

(一)疼痛

是常见的症状,通常分为间歇性和持续性两类。

1. 间歇性疼痛 与下列三种因素有关:

(1)肢体活动:在慢性动脉阻塞或静脉功能不全时,步行时可以出现疼痛,迫使病人止步,休息片刻后疼痛缓解,因此又称"间歇性跛行"。疼痛程度不一,可表现为沉重、乏力、胀痛、钝痛、痉挛痛或锐痛。从开始行走到出现疼痛的时间,称为跛行时间,其行程称为跛行距离。如行走速度恒定,跛行时间和距离愈短,提示血管阻塞的程度愈严重。

(2)肢体体位:肢体所处的体位与心脏平面的关系,可以影响血流状况。动脉阻塞性疾病时,抬高患肢因供血减少而加重症状;患肢下垂则可增加血供而缓解疼痛。相反,静脉病变时,抬高患肢有利于静脉回流而减轻症状;患肢下垂则因加重淤血而诱发或加重胀痛。

(3)温度变化:疼痛与环境温度相关。动脉阻塞性疾病时,热环境能舒张血管并促进组织代谢,如果后者超过了血管舒张所能提供的血液循环,则疼痛加剧。血管痉挛性疾病,在热环境下疼痛减轻,寒冷刺激则使之加重;血管扩张性疾病则在热环境下症状加重。

2. 持续性疼痛 严重的血管病变,在静息状态下仍有持续疼痛,又称为静息痛(rest pain)。

(1)动脉性静息痛:无论急性或慢性动脉闭塞,都可因组织缺血及缺血性神经炎引起持续性疼痛。急性病变,如动脉栓塞可引起急骤而严重的持续性疼痛。由慢性动脉阻塞引起者,症状常于夜间加重,病人不能入睡,常取抱膝端坐体位,以求减轻症状。

(2)静脉性静息痛:急性主干静脉阻塞时,肢体远侧因严重淤血而有持续性胀痛。其特点是伴有静脉回流障碍的其他表现,如肢体肿胀及静脉曲张等,抬高患肢可有一定程度减轻。

(3)炎症及缺血坏死性静息痛:动脉、静脉或淋巴管的急性炎症,局部有持续性疼痛。由动脉阻塞造成组织缺血坏死,或静脉性溃疡周围炎,因激惹邻近的感觉神经引起持续性疼痛。由缺血性神经炎引起的疼痛,不仅为持续性,并常伴有间歇性剧痛及感觉异常。

(二)肿胀

静脉或淋巴回流障碍时,组织液积聚于组织间隙,引起肢体肿胀。

1. 静脉性肿胀 下肢深静脉回流障碍或有逆流病变时,下肢静脉处于高压状态,由其产生肿胀的特点是肿胀呈凹陷性,以足踝部最明显,除浅静脉曲张外,常有色素沉着或足靴区溃疡等表现。动静脉瘘也会造成静脉高压而引起肢体肿胀,但范围比较局限,程度较轻,局部温度升高,伴有震颤及血管杂音等症状。

2. 淋巴性肿胀 淋巴管阻塞时,富有蛋白质的淋巴液积聚在组织间隙内,形成肢体肿胀。肿胀一般硬实,多起自足趾,皮肤增厚且粗糙,后期形成典型的"象皮肿"。

（三）感觉异常

主要有肢体沉重、浅感觉异常或感觉丧失等表现。

1. 沉重　行走不久,肢体出现沉重、疲倦,休息片刻可消失,提示早期动脉供血不足。静脉病变时,常于久站、久走后出现倦怠,平卧或抬高患肢后消失。

2. 异样感觉　动脉缺血影响神经干时,可有麻木、麻痹、针刺或蚁行等异样感觉。小动脉栓塞时,麻木可以成为主症。慢性静脉功能不全而肿胀时间较久者,皮肤感觉往往减退。

3. 感觉丧失　严重的动脉缺血病变,如急性动脉阻塞时,可以出现缺血肢体远侧浅感觉减退或丧失。如果病情进展,深感觉随之消失,常伴有足(腕)下垂及主动活动障碍。

（四）皮肤温度改变

皮肤温度与通过肢体的血流量相关,动脉阻塞性病变时,血流量减少,皮温降低;静脉阻塞性病变时,由于血液淤积,皮温高于正常;动静脉瘘时,局部血流量增多,皮温明显升高。皮肤温度的改变除病人能自我察觉外,可作皮肤测温检查。用指背比较肢体两侧对称部位,可以感觉出皮温的差别,或在同一肢体的不同部位可以查出皮温改变的平面。

（五）色泽改变

皮肤色泽能反映肢体的循环状况。

1. 正常和异常色泽　正常皮肤温暖,呈淡红色。皮色呈苍白色或发绀,伴有皮温降低,提示动脉供血不足。皮色暗红,伴有皮温轻度升高,是静脉淤血的征象。

2. 指压色泽改变　如以手指重压皮肤数秒后骤然放开,正常者受压时因血液排入周围和深部组织而呈苍白色,放开1~2秒钟即复原。有动脉血流减少或静脉回流障碍疾病时,复原时间延缓。在发绀区,如果指压后不出现暂时的苍白色,提示局部组织已发生不可逆的坏死。

3. 运动性色泽改变　静息时正常,但在运动后肢体远侧皮肤呈苍白色,提示动脉供血不足。这是由于原已减少的皮肤血供选择性分流入运动的肌肉造成。

4. 体位色泽改变　又称 Buerger 试验:先抬高下肢 70°~80°,或高举上肢过头,持续 60 秒,正常者趾(指)、跖(掌)皮肤保持淡红色或稍微发白,如呈苍白色或蜡白色,提示动脉供血不足。再将下肢垂于床沿或上肢下垂于身旁,正常人皮肤色泽可在 10 秒内恢复。如恢复时间超过 45 秒,且色泽不均匀者,进一步提示动脉供血障碍。待病人坐起,下肢下垂后则足部潮红或者出现局部紫斑,提示供血不足。肢体持续下垂,正常人至多只有轻度潮红,凡出现明显潮红或发绀者,提示为静脉逆流或回流障碍性疾病。

（六）形态改变

动脉和静脉都可以出现扩张或狭窄性形态改变,并引起临床症状。

1. 动脉形态改变　可有下列三方面征象:①动脉搏动减弱或消失:见于管腔狭窄或闭塞性改变;②杂音:动脉管腔狭窄或局限性扩张,或者在动静脉之间存在异常交通,血液流速骤然改变,可在体表位置听到杂音,扪到震颤;③形态和质地:正常动脉富于弹性,当动脉有粥样硬化或炎症性病变后,扪触动脉时,可以发现呈屈曲状、动脉变硬和结节等变化。

2. 静脉形态改变　主要表现为静脉曲张。肢体出现浅静脉曲张时,往往伴有静脉瓣破坏或回流障碍。如果曲张原因为动静脉瘘,常常伴有皮肤温度升高,伴有杂音及震颤。曲张静脉并发炎症后,可在局部出现硬结,并与皮肤粘连。

（七）肿块

由血管病变引起的肿块,可以分为搏动性和无搏动性两类。

1. 搏动性肿块　单个、边界清楚、表面光滑的膨胀性搏动性肿块,提示动脉瘤或假性动脉瘤,可以伴有震颤和血管杂音。肿块边界不清楚,或范围较大,可能为蔓状血管瘤。与动脉走行一致,范围较大的管状搏动性肿块,多由动脉扭曲所致,最常见于颈动脉。

2. 无搏动性肿块　浅表静脉的局限扩张,透过皮肤可见蓝色肿块,常见于颈外静脉、肢体浅

Notes

静脉及浅表的海绵状血管瘤。深部海绵状血管瘤及颈内静脉扩张，肿块部位深，边界不清。静脉性肿块具有质地柔软，压迫后可缩小的特点。淋巴管瘤呈囊性，色白透亮。

（八）营养性改变

主要有皮肤营养障碍性变化、溃疡和坏疽、增生性改变等三类。

1. 皮肤营养障碍性改变　由动脉缺血引起的营养障碍性变化表现为皮肤松弛，汗毛脱落，趾（指）甲生长缓慢、变形发脆。较长时间的慢性动脉缺血，可引起肌萎缩。静脉淤血性改变好发于小腿足靴区，表现为皮肤光薄，色素沉着，伴有皮炎湿疹。淋巴回流障碍时，皮肤和皮下组织纤维化，汗腺、皮脂腺均遭破坏，皮肤干燥、粗糙，出现疣状增生物。

2. 溃疡（ulcer）或坏疽（gangrene）　动脉缺血或静脉淤血都可以并发溃疡。动脉性溃疡好发于肢体远侧、趾（指）端或足跟。溃疡边缘常呈锯齿状，底为灰白色肉芽组织，挤压时不易出血。由于溃疡底部及其周围神经纤维缺血，因而有剧烈疼痛。静脉性溃疡好发于足靴区，即小腿下1/3，尤以内侧多见。初期溃疡浅，类圆形，以后可以较大而且不规则。底部常为湿润的肉芽组织覆盖，易出血，周围有皮炎、水肿和色素沉着等，愈合缓慢且易复发。肢体出现坏疽性病灶，提示动脉供血已不能满足静息时组织代谢的需要，以致发生不可逆转性变化。初为干性坏疽，继发感染后可转变为湿性坏疽。

3. 肢体增长变粗　在先天性动静脉瘘的病人，肢体出现增长、软组织肥厚的改变，并伴有骨骼增长肥大。

二、血管疾病的检查方法

（一）无损伤检查技术（noninvasive examination technique）

是指用仪器在体表进行心血管系统的血流动力学和形态学检查的技术。

1. 多普勒听诊器

（1）血流测听法：用多普勒听诊器在血管体表位置测定动脉血流频谱信号，可以测到触诊不能感受的血流。在测听静脉血流时，多普勒听诊器可听到静脉呼吸样起伏声。压远端肢体时，静脉回流声加强。静脉多普勒闻及血流音缺乏呼吸样波动以及屏气（Valsalva试验）时不能增强血流音或比健侧减弱，是急性深静脉血栓形成的典型表现。

（2）节段性肢体血压测定：是诊断动脉闭塞性疾病常用方法，测定肢体不同的平面的血压可判断动脉通畅程度以及狭窄或闭塞的部位。多普勒听诊器可以测定四肢各条动脉收缩压。正常下肢血压较上臂高20～30mmHg，两侧肢体对称部位血压相仿。如果对称部位压差＞20mmHg，提示血压低的一侧近心端有狭窄或闭塞。下肢节段性测压所用的指标是踝/肱指数（ankle/brachial index，ABI）。正常ABI≥1.0，ABI<0.6～0.8时病人出现间歇性跛行，ABI<0.4时，病人可能出现静息痛。踝部动脉收缩压在30mmHg以下，病人将很快出现静息痛、溃疡或者坏疽。正常趾血压为踝部血压的60%以上。正常人下肢运动后，踝部血压不降低或略降低，1～5分钟后即恢复正常。轻度间歇性跛行病人静息状态时，下肢血压可以在正常范围，但运动后患肢血压明显降低，且需在20分钟以上才能恢复至运动前水平，因此，有时要作平板运动试验（treadmill exercise test）才能检出潜在病变。常规将平板车坡度定为12°，速度3km/h。运动前测病人平卧位踝部血压。病人在平板车上行走，直到下肢出现间歇性跛行症状或行走5分钟为止。病人迅速平卧，测即时、2分钟和10分钟时的踝部血压，视运动后踝部血压降低程度及血压恢复时间判断病变的程度。

2. 彩色多普勒超声　将超声实时成像与多普勒血流测定有机结合，可提供受检血管的形态、血流方向、血管阻力、血流波形、频谱宽度以及最大收缩期（或舒张期）血流流速（峰速）等指标。适用于大多数周围血管疾病的检测，如探查和定位肾动脉、肠系膜上动脉、腹主动脉、髂动脉、股动脉、腘动脉以及颅外颈动脉的闭塞性或扩张性病变，也可判断深静脉瓣膜功能或血栓形

Notes

成情况等。

3. **容积描记仪**　常用的方法包括:①阻抗容积描记仪(impedance plethysmography,IPG):通过测量电阻抗的改变以了解肢体血容量的改变;②光电容积描记仪(photoelectric plethysmography, PPG)(图48-1):其探头可测量皮肤毛细血管循环的变化。用PPG检测小腿容量回复时间-静脉再充盈时间,正常运动前基线和稳定点静脉回复时间大于20秒,静脉瓣膜关闭不全者,静脉回复时间明显缩短。

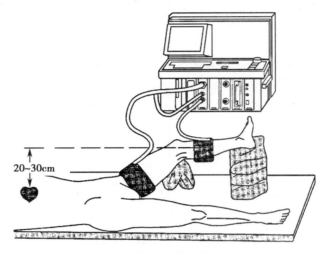

图48-1　静脉PPG检查方法示意图

(二) 血管疾病的特殊检查

(1) MRA:对颅内血管、颈动脉、腹主动脉及其大分支、髂-股动脉和下肢动脉狭窄或闭塞、动脉瘤以及动静脉畸形等病变都能作出影像学检测。MRA与顺磁质造影剂联合使用可以增强血管内信号,提高图像质量。图48-2是肾动脉以下腹主动脉和两侧髂股动脉的MRA图像,显示左髂动脉闭塞。

(2) 螺旋CT血管造影(spirals CT angiography,CTA):目前CTA对胸主动脉瘤和腹主动脉瘤显影,是血管腔内治疗术前评估的依据(图48-3)。CTA也广泛用于颈动脉狭窄和下肢动脉硬化闭塞症的影像学诊断中。

(3) 数字减影血管造影(digital subtraction angiography,DSA):既减少了造影剂的用量,又使血管显影的分辨度更高,是血管疾病最有价值的诊断方法。

向血管内注入造影剂使血管与周围组织产生不同的密度对比,在X线照射下显影。血管造影术是一种有损伤的检查,可能发生造影剂引起的过敏、肾功能损害以及医源性的血管损伤、栓塞或血栓等并发症,临床上应予重视。尽管无损伤检查可部分代替损伤性检查,但很多病例仍然需要血管造影。

动脉造影主要用于诊断血管畸形、血管损伤、动脉瘤、动脉狭窄或闭塞和动静脉瘘等,图48-4是髂动脉硬化闭塞症的DSA图像。

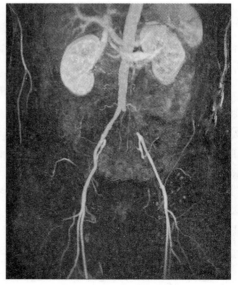

图48-2　左侧髂动脉硬化闭塞症的MRA图像

Notes

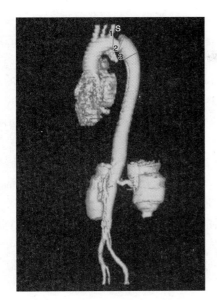

图 48-3　主动脉夹层动脉瘤的
CTA 三维图像

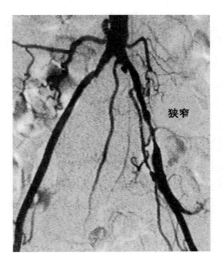

图 48-4　DSA 显示左髂
动脉长段狭窄

最常见的静脉造影术是下肢静脉造影术。下肢静脉造影分为顺行性和逆行性两种。顺行性静脉造影时在踝部需要阻断浅静脉,主要观察深静脉通畅度和深浅静脉之间的穿通支瓣膜功能。造影时不阻断浅静脉则同时观察深浅静脉通畅度和大隐静脉进入股静脉部位的属支情况。逆行性静脉造影是将造影剂注入股静脉,观察深静脉瓣膜功能以及深浅静脉之间的穿通支。

三、血管疾病的药物治疗

(一)抗凝血疗法(anticoagulant therapy)

抗凝血疗法是用药物降低血液的凝固性,预防和治疗血栓闭塞性疾病的方法。

1. 适应证　①预防和治疗周围血管血栓闭塞性疾病,例如深静脉血栓形成以及动脉血栓形成和栓塞;②术后需要预防血栓形成者,例如血管吻合或移植术后、动脉血栓内膜切除术后、心脏和主动脉瓣膜移植后;③术中需要预防血栓形成者,例如各类血管腔内治疗术中、体外循环和血液透析操作时,阻断动脉时需向其远端血管注入抗凝血药物等;④治疗急性肺动脉栓塞、急性心肌梗死、脑动脉血栓形成或栓塞、播散性血管内凝血(DIC)等;⑤视网膜血管血栓闭塞性疾病。

2. 禁忌证　①出血性疾病或有出血倾向、维生素 K 或维生素 C 缺乏者,肝、肾功能严重不全或恶病质;②高血压脑病或脑出血;③溃疡病出血或肺部疾病咯血;④DIC 已过渡到纤溶亢进阶段。

3. 抗凝血药物

(1) 普通肝素(heparin):为了维持血液中稳定和足够的肝素浓度,又避免出血,必须定期检查血液的凝固性,调节剂量。临床上常用的监测指标为 APTT,当 APTT 较正常对照延长 1.5 ~ 2.5 倍时,可取得最佳抗凝效果而出血风险小。

持续静脉滴注是肝素最好的给药方法,便于严格控制滴速,比较安全。采用输液泵则更方便。为了立即获得抗凝效果,先静脉注射首次剂量肝素 0.5 ~ 1mg/kg 体重,然后将 24 小时所需剂量溶于 5% 葡萄糖溶液或生理盐水 1000ml 内,以 1ml/min 的速度滴注。开始滴注 3 小时后即需实验室监测,根据结果调整速度,达到预期的抗凝血水平。深皮下脂肪层注射适合预防性治疗,常用剂量为 0.8 ~ 1mg/kg 体重,于术前 2 小时注射 1 次,术后 1 次/8 ~ 12 小时。

出血是肝素主要的副作用,表现为创口渗血或血肿、消化道和泌尿道出血,严重时可有脑等

Notes

重要脏器出血。立即中断给药,出血常很快会停止。硫酸鱼精蛋白(protamin sulfate)1mg 可中和肝素 1mg。肝素半衰期短,注射肝素 30 分钟后,0.5mg 鱼精蛋白即能中和原注射剂量的肝素 1mg,于 10 分钟内缓慢注射。肝素偶可引起肝素诱导性血小板减少症。

(2) 低分子量肝素(low molecular weight heparin,LMWH):有钠盐和钙盐两种制剂,低分子量肝素从用化学或酶法使普通肝素解聚而成,分子量小,在 4000～6000 道尔顿之间,其特点是出血副作用小。剂量常以抗活化第 X 因子国际单位(IU)表示,市售产品多为注射器储药包装,使用方便。用量 1～2 支/天,皮下注射。

(3) 华法林钠片(warfarin sodium):是口服抗凝血药物。在开始肝素治疗的同时口服华法林钠片。开始服药后 2 次/周监测凝血酶原时间和国际标准化比值(international normalized ratio,INR),根据 INR 指标调整华法林的剂量。凝血酶原时间(PT)反应因子 Ⅱ、Ⅶ、Ⅸ 和 Ⅹ 受抑制的程度,正常值 11～13 秒,INR 正常值为 1.0。口服抗凝剂时,PT 控制在 20～30 秒,即 INR 在 2.0～3.0 之间为达到预防血栓的目的。待连续 3 次以上 INR 稳定于 2.0～3.0 区间时,可以改为每周或者数周监测 1 次。必须注意的是,华法林的剂量增减必须在医生指导下进行,以免误服引起严重副作用。

口服抗凝剂的并发症是出血,但发生率比肝素低。常见牙龈出血、鼻出血、血尿或损伤部位出血,亦可多部位自发性出血,应立即停药。大出血者,静脉注射维生素 K,可酌情输新鲜血、血浆或者凝血酶原复合物。

(4) 利伐沙班(rivaroxabn):其主要作用机制是直接抑制血浆中激活的 Ⅹa 因子的活性位点,从而阻止凝血酶原转变为凝血酶起到抗凝的作用,其抗凝活性不依赖抗凝血酶,用药期间无须监测凝血指标,使用方便。

(二) 抗血小板疗法(antiplatelet therapy)

主要用于防治动脉闭塞性疾病。①肠溶阿司匹林(aspirin):常用量口服 50～150mg/d。②双嘧达莫(dipyridamole):口服 0.1～0.4g/d。与阿司匹林合用,效果更好。③低分子右旋糖酐(low molecular dextran):静滴 500ml/d,14 天为 1 个疗程。④氯吡格雷(clopidogrel):口服 75mg/d 顿服。⑤前列腺素 E_1(PGE$_1$)和前列环素(PGI$_2$)能抑制血小板功能和扩张血管。

(三) 溶血栓疗法(thrombolytic therapy)

是治疗急性血栓性疾病理想的方法,关键是早期用药,溶血栓药物都可以经导管直接用于病变部位。

1. 适应证 ①深静脉血栓形成和肺栓塞;②动脉血栓形成和栓塞、动脉慢性闭塞性疾病、脑血栓形成或者栓塞和急性心肌梗死;③眼科血栓闭塞性疾病;④某些血管手术后、导管检查后血栓性闭塞,血液透析、静脉插管并发血栓阻塞。

2. 禁忌证 ①凝血功能不全、出血倾向或出血性疾病;②严重肝、肾功能不全;③溶栓药物过敏;④妊娠初 3 个月或产后 3～5 天内;⑤大手术后 3～5 天内慎用;⑥血压控制不理想者禁用。

3. 实验室监测 ①凝血酶原时间(PT)控制在 25 秒以内;②纤维蛋白原正常含量 200～400mg/dl,低于 100mg/dl 可能出血。

4. 溶血栓药物

(1) 链激酶(streptokinase,SK):首次剂量 50 万～100 万单位,溶于 50～100ml 生理盐水注射液或 5% 葡萄糖溶液中,于 30～60 分钟内静脉滴注完毕。维持剂量 50 万单位溶于生理盐水缓慢滴注,连用 3 天。目前市售的多为重组链激酶。

链激酶引起的出血表现为注射局部淤斑、血肿和新鲜创口渗血、血尿、消化道出血和鼻出血等。出血时立即停药,可用纤维溶解抑制剂 6-氨基己酸(EACA)、对羧基苄胺(PANMBA)和凝血酸(AMCA)等对抗或中和。

(2) 尿激酶(urokinase,UK):小剂量 5000～10 000U/次,总量在 5 万 U 以内。大剂量首次

Notes

15 万 ~25 万 U,于 10 分钟至 1 小时内静脉内滴入,24 小时总剂量 50 ~150 万 U。应用尿激酶时最好联合应用抗凝血药物维持疗效,预防新的血栓形成。尿激酶的出血发生率较比链激酶低,处理同链激酶。

（3）重组人体组织型纤溶酶原激活物(r-tPA):如艾通力(actilyse),总量为 100mg。首次剂量为 10mg,于 1~2 分钟内静脉推注;然后在 60 分钟内静脉滴注 50mg;其余 40mg 在 120 分钟内静脉滴注。如果需要延长滴注时间,1:5 的比例稀释于生理盐水注射液,并使用输液泵精确控制滴注速度。

tPA 的副作用是出血。停药后凝血功能会自行恢复。出血的处理同链激酶。

（四）血管扩张药和其他药物治疗

动脉闭塞性疾病、动脉硬化和血管痉挛性疾病的药物治疗作用都有限。

1. 直接作用于小动脉平滑肌的药物　罂粟碱(papaverine)、己酮可可碱(pentoxifylline)、二氢吡啶类钙离子拮抗剂包括硝苯地平、尼莫地平和尼群地平等。

2. 改善循环的药物　前列腺素类(prostaglandins)的前列腺素 E_1(PGE$_1$)和前列腺素 I_2(PGI$_2$)、西洛他唑(cilostazol)、盐酸沙格雷酯(sarpogrelate hydrochloride)等。活血化瘀中药,例如丹参,也有一定扩血管、降低血粘度和改善微循环的作用。

3. 预防动脉硬化的其他药物　①抑制胆固醇和甘油三酯合成的药物有非诺贝特(fenofibrate)、阿托伐他汀(atorvastatin)、普伐他汀(pravastatin)、辛伐他汀(simvastatin)等;②促进胆固醇和甘油三酯分解的药物有烟酸、苯扎贝特(bezafibrate)、多价不饱和脂肪酸制剂烟酸肌醇酯等;③中药例如丹参、川芎等。

四、血管腔内技术和治疗

以人工血管和血管吻合为基础的传统血管外科手术具有操作复杂和创伤大的特点。血管腔内治疗(endovascular therapy,曾称 endovascular surgery),即经导管进入血管腔内进行操作性治疗的方法。作为一种新型的血管疾病治疗方法,不需要直接显露解剖位置深和周围解剖关系复杂的血管,也避免了精细的血管吻合,减少了手术创伤,降低了风险,具有简捷和微创的优点,目前与传统的血管手术治疗处同等重要的地位。

（一）血管腔内技术

基本原理是借助血管自然连续的腔道,以表浅的血管作为入路,修复远处病变的血管。一般过程是通过穿刺建立血管通道,操控导丝通过病变部位。然后根据治疗的需要,将导管、球囊和支架等治疗器具顺着导丝输送到病变部位,扩张撑开狭窄的血管,或者修复加固薄弱的血管。目前血管腔内治疗的设备和器材主要包括数字减影血管造影机,导丝、导管、球囊、支架、支架型人工血管和一些特殊器材等。操作技术涵盖血管造影、建立腔内血管治疗的通路、球囊血管成形技术、支架导入和释放技术、血管通路闭合等方方面面,是血管外科技术和血管介入技术的高度结合。

（二）血管腔内治疗

1. 动脉瘤的腔内治疗

（1）腹主动脉瘤腔内修复(endovascular aortic repair for abdominal aortic aneurysm):是在 DSA 动态监测下,将人工血管支架经股动脉导入主动脉内,释放并锚定于腹主动脉瘤近端和远端正常的动脉壁上,使动脉瘤壁不再接触血流,解除动脉瘤壁承受的血流冲击并保持腹主动脉通畅。腔内治疗的优点是创伤小,使高危病人获得了救治希望,30 天内手术死亡率低于传统手术。30 天后死亡率无显著差别。

腔内手术前对动脉瘤的解剖指标的准确评估是治疗成功的重要环节:①近端瘤颈,如瘤颈的长度、直径,有无严重钙化、附壁血栓和成角等;②动脉瘤的长度及主动脉分叉处血管宽度;

Notes

③髂动脉被动脉瘤的累及程度、髂动脉的扭曲、钙化和狭窄程度；④股总动脉直径、钙化和狭窄程度等；⑤肠系膜下动脉、腰动脉、髂内动脉的通畅性等。

CTA 常用于术前评估。术中需要 DSA 准确定位肾动脉开口、主动脉和髂动脉分叉。既要锚定人工血管支架，又要确保肾动脉血供。腹主动脉瘤累及髂动脉者，须设法保留至少一侧髂内动脉的血流。

并发症包括：

1）内漏（endoleak）：是腔内移植物与腔外动脉瘤腔存在持续性血流的现象。主要来源是：①支架近、远端与动脉壁之间不能完全贴合封闭而遗留裂隙，或者移植物与动脉内壁相对移位；②移植物破裂或者缝合点漏血；③肠系膜下动脉、腰动脉或髂内动脉血液反流至瘤腔。内漏的主要后果是瘤腔继续增大，最终促使腹主动脉瘤破裂或者转为传统手术。

2）移位（migration）：支架固定不牢、人工血管膜与支架缝合不紧、支架小钩断开、脱落，以及病人血管继续扩张，使支架的一部分离开原来位置而形成。移位产生内漏使瘤腔持续扩大，最终可导致破裂。

3）移植物扭曲引起人工血管内血栓形成等。

4）腹主动脉瘤腔内治疗术中或者术后出现的并发症使操作终止，如动脉瘤破裂，不得不中转传统手术。例如持续内漏、瘤腔直径继续增大甚至破裂和移植物遮盖肾动脉开口等（图 48-5）。

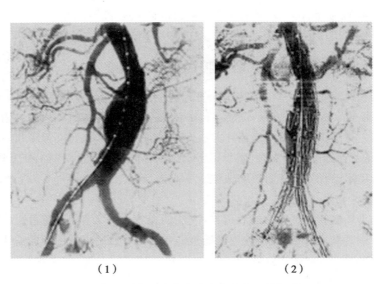

（1）　　　　　　　　　　（2）

图 48-5　腹主动脉瘤腔内治疗前后的图像
（1）腹主动脉瘤腔内治疗前的图像；（2）腹主动脉瘤腔内治疗后的图像

（2）胸主动脉瘤及主动脉夹层的腔内治疗：多使用直管型人工血管支架，现也可采用带分支的人工血管支架。除此之外，降主动脉瘤及主动脉夹层的影像学评估和释放技术与腹主动脉瘤的腔内治疗相同。带人工血管膜的支架可能阻断或者减少肋间动脉血供，引起术后截瘫。真性动脉瘤由于病变范围较广，术后截瘫发生率相对较高。假性动脉瘤和主动脉夹层的内膜破口常比较局限，造成术后截瘫的几率较小。

（3）周围动脉瘤的腔内治疗：周围动脉瘤选择腔内治疗可减少手术创伤。

2. 动脉闭塞性疾病的腔内治疗　经皮球囊扩张血管成形不伴或伴血管腔内支架术（percutaneous transluminal angioplasty and/or stenting，PTA and/or stenting），已经广泛地应用于动脉闭塞性疾病的腔内治疗，例如下肢动脉、颈动脉和肾动脉等部位的闭塞性病变。PTA 的原理是通过球囊的扩张力分离狭窄的硬化内膜壳，并破坏中膜的平滑肌、弹力纤维和胶原纤维以扩大狭窄

Notes

的管腔,扩大的管腔被增大的血流量和压力脉冲所支持来达到治疗目的。球囊扩张具有可重复操作性,对于狭窄的病变可以再次扩张,有助于提高肢体的救治成功率。对于膝下动脉球囊扩张后,可迅速恢复远端组织供血,为缺血性溃疡的治愈和肢体侧支循环的形成赢得时间。PTA合并支架的应用可提高病变血管通畅率(图48-6)。目前用于动脉闭塞性疾病腔内治疗的球囊和支架种类繁多,球囊包括:普通球囊、高压球囊、长球囊、切割球囊、药物洗脱球囊等;支架包括:自膨金属支架、球扩支架、覆膜支架、药物洗脱支架等。

　　3. **血管损伤、动静脉瘘以及静脉腔内治疗**　血管腔内治疗技术,包括栓塞用钢圈、血管支架、腔内移植物等为治疗损伤性动静脉瘘和假性动脉瘤,尤其是锁骨下动脉、无名动脉、椎动脉、颅底动脉和许多内脏动脉等手术显露特别困难部位的血管创伤提供了安全的治疗途径。血管腔内支架治疗布-加综合征、经颈静脉肝内门体分流、腔静脉滤网预防下肢深静脉血栓脱落引起

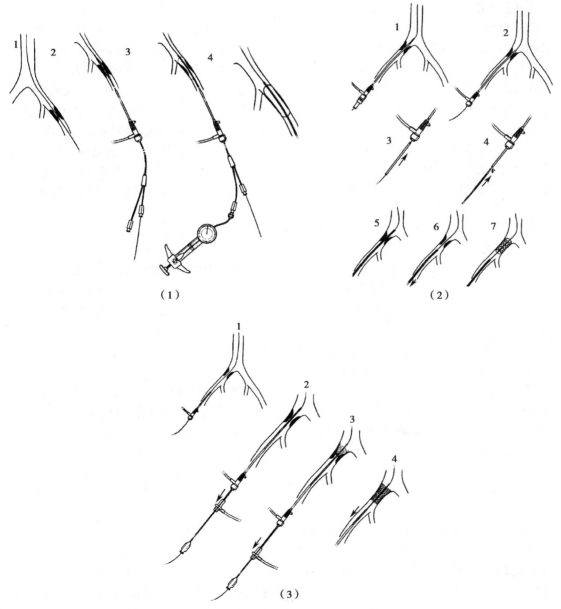

图 48-6　动脉闭塞经皮球囊扩张血管成形术
(1)经皮球囊扩张血管成形术治疗动脉狭窄;(2)球囊扩张式内支架治疗动脉狭窄;
(3)自膨胀式内支架治疗动脉狭窄

Notes

肺栓塞等也已广泛地应用。

（刘昌伟）

第二节　血管损伤和损伤性动静脉瘘

一、血管损伤

严重创伤的病例常伴有大、中血管损伤(vascular trauma)，处理不当则死亡率和致残率很高。生产和交通意外以及各种暴力行为是造成血管损伤的主要原因。在严重创伤时及时发现血管损伤并正确修复是挽救生命和保全肢体的关键。

（一）病因和病理

致病因素分为：①直接损伤，包括锐性损伤，如刀伤、刺伤、枪弹伤、手术及血管腔内操作等医源性损伤等；钝性损伤，如挤压伤、挫伤、外来压迫等。②间接损伤，包括创伤造成的动脉强烈持续痉挛；过度伸展动作引起的血管撕裂伤；快速活动中突然减速造成的血管震荡伤等。

病理特征：①动脉挫伤：多由钝性暴力造成动脉内膜、中膜断裂，形成动脉管壁的广泛血肿。断裂的内膜可脱卷入管腔形成栓塞或继发血栓形成。②血管部分断裂：多由锐性或医源性损伤造成。由于部分断裂的血管不能完全回缩入周围组织，且血管弹性回缩可使破口扩大，出血不易停止。③血管完全断裂：当血管完全断裂后可发生回缩，断端向内蜷曲并导致血栓形成，出血可自行停止。但由于血运中断，可造成损伤远端的急性缺血或回流障碍。大血管完全断裂或者撕裂常足以导致失血性休克和死亡。④假性动脉瘤：当动脉部分断裂形成周围血肿后，血肿外层可产生机化的纤维组织，当动脉破口仍与血肿腔相通时，形成假性动脉瘤。假性动脉瘤不具有正常的血管壁结构，随时有破裂可能。⑤外伤性动静脉瘘：邻近的动静脉如同时受到损伤，由于动静脉间存在压力梯度，动脉血流向静脉，可形成动静脉瘘（见本节第二部分）。

（二）临床表现

1. 出血　动脉损伤最常见的直接后果是出血。出血量取决于损伤血管的口径和损伤类型。必须注意刀枪伤等体表伤口较小的损伤，皮肤伤口出血可自行停止，但内部中等血管的出血常不会自行停止。在钝性闭合性血管损伤中，虽然体表未见出血，但血液可流入组织间隙和体腔内，表现出严重的失血症状。

2. 休克　出血是造成休克的根本原因，创伤和疼痛加重休克。闭合性损伤出血常较隐匿，失血量较难估计，易延误诊断而造成休克。

3. 血肿或搏动性肿块　血管损伤后血液流入组织间隙形成血肿。如果血肿有搏动，则提示与动脉破口相通。外伤性动脉瘤形成后，局部可扪及搏动性肿块，听诊有收缩期杂音。外伤性动静脉瘘可闻及连续性杂音，流量较大的动静脉瘘如果不及时处理，会很快诱发心力衰竭。

4. 远端肢体和组织缺血　当肢体动脉完全断裂或因动脉内膜损伤而血栓形成时，引起远端肢体的缺血，表现为肢体苍白或青紫、皮温降低、动脉搏动减弱或者消失。内脏血管损伤可引起内脏器官缺血。

（三）诊断

在主干动、静脉行径中任何部位的穿通伤、严重骨折以及关节脱位等损伤时，均应怀疑血管损伤的可能。典型的血管损伤诊断不困难。对有休克表现且生命体征难以维持平稳者，应尽早行手术探查。对生命体征平稳的多发性损伤和闭合性损伤者，应尽快判明：①有无血管损伤；②损伤部位；③损伤程度。应详尽询问伤情，仔细检查神志、血压、四肢脉搏、肢体皮色皮温以及体表伤口等，选用彩色多普勒超声、MRA、CTA 和 DSA 等影像学检查明确诊断。

（四）治疗

包括急救和手术治疗两个方面，基本原则如下：

1. **急救**　常用的止血方法有：①压迫包扎；②止血带压迫（最好用气囊式止血带）；③消毒敷料填塞压迫、绷带加压包扎；④无损伤血管钳止血；⑤球囊导管止血。肢体血管损伤常选用前两种方法，颈部、胸腹部血管损伤可选用后两种方法。填塞压迫仅适用于临时转运受伤者。止血带位置不宜过高，并且要定时放松。

骨折病人必须保持伤肢固定，以避免骨折端活动加重神经血管损伤。纠正休克，立即建立静脉补液通路，应避免将补液通路建立在伤肢上。尽快输血，未输血前予晶体溶液和代血浆，扩充血容量。在出血未控制前，不宜将血压升得过高，以免加重出血。

感染常导致血管重建失败，术前、术中和术后应使用广谱抗生素。开放性损伤清创须彻底，动脉边缘应清创至正常内膜，高速子弹创伤要超过创缘1cm。

2. **手术**　方法如下：

（1）动脉结扎术：适用于：①非主干动脉，如桡动脉、尺动脉、颈外动脉、髂内动脉等结扎后无不良后果者；②肢体严重损伤无法保留者；③全身情况危重无法行血管重建者。

（2）血管修复重建方法：①血管修补，适用于动脉破口不超过其周径1/3，修补后不造成血管狭窄者。②补片成形，适用于动脉破口较大，直接修补将造成血管狭窄者。③端端吻合，适用于动脉损伤<2cm，切除并直接吻合后无张力者。④血管移植，适用于动脉缺损较大，端端吻合张力大或不能行端端吻合者。移植物首选自体大隐静脉，口径不匹配且局部无明显感染时，可选用人工血管。⑤解剖外动脉旁路，适用于局部损伤、污染严重、无法在原位行动脉重建者。

（3）血管腔内治疗：适用于外周动脉非活动性出血、动静脉瘘及假性动脉瘤等。分支血管可采用经皮穿刺动脉栓塞治疗，栓塞材料可选用不锈钢圈和明胶海绵等。较大的动静脉瘘、假性动脉瘤，尤其在某些解剖困难部位，如锁骨下动脉、降主动脉、肾下腹主动脉和下肢血管可采用植入带膜血管支架的腔内治疗方法，明显减少手术创伤和出血，疗效肯定。

主要动脉损伤的治疗：①颈动脉损伤：颈动脉损伤不但可引起失血性休克，而且可直接影响脑血供，常伴脑神经损伤。颈动脉穿透伤应尽量修复，轻度内膜损伤可密切观察并抗凝治疗。靠近颅底的出血可用Fogarty导管控制颈动脉血流。②胸主动脉损伤：胸主动脉任何部位的损伤都会出现严重的大出血或隐性血肿，死亡率高。锐性损伤多由刀枪伤引起。钝性损伤则多为车祸和坠落等引起主动脉减速损伤所致，表现为休克、血胸、呼吸困难和胸痛等。合并心脏损伤可产生心包填塞，合并肺或支气管损伤可出现大量咯血，合并食管损伤可出现大量呕血。疑有胸主动脉损伤且病情紧急时，应及时剖胸探查。病情相对稳定者可行胸腔穿刺或胸腔引流，胸片检查，并选作CT、MRA、食管超声或者DSA等检查以确诊。一旦确诊胸主动脉损伤应立即手术。③腹主动脉损伤：多数腹主动脉损伤为锐性损伤所引起。临床表现主要为休克和腹膜刺激症状等。疑有腹主动脉损伤且病情紧急时，应及时剖腹探查。病情相对稳定者可行腹腔穿刺、腹部平片、超声检查，必要时可行CT、MRI和动脉造影。一旦确诊应尽快手术。腹主动脉损伤分肾上和肾下二区。肾上区自腹腔干至肾动脉，此处损伤常累及腹腔干、肠系膜上动脉和肾动脉，死亡率极高，上述内脏动脉须尽量修补或重建。肾下腹主动脉暴露和处理相对简单。如果动脉严重损伤或腹腔污染而不能血管重建时，可结扎肾下腹主动脉，行腋-股动脉旁路术。

四肢动静脉损伤的治疗：四肢动脉损伤是最常见的血管损伤。主要表现为局部搏动性出血、血肿形成、远端肢体缺血和可能出现的失血性休克等。有活动性出血、逐渐增大的血肿或肢体严重缺血者，应立即手术。手术过程中动脉造影可以明确损伤部位和程度。修复方法有单纯缝合、补片成形、端-端吻合或间置血管移植。局部损伤、污染严重，无法在原位行动脉重建者，可行解剖外动脉旁路术。四肢静脉和动脉常同时损伤，动脉损伤时一定要探查伴行静脉。如果静脉损伤亦应尽量修复。

主要静脉损伤：腹部手术时静脉损伤以下腔静脉多见。下腔静脉按解剖分为肾下、肾上和肝后三部分。肾下下腔静脉损伤时将结肠、胰腺和十二指肠翻向左侧可暴露该段下腔静脉。控

Notes

制后应仔细检查静脉后壁及腰静脉是否受损。较小的破口可单纯修补,但修补后狭窄不应>50%,否则宜行补片移植。长段静脉损伤可作人工血管间置移植。紧急情况可行下腔静脉结扎术。肾上和肝后下腔静脉损伤:此区损伤失血量大,修复困难,死亡率高。将结肠、胰腺和十二指肠翻向左侧,可暴露肾上下腔静脉,可采用压迫或气囊导管止血。肝后下腔静脉的暴露需劈开胸骨,分离肝表面韧带,放射状打开膈肌。控制出血的方法是:①血管钳部分阻断;②下腔静脉上下端塑料带阻断;③肝上下腔静脉阻断并内转流;④控制主动脉、门静脉减少下腔静脉血流。

二、损伤性动静脉瘘

(一)定义

动静脉瘘(arteriovenous fistula,AVF)是指动脉和静脉之间存在的异常通道。

(二)病因

分先天性和后天性两种。先天性动静脉瘘是动静脉畸形的一种(参见本章第七节),后天性动静脉瘘基本上是外伤性的。

(三)病理改变

1. 对局部血流的影响　动静脉瘘形成后,瘘口近端动脉的血流量明显增加,增加量取决于瘘的大小。瘘近端静脉血流也相应增加,可出现搏动。瘘口远端动脉血流量和方向取决于瘘口的大小,瘘口越大则分流量越大。当瘘口较小时,动脉血流按正常方向供应远端器官或肢体。大的慢性动静脉瘘,远端动脉血流可发生逆流,导致远端器官或肢体缺血。

2. 局部解剖改变　随着时间的推移,瘘口越来越大。瘘近端动脉迂曲延长,动脉壁平滑肌萎缩,弹性成分降低,管腔扩张以及粥样斑块形成,而远端动脉萎陷变细。近端静脉同样出现扩张和扭曲,甚至瘤样扩张。远端浅静脉迂曲扩张,瓣膜关闭功能不全。外伤性动静脉瘘中有60%伴有假性动脉瘤形成。

3. 侧支形成　血流速度的加快和压力差是侧支开放和增多的动力学基础。静脉侧支的形成比动脉侧支数量多。

4. 对远近端循环的影响　动脉血经短路流入静脉,远端组织血供减少,远端动脉搏动减弱,肢体皮色苍白、发紫和水肿、温度比健侧低、甚至出现溃疡和指端坏疽。而在靠近瘘口的局部,动脉血很快进入深浅静脉,局部皮肤、肌肉和骨骼温度升高。

5. 对全身循环的影响　动、静脉循环之间的短路使周围循环阻力下降,引起中心动脉压降低和中心静脉压升高,灌注周围组织的血流量减少。动脉压下降,压力感受器反射使心率加快。同时回心血量大量增加,循环中儿茶酚胺浓度增加和交感神经兴奋使心肌收缩加强,心率加快,全身小动脉收缩,帮助维持中心动脉压。对于心脏功能良好的病人,心脏排出量明显增加,使中心动脉压接近瘘形成前水平,压力感受器反射作用降低,使心率维持在正常范围,可以建立良好的循环代偿。如果瘘口大或者病人有心肌损害,将诱发心力衰竭。

(四)临床表现

大的外伤动静脉瘘将迅速出现症状。急性外伤性动静脉瘘的临床表现有损伤局部血肿、震颤和杂音,部分病例伴有远端肢体缺血。慢性期的表现有静脉功能不全引起的肢体水肿,局部组织营养障碍,患肢皮肤温度升高,杂音和震颤以及心力衰竭等。

(五)诊断

依靠病史、临床症状和体征,完全能够临床诊断动静脉瘘,辅助检查有助于确诊。

1. 指压瘘口试验　扪诊动静脉瘘口部位可以感觉震颤,听诊能发现杂音。压闭震颤近端的动脉常引起心率下降和脉压增大,称为指压瘘口试验阳性。这一现象是诊断动静脉瘘的可靠依据。

2. **动脉节段性测压** 通过血管无创伤检查仪可测量肢体各节段的收缩压,由于动静脉瘘存在,瘘口远端动脉压力会出现不同程度的下降,还可定量测定肢体动脉血流变化,描记脉动波以协助诊断。

3. **彩色多普勒超声** 对后天性动静脉瘘的诊断价值很高,而先天性动静脉瘘由于瘘口众多,往往不易准确判断。

4. **CTA 和 MRA** 用来显示病变的部位和范围,包括肌肉和骨骼受累的情况等。

5. **动脉 DSA 造影** 是判断能否治疗和制定手术治疗方案的决定性方法。

(六) 治疗

外伤性动静脉瘘除极少数瘘口小能自行闭合外,一般需手术治疗。手术方式根据动静脉瘘形成的原因、部位、大小来决定,原则是关闭瘘口,恢复动静脉正常血流。理想的手术方式是动静脉瘘切除,动静脉重建术,包括各类瘘口修补术和血管旁路术等。位于非主干动脉、且侧支循环建立良好的动静脉瘘,可予单纯结扎或腔内栓塞治疗。带人工血管膜的支架腔内治疗适用于大、中动脉的动静脉瘘(图 48-7),具有微创的优势。

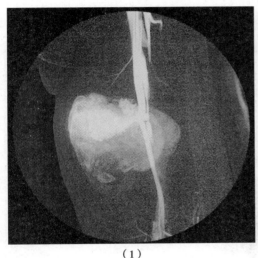
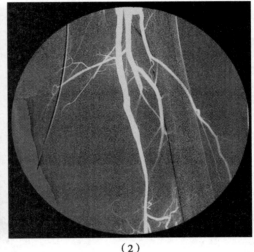

(1)   (2)

图 48-7 动静脉瘘的腔内治疗
(1)外伤性股动静脉瘘腔内治疗前(动脉、静脉同时显影,可见假性动脉瘤);
(2)外伤性股动静脉瘘腔内治疗后(静脉不显影,假性动脉瘤消失)

(王玉琦)

第三节 动 脉 瘤

动脉瘤(aneurysm)是由于动脉壁的病变或损伤,形成动脉壁局限性或弥漫性扩张或膨出的病理表现,以膨胀性、搏动性肿块为主要症状,可以发生在动脉系统的任何部位,而以主动脉、肢体主干动脉、内脏动脉和颈动脉较为常见。

(一) 病因

老年人主要由动脉硬化引起,年轻人多见于外伤、感染、先天性动脉发育不良以及动脉炎性疾病。①动脉粥样硬化:多发生于老年人,病人年龄多在 50 岁以上,常伴有高血压、高血脂、冠心病等。②损伤:多见于年轻人,锐性损伤多为刀刺伤,钝性损伤可因挫伤或骨折后所致。随着介入技术的开展,由穿刺或血管内操作引起的医源性动脉瘤有增多的趋势。由于吸毒穿刺注射所致的动脉瘤在某些地区也不罕见。③感染:结核、细菌性心内膜炎或脓毒血症时,病菌可经血液循环侵袭动脉管壁,形成动脉分支或管壁小脓肿,导致动脉中膜薄弱形成感染性动

Notes

脉瘤；由梅毒螺旋体感染引起的动脉瘤也应警惕。④非感染性动脉炎：如多发性大动脉炎、放射性动脉炎和白塞氏综合征等，由于血管炎症引起动脉肌层和弹性纤维破坏、动脉壁强度减弱，易导致多发性动脉瘤形成。⑤先天性动脉壁结构异常：如 Marfan 综合征和 Ehlers-Danlos 综合征，由于胶原代谢缺陷或胶原形成异常引起动脉壁中层先天性结构薄弱，在年轻时即可出现动脉瘤。

（二）病理改变

可分为三类：①真性动脉瘤：动脉粥样硬化是最常见的原因。由于脂质在动脉壁沉积，形成粥样斑块及钙质沉着，使动脉壁失去弹性，滋养血管受压，血管壁缺血。在血流压力冲击下，动脉壁变薄部分逐渐扩张而形成动脉瘤，多数呈梭形。②假性动脉瘤：起因于损伤或炎症。动脉壁破裂后，在软组织内形成搏动性血肿，以后周围被纤维组织包围而形成瘤壁，多呈囊形。③夹层动脉瘤：动脉中层囊性坏死或退行性变，当内膜受损及在高压血流冲击下，造成中层逐渐分离撕裂形成积血、扩张，动脉腔变为真腔和假腔的双腔状或多腔状。动脉瘤分类见图48-8。动脉瘤可以继发下列病理变化：①动脉瘤破裂，造成严重出血；②瘤腔内血栓形成，脱落造成远端动脉栓塞；③继发感染，不仅有炎性病理改变，更易促成动脉壁破裂；④瘤内夹层血肿，瘤体可迅速增大，伴疼痛加重。

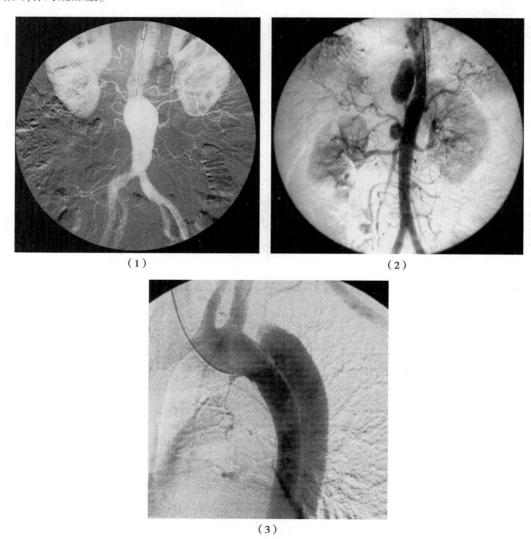

（1）　　　　　　　　　　　　　　　（2）

（3）

图 48-8　动脉瘤分类
（1）真性动脉瘤；（2）假性动脉瘤；（3）夹层动脉瘤

一、周围动脉瘤

周围动脉瘤（peripheral arterial aneurysm）可以发生在颈动脉、上肢及下肢各主干动脉，其中以股动脉和腘动脉较常见。创伤和动脉硬化是主要病因，其次为内源性感染（如细菌性心内膜炎脱落的感染性栓子）、先天性动脉中层缺陷和血管炎症性病变（如白塞氏综合征）等。由创伤、感染引起的动脉瘤，多为假性动脉瘤，大多数为单发性；由动脉硬化引起的多为真性动脉瘤，可多发，且常与主动脉瘤同时存在。

（一）临床表现

最主要的症状是局部搏动性肿块，伴有胀痛，可有震颤和血管杂音。不同部位的周围动脉瘤，各有其特殊的症状体征：①颈动脉瘤，颈侧部有搏动性肿块，可因压迫迷走神经、颈交感神经及臂丛神经，出现声音嘶哑、Horner综合征、上肢感觉异常等症状，瘤腔内血栓脱落导致持久性或短暂性缺血性脑卒中。②锁骨下动脉瘤，在锁骨上区出现搏动性肿块，臂丛神经受压引起上肢感觉异常和运动障碍，可有上肢动脉栓塞症状。③股动脉瘤，在股三角区或大腿内侧有搏动性肿块，一般伴有明显疼痛。当股神经受压时，出现下肢麻木、放射痛；压迫股静脉时出现下肢肿胀。易并发远端动脉栓塞。④腘动脉瘤，在腘窝有搏动性肿块，患肢通常处于被动屈膝体位，很易并发小腿主干动脉栓塞，造成缺血性坏疽。

（二）检查与诊断

周围动脉瘤部位较浅，一般不难发现，根据搏动性肿块所在部位可以作出临床诊断。创伤后出现搏动性肿块，提示为假性动脉瘤；发生在细菌性心内膜炎急性期的，提示为感染性动脉瘤。超声检查可以鉴别邻近动脉的实质性肿块。CTA、MRA和DSA动脉造影是常用的诊断方法，可以显示动脉瘤的部位、大小及侧支循环建立情况。

（三）治疗

一经确诊，应及早治疗，治疗方法有两种：

1. **手术治疗** 手术原则是动脉瘤切除、动脉重建。动脉重建包括动脉破口修补、动脉补片移植和动脉端端吻合术等。缺损较大的可行人工血管或自体大隐静脉移植术，以自体大隐静脉移植物为佳。

2. **动脉瘤腔内修复术** 采用覆膜型人工血管支架进行动脉瘤腔内修复术，创伤小，疗效肯定，但必须严格掌握好适应证。

二、腹主动脉瘤

（一）定义

腹主动脉局限或者弥漫性扩张、膨出称为腹主动脉瘤（abdominal aortic aneurysm，AAA）。临床上腹主动脉瘤累及的部位一般是肾动脉水平以下的腹主动脉和髂动脉，又称为肾下腹主动脉瘤。

（二）病因和病理

动脉硬化、外伤、感染、动脉炎症和动脉壁发育不良等，都会引起腹主动脉瘤。研究表明，铜缺乏症、基质金属蛋白水解酶活性增加和某些遗传倾向和腹主动脉瘤密切相关。腹主动脉瘤是动脉壁和血流动力学因素相互作用的结果。动脉硬化是腹主动脉瘤最常见的病因，占全部病例的95%以上，约10%的腹主动脉瘤病人伴有髂动脉及下肢动脉硬化性闭塞症。男性肾动脉以下腹主动脉因为缺乏中层滋养血管，特别容易形成动脉硬化性动脉瘤。一般认为，男性、老年、家族史、吸烟、高血压病、高脂血症、下肢动脉硬化闭塞症和冠心病等是患腹主动脉瘤的危险因素。

腹主动脉瘤的病理改变主要表现为内膜消失、弹力纤维和胶原纤维断裂、降解和损伤。大多数腹主动脉瘤腔内都有血凝块。血凝块可机化、感染和脱落。血凝块脱落可引起远端动脉栓

Notes

塞。彩色多普勒超声扫描随访腹主动脉瘤,发现瘤体直径平均每年增长 3.8mm。

（三）临床表现

病人男女之比为(5~6):1,平均年龄>60 岁。多数病人缺乏明确症状,往往是于体格检查、超声或 CT 检查时偶然发现。有症状者表现为:①腹部搏动性肿块:肿块位于脐周或脐上方偏左,搏动为膨胀性,与心跳节律一致,有时可扪及震颤或闻及血管杂音。②疼痛:主要为腹部、腰背部疼痛,疼痛性质不一,多为胀痛或刀割样痛等。巨大瘤偶可压迫和侵蚀椎体,引起脊神经根痛。突发性剧烈疼痛提示有破裂、感染或瘤内夹层的可能。③压迫:胃肠道压迫症状最常见,表现为上腹胀满不适,纳差等;压迫肾盂、输尿管等,可出现泌尿系统梗阻症状;压迫下腔静脉,可引起下肢肿胀等症状;压迫胆道可导致梗阻性黄疸。④栓塞:瘤腔内血栓或硬化斑块在动脉血流冲击下脱落,可导致下肢动脉栓塞,产生肢体缺血或坏疽。⑤破裂:是腹主动脉瘤最严重的并发症,破裂时出现剧烈的腹痛或背痛和严重的低血压,破裂后一般先形成腹膜后血肿,继而破向腹腔,病人因失血性休克而死亡。腹主动脉瘤还可破入十二指肠形成主动脉-十二指肠瘘引起消化大出血,破入下腔静脉形成主动脉腔静脉瘘。⑥其他症状:炎性或感染性腹主动脉瘤还可出现发热、慢性消耗或感染中毒症状。

（四）诊断

大多数可通过体格检查扪及腹部搏动性肿块作出初步诊断。如果肿块上极与剑突之间有 3~4 横指距离,提示瘤体位于肾动脉水平以下。病人较瘦时通过腹部触诊可大致了解腹主动脉瘤的大小,而在肥胖的病人则比较困难。

彩色多普勒超声检查可以明确有无腹主动脉瘤、瘤的部位和大小,可作为筛选和随访的主要方法。CT 扫描对诊断腹主动脉瘤有肯定价值,能发现很小的腹主动脉瘤、主动脉壁的钙化、瘤内血栓以及动脉瘤破裂形成的腹膜后血肿。而 CTA 则能立体显示动脉瘤及其远近端动脉的形态,特别是能明确动脉瘤与肾动脉的关系,根据 CTA 检查来测量动脉瘤的形态学尺度,来指导动脉瘤腔内治疗时覆膜支架的尺寸选择。MRA 诊断腹主动脉瘤的作用与 CTA 大致相同。DSA 无疑可提供腹主动脉最直接的影像,但当瘤体内有附壁血栓时不能正确显示瘤腔的实际大小,在诊断方面的价值不如 CTA。

腹主动脉瘤需与后腹膜肿瘤和来源于胃肠道、胰腺和肠系膜的肿瘤进行鉴别。

（五）治疗

自 1952 年 Dubost 完成首例腹主动脉瘤切除术之后,动脉瘤切除和人工血管原位移植术曾是治疗腹主动脉瘤唯一有效的方法。腹主动脉瘤的选择性切除术手术死亡率已从早期的超过 10% 下降至近年来的 5% 以下。腹主动脉瘤切除术后 5 年生存率已从早年的 50% 上升至 70% 以上。手术不仅安全,而且改善了病人的生活质量,腹主动脉切除人工血管移植术病人基本上享有同年龄人的寿命。

20 世纪 90 年代以来血管腔内治疗是治疗腹主动脉瘤的创伤小、恢复快的一种新方法,是具有里程碑意义的新技术,在国内外已经广泛深入地开展,疗效肯定,已经成为腹主动脉瘤外科治疗的主要方法。血管腔内治疗方法和并发症见本章第一节,本节着重介绍传统腹主动脉瘤手术的相关内容。

1. **手术适应证**　原则上所有腹主动脉瘤病人都应接受手术治疗。病人的年龄和伴随疾病不是手术的绝对禁忌证。直径<4cm 的腹主动脉瘤可暂时用超声随访,如果增大较快,应考虑手术。直径>5cm 的腹主动脉瘤应尽早手术。病人有较剧烈的背痛等动脉瘤趋于破裂的征象时应立即手术。明确诊断的腹主动脉瘤破裂者必须急诊手术以挽救生命。

2. **术前准备**　腹主动脉瘤病人多为老年高危病人,合并症较多,术前应做全身各系统的检查,若有异常发现,应该最大限度地纠正。充血性心力衰竭、慢性阻塞性肺病和肾功能不全是手术危险因子,应进行充分评估。吸烟者应于手术前两周起戒烟。麻醉可选用硬膜外麻醉联合全

Notes

身麻醉。手术开始前静脉注射一个剂量的预防性抗生素,以后每6小时用一个剂量,共2次,如果无特殊指征,不再延长使用。

3.传统的手术方法是阻断瘤体近远端动脉后剖开瘤体,将人工血管吻合与正常的动脉,恢复血流通畅(图48-9)。

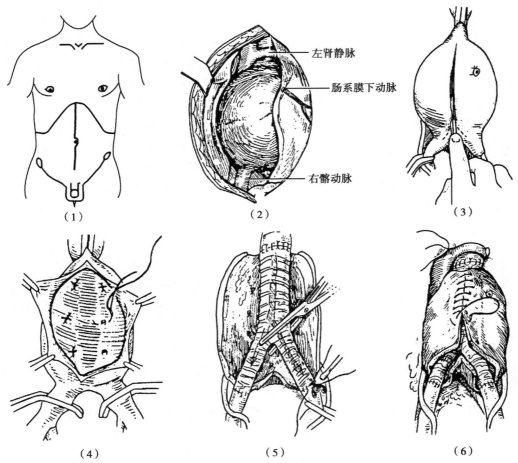

图 48-9　腹主动脉瘤切除、人工血管移植术的主要步骤
(1)主动脉瘤手术切口;(2)显露瘤体;(3)阻断动脉瘤远近端后切开瘤体;(4)缝扎腰动脉;(5)将人工血管吻合于瘤体近端主动脉和远端髂动脉;(6)将瘤壁包裹缝合于吻合完成的人工血管外

4. 手术并发症

(1)腹腔内出血:发生率<5%,基本上都来自主动脉近端吻合口。

(2)急性肾衰竭:选择性腹主动脉瘤切除术后发生率约2.5%,而动脉瘤破裂急诊手术后发生率高达21%。急性肾衰竭的发生与下列因素密切相关:①术前有无肾功能损害;②术中有无低血压及其持续时间的长短;③术中是否阻断肾血流。

(3)假性动脉瘤:吻合口不牢靠,血液外漏可形成假性动脉瘤。人工血管感染形成动脉瘤常发生在人工血管与股动脉的吻合口处。术后假性动脉瘤的发生率在5%以下。

(4)急性心肌梗死:发生率不高,国内报道为2.8%,但常致命。

(5)肺部感染和急性呼吸功能不全:70%的腹主动脉瘤病人有长期吸烟史和慢性支气管炎史,30%病人有慢性阻塞性通气障碍,手术创伤、大量出血和大量输血、输液等都会加重急性肺损伤,术后易患低氧血症和肺部感染。

(6)下肢动脉缺血:较常见,往往由于动脉瘤附壁血栓脱落或血管阻断性损伤引发的血栓形成引起。

（7）乙状结肠缺血和截瘫等：这些并发症的发生率不高，但一旦出现预后较差。

5. 破裂腹主动脉瘤的手术原则　腹主动脉瘤破裂的诊断一旦确立，应立即将病人送手术室，必须避免因烦琐的辅助检查延误手术时机。手术的关键是控制动脉瘤近端的主动脉。大部分病例可以在肾动脉水平以下解剖出动脉瘤近端的主动脉而控制血流。少数病例因血肿广泛，必须在膈肌下方暂时阻断主动脉，待解剖出肾动脉下方的主动脉后再移除膈下的主动脉钳。手术开始前即从一侧股动脉向主动脉插入一根球囊阻断导管，也是一种阻断主动脉的稳妥有效的方法。其余手术步骤与选择性腹主动脉瘤切除相同。应用腹主动脉-单侧髂动脉人工血管支架合并股-股动脉旁路术或者应用分叉型人工血管支架治疗破裂腹主动脉瘤，在手术设备和技术成熟的医疗机构的临床实践中已经取得了满意的疗效。

6. 腹主动脉假性动脉瘤的处理　损伤、感染或其他原因引起腹主动脉局部破裂，形成动脉周围搏动性血肿称为腹主动脉假性动脉瘤。若不及时处理，假性动脉瘤将破裂导致病人死亡。外伤性腹主动脉假性动脉瘤可采用主动脉缝合法修补，或将破裂的动脉段用人工血管置换。用修补法处理感染性腹主动脉假性动脉瘤效果不佳，常于术后短期内复发。通常采用的方法是局部彻底清创，切除病变的动脉段后行原位人工血管移植术，也可采用腔内治疗。

三、胸腹主动脉瘤

（一）定义

同时累及胸主动脉和腹主动脉的动脉瘤称为胸腹主动脉瘤（thoracoabdominal aortic aneurysm，TAAA），男女发病率几乎相等。从治疗的角度来看，累及内脏动脉的腹主动脉瘤亦归入胸腹主动脉瘤。

（二）病因

参见腹主动脉瘤。

（三）病理改变

主要病理改变同腹主动脉瘤。形态学上，大部分胸腹主动脉瘤的瘤体呈广泛性膨出和锥体形，如动脉硬化性胸腹主动脉瘤和 Marfan 综合征引起的动脉瘤；少数呈囊状，如感染性或炎性动脉瘤。偶有呈串珠样的、瘤体之间动脉相对正常的胸腹主动脉瘤。

（四）临床表现

早期可无任何症状或症状轻微，如胸闷、腹胀等。随着瘤体增大，可出现与压迫有关的胸背痛、上腹部痛或者肋部痛，还可能出现：①因喉返神经麻痹引起的声音嘶哑；②气管受压或者受腐蚀引起咳嗽、咯血以及呼吸困难；③侵犯十二指肠致间断性大量的上消化道出血；④压迫肝脏或肝门导致黄疸；⑤侵蚀椎体引发剧烈背痛甚至截瘫；⑥动脉瘤内斑块或附壁血栓脱落引起下肢或内脏动脉栓塞。胸腹主动脉瘤的最终结局是破裂，2 年发生率高达 38%。当动脉瘤急性破裂时，出现低血容量性休克、甚至猝死。

（五）诊断和分型

病人一般主诉为腹部搏动性肿块，往往在做其他诊断时顺便发现。腹部可扪及膨胀搏动性肿块，但在肋弓下不能清楚触及其上缘。有时局部可闻及收缩期杂音。X 线平片可发现纵隔增宽，有时可见动脉瘤周围钙化影；MRA 和 CTA 检查可了解动脉瘤的范围、大小、瘤内附壁血栓以及内脏动脉累及情况，CTA 对定位脊髓根大动脉的位置尤为重要。

Crawford 将胸腹主动脉瘤分成四种类型（见图 48-10）。

瘤体累及大部分降主动脉和近端腹主动脉、腹腔动脉干、肠系膜上动脉，而止于两侧肾动脉近端者称为 I 型，占胸腹主动脉瘤总数的 29%。瘤体累及全部降主动脉和腹主动脉及其内脏分支为 II 型，占 30%。瘤体累及远端降主动脉和全部腹主动脉其内脏分支称为 III 型，占 21%。

Notes

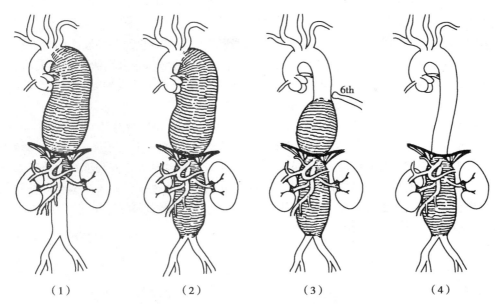

图 48-10　Crawford 胸腹主动脉瘤分型

（1）Crawford Ⅰ型胸腹主动脉瘤；（2）Crawford Ⅱ型胸腹主动脉瘤；（3）Crawford Ⅲ型
胸腹主动脉瘤；（4）Crawford Ⅳ型胸腹主动脉瘤

瘤体累及腹主动脉及其内脏分支称为Ⅳ型,占 20%。

该分型与动脉瘤的手术处理和手术并发症、尤其是脊髓缺血性损伤的发生有关。

（六）治疗

1. **非手术治疗**　包括戒烟和控制内科疾病。适用于高龄、动脉瘤直径小于 5cm、有严重器质性疾病或预期寿命较短的病人。

2. **手术治疗**　对于动脉瘤直径>5cm 或动脉瘤在短期内增大明显、出现压迫症状同时全身状况允许者,外科手术仍是治疗胸腹主动脉瘤主要方法。手术目的是在消除动脉瘤破裂的危险的同时,重建内脏和肢体的血供,但手术创伤大、风险高、富有挑战性,常用术式有 Crawford 法和DeBakey 法等,常见的严重并发症包括:围术期大出血、截瘫、急性肾功能不全和心肺功能不全等。

3. **血管腔内治疗**　已有学者应用烟囱支架、开窗支架和分支支架等技术在胸腹主动脉瘤的治疗中进行开创性的工作,远期疗效有待证实。

四、主动脉夹层动脉瘤

（一）定义

动脉血流将主动脉内膜撕裂,并进入动脉壁中层形成血肿,进一步撕裂动脉壁向远端延伸,从而造成主动脉真、假腔分离的病理改变,称为主动脉夹层动脉瘤(aortic dissecting aneurysm)。主动脉夹层动脉瘤起病急,病情严重,死亡率高,在我国并不少见。

（二）病因

高血压及主动脉中层疾病是发生主动脉夹层最重要的因素。①高血压:主动脉夹层因高血压所致者占 80% ~90% ,严重的高血压可使主动脉壁长期处于应激状态,弹力纤维常发生囊性变性或坏死,易被持续高压血流冲破导致夹层形成。老年高血压病人常伴有动脉粥样硬化改变,家族性高血压病、肾性或肾血管性和先天性主动脉缩窄所致的继发性高血压病多见于中青年病人;②主动脉中层病变:动脉粥样硬化、Marfan 综合征和 Ehlers-Danlos 综合征等引起主动脉中层囊性变或发育不良、各种血管炎症等均会造成主动脉壁薄弱或结构异常,形成夹层;③损伤:严重外伤如车祸和医源性损伤如插管、主动脉手术等可引起主动脉局部撕裂,形成夹层。

（三）病理改变和分型

内膜裂口形成后,血流可以沿内膜与中膜之间行走,也可穿入中膜与外膜之间,血液流向多是螺旋形,最后在远端某一部位穿回动脉真腔,夹层瓣片将主动脉分为真假两腔。主动脉夹层动脉瘤的发展趋势是:①形成主动脉瘤样变,最终破裂;②夹层血肿或夹层瓣片压迫主动脉分支开口引起冠状动脉、头臂动脉、内脏动脉和下肢动脉缺血;③假腔闭合或血栓形成。

常用的主动脉夹层动脉瘤的分型有 DeBakey 分型和 Stanford 分型两种。DeBakey 分型将主动脉夹层动脉瘤分为三型(图48-11):①Ⅰ型:病变累及升主动脉、不同程度的降主动脉和腹主动脉;②Ⅱ型:病变仅累及升主动脉;③Ⅲ型:病变仅累及降主动脉和不同程度腹主动脉,该型又根据病变累及腹主动脉与否,分两个亚型。Stanford 分型将主动脉夹层分 A、B 两型(图48-12):A 型:相当于 DeBakey Ⅰ 型及 Ⅱ 型,其内膜裂口均起始于升主动脉处;B 型:相当于 DeBakey Ⅲ 型,其夹层病变局限于降主动脉或腹主动脉。

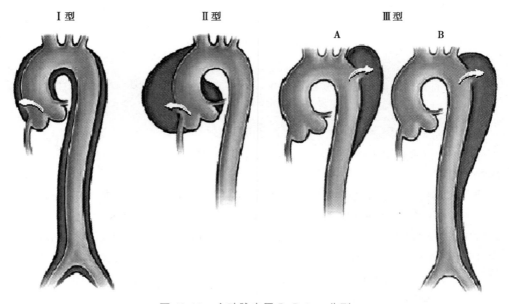

图 48-11　主动脉夹层 DeBakey 分型

（四）临床表现

取决于主动脉夹层动脉瘤的部位、范围、程度、主动脉分支受累情况以及是否有动脉瘤破裂等。一般发病 2 周以内为急性期,2 周~2 个月为亚急性期,超过 2 个月为慢性期。急性期症状明显,慢性期症状常不典型。男性病人较多见。常见症状如下:①疼痛:是本病最主要和突出的表现。90% 以上病人出现突发性胸部或胸背部持续性剧烈疼痛,疼痛呈撕裂样或刀割样,可向肩胛区、前胸、腹部以及下肢放射,可伴有面色苍白、出冷汗、四肢发凉、神志淡漠等休克样表现。极少数病人可无疼痛表现。②高血压:大部分病例可伴有高血压,如果出现心包填塞、动脉瘤破裂或冠状动脉供血受阻引起的急性心肌梗死时,则出现低血压。③脏器或肢体缺血症状:主动脉弓三大分支受累阻塞或肋间动脉-腰动脉阻塞

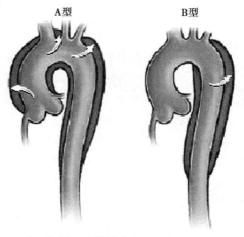

图 48-12　主动脉夹层 Stanford 分型

Notes

时,出现偏瘫或截瘫等症状,也可表现为一过性意识模糊、昏迷等表现,部分病人因左喉返神经压迫出现声嘶;主动脉夹层可累及腹腔干、肾动脉以及肠系膜上动脉等重要内脏血管,而出现急性肾功能不全、急性肠缺血坏死或急性肝功能损害的相应症状;夹层可累及肢体血供,表现为类似急性动脉栓塞的"5P"征,容易误诊。④破裂:主动脉夹层可破入心包、胸膜腔引起心包填塞或大量胸腔积血,也可破入食管、气道或腹腔而出现休克、胸痛、呼吸困难、咯血或呕血甚至猝死等表现。

(五) 诊断和鉴别诊断

有高血压史,不明原因的突发性胸部、背部或腹部剧烈疼痛者,应考虑本病。结合典型的临床表现、体征和辅助检查可以确诊。心电图和心肌酶谱检查有助于与急性心肌梗死鉴别。胸部X线平片可见主动脉弓或纵隔增宽、主动脉局部隆起或大量胸腔积液等征象;超声心动图和彩色多普勒超声可以发现胸主动脉或腹主动脉内漂浮的动脉瓣片;经食管超声可发现主动脉内膜的裂口;MRA 可以显示动脉撕裂的走向和真腔假腔情况;CTA 扫描可以明确病变的范围和真腔假腔的分布,通过三维重建显示整个主动脉夹层动脉瘤和各内脏动脉分支的血供;DSA 可以动态揭示主动脉裂口的部位和数量、主动脉分支血流是来自真腔或者假腔、夹层动脉瘤的全貌等。

夹层动脉瘤急性期容易误诊,除与急性心肌梗死鉴别外,应与急性心包炎、急性胸膜炎、急腹症以及急性下肢动脉栓塞鉴别。

(六) 治疗

1. **非手术治疗**　一旦疑为本病应分秒必争明确诊断和治疗,不论何型主动脉夹层动脉瘤均应首先开始药物治疗,其目的是控制疼痛、降低血压及心室收缩速率,防止夹层进一步扩展或破裂及其他一些严重并发症的发生。

2. **外科手术**　目的是切除内膜撕裂口,防止夹层破裂所致大出血,重建因内膜片或假腔造成的血管阻塞区域的血流。Stanford A 型夹层原则上采用手术治疗,手术多由心脏外科医师完成。Stanford B 型夹层急性期出现下列情况应紧急手术:①动脉瘤破裂出血;②进行性血胸以及严重的内脏和肢体缺血;③无法控制的疼痛和高血压;④正规药物治疗后夹层动脉瘤进行性扩展等。Stanford B 型慢性夹层一致的手术指征是夹层动脉瘤直径大于 5cm 以及内脏、下肢动脉严重缺血者。手术方式包括:破口切除人工血管置换术、主动脉成形术、内膜开窗术和各种血管旁路手术等。

3. **血管腔内治疗**　主要目的是封堵主动脉内膜裂口,从而消除假腔的血流,使假腔血栓形成、血管重塑而治愈夹层动脉瘤。Stanford B 型夹层动脉瘤的腔内支架治疗在国内外开展广泛,作为微创治疗的方法,可以基本替代传统的经胸破口切除人工血管置换术,其有效性和安全性已经得到充分的证明,成为 Stanford B 型夹层动脉瘤的首选治疗方法(见本章第一节)。

(王玉琦)

第四节　动脉闭塞性疾病

一、急性动脉栓塞

(一) 定义

动脉栓塞(arterial embolism)是指来自于心脏、近端动脉壁,或者其他来源的栓子,随动脉血流冲入并栓塞远端动脉,引起受累供血脏器或肢体的急性缺血。

(二) 病因

1. **心血管源性**　70% 以上急性动脉栓塞的栓子来自心脏。心房纤颤的附壁血栓脱落是导致急性动脉栓塞的最常见原因。近年来心肌梗死和室壁瘤诱发的心脏附壁血栓脱落逐渐增多。此外,在亚急性心内膜炎、心房黏液瘤、动脉瘤、动脉硬化、动脉壁炎症或创伤时,都可能造成菌栓、肿瘤组织、附壁血栓及动脉硬化斑块脱落。

2. **医源性**　有些手术,例如心脏瓣膜置换术、主动脉瘤切除人工血管移植术等术中、术后易见动脉栓塞并发症,血管腔内治疗和介入治疗术中导管、导丝、栓塞材料和支架等脱落易导致医源性栓塞。

3. **其他原因**　骨折、腹壁脂肪抽吸术可以引起脂肪栓塞,分娩可以引起羊水栓塞,血管腔内操作可以引起空气栓塞,肺部肿瘤可以诱发癌栓等。

（三）病理改变

1. 绝大多数栓子停留在动脉分叉或者分支开口。下肢动脉栓塞的发病率比上肢高,股总动脉最易受累,其次是髂总动脉、腹主动脉、腘动脉分叉等。上肢以肱动脉最易受累,其次是腋动脉、锁骨下动脉。

2. 神经细胞对缺氧极为敏感,最先变性。随着缺血时间延长,肌肉组织也逐渐坏死,释出的肌酸激酶和溶菌酶等加剧组织坏死,患肢出现运动障碍,皮肤显现坏死斑。肢体坏死的时间与栓塞部位、动脉痉挛程度、继发性血栓的范围以及侧支循环是否建立等因素密切相关。急性动脉栓塞重建血运后,部分病人会表现为"缺血再灌注损伤",即由于氧自由基的释放等因素,毛细血管通透性的增加,组织水肿,严重者甚至阻碍业已再通的动脉供血。

3. 随着肌肉发生大面积坏死,大量坏死组织及毒素吸收入血液,可导致肌红蛋白尿、氮质血症、高血钾、代谢性酸中毒、肾小管受损引起的急性肾功能不全、心律失常以及休克等并发症。缺血再灌注损伤进一步加重上述的病理生理变化。

（四）临床表现

肢体动脉栓塞的临床表现以"5P"为特征。

1. **疼痛(pain)**　急性动脉栓塞以远平面的患肢剧烈疼痛,活动时疼痛加剧。偶尔疼痛并不明显。随着继发性血栓的形成及蔓延,疼痛平面向近端发展,当感觉神经坏死后,痛觉减弱。

2. **无脉(pulselessness)**　急性栓塞即刻,栓塞部位远端的动脉搏动就会减弱或消失。通过仔细体检,触诊患肢各节段的动脉搏动的改变,可大致了解动脉栓塞的部位。

3. **苍白(pallor)、厥冷**　由于组织缺血,皮肤乳头层下静脉丛血液排空,皮肤呈蜡样苍白。皮肤厥冷以肢端最严重。若静脉丛内尚存少量血液,则苍白皮肤可见散在的紫斑。患肢皮色、皮温发生变化的平面要比栓塞部位低一掌宽至一个关节平面。

4. **麻木(parasthesia)、运动障碍(paralysis)**　动脉栓塞早期即出现患肢感觉及运动障碍,表现为患肢远端存在袜套形感觉丧失区,近端有感觉减退区,再近端可有感觉过敏区,感觉减退区平面低于栓塞平面。患肢肌力减退、麻痹,不同程度的手足下垂。运动功能完全丧失则提示患肢已经出现不可逆转的坏死,此时即使治疗使患肢得以保存,但功能却不可能完全恢复。

肠系膜上动脉栓塞的临床表现同绞窄性肠梗阻。

（五）诊断

遇到任何突发剧烈肢体或者腹部疼痛的病人,都要考虑可能是动脉栓塞。

1. **病史和体检**　急性动脉栓塞多见于下肢,主诉患肢剧烈疼痛、发冷、麻木、运动障碍。体格检查发现患肢苍白、厥冷,动脉栓塞部位远端的搏动减弱或消失。风湿性心脏病、冠心病以及甲状腺功能亢进等伴心房纤颤的病人,如果有典型的"5P"征,就要考虑急性动脉栓塞。患肢皮温降低的平面通常比栓塞平面低一掌宽至一个关节,患肢皮色、运动和感觉障碍的平面通常比栓塞平面低一至二个关节平面。必须注意急性动脉栓塞可导致氮质血症、高血钾、代谢性酸中

Notes

毒、肾功能不全、心律失常以及休克等危及生命的病变。

2. 影像学检查　进行彩色多普勒超声检查、MRA、CTA 或者 DSA 动脉造影,可以明确患肢有无缺血、急性缺血的原因是否为动脉栓塞、栓塞的部位等,还能作为手术前后的比较。如果能根据病史、体格检查和无损伤检查明确诊断,尽量不用动脉造影。

（六）鉴别诊断

1. 急性动脉血栓形成　常在动脉硬化性闭塞的基础上发生,有与急性动脉栓塞相似的"5P"征,但症状不如栓塞来得急骤。动脉造影示动脉壁粗糙、钙化,动脉扭曲狭窄和节段性闭塞,与急性动脉栓塞光滑完整的动脉壁不同。

2. 主动脉夹层动脉瘤　夹层动脉瘤形成的内膜瓣片可能堵住一侧下肢动脉的开口,表现为急性缺血。但病人既往有高血压或者 Marfan 综合征史,首先表现为腹部或胸背部剧烈疼痛,当然也有病人仅表现为肢体缺血,容易误诊。CTA 和 MRA 等影像学检查可以观察到主动脉内膜分离、真假腔形成,有助于鉴别。

3. 股青肿　会出现与急性动脉栓塞相似的患肢剧痛、发冷、苍白、肢体远端动脉搏动减弱消失等症状体征,但缺血多在 12～24 小时后改善。本病还有急性动脉栓塞所缺乏的患肢肿胀等体征。

4. 需要鉴别的疾病还有腘动脉窘迫综合征、动脉外压迫性病变、肢体动脉外伤等。

（七）治疗

急性动脉栓塞危及肢体的存活,治疗的目标是挽救肢体。

1. 非手术治疗　适用于早期的栓塞不完全、下肢腘动脉水平以下或上肢肱动脉水平以下栓塞、全身情况差而不能耐受手术或肢体出现明显坏死征象的病人,也可作为手术的辅助治疗。主要是抗凝血和溶血栓治疗,参阅本章第一节。

2. 手术治疗　取栓术是治疗急性动脉栓塞的主要手段,愈早愈好。截肢率随着动脉栓塞时间的延长而上升。取栓术包括动脉切开直接取栓和 Fogarty 导管取栓术,后者最为常用,即局部动脉切开,插入头端带球囊的 Fogarty 导管,穿过血栓后,充盈球囊,然后向外缓慢拉出,反复进行直至动脉近远端喷血满意,手术若在 X 线导引下进行则疗效更为确切。术后除了严密观察肢体的血供情况外,应继续治疗相关的内科疾病。尤其应重视肌病肾病性代谢综合征的防治:高血钾、代谢性酸中毒、肌红蛋白尿以及少尿、无尿,是肾功能损害的表现,必须及时处理,否则会出现不可逆性的肾功能损害。若术后患肢出现肿胀、肌组织僵硬、进行性加重的疼痛等症状,应及时作肌筋膜间隔切开术;肌组织已有广泛坏死者,需尽早作截肢术。

二、血栓闭塞性脉管炎

（一）定义

血栓闭塞性脉管炎(thromboangitis obliterans,TAO)是一种主要累及四肢远端中、小动静脉的慢性、节段性、周期性发作的血管炎性病变,又称 Buerger 病,简称脉管炎,好发于男性青壮年。

（二）病因

亚洲的发病率高于欧美。我国各地均有发病,但以北方为主。近年来,TAO 发病人数明显减少。

发病机制不明。吸烟与 TAO 密切相关,病人大量吸烟的达 80%～95%。在肢体末端出现坏疽前及时戒烟能明显减缓症状,甚至完全缓解,而再吸烟后,病情又会复发。机制可能是烟碱使血管收缩,人体对烟草某些成分的变态反应导致中小动脉和静脉内血栓形成,血管炎性反应导致新的血栓形成。发病因素可能还与遗传易感性、寒冷刺激、男性激素、血液高凝状态、内皮细胞功能受损以及免疫状态紊乱等有关。

（三）病理改变

病变呈节段性分布。急性期的病理变化最有特点和诊断价值,主要是血管壁全层的炎症反应,伴有血栓形成、管腔闭塞,血栓周围有多形核白细胞浸润,病变血管的血栓内有大量的炎性细胞浸润,有时微脓肿形成。进展期主要是闭塞性血栓的机化,伴有大量的炎症细胞向血栓内浸润,而血管壁的炎性反应则比较轻。终末期的主要变化是血栓机化后的再通以及血管周围的纤维化。血管壁的交感神经也可发生神经周围炎,神经退行性变和纤维化,动脉和静脉以及神经纤维化粘连成为条索状。

TAO 主要累及四肢的中小动脉和静脉,但以动脉为主,例如胫前、胫后、足背、跖动脉以及桡、尺及掌动脉。有时近端的腘动脉或股动脉也同时受累,但是以弹力纤维层为主的主、髂、肺、颈动脉以及内脏血管则鲜有累及。受累静脉的病理特征与动脉病变相似,临床上表现为反复的游走性静脉炎发作。

（四）临床表现

病人基本上为 40 岁以下吸烟的男性。病程分为三期:

第一期为局部缺血期:表现为患肢的苍白,发凉,酸胀乏力和感觉异常,包括麻木、刺痛和烧灼感等。接着出现间歇性跛行。此期还可能表现为反复发作的游走性血栓性静脉炎。

第二期为营养障碍期:表现为随着间歇性跛行距离的缩短,患肢在静息状态下出现持续的疼痛,称为静息痛,尤以夜间剧烈而无法入睡。患肢皮温明显下降,肢端苍白、潮红或者发绀,可能伴有营养障碍的表现比如皮肤干燥、脱屑、脱毛、指甲增厚变形及肌肉的萎缩和松弛等。

第三期为组织坏死期:患肢肢端发黑,干瘪,溃疡或坏疽。大多为干性坏疽,先出现在一两个指头末端,逐渐波及整个指头,甚至相邻的指头,最后与周围组织明显分界。坏疽的肢端常自行脱落。病人静息痛明显,无法入睡,出现消耗症状,若并发感染,坏疽即转为湿性。严重者出现全身中毒症状。

本病可能先后或者同时累及两个或两个以上肢体,症状可能不同步出现。

（五）诊断

40 岁以下吸烟男性,肢体远端缺血皮色苍白,皮温下降,感觉异常,乏力,营养障碍,间歇性跛行,静息痛,远端搏动减弱或消失,甚至溃疡或坏疽,Buerger 试验阳性,应该考虑血栓闭塞性脉管炎。

（六）特殊检查

1. 多普勒超声检查动静脉是否狭窄或者闭塞,测定血流方向、流速和阻力。

2. CTA 或 MRA 能在整体上显示患肢动、静脉的病变节段及狭窄程度,但是对四肢末梢血管的显像常出现假阴性。

3. TAO 的 DSA 主要表现为肢体远端动脉的节段性受累,即股、腘动脉以远的中、小动脉,有时伴近端动脉也有节段性病变。病变的血管狭窄或者闭塞,而受累血管之间的血管壁光滑平整,与动脉硬化闭塞症的动脉扭曲、钙化以及“虫蚀样”变不同。DSA 检查还可显示闭塞血管周围有无侧支循环,能与动脉栓塞鉴别。

（七）鉴别诊断

1. **下肢动脉硬化闭塞症**　大多在 50 岁以上发病。病人常同时有高血压,高血脂及其他动脉硬化性心脑血管病史,病变主要累及大、中型动脉。血管造影显示有动脉狭窄、闭塞,伴扭曲,成角或虫蚀样改变。

2. **急性动脉栓塞**　起病突然,有房颤史,在短期内出现远端肢体 5P 症状。

3. **多发性大动脉炎**　以青年女性为主,虽然同为动脉狭窄闭塞,但是很少出现肢端坏死。

4. **糖尿病性足坏疽**　病人有糖尿病病史,血糖、尿糖升高,坏疽多为湿性。

5. 雷诺综合征　多见于各年龄段的女性,患肢远端动脉搏动正常,鲜有坏疽发生。

（八）治疗

1. 一般治疗　若能绝对戒烟,虽然病人仍然有间歇性跛行,但是绝大多数可以避免截肢。患肢注意保暖,防止受寒,同时避免局部热敷而加重组织缺氧。步行锻炼可以促进建立侧支循环,缓解症状,保存肢体,主要适用于较早期的病人。

2. 药物治疗　可使用血管扩张药物、改善血液循环药物和抗血小板药物等,见本章第一节。可选用中医中药治疗。

3. 手术治疗

（1）腰交感神经节切除术:主要适用于一、二期病人,尤其是神经阻滞试验阳性者,切除患肢同侧 2、3、4 腰交感神经节及神经链,近期内可解除皮肤血管痉挛,缓解疼痛,但远期疗效不确切。上肢血栓闭塞性脉管炎可行颈和胸交感神经节切除。

（2）自体大隐静脉或人工血管旁路术适用于动脉节段性闭塞,远端存在流出道者。

（3）动静脉转流术即静脉动脉化,临床实践表明此法有时可缓解静息痛,但并不降低截肢率。

（4）截肢术:对于晚期病人,溃疡无法愈合,坏疽无法控制,只能截肢或截指。术后创面敞开换药,创面逐渐愈合。

三、下肢动脉硬化性闭塞症

（一）定义

下肢动脉硬化性闭塞症（arteriosclerotic obliterans,ASO,又称 peripheral arterial disease,PAD）是全身动脉硬化病变的重要组成部分,表现为动脉内膜增厚、钙化、继发血栓形成等而导致动脉狭窄甚至闭塞的一组慢性缺血性疾病。本病多见于 50 岁以上的中老年,男性多见,以腹主动脉远端及髂-股-腘动脉等大、中动脉最易受累,后期可以累及腘动脉远端的分支,病变呈多平面、多节段分布的特征。随着人口老龄化和饮食结构的改变,本病发生率持续增高,已成为血管外科的常见病。

（二）病因

尚不清楚,血管内膜损伤、脂质代谢紊乱和动脉分叉处血流动力学改变等可能在动脉硬化形成过程中起到重要的作用。流行病学研究发现的易患因素包括糖尿病、高脂血症、吸烟、高血压、血浆纤维蛋白原升高等。

（三）病理改变

动脉硬化性病变先起于动脉内膜,再延伸至中层,一般不累及外膜。发病机制虽然不清楚,但可能与动脉内膜损伤有一定关系。内膜损伤后暴露深层的胶原组织,形成由血小板和纤维蛋白组成的血栓;或者内膜通透性增加,低密度脂蛋白和胆固醇积聚在内膜下,进而局部形成血栓并纤维化、钙化成硬化斑块。脂质不断沉积,斑块下出血凝固,病变处管壁逐渐增厚,管腔狭窄,最终闭塞。斑块表面如果形成溃疡,碎屑脱落常栓塞远端细小的分支动脉,造成末梢动脉床减少,指端缺血坏死。

虽然动脉硬化是一种全身性疾病,但分布不均匀,动脉分叉部分最易受累。斑块常在大动脉的分叉处,在管壁后方和分叉的锐角处最多见。腹主动脉分叉、髂动脉分叉、股动脉分叉以及腘动脉分叉均是病变集中的部位。位于收肌管内的股浅动脉也是病变多见的部位。硬化斑块常位于动脉后壁。

动脉狭窄或者闭塞之后,侧支循环的建立程度直接影响远端肢体的血液灌流。肢体运动诱发组织缺氧,酸性代谢产物增多,促进侧支血管的进一步扩张,有利于侧支循环的建立。动脉硬化闭塞是一个缓慢的演变过程,一般情况下侧支循环比较容易建立,有时下肢动脉多处病变,而病人却无明显症状。如果在动脉硬化的基础上发生急性血栓形成,侧支循环来不及建立,病人将出现剧烈的缺血症状,肢体容易坏疽。

（四）临床表现

男女均可发病,但以中年后男性多见。病程分四个临床时期。

1. Fontaine Ⅰ期,轻微症状期　发病早期,多数病人无症状,或者仅有轻微症状,例如患肢怕冷,行走易疲劳等。体格检查可扪及下肢动脉搏动,此时让病人行走一段距离再检查,常能发现下肢动脉搏动减弱甚至消失。

2. Fontaine Ⅱ期,间歇性跛行期　是动脉硬化性闭塞症的特征性表现。随着下肢动脉狭窄的程度及阻塞的范围不断增大,病变动脉只能满足下肢肌肉组织静息状态下的供血。步行后病变动脉无法满足肌肉更多的血液灌注需求,代谢产物使小腿酸痛。病人被迫停下休息一段时间后再继续行走。酸痛的部位随动脉阻塞的部位不同而不同,腹主动脉下端和髂总动脉阻塞,以下腰部、臀部肌肉酸痛为主,男性病人可时伴有阳痿;髂外动脉阻塞,以大腿肌肉酸痛为主;股动脉阻塞则以小腿肌肉酸痛为主。病变的发展使间歇性跛行距离越来越短,休息时间则越来越长。临床上常以跛行距离以 200 米做为间歇性跛行期的分界,Ⅱ期常常被划分为Ⅱa 期(绝对跛行距离>200 米)和Ⅱb 期(绝对跛行距离≤200 米)。

3. Fontaine Ⅲ期,静息痛期　当病变动脉不能满足下肢静息状态下血供时即出现静息痛。疼痛部位多在患肢前半足或者趾端,夜间及平卧时容易发生。疼痛时,病人喜屈膝,常整夜抱膝而坐,部分病人因长期屈膝,导致膝关节僵硬。此期患肢常有营养性改变,表现为皮肤呈蜡纸样,指甲生长缓慢且变形增厚,患足潮红但上抬时又呈苍白色,小腿肌肉萎缩。静息痛是患肢趋于坏疽的前兆。

4. Fontaine Ⅳ期,溃疡和坏死期　当患肢皮肤血液灌注连最基本的新陈代谢都无法满足时,连轻微的损伤也无法修复而出现肢端坏疽。坏疽不断增大,导致肢体坏疽。合并感染将加速组织坏死。

（五）诊断

根据典型的发病年龄,症状和病史,体检发现动脉搏动减弱或消失,听诊有时闻及动脉收缩期杂音等,应考虑到本病,并作如下检查或试验。

1. 患肢抬高及下垂试验　可以明确肢体有无缺血,见本章第一节。

2. 下肢节段性测压和测压运动实验　方法见本章第一节。

3. 彩色多普勒超声　能显示血管形态、内膜斑块的位置和厚度,明确病变动脉部位、狭窄程度、斑块钙化情况。

4. CTA 和 MRA 检查　已成为下肢动脉硬化性闭塞症首选的检查方法。

5. DSA 检查　对下肢动脉硬化闭塞症有重要诊断价值,DSA 典型特征为:受累动脉严重钙化,血管伸长、扭曲,管腔弥漫性不规则"虫蛀状"狭窄或节段性闭塞(图48-13)。

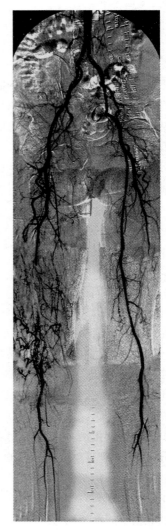

图 48-13　下肢动脉硬化性
闭塞症的 DSA 图像

Notes

（六）鉴别诊断

1. **血栓闭塞性脉管炎** 多见于中青年男性,主要累及四肢中、小动脉,上肢动脉受累远较 ASO 多见,30% 的病人发病早期小腿部位反复发生游走性血栓性浅静脉炎。指端发生坏疽的几率较 ASO 高得多。

2. **多发性大动脉炎** 多见于青少年女性,虽然下肢缺血,但很少发生静息痛、溃疡和坏疽。

3. **动脉栓塞** 一般有房颤病史,突发下肢剧烈疼痛,皮肤苍白,动脉搏动消失,迅速出现肢体运动神经麻痹、感觉迟钝和坏疽,发病前无间歇性跛行史。

4. **椎管狭窄症** 症状与动脉硬化性闭塞症早、中期相似,但下肢动脉搏动正常。

5. **髋关节炎或膝关节炎** 病人在行走时腿部常感疼痛,但休息时症状不一定缓解,下肢动脉搏动正常。

（七）治疗

主要有对下肢 ASO 行粥样硬化进展的一级和二级预防和解除下肢间歇性跛行、静息痛和溃疡坏疽等症状。疾病各期的治疗目标不同,Fontaine Ⅰ 期病人治疗目标是延缓疾病的发展,Ⅱ 期是增加行走距离,Ⅲ、Ⅳ 期则是尽可能保存肢体。虽然没有证据表明治疗 Ⅱ 期下肢 ASO 能够阻止向 Ⅲ、Ⅳ 期的进展,但是研究显示外科和药物治疗能够降低 Ⅲ、Ⅳ 期病人的截肢率和死亡率。

1. **非手术治疗** 主要目的是降低血脂和血压,控制糖尿病,改善血液高凝状态,促进侧支循环形成。一般治疗包括严格戒烟,进行适当的步行锻炼,注意足部护理、避免损伤。药物治疗适用于早中期病人、术后病人和无法耐受手术的病人,可使用血管扩张药物、抗血小板药物和降脂药物等,目前尚无一种药物能治疗动脉硬化本身。

2. **手术治疗** 手术重建血供是挽救濒危肢体有效的手段。严重影响生活质量的间歇跛行、静息痛以及下肢溃疡和坏疽,必须考虑手术。临床上根据病人的动脉硬化病变部位、范围、血管流入道及流出道条件和全身状况,可选择不同的手术方法。

（1）经皮腔内血管成形术（percutaneous transluminal angioplasty,PTA）合并支架术（stenting）:是目前治疗下肢 ASO 的首选治疗方法。在导丝引导下穿越病变段,插入球囊导管,扩大病变管腔,恢复血流,结合血管腔内支架的应用,可以提高中、远期通畅率。创伤小,术后恢复快。图 48-14 显示左髂动脉闭塞,行 PTA 合并支架术。

（2）动脉旁路手术:采用人工血管或自体静脉,于闭塞动脉段近、远端作旁路转流,仍是治疗下肢 ASO 的重要方法。分为解剖旁路和解剖外旁路两种。

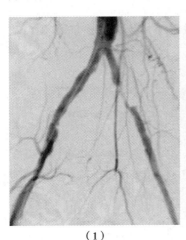 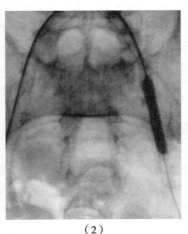 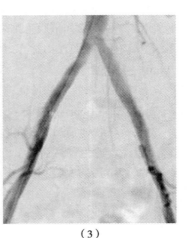

（1）　　　　　　　　　（2）　　　　　　　　　（3）

图 48-14　左侧髂动脉 PTA 合并支架植入术
（1）左侧髂动脉闭塞;（2）髂动脉 PTA;（3）PTA 后放置支架

Notes

解剖旁路:即按照人体血管行经架设旁路血管。常用的有主-髂动脉旁路术、主-股动脉旁路术、髂-股动脉旁路术、股-腘动脉旁路术、股-胫后动脉旁路术等。主-髂动脉闭塞症一般选用主-髂、主-股或髂-股动脉旁路术。膝上段股-腘动脉旁路不跨关节,可以用自体大隐静脉或直径口径匹配的人工血管作为移植物,疗效好,远期通畅率较高。股-腘段旁路手术在膝上段可以用6~8mm人工血管作为移植物(图48-15);而膝下段尽量选用自体大隐静脉原位或倒置作为移植物。

解剖外旁路:适用于全身情况差,无法耐受常规旁路手术,或者发生移植血管感染无法行解剖内旁路的病人。常用的解剖外旁路有腋-股动脉旁路、股-股动脉旁路、经闭孔髂-股动脉旁路、经大腿外侧股-腘动脉旁路等。

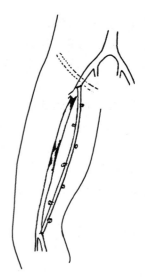

图48-15　膝上股-腘动脉自体大隐静脉旁路移植术

(3) 血栓内膜切除术:适用于短段ASO的病人。方法是显露病变动脉,上下阻断后,作动脉纵向切口,将斑块与动脉中层分离并切除。长段血栓内膜切除后,容易继发血栓形成。

(4) 静脉动脉化:仅适用于无流出道而严重静息痛的病人,但中远期疗效不佳。

(5) 截肢术:患肢已大片坏疽的病人,只能截肢。

四、颅外颈动脉硬化狭窄性疾病

(一) 定义

颅外颈动脉硬化狭窄性疾病(extracranial carotid stenotic disease)指可引起缺血性脑卒中和短暂性脑缺血发作(TIA)的颈总动脉和颈内动脉粥样硬化性狭窄或闭塞。颅外颈动脉狭窄是引起脑缺血症状的重要原因,临床上越来越受重视。

(二) 病因和病理

本病是全身动脉硬化性疾病的一个组成部分,病人往往同时伴有颅内脑动脉硬化、冠状动脉粥样硬化和下肢动脉硬化闭塞症等。高龄(>60岁)、男性、吸烟、高血压病、糖尿病和高脂血症等是本病的危险因素。

动脉硬化斑块逐渐增大,导致颈动脉狭窄,动脉口径减少50%以上时产生压力梯度,流量减少。斑块表面血栓形成或斑块内发生出血可引起颈动脉急性闭塞。斑块在发展过程中可能破裂,向动脉腔内脱落斑块碎片引起脑栓塞;脱落碎片的斑块部位形成溃疡,溃疡处极易形成血小板血栓,这种血栓如果脱落则引起脑栓塞。动脉硬化斑块的好发部位是颈总动脉分叉、颈内动脉开口膨大部和颈外动脉开口处等。

(三) 临床表现

根据是否产生脑缺血性神经症状,分为有症状性狭窄(symptomatic stenosis)和无症状性狭窄(asymptomatic stenosis)两类:

1. 有症状性颈动脉硬化狭窄性病变

(1) 短暂性脑缺血发作(transient ischemic attacks,TIA):是一侧大脑半球颈内动脉供血区的一过性局灶性缺血引起的症状。临床症状主要包括一侧肢体感觉或运动功能障碍(例如肢体无力、短暂性偏瘫等)、一过性的单眼黑矇、失语、意识丧失等。临床症状在24小时内完全恢复,一般持续仅几分钟。影像学检查脑组织无梗死性病灶。

(2) 可复性缺血性神经功能障碍(resolving ischemic neurologic deficit,RIND):指神经功能缺损持续24小时以上,但于1周内完全消退的脑缺血发作。影像学检查脑组织有梗死性病灶。

(3) 缺血性卒中(ischemic cerebral infarction):脑缺血神经障碍恢复时间超过1周或有卒中

Notes

后遗症,并具有相应的神经系统症状、体征和影像学特征。

2. **无症状性颈动脉硬化狭窄性病变** 临床上无任何神经系统的症状和体征。但无症状性颈动脉重度狭窄或有斑块溃疡形成的病变被公认为"高危病变",越来越受到重视。

（四）诊断和鉴别诊断

诊断需依靠一系列影像学检查。在高危人群,如缺血性脑卒中(尤其是 TIA)病人、下肢 ASO 病人、冠心病(尤其需要做冠脉搭桥或介入治疗)病人和发现颈动脉血管杂音的病人中,可以筛选出较多的颈动脉硬化狭窄病变。

彩色多普勒超声具有无创、简便、费用低等特点,可以对病变狭窄度和斑块形态学特征进行检测,广泛应用于本病的筛选和随访。CT 和 MRI 为诊断脑部病变所必须,CTA 和 MRA 可以对颈动脉、椎动脉以及颅内 Willis 环进行血管重建。DSA 仍是确诊本病的重要方法,除了解颈动脉狭窄的部位、狭窄程度、斑块处有无溃疡外,主动脉弓造影以及全脑动脉造影是每次造影必须包括的内容(图 48-16)。颈动脉狭窄程度是判断危险性最重要的指标,狭窄度分为四级:①轻度狭窄:动脉内径缩小<30%;②中度狭窄:动脉内径缩小 30%~69%;③重度狭窄:动脉内径缩小 70%~99%;④完全闭塞。

本病需与放射性颈动脉狭窄、多发性大动脉炎引起的颈动脉狭窄鉴别。

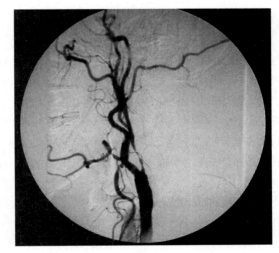

图 48-16 颈内动脉狭窄的 DSA 图像
(示左颈内动脉重度狭窄)

（五）治疗

目的是预防脑缺血(缺血性脑卒中和 TIA)的发生。

1. **非手术治疗** ①控制脑卒中的危险因素,其中戒烟和控制高血压尤为重要;②药物治疗:抗血小板药物联合降血脂药物治疗是轻、中度颈动脉狭窄和术后病人主要治疗方法。

2. **手术治疗** 颈动脉内膜切除术(carotid endarterectomy,CEA)是治疗颈动脉严重狭窄性病变的传统手术方法,其安全性和有效性已被长期临床实践证实,目前仍然是判断腔内治疗疗效的"对照标准"。

（1）CEA 的绝对适应证:①有 1 次或多次 TIA 发作,表现为 24 小时内明显的局限性神经功能障碍或一时性黑矇,伴颈动脉狭窄≥50%。②有 1 次或多次轻度非致残性脑卒中,症状或体征持续超过 24 小时,伴颈动脉狭窄≥50%。

（2）CEA 的相对适应证:①无症状性颈动脉狭窄≥70%;②有症状或无症状性颈动脉狭窄<70%,但血管造影或其他检查提示狭窄表面不光整、溃疡或有血栓形成;③CEA 术后严重再狭窄伴有症状。

（3）CEA 的禁忌证:①慢性颈动脉完全闭塞;②脑卒中后有明显后遗症;③患有明显影响生存期的疾病;④严重脑卒中尚未开始恢复。

3. **腔内治疗** 在脑保护装置下进行颈动脉支架术(carotid artery stenting,CAS),被认为可替代颈动脉内膜切除术的治疗方法,其手术适应证类同于颈动脉内膜切除术。但是对于 CEA 后再狭窄、高位颈动脉狭窄、颈动脉放射性狭窄和全身状况不能胜任 CEA 手术者,CAS 术有其优越性。CAS 目前已在国内外较广泛地开展,临床研究的结果证实其中期疗效不亚于 CEA,远期疗效有待于进一步评判。

五、多发性大动脉炎

(一) 定义

多发性大动脉炎(polyarteritis 或 Takeyasu arteritis)是一种主要累及主动脉及其重要分支的慢性、多发性、非特异性炎症,造成管腔狭窄或闭塞,引起病变动脉供血组织的临床缺血性表现。本病又称 Takayasu 病、无脉症等,好发于青年,尤以女性多见。

(二) 病因

不明,可能与下述因素有关:①免疫异常:多数学者认为本病是一种自身免疫性疾病,可能由结核分枝杆菌或链球菌、立克次体等在体内的感染诱发主动脉壁和(或)其主要分支动脉壁的抗原性,产生抗主动脉壁的自身抗体,发生抗原抗体反应引起主动脉和(或)主要分支管壁的炎症反应。②遗传因素:本病以亚洲国家多见。日本学者研究发现 HLA Ⅰ类抗原 BW52 的人群中发生率增高,推测本病与 HLA 系统中 BW52、BW40 位点有密切关系,属显性遗传。③内分泌因素:大动脉女性病人 24 小时尿雌激素排出量较健康人增高,而且无正常的双峰节律。

(三) 病理改变

本病为全层动脉炎,呈节段性分布。早期受累动脉壁全层炎症反应,伴大量浆细胞、吞噬细胞和淋巴细胞浸润,以外膜最重,中层次之。外膜表现为广泛性纤维粘连和增厚,滋养血管增生。中层除基质增多、炎性渗出和细胞浸润以外,还有弹力纤维不同程度的局灶肿胀、断裂、破坏以至消失,平滑肌纤维亦有相应破坏,肉芽组织形成,故中层可有不同程度的增厚或变薄。内膜炎性反应较轻,基质蛋白质增多,黏液性水肿,并出现弹力纤维增生。晚期动脉壁全层纤维化,广泛不规则性增厚和僵硬,纤维组织收缩造成不同程度的动脉狭窄和闭塞。偶有动脉壁因弹性纤维和平滑肌破坏,中层组织坏死,不足以承受血流冲击,导致动脉壁膨胀形成动脉瘤。冠状动脉也可受累。

(四) 临床表现

本病 80% 为青年女性,起病年龄大多在 10～30 岁之间。疾病早期或活动期,常有低热、乏力、肌肉或关节疼痛、病变血管疼痛以及结节性红斑等症状,伴有免疫检测指标的异常。当病变动脉形成狭窄或阻塞时,则出现特殊的临床表现。本病分为四型。

1. **头臂型**　病变位于左锁骨下动脉、左颈总动脉和无名动脉起始部及分叉部,可累及一根或者多支动脉,约占总例数的 33%。特点是脑、眼及上肢缺血。临床表现为:①脑部缺血:一时性黑矇、头昏,严重时可出现失语、抽搐,甚至偏瘫;②眼部缺血:视物模糊、偏盲;③椎、基底动脉缺血:眩晕、耳鸣、吞咽困难、共济失调,或昏睡、意识障碍等;④上肢缺血:患肢发凉、麻木、无力、无脉、血压明显下降或测不到,故称为“无脉症”。锁骨上区或颈部可闻及血管收缩期杂音。在锁骨下动脉闭塞而椎动脉通畅的情况下,当上肢活动时,可因椎动脉血流逆向供应上肢而出现脑部症状,称为“锁骨下动脉窃血综合征”。亦有颈外动脉缺血引起鼻尖和颧部坏疽者。累及冠状动脉的表现为心肌缺血。图 48-17 是头臂型多发性大动脉炎的 MRA 图像。

2. **胸腹主动脉型**　占 19%,病变累及左锁骨下动脉以下的降主动脉和(或)腹主动脉。表现为

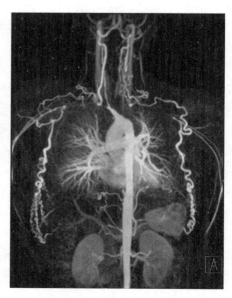

图 48-17　头臂型多发性大动脉炎的 MRA 图像(示双侧锁骨下动脉及左颈总动脉闭塞、右颈动脉重度狭窄)

Notes

上半身高血压伴头痛、头昏、心悸以及下肢供血不足,严重者心脏肥大。体格检查发现上肢脉搏宏大有力,血压显著升高,而股、腘、足背动脉搏动减弱甚至消失。胸骨左缘、背部肩胛间区、剑突下或脐上等处可闻及血管收缩期杂音。

3. **肾动脉型**　占16%,多为两侧肾动脉受累,80%以上为肾动脉起始部合并腹主动脉狭窄。肾脏缺血,激活肾素-血管紧张素-醛固酮系统,引起顽固性高血压。临床表现为持续性高血压,有头痛、眩晕、失眠、记忆力减退等症状。除心尖区或主动脉瓣区闻及吹风样杂音和主动脉瓣区第二心音增强外,能在上腹部和背部听到收缩期杂音。

4. **混合型**　占32%,病变累及多个部位。病人有明显高血压和受累动脉缺血表现。病变偶可累及肺动脉。

（五）诊断

在年轻病人尤其是女性中,曾有低热、乏力、关节酸痛病史,出现下列临床表现者,应考虑多发性大动脉炎:①脑部缺血症状伴颈动脉搏动减弱或消失,或上肢缺血症状伴血压降低或测不到,颈动脉或锁骨上下区闻及血管杂音者;②持续性上肢高血压而两下肢动脉搏动减弱或者消失,胸、腹主动脉区闻及血管杂音者;③持续性高血压服用一般降压药物无效,有时上腹部或背部可闻及血管杂音者。

实验室检查无特异性。在活动期,红细胞沉降率(ESR)显著加快,抗链球菌溶酶素滴度常上升,C反应蛋白升高,类风湿因子、抗主动脉抗体、Combs抗体可呈阳性,血清白蛋白降低,α_1、α_2、γ球蛋白增高,IgM、IgG可先后呈不同程度升高。

脑血流图和节段性肢体血压测定及脉波描记可发现相应器官和肢体缺血。彩色多普勒超声、MRA、CTA和DSA可以发现主动脉及其分支开口处的均匀狭窄或者闭塞,少数呈瘤样扩张。降主动脉狭窄多始于中段,腹主动脉狭窄多位于肾动脉水平以下,逐渐变细,呈"鼠尾巴"状,侧支循环丰富。锁骨下动脉近端闭塞可见锁骨下动脉窃血现象,双侧颈总动脉和椎动脉均可出现闭塞,但颈内动脉起始段一般仍保持通畅。双侧肾动脉起始部狭窄或闭塞,远端可见狭窄后扩张现象。冠状动脉受累病人造影常可显示冠状动脉缺如或多支病变。

（六）鉴别诊断

1. **先天性主动脉狭窄**　本病以男性多见,狭窄部位常位于动脉导管韧带附近且呈环状,杂音在胸骨左缘上方,不在下方,无其他动脉受累。

2. **动脉硬化性闭塞症**　本病以中老年为主,男性占多,主要累及大中动脉,常伴有高血压、高血脂和糖尿病等。病程晚期可发生肢体坏疽,而多发性大动脉炎则很少发生肢体坏疽。

3. **血栓闭塞性脉管炎**　多见于青年男性,有吸烟史,多见于寒冷潮湿地区。病变以下肢血管多见,常见肢端坏疽。

4. **胸廓出口综合征**　胸廓出口结构异常压迫锁骨下动、静脉及臂丛神经引起患侧上肢发凉无力,桡动脉搏动减弱同时有明显臂丛神经受压表现,例如上肢放射痛和感觉异常等。体检发现桡动脉搏动强弱随颈部和上肢的转动而改变。X线平片有时可显示颈肋畸形。

（七）治疗

1. **药物治疗**　活动期原则上采取非手术治疗。当病变较轻,或者病情稳定但血管病变严重、阻塞范围广泛,全身情况较差不能耐受手术者,亦采用药物治疗。皮质激素类药物,可抑制炎症、改善症状,使病情趋于稳定。长期口服小剂量激素,副作用小,症状控制较为理想。急性期可联合应用环磷酰胺等免疫抑制剂。治疗中可试用抗血小板药物和血管扩张药物。

2. **手术治疗**　目的是尽量改善脑、肾等主要脏器缺血症状,控制顽固性高血压。手术时机应选在炎症稳定期、缺血器官功能尚未丧失前施行。

手术方式:①自体静脉补片成形术:适应于颈总动脉、颈内动脉、肾动脉等起始部节段性狭窄或闭塞。②血管重建、旁路移植术:根据头臂动脉闭塞情况的不同,选用锁骨下动脉-颈动脉、锁骨下动脉-锁骨下动脉、颈动脉-颈动脉、升主动脉-无名动脉(或颈动脉)-锁骨下动脉、髂动脉-颈动脉(或锁骨下动脉)间不同组合旁路术,达到改善脑血供的目的;降主动脉-腹主动脉旁路术,适用于胸腹主动脉受累、有明显上肢高血压及下肢缺血病人;腹主动脉-肾动脉旁路术,适用于肾动脉病变者。③自体肾移植术,适用于多发性大动脉炎肾动脉近端和腹主动脉开口上下有较多病变,无法进行肾动脉重建术者。④肾切除术,适用于一侧肾正常,一侧肾脏病变严重者。病肾切除后血压可迅速下降。⑤血管腔内治疗,总体效果不肯定,应严格掌握适应证。

六、雷诺综合征

(一)定义

雷诺综合征(Raynaud's syndrome)是一种肢端动脉痉挛性疾病。寒冷或者情绪激动时肢端动脉阵发性痉挛,手指、足趾颜色间歇性苍白、发绀和潮红。

(二)病因

不明。寒冷刺激、情绪激动或者精神紧张是主要诱发因素。相当多的病人患有结缔组织疾病。本病有妊娠期减轻、月经期有加重倾向,可能与性腺功能有关。长期使用震动性工具也可诱发本病。

(三)临床表现

多见于30岁以下的女青年,男女发病比例约为1:10,常于寒冷季节发病。典型临床表现是受冷或情绪激动后出现肢端皮肤颜色间歇性改变。发作时以单纯皮色苍白或发绀更多见,从指尖开始,逐渐扩展至整个手指,甚至掌部,局部发凉、麻木、针刺感和感觉减退。解除寒冷等刺激后,大约15~30分钟恢复正常。桡动脉搏动并不减弱。发作间歇期除手指皮温稍冷和皮色略苍白外,无其他症状。发病一般见于手指,也可见于足趾,偶可累及耳廓和鼻尖。雷诺综合征另一发作特征是呈对称性。少数病人最初发作为单侧,以后转为两侧。

病程一般进展缓慢,少数病人发作频繁,症状严重,进展较快。严重病人发作持续时间可长达1小时以上,常伴有指端营养性改变,指甲畸形脆弱、指垫萎缩、皮肤光薄、皱纹消失、指尖溃疡甚至出现坏疽。此类病人即使在温暖季节症状也不消失,环境温度稍降低、情绪略激动即可诱发,但桡动脉和尺动脉搏动不减弱。

(四)诊断

主要依据是肢端皮肤颜色在受冷或情绪激动后出现间歇性改变。注意有无全身结缔组织疾病和动脉硬化、血栓闭塞性脉管炎等血管疾患的病史;有无血管外伤史;有无麦角胺、β-受体阻滞剂和避孕药物用药史以及有无长期应用震动性工具史。对没有发现相关疾病的病人应长期随访。

(五)预防和治疗

预防措施是避免寒冷刺激和情绪激动,禁忌吸烟,避免长期应用麦角胺、β-受体阻滞剂和避孕药。职业原因所致者应尽可能改换工种。

药物治疗是治疗本病的主要方法。一般以交感神经阻滞剂和直接扩张血管药物为主。常用的药物见本章第一节。继发于结缔组织疾病者,治疗以类固醇激素和免疫抑制剂为主。

(刘昌伟)

第五节　静 脉 疾 病

静脉疾病比动脉疾病更为常见,好发于下肢。主要分为两类:①下肢静脉逆流性疾病,如下肢慢性静脉功能不全(chronic venous insufficiency,CVI),包括单纯性下肢静脉曲张和原发性下肢深静脉瓣膜功能不全;②下肢静脉回流障碍性疾病,如下肢深静脉血栓形成等。

一、下肢静脉的解剖

1. 浅静脉系统 下肢的浅静脉包括大隐静脉和小隐静脉。①大隐静脉:起自足背静脉弓内侧,经内踝前方沿小腿内侧上行,经胫骨与股骨内侧髁的后部至大腿内侧,向上于耻骨结节外下方 3~4cm 处穿卵圆孔入股静脉。大隐静脉在卵圆孔附近有 5 条属支:腹壁浅静脉、旋髂浅静脉、股外侧浅静脉、股内侧浅静脉和阴部外静脉(图 48-18)。②小隐静脉:起自足背静脉弓的外侧,经外踝后方上行至小腿后,于腘窝下角处穿深筋膜,经腓肠肌两头间上行入腘静脉(图 48-19)。

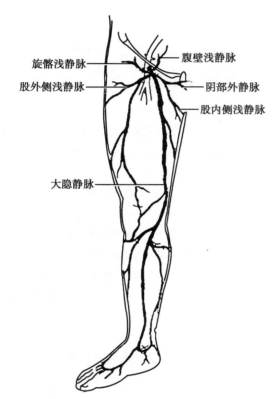

图 48-18 大隐静脉及上段属支

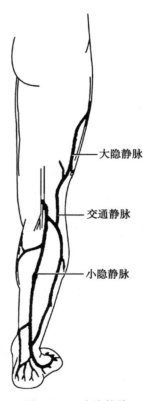

图 48-19 小隐静脉

2. 深静脉系统 小腿的胫后静脉和腓静脉合并成胫腓干后在腘肌下缘与胫前静脉汇合成腘静脉,穿收肌腱裂孔向上移行为股浅静脉,在大腿上部与股深静脉合并成股总静脉,经腹股沟韧带深面移行为髂外静脉。

3. 穿通静脉和交通静脉 下肢深、浅静脉间存在十余支穿通静脉,主要位于大腿下 1/3 至足背。在小腿后方还存在数支与肌间静脉窦相连的间接穿通静脉。在深静脉之间、大隐静脉和小隐静脉之间有许多交通静脉。大隐静脉和小隐静脉间的交通静脉主要位于膝关节附近。

4. 静脉壁和静脉瓣膜 静脉壁由内膜、中膜和外膜组成。内膜由内皮细胞与内膜下层组成;中膜含有平滑肌细胞及结缔组织网,与静脉壁的强度和收缩功能相关;外膜主要为结缔组织,内含供应血管壁的血管、淋巴管与交感神经的终端。与动脉相比,静脉壁薄,肌细胞和弹性纤维较少,但富含胶原纤维,对维持静脉壁的强度起到重要作用。静脉壁结构异常主要是胶原纤维减少、断裂、扭曲,使静脉壁失去应有的强度而扩张。

在深、浅静脉和穿通静脉内都存在静脉瓣膜。静脉瓣膜由菲薄的纤维组织构成,但具有良好的韧性和弹性。绝大多数瓣膜为双瓣型,多呈前后排列。每个瓣叶各占静脉管腔周长的 1/2,呈椭圆形,其弧形外缘附着于管壁,横形边缘呈游离状,瓣叶与管腔之间的潜在袋形空隙

Notes

称为瓣窝,袋口朝向近心侧。当血液回流时,瓣叶贴附于管壁而管腔开放;当血液倒流时,瓣叶膨出,从而使两个相对的游离瓣缘在管腔正中合拢,阻止血液反流(图48-20)。另有一些瓣膜呈单瓣叶型,瓣叶占管腔周长的1/2,瓣叶膨出时能完全封闭管腔,均位于分支静脉汇入静脉主干的入口处。

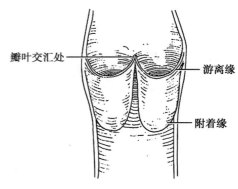

图 48-20　静脉瓣膜

瓣膜在下肢静脉分布中浅静脉较深静脉少,越向近侧越少,但近端的瓣膜位置较恒定,抗逆向压力能力高。只有在近端长期的血柱高压作用以及瓣膜本身结构不良的条件下,才会使瓣叶逐步松弛,游离缘伸长、脱垂,终致关闭不全。

二、单纯性下肢静脉曲张

(一)定义

下肢静脉曲张(varicose veins)指下肢浅静脉瓣膜关闭不全,使静脉内血液倒流,远端静脉淤滞,继而病变静脉壁扩张、变性、出现不规则膨出和扭曲。本节讨论单纯性下肢静脉曲张,即深静脉通畅情况下的浅静脉曲张,包括大隐静脉曲张和小隐静脉曲张。

(二)病因和病理生理

先天性浅静脉壁薄弱和静脉瓣膜结构不良是发病的主要原因。重体力劳动、长时间站立和各种原因引起的腹腔压力增高等,均可使瓣膜承受过度的静脉压力,在瓣膜结构不良的情况下,可导致瓣膜关闭不全,产生血液反流。由于浅静脉管壁肌层薄且周围缺少结缔组织,血液反流可引起静脉增长增粗,出现静脉曲张。下肢静脉压的增高,在足靴区可出现毛细血管增生和通透性增加,产生色素沉着、轻度水肿和脂质硬化。由于大量纤维蛋白原的堆积,阻碍了毛细血管与周围组织间的交换,可导致皮肤和皮下组织的营养性改变。

(三)临床表现

病人出现进行性加重的下肢浅表静脉扩张、隆起和迂曲,尤以小腿内侧为明显,小隐静脉曲张病变主要位于小腿外侧。发病早期,病人多有下肢酸胀不适的感觉,同时伴肢体沉重乏力、轻度水肿,久站或午后感觉加重,而在平卧或肢体抬高后明显减轻,有时可伴有小腿肌肉痉挛现象。部分病人则无明显不适。病程较长者,在小腿尤其是踝部可出现皮肤营养性改变,包括皮肤萎缩、脱屑、色素沉着、皮肤和皮下组织硬结、湿疹和难愈性溃疡,有时可并发血栓性静脉炎和急性淋巴管炎。

(四)诊断

下肢浅静脉曲张具有明显的形态特征,诊断并不困难。但常需做以下试验和检查,进一步了解浅静脉瓣膜功能、下肢深静脉回流和穿通静脉瓣膜功能(图48-21):①浅静脉瓣膜功能试验(Trendelenburg test):病人仰卧,抬高患肢使静脉排空,于腹股沟下方缚止血带压迫大隐静脉。嘱病人站立,释放止血带后10秒内如出现自上而下的静脉曲张则提示大隐静脉瓣膜功能不全。同样原理,在腘窝处缚止血带,可检测小隐静脉瓣膜功能。②深静脉通畅试验(Perthes test):病人取站立位,于腹股沟下方缚止血带压迫大隐静脉,待静脉充盈后,嘱病人用力踢腿或下蹲10余次,如充盈的曲张静脉明显减轻或消失,则提示深静脉通畅;反之,则可能有深静脉阻塞。③穿通静脉瓣膜功能试验(Pratt test):病人仰卧,抬高下肢,于腹股沟下方缚止血带,先从足趾向上至腘窝缠第一根弹力绷带,再从止血带处向下缠第二根弹力绷带。嘱病人站立,一边向下解开第一根绷带,一边继续向下缠第二根绷带,如果在两根绷带之间的间隙出现曲张静脉,则提示该处有功能不全的穿通静脉。④其他检查:如容积描记、彩色多普勒超声和静脉造影等,可以

Notes

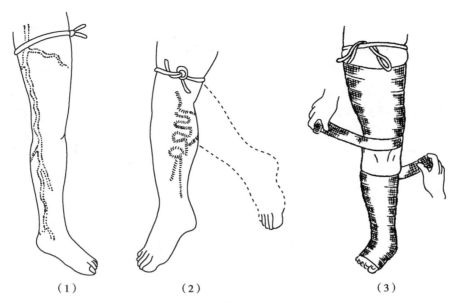

（1）　　　　　　　　（2）　　　　　　　　（3）

图 48-21　下肢静脉瓣膜功能试验
（1）Trendelenburg 试验；（2）Perthes 试验；（3）Pratt 试验

更准确地判断病变性质、部位、范围和程度。

（五）鉴别诊断

单纯性下肢浅静脉曲张必须与下列疾病进行鉴别：

1. **原发性下肢深静脉瓣膜功能不全**　可继发浅静脉曲张，但静脉曲张程度一般较轻，而下肢水肿、色素沉着、酸胀甚至疼痛等症状相对严重，下肢溃疡的出现早而且严重。单纯性大隐静脉曲张的病人约有 60% 同时伴有原发性下肢深静脉瓣膜功能不全，但深静脉反流的程度较轻，可通过容积描记、彩色多普勒超声和静脉造影加以鉴别。

2. **下肢深静脉血栓形成后遗综合征**　起病前多有患肢突发性肿胀等深静脉回流障碍表现，早期浅静脉曲张是代偿性症状。病程后期可因血栓机化再通，造成静脉瓣膜破坏，产生与原发性下肢深静脉瓣膜功能不全相似的临床表现。Perthes 试验、多普勒超声、容积描记和静脉造影有助于明确诊断。

3. **动静脉瘘**　患肢局部可扪及震颤及闻及连续性血管杂音，皮温增高，远端肢体可有发凉等缺血表现。浅静脉压力高，抬高患肢不易排空。

4. **Klippel-Trenaunay 综合征**　本病为先天性血管畸形引起。静脉曲张较广泛，常累及大腿外侧和后侧，患肢较健侧增粗增长，且皮肤有大片"葡萄酒色"血管痣。据此三联症，鉴别较易。

（六）治疗

1. **非手术治疗**　包括压力治疗和药物治疗。压力治疗指穿弹力袜或用弹力绷带外部加压，适用于大多数病人，疗效肯定。黄酮类和七叶皂苷类药物可缓解酸胀和水肿等症状。非手术治疗适用于：①妊娠期合并静脉曲张；②症状轻微、不愿手术；③症状明显、但手术耐受力极差者。

2. **硬化剂注射**　利用硬化剂注入曲张静脉后引起的炎症反应使之闭塞。适用于局部轻度静脉曲张或者手术后残留的静脉曲张。

3. **手术目的**　去除曲张静脉和防止复发。传统的方法是大隐静脉或者小隐静脉高位结扎和曲张静脉剥脱术。其中点式抽剥术切口小、疗效好、普及率最高。近年开展的腔内激光、射频和电凝等术式均取得良好疗效。已确定交通静脉功能不全者，可选择筋膜外、筋膜下或借助内镜作交通静脉结扎术。

Notes

（七）并发症及其处理

1. **血栓性静脉炎**　曲张静脉内血流缓慢,易形成血栓并发非感染性炎症。有时也可因足部细菌入侵造成感染性炎症。病人腿部出现红肿、发热,静脉呈条索状,触之疼痛。应嘱病人卧床休息,抬高患肢,活动时压力治疗,急性期可应用低分子肝素抗凝治疗和非甾体类抗炎药物治疗。待炎症控制后,行手术治疗。

2. **溃疡形成**　踝上足靴区为静脉压较高的部位且有恒定的穿通静脉,皮肤营养状况差,一旦破溃会引起难愈性溃疡,常继发感染。治疗包括卧床休息,抬高患肢,活动时压力治疗,抗感染治疗等。由于静脉曲张性溃疡很难自愈,因此,一旦感染控制且溃疡面肉芽组织新鲜时,应适时清创并行植皮术。

3. **出血**　曲张静脉管壁较薄,轻微外伤可致破裂出血且较难自行停止。应抬高患肢并用弹力绷带加压包扎,必要时可予缝扎止血,择期再作手术治疗。

三、原发性下肢深静脉瓣膜关闭不全

（一）定义

原发性下肢深静脉瓣膜关闭不全(primary lower extremity deep venous valve insufficiency)指无深静脉血栓形成的下肢深静脉瓣膜关闭不全,出现深静脉血液倒流至膝以下乃至踝部静脉的病理改变,从而引起一系列静脉淤滞症状的病症。

（二）病因

引起原发性下肢深静脉瓣膜关闭不全的可能的因素有:①瓣膜发育异常或缺如;②瓣膜结构薄弱,在长期逆向血流或血柱重力作用下,瓣膜游离缘松弛而不能紧密闭合;③静脉壁弹性下降,发生扩张,造成瓣膜相对性关闭不全。

（三）病理改变

先天性静脉壁薄弱,加上血液淤滞,静脉压增加,早期使肌纤维和弹力纤维代偿性增厚,后期肌纤维和弹力纤维萎缩、消失,被结缔组织代替,静脉壁常因扩张而变薄。静脉瓣膜的弹性纤维也发生退化,瓣膜边缘松弛下垂,两个瓣叶不能紧密对合,导致瓣膜关闭不全,血流从两个下垂瓣叶之间向下逆流。

深静脉瓣膜关闭不全时血流向远端深静脉逆流,静脉压力增加,静脉管腔扩张,毛细血管充血,肢体水肿。淋巴管可继发阻塞,使肢体肿胀更趋严重。持续深静脉高压和穿通支静脉关闭不全使深静脉血液逆流入浅静脉,使浅静脉继发性曲张。

（四）临床表现

病变早期,由于大隐静脉瓣膜较薄弱,病人常表现为浅静脉曲张,站立时下肢有沉重感伴踝部轻度肿胀。当小腿深静脉瓣膜遭破坏时,可出现久站后下肢明显肿胀,皮色发紫。病变后期,病人下肢沉重、酸胀甚至疼痛等症状特别明显。因足靴区穿通静脉瓣膜遭破坏,可发生足靴区皮肤脱屑、皮下组织硬结、色素沉着、湿疹和溃疡形成。

（五）诊断

浅静脉曲张病人有特别明显的下肢沉重、酸胀、甚至疼痛以及小腿肿胀等症状,应该考虑下肢静脉瓣膜关闭不全的诊断。由于原发性下肢深静脉瓣膜关闭不全的临床表现与其他下肢静脉疾病存在一定共同性,因此必须作深静脉瓣膜功能检查以明确诊断。

1. **容积描记**　临床上常用的是光电容积描记,通过记录下肢静脉容积减少和静脉再充盈时间来反映静脉血容量的变化,并判断深浅静脉和穿通静脉瓣膜功能情况和反流程度。

2. **多普勒超声检查**　多普勒超声显像仪可观察深静脉瓣膜关闭情况及有无血液反流。于近心端挤压或作 Valsalva 屏气动作可提高诊断准确性。

3. **静脉造影**　下肢深静脉造影虽然是一种创伤性检查,但仍是目前最可靠的诊断手段,可

Notes

准确了解病变的性质、程度、范围和血流动力学变化。分为顺行和逆行造影：①顺行造影：经足背浅静脉注入造影剂，可见深静脉全程通畅，管腔扩张，瓣膜影模糊或消失，失去正常的竹节形态。作 Valsalva 屏气动作后可见造影剂向瓣膜远端反流。②逆行造影：于腹股沟股静脉注入造影剂，视反流情况分为五级：0 级：无造影剂向远侧反流；Ⅰ级：少量造影剂反流，但不超过大腿近段；Ⅱ级：造影剂反流至腘窝水平；Ⅲ级：造影剂反流达小腿；Ⅳ级：造影剂反流直达踝部。0 级示瓣膜功能正常，Ⅰ～Ⅱ级应结合临床加以判断，而Ⅲ～Ⅳ级提示瓣膜功能明显受损，是诊断原发性深静脉瓣膜功能不全的重要依据。

（六）鉴别诊断

1. 深静脉血栓后综合征（post thrombotic syndorme，PTS）　多有突发的肢体肿胀病史，常有诱因例如手术、分娩、外伤、肿瘤、或者长期卧床等。下肢肿胀更严重，小腿周长常较健侧长2～4cm 以上。在大腿近腹股沟部前外侧、会阴和下腹壁可见怒张静脉。深静脉血栓病人静脉造影常见髂股静脉以下血栓形成，后期病例也可显示股静脉逆流，但瓣膜常消失。

2. 单纯大隐静脉瓣膜关闭不全即静脉曲张　根据无损伤检查和下行性静脉造影可鉴别单纯大隐静脉瓣膜关闭不全与深静脉瓣膜关闭不全。

3. 外伤性动静脉瘘和先天性动静脉畸形　见本章相关内容。

4. 淋巴水肿　淋巴水肿无显著的色素沉着，皮肤常增厚，小腿、踝部、足背部肿胀最甚，而静脉瓣膜关闭不全的肿胀以小腿为主。

（七）治疗

本病的非手术治疗原则是减少静脉压力和缓解临床症状，包括避免长时间站立和久坐、活动时穿弹力袜或弹性绷带包扎等，并予适当的药物治疗。手术治疗目的是修复瓣膜和处理继发性病变。症状严重者可以试用直视下静脉瓣膜修复术、股浅静脉腔内或腔外瓣膜成形术、带瓣膜静脉段移植术、股静脉壁环形缩窄术或肌袢腘静脉瓣膜替代术等多种术式，但必须严格掌握瓣膜手术的适应证。由于深静脉瓣膜关闭不全同时伴有下肢浅静脉曲张，因此需要同时作大隐静脉高位结扎、曲张静脉剥脱，已有严重色素沉着或溃疡者，尚需作交通静脉结扎术。

四、下肢深静脉血栓形成

（一）定义

血液在深静脉系统内由液态转化为固态，不但阻塞回流，而且引起静脉壁的炎性改变称为深静脉血栓形成。深静脉血栓形成（deep venous thrombosis，DVT）最常见于下肢。

（二）病因

经典的 Virchow 理论认为：血流缓慢、血管壁损伤和血液凝血功能异常是引起静脉血栓的三个主要因素。

1. 静脉血流滞缓　长时间卧床，缺乏下肢肌肉对静脉的挤压作用使血流滞缓；脊髓麻醉或全身麻醉导致周围静脉扩张，静脉流速减慢；麻醉使下肢肌肉完全麻痹，失去收缩功能，术后又因切口疼痛和其他原因卧床休息，下肢肌肉处于松弛状态，使血流滞缓。血流滞缓是诱发下肢深静脉血栓形成最常见的原因。2/3 人群的左髂静脉前方被右髂总动脉跨越压迫，后方又受第三腰椎椎体挤压而血流不畅，容易发生血栓，因此下肢深静脉血栓形成以左侧多见。

2. 静脉壁损伤　常见的损伤因素有：①静脉内注射各种刺激性溶液和高渗溶液导致静脉炎和静脉血栓形成；②静脉局部挫伤、撕裂伤或骨折碎片创伤均可产生静脉血栓形成。股骨颈骨折损伤股总静脉，骨盆骨折和盆腔手术常可能损伤髂静脉或其属支，均可并发髂股静脉血栓形成。

3. 血液高凝状态　各种大型手术是引起血液高凝状态的最常见原因。术中和术后因组织损伤引起血小板黏聚能力增强；术后血清前纤维蛋白溶酶活化剂和纤维蛋白溶酶两者的抑制剂水平均有增高,从而使纤维蛋白溶解减少。脾切除术后由于血小板骤然增加,可增加血液凝固性。烧伤或严重脱水使血液浓缩,也可增加血液凝固性。癌细胞破坏组织的同时,常释放许多促凝物质,如黏蛋白和凝血活素等,某些酶的活性增高,也可使凝血活力增加。长期口服避孕药,可降低抗凝血酶Ⅲ的水平,从而增加血液的凝固度。大剂量应用止血药物和脱水剂也可使血液呈高凝状态。

（三）病理改变

静脉血栓以红血栓或者称凝固血栓最常见。下肢深静脉血栓形成可以起源于小腿静脉、股静脉、髂静脉等不同部位。静脉血栓形成所引起的病理生理改变主要是静脉回流障碍,其程度取决于受累血管的大小、部位以及血栓形成的范围。静脉血栓形成后,在血栓远侧出现静脉压力升高所引起的一系列病理生理变化。小静脉甚至毛细静脉处于明显的淤血状态,血管内皮细胞因缺氧而渗透性增加,血管内液体成分渗出到组织间隙,造成肢体肿胀。

急性期肢体主干静脉血液回流受阻时,血栓远侧的高压静脉血将利用交通支和穿通支增加回流。比如大腿上部和腹下部的浅静脉吻合支可通至对侧躯干,向上可通过腹壁至奇静脉和胸廓内静脉系统。在深部,吻合支可通过骨盆静脉丛抵达对侧的髂内静脉。这些静脉的代偿性扩张,促使滞留在血栓远侧静脉血回流。

血栓可沿静脉血流方向向近心端蔓延,也可以逆行伸延。血栓的碎块还可以脱落,随血流经右心,栓塞肺动脉,引起急性肺栓塞,严重者可出现猝死。

血栓将溶解和机化,使静脉再管化和再内膜化,在一定程度上恢复通畅。血栓溶解是纤维蛋白溶解酶以及其他复杂的物质作用的结果。血栓和机化自外周开始,逐渐向中央发展,速度和程度不一。机化的另一重要过程,是内皮细胞的生长,并穿透入血栓,这是再管化的重要组成部分。在此过程中静脉瓣膜遭受破坏甚至消失,或者黏附于管壁,导致继发性深静脉瓣膜功能不全,即形成了静脉血栓形成后综合征。

（四）临床表现

典型病例的急性期临床表现是突发性单侧肢体肿胀,以左下肢最多见。具体的表现归纳为:

1. 患肢肿胀　是下肢静脉血栓形成后最常见的症状。急性期患肢组织张力高,呈凹陷性水肿。皮色泛红,皮温较健侧高。肿胀严重时,皮肤可出现水疱。随血栓部位的不同,肿胀部位也有差异。髂股静脉血栓形成的病人,整个患侧肢体肿胀明显;而小腿静脉丛血栓形成的病人,肿胀仅局限在小腿;下腔静脉血栓形成的病人,两下肢均出现肿胀。血栓如起始于髂股静脉,则早期即出现大腿肿胀。如起于小腿静脉丛,逐渐衍生至髂股静脉,则先出现小腿肿,再累及大腿。肿胀大多在起病后第1～3天最重,之后逐渐消退。消退时先表现为组织张力减弱,再表现为患肢周径逐步缩小,但很难转为正常,除非局限性血栓早期被完全清除。血栓形成后期,虽然部分静脉已再通,但由于静脉瓣膜功能已被破坏,患肢静脉压仍较高,因此其表现类似于原发性下肢瓣膜功能不全。

2. 疼痛、压痛和发热　疼痛的原因主要有两方面:①血栓在静脉内引起炎症反应,使患肢局部产生持续性疼痛;②血栓堵塞静脉,使下肢静脉回流受阻,患侧肢体胀痛,直立时疼痛加重。压痛主要局限在静脉血栓产生炎症反应的部位,如股静脉或小腿处。小腿腓肠肌压痛又称Homans 征阳性。由于挤压小腿有使血栓脱落的危险,故检查时用力不宜过大。急性期因局部炎症反应和血栓吸收可出现低热。

3. 浅静脉曲张　属于代偿性反应,当主干静脉堵塞后,下肢静脉血通过浅静脉回流,浅静脉代偿性扩张。严重的浅静脉曲张多见于下肢静脉血栓后遗症期。

4. "股青肿"　这是下肢静脉血栓中最严重的一种情况,当整个下肢静脉系统回流严重受阻时,组织张力极度增高,致使下肢动脉痉挛,肢体缺血甚至坏死。临床表现为剧烈疼痛,患肢

Notes

皮肤发亮,伴有水疱或血泡,皮色呈青紫色,皮温冷,足背动脉、胫后动脉不能扪及搏动。病人全身反应强烈,伴有高热、神志淡漠,可有休克表现。

（五）诊断

诊断急性下肢深静脉血栓形成的主要依据是突发性的单侧下肢肿胀,结合病史、临床表现和体征,一般不难作出临床诊断。下列检查有助于确诊和了解病变的范围。

1. 彩色多普勒超声　可显示下肢深静脉是否有血栓和血栓部位,能区别静脉阻塞是来自外来压迫或静脉内血栓形成,对小腿静脉丛及静脉血栓再通的病人也有满意的检出率。

2. 下肢静脉造影　能直接显示静脉形态作出确定诊断。下列征象提示有深静脉血栓形成:①闭塞或中断:深静脉主干被血栓完全堵塞而不显影,或出现造影剂在静脉某一平面突然受阻的征象,多见于血栓急性期;②充盈缺损:主干静脉腔内持久的、长短不一的圆柱状或类圆柱状造影剂密度降低区域,是静脉血栓的直接征象,为急性深静脉血栓形成的诊断依据;③再通:静脉管腔呈不规则狭窄或细小多枝状,部分可显示扩张或扭曲;④侧支循环形成:邻近阻塞静脉的周围,有排列不规则的侧支静脉显影。后两种情况是深静脉血栓形成中、后期的特点。近年来CT静脉成像和MRI静脉成像逐渐应用于下肢深静脉血栓的检查中,也是可靠的影像学诊断方法。

3. 血液检查　血液 D-二聚体(D-dimer)浓度测定在临床上有一定的实用价值。D-二聚体是纤维蛋白复合物溶解时产生的降解产物。下肢静脉血栓形成同时纤溶系统也被激活,血液中D-二聚体浓度上升。

4. 肺动脉 CTA　近年来下肢深静脉血栓引起的急性肺栓塞的危险性越来越引起重视,肺动脉 CTA 是明确诊断的主要方法。

（六）鉴别诊断

需与以下两种疾病进行鉴别:

1. 下肢淋巴水肿　原发性淋巴水肿往往在出生后即有下肢水肿,继发性淋巴水肿主要因手术、感染、放射等损伤淋巴管后使淋巴回流受阻所致,因此可有相关的病史。淋巴水肿早期表现为凹陷性水肿,组织张力较静脉血栓引起的下肢肿胀小,皮温正常。中晚期淋巴水肿由于皮下组织纤维化,皮肤粗糙、变厚,组织变硬呈团块状,一般不会出现下肢静脉血栓后遗症的临床表现,如色素沉着、溃疡等。

2. 下肢局部血肿　下肢外伤后,局部如形成血肿,也表现为下肢肿胀,由于血肿的治疗与静脉血栓的治疗相反,因此需注意鉴别。血肿大多有外伤史,肿胀局限,极少累及整个下肢,伴有疼痛,后期皮肤可见淤斑或皮肤泛黄,彩色多普勒超声等检查有助于鉴别。

（七）治疗

1. 早期治疗　通常发病后14天内称为急性期,15~30天称为亚急性期。①一般治疗:卧床休息,抬高患肢,以减轻肢体肿胀。当全身症状和局部压痛缓解后,可进行轻便活动,起床时应穿弹力袜或用弹力绷带。②药物治疗:包括抗凝和溶栓治疗,其中抗凝治疗是治疗深静脉血栓形成的基本治疗。主要方法见本章第一节。③手术治疗:下肢深静脉血栓形成不常规行手术取栓。髂股静脉血栓病期不超过48小时者,可尝试作导管取栓术,效果比较好;股青肿则常需手术取栓。④腔内治疗:经导管溶栓治疗能提高溶栓效率、减少静脉血栓后遗症率、安全性优于全身系统性溶栓,可试用于急性期的病人,但远期疗效尚待观察。放置下腔静脉滤网有预防肺栓塞的作用,但需要严格掌握适应证。

2. 慢性期治疗　主要是物理治疗和药物治疗,如穿弹力袜和间歇性腿部充气压迫法,长期服用抗凝药物治疗等。慢性期改善深静脉回流的手术方式有大隐静脉-腘静脉旁路移植术和大隐静脉耻骨上转流移植术等,现已较少采用。

（王玉琦）

第六节 肢体淋巴水肿

(一) 定义

淋巴水肿(lymphedema)是由先天性淋巴管发育不良或继发性淋巴液回流障碍引起的肢体浅层软组织内淋巴液积聚引起的组织水肿。

(二) 病因与分类

根据病因学,淋巴水肿可以分为原发性淋巴水肿和继发性淋巴水肿两种。

原发性淋巴水肿根据淋巴管发育程度分为淋巴管发育不全、淋巴管发育不良和淋巴管扩张扭曲。继发性淋巴水肿由淋巴管病理性阻塞引起。常见的原因有:淋巴结切除或清扫术、肿瘤浸润淋巴结或肿瘤细胞阻塞淋巴管、外伤、放疗后纤维化、妊娠及反复发作的淋巴管感染如丝虫病、结核等。

(三) 病理改变和临床表现

淋巴水肿发生于深筋膜表面,局限于皮下组织。淋巴液回流障碍时,组织中的淋巴管扩张和增生,相互沟通,平时关闭的淋巴管与静脉之间的交通支开放,淋巴管侧支循环形成,通过以上代偿机制,急性水肿大多自行消退。如果淋巴循环不能重新建立,在急性水肿消退后数月或者数年内,水肿将再次出现,逐步演变成慢性淋巴水肿。

慢性淋巴水肿的病理过程分为三个时期:

1. **水肿期** 淋巴液回流受阻,淋巴管内压力增高,淋巴管扩张、扭曲。瓣膜功能逐渐丧失,淋巴液逆流,组织液和蛋白质在组织间隙中积聚。皮肤尚光滑柔软,指压时有凹陷性水肿,抬高患肢和卧床休息后,肿胀明显消退。

2. **脂肪增生期** 水肿持续存在,在脂质成分的刺激下,巨噬细胞和脂肪细胞吞噬淋巴液内的脂质,皮下脂肪组织增生,肢体韧性增加,皮肤角化虽不明显,水肿却已过渡为非凹陷性。

3. **纤维增生期** 表现为皮肤增厚,表面过度角化粗糙,坚硬如象皮,甚至出现疣状增生、淋巴瘘或者溃疡等,肢体极度增粗,形成"象皮肿"。

(四) 诊断和鉴别诊断

淋巴水肿的脂肪增生期和纤维增生期的临床表现典型,容易诊断。但是在水肿期常要与其他原因引起的水肿例如神经血管性水肿、静脉性水肿、心源性水肿、肾源性水肿以及营养不良性水肿等鉴别。

放射性核素淋巴造影是目前诊断淋巴水肿最有价值的方法。

(五) 预防和治疗

原发性淋巴水肿目前尚无预防方法。继发性者可通过预防措施降低发生率,如预防和及时治疗肢体蜂窝织炎或丹毒;尽可能减少为诊断或治疗目的施行的淋巴组织切除范围;控制丝虫病、结核等特殊感染性疾病。治疗方法主要有下述两种:

1. **物理治疗** 包括:①抬高患肢,护理局部皮肤及避免外伤,穿具有压力梯度的弹力袜;②利用套筒式气体加压装置包裹患肢,自水肿肢体远端向近端循序加压,促进淋巴回流;③手法按摩疗法:自水肿的近心端开始,经轻柔手法按摩水肿消退后,循序向远侧扩展按摩范围;④烘绑疗法:利用电辐射热治疗机(60~80℃)的热效应,促进淋巴回流与淋巴管再生和复通。治疗后用弹力绷带包扎。

2. **药物治疗** ①苯吡喃酮类药物具有加强巨噬细胞活性,促进蛋白质降解,使蛋白质分解后被吸收入血液循环,降低组织间胶体渗透压,从而有利于组织内水分的吸收,减轻组织水肿,但效果并不理想;②肢体淋巴水肿丹毒发作时,使用抗生素治疗。脚癣等真菌感染是肢体淋巴水肿的常见并发症,应采用抗真菌药物治疗。

Notes

3. **手术治疗**　目前仍没有理想的根治性手术。主要有三种方法：①促进淋巴回流的手术，如带蒂皮瓣移植术、大隐静脉移植术和大网膜移植术等；②重建淋巴循环的手术，如淋巴静脉系统吻合术和原有淋巴系统桥接术等；③切除病变组织的手术，如皮下淋巴脂肪抽吸术等。

（刘昌伟）

第七节　其他血管疾病

一、先天性血管畸形

先天性血管畸形（congenital vascular malformation）按病理学类型分为毛细血管瘤、海绵状血管瘤和先天性动静脉瘘等（毛细血管瘤和海绵状血管瘤参见第十二章）。

先天性动静脉瘘和静脉畸形骨肥大综合征（Klippel-Trenaunay syndrome）是血管外科临床上常见的先天性血管畸形。先天性动静脉瘘是以动静脉之间的异常交通为主的血管畸形，临床上可表现为患侧肢体延长、皮肤温度升高伴有红色斑块状血管瘤、浅静脉曲张和静脉高压所致远端静脉曲张、色素沉着、湿疹、甚至形成静脉性溃疡或因远端缺血致组织缺血坏死，在皮肤破损时可以引发严重出血。病理上分为三种类型：①干状动静脉瘘：动、静脉主干间有一个或多个细小瘘口，伴有浅静脉扩张或曲张、震颤及杂音；②瘤样动静脉瘘：在动、静脉主干的分支间存在瘘口，伴有局部血管瘤样扩张；③混合型：兼有上述两种的病理改变。静脉畸形骨肥大综合征系肢体毛细血管瘤或海绵状血管瘤伴深静脉阻塞和畸形者，常发生于下肢，皮肤毛细血管瘤可延伸到腹壁、背部甚至胸壁，多为单侧性。患肢出现静脉怒张或曲张，或为广泛的海绵状血管瘤。患肢明显增长增粗，骨盆和髋关节可现畸形。患肢皮肤温度较健侧升高。患肢 X 线平片对 Klippel-Trenaunay 综合征的诊断不可缺少，可见骨干增长，骨骺肥大，深静脉造影有助于了解深静脉阻塞、缺如或畸形情况。

治疗：局限的先天性动静脉瘘手术效果较好，但大多数病人为多发性瘘，分布广，定位困难，而且可以是多支主干动脉与静脉间存在交通，因此手术难以彻底，术后易复发。弹力袜治疗可以缓解胀痛症状。并发出血者，可选用栓塞或局部结扎等止血治疗。并发下肢静脉溃疡者，可作溃疡周围静脉剥脱和交通静脉结扎，以改善局部静脉淤血，促使溃疡愈合。

静脉畸形骨肥大综合征的治疗手段不多，效果也不肯定，一般采用穿弹力袜等保守治疗以及针对并发症的局部手术治疗。

二、颈动脉体瘤

颈动脉体瘤（carotid body tumor）是位于颈动脉分叉处的化学感受器肿瘤，又称颈动脉体副神经节瘤，较少见。因为手术切除时常要阻断颈动脉血流，可能影响脑血供，所以归入血管外科疾病。

（一）病因

可能与遗传、长期低氧刺激及癌基因的异常表达等因素有关。

（二）病理改变

颈动脉体瘤根据生长形态分为位于颈总动脉分叉外鞘内的局限型和位于颈总动脉分叉处、围绕颈总、颈内及颈外动脉生长的包裹型。包裹型多见，但并不累及血管壁的中层和内膜。肿瘤的生长压迫颈内和颈外动脉向外移位，还可累及颈内静脉和第Ⅸ、Ⅹ、Ⅺ及Ⅻ对脑神经。少数肿瘤向颅底和咽侧壁生长。颈动脉体瘤的生长速度缓慢。肿瘤大多无包膜，质地中等，因滋养血管丰富而呈红褐色。显微镜下细胞呈巢状分布，围绕血管纤维隔排列。组织学检查不能鉴别良恶性。淋巴或远处转移以及切除后局部复发是恶性的特征。恶性颈动脉体瘤的发病率<5%。

单侧颈动脉体瘤一般无家族史,但双侧颈动脉体瘤大多有家族史。

(三)临床表现

除颈部肿块外大多无其他症状。少数病人有晕厥、耳鸣、视力模糊等脑组织血供障碍的表现。典型的颈动脉体瘤位于下颌角下方,胸锁乳突肌内侧的深部,恰在颈总动脉分叉处。因为肿瘤附着在动脉鞘,所以垂直方向活动受限,但可向两侧推动。肿块质地中等,表面光滑,有海绵感。个别肿块质地坚硬。大部分肿块可扪及搏动,伴震颤和杂音。肿瘤增大时累及脑神经,引起吞咽困难,声音嘶哑,伸舌时舌尖向同侧移位和 Horner 综合征等。肿瘤可向咽部生长时,口腔检查发现咽部膨出。约 3% 颈动脉体瘤病例还会有颈动脉窦综合征,病人可突然发生心跳缓慢,血压下降,导致脑缺血、缺氧而出现晕厥症状。

(四)诊断

当触及下颌角下方颈总动脉分叉处有实质性肿块,伴搏动、震颤和杂音,压迫颈总动脉近端时肿块缩小时,应考虑颈动脉体瘤的诊断。因为发生率低,容易误诊。

彩色多普勒超声发现颈动脉分叉处肿块,血供丰富,阻断近端颈总动脉后缩小;CT 和 MRI 发现颈动脉分叉处实质性肿块,静脉注射造影剂时与动脉同时显影(图 48-22);DSA 见动脉完整通畅,肿块位于动脉外,注射造影剂时可见肿块血供来自颈外动脉,颈动脉分叉张大呈葡萄酒杯状(图 48-23)。

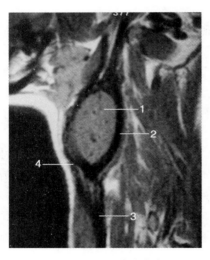

图 48-22 颈动脉体瘤
的 MRI 图像
1. 瘤体;2. 颈内动脉;3. 颈总动脉;
4. 颈外动脉

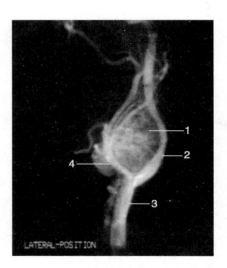

图 48-23 颈动脉体瘤的 DSA 图像,
示颈动脉分叉呈葡萄酒杯状扩张
1. 瘤体;2. 颈内动脉;3. 颈总动脉;
4. 颈外动脉

(五)鉴别诊断

容易误诊为颈神经鞘瘤或神经纤维瘤、颈动脉分叉区扩张症、颈动脉瘤、恶性淋巴瘤或转移性癌、腮裂囊肿、胸腺肿瘤、颌下腺肿瘤、淋巴结结核和慢性淋巴结炎等。影像学检查对鉴别诊断帮助较大。

(六)治疗

除影响外观外,可出现压迫症状,而且有恶性或恶变的可能,应尽早手术切除。手术原则是:完整切除瘤体,重建颈内动脉血流,预防脑神经损伤。

根据肿瘤的生长特点,采取不同的手术方式。

1. 颈动脉体瘤剥离术 瘤体和颈动脉之间有一分离平面称为动脉外鞘,肿瘤较小或肿瘤虽大但不紧密包裹粘连颈总、颈内及颈外动脉时在这个平面进行肿瘤单纯剥离,一般不需阻断颈内动脉血流,不需进行血管移植。必要时可将肿瘤与颈外动脉一起切除。

Notes

2. **颈动脉体瘤切除合并血管重建术** 瘤体将颈内动脉和颈外动脉牢固包绕、粘连或者浸润,无法解剖时,将肿瘤与颈内动脉、颈外动脉一起切除,再进行颈内动脉血流重建。

3. **颈动脉体瘤切除、颈内动脉结扎术** 肿瘤与颈内动脉、颈外动脉一起切除后,远端颈内动脉残端过短无法重建,不得不结扎。该术式引起脑卒中的风险极高,尽量避免。

4. **栓塞治疗合并手术切除** 当瘤体过大,估计直接手术切除有困难者,术前通过介入方法向颈动脉体瘤的滋养血管注入栓塞剂,次日再手术切除,可大大减少出血,甚至使本来需要连同血管一起切除的肿瘤单纯剥离而保留动脉。

（七）手术并发症

1. **缺血性脑卒中** 是颈动脉体瘤切除术最严重的并发症。由术中颈内动脉阻断、结扎或术后颈内动脉血栓形成所致。

2. **脑神经损害** 发生率高达30%左右,舌下神经、迷走神经主干或分支、面神经下颌缘支、舌咽神经的分支以及颈交感神经等都可能受损,并出现相应的症状。

3. **出血** 颈动脉体瘤本身血供极其丰富,术中分离肿瘤时又易致动脉破裂,而且常需血管重建,因此需要常规备血,预防术中、术后大出血风险。

（王玉琦）

第四十九章 泌尿外科疾病的诊断方法

泌尿外科是研究和诊疗泌尿系、男性生殖系以及肾上腺外科疾病的专门学科。熟悉和掌握泌尿外科的诊断技术是正确制订治疗方案的先决条件。由于泌尿外科的检查项目繁多,只有充分认识每种泌尿外科疾病的特征性症状和体征,透彻了解各种检查方法的基本原理及其敏感性和特异性,才能在临床实践中有针对性地选用最合适的功能性和形态学检查,终以最小的代价去接近或达到病理学诊断水平。

第一节 主 要 症 状

临床症状往往是导向诊断的最初线索。问诊时,应仔细了解各个症状之间的相互联系和出现顺序。对于某些重要症状应准确记述其部位、范围、性质和程度,这有助于对病变进行初步定性和定位。

(一)疼痛

泌尿外科疾病的疼痛多见于尿路梗阻与炎症,其产生机制与泌尿生殖系的平滑肌痉挛、空腔脏器内压升高或实质器官包膜的张力增加有关。由于泌尿生殖系统多属自主神经支配,疼痛的定位不够确切。

1. **肾脏疼痛** 通常位于一侧胁部(flank),呈持续性钝痛或阵发性绞痛(图49-1)。钝痛多见于肾的感染、积水或巨大囊肿等。肾肿瘤晚期可因瘤体增大牵张肾被膜而造成持续性疼痛。绞痛的常见原因为肾结石,表现为胁腹部突发性剧痛,呈阵发性,与结石在集尿系统内急促移动有关。由于泌尿系与胃肠系属同一自主神经支配,痛极时可引起反射性恶心和呕吐。

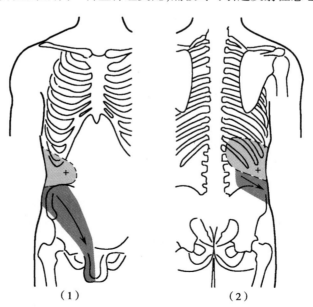

(1)   (2)

图 49-1 肾绞痛和输尿管绞痛的痛区及其放射范围
(1)腹侧;(2)背侧

2. **输尿管疼痛**　表现为输尿管走行区的钝痛或绞痛。钝痛一般是由缓慢发生的尿路梗阻所致；绞痛多发生于输尿管结石，可向同侧腰部、下腹部、股内侧和外生殖器等部位放射（图49-1），病人惊恐不安，辗转反侧，试图找到减轻疼痛的体位。这种绞痛常伴发血尿，在问诊时应注意绞痛与血尿出现的时间顺序，绞痛先于血尿多见于上尿路结石；而血尿先于绞痛，则可能由血块堵塞输尿管管腔所致，应注意排除泌尿系肿瘤等疾病。

3. **膀胱疼痛**　位于耻骨上区，在膀胱充盈时疼痛尤甚，常伴有尿频、尿急或排尿困难，排尿后痛感可部分或完全缓解。常见的原因有膀胱炎症、膀胱结石、急性尿潴留或晚期膀胱肿瘤等。

4. **前列腺疼痛**　位于会阴或耻骨上区，常向腰骶部、腹股沟、下腹、肛门、阴囊、睾丸以及阴茎头部等处放射，多见于前列腺的炎症。急性炎症引起的疼痛较重，且伴发热和尿路刺激症状；慢性炎症引起的疼痛程度较轻，时间较长。前列腺癌引起的疼痛通常提示肿瘤已侵犯至包膜外神经。

5. **阴囊区疼痛**　分为原位痛与牵涉痛。前者多见于附睾睾丸炎、睾丸外伤和精索扭转等，疼痛的范围通常比较局限，亦可沿精索向下腹部或腰部放射，青少年的突发性睾丸剧痛，应警惕精索扭转之可能；阴囊区的牵涉性痛可由输尿管、膀胱三角区、膀胱颈以及前列腺等部位的疼痛放射而致，但睾丸与附睾并无触痛。此外，对任何阴囊区疼痛还要注意排除嵌顿性或绞窄性腹股沟斜疝。

6. **阴茎疼痛**　分为阴茎松弛时疼痛和阴茎勃起时疼痛。前者多见于尿道、膀胱以及前列腺的炎症或结石；后者见于尿道下裂或阴茎海绵体硬结症。阴茎异常勃起亦可引起疼痛，特点是勃起持续时间超过4小时，阴茎海绵体坚硬，可伴有触痛，但阴茎头和尿道海绵体柔软，仅系阴茎海绵体长时间充血、淤血和缺血所致，多发生于血栓性疾病及白血病病人。

（二）排尿异常

排尿异常多见于下尿路（膀胱和尿道）疾病，也可由上尿路（肾脏和输尿管）疾病引起，如输尿管异位开口造成的尿道外尿失禁等。

1. **尿频、尿急、尿痛**　三者同时出现，称为膀胱刺激症状，提示泌尿系感染。然而，当上述症状单独出现时，则可能各具不同的临床意义。

（1）尿频：指排尿频率增加。正常人白天排尿3~6次，夜尿0~1次。尿频者24小时排尿>8次，夜间排尿>2次，每次尿量<200ml，伴有排尿不尽感。泌尿外科疾病尿频的特点是排尿次数增加，但每次尿量不多，而且夜尿尤其明显。其机制和原因是：①膀胱敏感性增高，为膀胱受到炎症、结石、异物等病理性刺激所致；②膀胱容量降低，见于结核性挛缩膀胱和间质性膀胱炎，某些因素造成膀胱剩余尿增多，可使膀胱容量相对降低，例如良性前列腺增生（BPH）等。其他一些内科疾病亦可引起尿频，如糖尿病、尿崩症以及肾脏浓缩功能障碍等，特点是在排尿次数增加的同时往往伴有多尿。

（2）尿急：是一种迫不及待要排尿的感觉，严重时可造成急迫性尿失禁。其原因为BPH、膀胱过度活动症及精神性排尿紊乱等。

（3）尿痛：指排尿时尿道有烧灼样、针刺样痛感，是尿路感染的特征性症状。通常，尿道炎表现为排尿初痛，膀胱炎表现为排尿中或排尿后痛。前列腺炎、膀胱结石及嵌顿性尿道结石亦可伴有尿痛。

2. **排尿困难**　指膀胱内尿液排出受阻引起的一系列症状，表现为排尿等待而费力、尿流变细或间断、射程变短、排尿终末滴沥等。除应明确症状的发生和持续时间外，还应重点询问会阴或骨盆的外伤史、以往经尿道器械操作史和影响排尿药物的服用史。一般而言，男性排尿困难多见于BPH和尿道狭窄；女性排尿困难通常是由膀胱颈硬化症或心理因素所致；儿童排尿困难可能与神经源性膀胱（NGB）和后尿道瓣膜有关。

3. **尿潴留**　是排尿困难的最终结果，表现为膀胱内潴留大量尿液而致下腹膨隆和胀痛，分为急性与慢性两类。①急性尿潴留是指尿液突然完全不能解出而存留于膀胱内,见于先前下尿路机械性梗阻(如尿道狭窄和BPH)突然加重、或药物所致的一过性下尿路功能障碍;②慢性尿潴留是指尿液不能完全排空而有剩余尿存留于膀胱,发展较为缓慢,多由下尿路渐进性的机械性梗阻或神经源性膀胱引起。此外,还应将急性尿潴留与尿闭相鉴别,尿闭是因急性肾后性肾衰竭引起的完全性无尿,表现为膀胱内空虚,导尿时无尿液流出。

4. 尿失禁 是指不能由意志控制的流尿。漏出道可以是尿道,称尿道源性尿失禁,也可以是其他腔道(如阴道),称尿道外性尿失禁。根据临床表现,尿失禁一般分为四种类型:

(1) 真性尿失禁:尿道源性尿失禁大多是由尿道外括约肌严重缺陷和损伤所致,表现为持续的昼夜尿失禁而几乎没有正常的排尿。多见于NGB、女性尿道产伤以及前列腺手术引起的尿道外括约肌损伤等。输尿管异位开口于前尿道或阴道等可引起尿道外尿失禁,表现为持续性漏尿伴正常的分次排尿。膀胱阴道瘘病人的漏尿亦属尿道外尿失禁,程度与瘘孔大小有关。

(2) 充盈性尿失禁:慢性尿潴留或膀胱挛缩使膀胱内压超过尿道阻力时引起的溢尿,又称为假性尿失禁。病人不时地滴尿,排尿不能成线,增加腹压可加重漏尿。常见原因是BPH、NGB和泌尿系结核等。

(3) 压力性尿失禁:当腹腔内压升高时,膀胱内压大于尿道阻力引起的漏尿,是因支持膀胱颈和(或)尿道的盆底组织张力减弱、或尿道本身的缺陷所致。这种尿失禁多在直立体位时发生。诱发因素是任何增加腹压的动作,包括咳嗽、大笑、举重物等。多见于经产妇,亦可见于男性前列腺手术后。

(4) 急迫性尿失禁:因强烈尿意而致的尿失禁,分为两类:①运动急迫性尿失禁:系逼尿肌无抑制性收缩,使膀胱内压超过尿道阻力所致,见于膀胱以下尿路梗阻和神经系统疾病(中风、痴呆、帕金森病);②感觉急迫性尿失禁:只是膀胱炎性刺激引起的一个症状。

下尿路综合征(lower urinary tract symptoms,LUTS)是所有排尿障碍表现的总称,可分为贮尿期症状和排尿期症状,前者表现为尿急、尿频、尿失禁及遗尿;后者表现为上述排尿困难症状。

(三) 尿液异常

尿液异常是指尿液的性质发生异常改变,重者肉眼可见,轻者须经实验室检验才能发现。

1. 血尿 指尿中含有过多的红细胞,按程度分为肉眼血尿和镜下血尿。每1L尿中混有1ml以上血液即可呈肉眼血尿;镜下血尿指离心尿液每高倍视野(×400)中红细胞计数≥3。通常血尿程度越重,发现病变的概率越大。血尿的程度与潜在的后果并无相关性。任何程度的血尿均应引起重视,尤其是对中、老年人,在确诊之前应视其为严重疾病的一个重要信号。

初诊血尿时应先大致判别血尿的来源。从临床实用划分,内科血尿一般为肾小球性血尿,由肾前性疾病或肾小球性疾病引起,利用相差显微镜可观察到尿中有变形红细胞及管型,尿蛋白≥++;而外科血尿为上皮源性血尿,由肾小球后疾病引起,只含有上皮源性红细胞,无管型,尿蛋白≤+。此外,还应注意将血尿与血红蛋白尿、色素尿和尿道溢血相区别。

依据排尿过程中血尿出现的时间及血块的形态可对病变进行初步定位。初始血尿提示尿道或膀胱颈出血;终末血尿提示病变位于膀胱三角区、膀胱颈、或后尿道;全程血尿表明出血是来自膀胱或其以上的尿路。新鲜血尿伴有大小不等的血块提示膀胱出血;蚓蚓状血块是由输尿管塑形所致,呈暗红色,表明出血来自上尿路。大约1/3的血尿为肾源性,其余2/3来源于肾以下尿路。40%的肉眼血尿来源于膀胱。

年龄和性别对分析病因也有帮助。①年轻病人血尿多因泌尿系的结石、感染、畸形和外伤所致;老年病人的血尿则提示膀胱肿瘤或前列腺增生。②女性血尿一般与尿路感染、妇科疾病或月经污染有关;男性病人一般较少发生血尿,一旦出现血尿,往往提示有潜在病变,须引起重视,尤其要注意排除恶性病变。

血尿的伴随症状往往是确定血尿原因的重要线索。血尿伴肾绞痛多为尿石病;血尿伴单侧

Notes

上腹部包块多为肾肿瘤、肾积水、肾囊肿或肾下垂;血尿伴双侧上腹部包块常为多囊肾;血尿伴膀胱刺激症状多见于泌尿系感染、肾结核及晚期膀胱肿瘤等;血尿伴下尿路梗阻症状见于前列腺增生和膀胱结石等;对于无痛性血尿应高度怀疑泌尿系肿瘤。原因不明的血尿称为特发性血尿,约占血尿病人的20%,可能系肾血管畸形、微结石、肾乳头坏死所致。在有特定病因的血尿中,20%的血尿源于肿瘤,25%为感染,20%为结石。

2. **脓尿**　多见于尿路的非特异性和特异性感染。肉眼脓尿可发生于肾积脓、严重肾结核、肾脓肿穿破肾盂;镜下脓尿是指离心尿液中白细胞≥10个/高倍视野、或普通尿检白细胞≥5个/高倍视野。根据排尿过程中脓尿出现的时间以及伴发症状,可对病变进行初步定位。初始脓尿为尿道炎;脓尿伴膀胱刺激症状而无发热多为膀胱炎;全程脓尿伴膀胱刺激症状、腰痛和发热提示肾盂肾炎。

3. **乳糜尿**　因尿中混有乳糜液而使尿液呈乳白色或米汤样。乳糜尿既是一个临床症状,也是一个独立的病种,其发病机制是淋巴回流受阻造成淋巴管内压增高,肾盂淋巴管发生破裂,结果使乳糜液流入尿中。乙醚可使混浊尿液变清,故用乙醚试验可确诊乳糜尿,亦称乳糜试验。乳糜尿的常见原因是丝虫病感染,偶为腹膜后肿瘤、结核或外伤等。

（四）尿量异常

正常成人排尿量约700~2000ml/24h,平均1500ml/24h。

1. **少尿**　尿量<400ml/24h,尿量突然减少是急性肾衰竭的标志。

2. **无尿**　尿量<100ml/24h,该数值仅为尿路黏膜上皮组织24小时最大分泌量。持续性无尿见于器质性肾衰竭,表现为氮质血症或尿毒症。

3. **尿闭**　即完全性无尿,多见于孤立肾结石所致的完全性上尿路梗阻,常在肾绞痛之后突然发生。尿闭须与尿潴留相鉴别,尿闭是指膀胱空虚无尿排出;而尿潴留是指膀胱充满尿液但无法解出。

4. **多尿**　尿量>2500ml/24h,典型者每天排尿>3500ml。在泌尿外科,多尿可见于急性肾后性肾衰的多尿期,系肾浓缩功能减退和溶质性利尿所致。

（五）尿道溢出液

尿道溢出液是指在无排尿动作时经尿道口自然溢出的分泌物,分为黏液性、血性和脓性,是泌尿外科的常见症状。

1. **黏液性溢出物**　见于性兴奋及慢性前列腺炎。性兴奋时可引起前列腺充血,腺泡分泌增加及腺管扩张,当腹压增高或会阴部肌肉收缩时,前列腺液便会从尿道口溢出;慢性前列腺炎病人常在清晨自尿道口溢出少量黏液,有时可见黏液呈膜状糊在尿道外口,俗称"滴白"。

2. **血性溢出物**　包括尿道出血和血精。①尿道出血:源于尿道外伤或尿道肿瘤,病人常在无意中发现内裤有陈旧性血迹。②血精:是精囊疾病的特征。青年人血精可能系精囊炎症,但多无临床意义;中年人血精可见于精囊结核;老年人血精可能与晚期前列腺肿瘤侵犯精囊有关。此外,长期酗酒亦可能引起血精。为排除血精来源于性伴侣,可行"阴茎套试验",性交后套内的精液含血为阳性。

3. **脓性溢出物**　表现为尿道流脓,并伴有急性尿道炎症状及尿道口红肿,挤压近端尿道后可见淡黄色脓液经尿道外口溢出,常提示淋球菌性尿道炎。

第二节　体格检查

泌尿生殖器官多具对称性,体检时应特别注意左右对比,这样能够排除一些假象的干扰和减少主观的误差。

（一）泌尿系统

泌尿器官位于腹膜后,相对深在,故局部体征不明显。

Notes

1. 肾

（1）望诊：观察肋脊角、肋腰角、胁部及上腹部的对称性,注意有无脊柱侧弯、局部隆起以及皮肤异常。新生儿或小儿病人,通过透光试验常可鉴别肾脏的含液性病变(积水或肾脓肿)与实质性病变。

（2）触诊：采用腹部双合诊,注意肾脏大小、形状、质地及有无压痛。正常肾脏一般不易触及。瘦弱者和儿童的右肾下极在深吸气时偶可被触及。肾脏明显肿大或肾下垂时可被触及。人体上腹部脏器较多,触诊时应注意将肾脏与这些肿大的脏器逐一鉴别,要领是:在双合诊的两手之间,来自肾脏的肿块具有一体性的把握感,因为肾肿块自腹后壁突向前腹壁,所以置于腰侧的手向前推挤肾脏时,置于腹侧的手可以感觉到肿块向前的推动感。

（3）叩诊：左手掌平放于肋脊角或肋腰角,右手握拳轻叩左手背部,引发疼痛者提示可能存在肾或肾周炎症、肾结石或肾积水。叩诊不宜过度用力,肾外伤时禁做叩诊检查。

（4）听诊：在肾动脉狭窄、肾动静脉瘘或肾动脉瘤病人中,有时可在肾动脉投影区(上腹部肋弓下方与腹直肌外缘交界处)听到吹风样血管杂音。听诊要领是尽量将听筒缓缓压向腹后壁,目的是缩短听筒与肾血管的距离和排除肠鸣音的干扰,以保证音质清晰。听诊时还应注意将其与来自心脏或腹主动脉的杂音相区别,当听筒移向这两个部位时,若杂音愈加明显,提示它可能来自心脏或腹主动脉。

2. 输尿管   位于腹膜后间隙,经前腹壁无法触及。当有结石或其他炎性病变时,沿输尿管径路可能有深在触痛,但无反跳痛。输尿管下段接近膀胱处的较大结石可以通过阴道或直肠触及。

3. 膀胱   在下腹正中看到明显的隆起时,膀胱容量通常已超过 500ml。按压耻骨上区,如果病人感到尿意也表明膀胱充盈。如有压痛,提示膀胱的炎症或结石。叩诊是诊断胀大膀胱的主要方法,成人贮尿量达到 250ml 时,可在耻骨上叩出或触及胀大的膀胱。

4. 尿道   观察尿道外口的位置与大小。尿道开口异常包括开口于阴茎腹侧(尿道下裂)和开口于阴茎背侧(尿道上裂)。从阴茎根部开始依次触压阴茎腹侧的尿道至尿道外口,如有尿道结石,可触及局部硬物;如有脓性分泌物,应收集送检。

（二）男性生殖系统

由于生殖系统的解剖位置外在,许多疾病仅靠查体即可作出诊断。检查者必须准确掌握和牢记睾丸、附睾及精索之间的相对解剖关系。检查者的手和检查室内应保持温暖,以使阴囊松弛便于检查。此外,应准备手电筒对肿块行透光试验。

1. 阴茎   观察阴毛分布、阴茎发育和包皮情况。小阴茎通常指男性进入青春期后,阴茎在常温下短于 3cm,但外形多正常,见于先天性睾丸发育不良等。包皮过长是指阴茎勃起时包皮仍旧覆盖尿道外口,但包皮可上翻;包茎是指包皮口狭小致使包皮不能上翻,但 4 岁以前小儿的包皮不能退缩至冠状沟属正常。阴茎癌几乎均发生于包皮过长或包茎者。阴茎头的肿块及新生物常为阴茎癌或尖锐湿疣,糜烂或溃疡可能为疱疹或梅毒。阴茎触诊时,可用拇指和示指旋捏阴茎干,如有结节及压痛,提示阴茎海绵体硬结症。检查完毕应将包皮复位,以免造成阴茎头嵌顿。

2. 阴囊   观察阴囊的颜色以及两侧的对称性,注意有无溃疡、炎症、结节、瘘管及湿疹样病变。睾丸附件扭转时,可透过阴囊皮肤观察到因淤血而呈淡蓝色的睾丸附件,即"蓝斑征"。精索静脉曲张时,阴囊皮下的静脉曲张成团,使阴囊呈"蚯蚓袋"样外观,多见于左侧,站立或屏气时尤为明显(Valsalva 征阳性),平卧并抬高阴囊后静脉曲张逐渐减轻,但若曲张的静脉仍不消失,说明可能系腹膜后肿瘤压迫引起的高位回流受阻。对于阴囊内肿物,均应例行透光试验。用手电筒紧抵阴囊后侧并向肿块照射,检查者通过置于阴囊前壁纸筒进行观察,如有红光透过,表明肿块为鞘膜积液;如不透光则为实质性肿块,提示睾丸炎症或肿瘤。

3. 睾丸　检查时一手固定睾丸,另一手触诊。注意睾丸的存在与否、体积、形状、硬度以及有无结节和压痛等。测量睾丸体积的标准方法是应用睾丸模型进行对照式测量。正常成人睾丸体积约为 15~25ml。小而软的睾丸表示其功能不良;睾丸肿大伴沉重感,应怀疑睾丸肿瘤;阴囊空虚提示睾丸下降不全,睾丸多数位于腹股沟内环附近,检查前最好让患儿举起重物增加腹压(儿童咳嗽力量小),随后用示指通过阴囊轻轻伸向腹股沟外环处,另一手置于内环附近,两指轻轻对挤式触摸腹股沟管内睾丸。应特别注意,不宜用单手触诊,这样易将睾丸推回腹腔,导致漏诊,或将腹股沟淋巴结误认为未降睾丸。

4. 附睾　应当牢记,附睾是纵向贴附于睾丸的后外侧。检查时应自上而下依次触诊其头、体和尾部,注意有无压痛、肿大和结节。与睾丸实质性肿块(多为恶性)不同,附睾肿块绝大多数为良性病变。①急性附睾炎所致的附睾肿大多以附睾头部为重,病人常因疼痛而抗拒触诊;②附睾结核肿块常位于附睾尾部,质地坚实,结节状,欠光整,压痛不明显,可能伴有输精管的串珠样改变;③精液囊肿位于附睾头部,触之有囊性感,但张力较低。

5. 精索　检查时一手轻轻向下牵拉睾丸,用另一手的拇指和示指轻捏精索与输精管,依次自下而上滑行触摸,注意有无精索静脉曲张与输精管结节。①精索炎:精索增粗,牵拉睾丸时,如感精索疼痛,即为精索牵拉痛征阳性。②精索鞘膜积液:肿块位于精索,与睾丸不连,透光试验可呈阳性。③精索扭转:睾丸常上提至外环处并呈横位,精索增粗并有肿痛,睾丸上托试验(prehn 征)阳性。其检查方法是,用手向上托起病人睾丸时,如果痛感加重,则提示精索扭转,这是由于托举睾丸时,扭转的精索罹受进一步的挤压所致;反之,疼痛减轻则表明睾丸炎可能性大。

6. 前列腺　通过直肠指诊来进行检查,主要评估前列腺大小、质地及有无压痛和结节等,同时还应检查肛门括约肌收缩力。检查前病人应排空膀胱,一般采用膝胸位,亦可采用弯腰站立位或侧卧位等不同的体位。检查者戴上橡皮手套,将示指涂润滑油后,用指腹贴放在肛门表面,待肛门括约肌松弛时,指尖下压,手指缓缓滑入肛门。首先在示指所及范围内检查直肠腔全周(360°)有无新生物。在直肠前壁依次触摸前列腺的左侧沟和左侧叶、中央沟、右侧叶和右侧沟及膜部尿道(位于前列腺尖部下方),尽量检查前列腺上方的精囊。正常前列腺表面平滑,质地柔韧似橡皮,纵径约 2.5cm,横径约 3.5cm。前列腺增生时两侧叶通常呈对称性增大,质韧,中央沟变浅、消失或隆起;前列腺癌的特征性表现是腺体内有坚硬如石的不规则结节,腺体边缘轮廓丧失;前列腺炎则有腺体软而肿胀,有明显压痛,必要时可顺便按摩出前列腺液送检;前列腺结石可触及"捻发"感。检查完毕退出示指后应注意有无指套染血。

第三节　实验室检查

1. 尿分析　是泌尿系疾病中最基本的检查项目,分为纤维素试条检查和显微镜检查。

(1) 干化学检查:简要原理是通过试带上的特定物质与尿中成分产生化学反应来判定结果,它的特点是能迅速半定量测定多项指标。其中,pH 值反映肾脏酸化功能;亚硝酸盐是反映细菌尿的一项特异性较高的指标;血糖≥10mmol/L 时尿糖可呈阳性;尿中白蛋白>300mg/L 时呈阳性反应;亦可检测尿中细胞成分,血尿的"+"相当于高倍镜下 RBC>3 个,脓尿的"+"相当于 WBC>6 个,但假阳性率较高,一般只作为提示,最终的判定须以显微镜检为准。

(2) 显微镜检查:最好收集晨尿,1 小时内送检,对泌尿外科疾病的诊断更有意义,内容包括尿中细胞成分(如红细胞、白细胞、上皮细胞及其相应的管型)、各种微生物(细菌、真菌和寄生虫)以及各种结晶等。

2. 尿三杯试验　是排尿过程中,根据红细胞或白细胞在尿中出现阶段的不同,从而对病灶进行初步定位的检查方法。用三个透明杯分别收集一次性连续排尿过程中的三段尿样,初段

Notes

5~8ml,相当于前尿道容量;末段2~3ml,相当于后尿道容量;其余的为中段尿。随后将三杯尿样分别进行显微镜检。如第一杯尿液异常而且程度最重,说明病变可能在前尿道;第三杯尿液异常而且程度最重,说明病变在膀胱颈或后尿道;三杯均异常,病变部位应在膀胱颈以上的尿路系统。

3. 尿病原学检查　包括尿液的细菌定量培养和涂片检查。

(1) 细菌培养:可对病原菌定性定量,一般应加做药物敏感试验,为针对性治疗提供依据。标本应取自自解的新鲜中段尿。取尿样时,男性应上翻包皮,女性应清洁外阴部,也可经导尿取尿液。特殊情况下可穿刺膀胱收集尿液。

(2) 涂片检查:是一种快速定性诊断方法,但检出率低于定量培养。涂片检查结核菌时应做抗酸染色。疑有结核菌、厌氧菌、真菌及L型细菌感染时,应进一步做相应的特殊培养。

4. 肾功能检查　肾功能的初步检查包括测定尿比重、尿渗透压以及血尿素氮(BUN)与肌酐(Cr)的浓度。其中,Cr是骨骼肌代谢的最终产物,经肾小球滤过,肾小管对肌酐既不吸收也不排泄,产量基本恒定,不受饮水量、蛋白摄入及肝功能的影响,故Cr比BUN更准确。然而,肾脏具有相当大的储备功能,即使60%肾组织已无功能,BUN及Cr仍可处在正常值的范围。

5. 肿瘤标志物检查　目前尚无理想的泌尿生殖系瘤标,临床使用的瘤标多数只是肿瘤相关抗原。例如,用于诊断前列腺癌的前列腺特异抗原(PSA)、前列腺特异膜抗原(PSMA)、前列腺酸性磷酸酶(PAP);诊断睾丸肿瘤的甲胎蛋白(AFP)、绒毛膜促性腺激素(HCG)及乳酸脱氢酶(LDH)等。

第四节　影像学检查

影像学检查是大多数泌尿外科疾病的决定性诊断方法。不同的检查方法各具优势,了解其特点有助于在临床实践中进行合理应用(表49-1)。

表49-1　泌尿系主要影像学检查手段的临床应用指南

	US	KUB	IVU	RP	I-CT	I+CT	MRI	NM
adrenal gland	0 ~ ★★★	0	0	0	★ ~ ★★★★	★ ~ ★★★★	★ ~ ★★★	★★
renoparenchymal	★★★	★	★★	0	★★★	★★★★	★★★★	★★
collecting system	★ ~ ★★	0	★★★	★★★ ~ ★★★★	★★	★★★	★★★	★
renal function	0	0	★★	0 ~ ★	0	★★★	0	★★★★
nephrolith	★★★	★★★	★★★	★★ ~ ★★★★	★★★★	★★★★	0	0
urinary TB	0 ~ ★	0 ~ ★	0 ~ ★★★	0 ~ ★★	0 ~ ★★★	0 ~ ★★★	0 ~ ★	0
ureter	0 ~ ★★	0	★★	★★★★	★★	★★★	★★★	★
bladder	★★★★	★	★★★	cystoscopy	★★★	★★★	★★★	★
prostate	★★★	0	★	cystoscopy	★★	★★	★★	0

Note:I-CT: plain CT scan;I+CT:Enhanced CT scan;NM: Nuclear medicine imaging;0:No useful;★:Less useful;★★: Some useful;★★★:Normal useful;★★★★: More useful

1. 超声波检查(US)　操作简便,使用安全,用途广泛,是许多泌尿男生殖系统疾病筛查和随诊的首选方法。其准确性取决于所测对象的性质。

(1) 超声对液体显示效果最佳,表现为液性暗区,而且几乎不受液体性质(尿液、囊液、血液及脓液等)的影响,对提示诊断极具价值。泌尿系统是含液(尿)器官,也为超声检查提供了良好条件,尤其对肾积水和肾囊肿的诊断相当准确。另外,经腹超声能以膀胱内充盈的尿液作为声

Notes

窗,扫查膀胱及其周围器官的疾病,如膀胱肿瘤、前列腺增生、前列腺癌以及精囊肿瘤等,而且比IVU、CT 和 MRI 优越。

(2) 超声亦可显示固体物质和均质的实体组织。它能分辨出 2mm 以上的结石,而且不受结石性质(X 线透光和不透光)的影响。超声常用于诊断实质性脏器的肿大和实质性肿瘤,是肾上腺、肾以及阴囊内包块的常规影像学检查,可分辨出 1.0~1.5cm 的肿块。它对肾下垂、异位肾和马蹄肾等的诊断亦有帮助。经腔道(尿道或直肠)探头可用于膀胱肿瘤和前列腺癌的诊断及分期,对治疗选择具有指导意义。超声还可引导穿刺针进行肾造瘘以及前列腺活检。

(3) 超声对气体的显示效果极差,因而不用于含气空腔脏器疾病的诊断,并且肠道内的气体也会影响泌尿系统(尤其是输尿管)的超声波检查。

2. X 线检查　包括平片和造影。由于泌尿系统的自然腔道较多,泌尿外科的各种造影技术也较多,其中一些比较少用的造影,如经皮肾穿刺顺行性尿路造影、肾血管造影、肾血管造影、腔静脉造影、精道造影,可参见泌尿系疾病各论中的相应章节。

(1) 泌尿系平片(plain film of the kidneys,ureter and bladder,KUB):主要用于诊断尿路结石。90% 以上的结石为 X 线不透光的含钙结石,表现为尿路走行区的高密度钙化影。此外,KUB 平片偶尔可显示肾结核钙化以及泌尿系肿瘤的腰椎和骨盆转移灶等。摄片的质量往往影响诊断效果,标准的 KUB 摄片范围应当上起第十一胸椎,以覆盖肾上腺区;下抵耻骨联合下方 2cm,以纳入后尿道区;两侧止于皮下脂肪。曝光适度的标准是能够清晰显示肾轮廓和腰大肌阴影。

(2) 静脉尿路造影(intravenous urography,IVU):曾是诊断许多上尿路疾病的一项基本检查,但目前主要侧重于集尿系统病变的诊断,尤其对于上皮性肿瘤及血尿,至今仍是不可替代的重要检查方法。IVU 的最大特点是,能够同时清晰显示上尿路形态和分肾功能:①经静脉注射的造影剂被肾脏滤过、浓缩和排泄,早期成像显示肾轮廓;中期显示肾盏、肾盂和输尿管形态;后期显示膀胱形态,有时也用来诊断膀胱疾病。②根据集尿系统显影的浓淡和肾积水的程度可大致评估分肾功能状态。IVU 禁忌证是总肾功能不全(BUN 或 Cr 超过正常值 1 倍时)和甲状旁腺功能亢进。碘过敏为相对禁忌证,可在抗过敏治疗准备下,改用非离子碘造影剂检查。由于 IVU检查比较耗时,并且可能引起过敏反应,尤其是对于肾实体部位病变的检查,现已被其他影像技术取代。然而,当用这些检查方法不能确诊时,IVU 仍有一定的应用价值。

IVU 主要是根据集尿系统和引流系统管道的梗阻、充盈缺损、破坏、压迫、推移以及变形等异常影像来诊断疾病。①泌尿道管内病变,如肾和输尿管结石,IVU 是其定性、定位和定量的诊断方法;②泌尿道管壁病变,如泌尿系上皮性肿瘤、结核、积水、以及输尿管瓣膜和息肉等,主要通过充盈缺损、破坏或扩张来明确病变;③泌尿道管外病变,如肾癌、肾囊肿、肾结核以及输尿管外在压迫等病变,主要通过推移、压迫等间接征象提示诊断,故其特异性不高;④泌尿系畸形等病变,如马蹄肾、输尿管异位开口、腔静脉后输尿管、以及肾下垂等。

(3) 逆行尿路造影(retrograde pyelography,RP):是 IVU 的补充性检查手段,诊断目的与 IVU相同,但只是一种形态学检查,主要用于 IVU 显影不良或碘过敏病人。方法是经膀胱镜插入输尿管导管,通过导管向肾盂注入造影剂,显示上尿路形态。其特点是显影清晰而充实。此外,还可注入正(造影剂)、负(空气)对比剂进行双重造影,诊断尿路上皮性肿瘤和 X 线透光性结石。在 RP 的同时,可经导管引流肾盂尿做细菌学或细胞学检查。

(4) 尿道膀胱造影(cystourethrography,CUG):是诊断膀胱和尿道外伤以及尿道狭窄等下尿路疾病的重要检查方法。①逆行性膀胱造影:经导尿管注入造影剂显示膀胱形态,主要用于诊断外伤性膀胱破裂,亦能为诊断膀胱肿瘤与结石提供佐证,但不作为首选和常规检查;②排尿期尿道膀胱造影:在排尿过程中连续摄片,主要用于诊断膀胱输尿管反流、后尿道梗阻性病变、

NGB 以及膀胱颈梗阻等;③逆行性尿道造影:主要显示前尿道形态,诊断尿道狭窄和憩室。临床上多将逆行性尿道造影与排尿期尿道膀胱造影联合使用,可确定全程尿道中狭窄段的部位、长度和程度。CUG 还可用于诊断下尿路与阴道或直肠间的瘘道。

3. CT　是泌尿外科非上皮性肿瘤(肾上腺肿瘤、肾脏肿瘤及腹膜后肿瘤等)定性诊断和临床分期的重要检查方法。CT 主要是依据器官与病灶的形态及其相互关系、组织密度及其增强前后的变化进行诊断。例如,肾细胞癌一般表现为肾实质内的不规则肿块,平扫时其 CT 值与肾实质相似,增强后肾细胞癌的 CT 值明显低于肾实质。CT 的分辨率高于超声,可检出 1cm 以上的肾上腺和肾肿瘤,同时它还能显示这些肿瘤的侵犯程度和周围淋巴结转移情况。CT 也可用于诊断睾丸肿瘤的腹膜后淋巴结转移以及评估前列腺癌的临床分期。目前,CT 平扫已取代 IVU 成为肾绞痛和肾外伤首选检查。虽然 CT 对于泌尿系的囊肿、结核、结石、畸形等病变亦有很高的诊断价值,但因价格高昂,一般不作为常规和首选检查。

4. MRI　在泌尿外科,MRI 通常用作 CT 检查的补充手段,主要用于实质性脏器肿瘤的定位和分期诊断,还用于鉴别肾上腺、肾脏及其邻近区域肿块(表 49-1)。磁共振血管造影(MRA)是一种无创性血管三维成像技术,能直接清晰显示血管,可诊断肾血管畸形、肾静脉癌栓和“胡桃夹”综合征,亦可用于判断移植肾的血管通畅与否。磁共振水成像(MRU)可用于上尿路梗阻的诊断,与 IVU 相比,不能反映肾功能。但正是因其不依赖于肾功能,所以适用于尿路造影失败或显影不佳的病例,并且梗阻积水越严重图像越清晰。MRI 的缺点是价格昂贵、需要许多技术支持,一般不作为首选检查。此外,结石在 MRI 上不显影,但却时被误用。

5. 放射性核素检查　①同位素肾图:是在两个肾区测得的放射性活度与时间的函数曲线图,属于功能性检查,可测定分肾功能,诊断尿路梗阻以及肾性高血压等。虽然其灵敏度高,但特异性与定量性差,只作为诊断的一般性参考。②动态肾显像:根据显像剂分泌到肾盂的时间和浓聚程度判断肾功能,显像剂自肾盂排出的时间延缓对诊断尿路梗阻也有参考价值。③放射性核素骨扫描:利用单光子发射型计算机断层显像技术(SPECT)进行骨扫描成像,是前列腺癌骨转移的重要检查手段,在敏感性和准确性上高于 X 线检查。

第五节　器　械　检　查

用于泌尿生殖系统腔道检查的器械主要包括各种导管、尿道探条和内镜,大小号数是以管径的周长表示,约为直径的 3 倍,通常以法制单位(F)表示,计量单位为 mm。例如,21F 的器械即周径为 21mm,直径为 7mm。

1. 导尿　诊断性导尿主要用于监测尿量、膀胱尿道造影以及尿动力学检查,偶尔也可测定膀胱剩余尿或取无污染尿标本做细菌学检查。导尿管粗细型号较多,其长度一般为40cm。

2. 尿道探条检查　用于探测尿道是否通畅以及尿道狭窄的部位和程度,亦可用来扩张狭窄的尿道。因此,它既是一种检查方法,又是一种治疗措施。所用的器械有金属硬探、塑料软探及其用作引导的丝状探子。操作时要求方向准确和动作轻柔,以防造成人为假道。

3. 尿道膀胱镜检查　是膀胱肿瘤和尿道肿瘤的确诊方法,也可用于经其他各项检查仍不能确诊的下尿路疾病,如炎症、结核、结石及异物等。血尿发作时做膀胱镜检查有助于确定出血的具体来源,同时还可做逆行性上尿路造影等检查,来诊断上尿路病变。

4. 输尿管肾镜检查　主要用于诊断其他检查不能明确性质的上尿路充盈缺损、梗阻和血尿等。在确诊的同时,可进行腔内碎石、止血、活检、狭窄段切开和小肿瘤切除等手术。该法也是一种内镜手术,操作较复杂,并有一定的危险性,不作为常规检查。

Notes

第六节　尿动力学检查

尿动力学检查是利用流体力学和电生理学原理来诊断和研究尿路功能障碍性疾病的方法，主要用于诊断和研究下尿路排尿功能异常性疾病，如尿失禁、神经源性膀胱、BPH 等。通常可选择其中一项或几项进行检查，为治疗有关疾病提供客观依据。

1. **尿流率**　是指用尿流计测定单位时间内经尿道排出的尿量（ml/s）。它是客观评估排尿状况的量化指标，常用的参数有最大尿流率（Qmax）、平均尿流率、排尿量、排尿时间和最大尿流时间。Qmax 是其中最重要的参数，成年男性 ≥15ml/s 为正常，成年女性 ≥20ml/s 为正常；Qmax ≤10ml/s 为异常，提示下尿路梗阻或膀胱逼尿肌收缩力减弱；居于两者之间为可疑异常。

2. **充盈期膀胱测压**　将特定的液体以一定速度灌注膀胱，同时测量膀胱压力-容量的相互关系，用以评估储尿期膀胱感觉及容量、逼尿肌的稳定性、膀胱壁的顺应性和尿道控制尿液的能力。

3. **压力/流率同步检查**　在排尿期同步检测膀胱逼尿肌压力和尿流率，可反映膀胱逼尿肌收缩功能和尿道阻力。若逼尿肌有足够收缩力而尿流率低，则可推断排尿困难是源于尿道梗阻。

4. **尿道压力分布图**　连续测量尿道各段的压力，判断有无尿道梗阻并对具体部位进行定位。

5. **尿道外括约肌肌电图**　将肌电图与膀胱压和尿流道外括约肌活动的关系，以及排尿期逼尿肌与尿道外括约肌活动的协调性（图 49-2）。

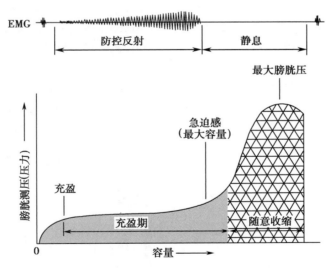

图 49-2　正常排尿时膀胱压力图和会阴部肌电图（EMG）

（孙西钊）

第五十章 泌尿生殖系统畸形

第一节 概　　述

　　泌尿、男性生殖系统先天性畸形是人体常见的畸形。其原因有的属遗传性,是生殖细胞或受精卵中遗传物质(基因或染色体)变化产生的遗传病;有的属获得性,是各种药物或毒素对泌尿、生殖系器官生长发育影响所致。

　　人类肾在胚胎发生时,经过原肾(pronephros)、中肾(mesonephros)和后肾(metanephros)三个连续过程。原肾和中肾是暂时性器官,在胚胎时期相继退化,后肾发育成永久的泌尿器官。人胚第5周时,在中肾管尾侧,向泄殖腔开口处附近长出输尿管芽(ureteric bud)。输尿管芽与生肾组织组成后肾。输尿管芽逐渐演变成输尿管、肾盂、肾盏和集合小管。生肾组织集结在膨大的集合小管外表,与新生的次级集合小管一起,发育成为肾单位,组成肾实质。

　　后肾最初位于盆腔内,以后由于胎体腰骶部增长的加快、胎体弯曲度的减小、输尿管的伸展,使肾的位置逐渐上移至腰部。肾门最初朝向腹侧,在肾上移过程中,逐渐变为朝向内侧。

　　在胚胎4～7周时,泄殖腔(cloaca)被尿直肠隔(urorectal septum)分隔为肛直肠管(anorectal-canal)和尿生殖窦(urogenitalsinus),使原来在泄殖腔开口的中肾管,改在尿生殖窦开口(图50-1)。中肾管自输尿管开口以下的一段,扩展并入尿生殖窦后壁,左右输尿管开口与左右中肾管开口之间,形成三角形区域。此即以后的膀胱三角和尿道上端后壁部分。中肾管在男性发育为输精管,女性则退化消失。

　　尿生殖窦,自头侧向足侧可分为以下三部分:①膀胱部,以后发育成为膀胱;②骨盆部,在男性以后成为尿道的前列腺部和膜部,在女性以后则成为尿道的大部分;③初阴部,又称真尿生殖窦,其尾侧有尿生殖膜与外界相隔。在男性,这部分发育成为尿道的阴茎部,而女性小部分发育

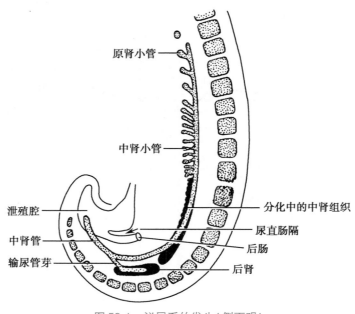

图 50-1　泌尿系的发生(侧面观)

成为尿道下段,大部分则扩展为前庭。男性尿道的阴茎头部(舟状窝)则来自表面的外胚层(图50-2)。

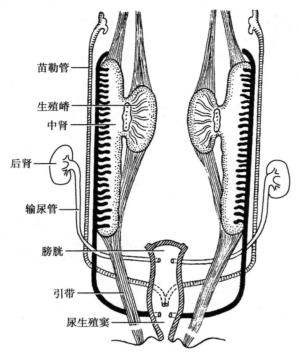

图 50-2　生殖器的发育

在男性胚胎第7周,生殖腺开始具有睾丸的特性。3个月左右,一条纤维肌性带(睾丸引带)从睾丸下极经过腹前壁正在发育的肌层下移;第7个月时,睾丸下降至耻骨缘前方;第8个月时终止于阴囊隆起的皮下组织内。随着睾丸的下降,与之相连的输精管、血管、神经也随着一起下降,并由间充质分化来的结缔组织及肌纤维包裹,构成精索。

第二节　肾和输尿管的先天性畸形

一、肾缺如和肾发育不良

因生长障碍引起不发育或发育不充分,可造成患侧肾缺如(renal agenesis)或肾发育不良。后者肾体积很小,分泌量极少。在婴儿中,双侧肾缺如占 0.3/1000,常于出生后不久就死亡;单侧肾缺如占 1/1000,其中 50% 伴有同侧输尿管缺如。

单侧肾缺如可无明显临床症状,多在体检时偶然发现。检查常提示一侧肾缺如,对侧肾体积增大。肾发育不良可有腰痛和高血压症状,排泄性尿路造影显示患侧肾盂狭小,显影模糊,应与肾动脉病变和慢性肾炎所致的肾萎缩鉴别。由于某种疾病需切除一侧肾时,应查清对侧肾情况,避免孤立肾被切除或存留对侧发育不全的肾,术后引起尿毒症。肾发育不良可伴有高血压,但对侧肾功能良好,切除病肾后,血压可恢复正常。

二、异　位　肾

在胚胎发育中,原先在骨盆内的肾,未能到腰部,形成异位肾(ectopic kidney)。异位肾单侧居多,偶有双侧,大多发育较差,输尿管较短,常伴有旋转不良。少数异位肾横过中线移位至对侧,称交叉异位肾。

Notes

异位肾肾功能可正常,亦可无任何症状,但当伴有炎症、梗阻和肿瘤时,可出现局部疼痛、尿频、脓尿等症状。由于其位置的异常,往往容易引起误诊。另外,异位的肾可引起所在部位的压迫症状,如盆腔内的异位肾压迫邻近的直肠,引起便秘等不适。超声和静脉尿路造影可以明确异位肾的部位。异位肾如无明显临床症状,或压迫症状不明显,可不作特殊处理;如并发感染,可以使用抗生素;如并发重度肾积水或积脓时,则需手术治疗。由于异位肾的血管常分成多支,多直接来自腹主动脉和盆腔血管的主干,且输尿管无足够的长度,复位往往有困难,而需将其切除。

三、蹄 铁 形 肾

蹄铁形肾,又称马蹄肾(horseshoe kidney),是融合肾畸形中最常见的一种。由于左右输尿管芽的内侧分支互相融合,使所诱导的左右肾的下极互相融合,成为一个马蹄形的肾(图50-3)。患肾大多发育较差,伴有旋转不良,肾盂位于肾的前方,输尿管跨过两肾间的峡部,肾血管则有较大的变异。

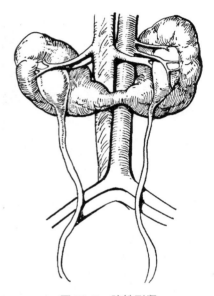

由于输尿管被推挤引起尿流不畅,易发生肾积水,并继发感染、结石。若峡部压迫腹腔神经丛,可引起腹痛、腰痛和消化道症状。腹部体检有时可扪及马蹄肾的峡部,静脉尿路造影显示两侧下组肾盏向内靠拢,肾盂有对称性旋转不良。一般可根据病情作对症处理,只有在症状严重或存在并发症时,才酌情施行峡部切断术、输尿管松解术等。

图 50-3 蹄铁形肾

四、肾囊性病变

肾囊性病变(cystic kidney disease)是人体最多见的囊性疾病,主要分为遗传性和非遗传性两大类。遗传性疾病以多囊肾(polycystic kidney)多见。非遗传性疾病则以单纯性肾囊肿(simple cyst of kidney)为多见。后者占囊性肾疾病的70%左右。另还有寄生虫性的如肾包囊虫症、髓质海绵肾(medullary sponge kidney)、多房性肾囊性变(multicystic kidney)、肾多房性囊肿(multilocular cyst of the kidney)等。

(一) 单纯性肾囊肿

绝大多数为非遗传性疾病,极少数为遗传病,可能是常染色体显性遗传。

由于超声的广泛应用,单纯性肾囊肿的发现率明显增加。一般无明显临床症状,常偶然被发现。当肾囊肿生长至一定大小,有囊内出血、继发感染或压迫邻近肾实质时才引起症状。常见症状是侧腹部或背部疼痛及镜下血尿。超声为首选检查。典型表现是病变区无回声,囊壁光滑,边界清楚。继发感染时,囊壁增厚,病变区有细回声。伴血性液体时,回声增强。当囊壁显示不规则回声或有局限性回声增强时,应警惕有恶变的可能。在超声检查不能确定时,CT扫描有助于明确诊断。单纯性肾囊肿的CT特征是壁薄、光滑、边缘整齐、圆形或卵圆形均质肿块。增强扫描,囊肿内无强化,MRI能提示囊肿内液体的性质。

囊肿直径<4cm,且没有明显的临床症状,可暂不处理,定期随访。当囊肿较大时,会压迫肾实质,引起肾实质萎缩破坏,或破裂出血,应予以处理。超声引导下囊肿穿刺抽吸和硬化剂注射复发率高。可采取经腰部切口开放手术、经腹腔或腹膜后腹腔镜手术,切除部分囊肿壁,减压治疗。

（二）多囊肾

在胚胎发育过程中,肾小管和集合管连接不良,分泌的尿液排出受阻,肾小管形成潴留性囊肿,形成多囊肾。绝大多数为双侧性,病肾的实质和表面,布满大小不等含有浅黄色液体的囊泡,使肾明显扩大。

多囊肾有家族性,分婴儿型和成人型。前者为常染色体隐性遗传(autosomal recessive polycystic kidney disease,ARPKD),常伴有肝、脾或胰腺囊肿,后者为常染色体显性遗传(autosomal dominant polycystic kidney disease,ADPKD)。目前,可在产前或症状出现前,应用分子遗传学进行早期诊断,对高度怀疑患病的胎儿,可提前终止妊娠。

婴儿型多早期夭折,成人型早期无任何症状,大多在40岁左右才出现症状。因梗阻、感染或囊肿内出血而增重的肾对肾血管的牵拉,可引起一侧或双侧肾区疼痛。镜下或肉眼全程血尿常见,且可相当严重,其原因尚不明了。病人常自己扪及腹部的肿块。感染和肾结石是多囊肾的常见并发症。当血块或结石下行时可出现肾绞痛。病变发展到晚期时,肾功能严重受损,50%将自然进展至肾衰竭,出现头痛、乏力、恶心、呕吐、体重下降等症状,预后多不佳。高血压也是常见症状,与肾缺血和肾素-血管紧张素-醛固酮系统激活有关。体格检查可扪及一侧和双侧增大的肾,表面不光滑。

超声检查为首选,其诊断标准依据病人年龄而定:小于30岁双肾中任一肾至少2个囊肿;30~60岁双肾中每一肾至少2囊肿;超过60岁每一肾至少4个囊肿。CT对于出血性囊肿、囊肿壁或囊肿间实质钙化以及合并肝囊肿的诊断率高。怀疑囊肿恶变或感染,应行对比增强CT检查。

对肾功能正常的早期病人,应严密观察,低蛋白饮食,多饮水,控制血压,避免做剧烈运动。合并有尿路感染者,使用抗生素可延缓肾功能的进一步损伤。对于有较大的单个囊肿,或局部疼痛症状明显者,可采用囊肿减压术,包括超声引导下穿刺抽液及注入硬化剂、手术切除肾表面及深层的囊壁,减轻囊肿对肾实质的压迫,有助于延缓肾功能减退。对晚期出现肾衰竭的病人,应行血液透析或肾移植术;对合并严重高血压或感染的病人,肾移植前宜切除两侧多囊肾。未进行血透析或肾移植的成人多囊肾病人,预后较差,多在确诊后5~10年内死亡。

五、重复肾盂和输尿管

自中肾管发生输尿管芽的上方,另生出一副输尿管芽,其上端也进入生肾组织,即形成重复肾盂和输尿管。在发育过程中,正常输尿管芽逐渐与中肾管分开而移向外上方,使输尿管开口于膀胱三角区。如两个输尿管芽距离较远,副输尿管芽可被中肾管带引至下内方,达膀胱以外,使重复输尿管在男性开口于后尿道前列腺部或三角区;女性则开口于阴道前庭或位于外括约肌远侧的尿道中,因而会出现尿失禁现象。双输尿管互相交叉,绕向后面的重复输尿管易受压,导致积水或继发感染。少数病例输尿管部分重复,在中段合并成一根输尿管进入膀胱(图50-4)。

重复肾盂和输尿管往往在尿路造影或膀胱镜检时偶然发现。女性病人的重复输尿管伴有异位开口,表现除正常排尿外,兼有尿失禁样症状。将亚甲蓝液注入膀胱,如漏出尿液不带蓝色,便证明重复输尿管开口位于膀胱外。对于临床症状不典型病人,可不作特殊治疗。合并有梗阻性积水、重度感染或女性异位开口,应将肾重复部分切除,并将其所属输尿管尽量低位切断。若重复肾功能尚好,肾积水和感染不显著,可将异位开口的输尿管移植到膀胱。

六、肾盂输尿管交界处梗阻

肾盂输尿管交界处梗阻(ureteropelvic junction obstruction,UPJO)是小儿及青少年肾积水常见的病因,多见于男性,左侧多见,双侧者占10%~15%(图50-5)。常见原因有:①管腔内狭窄;

Notes

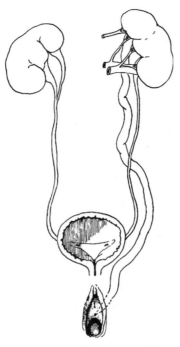

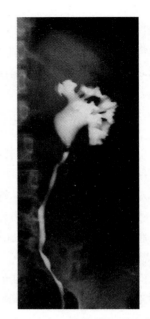

图 50-4　重复肾盂、输尿管　　　　　　　　　　图 50-5　肾盂输尿管交界处狭窄

主要有肾盂输尿管交界部狭窄、瓣膜、息肉和肾盂输尿管高位连接等。其中狭窄是肾盂输尿管连接部梗阻最常见的原因(占 87%)，主要表现为 UPJ 处肌层肥厚、纤维组织增生。狭窄段断面直径为 1~2mm，常伴有高位输尿管开口。②管腔外压迫：异位血管或肾下极血管的压迫；肾、输尿管的纤维索条引起压迫、扭曲。③动力性梗阻：肾盂、输尿管交界处有大量胶原纤维介于肌细胞之间，使肌细胞互相分离，不能传递来自肾盂肾盏近侧部位起搏细胞(pacemaker cell)的电活动，影响输尿管的蠕动，进而影响肾盂的排泄。

UPJO 的临床表现因年龄而异，婴儿以腹部肿块为主，儿童病人常出现疼痛、呕吐，并发感染者可有尿频、尿痛等症状。某些病人可并发结石、肾积水及高血压，也有部分病人无明显症状，在作检查时偶然发现。

UPJO 的治疗考虑病人年龄、肾积水程度、肾功能情况及有无结石等并发症等多种因素，治疗主要目标是解除梗阻，改善肾功能，年龄愈小，手术后肾功能的恢复愈好。手术的原则为：梗阻较轻、肾盂肾盏扩张不严重者，可行单纯成形手术；扩张明显者，应切除病变段及扩张的肾盂，再作吻合术，更严重者作肾造瘘或肾切除。梗阻肾如保存有 1/5 以上的功能，应做肾盂成形术；若肾功能严重受损，可考虑肾切除。

七、腔静脉后输尿管

腔静脉后输尿管(retrocaval ureter)较为少见，主要是因为下腔静脉发育异常，输尿管于下腔静脉的后侧面环绕之后走向中线，再从内向外沿正常路径行至膀胱(图 50-6)。一般分为两种临床类型：Ⅰ型，有肾积水及梗阻，梗阻部位多在髂腰肌缘，该处输尿管先向头侧，再走向腔静脉后；Ⅱ型，没有肾积水或仅有轻度肾积水，此型输尿管在更高位置走向腔静脉之后，肾盂及输尿管几乎呈水平位，无扭曲，如有梗阻是因为位于腔静脉侧壁的输尿管受椎旁组织的压迫所致。

大多数病人都在成年后才出现症状。由于输尿管受压梗阻造成尿液引流不畅，病人多表现为患侧腹部或腰部钝痛，甚至绞痛；血尿也是常见症状之一，部分病人伴有肾或输尿管结石。静

Notes

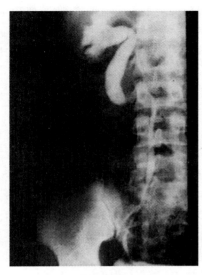

图 50-6 腔静脉后输尿管

脉尿路造影或逆行尿路造影,可显示输尿管呈典型的 S 形或镰刀形弯曲,肾盂及输尿管上 1/3 有积水。

若仅有轻度积水,又无明显症状,可先随诊观察,如症状及积水较重再考虑手术治疗。肾盂及上 1/3 输尿管积水较明显,症状较重者应作输尿管切断,将输尿管移至下腔静脉前作输尿管端-端吻合术。若输尿管与腔静脉后侧粘连较紧,可旷置一段输尿管,游离上下段输尿管减张后作断端吻合术。

八、输尿管膨出

在胚胎长到 20mm 以上时,输尿管芽下端由原来的生理性闭锁状态,逐渐成为分隔于输尿管和膀胱间的薄膜,以后此膜被吸收而形成输尿管口。如薄膜未完全吸收,就会造成输尿管口不同程度的狭窄,引起尿路梗阻而导致肾盂、输尿管积水,并使输尿管下端扩张变薄,连同膀胱黏膜向膀胱腔内突出,形成输尿管膨出(ureterocele)。

输尿管膨出多见于小儿,男女比例为 1∶6。80% 为异位输尿管膨出,因膨出体积大小不一,临床表现各异,小的单纯性输尿管膨出可无任何症状。有些病人膨出的肿块位于尿道内口附近,或在后尿道内,故对排尿会有一定的影响,表现为排尿困难、尿线变细、射程变短。有时排尿中断,尿潴留少见。70%~80% 的病人合并感染,以膀胱刺激征为主,间有脓尿或血尿。女孩异位输尿管膨出,尿道口可有肿物脱出。肿物反复脱入尿道,致使尿道括约肌松弛,控制排尿能力下降,出现尿失禁。输尿管膨出内结石者可出现血尿和绞痛。病人常有同侧肾和输尿管积水,肾功能可能受到不同程度的损害。双肾受累者影响患儿发育。膀胱镜下,可见一侧或两侧输尿管口部位有圆形或卵圆形的囊状肿物,开口较细小,常位于肿物的一侧。肿物向上呈球形膨大,其囊壁较薄,呈半透明状,随输尿管蠕动时张时缩。

为防止长期尿路梗阻引起患侧肾功能损害,可经尿道切开膨出部分,手术后膀胱造影发现有膀胱输尿管反流者,应行抗反流的输尿管膀胱吻合术。

第三节 膀胱和尿道的先天性畸形

一、膀 胱 外 翻

膀胱外翻(exstrophy of bladder)是一种较为罕见的泌尿系统畸形,在脐下方的腹壁中可见一块粉红色的黏膜,这是膀胱后壁向外翻出的内面,外翻膀胱的周缘和腹壁相连接。膀胱外翻几乎均合并尿道上裂和耻骨联合分离,或伴有髋关节脱位。此外,还可并发腹股沟疝、隐睾、脐膨出、脊柱裂等多种畸形。

裸露的膀胱黏膜色泽鲜红,易擦伤出血,伴有剧痛,且因慢性炎症和长期机械性刺激,可使黏膜上皮变性,甚至恶变。在后壁还可见到略高起的输尿管口有尿液间歇喷出。尿液经常浸湿周围皮肤,引起皮疹或湿疹。多数病儿在幼年因泌尿道上行性感染而死亡。

治疗采用手术方法:①缝合膀胱,重建尿道括约肌,修补前腹壁缺损,但能获得控制排尿功能者不多;②切除外翻膀胱,修补前腹壁缺损,同时施行尿流改道术。

二、尿 道 上 裂

尿道上裂(epispadias)常与膀胱外翻并存,在男性较多见,约 3 万个婴儿中有 1 例。表现为

Notes

尿道自开口至耻骨联合在阴茎背侧呈一沟槽,包皮在背侧裂开,阴茎头呈扁平状,阴茎体较小。严重者,尿道括约肌发育不全,膀胱直接向外开口,有尿失禁。

一般施行尿道上裂整形手术,包括阴茎伸直和尿道成形术。伴有尿失禁的病人,如括约肌成形术失败,再考虑尿流改道手术。

三、尿 道 下 裂

在生殖结节腹侧形成的一条纵行尿生殖沟,此沟槽自后向前闭合而形成尿道。如闭合过程停止,就会发生不同程度的尿道下裂(hypospadia)。尿道下裂是较常见的先天性畸形,以男性多见,发生率在 0.2% ~ 0.44% 之间。一般认为,尿道下裂的形成是因胚胎睾丸产生雄激素不足,而使左右尿道褶不能正常融合所致。在某些情况下,末端器官对雄激素不应答也可能是原因之一。

尿道下裂的病理表现主要是阴茎弯曲和尿道开口异常。正常位置无尿道开口,仅见一略为凹形的浅窝,异位尿道开口可见于阴茎头部至会阴部之间任何一处的阴茎缝上(图 50-7)。根据尿道口所在的不同部位,将尿道下裂分为四种类型:①阴茎头型:最常见,尿道外口位于包皮系带部,系带本身常缺如。②阴茎型:尿道口位于阴茎腹面,阴茎不同程度向腹侧弯曲。③阴茎阴囊型:尿道口位于阴茎根部与阴囊交界处,阴茎发育不良并向腹侧严重弯曲。纤维变性的尿道海绵体,形成一根粗硬的纤维带,从系带部伸向阴茎脚部。阴囊常未闭合,若同时并发隐睾,颇似女性的阴唇。④会阴型:尿道口位于会阴部,阴茎高度弯曲,阴茎短小,发育不全的阴茎被头巾样包皮和分裂的阴囊所遮盖,生殖器酷似女性。严重的阴茎阴囊型或会阴型,可作染色体与性激素测定,并进行直肠指检、超声及 CT 检查,以排除两性畸形的可能。

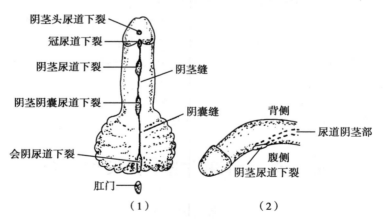

图 50-7　尿道下裂示意图
(1)尿道下裂可出现的部位;(2)有尿道下裂的向腹侧弯曲的,出现痛性勃起的阴茎

尿道下裂主要采取手术治疗。手术目的是矫正阴茎弯曲,使尿道口恢复或接近在阴茎头的正常位置,使小儿能站立排尿,成人后有正常的性生活和生育能力。首次修复手术的年龄建议为 6 ~ 18 个月,也有 4 ~ 6 个月手术的报道。手术可一次完成,也可分两期进行,即先行阴茎弯曲矫正术,待瘢痕软化后,再作尿道成形术。尿道成形术的方法很多,一般是利用阴茎腹侧的皮肤或阴囊的皮肤形成尿道。也有采用游离的膀胱黏膜或口腔黏膜形成尿道者。

第四节　睾丸下降异常

男性生殖系统畸形中以睾丸下降异常最常见。在睾丸下降过程中,睾丸停留在其行经的任何部位,就形成睾丸下降异常。

睾丸不在正常位置,在3岁左右将停止发育,精曲小管(生精小管)的细胞停留于单层细胞,无造精功能。至青春发育期,睾丸虽不发育,但间质细胞仍继续发育,仍能分泌雄激素,所以其第二性征是完善的。隐睾病人常发生睾丸萎缩、恶性变,易受外伤及引起睾丸扭转和并发腹股沟疝。未降睾丸的恶变概率较已降睾大20～46倍,而腹内睾丸又比腹股沟管者多4倍。未降睾丸局部温度高于阴囊内温度是促成睾丸恶变的重要因素之一。

导致睾丸下降异常的因素较多。由内分泌异常所致者,多为双侧性;由阴囊入口被纤维组织梗阻等局部因素引起者,多为单侧。腹膜鞘状突在睾丸之前进入阴囊,在睾丸下降不全时常合并有腹股沟斜疝。

临床上可表现为隐睾(cryptorchidism)、睾丸下降不全或异位睾丸(ectopic testes)。隐睾或睾丸下降不全是指睾丸停留在腹膜后、腹股沟管或阴囊入口处;异位睾丸是指睾丸已出腹股沟外环,但未入阴囊,而位于腹壁、股部或会阴部(图50-8)。有时睾丸在阴囊与靠近腹股沟管之间,随着提睾肌的伸缩,上下移动,这样的睾丸称为可缩回的睾丸(retractile testes),这样的睾丸到青春期后一般趋于正常。

隐睾患儿一般并无自觉症状。其主要表现为患侧阴囊明显发育不良,单侧者表现为左、右侧不对称,右侧较左侧多见。双侧者则阴囊扁平,占隐睾的10%～20%。体检可见单侧或双侧阴囊内无睾丸,阴囊发育差。多数隐睾可在腹股沟部扪及隐睾,但不能推入阴囊。

检查尿中17-酮类固醇、FSH及血清睾酮有利于寻找病因。超声探测腹膜后和腹

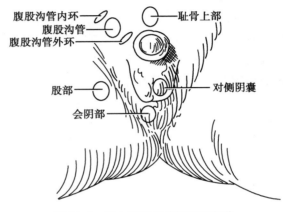

图50-8　睾丸下降异常的不同部位

股沟区,有时可发现异位的隐睾,并可测定睾丸大小。CT、MRI对检查腹内隐睾有帮助。睾丸动静脉及精索静脉造影准确率高,但为有创检查,不常规进行。影像学未发现睾丸者,需要进行手术探查,常用腹腔镜探查。

无论是单侧或双侧隐睾,对日后的生育、恶性变、扭转的概率及精神因素都有影响,应尽早治疗。隐睾病人在1岁内睾丸仍有自行下降至阴囊内的可能。若1岁以后仍未下降,可采用内分泌治疗,采用促性腺激素释放素(LHRH)制剂Cryptocur喷鼻,0.2mg,3次/天。若不成功可用绒毛膜促性腺激素(HCG)1000单位,肌内注射2次/周,共4～5周。若睾丸仍未下降,应采用手术治疗,目的是游离松解精索,修复疝囊及将睾丸固定于阴囊内。手术应在2周岁前进行。对青春期前睾丸萎缩不明显者,也可施行睾丸下降固定术,必要时作自体睾丸移植。经活检证实有原位癌、睾丸萎缩、成人单侧隐睾,而对侧睾丸正常者可行隐睾切除术。合并有腹股沟斜疝者,同时作疝修补。

第五节　包茎和包皮过长

包茎(phimosis)是包皮口狭窄或包皮与阴茎头粘连,使包皮不能上翻外露阴茎头。包皮过长(redundant prepuce)是包皮覆盖于全部阴茎头和尿道口,但仍可上翻。

包茎分为先天性和继发性两种。先天性包茎可见于每一个正常的男性新生儿和婴幼儿,即所谓"生理性包茎"。新生儿阴茎包皮内板与阴茎头表面有轻度上皮粘连,数月后粘连被吸收,包皮内板与阴茎头分离。至3～4岁随着阴茎生长发育和勃起,包皮自行向上退缩,显露出阴茎头。继发性包茎多由于阴茎头和包皮感染或损伤引起,包皮口瘢痕挛缩,皮肤失去弹性,包皮不

Notes

能向上退缩显露阴茎头,这种包茎多需要外科处理。

　　包茎、包皮过长时,由皮脂腺分泌物和上皮脱屑组成的包皮垢或包皮结石,易在包皮下积聚,发生细菌感染,造成阴茎头包皮炎(balanoposthitis)。炎症性粘连可影响包皮松动,形成继发性包茎,甚至导致尿道外口狭窄,严重时包皮开口狭小如针孔,排尿时包皮鼓起如球,引起排尿困难。由于尿流梗阻,不但易继发感染,且可引起上尿路扩张和肾功能损害。

　　包皮口较紧者,如将包皮勉强上翻而不及时复位,包皮口紧勒在冠状沟部,引起包皮和阴茎头的血液和淋巴回流障碍,可发生淤血、水肿和疼痛,形成嵌顿性包茎。如不及时处理,包皮和阴茎头可发生溃烂,甚至广泛坏死。

　　包皮垢的慢性刺激和阴茎头包皮炎的反复发作,常是引起阴茎癌的重要因素。早期施行包皮环切术,对预防阴茎癌有一定意义。

　　包皮过长,如包皮口宽大易于上翻,不需要手术,但应经常翻开清洗,保持局部清洁。对包茎或包皮过长开口较小,屡发阴茎头包皮炎者,可在局部感染控制后行包皮环切术。对嵌顿性包茎,应先手法复位(图50-9)。如复位失败,应作包皮背侧狭窄环切开。

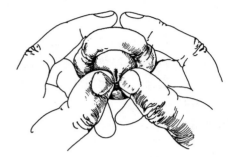

图50-9　嵌顿性包茎手法复位

　　　　　　　　　　　　　　　　　　　　　　　　　(叶章群)

第五十一章 泌尿系统损伤

在泌尿系统损伤中,最为常见的是尿道损伤,肾和膀胱损伤次之,输尿管损伤较少见。泌尿系损伤时常合并其他脏器的损伤。当胸、腹、腰部和骨盆受到严重暴力打击、挤压或穿通性损伤时常伴有泌尿系损伤。在处理泌尿系损伤时,应详细询问病史,尽可能直接询问受伤者。对于损伤严重而无意识的病人则应获取受伤的间接证据。这些证据可提醒医生在体检或尿液分析未发现异常时,警惕有泌尿系统损伤的可能。在处理损伤前积极的复苏至关重要,包括迅速建立呼吸通道、控制出血和抗休克等。

第一节 肾 损 伤

肾脏是腹膜后器官,解剖位置隐蔽,其前后内外均有良好的保护,不易受到损伤。但肾实质脆弱,对来自背部、腰部、下胸或上腹部的暴力打击,也会发生肾损伤。肾损伤多见于 20 ~ 40 岁男性。

(一)损伤机制

暴力超过肾实质的抗拉强度时,即可引起肾损伤(renal trauma)。按损伤机制的不同,可分为闭合性损伤、开放性损伤和医源性损伤。车祸、高处坠跌、物体直接撞击是闭合性损伤的主要原因。高速运动中突然减速或挤压可将肾脏挤向肋骨、脊椎、驾驶盘或其他物体,腹部或胁腹遭受直接打击,均可引起肾脏挫伤、撕裂伤或粉碎伤。从高处落下或突然减速所致的肾急剧移位,可使肾动脉被牵拉、血管内膜撕裂,形成血栓,儿童常发生肾盂输尿管交界处撕裂(图 51-1)。若肾脏本身有病变,如巨大肾积水、肾肿瘤或肾囊性疾病等,有时肾区受到轻微的创伤,也可造成严重的"自发性"肾破裂。

开放性肾损伤多为利器、子弹或弹片等所致,可发生肾实质、集尿系统和血管等明显受破坏。在医疗操作过程中,如经皮肾穿刺、腔内泌尿外科检查或治疗时,也可能发生肾损伤。

(二)损伤分类

按肾损伤所致的病理改变,肾损伤可分为轻度肾损伤和重度肾损伤(图 51-2)。

1. 轻度肾损伤　包括:①浅表肾实质撕裂伤;②小的包膜下血肿;③肾挫伤。肾挫伤可伴有包膜下局部淤血或血肿形成。轻度肾损伤一般不产生肾脏之外的血肿,无尿外渗。大多数病人属此类损伤,常不需手术治疗。

2. 重度肾损伤　包括:①肾实质深度裂伤,裂伤达肾皮髓质结合部和集尿系统;②肾血管蒂损伤,包括肾动、静脉主干或分支血管撕裂或离断;③肾粉碎伤,特点是肾实质有多处裂伤,使肾实质破碎成多块。

(三)临床表现

1. 休克　由于创伤和失血引起,多发生于重度肾损伤。如闭合性肾损伤并休克,仅有轻微血尿或镜下血尿,提示可能有肾蒂损伤或并发其他脏器损伤。

2. 血尿　多为肉眼血尿,少数仅为镜下血尿。血尿的严重程度与肾损伤程度并不一致。如肾蒂血管断裂、肾动脉血栓形成、肾盂破裂、血凝块阻塞输尿管时,血尿轻微,甚至无血尿。

3. 疼痛　表现为伤侧肾区或上腹部疼痛,常为钝痛,因肾包膜张力增高或软组织损伤所致。

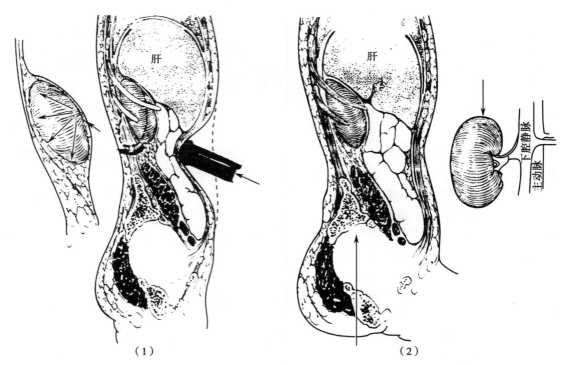

图 51-1　闭合性肾损伤
(1)腹部暴力;(2)坠落伤

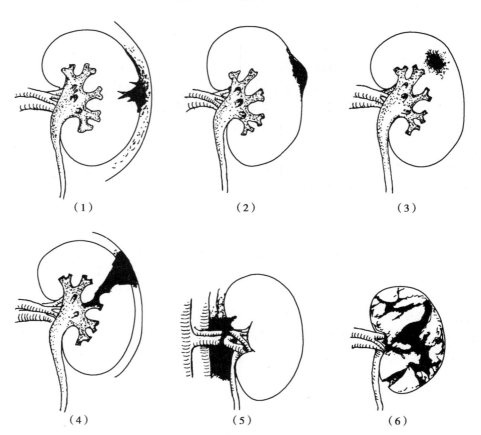

图 51-2　轻度肾损伤和重度肾损伤
轻度肾损伤:(1)表浅撕裂伤;(2)包膜下血肿;(3)肾挫伤。重度肾损伤:
(4)集尿系统撕裂伤;(5)肾动、静脉撕裂伤;(6)肾粉碎伤

血块通过输尿管时可出现肾绞痛。尿液、血液渗入腹腔或伴有腹部脏器损伤时,可出现全腹痛和腹膜刺激症状。

4. **腰腹部肿块和皮下瘀斑**　损伤严重时血液和外渗尿积存于肾周围,可形成肿块,有明显触痛。外伤侧常有皮下瘀斑或擦伤。

5. **发热**　血肿、尿外渗易继发感染,甚至发生肾周脓肿或化脓性腹膜炎,引起发热等全身中毒症状。

（四）诊断

1. **病史及体检**　根据损伤病史及临床表现,诊断肾损伤并不困难。如上腹或肾区受到撞击或腰侧受到挤压,低位肋骨骨折时,都应考虑有肾损伤的可能。但必须注意,肾损伤的严重程度有时与症状不一致,如严重的胸、腹器官损伤症状可掩盖泌尿系统症状。因此应尽早收集尿液标本,必要时导尿检查,以免漏诊。

2. **尿液检查**　血尿为诊断肾损伤的重要依据之一。肾组织损伤可释放大量乳酸脱氢酶,尿中含量可增高。

3. **超声**　可证实肾内、肾包膜下和肾周血肿及并发的尿路梗阻,还可了解对侧肾的情况。

4. **X线检查**　①X线平片:严重的肾裂伤、肾粉碎伤或肾盂破裂时,可见肾影模糊不清、腰大肌影不清晰等,还可以发现脊柱、肋骨骨折等现象;②大剂量静脉尿路造影:肾盂肾盏裂伤时,可见造影剂向肾实质内甚至肾周外渗,肾内血肿可见肾盏肾盂受压变形;③动脉造影:怀疑肾蒂损伤时,作腹主动脉造影可显示肾动脉和肾实质的损伤情况。动脉造影还可证实创伤后动脉瘤和动静脉瘘。

5. **CT**　可作为肾损伤的首选检查。CT显示挫伤的肾明显增大,增强后肾实质强化延迟或不强化;并可清楚显示肾裂伤部位、尿外渗和血肿范围;还可区分血肿是在肾内、肾包膜下或在肾周。

6. **MRI**　MRI诊断肾损伤的作用与CT类似,但对血肿的显示比CT更具特征性,但一般不作为常规检查。

（五）肾损伤远期并发症

肾损伤后持久性尿外渗可形成尿性囊肿;血肿和尿外渗引起组织纤维化,压迫肾盂输尿管交界处可引起肾积水,部分肾实质缺血或肾蒂周围纤维化压迫肾动脉可引起肾血管性高血压(图51-3),肾蒂血管损伤可形成肾动静脉瘘或假性肾动脉瘤。

（六）治疗

1. **紧急处理**　严重休克时应迅速输血和积极复苏处理。一旦病情稳定,应尽快行定性检查,以确定肾损伤的范围和程度,并确定是否合并其他脏器损伤。

2. **非手术治疗**　轻度肾损伤以及未合并胸腹脏器损伤的病例,常采用非手术治疗,包括:①绝对卧床休息2~4周,待病情稳定、尿检正常才能离床活动;②密切观察生命体征的变化;③补充血容量和热量,维持水电解质平衡,保持足够尿量;④观察血尿情况,定时检测血红蛋白及血细胞比容,了解出血情况;⑤每日检查伤侧局部情况,如触及肿块,应准确测量并记录其大小,以便比较;⑥应用抗生素预防感染;⑦应用止血、镇静、镇痛药治疗。值得注意的是,非手术治疗恢复后2~3个月内不宜参加重体力劳动,以免再度发生出血。

3. **手术治疗**　以下几种情况的肾损伤需要尽快手术探查:

（1）开放性肾损伤:多数有开放性肾损伤的病人都须行手术探查,尤其是枪伤或从前面进入的锐器伤,需经腹部切口进行手术,除作扩创、缝合及引流外,还应探查腹部器官有无损伤。

（2）肾粉碎伤:对于有生命力的肾组织,应尽可能保留,若肾脏破裂严重,原位修复难度大,可行肾部分切除术,严密关闭集合系统,断面可用肾包膜或游离腹膜覆盖,必要时可用带蒂大网膜瓣包裹肾脏,以促进愈合和预防继发出血。如对侧肾功能良好而伤肾修复困难者,可行肾

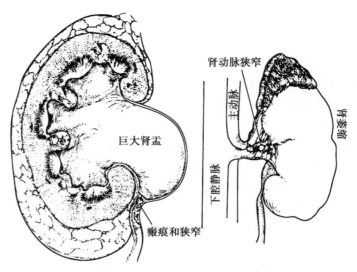

图 51-3   肾损伤远期并发症

切除。

（3）肾破裂：肾盂破裂后大量的外渗尿积聚于肾周，形成尿性囊肿。如腹膜破裂应吸尽腹腔尿液，然后缝合破裂肾盂，放置引流。如肾盂破裂严重，应同时行肾造瘘术。

（4）肾蒂伤：肾蒂伤常由于出血严重，病情危急而难以救治。绝大多数病人，只有紧急切除肾脏，才能达到彻底止血而挽救生命；只有少数病人在极早期施行手术，才有可能通过修复术挽救患肾。

如术前检查排除上述情况，可避免不必要的肾探查手术及由此造成的肾切除，但若非手术治疗期间出现下列指征时也应行手术探查：①经积极抗休克治疗后症状未见改善，怀疑有内出血；②血尿逐渐加重，血红蛋白和血细胞比容继续降低；③腰腹部肿块增大；④疑有腹腔内脏器损伤。

手术方式：肾损伤病人一般经腹切口施行手术。先探查并处理腹腔损伤脏器，再切开后腹膜，显露并阻断肾动脉，然后切开肾脂肪囊探查肾脏。肾周筋膜为制止肾继续出血的屏障，在未控制肾动脉之前不宜切开肾周筋膜，否则易发生难以控制的出血，而被迫施行不必要的肾切除。可根据肾损伤的程度施行破裂的肾实质缝合修复、肾部分切除、肾切除或选择性肾动脉栓塞术。

4. **并发症及处理**　肾损伤后的近期并发症有腹膜后尿性囊肿、残余血肿并发感染及肾周脓肿，可经皮穿刺或切开引流治疗。远期并发症有高血压及肾积水。恶性高血压需施行血管修复或肾切除。输尿管狭窄、肾积水需施行成形术或肾切除术。其他远期并发症还有肾萎缩、肾脂肪性变、肾盂肾炎等。由于肾段动脉损伤和假性肾动脉瘤所致迟发性出血可行选择性肾血管栓塞治疗。

第二节　输尿管损伤

由于输尿管管径小，位于腹膜后间隙，受到背部肌肉和腹膜后脂肪的良好保护，且有一定的活动范围，故极少发生损伤。输尿管损伤（ureteral trauma）多见于贯穿性腹部损伤或医源性损伤。损伤后易被忽略，多延误至出现症状时才被发现。

（一）病因及分类

1. **外伤性损伤**　多由于枪伤或刀器刺割伤所致。损伤可直接造成输尿管穿孔、割裂或切断。单纯的输尿管外伤极为罕见，常伴有大血管和腹部脏器损伤。非贯穿性损伤并不多见，可

Notes

发生于车祸或高处坠落。

2. **手术损伤**　输尿管手术损伤多见于下腹部或盆腔手术,如子宫切除术、直肠癌根除术、巨大卵巢肿瘤切除术等。有时虽未直接损伤输尿管,但损伤了输尿管的血液供应,也会引起输尿管缺血坏死。

3. **腔内器械损伤**　经尿道行输尿管镜检查,输尿管扩张、套石、取石、激光治疗等都易引起输尿管黏膜损伤、穿孔、撕裂,甚至撕脱、拉断。

4. **放射性损伤**　高强度的放射性物质,如^{60}钴外照射、镭内照射等治疗膀胱癌、前列腺癌、子宫颈癌时,偶可引起输尿管放射性损伤,使输尿管发生局限性狭窄或广泛性输尿管壁放射性硬化。

(二) 病理

病理改变因病因不同而异,常可分为挫伤、穿孔、结扎、切开、切断、撕裂、外膜剥离后缺血、坏死等。输尿管损伤后可发生腹膜后尿外渗或尿性腹膜炎,感染后发生脓毒血症。输尿管近端被缝扎可引起该侧肾积水,若不及早解除梗阻,可导致肾萎缩。输尿管被钳夹、外膜广泛剥离可发生缺血坏死,一般在1~2周内形成尿外渗或尿瘘,伴输尿管狭窄者可发生肾积水。输尿管放射性损伤的病理特点为:输尿管及其周围组织充血、水肿,局部瘢痕纤维化粘连而致输尿管狭窄。

(三) 临床表现

取决于发现时间、单侧或双侧、感染存在与否以及尿瘘发生时间及部位。

1. **尿外渗**　尿液渗入腹膜后间隙,可引起腰痛、腹痛、局部肿胀、肿块及触痛。渗入腹腔可引起尿性腹膜炎。如尿液与腹壁创口或与阴道、肠道创口相通,则会形成尿瘘,经久不愈。如继发感染,可出现寒战、高热等。

2. **无尿**　双侧输尿管结扎、损伤,尤其是双输尿管断裂以及孤立肾病人的肾和输尿管损伤均可产生无尿。

3. **血尿**　不一定与输尿管损伤的程度相一致,如输尿管完全离断者往往无血尿。

4. **梗阻**　损伤后可因炎症、水肿、粘连导致输尿管狭窄进而引起尿路梗阻。表现为腰痛,肾、输尿管积水和肾功能损害。

(四) 诊断及鉴别诊断

除少数手术损伤的病例能及时发现外,大多数输尿管损伤的病例不易早期发现,一般在伤后数日或数周出现症状后才被诊断。

1. **静脉靛胭脂注射**　当术中怀疑输尿管损伤时,应经静脉注射靛胭脂,观察有无蓝色尿液从输尿管破损处流出。术中或术后作膀胱镜检查,同时行靛胭脂静脉注射时,可发现伤侧输尿管口无蓝色尿液喷出。

2. **静脉尿路造影**　输尿管误扎可表现造影剂排泄受阻或肾盂输尿管积水,输尿管断裂、穿孔、撕脱、尿瘘时,可出现造影剂外渗。

3. **逆行尿路造影**　输尿管损伤时,经逆行输尿管插管至损伤部位受阻,造影显示梗阻或造影剂外溢。逆行插管穿出输尿管时,即时拍片可见输尿管导管位于输尿管径路之外。

4. **超声**　可发现尿外渗和梗阻所致的肾积水。

5. **CT**　不能直接显示输尿管损伤,但可显示损伤的后果,如尿性囊肿、输尿管周围脓肿、肾积水及尿瘘。

输尿管阴道瘘应与膀胱阴道瘘鉴别,可经导尿管注入亚甲蓝溶液至膀胱。膀胱阴道瘘时,阴道内有蓝色液体流出;输尿管阴道瘘时,阴道内流出液仍为澄清的。

(五) 治疗

目的是恢复正常排尿通路,保护患侧肾功能。在处理损伤输尿管之前应先处理其他严重的合并损伤,还应考虑以下因素,如有无肾脏膀胱损伤、对侧肾功能情况、输尿管损伤的部位、性质、程度和时间。

1. 输尿管逆行插管所致的黏膜损伤出血,常不作特殊处理。但如输尿管镜检或治疗时引起输尿管损伤穿孔,则宜经膀胱插入输尿管导管作支架,引流数日后再拔除。

2. 术中和术后早期发现输尿管损伤,在清除外渗尿后应按具体情况处理。

(1) 钳夹伤或小穿孔:可从输尿管切口插入双J管至肾盂,远端插入膀胱,留置 7~10 天后,经膀胱镜拔除引流管。

(2) 输尿管被误扎:术中发现误扎,应立即行误扎部位松解,如误扎部位有缺血坏死,应切除缺血节段,行输尿管端端吻合,并留置输尿管内支架引流管 3~4 周。如术后即刻怀疑输尿管被误扎,可行经尿道输尿管逆行插管造影,证实后施行手术探查,拆除缝线,并留置输尿管内支架引流管。

(3) 输尿管部分或大部分缺损:输尿管下段损伤和缺损可施行抗反流的输尿管膀胱吻合术或膀胱壁瓣输尿管下段成形术。如输尿管损伤范围不太长,切除损伤段后,也可行无张力的输尿管端端吻合。如输尿管损伤段过长,可按具体情况将离断的输尿管与对侧输尿管端侧吻合,或作输尿管皮肤造瘘术、自体肾移植或肠道代输尿管术。

3. 后期并发症的治疗

(1) 暂时性肾造瘘术:适于输尿管损伤后时间过久的病人。1~2 个月后再试行修复输尿管损伤。

(2) 输尿管狭窄:可试行输尿管球囊导管扩张,经输尿管镜直视下狭窄切开。如狭窄严重,可经开放手术行输尿管周围粘连松解或狭窄段切除。狭窄合并严重肾积水或感染,肾功能重度损害,如对侧肾功能正常,可施行肾切除术。

(3) 尿瘘:尿瘘的治疗目的是切除瘘管,恢复输尿管的正常通道。输尿管皮肤瘘或输尿管阴道瘘应于损伤 3 个月后再施行手术治疗。

第三节　膀　胱　损　伤

在成人,膀胱为腹膜外器官,空虚时位于骨盆深处,受骨盆、盆底筋膜和肌肉保护,一般不易发生膀胱损伤(bladder trauma)。但当骨盆骨折,或膀胱充盈伸展超出耻骨联合至下腹部时,则易遭受损伤。儿童的骨盆浅,膀胱稍有充盈即可突出至下腹部,故较易受到损伤。

(一) 病因

1. 开放性损伤　多由战时弹片、子弹、火器或锐器贯通所致,常合并有其他器官损伤,如直肠、子宫、阴道损伤。

2. 闭合性损伤　分直接暴力和间接暴力损伤。直接暴力多发生于膀胱充盈状态下的下腹部损伤,如拳击、踢伤、碰撞伤等。间接暴力常发生于骨盆骨折时,骨折断端或游离骨片可刺伤膀胱,多由交通事故引起(图 51-4)。

3. 医源性损伤　膀胱镜检查、经尿道膀胱肿瘤电切术、前列腺电切术、膀胱碎石术都可造成膀胱损伤和穿孔。盆腔手术、疝修补术、阴道手术等也可能损伤膀胱。

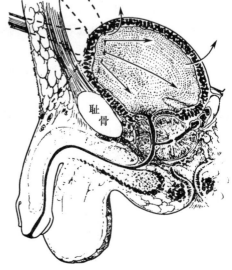

图 51-4　膀胱闭合性损伤

Notes

4. **自发性膀胱破裂**　可见于病理性膀胱,如膀胱结核、晚期肿瘤、长期接受放射治疗的膀胱等。

（二）病理

1. **膀胱挫伤**　仅伤及膀胱黏膜或肌层,膀胱壁未穿破,可出现局部出血或形成血肿,无尿外渗,但可发生血尿。

2. **膀胱切割伤**　经尿道膀胱肿瘤电切或激光治疗不当或膀胱镜碎石钳戳伤膀胱,虽未引起膀胱穿孔,但可引起膀胱内大出血,如不及时止血,可引起出血性休克,还可在膀胱内形成巨大血块,引起排尿困难,甚至压迫输尿管口引起输尿管梗阻,肾功能受损。

3. **膀胱破裂(bladder rupture)**　严重损伤可发生膀胱破裂,分为腹膜外型与腹膜内型和混合型(图 51-5)。

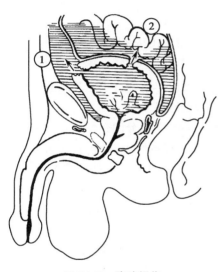

图 51-5　膀胱损伤
①腹膜外损伤;②腹膜内损伤

（1）腹膜外型:腹膜外膀胱破裂较多见,常发生于骨盆骨折时。尿液与血液混合集聚于盆腔内,渗尿多局限于盆腔内膀胱周围及耻骨后间隙,如发生感染可形成严重的盆腔炎及脓肿。

（2）腹膜内型:腹膜内膀胱破裂多发生于膀胱充盈时,其破裂部位多在有腹膜覆盖的膀胱顶部。尿液流入腹腔,可引起腹膜炎。

（3）混合型:即同时有腹膜内及腹膜外膀胱破裂,多由火器伤、利刀穿刺伤所致,常合并其他器官损伤。

（三）临床表现

1. **休克**　骨盆骨折所致剧痛、大出血可导致休克。膀胱破裂致尿外渗,如长时间得不到处理,并发感染,可引起感染性休克。

2. **排尿困难和血尿**　膀胱破裂后,尿液流入腹腔和膀胱周围时,病人有尿意,但不能排尿或仅排出少量血尿。

3. **疼痛**　腹膜外膀胱前壁破裂,尿外渗可引起耻骨上疼痛;后壁破裂可引起直肠周围疼痛。腹膜内膀胱破裂时,尿液流至腹腔可导致急性腹膜炎,引起下腹剧痛。

4. **局部肿胀、皮肤淤斑**　闭合性损伤时,体表皮肤常有肿胀、血肿和皮肤淤斑。

5. **高氮质血症**　腹膜内型膀胱破裂时,大量尿液进入腹腔内,因腹膜具有半透膜作用,将尿素氮吸收到血液中而产生氮质血症。

6. **尿瘘**　贯通性损伤可有体表伤口、直肠或阴道漏尿。闭合性损伤在尿外渗感染后破溃,也可形成尿瘘。

（四）诊断

1. **病史与体检**　当下腹部或骨盆部受暴力损伤后,可出现排尿困难和腹痛,对于能排尿的病人,大多数有肉眼血尿。体检可发现损伤局部肿胀、淤斑、耻骨上压痛。如直肠指检触到直肠前壁有饱满感或液性肿胀感,提示腹膜外膀胱破裂;如有全腹剧痛、腹肌紧张、压痛及反跳痛,叩诊有移动性浊音,则提示腹膜内膀胱破裂。骨盆骨折引起膀胱及尿道损伤,常兼有后尿道损伤的症状和体征。

2. **导尿检查**　导尿管插入膀胱后,如引流出 300ml 以上的清亮尿液,基本上排除膀胱破裂;如顺利插入膀胱但不能导出尿液或仅导出少量血尿,则膀胱破裂的可能性大。此时可经导尿管注入灭菌生理盐水 200~300ml,片刻后再吸出。液体外漏时吸出量会减少,腹腔液体回流时吸

Notes

出量会增多。若液体进出量差异大,提示膀胱破裂。

3. X线检查　腹部平片可显示骨盆骨折和膀胱内有无碎骨片。膀胱造影是诊断膀胱破裂最可靠的方法,经导尿管注入15%泛影葡胺300ml,行前后位摄片,抽出造影剂后再摄片,可发现造影剂漏至膀胱外。排液后的照片能更清楚地显示遗留于膀胱外的造影剂。腹膜内膀胱破裂时,可见造影剂外溢至腹膜内肠曲周围。也可注入空气造影,如空气进入腹腔,膈下见到游离气体,则为腹膜内膀胱破裂。值得注意的是,当血块堵塞膀胱破口时,膀胱造影常不能显示造影剂外渗。

4. CT　可发现膀胱周围血肿,增强后延迟扫描也可发现造影剂外渗现象。

（五）治疗

应根据损伤的类型和程度进行相应处理。

1. 紧急处理　积极抗休克治疗,如输液、输血、镇静及止痛。应尽早用广谱抗生素预防感染。

2. 非手术治疗　对于轻度的膀胱闭合性挫伤和膀胱镜检、经尿道电切手术不慎引起的膀胱损伤,常可经尿道插入导尿管持续引流膀胱,并保持通畅,同时使用抗生素预防感染,可避免手术而治愈。

3. 手术治疗　膀胱破裂伴有出血和尿外渗,病情严重者,应尽早施行手术。总的处理原则是:①完全的尿流改道;②充分引流外渗的尿液;③闭合膀胱壁缺损。

（1）腹膜内破裂(intraperitoneal rupture):所有开放性损伤和大部分闭合性损伤所致的腹膜内型膀胱破裂都需要手术探查和修复膀胱。取下腹正中切口,探查腹内脏器,如有损伤作相应处理。清除腹腔内尿液,缝合腹膜并在膀胱外修补膀胱破口,然后作腹膜外高位膀胱造口,于腹膜外膀胱外放置橡皮管引流。

（2）腹膜外破裂(extraperitoneal rupture):多数无其他严重合并伤的腹膜外膀胱破裂,仅予留置导尿管2周处理即可。累及膀胱颈部,膀胱壁中有骨碎片,伴随直肠损伤的病人,必须手术治疗。切开膀胱探查膀胱内情况,如有游离骨片或其他异物应清除。在膀胱内用肠线缝合破口,如破口较大,宜同时作膀胱造瘘。清除膀胱周围血肿以便发现其他损伤,充分引流膀胱周围尿液,以防盆腔脓肿形成。

4. 并发症的处理　盆腔积液和脓肿可在超声引导下穿刺抽吸,必要时腔内注入广谱抗生素治疗。腹腔内脓肿和腹膜炎应尽早探查引流,同时用足量抗生素控制感染。

第四节　尿道损伤

尿道损伤(urethral trauma)是泌尿系统最常见的损伤,多发生于男性青壮年。损伤可分为开放性、闭合性和医源性三类。开放性损伤多见于战伤和锐器伤,常伴有阴囊、阴茎、会阴部贯穿伤。闭合性损伤为挫伤或撕裂伤。医源性损伤是指尿道腔内器械操作不当所致的尿道内暴力伤。外来暴力引起的闭合伤最为常见。

尿道损伤多见于男性,约占97%。男性尿道以尿生殖膈为界,分为前、后两段。前尿道包括球部和阴茎部,后尿道包括前列腺部和膜部,球部和膜部损伤最为多见。由于前后尿道解剖位置的差异,其致伤原因、病理变化、临床表现和治疗方法不尽相同,故分别叙述。

一、前尿道损伤

（一）病因与病理

男性前尿道损伤较后尿道损伤更多见,多发生于球部。最常见的原因是骑跨所致的会阴部闭合性损伤。系由高处跌下或摔倒时,会阴部骑跨于硬物上,尿道被挤压于硬物与耻骨联合下缘之间所致(图51-6)。其次的损伤原因包括会阴部受到直接打击的闭合性损伤、性生活中海绵

Notes

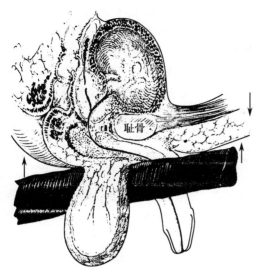

图 51-6 男性前尿道骑跨伤

体折断、精神病人自残、枪伤、锐器伤等。反复插导尿管、进行尿道膀胱镜检也可引起前尿道损伤。

根据尿道损伤程度可分为挫伤、破裂和断裂。尿道挫伤时仅有水肿和出血,愈合后不发生尿道狭窄;尿道破裂时尿道部分全层断裂,尚有部分尿道壁完整,可引起尿道周围血肿和尿外渗,愈合后可引起瘢痕性尿道狭窄;尿道断裂时伤处完全离断,断端退缩、分离,血肿较大时可发生尿潴留。

尿道球部损伤时,血液及尿液先渗入会阴浅筋膜包绕的会阴浅袋内,引起阴囊肿胀。若继续发展,可沿会阴浅筋膜蔓延,使会阴、阴茎肿胀,并可沿腹壁浅筋膜深层,向上蔓延至腹壁,但在腹股沟和三角韧带处受限(图 51-7)。

尿道阴茎部破裂时,若阴茎深筋膜完整,尿外渗及血肿限于阴茎深筋膜内,表现为阴茎肿胀。如阴茎深筋膜同时破裂,尿外渗分布范围与尿道球部损伤相同。

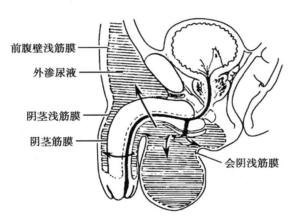

图 51-7 尿道球部破裂的尿外渗

（二）临床表现

1. **尿道出血** 为前尿道损伤最常见的症状。损伤后即有鲜血自尿道口滴出或溢出。

2. **局部血肿及淤斑** 尿道骑跨伤可引起会阴部血肿及淤斑,引起阴囊及会阴部肿胀。

3. **疼痛** 局部常有疼痛及压痛,也常见排尿痛,并向阴茎头及会阴部放射。

4. **排尿困难** 严重尿道损伤致尿道破裂或断裂时,可引起排尿困难或尿潴留。疼痛所致括约肌痉挛也可引起排尿困难。

5. **尿外渗** 尿道断裂后,尿液可从裂口处渗入周围组织。如不及时处理,可发生广泛皮肤及皮下组织坏死、感染及脓毒血症。

（三）诊断

1. **病史及体检** 常有骑跨伤及会阴部踢伤史,有些病人有医源性尿道损伤史。根据典型症状及血肿、尿外渗分布,可确定诊断。

2. **诊断性导尿** 可检查尿道的完整性和连续性。如一次试插成功,提示尿道损伤不严重,可保留导尿管引流尿液并支撑尿道,应注意固定好导尿管,避免导尿管滑脱和二次插管;如一次插入困难,说明可能有尿道破裂或断裂伤。

Notes

3. X线检查　逆行尿道造影可显示尿道损伤部位及程度。尿道挫伤无造影剂外溢;如尿道显影并有造影剂外溢,提示部分破裂;如造影剂未进入后尿道而大量外溢,提示严重破裂或断裂。

（四）治疗

1. 紧急处理　尿道球海绵体严重出血可致休克,应进行抗休克治疗,宜尽早施行手术。

2. 尿道挫伤　症状较轻、尿道造影无造影剂外溢。尿道连续性存在时,不需特殊治疗。可止血、止痛、用抗生素预防感染,必要时插入导尿管引流尿液1周。

3. 尿道破裂　如导尿管能插入,可留置导尿管引流2周左右。如导尿失败,可能为尿道部分破裂,应立即行清创、止血,用可吸收缝线缝合尿道裂口,留置导尿管2~3周,拔管后行排尿期膀胱尿道造影,排除尿外渗情况。

4. 尿道断裂　球部远端和阴茎部的尿道完全性断裂,会阴、阴茎、阴囊形成大血肿,应及时经会阴部切口,清除血肿,行尿道端端吻合,留置导尿管2~3周。

5. 并发症的处理

（1）尿外渗:应尽早行尿外渗部位多处切开,置多孔橡皮管作皮下引流。必要时作耻骨上膀胱造瘘,3个月后再修补尿道。

（2）尿道狭窄:晚期发生尿道狭窄,可根据狭窄程度及部位不同选择治疗。狭窄轻者定期尿道扩张即可。尿道外口狭窄应行尿道外口切开术。如狭窄严重,引起排尿困难,尿流变细,可行内镜下尿道内冷刀切开,对瘢痕严重者再辅以电切、激光等手术治疗。如狭窄严重引起尿道闭锁,经会阴切除狭窄段,行尿道端端吻合术常可取得满意的疗效。

（3）尿瘘、尿外渗未及时引流,感染后可形成尿道周围脓肿,脓肿穿破可形成尿瘘,狭窄时尿流不畅也可引起尿瘘。前尿道狭窄所致尿瘘多发生于会阴部或阴囊部,应在解除狭窄的同时切除或搔刮瘘道。

二、后尿道损伤

（一）病因与病理

最常发生于交通事故,其次为房屋倒塌、矿井塌方等。90%以上的病人合并有骨盆骨折。骨盆骨折引起后尿道损伤的机制为:附着于耻骨下支的尿生殖膈移位,强大的剪切力使膜部尿道撕裂;耻骨前列腺韧带受到急剧的牵拉而被撕裂,前列腺突然向上后方移位,前列腺尿道与膜部尿道交界处撕裂。骨折端和盆腔血管丛损伤引起大量出血,在前列腺和膀胱周围形成大血肿。后尿道断裂后,尿外渗液聚积于耻骨后间隙和膀胱周围(图51-8)。

（二）临床表现

1. 休克　骨盆骨折所致后尿道损伤,一般较严重,常因合并大出血而发生损伤性和失血性休克。

2. 尿道出血　多数病人可见尿道口流血。

3. 疼痛　下腹部痛,局部肌紧张,并有压痛。如出血和尿外渗加重,可出现腹胀及肠鸣音减弱。

4. 排尿困难　尿道撕裂或断裂后,尿道的连续性中断或血块堵塞,常引起排尿困难和尿潴留。

5. 尿外渗及血肿　尿生殖膈断裂时可出现会阴、阴囊部血肿及尿外渗。

（三）诊断

1. 病史及体检　骨盆挤压伤病人出现尿潴留,应考虑后尿道损伤。直肠指诊对确定尿道损伤部位、程度及是否合并直肠肛门损伤等极为重要。后

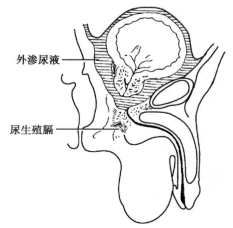

图51-8　后尿道损伤的尿外渗

外渗尿液

尿生殖膈

尿道断裂时,可触及直肠前方有柔软、压痛的血肿,前列腺向上移位,有浮动感。若前列腺仍较固定,提示尿道未完全断裂。若指套染有血液,应考虑合并直肠损伤。

2. X线检查 骨盆X线平片显示骨盆骨折、耻骨联合是否移位或耻骨支断裂情况。对疑有后尿道损伤的病人,可行逆行尿道造影。病人置于25°～30°斜位,经尿道口注入造影剂15～20ml。斜位片能显示整段尿道和尿外渗的区域。若尿道造影正常,应插入导尿管作膀胱造影,以排除膀胱损伤。

（四）治疗

1. 全身治疗 骨折病人需平卧,勿随意搬动,以免加重损伤。迅速输液输血抗休克,对威胁生命的合并伤,如血气胸、颅脑损伤、腹腔内脏损伤等应先予处理。

2. 一般处理 对于损伤轻,后尿道破口小或部分破裂的病人可试插导尿管,如顺利进入膀胱,可留置导尿管引流2周左右,待拔管时行排尿期膀胱尿道造影。如试插导尿管失败,膀胱胀满而未能立即手术,可作耻骨上穿刺,吸出膀胱内尿液。

3. 手术治疗 若导尿管不能进入膀胱,病人一般情况尚可,应早期行尿道会师复位术。但病人一般情况差,或尿道会师手术不成功,可只作高位膀胱造瘘。

（1）尿道会师复位术（图51-9）：尿道会师复位术靠牵引力使已断裂的尿道复位对合,尿道断端未作直接吻合,故尿道愈合后发生尿道狭窄的可能性较尿道修补吻合术大。方法是:作下腹正中切口,切开膀胱前壁,经尿道外口及膀胱颈各插入一尿道探子,使两探子尖端于尿道损伤部位会师。如会师有困难,亦可用示指从膀胱颈伸入后尿道,将从尿道外口插入的探子引进膀胱。在其尖部套上一根橡皮导尿管,退出探子,将导尿管引出尿道外口。再在此导尿管尾端缝接气囊导尿管,将其带入膀胱内。沿尿道方向牵引气囊导尿管,借牵引力使尿道两断端对合。

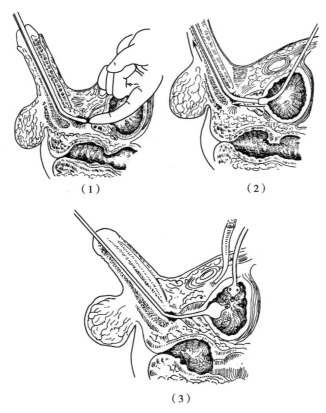

（1）　　　　　　　　　　　　（2）

（3）

图51-9 尿道会师复位术

（1）示指从膀胱颈伸入后尿道,将从尿道外口插入的探子引进膀胱;（2）在尿道探子尖部套上一根橡皮导尿管,退出探子,将导尿管引出尿道外口;（3）在该导尿管尾端缝接另一气囊导尿管,将其带入膀胱内,同时行膀胱造瘘

Notes

尿道会师复位术后需留置导尿管 3 ~ 4 周,若恢复顺利,病人排尿通畅,可避免作第二期尿道吻合术。

(2) 分期处理:对于高位膀胱造瘘病人,3 个月后若发生尿道狭窄或闭锁,再行二期手术治疗。二期手术前有必要行膀胱 X 线平片和逆行尿道造影以了解尿道狭窄或闭锁段的长度,对狭窄或闭锁段较短者可行经尿道内镜下内切开术。狭窄或闭锁段较长者行开放手术,方法包括经会阴切口切除尿道瘢痕组织,作尿道端端吻合术或尿道拖入术(pull-through operation),一般主张尽可能行尿道端端吻合术。尿道拖入术是指在尿道瘢痕狭窄切除后,两断端不作对端吻合,而是将远侧尿道断端借助尿管的牵引作用,拖至近侧尿道断端上,以重建尿道的连续性。这一手术仅适用于那些施行尿道吻合术确有困难者。如尿道长度不足者,可切除耻骨联合,缩短尿道两断端距离,然后吻合尿道。

(3) 并发症处理:尿道损伤或一期膀胱造瘘会师复位,二期尿道吻合术后常并发尿道狭窄。处理见前述前尿道损伤狭窄。

后尿道损伤合并直肠损伤,早期可立即修补,并作暂时性乙状直肠造口。后尿道损伤并发尿道直肠瘘,应于 3 ~6 个月后再行修补手术。

(叶章群)

Notes

第五十二章 泌尿、男性生殖系统感染

第一节 概 述

泌尿、男性生殖系统感染是致病微生物侵入泌尿、男性生殖系统而引起的炎症反应,一般指普通致病菌引起的非特异感染,是泌尿外科最常见的疾病之一。泌尿系统感染在临床上通常称为尿路感染,根据感染的部位分为上尿路感染和下尿路感染。感染累及肾、肾盂及输尿管时称为上尿路感染;累及膀胱和尿道时则称为下尿路感染。由于女性尿道短而阔,并且与外生殖器官相毗邻,因而女性泌尿系统感染的发病率明显高于男性,特别是在新婚期、生育期的青年女性以及老年女性。男性青壮年多发生前列腺炎、附睾炎等男性生殖系统感染;老年男性由于前列腺增生等方面的原因下尿路感染的发生率也很高。

（一）病原体

引起泌尿、男性生殖系统感染的致病菌主要分两类。

1. **非特异性致病菌** 大肠埃希菌是目前泌尿、男性生殖系统感染最为常见的病原体。85%社区获得性与50%医院获得性泌尿生殖道感染为大肠埃希菌感染。其他革兰氏阴性杆菌,如变形杆菌、克雷伯菌,革兰氏阳性菌,如粪球菌、腐生性葡萄球菌引起的感染约占15%社区获得性泌尿生殖道感染。近年来随着聚合酶链反应(PCR)检测手段的广泛普及,衣原体和支原体在尿路感染的检出率也明显升高。此外还有滴虫、厌氧菌、真菌、原虫、病毒等。随着广谱抗生素的广泛应用,混合感染以及条件致病菌导致的感染也有所增多。

2. **特异性致病菌** 主要为结核分枝杆菌和淋病奈瑟菌等。

（二）发病机制

在机体尿路系统的防御机制受到破坏,致病菌增多到一定数量或毒力时,即可导致感染。尿路感染相关的因素主要包括以下几个方面:

1. 正常机体的尿道外口和远端尿道都有一些细菌停留,如乳酸杆菌、链球菌、葡萄球菌、小棒杆菌等,称为正常菌群。正常菌群能对病原菌起到抑制及平衡作用,使机体对感染具有一定的防御功能。

2. 机体的防御机制还包括正常的尿液环境(尿 pH、渗透压、尿素浓度等)、正常的排尿活动以及尿路上皮的抗黏附作用等。正常尿路上皮细胞能分泌黏蛋白、氨基葡萄糖聚糖、糖蛋白、黏多糖等,这些物质均有对抗细菌黏附尿路的作用。

3. 细菌的数量和毒力对感染的形成也有重要作用。一般认为尿内细菌浓度超过 10^5 CFU/ml 时即可导致尿路感染。尿路感染常见的大肠埃希菌拥有丝状菌毛,菌毛能产生黏附素,与尿路上皮细胞受体结合,使细菌黏附于尿路黏膜,继而侵袭尿路上皮而引起感染。每个细菌可有100~400 根菌毛,主要由亚单位菌毛蛋白构成,分子量为 17~27kD。依其功能和抗原不同可分为 I 型和 P 型两种。带有 I 型菌毛通常引起下尿路感染;P 型菌毛的细菌致病力强,是肾盂肾炎的主要致病细菌。不同大肠埃希菌表面具有多种多聚糖抗原,如 K 抗原、O 抗原和 H 抗原。表达 O 抗原和 K 抗原的大肠埃希菌都对尿路上皮细胞具较强的黏附力,易引起尿路感染。此外,有研究发现某些细菌能合成一种特殊的糖蛋白,使其易于黏附,致病力大为增强。

4. 最近的研究发现尿路感染的易感性还可能与血型抗原、基因型特征、内分泌等因素相关。

（三）诱发感染因素

主要有以下三方面（图 52-1）：

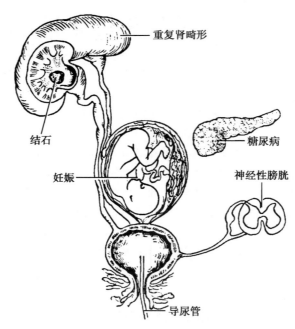

图 52-1　泌尿系统感染的诱发因素

1. **机体免疫功能下降、抗感染能力减弱**　各种病理状态引起全身免疫功能下降,使机体局部的抗感染防御功能减弱或被破坏时,容易诱发泌尿系统感染,如糖尿病、慢性肝病、慢性肾病、营养不良、恶性肿瘤、先天性免疫缺陷或长期应用免疫抑制剂等。

2. **梗阻因素**　泌尿生殖系统是一个管道系统,在这个管道系统的任何部位发生病变都会引起管腔梗阻,致使尿液引流不畅。尿路排尿动力异常也会造成尿液淤积,引起尿液潴留,促进病原菌在局部繁殖,破坏尿路上皮的防御能力,引起尿路感染。常见的疾病有泌尿生殖系统畸形、梗阻、结石、肿瘤、前列腺增生和神经源性膀胱等。

3. **医源性因素**　在留置导尿、留置膀胱造瘘管或进行尿道扩张、腔镜检查等操作时,易招致感染。

（四）感染途径

主要有四种途径。对于非特异性细菌感染,最常见的感染途径为上行感染和血行感染（图 52-2）。

1. **上行感染**　病原菌从体外经尿道外口向上入膀胱,再上行入上尿路,这是尿路感染最常见的感染途径,多见于女性病人。致病菌进入膀胱后,可沿输尿管腔上行到达肾盂。大约50%下尿路感染病例可能导致上尿路感染。在一些婴幼儿和成人,若存在输尿管口先天异常或病变时,膀胱尿液反流到输尿管和肾盂,更容易引起上尿路感染。

2. **血行感染**　多继发于机体其他部位的感染病灶,如皮肤疖、痈、扁桃体炎、中耳炎、龋齿等。这些病灶内的致病菌可在进入血液后通过血液循

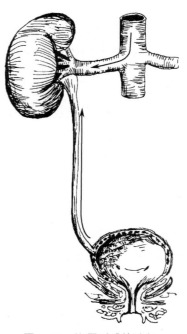

图 52-2　泌尿系感染途径

Notes

环进入泌尿生殖系统器官,引起相应器官感染,最常见为肾皮质感染,致病菌多为金黄色葡萄球菌。

3. **淋巴感染**　泌尿生殖系统邻近器官病灶的致病菌经淋巴系统传播至泌尿生殖器官。尿路内部感染的致病菌也可沿膀胱、输尿管的淋巴管道上行到达肾。这是比较少见的一种感染途径,多见于肠道的严重感染或腹膜后感染等。

4. **直接蔓延感染**　由泌尿生殖系统邻近器官的感染直接蔓延所致,如阑尾脓肿、盆腔化脓性炎症等,外伤也可直接将致病菌带入泌尿生殖系统脏器引起感染。

(五)诊断

尿频、尿急、尿痛和排尿困难是泌尿生殖系统感染的典型临床表现。尤其是急性期,诊断并不困难。在诊断过程中应仔细询问病史,寻找可能存在的诱因。

1. **尿液标本的采集**　尿液中致病菌的存在是诊断泌尿系统感染最重要的依据,但在留取尿液标本时容易受污染而混淆诊断。因此正确的采集尿液标本是诊断的重要环节。一般有三种采集方法:①中段尿:清洁外阴和尿道口后留取中段尿;②导尿:常用于女性病人;③耻骨上膀胱穿刺:这种方法最准确地反映尿液的真实状态,但为有创性检查,一般不用。尿液标本采集后应尽快进行检查,避免污染和杂菌生长。

2. **尿液镜检**　正常尿液一般不出现白细胞和红细胞。当尿路感染时尿液中白细胞和红细胞增多,每高倍镜视野白细胞超过3个即说明可能存在泌尿系统感染。

3. **细菌菌落计数**　是诊断尿路感染的主要依据。若菌落计数≥10^5CFU/ml 应认为有感染;<10^4CFU/ml 可能为污染,应重复培养;10^4 ~ 10^5CFU/ml 之间为可疑。此值在急性尿路感染和未曾应用抗菌药物的病例中有意义,在慢性病例和已用过药物者常常难以判断,必须与临床症状结合起来分析。

4. **影像学和尿动力学检查**　为了寻找引发尿路感染的诱因,应对泌尿生殖系统进行详细的检查,如尿路平片、静脉尿路造影、膀胱及尿道造影、超声、CT、放射性核素检查等,必要时还要进行尿动力学方面的检查。

5. **尿培养**　抗生素使用前的中段尿液培养是诊断尿路感染的最可靠指标。

导管相关尿路感染的诊断:泌尿系疾病的治疗过程中,经常留置各种导管,与之相关的泌尿系感染的诊断有其特殊性:①症状和体征:大多数导管相关感染是无症状的,无法通过症状和体征确定感染情况。长期留置导管的病人如出现发热,需要同时进行尿液和血液的细菌培养,以证实菌血症来自泌尿系。②菌尿和脓尿:对预测无症状尿路感染病人症状发展特异性较差。

(六)治疗原则

目的在于消灭致病菌,缓解症状,防止肾功能损害及感染的扩散。①根据尿液细菌培养和药物敏感试验结果选择敏感抗菌药物。抗生素使用目标为消除泌尿道内细菌;②针对病人的症状,使用药物以缓解病人尿频、尿急、尿痛和排尿困难症状;③去除诱发尿路感染的病变,如尿路梗阻、结石等;④治疗期间注意营养,休息,多饮水,保持每日尿量在 2000ml 以上。

第二节　上尿路感染

一、急性肾盂肾炎

急性肾盂肾炎(acute pyelonephritis)是肾盂和肾实质的急性细菌性炎症。致病菌多经膀胱上行感染肾盂,再经肾盂感染肾实质,也可经血液直接播散到肾盂和肾实质。上行感染的病原菌主要为革兰氏阴性细菌,多为大肠埃希菌和其他肠杆菌;血行感染的致病菌主要为革兰氏阳性细菌。女性的发病率高于男性。上尿路梗阻、膀胱输尿管反流及尿潴留时可以继发肾盂肾炎。

（一）病理

肾盂黏膜充血水肿,出现散在小出血点,显微镜下可见多量中性粒细胞浸润,肾水肿,体积增大,质地较软。病变严重时黏膜表面散在大小不等的脓肿,呈黄色或黄白色。肾切面可见大小不等的小脓灶,分布不规则。早期肾小球多不受影响,病变严重时可见肾小管、肾小球受破坏。化脓灶愈合后可形成微小的纤维化瘢痕,一般无损于肾功能。病灶广泛而严重者,可使部分肾单位功能丧失。在致病菌及感染诱因未被彻底消除时,急性肾盂肾炎可由于病变迁延或反复发作而转为慢性。

（二）临床表现

①发热:血行感染的急性肾盂肾炎发病急,可出现寒战、高热,体温可上升至 39℃ 以上,伴有头痛、恶心呕吐等全身症状,随即出现尿路刺激症状。②腰痛:患侧或双侧腰痛,多呈胀痛。肋脊角有明显的压痛和叩击痛。③膀胱刺激症状,由下尿路感染上行所致的急性肾盂肾炎,先出现尿频、尿急、尿痛、血尿、排尿困难等症状,以后出现高热等全身症状。

（三）诊断

根据病史可以进行初步诊断。特别注意询问有无下尿路感染,前列腺炎及身体其他部位有无感染病灶。尿液检查可发现白细胞、红细胞、蛋白、白细胞管型,尿细菌培养菌落 10^5/ml 以上,血白细胞计数升高,中性粒细胞增多明显。病变严重时可有脓毒血症出现,此时应进行血液的细菌学检查。X 线平片、超声、CT 等影像学检查有助于了解上尿路有无梗阻或其他疾病。

（四）治疗

1. **支持治疗**　卧床休息,多饮水,维持每日尿量达 2L 以上,有利于炎症及代谢产物的排出。

2. **单纯性急性肾盂肾炎的治疗**　发生于泌尿系统解剖结构功能正常,而且无糖尿病或免疫功能低下等合并症的病人。对于轻度发热和(或)肋脊角叩痛的单纯性急性肾盂肾炎,应口服抗菌药物治疗 14 日。抗菌药物使用 14 日仍有菌尿的病人,应根据药敏实验结果继续治疗 6 周。

对于症状严重的单纯性急性肾盂肾炎,在尿培养结果未回来前,首先应予以胃肠外给药途径给予广谱抗菌药物。在退热 72 小时后,改用口服抗菌药物。

可选择的抗菌药物:①喹喏酮类药物,如左氧氟沙星;②头孢菌素类抗菌药物,第二、三代头孢菌素对于革兰氏阴性杆菌作用显著;③β-内酰胺类抗菌药物;④半合成青霉素,对于氟喹诺酮耐药和超广谱 β-内酰胺酶阳性的大肠埃希菌感染,初次用药必须选择 β-内酰胺酶复合制剂、氨基糖苷类或碳青霉烯类抗菌药物;⑤氨基糖苷类抗菌药物,对多种革兰氏阴性菌和某些革兰氏阳性菌具有很强的杀菌作用;⑥磺胺类抗菌药物,对除铜绿假单胞菌之外的革兰氏阳性与革兰氏阴性菌有效。

3. **复杂性急性肾盂肾炎的治疗**　发生于尿路感染伴有增加获得感染或治疗失败风险的疾病,如泌尿系统解剖结构或功能异常,糖尿病等疾病。推荐根据尿培养与药敏结果选择敏感抗生素。在尿培养结果未回报之前,如病人病情危重,可考虑经验性治疗。经验性治疗推荐初始选择的抗生素为氟喹诺酮、β-内酰胺酶抑制剂复合制剂、第 2 代或 3a 代头孢菌素或氨基糖苷类抗菌药物、磷霉素氨丁三醇。如初始治疗失败,尿培养结果尚未报告,可改用的抗菌药物为:氟喹诺酮(如未用于初始经验治疗)、加 β-内酰胺酶抑制剂复合制剂的酰胺基青霉素、第 3b 代头孢菌素或碳青霉烯类抗菌药物。最后可考虑联用氨基糖苷类抗菌药物。抗菌药物使用疗程 7~14 天,少数危重病人可延长至 21 天。

二、肾　积　脓

肾积脓(pyonephrosis)也称脓肾,是肾脏严重感染所致广泛的化脓性病变。多因结石、肾或输尿管畸形引起梗阻及肾积水继发感染所致,肾实质广泛破坏形成一个集聚脓液的囊腔。

Notes

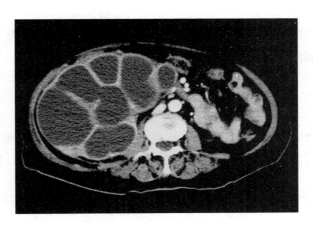

图 52-3　肾积脓的 CT 表现

肾积脓的临床表现有两种类型。急性发作时通常症状较重,可出现全身感染症状,如畏寒、高热、腰部疼痛、肿块等。慢性肾积脓时病程较长,病人可有消瘦、贫血、反复尿路感染。如尿路有不完全性梗阻,脓液可沿输尿管排入膀胱而出现膀胱炎症状。膀胱镜检查可见患侧输尿管口喷脓尿,尿液检查可见大量脓细胞。若尿路有完全性梗阻,尿液检查可完全正常。超声、静脉尿路造影、放射性核素肾图、CT 或磁共振等检查可以了解是否存在尿路梗阻及程度和患侧肾功能情况(图 52-3)。

治疗以抗感染为主,同时注意加强营养,纠正水、电解质紊乱,在肾尚有功能时,应先施行肾造瘘术(图 52-4)。如患肾功能已丧失,可行患肾切除术。

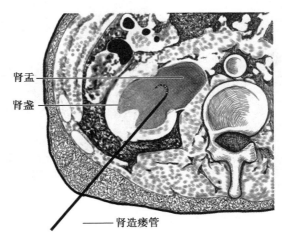

肾盂

肾盏

肾造瘘管

图 52-4　肾造瘘术

三、肾皮质多发脓肿

肾皮质多发脓肿(multiple renal abscess)为局限于肾皮质的多发脓肿,常由于葡萄球菌经血行感染进入肾脏皮质引起该疾病常继发于糖尿病或免疫力低下等合并症的病人,原发灶可为皮肤疖肿、肺部感染、骨髓炎、扁桃体炎或外伤后感染等。

临床表现中原发病灶症状较为明显,主要症状为突发寒战、高热、腰痛,肾区压痛,肌紧张和肋脊角叩击痛。实验室检查:血白细胞升高、中性粒细胞增加、血培养有细菌生长。部分病例脓肿与集合系统相通,出现脓尿和菌尿。尿细菌培养为阳性。尿路平片示肾轮廓不清,腰大肌阴影模糊、消失,静脉尿路造影显示患侧肾功能减退或消失,如脓肿较大可见肾盂肾盏受压、变形。超声下可见肾皮质灶性低回声区,轮廓不规则。CT 显示为多发的肾实质低密度影,增强后病变区域密度不均匀增强,但仍低于正常肾实质。

早期肾皮质脓肿应及时应用抗生素治疗。一旦确诊为金黄色葡萄球菌,则立即应用对耐青霉素酶或对 β-内酰胺酶有抵抗力的抗生素。如并发肾周围脓肿,可在超声引导下穿刺或切开引流。如脓肿引流不畅,肾脏破坏严重,必要时可行肾切除术。

四、肾 周 围 炎

肾周围炎(perinephritis)是肾周围组织的化脓性炎症,感染多来自肾,如肾盂的感染(包括少

Notes

见的黄色肉芽肿性肾盂肾炎)或肾皮质脓肿穿破肾包膜侵入肾脂肪囊。也可由肾外伤血肿、尿外渗继发感染引起,少数来自肾以外的感染病灶血行播散而来。若形成脓肿则称肾周围脓肿。致病菌以金黄色葡萄球菌及大肠埃希菌多见。

临床表现主要为腰痛、肾区压痛、叩击痛和肌紧张,形成脓肿后可有全身中毒症状,如畏寒、发热等。血白细胞及中性粒细胞上升。单纯肾周围炎尿常规可无异常,但由于肾周围炎多伴有肾实质感染,尿常规检查常可见脓细胞。若脓肿溃破,由于肾周组织脂肪丰富,且疏松,感染易沿腰大肌蔓延扩展,可出现明显的腰大肌刺激症状,腹部平片可见肾影增大模糊,脊柱弯向患侧,腰大肌阴影消失。若脓肿位于肾上方,累及膈肌,可有胸膜炎性反应,同侧膈肌抬高,活动受限。

超声和 CT 可显示肾周围脓肿,有助于本病的定位、定性诊断。超声引导下作肾周围脓肿穿刺,抽取脓液涂片、培养,有助于明确病原菌类型和抗生素的选择(图 52-5)。

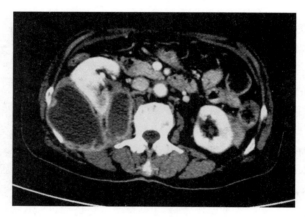

图 52-5 肾周围炎 CT 表现

未形成脓肿前,治疗应首选敏感的抗生素,并加强全身支持疗法。肾周围脓肿形成后,可作超声引导下穿刺或切开引流。

第三节 下尿路感染

一、细菌性膀胱炎

细菌性膀胱炎(acute cystitis)是一种常见疾病,由于女性尿道解剖和生理学方面的特点,女性多发,尤其在新婚期及更年期后更容易发病。而男性尿道较长,单纯急性细菌性膀胱炎较少发生,多继发于下尿路梗阻性疾病,如前列腺增生、尿道狭窄等。细菌性膀胱炎的感染途径几乎均为上行感染所致,致病菌多数为大肠埃希菌,其次为变形杆菌、克雷伯菌、葡萄球菌及铜绿假单胞菌等。

(一)病理

膀胱黏膜弥漫性充血、水肿,肉眼呈深红色,黏膜下有出血,严重时可见溃疡形成,黏膜表面有脓液和坏死组织附着。炎症一般比较表浅,仅累及黏膜及黏膜下层。显微镜下可见毛细血管扩张和白细胞浸润。慢性细菌性膀胱炎可见黏膜表浅溃疡,溃疡基底部可见肉芽肿,并可有假膜样渗出物覆盖。

(二)临床表现

急性膀胱炎发病突然,多数青壮年女性病人发病与性活动有关,临床表现为尿频、尿急、尿痛、尿道烧灼感。尿频程度不一,严重者数分钟排尿一次或有急迫性尿失禁。常见终末血尿,有

Notes

时为全程血尿,甚至有血块排出。全身症状不明显,体温正常或仅有低热,当并发急性肾盂肾炎或急性前列腺炎、附睾炎时才出现高热等全身症状。

慢性膀胱炎仅有轻度的膀胱刺激症状,但该症状反复发生,通常无全身症状。

(三) 诊断

根据病人的临床表现,膀胱炎的诊断并不困难。在进行诊断时特别要注意询问病人有无尿路感染的诱因和全身及尿路疾病史,并进行相应的检查。

实验室检查:尿液中白细胞和红细胞增多。除尿细菌培养外,还应作菌落计数和药物敏感试验,典型病例常获得阳性结果。肾功能一般不受影响。在急性感染期禁忌作膀胱镜检查。尿道有分泌物时应作涂片细菌学检查。

膀胱炎要与尿道炎鉴别。尿道炎也有尿频、尿急、尿痛等症状,但不如膀胱炎严重。性传播性尿道炎尿道多有脓性分泌物,常见致病菌为淋病奈瑟菌、衣原体、支原体、单纯疱疹病毒和滴虫等。

(四) 治疗

根据致病菌种类和药物敏感性试验结果选用抗生素治疗。抗菌药物可选用复方磺胺甲噁唑、头孢菌素类、喹诺酮类药物。一般口服抗菌药物即可。急性细菌性膀胱炎可采用短期大剂量冲击治疗。在治疗过程中应多饮水,口服碳酸氢钠碱化尿液,并应用 M 受体阻滞剂托特罗定等药物,以减少膀胱刺激症状。膀胱区热敷、热水坐浴等可减轻膀胱痉挛。绝经期后妇女发生尿路感染,可能与雌激素缺乏引起阴道内乳酸杆菌减少和致病菌的繁殖增加有关,因此雌激素替代疗法可以维持正常的阴道内环境,增加乳酸杆菌并清除致病菌,减少尿路感染的发生。另外在治疗急性细菌性膀胱炎时还应积极治疗诱发尿路感染发作的各种全身或尿路方面疾病。

慢性细菌性膀胱炎的治疗手段主要以应用抗菌药物为主,因为慢性细菌性膀胱炎病程较长,因此抗菌药物一定要足量使用。一般交替使用 2～3 种抗生素,应用 2 周或更长时间。治疗期间保持排尿通畅,积极处理诱发尿路感染的病因。

二、尿 道 炎

急性尿道炎(acute urethritis)是一种常见的生殖道感染疾病,按致病菌可分为淋菌性尿道炎和非淋菌性尿道炎。

(一) 淋菌性尿道炎

淋病奈瑟菌引起的尿道感染,常累及泌尿、生殖系的黏膜。淋病奈瑟菌为革兰氏阴性肾形双球菌。人是淋病奈瑟菌唯一的天然宿主,有易感性,发病后免疫力低下可再度感染。淋菌性尿道炎(gonorrhealurethritis)主要由性接触直接传播,偶可通过带淋病奈瑟菌的衣裤、毛巾、浴盆、便盆和手等间接传播。患淋病的孕妇分娩是新生儿感染的常见原因。近年,性传播疾病病人人数有所上升,其中以男性淋菌性尿道炎尤为突出,给人类带来严重危害和影响。

1. **临床表现**　发病较急,尿道口黏膜红肿、发痒或刺痛。尿道排出多量黄白色脓性分泌物(图52-6),继之出现尿频、尿急、尿痛等症状。多数病人有明确的不洁性接触史,潜伏期 2～8 天,一般在 4 天以内发病。及时治疗者大约 1 周后症状逐渐减轻,尿道口红肿消退,尿道分泌物减少而稀薄,排尿恢复正常,1 个月后症状可全部消失。部分病人可继发前列腺炎、精囊炎或附睾炎;治疗未愈者可形成慢性淋菌性尿道炎,反复发作使尿道结缔组织纤维化还可引起炎性尿道狭窄。

2. **诊断**　有典型的临床表现及不洁性生活史,尿道分泌物涂片可在多核白细胞内找到成对排列的革兰氏阴性双球菌,因此确诊并不困难。

3. **治疗**　药物治疗首选头孢曲松,125mg,肌内注射,1 次/天。口服药物可选择头孢克肟、环丙沙星、左氧氟沙星、氧氟沙星。大观霉素 2g 肌内注射,1 次/天,可用于妊娠期妇女与对喹喏酮类药物或头孢菌素过敏的病人。若病情较重,合并生殖系感染,应适当延长抗菌药物的疗程。

Notes

配偶应同时治疗,以免重复感染。如发展为淋菌性尿道狭窄,需给予相应外科干预联合抗菌药物治疗。

(二)非淋菌性尿道炎

病原体以沙眼衣原体或支原体为主,其余为滴虫、单纯疱疹病毒、肝炎病毒、白色念珠菌、包皮杆菌等,通过性接触传播,比淋菌性尿道炎发病率高,在性传播疾病中占第1位。

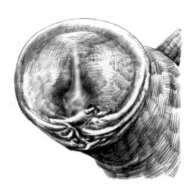

图52-6　尿道口脓性分泌物

1. 临床表现　一般在感染后1~5周发病。表现为尿道刺痒、尿痛和分泌少量白色稀薄液体,有时仅为痂膜封口或内裤污秽,常见于晨起时。在男性,感染可侵犯前列腺、附睾引起前列腺炎和急性附睾炎,严重者导致男性不育。

2. 诊断　有典型的临床表现及不洁性行为的接触传染史。清晨排尿前取尿道分泌物作支原体、衣原体接种培养。非淋菌性尿道炎与淋菌性尿道炎可以在同一病人同一时期中发生双重感染,因症状相似,鉴别诊断应慎重。尿道分泌物涂片每高倍视野下见到10个以上多核白细胞,找到衣原体或支原体的包涵体及未见细胞内革兰氏阴性双球菌,据此可与淋菌性尿道炎相鉴别。女性可采用宫颈拭子标本或尿液标本进行核酸扩增实验、原位杂交、酶联免疫、荧光抗体实验或支原体、衣原体培养等方法检测病原体,男性可选择尿道内标本进行病原体的检测。

3. 治疗　阿奇霉素,1g,1次/日,口服或多西环素,100mg每天2次,共7天。另外还可选择红霉素、琥乙红霉素、氧氟沙星、左氧氟沙星用于非淋菌性尿道炎的治疗。对于妊娠期妇女,可选择红霉素、琥乙红霉素、阿奇霉素等抗菌药物。

常用大环内酯类抗生素治疗,如红霉素(阿奇霉素)、米诺环素(美满霉素)等,性伴侣应同时治疗,并注意性生活卫生。

第四节　男性生殖系统感染

一、前列腺炎

(一)概述

前列腺炎是男性常见泌尿系统疾病,可见于各个年龄段的男性,常见于青年男性。1995年,美国国立卫生研究院(national institutes of health,NIH)根据前列腺炎的基础与临床研究情况,制定了一套前列腺炎的分类系统。(表52-1)

表52-1　前列腺炎分类

类型	名　称
I	急性细菌性前列腺炎
II	慢性细菌性前列腺炎
III	慢性前列腺炎/慢性骨盆疼痛综合征
IIIa	炎症性慢性前列腺炎/慢性骨盆疼痛综合征
IIIb	非炎症性慢性前列腺炎/慢性骨盆疼痛综合征
IV	无症状性前列腺炎

(二)病因

急性细菌性前列腺炎(acute bacterial prostatitis),即I型前列腺炎,多在劳累、饮酒、性生活过于频繁后发生,部分病人继发于慢性前列腺炎。留置尿管,经尿道进行器械操作或患有膀胱炎及尿道炎时,细菌或含有细菌的尿液经后尿道和前列腺导管逆流至前列腺。经直肠或经会阴前列腺穿刺,细菌可直接或通过淋巴管入前列腺,也可导致急性前列腺炎发生。身体其他部位感染灶的细菌也可经血流播散至前列腺。常见致病菌为革兰氏阴性肠道杆菌,也有葡萄球菌和链球菌,偶有厌氧菌。

慢性细菌性前列腺炎(chronic bacterial prostati-

Notes

tis),即Ⅱ型前列腺炎,致病因素主要是病原体感染。常见于长期反复下尿路感染,病原体反复存在,病原体通过尿液逆流进入前列腺所造成的感染。Ⅰ型前列腺炎治疗不及时或迁延未愈,亦可发展为Ⅱ型前列腺炎。

Ⅲ型与Ⅳ型前列腺炎目前发病机制不明,可能与病原体感染、免疫反应异常、尿液反流刺激、精神心理因素、神经内分泌因素等有关。

（三）病理

Ⅰ型前列腺炎可见后尿道前列腺表面黏膜充血、水肿,前列腺腺泡有白细胞浸润。炎症可扩散至附睾,引起附睾炎。大部分病例经治疗缓解,部分转变为慢性前列腺炎或前列腺脓肿。

Ⅱ、Ⅲ、Ⅳ型前列腺炎病理标本可见在前列腺腺泡内和间质中有不同程度的浆细胞和巨噬细胞浸润,前列腺组织内有钙化或微结石产生,前列腺被膜增厚。

（四）临床表现和诊断

Ⅰ型前列腺炎一般起病急,表现为高热、寒战伴有尿频、尿急、尿痛及会阴部疼痛,因为前列腺充血、肿大,有时出现排尿困难或急性尿潴留。直肠指诊前列腺肿大、有明显触痛、局部温度增高。急性期禁忌做前列腺按摩,以免引起菌血症。可做尿细菌培养及药物敏感试验。超声可见前列腺增大,内部回声不均匀。

Ⅱ、Ⅲ型前列腺炎发病缓慢,多数病人具有尿路感染病史。常见的临床表现为尿频、尿急、尿痛、排尿不尽、尿滴沥。部分病人可出现下腹部、会阴部、骨盆区疼痛不适。部分病人伴有精神紧张、萎靡、焦虑、抑郁、紧张、失眠、性欲减退、勃起功能障碍等临床表现。经直肠前列腺指诊:病变早期,前列腺一般比较饱满,前列腺液较多;病程较长时,前列腺体积缩小,质地韧硬。超声可见前列腺内部回声不均匀,前列腺被膜增厚。

Ⅱ型前列腺炎前列腺液细菌培养可呈阳性,前列腺液内白细胞增多(>10个/高倍视野),磷脂小体减少。

Ⅲ型前列腺炎前列腺液细菌培养阴性,偶可见沙眼支原体、衣原体等培养阳性。Ⅲa型前列腺炎行前列腺液、精液检查可见白细胞数目升高,Ⅲb型前列腺炎行前列腺液、精液检查可见白细胞数目在正常范围。

Ⅳ型前列腺炎无任何临床症状,仅在前列腺液、精液检查发现白细胞升高,或前列腺组织活检、前列腺组织标本检查中发现炎症证据。

（五）治疗

Ⅰ型前列腺炎给予全身支持治疗,卧床休息,大量饮水,退热止痛。如出现急性尿潴留,可行耻骨上膀胱穿刺造口,尽量避免经尿道留置尿管。

快速有效地应用抗生素是治疗的关键。在未明确致病菌前,应首先静脉使用氨苄西林、头孢菌素、环丙沙星等广谱抗生素,或口服复方磺胺甲噁唑。如疗效不满意,应根据细菌培养及药敏结果及时更改治疗药物。抗菌治疗不能满足于体温正常、症状消失,疗程应至少持续2周。如并发前列腺脓肿,应经会阴切开引流。

Ⅱ型与Ⅲa型前列腺炎应选择足量敏感抗生素进行治疗,疗程至少6周,症状缓解可停药观察;症状不缓解,应调整抗生素。复方磺胺甲噁唑、喹诺酮类药物对前列腺腺泡有较强的穿透力,故为首选药物。红霉素、多西环素、头孢菌素等也有较好疗效,可以每2周交替应用。部分存在沙眼衣原体、支原体等病原体感染的病例,可采用四环素或大环内酯类抗生素治疗。Ⅲb型前列腺炎不建议使用抗生素。

Ⅱ型与Ⅲ型前列腺炎尚可用解痉、止痛、镇静催眠等药物对症治疗。植物制剂和中成药也可选择。近年了解到前列腺炎的症状与盆腔平滑肌痉挛有关,同时也认识到前列腺平滑肌内存在大量α-受体,因此临床上最近开始广泛应用α-受体阻滞剂治疗慢性前列腺炎。

除药物治疗外,也常用热水坐浴、前列腺按摩、药物离子透入、微波等物理疗法对Ⅱ型与Ⅲ型前列腺炎进行治疗。临床上慢性前列腺炎的治疗相当棘手。无论何种类型的慢性前列腺炎,

Notes

均需医患双方配合进行治疗。医生应帮助病人建立坚持治疗的信心,应向病人强调综合治疗的重要性和必要性,不能仅仅依靠抗菌药物或单一的药物疗法。建立良好的生活习惯。

Ⅳ型前列腺炎一般无需治疗。

二、急性附睾炎

(一) 病因

急性附睾炎(acute epididymitis)主要由逆行感染所致,细菌从后尿道经输精管逆行感染至附睾,也可通过淋巴管或血流途径感染。部分病人有阴囊损伤史。在导尿、尿道扩张、长期留置尿管、经尿道前列腺电切术后时有发生。致病菌多为大肠埃希菌、变形杆菌、葡萄球菌等。

(二) 病理

病变首先侵犯附睾尾部,逐渐向头部发展,早期表现为蜂窝织炎,病变进展可形成小脓肿。精索增粗,有时睾丸也充血肿胀。感染消退后,附睾管周围的纤维化可使管腔堵塞,如发生在双侧,可发生梗阻性无精子症。

(三) 临床表现

发病突然,多继发于下尿路感染。发病时阴囊疼痛,可放射至同侧腹股沟与腰部。附睾肿胀,体积增大,触痛明显,伴有高热。发病前可有膀胱炎、前列腺炎等症状。体检可见阴囊皮肤红肿,附睾肿大,严重时与睾丸界限不清,形成一硬块。精索水肿增粗,血白细胞数升高,尿细菌培养可呈阳性。

(四) 诊断与鉴别诊断

根据上述临床表现,诊断并无困难,但需与睾丸扭转、附睾及睾丸肿瘤等鉴别。睾丸扭转多见于青少年儿童,发病突然,阴囊局部症状严重,疼痛剧烈、附睾、睾丸均肿大,有明显触痛。超声有助于鉴别,急性附睾炎显示血流增加,睾丸扭转则血流阻断。睾丸及附睾肿瘤为阴囊内无痛性肿物,超声和肿瘤标记物检查有助于鉴别。

(五) 治疗

急性期应卧床休息,多饮水,避免性生活。托起阴囊以减轻疼痛。可服用退热止痛药。早期应用冰袋冷敷消肿,晚期可热敷加速炎症消退。抗生素治疗,疗程4~6周。如形成脓肿,可切开引流。

三、慢性附睾炎

慢性附睾炎(chronic epididymitis)为附睾慢性炎症,发病缓慢,一般合并慢性前列腺炎,感染途径以逆行感染为主,细菌经前列腺逆行感染至附睾。多数病人无急性附睾炎病史。

慢性附睾炎可发生附睾纤维化。显微镜下可见广泛的瘢痕组织,附睾管闭塞,淋巴细胞及浆细胞浸润。如发生双侧慢性附睾炎可导致男性不育。

(一) 临床表现

主要为阴囊内肿物,肿物多发生于附睾尾,无急性发作时可无症状,多在体检时或病人自己偶然发现。部分病人出现阴囊不适,胀痛,性生活后加重。附睾局限性肿大,较硬,呈结节状改变,与睾丸界限清楚,精索和输精管可增粗。慢性附睾炎应与附睾结核鉴别,附睾结核一般为无痛性肿块,病变局限于附睾尾。输精管呈串珠样改变是附睾结核特有的表现,可同时伴有前列腺和精囊结核。合并有尿路感染时,尿液内有白细胞,可找到抗酸杆菌。超声、静脉尿路造影、膀胱镜检查有助于进一步鉴别。

(二) 治疗

对症处理,包括热敷、理疗等,急性发作时可使用抗生素。目前普遍认为慢性附睾炎是一种自限性疾病,但是其症状缓解需要数年甚至数十年的时间。手术切除附睾仅适用于保守无效的病人,但仅小于50%的病人术后疼痛能够缓解。

(李　虹)

第五十三章 泌尿生殖系统结核

第一节 概　　述

泌尿生殖系统结核(genitourinary tuberculosis)是结核分枝杆菌侵犯泌尿生殖器官引起的慢性特异性感染。在人类历史上,结核病曾严重威胁人类的健康,自链霉素之类抗结核药物的问世后才使其得到有效控制。然而,近年来结核病疫情又有恶化趋势,主要原因是:结核治疗不规范而致大量耐药菌株的产生;人们对结核病的疫情控制过于乐观从而放松了警惕;人类免疫缺陷病毒(HIV)感染的流行,HIV能破坏人体免疫系统,导致感染者容易罹患结核病。

（一）流行病学

在世界范围内,结核病是感染性疾病引起死亡的主要原因。我国是世界上22个结核病高负担国家之一,结核病病人总数居世界第二,每年死于结核病者大约13万,仅次于印度。泌尿生殖系统结核大都继发于肺结核,约占全部肺外结核的10%~40%,仅次于淋巴结核。发达国家中有8%~10%的肺结核同时并发泌尿系结核,而在发展中国家这一比率为15%~20%。泌尿生殖系统结核的男女之比约为2:1。该病好发于青壮年,平均年龄40岁(5~88岁)。在我国,近年来中老年病人相对增多,其构成比逐渐接近青壮年;和肺结核一样,泌尿生殖系统结核多见于经济发展落后、医疗卫生条件较差的农村及边远地区。

与其他大多数肺外活动期结核病相同,泌尿生殖系统结核潜伏病灶的激活往往发生于免疫力下降之后,多见于糖尿病、营养不良、免疫缺陷病、长期使用类固醇激素及其他免疫抑制剂等。泌尿生殖系结核很少能在病情非常严重之前确诊。尸检研究也发现,仅有50%的肾结核出现临床症状,只有18%能在临床上做出诊断。误诊的原因一是与病情的潜伏性发展及症状不特异有关;二是与医生粗心、缺乏经验与盲目检查有关。因此,泌尿生殖系结核的实际发病率高于一般流调结果。

（二）感染途径

结核分枝杆菌是一种抗酸需氧菌,一般最先感染肺部。当吸入结核分枝杆菌后,肺泡内只要有1~5个结核分枝杆菌就可能导致感染,并在肺泡内形成原发性结核灶。6个月后,肺结核病灶可自发性愈合,病人进入潜伏期。在此后的2年中有5%的病人复发,还有5%的病人会在以后复发。若病人抵抗力下降,就可能引发粟粒性结核,此时25%~62%病人的双肾有多重结核病灶。

来自肺部的结核分枝杆菌可通过四种途径播散到泌尿男性生殖器官:血行感染、接触感染、淋巴感染和直接蔓延(图53-1),其中血行感染最常见。①泌尿系结核:绝大部分来源于肾外结核,尤其是肺结核的血行播散;接触感染较为少见,系通过性生活或受污染的衣物传播,病变多位于阴茎和尿道;淋巴感染和直接蔓延均属罕见,如严重肠道或脊柱结核病灶经淋巴管和(或)直接蔓延侵及肾脏。②男性生殖系统结核:以往认为,男性生殖系统结核主要继发于泌尿系结核,流经后尿道含结核分枝杆菌的尿液可经前列腺导管和射精管反流至前列腺,并在此发病,进而再沿生殖道蔓延至精囊、附睾和睾丸。然而,现在有愈来愈多的证据表明,男性生殖系统结核和肾结核一样,也是以血行感染为主。

泌尿、男性生殖系统结核在系统内部可经泌尿生殖道顺行或逆行蔓延。结核沿尿路顺行播

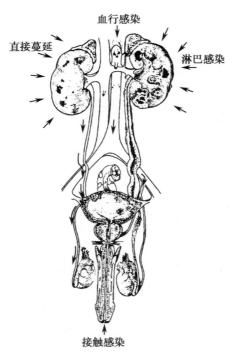

直接蔓延　血行感染　淋巴感染

接触感染

图53-1　泌尿、男性生殖系
结核的感染途径

散很常见,如肾结核继发输尿管、膀胱结核;结核沿尿路逆行播散则主要见于膀胱结核晚期,含结核分枝杆菌的膀胱尿液反流到对侧输尿管,使健侧上尿路也出现结核。由于解剖关系,结核病变也可在泌尿系统和男性生殖系统之间蔓延,但并不常见。

（三）诊断原则

1. **早期诊断**　结核病变处于早期阶段的治疗效果好,并发症少,故应尽早做出诊断。但泌尿、男性生殖系统结核在发病初期大都仅表现为泌尿系症状,易被误诊为非特异性尿路感染。另约半数病人无任何临床症状,可能就诊时单侧肾脏已失去功能,故破坏性很大。这就要求临床医生加强对结核病的认识,经常保持"疫情观念"。对可疑病人,应当有意识、有针对性地寻找结核证据,包括详细追问病史,及时进行相关检查,以免延误治疗。

2. **全面检查**　结核是全身性疾病,泌尿生殖系结核有时和肺结核、骨关节结核同时存在;而在泌尿系统内部,结核通常累及肾、输尿管、膀胱等多个脏器,特别是膀胱结核极少孤立存在;泌尿系结核可合并男性生殖系统结核,在诊断泌尿系结核时,必须了解男性生殖系统有无结核,反之亦然。因此,发现任何部位结核后都不应就此满足诊断结果,而应做全面检查,不仅可避免漏诊,而且有时可以作为临床诊断的重要佐证。

（四）治疗原则

1. **一般治疗**　休息、营养、阳光、新鲜空气,至今仍是提高结核病病人机体抵抗力的重要方法。合并非特异性感染时应给予有效抗生素治疗。

2. **药物治疗**　与肺结核相同,对于泌尿和男性生殖系统结核的化学药物治疗(简称化疗)也必须坚持五项原则:早期、联用、适量、规律、全程。为提高化疗效果和减少耐药菌株的产生,目前规范的用药方法是:①督导治疗(直接监督下化疗,简称DOTS):结核病化疗周期长,病人往往难以坚持,因此,现在多主张采用督导治疗,即所有抗结核药物均在医护人员或病人家属的监管下服用,这在化疗第一个月尤为重要;②顿服给药:传统的分次给药法往往只能达到亚治疗水平,而顿服给药是将一日全部药量于睡前一次顿服。这可明显提高血中药物浓度,协同发挥作用,从而增强治疗效果,并且也方便病人服用。

泌尿生殖系结核化疗效果良好,这是因为:①肾内结核分枝杆菌密度较低;②主要抗结核药物在尿液及肾脏、输尿管、膀胱、附睾和前列腺等组织中均能达到有效治疗浓度;③异烟肼、利福平、链霉素能自由进入结核空洞并维持杀菌活力。在早期诊断和早期治疗的情况下,大多数泌尿生殖系结核可用药物治愈。化疗的停药标准是:①症状完全消失;②ESR和尿常规连续多次正常;③细菌学检查结果多次阴性;④影像检查显示病灶已愈合或保持稳定;⑤无其他部位活动性结核病灶。

3. **手术治疗**　泌尿系结核的手术治疗原则是:①术前化疗4~6周,术后继续施行标准化疗半年;②尽量保存正常组织和恢复生理功能。以往认为,合并泌尿生殖系统以外部位活动性结核灶时不宜手术,但当今认为,这种情况并非手术的禁忌证。在某些情况下,如并发结核性脓毒症、孤立肾出现肾积水等常需紧急手术。

手术可分为两大类:切除病变组织和成形(重建)手术。①随着现代抗结核化疗的发展,切

Notes

除性手术日趋减少,对此应严格掌握指征,反对盲目切肾;②目前,对成形手术的需求则相对增多,多用于治疗泌尿系结核的晚期并发症。

第二节　泌尿系结核

泌尿系结核(urologic tuberculosis)均首发于肾脏,而输尿管和膀胱结核是肾结核的次发性病变。因此,泌尿系统结核是一个整体。

(一)病理

1. **肾结核**　其发生是一个渐进性过程。早期病变局限于双侧的肾皮质。结核分枝杆菌首先经血行播散至肾小球毛细血管网,并在此形成结核肉芽肿,主要由朗格汉斯细胞及其周围的淋巴细胞和成纤维细胞所组成。这种早期肾结核又称为病理型肾结核。此时,虽然病人尿已呈酸性,有镜下血尿,尿中偶能找到结核分枝杆菌,但尚无其他任何临床表现。病理型肾结核约80%累及双肾,但大多数病例能自行愈合,病灶被瘢痕或钙化取代。少数情况下,因细菌数量大、毒性高而机体抵抗力弱,细菌可经肾小球滤过后到达髓襻,或经血运到达肾髓质。此时,病人开始出现临床症状,称之为临床型肾结核。从病理型肾结核发展为临床型肾结核的病程相当长,约2/3的病例超过5年,甚至长达10~20年,故儿童泌尿系结核少见。临床型肾结核90%为单侧,左右侧发病率无明显区别,但对侧可能存在病理型肾结核。

临床型肾结核病理反应严重,主要位于肾髓质及肾乳头,表现为破坏性改变。到达肾髓质后的结核分枝杆菌大量繁殖,破坏周围肾实质。结核结节互相融合,中心发生干酪样坏死、液化,形成干酪样脓肿。脓肿向肾盏破溃后,肾乳头处则形成溃疡型空洞,而含有结核分枝杆菌的脓液顺尿流进入肾盂、输尿管和膀胱,导致这些部位发生继发性结核(图53-1);脓肿也可局限在肾实质内,形成闭合性脓肿,极少数严重者肾实质大部或全部被脓肿取代,形成结核性脓肾。病变向肾外扩展则产生肾周寒性脓肿或窦道。

随着病程进展,肾脏出现病理性修复反应,表现为纤维化和钙化。①纤维化,会造成肾内动脉狭窄、内膜增厚,致使肾皮质缺血、萎缩。纤维瘢痕也可包裹干酪坏死区,形成结核瘤,但这种情况比较少见。肾盂和肾盏纤维化时,其管壁增厚、挛缩,造成肾盏颈或肾盂输尿管连接处产生瘢痕性狭窄,致使尿流不畅,肾盂、肾盏内压增高,从而加重肾实质的破坏。②钙化,多发生在脓肿表面,其内部仍含有大量结核分枝杆菌,此时化疗难以奏效。因此,肾结核钙化区逐渐增大往往被视为手术治疗的指征。病变晚期的肾脏常因实质破坏和瘢痕收缩而萎缩,表面高低不平,肾功能大部分甚至完全丧失。

2. **输尿管结核**　最常见于下段,尤其是输尿管膀胱连接处;其次是上段;中段很少见;有时也可累及全程输尿管。病变是由黏膜层开始,先形成结核结节,继而相互融合形成溃疡,逐步破坏管壁全层。同时,肌层则由肉芽和纤维组织替代,最终导致输尿管壁增厚、变硬,随之输尿管缩短、狭窄,收缩功能下降。输尿管狭窄是结核病肾脏失去功能的主要原因,多达93.7%。若输尿管完全闭塞,尿液不能排入膀胱,结核性膀胱炎将逐渐好转,但肾脏却因坏死物质积聚而被广泛破坏,功能逐渐全部丧失,这就是所谓的"自行肾切除(autonephrectomy)"或"肾自截"。自截肾常有瘢痕形成和大量钙盐沉着,有时表现为全肾钙化,但内部仍有活动性结核分枝杆菌。

3. **膀胱结核**　最先出现在患侧输尿管开口附近,最初表现为局部膀胱黏膜充血、水肿等一般炎性反应,并有水疱样改变,黏膜下常形成结核结节。病情进一步发展可出现溃疡、肉芽肿和纤维化。晚期病变深达肌层,致使逼尿肌纤维化而失去伸缩功能。输尿管口周围肌肉纤维化则导致输尿管口狭窄和(或)关闭不全。若整个膀胱受累,可导致膀胱瘢痕性收缩,膀胱容量明显减少,临床上称为膀胱挛缩。膀胱挛缩常导致对侧肾积水,这是由于膀胱容量减少造成膀胱内压增高,加上对侧输尿管口狭窄和关闭不全,使得对侧上尿路的尿液排出受阻所致。膀胱结核性溃疡如向外穿透可形成膀胱阴道瘘或膀胱直肠瘘,但现已很少见。

4. **尿道结核**　非常罕见。结核分枝杆菌多来自肾脏;也可由生殖系结核播散而来;极少由尿道口直接从外界感染。病变主要表现为黏膜溃疡,后期可因纤维化而致尿道狭窄。

总之,泌尿系结核的病理特点是组织的破坏和修复混合存在。机体抵抗力弱而结核分枝杆菌量大、毒力强时,病理改变以破坏为主,形成溃疡和脓肿;抵抗力增强或使用抗结核药后,则修复反应较为明显,表现为纤维化和钙化。然而,这种修复是病理性修复,有时不够彻底,也可能导致一系列负面效应,进一步加重病情。

（二）临床表现

肺部感染结核后到泌尿生殖系出现临床症状期间的潜伏期很长,平均为 22 年。病变发展至临床型肾结核后,大约 20% 的病人仍无症状,70% 以上的病人仅表现为泌尿系症状。

1. **尿频**　无痛性尿频是泌尿系结核最为突出的症状,出现最早,持续时间最长。初期表现为夜尿增多,以后逐渐转变为全天性,呈进行性加重,普通抗生素治疗无效。尿频在早期是由上尿路含有结核分枝杆菌和坏死物质的尿液刺激膀胱黏膜所致,以后则系膀胱自身结核病变引起。病变广泛或合并非特异性感染时,亦可伴有尿痛和耻骨上区痛,表现为典型的膀胱刺激症状。若输尿管完全闭塞造成"肾自截",上述症状可好转乃至消失。晚期出现膀胱挛缩时尿频最为严重,因膀胱容量仅为数十毫升,病人每日排尿可达数十次甚至百余次,常出现急迫性尿失禁。

2. **脓尿**　肉眼脓尿者尿液混浊并伴有絮状物,呈淘米水样,乃肾脏或膀胱病变组织排出大量干酪样坏死物质所致。镜下脓尿较多见,每高倍显微镜下脓细胞数常在 20 个以上。但近 20% 的病人尿中查不到白细胞。结核性脓尿的特点是尿中虽有脓细胞,亦可内含结核分枝杆菌,但普通细菌培养结果一般为阴性,即所谓"无菌性脓尿"。

3. **血尿**　发生率为 50% ~ 60%。病理型肾结核时即有镜下血尿。肉眼血尿约占 10%,一般为晚期症状,但也可以是首发甚至唯一的症状。血尿程度时轻时重,但鲜有大出血。血尿来源可为肾脏,但多为膀胱,系膀胱收缩时结核溃疡出血所致,表现为终末血尿。

4. **腰痛**　较少出现。其原因是:①血块或脱落的钙化片、坏死物质堵塞输尿管;②肾脏病变累及肾包膜或并发严重肾积水;③继发普通细菌感染。此外,合并对侧肾积水时可引起对侧腰痛。

5. **全身症状**　仅少数病人可能出现,一般不明显:①全身性结核毒性症状,见于病情严重或合并其他器官活动性结核者,表现为消瘦、乏力、低热、盗汗等。偶可发生 40℃ 以上的严重高热,临床上易被误诊为普通尿路感染,往往需用试验性治疗加以鉴别:结核性高热用普通抗生素治疗无效,而用抗结核药物后,高热在 2 ~ 3 天内便可逐渐下降。②终末期慢性肾衰竭,约占 5%,见于双侧肾结核、或一侧肾结核伴对侧重度肾积水者,表现为水肿、贫血、恶心、呕吐等。③高血压,是患肾血供减少导致肾素分泌增多所致。

6. **局部体征**　少数病人可被触及肿大的肾脏。肾动脉或其分支发生破坏性改变者,有时可在肾区闻及血管性杂音。常可发现输精管增粗且呈结节样改变、附睾或前列腺肿大变硬。这些生殖系结核的体征是间接提示泌尿系结核的有力佐证。

（三）诊断

泌尿系结核,尤其在早期往往缺乏典型的临床表现和特异性的检查手段,是最易误诊的泌尿外科疾病之一,因此,诊断的关键在于意识到本病的可能。下列情况是提示泌尿系结核的重要线索:①慢性尿路感染抗生素长期治疗无效,并进行性加重;②青壮年反复出现无痛性夜间尿频或原因不明的血尿;③有结核病接触史、或有肺或生殖系统(尤其是附睾)结核证据。一旦怀疑本病,应采行以下诊断程序(图 53-2)。

1. **实验室检查**

（1）一般尿液检查:①常规检查,多见脓细胞、红细胞和少量蛋白,尿液一般呈酸性反应;

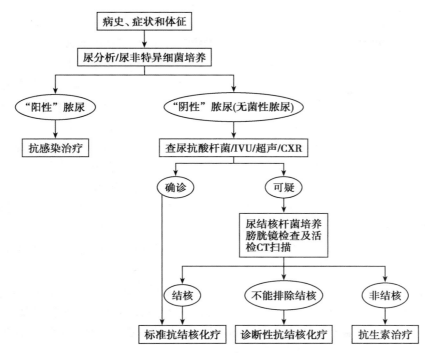

图 53-2　泌尿系结核诊断程序
IVU:静脉尿路造影　CXR:胸片

②普通细菌培养,一般是阴性,但应注意,至少在 20% ~40% 的结核病人及 50% 的女性结核病人中可检出非特异性病原体,因此,阳性结果并不能排除泌尿系结核。

(2) 尿结核分枝杆菌检查:是早期诊断泌尿系结核的重要方法,共有三种:①涂片找抗酸杆菌,特异性约 96%,敏感性约 50%。因为病灶中的结核分枝杆菌是间歇性地排入尿中,故应每天收集 24 小时尿来检验尿沉渣,而且至少连做 3 次。该法操作简便,但为防止与其他抗酸杆菌(包皮内的耻垢杆菌)相混淆,收集尿液标本时应清洗阴茎头,尽量避免污染。②尿结核分枝杆菌培养,特异性高,是诊断结核分枝杆菌的金标准,敏感性在 80% ~90% 之间,但所需时间长达 4 ~6 周。近年来出现了快速培养法。为提高检出率,结核分枝杆菌培养也应做 3 次以上,每次均取晨尿。若培养结果为阳性,同时应做抗结核药物敏感试验。③聚合酶链反应(PCR),特异性约 85%,敏感性 94%,即使细菌很少也可检出,所需时间仅为 24 ~48 小时。这种分子技术目前已成为检测尿液结核分枝杆菌的补充手段,并且很有可能会取代传统的结核分枝杆菌鉴定方法。

(3) 血液检查:大多数病例血常规正常,病情严重时白细胞可升高。部分病人 ESR 增快,通常是结核病变在活动的表现。ESR 也是对活动性结核疗效评估和随访的良好指标,化疗期间应每月复查一次。双侧肾结核或一侧肾结核伴对侧重度肾积水病人可有肾功能及贫血指标改变。

2. 影像学检查

(1) X 线平片:主要包括 KUB 和胸片(CXR)。KUB 上可能存在患侧肾轮廓模糊、腰大肌阴影消失等现象。肾区可见形状不同、大小不等的云絮状或斑片状钙化影,发生率约为 7% ~19%,有时可能会被误诊为肾结石。这两者区别是:结石性钙化斑位于肾集尿系统;而结核性钙化斑位于肾实质部位,自截肾常表现为肾区弥漫性钙化。输尿管和膀胱钙化少见。对疑似泌尿系结核者还应常规拍摄胸和脊柱片,以寻找潜在的肾外结核病灶。

(2) 尿路造影:大剂量静脉尿路造影(IVU)是诊断泌尿系结核的标准方法,虽其有被 CT 取代的趋势,但至今仍在广泛应用。IVU 既能明确诊断,又可以确定病变的程度和范围,还能了解分肾功能。

1）肾结核：初期表现是单个肾盏模糊，呈虫蚀样改变，杯口甚至肾盏消失；随着病变范围的扩大，肾盂、肾盏出现变形，内壁粗糙，一个或多个肾盏闭塞，肾实质内有多发性空洞，可与肾盏相通或分开；晚期肾实质被广泛破坏，造影剂呈大块状充填，肾功能不全时则肾脏显影变淡或不显影。如果输尿管完全闭塞，整个肾脏有时还会出现大片钙化，并且肾功能完全丧失，即"肾自截"。但应注意，初期当皮质病变扩大至髓质导致肾脏广泛性炎症时，亦可能表现为一过性无功能肾，但经有效抗结核治疗后肾功能可部分恢复。

2）输尿管结核：表现为节段性或全程性变细、狭窄、僵直、管壁不平甚至呈锯齿状或串珠状。其中，输尿管的多发性狭窄是泌尿系结核最具意义的特征性表现，发生率占60%以上。狭窄处上方的管腔扩张、积水。这种狭窄常常仅见于输尿管下段，而且可能是唯一的影像学表现。

3）膀胱结核：早期影像正常，晚期可见边缘粗糙、变形、容量缩小、输尿管尿液反流等改变。膀胱挛缩时，其影像形似核桃。由于晚期膀胱结核可引起健侧输尿管下段狭窄，在IVU上可显示所谓"对侧性肾积水"，临床上，有人则将一侧肾脏不显影、同时伴对侧肾积水视为疑似泌尿系结核的"第一印象"。晚期膀胱结核应慎用膀胱镜检查或逆行肾盂造影。

（3）超声：早期肾结核超声声像图可无异常。随着病情进展，肾结核的超声表现多种多样。一般而言，破坏性改变呈低回声，而纤维增生和钙化等修复性改变呈高回声。肾脏外形不规则，内在结构紊乱。出现肾盂缩窄时，肾盏可全部扩张、积水，声像图上呈现"调色盘"征象。由于上述表现并非特异，只作为诊断参考，不作为确诊依据。

（4）CT：与IVU检查是互补的，CT侧重于肾实质检查，而IVU侧重于集尿系统的检查。对于早期泌尿系结核，CT检查可无明显改变。但至病变后期，其诊断价值高于IVU。这是因为肾脏功能严重受损时IVU难以提供直接的影像证据，而CT却能直接显示与肾结核病理反应密切相关的影像改变。CT片上，脓肿和空洞等破坏性改变表现为不规则的"虫蚀"样低密度区，CT值低于肾实质但高于水；肾盂和肾盏壁以及空洞周围则可因纤维增生和钙盐沉着而表现为CT值增高。多数情况下，肾皮质变薄，肾周模糊不清。输尿管管壁增厚，外径增粗，周围有毛刺状改变，内腔阶段性狭窄或扩张。由于上述输尿管改变比较独特，一旦出现，应视为泌尿系结核的有力证据。

3. 膀胱镜检查　在病变不同阶段可见膀胱黏膜充血、水肿、溃疡、瘢痕等改变，以患侧输尿管开口周围及三角区为明显。若能见到浅黄色的粟粒样结核结节将有助于诊断。有时因输尿管瘢痕收缩、向上牵拉，膀胱镜下可见输尿管口扩大、内陷，由正常裂隙状变成洞穴状，称之为"高尔夫洞"（golf-hole）征，这是膀胱和下段输尿管结核的特征性病理改变。有时还可见到输尿管口排出血性或脓性尿液。对可疑的膀胱病灶应取活体组织检查，有助于明确诊断，但敏感性只有18.5%～52%。由于结核性膀胱高度敏感，膀胱镜检查必须在麻醉良好的情况下进行，以防出血和穿孔。炎症急性期或膀胱挛缩时禁做膀胱镜检查。

总之，泌尿系结核的诊断在很大程度上依赖经验性和综合性判断，主要包括：①病史：肺结核；②症状：无痛性尿频；③体检：附睾结节；④检验：尿结核分枝杆菌阳性；⑤IVU：泌尿系内在结构严重紊乱、并且难以用其他疾病解释；⑥CT：肾实质破坏，输尿管外径增粗、管壁增厚。若有以上三条符合，则可确诊或高度疑似泌尿系结核。然而，在少数情况下，如果病人虽有典型的临床表现、但各项检查仍不能确诊时，可采用经膀胱镜取活体组织检查；亦可采用诊断性结核治疗，若病人在化疗10天后出现病情好转（突出表现在夜尿次数减少），则可明确诊断。

应当指出，虽然泌尿生殖系结核的早期诊断有助于肾脏的保存，但这却非常困难，甚至几乎是不可能的。对肺结核病人系统性检查泌尿生殖系结核，只有10%的结核分枝杆菌培养阳性率，无症状者66.7%，尿常规及IVU正常者58%。其中，潜伏期结核分枝杆菌尿的检出最有助于做出早期诊断。虽然结核分枝杆菌尿一直伴有肾脏损害，但初期的损害可被逆转或治愈。由于影像学检查只能反映中晚期病变,此时单纯化疗效果欠佳,手术治疗往往在所难免。故须强调,无论有无临床症状,系统检查对发现早期泌尿生殖系结核相当重要,未来的研究旨在如何定义和发现该病的高风险人群。

（四）治疗

包括抗结核化疗和手术治疗。因为结核病是全身性疾病,所以抗结核化疗是泌尿和男性生殖系统结核的基本治疗手段,手术治疗只是辅助手段,并且必须在化疗的基础上方能进行。

1. 抗结核化疗　结核感染的潜伏状态和对抗生素的抵抗性均与结核分枝杆菌的复制速度较慢有关。因为抗生素一般只在细菌的分裂期发挥作用,所以抗结核化疗的周期一般较长。为减少药物的副作用及提高病人的依从性,目前多采用 6 个月的短程疗法。这种标准化治疗方案是由一线抗结核药物组合而成。常用的一线抗结核药物有四种:异烟肼（H）、利福平（R）、吡嗪酰胺（Z）、乙胺丁醇（E）。除 E 为抑菌药以外,其余都是杀菌药。结核病单一药物治疗的复发率是 80%,两种药物联用的复发率是 25%,三种药物联用的复发率是 10%。因此,国际防结核和肺病联合会（IUATLD）推荐短程三联化疗方案:

$$2HRZ/4HR$$

式中的 2,是指初期的两个月,为强化阶段,每日口服异烟肼、利福平和吡嗪酰胺;4 是指后期的四个月,为巩固阶段,每日口服异烟肼和利福平。但对复发性结核,巩固阶段应为 6 个月。成人常用剂量为异烟肼 300mg/d,利福平 450mg/d,吡嗪酰胺 1500mg/d。少数病情严重者可适当延长巩固阶段。链霉素属二线抗结核药物,因其有耳、肾毒性,而且不能增强化疗效果,故仅在结核分枝杆菌对常规药物耐药时使用,1g/d,肌内注射。该药主要以原形经肾脏排泄,尿中浓度较高且维持时间长,故对重度膀胱结核仍有一定的治疗价值。肾衰竭时禁用链霉素。

化疗过程中应定期复查尿常规、ESR、细菌学检查及超声等,以了解病情演变和治疗效果。一般情况下,泌尿系结核化疗 2~3 周后尿中结核分枝杆菌即可转阴,尿液已无传染性。若病变控制良好,可继续化疗;反之,若病变呈进行性加重或出现严重并发症,则应考虑施行手术治疗。出现细菌耐药时,应换用敏感抗结核药物。化疗过程中还应定期检查肝、肾功能。由于上述三种药物主要在肝脏代谢,肾功能状况对其影响不大,肾功能不全时仍可照常使用。但出现严重肝功能损害时应予停药,待其恢复正常后再继续化疗。

疗程结束后,应在第 3、6、12 个月时进行上述复查,其中细菌学培养应连做三天。若病变稳定或好转,尿结核分枝杆菌持续阴性,随访 1 年即可。应当注意,虽然化疗可以治愈较小的肾脏病灶和解除集尿系统的梗阻,但有时可能在启用的数周内会加重肾脏损伤,主要是因纤维化的形成可引起集尿系统的阻塞,膀胱挛缩,从而导致肾功能丧失。同理,由于这种纤维化瘢痕的持续存在,化疗 1 年后,应每年复查 IVU,目的是评估进行性钙化、瘢痕形成及发生梗阻的可能性,直至其长期稳定。

2. 手术治疗　多达半数的泌尿生殖系结核病人需手术治疗。病人确诊时若无明显症状、肾脏损害较小,就不需要手术。否则,手术介入的可能性则大大增加,按照确诊时间的不同为 8%~95%。具体的治疗方案主要根据影像学检查结果制定（图 53-3）。

（1）肾切除术:指征是:①无功能肾;②肾实质破坏 2/3 或两个大盏以上,且化疗无效;③肾结核并发难以控制的高血压;④肾结核并输尿管（尤其是 UPJ）严重梗阻。术中应尽量低位切除输尿管。术后通常不置引流,以减少窦道形成的机会。

（2）肾部分切除术:现代抗结核化疗对肾脏局限性结核相当有效,肾部分切除术已不常使用,目前只用于有钙化灶的病例:①肾一极局限性钙化病灶经 6 周化疗无好转者;②钙化病灶逐渐增大者。术后每年随访 1 次,至少连续 10 年。

（3）病灶清除术:适用于与集尿系统不相通的肾内局限性结核性脓肿。在超声或 X 线引导下经皮肾穿刺吸除内容物,然后留置导管 1~2 周,每日向脓腔内灌注抗结核药物。这是一种补

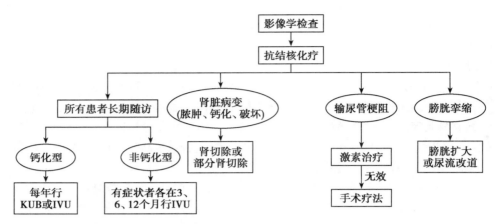

图 53-3　泌尿系结核治疗程序

充化疗的姑息性手术,治疗效果良好。术后每半年随访 1 次,至少连续 5 年。

（4）成形手术

1）针对输尿管狭窄的手术:输尿管狭窄最常见于下段,长度多在 5cm 以下。部分狭窄系由水肿引起,可先在确实有效的化疗下试用 3 周激素疗法。6 周后复查 IVU,若狭窄无变化或加重,可行扩张或内镜切开,成功率为 50% ~90% 。亦可采用输尿管膀胱再植术。

2）针对膀胱挛缩的手术:膀胱挛缩是膀胱结核的晚期并发症。应及早行膀胱扩大术,可迅速改善症状和肾功能。在决定手术前,必须区别膀胱痉挛和膀胱挛缩。前者是结核病变刺激引起,化疗能使膀胱容量恢复,症状可减轻乃至消失,故无需手术治疗;后者是瘢痕收缩所致,药物治疗无法使其逆转。膀胱活动性结核不是膀胱扩大术的禁忌证,但尿失禁和尿道狭窄的病人不宜施行此项手术。用于扩大膀胱的材料有盲肠或结肠等。

3）尿流改道术:使尿液不从正常尿道排出体外的手术称为尿流改道术。其指征是:①上尿路积水导致肾功能不全时,先引流尿液以挽救肾功能;②输尿管狭窄段过长,无法行重建术;③尿失禁严重影响生活且药物治疗无效;④膀胱以下尿路严重梗阻。手术种类有肾造口术、输尿管皮肤造口术、回肠膀胱术、原位新膀胱术等。

（五）预后

临床型肾结核是进行性发展的疾病,如不予抗结核治疗,病人生存 5 年者不足 30% ,生存 10 年者不足 10% 。如能早期诊断并给予及时、足量的抗结核化疗,则可治愈,且多不需手术治疗,病人病死率低于 1% 。一些严重的晚期泌尿系结核,如膀胱病变严重并且对侧肾功能明显减退,以及合并其他部位活动性结核者,则预后不良。

第三节　男性生殖系统结核

男性生殖系统结核(male genital tuberculosis)主要来源于其他部位结核灶的血行感染,少数继发于泌尿系结核。泌尿系结核 50% ~75% 合并男性生殖系统结核。附睾、前列腺和精囊结核亦常同时存在。

一、附　睾　结　核

（一）病理

附睾结核(tuberculosis of the epididymis)的主要病理改变是肉芽肿、干酪样变和纤维化。钙化少见。附睾结核一般从附睾尾部开始,此处血供丰富,结核分枝杆菌易在此停留。病变依次

Notes

向体、头部扩展并最终破坏整个附睾。附睾结核亦可形成寒性脓肿，有时脓肿向阴囊皮肤破溃形成窦道。由于血睾屏障阻止了结核分枝杆菌的血运传播，睾丸结核几乎全部继发于附睾结核，病变先从与附睾连接处开始，然后逐渐破坏睾丸组织。输精管受累后亦可出现肉芽肿和纤维化等改变，管腔可因破坏而闭塞。

（二）临床表现

附睾结核是临床上最常见的男性生殖系统结核，多数为单侧（66%），其余为双侧。病变多从尾部开始，起病缓慢，表现为肿大、变硬，逐渐向体、头部扩展。肿块一般无痛或微痛，病人常在无意中发现。偶有急性发病者，附睾肿痛明显。病变进一步发展可侵犯睾丸，使睾丸肿大，有时可合并少量睾丸鞘膜积液。侵及输精管时，输精管增粗，并呈无痛性结节状或串珠样改变。严重者可见经久不愈的阴囊窦道，从中不断排出脓性物质。双侧附睾结核可导致不育。

（三）诊断

发现上述症状和体征时，应考虑到结核的可能。超声检查有助于明确肿块的来源和性质。附睾结核较少单独出现，大多合并肾脏、前列腺结核，因而需做相应检查。若发现这些部位同时存在结核，诊断可基本确定。其他组织、器官的结核病可作为诊断参考。若发现久治不愈的阴囊窦道，且分泌物检查发现有结核分枝杆菌，亦可确诊。部分病人无任何其他阳性发现，可行诊断性抗结核化疗或切除附睾肿块行病理检查。

（四）鉴别诊断

附睾结核需与附睾和睾丸的非特异性炎症及肿瘤等相鉴别。①非特异性附睾炎症多表现为附睾头部肿块，或呈均匀性肿大，压痛明显，一般不形成硬结，输精管大多正常，普通抗生素治疗有效；②阴囊内丝虫病：亦可有阴囊内硬结，但硬结位于附睾或输精管周围，能与附睾分开；③附睾肿瘤罕见，睾丸肿瘤则以睾丸肿大为主，且呈进行性增大，对抗结核化疗无反应。诊断难以明确时应行手术探查。

（五）治疗

诊断确立后，病人应接受标准抗结核化疗。化疗方案和注意事项同泌尿系结核。多数附睾结核可经保守治疗而治愈。附睾切除术的指征是：①形成脓肿或窦道及化疗无效；②肿块无变化或逐渐增大，无法排除肿瘤的可能。睾丸受侵犯时，可将病变部分一并切除，但应尽量保留正常睾丸组织。输精管应高位切断并置于皮下。因附睾结核较少经生殖道播散，对侧正常输精管可不予结扎。

二、前列腺和精囊结核

（一）病理

前列腺和精囊结核（tuberculosis of the prostate and seminal vesicle）病变早期位于前列腺和精囊的血管或射精管附近，以后再向其附近的其他部位扩展。病理改变同其他器官结核类似，但纤维化较重。前列腺结核和精囊结核一般同时存在。前列腺结核有时形成寒性脓肿及不同程度的钙化。病变偶可向会阴部破溃，形成窦道。

（二）临床表现

病人常无自觉症状，偶有会阴部不适，有时有血精、精液量减少、射精痛等现象。临床上多是前列腺切除术后病理检查发现有结核。直肠指检可见前列腺和精囊表面有硬结，无明显触痛。精囊通常增大、变硬，但前列腺体积可以正常或缩小。

（三）诊断

前列腺和精囊结核本身症状不明显，不易及时诊断。对反复血精发作者应警惕有结核的可能。在其他部位，特别是在泌尿系或附睾发现结核时，应同时检查前列腺和精囊，若直肠指检发现上述改变，则诊断当能成立。在前列腺液或精液中有时能找到结核分枝杆菌。X线平片、超

Notes

声或 CT 检查有时能发现前列腺或精囊钙化。CT 和 MRI 在诊断前列腺和精囊结核方面有重要价值,能观察到结节、钙化、脓肿等改变。重度前列腺结核病人尿道造影片上可见后尿道边缘不平、破坏等现象。

(四) 鉴别诊断

1. **慢性非特异性前列腺炎**　也可有硬结,但该病常有急性发作史,普通抗生素治疗有效。

2. **前列腺多发性结石**　经直肠指检有结石摩擦所致的捻发感,伴有压痛,X 线平片上可见结石影,精囊一般正常。

3. **前列腺癌**　多见于老年人,病情进展较快,血中前列腺特异抗原等指标常升高,难以鉴别时应行前列腺穿刺活检。

(五) 治疗

前列腺、精囊结核以药物治疗为主,具体方法与泌尿系结核的标准化疗相同,一般不考虑外科手术。

(孙西钊)

Notes

第五十四章 泌尿系梗阻

第一节 概 述

泌尿系统梗阻(urinary tract obstruction)也称尿路梗阻,是指由于泌尿系统本身或其周围组织在结构或功能上发生病变,导致排尿通道阻塞,尿液不能正常排出。泌尿系统梗阻将造成梗阻近端扩张、尿液潴留,最终导致肾功能损害。其中,梗阻发生在输尿管膀胱开口以上称为上尿路梗阻,发生在膀胱及其以下则称为下尿路梗阻。

(一)梗阻的病因

1. 先天性泌尿系统梗阻(表54-1) 主要包括先天发育畸形导致的尿液引流通道狭窄、压迫等机械性因素。

表54-1 先天性泌尿系梗阻的常见病因

部位	常见疾病
肾	多囊肾、肾囊肿、肾盂周围囊肿、肾盂输尿管交接处狭窄
输尿管	输尿管狭窄、输尿管囊肿、梗阻性巨输尿管、腔静脉后输尿管、Prune belly 综合征
膀胱及尿道	后尿道瓣膜、包茎、阴道积液

2. 后天性泌尿系统梗阻(表54-2) 主要包括后天疾病导致的尿液引流通道狭窄、压迫等机械性因素,以及神经源性疾病导致的排尿动力性和协调性障碍。

表54-2 后天性泌尿系统梗阻的常见病因

部位	肿瘤性疾病	炎症性疾病	结石	其他
肾	Wilms瘤、肾细胞癌、肾盂尿路上皮癌、多发性骨髓瘤	肾结核、棘球绦虫感染	肾结石	肾外伤、肾动脉瘤
输尿管	输尿管尿路上皮细胞癌、转移癌	输尿管结核、输尿管脓肿、输尿管炎伴囊性扩张、子宫内膜异位症、血吸虫病、输尿管淀粉样变性	输尿管结石	输尿管外伤、腹膜后纤维化、盆腔脂肪增多症、主动脉瘤、淋巴囊肿、尿性囊肿、妊娠压迫输尿管、后腹腔/盆腔放疗、射频消融术
膀胱	膀胱癌	-	膀胱结石	神经源性膀胱
尿道及前列腺	尿道肿瘤、阴茎癌、前列腺癌	前列腺炎、尿道旁脓肿	尿道结石	尿道狭窄、良性前列腺增生

(二)病理生理

1. 上尿路梗阻

(1) 上尿路梗阻对肾小球滤过率、肾血流及肾盂压力的影响:早期通过肾血流及肾盂压力升高等机制代偿,肾小球滤过率变化不大;其后肾盂内压力显著升高,肾小管、肾小球囊内压亦随之升高,有效滤过压下降,进而导致肾小球滤过率的降低,肾盂内压的升高还可以直接压迫肾内小血管,使其阻力增加,引起肾血流量下降。末期,肾小球滤过率、肾血流量及肾盂压力均下降。

（2）上尿路梗阻对肾小管功能及肾浓缩分泌功能的影响

1）上尿路梗阻对肾小管功能的影响:梗阻会导致肾单位钠转运能力下降,可能是由于梗阻所致的能量代谢障碍以及肾小管细胞膜通透性的改变,导致了钠转运体数量的下降以及活性的降低。不同类型的梗阻对钾离子分泌的影响不尽相同。梗阻也会导致尿液酸化的缺失,影响其他阳离子的分泌。同时,部分多肽或蛋白的分泌也会受到影响。

2）上尿路梗阻对肾浓缩分泌功能的影响:梗阻发生后,肾髓质间质高渗梯度被破坏,致使尿液的浓缩功能下降。其可能的机制为:①髓袢(特别是远直小管)在维持肾的渗透梯度时需要消耗大量能量,梗阻造成的缺血缺氧使得钠转运能力下降;②梗阻可导致肾水通道蛋白表达持续下调,继而影响肾小管各区段对水的重吸收能力。

（3）上尿路梗阻后肾内"安全阀"的机制:肾盂内正常压力约为 $10cmH_2O$,尿路梗阻时其压力不断升高,并经集合管传递至肾小管、肾小球,当压力达到 $25cmH_2O$ 时,肾小球即停止滤过,尿液形成停止。此时肾盂内尿液回流,肾盂内压下降,肾小管、肾小球囊内压力亦随之降低,肾小球恢复滤过功能,这种肾内"安全阀"的开放,在梗阻时起到保护肾组织的作用,使急性短时间的梗阻不致严重危害肾组织。若梗阻不解除,尿液继续分泌,肾盂内压力持续升高,使肾小管的压力逐渐增大,压迫小管附近的血管,引起肾组织的缺血,导致肾功能的丧失。

2. 下尿路梗阻　下尿路梗阻时,膀胱逼尿肌为克服梗阻,收缩力增加,逼尿肌增厚,膀胱壁产生肥厚,小梁、小房形成。如梗阻持续存在,膀胱逼尿肌逐渐失代偿,膀胱残余尿增多,长期发展导致膀胱呈弛缓性扩大并导致两侧肾功能受损。

第二节　上尿路梗阻的诊断与治疗

（一）临床表现

肾积水(hydronephrosis)是指尿液从肾排出受阻,肾盂、肾盏内淤积的尿液使肾内压力增高,引起肾盂、肾盏扩张,肾实质萎缩,功能减退。

因梗阻的原因、部位和程度的差别,不同肾积水病人的临床表现并不一致。轻度肾积水多无症状;中重度肾积水可出现腰部疼痛,部分病人以腹部肿块就诊。肾积水合并感染时可出现脓尿和全身中毒症状,如寒战、发热、头痛以及胃肠道功能紊乱等。

泌尿系畸形、结石、肿瘤、炎症和结核所引起的继发性泌尿系梗阻临床表现还包括原发疾病的症状,将在相关章节叙述。

（二）辅助检查

1. 影像学辅助检查

（1）超声检查:通过超声检查观察肾、输尿管及膀胱的形态,可判断是否发生梗阻以及梗阻的程度和部位,也可对病因进行初步筛查,如泌尿系统结石、肿瘤、膀胱出口梗阻等。

（2）X 线检查:静脉肾盂造影、逆行肾盂造影、CT。

1）静脉肾盂造影:静脉肾盂造影(intravenous pyelography,IVP)不但可无创显示肾、输尿管的解剖形态,明确梗阻部位及肾积水情况,还可对分肾功能进行初步评估。一般情况下,静脉肾盂造影可以发现轻度肾积水肾盂扩大,肾盏增粗,肾小盏杯口变平。当急性泌尿系梗阻发生时,单侧或双侧肾脏功能可能受到影响,而表现出梗阻性影像图、集合系统的扩张和延迟显影等表现。但对于肾功能差的病人,IVP 显影效果较差,此时可考虑逆行肾盂造影。此外,由于该检查需要造影剂并进行射线暴露,因此,IVP 不适用于造影剂过敏者及孕妇等不能暴露于射线中的人群。

Notes

2）逆行肾盂造影：虽然逆行肾盂造影（retrograde pyelography，RP）是一项有创检查，对静脉肾盂造影显影不佳或肾功能不全无法使用静脉肾盂造影显影造影时，逆行肾盂造影能够显示输尿管、肾盂的解剖形态，有助于确定梗阻的部位和程度，对病因的判断具有一定的价值。

3）腹部CT（图54-1）：腹部CT是目前诊断尿路梗阻的重要检查，它不但可用于明确梗阻的部位，还可用于筛查肾积水的病因。目前，腹部CT平扫已成为输尿管结石导致的急性梗阻的首选影像学检查。泌尿系结石在平扫CT中表现为肾集合系统或输尿管内的高密度影像，同时可以观察到泌尿系结石梗阻平面以上的集合系统或输尿管的扩张积水。但肾盂肿瘤或输尿管肿瘤等上尿路肿瘤在平扫CT中难以发现，仅能观察到梗阻平面以上的积水，这时使用腹部增强CT扫描中则可发现肿瘤的强化。因此，腹部增强CT扫描在筛查除泌尿系结石外的梗阻因素，特别是肿瘤性疾病的鉴别诊断方面具有重大意义。CT尿路成像（CTU）能够通过造影剂的排泄重建肾盂、输尿管及膀胱，对上尿路肿瘤、输尿管狭窄的诊断更为重要。肾盂、输尿管或膀胱肿瘤在CTU尿路成像片中表现为肿瘤所在部位的充盈缺损，能够明确肿瘤的部位、大小。

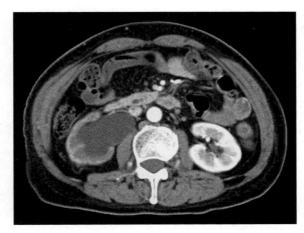

图54-1　肾积水的CT表现

（3）MRU：MRU对肾盂、输尿管尿路上皮细胞肿瘤、输尿管狭窄、先天性发育异常相关的梗阻的诊断准确率高。目前，MRU多应用于对造影剂过敏的病人及妊娠女性等。但MRU对于泌尿系结石的诊断价值相对较低，并且该检查存在价格昂贵、成像时间长、检查噪音相对较大等因素，限制了其临床应用。

2. 其他辅助检查

（1）利尿肾图或SPECT肾显像：利尿肾图或SPECT肾显像是一项无创的、功能性的检查，能评价分肾功能和鉴别动力性梗阻与机械性梗阻。

（2）尿动力学检查：尿动力学检查主要用于前列腺增生、神经源性膀胱、尿道狭窄等下尿路梗阻性疾病的评估，能够帮助判断是否存在膀胱功能障碍、膀胱出口梗阻等情况。

（三）治疗

1. 病因治疗　泌尿系梗阻的基本治疗目的是去除病因，保护肾脏功能。医生应结合病人情况、梗阻病因、双侧肾功能状态等因素选择相应的治疗手段和合适的治疗时机。

2. 对症处理　对于梗阻合并感染，或肾功能损害较严重且病因暂时不能处理者，需建立尿液引流途径，充分引流尿液以缓解梗阻相关症状并减轻肾功能损害。目前临床上急诊解除上尿路梗阻的方法主要有输尿管支架植入、经皮肾穿刺造瘘（图54-2）等；下尿路解除梗阻的方法主要有留置尿管、耻骨上膀胱穿刺造瘘等。

3. 疼痛管理　在泌尿系统梗阻疾病中，集合系统压力和输尿管壁张力增加可导致肾绞痛。因此在治疗时，应注意镇痛和解除肾盂和输尿管平滑肌痉挛。目前，对于肾绞痛主要采

Notes

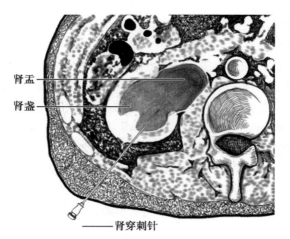

图 54-2　经皮肾穿刺造瘘

用非甾体抗炎药(NSAIDs)和阿片类药物进行治疗。

第三节　良性前列腺增生

良性前列腺增生(benign prostatic hyperplasia,BPH)简称前列腺增生,以下尿路症状(lower urinary tract symptoms,LUTS)为主要临床表现,是引起中老年男性排尿障碍原因中最常见的一种良性疾病。

(一)病因

国内外学者已对良性前列腺增生病因进行了多年的探究,但确切病因尚不完全清楚。目前公认的有以下几个学说。

1. **男性激素及其受体的作用**　前列腺是性激素发挥生理反应的受体器官。性激素通过前列腺细胞雄/雌激素受体作用于前列腺细胞,影响其生长、增殖和凋亡。一方面个体间前列腺雄/雌激素受体表达量的不同可能与前列腺增生的发生发展相关。另一方面雌/雄激素的比例失衡及表达变化亦可能导致前列腺增生。

2. **细胞增殖与凋亡失衡学说**　前列腺的大小的恒定主要依赖于细胞增殖与凋亡的动态平衡。这种动态平衡是前列腺刺激生长因子和抑制生长因子相互作用保持平衡的结果。如果局部的生长因子或生长因子受体异常,可导致细胞增殖与凋亡失衡,使前列腺大小出现异常。

3. **生长因子神经递质的作用**　良性前列腺增生组织中,有多种肽类生长因子,如碱性成纤维细胞生长因子(FGF),血管上皮生长因子(VEGF),表皮生长因子(EGF),转化生长因子-β(TGFβ)等。这些生长因子通过不同的途径促进或抑制前列腺细胞增殖。

4. **前列腺间质腺上皮相互作用**　前列腺间质与上皮细胞的相互作用主要通过生长因子、细胞外基质等实现。在正常情况下,前列腺内生长因子、细胞外基质等保持一定的动态平衡。如果失衡,间质和上皮细胞相互作用紊乱,可导致良性前列腺增生的发生。

5. **炎症因素**　前列腺组织中慢性炎症的发生和持续存在,激发并维持着前列腺间质和上皮的增生。

(二)病理

前列腺分为外周区、中央区、移行区和尿道周围腺体区。正常移行区只占前列腺组织的5%左右,而外周和中央区占前列腺体积的95%。增生起始于围绕尿道精阜部位的移行区,前列腺癌多起源于外周区(图54-3)。

前列腺由腺体和间质组成。间质又由平滑肌和纤维组织组成。正常前列腺组织中,间质占

Notes

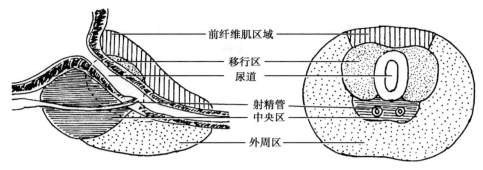

图54-3 前列腺的组织结构

45%。前列腺增生后,间质部分可增加到60%,因此一般认为前列腺增生的主要病理改变为间质增生。

(三)病理生理

良性前列腺增生引起排尿梗阻有机械性、动力性及良性前列腺增生继发的膀胱功能障碍三种因素:

1. **机械性梗阻** 后尿道受到前列腺挤压,使前列腺部尿道伸长,变窄,排尿阻力增大。若增生的腺体突入膀胱,可致膀胱出口梗阻(图54-4)。

2. **动力性梗阻** 增生的前列腺组织α-肾上腺能受体量增加,活性增强,而膀胱颈附近α-肾上腺能受体含量丰富,导致膀胱颈间质平滑肌收缩,引起膀胱出口梗阻。

3. **良性前列腺增生继发的膀胱功能障碍** 膀胱逼尿肌为克服排尿阻力,收缩力增强,长期的过度收缩易导致平滑肌纤维增生。代偿期发生的不稳定逼尿肌收缩,使得膀胱内压增高,有时出现急迫性尿失禁。梗阻解除后不稳定逼尿肌收缩可消失。梗阻无法解除时,逼尿肌结构和功能进一步改变进入失代偿期,膀胱尿液无法排空导致残余尿出现。当残余尿量进展至一定程度时,膀胱最终失去张力以及收缩力,成为尿液潴留囊袋,充溢性尿失禁常发生在这一阶段。同时,由于输尿管末端活瓣丧失功能,致使膀胱输尿管尿液反流的发生。

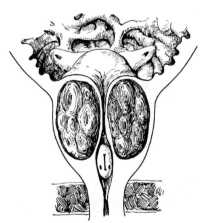

图54-4 前列腺增生
注:前列腺增生时后尿道延长,前列腺
组织突入膀胱,膀胱逼尿肌增生

(四)临床表现

良性前列腺增生导致的下尿路症状与梗阻程度、病变发展速度及是否存在感染、结石、肾功能损害等有关,与前列腺增生后的体积并不成正比,包括储尿期症状、排尿期症状及排尿后症状。病变一般进展较慢,症状时轻时重。

1. **储尿期症状** 即膀胱刺激症状,尿频是良性前列腺增生最常见、最早出现的症状,尤其是夜尿次数增多。良性前列腺增生出现逼尿肌不稳定,低顺应性膀胱时,可伴尿急、尿痛,甚至出现急迫性尿失禁。当膀胱逼尿肌功能失代偿,出现高顺应性膀胱时,则每次都无法排空膀胱内尿液,残余尿日益增多,尿频愈发频繁。膀胱过度充盈时,膀胱内压超过尿道压,尿液不自主从尿道口溢出,称为充盈性尿失禁。

2. **排尿期症状** 即梗阻症状,以排尿困难为主。进行性排尿困难是良性前列腺增生最重要的症状,发展缓慢。排尿困难的程度是由膀胱功能状态和膀胱出口梗阻程度共同决定。排尿困难症状由轻到重,经历排尿踌躇、费力、尿线细而无力、射程缩短、排尿时间延长、尿后滴沥、尿流

Notes

中断等过程。

　　3. 排尿后症状　包括排尿不尽,尿后滴沥等。

（五）并发症

　　主要包括泌尿生殖道感染、膀胱结石、上尿路积水及导致的肾功能损害以及腹压增高引发的腹股沟疝、脱肛、内痔等。

（六）诊断

　　1. 病史询问

　　（1）一般问诊:包括询问下尿路症状的特点;既往手术史、外伤史,药物史及一般情况。

　　（2）排尿日记:以夜尿为主的下尿路症状病人记录排尿次数、时间、每次尿量、饮水量、伴随排尿症状等(表54-3)。

表54-3　良性前列腺增生病人排尿日记

姓名＿＿＿＿＿＿＿＿　　年龄＿＿＿＿＿＿＿＿　　　　　　　　　　　　　　　　年　月　日

排尿时刻 （钟点）	实际排尿时长 （分钟）	尿量 （ml）	伴随尿急尿痛 血尿症状	尿失禁 时间	饮水量（ml） 包括餐饮
0					
...					

　　（3）国际前列腺症状(international prostatic symptoms score,IPSS)及生活质量(quality of life,QOL)评分:IPSS评分是良性前列腺增生下尿路症状严重程度的主观反映,与尿流率,残余尿量及前列腺体积无明显相关性。生活质量评分主要了解良性前列腺增生所致的下尿路症状对于病人生活质量的影响程度。（表54-4）

表54-4　国际前列腺症状(IPSS)和生活质量(QOL)评分表

在最近一个月,您是否有以下症状?	无	在五次中					症状 评分
		少于 一次	少于 半数	大约 半数	多于 半数	几乎 每次	
1. 是否经常有尿不尽感?	0	1	2	3	4	5	
2. 两次排尿间隔是否经常小于两小时?	0	1	2	3	4	5	
3. 是否曾经有间断性排尿?	0	1	2	3	4	5	
4. 是否有排尿不能等待现象?	0	1	2	3	4	5	
5. 是否有尿线变细现象?	0	1	2	3	4	5	
6. 是否需要用力及使劲才能开始排尿?	0	1	2	3	4	5	
7. 从入睡到早起一般需要起来排尿几次?	没有	1次	2次	3次	4次	5次	
症状总评分=	0	1	2	3	4	5	
	高兴	满意	大致 满意	还可以	不太 满意	苦恼	很糟
如果在您今后的生活中始终伴有现在的排尿症状,你认为如何?	0	1	2	3	4	5	6
生活质量评分(QOL)							

Notes

2. 体格检查

（1）外生殖器检查及局部神经系统检查：提示是否存在机械性或神经性的排尿困难。

（2）直肠指检（digital rectal examination, DRE）：DRE 是良性前列腺增生的重要检查项目之一。典型良性前列腺增生的腺体增大，表面光滑，边缘清楚，中央沟变浅或消失，质地柔韧而有弹性。

3. 实验室检查

（1）血清前列腺特异抗原（PSA）测定：测定血清 PSA，对于鉴别前列腺癌有一定帮助。血清 PSA 升高可以作为前列腺穿刺活检的指征。

（2）尿常规：可确定下尿路症状病人是否有血尿、蛋白尿、脓尿等情况。

4. 前列腺超声检查（prostate ultrasonography） 前列腺超声检查可以直接测定前列腺的大小、内部结构、突入膀胱的程度，经直肠超声扫描更为精确。

5. 上尿路超声检查（upper urinary tract ultrasonography） 可了解上尿路扩张积水情况。对于合并大量残余尿及肾功能不全的良性前列腺增生病人应行该检查。

6. 尿流率检查 前列腺增生早期即可发生排尿功能改变，最大尿流率<15ml/s，说明排尿不畅；<10ml/s 则梗阻严重。最大尿流率不恒定，常需重复检查，排尿量在 150～200ml 时检查较为准确。

7. 尿动力学检查 适用于膀胱逼尿肌功能失常引起的排尿困难病人，可明确有无下尿路梗阻及评估逼尿肌功能。

8. 尿道膀胱镜 适用于怀疑尿道狭窄及膀胱内占位的病人。

（七）鉴别诊断

前列腺增生应与其他下尿路梗阻性疾病相鉴别：

1. 膀胱颈硬化症（膀胱颈挛缩） 发病年龄较小，通常于 40～50 岁出现症状，前列腺不增大，可通过膀胱镜鉴别。

2. 前列腺癌 前列腺质地坚硬结节，血清 PSA 增高，可通过穿刺活检鉴别。

3. 膀胱肿瘤 膀胱颈附近的肿瘤亦可致膀胱出口梗阻，常伴有血尿，可通过尿道膀胱镜检查鉴别。

4. 神经源性膀胱功能障碍或膀胱逼尿肌功能障碍 神经源性膀胱功能障碍常伴神经系统损害。膀胱逼尿肌功能障碍引起的排尿困难，可通过尿动力学检查鉴别。

5. 尿道狭窄 常继发于尿道损伤、感染等，可通过尿道造影及尿道镜检查鉴别。

（八）治疗

治疗原则：良性前列腺增生药物治疗的短期目标是缓解下尿路症状；长期目标是延缓疾病的临床进展，预防并发症发生；其总体目标是在控制药物副作用的同时，保持病人较高的生活质量。

1. 等待观察 一般认为，IPSS≤7 分的病人或虽然 IPSS>7 分但生活质量未受到明显影响的病人可采用等待观察。等待观察期间要进行病人教育，提供良性前列腺增生疾病相关知识。进行生活方式的指导和对于病人合并其他全身性疾病用药的指导。并定期监测，一般等待观察开始后第 6 个月第一次监测，以后每年一次。

2. 药物治疗

（1）5α-还原酶抑制剂：5α-还原酶抑制剂通过抑制体内睾酮向双氢睾酮的转变，降低前列腺内双氢睾酮含量，以抑制前列腺增生。一般服药 3～6 个月后前列腺体积开始缩小，排尿功能得到改善。

（2）α-受体阻滞剂：主要通过阻滞前列腺和膀胱颈部平滑肌表面的肾上腺素能受体，松弛平滑肌，从而缓解膀胱出口动力性梗阻。临床上经常应用 α$_1$-或选择性 α$_{1a}$-受体阻滞剂治疗前列腺增生。

（3）植物制剂：目前多种植物类药物被认为在前列腺增生治疗中有效，如普适泰等。

（4）5α-还原酶抑制剂联合 α₁-受体阻滞剂：适用于有中-重度下尿路症状合并前列腺增生进展风险的良性前列腺增生病人。

（5）α₁-受体阻滞剂联合 M 受体阻滞剂：联合使用能够同时改善排尿期和储尿期症状，提高疗效。

3. 手术治疗　绝对手术指征：反复尿潴留、反复血尿、反复尿失禁、反复感染、上尿路积水扩张伴（或不伴）肾功能损害。相对手术指征：经保守或药物治疗后无法缓解的下尿路症状和残余尿量增多。

4. 其他治疗　部分合并有心、脑、肺等重要器官的疾病而不能耐受手术的老年病人，可考虑相对更安全的治疗方法，如微波、射频、激光、电气化、前列腺支架、气囊扩张等。

第四节　急性尿潴留

急性尿潴留（acute retention of urine，AUR）是一种因突发无法排尿导致尿液滞留于膀胱内而产生的综合征。可由下尿路梗阻，膀胱神经受损和（或）膀胱逼尿肌功能受损引发。是泌尿外科最常见的急症之一，发病急，需要紧急诊断和及时处理。

（一）临床表现

急性起病，伴尿意明显、剧烈疼痛，以及由此产生的焦虑等症状。

可有排尿困难、尿频、尿急、夜尿多等病史，继发感染可出现腰痛、发热等症状。体格检查时，可见下腹部膀胱明显充盈，耻骨上叩诊呈固定浊音。如合并上尿路感染和肾积水，可出现肾区叩痛。

（二）诊断

1. 基本检查

（1）病史询问：询问明确病人下尿路症状的特点；明确病人发作前的手术史及外伤史，既往有无尿道狭窄、尿路结石、下尿路感染、糖尿病、神经系统疾病等病史，男性病人注意询问有无前列腺增生病史，女性病人注意询问盆腔压迫性疾病及盆腔脏器脱垂；询问用药史。

（2）体格检查：在全身检查的基础上，重点进行局部和泌尿生殖系统检查。耻骨上区可见过度膨胀的膀胱，压之有尿意及疼痛，叩诊浊音常提示存在急性尿潴留。

（3）超声检查：可以帮助明确泌尿系扩张积水情况，帮助评估导致急性尿潴留的病因。

（4）尿常规：急性尿潴留解除后进行，明确有无尿路感染、血尿、蛋白尿及糖尿。

2. 进一步评估　在初始评估的基础上，部分病人需要进一步评估。如肾功、血糖及血电解质检查等。如怀疑尿道狭窄、结石或膀胱内占位性病变引起的急性尿潴留可行膀胱镜检查。CT 和 MRI 检查常用于超声不能明确的盆腔占位及中枢神经系统病变。

（三）治疗

1. 治疗原则

（1）病因明确并有条件及时解除者，应立即去除如尿道结石或尿道异物等病因，恢复排尿。

（2）有些病因明确，但不能立即解除者，则

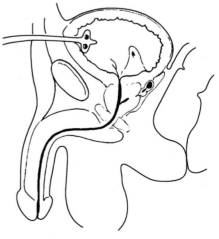

图 54-5　耻骨上膀胱造瘘

Notes

应先缓解尿潴留,如前列腺增生、尿道狭窄等。

2. 急诊处理

(1) 导尿:导尿是解除尿潴留最直接和最有效的方法。前列腺增生病人导尿困难时,可采用弯头导尿管。如尿潴留时间较长或导出尿液过多,排尿功能一时难以恢复时,应留置导尿管。

(2) 耻骨上穿刺造瘘:导尿管插入困难时,可行耻骨上膀胱穿刺造瘘术(图54-5)。

3. 病因治疗　急性尿潴留在急诊解决尿液引流后应根据不同的病因进行治疗。具体可参考相应章节。

(李　虹)

第五十五章 尿石病

第一节 概　述

　　尿石病(urolithiasis)是多种病理因素相互作用引起的泌尿系统内任何部位的结石病,包括肾结石、输尿管结石、膀胱结石和尿道结石。尿石病是一种古老的疾病。传统的治疗方法主要是采用开放式泌尿系取石手术。20世纪末叶,尿石病的病因学研究和临床治疗取得了三大突破性进展,这体现在:①冲击波碎石,是一种利用发自体外的聚焦冲击波来粉碎尿路结石的技术,问世后不久就基本取代了传统的开放式泌尿系取石手术;②体内碎石,是一种微创腔道外科技术,包括经皮肾镜碎石和经输尿管镜碎石,为治疗复杂性尿路结石开辟了新途径;③代谢评估,是揭示和诊断尿石病因的一种生化方法,现已成为评估成石危险因素的标准。由于这些新技术使尿石病的诊治方式发生了根本的变革,当今这一时期在泌尿外科界被誉为"现代化石器时代"。

第二节　流行病学

　　尿石病是泌尿外科的三大疾病之一,因生活习惯、地理位置和种族差异的不同,患病率约为1% ~ 15%,发病率为0.04% ~ 0.40%。尿石症是一种终生性疾病,复发率很高,10年约为50%,两次发病中位间期为9年。结石的好发年龄在30~50岁,男女之比大约2~3:1。25%的病人有Ⅰ级亲属家族史,而且复发率也较普通人群高得多。遗传因素对结石发生的影响约为56%。在全球范围内,尿石病具有明显的地理分布特征,热带和亚热带是其好发地区,在我国,南方比北方更为多见,夏季的发生率明显高于其他季节。结石的发病与水质的硬度似无明显关系。社会经济发展水平对尿石病的发病影响较大。上尿路结石在富裕地区常见,而下尿路结石在贫穷地区居多,其中主要是小儿膀胱结石,这与饮食结构、营养状况和卫生条件有关。半个世纪以来,这两者的相对率已经发生了很大的逆转,迄今,我国的上尿路结石和下尿路结石大约各占95%和5%。最近另有研究表明,20年来,随着全球气候的逐渐变暖,人类泌尿系结石的发病率也在渐渐升高。与此同时,也恰逢我国经济起飞,百姓的生活水平大幅提高,这导致了饮食结构发生改变,并且劳动强度也在降低。在这多重外因的作用下,作为一种"富贵病",我国尿石病发病率的上升幅度可能已经超过了发达国家。

　　结石由晶体和基质组成。①晶体:是结石的主体部分,约占结石干重的97%;②基质:约占3%,是一种类似尿黏蛋白的物质。基质与尿石的因果关系尚未确定。至今对基质的研究远不如对晶体成分的研究深入。临床上比较重要的晶体成分有10余种,根据化学成分可概括为五大类(表55-1)。多数结石是混合性结石,含两种以上的成分,以其中的一种为结石主体。含钙类结石(包括草酸钙结石、磷酸钙结石及两者的混合性结石)最多见,接近结石总数的90%;尿酸类结石大多发生于男性病人;磷酸铵镁结石则大多见于女性病人;胱氨酸结石在儿童中的比率较高。此外的其他成分结石,如碳酸钙结石、二氧化硅结石等罕见。

表 55-1　尿石的一般特征

类型	比率(%)	晶体	性　　状	pH 值对溶解度的影响	X 线密度(骨骼=1.0)	力学特性
草酸钙类	67.2	一水草酸钙、二水草酸钙	前者呈褐色,铸形或桑葚状,质地坚硬;后者呈白色,表面有晶莹的刺状突起,质地松脆	影响不大	0.50（不透 X 线）	脆性
磷酸钙类	22.4	羟基磷灰石、碳酸磷灰石、二水磷酸氢钙、磷酸三钙	浅灰色,坚硬,可有同心层,其中二水磷酸氢钙最硬	<5.5 时升高	1.0（不透 X 线）	脆性
尿酸类	6.9	无水尿酸、二水尿酸、尿酸氢铵、一水尿酸钠	极易吸附尿色素而呈黄色或砖红色,圆形光滑,结构致密,中等硬度	>6.8 时,无水、二水尿酸升高;尿酸铵则降低	0.05（透 X 线）	脆性
磷酸铵镁	1.7	六水磷酸铵镁	灰色,不规则或鹿角形,松散易碎	<5.5 时升高	0.20（半透 X 线）	脆性
胱氨酸	1.1	胱氨酸	蜡黄色,表面光亮,可呈圆形或鹿角形	>7.5 时升高	0.15（半透 X 线）	韧性

第三节　尿　石　成　因

（一）成石机制

尿石的形成机制尚未完全明了。目前公认,尿石的形成不是单一因素所致,而是多种因素共同促成的结果。其中,尿中成石物质浓度过高所致的尿液过饱和是结石形成过程中最为重要的驱动力。尿饱和度在一天中常有较大幅度的波动。即使在短时间内,高度饱和的尿液也可能会触发微结石形成。结石的始发部位可能多在肾小管。结石形成大致经过以下几个步骤。

1. 晶核形成　在形成晶体之前,必须先形成晶核。在尿液中一般是由外来颗粒诱发晶核形成,即异质性成核。这些外来颗粒多为上皮细胞碎片、各种管形、红细胞、基质或其他结晶等。肾集合管基底膜和肾乳头表面的钙化亦可诱发成核。

2. 结晶生长　过饱和尿液中的离子不断沉积到晶核的表面,结合到晶格中,使晶体逐渐长大。尿石病人尿中结晶的体积和数目一般都大于正常人。然而,由于集合管的管腔直径达 50 ~ 200μm,单靠结晶生长所致的体积还不足以造成管腔阻塞,这些晶体被冲入肾盂并随尿液排至体外。

3. 结晶聚集　尿中的晶核或结晶亦可借助化学或电学的驱动力相互聚合成较大的晶体颗粒,这一过程称为结晶聚集。结晶聚集的危险在于其发生速度较快,甚至可出现在未饱和的尿中。这种聚集体的体积较大,足以阻塞肾集合管和肾乳头管的管腔。然而,由于结晶聚集体非常脆弱,即使阻塞肾集合管,一般也达不到形成临床结石所需的时限。

4. 结晶滞留　亦称晶体-细胞相互作用,是结石形成的关键步骤之一。结晶或其聚集体往往需要通过基质的黏合作用附着于受损的肾集合管上皮细胞,或是通过结晶与细胞之间电荷的作用介导了晶体与细胞表面吸附,使晶体陷入细胞内,形成一个稳定的"立足点"并逐渐长大,最终突入集尿系统,脱落后形成临床结石。

在非钙(如尿酸、胱氨酸、磷酸铵镁)结石形成的过程中,一般单纯尿液过饱和就是成石的充

Notes

分条件,但对含钙结石却非如此,除了尿液过饱和外,有时它还取决于尿饱和度与结晶抑制因子之间的平衡。在正常情况下,尿中钙性成石物质的饱和度往往超过其溶解度,例如,正常尿中草酸钙的浓度是其溶解度的 4 倍,但并不形成结石,这主要是依赖结晶抑制因子(如枸橼酸盐、焦磷酸盐和镁等)的活性作用。结晶抑制因子主要是通过两种作用抑制结石形成:一是直接抑制,结晶抑制因子能够吸附在晶体表面的生长点,阻止结晶的成核、生长和(或)聚集;二是间接抑制,某些抑制因子能够络合某些成石物质,形成可溶性络合物,从而降低这些成石物质的尿饱和度。因此,尿中结晶抑制因子的含量降低也是钙性结石的形成条件之一。

(二) 病因

所谓尿石的"成因",包括了尿石的形"成"和原"因"两个不同概念。"成"是指成石的机制,如前所述,尿石形成的第一驱动力是尿饱和;而"因"则是指结石的病因,主要涉及任何导致尿过饱和的危险因素,如高尿钙尿、高草酸尿、低枸橼酸尿、胱氨酸尿等。其中,少数结石是内因(基因)或外因(环境)单一作用所致,但多数结石是两者共同作用的结果。

1. 内在因素

(1) 代谢异常:尿路结石大多是由人体代谢产物构成,不同成分的结石可以反映体内相应成分的代谢异常。尿液内常见的成石成分包括钙、草酸、尿酸和胱氨酸等,任何生理紊乱引起这些成石物质在尿液中排泄过多而致尿高度过饱和或其结晶抑制因子缺乏时,都有可能启动结石形成和促进结石生长。

1) 草酸钙结石:多数草酸钙结石可能系多基因遗传性疾病。基因通过调控钙、草酸和枸橼酸的代谢来影响结石形成。成石的直接原因主要有以下四种:①高钙尿:约占 30% ~60% ,主要原因包括:肠道吸收钙的能力异常增加,使尿钙排出增多;肾小管对钙的重吸收功能受损而造成肾脏漏钙;甲状腺旁腺功能亢进引起骨骼脱钙,致使钙从肾脏滤出增加。②高草酸尿:尿中 80%的草酸是来自肝脏代谢的终产物(40% 来自甘氨酸,40% 来自维生素 C);其余的草酸多来源于食物。在无草酸代谢异常的情况下,肠道吸收草酸的多少是每日尿草酸含量波动的重要原因。轻度高草酸尿约占 50% ,原因不明;中度高草酸尿少见,可发生于慢性肠炎或肠道短路者;重度高草酸尿见于原发性高草酸尿,是一种极罕见的常染色体隐性遗传病。③高尿酸尿:约占 15% ,其成石机制是:尿酸钠晶体与草酸钙晶体的晶核相似,尿酸钠可通过异质性成核诱发草酸钙结石形成。④低枸橼酸尿:尿枸橼酸盐浓度降低也是草酸钙结石形成的主要原因之一,约占 50%。枸橼酸盐既是尿中重要的结晶抑制因子,也是一种络合因子,可与尿钙络合成可溶性枸橼酸钙,从而间接降低尿中草酸钙的饱和度。

2) 磷酸钙结石:纯磷酸钙结石比较少见,主要发生于肾小管性酸中毒。后者多系常染色体显性遗传,有时也可继发于海绵肾等疾病。成石的原因在于肾酸化功能减弱,致使尿 pH 值升高,磷酸钙在碱性环境中较易发生沉淀和析出结晶。

3) 尿酸结石:尿酸是嘌呤代谢的终产物。诱发尿酸结石形成的首要因素是尿 pH 值持续过低。尿酸的溶解度具有 pH 值依赖性,病人的尿 pH 值平均为 5.5,在这种偏酸的尿液中,尿酸的溶解度很低,容易析出结晶;其次是尿酸产生过量、或排泄过多所致的高尿酸尿;再次是低尿量引起的尿中尿酸浓度增高。尿酸结石病人中约有 25% 合并痛风,而相同比率的痛风病人并发尿酸结石。

4) 胱氨酸结石:病因是胱氨酸尿,是一种罕见的常染色体隐性或部分隐性遗传病。由于肾小管对胱氨酸的转运发生障碍,使之重吸收减少,大量胱氨酸被排入尿液。在生理范围 pH 的尿中,胱氨酸的溶解度很低,极易在酸性尿液中发生饱和而析出结晶,进而形成结石。

(2) 局部因素:由泌尿系统局部因素所致的结石多属继发性结石,病因易被识别。

1) 尿路感染:由尿路感染引起的结石在临床上称为"感染石"。其矿物学名称是"鸟粪石",主要晶体成分是六水磷酸铵镁和碳酸磷灰石。最常见的病原菌是变形杆菌。这种可产解

Notes

脲酶的细菌能将尿素分解为氨和二氧化碳。①其中的氨被水合成氢氧化铵之后,尿 pH 值明显升高,当 pH 值达到 7.2 时,铵与尿中镁和磷酸根结合,形成磷酸铵镁;②同样在这种碱性尿液中,还可促使钙和磷酸根化合成磷灰石,并与来自尿素的二氧化碳结合成碳酸磷灰石。当这些成石物质达到过饱和时,结晶也将迅速形成。同时,细菌产生的氨还能够破坏上皮黏膜表面的葡胺聚糖保护层,为磷酸铵镁结晶和细菌黏附在尿路上皮提供了便利条件。应当指出,这种"感染引起的结石"与"结石并发感染"是不同的,后者大多是大肠埃希菌感染,而大肠埃希菌一般不产解脲酶。

2) 尿路梗阻:尿路梗阻有时也会导致结石形成。梗阻可引起近端尿路扩张和尿液滞留,随着尿液水分被不断吸收,尿液发生浓缩而使成石物质过饱和;梗阻还可使结石近端尿路的尿流动力发生改变,在局部产生涡流现象,促使成石物质发生沉淀;梗阻部位妨碍微结石排出,使其体积不断增大,最终形成临床结石。常见的梗阻原因有肾盂输尿管连接处狭窄和前列腺增生等。其他一些少见的肾脏先天性解剖异常亦可引发结石形成,如海绵肾、多囊肾及马蹄肾等,除结构异常是导致成石的因素外,这些病人也往往同时存在代谢异常。此外,长期卧床的病人因尿路引流迟缓和骨质脱钙亦可引发尿路结石。

3) 尿路异物:异物可以作为核心诱发尿液中各种成石物质的沉淀和附着。异物一般是置入尿路的各种导管、内支架或手术时遗留在尿路的丝线,也可以是人为经尿道塞入膀胱的各种铁丝、木条和发卡等。

2. 外部因素

(1) 气候:气候可以直接或间接诱发结石形成。在热带和亚热带结石的发生率较高。夏季(一般在 7、8、9 月)是发病高峰。其首要原因是气温高、湿度大,人体通过排汗和呼吸丢失的水分大为增加,结果导致尿液浓缩,使成石物质浓度增高。其次是由于日照时间长,人体合成 1,25-双羟维生素 D_3 增加,促进了肠道对钙的吸收,尿钙的排泄也随之增高。

(2) 饮食:①水分:水分摄入不足可到尿液浓缩,是成石的重要原因之一。尿量<1000ml/d,结晶形成的机会明显增加;尿量<500ml/d,结石形成的几率增加;②蛋白质:大量食入动物蛋白后,作为其代谢产物的氨基酸可增加体内的酸负荷,结果会导致负责缓冲酸负荷的骨骼脱钙,从而引起高钙尿。此外,肉类蛋白富含嘌呤,摄入过多会使尿中尿酸排泄增加,形成尿酸结石,而且高尿酸尿还会诱发草酸钙结晶沉淀;③钙:摄钙过量可致高钙尿;④钠:摄钠过多也会导致高钙尿,钠与钙同在肾远曲小管排泄,且呈正相关;⑤镁:不仅是一种结晶抑制因子,能够直接减缓磷酸钙结晶的生长和聚集,而且也是一种络合因子,能与尿中游离草酸结合成可溶性草酸镁,间接降低尿中草酸钙饱和度。长期低镁饮食亦可引发结石;⑥维生素:维生素 A 在尿石症病人的血清中往往较低;维生素 B_6 是乙醛酸转变为甘氨酸的辅酶,缺乏时草酸合成增加。

(3) 药物:药物可以通过两种方式引起结石形成。一是增加体内某些成石物质的排泄率;二是药物本身或其代谢产物直接在尿路中沉淀,但这种药物性结石非常少见。①糖皮质激素:临床上长期服用糖皮质激素可使骨质脱钙,导致高钙尿;②维生素:每日应用维生素 C 超过 500mg 时,尿中草酸含量随之增高,超过 4g 时,可能会诱发草酸钙结石形成;长期过量服用维生素 D 或鱼肝油可致 1,25-双羟维生素 D_3 过量合成,进而促使肠道大量吸收钙,最终可能引发肾结石或肾钙化;③磺胺类药物:有些磺胺类药物易在酸性尿中形成难溶性乙酰化合物结晶,或本身就可直接形成磺胺结石;④头孢曲松钠:尿中头孢曲松离子可与钙离子络合为头孢曲松钙结晶,形成"伪结石",并且极易引发急性肾后性肾衰竭。

(4) 三聚氰胺:2008 年国内暴发的"三鹿"事件中,由于食用含有被三聚氰胺污染的配方奶粉,至少导致 29.4 万名婴幼儿发生尿路结石,在成分上主要为二水尿酸和尿酸铵混合结石。

(三)病理

尿路结石在肾脏或膀胱内形成。绝大多数结石起源于肾乳头,脱落后可移至尿路任何部位并继续长大,小结石可随尿液自然排出;膀胱结石既可起源于膀胱,也可能是来自上尿路的结石作为核心在膀胱内不断长大而形成的;输尿管结石和尿道结石一般是结石排出过程中在此停留所致。

尿路结石可以直接引起泌尿系的损伤、梗阻、感染、甚至恶变。结石本身的直接刺激可致尿路黏膜充血、水肿、甚至糜烂或脱落。一些体积较大或嵌顿在管腔内的结石可在局部引起溃疡、肉芽肿或瘢痕性狭窄,偶尔可并发恶变。结石阻塞尿路后最为重要的病理性改变是肾积水和肾功损害,这取决于梗阻的部位和程度。由于输尿管的管腔较细,引起的梗阻程度往往较重,容易导致进行性肾脏损害,主要表现为肾盂内、集合管内和肾间质的压力升高,肾盂和肾盏扩张,同时肾小球滤过率和肾血浆流量下降。如梗阻持续存在,肾功能在一定程度上将发生不可逆损害。肾盂和膀胱的容积较大,对尿路内压有一定的缓冲作用,所在部位的结石一般仅导致部分性梗阻,对肾脏的损害程度较输尿管结石为轻。尿路结石合并梗阻时,由于尿液淤滞,有时可能会并发尿路感染,而感染又会引发结晶的析出和沉淀,使原有的结石体积迅速增大,结果进一步加重了尿路梗阻,由此形成恶性循环。

第四节   防 治 总 则

结石的防治主要有两个目的:一是去除病因,防止结石复发;二是清除结石,保护肾脏功能。虽然当今的结石防治体系(图55-1)已经相当完备而有效,但目前国内在临床上往往只重视去除结石,这只是治疗了疾病的结果,必须同样重视结石病因的治疗,才能有效地防止结石复发。

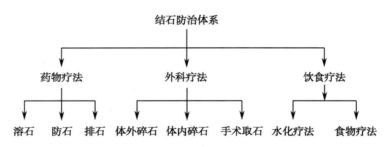

图55-1   当今结石防治体系

(一) 药物疗法

分为溶石、防石和排石疗法(表55-2)。①溶石疗法:用于非钙性结石,其中,90%的尿酸结石可被彻底溶解,而磷酸铵镁结石和胱氨酸结石只能部分溶解;②防石疗法:对于含钙结石,目前尚无有效的溶石药物,现有药物只是用来预防结石复发;③排石疗法:代表性药物是α_1-受体阻滞剂,如坦索罗辛、萘哌地尔等,但仅用于下段输尿管结石和肾结石碎石后的辅助排石。

结石并发症的保守治疗主要包括抗感染和止痛。①抗感染:对于有尿路感染证据者,可使用广谱抗生素,或根据细菌药敏试验选用敏感抗生素。实际上,尿石较少并发尿路感染,应避免滥用抗生素治疗。②止痛:肾绞痛一经确诊,应立即采取行之有效的止痛措施。第一选择是采用非类固醇类抗炎药,如吲哚美辛栓剂。该药在功效上与麻醉性镇痛药相同。其镇痛机制是通过抑制前列腺素合成来阻断前列腺素介导的疼痛传导径路,减弱输尿管的收缩性,以及降低肾盂内压来起到镇痛作用。第二选择是应用麻醉性镇痛剂,传统的标准治疗是肌肉或静脉注射哌替啶,1mg/kg体重,必要时6小时后重复注射一次,可联用阿托品之类的M胆碱受体阻滞剂。虽然后者是治疗肾绞痛惯用的药物,但其镇痛效果并不理想,而且副作用较大,一般不宜单独采用。在肾绞痛发作时,针刺三阴交穴、肾俞穴和(或)手背的腰腿穴,也常能收到迅速有效的镇痛效果。

Notes

表 55-2　结石的药物治疗

结石种类	药物	机制	剂量	用途和用法
含钙结石	枸橼酸钾	结晶抑制因子,钙络合剂	2.0,每天 3 次	用于低枸橼酸尿
	双氢克尿噻	增强肾脏对钙的重吸收	25mg,每天 1 次或 2 次	用于除甲旁亢之外的各种高钙尿
尿酸结石	枸橼酸钾	碱化尿液	2.0,每天 3 次	将尿 pH 控制在 6.5～7.0
	别嘌醇	抑制尿酸合成	100mg,每天 3 次	用于高尿酸血、或高尿酸尿
磷酸铵镁结石	抗生素	控制细菌尿		根据药敏试验选用
	乙酰氧肟酸	解脲酶竞争性抑制剂	250mg,每天 2 次	用于术后残石或不能行外科治疗者
胱氨酸结石	枸橼酸钾	碱化尿液	2.0,每天 3 次	将尿 pH 维持在 7.2
	硫普罗宁	胱氨酸结合剂	250mg,每天 3 次	用于重度胱氨酸尿
下段输尿管结石	坦索罗辛、萘哌地尔	扩张下段输尿管	0.4mg,每天 1 次 50mg,每天 1 次	晨服

(二) 外科疗法

大都是针对结石本身的治疗,只有少数是针对结石病因的治疗(如甲状旁腺切除、尿路整形等)。

1. **干预时机与指征**　尿路结石的自排率较高,因此,在决策各种处理方案之前,首先要考虑结石自排的可能性。结石的自排率取决于其大小和部位,总体上,≤4mm 的上尿路结石自排率大约为 80%。肾结石的自排率为:5mm 结石约 50%;≥6mm 者仅为 20%;≥10mm 者极少排出。输尿管结石的自排率为:上段约 25%,中段约 45%,下段约 70%。输尿管结石在尿路滞留时间超过四周将对肾功能产生不利影响,超过六周则很难排出。在结石自排之前可采用药物疗法。

结石的传统外科治疗指征是:①顽固性肾绞痛;②复发性尿路感染;③持续性尿路梗阻;④代谢活跃性结石,即在一年之内有新结石形成、结石体积增大或有尿砂排出者。然而,随着各种现代微创技术的应用,肾结石的外科治疗概念已经发生了根本的改变,这突出体现在体外冲击波碎石技术(shock wave lithotripsy,SWL)已成为肾结石治疗的第一线选择。根据当今的治疗观点,结石的大小和成分是制订治疗方案的主要参数和指征,传统的指征一般只作为干预时机的参考,即当结石伴有其中任何一项指征时,就应尽早采取外科治疗。

2. **治疗原则和顺序**　在上尿路结石中,约有 5%～10% 是双侧性结石;在下尿路结石中,尤其是膀胱结石,多为继发性疾病。对于复杂性结石,在临床上应严格遵循处理的原则和顺序。①一侧输尿管结石合并对侧肾结石时,首先处理输尿管结石,因其对肾功能影响较大。②双侧输尿管结石的客观情况相似时,应先处理主观症状较重的或技术上容易处理的一侧,如果病人全身条件许可,亦可将双侧结石同时处理。③双侧均为输尿管结石时,如果总肾功能正常,应当首先处理肾功较差一侧的结石,尽早解除梗阻,挽救肾脏功能;如果总功能较差,应先治疗肾功能较好一侧的结石,亦可同时做对侧经皮肾穿刺造瘘,目的在于运用有限的残存肾功来纠正氮质血症、改善全身状况以挽救病人生命。④结石继发于尿路畸形者,若有明确的整形指征,手术期间,应同时处理结石与畸形。⑤膀胱结石的治疗不仅是取出结石,更为重要的是应对其进行病因治疗,包括解除梗阻、控制感染、纠正代谢异常等。

(三) 饮食疗法

尿石病是一种终生性疾病,复发率极高。调整饮食结构是预防性治疗代谢性结石的重要措施,可显著降低结石复发率(结石-就诊效应)。

Notes

1. 水化疗法　大量饮水是防治各种成分尿路结石简单而有效的方法。其作用是缩短游离晶体颗粒在尿路中的平均滞留时间,促进较小结石自行排出;降低成石物质的尿饱和度以阻止结石继续生长;减少并发尿路感染的机会。目前公认,大量饮水也有助于预防结石复发,如能持之以恒,可使结石复发率大约降低60%。日摄水量的标准是将每日尿量保持在2000ml以上,至尿液清亮无色或微黄为宜。这样每日约需饮水2500～4000ml。

2. 食物疗法　对于含钙结石,以往临床上大多强调低钙饮食,然而,摄钙不足也可增加草酸钙结石生成的危险。其原理是:钙可与肠道内食物中的草酸结合,形成不溶性草酸钙并随粪便排出体外。但当饮食中钙过低时,肠道内游离的草酸将被大量吸收,经尿液排泄时与尿钙结合,反而会导致尿草酸钙过饱和。正常需钙量为800mg/d。而国内城乡居民的日摄钙量普遍偏低,平均为405mg/d,已相当于临床上的重度限钙水平。这种不合国情的进一步限钙则可能会因钙负平衡而致骨质疏松。因此,对于国内结石病人,一味强调限钙饮食弊多利少。实际上,草酸是更为危险的成石物质,故在饮食中应重点限制草酸的摄入。富含草酸的食物多见于菠菜、甜菜、茶、巧克力、草莓、麦麸和各种坚果(松子、核桃、板栗等)。当今认为,导致高钙尿的"第一推动力"是高蛋白饮食,因而蛋白的摄入量不宜超过1g/(kg·d)。由于尿钠过多也会促使含钙结石的形成,氯化钠的食用量应当限制在5g/d以内。

在非钙性结石中,对尿酸结石应采取低嘌呤饮食,主要是忌食动物内脏,限食各种肉类和鱼虾类等富含嘌呤的高蛋白食物,以降低尿中尿酸的排泄;对于胱氨酸结石,主要是限食富含蛋氨酸的食物,包括蛋、奶、肉、花生和小麦等。由于蛋氨酸是胱氨酸代谢过程的前体物质,限食这类食品在理论上有助于控制胱氨酸结石的生长和复发。柑橘类水果富含枸橼酸钾,作为一种碱性食品,每900ml鲜橘汁可提高尿pH值0.5个单位,对于溶解和预防尿酸结石和胱氨酸结石都有一定的作用。

第五节　肾　结　石

肾结石(renal calculi)按其所在的具体部位可进一步划分为肾盂结石和肾上、中、下盏结石。充满肾盂和肾盏的分支状结石因其形似鹿角,被称为鹿角形结石。临床上肾结石约占上尿路结石的35%,左右两侧的发生比率相似,双侧肾结石约占10%。

(一) 临床表现

1. 疼痛　病人多有腰胁部的深在性疼痛。疼痛有两种类型,肾绞痛是因结石导致急性梗阻后引起肾内压急剧升高或尿外渗所致;而肾钝痛则是因结石直接刺激或肾积水造成的肾包膜膨胀所致。疼痛程度取决于结石的大小和位置,大结石在肾盂或肾盏内移动度小,痛感反而较轻,表现为钝痛或隐痛,亦可无痛;小结石在肾内移动度大故常引发严重的肾绞痛。肾绞痛是一种突发性严重疼痛,多在深夜至凌晨发作,可使人从熟睡中痛醒,先从腰部或胁部开始,沿输尿管向下放射到膀胱甚至睾丸,这是由于肾脏和睾丸均属同一腹腔神经丛支配所致(肾-睾反射)。疼痛可持续数分钟至数小时。发作时病人精神恐惧,面色苍白,辗转不安(俗称"疼得打滚"),痛极时伴恶心呕吐。一般8～12小时后,随着肾盂内压逐渐降低,绞痛发作次数减少,尔后自行缓解。

2. 血尿　多发生在疼痛之后,有时是唯一的症状。血尿一般轻微,表现为镜下血尿,少数为肉眼血尿。在绞痛发作期间,血尿的出现是肾绞痛与其他各种急腹症相鉴别的重要佐证。

3. 排石　少数病人可能发觉自行排出细小结石,俗称尿砂,是诊断尿石病的有力证据。

4. 感染　少数结石可能并发尿路感染或本身就是感染石。应当注意,在儿童结石病人中,继发性尿路感染可能是主要的临床表现,但诊断时容易忽略结石的存在。

体格检查时,患侧肾区可有轻度叩击痛。结石并发重度积水时可触及肿大的肾脏。在肾绞

Notes

痛发作期,应仔细检查腹部,以排除其他各种急腹症。

(二)诊断

病史在诊断上极有帮助。腰痛与血尿相继出现时应当首先考虑肾结石。如有排石史基本可做出定性诊断。但个别病人的结石并不引起任何症状,只是在体检时才被发现。为查明结石病因,应详细询问病人的饮食习惯、服药史、家族史、感染史和系统病史等。完整的结石诊断应涉及三个方面:①结石本身的诊断,包括其部位、体积、数目、形状和成分;②结石并发症的诊断,包括尿路感染、梗阻程度和肾功损害等;③结石病因的诊断,即代谢评估。为此,应做以下进一步检查。

1. **实验室检查** 不仅可以用来辅助诊断结石,了解总肾功能,而且也是分析结石病因和评估复发风险的主要手段。

(1)尿液检查:尿中红细胞常见,是诊断结石的重要证据;少量白细胞出现常提示为炎症,而不一定说明存在尿路感染;结晶尿多见于肾绞痛发作期,通过观察结晶形态可以推测结石成分;尿 pH 常因结石成分不同而异,持续酸性尿(<6.0)提示尿酸结石,相反,持续碱性尿(>7.2)提示磷酸铵镁结石;细菌培养可以指明病原菌种类,结合大量脓细胞出现,有助于确定感染与结石的因果关系,也可为选用抗生素提供参考。

(2)血液检查:肾绞痛发作时,血白细胞可轻微升高,通常为机体的应激反应,>13×10⁹/L则表明存在尿路感染。标准生化七项(Chem7)是代谢评估的重要指标,例如:血钙升高、血磷降低、PTH 升高,是甲状旁腺功能亢进的定性诊断标准;血氯升高、血钾和二氧化碳结合力降低提示肾小管酸中毒;血尿酸升高可见于痛风并发尿酸结石;尿素氮和肌酐是临床上评估总肾功能的惯用指标。

(3)结石分析:结石成分分析相当于结石的"病理",是确定结石性质的方法。结石分析加以上尿液和血液检查亦称简化式代谢评估,结石分析不仅是诊断结石病因的核心技术(图 55-2),而且也是选择溶石和防石疗法的重要依据,在国外,是所有结石病人必要的检查。

(4)24 小时尿定量分析:在简化式代谢评估基础上,加上 24 小时尿定量分析就是全面性代谢评估,主要用于评估复发危险较高的结石,包括复发性结石、多发性结石、尿酸结石、胱氨酸结

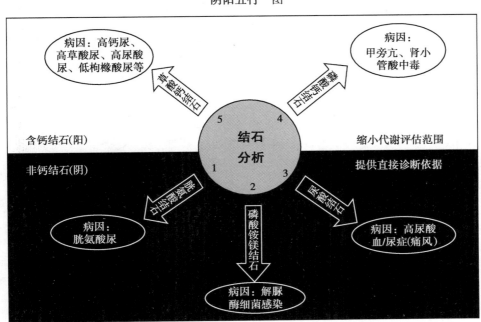

图 55-2 结石成分与病因的关系

石、儿童结石,以及具有家族性结石史、骨病史、痛风史、肾钙化史、胃肠道手术史者。具体检测项目为:尿量、pH、钙、钠、镁、磷、尿酸、草酸盐、枸橼酸盐、胱氨酸等。

2. **影像学检查**　是确诊肾结石的主要方法。

(1) 超声:是肾结石的重要筛查手段。由于肾脏系均质性组织,可以充当结石良好的"声窗",衬托结石的超声影像特征:高回声区(俗称强光团)伴声影,使之在超声下较易识别,并能检出各种性质(X线透光和不透光)的结石。超声还检测肾积水的程度和肾皮质的厚度,并可发现与结石相关的某些泌尿系疾病,如多囊肾等。但应指出,虽然超声检出结石的敏感性较高,甚至可分辨出直径2~3mm的小结石,但其客观性却不如X线检查,有时会出现假阳性结果。

(2) KUB:该法与超声联合使用是确诊肾结石的常规检查方法,诊断准确率相当于IVU。关于结石体积、数目和形状的记述应以KUB为准。90%以上的肾结石属于X线不透光结石,在KUB中大多表现为高密度影。但若结石厚度<2mm,X线将无法分辨。有时由于肠道内容物的掩盖和肾周骨骼的遮挡,也可造成结石漏诊。因此,不可仅凭KUB平片检查就轻易否定结石的存在。

通过KUB与超声联合检查,也可对结石成分作出经验性判断。草酸钙和磷酸钙结石呈现为高密度钙化影;磷酸铵镁结石生长迅速,易被肾盂和肾盏塑形,往往表现为X线半透光的鹿角形结石影,特点是"鹿角"边缘比较锐利;胱氨酸分子中因含硫原子,所以这种结石为半透光影像,呈均匀的磨砂玻璃状,有时亦可呈鹿角形,但其"鹿角"圆钝;尿酸结石具有X线透光性(国内俗称为"阴性"结石),故在KUB平片上不显影,但可用超声检出("阳性"),国内将这一特征简称为"光阴声阳"。

(3) IVU:有助于确认结石是否位于尿路,了解肾功能状态和肾积水的程度以及其他各种潜在的泌尿系异常,曾是尿路结石的标准诊断方法。IVU的最大特点是能同时显示结石和尿路形态,故仍被用作各种介入性手术之前的重要检查。虽然尿酸结石属X线透光结石,但在IVU造影剂的衬托下可呈现"负"性("negative")充盈缺损的影像。

(4) CT:能分辨出0.5mm的微小结石,并且能够显示任何成分的结石,包括X线透光结石。由于CT的敏感度极高,有时会将肾钙斑显示出来,在临床上易被误认为微结石。CT检查费用昂贵,X线辐射量较大,一般不用作肾结石的首选影像学检查。

(三) 治疗

除尿酸结石应首选药物溶石外,其他成分的结石只要符合指征,都可采用外科治疗(图55-3),必要时可结合药物治疗,而且应防止术后结石复发。

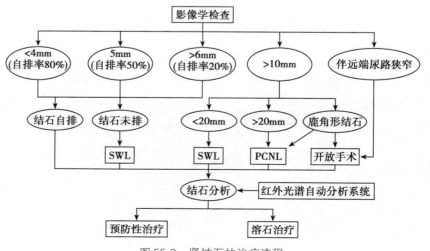

图55-3　肾结石的治疗流程

1. SWL 现已成为治疗肾结石的首选方法。冲击波碎石机主要由冲击波源和定位系统组成。冲击波源发出的聚焦冲击波能以非接触方式从体外传播至体内，并在焦点区域产生高达 50～100MPa 的压力（图 55-4）。碎石时，在 X 线或超声定位系统引导下，对准目标（结石）连续发射冲击波。由于结石表面的抗压强度和抗拉强度远低于冲击波焦点的压力和拉力强度，结石被逐渐解体，直至粉碎成细砂，随后经尿液排出体外。SWL 的最佳适应证是直径为 5～20mm 的肾结石。绝对禁忌证是妊娠妇女；相对禁忌证是结石远端尿路狭窄、凝血功能障碍、少尿性器质性肾衰、急性尿路感染、严重心律失常和结石体积过大。

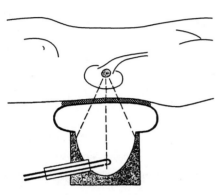
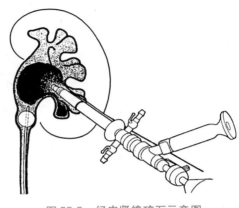

图 55-4 SWL 的冲击波源示意图　　　　图 55-5 经皮肾镜碎石示意图

2. **经皮肾镜碎石术**（percutaneous nephrolithotomy，PCNL） 是把肾镜经皮肤穿入肾盂肾盏内进行体内碎石和取石的一门微创技术（图 55-5），主要用于治疗一些复杂性肾结石，如>2cm 的肾结石、鹿角形结石、多发性肾结石和胱氨酸结石。PCNL 操作包括三大步骤：①用肾穿刺针从皮肤穿至肾集尿系统，建立一条微小通道；②用扩张器扩粗该通道，使之能容肾镜及其外套管通过；③经肾镜看清集尿系统的结石后，用激光、超声或气动式体内碎石器将结石粉碎并取出。

3. **开放式手术** 目前开放式取石手术比率已大幅度降低，仅占外科治疗总数的 1%～5%，而且有被腹腔镜替代的趋势，主要用于以下情况：①结石远端存在尿路狭窄需在取石的同时进行尿路成形者；②经 SWL 和 PCNL 失败者；③体积过大或数目过多的复杂性肾结石；④结石导致肾脏功能丧失而被迫行肾切除者。常用的手术方法有以下几种：①肾盂切开取石术：适用于单纯性肾盂结石和较大的肾盏结石；②非萎缩性肾实质切开取石术：适用于鹿角形结石、多发性肾结石，以及结石合并肾盏颈部狭窄需要同时整形者；③肾部分切除术：适用于肾上盏或肾下盏单极的多发性结石，尤其是合并盏颈狭窄、或因此形成"结石袋"而具有明显结石复发倾向者；④肾切除术：适用于结石并发肾功能丧失者。

第六节　输尿管结石

输尿管结石（ureteral calculi）约占上尿路结石的 65%。输尿管分为三段：上段起自输尿管肾盂连接处（UPJ），下至骶髂关节上缘；中段自骶髂关节上缘至其下缘；下段自骶髂关节下缘至膀胱。过去一直认为，输尿管内有三个结石易停留的狭窄部位，分别是输尿管肾盂连接处、输尿管跨越髂血管处和输尿管膀胱连接处（图 55-6）。但实际上，结石最易停留或嵌顿的部位是上段输尿管的第三腰椎水平及其附近。

（一）**临床表现**

1. **疼痛** 是因结石在输尿管内移动所致，典型的临床表现是输尿管绞痛。临床上所谓的"肾绞痛"实际上大都是输尿管绞痛。①上段输尿管结石一般表现为肋腹部剧痛，并向同侧下腹

Notes

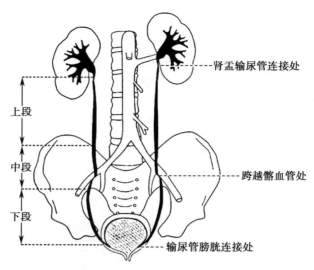

图 55-6　输尿管分段及生理狭窄

部放射,有时伴有恶心和呕吐;②中段输尿管结石引起的绞痛位于中下腹部,右侧结石有时易与阑尾炎相混淆;③下段输尿管结石引起的绞痛位于下腹部并向同侧腹股沟、阴囊或大阴唇放射;④如果结石到达输尿管膀胱连接处(UVJ)则表现为耻骨上区绞痛伴膀胱刺激症状,这是因输尿管远端肌肉与膀胱三角区肌肉相连所致。在绞痛发作静止期,病人可无任何症状,或仅有肾积水及肾周尿外渗引起的腰部胀痛。

2. **血尿**　腰腹部绞痛伴血尿是输尿管结石的特征性表现。90%的病人有血尿,其余的病例可因输尿管完全性梗阻而无血尿。肉眼血尿者仅占10%,大多为镜下血尿。

3. **排石**　病人有时自己可察觉结石排出。

体检时,在绞痛发作期腹部体征与症状不成正比,往往仅有沿输尿管走行区的深在压痛,但无腹膜刺激症状。患侧肾区有叩击痛。有时因绞痛刺激,病人可能出现一过性血压升高。

(二)诊断

出现典型输尿管绞痛并且伴有血尿时应首先考虑输尿管结石,实验室检查与肾结石相同,影像学检查如下:

1. **超声**　是常用的筛查手段。但因输尿管结石缺乏一个良好的"声窗"作为衬托的背景,故其检出效果不如肾结石。由于超声很容易发现结石近端的尿路扩张,通常可沿这条输尿管积水形成的"水路"扫查到上段输尿管结石;中段输尿管结石一般很难检出;下段输尿管结石须用充盈尿液的膀胱作为"声窗"才能检出。

2. **KUB**　是诊断输尿管结石的基本方法。虽然理论上至少90%的结石因含钙质可在KUB平片显影,但由于输尿管结石的体积一般较小,加之横突和骨盆的遮挡等因素,在有绞痛发作的结石病人中,至少50%的结石难以判明。阅片时,必须严格沿着输尿管的走行部位(尤其是与髂骨和横突重叠处)仔细寻找钙化影。单凭一眼之见,容易漏诊小的结石。同时应注意勿将淋巴结钙化、静脉石和骨岛等误认为尿路结石。

3. **IVU**　目的是进一步明确结石的诊断以及了解尿路梗阻和肾功损害的程度,同时也可发现导致结石形成的潜在性局部因素,如输尿管狭窄和瓣膜等。应当注意,输尿管绞痛发作之后,患肾可能会发生一过性的功能性无尿,如行常量IVU检查,患肾一般不显影或显影极差,对此不应轻易判断为无功能肾,因为患侧肾功能会在2周左右逐渐恢复,所以应在绞痛之后2周行IVU为宜。对于严重肾积水和肾功受损者,可采用大剂量IVU和延迟摄片,以便测定残存的肾脏功能。

4. **RP**　是对IVU的一种补充性形态学检查方法,仅适用于下列特殊情况:①因碘过敏而无

Notes

法施行 IVU；②因 IVU 显影效果不佳而影响结石的诊断；③在结石的远端疑有输尿管梗阻；④需经输尿管导管注入空气作为对比剂,通过提高影像的反差来显示 X 线透光结石。

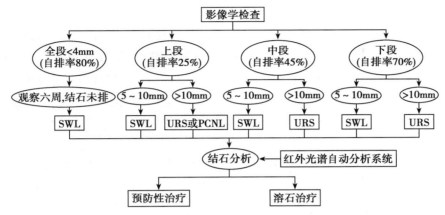

图 55-7　输尿管结石外科治疗程序
SWL:冲击波碎石　　URS:输尿管镜取石　　PCNL:经皮肾镜碎石

5. **螺旋 CT**　可进行连续的无漏层扫描。螺旋 CT 平扫对于输尿管结石的检出率可达 95% 以上,尤其适用于输尿管绞痛发作时普通影像学检查未能确诊的结石,现已取代 IVU 检查。输尿管结石在螺旋 CT 平扫影像上除表现为高密度影外,另一特征是由结石外周水肿的输尿管壁形成的"框边"现象。其他 CT 征象包括肾或输尿管积水、肾脏肿大以及肾周渗液。

（三）治疗

输尿管结石对肾功能影响较大,且常引发肾绞痛,故应积极处理(图 55-7)。

1. **SWL**　是首选外科治疗方法。但因输尿管结石往往被管壁包裹,周围缺少一个有利于冲击波充分发挥作用的水环境,所以比肾结石难以粉碎。

2. **输尿管镜取石术（URS）**　也是中段和下段输尿管结石治疗的第一线选择。上段输尿管结石经 SWL 治疗无效时,可改用 URS 治疗。其基本操作方法是将输尿管镜经尿道和膀胱插入患侧输尿管,对于小结石可在直视下用抓钳或套石篮取石;大结石需经体内碎石器将其粉碎后取出(图 55-8)。靠近 UPJ 的上段输尿管结石亦可经 PCNL 治疗。

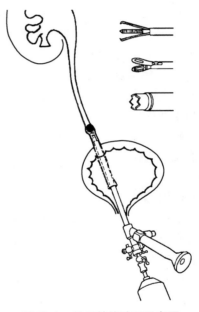

图 55-8　输尿管镜碎石示意图

3. **输尿管切开取石术**　包括开放式手术或经腹腔镜取石,只适用于:①SWL 和输尿管镜治疗失败;②结石合并远端输尿管梗阻(狭窄、瓣膜和息肉等)。

第七节　膀　胱　结　石

（一）病因

膀胱结石(vesical calculi)仅占尿路结石的 5% 以下。其患病率有明显的地域、种族、年龄和性别差异。膀胱结石与肾结石在成因上有很大不同。①原发性膀胱结石很少见,大都为男童发病,与低蛋白、低磷酸盐饮食有关;少数发生在成人,可能与机体脱水和钙代谢异常有关;②继发

Notes

性膀胱结石:比前者多见,其病因主要是尿道狭窄、前列腺增生、膀胱憩室、神经源性膀胱、膀胱内异物和感染。此外,膀胱结石也可能是来自于上尿路。一般而言,感染性结石的成分主要是磷酸铵镁、碳酸磷灰石和尿酸铵;非感染性结石的成分则以草酸钙和尿酸多见。

（二）临床表现

常见症状是下腹部疼痛、排尿困难和血尿。疼痛在排尿时尤为明显,并向会阴部和阴茎头部放射,常伴有终末血尿。结石可在膀胱内活动,造成排尿困难,症状时轻时重。若排尿时结石落于膀胱颈会引起尿流突然中断,此时病人改变体位,使结石离开膀胱颈则又可排出尿液。这种现象是由于结石在膀胱颈形成"球阀"样作用所致。若结石持续嵌顿于膀胱颈,可发生急性尿潴留。膀胱结石的男童在发病时常用手牵拉或揉搓阴茎,并试图改变体位以排出尿液及减轻痛苦。

继发于较严重的下尿路梗阻性疾病的膀胱结石,一般也表现为尿频、尿急、排尿困难等症状,可与原发疾病引起的症状相混淆。

体检时,下腹部有轻度压痛。结石较大和腹壁较薄弱时,在膀胱区偶可触及结石。

（三）诊断

因为膀胱结石多为继发性疾病,所以在检查时不应只满足于膀胱结石的诊断,应从治疗角度出发,对结石的病因做出完整评估。

1. **实验室检查** 尿液分析可见红细胞。如并发感染,可见白细胞,尿培养可有细菌生长。

2. **超声检查** 结石在膀胱腔内呈现高回声伴声影,其位置随体位改变而异,常可同时发现前列腺增生、膀胱憩室等病变。

3. **X线检查** 大部分膀胱结石不透X线,在KUB片上可显示高密度影。有时需拍斜位片与盆腔淋巴结钙化、卵巢钙化影等相鉴别。只要KUB与超声的检查结果一致,就可对膀胱结石做出定性诊断,其准确性等于或高于IVU。

4. **膀胱镜检查** 是最可靠的诊断方法,可以直接观察结石的大小、数目和形状,同时也可观察有无其他病变,如前列腺增生、膀胱颈纤维化等。但此法属侵入性检查,一般不作为常规使用。

（四）治疗

治疗膀胱结石不仅是取出结石,更为重要的是应对其进行病因治疗,包括解除梗阻、控制感染、纠正代谢异常等。具体方法的选择取决于病人的年龄和体质,结石的大小、硬度和成分,以及有无泌尿系其他原发性疾病。

1. **经尿道取石术** 适用于直径<4cm的单纯膀胱结石。其方法是,经尿道在内镜下采用机械、超声或气动式等体内碎石器将结石粉碎,然后将其经腔镜冲洗出体外。对于较小的继发性膀胱结石也可同时针对其病因治疗,如经尿道前列腺切除术、直视下尿道狭窄内切开术等。

2. **冲击波碎石术（SWL）** 适用于体积较小、并能一次性粉碎的结石。

3. **开放式手术** 适用于大于4cm或较硬结石以及有膀胱镜检查禁忌证的病人。一般采用耻骨上膀胱切开取石术,亦可同时针对病因治疗,如耻骨上前列腺切除术、膀胱憩室切除术等。

第八节 尿 道 结 石

尿道结石(urethral calculi)大部分来自膀胱,极少是因尿道狭窄、尿道憩室等在尿道内直接形成。

（一）临床表现

主要症状是在会阴部剧烈疼痛后出现急性排尿困难,不能完全排空膀胱内尿液,甚至发生急性尿潴留。有时表现为点滴状排尿伴尿痛和血尿。病人常能指明尿流受阻的部位。

Notes

（二）诊断

男性前尿道结石在阴茎和会阴部大多可被扪及；后尿道结石可经直肠触到。女性尿道结石可经阴道前壁触及。用金属尿道探子检查可感觉到与结石的摩擦感，检查时注意勿将能够轻易经尿道取出的结石推向尿道深处。大部分结石在 X 线平片上可以显示，必要时可行逆行尿道造影，进一步明确其位置，同时可发现有无尿道狭窄和尿道憩室。

（三）治疗

旨在尽快取出结石，解除痛苦，防止尿潴留，以后再行结石的病因治疗。结石取出途径和方法的选择应符合最易于取出结石、并对尿道的损伤最小的原则。

1. **经尿道口直接取出**　用于大部分前尿道结石，可用镊子将结石直接钳出，必要时切开尿道外口。小结石可用手将结石轻轻挤出尿道口，切忌使用暴力。儿童病人因尿道娇嫩，不宜用"挤奶式"手法取石，以防产生尿道狭窄。

2. **将结石推入膀胱后取出**　适用于后尿道结石及无法由尿道口取出的前尿道结石。经尿道口注入液体石蜡，用尿道探子将结石轻轻地推入膀胱，再按膀胱结石处理。如果无法及时进行手术，可先行保留导尿，防止结石再次嵌顿于尿道，结石留作下一步处理。

3. **原位处理尿道结石**　适合以上两种方法不能处理的尿道结石。可在尿道内行气动式、超声式等碎石术。开放手术仅适用于紧嵌于尿道无法取出的结石或有尿道憩室需同时切除者。

（孙西钊）

第五十六章　泌尿、男性生殖系统肿瘤

泌尿、男性生殖系统肿瘤是泌尿外科的常见病，可发生于泌尿及男性生殖系统的任何部位。这些部位的肿瘤大多数为恶性，严重地威胁人们的身体健康。

最常见的泌尿系统肿瘤是膀胱癌，近年来前列腺癌在我国的发病率呈明显增高趋势，其次为肾癌、肾盂癌。而我国过去常见的生殖系统肿瘤阴茎癌已日趋减少。

第一节　肾　肿　瘤

肾肿瘤（renal tumor）分为良性肿瘤和恶性肿瘤，其中恶性肿瘤占绝大多数。较常见的良性肾肿瘤有肾血管平滑肌脂肪瘤（angiomyolipoma of kidney）等。而常见恶性肾肿瘤有肾细胞癌（renal cell carcinoma，RCC）、尿路上皮癌、肾母细胞瘤和肾转移瘤等。成人肾肿瘤中，绝大部分为肾癌，肾盂癌相对少见。但在小儿恶性肿瘤中，最常见的是肾母细胞瘤。

一、肾血管平滑肌脂肪瘤

肾血管平滑肌脂肪瘤（angiomyolipoma AML）又称肾错构瘤，是一种良性疾病，发病率为1/5000～1/1500，女性多发，高发年龄为40～60岁。超过50%的AML是在非特异性症状腹部超声检查中无意间发现的，临床较常见。可以是单独疾病，也可以是结节性硬化症的一种表现。20%～30%的肾错构瘤病人合并结节性硬化症，而大约50%结节性硬化症病人会发展成肾错构瘤。

（一）病理

常发生于肾皮质，散发的肾错构瘤多为单侧发生的单个肿瘤，体积较小，而结节性硬化伴发的肿瘤则常双侧，多中心发生，体积较大，易出血。组织学构成为血管、脂肪及平滑肌成分。脂肪组织可占瘤体的80%，脂肪成分均为分化成熟的脂肪组织；血管大小不一、异常扭曲、管壁不规则增厚；平滑肌组织分化程度差别大，最常表现为沿血管辐射状分布。

（二）临床表现

症状多不明显，常见的症状体征包括腰痛、血尿、腹部肿块及大的错构瘤突然破裂所致低血容量性休克等。结节性硬化症是一种常染色体显性遗传病，有家族发病倾向。临床特点是癫痫、智力发育迟缓、面颊部皮脂腺瘤、视网膜晶状体瘤及肾、脑等脏器错构瘤。

（三）诊断

绝大多数肾错构瘤病人通过影像学检查可确诊。

1. **超声**　肾错构瘤典型超声表现为边缘清晰、后伴声影的高回声肿物，但不能作为特异性诊断。

2. **CT**　最有效和可靠的诊断手段。肾错构瘤内含大量脂肪组织及血管、平滑肌。其CT表现为低密度，CT值为负。而肾癌CT值为低于正常肾组织的正值。

3. **MRI**　肾错构瘤内的脂肪成分在T_1加权表现为强信号，T_2加权像表现为低强度信号。

（四）治疗

无论采取何种治疗方式，均须将保留肾功能放在首位考虑。对无症状的直径小于4cm的肿瘤,建议每半年复查影像检查,动态观察瘤体大小及临床症状变化。对症状持续存在的直径小于4cm的肿瘤,可行选择性肾动脉栓塞治疗。对直径大于4cm的症状性肿瘤,应尽可能采用保留肾单位手术或选择性肾动脉栓塞。对合并结节性硬化症、双肾病变、肾功能不全的病人,应考虑行选择性肾动脉栓塞。对错构瘤行肾切除术必须慎重,指征为:全肾侵犯;肿瘤生长快,可疑恶性;不能控制的危及生命的出血。

二、肾　癌

肾癌(renal carcinoma)亦称肾细胞癌(renal cell carcinoma,RCC),是起源于肾实质泌尿小管上皮系统的恶性肿瘤,为最常见的肾实质恶性肿瘤,占成人恶性肿瘤的2%～3%,各国或各地区的发病率不同,发达国家发病率高于发展中国家。肾癌的高发年龄为50～60岁;男女之比为2:1。由于平均寿命延长和医学影像学的发展,肾癌的发病率较以往增高,临床上无明显症状而在体检时偶然发现的肾癌日见增多。

(一)病因

确切病因尚不清楚。吸烟可能是肾癌发生的危险因素。有些化学物质,如二甲胺、铅、镉等可使动物发生肾癌,能否使人发生肾癌尚未证实。肾癌亦有家族发病倾向,已发现有视网膜血管瘤家族性肾癌染色体异常,尤其是第3、11号染色体异常的家族性肾癌。

(二)病理

绝大多数肾癌发生于一侧肾脏,常为单个肿瘤,10%～20%为多发,双侧先后或同时发病者仅占散发性肾癌的2%～4%。1997年WHO根据肿瘤细胞起源以及基因改变等特点制定了肾实质上皮性肿瘤分类标准,此分类将肾癌分为透明细胞癌(60%～85%)、乳头状肾细胞癌或称为嗜色细胞癌(7%～14%)、嫌色细胞癌(4%～10%)、集合管癌(1%～2%)和未分类肾细胞癌等。

其中透明细胞癌为最常见类型,肿瘤从肾小管上皮细胞发生,外有假包膜,肉眼观可有不同的改变。有些肿瘤切面呈橘黄色、棕色;有些可见出血、坏死、钙化和纤维化斑块。肿瘤可破坏全部肾,并可侵犯邻近脂肪、肌肉组织、血管、淋巴管等。肿瘤穿透假包膜后可经血液和淋巴转移。肾癌容易向静脉内扩散形成癌栓,可以延伸进入肾静脉、下腔静脉甚至右心房。远处转移常见部位为肺、骨、肝、肾上腺等。淋巴转移最先到肾蒂淋巴结。

(三)临床表现

目前无症状肾癌的发病率逐年升高(约50%),而血尿、腰痛、腹部肿块"肾癌三联征"俱全者不到10%,这类病人诊断时往往为晚期。有些病人则表现为转移灶症状,如骨痛和持续性咳嗽。

有症状肾癌病人中,尚可出现如下全身症状:①发热:多为低热,持续或间歇出现,可能因肿瘤坏死、出血、毒性物质吸收或癌组织内致热原引起;②贫血:1/3～1/2病人有贫血,血尿可能是贫血的原因,但临床上也常见无血尿肾癌病人出现贫血;③红细胞增多症:可能为肿瘤促红细胞生成素增加所致,病人常易发生血栓性静脉炎;④高血压:为肿瘤产生过多肾素引起,也可能是肿瘤压迫动脉造成狭窄或肿瘤内动静脉短路所引起;⑤肝功能异常:血ALT升高,凝血酶原时间延长;⑥高血钙:可能为肿瘤分泌甲状旁腺素样物质引起,而并非骨转移引起广泛骨溶解所致;⑦血沉增快:约有一半以上的肾癌病人血沉增快,如同时出现发热和血沉增快者,多数预后较差;⑧精索静脉曲张:如左侧肾静脉内有癌栓形成时,可出现左侧精索静脉曲张。晚期肾癌可出现消瘦、贫血、虚弱等恶病质改变。

(四)诊断

症状多变,早期诊断往往很难。血尿、疼痛和肿块,仍然是肾癌的主要症状,其中任何一个症状出现都应引起重视。肾癌的临床诊断主要依靠影像学检查。

1. **超声** 是简单无创伤的影像学方法,能查出肾内直径 1cm 以上的肿瘤,因此大多数无症状的肾癌可由超声发现。超声能准确地鉴别肾肿块是囊性还是实质性的,还可鉴别诊断肾癌和肾血管平滑肌脂肪瘤。

2. **CT** 对肾癌的诊断有重要价值,可发现较小的肾癌并准确分期。CT 检查表现为肾实质内圆形、类圆形或分叶状肿块,平扫时密度不均匀,CT 值一般在 30～50HU。静脉注射造影剂后,肿瘤 CT 值增强,但明显低于正常肾实质(图 56-1)。CT 也可鉴别其他肾实质疾病,如肾血管平滑肌脂肪瘤和肾囊肿。CT 增强血管造影及三维重建可以见多血管性占位病变,可见增粗增多和紊乱的肿瘤血管,并可取代传统的单纯性肾血管造影检查。

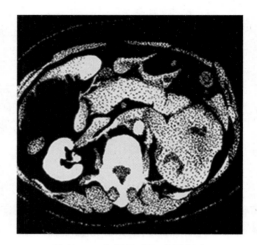

图 56-1   左肾癌 CT(癌已侵入肾静脉内,右肾正常)

3. **MRI** 绝大多数肾癌在 T_1 加权像上呈低信号,T_2 加权像上为高信号,信号常不均匀。MRI 能了解肾癌侵犯范围,明确有无肾静脉、下腔静脉内癌栓和淋巴结转移。

(五)治疗

局限性肾癌主要以手术切除为主,可采取开放性手术或腹腔镜手术行肾癌根治性切除术,手术范围包括肾周筋膜、肾周脂肪、患肾、同侧肾上腺、肾门淋巴结及髂血管分叉以上输尿管。如双侧肾癌或孤立肾肾癌可作保留肾单位手术(nephron sparing surgery,NSS)。射频消融,冷冻消融或高强度聚焦超声可用于无法切除的小肾癌病人治疗。由于肾细胞癌对放疗及化疗均不敏感,对局限性肾癌术后尚无标准辅助治疗方案。

局部进展性肾癌首选治疗方法为根治性肾切除术,而对转移的淋巴结或血管瘤栓需根据病变程度及病人身体状况选择是否切除。对手术后有肿瘤残留或转移性肾癌行减瘤手术的病人,可采取免疫治疗或分子靶向药物为主的化疗或(和)放疗。

(六)预后

肾癌未能手术切除者 3 年生存率不足 5%,5 年生存率在 2% 以下。根治手术后 5 年生存率:早期局限性肾内肿瘤可达 60%～90%;未侵犯肾周筋膜者占 40%～80%;肿瘤超出肾周筋膜者仅 2%～20%。偶见原发肾肿瘤切除后转移灶自发消退者。

三、肾母细胞瘤

肾母细胞瘤(nephroblastoma,Wilms tumor)又称为肾混合瘤、胚胎瘤或 Wilms 瘤,是婴幼儿泌尿系最常见的恶性肿瘤,占 15 岁以下儿童泌尿生殖肿瘤的 80%。约 75% 的肾母细胞瘤病例年龄为 1～5 岁之间,发病高峰为 3～4 岁。

(一)病因

后肾胚基未正常分化成肾小管和肾小球而异常增生可能是肾母细胞瘤的病因。

(二)病理

肾母细胞瘤可发生于肾实质的任何部位。肿瘤起源于间叶组织,由间质、胚芽和上皮构成。间质组织占肿瘤的绝大部分,包括结缔组织、黏液组织、脂肪、肌肉及软骨等成分,偶见骨质。肿瘤生长迅速,剖面呈鱼肉样膨出,灰白色常有出血坏死,其间有囊腔形成。肿瘤可压迫和破坏肾组织,使肾盏肾盂变形,当突破肾被膜后,可广泛浸润周围器官及组织。肿瘤可经淋巴转移至肾蒂及主动脉旁淋巴结,也可经血行转移至全身各部位,而以肺转移最为常见。

Notes

（三）临床表现

腹部肿块最常见，多在家长给患儿洗澡或更衣时发现。肿物位于上腹季肋部一侧，表面光滑、中等硬度、无压痛、有一定活动度。少数肿瘤巨大可超越中线，引起气促、食欲缺乏、消瘦、烦躁不安等。少数患儿有血尿，其他表现可有腹痛、发热、高血压和红细胞增多症，晚期转移可引起贫血、恶病质。

（四）诊断

婴幼儿腹部发现进行性增大的肿瘤，应考虑肾母细胞瘤的可能性。肾母细胞瘤在各种影像学表现上，基本与肾癌相似。超声可检出肿物是否来自肾，分辨是实性还是囊性的。静脉尿路造影可显示肾盂、肾盏受压、移位、拉长及变形，但肿瘤巨大时常不显影。CT 增强扫描可发现不均质性肿块和坏死的囊性变以及钙化灶，MRI 较超声和 CT 的优越之处是能发现肿瘤内出血。

肾母细胞瘤需与肾上腺神经母细胞瘤、畸胎瘤、血管平滑肌脂肪瘤和巨大肾积水鉴别。

（五）治疗

应用手术、放疗、化疗综合治疗肾母细胞瘤能取得极好的疗效。通常采用经上腹横切口行肾切除术。有效的化疗药物包括长春新碱、放线菌素 D、阿霉素等，对于复发及转移肿瘤尚可用顺铂、环磷酰胺、依托泊苷等。

术前放疗可用于巨大肾母细胞瘤，待肿瘤缩小后再行手术。术后放疗最好在手术后 10 日内进行，以减少复发的机会。双侧肾母细胞瘤可在化疗和放疗的基础上，行双侧单纯肿瘤剜除术或切除较大肿瘤一侧的病肾。

第二节　尿路上皮性肿瘤

尿路上皮（urothelium）为泌尿系统被覆上皮的总称，主要为移行上皮。除男性前部尿道以外，肾盂、输尿管、膀胱、后尿道均覆有移行上皮。这些部位的肿瘤有相似的病因及病理变化，且可同时或先后在不同部位发生肿瘤。在尿路上皮性肿瘤（urothelial tumor of the urinary tract）中，膀胱肿瘤最为常见。

一、肾盂和输尿管上皮性肿瘤

上尿路上皮性肿瘤包括肾盂和输尿管肿瘤。肾盂肿瘤约占尿路上皮肿瘤的 5%，而输尿管肿瘤则更少见，约占肾盂肿瘤的 1/4。肾盂、输尿管肿瘤发病年龄的高峰为 50～70 岁。

（一）病因

重要的致病因素是吸烟。此外长期服镇痛药物、饮咖啡、应用环磷酰胺治疗，以及慢性感染、结石等都可能是致病因素。

（二）病理

上尿路上皮性肿瘤 90% 以上为移行细胞癌，0.7%～7% 为鳞状细胞癌，腺癌极为少见。移行细胞癌的组织学特点与膀胱移行细胞癌类似，癌细胞的分化和基底的浸润程度有很大差别，其转移可通过上皮、淋巴或血管等途径，常有早期淋巴转移。鳞状细胞癌和腺癌多与长期尿石梗阻和感染等刺激有关。

（三）临床表现

75% 以上的病人有间歇性、无痛性肉眼血尿，如反复尿检，几乎所有病人都有镜下血尿，偶可因血块堵塞输尿管出现肾绞痛。

（四）诊断

尿常规可发现镜下血尿。细胞学检查常可发现癌细胞。膀胱镜检查可见患侧输尿管口喷出血性尿液。静脉尿路造影和逆行尿路造影可发现肾盂、输尿管内充盈缺损、变形（图 56-2），但

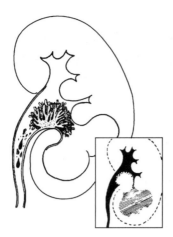

图 56-2 肾盂肿瘤及其肾盂造影所见肾盂(乳头状癌:血尿、梗阻引起下盏积水、肾盂造影有充盈缺损)

应与透 X 线的结石和血块鉴别。必要时可经膀胱输尿管逆行插管收集肾盂尿行细胞学检查,或刷取局部活组织检查。CT、MRI 对上尿路上皮肿瘤的诊断及分期具有重要价值;超声检查有助于鉴别上皮性肿瘤和透 X 线结石。输尿管肿瘤诊断较为困难。近年来应用硬或软质输尿管镜检查并取组织活检者日渐增多,使其诊断率大为提高。

（五）治疗

肾盂和输尿管肿瘤一经诊断应行肾、全输尿管切除+输尿管开口部位膀胱壁袖套状切除术,也有人采取经腹腔镜肾、输尿管切除+经尿道输尿管口膀胱壁袖套状电切术,该法具有创伤小,病人恢复快等优点。孤立肾的肾盂、输尿管癌可行保留肾脏的肾输尿管手术。

上尿路肿瘤术后推荐行膀胱内化疗药物、生物制剂等灌注预防复发。对于 T_2、T_3 期术后淋巴结阳性、T_4 期术后、手术无法切除、弥漫性转移的病人可行全身化疗或放疗。

（六）预后

由于病理分期分级的差异和手术方式的差异,预后不尽一样,据报道行肾、全输尿管+膀胱袖套状切除者 5 年生存率为 51%。

（七）随访

由于尿路上皮癌具有多中心复发的倾向,因此定期随访非常重要,并且应特别注意其余尿路上皮发生肿瘤的可能性。常规的术后评估应包括对膀胱、同侧(如采取保留肾单位治疗)及对侧泌尿道,以及泌尿系外可能发生转移的器官。术后 1 年内每 3 个月须进行 1 次随访,内容包括查体、尿常规以及膀胱镜检查,如有症状病人行胸片、CT 及骨扫描检查。尿细胞学检查对发现肿瘤复发,特别是高级别肿瘤,有一定的帮助。

二、膀 胱 肿 瘤

膀胱肿瘤(tumors of the bladder)是泌尿系统最常见的肿瘤,世界范围内,膀胱癌发病率居恶性肿瘤的第十一位,在男性排名第七位,女性排在第十位之后。

（一）病因

与膀胱肿瘤发生、发展有关的因素很多,较为明显的两大致病危险因素是吸烟和长期接触工业化学产品。其他可能的致病因素还包括慢性感染(细菌、血吸虫及 HPV 感染等)、长期大量饮咖啡、服镇痛剂和糖精等。

膀胱癌主要的致癌因素是芳香族的胺,而潜在的致癌物是饮食硝酸盐和经肠道菌群作用后产生的亚硝酸盐。膀胱埃及血吸虫病、膀胱白斑和腺性膀胱炎可能是癌前病变。宫颈癌行盆腔放疗的妇女发生移行细胞癌的概率明显增加。

（二）病理

膀胱癌好发部位在膀胱侧壁及后壁,其次为三角区和顶部,其包括尿路上皮细胞癌、鳞状细胞癌和腺细胞癌,其次还有较少见的转移性癌、小细胞癌和癌肉瘤等。其中,膀胱尿路上皮癌最为常见,占膀胱癌的 90% 以上。膀胱鳞状细胞癌比较少见,占膀胱癌的 3%～7%。膀胱腺癌更为少见,占膀胱癌的比例<2%。

1. **生长方式** 一种是向膀胱腔内生长成为乳头状瘤或乳头状癌,另一种在上皮内浸润性生长,形成原位癌、内翻性乳头状瘤和浸润性癌。

2. **肿瘤分级** 2004 年 WHO 公布新的分级法,该分类法中肿瘤的分类主要基于光镜下的显

Notes

微组织特征,相关形态特征的细胞类型和组织构型,其将尿路上皮肿瘤分为低度恶性潜能尿路上皮乳头状肿瘤(papillary urothelial neoplasms of low malignant potential,PUNLMP)、低分级乳头状尿路上皮癌和高分级乳头状尿路上皮癌。

3. **肿瘤分期**　目前普遍采用国际抗癌联盟的 2009 年第 7 版 TNM 分期法(图 56-3),其中,T 为膀胱壁浸润的深度;N 为盆腔或腹腔淋巴结浸润程度;M 为其他器官转移情况。Tis 为原位癌,多为分化差的癌细胞局限于尿路上皮内生长;T_a 为非浸润性乳头状癌;T_1 肿瘤侵入上皮下结缔组织;T_2 为浸润肌层,其中 T_{2a} 为肿瘤侵入浅肌层(内 1/2),T_{2b} 为肿瘤侵入深肌层(外 1/2);T_3 为肿瘤侵入膀胱周围组织,其中 T_{3a} 为在显微镜下所见肿瘤浸润,T_{3b} 为肉眼下所见肿瘤浸润;T_4 为浸润邻近器官,如前列腺、精囊、子宫、阴道、盆腔壁或腹壁中的任意一处;$N_{1~3}$ 为区域淋巴结浸润;M_1 为远处转移。

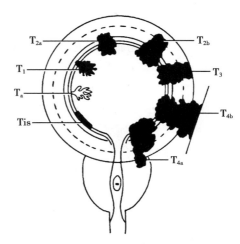

图 56-3　膀胱肿瘤分期

根据上述分类,膀胱癌可分为非肌层浸润性膀胱癌(Tis,T_a,T_1)和肌层浸润性膀胱癌(T_2 以上)。局限于黏膜(T_a 及 Tis)和黏膜下(T_1)的非肌层浸润性膀胱癌占 75%~85%,肌层浸润性膀胱癌占 15%~25%。而非肌层浸润性膀胱癌中,大约 70% 为 T_a 期病变,20% 为 T_1 期病变,10% 为膀胱原位癌。原位癌虽然也属于非肌层浸润性膀胱癌,但一般分化差,属于高度恶性的肿瘤,向肌层浸润性进展的概率要高得多。因此,应将原位癌与 T_a、T_1 期膀胱癌加以区别。

4. **肿瘤扩散**　膀胱癌的扩散主要向深部浸润,直至膀胱外组织。浸润肌层时常已有局部淋巴结转移,浸润至膀胱外组织时,多数已有远处淋巴结转移。晚期可经血行主要转移至肝、肺、骨等处。由于膀胱肿瘤的多中心发病的特点,有时可先后或同时伴有肾盂、输尿管和尿道肿瘤。

(三) 临床表现

高发年龄为 50~70 岁,男女发病之比为 4∶1。最常见的症状为间断全程无痛性肉眼血尿。70%~98% 病人有此症状,多为全程血尿,也可表现为初期或终末血尿,常间歇性发作,血尿严重时常有血块,或排出洗肉水样尿液及腐肉组织。其他包括尿频、尿急、尿痛等膀胱刺激症状,常因肿瘤坏死、溃疡和合并感染所致。如肿瘤较大或堵塞膀胱出口时可发生排尿困难及尿潴留。晚期膀胱肿瘤可引起输尿管梗阻、腰痛、尿毒症、腹痛、严重贫血、消瘦等。盆腔广泛浸润时可出现腰骶部疼痛及下肢水肿。鳞癌和腺癌恶性程度高,生长迅速,常广泛浸润膀胱壁。鳞癌可因结石长期刺激引起,临床上有 10%~20% 病人伴有结石。腺癌可发生在正常或畸形膀胱,亦可起自腺性膀胱炎;肿瘤常为单发,多局限于膀胱某个区域。

(四) 诊断

成年人,特别是 40 岁以上者,出现无痛性血尿时都应考虑患膀胱肿瘤的可能。对长期不能治愈的"膀胱炎"应警惕有膀胱肿瘤的可能。

1. **实验室检查**　尿常规和尿脱落细胞检查可作为血尿病人的初步筛选。尿脱落细胞检查取材方便,简单易行,是较好的诊断方法,但对于诊断早期低度恶性潜能尿路上皮乳头状肿瘤、低分级肿瘤敏感度差,对高分级肿瘤及原位癌则阳性率高。流式细胞分析计(flow cytometry,FCM)可测定肿瘤细胞内的 DNA 含量,非整倍体的细胞数,并了解细胞的增殖情况,有助于膀胱癌的诊断或对其生物学特性的了解,但仍不能在临床代替细胞病理学。近年来尿膀胱癌标记物如膀胱肿瘤抗原(BTA)、核基质蛋白(NMP22)和尿脱落细胞荧光原位杂交技术(FISH)用于膀胱

Notes

癌的早期诊断,具有较好的应用前景。

2. **超声**　能显示膀胱液性暗区内膀胱壁的突起团块,回声较强。可经腹壁或经尿道作超声,可发现 0.5~1cm 以上的膀胱肿瘤,并可显示肿瘤浸润的深度,对肿瘤的临床分期有帮助。

3. **X线检查**　静脉尿路造影虽不易发现膀胱内的小肿瘤,但可了解上尿路系统有无肿瘤及肿瘤对肾功能的影响;肾积水或显影不良常提示肿瘤浸润输尿管口;较大的膀胱肿瘤可见膀胱充盈缺损;浸润膀胱壁时膀胱壁僵硬不整齐。

4. **CT**　常用作膀胱肿瘤的分期,特别对了解有无膀胱外浸润及淋巴结转移有帮助,但淋巴结<0.5cm 者仍难以分辨。表浅的小肿瘤 CT 不易发现;有蒂的肿瘤有时可见清晰的血管;CT 增强时有助于膀胱内肿瘤和血块的鉴别。

5. **MRI**　可进行矢状、冠状断面成像。突入膀胱的肿块和膀胱壁的局限性增厚在 T_1 加权像上呈等或略高信号,T_2 加权像呈低于尿液的略高信号。MRI 对肿瘤分期基本与 CT 相仿,但判断膀胱壁受损程度较 CT 准确。

6. **光动力学诊断(photodynamic diagnosis,PDD)**　膀胱肿瘤细胞对某些光敏物质具有特异性黏附作用,这些光敏物质可在一定波长的光源激发下产生特异性荧光,据此可显示膀胱内是否有肿瘤。这种方法结合膀胱镜活检,可准确地诊断一些普通膀胱镜难以发现的小病灶,如不典型增生、原位癌、微小肿瘤病灶等,敏感性极高,特异性也可达70%。

7. **膀胱镜检查**　对膀胱肿瘤的诊断最为重要,可直接看到肿瘤的大小、数目、部位以及形态是乳头状还是实性、团块状,是有蒂还是广基,并可在镜下取活检以明确诊断。膀胱镜检时还应注意肿瘤与输尿管口和膀胱颈的关系,并同时作肿瘤或可疑部位的活检。

膀胱尿路上皮性肿瘤的血尿和肾、输尿管肿瘤相似,均可为间歇性无痛性血尿,因此需加以鉴别。此外还需与其他疾病引起的血尿加以鉴别,如尿石症、前列腺增生、前列腺癌、非特异性膀胱炎、腺性膀胱炎、肾结核等。

(五)治疗

膀胱癌的生物学特性差异很大,治疗方法很多,但仍以手术治疗为主,化疗、放射治疗和免疫治疗为辅。

1. **非肌层浸润性膀胱癌(non-muscle-invasive bladder cancer,NMIBC)**　主要是指 T_a、T_1 和 Tis 期的肿瘤。

(1) T_a、T_1 期肿瘤:占大多数,两者虽都属 NMIBC,但生物学特性不同,由于固有层内血管和淋巴管丰富,故 T_1 期肿瘤较容易发生扩散。手术方式可经尿道行电切或激光切除,切除范围包括肿瘤基底部周边2cm 的膀胱黏膜,深度为直至切除露出正常的膀胱壁肌层。少数病人如肿瘤较大、孤立的低级别膀胱憩室内肿瘤或不能作经尿道手术时可行膀胱部分切除术。

对所有非肌层浸润性膀胱癌病人进行术后辅助性膀胱内灌注化疗或免疫治疗,以杀灭残留、种植的肿瘤细胞,降低肿瘤复发率。常用膀胱内灌注的化疗药物有丝裂霉素 C、阿霉素、表柔比星、羟喜树碱及吉西他滨等。常用生物制剂有 BCG、IFN 及 A 群链球菌制剂等。

对复发的非肌层浸润性膀胱癌病人手术治疗原则同原发性肿瘤,但为避免肿瘤对药物的耐受性,应该用不同类型的化疗药物或免疫制剂。

(2) **原位癌(carcinoma in situ)**:原位癌为分化程度差、多灶性、易复发的表浅膀胱肿瘤,50%~80%的原位癌可发展成浸润癌。原位癌可单独存在,或存在于膀胱癌旁。原位癌细胞分化不良、癌旁原位癌或已有浸润时,应尽早行根治性膀胱切除术。

此外,以下一些高危情况可考虑行根治性膀胱切除术:多发复发高级别肿瘤;高级别 T_1 期肿瘤;高级别肿瘤合并原位癌。

2. **肌层浸润性膀胱癌(invasive bladder cancer)**　是指 $T_{2~4}$ 期的膀胱肿瘤。这种肿瘤多数起始即为浸润性,只有15%~30%是由非肌层浸润性膀胱癌发展成为浸润性的。除少数分化良

Notes

好,局限的 T_{2a} 期肿瘤可行经尿道电切除外,一般需要行膀胱部分切除术或根治性膀胱切除术。膀胱部分切除的范围应包括距离肿瘤 2cm 以内的全层膀胱壁。如肿瘤在输尿管口附近或侵及输尿管口,应行输尿管下端切除、输尿管膀胱吻合术。

对 $T_{2\sim4a}$,$N_{0\sim x}$,M_0 浸润性膀胱癌,反复复发、多发或侵犯膀胱颈、三角区的肿瘤,应行根治性膀胱全切除术,切除范围包括膀胱、前列腺和精囊,并行盆腔淋巴结清扫。由于膀胱全切除术后残余尿道内发生肿瘤的病例不少,因此对于多器官尿路上皮肿瘤或三角区、膀胱颈、前列腺部尿道内的肿瘤,应考虑同时行尿道全切除术。

全膀胱切除后须行尿路改道和膀胱替代。最常用的是肠道代膀胱术,包括非可控性或可控性,后者又分为异位可控和正位可控性肠道代膀胱术。已有转移的膀胱癌应以全身化疗为主。目前认为比较有效的化疗药有铂类、吉西他滨、阿霉素及紫杉醇等。

肌层浸润性膀胱癌病人在某些情况下,为了保留膀胱不愿意接受根治性膀胱切除术,或病人全身条件不能耐受根治性膀胱切除手术,或根治性手术已不能彻底切除肿瘤以及肿瘤已不能切除时,可选用膀胱放射治疗或化疗+放射治疗。但对于肌层浸润性膀胱癌,单纯放疗病人的总生存期短于根治性膀胱切除术。

(六) 预后

与肿瘤分级、分期、肿瘤大小、肿瘤复发时间和频率、肿瘤数目以及是否存在原位癌等因素密切相关,其中肿瘤的病理分级和分期是影响预后的最重要因素。浸润性膀胱癌病人施行保留膀胱手术的 5 年生存率为 58.5% ~ 69%,T_2 期的 3 年生存率为 61.2%,T_3 期的 3 年生存率为49.1%。肌层浸润性膀胱癌行根治性膀胱切除术后,高达 50% 的病人会出现转移,5 年生存率为36% ~ 54%。对于 $T_{3\sim4}$ 和(或)N+M_0 膀胱癌高危病人,5 年生存率仅为 25% ~ 35%。

第三节　前　列　腺　癌

前列腺癌(carcinoma of prostate)发病率有明显的地理差异,加勒比海及斯堪的纳维亚地区最高,亚洲及北非地区较低。在美国前列腺癌的发病率已经超过肺癌,成为第一位危害男性健康的肿瘤。近年来在我国发病率日益增加,自 2008 年起成为泌尿系统中发病率最高的肿瘤,在男性恶性肿瘤发病率中排第六位。

(一) 病因

已被确认的致病危险因素包括年龄,种族和遗传性。前列腺癌多发生于 50 岁以上的男性,随年龄增加而发病率增加,高峰年龄为 75 ~ 79 岁。如果一级亲属患有前列腺癌,其本人患病的危险性会至少增加 1 倍以上。此外,外源性因素可能会影响从潜伏型前列腺癌到临床型前列腺癌的进程。如进食高热量动物脂肪和维生素 E、硒、木脂素类、异黄酮的摄入不足及缺少阳光暴露等。

(二) 病理

前列腺腺癌最为多见,占 98%,常从腺体外周带发生,很少单纯发生于中心区域。前列腺腺癌的显微镜下诊断是以组织学及细胞学特点相结合为基础的。

1. 前列腺癌的分级　方法较多,Gleason 分级是目前应用最为广泛的分级系统。

Gleason 分级系统是根据在相当低放大倍数下前列腺癌腺泡的生长形式而定,其按照细胞的分化程度由高到低分为 1 ~ 5 级,每个肿瘤内 5 个不同级别癌腺泡区域可能同时存在,把区域最大这一级别的癌腺泡区定为最常见生长型,其次为次常见生长型,这两种常见的癌肿生长形式影响肿瘤的预后。在 Gleason 分级基础上建立 Gleason 评分(Gleason score)系统,后者为最常见的癌肿生长形式组织学分级数加上次常见的组织学分级数之和。如果一个癌肿只有一种均匀一致的组织学生长形式,那么最常见和次常见生长形式积分相同。Gleason 积分一般在 2 和 10

Notes

之间,分化最好者,即 1+1＝2,直至分化最差者即 5+5＝10,为未分化的癌肿。再如肿瘤体内由小片分化为 5 级的癌细胞区,但总体以分化 1 级最为常见,其次为分化 2 级,其 Gleason 评分为 3,相对预后较好。

2. **前列腺癌的分期**　最常采用的为 2002 年 AJCC 的 TNM 分期系统,即 T_0 期没有原发瘤的证据;T_1 期为不能被扪及和影像发现的临床隐匿肿瘤;T_2 期肿瘤限于前列腺内;T_3 期肿瘤穿透前列腺被膜;T_4 期肿瘤固定或侵犯精囊以外的组织。N、M 代表有无淋巴结转移或远处转移。

（三）临床表现

早期前列腺癌常无症状,常在直肠指诊、超声检查或前列腺增生手术标本中偶然发现。当前列腺癌增大阻塞尿道时,可引起尿频、尿急、尿流中断、排尿不尽、排尿困难、尿潴留、尿毒症等,但血尿并不常见。晚期可出现腰骶部、腿部疼痛;直肠受累者可表现为排便困难或肠梗阻;转移性病变时常有下肢水肿、淋巴结肿大、贫血、骨痛、病理性骨折、截瘫等。

（四）诊断

直肠指诊、相关实验室检查和经直肠超声是诊断前列腺癌的主要方法。

1. **直肠指诊**　对前列腺癌的诊断和分期有重要价值。应注意前列腺大小、外形、硬度、有无结节、腺体活动度及精囊情况。触到硬结者应疑为癌,但也应与前列腺结石和前列腺结核鉴别。

2. **实验室检查**　最为常见的免疫学指标为前列腺特异性抗原（prostate specific antigen,PSA）,是由前列腺产生的一种酶,对前列腺组织有特异性。血清 PSA 正常范围为小于 4μg/L,前列腺癌常伴有血清 PSA 升高,极度升高者多数有转移病灶。

3. **经直肠超声**　可发现前列腺外周区有低回声病变,少数为高回声、等回声或混合回声。

4. **CT 和 MRI**　可帮助了解肿瘤有无扩展至包膜外及精囊,有无盆腔淋巴结转移,对前列腺癌的诊断和分期有参考价值。

5. **全身核素骨扫描（ECT）**　可较 X 线平片更早发现前列腺癌的骨转移,但应与老年骨质增生相鉴别。

6. **前列腺活检**　经直肠超声引导下穿刺活检诊断前列腺癌准确率较高,并可作出决定性的诊断。先做直肠指诊了解结节或异常触诊区的位置,然后做直肠超声检查,对低回声结节的穿刺活检准确性更高。

（五）治疗

前列腺癌一般发展缓慢,局限性肿瘤很少在 10 年内引起死亡。

对于极低危病人（PSA<10ng/ml,Gleason 评分≤6,阳性活检数≤3）或临床 T_{1a},分化良好,预期寿命>10 年的癌病人可主动监测,暂不作处理。对于局限于前列腺内的 $T_{1~2c}$ 期癌可行根治性前列腺切除术。T_{3a} 期前列腺癌也可行根治术,部分病人术后证实为 pT_2 期从而获得治愈机会。手术方式可采取开放手术、腹腔镜手术或机器人辅助手术。此外,外放射治疗同手术一样,是前列腺癌根治性治疗手段,其特点为安全有效,并发症发生率较低,缺点为易造成直肠放射损伤。外放射治疗还可用于术后辅助或挽救放疗,及转移性前列腺癌的姑息性放疗。

内分泌治疗方式包括去势治疗和抗雄激素治疗。其适应证包括转移性前列腺癌;局限早期或局部进展前列腺癌,无法行根治性治疗（手术或放疗）;根治性治疗前新辅助内分泌治疗或治疗后辅助内分泌治疗等。去势治疗包括手术去势和药物去势。目的是使睾酮迅速且持续下降至极低水平。抗雄激素治疗的药物为雄激素受体阻滞剂,能阻止双氢睾酮与雄激素受体结合,在中枢有对抗雄激素负反馈的作用。雄激素大部分阻断后,临床症状有改善,转移病灶疼痛减轻。

第四节　阴　茎　癌

阴茎癌（carcinoma of the penis）,在新中国成立初期比较常见,随着人民生活和卫生保健工作的不断提高,发病率日趋下降。

(一) 病因

目前仍不明确,多数发生于包茎或包皮过长的病人,新生儿行包皮环切术能有效防止此病。人类乳头瘤病毒(HPV)16 型及 18 型与阴茎癌发病密切相关。除此之外,吸烟、外生殖器疣、阴茎皮疹、阴茎裂伤、性伴侣数量与阴茎癌的发病可能也有一定的关系。

(二) 病理

绝大多数为鳞状细胞癌,基底细胞癌和腺癌罕见。从肿瘤形态上可分为原位癌、乳头状癌及浸润癌。原位癌可发生在阴茎头、包皮、阴茎体,呈红色斑状突起,有溃疡、脱屑、糜烂。乳头状癌呈菜花样突出,伴有脓性分泌物和恶臭。浸润癌呈湿疹样,有硬块状基底,中央有溃疡。阴茎癌多从阴茎头或包皮内板发生。由于阴茎筋膜和白膜坚韧,除晚期病例外,阴茎癌很少浸润尿道海绵体,亦不影响排尿。淋巴结转移极常见,可转移到腹股沟、髂血管旁、直肠周围淋巴结等处,亦可转移到对侧。癌侵入海绵体,可经血行转移至肺、肝、骨、脑等处。

(三) 临床表现

多见于 40~60 岁有包茎和包皮过长的病人。癌可发生于阴茎任何部位,但主要在阴茎头和包皮内板。病变开始为丘疹或湿疹样改变,以后形成结节、溃疡或菜花样斑块,肿瘤增大融合、表面溃破有脓性分泌物、恶臭。晚期肿瘤可突出包皮口或穿破包皮呈菜花样(图 56-4)。肿瘤继续发展可侵犯整个阴茎海绵体和尿道海绵体。大多数阴茎癌病人就诊时有腹股沟淋巴结肿大,可能是转移,也可能是癌合并感染引起急性淋巴结肿大。

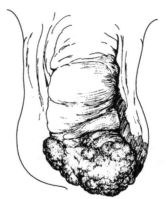

图 56-4　阴茎癌

(四) 诊断

典型的阴茎癌病人,通过临床检查,诊断并不困难。任何情况下,阴茎头或包皮存在溃疡或肿块时都应怀疑有阴茎癌,如通过长期抗生素治疗无效时,应行活组织检查以明确诊断。阴茎癌可出现腹股沟淋巴结转移,表现为淋巴结坚硬、固定、无压痛,而炎性淋巴结肿大则稍软、有压痛。位于大隐静脉进入股静脉上内侧的淋巴结被称为“前哨淋巴结”,常为阴茎癌最早转移的部位。

(五) 治疗

以手术为主,亦可行放疗和化疗。

1. **手术治疗**　早期肿瘤局限于包皮,深部无浸润,无淋巴结转移者可行包皮环切术。原位癌可行激光治疗。大多数阴茎癌局限于阴茎,无淋巴结转移,一般需行阴茎部分切除,阴茎断端应距肿瘤近端缘 2cm 以上。如阴茎癌侵犯全部阴茎或切除后残留部分阴茎不能站立排尿和进行性生活时,可行阴茎全切和尿道会阴部造口术。有淋巴结转移者可一期手术切除肿瘤并行腹股沟淋巴结清除;也可分两期进行,即先切除原发灶,经 2~6 周控制感染后再行双侧淋巴结清除术。

2. **放射治疗**　适用于无淋巴结转移且未侵犯阴茎海绵体的小而表浅或溃疡型癌,尤其是年轻病人较小的早期阴茎癌行放射治疗可控制肿瘤生长而保持性功能。大剂量放疗可引起尿道瘘、尿道狭窄等并发症。

3. **化疗**　单独化疗对阴茎癌的治疗效果不满意,故多用于辅助治疗和联合治疗。常用药物有博来霉素(bleomycin)、氟尿嘧啶、环磷酰胺等。

(六) 预后

肿瘤的分期是影响预后的最重要因素,疾病的早期诊断和治疗对预后有着积极的意义。阴茎癌起初多表现为阴茎头和包皮表面的病灶,并可长时间局限于病灶本身。如果不采取治疗,

Notes

肿瘤就会逐步侵犯局部组织并最终侵犯阴茎体和尿道,一般 2 年内死亡,无 5 年生存率。如能早期切除病灶和施行腹股沟淋巴结清除术,可使 5 年存活率上升至 57% ~ 100% 。外科治疗辅以放射治疗以及化学药物等联合治疗,可提高疗效,延长病人生存期。

第五节　睾　丸　肿　瘤

睾丸肿瘤(testicular tumor)较少见,仅占男性肿瘤的 1% ~ 1.5% ,而在 15 ~ 34 岁的年轻男性中其发病率列所有肿瘤之首。睾丸肿瘤分为原发性和继发性两大类。原发性睾丸肿瘤又可分为生殖细胞瘤和非生殖细胞瘤。前者发病率占 90% ~ 95% ,后者仅占 5% ~ 10% 。根据细胞的分化程度,生殖细胞肿瘤又可分为精原细胞瘤和非精原细胞瘤两类。后者包括胚胎癌、畸胎癌、畸胎瘤、绒毛膜上皮细胞癌、卵黄囊瘤等。

（一）病因

先天因素中,隐睾是发生睾丸癌最常见的危险因素。此外家族遗传因素,多乳症及睾丸女性综合征等也可能与睾丸肿瘤的发病相关。后天因素中,睾丸损伤、长期接触氧化锌、硫酸镉、长期服用雌激素及有些病毒或细菌感染并发睾丸炎都是引起睾丸肿瘤的因素。

（二）临床表现

常表现为无痛性睾丸肿大,部分病人出现阴囊钝痛或下腹坠胀感。有的起病急,进展快,突然出现疼痛性肿块、畏寒、发热和局部红肿,常误诊为急性睾丸炎。有的病人原有隐睾,突然有腹部或腹股沟肿块且逐渐增大,也是发生肿瘤的表现。肿瘤发生转移时,可出现腰酸、骨关节痛、腹部肿块等症状。

（三）诊断

触诊睾丸肿大,表面光滑,质坚硬,无弹性,常为精原细胞瘤;如睾丸内有增大的结节多为胚胎癌或畸胎瘤。超声检查是睾丸肿瘤的首选检查,不仅了解睾丸情况,还可探测腹膜后有无转移肿块、肾蒂有无淋巴结转移或腹腔脏器有无肿块等。睾丸肿瘤血清标记物如绒毛膜促性腺激素 β 亚单位(β-HCG)、甲胎蛋白(AFP)、乳酸脱氢酶(LDH)及胎盘碱性磷酸酶(PALP)等对临床早期诊断、观察疗效、评估预后和提示复发方面有一定帮助。

（四）治疗

一般采用手术、放疗和化疗的综合疗法,有效率可达 90% 以上。

精原细胞瘤对放射治疗极为敏感,应在行根治性睾丸切除术后首选放射治疗,晚期者还应配合化疗。50% ~ 70% 的非精原细胞瘤,如胚胎癌和畸胎癌,对放疗不敏感,且病人在初始诊断时已有转移,故其治疗方法除行根治性睾丸切除外,尚应行腹膜后淋巴结清除术,同时配合化疗药物如顺铂(DDP)、长春新碱、博来霉素、放线菌素 D 等治疗。

（叶章群）

Notes

第五十七章　泌尿、男性生殖系统其他疾病

第一节　肾　下　垂

正常肾位于腹膜后,脊柱两旁。一般上极平第11,12胸椎上缘,下极达第2、3腰椎,左侧稍高于右侧。肾位置随呼吸或体位改变,一般上下可移动2~4cm(约相当于一个椎体)。直立位时,肾下移超过这一正常的活动范围,即其移动范围超过一个椎体称为肾下垂(nephroptosis)。肾下垂最典型的症状是长时间站立后或劳累后出现患侧腰痛或腰部不适,一般为钝痛或胀痛,平卧休息后症状减轻或消失。部分病人有肾绞痛发作。少数病人肾在腹部活动度较大,降至下腹部或盆腔,甚至跨过中线,到对侧腹部,此类肾下垂又称游走肾。

(一) 病因

肾正常位置的维持依靠肾窝内脂肪囊和肾周筋膜的包裹、肾蒂及周围韧带的牵拉和腹腔内压力。肾下垂发生的可能原因:

1. **消瘦**　肾周脂肪减少,导致肾脏四周撑托力降低。

2. **结缔组织松弛**　在解剖学肾周筋膜上下端是开放的,是引起肾下垂的解剖结构基础。肾周脂肪中的结缔组织将肾脏悬吊在肾周筋膜上从而维持肾脏较高的位置,若结缔组织脆弱松弛,肾脏活动度将增大。

3. **女性分娩后**　腹壁肌肉松弛,腹腔内压力降低,易诱发肾下垂。

4. **肾窝浅**　肾窝越浅对肾脏撑托力越小。一般右侧肾窝较左侧浅,且呼吸时肝脏冲击右肾,故右肾下垂更多。

5. **泌尿系损伤**　如从高处跌落时,可导致固定肾脏的结缔组织撕裂而发生肾下垂。

(二) 临床表现

1. **泌尿系统症状**　肾下垂时可出现血尿,多为镜下血尿。血尿与肾脏活动度大,使输尿管有一定程度的梗阻或引起肾静脉回流障碍有关。部分病人出现慢性尿路感染症状,多为膀胱刺激症状。

2. **消化系统症状**　肾脏活动时牵拉腹腔神经丛导致消化道症状。

3. **神经系统症状**　常伴有紧张、头晕、乏力、失眠、记忆减退等。

4. **Dietl危象**　发生突然的肾蒂受牵拉或输尿管扭转时,引起的急性梗阻所致,伴恶心、呕吐、心动过速、蛋白尿、一过性血尿等症状。

(三) 诊断和鉴别诊断

1. **诊断**　病人坐位和立位时,可触及下垂之肾,平卧后肾复位。静脉尿路造影(IVU)是诊断肾下垂最直接的方法,表现为肾盂在站立位时,较平卧位下降超过一个椎体,肾脏排空延迟,或伴肾盂扩张。根据影像学检查肾下垂可分为四度:肾盂降至第3腰椎水平为一度,降至第4腰椎水平为二度,降至第5腰椎水平为三度,降至第5腰椎以下者为四度(图57-1a~d)。超声检查除了可以发现站立位时患侧肾脏下降外,还可见站立时患侧肾脏的血流减少。

2. **鉴别诊断**

(1) 先天性异位肾:多位于盆腔,位置固定,不随体位变化。

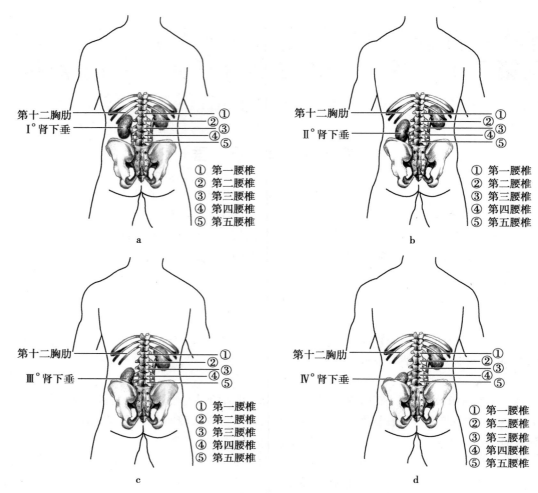

图 57-1　肾下垂影像学检查分度

（2）肾上极或肾外肿瘤压迫：可导致肾位置的异常但通过影像学辅助检查不难鉴别。

（四）治疗

大部分肾下垂病人无症状或症状轻微不需治疗。症状反复发作，需要治疗时，宜先行保守治疗，包括休息、加强营养、增加体重、锻炼腹肌，增加腹部对肾的撑托作用。局部治疗包括应用宽束腰带、肾托等。中医治疗常用补中益气丸。部分病人症状较重，影响工作学习，局部可注射硬化剂或自体血液，使肾与周围组织发生粘连，起到固定肾脏的作用，有效率约80%。对于有明显肾积水，伴有严重肾绞痛，保守治疗无效者，可采用手术治疗。方法包括肾悬吊术、肾包膜剥脱术和腹腔镜肾固定术等。

第二节　精索静脉曲张

精索静脉曲张（varicocele）是泌尿外科的常见疾病，因阴囊内精索蔓状静脉丛异常迂曲、扩张、伸长所致。多见于青壮年，发病率为男性人群的10%～15%。精索静脉曲张可分为原发性精索静脉曲张，亚临床型精索静脉曲张和继发性精索静脉曲张3类。

（一）病因与解剖学因素

精索静脉内血液回流需要抵抗重力，且走行长，如静脉壁或静脉周围依托组织薄弱，容易发生静脉曲张。这种曲张90%发生在左侧，其可能的原因包括：左侧精索内静脉瓣膜缺损或关闭

Notes

不全的发生率高于右侧。左精索内静脉直角回流入左肾静脉,静水压力较高。与此同时,左肾静脉在主动脉和肠系膜上动脉之间被压迫导致的"胡桃夹"综合征,以及右髂总动脉压迫左髂总静脉形成的远端钳夹现象导致的左输精管静脉回流受阻,均可导致左精索内静脉回流压力增加。此外,左侧精索内静脉易受到乙状结肠的压迫。

（二）精索静脉曲张与生育的关系

精索静脉曲张与睾丸功能损害和不育密切相关。研究显示精索静脉手术后,精液质量提高。有证据表明,精索静脉曲张会导致某些病人青春期睾丸功能进行性损害。并且精索静脉曲张与精液的 DNA 损害有关系,精子病变可能是精索静脉曲张引起的氧化应激的副作用。尽管对青春期男孩的精索静脉曲张进行治疗可能有效,但有过度治疗风险。分析显示精索静脉结扎术没有明显提高怀孕率。

（三）诊断

1. 临床表现　原发性精索静脉曲张病变较轻时,多无症状。症状严重者可出现患侧阴囊坠胀痛,劳累或长久站立后加重,平卧休息后症状缓解或消失。

2. 临床分级　让病人站立憋气、增加腹压,使血液回流受阻,触诊曲张的静脉。静脉曲张程度的临床分级如下表所示（表57-1）。

表 57-1　精索静脉曲张临床分级

分度	症　状
0 级	Valsalva 试验不能出现,彩超示静脉管径超过 2mm
Ⅰ 级	触诊不明显,但 Valsalva 试验时可出现
Ⅱ 级	在扪诊时极易触及扩张静脉,但不能看见
Ⅲ 级	病人站立时能看到扩张静脉在阴囊皮肤突现,蚯蚓状或团状,易摸到

3. 彩超检查　彩超检查是精索静脉曲张的首选检查,该检查无创,可以测量静脉管径,并可以探知血液反流现象。

4. 实验室检查　主要包括精子分析和精子抗体检查,特别是对于不育病人。

5. 睾丸容积测量　该检查的目的是了解睾丸的受损情况,一般采用超声测量。

（四）治疗

精索静脉曲张的治疗选择一般根据临床症状,曲张程度及睾丸及精液质量受损情况而定。

1. 手术治疗　对于精索静脉曲张造成不育或重度曲张伴有明显症状者应积极手术治疗。此外,精索静脉曲张合并久治不愈的前列腺炎或精囊炎,以及轻度曲张病人出现精液质量异常、睾丸体积缩小时均建议行手术治疗。手术治疗方式以腹腔镜精索静脉高位结扎术为主。

2. 药物治疗　主要包括复合肉碱、克罗米芬以及一些中药,如伸曲助育汤,通精灵等。

第三节　鞘膜积液

阴囊鞘膜腔内液体增多形成的囊肿称为鞘膜积液（hydrocele）。它是泌尿外科的常见病,可见于各种年龄。

（一）病因

在胎儿发育过程中,睾丸从腹膜后下降,经腹股沟管降至阴囊时,由两层腹膜构成的盲袋即鞘状突亦经腹股沟管进入阴囊。出生前后鞘状突大部分闭合,仅睾丸部分形成一鞘膜腔。正常情况下,腔内有少量液体,如液体的分泌和吸收失去平衡,则鞘膜腔内形成积液。

鞘膜积液有原发、继发两种。原发者无明显诱因,病程缓慢,可能与慢性炎症和创伤有关,

Notes

积液为淡黄色清亮液;继发者可继发于急性睾丸炎、急性附睾炎、创伤、丝虫病、血吸虫病等,积液多浑浊,甚至呈血性、脓性或乳糜性。

（二）分类

根据鞘膜积液所在的部位与鞘突闭锁的情况分为以下类型（图 57-2）。

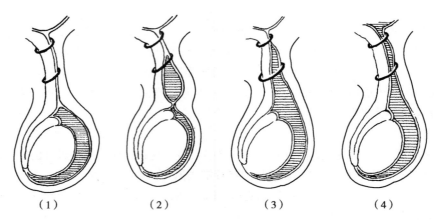

图 57-2　各类鞘膜积液
（1）睾丸鞘膜积液;（2）精索鞘膜积液;（3）睾丸、精索鞘膜积液;（4）交通性鞘膜积液

1. **睾丸鞘膜积液**　最常见,鞘状突闭合正常,积液发生在睾丸鞘膜腔内,呈球形或卵圆形。

2. **精索鞘膜积液**　鞘状突的两端闭合,而中间的精索鞘膜腔未闭合而形成的囊性积液,又称精索囊肿。

3. **睾丸、精索鞘膜积液（婴儿型）**　鞘状突在内环处闭合,精索处未闭合,并与睾丸鞘膜腔相通,与腹腔不连通。

4. **交通性鞘膜积液（先天性）**　鞘状突完全未闭合,鞘膜腔与腹腔相通,鞘膜腔内积液为腹腔内液体,积液量随体位改变而变化,此型又称先天性鞘膜积液。如鞘状突与腹腔的通道较大,可同时出现腹股沟斜疝。

（三）临床表现

一侧多见,一般无自觉症状,常在体检时偶然发现。当积液量大,囊肿增大,张力高时,站立位可有下垂感或牵扯痛,巨大鞘膜积液时,阴茎缩入包皮内,影响排尿、行走和劳动。睾丸鞘膜积液多呈卵圆形,位于阴囊内,表面光滑,无压痛,囊性感,触不到睾丸和附睾,透光试验阳性;精索鞘膜积液位于睾丸上方或腹股沟内,其下方可触及睾丸、附睾;婴儿型鞘膜积液,阴囊内有梨形肿物,睾丸亦触不清;交通性鞘膜积液与体位有关,站立位积液增多,阴囊增大,卧位时积液可减少或消失,睾丸亦可触及。继发性鞘膜积液还有原发病的症状。

（四）诊断和鉴别诊断

1. **诊断**　根据病史、体征、彩超等辅助检查,鞘膜积液的诊断一般不困难。

2. **鉴别诊断**

（1）腹股沟斜疝:透光试验阴性,咳嗽时内环处有冲击感,有时可见肠型或闻及肠鸣音,可回纳入腹腔;

（2）睾丸肿瘤:透光试验阴性,为质地较硬的实性肿物,呈持续性增长,常伴患侧沉重感,可行超声鉴别;

（3）精液囊肿:透光试验阳性,常见于附睾头,可触及睾丸。

（五）治疗

1. **保守治疗**　急性炎症引起的反应性积液,外伤性积液可自行消退。急性期需卧床休息,并使用阴囊托带抬高阴囊,如胀痛剧烈可行穿刺抽液减压,解除疼痛。

Notes

2. **手术治疗**　睾丸鞘膜积液的手术方式有:鞘膜翻转术、鞘膜切除术、鞘膜开窗术、鞘膜折叠术(Lord 手术)、鞘状突高位切断及结扎术等。

第四节　肾血管性高血压

肾血管性高血压(renovascular hypertension,RVH)是由于肾动脉狭窄,肾血流减少,肾缺血而导致的高血压性病变。占全部高血压病人的 1% ~10% ,约占恶性高血压的 20% 。

（一）病理改变

1. **动脉粥样硬化**　大约60% ~70% 的肾血管病变是肾动脉粥样硬化所致。肾动脉粥样硬化可能单独发病,也可能是全身血管病变的局部表现。粥样硬化的狭窄常发生于肾动脉近端,很少受累远端动脉或分支。

2. **纤维增生异常**　肾动脉病变主要发生于远 2/3 段,常累及分支,单侧者以右侧多见。此型的病理变化包括四个亚型:原发性内膜纤维组织增生,中层纤维组织增生,中层外纤维组织增生和纤维肌性增生。

3. **大动脉炎**　主要累及主动脉及分支,病因不明,好发于育龄期女性。病理改变为炎症累及动脉壁全层,动脉壁纤维化改变合并弥漫性不规则增厚。

（二）病理生理

肾动脉狭窄引起肾脏缺血,刺激肾小球旁体结构的近球细胞和致密斑,促进肾素的大量合成和释放,通过肾素血管紧张素醛固酮系统(RAAS)使血管收缩、水钠潴留,交感神经活性增加,肾内一氧化氮和前列腺素升高,促使血压增高。其中血管紧张素 Ⅱ 能使周围小动脉强烈收缩及心脏搏动增强,导致高血压发生。肾实质损害后,肾小球滤过率下降,肾脏排钠能力降低,造成水钠潴留,血容量和细胞外液量扩张,心排出量增加;同时增加血管平滑肌细胞内水钠及钙含量,导致血管壁增厚,阻力增大,血压升高。

（三）临床表现

高血压可导致头晕、头痛、心悸、胸闷、视力减退、恶心、呕吐等。发病较原发性高血压急骤,病程短,发展快,多数病人舒张压升高更明显,常用降压药无效或疗效不佳,腰背部可有疼痛,50%以上的病人可在患侧肋腹部或腰背部听到血管杂音。此外,约16% 的病人因继发性醛固酮增多症导致低钾血症。

（四）诊断

1. **病史及体格检查**　病史询问过程中应关注突然发作,病程较短或发展迅速且药物难以控制的高血压,特别是无高血压高家族史的年轻且严重的高血压,伴低钾血症,伴 ACEI 治疗后肾功能恶化,或反复发作的肺水肿更是重要的临床线索。病人常有吸烟史,伴其他血管病变。查体时发现高血压合并腰背部或肋腹部疼痛及背腹部血管杂音以提示该病可能。

2. **实验室检查**

(1) 外周肾素活性:凡外周血肾素活性值增高,同时两侧肾静脉的差值≥2 者,即可确诊为单侧肾动脉狭窄性高血压。检测前 2 周停用降压药。

(2) 肾静脉肾素测定:功能性诊断标准是患侧肾脏较对侧肾脏分泌肾素多。取双侧肾静脉和下腔静脉血测定肾素水平。患侧肾脏分泌的肾素>外周肾素的 50% ,即可诊断为肾血管性高血压。

3. **药物试验**　主要为甲巯丙脯酸试验(captopril test)该方法的敏感性和特异性为 74% 和 89% 。因其敏感性较低,一般不用于筛检。

4. **影像学检查**

(1) 腹主动脉肾动脉造影:该方法是诊断肾血管性高血压的标准。可明确显示病变性质、

Notes

部位、程度及范围,对确诊及确定下一步治疗极为重要。

（2）彩超检查:可观察肾大小和血流情况。

（3）CT 血管成像(computer tomography angiography,CT angiography,CTA):该方法为无创检查,敏感性和特异性可达 92% 和 99% 。但不适用于碘过敏者。

（4）血氧水平依赖功能核磁(BOLD-MRI):能够描述肾组织的氧合程度和血流,提供形态和功能两方面信息,可作为肾血管性高血压诊断的备选手段。

（5）甲巯丙脯酸肾图(captopril renography):由于患肾对甲巯丙脯酸的摄取和排泄均慢于健肾,这进一步放大了两肾吸收排泄曲张的差异,较普通肾图诊断肾动脉狭窄更加敏感。其敏感性和特异性为 90% ~93% 和 93% ~98% 。

（五）治疗

1. 内科治疗　药物治疗适用于症状轻微,年龄过高,病变范围广泛,不宜进行介入治疗和手术治疗的病人。常选择不减少肾血流量的甲基多巴、肼屈嗪、可乐定等。近年来常选择血管紧张素转化酶抑制剂卡托普利,在服药过程中,应密切观察尿蛋白、血肌酐,注意肾功能变化。

2. 介入治疗　①经皮穿刺腔内血管成形术,适用于不能耐受手术的肾动脉狭窄病例,操作简单安全,可重复扩张;②肾动脉支架置入。

（六）手术治疗

1. 外科血管成形术　外科血管成形术的方法较多,包括动脉血栓内膜剥除术、搭桥手术、肾动脉狭窄段切除术等。

2. 自体肾移植　肾动脉及各分支病变不适合作原位血管重建术者。

3. 肾切除术　肾切除术的指征有:①患侧肾脏,功能丧失,而对侧肾功能正常病人。②肾血管病变广泛,远端分支受累,血管修复困难。③肾内形成弥漫性栓塞者。④修复性手术失败而对侧肾正常者。

4. 其他　肾动脉栓塞摘除术、游离肠祥包肾术等。

（李　虹）

Notes

第五十八章　肾上腺疾病的外科治疗

肾上腺位于两侧肾上极附近,左侧呈新月形,右侧呈三角形,正常一侧重 4~5g。肾上腺组织学结构分为皮质(cortex)和髓质(medulla)两部分,它们在功能上是两个系统。皮质占90%,按细胞排列,从外向内皮质由球状带、束状带和网状带三层功能不同的细胞组成。皮质分泌类固醇激素,其球状带分泌盐皮质激素,主要是醛固酮,调节水盐代谢;束状带分泌糖皮质激素,主要是皮质醇,调节糖、蛋白质和脂肪代谢;网状带分泌性激素,主要是雄激素。肾上腺髓质占10%,主要分泌肾上腺素和去甲肾上腺素。肾上腺各部位分泌功能异常皆可引起不同的疾病。皮质功能亢进可表现醛固酮症、皮质醇症及性征异常等,髓质功能亢进可引起儿茶酚胺症。

第一节　原发性醛固酮增多症

原发性醛固酮增多症(primary hyperaldosteronism,PHA),简称原醛症,肾上腺皮质分泌过量的醛固酮激素,引起以高血压、低血钾、低血浆肾素活性(plasmarenninactivity,PRA)和碱中毒为主要表现的临床综合征,又称 Conn 综合征。20 世纪 50 年代以后发现原发病变也可在其他部位,也有其他不同病因的原醛症,都以醛固酮分泌增加、肾素分泌被抑制为特点,故统称为低肾素醛固酮增多症(low renin aldosteronism,LRA)。高血压病人中 PHA 占5%~12%,平均10%左右,PHA 患病率与高血压严重度成正比,顽固性高血压者 PHA 的发生率可达到17%~20%,是继发性高血压最常见的病因。

（一）病因

不明,可能与遗传有关。

（二）病理

1. **特发性醛固酮增多症(idiopathic hyperaldosteronism,IHA)**　最常见的临床亚型,约占PHA 的60%。症状多不典型,病理为双侧肾上腺球状带增生。该型与垂体产生的醛固酮刺激因子有关,对血管紧张素敏感,肾素虽受抑制,但肾素对体位改变及其他刺激仍有反应,醛固酮分泌及临床表现一般较腺瘤轻。

2. **肾上腺皮质腺瘤**　腺瘤发生在肾上腺皮质球状带,称醛固酮瘤(aldosterone-producing adenomas,APA),占 PHA 的40%~50%。醛固酮分泌不受肾素及血管紧张素Ⅱ的影响。单侧病变约占90%。肿瘤一般为 1~2cm,呈圆形或卵圆形,切面呈金黄色,有完整包膜。瘤体直径<0.5cm 者,在病理上难与结节性增生相鉴别;>3~4cm 者肾上腺醛固酮腺癌的可能性增加。

3. **单侧肾上腺增生(unilateral adrenal hyperplasia,UNAH)**　其比例只占 PHA 的1%~2%。具有典型的原醛症表现,病理多为单侧或以一侧肾上腺结节性增生为主。

4. **肾上腺皮质腺癌**　约占1%,除分泌大量醛固酮外,还分泌糖皮质激素和性激素。肿瘤直径都较大,发展快,确诊时多已发生血行转移,预后极差。

5. **家族性醛固酮增多症(familial hyperaldosteronism,FH)**　临床上罕见,有家族性,属常

染色体显性遗传。病因不明,可能是皮质醇合成过程中某种酶缺陷所致,临床表现高血压低血钾不十分严重,常规降压药无效,但糖皮质激素可维持血压和血钾正常。

6. 异位分泌醛固酮的肿瘤　极为罕见,仅见于少数卵巢癌和肾癌的报道。原因可能是这些器官在胚胎发育过程中残留少量肾上腺组织癌变后分泌醛固酮的功能增强。

(三)临床表现

主要表现为高血压和低血钾。几乎所有原醛症病人均有高血压,一般降血压药物效果不佳。低血钾是 PHA 疾病发展到一定阶段的表现,可致病人肌无力,周期性瘫痪。由于长期缺钾,可引起心肌损害,出现心室肥大,心电图呈低血钾表现;肾浓缩功能下降,表现为多尿、夜尿增多、烦渴等。

(四)诊断

主要依据是:典型临床症状;实验室检查有低血钾、高尿钾、碱中毒、高醛固酮血症、低血浆肾素活性;低钠试验阴性。实验室检查可明确病因,影像学检查可定位诊断。

1. 实验室检查

(1) 血浆醛固酮/肾素浓度比值(aldosterone/rennin ratio,ARR):血浆醛固酮与肾素浓度的比值。若该比值[血浆醛固酮单位:ng/dl,肾素活性单位:ng/(ml·h)]≥40,提示醛固酮过多分泌为肾上腺自主性,结合血浆醛固酮浓度大于554pmol/L(20ng/dl),则 ARR 对诊断的敏感性和特异性分别提高到90%和91%。是高血压病人中筛选原醛症最可靠的方法。

(2) 体位试验及血浆 18-羟皮质酮(18-OHB)测定:晨8时抽血测定病人醛固酮、肾素活性、18-OHB 及血钾;然后站立位4小时,于12时再取血复查上述测定项目。正常人及非原醛症高血压病人站立4小时后肾素活性轻微增加,醛固酮可增加2~4倍;特发性皮质增生者比站立前增加至少33%,而腺瘤型无明显增加。

(3) 地塞米松抑制试验:怀疑糖皮质激素可抑制的原发性醛固酮增多症,可采用该试验。服用地塞米松 2mg/d,数日后血钾、血压及血醛固酮水平恢复至正常,以后终生需服用小剂量地塞米松。特发性醛固酮增多症及醛固酮瘤病人,醛固酮水平可被地塞米松一过性抑制,但抑制时间短,且不能降至正常水平。

2. 定位诊断

(1) CT:上腹 CT 薄层扫描可检出直径>0.5cm 的肾上腺腺瘤。特发性皮质增生,CT 常显示肾上腺正常或增大。但不能单独依赖 CT 定位,因其不能区分结节样增生的 IHA,且 APA 的定位与 AVS(选择性肾上腺静脉取血)之间的符合率仅54%。

(2) MRI:空间分辨率低于 CT,可用于 CT 造影剂过敏者。

(3) 选择性肾上腺静脉取血(adrenal vein sample,AVS):是分侧定位 PHA 的标准,敏感性和特异性分别为95%和100%。但 AVS 为有创检查,费用高,仅推荐于 PHA 确诊、拟行手术治疗,但 CT 显示为"正常"肾上腺、单侧肢体增厚、单侧小腺瘤(<1cm)、双侧腺瘤等。

(五)治疗

依据不同的病因,选择相应的治疗方法。

1. 手术治疗　肾上腺皮质腺瘤,单纯切除后可望完全恢复,腺瘤以外的腺体有结节性改变时宜将该侧肾上腺切除。单侧原发性肾上腺皮质增生可做同侧肾上腺切除或肾上腺次全切除,手术疗效满意。肾上腺皮质癌及异位产生醛固酮的肿瘤应尽量切除原发病灶。手术方式首选腹腔镜手术,创伤小,效果满意。

2. 药物治疗　适应证为特发性肾上腺皮质增生、糖皮质激素可控制的原醛症、不能根治切除的肾上腺皮质癌、有手术禁忌的原醛症。常用的药物有螺内酯、阿米洛利、氨苯蝶啶等。其他辅助药物有甲巯丙脯酸、依那普利和硝苯地平。

Notes

（六）预后

APA 和单侧肾上腺增生者术后 100% 的病人血钾正常、血压改善，35% ~ 60% 高血压治愈（BP<140/90mmHg，不需服用降压药物）。80% 的病人于 1 个月内血压正常或最大幅下降并稳定，其余的也多不超过 6 个月，但也有在 1 年内可继续下降者。

（七）随访

术后 4 ~ 6 周开始随访病人的临床症状、血压及肾素、醛固酮等相应生化指标。

第二节 皮 质 醇 症

皮质醇增多症（hypercortisolism），即皮质醇症，为机体组织长期暴露于异常增高糖皮质激素引起的一系列临床症状和体征，也称为库欣综合征（Cushing syndrome，CS）。与库欣病（Cushing disease）概念不同，后者专指垂体性皮质醇症。

（一）流行病学

库欣综合征的年发病率为（2 ~ 5）/10^6。在高血压人群中库欣综合征占 0.5% ~ 1%；在 2 型糖尿病的肥胖病人、血糖控制不佳且合并高血压者库欣综合征发病率可达 2% ~ 5%。高发年龄为 20 ~ 40 岁，约占 70%，男女比例为 1 : 2 ~ 1 : 8。

（二）病因及病理

1. ACTH 依赖性皮质醇症（corticotropin-dependent Cushing syndrome）

（1）Cushing 病：由于垂体瘤或下丘脑-垂体功能紊乱导致腺垂体分泌过量 ACTH，引起双侧肾上腺皮质增生，分泌过量的皮质醇。此病约占皮质醇症的 70%。目前认为与垂体微腺瘤、垂体 ACTH 细胞增生和鞍内神经节细胞有关。

（2）异位 ACTH 综合征（ectopic corticotropin syndrome）：引起 ACTH 异位分泌最常见的病因为小细胞肺癌，约占 50%，其他依次为胸腺瘤、胰岛细胞瘤、支气管类癌、甲状腺髓样癌以及嗜铬细胞瘤等。本病占皮质醇症的 10% ~ 20%。

2. ACTH 非依赖性皮质醇症（corticotropin-independent Cushing syndrome）

（1）肾上腺皮质肿瘤：肾上腺皮质腺瘤和皮质癌分别占皮质醇症的 20% 和 5% 左右。肿瘤自主分泌大量皮质醇，下丘脑促皮质素释放激素（CRH）及腺垂体 ACTH 细胞处于反馈抑制状态，因此肿瘤以外的肾上腺，包括同侧及对侧，均呈萎缩状态。腺瘤多为单个，直径一般 2 ~ 4cm。腺癌直径多>6cm，多发生淋巴及血行转移，常分泌大量雄性激素。

（2）肾上腺结节或腺瘤样增生：少数库欣综合征病人双侧肾上腺呈结节或腺瘤样增生，但 ACTH 不高。这些结节具有自主分泌皮质醇的能力，病因尚不明了，其预后与腺瘤相仿。

（三）临床表现

本病多见于青壮年，高发年龄为 20 ~ 40 岁，约占 70%。其典型表现主要是由于长期高皮质醇血症引起体内三大代谢和生长发育障碍、电解质和性腺功能紊乱等。常见症状有：①向心性肥胖，表现为满月脸、水牛背、悬垂腹和锁骨上窝脂肪垫等，四肢无力及肌肉萎缩。②皮肤菲薄，腹部和股部皮肤紫纹，毛细血管脆性增加，易出现淤斑、骨质疏松、病理性骨折等；伤口不易愈合。③糖耐量下降，约 20% 表现为糖尿病。④高血压，低血钾。⑤性腺功能紊乱，女性表现为月经紊乱或继发闭经；男性性功能下降或勃起功能障碍。此外肾上腺雄性激素分泌增加的皮质醇症可有痤疮、女子多毛等。⑥精神神经异常，表现有失眠、记忆力减退、忧郁、躁狂等。⑦生长停滞，青春期延迟。

（四）诊断

根据临床表现、实验室检查和可靠的实验方法做出定性诊断，并确定病因，做出相应的定位诊断。

1. 定性诊断　推荐下列四项检查至少任意一项：①尿游离皮质醇（24h-UFC，至少 2 次）；②深夜血浆或唾液皮质醇（至少 2 次）；③过夜 1mg 小剂量地塞米松抑制试验（过夜 1mg-LDDST）；④48 小时 2mg/d 小剂量地塞米松抑制试验（48h-2mg-LDDST）。对于高度怀疑的库欣综合征为加速诊断，可联合 2 项以上推荐的检查。

诊断标准：①如果临床表现符合 CS，24h-UFC>正常上限的 5 倍（>828nmol/24h 或 300μg/24h），无须其他检查即可确诊；若 24h-UFC≤828nmol/24h 或 300μg/24h，则结果可疑，须行 48h-LDDST 确诊；②深夜唾液>4nmol/L（145ng/dl）；③深夜血浆皮质醇>50nmol/L（1.8μg/dl）；如≤1.8μg/dl，可排除 CS；④过夜 1mg-LDDST 血皮质醇>1.8μg/dl。

2. 病因诊断

（1）大剂量地塞米松抑制试验：80%～90% 的库欣病可被抑制，而肾上腺皮质肿瘤或异位 ACTH 综合征病人不被抑制。

（2）血浆 ACTH 测定：库欣病和异位 ACTH 肿瘤病人 ACTH 水平高于正常水平，ACTH>3.3pmol/L 提示为 ACTH 依赖性病变。颞骨岩部静脉窦内 ACTH 浓度高于外周血中 ACTH 浓度，说明是垂体性高 ACTH，比较左右两侧可确定微腺瘤的位置。

（3）美替拉酮（甲吡酮）试验和 CRH 兴奋试验：美替拉酮试验可鉴别库欣病和异位 ACTH 综合征。前者血浆 ACTH 增高而皮质醇降低，后者 ACTH 不增高而皮质醇降低。CRH 兴奋试验仅库欣病血浆 ACTH 及皮质醇增高。

3. 定位诊断　生化检查功能定位是影像解剖定位的基础。

（1）垂体 MRI：用于 ACTH 依赖性 CS，MRI 库欣病中垂体微腺瘤发现率达 90% 以上。

（2）肾上腺 CT/MRI：用于 ACTH 非依赖性 CS。CT 对肾上腺分辨率最高，MRI 用于对肾上腺疾病的分型。

（3）异位 ACTH 综合征：诊断很困难，必要时可行静脉插管分段取血测 ACTH 或相关肽，并对可疑部位作 CT 或 MRI 检查。

（五）治疗

病因不同，治疗方法也不一样，若不及时治疗，病情逐渐加重可导致死亡。

1. ACTH 依赖性 CS 的治疗

（1）垂体肿瘤和异位 ACTH 肿瘤的手术切除：库欣病首选显微镜经鼻经蝶窦垂体瘤切除术，长期完全缓解率 50%～60%，复发率 20%。原发肿瘤的切除可使异位 ACTH 综合征的根治率达 40%，完全缓解率达 80%。

（2）ACTH 靶腺（肾上腺）切除手术方式选择腹腔镜肾上腺切除术。靶腺切除作为治疗 ACTH 依赖性 CS 的最后手段，目的在于快速缓解高皮质醇血症。适用于库欣病垂体瘤术后复发或放疗及药物治疗失败者；异位 ACTH 瘤定位不清或肿瘤无法切除；药物治疗控制不满意等。手术不能解决病因，且并发症较多，故治疗效果不十分满意。国外报道都采用双侧肾上腺全切除术，术后终生补充肾上腺皮质激素。国内多采用一侧全切，另一侧大部分切除，但保留多少较难掌握。上述两种方法术后均有可能发生 Nelson 综合征。

（3）药物治疗：药物治疗只是一种辅助方法，主要用于术前准备或其他治疗效果不佳时。常用药物有氨鲁米特、美替拉酮、米托坦等，它们都是肾上腺皮质合成皮质醇过程中某种酶的抑制剂。另一类是直接作用于下丘脑-垂体水平的药物，如赛庚啶和溴隐亭等。

2. ACTH 非依赖性 CS 的治疗　肾上腺皮质腺瘤施行腹腔镜肾上腺腺瘤切除术，疗效满意，但术中及术后应注意补充皮质激素，以免发生肾上腺危象。肾上腺结节或腺瘤样增生，按肾上腺腺瘤治疗原则处理。肾上腺皮质癌以手术治疗为主。有远处转移者，尽可能切除原发肿瘤

Notes

和转移灶,以提高药物治疗或放射治疗的效果。目前认为米托坦(mitotane,双氯苯二氯乙烷)不仅可以抑制皮质醇的合成,还有直接破坏肿瘤组织的作用,疗效最好。

围术期激素的应用很重要,以防出现急性肾上腺危象。术前1天地塞米松2mg肌内注射,手术日术前地塞米松2mg肌内注射,术中静脉滴注氢化可的松100～200mg,术后24小时再滴注100～200mg维持,以后逐渐减量并改为泼尼松口服,25mg/d开始,根据病情减至10～15mg/d出院,以后每四周减2.5mg,监测血浆皮质醇及ACTH,证实肾上腺分泌功能恢复正常,方可停药,一般需6～8个月。

（六）预后

库欣综合征如接受有效治疗,皮质醇恢复正常后标准化死亡率可接近正常人群,但5年内仍有较高的心脑血管疾病发生率,而治疗后皮质醇症未纠正者,标化死亡率是正常人群的3.8～5.0倍。5年生存率肾上腺皮质腺瘤为90%,异位ACTH综合征为51%,皮质癌为10%～23%。异位ACTH分泌者,非肺部神经内分泌肿瘤或小细胞肺癌多预后不良,肺类癌预后较好。儿童库欣综合征早期治疗可改善身高,但最终矮于正常人群。

（七）随访

术后10～14天复查血尿生化及激素指标(激素替代者停药24小时),CRH刺激试验可判断垂体肿瘤是否残留等。术后2周内血浆皮质醇低于50nmol/L(1.8μg/dl)可能是库欣病缓解的最佳指标。每3月检查激素水平,停药后每6～12个月复查1次。

第三节　儿茶酚胺增多症

儿茶酚胺增多症(hypercatecholaminemia)是由肾上腺嗜铬细胞瘤(pheochromocytoma,PHEO)、副神经节瘤(paraganglioma,PGL)与肾上腺髓质增生症(adrenal medulla hyperplasia)等疾病分泌过多儿茶酚胺(catecholamine,CA)所致,其共同特点是肿瘤或肾上腺髓质的嗜铬细胞分泌过量的儿茶酚胺[肾上腺素、去甲肾上腺素和(或)多巴胺],而引起高血压、高代谢、高血糖等相似的临床症状,统称为儿茶酚胺增多症。

一、嗜铬细胞瘤/副神经节瘤

嗜铬细胞的分布与体内的交感神经节有关。随着胎儿的发育成熟,绝大部分嗜铬细胞发生退化,其残余部分形成肾上腺髓质。嗜铬细胞瘤/副神经节瘤(PHEO/PGL)的临床表现相似,其中嗜铬细胞瘤是起源于肾上腺髓质嗜铬细胞的肿瘤,约占90%;副神经节瘤即起源于肾上腺外的嗜铬细胞的肿瘤,包括源于交感神经(腹部、盆腔、胸部)和副交感神经(头颈部)者,前者多具有儿茶酚胺激素功能活性,而后者罕见过量儿茶酚胺产生。

（一）病理

90%以上的嗜铬细胞瘤为良性肿瘤,呈分叶状或球形,表面光滑有包膜,瘤体大小不一,可相当大。切面呈棕黄色或红棕色,血管丰富,间质很少,常有出血、坏死,亦可发生退行性囊性变。发生于双侧肾上腺者约占10%。恶性嗜铬细胞瘤占5%～10%,组织学检查常不能作为其确诊依据,出现淋巴结、肝、骨、肺等转移及局部复发者才是真正的恶变。嗜铬细胞瘤也是Ⅱ型多发性内分泌肿瘤(MEN Ⅱ)中的一种主要病变。MEN Ⅱ属常染色体显性遗传,约占嗜铬细胞瘤发病的5%～10%。对双侧肾上腺嗜铬细胞瘤病人应警惕MEN Ⅱ的存在。

嗜铬细胞瘤能自主分泌儿茶酚胺,包括肾上腺素、去甲肾上腺素及多巴胺。肾上腺素和去甲肾上腺素作用于肾上腺能受体,影响相应的组织器官,引起一系列临床表现。

（二）临床表现

嗜铬细胞瘤多见于青壮年,高发年龄为30～50岁,其临床表现多种多样,主要是由血液中

Notes

儿茶酚胺增高所致。

1. **高血压**　占原发性高血压的 0.5%~1%,可以是持续性增高,阵发性加重,早期也可只表现为阵发性高血压。约 90% 的儿童和 50% 的成年病人表现为持续性高血压。发作时血压急骤升高可达 200mmHg 以上,伴头痛、头晕、心悸、气短、胸部压抑、面色苍白、大汗淋漓、恶心呕吐、视物模糊等,严重者可出现脑出血或肺水肿等高血压危象。发作缓解后病人极度疲劳、衰弱,可出现面部等皮肤潮红等。发作可由体位突然改变、情绪激动、剧烈运动、咳嗽等诱发。

2. **心血管并发症**　病人可出现儿茶酚胺性心肌病伴心律失常或心肌退行性变、坏死;高血压性心肌肥厚、心脏扩大等。

3. **代谢改变**　儿茶酚胺为升糖激素,使糖异生及糖原分解增加,周围组织利用糖减少,故血糖升高或糖耐量下降。儿茶酚胺可引起基础代谢增高,血糖升高,脂肪分解加速,引起消瘦。少数病人可出现低血钾。

3. **其他表现**　少数病人表现为消化道症状,出现腹痛、便秘、胆汁淤积等。常出现眼底改变,表现为视乳头水肿、出血。少数病人腹部可扪及包块;部分伴有红细胞,白细胞升高等。

(三)定性诊断

青壮年高血压病人,特别是有典型发作病人应考虑该病的可能。如下检查可帮助诊断。

实验室检查:测定血和尿的游离 CA 及其代谢产物是传统诊断 PHEO/PGL 的重要方法。肿瘤 CA 的释放入血呈"间歇性",直接检测儿茶酚胺易出现假阴性。但 CA 在瘤细胞内的代谢呈持续性,其中间产物甲氧基肾上腺素类物质(metanephrines,MNs)以"渗漏"形式持续释放入血,血浆游离 MNs 和尿分馏的甲氧肾上腺素(urinary fractionated metanephrines)的诊断敏感性优于儿茶酚胺的测定。MNs 包括甲氧基肾上腺素(MN)和去甲氧基肾上腺素(NMN),血浆 MN 和 NMN 检测敏感性为 97%~99%,特异性为 82%~96%,适于高危人群的筛查和监测。阴性者几乎能有效排除 PHEO/PGL。

也可检测 24 小时尿液中 MNs、儿茶酚胺含量。MNs 特异性为 98%,敏感性略低,约 69%,适于低危人群的筛查。在高血压期,尿内儿茶酚胺含量可比正常值升高 10~100 倍。测定 24 小时尿液中儿茶酚胺代谢产物香草扁桃酸(VMA)的含量也是常用的特异性筛选试验,敏感性仅 46%~67%,假阴性率 41%,但特异性高达 95%。对临床疑诊但生化检查结果处于临界或灰区者应标化取样条件,推荐联合检测提高准确率。

(四)定位诊断

1. **解剖影像学**　主要是 CT 和 MRI。两者具有类似的诊断敏感性(90%~100%)和特异性(70%~80%)。CT 平扫+增强临床常用,可发现肾上腺 0.5cm 和肾上腺外 1.0 以上的 PHEO/PGL,还可根据肿瘤边界情况,判断其有否浸润、转移等,对选择治疗方案有帮助。

2. **功能影像学**　^{131}I-间位碘苄胍(^{131}I-MIBG)扫描是较准确的诊断方法。^{131}I-MIBG 在结构上类似去甲肾上腺素,能被肾上腺髓质和嗜铬细胞瘤摄取,用药后行全身扫描可显示肿瘤所在部位,然后再作 CT 或 MRI,以确定肿瘤大小及周围关系。该法除用于诊断外,还可用于治疗。

(五)治疗

手术切除嗜铬细胞瘤是唯一有效的治疗方法,绝大部分肿瘤治疗采取腹腔镜下肿瘤切除术式,术后效果良好。此外手术成功的关键在于术前充分准备、术中和术后的正确处理。

1. **术前准备**　术中触动瘤体和瘤体切除后,病人血压可有大幅度波动,故围术期和术中正确处理十分重要。由于血中儿茶酚胺过高,使血管长期处于收缩状态,血压虽高,但血容量不

Notes

足,因此术前应予足够疗程的药物治疗,以舒张血管,降低血压。注意扩充血容量至关重要。目前多采用 α-肾上腺能受体阻滞剂酚苄明,剂量为 10～20mg,2～3 次/天,共 2～6 周。亦可使用 α-受体阻滞剂哌唑嗪,剂量为 0.5mg,3 次/天,可增至 1～2mg,3 次/天。部分病人 α-受体阻滞剂效果不佳时,选用血管紧张素转化酶抑制剂(卡托普利或依那普利)和钙离子通道阻滞剂(硝苯地平、维拉帕米、尼卡地平),也可有良好效果。有心律失常者术前需加用 β-受体阻滞剂普萘洛尔(10mg,2～3 次/天)控制,同时还可防止术中出现心动过速和心律失常。

2. **术中处理**　术前用药选用东莨菪碱及哌替啶,禁用阿托品。注意在体位变动、麻醉诱导和疼痛等情况下,有可能诱发高血压危象。目前多主张采用全身麻醉,麻醉诱导期及手术过程中应维持血压和心率平稳。血压过高时可静脉滴注硝普钠或酚妥拉明。出现心动过速或心律不齐可用 β-受体阻滞剂和利多卡因。术中应充分补液,根据中心静脉压加以调整。当肿瘤摘除后,需要加快输血、输液,必要时使用升压药如去甲肾上腺素,静脉推注氢化可的松。手术方式视诊断和定位准确程度以及肿瘤大小而定,腹腔镜手术是肾上腺 PHEO 推荐首选的手术方式。手术途径可经腹腔或腹膜后入路。开放手术一般采用第 11 肋间切口。确诊为多发性、双侧或异位嗜铬细胞瘤,以及肿瘤巨大与大血管关系密切时,可采用腹部切口和胸腹联合切口。在充分良好的显露下直视操作。术中操作轻柔,尽可能不挤压肿瘤,先结扎肿瘤周围血管,再完整切除肿瘤。肿瘤分离困难者可行薄膜内剜除。未能切除的恶性嗜铬细胞瘤或转移癌,可使用儿茶酚胺合成阻滞剂 α-甲基酪氨酸(α-methyltyrosinc)来改善症状。[131]I-MIBG 也可用来治疗嗜铬细胞瘤,在有效剂量下可产生放射治疗作用。

3. **术后处理**　要特别注意密切观察血压变化,维持水电解质平衡,注意肾上腺功能不全或肾上腺危象发生。

(六)预后

PHEO/PGL 的预后与年龄、良恶性、有无家族史及治疗早晚等有关。良性者 5 年生存率>95%,但约 50% 病人仍持续高血压。复发率为 6.5%～17%,复发者恶性率约 50%,家族性、肾上腺外及右侧者更易复发。恶性 PHEO/PGL 不可治愈,5 年生存率约 50%,肝、肺转移较骨转移者预后差,其中约 50% 死于 1～3 年,但约 50% 可存活 20 年以上。

(七)随访

术后 10～14 天复查血尿生化指标,判断肿瘤有无残留、有无转移等。散发病例单侧肾上腺切除者每年一次,至少连续 10 年。高危群体和遗传性 PHEO/PGL 者每 6～12 个月复查 1 次临床和生化指标,终生随访。

二、肾上腺髓质增生

肾上腺髓质增生是一种非常罕见的疾病,病因尚不清楚。临床表现与嗜铬细胞瘤基本相似,女性多见,病程较长,高血压发作与情绪有关。

(一)诊断

有嗜铬细胞瘤的典型临床症状,影像学检查无肿块阴影者,应考虑肾上腺髓质增生的可能。CT 可显示肾上腺体积增大,[131]I-MIBG 肾上腺髓质扫描有助于诊断。实验室检查与嗜铬细胞瘤相同,尿 VMA 测定多增高,血中游离儿茶酚胺正常,但结合儿茶酚胺明显升高。糖耐量试验呈糖尿病曲线,酚妥拉明抑制试验阳性。临床病理诊断标准是:肾上腺尾部和两翼都有髓质存在,髓质细胞增大,髓质与皮质的比例增大,肾上腺髓质重量亦增加。一般来说,肾上腺髓质增生时其体积和重量为同龄人的 2～3 倍以上,整个腺体呈圆柱状。

(二)治疗

药物治疗可控制发作,症状不重者给予酚苄明 5～10mg,3 次/天。药物治疗效果不佳时可考虑手术治疗。手术方式可采取腹腔镜手术,或开放手术,后者一般采用上腹部弧形切口,可同时探查双侧肾上腺。对增生显著的一侧,行肾上腺全切除术,对侧切除 1/3 ~ 1/2 后刮除残余髓质并以甲醛溶液处理髓腔,一般效果尚可。也可先行增生明显侧肾上腺全切除,术后监测血压及对侧肾上腺功能,辅以降压药物;如效果不佳,再行对侧肾上腺次全切除。

(叶章群)

Notes

第五十九章　男性节育、不育和性功能障碍

第一节　概　述

男科学(andrology)是研究男性生殖系统结构、功能和疾病的学科,是医学和生殖生物学相互渗透的学科。临床男科学主要解决男性不育、节育、性功能障碍和性传播疾病。

男性生殖生理与下丘脑-垂体-睾丸性腺轴密切相关(图59-1)。下丘脑分泌促性腺激素释放激素(GnRH,LHRH),刺激腺垂体分泌黄体生成素(LH)和促卵泡素(FSH)。LH 作用于睾丸间质细胞,调节间质细胞合成并释放睾酮;FSH 促进精子生成。男性90%以上雄激素来自睾丸,其余来自肾上腺皮质。男性最主要的雄激素是睾酮和双氢睾酮。睾酮在胚胎期对男性性器官分化和发育起关键作用;在青春期促使性器官生长发育及第二性征的出现;在成年期促使精子的发生和成熟,维持正常性征和性功能。

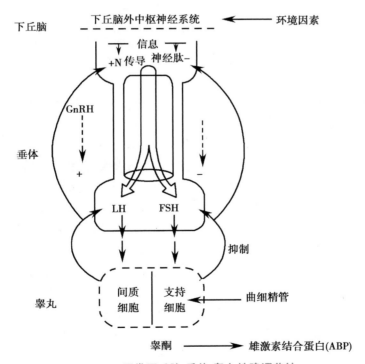

图 59-1　正常下丘脑-垂体-睾丸性腺调节轴

睾丸由精曲小管和间质组成。精曲小管内衬生精上皮,由不同发育阶段的生殖细胞和支持细胞组成。睾丸间质内有间质细胞。生殖细胞包括精原细胞、初级精母细胞、次级精母细胞和精子细胞。精原细胞发育为精子的过程,称生精周期。人的生精周期约74天。精原细胞经有丝分裂分化为初级精母细胞;初级精母细胞经1次减数分裂分化成2个次级精母细胞,再经第2次减数分裂分化成4个精子细胞;精子细胞经变态过程发育成精子。精子进入附睾后才逐渐发育成熟,具备受精能力,70%成熟精子贮存于附睾尾部。

第二节　男　性　节　育

计划生育是我国的基本国策。计划生育的目标不但是要控制人口数量,更要提高人口素质,达到优生优育的目的。计划生育的基本措施夫妻双方均可进行,但男方的避孕方法更为简便有效。常用的男性节育措施有避孕套、输精管结扎术、经皮输精管注射粘堵法等。

(一) 避孕套

避孕套是有效的避孕方法,使用简便,无副作用,易于接受,同时可防止性传播疾病。其失败率约3%。

(二) 输精管结扎术

是最为安全有效的永久性节育方法,我国医生在此领域有许多创新。已婚男性,已经有子女,经夫妻双方同意并要求做绝育手术者均可行输精管结扎术。但在有出血性疾病、严重神经症、精神病、全身性疾病急性期或严重慢性病,以及前列腺、睾丸、附睾、阴囊急性炎症时,应暂缓手术或改用其他节育措施。

常用的手术方法为直视钳穿法,优点为器械简单、操作简便及并发症少。有术者在剪断输精管前,向远端管腔内注射杀精药0.01%醋酸苯汞3ml,经此处理,减少精囊内残余精子致孕的机会。

手术并发症及其处理:

1. **出血和阴囊血肿**　多发生在手术后24小时内。主要由于术中止血不彻底所致。轻者行加压包扎、局部冷敷即可;重者需切开阴囊探查,止血并清除血肿。

2. **输精管痛性结节**　术后阴囊内输精管结扎处多有结节样改变,一般无症状,为正常现象。如术后结节疼痛明显,多由于血肿、感染、线头异物等造成。可采用局部封闭、热敷等方法处理。疼痛严重者可手术切除。

3. **附睾淤积**　输精管结扎后,睾丸产生的精子和附睾分泌物一般能在附睾内吸收。但个别病人术后附睾胀大,阴囊肿痛,沿精索放射至腹股沟、下腹及腰部,性生活后加重。可使用局部封闭、热敷等方法治疗,如保守治疗无效,可行输精管吻合术或附睾切除术。

4. **节育失败**　如术中未注射杀精药,术后避孕应至少两个月,直至精液检查无精子,否则,可能导致术后女方怀孕。极少数病例结扎线滑脱,或结扎线过紧割裂输精管壁,局部精液肉芽肿吸收后使输精管再通,使女方怀孕。失败率约0.4%。

5. **勃起功能障碍**　输精管结扎术本身并不影响性欲、勃起、射精及高潮等性功能的各个方面,但个别病人术后出现勃起功能障碍。这可能与对手术认识不足、有顾虑或误解、心理压力过大有关,也可能由于术后出现痛性结节、附睾淤积,因性生活疼痛而影响勃起功能。

(三) 经皮输精管注射粘堵法

为中国医生首创,经阴囊皮肤直接穿刺输精管腔,注入苯酚(石炭酸)混合剂,药物在短时间内凝固,达到堵塞输精管腔的目的。本法不做切口,不切断或结扎输精管,大大减少了手术并发症,效果与输精管结扎术相同。

第三节　男　性　不　育

WHO对男性不育(infertility)的定义是指进行过12个月以上未采取避孕措施的性生活而没有使配偶怀孕。据估计正常夫妇每月的受孕率约为20%～25%,半年75%,一年约为90%。近20%不育完全是男性因素造成的,30%～40%是男女双方共同的因素造成的。

Notes

（一）病因

在精子的发生、成熟和排出，以及在女性生殖道内获能、受精的过程中某个或某些环节异常，即可能发生不育。因此，男性不育并非单一疾病，而是一组复杂的临床综合征。以下丘脑-垂体-性腺轴为主，可将男性不育分为以下4类：①下丘脑和（或）垂体疾病（继发性性腺功能低下），该类疾病约占1%～2%；②睾丸疾病（原发性性腺功能低下），约占30%～40%；③睾丸后疾病（精子运送障碍），约占10%～20%；④特发性男性不育，约占40%～50%。

按特异病因可将男性不育分为性交和（或）射精功能障碍、内分泌因素、免疫因素、男性附属性腺感染、全身性疾病因素、精索静脉曲张、染色体异常、睾丸下降不全、获得性睾丸损伤、先天性精囊和（或）输精管缺如或发育不良。其大致的发病情况如表（表59-1）：

表59-1　男性不育常见病因分类

病　　因	发病率
原发性睾丸病症	10%～13%
Klinefelter's综合征及其变型	
隐睾症	
睾丸炎	
辐射损伤	
部分雄激素抵抗	
下丘脑-垂体疾病	1%
原发性疾病、肿瘤、高催乳素血症	
生殖道梗阻	8%～10%
先天性或获得性输精管或附睾梗阻	
输精管切除术	
自身免疫（抗精子抗体）	4%～6%
药物、毒物、应激、疾病	
性交问题	1%
特发性：无精子症、少精子症、弱精子症、畸形精子症	70%～75%

（二）诊断

1. 病史　询问夫妇双方的婚姻生育史，性生活的频率及有无勃起和射精障碍，是否避孕及使用润滑剂等；既往史中应了解有无肝肾疾病、内分泌疾病、糖尿病等病史，还应询问有无腮腺炎、睾丸炎、睾丸扭转、附睾结核、性传播疾病等病史，有无隐睾、尿道下裂、腹股沟疝、鞘膜积液等手术史，是否服用特殊药物，是否进行肿瘤放化疗等；个人史中应着重了解青春期发育情况、从事的职业与工作生活环境，有无毒物接触史及烟酒嗜好等。WHO男性不育诊断程序如图59-2。

2. 体检　除一般检查项目外，应注意病人的体态、第二性征发育情况及有无女性化表现。重点检查生殖器官，如阴茎发育情况、睾丸大小和质地。用睾丸模型测量睾丸容积应在15ml以上。应检查附睾有无肿大、结节，输精管是否光滑。精索静脉有无曲张及其曲张程度。直肠指诊应注意前列腺的大小和质地，正常情况下不能触及精囊，当精囊病变时，可能触及。

3. 实验室检查

（1）精液检查：精液分析是男性不育评价的基石。为了准确比较同一病人不同的精液样本，精液采集前的禁欲时间必须保持一致。禁欲时间的差异可以影响精液检查的结果。应当注

Notes

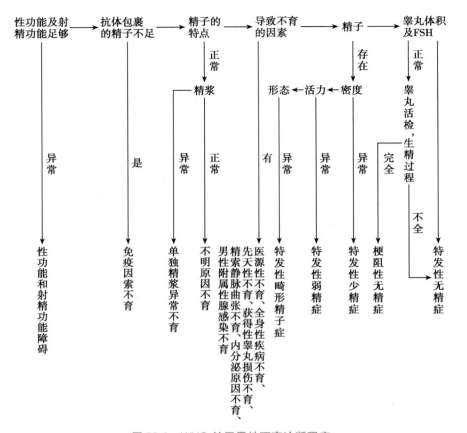

图 59-2　WHO 关于男性不育诊断程序

意禁欲超过 7 天,精子的密度也会减少。精液采集时应使用清洁、广口的瓶子。大多数样本通过手淫采集。手淫采集时应使用精液采集专用的避孕套。标本应保温,在 30 分钟内送检。大多数病人,几周内 2 ~ 3 次的精液检查可以对生精的基本功能有一个适当的评价。对于精液参数差异较大的病人,应在 2 ~ 3 个月内进行追踪检查。

1）精液常规分析:使用 Makler 计盘,可以准确计算出精子密度、活动率、运动轨迹和速度,也可使用精子图像自动分析仪,或使用白细胞计数器计数(表 59-2)。

表 59-2　精液分析参考值(WHO 1999)

项　目	参　考　值
体积	≥2.0ml
pH	≥7.2
精子密度	≥20×10^6/ml
精子总数	≥40×10^6/ml
精子活力	(a+b)级精子≥50% 或 a 级精子≥25%
精子形态	正常形态≥15%
精子存活率	存活精子≥75%
白细胞	<1×10^6/ml

根据精液常规检查的结果,如精子密度少于 20×10^6/ml,称少精子症(oligospermia);精液中无精子,称无精子症(azoospermia);前向运动精子少于 50%,或快速前向运动精子少于 25%,称弱精子症(asthenospermia)。除常规项目外,可根据情况进一步选择以下检查。

Notes

2）精子功能测定:去透明带仓鼠卵穿透试验与男性生殖力密切相关,但较繁琐,可选用毛细管穿透、吖啶橙染色和低渗肿胀试验。

3）免疫学检查:当遇到不明原因的精子活力差、自发性精子凝集现象、慢性生殖系统感染等病例,可检测夫妇双方血清及精液、宫颈黏液中的抗精子抗体(antisperm antibody)。

4）精液生化检查:精浆中的a-葡萄糖苷酶、卡尼汀是附睾的特征性产物;果糖是精囊的特征性产物;酸性磷酸酶、柠檬酸、锌是前列腺的特征性产物。对这些项目的检测有助于判断男性附属性腺的功能状态。

5）病原体检查:在前列腺液或精液中查出病原菌或支原体、衣原体感染对治疗有指导意义。

6）精液细胞学检查:根据各级生殖细胞的比例和形态,可以获得有关睾丸生精功能的有价值的信息。如发现较多的精原细胞和精母细胞而未见精子,提示生精过程障碍。

(2) 内分泌检查:包括血清睾酮、LH、FSH、雌二醇(E_2)、泌乳素(PRL)等,可以鉴别下丘脑-垂体-睾丸性腺轴的功能异常。

(3) 染色体分析:颊黏膜涂片检测核染色质及细胞核型分析有助于诊断 Klinefelter 综合征等染色体异常的疾病。

4. **影像学检查**　输精管精囊造影可判断输精管和射精管的梗阻部位和范围,为有创检查,本身可能造成输精管狭窄,故仅在考虑梗阻性无精子症行阴囊探查术时进行。经直肠精道彩超对梗阻性无精症梗阻部位的判断、附属性腺的形态等有较大的价值,且为无创检查,成本也相对较低。如怀疑颅内垂体病变,可行 CT 或 MRI 检查。

5. **阴囊探查术和睾丸活检**　无精子症病人,睾丸体积 15ml 以上,输精管触诊正常,性激素水平正常,为鉴别无精子症是梗阻性还是睾丸生精功能障碍所致,可行阴囊探查术,术中根据情况选择输精管精囊造影。无精子症或少精子症病人,睾丸体积 12ml 以上,可行睾丸组织活检。

(三) 治疗

男性不育病人在开始治疗前应对女方的生育力进行评估。

1. 药物治疗

(1) 促性腺激素治疗:主要药物为人绒毛膜促性腺激素(hCG)和人绝经期促性腺激素(hMG),适用于:各种促性腺激素分泌不足性腺功能障碍(原发性、继发性)。促性腺激素替代治疗前应常规行性激素检测,排除高泌乳素血症,对于怀疑垂体肿瘤应行 MRI 检查,激素替代治疗可用外源性促性腺激素或 GnRH。自 20 世纪 60 年代就开始应用 hCG 和 hMG 治疗特发性少精子症。但疗效不确切。

后天性促性腺激素分泌不足的治疗:hCG2000IU,皮下注射,2~3 次/周。原发性(先天性)促性腺激素分泌不足的治疗:上述基础上另加用 FSH,可用 hMG 或纯的重组人 FSH。FSH 37.5~75IU,肌内注射,3 次/周,疗程 3 个月。当精子密度接近正常时停用 FSH。

(2) 多巴胺受体激动剂:泌乳素过高的排除垂体肿瘤后采用多巴胺受体激动剂如溴隐亭(bromocriptine)治疗。剂量范围:2.5~7.5mg/d,2~4 次/天,要避免胃肠道不良反应。约需 3 个月疗程,效果较好。较新的药物卡麦角林(cabergoline)的疗效与溴隐亭相仿,但服药次数和不良反应较少。

(3) 雄激素及睾酮反跳治疗法:雄激素可通过下丘-垂体-性腺轴抑制精子生成。临床治疗男性特发性不育存在诸多副作用,并且疗效不肯定。

(4) 促性腺激素释放激素(GnRH):GnRH 是增加垂体内源性促性腺激素来代替 hCG/hMG 的方法。基于与促腺激素同样的原因,目前也不推荐该类药物治疗特发性不育。

(5) 其他药物:氨基酸、抗生素、锌、维生素 A、C、E、前列腺素合成酶抑制等均有报道的经验,可能有助于提高精子的参数和受孕率,但均缺乏足够的说服力。

2. 手术治疗

手术治疗指征主要有以下几类:

(1) 隐睾或睾丸下降不全者可行睾丸下降固定术:手术最好在2岁前完成。可应用的技术包括开放手术、腹腔镜手术和其他微创手术。尿道下裂:尿道下裂是男性下尿路及外生殖器常见的先天性畸形,治疗目的一是矫正腹侧屈曲畸形,使阴茎抬竖直;二是重建缺损段之尿道。治疗时机宜在学龄之前完成最好,即在5~7岁时间为宜。

(2) 梗阻性无精症:在所有治疗梗阻性无精子症的方法中,输精管吻合术和输精管-附睾吻合术是治疗梗阻性无精子症常见和有效的方法。显微外科手术有更高的复通率(表59-3)。

表 59-3   输精管梗阻的手术治疗方法

梗阻类型	处理方法
射精管	经尿道电切镜射精管切开术
短段输精管	切除输精管梗阻部位并作输精管端-端吻合术
长段输精管	1. 交叉输精管端-端吻合术 2. 两侧输精管长段梗阻或缺如可考虑输精管贮精器术、附睾异质精液囊肿术及输精管插管以取得精子做辅助受孕

(3) 精索静脉曲张:精索静脉曲张导致的男性不育症,采用精索内静脉高位结扎治疗,腹腔镜精索内静脉高位结扎术或者栓塞治疗等,可使部分病人恢复生育能力(图59-3)。

3. 辅助生殖技术   辅助生殖技术(assistant reproductive technology,ART),指运用各种医疗措施,使不孕者受孕方法的统称,包括人工授精、体外受精-胚胎移植。

(1) 人类精子库与精子超低温保存:人类精子库通过建立超低温冷冻技术,冷冻保存精子以治疗不育症,预防遗传病和提供生殖保险,为男科学的重要组成部分。理想的储存时间应不超过10年。临床对梗阻性无精子症或非梗阻性无精子症病人手术时,通

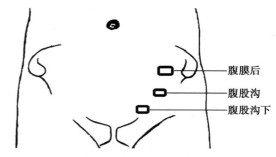

图 59-3   精索静脉曲张手术修复不同手术切口

过外科手术从睾丸、附睾或远端输精管取得的精子或睾丸组织,推荐进行超低温保存。

(2) 人工受精:人工受精是指男方通过体外排精,待精子液化加入培养液采用上游法或密度梯度离心法处理后注入女方的体内、使精子和卵子结合促使妊娠的一种治疗措施。根据精液注入女方体内的部位不同,主要分为:

1) 宫颈周围或宫颈管内人工授精(intracervical insemination,ICI):将处理过的精液缓慢注入宫颈内,其余精液放在阴道穹隆,供精人工受精采用此法。

2) 宫腔内人工受精(intra-uterine insemination,IUI):宫腔内人工受精是人工受精中成功率较高且较常使用的方法,IUI的精子经过洗涤优化,用导管通过宫颈,将精子注入子宫腔内。

(3) 体外受精-胚胎移植(IVF-ET):这是避开输卵管的受孕方法,通过阴道超声将女方的卵子取出放置在培养皿中,4~6小时后将洗涤优化的男方精子加入其中,使卵子受精,形成受精卵,发育至4~8个细胞的胚胎约需48小时,发育成囊胚需72小时移植入女方的子宫腔内,等待着床受孕。

(4) IVF-ET衍生的助孕技术:卵胞质内单精子显微注射(intra-cytoplasmic sperm injection,ICSI):即将一个精子通过透明带及卵细胞膜注入到形态正常并成熟的卵母细胞胞质内。

Notes

第四节　男性性功能障碍

男性性功能包括性欲、阴茎勃起、射精和性高潮等环节,其中任何环节发生改变而影响正常性生活,即为男性性功能障碍(male sexual dysfunction)。男性性功能障碍是一组疾病,包括性欲减退或亢进、阴茎勃起功能障碍或异常勃起(priapism)、早泄(premature ejaculation)、不射精或逆行射精、性高潮障碍等。

阴茎勃起功能障碍(erectile dysfunction,ED)指阴茎不能持续达到或维持足以进行满意性交的勃起,病程在 3 个月以上。中年以上男性发病率为 24.9% ~59.5%。

(一)阴茎勃起生理

阴茎海绵体由平滑肌细胞和结缔组织构成海绵体小梁,阴茎海绵体神经含有交感和副交感两种成分,前者来自脊髓胸 11 至腰 2,后者来自脊髓骶 2 ~4,刺激骶部副交感神经阴茎可胀大,刺激胸腰部交感神经则阴茎疲软。阴茎背神经传递阴茎体和阴茎头皮肤以及尿道和海绵体内的感觉。

阴茎勃起是一个复杂的心理-生理过程,本质是一系列神经血管活动。勃起有三种类型:①反射性勃起:直接刺激阴茎及其周围组织引起的勃起,是通过背神经-骶髓中枢-副交感神经反射弧完成的,脊髓胸段以上的损伤对其影响不大;②心因性勃起:大脑收到刺激或源于大脑的刺激,如视觉、触觉、嗅觉及幻觉等引起阴茎勃起,与反射性勃起相协同;③夜间勃起:正常情况下,男性在快速眼球运动睡眠期出现平均每晚 3 次以上的夜间阴茎勃起,其机制不清楚,可能与高位中枢的抑制解除和副交感神经再兴奋有关。

副交感神经兴奋,阴茎海绵体内小动脉及血管窦的平滑肌细胞舒张,海绵体血管窦扩张,动脉血流量增加,阴茎海绵体充血胀大。胀大的阴茎海绵体压迫白膜下的小静脉,使静脉流出道关闭,盆底肌肉的收缩也可压迫海绵体,使之进一步胀大、坚硬而产生勃起。交感神经兴奋,小动脉及血管窦的平滑肌细胞收缩,海绵体压力下降,静脉开放,阴茎开始疲软。因此,平滑肌舒张、动脉血流入及静脉的关闭是阴茎勃起的三个要素。

阴茎海绵体内小动脉及血管窦的平滑肌细胞舒张是勃起机制的主要环节。研究发现,大脑或阴茎局部接受性刺激,从下丘脑或骶髓低级中枢发出冲动,神经冲动传至阴茎海绵体,副交感神经神经末梢及血管内皮细胞在一氧化氮合成酶(NOS)的催化下合成释放一氧化氮(NO)增多,NO 进入平滑肌细胞内,激活鸟苷酸环化酶(GC),使平滑肌细胞内的 cGMP 增多,后者激活蛋白酶 K,作用于钙离子通道,使细胞内钙离子浓度降低,平滑肌细胞舒张。阴茎海绵体平滑肌内的 cGMP 由 5 型磷酸二酯酶(phosphodiesterase type 5,PDE5)降解,而此作用可被 PDE5 抑制剂非特异性地抑制。

除 NO 外,与平滑肌舒张、阴茎勃起相关的物质包括乙酰胆碱、血管活性肠肽、降钙素基因相关肽、前列腺素 PGE2、cAMP 等;与平滑肌收缩、阴茎疲软相关的物质引起的因素还有去甲肾上腺素、内皮素、前列腺素 $PGF_2\alpha$ 等。

(二)病因、分类和病理生理

其病因可以大致分成三类,即心理性、器质性和混合性勃起功能障碍。过去认为勃起功能障碍以心理性因素为主,但现在认为有器质性因素的病人约占 80% 以上。

1. 心理性因素导致心理性勃起功能障碍的易患因素有不良性经历、缺乏性知识、生活压力、人格缺陷等。配偶关系不协调、性刺激不充分、压抑、焦虑等是心理性勃起功能障碍的促成因素。

2. 器质性因素从功能解剖的角度上看,与勃起有关的神经、血管的损害可导致勃起功能障碍;从病理生理的角度上看,凡可损害阴茎海绵体平滑肌舒张、动脉血流入及静脉关闭机制的因

Notes

素都可能成为勃起功能障碍的病因。

（1）动脉性勃起功能障碍：最常见的病因是动脉粥样硬化，与动脉粥样硬化相关的高血压、心脏病及其危险因素包括糖尿病、高脂血症、吸烟等，也同时是勃起功能障碍的危险因素。

（2）静脉（海绵体）性勃起功能障碍：即静脉闭合机制障碍，原因有先天性异常静脉通道，如阴茎海绵体-尿道海绵体瘘，还有继发于外伤或手术的静脉瘘、白膜功能受损等。

（3）神经性勃起功能障碍：中枢神经系统疾病如脑血管意外、帕金森病、老年性痴呆等都会引起勃起功能障碍。脊髓疾病如外伤发生勃起功能障碍的可能性取决于损伤的位置。胸以上脊髓完全损伤，大多数病人有勃起能力；胸以下脊髓完全损伤，仅少数病人可以勃起。周围神经如阴部神经及其末梢的病变都可以引起勃起功能障碍，如外伤、手术、糖尿病等。

（4）内分泌性勃起功能障碍：原发性或继发性性腺功能减退、甲亢、甲状腺功能减退、皮质醇增多症等病人均可出现勃起功能障碍。雄激素对勃起功能的作用至今仍未阐明，但性腺功能低下者性欲减退、性兴奋感下降、夜间勃起减少且勃起时间和硬度均下降。

（5）外伤性和医源性勃起功能障碍：手术、放疗以及某些抗精神病药、降压药、激素和酒精、毒品等也可能导致勃起功能障碍。

（6）其他：年龄与勃起功能障碍的发病密切相关。随着年龄的增长，勃起功能障碍的患病率明显增加。吸烟能增加糖尿病、高血压和心血管疾病等危险因素的作用。糖尿病病人ED发生率为23%～75%，平均50%左右。除周围神经病变外，糖尿病还引起动脉硬化、血管内皮功能损伤和平滑肌功能障碍。此外，肝功能不全、肾功能不全等躯体疾病均与勃起功能障碍有关。

（三）诊断

1. 病史　详细地询问病史是勃起功能障碍诊断中最为重要的环节。心理性勃起功能障碍病人青年人居多，发病突然，可能有明确的原因，发病与环境、场景有关，有配偶关系不和、情绪紧张等精神心理因素，晨间及夜间勃起正常。器质性勃起功能障碍病人年龄一般较大，发病缓慢，渐重，可有器质性疾病，无明显精神心理因素，更换环境或场景，勃起功能无改善，夜间勃起减弱或消失。

询问病史时要特别注意有无前述的慢性疾病，是否服用特殊药物，有无外伤或手术史，有无吸烟、酗酒等不良生活习惯，性经验及性知识的程度、婚姻状况、与配偶的感情、配偶对其勃起功能障碍的态度以及家庭居住条件、工作紧张程度、人际关系等。

勃起功能障碍程度的判定：为了客观地量化勃起功能障碍的程度，可以使用国际勃起功能评分（international index of erectile function，IIEF），它包括15个问题，对勃起功能、性欲、高潮、射精等性功能的各个方面进行评分。简化的国际勃起功能评分5项（IIEF-5）可以方便地用于对勃起功能障碍的筛查，敏感性和特异性均好（表59-4）。此外，勃起硬度评分表也是常用量表。

表59-4　国际勃起功能评分5项（IIEF-5）

	0	1	2	3	4	5	得分
1. 对阴茎勃起及维持勃起信心如何？	无	很低	低	中等	高	很高	
2. 受到性刺激后,有多少次阴茎能坚挺地进入阴道？	无性活动	几乎没有或完全没有	只有几次	有时或大约一半时候	大多数时候	几乎每次或每次	

Notes

续表

	0	1	2	3	4	5	得分
3. 阴茎进入阴道后有多少次能维持阴茎勃起？	没有尝试性交	几乎没有或完全没有	只有几次	有时或大约一半时候	大多数时候	几乎每次或每次	
4. 性交时保持阴茎勃起至性交完毕有多大困难？	没有尝试性交	非常困难	很困难	有困难	有点困难	不困难	
5. 尝试性交有多少时候感到满足？	没有尝试性交	几乎没有或完全没有	只有几次	有时或大约一半时候	大多数时候	几乎每次或每次	

病人可根据自身 6 个月来的情况填写 IIEF-5,各项得分相加>21 分为勃起功能正常;1~7 分为重度勃起功能障碍;8~11 分为中度勃起功能障碍;12~21 分为轻度勃起功能障碍(表 59-5)。

表 59-5　勃起硬度评分表

勃起硬度评分表	勃起硬度评分表
您对您的勃起硬度如何评分？	2:阴茎硬但硬度不足以插入
0:阴茎不增大	3:阴茎的硬度足够插入,但不完全坚硬
1:阴茎增大但不硬	4:阴茎完全坚硬并坚挺

2. **体检**　仔细体检可以发现与勃起功能障碍相关的神经系统、心血管系统、内分泌系统及阴茎本身的缺陷或异常。检查中应注意病人的体型、第二性征发育情况,测量血压和四肢脉搏,检查下肢、会阴部及阴茎的感觉,球海绵体反射等。外生殖器检查应注意阴茎的发育情况及形态、有无弯曲、包皮情况,仔细触摸阴茎海绵体,除外硬结等。检查睾丸的大小和质地。

3. **实验室检查**　对于初次就诊的病人,尤其是中老年病人,应行血、尿常规,肝肾功能、血糖及血脂检查。进一步可选择睾酮、LH、FSH、PRL 等激素检查。

4. **特殊检查**　少数勃起功能障碍病人在一般的无创治疗无效时需要进行进一步检查,以了解发病的确切原因。

(1) 夜间阴茎胀大试验(Nocturnal penile tumescence,NPT):用于初步区分器质性和心理性勃起功能障碍。睡眠时紧张、焦虑等精神心理因素减弱或消失,因而心理性勃起功能障碍者仍可出现夜间勃起,器质性者夜间勃起逐渐减弱直至消失。

(2) 阴茎海绵体内注射血管活性药物试验(intracavernous injection,ICI):阴茎海绵体内注射血管活性药物时心理性、神经性、内分泌性及轻度血管性勃起功能障碍的病人可产生勃起,中重度血管病变者不能诱发勃起。

(3) 彩色多普勒双功能超声(colour duplex Doppler ultrasonography,CDDU):可观察阴茎海绵体有无病理性改变,获得高分辨率的阴茎血管图像,同时测得血管内径及血流速度。结合 ICI,观察注药前后阴茎血流变化,可以了解阴茎的动脉血供和静脉关闭情况。

(4) 选择性阴茎动脉造影:可以显示原发或外伤后引起的阴部动脉畸形、狭窄或梗阻,血管重建术前必须作此检查。

(5) 阴茎海绵体静脉造影:可以显示阴茎海绵体静脉瘘、海绵体纤维化、弯曲等结构异常。

(6) 海绵体活检:对于准备行静脉手术的勃起功能障碍病人,海绵体活检是必要的。经穿刺取出海绵体组织,分析其中的平滑肌含量有助于估计手术效果。

Notes

（7）勃起功能障碍的神经检测：支配阴茎勃起的大脑皮层、脊髓和（或）周围神经疾病均可引起勃起功能障碍。目前针对勃起过程中自主神经系统的检测方法不多，只能通过检查与勃起有关的躯体神经和涉及自主神经的器官和系统的功能间接地去推断阴茎勃起的神经系统的功能障碍。

（四）治疗

应本着有效、安全、方便、经济、个体化的原则，应首先选用无创、方便的治疗方法，使性生活在自然状态下进行而不受干扰。在治疗前应与病人及其配偶充分沟通，传授性知识，对各种治疗方法进行简要介绍，使病人更容易配合治疗。

在治疗前应尽可能确定病因，以去除或控制勃起功能障碍的危险因素，如治疗糖尿病、戒烟等。

1. 心理治疗　应着眼于了解性知识、认识自身疾病、协调配偶关系、解除心理紧张和压力，也可进行松弛训练、性感集中训练等行为疗法。

2. 药物治疗

（1）口服药物：口服药物治疗使用方便、无创，是首选的治疗方法。

5 型磷酸二酯酶抑制剂（phosphodiesterase type 5 inhibitor，PDE5）是首选的一线治疗药物。在存在性刺激的前提下，PDE5i 可以特异性地抑制阴茎海绵体内 PDE5 活性，使平滑肌细胞内的 cGMP 维持高水平，从而达到和维持勃起。因其对阴茎海绵体内 PDE5 的作用是特异性的，故不影响其他部位的磷酸二酯酶。服此类药物后 1 小时在充分性刺激下发生作用，对性欲无影响。主要副作用有颜面潮红、头痛、消化不良等，发生率为 10% 左右，程度为轻至中度，持续时间短暂。目前临床使用的 PDE5i 有三种：西地那非、他达拉非和伐他那非，它们化学结构类似，临床效果也相近。药物在进行性生活之前 0.5 ~ 1 小时服用，研究发现低剂量每日维持治疗可能具有更好的耐受性及疗效。

雄激素替代治疗对确因性腺功能低下导致的勃起功能障碍有效，给药途径除口服外，还有肌内注射和贴皮制剂。对血清睾酮正常者，雄激素替代治疗无改善勃起的作用。

（2）阴茎海绵体内药物注射疗法：20 世纪 80 年代以后至 PDE5i 应用以前是重要而有效的有创治疗方法，而目前常作为诊断方法。注射部位选择阴茎体部两侧面，应避免损伤血管神经和尿道海绵体。常用药物有罂粟碱、酚妥拉明、前列腺素 E_1 等，为增加疗效、减少副作用，常联合用药。副作用有局部疼痛、阴茎异常勃起等，远期可能发生海绵体纤维化。

（3）经尿道给予血管活性药物：血管活性药物栓剂或乳剂经尿道上皮进入尿道海绵体，经过与阴茎海绵体间的静脉交通支进入后者，发挥作用。

3. 经皮治疗　外用药物治疗 ED 的机制是通过药物渗透皮肤，穿透 Buck 筋膜和白膜进入海绵体，使平滑肌松弛，血管扩张，达到治疗 ED 的目的。Alprox-TD 是前列地尔增强剂凝胶，总有效率约为 67%，不良事件发生率包括生殖系统疼痛，约为 25%。

4. 真空装置和缩窄环　将阴茎套入特制的圆筒，由真空负压将血液吸入阴茎，阴茎胀大后，在阴茎根部放置缩窄环，移去圆筒。除阴茎畸形外，几乎所有病人都可以使用此装置。因在缩窄环近侧的阴茎并未勃起，故影响性交质量，妨碍射精，不具备正常性生活的自然性，阴茎可出现发绀、青肿，缩窄环最长放置时间一般为 30 分钟。

5. 手术治疗包括阴茎假体（penile prosthesis）　植入术和血管手术。

（1）阴茎勃起假体植入术（图 59-4）：阴茎海绵体纤维化、血管性、神经性勃起功能障碍其他方法治疗失败时，如病人要求，可行假体植入手术，即将假体植入阴茎海绵体内。目前应用的假体有半硬性、可弯性阴茎假体和可膨胀性阴茎假体。每种假体各有利弊，其有效性、操作难易程度及病人的满意度各不相同。主要的并发症有感染、侵蚀性、机械性故障、纤维化、自发膨胀和假体移位等。

Notes

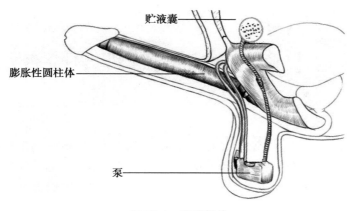

贮液囊

膨胀性圆柱体

泵

图 59-4　阴茎假体

（2）血管手术：血管手术，特别是阴茎血管重建和阴茎静脉手术，只适用于特定病人。阴茎水肿是阴茎血管手术常见的并发症。阴茎血管手术的两个重要的并发症是阴茎麻木和瘢痕收缩造成的阴茎缩短，其发生率达到 20%。且早期手术效果显著优于 2 年后的远期结果。

（李　虹）

第六十章　运动系统理学检查法

骨骼与关节疾病的诊断是一个复杂的认知过程,在这个过程中病史的采集和理学检查具有重要的作用,理学检查又是病史和辅助检查及进一步治疗的承接和纽带。详细而准确的病史采集可使诊断更有方向性,而理学检查既能验证和指导病史的采集,又能进一步指导辅助检查及最后的诊断和治疗。

第一节　理学检查原则

(一) 理学检查的目的

理学检查作为病人整体检查的一部分,在不同的时间点有不同的目的:①在初始阶段的理学检查是作为筛查的方法。②经过系列的检查之后再进行的理学检查是作为诊断试验的检查,其目的是在最后的几个可能诊断之间进行鉴别诊断,最终指导治疗。

无论物理检查的目的是初步筛查,还是为了最终的诊断,都需要精准地进行,这样才能为最终的治疗提供客观有效的证据。理学检查可能会出现假阳性或假阴性的结果,需要按一定标准反复检查。

(二) 检查顺序

一般按照视诊、触诊、动诊、量诊顺序进行。

1. 先健侧后患侧,有健侧作对照,可发现患侧的异常。

2. 先健处后患处,否则由于检查引起疼痛,易使病人产生保护性反应,难以准确判定病变的部位及范围。

3. 先主动后被动,先让病人自己活动患肢,以了解其活动范围、受限程度、疼痛点等,然后再由医生作被动检查。反之,由被动检查引起的疼痛、不适会影响检查结果的准确性。

(三) 充分暴露、两侧对比

充分暴露检查的部位是为了全面了解病变的情况,也便于两侧对比。两侧对比时要有确切的两侧相同的解剖标志,对病人进行比较检查,如长度、宽度、周径、活动度、步态等。

(四) 全面、反复、轻柔、到位

1. 全面　不可忽视全身检查,不能放过任何异常体征,有助于诊断,以防止漏诊。

2. 反复　每一次主动、被动或对抗运动等检查都应重复几次,以明确症状有无加重或减轻,及时发现新症状和体征。

3. 轻柔　检查操作时动作要轻柔,尽量不给病人增加痛苦。

4. 到位　检查关节活动范围时,主动或被动活动都应达到最大限度。检查肌力时,肌肉收缩应至少保持 5 秒钟,以明确有无肌力减弱。

第二节　理学检查的基本内容

(一) 视诊(inspection)

观察步态有无异常,患部皮肤有无创面、窦道、瘢痕、静脉曲张及色泽异常,脊柱有无侧凸、前后凸,肢体有无畸形,软组织有无肿胀及肿物,与健侧相应部位是否对称等。

（二）触诊(palpation)

检查病变的部位、范围,肿物的大小、硬度、活动度、压痛,皮肤感觉及温度等。

（三）叩诊(percussion)

为明确骨折、脊柱病变或做反射检查时常用叩诊,如四肢骨折时常有纵轴叩痛;脊柱病变常有棘突叩痛。

（四）动诊(mobility)

检查关节的活动范围和肌肉的收缩力。先观察病人的主动活动,再进行被动检查。当神经麻痹或肌腱断裂时,关节均不能主动活动,但可以被动活动。当关节强直、僵硬或有肌肉痉挛、皮肤瘢痕挛缩时,则主动和被动活动均受限。

（五）量诊(measurement)

根据检查原则,测量肢体长度、周径、关节的活动范围、肌力和感觉障碍的范围。

1. 肢体长度测量(measurement of limb length) 测量时患肢和健肢必须放在对称位置,以相同的解剖标志为起止点,双侧对比测量。

（1）上肢长度:肩峰至桡骨茎突或肩峰至中指尖。

（2）上臂长度:肩峰至肱骨外上髁。

（3）前臂长度:肱骨外上髁至桡骨茎突或尺骨鹰嘴至尺骨茎突。

（4）下肢长度:间接长度测量自髂前上棘至内踝下缘(棘踝线);直接长度测量自大转子至外踝下缘。

（5）大腿长度:大转子至膝关节外侧间隙。

（6）小腿长度:膝关节内侧间隙至内踝下缘,或外侧间隙至外踝下缘。

2. 肢体周径测量(measurement of limb circumference)

（1）上肢周径:在双侧肩峰下相同距离测量,通常在10cm或15cm处。

（2）大腿周径:在双侧髌骨上相同距离测量,通常在10cm或15cm处。

（3）小腿周径:在双侧胫骨结节下相同距离测量,通常在10cm或15cm处。

3. 关节活动范围测量(measurement of joint motion) 用量角器准确地测量,采用目前国际通用的中立位作为0°的记录方法。以关节中立位为0°,测量各方向的活动度。记录方法:四肢关节可记为0°(伸)⇌150°(屈),数字代表屈伸角度,两数之差代表活动范围,"⇌"代表活动方向。如膝、肘等关节在中立位0°以后存在过伸,可记为过伸10°或屈曲-10°。脊柱活动范围可记为:

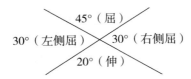

（六）神经系统检查(examination of nervous system)

1. 肌张力检查(examination of the muscular tension) 肌张力指肌肉松弛状态下做被动运动时检查者所遇到的阻力。肌张力减低可见于下运动神经元病变及肌源性病变等。肌张力增高见于锥体束病变及上单位麻痹和锥体外系病变,前者表现为痉挛性肌张力增高,即上肢的屈肌及下肢的伸肌肌张力增高明显,开始做被动运动时阻力较大,然后迅速减小,称折刀样肌张力增高;后者表现为强直性肌张力增高,即伸肌和屈肌的肌张力均增高,做被动运动时向各个方向的阻力是均匀一致的,亦称铅管样肌张力增高(不伴震颤),如伴有震颤则出现规律而断续的停顿,称齿轮样肌张力增高(注:肌张力也是神经系统常用的检查方法)。

2. 肌力检查(examination of myodynamia) 需要结合视诊、触诊和动诊来了解随意运动肌的功能状态。许多疾病使某一肌肉或一条运动神经支配的肌群发生不同程度的肌力减弱。根据抗引力或抗阻力的程度可将肌力分级,进行手动肌力检测,称为 manual muscle test,简称 MMT(表 60-1)。

表 60-1 肌力测定的分级(5 级分法)

级别	运动
0	无肌肉收缩,为完全性瘫痪
1	有轻度肌肉收缩,但不产生关节运动
2	2- 不抗引力时只有运动的起始动作 2 不抗引力时有完全运动幅度 2+ 抗引力时只有运动的起始动作
3	3- 抗引力时只有部分运动幅度 3 抗引力时有完全运动幅度 3+ 抗引力抗最小阻力时有完全运动幅度
4	抗引力抗中度阻力时有完全运动幅度
5	抗引力抗最大阻力时有完全运动幅度——正常

3. **感觉异常区检查(examination of paresthesia area)** 一般只检查痛觉及触觉,必要时还要检查温觉、位置觉、两点辨别觉等,并用不同的标记画在人体素描图上。常用棉花测触觉,用注射针头测痛觉,用分别盛有冷热水的试管测温度觉。并分别以"----"、"∨∨∨∨"、"~~~"记录触觉、痛觉、温觉的障碍边界,用以了解神经病损的部位和程度,并可观察疾病的发展情况和治疗结果。

4. **反射检查(examination of reflex)** 应在肌肉放松体位下进行,两侧对比,检查特定反射。常用的有:

(1)深反射(deep reflex):肱二头肌(腱)反射($C_{5~6}$,肌皮神经),肱三头肌(腱)反射($C_{6~7}$,桡神经),桡反射($C_{5~6}$,桡神经),膝(腱)反射($L_{2~4}$,股神经),踝反射或跟腱反射($S_{1~2}$,胫神经)。

(2)浅反射(superficial reflex):腹壁反射:上方(T_7-T_8),中部(T_9-T_{10}),下方(T_{11}-T_{12});提睾反射(L_1-L_2);跖反射(S_1-S_2);肛门反射(S_4-S_5);球海绵体反射。

(3)病理反射(pathologic reflex):一般在中枢神经系统受损时出现,常见的有:①霍夫曼征(Hoffmann sign);②巴宾斯基征(Babinski sign);③髌阵挛(patellar clonus);④踝阵挛(ankle clonus)。

5. **自主神经检查(autonomic nerve examination)** (又称植物神经检查,vegetative nerve examination)。

(1)皮肤、毛发、指甲营养状态:自主神经损害时,表现为皮肤粗糙、失去正常的光泽、表皮脱落、发凉、无汗;毛发脱落;指(趾)甲增厚、失去光泽、易裂。此外,可显示血管舒缩变化:毛细血管充盈迟缓。

(2)皮肤划痕试验:钝针快划皮肤,数秒后出现白色划痕(血管收缩),并高起皮面,一般持续 1~5 分钟。如果持续时间延长,提示有交感神经兴奋性增高。

第三节 各部位检查法

一、肩部检查

肩关节(shoulder joint,也称盂肱关节)是全身最灵活的关节。它由肩胛骨的关节盂和肱骨

Notes

头构成。由于肱骨头大而关节盂浅,因而其既灵活又缺乏稳定性,是肩关节易脱位的原因之一。肩部的运动很少是由肩关节单独进行的,常常是肩关节、肩锁关节、胸锁关节及肩胛骨-胸壁连结均参与的复合运动,因此检查肩部活动时需兼顾各方面。

（一）视诊

肩的正常外形呈圆弧形,两侧对称。三角肌萎缩或肩关节脱位后弧度变平,称为"方肩"(square shoulder)。先天性高肩胛病人患侧明显高于健侧。斜方肌瘫痪表现为垂肩,肩胛骨内上角稍升高。前锯肌瘫痪向前平举上肢时表现为翼状肩胛(winged scapula)。

（二）触诊

锁骨位置表浅,全长均可触到。喙突尖在锁骨下方肱骨头内侧,与肩峰和肱骨大结节形成肩等边三角称为肩三角。骨折、脱位时此三角有异常改变。

（三）动诊和量诊

广义的肩关节活动包括盂肱关节、肩锁关节、胸锁关节和肩胛胸壁之间连结的共同活动。所以检查肩关节活动范围时,须先将肩胛骨下角固定,以鉴别是盂肱关节的单独活动还是包括其他关节的广义的肩关节活动。肩关节的运动包括内收、外展、前屈、后伸、内旋和外旋。肩关节中立位为上臂下垂屈肘90°,前臂指向前。正常活动范围:外展80°~90°,内收20°~40°,前屈70°~90°,后伸40°,内旋45°~70°,外旋45°~60°(图60-1)。

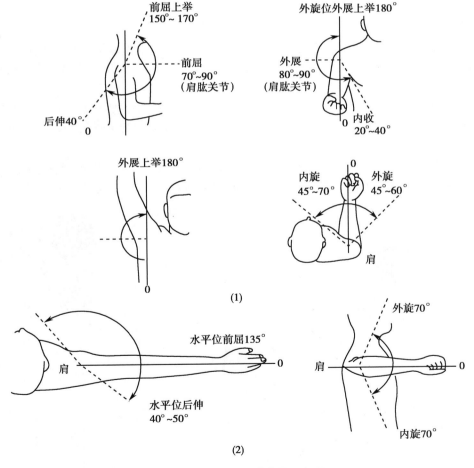

图 60-1　肩关节活动范围示意图

肩外展超过90°时称为上举(160°~180°),须有盂肱关节、肩锁关节、胸锁关节和肩胛胸壁之间的连结共同参与才能完成。如为肩周炎仅外展、外旋明显受限;关节炎则各个方向运动均

Notes

受限。

(四)特殊检查

1. **杜加征(Duga's sign)**　又称搭肩试验:正常人将手搭在对侧肩上,肘部能贴近胸壁。肩关节前脱位时肘部内收受限,伤侧的手搭在对侧肩上,肘部则不能贴近胸壁,或肘部贴近胸部时,则手搭不到对侧肩,此为杜加氏征阳性。提示可能有肩关节脱位(图60-2)。

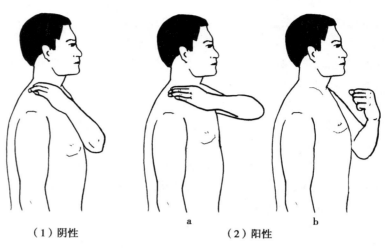

（1）阴性　　　　　　a　　　（2）阳性　　　b

图 60-2　杜加征

2. **疼痛弧(pain arc)**　冈上肌腱有病损时,在肩外展60°~120°范围内有疼痛,因为在此范围内肌腱与肩峰下面摩擦、撞击,此范围以外则无疼痛(图60-3)。常用于肩峰增生和冈上肌腱病损引起撞击的检查判定。

3. **Apley 摸背试验(Apley scratch test)**　病人用手分别从肩上方向后摸同侧和对侧肩上方,可以摸到肩胛上缘,也可以用手从同侧肩下方向后摸到对侧肩胛下缘(图60-4)。以判断肩关节内、外旋功能。

4. **Neer 征(肩峰撞击诱发试验,Neer test,provocative test)**　检查者立于病人背后,一手固定肩胛骨,另一手保持肩关节内旋位,使病人拇指尖向下,然后使患肩前屈过顶,如

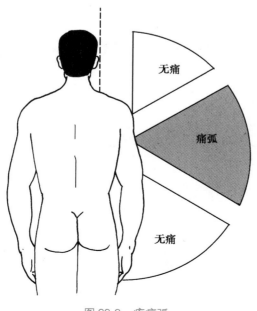

无痛

痛弧

无痛

图 60-3　疼痛弧

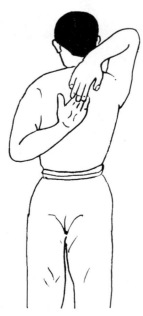

图 60-4　Apley 摸背试验

果诱发疼痛,即为阳性,机制是人为的使肱骨大结节与肩峰前下缘发生撞击,从而诱发疼痛(图 60-5)。

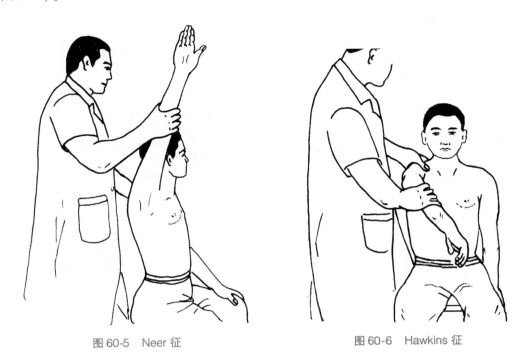

图 60-5　Neer 征　　　　　　　图 60-6　Hawkins 征

5. Hawkins 征　检查者立于病人背后,病人肩关节前屈 90°屈肘 90°,前臂保持水平,肩关节内旋出现疼痛为阳性(图 60-6)。肱骨大结节和冈上肌腱向前内撞击肩峰喙突喙肩韧带形成的喙肩弓。

6. 喙突下撞击试验　肩关节前屈 90°,经过身体水平内收位,使小结节与喙突相接触,如有疼痛提示喙突下撞击为阳性(图 60-7)。

7. Jobe 试验(冈上肌试验,倒罐头试验 empty can)　肩部外展 90°,前屈 30°,拇指向下,检查者用力向下按压上肢,病人抵抗,与对侧相比力量减弱,提示肩袖病变或者冈上肌腱病变或者撕裂(图 60-8)。

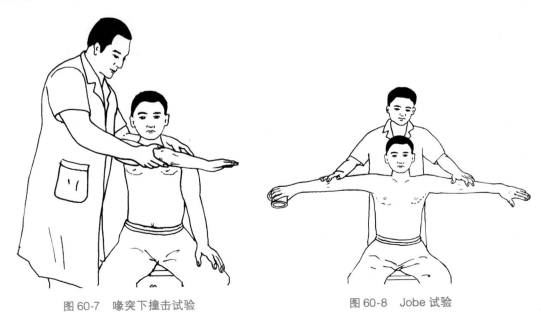

图 60-7　喙突下撞击试验　　　　　　　图 60-8　Jobe 试验

Notes

8. **外旋应力试验(external rotation stress test)**　病人坐位,肩中立位,屈肘,肩外旋45°检查者在手背侧施加对抗力。疼痛和力量减弱提示冈下肌或小圆肌炎性改变或撕裂。

9. **抬离试验(lift off 试验又名 Gerber's Test)**　用于检查肩胛下肌损伤病人,将手背置于下背部,手心向后,嘱病人将手抬离背部(必要时给予阻力),不能完成动作为阳性,提示肩胛下肌损伤(图 60-10)。

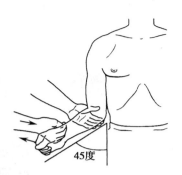

图 60-9　外旋应力试验

10. **Napoleon 试验(压腹试验)**　病人将手置于腹部,手背向前,屈肘90°,注意肘关节不要贴近身体。检查者手向前拉,嘱病人抗阻力做压腹部动作,可能因姿势类似拿破仑的典型姿态而得名。两侧对比,阳性者力量减弱(图 60-11)。阳性提示肩胛下肌(肩关节内旋肌)损伤。

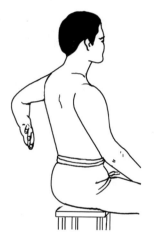

图 60-10　抬离试验

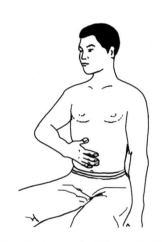

图 60-11　Napoleon 试验(压腹试验)

11. **盂肱关节稳定性试验**

(1) 盂肱关节松弛,沟槽征(sulcus sign):病人肩部放松,检查者一手固定肩胛骨,一手在病人手部施加向下的力,如果肩峰下出现横沟,大于2cm 为阳性(图 60-12)。阳性结果说明下方不稳,一般均有多向不稳定存在。

(2) 前向不稳,恐惧试验(apprehension test):病人仰卧位肩关节外展90°,检查者外旋肩关节,旋转至终点之前病人出现恐惧表情为阳性(图 60-13)。

12. **叶加森(Yergason)试验,肱二头肌抗阻力试验**　检查时嘱病人屈肘90°,医生一手扶住病人肘部,一手扶住腕部,嘱病人用力屈肘、外展、外旋,医者给予阻力,如出现肱二头肌腱滑出,或结节间沟处产生疼痛为阳性征,前者为肱二头肌长头腱滑脱,后者为肱二头肌长头肌腱炎(图60-14)。

13. **Speed 试验**　患肩自然下垂,最大外旋,肩前屈90°,检查者于前臂施加阻力阻挡肩的前屈及上抬,肩前方疼痛为阳性,提示肱二头肌长头腱肌腱炎或盂唇撕裂 SLAP(superior labrum from anterior to posterior)损伤(图 60-15)。

14. **O'Brien 试验**　患肩自然下垂内旋,拇指朝下,肩前屈90°,然后肩内收过中线,检查者于前臂施加阻力阻挡肩的前屈及上抬,肩前方疼痛,如果此时使拇指变为朝向上方,疼痛缓解,则为阳性,提示盂唇撕裂 SLAP 损伤(图 60-16)。

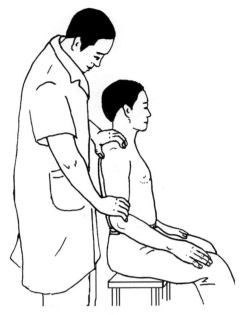

图 60-12　沟槽征 (Sulcus sign)

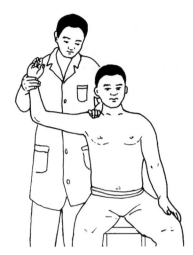

图 60-13　恐惧试验

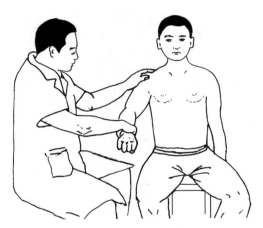

图 60-14　Yergason 试验

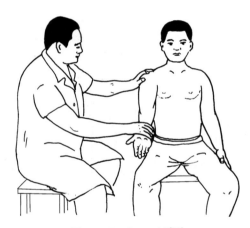

图 60-15　Speed 试验

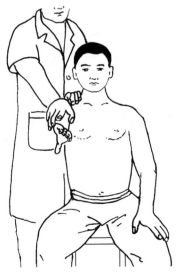

图 60-16　O'Brien 试验

Notes

二、肘 部 检 查

肘关节(elbow joint)包括肱尺关节、肱桡关节、上尺桡关节三个关节。除具有屈伸活动功能外,还有前臂的旋转功能。

(一) 视诊

正常肘关节完全伸直时,肱骨内、外上髁和尺骨鹰嘴在一直线上;肘关节完全屈曲时,这三个骨突构成一等腰三角形(称肘后三角)。肘关节脱位时,三点关系发生改变;肱骨髁上骨折时,此三点关系不变。前臂充分旋后时,上臂与前臂之间有 10°~15°外翻角,又称提携角(carrying angle)。该角度小于 0°时称为肘内翻(cubitus varus),增大时称为肘外翻(cubitus valgus)(图 60-17)。肘关节伸直时,鹰嘴的桡侧有一小凹陷,为肱桡关节的部位。桡骨头骨折或肘关节肿胀时此凹陷消失,并有压痛。桡骨头脱位在此部位可见到异常骨突,旋转前臂时可触到突出的桡骨头转动。肘关节积液或积血时,病人屈肘从后面观察,可见鹰嘴之上肱三头肌腱的两侧胀满。肿胀严重者,如化脓性或结核性关节炎时,肘关节成梭形。

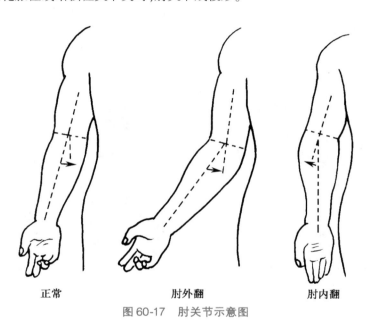

正常   肘外翻   肘内翻

图 60-17   肘关节示意图

(二) 触诊

肱骨干可在肱二头肌与肱三头肌之间触知。肱骨内、外上髁和尺骨鹰嘴位置表浅容易触知。肘部慢性劳损常见的部位在肱骨内、外上髁处。外上髁处为伸肌总腱的起点,肱骨外上髁炎时,局部明显压痛。

(三) 动诊和量诊

肘关节屈伸运动通常以完全伸直为中立位 0°。活动范围:屈曲 135°~150°,伸 0°,可有 5°~10°过伸(图 60-18)。肘关节的屈伸活动幅度,取决于关节面的角度和周围软组织的制约。在肘关节完全伸直位时,因侧副韧带被拉紧,不可能有侧方运动,如果出现异常的侧方运动,则提示侧副韧带断裂或内、外上髁骨折。

(四) 特殊检查

米尔征(Mill's sign)病人肘部伸直,腕部屈曲,前臂抗阻力外旋及伸腕时,肱骨外上髁处疼痛为阳性,常见于肱骨外上髁炎(lateral epicondylitis of humerus,或称网球肘 tennis elbow)。

三、腕 部 检 查

腕关节(wrist joint)是前臂与手之间的移行区,包括桡尺骨远端、腕骨掌骨基底、桡腕关节、

Notes

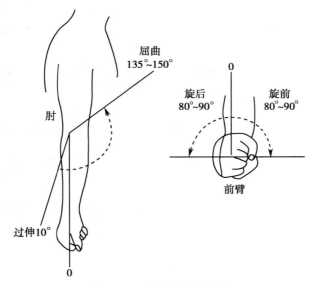

图 60-18　肘关节活动范围

腕中关节、腕掌关节及有关的软组织。前臂的肌腱及腱鞘均经过腕部。这些结构被坚实的深筋膜包裹,与腕骨保持密切的联系,使腕部保持有力并容许广泛的运动以适应手的多种复杂功能。

（一）视诊

微屈腕时,腕前区有 2～3 条腕前皮肤横纹。用力屈腕时,由于肌腱收缩,掌侧有 3 条明显的纵行皮肤隆起,中央为掌长肌腱,桡侧为桡侧腕屈肌腱,尺侧为尺侧腕屈肌腱。桡侧腕屈肌腱的外侧是扪桡动脉的常用位置,皮下脂肪少的人可见桡动脉搏动。解剖学"鼻烟窝"是腕背侧的明显标志,它由拇长展肌和拇短伸肌腱、拇长伸肌腱围成,其底由舟骨、大多角骨、桡骨茎突和桡侧腕长、短伸肌组成。其深部是舟骨,舟骨骨折时该窝肿胀。腕关节结核和类风湿关节炎表现为全关节肿胀。腕背皮下半球形肿物多为腱鞘囊肿。月骨脱位后腕背或掌侧肿胀,握拳时可见第三掌骨头向近侧回缩（正常时较突出）。

（二）触诊

舟骨骨折时"鼻烟窝"有压痛。正常时尺骨茎突比桡骨茎突低 1cm,当桡骨远端骨折时这种关系有改变。腱鞘囊肿常发生于手腕背部,为圆形、质韧、囊性感明显的肿物。疑有舟骨或月骨病变时,让病人半握拳尺偏,叩击第三掌骨头时腕部近中线处疼痛。

（三）动诊和量诊

通常以第 3 掌骨与前臂纵轴成一直线为腕关节中立位 0°。正常活动范围:背屈 35°～60°,

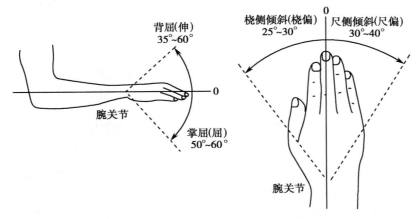

图 60-19　腕关节活动范围

Notes

掌屈 50°~60°,桡偏 25°~30°,尺偏 30°~40°(图 60-19)。腕关节的正常运动对手的活动有重要意义,因而其功能障碍有可能影响到手的功能,利用合掌法容易查出其轻微异常。

（四）特殊检查

1. **握拳尺偏试验（Finkelsein's sign）**　病人拇指握于掌心,使腕关节被动尺偏,桡骨茎突处疼痛为阳性(图 60-20)。其为桡骨茎突狭窄性腱鞘炎的典型体征。

2. **腕关节尺侧挤压试验**　腕关节中立位,使之被动向尺侧偏并挤压,下尺桡关节疼痛为阳性。多见于腕三角软骨损伤或尺骨茎突骨折。

图 60-20　握拳尺偏试验

四、手部检查

手(hand)是人类劳动的器官,它具有复杂而重要的功能,由 5 个掌骨和 14 个指骨组成。人类的拇指具有对掌功能是区别于其他哺乳动物的重要特征。

（一）视诊

常见的畸形有并指、多指、巨指(多由脂肪瘤、淋巴瘤、血管瘤引起)等(图 60-21)。纽扣畸形见于手指近侧指间关节背面中央腱束断裂;鹅颈畸形系因手内在肌萎缩或作用过强所致;爪形手是前臂肌群缺血性挛缩的结果;梭形指多为结核、内生软骨瘤或指间关节损伤。类风湿关节炎呈双侧多发性掌指、指间和腕关节肿大,晚期掌指关节尺偏。

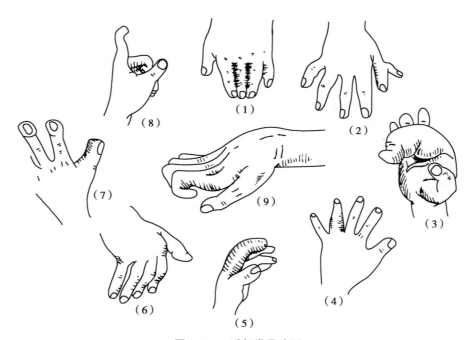

图 60-21　手部常见畸形

(1)先天性并指;(2)多指;(3)巨指;(4)指骨结核;(5)化脓性腱鞘炎;(6)类风湿关节炎(晚期);(7)杵状指;(8)锤状指(伸肌腱断裂);(9)爪形手(缺血性肌挛缩)

（二）触诊

指骨、掌骨均可触到。手部瘢痕检查需配合动诊,观察是否与肌腱、神经粘连。

（三）动诊和量诊

手指各关节完全伸直为中立位 0°。活动范围:掌指关节屈 60°~90°,伸 0°,过伸 20°;近侧指间关节屈 90°;伸 0°,远侧指间关节屈 60°~90°,伸 0°(图 60-22)。手的休息位(position of rest):是手休息时所处的自然静止的姿势,即腕关节背屈 10°~15°,示指至小指呈半握拳状,拇指部分外展,拇指尖接近示指远侧指间关节(图 60-23)。手的功能位(functional position):腕背屈 20°~

Notes

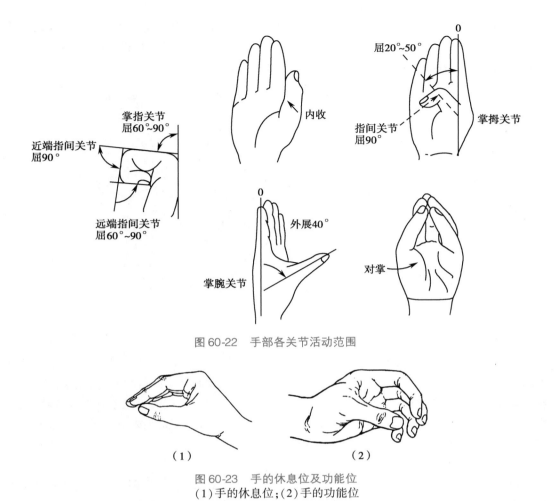

图 60-22　手部各关节活动范围

图 60-23　手的休息位及功能位
(1)手的休息位;(2)手的功能位

35°,拇指外展、对掌,其他手指略分开,掌指关节及近侧指间关节半屈曲,而远侧指间关节微屈曲,相当于握小球的体位。该体位使手能根据不同需要迅速作出不同的动作,发挥其功能,外伤后的功能位固定即以此为标准(图 60-23)。拇指向手掌垂直方向合拢为内收,反向为外展;拇指指腹与其他手指指腹的对合称对掌。

手指常发生屈肌腱鞘炎,屈伸患指可听到弹响,称为弹响指(snapping finger)或扳机指(trigger finger)。

五、脊 柱 检 查

脊柱(spine)由 7 个颈椎、12 个胸椎、5 个腰椎、5 个骶椎、4 个尾椎构成。常见的脊柱疾病多发生于颈椎和腰椎。随着人类日常运动减少和社会的老龄化,颈腰椎退行性疾病的发病率在逐年升高,发病时则会有感觉、运动和脊柱姿势的异常。

(一)视诊

脊柱居体轴的中央,并有颈、胸、腰段的生理弯曲。正常人第 7 颈椎棘突最突出。如有异常的前凸、后凸和侧凸则应记明其方向和部位,脊柱侧凸的方向常以骨盆为参照点。脊柱侧凸如继发于神经纤维瘤病,则皮肤上常可见到黄褐斑,为该病的诊断依据之一。腰骶部如有丛毛或膨出是脊椎裂的表现。常见的脊柱畸形有:角状后凸(结核、肿瘤、骨折等),圆弧状后凸(强直性脊柱炎、青年圆背等),侧凸(特发性脊柱侧凸、先天性脊柱侧凸、椎间盘突出症等)。另外,尚有先天性肌性斜颈等。还应观察病人的姿势和步态。腰扭伤或腰椎结核的病人常以双手扶腰行走;腰椎间盘突出症的病人,行走时身体常向前侧方倾斜。

Adam's前屈试验(Adam's forward-bend test,test):嘱病人双腿伸直,双膝并拢,双手并拢,弯腰前屈身体,观察病人在弯腰过程中背部是否对称、有无隆起以及棘突是否居中,出现异常者为阳性,提示胸腰椎畸形。该试验对胸椎侧凸尤其敏感(图60-24)。

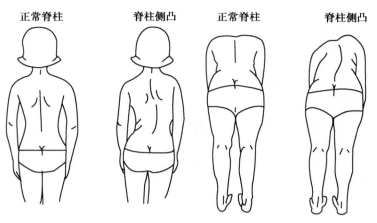

正常脊柱   脊柱侧凸   正常脊柱   脊柱侧凸

图60-24   Adam's前屈试验

(二)触诊

颈椎从枕骨结节向下,第一个触及的是第2颈椎棘突。颈前屈时第7颈椎棘突最明显,故又称隆椎。两肩胛下角连线,通过第7胸椎棘突,约平第8胸椎椎体。两髂嵴最高点连线通过第4腰椎棘突或第4、5腰椎椎体间隙,常依此确定腰椎位置。棘突上压痛常见于棘上韧带损伤、棘突骨折;棘间韧带压痛常见于棘间韧带损伤;腰背肌压痛常见于腰肌劳损;腰部肌肉痉挛常是腰椎结核、急性腰扭伤及腰椎滑脱等的保护性现象。

(三)叩诊

脊柱深部疾患,如肿瘤、椎间隙感染(包括结核)等,握拳或用叩诊锤叩打相应的腰背部可出现相应深部的疼痛,而浅部的压痛不明显或较轻,可与浅部的韧带损伤、韧带炎相鉴别。

(四)动诊和量诊

脊柱中立位是身体直立,目视前方。颈段活动范围:前屈后伸均45°,侧屈45°(图60-25)。腰段活动:前屈45°,后伸20°,侧屈30°(图60-26)。颈椎活动范围的简易测定法:正常时屈颈下颌可抵前胸;后伸时鼻尖与前额的连线与体轴垂直;侧屈肩稍耸耳可触肩。腰椎间盘突出症病人,脊柱侧屈及前屈受限;脊椎结核或强直性脊柱炎的病人脊柱的各个方向活动均受限制,失去正常的运动曲线。腰椎管狭窄症的病人主观症状多而客观体征较少,脊柱后伸多受限。

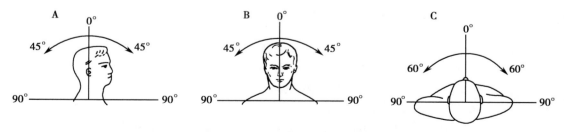

图60-25   颈部活动范围

(五)特殊检查

1. **上臂牵拉试验(Eaton's sign)**   病人坐位,检查者一手将病人头部推向健侧,另一手握住病人腕部向外下牵引,如出现患肢疼痛、麻木感为阳性。见于颈椎病。

2. **压头试验(Spurling's sign)**   病人端坐,头后仰并偏向患侧,术者用手掌在其头顶加压,出现颈痛并向患手放射为阳性,根性颈椎病时,可出现此征(图60-27)。

Notes

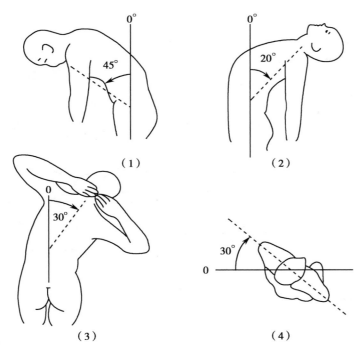

（1）　　　　　　　　（2）

（3）　　　　　　　　（4）

图 60-26　腰部活动范围

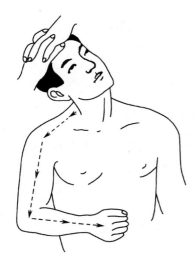

图 60-27　压头试验

3. 幼儿脊柱活动检查法　患儿俯卧,检查者双手抓住患儿双踝上提,如有椎旁肌痉挛,则脊柱生理前凸消失,呈板样强直为阳性,常见于脊柱结核患儿(图 60-28)。

4. 拾物试验　在地上放一物品,嘱患儿去拾,如骶棘肌有痉挛,患儿拾物时只能屈曲两侧膝、髋关节而不能弯腰,多见于下胸椎及腰椎病变(图 60-29)。

5. 髋关节过伸试验(Yeoman's sign)　病人俯卧,检查者一手压在病人骶部,一手将患侧膝关节屈至90°,握住踝部,向上提起,使髋过伸,此时必扭动骶髂关节,如有疼痛即为阳性。此试验可同时检查髋关节及骶髂关节的病变(图 60-30)。

6. 骶髂关节扭转试验(Gaenslen's sign)　病人仰卧,屈健侧髋、膝,让病人抱住;病侧大腿垂于床缘外。检查者一手按健侧膝,一手压病侧膝,出现骶髂关节痛者为阳性,说明腰骶关节有病变(图 60-31)。

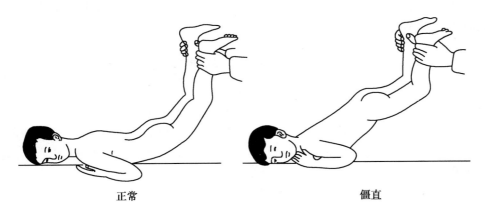

正常　　　　　　　　　　僵直

图 60-28　幼儿脊柱活动测验

Notes

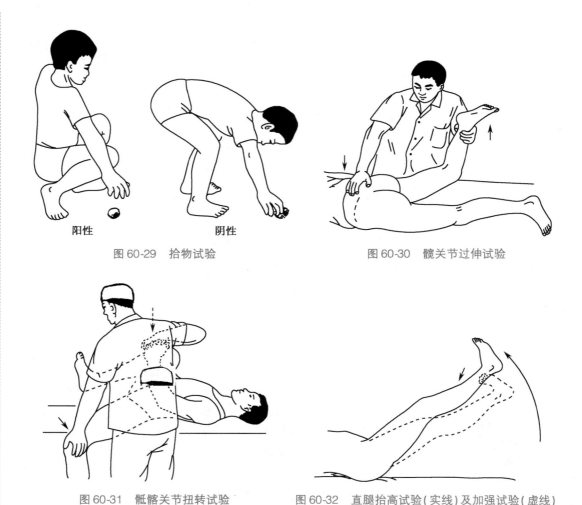

阳性　　　　　　　　阴性

图 60-29　拾物试验　　　　　　　　图 60-30　髋关节过伸试验

图 60-31　骶髂关节扭转试验　　　　图 60-32　直腿抬高试验(实线)及加强试验(虚线)

7. 腰骶关节过伸试验(Naoholos' sign)　病人俯卧,检查者的前臂插在病人两大腿的前侧,另一手压住腰部,将病人大腿向上抬,若骶髂关节有病,即有疼痛。

8. 骶髂关节斜扳试验　病人仰卧,充分屈曲病侧髋、膝关节,检查者一手按住患侧肩部,一手按住患侧膝部的外侧,向健侧推去,骶髂关节疼痛者为阳性。

9. 直腿抬高试验(Lasègue's sign)　病人仰卧,检查者一手托病人足跟,另一手保持膝关节伸直,缓慢抬高患肢,如在 60°范围之内即出现坐骨神经的放射痛,称为直腿抬高试验阳性。在直腿抬高试验阳性时,缓慢放低患肢高度,待放射痛消失后,再将踝关节被动背屈,如再度出现放射痛,则称为直腿抬高加强试验(Bragard's sign)阳性。此二试验阳性为腰椎间盘突出症的主要诊断依据(图 60-32)。

六、髋部和骨盆检查

髋关节(hip joint)是人体最大、最稳定的关节之一,属典型的球窝关节。它由股骨头、髋臼和股骨颈形成关节,下方与股骨相连。其结构与人体直立所需的负重与行走功能相适应。髋关节远较肩关节稳定,没有强大暴力一般脱位机会很少。负重和行走是髋关节的主要功能,其中负重功能更重要,保持一个稳定的髋关节是各种矫形手术的原则。由于人类直立行走,髋关节是下肢最易受累的关节。

(一)视诊

应首先注意髋部疾病所致的病理步态,常需行走、站立和卧位结合检查。特殊的步态,骨科

Notes

医生应明了其机制,对诊断疾病十分重要。髋关节患慢性感染时,常呈屈曲内收畸形;髋关节后脱位时,常呈屈曲内收内旋畸形;股骨颈及转子间骨折时,伤肢呈外旋畸形。

(二)触诊

先天性髋关节脱位和股骨头缺血性坏死的病人,多有内收肌挛缩,可触及紧张的内收肌。骨折的病人有局部肿胀压痛;髋关节感染性疾病局部多有红肿、发热且有压痛。外伤性脱位的病人可有明显的局部不对称性突出。挤压分离试验对骨盆骨折的诊断具有重要意义。

(三)叩诊

髋部有骨折或炎症,握拳轻叩大粗隆或在下肢伸直位叩击足跟部时,可引起髋关节疼痛。

(四)动诊

髋关节中立位 0° 为髋膝伸直,髌骨向上。正常活动范围:屈 130°~140°,伸 0°,过伸可达 15°;内收 20°~30°,外展 30°~45°;内旋 40°~50°,外旋 30°~40°(图 60-33)。除检查活动范围外,还应注意在双腿并拢时能否下蹲,有无弹响。臀肌挛缩症的病人,双膝并拢不能下蹲,活动髋关节时会出现弹响,常称为弹响髋(snapping hip)。

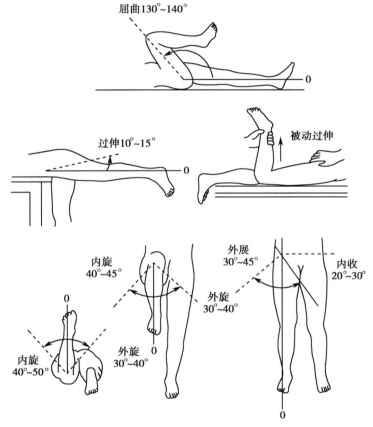

图 60-33 髋关节活动范围

(五)量诊

发生股骨颈骨折、髋脱位、髋关节结核或化脓性关节炎股骨头破坏时,大转子向上移位。测定方法有:①Shoemaker 线:正常时,大转子尖与髂前上棘的连线延伸,在脐上与腹中线相交;大转子上移后,该延长线与腹中线相交在脐下。②Nelaton 线:病人侧卧并半屈髋,在髂前上棘和坐骨结节之间画线。正常时此线通过大转子尖,如大转子尖上移超过此线,则为异常。③Bryant 三角:病人仰卧,从髂前上棘垂直向下和向大转子尖各画一线,再从大转子尖向近侧画一水平线,该三线构成一三角形。水平的底边一般长度约为 5cm。大转子上移时底边比健侧缩短(图 60-34)。

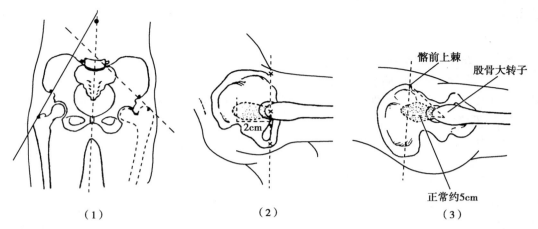

（1）   （2）   （3）

图 60-34   髋关节量诊

（1）Shoemaker 髂转线测量法：右侧正常，左侧不正常；（2）Nelaton 髂坐线测定法；（3）股骨大转子与髂前上棘间的水平距离测定法（Bryant 三角）

（六）特殊检查

1. 滚动试验（rolling test）   病人仰卧位，检查者将一手掌放病人大腿上轻轻使其反复滚动，急性关节炎时可引起疼痛或滚动受限。

2. "4"字试验（Patrick's sign）   病人仰卧位，健肢伸直，患侧髋与膝屈曲，大腿外展、外旋将小腿置于健侧大腿上，形成一个"4"字，一手固定骨盆，另一手下压患肢，出现疼痛为阳性。见于骶髂关节及髋关节内有病变或内收肌有痉挛的病人（图 60-35）。

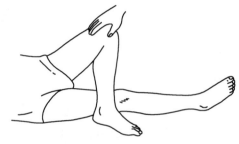

图 60-35   "4"字试验

3. 托马斯征（Thomas' sign）   病人仰卧位，充分屈曲健侧髋膝，并使腰部贴于床面，若患肢自动抬高离开床面或迫使患肢与床面接触出现代偿性腰部前凸时，称托马斯征阳性（图 60-36）。见于髋部病变的髋关节屈曲畸形或屈髋肌挛缩或痉挛。

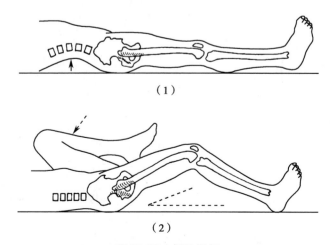

（1）

（2）

图 60-36   托马斯征

（1）试验前，腰椎有代偿性前凸，因此患髋可伸直；（2）把健髋屈曲后，腰椎代偿性前凸被纠正，患髋的屈曲畸形就出现了，虚线的角度即患髋屈曲畸形的角度

Notes

4. 骨盆挤压分离试验　病人仰卧位,从双侧髂前上棘处对向挤压或向后外分离骨盆,引起骨盆疼痛为阳性。见于骨盆骨折。须注意检查时手法要轻柔,以免加重骨折端出血。

5. 单足独立试验(Trendelenburg's test)病人背向检查者,健肢屈髋、屈膝上提,用患肢站立,如健侧骨盆及臀褶下降为阳性。多见于臀中、小肌麻痹,髋关节脱位及陈旧性股骨颈骨折等(图60-37)。正常人阴性时,为保持姿势平衡,健侧骨盆应上抬,臀褶上升。

6. 艾利斯征(Allis' sign)　病人仰卧位,屈髋、屈膝,两足平行放于床面,足跟对齐,观察双膝的高度,如一侧膝比另一侧高时,即为阳性(图60-38)。见于髋关节脱位、股骨或胫骨短缩。

7. 推拉试验(又名望远镜试验,telescope

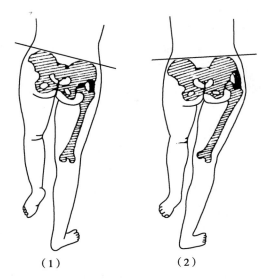

图 60-37　单足独立试验(Trendelenburg's test)
(1)阴性;(2)阳性

test)　病人仰卧位,下肢伸直,检查者一手握住患侧小腿,沿身体纵轴上下推拉,另一手触摸同侧大转子,如出现活塞样滑动感为阳性,多见于儿童先天性髋关节脱位。

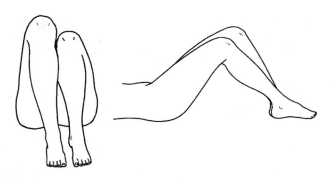

图 60-38　艾利斯征(Allis' sign)

七、膝部检查

膝关节(knee joint)是人体中结构功能最复杂的关节,解剖学上被列为屈戌关节。功能为屈伸活动,还包括小腿内旋与外旋,沿肢体长轴旋转运动。膝部内外侧韧带、前后交叉韧带、关节囊、半月板和周围的软组织保持其稳定。

(一)视诊

检查时病人首先呈立正姿势站立。正常时,两膝和两踝应能同时并拢互相接触,若两踝能并拢而两膝不能互相接触则为膝内翻(genu varum),又称"O型腿"。若两膝并拢而两踝不能接触则为膝外翻(genu valgum),又称"X型腿"(图60-39)。膝内、外翻是指远侧肢体的指向。在伸膝位,髌韧带两侧稍凹陷。有关节积液或滑膜增厚时,凹陷消失。比较两侧股四头肌有无萎缩,早期萎缩可见内侧头稍平坦,用软尺测量更为准确。

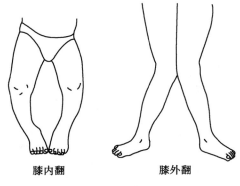

膝内翻　　　　膝外翻

图 60-39　膝部畸形

Notes

（二）触诊

触诊的顺序为先检查前侧,如股四头肌、髌骨、髌腱和胫骨结节之间的关系等,然后再俯卧位检查膝后侧,再屈曲位检查腘窝、外侧的股二头肌、内侧的半腱肌、半膜肌有无压痛或挛缩。

髌骨前方出现囊性肿物,多为髌前滑囊炎。膝前外侧有囊性肿物,多为半月板囊肿;膝后部的肿物,多为腘窝囊肿。考虑膝关节积血或积液,可行浮髌试验。膝关节表面软组织较少,压痛点的位置往往就是病灶的位置,所以,检查压痛点对定位诊断有很大的帮助。髌骨下缘的平面正是关节间隙,关节间隙的压痛点可以考虑是半月板的损伤处或有骨赘形成之处。

内侧副韧带的压痛点往往不在关节间隙,而在股骨内髁结节处;外侧副韧带的压痛点在腓骨小头上方。髌骨上方的压痛点代表髌上囊的病变。另外,膝关节的疼痛,要注意检查髋关节,因为髋关节疾病可刺激闭孔神经,引起膝关节牵涉痛。如果膝关节持续性疼痛、进行性加重,可考虑股骨下端和胫骨上端肿瘤的可能性。

（三）动诊和量诊

膝伸直为中立位0°。正常活动范围:屈120°~150°,伸0°,过伸5°~10°(图60-40)。膝关节伸直时产生疼痛的原因是由于肌肉和韧带紧张,导致关节面的压力加大所致。可考虑为关节面负重部位的病变。如果最大屈曲时有胀痛,可推测是由于股四头肌的紧张,髌上滑囊内的压力增高和肿胀的滑膜被挤压而引起,这是关节内有积液的表现。总之,一般情况下伸直痛是关节面的病变,屈曲痛是膝关节水肿或滑膜炎症的表现。

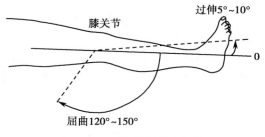

图60-40　膝关节活动范围

当膝关节处于向外翻的压力下,并做膝关节屈曲动作时,若产生外侧疼痛,则说明股骨外髁和外侧半月板有病变。反之,内翻同时有屈曲疼痛者,病变在股骨内髁或内侧半月板。

（四）特殊检查

1. 侧方应力试验(Böhler's sign)　病人仰卧位,将膝关节置于完全伸直位,分别做膝关节的被动外翻和内翻检查,与健侧对比。若超出正常外翻或内翻范围,则为阳性。说明有内侧或外侧副韧带损伤(图60-41)。

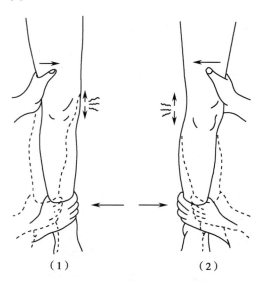

图60-41　侧方应力试验
(1)内侧副韧带损伤;(2)外侧副韧带损伤

2. **抽屉试验（drawer test）**　病人仰卧屈膝90°，助手固定骨盆，检查者轻坐在患侧足背上（固定），双手握住小腿上段，向后推，再向前拉。前交叉韧带断裂时，可向前拉0.5cm以上；后交叉韧带断裂者可向后推0.5cm以上。将膝置于屈曲10°~30°进行试验（Lachman's test），则可增加本试验的阳性率，有利于判断前交叉韧带的前内束或后外束损伤（图60-42）。

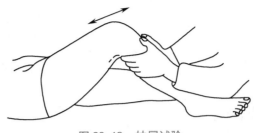

图 60-42　抽屉试验

3. **麦氏征（McMurray's test）**　病人仰卧位，检查者一手按住患膝，另一手握住踝部，将膝完全屈曲，足踝抵住臀部，然后将小腿极度外展外旋，或内收内旋，在保持这种应力的情况下，逐渐伸直，在伸直过程中若能听到响声，或感到弹拨感，并出现疼痛为阳性。说明半月板有损伤。

4. **浮髌试验（floating patella test）**　病人仰卧位，伸膝，放松股四头肌，检查者的一手放在髌骨近侧，将髌上囊的液体挤向关节腔，同时另一手示指、中指速下压。若感到髌骨碰击股骨髁部时，为浮髌试验阳性。一般中等量积液时（50ml），浮髌试验才呈阳性（图60-43）。

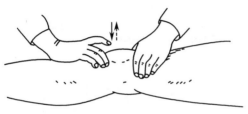

膝关节腔积液造成浮髌

图 60-43　浮髌试验

八、踝和足部检查

踝关节（ankle）属于屈戌关节，其主要功能是负重，运动功能主要限于屈伸，可有部分内外翻运动。与其他负重关节相比，踝关节活动范围小，但更为稳定。其周围多为韧带附着，有数条较强壮肌腱。由于其承担较大负重功能，故扭伤发病率较高。足（foot）由骨和关节形成内纵弓、外纵弓及前部的横弓，是维持身体平衡的重要结构。足弓还具有吸收震荡、负重、完成行走、跑跳动作等功能。

（一）视诊

观察双足大小和外形是否正常一致。足先天性、后天性畸形很多，常见的有：马蹄内翻足、高弓足、平足、踇外翻等（图60-44）。脚印对检查足弓、足的负重点及足的宽度均有重要意义。外伤时踝及足均有明显肿胀。

（二）触诊

主要注意疼痛的部位、性质，肿物的大小、质地。注意检查足背动脉，以了解足和下肢的血液循环状态。一般可在足背第1、2跖骨之间触及其搏动。足背的软组织较薄，根据压痛点的位置，可估计疼痛位于某一骨骼、关节、肌腱和韧带。然后再根据主动和被动运动所引起的疼痛，就可以推测病变的部位。例如：跟痛症多在足跟跟骨前下方偏内侧，相当于跖腱膜附着于跟骨结节部。踝内翻时踝疼痛，而外翻时没有疼痛，压痛点在外踝，则推断病变在外踝的韧带上。

（三）动诊和量诊

踝关节中立位为小腿与足外缘垂直，正常活动范围：背屈20°~30°，跖屈40°~50°（图60-

45）。足内、外翻活动主要在胫距关节；内收、外展在距跗和距间关节，范围很小。跖趾关节的中立位为足与地面平行。正常活动范围：背屈30°～40°，跖屈30°～40°（图60-46）。

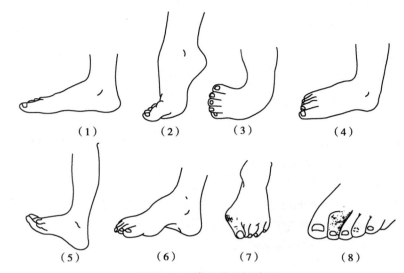

图60-44   常见的足部畸形
(1)扁平足；(2)马蹄足；(3)内翻足；(4)外翻足；(5)仰趾足；
(6)弓形足；(7)踇外翻；(8)锤状趾

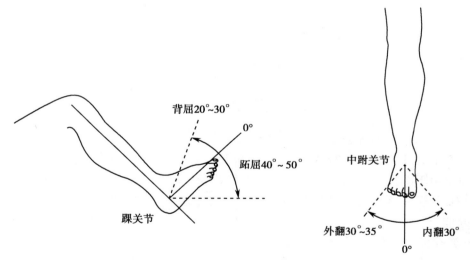

图60-45   踝关节活动范围

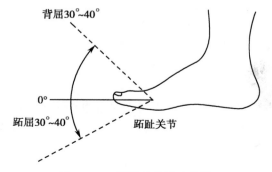

图60-46   跖趾关节活动范围

Notes

九、上肢神经检查

上肢的神经支配主要来自臂丛神经,它由 $C_5 \sim T_1$ 神经根组成。主要有桡神经、正中神经、尺神经和腋神经。通过对神经支配区感觉运动的检查可明确病变部位。

1. **桡神经**　发自臂丛后束,为臂丛神经最大的一支,在肘关节水平分为深、浅二支。根据损伤水平及深、浅支受累不同,其表现亦不同,是上肢外伤和手术中最易并发损伤的神经之一。在肘关节以上损伤,出现垂腕畸形(drop-wrist deformity),手背"虎口"区皮肤麻木,掌指关节不能伸直。在肘关节以下,桡神经深支损伤时,因桡侧腕长伸肌功能存在,所以无垂腕畸形。单纯浅支损伤可发生于前臂下 1/3,仅有拇指背侧及手桡侧感觉障碍。

2. **正中神经**　由臂丛内侧束和外侧束组成。损伤多发生于肘部和腕部,在腕关节水平损伤时,大鱼际三块肌肉瘫痪,桡侧三个半手指掌侧皮肤感觉迟钝或消失,不能用拇指和示指捡起一根细针;损伤水平高于肘关节时,还表现为前臂旋前和拇指示指的指间关节不能屈曲。陈旧损伤还有大鱼际萎缩,拇指伸直与其他手指在同一水平面上,且不能对掌,称为"平手"或"猿手"畸形(ape hand deformity)。

3. **尺神经**　发自臂丛内侧束,在肘关节以下发出分支支配尺侧腕屈肌和指深屈肌尺侧半;在腕以下分支支配骨间肌、小鱼际、拇收肌、第3、4蚓状肌。尺神经在腕部损伤后,上述肌麻痹。查 Froment 征可知有无拇收肌瘫痪(见第六十四章手外伤)。肘部尺神经损伤,尺侧腕屈肌瘫痪(病人抗阻力屈腕时,在腕部掌尺侧摸不到肌收缩)。陈旧损伤出现典型的"爪形手"(claw fingers):小鱼际和骨间肌萎缩(其中第1骨间背侧肌萎缩出现最早且最明显),小指和无名指指间关节屈曲,掌指关节过伸。

4. **腋神经**　发自臂丛后束,肌支支配三角肌和小圆肌,皮支分布于肩部和上臂后部的皮肤。肱骨外科颈骨折、肩关节脱位或使用腋杖不当时,都可损伤腋神经,导致三角肌瘫痪,臂不能外展、肩部感觉丧失。如三角肌萎缩,则可出现方肩畸形。

5. **腱反射**　肱二头肌腱反射($C_{5,6}$):病人屈肘 90°,检查者手握其肘部,拇指置于肱二头肌腱上,用叩诊锤轻叩该指,可感到该肌收缩和肘关节屈曲。肱三头肌反射(C_{6-7}):病人屈肘 60°,用叩诊锤轻叩肱三头肌腱,可见到肱三头肌收缩及伸肘。

十、下肢神经检查

1. **坐骨神经**　损伤后,下肢后侧、小腿前外侧、足底和足背外侧皮肤感觉障碍,不能屈伸足踝各关节。损伤平面高者尚不能主动屈膝。

2. **胫神经**　损伤后,出现仰趾畸形,不能主动跖屈踝关节,足底皮肤感觉障碍。

3. **腓总神经**　损伤后,足下垂内翻,不能主动背屈和外翻,小腿外侧及足背皮肤感觉障碍。

4. **腱反射**

(1)膝(腱)反射(L_{2-4})　病人仰卧位,下肢肌肉放松。检查者一手托腘窝部使膝半屈,另一手以叩诊锤轻叩髌腱,可见股四头肌收缩并有小腿上弹。

(2)踝反射或跟腱反射(S_{1-2})　病人仰卧位,肌肉放松,两髋膝屈曲,两大腿外展。检查者一手掌抵足底使足轻度背屈,另一手以叩诊锤轻叩跟腱,可见小腿屈肌收缩和足跖屈。

十一、脊髓损伤检查

脊柱骨折、脱位及脊髓损伤的发病率在逐年升高,神经系统检查对脊髓损伤的部位、程度的初步判断及进一步检查和治疗具有重要意义。其检查包括感觉、运动、反射、交感神经和括约肌功能等。

(一)视诊

检查时应尽量不搬动病人,去除衣服,注意观察:①呼吸:若胸腹式主动呼吸均消失,仅有腹

Notes

部反常活动者为颈髓损伤。仅有胸部呼吸而无主动腹式呼吸者,为胸髓中段以下的损伤。②伤肢姿势:上肢完全瘫痪显示上颈髓损伤;屈肘位瘫为第 7 颈髓损伤。③阴茎可勃起者,反映脊髓休克已解除,尚保持骶神经功能。

（二）触诊和动诊

一般检查躯干、肢体的痛觉、触觉,根据脊髓节段分布判断感觉障碍平面所反映的损伤部位,作好记录;可反复检查几次,前后对比,以增强准确性并为观察疗效作依据。麻痹平面的上升或下降表示病情的加重或好转。不能忽视会阴部及肛周感觉检查。检查膀胱有无尿潴留。肛门指诊以检查肛门括约肌功能。触诊脊柱棘突及棘突旁有无压痛及后凸畸形,判断是否与脊髓损伤平面相符。

详细检查肌力、腱反射和其他反射。①腹壁反射:用钝针在上、中、下腹皮肤上轻划。正常者可见同侧腹肌收缩,上、中、下各段分别相当于胸髓 7～8、9～10、11～12。②提睾反射:用钝针划大腿内侧上 1/3 皮肤,正常时同侧睾丸上提。③肛门反射:针刺肛门周围皮肤,肛门皮肤出现皱缩或肛诊时感到肛门括约肌收缩。④球海绵体反射:用拇、示两指挤压龟头或阴蒂,或牵拉插在膀胱内的蕈状导尿管,球海绵体和肛门外括约肌收缩。肛门反射、肛周感觉、球海绵体反射和屈趾肌自主活动的消失,合称为脊髓损伤四征。如伤后 24 小时内恢复,表示脊髓休克期已过,仅为脊髓局部损伤或脊髓震荡,恢复功能的希望较大。四征保留越多,预后越好。

（高忠礼）

第六十一章 骨折概述

第一节 骨折的定义、成因、分类及骨折段的移位

(一) 定义

骨的完整性破坏或连续性中断称为骨折(fracture)。

(二) 成因

1. 暴力作用

（1）直接暴力：暴力直接作用的部位发生骨折。例如小腿被重物直接撞击后，胫腓骨骨干在被撞击的部位发生骨折(图61-1)。

（2）间接暴力：暴力通过传导、杠杆、旋转作用或肌收缩使肢体受力部位的远处发生骨折。例如走路滑倒时，手掌撑地，由于上肢与地面所成的角度不同，暴力向上传导，可发生桡骨远端骨折、肱骨髁上骨折等(图61-2)。运动员骤然跨步时，由于肌肉突然猛烈收缩，可使髌骨发生撕脱骨折(图61-3)。

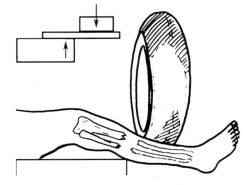

图61-1 直接暴力引起的骨折

2. 积累性劳损 长期、反复的应力作用于骨骼的某一处，使之发生骨折。例如长距离行军或长跑运动后发生第二跖骨及腓骨干下 1/3 的疲劳性骨折，又称应力性骨折(stress fracture)。骨折无移位，但愈合慢。

3. 骨骼疾病 有病变的骨骼，受到轻微外力时即断裂，称病理性骨折(pathologic fracture)。如骨髓炎、骨肿瘤、严重骨质疏松症等病变骨骼发生的骨折(图61-4)。

(三) 骨折段的移位

多数骨折均有不同程度的移位，其发生因素有：①暴力的大小、作用方向及性质；②骨折远侧段肢体的重量；③肌肉牵拉力；④不恰当的搬运及治疗。

常见有五种移位(图61-5)。①成角移位(angulation displacement)：两骨折段的纵轴线交叉成角，角顶的凸向即为成角方向，如向前、向后、向内或向外成角；②侧方移位(lateral displacement)：一般以近位骨折端为基准，以远位端的移位方向确定为向前、向后、向内或向外侧方移位；③缩短移位

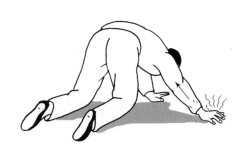

图61-2 间接暴力引起的骨折

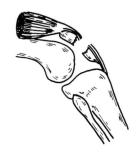

图61-3 肌肉拉力引起的骨折

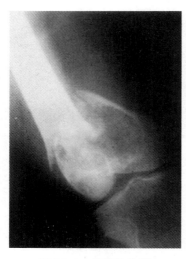

图61-4　病理性骨折

(shortened displacement)：两骨折段互相重叠或嵌插,使其缩短;④分离移位(segregated displacement)：两骨折段在同一纵轴上互相分离;⑤旋转移位(rotation displacement)：骨折段围绕骨的纵轴发生旋转。临床上有时几种移位合并存在。

（四）骨折分类

1. 传统的分类方法

（1）依据骨折处是否与外界相通可分为：①闭合性骨折(closed fracture)：骨折处皮肤或黏膜完整,不与外界相通;②开放性骨折(open fracture)：骨折附近的皮肤或黏膜破裂,骨折处与外界相通。例如胫骨骨折骨折端刺破皮肤,骨盆骨折引起的膀胱、尿道或直肠破裂,均为开放性骨折。

（2）依据骨折的程度及形态可分为：

1）不完全骨折(incomplete fracture)：骨的完整性或连

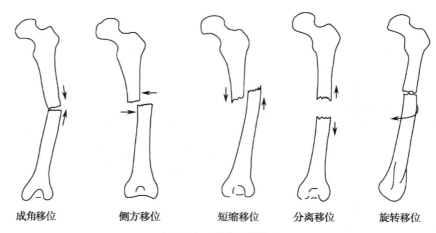

成角移位　　　　侧方移位　　　　短缩移位　　　　分离移位　　　　旋转移位

图61-5　五种骨折移位

续性仅有部分破坏或中断。①裂纹骨折(crack fracture)：骨折像瓷器上的裂纹,无移位,多见于颅骨、髂骨等处的骨折;②青枝骨折(greenstick fracture)：骨折与青嫩的树枝被折时的情形相似,多见于儿童。因儿童骨质较软韧,不易完全断裂(图61-6)。

2）完全骨折(complete fracture)：骨的完整性或连续性全部破坏或中断,管状骨多见。根据在X线平片上骨折线的方向可分为：①横形骨折(transverse fracture)：骨折线几乎与骨干纵轴垂直(图61-7);②斜形骨折(oblique fracture)：骨折线与骨干纵轴不垂直(图61-8);③螺旋形骨折(spiral fracture)：骨折线呈螺旋形(图61-9);④粉碎性骨折(comminuted fracture)：骨折碎块多于两块,如果骨折线呈T形或Y形时,又称T形或Y形骨折(图61-10);⑤嵌插骨折(impacted fracture)：多发生在长管状骨干骺端密质骨与松质骨交界处。骨折后,密质骨嵌插入松质骨内,多见于股骨颈和肱骨外科颈等处的骨折(图61-11);⑥压缩骨折(compressed fracture)：骨质因压缩而变形,多见于椎体及跟骨等处的骨折(图61-12);⑦骨骺分离(separation of epiphysis),又称骨骺滑脱(epiphysiolisthesis)：通过骨骺的骨折,其骨骺的断面可带有数量不等的骨组织。多发生在骨骺未闭的青少年(图61-13)。只有一条骨折线的骨折,如横形、斜形、螺旋形骨折,又称简单骨折;有一条以上骨折线者,又称为复杂骨折。

（3）依据骨折复位后是否稳定可分为：①稳定性骨折(stable fracture)：骨折端不易移位或复位后经适当外固定不易发生再移位者,如横形骨折、青枝骨折、嵌插骨折、裂纹骨折等;②不稳

Notes

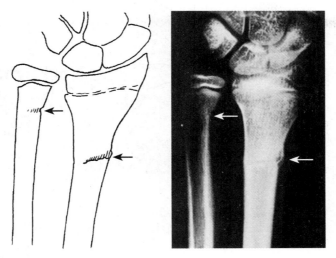

图 61-6 青枝骨折(箭头所指处)

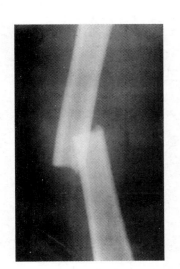

图 61-7 横形骨折

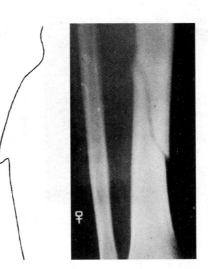

图 61-8 斜形骨折

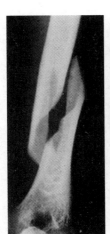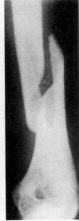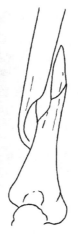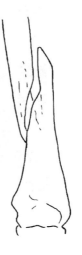

图 61-9 螺旋形骨折

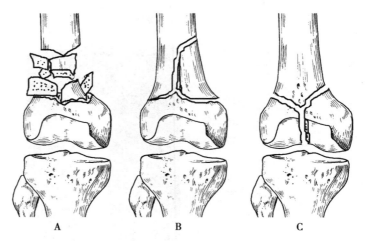

图 61-10　粉碎性骨折
A. 粉碎骨折　B. T形骨折　C. Y形骨折

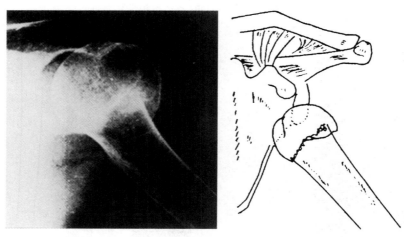

图 61-11　嵌插骨折

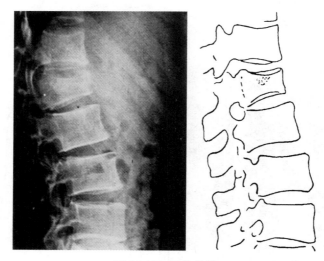

图 61-12　压缩骨折

Notes

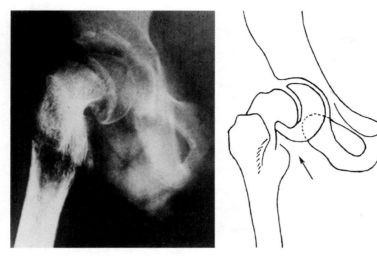

图 61-13　骨骺滑脱

定性骨折(unstable fracture)：骨折端易移位或复位后经适当的外固定仍易于发生再移位者,称不稳定性骨折,如斜形骨折、螺旋形骨折、粉碎性骨折等。

2. 国际内固定协会(AO/ASIF)的分类方法　AO/ASIF 是国际内固定协会(Arbeitsgemein-schaft fur Osteosynthesefragen)德文及英文(The Association for the Study of Internal Fixation)名称的缩写。AO/ASIF 的骨折分类既考虑到解剖部位,又考虑到骨折的形态及损伤的程度。有助于临床医师对骨折的诊断做出准确的描述,以及便于评价治疗效果和资料的储存。该分类方法是以阿拉伯数字和英文字母来表示骨的解剖部位、节段、骨折类型及分组。使用一种五元字母数字编码描述骨折：■■-□□. □,前两位以数字代表骨及骨节段,其后一位以字母代表骨折类型,最后两位以数字代表骨折的形态学特征。

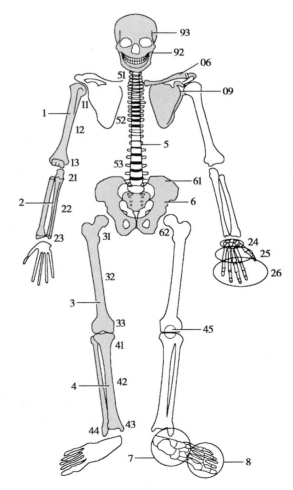

本节仅介绍长管状骨骨折的 AO/ASIF 分类。骨的解剖学部位以数字代表：1 代表肱骨,2 代表尺桡骨,3 代表股骨,4 代表胫腓骨,5 代表脊柱,6 代表骨盆。每一长骨被分成 3 个节段仍以数字代表：1 代表近段,2 代表中段,3 代表远段。骨折分为 A、B、C 三种类型,A 代表简单骨折、B 代表楔形骨折、C 代表复杂骨折。每型分为三组：A1、A2、A3、B1、B2、B3、C1、C2、C3,这样便有 9 组。每组又细分为 3 个亚组：以 1、2、3 表示(图 61-14,61-15)。如 12-C,1 代表肱骨、2 代表中段、C 代表复杂性骨折,即肱骨中段复杂骨折。

图 61-14　以数字代表骨的解剖部位

Notes

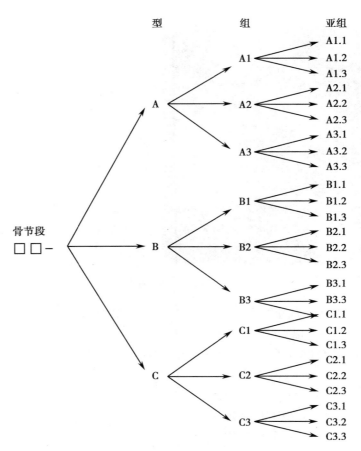

图 61-15　为表示骨折的形态学特征,将其分为 A、B、C 三型,每一型再细分为三组,A1、A2、A3、B1、B2、B3、C1、C2、C3

第二节　骨折的临床表现及影像学检查

（一）临床表现

1. 全身表现

（1）休克:是骨折的常见并发症,多见于多发性骨折、股骨骨折、骨盆骨折、脊椎骨折和严重的开放性骨折。病人常因大量出血(图 61-16)、重要脏器或广泛性软组织损伤,以及剧烈疼痛、恐惧等多种因素综合引起的有效循环血量锐减,而导致休克。

（2）发热:骨折后一般体温正常,只有在严重损伤,有大量内出血,血肿吸收时,体温略有升高,通常不超过 38℃。开放性骨折如持续性发热,应考虑有感染的可能。目前,有些学者认为,骨折后发热是全身炎症反应所致。

2. 局部表现

（1）骨折的一般表现:①疼痛与压痛:所有骨折均有疼痛,移动患肢时加剧。触诊时,骨折处有局限性压痛和轴向叩击痛;②局部肿胀与淤斑:因骨折时,骨髓、骨膜及周围软组织内的血管破裂出血。在闭合性骨折周围形成血肿,软组织亦因受损而发生水肿,患肢显著肿胀,可产生张力性水疱。严重时可阻碍静脉回流,使骨筋膜室内压力增高,甚至可阻碍动脉血液循环。外伤后由于血红蛋白分解,皮下瘀斑可变为紫色、青色或黄色;③功能障碍:骨折后,肢体部分或全部丧失活动功能。但需注意,嵌插骨折及裂纹骨折等不完全骨折可保留大部分活动功能。

仅有以上表现不能作为诊断骨折的依据,因其也可见于软组织损伤及炎症。

Notes

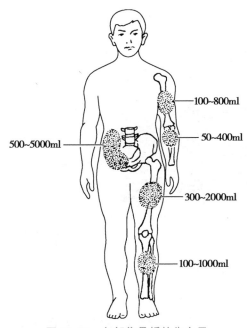

图 61-16　各部位骨折的失血量

（2）骨折的专有体征：①畸形：由于骨折段移位，导致受伤部位失去正常形态，主要表现为短缩、成角、旋转畸形；②反常活动：骨折后，在肢体没有关节的部位出现异常的活动；③骨擦音或骨擦感：骨折端互相摩擦时，可产生骨擦音或骨擦感。

以上三种体征只要出现其中一种，即可诊断为骨折。但未见此三种体征时，也不排除骨折。例如嵌插骨折、裂纹骨折，可不出现上述体征。骨折端间有软组织嵌入时，可以没有骨擦音或骨擦感。出现畸形时应和关节脱位相鉴别。三种体征只可于检查时加以注意，不可故意使之发生，以免增加病人的痛苦，使稳定骨折发生移位，或使锐利的骨折端损伤血管、神经及其他软组织。

（二）骨折的影像学检查

1. X 线检查　能显示物理学检查难于发现的损伤而且可以确定骨折的类型和移位，如不完全骨折、体内深部骨折等。X 线平片须拍摄正、侧位，并包括邻近关节，必要时应拍摄特殊位置或健侧对应部位以利于比较。近年来应用的 CR（计算机处理影像）、DR（数字影像）技术使 X 线平片质量进一步提高，图像更清晰，且便于影像的处理和资料的保存。X 线平片检查是骨折不可缺少的重要检查，但由于其局限性，有些部位的损伤普通 X 线平片难以确诊。

2. CT 和 MRI 检查　CT 检查在复杂骨折或深在部位的损伤，如髋关节、骨盆、脊柱的骨折脱位，判断骨折破坏程度、移位状态等诊断中具有优势，尤其目前 CT 三维成像技术使像髋臼骨折这样的复杂骨折可以三维立体显示出来。MRI 的原理不同于其他影像成像技术，它使用非电离辐射，对人体无害，对比明显，层次分明，适用于了解软组织的病理变化，对明确脊柱骨折合并脊髓损伤情况、膝关节半月板及韧带损伤，关节软骨损伤等具有独特的优势，是普通 X 线平片及 CT 无法替代的。

第三节　骨折愈合过程及愈合的临床标准

（一）骨折愈合过程

骨具有较强的修复能力，骨折部位最终能被新骨完全替代，恢复骨的原有结构和功能。与其他组织愈合不同，骨折愈合后一般不留瘢痕。骨折的愈合是一个复杂的组织学和生物化学变化过程，受血供、力学等多种因素的影响。目前骨折愈合的机制尚不十分明确。骨折的自然愈合过程一般分为三个阶段，这三个阶段是相互交织演进的，不能截然分开，本节以管状骨为例加以说明。

1. 血肿炎症机化期　骨折后，髓腔、骨膜下、周围软组织出血，形成血肿。骨折端由于血供中断，发生几毫米的骨质坏死。伤后 6 ~ 8 小时，血肿形成凝血块，并和损伤坏死的软组织引起局部无菌性炎症反应，新生的毛细血管、吞噬细胞、成纤维细胞侵入血肿，逐渐形成肉芽组织，肉芽组织内成纤维细胞合成和分泌大量胶原纤维，进一步转化成纤维结缔组织。这期间血小板、崩解组织、血管周围细胞等会释放出一些细胞因子参与骨折的修复活动，如血小板衍生生长因子（PDGF）、转化生长因子-β（TGF-β）等。这一过程大约在骨折后 2 周完成。同时，骨折断端附近骨膜内层的成骨细胞增殖分化，形成与骨干平行的骨样组织，并逐渐向骨折处延伸。骨内膜

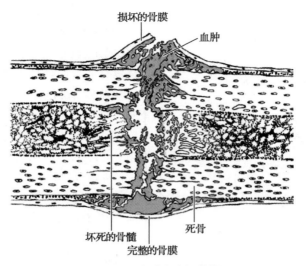

图 61-17 血肿炎症机化期

也发生同样的变化,但出现较晚(图 61-17)。

2. **骨痂形成期** 骨内、外膜内层的成骨细胞开始增殖、分化,形成骨样组织,逐渐钙化形成新的网状骨,即膜内化骨(intramembranous ossification),两者紧贴在断端骨皮质内、外两面,逐渐向骨折处汇合,形成两个梭形骨痂,将两断端的骨密质和其间由血肿机化来的纤维组织夹在中间,形成内骨痂(internal callus)和外骨痂(external callus)。骨折端间及髓腔内的纤维组织亦逐渐转化为软骨组织并随着软骨细胞的增生、钙化而骨化,称为软骨内化骨(endochondral ossification),在骨折处形成环状骨痂和髓腔内骨痂。两部分骨痂会合后,不断钙化加强,当其能达到抵抗肌肉收缩力、剪力和旋转力时,则说明骨折已达到临床愈合。此阶段一般需 4~8 周。X 线平片上可见骨折周围有梭形骨痂阴影,骨折线仍隐约可见(图 61-18)。

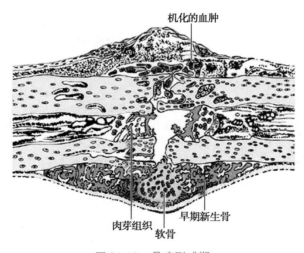

图 61-18 骨痂形成期

膜内化骨和软骨内化骨的相邻部分是互相交叉的,但其主体部分中前者的发展过程较后者迅速,故临床上应防止产生较大的血肿,减少软骨内化骨范围,使骨折能较快愈合。骨性骨痂主要经膜内化骨形成,并以骨外膜为主,任何对骨外膜的损伤均对骨折愈合不利。

3. **骨痂塑形期** 原始骨痂为排列不规则的骨小梁所组成,尚欠牢固。根据 Wolff 定律,随着肢体的活动和负重,在应力轴线上的骨痂,不断地得到加强和改造,骨小梁的排列逐渐规则和致密。在应力轴线以外的骨痂,逐步被清除。骨痂内的骨小梁受生物力学应力作用,重

Notes

新沿应力方向排列,进行再塑形。原始骨痂逐渐被坚强的板层骨所替代,完成新骨的爬行替代过程。这一过程在破骨细胞和成骨细胞同时作用下完成,约需 8 ~ 12 周。骨结构根据功能的需要,遵循 Wolff 定律不断进行重建,直到力学强度完全恢复正常,适应功能载荷为止。骨折部髓腔亦再通,逐渐恢复骨之原形(图 61-19),在组织学和放射学上一般不留痕迹。Wolff定律即骨折的愈合总是沿着骨断端承受的生理压应力方向生长,这个定律反映出生命体结构与功能统一的法则。我们在治疗任何类型骨折时,都应当注意遵守这个原则。重建过程需时数月到数年。

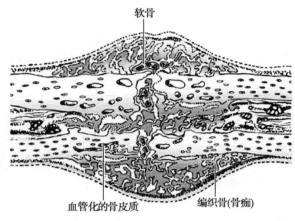

软骨

血管化的骨皮质　　　　编织骨(骨痂)

图 61-19　骨痂塑形期

(二) 促进骨折愈合的生长因子

近年来,众多的研究已经证实,多种骨生长因子在骨愈合和重建过程中起着十分重要的作用。研究显示这些生长因子在成骨细胞的增殖、分化、蛋白合成中发挥重要的调控作用,通过其各自的机制,始终严格调控着骨吸收和骨形成之间的平衡。它们共同作用刺激骨细胞的活性,参与调节骨重建和修复的一系列过程。这些因子包括骨形态发生蛋白、转化生长因子-β、胰岛素样生长因子、成纤维细胞生长因子、血小板衍生生长因子、表皮生长因子等。

1. 骨形态发生蛋白(bone morphogenetic protein,BMP)　是广泛存在于骨基质中的一种酸性多肽,可诱导成骨活性,目前共发现 16 种亚型。通常认为 BMP 来源于骨及骨源性细胞,是骨代谢的旁分泌产物,也是特异性的骨生长因子。BMP 无种属特异性。它能够在体内、体外诱导血管周围游走的间充质细胞或骨髓基质干细胞转化为软骨细胞和骨细胞。骨折愈合过程中局部 BMP 的表达水平明显增高。BMP 已被成功用于治疗骨折、骨延迟愈合以及骨缺损。目前已报道的具有骨诱导活性的基因重组 BMP 为 BMP_2、BMP_3、BMP_4、BMP_5、BMP_7。BMP_2 是目前研究最为广泛、诱导成骨活性最强的 BMPs 之一。近年来基因重组的骨形态发生蛋白-2($rhBMP_2$)和骨形态发生蛋白-7,又称成骨蛋白-1(osteogenic protein-1,OP-1)的安全性和有效性得到了充分的证实,美国 FDA 于 2002 年 7 月批准重组骨形态发生蛋白-2 用于脊柱融合。

2. 转化生长因子-β(transforming growth factor β,TGF-β)　是一族具有多种功能的蛋白多肽,广泛存在于动物正常组织细胞以及转化细胞中,在骨和血小板中的含量最丰富。TGF-β 具有促进细胞增殖、调节细胞分化、促进细胞外基质合成作用。TGF-β 的作用有种群特异性,与其剂量有关。其骨诱导能力虽然比 BMP 弱,但在体内能增强 BMP 的诱导成骨作用,促进胶原和其他细胞外基质合成,更为重要的是促进间充质细胞的生长和分化。

3. 胰岛素样生长因子(insulin-like growth factor,IGF)　由两种相关多肽组成,即 IGF-Ⅰ 和 IGF-Ⅱ。IGF-Ⅰ 对骨的促生长作用主要是通过促进骨骺软骨板的成骨而实现的。因此 IGF-Ⅰ 对骨的纵向生长具有重要作用。IGF-Ⅱ 对骨生长刺激作用比 IGF-Ⅰ 弱,但也有促进作用。IGF-Ⅰ 和

IGF Ⅱ 都能促进成骨细胞的增殖和基质合成。

4. 成纤维细胞生长因子(fibroblast growth factor,FGF)　是一种对中胚层和神经外胚层细胞具有促有丝分裂作用的多肽生长因子,在人体组织中广泛存在,对胚胎发育及骨软骨的修复起重要的作用。aFGF 和 bFGF 两种亚型具有同源性和相互协调作用。FGF 能促进软骨细胞前体的分化及软骨细胞的增殖和成熟,增加异体骨基质诱导成骨的量,使新骨的替代加快;抑制 Ⅰ 型胶原蛋白的合成和碱性磷酸酶的活性,刺激成骨细胞内的 DNA 合成增加,使成骨细胞内骨钙素增加,加速骨的钙化,使新骨形成。

5. 血小板衍生生长因子(platelet-derived growth factor,PDGF)　在创伤愈合中起重要作用,称作"创伤因子",它可以促使成骨细胞由不成熟向成熟型分化,诱导成熟的成骨细胞合成 Ⅰ 型胶原,加快骨组织的形成。同时它还是一个强力趋化因子,刺激骨细胞 DNA 和蛋白质合成,又能与其他生长因子或激素互相作用,既能促进骨形成,又能刺激骨吸收,对骨重建具有双向调节作用。

6. 表皮生长因子(epidermis growth factor,EGF)　对成纤维细胞和内皮细胞具有促有丝分裂作用,诱导内皮发育并促进血管生成。

7. 其他细胞因子　此外,来源于造血细胞的一些因子也可影响骨的重建,如白介素$_{1,3,6}$(IL$_{1,3,6}$)、粒细胞集落刺激因子(G-CSF)和粒细胞-白细胞集落刺激因子(GM-CSF)等。

(三) 骨折愈合的必要条件-微动、血供和应力

骨折发生后,为了保证其修复及愈合,需要将骨折加以固定,使骨折端有一定的稳定性。根据损伤的程度,如血运破坏不多,软组织和骨膜较完好,则骨痂可不断形成和增殖。但骨痂的形成和骨折的修复在很大程度上需要有应力的作用才能实现,根据 Wolff 定律,骨折愈合需要增加骨折端的负荷,机械应力刺激是促进骨折愈合和提高愈合质量所必须的。长管骨骨折后,经切开整复及用加压接骨板坚强内固定时,由于骨折片之间活动完全消除,骨外膜没有应力的影响,外骨痂的产生就会不明显,骨的改建也会受到影响。在保证稳定的前提下,骨折部有限度的微动能增加骨折断端的创伤、血管和炎症反应,骨膜受到微动及肌肉收缩而产生的一定应力的作用而形成骨痂。骨折愈合的快慢与血供成正比,骨折处血供好,则骨痂形成多而快;反之骨痂形成受影响骨折愈合慢。需要注意的是,当骨折端之间的距离太大,因为固定不好而活动过多时,会产生骨折延迟愈合和不愈合。

(四) 骨折愈合的形式

1. Ⅰ 期愈合(直接愈合)　当骨断端紧密接触、血运损害较少、骨质无吸收时,骨折一端的毛细血管及哈佛氏系统直接跨过骨折线进入另一骨折端,新骨沿哈佛氏系统在长轴方向逐渐沉积而进行修复的过程称为 Ⅰ 期愈合。这种 Ⅰ 期愈合从 X 线平片上见不到骨痂。实验观察可以发现跨越骨折线的新哈佛氏系统约在骨折后 6 周或更长的时间形成。

2. Ⅱ 期愈合(间接愈合)　凡通过内外骨痂的形成以及改建使骨折愈合者称为骨折的 Ⅱ 期愈合。Ⅱ 期愈合的内外骨痂,终将改建成为真正的骨组织,其理化性质与原有骨组织相同。由于应力可促使骨痂的愈合,它比 Ⅰ 期愈合更为优越。

(五) 骨折愈合标准

1. 局部标准　局部无反常活动,无压痛及纵向叩击痛。

2. 影像学标准　X 线平片显示骨折线模糊,有连续性骨痂通过骨折线。

(六) 影响骨折愈合的因素

1. 全身因素

(1) 年龄:年龄不同,骨折愈合的快慢也不同。婴幼儿生长发育迅速,骨折愈合较成人快。例如新生儿股骨干骨折,半个月左右即可坚固愈合,而成人需 2~3 个月,老年人则时间更长。

(2) 健康状况:病人的一般情况不佳,如患营养不良、糖尿病、钙磷代谢紊乱、恶性肿瘤等疾

Notes

病时,均可使骨折愈合延迟。

2. 局部因素

(1) 骨折的类型和数量:螺旋形和斜形骨折,断端接触面大,愈合快。横形骨折断端接触面小,愈合较慢。多发骨折或一骨多段的骨折,愈合较慢。

(2) 骨折部的血液供应:这是决定骨折愈合快慢的重要因素。按骨折部血液供应之优劣,一般有下列四种情况:

1) 两骨折段的血液供应均良好:长管骨两端因有关节囊、韧带、肌腱等附着,故有充足的血液供应。该部位骨折时愈合快。例如股骨髁部骨折、桡骨远端骨折等。

2) 两骨折段之一的血液供应减弱:胫骨干的血液供应主要靠骨髓腔内的滋养动脉,此动脉在胫骨上、中1/3交界处的血管孔进入髓腔,自上而下承担整个骨干的大部分血液供应。若在胫骨干中1/3和下1/3内发生骨折,滋养动脉断裂后,远侧骨折段即丧失其大部分血液供应,仅保有来自骨外膜下小血管网之血液供应,故骨折愈合缓慢(图61-20)。

3) 两骨折段的血液供应均减弱:如胫骨上中1/3交界和中下1/3交界处同时发生骨折时,上骨折部之近侧断端有正常的血液供应,远侧断端血液供应已减弱。而在下骨折部则两骨折断端血液供应均已减弱,故上骨折部常较下骨折部先愈合(图61-20)。

4) 骨折段完全丧失血液供应:若骨折段血液供应被完全切断,即可发生缺血性坏死。例如完全游离的骨折块。

骨折部位的血供和骨膜状态直接关系到骨折愈合的进程。因此在治疗骨折时应防止任何对局部血供的进一步破坏。

(3) 软组织损伤:营养骨痂的新血管大部分来源于周围软组织内的脉管系统,骨折断端

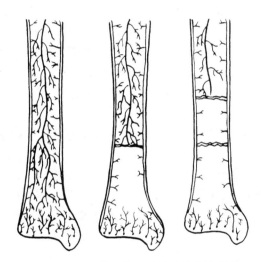

图61-20 正常胫骨及骨折时的血液供应

周围的软组织损伤严重时,破坏了由其而来的血液供应,骨折端的血供进一步减少,从而影响骨折的愈合。因此,骨折时周围软组织的失血管化是骨折延迟愈合的一个重要诱因。

(4) 感染:开放性骨折若发生感染,可导致骨髓炎,如有死骨形成及软组织坏死,则影响骨折愈合。

(5) 软组织嵌入:两骨折端之间若有肌肉、肌腱、骨膜等嵌入,则骨折难以愈合甚至不愈合。

3. 治疗方法不当

(1) 反复多次的手法复位:可损伤局部软组织和骨膜,不利于骨折愈合。

(2) 不适当的切开复位:如软组织损伤过重,骨膜剥离广泛,破坏了局部血液供应,则影响骨折的愈合。参与骨折修复的细胞来源于骨膜等处,骨折治疗时,骨膜的广泛剥离会延缓骨折愈合的进程。

(3) 过度牵引:在作持续骨牵引治疗时,若牵引过度,可造成骨折段分离移位,并可因血管腔变细或痉挛,造成慢性血液循环障碍,导致骨折延迟愈合或不愈合。

(4) 固定不确实:骨折复位后,若固定不确实,骨折部仍有旋转和剪切应力存在,可干扰骨痂的生长,不利于骨折愈合。

(5) 清创不当:开放性骨折清创时,若摘除过多的碎骨片,可导致骨缺损,影响骨折愈合。

(6) 不适当的功能锻炼:过早或不适当的功能锻炼,可干扰骨折固定、影响骨折愈合。

Notes

第四节　骨折的现场急救处理

骨折现场急救的目的是用简单而有效的方法抢救病人生命、保护患肢,安全而迅速地运送,以便获得妥善的治疗。这意味着在处理骨折前要注意 ABC(气道、呼吸和循环)和肢体的血液循环状况。

1. **抢救生命**　首先抢救生命,如病人处于休克状态中,应以抗休克为首要任务。对有颅脑复合伤而处于昏迷中的病人,应注意保证呼吸道通畅。凡有可疑骨折的病人,均应按骨折处理。

2. **创口包扎**　开放性骨折创口多有出血,用纱布覆盖创面,绷带压迫包扎后即可止血。在有大血管出血时,可用止血带止血,应记录开始的时间。若骨折端已戳出创口,并已污染,但未压迫血管神经时,不应立即复位,以免将污物带进创口深处,可先用无菌敷料包扎伤口,待清创术后,再行复位。若在包扎创口时骨折端已自行滑回创口内,则务必向负责医师说明。

3. **妥善固定**　是骨折急救处理时的重要措施。若备有特制的夹板,最为妥善。否则应就地取材,如树枝、木棍、木板等,都适于用作外固定。若一无所有,也可将受伤的上肢绑在胸部,将下肢同健侧一起捆绑固定。急救固定的目的:①避免在搬运时加重软组织、血管、神经或内脏等的继发损伤;②避免骨折端活动,减轻病人痛苦;③便于运送。

4. **迅速转运**　病人经妥善固定后,应立即迅速运往就近医院治疗。

第五节　骨折的治疗原则

在处理骨折的整个过程中,必须将病人作为一个整体进行考虑。不仅需要对骨折本身进行评估,而且需要判断软组织损伤程度。根据医院的设备、技术条件作出正确的治疗方案,并向病人及其家人作出解释,可使病人建立对医生和治疗计划的信心。

目前国际上常采用 AO 组织的骨折治疗原则:①通过骨折复位及固定重建解剖关系;②按照骨折的"个性"使用坚强或弹性固定(又称夹板固定)重建稳定;③采用细致操作及轻柔复位方法以保护软组织及骨的血供;④全身及患部的早期和安全的活动训练。

治疗运动系统创伤的目的是完全恢复病人肢体的功能。传统的骨折治疗原则为复位、固定和康复治疗。

(一) 骨折的复位(reduction)

是将移位的骨折段恢复正常或接近正常的解剖关系,重建骨骼的支架作用。复位是治疗骨折的首要步骤,也是骨折固定和功能锻炼的基础。早期正确的复位,是骨折愈合的必要条件。在关节部位,为防止术后创伤性骨关节炎,特别要强调骨折解剖学复位。复位技术应做到轻柔、无创,要尽量避免破坏骨折处的血供。

1. **复位标准**

(1) 解剖复位(anatomic reduction):骨折段通过复位,恢复了正常解剖关系,对位(指两骨折端的接触面)、对线(指两骨折端在纵轴上的关系)完全良好,称解剖复位。

解剖复位是骨折固定和功能锻炼的良好基础,可使骨折愈合获得满意的生理功能。但不可片面追求解剖复位。因为有些骨折(如粉碎性骨折)本身就不具备解剖复位的条件,如果不顾客观困难而一味追求解剖复位,则可能事与愿违。因此,在解剖复位难以达到的情况下,功能复位也是可以接受的。

(2) 功能复位(functional reduction):指由于各种原因,未能达到解剖复位,但骨折愈合后对肢体功能无明显影响者。

需要注意的是,由于上下肢体的结构特点及对功能的要求各不相同,每一部位功能复位的

Notes

标准也不尽一致。如肱骨干稍有畸形,对功能影响不大;前臂的尺桡骨双骨折就要求对位对线都好,否则将影响前臂的旋转功能。但功能复位仍有一些必须遵守的标准:①旋转、分离移位:骨折部的旋转、分离移位必须完全纠正;②缩短移位:成人下肢骨折缩短移位不应超过1cm,上肢不应超过2cm。儿童处于生长发育期,下肢骨折缩短在2cm以内,若无骨骺损伤,可在生长发育过程中自行矫正;③成角移位:具有生理弧度的骨干,可允许与其弧度一致的10°以内的成角。因成角与关节活动方向一致,日后可在骨痂改造塑形过程中自行纠正。而侧方成角与关节活动方向垂直,不能自行纠正,必须完全复位。否则关节内、外侧负重时受力不均,可继发创伤性关节炎和功能障碍;④侧方移位:长骨干骨折,骨折端对位至少应达1/3。干骺端骨折对位应不少于3/4。

2. **复位方法**　包括闭合复位和切开复位。

(1) **闭合复位**(closed reduction):是指通过非手术方法,达到骨折端复位,包括手法复位和牵引复位。多数骨折均可通过闭合复位获得满意效果。

(2) **切开复位**(open reduction):是指通过手术,直视下将骨折复位。目前强调微创技术的应用,尽量避免手术的副损伤,尤其是对骨折处血运的破坏。

1) 适应证:①骨折断端间有肌肉、肌腱等软组织嵌入;②关节内骨折,手法复位后对位不理想,将影响关节功能;③手法复位与外固定难以维持骨折复位,达不到功能复位的标准;④骨折并发主要的神经血管损伤,在处理神经血管时,可同时切开复位;⑤多发性骨折为了便于护理及治疗,防止发生并发症,可选择适当骨折部位施行切开复位;⑥骨折畸形愈合及骨不愈合。

2) 优缺点:①优点:可以使骨折容易达到解剖复位;切开复位一般同时采取内固定或外固定器材固定,固定相对牢固,便于护理;②缺点:增加对骨折周围软组织及骨膜的损伤,使骨折局部的血液供给遭到进一步破坏,影响骨折愈合;使骨折局部的抵抗力降低,若无菌操作不严格,易于发生感染;内固定器材在体内,可能因电解而蚀损,导致局部发生无菌性炎症,使骨折延迟愈合或不愈合;骨折愈合后,某些内固定物需要二次手术取出。

(二) 骨折的固定

由于大多数的骨折都伴有不同程度的移位,复位后还有再移位的趋势,加之骨折的愈合需要较长时间,都要求骨折复位后必须进行合理的固定。良好的固定是骨折愈合的关键。

1. **种类**　可分为外固定和内固定两类。

(1) **外固定**(external fixation):外固定的器材和种类很多,各有优缺点和适应范围。目前临床上常用的外固定方法有石膏绷带固定、小夹板固定、牵引固定、支具固定和外固定器固定等。详见第六十二章骨科基本操作技术。

1) 外固定器固定:即将骨圆针穿过远离骨折处的骨骼,利用夹头和钢管装成的外固定器固定。利用夹头在钢管上的移动和旋转可矫正骨折移位。

外固定器适用于:①开放性骨折;②闭合性骨折伴广泛软组织损伤;③骨折合并感染和骨折不愈合;④截骨矫形术或关节融合术后。

外固定器具有固定可靠、便于处理伤口、不限制关节活动、可早期功能锻炼等优点。常见的外固定器有单边形、双边形、半环形等(图61-21)。

2) 各种支具固定:如外展架固定,将用铝板或木板制成的外展架固定于病人的胸廓侧方,可将肩、肘、腕关节固定于功能位。患肢处于抬高位,有利于消肿止痛,还可避免因重力作用使骨折分离移位。

外展架适用于:肱骨骨折合并桡神经损伤或肱骨干骨折手法复位、小夹板固定后;肿胀严重的上肢闭合性骨折和严重的上臂或前臂开放性损伤;臂丛神经牵拉伤;肩胛骨骨折;肩、肘关节化脓性关节炎或关节结核。

(2) **内固定**(internal fixation):是指采用金属或可降解材料,将切开复位的骨折固定在适当

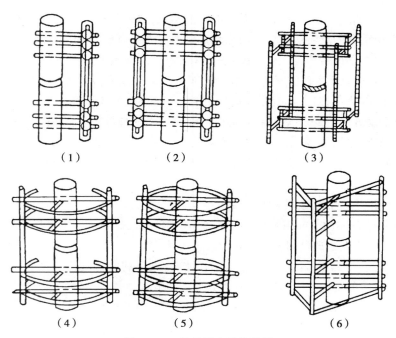

图 61-21　骨外固定器的种类
（1）单边式；（2）双边式；（3）四边式；（4）半环式；（5）全环式；（6）三角式

位置的固定方法。

内固定的主要目的是使患肢的功能迅速并尽可能完全得到恢复。出于对生物学和生物力学的考虑，对于内固定来讲，并不需要强度最大或刚度最高的内固定物。内固定不能代替折断的骨骼，而只能作为临时的支撑。

鉴于坚强内固定或绝对稳定固定存在不少缺点，如应力遮挡、骨质疏松、破坏血供等，近年来国际上提出生物学内固定的概念，强调骨折治疗要重视骨的生物学特性，不破坏骨生长发育的正常生理环境。其主要目的在于保护血供，给骨与软组织的愈合创造最好的条件。

2. 生物学内固定（biological osteosynthesis，BO）原则　①远离骨折部位进行复位，以保护骨折局部软组织的附着；②保护血供，不以牺牲骨折部的血供来强求粉碎骨折块的解剖复位；③使用低弹性模量、生物相容性好的内固定器材；④减少内固定物与骨之间的接触面积；⑤尽可能减少手术暴露时间。

骨折复位后，根据骨折固定的实际需要，选用不同的内固定器材。常用的内固定器材有各种接骨钢板、螺钉、髓内针、骨圆针（斯氏针、克氏针等）、钢丝、可降解材料等（图 61-22,23）。近几年内固定器材的发展非常迅速，从普通钢板到有限接触钢板和锁定钢板，以及脊柱骨折内固定用的钉棒系统等，给临床医生提供了多种选择。

微创钢板内固定术（minimally invasive plate osteosynthesis，MIPO）是近年在 BO 思想指导下发展起来的一项新技术，其设计思路也是为了保护骨折的血供。该技术已发展成为微创固定系统（less invasive stabilization system，LISS），有规定的手术步骤、专门设计的内植物和操作器械。在固定骨骼时，LISS 位于肌下骨膜外，与骨膜之间有极窄的缝隙，因此，可以看作是一种"不接触"钢板。

关于内固定物材料的选择，根据需要，有些情况下采用强度较大的不锈钢材料，有些情况下更宜采用钛金属材料，特别是纯钛材料，它的电化学特征为惰性，生物相容性较好，其缺点是易变形、强度较低。

（三）康复治疗（rehabilitation treatment）

是骨折治疗的重要组成部分，是促进骨折愈合，防止并发症和及早恢复患肢功能的重要条

Notes

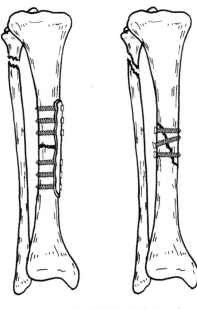

图 61-22　接骨板、螺丝钉内固定

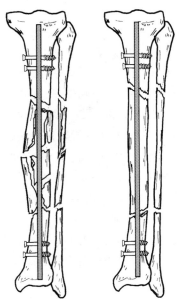

图 61-23　带锁髓内针固定

件。在医务人员的指导下,充分发挥病人的积极性,遵循动静结合、整体和局部结合、主动和被动结合、阶段性和持续性结合的原则,尽早进行功能锻炼及其他康复治疗。

1. **骨折早期**　一般是伤后 1~2 周内。由于患肢肿胀、疼痛,且骨折容易再移位,此期功能锻炼的目的是促进患肢血液循环,消除肿胀,防止肌萎缩。其主要形式是患肢肌肉做舒缩活动,骨折部上下关节暂不活动,而身体其他各关节均应进行功能锻炼。

2. **骨折中期**　一般指骨折 2 周以后,肿胀基本消退,局部疼痛缓解的一段时间。由于骨折端已纤维连接,日趋稳定,在医护人员的帮助下,或借助于功能康复器逐步活动骨折处的上下关节。动作要缓慢轻柔,逐渐增加活动次数、运动幅度和力量。

3. **骨折后期**　骨折已达临床愈合标准,内外固定已拆除。功能锻炼的主要形式是加强患肢关节的主动活动,消除肢体肿胀和关节僵硬,并辅以各种物理和药物治疗,尽快恢复各关节正常活动范围和肌力。

(四) 辅助治疗

在运动系统创伤治疗中,康复治疗很重要,不仅包括传统的物理、中医治疗,同时也应包括职业康复治疗师、营养师、社会工作者、心理学工作者的参与,以能够提供全面、长期、关键的康复指导,更有利于骨折的愈合及功能的康复。

骨折病人在进行功能锻炼的同时,配合实施一些辅助治疗方法,对促进骨折的愈合是十分必要的。近年来许多促进骨折愈合的方法不断涌现,常见的总结如下:

1. **物理疗法**　常用的有以电、热、磁、光、波、水等为主要原理的仪器。如各种电磁骨折治疗仪等,对促进骨折愈合有一定疗效。

2. **中医治疗**　中医治疗是以中药、推拿、按摩、针灸为主要手段,通过舒筋活络,以改善局部血液循环,促进骨折愈合。千百年来,积累了丰富的理论及实践经验,取得了良好的疗效。

3. **药物治疗**　常用于消炎、止痛、消肿。近年来,一些利用高科技手段研制而成的生物制剂已应用于临床,如各种骨生长因子等。它们在微环境下调节骨的形成,促进骨折的愈合。

4. **营养治疗**　通过调节饮食,补充有利于骨折愈合的营养成分,也有促进骨折愈合的作用。中医学很重视药膳的作用。

Notes

第六节 开放性骨折的处理

开放性骨折(open fracture)是指骨折附近的皮肤或黏膜破裂,骨折与外界相通的骨折。开放性骨折常由高能量的损伤造成,骨和软组织创伤严重,愈合条件差,对细菌的抵抗力弱,容易造成感染。处理的关键是彻底清创,使开放污染的伤口转变为接近无菌的创面,防止感染,力争创口迅速闭合,将开放性骨折转化为闭合性骨折,从而为组织修复和骨折治疗创造有利条件。若处理不当,创口感染,将延长治疗时间,影响肢体功能恢复,严重时可致肢体残疾甚至危及生命。开放性骨折按软组织损伤的程度,可分为三度:

一度:皮肤被自内向外的骨折端刺破,软组织损伤轻。

二度:皮肤被割裂或挫裂,皮下组织与肌肉有中等度损伤。

三度:广泛的皮肤、皮下组织与肌肉严重损伤,常合并血管神经损伤。

国际上也常用开放性骨折 Gustilo 和 Anderson 分类方法,见表61-1。

表61-1 开放性骨折 Gustilo 和 Anderson 分类

类型	描 述
I	• 皮肤创口小于1cm • 清洁 • 骨折不粉碎
II	• 皮肤创口大于1cm • 软组织损伤较广泛 • 无皮肤撕脱
III	• 高能量损伤累及广泛软组织损伤 • 严重的挤压伤 • 有需要修复的血管损伤 • 严重污染 • 骨折粉碎、节段性骨折或骨缺损而不管皮肤创口大小

（一）清创术实施的时间

任何开放性骨折,原则上清创越早,感染机会越少,治疗效果越好。细菌最初仅停留在创口表面,需要有一段繁殖和侵入组织的时间,这段时间称为潜伏期(latent period)。在潜伏期内施行清创术,可以避免感染。潜伏期的长短与环境温度有关,气温高时细菌繁殖快,气温低时细菌繁殖慢;此外也与创口的性质、部位,细菌的种类、数量和毒性以及病人局部和全身抵抗力的强弱有一定关系。通常伤后6~8小时内是清创术的黄金时间,经过彻底清创缝合术后,绝大多数创口可以一期愈合。超过8小时,感染的可能性增大,但在24小时之内,在有效使用抗生素的情况下,也可进行清创。

（二）术前准备

1. 询问病史,了解创伤经过、受伤时间和性质、急救处理情况等。

2. 检查全身情况,是否有休克和其他危及生命的重要器官损伤。

3. 通过肢体的运动、感觉、动脉搏动和末梢血液循环状况,确定是否有神经、肌腱和血管损伤。

4. 观察伤口,估计损伤的深度,软组织损伤情况和污染程度。

5. 手术一般采用臂丛或硬膜外麻醉,全麻或腰麻有加深休克的危险。

6. 拍摄患肢 X 线平片以了解骨折类型和移位情况。

Notes

（三）开放性骨折清创术的步骤及要点

开放性骨折的清创术包括清创、骨折复位和软组织修复以及伤口闭合。其要求比单纯软组织损伤更为严格。清创术的成功与否对于开放性骨折病人的治疗和预后都具有决定性的意义。因此清创术务必要认真、彻底地将所有坏死的组织都清除干净，否则一旦发生感染，将导致化脓性骨髓炎等严重后果。

1. 清创 即将污染的创口，经过清洗、消毒，然后切除创缘、清除异物，切除坏死和失去活力的组织，使之变成清洁的创口。

（1）清洗患肢：在严格无菌条件下，彻底清洗患肢和创面周围健康组织上的污垢。清洗范围应限于患肢皮肤至伤口边缘。清洗人员要戴无菌手套，清洗用的刷子和肥皂水均应消毒无菌。清洗先从创口周围开始，逐步超越上、下关节，用无菌毛刷及肥皂水刷洗 2~3 次，每次刷洗后都要用大量温开水或无菌生理盐水冲洗干净，更换毛刷后，再进行下一次刷洗。刷洗时要用无菌纱布覆盖创面，防止冲洗液流入创面，以免加重污染。创面内一般不用刷洗，如果污染较重，可用无菌纱布或软毛刷轻柔地进行清洗，再用生理盐水彻底冲洗干净。接着再用 0.1% 的活力碘（聚吡咯酮碘）冲洗创口或用其浸湿的纱布敷于创口 5 分钟，并用生理盐水冲净。患肢清洗干净后，用无菌纱布擦干皮肤，然后常规消毒、铺单，准备清创。

除有大的血管破裂外，应避免使用止血带。使用止血带容易导致：①创口缺血后无法辨认组织的血液供应情况；②创口内的组织因血液供应中断而活力进一步下降；③创口缺血，厌氧菌容易繁殖。

（2）创口边缘处理：一般应切除创缘皮肤 1~2mm；对失去活力的皮肤要彻底清除。

（3）创腔和创袋：如皮下有创腔和创袋，都要求彻底清创，直至能够清楚显露最远处的盲角。

（4）皮下脂肪组织和筋膜：术中对坏死、污染、不出血的皮下组织、剥脱皮瓣下的脂肪组织和筋膜要彻底切除，否则因其血运较差，易发生液化、感染。

（5）肌肉：是深部组织处理的重点。对失去血运和已发生坏死的肌肉组织要彻底清除，因为坏死的肌肉是各种细菌的良好培养基。此外，清除坏死的肌肉，也可减少日后瘢痕组织的形成，有利于功能恢复。对于肌肉活力的判断，可从肌肉的颜色（color）、循环情况（capacity of blood）、肌肉收缩力（contractibility）和肌肉韧性（consistency）四个方面，即所谓的"4C"标准加以判断。即肌肉色泽鲜红，切割时切面渗血，钳夹时有收缩力，肌肉有一定韧性，是肌肉组织活力良好的标志；反之，表示肌肉活力差，应予切除。

（6）肌腱：污染严重的肌腱，应予切除，但因肌腱不出血，因此只需切至出现正常组织时即可。如仅沾染一些异物，可切除被污染的腱周组织和其表面组织，尽量保留肌腱的完整性。

（7）血管：断裂而污染较轻的血管，不要随便切除，可将血管的外膜小心剥离，清除污染物质后再进行修复。

（8）神经：任何神经都要尽量保留，对污染较轻的，可用生理盐水纱布小心擦拭；污染严重的，可将神经外膜剥离切除。

（9）关节囊与韧带：污染或挫伤严重的关节囊与韧带，都要切除。若仅有轻度污染的，则只切除表层，保留健康组织，有利于关节功能的恢复。

（10）骨外膜与骨折端：骨外膜为骨折愈合的重要组织，对维持骨折端的血液供应极为重要，应尽量保留。若已污染，可仔细将其表面去除。一般情况下，皮质骨的污染深度不会超过 0.5~1.0mm，松质骨和髓腔可达 1cm。因此对于已污染的骨折端表层，应尽可能清除。骨髓腔内如有污染，可用刮匙伸入髓腔 1~2cm 将污物刮除。用毛刷刷洗污染骨是不适宜的，因可将污物和细菌挤入深处。与周围组织完全失去联系的游离碎骨块要尽量去除，以防细菌滋生而发生感染。但大的累及关节的骨块要尽量保留。清创后形成的骨缺损可在后期重建。

Notes

（11）止血：清创时要注意止血方法。微小血管的出血，只需用止血钳夹住数分钟即可止血，不必结扎，以免造成组织缺血坏死或由此而发生创口感染。对较大血管的出血则必须结扎。

（12）再次清洗：清创彻底后，再用生理盐水清洗创口及周围组织 2~3 次，将肉眼不易观察到的破碎组织残渣清除干净。然后用 0.1% 的活力碘浸泡或湿敷创口 3~5 分钟，杀灭残余细菌。若创口污染较重，伤后时间较长，可加用 3% 的过氧化氢液清洗，以减少厌氧菌感染的机会，然后再用生理盐水冲洗干净。清洗后应更换手套、敷单及手术器械，继续按无菌手术操作进行组织修复手术。

2. 组织修复

（1）骨折复位固定：清创后应将骨折复位，根据情况给予外固定或内固定。既往对于骨折端污染较轻、软组织损伤不重、复位后较为稳定的骨折，可用创口部开窗的石膏、皮牵引、骨牵引或外固定架等方法固定。近年来，随着手术条件的逐步改善和高效抗生素的合理应用，开放性骨折清创术后可以同时行钢板或髓内钉内固定。对 Gustilo Ⅲ 级的开放骨折，常用外固定架固定。

（2）肌腱修复：断裂的肌腱如系利器切断，断端平整、无挫伤，可在清创后将肌腱一期缝合。用"双垂直缝合法"较为简便。因为肌腱断裂后如不缝合，肌肉可因回缩而丧失功能。若肌腱系被钝性拉断，则不宜缝合，待创口愈合后二期修补。

（3）血管修复：如血管已断裂，但不影响患肢血液供应，清创后可不吻合。如果血管部分断裂，且裂口不大者，可直接修补缝合；如为主要血管损伤，清创后要将两断端切至内膜完整处，在无张力下进行吻合；若血管缺损较多，可行自体静脉倒转移植修补。

（4）神经修复：神经断裂如无功能影响，清创后可不吻合；如为神经干损伤，争取在清创彻底的前提下一期缝合。缝合前须用锋利的刀片将两断端切成平整的新创面，再行神经外膜或束膜的对端吻合。若神经有部分缺损，可将邻近的关节屈曲或将骨折端做适当的截除，行神经的端端吻合。如缺损较大、断端回缩不易吻合或污染严重时，可将神经两断端用黑丝线结扎，作为标记，缝于神经附近的软组织，留待二期处理。

3. 创口引流及闭合

（1）创口引流：除手指外，一般创口内均要求放置引流。可用硅胶管或橡胶条作为引流物。但引流物应避免直接放在创口中，可在创口所属骨筋膜室的最深处向外穿破健康皮肤，将引流物从此引出，连接于负压吸引器，24~48 小时后将引流物拔除。

（2）创口闭合：清创术后，力争将创口全部闭合，争取一期愈合。使开放性骨折转化为闭合性骨折，是清创术的主要目的。除少数情况外，彻底清创后必须采取有效措施闭合创口，消灭创面。当创口较小，污染较轻，软组织挫伤不严重时，可考虑一期缝合创口。对于 6~8 小时内的创口，经彻底清创后，绝大多数可以一期闭合。对于组织损伤和污染程度较重的创口，应延期缝合。即在清创后用肌肉等软组织覆盖裸露的骨端，伤口开放，再用无菌敷料包扎，3~5 天后，经再次清创，局部炎症控制后再闭合创口。如此可以最大限度地降低感染的发生率。闭合创口的方法较多，常用的有：①皮肤缺损较小，张力不大时，可直接缝合。对关节部位的创口，应采用 Z 字成形术的原则缝合，防止因瘢痕挛缩影响关节功能；②皮肤缺损较多的创口，不可勉强直接缝合。否则可因局部张力过大而影响皮肤和深部组织的血液循环，而致皮肤和深部组织坏死和感染，应考虑采用减张缝合。若创口难以闭合时，可用邻近组织覆盖血管、神经、肌腱、关节囊、韧带和骨骼后，敞开创口，用无菌敷料覆盖创面，每隔 2 日在无菌操作下换药，待以后植皮；③已失去血液供应的大片脱套伤的皮肤，必须将脱套的皮肤全部切下，用切皮机切成中厚游离皮片做游离植皮；④伴有广泛软组织损伤的三度开放性骨折，由于骨折处外露，缺乏软组织覆盖，极易导致感染，应设法用不同的皮瓣覆盖创口，如局部转移皮瓣、带血管蒂岛状皮瓣或吻合血管的游离皮瓣移植等。

Notes

4. **应用抗生素及肌注破伤风抗毒素**　对于开放性骨折,虽然及时、彻底的清创是防止感染的根本措施,但早期、合理地应用抗生素,其作用同样不可忽视。应在急诊术前即通过静脉输入抗生素。对于抗生素的选择要做到有的放矢,应该在清创前、手术后及第一次换药拔除引流条时,进行细菌培养和药敏试验,以指导合理用药。在时间紧迫的急诊情况下,可先给予广谱高效的抗生素。

除了全身用药外,清创后创口局部灌注抗生素也是既往常用的方法。灌注时要使含抗生素的灌注液充分达到污染部位的全部面积。因此在放置液体注入管和吸出管时,注入管要尽量放置于创口内最深的位置,而吸出管的位置要尽量表浅,以利药物较长时间存留。两管在创口内的末端不宜离的过近。有些学者认为,该方法易诱导局部产生耐药菌,所以近年应用逐渐减少。同时,开放性骨折病人,术前要给予肌注破伤风抗毒素。

第七节　开放性关节损伤的处理原则

开放性关节损伤(open injury of joint)即皮肤和关节囊破裂,关节腔与外界相通。其处理原则与开放性骨折的处理原则基本相同,但由于涉及关节,又有其特殊性。如处理不当,轻者影响关节功能,重者导致关节功能丧失。因此,必须以慎重的态度进行处理。治疗的主要目的是防止关节感染和恢复关节功能。

开放性关节损伤最常见的并发症是关节粘连和关节内骨折畸形愈合,从而影响关节功能。因此关节腔内必须进行彻底清创,保护关节软骨,注意修复关节面。若能在伤后6~8小时内进行彻底清创并合理应用抗生素,创口多能一期愈合。

开放性关节损伤一般分三度,各有不同的处理要求。

一度:锐器刺破关节囊,创口较小,关节软骨和骨骼无损伤。此类损伤不需打开关节,以免污染进一步扩散。可在无创口的健康皮肤处,用粗针头刺入关节囊,行关节腔内冲洗。创口清创缝合后,在关节内注入抗生素,一般固定3周,开始功能锻炼,经治疗可保留关节功能。若术后发现关节腔内有较多积液,可经正常软组织穿刺抽液。若有感染可能,则按照急性化脓性关节炎早期处理。

二度:软组织损伤广泛,关节软骨及骨骼部分破坏,创口内有异物。应在局部软组织清创完成后,更换手套、敷单和器械再扩大关节囊切口,充分显露关节,用大量生理盐水反复冲洗。彻底清除关节内异物、血肿、小的碎骨片和一切失活组织。大的骨片应予复位,并尽量保留关节软骨面的完整,用克氏针或可吸收螺钉固定。关节囊和韧带应尽量保留修复。关节囊缺损可用筋膜修补。必要时关节腔内可放置引流管,术后用林格液加抗生素灌洗引流,于术后48小时拔除。治疗后可部分恢复关节功能。

三度:软组织毁损,韧带断裂,关节软骨和骨骼严重损伤,创口内有异物,可合并关节脱位及血管、神经损伤。经彻底清创后敞开创口,无菌敷料湿敷,可延期3~5天后缝合。也可彻底清创后,大面积软组织缺损用显微外科技术行组织移植,如肌皮瓣或皮瓣移植修复。关节面严重破坏,关节功能无法恢复者,可一期行关节融合术。

第八节　骨折的并发症及合并伤

病人受暴力打击后,除发生骨折外,还可能有各种全身或局部的并发症。有些并发症可直接危及病人生命,必须紧急处理。有的需要与骨折治疗同时处理,有的则需在骨折愈合后处理。因此,对骨折病人必须作周密的全身检查,及早发现并正确处理各种并发症。

(一)早期并发症及合并伤

1. **休克**　多属于失血性休克,是严重创伤、骨折引起的大出血或重要器官损伤所致。

Notes

2. **感染**　开放性骨折有发生化脓性感染和厌氧菌感染的可能。细菌感染后一般 18～24 小时即可观察到其生长繁殖。也有生长缓慢的细菌数日或数周后才生长繁殖。细菌繁殖速度也与损伤程度、局部组织活力和环境温度等因素相关。

3. **重要内脏器官损伤**

（1）肺损伤：肋骨骨折时，尖锐的骨折端可刺破胸膜、肋间血管及肺组织，引起闭合性、开放性或张力性气胸、血胸或血气胸。

（2）肝、脾破裂：下胸壁或上腹部受到强大暴力损伤时，除可造成肋骨骨折外，还可能发生肝或脾破裂。

（3）膀胱、尿道损伤：骨盆骨折可损伤后尿道和膀胱。如有尿液外渗则可引起下腹、会阴部疼痛、肿胀。

（4）直肠损伤：骶尾骨骨折可能刺破直肠，而致下腹部疼痛，肛门指检时可有血染指套。

4. **重要血管损伤**　伸直型肱骨髁上骨折的近折端可能伤及肱动脉（第六十三章图 63-16），股骨髁上骨折的远折端可能伤及腘动脉，胫骨上段骨折可能伤及胫前或胫后动脉。

5. **神经损伤**

（1）脊髓损伤：多发生在颈段和胸、腰段脊柱骨折、脱位时（图 61-24），造成脊髓损伤，可以出现损伤平面以下的不同程度的瘫痪。

（2）周围神经损伤：较多见的有上肢骨折可能损伤桡神经、正中神经和尺神经。腓骨头、颈骨折时，腓总神经常同时受伤。髋臼后缘骨折合并股骨头后脱位时可能损伤坐骨神经。

6. **脂肪栓塞综合征**（fat embolism syndrome）　骨折后，血液中出现大量非脂化脂肪栓子，这些栓子通过血液循环进入各组织器官，引起毛细血管的栓塞，产生相应的症状。多认为是由于骨折处髓腔内血肿张力过大，骨髓被破坏，脂肪滴进入破裂的静脉窦内，可引起肺、脑脂肪栓塞。亦有人认为是由于创伤的应激作用，使正常血液中的乳糜微粒失去乳化稳定性，结合成直径达 10～20μm 的脂肪球而成为栓子，阻塞肺毛细血管。同时，在肺灌注不良时，肺泡膜细胞产生脂肪酶，使脂肪栓子中的脂肪小滴水解成甘油和脂肪酸，并释放儿茶酚胺，损伤毛细血管壁，使富含蛋白质的液体漏至肺间质和肺泡内，发生

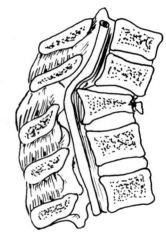

图 61-24　脊柱骨折、脱位时
引起的脊髓损伤

肺出血、肺不张和低氧血症。最常见的是肺脂肪栓塞和脑脂肪栓塞，多见于成人。典型的临床表现：①呼吸系统症状：急性呼吸功能不全，肺通气障碍和进行性低氧血症。②神经系统症状：表现多种多样，常见有：神志不清、昏迷、抽搐。③肺部 X 线平片：典型者呈"暴风雪"样改变。最有效的治疗方法是激素治疗，近年来应用高压氧治疗脂肪栓塞取得了很好的效果。

7. **骨筋膜室综合征**（compartment syndrome）　详见本章附录。

（二）骨折中晚期并发症

1. **坠积性肺炎**（hypostatic pneumonia）　骨折病人长期卧床不起，可以发生坠积性肺炎，常见于老年、体弱或患有慢性疾病的病人。应鼓励病人咳痰，及早起床活动。

2. **压疮**（bedsore）　截瘫和严重外伤的病人，长期卧床，若护理不周，骨转子处如骶骨部、足跟部等长期受压，局部软组织发生血液供应障碍，易形成压疮。应让病人定时翻身，按摩。

3. **下肢深静脉血栓形成**（deep venous thrombosis，DVT）　骨折病人下肢长期制动，静脉血回流减慢，同时创伤后血液处于高凝状态，易发生血栓。临床上多见于髋部骨折和下肢人工关节置换术后。

4. **骨化性肌炎**（myositis ossificans）　又称为损伤性骨化，关节扭伤、脱位及关节附近的骨

Notes

折,骨膜下出血,血肿机化并在关节附近的软组织内广泛骨化,影响关节活动功能。多发生于肘关节。

5. **创伤性关节炎**(traumatic arthritis)　关节外伤后,关节面遭到破坏或关节内骨折未解剖复位,畸形愈合后,因关节面不平整,关节软骨易磨损剥脱,可引起创伤性关节炎。

6. **关节僵硬**(anchylosis)　患肢经长时间固定或未行功能锻炼,静脉血和淋巴液回流不畅,患肢组织中有浆液纤维性渗出物和纤维蛋白沉积,可使关节内、外组织发生纤维粘连。同时由于关节囊及周围肌肉的挛缩,关节活动可有不同程度的障碍,称关节僵硬。

7. **急性骨萎缩**(acute bone atrophy,Sudeck's atrophy)　即损伤所致关节附近的痛性骨质疏松,亦称反射性交感神经性骨营养不良。因骨折后反射性神经血管营养不良引起。常发生在手、足部位。表现为疼痛、肿胀、关节活动受限。骨折后早期患肢抬高、积极主动功能锻炼,促进肿胀消退,可以预防其发生。如有发生,经过积极功能练习、物理治疗和局部封闭等,病变可以缓解。

8. **缺血性骨坏死**(ischemic bone necrosis)　骨折后,骨折段的血液供应被切断导致其缺血性坏死。常见的有股骨颈骨折后股骨头缺血性坏死。

9. **缺血性肌挛缩**(ischemic muscle contracture)重要动脉损伤,或外固定过紧超过一定时限,肢体血液供应不足,肢体肌群因缺血而坏死,终致机化,形成瘢痕组织,逐渐挛缩而形成特有畸形,如:爪形手(图61-25),造成严重残疾。常为骨筋膜室综合征的严重后果。

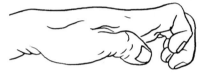

图61-25　缺血性肌挛缩引起的爪形手

10. **骨发育障碍**(malformation of the bone)　小儿发生骨折时,如果生长软骨的骺板受到破坏则影响骨骼生长,导致骨发育障碍。

第九节　骨折延迟愈合、不愈合和畸形愈合

(一) 骨折延迟愈合(delayed union)

是指骨折经过治疗,超过通常愈合所需要的时间(一般为4~8个月),骨折断端仍未出现骨性连接,称骨折延迟愈合(图61-26)。X线平片显示骨折端骨痂少,多为云雾状排列紊乱的刺激性骨痂。轻度脱钙,骨折线仍明显,但无骨硬化表现。

骨折延迟愈合除病人营养不良及全身性疾病等因素外,主要原因是骨折复位后固定不确

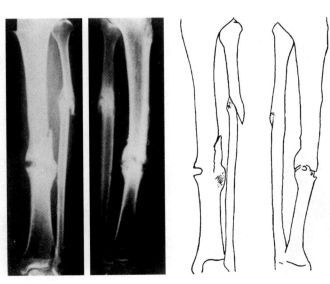

图61-26　骨折延迟愈合

实,引起骨折端的异常活动,或骨折端存在剪力和旋转力以及牵引过度所致的骨端分离。骨折延迟愈合表现为骨折愈合较慢,但仍有继续愈合的能力和可能性,针对原因适当处理,纠正存在的不合理因素,骨折仍可达到愈合。

（二）骨折不愈合(nonunion)

是指骨折经过治疗,超过通常愈合时间,再度延长治疗时间(一般为骨折 8 个月后),仍达不到骨性愈合,称为骨折不愈合或骨不连接(图 61-27)。按美国 FDA 制定的标准,骨折后 3 个月未愈合,且连续观察 3 个月仍无进一步愈合的倾向,即为骨不连接。典型 X 线平片表现为骨折线清晰可见,骨折断端间有宽的间隙,两断端萎缩光滑、硬化,骨髓腔被致密硬化的骨质所封闭。临床上常认为骨折端硬化和髓腔闭塞是骨不愈合的先兆,骨折处可有假关节活动。骨折不愈合意味着骨折修复过程的停止,骨折端仅以软骨或纤维组织相连。

1. 分类　可分为肥大性和萎缩性两种类型。肥大性以骨折端加宽、过量骨痂形成为特征。萎缩性则指骨折端没有或仅有很少的骨痂、骨端硬化或吸收,通常萎缩性不愈合比肥大性不愈合更难处理。

2. 病因　多由于:①骨折断端间嵌夹较多软组织;②开放性骨折骨块丢失或清创时去除的骨片较多,造成骨缺损;③严重损伤或治疗不当对骨的血液供应破坏较大;④感染等因素所致。

骨折不愈合不可能再通过延长治疗时间而达到愈合,需要切除硬化骨,打通骨髓腔,修复骨缺损,消灭感染灶,以促进骨折愈合。

3. 治疗　①骨移植:常取用自体或异体骨植入骨折端并同时加用内固定或外固定以促进骨折愈合。亦有采用带血运的骨膜或骨瓣移植,以及吻合血管的游离骨膜和骨移植治疗骨折不愈合。近年来采用各种新材料的组织工程骨(人工骨)的研究方兴未艾,有的已应用于临床,其诸多的优点使其具有广阔的应用前景;②电磁刺激治疗:近年来各种电磁场骨折治疗仪用于无骨缺损的骨折不愈合者,已取得较好效果;③诱导成骨:是近年来新兴的理论和技术,大量研究表明在多种骨生长因子等刺激物质的作用下,骨祖细胞可分化为成熟骨细胞。目前一些自动物提取的促进骨愈合的骨生长因子类生物制剂已应用于临床;④高压氧:也是一门新兴技术,高压氧治疗可以增加局部病灶氧分压,改善缺氧状态,从而促进成纤维细胞、内皮细胞的增殖及肉芽组织生长,促进成骨细胞和破骨细胞的增殖、分裂,加速骨痂生长。

（三）骨折畸形愈合(malunion)

是指骨折愈合后未达到功能复位的要求,存在成角、旋转、重叠或短缩畸形者(图 61-28)。

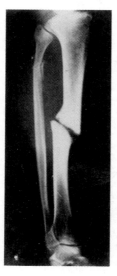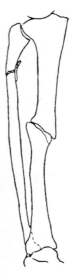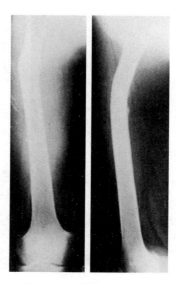

图 61-27　骨折不愈合　　　　　　　　　图 61-28　骨折畸形愈合

畸形愈合可能由于骨折复位不佳,固定不牢固或过早地拆除固定,受肌肉牵拉、肢体重量和不恰当负重的影响所致。

骨折畸形愈合的处理:对于儿童,由于其处于生长发育期,常能将骨折畸形愈合完全或部分矫正,故骨折畸形愈合处理主要对成人而言。畸形较轻,对功能影响不大者,可不予处理。畸形明显影响肢体功能者需行矫正手术。如骨折愈合时间在 2～3 个月,骨痂尚不坚固,可在麻醉下将其在原骨折处折断,重新复位和固定,使其在良好的位置愈合。如骨折愈合已很坚固,则应行截骨矫形手术。必须明确,截骨矫形手术的目的是改善畸形愈合所致的功能障碍,改善外观是次要的。不影响功能的畸形不一定需要矫正,如锁骨骨折大都成角或重叠畸形愈合,虽影响美观但并不需要手术矫正。

附录　骨筋膜室综合征

骨筋膜室综合征,即由骨、骨间膜、肌肉间隔和深筋膜形成的骨筋膜室内的肌肉和神经因急性缺血而产生的一系列早期症状和体征。最常发生于小腿和前臂掌侧。进一步发展可以导致肌肉和神经的坏死,发生 Volkmann 挛缩(Volkmann contracture)。

（一）病因

是由于骨筋膜室内压力增高所致,常见的原因有:

1. **骨筋膜室内容物体积骤增**　①损伤炎性反应和广泛毛细血管损伤,使室内的肌肉发生严重水肿;②任何原因的肌肉缺血,都将使肌肉内的毛细血管内膜通透性增加,发生严重水肿,使室内肌肉的体积和组织压剧增,发生缺血-水肿恶性循环。

2. **骨筋膜室容积骤减**　①敷料包扎过紧或包扎时不紧,但在损伤性水肿继续发展的情况下,早期不紧的包扎可以变得过紧而形成压迫;②严重的局部压迫,例如肢体长时间被重物压迫。

（二）病理

骨筋膜室的室壁坚韧而缺乏弹性,如果室的容积骤减或室内容物体积骤增,则骨筋膜室内的压力急剧增加,超过动脉压后,可以阻断室内血液循环,使骨筋膜室内的肌肉和神经组织缺血。肌肉组织缺血后,毛细血管通透性增加,大量渗出液至组织间隙,形成水肿,使骨筋膜室内压力进一步增加,形成缺血-水肿恶性循环。

筋膜室内的肌肉、神经组织缺血有三个不同的发展阶段

1. **濒临缺血性肌挛缩**　在严重缺血的早期,经积极抢救,及时恢复血液供应后,可以避免发生或发生极小量的肌肉坏死,可不影响患肢的功能,或影响极小。

2. **缺血性肌挛缩**　时间较短的完全缺血,或程度较重的不完全缺血,在积极恢复其血液供应后,有部分肌肉组织坏死,尚能有纤维组织修复,但因瘢痕挛缩而形成特有的畸形——Volkmann 挛缩,将严重影响患肢功能。

3. **坏疽**　范围广、时间久的完全缺血,其结果为大量肌肉坏死,无法修复。

以上三种结果是骨筋膜室或肢体缺血的三个不同阶段,发展很快,急剧恶化,直至坏疽。本综合征主要是指缺血的早期。对多室性的、或肌肉丰富部位的骨筋膜室综合征以及缺血晚期,如有大量坏死组织的毒素进入血液循环则可导致酸碱失衡、电解质紊乱、休克、心律失常和急性肾衰竭等严重后果。

（三）临床表现

早期临床表现以局部为主。

1. **疼痛**　创伤后肢体持续性剧烈疼痛,且进行性加剧,为本征最早期的症状,是骨筋膜室内神经受压和缺血的早期表现。

2. **患侧指（趾）呈屈曲状态,肌力减弱。被动牵伸指（趾）时,可引起剧烈疼痛,为肌肉缺血的早期表现。

Notes

3. 患处皮肤略红,温度稍高,肿胀,有严重压痛,触诊可感到室内张力增高。

4. 远侧脉搏和毛细血管充盈时间正常。应特别注意,骨筋膜室内组织压上升到一定程度(前臂65mmHg,小腿55mmHg),就能使供给肌肉血运的小动脉关闭,但此压力远远低于病人的收缩血压,因此还不足以影响肢体主要动脉的血流。此时,远侧动脉搏动虽然存在,指(趾)毛细血管充盈时间仍属正常,肌肉可能早已发生缺血,所以肢体远侧动脉搏动存在并不说明血运良好。

若不及时处理,缺血将继续加重,发展为缺血性肌挛缩和坏疽,症状和体征也将随之改变。缺血性肌肉挛缩主要临床表现可记成5个"P"字:由疼痛转为无痛(painless);苍白(pallor)或发绀、大理石花纹等;感觉异常(paresthesia);肌肉瘫痪(paralysis);无脉(pulselessness)。

（四）治疗

最有效的治疗方法是早期进行筋膜切开减压。早期彻底切开筋膜减压可以使血液循环获得改善,有效地防止肌肉和神经发生缺血性坏死,避免发生 Volkmann 挛缩。

在骨筋膜室综合征的早期,血流尚未完全中断时,亦可采用非手术治疗的方法,大量应用扩张血管药物和脱水药物,可以使大部分的病人免于手术治疗,获得良好的疗效,但是采用非手术治疗的方法,应该严密监测组织压,一旦治疗无效,立即切开减压,以免造成严重不良后果。

（张英泽）

Notes

第六十二章　骨科的基本操作技术

第一节　石膏绷带与夹板固定技术

一、石膏固定技术

（一）传统石膏绷带

传统的石膏绷带(traditional plaster bandage)是将无水硫酸钙(熟石灰)的细粉末撒在特制的稀孔绷带上,无水硫酸钙吸水结晶后,固化变硬。石膏绷带适用于骨关节损伤及术后的外固定。其优点能够根据当时肢体的形状塑型,易于达到三点固定,固定确实,护理方便,便于长途运送。其缺点是较沉重、透气性及 X 射线透光性差,不能随肢体周径的变化而变化。一般须超过骨折部的远、近端关节,长期的关节制动可导致关节僵硬。

1. **石膏绷带的用法**　为了保护骨隆突部的皮肤和其他软组织不被压伤导致褥疮,在包石膏前必须放好衬垫(图 62-1)。将石膏绷带卷平放在温水桶内(水温 30 ~ 40℃ ,水温越高,石膏固化的速度越快),石膏卷须完全没入水中,待无气泡时取出,以手握其两端,以减少石膏粉的溢出,两只手对向挤压,轻轻挤去水分,即可使用。

2. **常用石膏固定类型**

（1）石膏托(plaster support):在平板上,按需要将石膏绷带折叠成相应长度的石膏条带,按前述方法浸水后展平,置于长宽均略大于石膏条带的棉垫之上,置于伤肢的背侧(或后侧),用纱布绷带卷包缠,达到固定的目的。上肢一般 10 ~ 12 层;下肢一般 12 ~ 15 层。其宽度以包围肢体周径的 2/3 为宜。

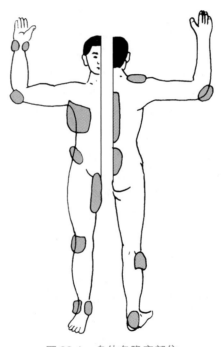

图 62-1　身体各隆突部位

（2）石膏夹板(plaster splint):按石膏托的方法制作两条石膏条带,分别置贴于被固定肢体的伸侧及屈侧,用手抹贴于肢体,纱布绷带包缠。石膏夹板固定的牢固性优于石膏托,多用于骨关节损伤后的急性期,此时肢体肿胀,石膏夹板便于观察,可及时调整松紧,以防影响肢体血运。

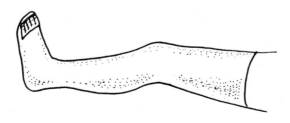

图 62-2　下肢管型石膏

（3）石膏管型（plaster cast）：以棉垫覆盖伤肢，石膏条带置于伤肢屈伸两侧，再用石膏绷带包缠固定肢体（图62-2）。有时为防止肢体肿胀导致血液循环障碍，在石膏管型塑型后尚未干硬时，于肢体前方纵行剖开，称之为石膏管型的剖缝（图62-3）。

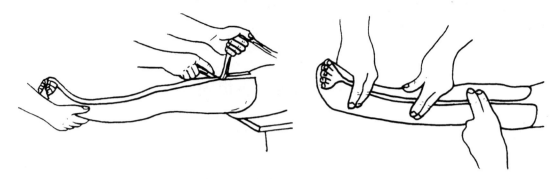

图62-3　管型石膏的剖缝

3. 石膏绷带固定适应证

（1）小夹板难于固定的某些部位的骨折，如脊柱骨折。

（2）开放性骨折清创缝合术后，创口尚未愈合，软组织不宜受压，不适合小夹板固定者。

（3）病理性骨折。

（4）某些骨关节术后，须较长时间固定于特定位置者，如关节融合术。

（5）为了维持畸形矫正术后的位置者，如成人马蹄内翻足行三关节融合术后。

（6）化脓性骨髓炎、关节炎，用以固定患肢，减轻疼痛，控制炎症。

（7）某些软组织损伤，如肌腱（包括跟腱）、肌肉、血管、神经断裂缝合术后需在松弛位固定者，以及韧带损伤者，如膝关节外侧副韧带损伤，需行外翻位石膏托或管型固定。

4. 石膏绷带固定的注意事项

（1）要平整：切勿将石膏绷带卷扭转再包（图62-4），以防形成皱折。石膏固化的过程中，助手在承托覆盖石膏的肢体时，须双手展平，用手掌承托，以防产生石膏局部的凹陷，造成相应部位的肢体压疮。

（2）塑捏成型：石膏绷带干硬后要完全符合肢体的轮廓，下肢如同紧身衣裤，足部应注意足弓的塑形（图62-5）。

（3）应将手指、足趾露出，以便观察肢体的血液循环、感觉和活动功能等，同时有利功能锻炼。

（4）石膏绷带包扎完毕抹光后，应在石膏上注明包缠石膏的日期，如有创口的，需标明位置或直接开窗。

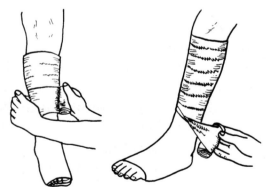

图62-4　石膏绷带的包缠方式

（5）密切观察肢体远端的血液循环、感觉及运动。如有剧痛、麻木及血运障碍应及时将石膏绷带纵行剖开，以免发生缺血性肌挛缩或肢体坏死。

（6）为防止骨质疏松和肌萎缩，应鼓励病人积极进行功能锻炼。

（7）及时更换石膏：石膏会因为肢体的肿胀而变紧，也会因为肢体肿胀的消退而变得松弛，因此需要动态观察石膏的松紧度。避免因石膏变紧而影响肢体的血液循环或因为石膏松弛而影响固定效果。

Notes

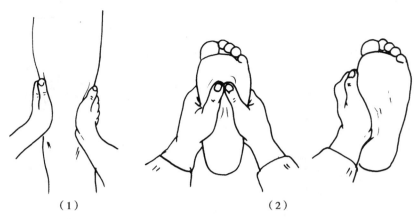

（1）　　　　　　　　　　　　　　（2）

图 62-5　石膏的塑型
（1）膝部塑型；（2）足横弓及纵弓的塑型

（二）新型石膏绷带

目前新型的石膏绷带多为高分子材料,如树脂(图 62-6)、SK 聚氨酯等,其具有强度高、重量轻、透气性好、透光性强、不怕水、没有皮肤过敏反应等优点,但价格较贵。

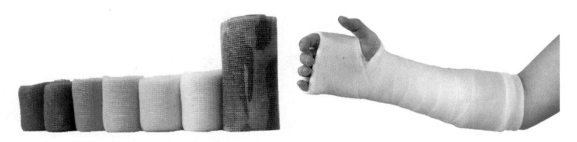

图 62-6　树脂石膏绷带

二、小夹板固定技术

小夹板(small splint)是我国中西医结合治疗骨折的外固定材料。小夹板一般用厚 3~5mm 的柳木、椴木、杉木或竹片制成。小夹板外固定取材方便、简便易行,费用低,不需固定上下关节,便于早期功能练习,同时可根据肢体肿胀的程度调整松紧度。

（一）小夹板固定操作方法

小夹板固定所常用的材料有小夹板、固定垫(棉垫或纱布)、纱布绷带、胶布等。

1. **小夹板**　根据骨折的不同部位,选用不同类型的夹板。小夹板宽度的总和应略窄于患肢的最大周径,使每两块小夹板之间有一定的空隙。最常见的有上臂超肩夹板、前臂尺桡骨夹板、桡骨远端夹板、股骨干夹板、胫腓骨超踝夹板、踝关节夹板等。

2. **固定垫**　常用的有平垫、大头垫、坡形垫、空心垫、分骨垫等。在小夹板内的作用是防止骨折复位后再发生移位,但不可依赖固定垫对骨折端的挤压作用来代替手法复位,否则将引起压迫性溃疡或肌肉缺血性坏死等不良后果。根据骨折的不同部位和移位情况,选用不同类型的固定垫。其中平垫常用的有两垫及三垫固定法(图 62-7,图 62-8)。

3. **小夹板固定的包扎方法**　骨折复位后,垫好固定垫。将几块小夹板依次放置于肢体四周,以 3~4 根绷带捆扎,松紧适度,以绷带上下活动各 1cm 为度。

（二）小夹板固定的适应证

1. 不全骨折。

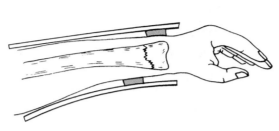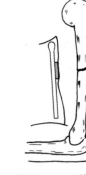

图 62-7 两垫固定法　　　　　　　　图 62-8 三垫固定法

2. 稳定性骨折。

3. 四肢闭合性管状骨骨折。但股骨骨折因大腿肌肉较为丰富,肌拉力大,常需结合持续骨牵引。

4. 四肢开放性骨折,创口小,经处理后伤口已闭合者。

5. 陈旧性四肢骨折仍适合于手法复位者。

6. 用石膏固定的骨折虽已愈合,但尚不坚固,为缩小固定范围可用以代替石膏固定。

第二节　牵　引　技　术

牵引技术(traction)是骨科常用的治疗方法,利用牵引力和反牵引力作用于骨折部,以达到复位或维持复位固定的目的,同时也用于炎症肢体的制动和挛缩畸形肢体的矫正治疗。牵引技术分为持续皮肤牵引、持续骨骼牵引、特殊牵引等。

一、皮　肤　牵　引

皮肤牵引(skin traction)是用贴敷于患肢皮肤上的胶布或牵引带包捆于患肢皮肤上,利用其与皮肤的摩擦力,通过滑轮装置,在肢体远端施加持续引力传递到骨骼上(图 62-9)。

皮肤牵引的重量一般不超过 5kg。行下肢皮牵引时,牵引带不能压迫腓骨头部,以免压迫腓总神经,导致麻痹。

持续皮肤牵引适应证:

1. 小儿股骨骨折。

2. 年老体弱者的股骨骨折,在夹板固定的同时辅以患肢皮牵引。

3. 手术前的辅助治疗,如股骨头骨折、股骨颈骨折、股骨转子间骨折等。

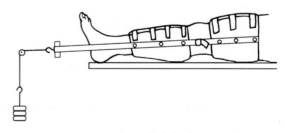

图 62-9　皮肤牵引

二、骨　牵　引

骨牵引(skeletal traction)是在骨骼上穿过克氏针或斯氏针,安置好牵引弓后,通过牵引绳及滑轮连接秤砣而组成的牵引装置,使牵引力直接作用于骨骼上,用以对抗肢体肌肉痉挛或收缩的力量,达到骨折复位或固定的目的。

持续骨牵引适应证:

Notes

1. 成人长骨不稳定性骨折(如斜形、螺旋形及粉碎性骨折)。

2. 肌肉强大或容易移位的骨折(如股骨、胫骨、骨盆、颈椎)。

3. 骨折部的皮肤损伤或部分软组织缺损时。

4. 开放性骨折感染或战伤骨折。

5. 病人有严重复合损伤,需密切观察而肢体不宜做其他固定者。

常用的骨牵引有:

(一) 股骨髁上骨牵引

适用于有移位的股骨骨折、骨盆骨折、髋关节中心脱位等。陈旧性髋关节脱位或先天性髋关节脱位的术前准备及由于软组织挛缩引起的髋关节畸形,用皮肤牵引无效者。

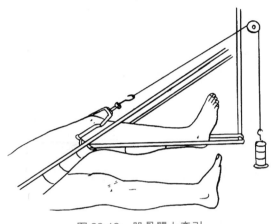

图 62-10 股骨髁上牵引

操作步骤(图 62-10):将伤肢放在布朗氏牵引架上,自髌骨上缘,作一条与股骨垂直的横线(老年人骨质疏松,进钉位置要距髌骨上缘略高一些)。再沿腓骨小头前缘及股骨内髁隆起最高点,各作一条与髌骨上缘横线相交的垂直线,交点即为针进出点的标记。消毒、局麻后,将皮肤稍上提,由大腿内侧标记点刺入斯氏针直至股骨,注意保护大收肌裂孔附近的股动、静脉及其分支和隐神经,保持针水平位,与股骨垂直,使其由大腿外侧标记点穿出,并使两侧牵引针外露部分等长。安装牵引弓后进行牵引,同时床脚抬高 20cm 左右,作对抗牵引。牵引的重量应根据病人的体重及伤情决定,一般为体重的 1/10 ~ 1/7。

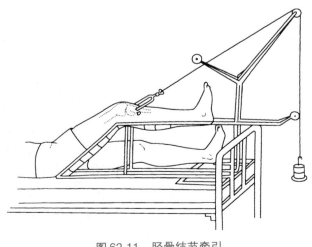

图 62-11 胫骨结节牵引

Notes

（二）胫骨结节骨牵引

适用于有移位的股骨及骨盆骨折、髋关节中心脱位等。操作方便，相对安全，较常用，但不如股骨髁上牵引作用直接，且不便调整旋转。

操作步骤（图62-11）：将伤肢放在布朗氏牵引架上，助手牵引踝部固定伤肢。以胫骨结节和腓骨小头连线的中点作为外侧进针点，其内侧对应点作为出针点。此牵引方法及牵引重量与股骨髁上牵引相同。注意进针应从外侧到内侧，防止损伤腓总神经。

（三）跟骨骨牵引

适用于胫腓骨不稳定骨折，膝关节轻度挛缩畸形的早期治疗。

操作步骤（图62-12）：踝关节保持于中立位，以内踝尖与足跟后下缘连线的中点为进针点。消毒、局麻后，用斯氏针从内侧标记点刺入到跟骨，保持针的水平位并与小腿纵轴垂直，将针打入或钻入。使针穿过对侧皮肤并使牵引针两端外露等长。一般成人的牵引重量为4～6kg。

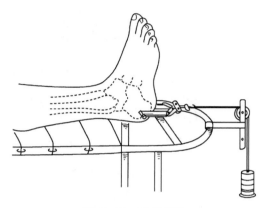

图62-12　跟骨牵引

（四）尺骨鹰嘴骨牵引

适用于肱骨颈、干、肱骨髁上及髁间粉碎性骨折，局部肿胀严重，不能立即复位者。

操作步骤（图62-13）：尺骨鹰嘴顶点远侧3cm，作一条尺骨背侧缘的垂直线；在尺骨背侧缘的两侧各2cm处，作一条与尺骨背侧缘平行的直线，相交两点即为进出针标记点。助手牵引患肢并提起，消毒，局麻后，由内侧标记点将克氏针刺入到尺骨，从外侧标记点刺出，并使外露部分等长。此时要注意不要损伤尺神经，不要进入关节腔。保持肘关节屈曲90°，牵引重量为2～4kg。

（五）颅骨牵引

适用于颈椎骨折和脱位（图62-14）。

操作步骤：剃发，仰卧位，头部固定，在两侧乳突之间作一条冠状线，再沿鼻尖到枕外隆凸作一条矢状线，将颅骨牵引弓的交叉部支点对准两线的交点，两端钩尖放在横线上，并充分撑开牵引弓，钩尖所在横线上的落点作为切口标记，一般为两侧眉弓外缘的矢状线与两侧乳突冠状线的交点。在两标记点处分别消毒，施局麻，各作一小横切口，直至骨膜，用颅骨钻在标记点钻孔，使钻头的方向与牵引弓钩尖的方向一致，仅钻入颅骨外板（成人约为4mm，小儿约为3mm）。钻孔后安置牵引弓，进行牵引。床头抬高，作为对抗牵引。牵引重量一般为6～8kg，如伴小关节交锁，适当加

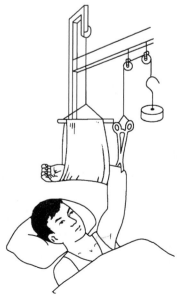

图62-13　尺骨鹰嘴牵引

大牵引,但重量一般不超过15kg。术后用小棉圈或海绵垫垫于枕部,以免发生压疮。应经常检查牵引的方向有无歪斜,并根据病情和治疗需要,调整颈部于过伸、屈曲或中间位并酌情增减牵引重量。

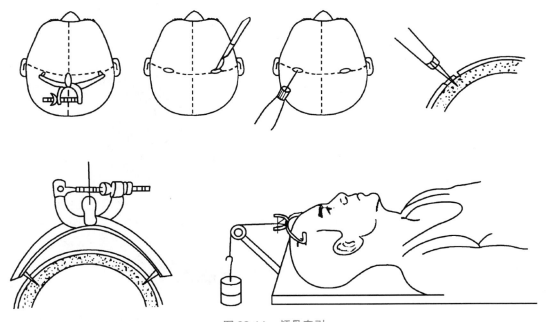

图62-14　颅骨牵引

三、特殊牵引

(一)颌枕带牵引

适用于轻度颈椎骨折或脱位、颈椎间盘突出症及根性颈椎病等。分两种方法(图62-15):一为卧床持续牵引,牵引重量一般为2.5~3kg,这样使颈椎间隙松弛,病变处水肿尽快吸收,使其症状缓解;二为坐位牵引,牵引重量自6kg开始,逐渐增加,可到15kg,但要注意不要牵引过重,以免加重症状。牵引时间为每日1~2次,每次30分钟左右。

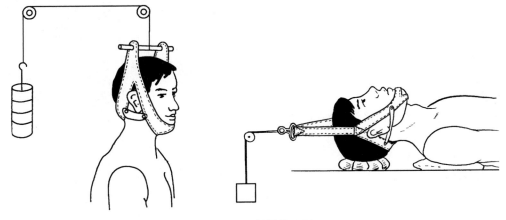

图62-15　颌枕带牵引

(二)骨盆悬带牵引

适用于骨盆骨折有明显分离移位者。骨盆兜用厚帆布制成,其宽度上抵髂骨翼顶点,下达股骨大转子,悬吊重量以将臀部抬离床面为准(图62-16)。

Notes

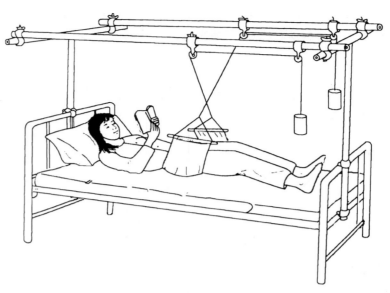

图 62-16   骨盆悬带牵引

第三节   关节穿刺技术

当四肢关节腔内积液,需行穿刺抽液检查或引流、必要时注射药物进行治疗时,以及行关节造影术时,可实行关节穿刺术(joint aspiration)。

(一)肩关节

1. 患肢轻度外展外旋,肘关节屈曲位。于肱骨小结节与喙突之间垂直刺入关节腔(图62-17)。

2. 从喙突尖下外侧三角肌前缘,向后外方向刺入关节腔。

(二)肘关节

1. 肘关节屈曲90°,紧依桡骨头近侧,于其后外向前下进针。此处关节囊表面最浅,桡骨头也易触及。

2. 在尺骨鹰嘴顶端和肱骨外上髁之间向内前方刺入关节腔。

3. 经尺骨鹰嘴上方,通过肱三头肌腱向前下方刺入关节腔。

(三)腕关节

在腕关节背面,鼻烟窝尺侧,桡骨远端垂直进针进入关节腔。

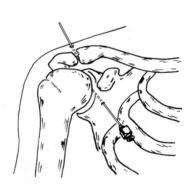

图 62-17   肩关节穿刺进针点

(四)髋关节

1. 在髂前上棘与耻骨结节连线的中点,腹股沟韧带下2cm,股动脉的外侧垂直进入。

2. 在大转子下缘的前面,与肢体长轴呈45°角向上向内进针。推进时应使针贴近股骨转子间线,约进入5~10cm可进入关节腔。

3. 在大转子中点与髂后下棘连线的中外1/3处垂直进针。

(五)膝关节

1. 以经髌骨上缘水平线与经髌骨内外缘垂直线的交点为穿刺点刺入关节腔。

2. 经髌韧带两侧,紧贴髌骨下方向后进针(图62-18)。

Notes

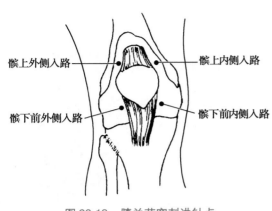

髌上外侧入路　　　　　髌上内侧入路

髌下前外侧入路　　　　髌下前内侧入路

图 62-18　膝关节穿刺进针点

（六）踝关节

1. 在外踝尖下缘,向内上进针,经外踝与距骨之间进入关节腔。

2. 在内踝尖下缘,向外上进针,经内踝与距骨之间进入关节腔。

关节穿刺术注意事项:

1. 应严格无菌操作,以免引起关节腔感染。

2. 穿刺时边抽吸边进针。当刺入血管,吸出新鲜血时,应退出少许,改变方向后再进针。

3. 穿刺不宜过深,以免损伤关节软骨。

4. 关节腔内注射类固醇,不应超过 3 次,以免造成关节损伤。

5. 关节腔内有明显积液者,穿刺后应加压包扎,适当固定。根据液体多少确定穿刺间隔时间,一般每周不超过两次。

第四节　骨折手法复位技术

骨折手法复位(manipulative reduction of fractures)是通过徒手牵引并结合各种手法整复骨折的技术。在骨折复位前必须先了解外力的性质、大小、方向、局部软组织损伤程度及肌肉对骨折段的牵拉作用,弄清骨折移位时所经过的途径,而后选择合适的手法,将移位的骨折断端沿着原来的移位途径倒返回来,骨折就会顺利地得到复位。某些骨折用手法复位,可取得满意的效果。

（一）手法复位的时机

1. 一般伤后 1 ~ 4 小时局部肿胀不严重,软组织弹性较好,手法操作容易,有利于骨折复位。

2. 当病人有休克、昏迷等情况时,须待全身情况稳定后,才能作手法复位。

3. 当伤肢出现严重的肿胀或水疱时,可待肿胀减轻后,再行手法复位。

（二）手法复位方法

1. **解除疼痛**　应用麻醉可以消除疼痛、解除肌痉挛。最好用局部麻醉或神经阻滞麻醉,儿童可用全身麻醉。

2. **肌松弛位**　待麻醉完成后,将患肢各关节置于肌松弛的位置,以减少肌肉对骨折段的牵引力,有利于复位。

3. **对准方向**　将远侧骨折段对准近侧骨折段所指的方向。因近侧骨折段的位置不易改变,而远侧骨折段因已失去连续,易于移动。

4. **拔伸牵引**　即加以适当的牵引力及对抗牵引力。在伤肢远端,沿其纵轴施行牵引,矫正骨折移位。牵引时,必须同时有对抗牵引,并稳定近折端,同时根据骨折移位情况辅以折顶、夹挤、分骨等手法,以矫正短缩移位、成角移位和旋转移位。

第五节　止血带技术

应用止血带使四肢手术更易于进行。然而,止血带的应用具有潜在的危险性,因此使用时必须对其相关知识有充分的了解并持谨慎的态度。在一些手术中,止血带是多余的,但在一些精细的手术中（如手外科手术），使用止血带是必须的。与驱血止血带及马丁薄弹性橡胶带相比，充气止血带（图 62-19）更安全。

（一）止血带的使用方法

在止血带使用前应将所有剩余气体排出。应尽可能减少使用止血带的时间，止血带充气加压前要做好肢体准备，将肢体抬高 2 分钟或使用无菌薄橡胶绷带或棉弹性绷带驱血，从指尖或足趾开始直至距止血带 2.5 ~ 5cm 处，在使用马丁薄弹性橡胶带或弹性绷带驱血时近端达到止血带水平，止血带加压时往往会向远端滑动。止血带加压要快，以防止动脉阻断前造成浅表静脉充血。

止血带加压所需要的精确压力尚不确定，有证据表明真正需要的压力在某种程度上要根据病人年龄、血压及肢体的周径来确定。Reid，Camp 和 Jacob 确定使用止血带所需压力的方法是借助于多普勒听诊器测量外周脉搏消失所需的压力。考虑到侧支循环及血压的变化，他们将此压力再提高 50 ~ 75mmHg，即止血带压力在上肢应高于收缩压 50 ~ 100mmHg；在下肢为收缩压的 2 倍，维持此压力即可获得满意的止血效果。

根据 Crenshaw 等的研究，充气压力较低时宽的止血袖带比窄的止血袖带更为有效。Pedowwitz 等证实采用弧形止血带对肢体锥形部分加压时，使动脉闭塞所需的压力比使用直（长方形）止血带时显著降低。因此，在圆锥形大腿上应避免使用直止血带，尤其是那些肌肉非常丰富或过度肥胖的病人（表 62-1）。

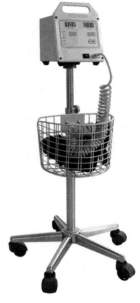

图 62-19　充气止血带

表 62-1　充气止血带的 10 点使用原则

应用对象	应用于健康肢体，慎用于非健康肢体
止血带规格	上肢 10cm，下肢 15cm 或更宽
应用部位	上臂，大腿中部或上部
垫充	最少 2 层以上的外科绒棉
术前准备	紧贴皮肤以防垫料被浸泡，上肢，高于收缩压 50 ~ 100mmHg 或 200 ~ 250mmHg；下肢，收缩压 2 倍或 250 ~ 350mmHg；肢体粗壮者应使用大号袖套而非增加压力
时间	最长不超过 3 小时，1 天内可重复 5 ~ 7 次，一般不超过 2 小时
温度	宜冷不宜热（应避免热、光等），保持组织湿润
使用记录	每周最少检查 1 次使用记录，包括使用持续时间和压力
校准	校正测量表或水银测压计校正
保养检修	每 3 个月保养检修 1 次

（二）止血带的并发症

1. **止血带瘫**　可以由以下几个原因导致：①压力过大；②压力不足导致局部充血水肿，引起神经出血性浸润；③止血带单次使用时间过长；④使用时忽视了局部解剖。目前还无法证实止血带使用多长时间是安全的，这个时限可能因病人的年龄及肢体的血供而异。50 岁以下的健康成人，我们一般掌握止血带的单次使用时限不超过 2 小时，如果下肢的手术需要 2 小时以上，则应设法尽快完成手术，这样比松开止血带 10 分钟后再次对止血带充气更好。目前发现长时间使用止血带后，组织需要约 40 分钟才能恢复正常。

2. **止血带综合征**　止血带综合征首先由 Bunnell 提出，是肢体长时间缺血造成的常见反应，

Notes

表现为水肿、苍白、关节僵硬、运动无力及麻木感。一般认为该症状与缺血时间有关,与止血带的机械作用无关。Sepaga 等已证实,缺血 2~3 小时会引发组织间质水肿、毛细血管通透性增加、微血管充血及肌肉收缩力降低。止血带综合征可影响术后早期活动,增加止痛药的用量。此综合征一般可在术后 1 周内自行消失。

　　3. **其他罕见的并发症** 如筋膜室综合征、横纹肌溶解和肺栓塞等。在严重动脉硬化和人造血管移植的病人中,可出现血管并发症,因此不能在移植人造血管的上方敷扎止血带。

（高忠礼）

Notes

第六十三章　上肢骨折

第一节　锁骨骨折

(一) 解剖概要

锁骨是上肢与躯干的连接和支撑装置,呈"S"形。外 1/3 呈扁平状;中 1/3 呈圆柱状,直径较小,肌肉、韧带附着少,是锁骨的力学薄弱部位;内 1/3 呈棱柱状。锁骨近端与胸骨柄形成胸锁关节,远端与肩峰形成肩锁关节,有肩锁韧带、喙锁韧带及三角肌、斜方肌固定锁骨。锁骨后方有锁骨下血管、臂丛神经,位于第 1 肋骨与锁骨之间,骨折可导致神经血管损伤。

(二) 病因与分类

锁骨骨折(fracture of clavicle)好发于青少年,多为间接暴力引起,约占全身骨折的 4.3%。常见的受伤机制是侧方摔倒,肩部着地,暴力传导至锁骨,发生斜形或横形骨折。高能交通事故或竞技运动中,暴力直接由胸上方撞击锁骨,导致粉碎性骨折,但较少见,若移位明显,可引起臂丛神经及锁骨下血管损伤。

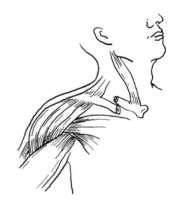

根据暴力作用的大小、方向等,骨折可发生在外侧,中段和内侧,以锁骨中段为最多。锁骨中段骨折根据形状可分为横形、斜形和粉碎性骨折。骨折后,由于胸锁乳突肌的牵拉,近折端可向上、后移位,远折端则由于上肢的重力作用及三角肌的牵拉,使骨折端向前、下移位,并有重叠移位(图 63-1)。锁骨外端骨折时,近端向上移位程度较大者,应怀疑喙锁韧带损伤。锁骨外端骨折根据喙锁韧带损伤情况与骨折部位可分为三型:Ⅰ型,骨折位于喙锁韧带与肩锁韧带之间,多移位不明

图 63-1　锁骨中段骨折的移位

显;Ⅱ型,常合并喙锁韧带损伤,骨折近端因胸锁乳突肌牵拉而向上移位,使复位、固定均较困难;Ⅲ型,主要表现为锁骨远端粉碎骨折,可有关节面骨折及合并肩锁关节脱位,喙锁韧带完整(图 63-2)。

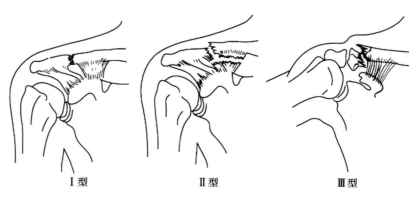

Ⅰ 型　　　　　　　　　Ⅱ 型　　　　　　　　　Ⅲ 型

图 63-2　锁骨外端骨折的分类

(三) 临床表现和诊断

锁骨位于皮下,位置表浅,骨折后,出现肿胀、淤斑,肩关节活动时疼痛加重。病人常用健手托住肘部,或头部向患侧偏斜,以减轻重力、胸锁乳突肌牵拉骨折端活动而导致的疼痛。检查时,可扪及骨折端,有局限性压痛及骨摩擦感。在无移位或儿童的青枝骨折时,单靠物理检查有时难以作出正确诊断,上胸部的正位和45°斜位X线平片是不可缺少的检查方法,可发现骨折的前后移位情况。锁骨外端骨折除常规X线平片检查外,应加照向头侧倾斜40°位的X线平片,必要时行双肩负重时的正位照片,以判断喙锁韧带损伤情况。若暴力作用强大,骨折移位明显,局部肿胀严重,还应仔细检查上肢的神经功能及血供情况,以便对锁骨骨折合并神经、血管损伤作出正确诊断。

(四) 治疗

儿童的青枝骨折及成人的无移位骨折可不作特殊治疗。仅用三角巾悬吊患肢3~6周即可开始活动。成人有移位的中段骨折,采用手法复位,横形"8"字绷带固定(图63-3)。

术后严密观察双侧上肢血液循环及感觉运动功能,若出现肢体肿胀、麻木,提示固定过紧,应及时放松固定。术后1周左右,由于骨折区肿胀消失,或因绷带张力降低,常使固定的绷带松弛而导致再移位,因此复位后2周内应经常检查固定是否可靠,及时调整固定的松紧度。

近年来,由于手法复位及绷带固定的不可靠性,以及良好的手术功能恢复,切开复位内固定应用有增多的趋势。有以下情况时可考虑行切开复位内固定术:①有穿破皮肤危险的难复位骨折;②复位后再移位,影响外观;③合并神经、血管损伤;④开放性骨折;⑤陈旧骨折不愈合;⑥锁骨外端骨折,合并喙锁韧带断裂,或合并肩胛颈骨折;⑦对功能要求较高者。

切开复位时,应根据骨折部位、骨折类型及移位情况,选择不同类型的解剖接骨板。近年来,有学者采用闭合复位,微创植入钢板的手术方式,取得了良好的效果。锁骨外端骨折合并喙锁韧带损伤,在骨折切开复位的同时,采用张力带钢丝固定或T形接骨板固定,并修复喙锁韧带(图63-4)。

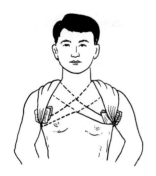

图63-3　锁骨骨折后横
"8"字绷带固定

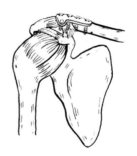

图63-4　锁骨外端骨折
T形接骨板固定

第二节　肱骨近端骨折

(一) 解剖概要

肱骨近端包括肱骨头、大结节、小结节,与肩胛盂、肩峰形成肩关节。肱骨头与肱骨干成130°~135°夹角,在大、小结节与肱骨头之间,有一相对狭窄的斜形部分为解剖颈(anatomical neck of humerus),若解剖颈发生骨折移位,易导致肱骨头血液循环障碍。在解剖颈下2~3cm处,是松质骨和皮质骨交界处,为外科颈(surgical neck of humerus),为骨折好发部位。

肱骨头的血液供应来自腋动脉发出的旋肱前动脉和旋肱后动脉。旋肱前动脉发出升支,在大结节平面进入骨质,供应肱骨头大部分血液。旋肱后动脉发出后内侧动脉供应肱骨头部分血

Notes

液。严重肱骨近端骨折可破坏其血供,发生肱骨头缺血坏死。

（二）病因与分类

高能量交通意外或运动损伤是肱骨近端骨折的主要原因。最常见的是上肢在伸展位或上肢外展及过度旋转位摔伤,手掌着地,肱骨上端与肩峰撞击而骨折。肩部侧方遭受直接暴力也可致外科颈及大结节骨折。中老年人骨质疏松,在遭受中小暴力作用时,易引起肱骨近端骨折。由于暴力作用的大小、方向、肢体的位置及病人的骨质量等因素,伤后可致不同类型的骨折,在临床上有多种分类方法。

按传统的分类法可分为:①无移位骨折;②外展型骨折;③内收型骨折(图 63-5);④粉碎型骨折。

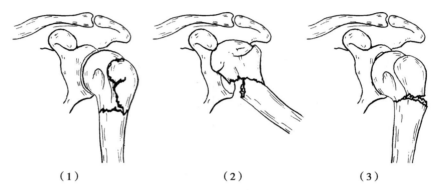

（1）　　　　　　　　　　　（2）　　　　　　　　　　　（3）

图 63-5　肱骨外科颈骨折的分类
（1）无移位型;（2）外展型;（3）内收型

1. **无移位骨折**　无移位的肱骨外科颈骨折有两种情况,一是裂纹骨折,二是嵌插骨折。一般情况下,直接暴力常导致裂纹骨折,间接暴力由手掌向上传递,常导致嵌插骨折。

（1）临床表现和诊断:受伤后无明显肩部疼痛、肿胀、淤斑、活动障碍。肱骨近端压痛,叩击肘部在肱骨近端引起疼痛,应怀疑骨折的存在。在肩部摄正位、腋间位 X 线平片,必要时应在上臂旋前、旋后位摄片,可明确诊断。

（2）治疗:不需进行手法复位。用三角巾悬吊上肢 3～4 周即可开始进行功能锻炼。

2. **外展型骨折**　为间接暴力引起。跌倒时用手掌着地,患肢处于外展位时,发生外展型骨折。

（1）临床表现和诊断:伤后肩部疼痛,肿胀,畸形,皮下淤斑,上肢活动障碍。检查可发现局部明显压痛及轴向叩击痛。主动和被动活动均可使疼痛加重。正侧位 X 线平片可证实骨折及移位情况。常见骨折近端呈内收位,肱骨大结节与肩峰的间隙增宽,肱骨头旋转;肱骨远折端的外侧骨皮质插入近端髓腔,呈外展成角畸形。

（2）治疗:肱骨外科颈外展型骨折可采用手法复位、外固定方法治疗。

1）复位方法:局部麻醉或经肌间沟入路臂丛神经阻滞麻醉。病人仰卧于骨科牵引床上。助手在伤侧肩关节外展 45°、前屈 30°、上臂中立位、屈肘 90°位,沿肱骨纵轴向下牵引,待牵引矫正重叠、成角畸形之后,逆骨折移位方向进行手法复位,以骨折远端与近端相接,矫正成角侧方移位。X 线平片证实骨折复位良好后,缓慢放松牵引,沿肱骨纵轴轻轻叩击尺骨鹰嘴,使骨折端嵌入准确、牢固,即可进行外固定。

2）固定:①超肩小夹板固定:根据肱骨长度选择相适应的小夹板固定。超肩小夹板共四块,分别置于上臂前、后、内和外侧,3～4 道绷带捆扎固定(图 63-6),注意松紧度适当,避免腋窝及肘部神经血管压迫;②U 型石膏固定:在肘关节屈曲 90°位,用有棉垫作衬垫的石膏板由腋窝绕过肘关节、上臂外侧达肩部,再用绷带环形缠绕,使石膏板紧贴肩及上臂。但因肩部固定常不牢固,容易松动,一般作为手术前的临时固定。

Notes

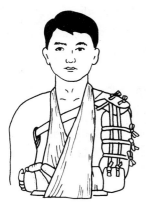

图 63-6　超肩小夹板固定

3. **内收型骨折**　常为间接暴力所致。当跌倒时手掌或肘部着地,力沿上肢向上传导,撞击肩部同时身体向前侧方倾倒,引起内收型骨折。

(1) 临床表现和诊断:受伤后肩部肿胀、疼痛、皮下淤斑,上臂呈内收位畸形,活动障碍。检查可发现肱骨上端明显压痛,常可扪到骨折断端。正位及侧位 X 线平片可见骨折远折端位于肱骨头的外侧,大结节与肩峰的间隙变小,肱骨头有旋转,向前、外方成角畸形或侧方移位。

(2) 治疗:内收型骨折可采用手法复位、外固定方法治疗。

1) 复位方法:麻醉、体位和牵引方法与外展型骨折复位方法相同。在牵引情况下矫正成角、重叠、旋转移位后,术者用手挤压远、近折端,同时助手将患肢外展超过 90°,上举 120°,矫正侧方移位及向外侧成角畸形。若为向前成角及侧前方移位,则先固定近端,由前向后推压远折端,助手使患肢逐渐前屈 90°,即可复位。轻轻叩击鹰嘴,使折端嵌入紧密。X 线平片证实复位成功后,进行外固定。

2) 外固定:小夹板固定基本方法与外展型相同。

肱骨外科颈骨折切开复位内固定术:

(1) 手术适应证:①不稳定骨折手法复位失败;②陈旧骨折有明显移位;③合并肩袖损伤;④合并神经血管损伤;⑤合并肩胛颈骨折。

(2) 手术方法:全身麻醉,仰卧位,患肩垫高。作肩前外侧切口,经三角肌胸大肌入路,充分暴露骨折端。将骨折块复位,用拉力螺钉或用张力带钢丝、T 形加压接骨板螺钉固定(图 63-7),或解剖型接骨板固定。若术中发现骨折合并肩袖、神经血管损伤,应同时予以修复。

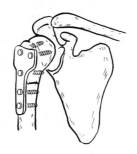

图 63-7　肱骨外科颈骨折 T 形
接骨板内固定

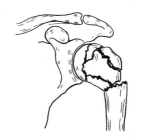

图 63-8　合并肱骨近端的
粉碎型骨折

(3) 功能锻炼:若固定可靠,术后应不用外固定。由于外科颈骨折多为中老年损伤,术后早期活动是防止关节僵硬最重要的方法,术后第 2 天即可进行肘、腕、手指的屈伸活动。2 周后可开始进行肩关节被动活动,3~4 周后开始主动活动。可配合理疗、按摩等,促进局部血液循环,加速肿胀消退及功能恢复。

4. **粉碎型骨折**　这类骨折常发生于中老年人,或骨质疏松病人。当摔倒时,肩部或上肢着地,暴力由手掌、前臂、肘、肱骨传达到关节盂,撞击肩峰,使肱骨近端发生粉碎型骨折。青壮年的这类骨折常由高能量交通事故或运动所致。

(1) 临床表现和诊断:与内收型和外展型骨折一样,损伤局部疼痛、肿胀、淤斑,其程度较内收型、外展型骨折更重,肢体不能活动。X 线平片可发现骨折块的数量、大小、位置等。为了更准确判断关节内骨折移位情况,有时需行 CT 检查及三维重建。骨折可有以下几种情况:①大结节或小结节骨折或伴有肩关节脱位;②解剖颈骨折伴肱骨头碎裂骨折或合并肱骨头脱位;或合

Notes

并内翻或外翻畸形(图63-8)。骨折的预后取决于骨移位的程度和肱骨头血供损害的程度。

　　（2）治疗

　　1）严重粉碎型骨折,若病人年龄过大,全身情况很差,不能耐受手术,可用三角巾悬吊,任其自然愈合。

　　2）不稳定骨折手法复位难以成功,即便复位成功也难以维持骨折端稳定,应手术切开钢板内固定。术中注意修复肩轴。术后4~6周开始肩关节活动。

　　3）对青壮年的严重粉碎型骨折,估计切开复位难以内固定时,可作尺骨鹰嘴外展位牵引,辅以手法复位,小夹板固定。注意牵引重量不宜过大,避免过度牵引。6~8周后去除牵引,继续用小夹板固定,并开始肩关节活动。

　　4）对于健康情况较好的老年人,严重粉碎型骨折合并关节软骨严重损伤者,可考虑人工肱骨头置换术治疗。

第三节　肱骨干骨折

（一）解剖概要

　　肱骨外科颈下1~2cm至肱骨髁上2cm段内的骨折称为肱骨干骨折(humeral shaft fracture)。肱骨干上1/3段呈圆柱形。下1/2段呈棱柱形,有多块肌肉分别附着在骨的各缘或面上,致使骨折容易发生移位。在肱骨干中下部,有肱骨主要营养动脉经滋养孔进入骨干,下1/3段骨折常使该血管损伤,使骨折段血供不良,是发生骨折愈合不良或不愈合的原因之一。在肱骨干中下1/3段后外侧有桡神经沟,桡神经经内后方紧贴骨面斜向外前方进入前臂,此处骨折容易发生桡神经损伤。

（二）病因与分类

　　肱骨干骨折可由直接暴力或间接暴力引起。直接暴力常由外侧打击肱骨干中段,致横形或粉碎形骨折,多为开放骨折。间接暴力常由于手部着地或肘部着地,力向上传导,加上身体倾倒所产生的剪式应力,导致中下1/3骨折。有时因投掷运动或"掰腕",也可导致中下1/3骨折,多为斜形或螺旋形骨折。

　　骨折端的移位取决于外力作用的大小、方向、骨折的部位和肌肉牵拉方向等。在三角肌止点以上的骨折,近折端受胸大肌、背阔肌、大圆肌的牵拉而向内、向前移位,远折端因三角肌、喙肱肌、肱

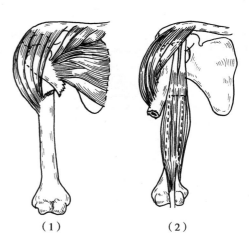

（1）　　　　　　（2）

图63-9　肱骨干骨折的移位
(1)三角肌止点以上骨折移位；
(2)三角肌止点以下骨折移位

二头肌、肱三头肌的牵拉而向外向近端移位。当骨折线位于三角肌止点以下时,近折端由于三角肌的牵拉而向前、外移位；远折端因肱二头肌、肱三头肌的牵拉而向近端移位(图63-9)。无论骨折发生在哪一段,在体弱病人,由于肢体的重力作用或不恰当外固定物的重量,可引起骨折端分离移位或旋转畸形。

（三）临床表现和诊断

　　上臂疼痛,肿胀,畸形,皮下淤斑,上肢活动障碍。可触及反常活动,骨摩擦感。常规的正、侧位X线平片可确定骨折的类型、移位方向。拍X线平片应包括肱骨的近端肩关节,或远端肘关节。若合并桡神经损伤,可出现垂腕,各手指掌指关节不能背伸,拇指不能伸,手背桡侧3个半指皮肤感觉减退或消失。

Notes

（四）治疗

大多数肱骨干横形或短斜形骨折,可采用非手术方法治疗。

1. **手法复位外固定**　局部麻醉或臂丛神经阻滞麻醉。助手握住前臂,在屈肘 90°位,沿肱骨干纵轴持续牵引,矫正重叠、成角畸形。术者用双手握住骨折端,按骨折移位的相反方向,进行手法复位,X 线平片确认骨折的对位、对线情况。复位成功后,减少牵引力,维持复位,可选择小夹板固定。用四块合适长度的小夹板分别置于上臂前、内、外、后侧捆扎固定。成人固定 6 ~ 8 周,儿童固定 4 ~ 6 周,在屈肘 90°位用三角巾悬吊(图 63-10)。小夹板固定后,要经常观察调整其松紧度,过松使固定不牢,发生骨折再移位;过紧有可能导致皮肤软组织及神经血管压迫,发生肢体远端肿胀、缺血甚至坏死等并发症。

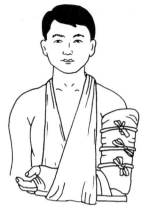

图 63-10　上臂夹板固定

对于复位后比较稳定的骨折,可用 U 型石膏固定。若为中、下段长斜形或长螺旋形骨折,手法复位后不稳定,可采用上肢悬垂石膏固定,但有可能因重量太大,导致骨折端分离,宜采用轻质石膏,并在固定期间严密观察骨折对位对线情况。

2. **切开复位内固定**　有以下情况可考虑手术治疗:①反复手法复位失败,骨折端对位对线不良,估计愈合后影响功能;②骨折有分离移位,或骨折端有软组织嵌入;③合并神经血管损伤;④陈旧骨折不愈合;⑤影响功能及外形的畸形愈合;⑥同一肢体或其他部位有多发性骨折;⑦8 ~ 12 小时内污染不重的开放性骨折;⑧病理性骨折,在处理病灶的同时固定骨折。

在臂丛阻滞麻醉或全身麻醉下手术。肱骨干上 1/3 骨折从肱二头肌与三角肌、肱三头肌之间切口,沿肌间隙暴露骨折端。在直视下尽可能达到解剖对位。用足够长的动力加压接骨板螺钉内固定。肱骨干中下 2/3 段的骨折多采用后方入路,显露并保护桡神经,切开外侧肌间隔,将接骨板放在后侧,起张力带固定作用。对于大的骨折块,可先用螺钉固定,然后再用接骨板固定,并在骨折处植骨。近来,根据骨折生物学固定原理,发展了骨折的微创钢板内固定术(minimally invasive plate osteosynthesis,MIPO),采用锁定加压接骨板(locking compression plate,LCP)固定(图 63-11),手术不暴露骨折端,不剥离骨膜,有效地保护了骨折端的血液循环,提高了骨折的治疗效果。也可用带锁髓内钉固定。术后不用外固定,可早期进行功能锻炼。

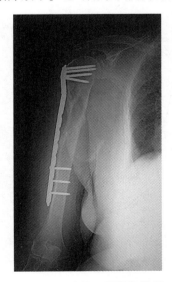

图 63-11　肱骨干骨折的微创锁定加压接骨板固定

对于肱骨干骨折合并局部软组织条件较差者,可采用外固定支架固定,待骨折愈合后拆除外固定架。

肱骨干下 1/3 骨折对骨的血液循环破坏较重,若术中不对骨的血运进行保护,易导致骨折不愈合。对于有桡神经损伤的病人,术中应探查神经,若完全断裂,可一期修复桡神经。若为挫伤,神经连续性存在,则切开神经外膜,减轻神经继发性病理改变。在放置内固定物时,亦应注意保护桡神经避免损伤。

3. **功能锻炼**　无论是手法复位外固定,还是切开复位内固定,术后均应早期进行功能锻炼。复位术后抬高患肢,主动练习手指屈伸活动。2 ~ 3 周后,开始主动的腕、肘关节屈伸活动和肩关节的外展、内收活动,逐渐增加活动量和活动频率。6 ~ 8 周后加大活动量,并做肩关节旋转活动。在锻炼过程中,要随时检查骨折对位、对线及愈合情况。骨折完全愈合后去除外固定。内固定物若无不适也可不必取出。在锻炼过程中,可配合理疗、体疗、中医、中药治疗等。

第四节　肱骨髁上骨折

解剖概要:肱骨髁上骨折(supracondylar fracture of humerus)是指肱骨干与肱骨髁的交界处发生的骨折。肱骨干轴线与肱骨髁轴线之间有 30°～50°的前倾角(图 63-12),为皮质骨与松质骨交界处,较薄弱,容易发生肱骨髁上骨折。在肱骨髁内、前方,有肱动脉、正中神经经过。在神经血管束的浅面有坚韧的肱二头肌腱膜,后方为肱骨,一旦发生骨折,神经血管容易受到损伤。在肱骨髁的内侧有尺神经,外侧有桡神经,均可因肱骨髁上骨折的侧方移位而受到损伤。在儿童期,肱骨下端有骨骺,若骨折线穿过骺板,或合并肱骨远端骨折,有可能影响骨骺的发育,易出现肘内翻或外翻畸形。

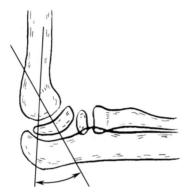

图 63-12　肱骨干与肱骨髁的前倾角

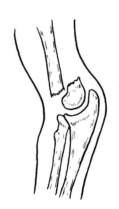

图 63-13　伸直型骨折的典型移位

肱骨髁上骨折多发生于 10 岁以下儿童,根据受伤机制和骨折移位的方向,临床上常将其分为伸直型和屈曲型。

(一) 伸直型肱骨髁上骨折

1. 病因与分类　多为间接暴力引起。当肘关节处于过伸位跌倒时,手掌着地,暴力经前臂向上传递,身体向前倾,由上向下产生剪式应力,再加上尺骨鹰嘴向前施加的杠杆力,使肱骨干与肱骨髁交界处发生骨折。通常是近折端向前下移位,远折端向后上移位(图 63-13)。如果在跌倒时,同时遭受侧方暴力,可发生尺侧或桡侧移位(图 63-14,15)。

根据骨折移位的程度,伸直型肱骨髁上骨折可分为三种类型:Ⅰ型,骨折无移位;Ⅱ型,骨折远端后倾,或有横向移位,后侧骨皮质完整;Ⅲ型,骨折断端完全移位。

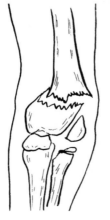

图 63-14　伸直型骨折的尺侧移位

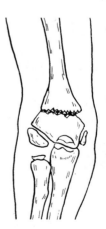

图 63-15　伸直型骨折的桡侧移位

2. 临床表现和诊断　　儿童有手着地受伤史,肘部出现疼痛、肿胀、皮下淤斑,肘部向后突出并处于半屈位,应怀疑肱骨髁上骨折。局部明显压痛,有骨摩擦音及反常活动,肘前方可扪到骨折断端,肘后三角关系正常。注意有无神经血管损伤,因为向前下方移位的骨折近端可能压迫、挫伤或刺破肱动脉而致血液循环障碍(图63-16)。特别注意观察前臂肿胀程度,腕部有无桡动脉搏动,手的感觉及运动功能等。肘部正、侧位X线平片是必须的,不仅可以确定骨折,而且可以准确判断骨折移位情况。骨折线由后上斜向前下的斜形骨折,必要时行CT检查及三维重建,为选择治疗方法提供依据。

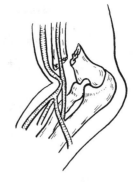

图63-16　伸直型肱骨髁上骨折近断端损伤肱动脉

3. 治疗

(1) 手法复位外固定:受伤时间短,局部肿胀轻,无血液循环障碍者,可进行手法复位外固定。

局部麻醉或臂丛神经阻滞麻醉。在屈肘约50°、前臂中立位,沿前臂纵轴牵引。经同侧腋窝部向上作反牵引。在持续牵引下,纠正重叠畸形,然后矫正尺侧或桡侧移位。术者在前方,以双手2~5指顶住骨折远折端,拇指在近折端用力推挤,同时缓慢使肘关节屈曲90°或100°,即可达到复位。术者在后方进行复位时用拇指顶住骨折远折端,向远侧推挤,同时用2~5指挤压近折端并缓慢屈肘,达到复位(图63-17)。经X线平片证实骨折对位对线良好,即可用外固定维持复位。

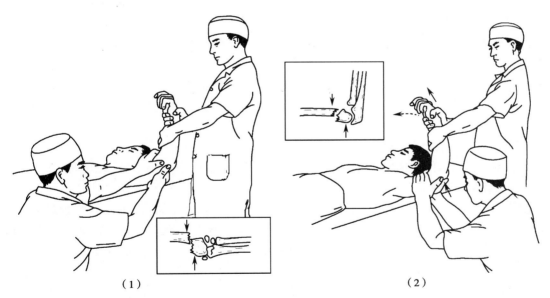

（1）　　　　　　　　　　　　　　　　　（2）

图63-17　伸直型肱骨髁上骨折手法复位
(1)矫正远折段向尺侧移位和旋前移位;(2)矫正远折段向后方移位

复位时应注意恢复肱骨下端的前倾角和肘部提携角。屈肘角度的多少以能使复位稳定并能清晰地扪到桡动脉搏动,无感觉运动障碍来决定。一般情况下,在超过100°位时,复位后骨折端较稳定,但要注意远端肢体的血液循环情况。因为骨折后肢体水肿,若屈肘太多,肘前方皮肤凹陷,会压迫肱动脉。复位后用后侧石膏托在屈肘位固定4~5周,X线平片证实骨折愈合良好,即可拆除石膏,开始功能锻炼。

伤后时间较长,局部组织损伤严重,出现骨折部严重肿胀时,不能立即进行手法复位。应卧床休息,抬高患肢,采用尺骨鹰嘴悬吊牵引(图63-18),同时加强手指活动,待肿胀消退后进行手法复位。手法复位以后,可继续牵引维持复位,或加用过肘关节的小夹板固定。4~6周X线平

Notes

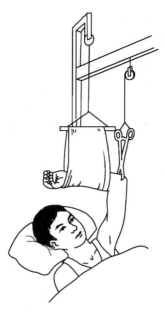

图 63-18 肱骨髁上骨折的
尺骨鹰嘴悬吊牵引

片证实已有骨愈合,可去掉牵引,继续小夹板固定,逐渐开始肘关节主动活动。

(2) 手术治疗

1)手术适应证:①手法复位失败;②有神经血管损伤;③小的开放伤口,污染不重。

2)手术方法:在臂丛神经阻滞或全身麻醉下,在肱骨内下方切口,骨折复位后用交叉钢针作内固定,术中应注意避免损伤尺神经。若有肱动脉、正中神经、尺神经或桡神经损伤,应进行修复手术。若合并内侧髁或外侧髁骨折,可选用拉力螺钉固定。

4. 功能锻炼   无论手法复位外固定,还是切开复位内固定,术后应严密观察肢体血液循环及手的感觉、运动功能。抬高患肢,早期进行手指及腕关节屈伸活动,有利于减轻水肿。4~6周后可进行肘关节屈伸活动。在手术切开复位,内固定稳定的病人,术后2周即可开始肘关节活动。

伸直型肱骨髁上骨折由于近折端向前下移位,极易压迫或刺破肱动脉,加上损伤后的组织反应,局部肿胀严重,均会影响远端肢体血液循环,导致前臂骨筋膜室综合征,如果早期未能作出诊断及正确的治疗,可导致前臂缺血性肌挛缩,严重影响手的功能及肢体的发育。在对肱骨髁上骨折的诊治中,应严密观察前臂肿胀程度及手的感觉运动功能,如果出现前臂高张力肿胀,手指主动活动障碍,被动牵拉剧烈疼痛,手指皮温降低,桡动脉搏动减弱或消失,即应确定骨筋膜室高压存在,应紧急手术,切开前臂掌、背侧深筋膜,充分减压,辅以脱水剂,扩张血管药物等治疗,则可能预防前臂缺血性肌挛缩的发生。如果已经出现5P征(painlessness 无痛,pulselessness 脉搏消失,pallor 皮肤苍白,paresthesia 感觉异常,paralysis 肌肉麻痹)则为时已晚,即便手术减压也难以避免缺血性挛缩。

(二)屈曲型肱骨髁上骨折

1. 病因   多为间接暴力引起。跌倒时,肘关节处于屈曲位,肘后方着地,暴力经肱尺关节向上传导至肱骨下端导致骨折。

2. 临床表现和诊断   受伤后,局部肿胀,疼痛,肘后凸起,皮下淤斑。检查可发现肘上方压痛,后方可扪及骨折端。X线平片可发现骨折的存在及典型的骨折移位,即近折端向后移位,远折端向前移位,骨折线呈由前上斜向后下的斜形骨折(图63-19)。由于肘后方软组织较少,骨折端锐利,可刺破肱三头肌和皮肤形成开放骨折。由于暴力作用的方向及跌倒时的体位改变,骨折可出现尺侧或桡侧移位。少有合并神经血管损伤。

3. 治疗   基本原则与伸直型肱骨髁上骨折相同,但手法复位的方向相反。肘关节屈曲40°左右外固定,4~6周后开始主动练习肘关节屈伸活动。对于完全骨折,移位明显,手法复位不成功,或复位后难以稳定者,可行手术治疗。

儿童期肱骨髁上骨折复位时,桡侧或尺侧移位未得到纠正,或合并了骨骺损伤,骨折愈合后,可出现肘内、外翻畸形。不严重的畸形可在儿童生长发育过程中逐渐得到纠正。经过观察,畸形有加重的趋势,或合并有功能障碍者,可作肱骨下端截骨矫正术。术中应注意桡神经和尺神经的牵拉损伤。可先解剖神经,再作截骨矫正术。

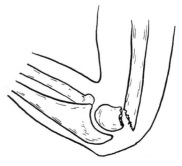

图 63-19 屈曲型肱骨髁上
骨折的典型移位

Notes

第五节 尺桡骨骨折

（一）解剖概要

前臂骨由尺骨及桡骨组成。尺骨近端的鹰嘴窝与肱骨滑车构成肱尺关节。桡骨头与肱骨小头构成肱桡关节。尺桡骨近端相互构成上尺桡关节。尺骨下端为尺骨小头，借助三角软骨与腕骨近侧列形成关节。桡骨下端膨大，和尺骨小头一起，与近侧列腕骨形成桡腕关节。桡尺骨下端又相互构成下尺桡关节。

尺桡骨之间由坚韧的骨间膜相连。由于尺骨和桡骨均有一定的弯曲幅度，使尺、桡骨之间的宽度不一致，最宽处约为 1.5～2.0cm。前臂处于中立位时，骨间膜最紧张，在极度旋前或旋后位时最松弛。骨间膜的纤维方向呈由尺侧下方斜向桡侧上方，当单一尺骨或桡骨骨折时，暴力可由骨间膜传达到另一骨干，引起不同平面的双骨折，或发生一侧骨干骨折，另一骨的上端或下端脱位。骨间膜结构使前臂的旋转活动限制在一定范围内，避免过度旋转导致尺、桡上或下关节不稳定。若骨间膜发生挛缩，必然导致前臂旋转活动障碍。

尺、桡骨干有多个肌肉附着，起、止部位分布分散。当骨折时，由于肌肉牵拉，常导致复杂的移位，使复位时发生困难。

（二）病因与分类

尺桡骨干骨折可由直接暴力、间接暴力、扭转暴力引起，有时导致骨折的暴力因素复杂，难以分析其确切的暴力因素。

1. **直接暴力** 多由于重物打击、机器或车轮的直接压榨，或刀砍伤，导致同一平面的横形或粉碎性骨折[图63-20(1)]，由于暴力的直接作用，多伴有不同程度的软组织损伤，包括肌肉、肌腱断裂，神经血管损伤等。

2. **间接暴力** 跌倒时手掌着地，暴力通过腕关节向上传导，由于桡骨负重多于尺骨，暴力作用首先使桡骨骨折，若残余暴力比较强大，则通过骨间膜向内下方传导，引起低位尺骨斜形骨折[图63-20(2)]。

3. **扭转暴力** 跌倒时手掌着地，同时前臂发生旋转，或手被卷入机器内遭受扭转暴力，可同时发生软组织撕裂、神经血管损伤，或合并他处骨折，导致不同平面的尺桡骨螺旋形骨折或斜形骨折。多为高位尺骨骨折和低位桡骨骨折[图63-20(3)]。

（三）临床表现和诊断

受伤后，前臂出现疼痛、肿胀、成角畸形及功能障碍。检查局部明显压痛，可扪及骨折端、骨摩擦感及反常活动。用听诊器可检查到骨传导音减弱或消失。正位及侧位 X 线平片检查应包括肘关节或腕关节，可发现骨折的准确部位、骨折类型及移位方向，以及是否合并有桡骨头脱位或尺骨小头脱位。尺骨干上 1/3 骨折可合并桡骨头脱位，称为孟氏骨折（Monteggia fracture）；桡骨干下 1/3 骨折合并尺骨小头脱位，称为盖氏骨折（Galeazzi fracture）。

严重尺、桡骨干骨折可合并神经血管损伤，或因严重肿胀发生骨筋膜室高压，应仔细观察临床症状及检查手的血液循环及神经功能。

（四）治疗

1. **手法复位外固定** 尺、桡骨干双骨折由于暴力大小、作用方向、受伤姿势及急救方法不同，可发生多种移位，如重叠、成角及侧方移位等。由于肌肉牵拉，可出现典型的旋转移位（图63-21）。若治疗不当可发生尺、桡骨交叉愈合，影响旋转功能。因此治疗的目标除了良好的对位、对线以外，特别注意防止畸形和旋转。

（1）**手法复位**：可在局部麻醉或臂丛神经阻滞麻醉下进行。在肩外展 90°，屈肘 90°位，沿前臂纵轴向远端作持续牵引，肘部向上作反牵引，待克服重叠、旋转畸形之后，用双手拇指与其

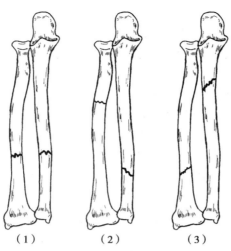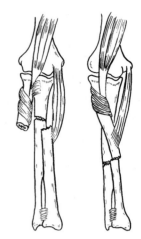

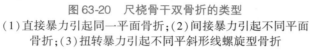

图 63-20　尺桡骨干双骨折的类型

（1）直接暴力引起同一平面骨折；（2）间接暴力引起不同平面骨折；（3）扭转暴力引起不同平斜形线螺旋型骨折

图 63-21　尺桡骨干骨折的移位

余手指在尺桡骨间用力挤压,使骨间膜分开,紧张的骨间膜牵动骨折端复位。在操作中还应注意以下几点:①在双骨折中,若其中一骨干骨折线为横形稳定骨折,另一骨干为不稳定的斜形或螺旋形骨折时,应先复位稳定的骨折,通过骨间膜的联系,再复位不稳定的骨折侧较容易;②若尺、桡骨骨折均为不稳定型,发生在上1/3的骨折,先复位尺骨;发生在下1/3的骨折先复位桡骨。发生在中段的骨折,一般先复位尺骨。这是因为尺骨位置表浅,肌肉附着较少,移位多不严重,手法复位相对较为容易。只要其中的一根骨折复位、且稳定,复位另一骨折较容易成功;③在X线平片上发现斜形骨折的斜面呈背向靠拢,应认为是远折端有旋转,可先按导致旋转移位的反方向使其纠正,再进行骨折端的复位。

（2）固定:①小夹板固定:维持复位位置,在前臂中立位用四块小夹板分别放置于前臂掌侧、背侧、尺侧和桡侧(图63-22),绷带捆扎后,将前臂放在防旋板上固定,再用三角巾悬吊患肢(图63-23);②石膏固定:手法复位成功后,用前、后石膏夹板固定,待肿胀消退后改为上肢管型石膏固定,一般8~12周可达到骨性愈合。

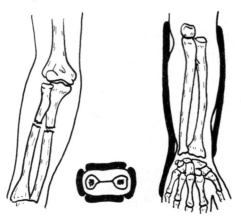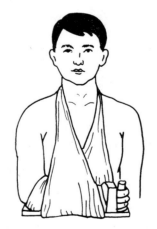

图 63-22　小夹板固定

图 63-23　防旋板固定

所有外固定均应注意松紧度,避免压迫引起皮肤、肌肉坏死,或引起骨筋膜室综合征。

2. **切开复位内固定**　闭合复位外固定,可使部分尺、桡骨干骨折病人获得良好功能,随着对前臂功能解剖认识的不断深入,人们对治疗结果的要求更高,目前更倾向于采用切开复位,内固

Notes

定术治疗。在以下情况时考虑手术治疗：①不稳定骨折；②手法复位失败；③受伤时间较短、伤口污染不重的开放骨折；④合并神经、血管、肌腱损伤；⑤同侧肢体有多发性损伤；⑥陈旧骨折畸形愈合或尺桡骨间形成骨性连接，影响功能。

手术方法：在臂丛神经阻滞或全身麻醉下，根据骨折的部位选择切口。一般应在尺、桡骨上分别作切口，沿肌间隙暴露骨折端。在直视下准确对位，用动力加压接骨板螺钉固定，近年来也采用微创植入锁定加压接骨板固定，减少了对骨折端血液循环的干扰，有利于骨愈合。

3. **外固定架**　Ⅱ度和Ⅲ度开放骨折及复杂骨折无法使用内固定者，可考虑外固定架治疗。外固定架一般在桡骨干和第二掌骨干上穿针，针尖以恰好穿过对侧骨皮质为度，然后安放固定架。

4. **功能锻炼**

（1）无论手法复位外固定，或切开复位内固定，术后均应抬高患肢，严密观察肢体肿胀程度、感觉、运动功能及血液循环情况，警惕骨筋膜室综合征的发生。

（2）术后2周即开始练习手指屈伸活动和腕关节活动。4周以后开始练习肘、肩关节活动。8~10周后X线平片证实骨折已愈合，才可进行前臂旋转活动。

孟氏骨折，可由来自前臂背侧的直接暴力和手腕着地的间接暴力引起，由于导致骨折暴力的大小、作用方向、受伤机制不同，骨折有不同的移位类型，治疗方法也相应不同。大多数病人可手法复位外固定治疗。先复位桡骨头，恢复前臂长度，随着桡骨头的复位，可撑开重叠的尺骨，使尺骨复位较易成功。如手法复位失败、陈旧性骨折畸形愈合或不愈合，合并神经血管损伤等情况，可作切开复位内固定术。

盖氏骨折，可因直接打击暴力或间接暴力引起。首先采用手法复位，石膏或夹板外固定。如复位不成功，或外固定不牢、下尺桡关节分离，可行切开复位内固定。

第六节　桡骨远端骨折

（一）解剖概要

桡骨远端骨折（fracture of distal radius）是指距桡骨远端关节面3cm以内的骨折。这个部位是松质骨与皮质骨的交界处，为解剖薄弱处，一旦遭受外力，容易骨折。桡骨远端关节面呈由背侧向掌侧、由桡侧向尺侧的凹面，分别形成掌倾角（10°~15°）和尺倾角（20°~25°）（图63-24）。桡骨远端尺侧与尺骨小头桡侧构成下尺桡关节，与上尺桡关节一起，构成前臂旋转活动的解剖学基础。桡骨茎突位于尺骨茎突平面以远1~1.5cm。尺、桡骨下端共同与腕骨近侧列形成腕

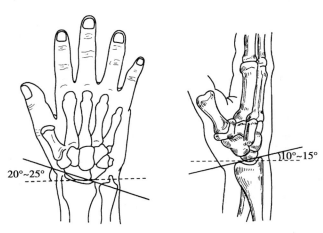

图63-24　桡骨下端关节面的正常倾斜角度

Notes

关节。

（二）病因与分类

多为间接暴力引起。跌倒时，手部着地，暴力向上传导，发生桡骨远端骨折。多发生于中、老年，与骨质量下降因素有关。直接暴力发生骨折的机会较少。

临床上习惯于依据受伤机制的不同，将桡骨远端骨折分为伸直型骨折、屈曲型骨折及关节面骨折伴腕关节脱位。

1. 伸直型骨折　由 Abraham Colles 于 1814 年详细描述了这种骨折，因此以他的名字命名，称为 Colles 骨折（Colles fracture）。多由间接暴力引起，通常的受伤机制是腕关节处于背伸位、手掌着地、前臂旋前时受伤，应力通过手掌传导到桡骨下端发生骨折。老年骨质疏松者多见。

（1）临床表现和诊断：伤后局部疼痛、肿胀、可出现典型畸形姿势，即侧面看呈"银叉"畸形，正面看呈"枪刺样"畸形（图 63-25）。检查局部压痛明显，腕关节活动障碍，皮下出现淤斑。X 线平片可见骨远骨折端向桡侧、背侧移位，近端向掌侧移位（图 63-26）。可同时伴有下尺桡关节脱位及尺骨茎突撕脱骨折。

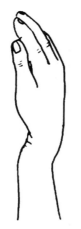

图 63-25　伸直型桡骨下端
骨折后手的畸形

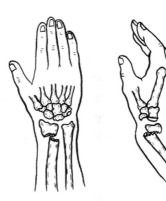

图 63-26　伸直型桡骨下端骨折
后的典型移位

（2）治疗

1）保守治疗：以手法复位外固定为主要治疗方法。局部麻醉。肩外展 90°，助手一手握住拇指，另一手握住其余手指，沿前臂纵轴，向远端持续牵引，另一助手握住肘上方作反牵引。待克服重叠畸形后，术者双手握住腕部，拇指压住骨折远端向远侧推挤，2～5 指顶住骨折近端，加大屈腕角度，纠正成角，然后向尺侧挤压，缓慢放松牵引，在屈腕、尺偏位检查骨折对位对线情况及稳定情况。在屈腕、尺偏位用超腕关节小夹板固定或石膏夹板固定 2 周，水肿消退后，在腕关节中立位继续用小夹板或改用前臂管型石膏固定。

2）切开复位内固定：手术治疗的目的是恢复下尺桡关节的正常解剖关系，恢复桡骨远端关节面的完整性。

手术适应证：严重粉碎骨折，桡骨远端关节面破坏；手法复位失败，或复位成功，外固定不能维持复位以及嵌插骨折，导致尺、桡骨远端关节面显著不平衡为手术适应证。

手术方法：经桡掌侧切口，于掌长肌腱和桡动脉之间暴露骨折端，用 T 形接骨板固定（图 63-27）。若骨折块碎裂、塌陷，有骨缺损，经牵引复位后，分别于桡骨及第二掌骨穿针，用外固定支架维持复位，取髂骨植骨，充填缺损，用螺钉或钢针固定。6～8 周后可去除外固定支架。

3）功能锻炼：无论手法复位或切开复位，术后均应早期进行手指屈伸活动。4～6 周后可去

Notes

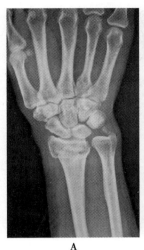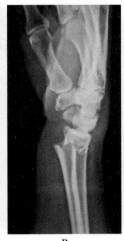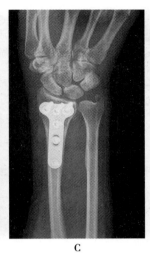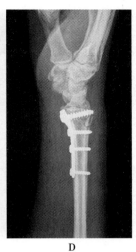

| A | B | C | D |

图 63-27　伸直型骨折的 T 形接骨板内固定

除外固定,逐渐开始腕关节活动。骨折愈合后,桡骨下端因骨痂生长,或骨折对位不良,使桡骨背侧面变得不平滑,拇长伸肌腱在不平滑的骨面反复摩擦,导致慢性损伤,可发生自发性肌腱断裂,可作肌腱转移术修复。若骨折短缩畸形未能纠正,使尺骨长度相对增加,尺、桡远端关节面不平衡,常是后期腕关节疼痛及旋转障碍的原因,可作桡骨延长术或尺骨短缩术。

2. **屈曲型骨折**　1847 年 Smith 首先详细描述了与 Colles 骨折不同特点的桡骨远端屈曲型骨折,并以他的名字命名沿用至今。屈曲型骨折(Smith fracture)常由于跌倒时,腕关节屈曲、手背着地受伤引起,或手掌着地,前臂处于旋后位受伤引起;也可因腕背部受到直接暴力打击发生。较伸直型骨折少见。

(1) 临床表现与诊断:受伤后,腕部下垂,局部肿胀,腕背侧皮下淤斑,腕部活动受限。检查局部有明显压痛,尺桡骨茎突关系异常。X 线平片可发现典型移位,近折端向背侧移位,远折端向掌侧、尺侧移位,与伸直型骨折移位方向相反,称为反 Colles 骨折或 Smith 骨折(图 63-28)。可伴有尺骨茎突骨折。

(2) 治疗:主要采用手法复位,夹板或石膏固定。复位手法与伸直型骨折相反,基本原则相同。由于复位后维持复位位置较困难,因此有学者主张在前臂旋后位用长臂石膏屈肘 90°位固定 5～6 周。复位后若极不稳定,外固定不能维持复位者,行切开复位,接骨板或钢针内固定。

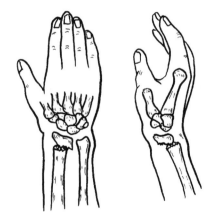

图 63-28　屈曲型桡骨下端骨折的典型移位

3. **桡骨远端关节面骨折伴关节脱位**　这是桡骨远端骨折的一种特殊类型。由 Barton 于 1938 年首先描述,并用他的名字命名,沿用至今,称为 Barton 骨折。在腕背伸、前臂旋前位跌倒,手掌着地,暴力通过腕骨传导,撞击桡骨远端关节面背侧发生骨折,腕关节也随之而向背侧移位。临床上表现为与 Colles 骨折相似的"银叉"畸形及相应的体征。X 线平片可发现桡骨远端背侧缘关节面骨折,折块呈楔形,腕关节随骨折块一起向背侧、近侧移位[图 63-29(1)]。当跌倒时,腕关节屈曲、手背着地受伤,应力由腕背传导至桡骨远端掌侧,导致掌侧关节面骨折,腕关节随骨折块一起向掌侧、近侧移位[图 63-29(2)],称为反 Barton 骨折,较少见,临床上常漏诊或错误诊断为腕关节脱位。只要仔细阅读 X 线平片,诊断并不困难。为了更清楚了解骨折情况,可做 CT 扫描及三维重建。

Notes

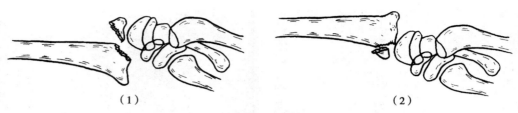

（1）　　　　　　　　　　　　　　　　（2）

图 63-29　Barton 骨折的典型移位
（1）Barton 骨折；（2）反 Barton 骨折

　　无论是掌侧或背侧桡骨远端关节面骨折，因涉及关节内骨折，建议手术治疗，解剖复位、加强内固定。

（余　斌）

第六十四章 手 外 伤

第一节 概　　述

手是人类的劳动器官,也被称为人的第二张脸。手的伤残不但影响人们的生活和劳动,而且影响美观与社交。在四肢的外伤中,手外伤的发生率最高;早期正确处理是手外伤处理的关键环节,直接影响到治疗效果,应引起临床医生的高度重视。

(一) 应用解剖

手的姿势有休息位(rest position)和功能位(functional position)。手的休息位即手处于自然静止状态的姿势。休息位时手内在肌和外在肌、关节囊、韧带的张力处于相对平衡状态。表现为腕关节背伸10°～15°,轻度尺偏,掌指关节和指间关节呈半屈曲位,从示指到小指越向尺侧屈曲角度越大,各指尖指向腕舟状骨结节,拇指轻度向掌侧外展,其指腹接近或触及示指远侧指间关节桡侧。如屈指肌腱损伤,该手指屈曲力量减弱而使手的休息位发生改变。

手的功能位是手可以随时发挥最大功能的位置,如张手、握拳、捏物等。表现为腕关节背伸20°～35°,轻度尺偏,拇指处于对掌位,其掌指关节和指间关节微屈,其他手指略微分开,掌指关节及近侧指间关节呈半屈曲位,远侧指间关节轻度屈曲,各指的关节屈曲位置较一致。手外伤后,特别是预计日后关节功能难以恢复正常,甚至会发生关节强直者,在此位置固定可使伤手保持最大的功能。

(二) 手外伤原因

手外伤常见致伤原因有刺伤、锐器伤、钝器伤、挤压伤及火器伤。不同的致伤原因对手的损伤程度、性质、范围亦不同,临床应进行相应的检查和处理。

(三) 手外伤治疗原则

手的解剖复杂、功能精细,因此对手外伤的处理要求亦高;除遵循一般创伤处理原则外,还应注意:①早期正确的伤口止血及减少创口污染;②详细了解手部伤情,可从手部创口的部位、大小、性质、手的畸形、血液循环、功能障碍等情况初步作出判断;③力争在伤后6～8小时内进行清创,清创时手部皮肤不宜切除过多,以防伤口闭合困难;④尽可能一期修复所有深部组织,若组织缺损过多,应采用组织移植的方法予以修复;⑤力争一期闭合创口;⑥妥善的术后处理,伤手应固定于功能位;⑦在不影响骨、肌腱等组织愈合的情况下,尽早开始康复锻炼。

第二节　手部皮肤损伤

(一) 检查和伤情评估

手部皮肤损伤即为手部开放性损伤。首先应对皮肤损伤情况进行全面的检查。

1. **了解创口的部位和性质**　根据局部解剖关系,初步推测皮下各种重要组织如肌腱、神经、血管等损伤的可能性。

2. **皮肤缺损的估计**　创口皮肤是否有缺损,缺损范围大小;能否直接缝合或直接缝合后是否会影响伤口愈合;是否影响手指关节屈伸活动;是否需要植皮,采取何种方法植皮。

3. **皮肤活力的判断**　损伤的性质是影响损伤皮肤活力的重要因素,如切割伤,皮肤边缘活力好,创口易于愈合。碾压伤可致皮肤广泛撕脱,特别是皮肤剥脱伤,皮肤表面完整,而皮肤与其下的组织呈潜行分离,皮肤与其基底部的血液循环中断,严重影响皮肤的存活,应予高度重视。下列方法有助于判断皮肤的活力:①皮肤的颜色与温度;②皮肤的毛细血管回流试验;③撕脱皮肤的形状和大小;④撕脱皮肤的长宽比例;⑤撕脱皮肤为顺行或逆行;⑥皮肤边缘出血情况。

（二）手外伤处理

1. 单纯手指皮肤损伤　多可直接缝合创口。若皮肤缺损较大应根据部位及伤口的形状、大小不同,酌情选用手部皮瓣(邻指、鱼际等皮瓣)、前臂交叉皮瓣或腹股沟部交叉皮瓣移位修复。对于指端缺损,多采用 V-Y 皮瓣推进及皮管(tubed flap)修复,亦可采用指掌侧皮瓣前移术修复。

2. 手背部皮肤损伤缺损　若无深部组织外露,且腱周组织完整,可采用游离植皮修复。若深部组织裸露时可采用带蒂或吻合血管皮瓣移植的方法予以修复。手掌部皮肤缺损修复时,应充分考虑到手掌的解剖结构特点,尽量选择与其结构相似的皮肤进行移植修复(如足底皮肤)。

3. 手部撕脱伤　是手部极为严重的软组织损伤,其治疗效果常不甚理想,迄今仍是手外科的一大难题。不论是用带蒂皮瓣还是游离植皮的方法,都会影响手的外观及功能。采用显微外科技术如皮瓣联合移植等方法,为全手皮肤撕脱伤的修复提供了新的方法。但由于手的解剖结构复杂、外形与功能的特定要求,因而全手皮肤撕脱伤的治疗效果迄今仍不能令人满意,尚需临床进一步研究探讨。

第三节　手部肌腱损伤

肌腱(tendon)是手部关节活动的传动装置,具有良好的滑动功能,肌腱损伤将导致手部功能活动严重障碍。肌腱损伤的治疗强调早期修复、无创操作及早期的功能锻炼。

（一）肌腱损伤检查

肌腱断裂表现出手的休息位发生改变,如屈指肌腱断裂时该手指伸直角度加大。伸指肌腱断裂则表现为该手指屈曲角度加大,而且该手指的主动屈指或伸指功能部分丧失,还会出现一些典型的畸形,如指深、浅屈肌腱断裂,该手指呈伸直状态。掌指关节伸指肌腱或伸肌腱扩张部的断裂,该关节主动伸直受限或消失,掌指关节呈屈曲位;近节指骨背侧伸肌腱损伤则近位指间关节呈屈曲位;中节指骨背侧伸肌腱损伤手指末节屈曲呈锤状指畸形(图 64-1)。应该注意的是,多条肌腱参与同一关节功能者,其中一条肌腱损伤可不表现出明显的功能障碍,如屈腕、伸腕等。手背、手掌、腕部及前臂等处的屈、伸指肌腱损伤,可根据受伤部位、某个手指屈指及伸指功能障碍的情况不难作出诊断。

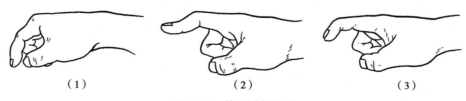

| (1) | (2) | (3) |

图 64-1　伸肌腱检查法
(1)掌指关节背侧近端伸肌腱断裂(患指掌指关节不能伸直);
(2)近节指骨背侧伸肌腱断裂;(3)中节指骨背侧伸肌腱断裂

屈指肌腱损伤的检查方法:固定伤指的中节,让病人主动屈曲远位指间关节,若不能屈曲则为指深屈肌腱断裂。固定其他 3 个手指(伤指除外),让病人主动屈曲近位指间关节,若不能屈曲则为指浅屈肌腱断裂。当指深、浅屈肌腱均断裂时,则该指两指间关节均不能屈曲(图 64-2)。检查拇长屈肌腱功能则固定拇指近节,让病人主动屈曲指间关节。由于蚓状肌和骨间肌具有屈

Notes

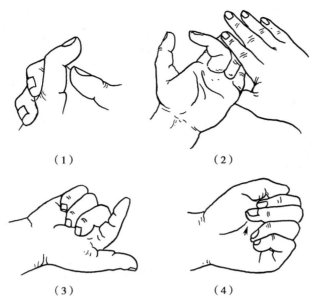

（1）　　　　　　　　　　　（2）

（3）　　　　　　　　　　　（4）

图 64-2　屈肌腱检查法

（1）指深屈肌腱检查法；（2）指浅屈肌腱检查法；（3）指浅
屈肌腱断裂；（4）指深屈肌腱断裂

曲手指掌指关节的功能，屈指肌腱断裂不影响掌指关节的屈曲，应予注意。

（二）肌腱损伤处理

屈、伸肌腱无论在何区域断裂均应进行一期缝合。伸指肌腱无腱鞘，具有腱周组织，位于手背的疏松皮下组织中，术后粘连较轻。对于屈指肌腱，特别是从中节指骨中部到掌指关节平面的屈肌腱鞘起点的指腱鞘区，即通常所称之的"无人区"（no man's land），在此区内单纯指浅屈肌腱损伤可不予修复。指腱鞘区深、浅肌腱同时断裂时，目前主张深、浅肌腱同时修复。腱鞘尤其是滑车对肌腱的营养、滑动、行进方向有重要作用，应尽量避免术中损伤。

有关肌腱的缝合方法较多（图 64-3~7），其中以 Kessler 缝合法、Kleinert 缝合法最常用。有关肌腱的缝合材料宜采用专用的肌腱缝合线，具有对肌腱血液循环干扰小、肌腱对合好、表面光滑、抗拉力强、粘连轻等优点。

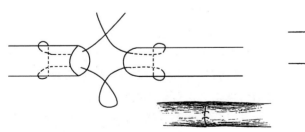

图 64-3　Kessler 缝合法

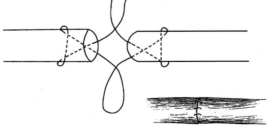

图 64-4　Kleinert 缝合法

肌腱损伤修复术后遇到的主要困难系肌腱粘连问题，故肌腱修复最关键的环节就是减轻肌腱粘连的发生。虽然减轻肌腱粘连的方法较多，如防粘连生物膜、生物油、生物凝胶等，但尚无一种方法能完全防止粘连发生。最关键的措施还是肌腱损伤后早期而正确的修复，尽早进行正规、系统的功能康复训练。手部肌腱修复后一般应固定 3~4 周，待肌腱愈合后解除固定进行功能锻炼并辅以理疗。若发生粘连经过 3~6 个月系统康复治疗仍未改善功能时，可行肌腱粘连松解术。

Notes

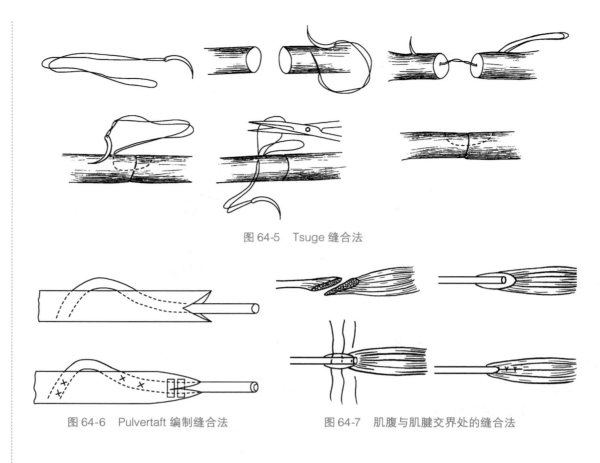

图 64-5　Tsuge 缝合法

图 64-6　Pulvertaft 编制缝合法　　　　图 64-7　肌腹与肌腱交界处的缝合法

第四节　手部血管、神经损伤

（一）手部血管损伤

首先要了解手部主要血管有无损伤、损伤的性质和程度。手部血管损伤及血液循环状况可通过手指的颜色、温度、毛细血管回流试验和血管搏动来判断。如皮肤颜色苍白、皮温降低、指腹瘪陷、毛细血管回流缓慢或消失、动脉搏动消失，提示为动脉损伤；如皮肤颜色青紫、肿胀、毛细血管回流加快、动脉搏动良好，则为静脉回流障碍。

手部血液循环十分丰富，除完全性和不完全性断指、断掌、断手及严重的压砸伤外，一般外伤很少引起手部坏死。手部损伤多为复合组织损伤，很少发生单纯血管损伤。在手外伤早期，如手部血液循环良好，可按手外伤的一般原则处理，不需修复血管。对于腕部单一的尺动脉或桡动脉断裂，虽然不会影响手部血液循环，但亦应在处理伤口的同时予以一期修复，以增加手部血液供应。手外伤如有血液循环障碍，应积极予以血管修复。血管缺损时可采用对侧指动脉交叉缝合、邻指指动脉转移或小静脉移植的方法予以修复。若外伤的手指远段指体或皮肤动脉血液循环良好，仅有静脉回流不足时，通过相连软组织的侧支循环足可代偿。

（二）手部神经损伤

手部的运动和感觉功能分别由来自臂丛神经根的正中神经、尺神经和桡神经支配。手腕和手指屈伸活动的肌肉及其支配神经的分支均位于前臂近端。

手部外伤时所致的神经损伤，主要表现为手部感觉功能和手内在肌功能障碍。①正中神经损伤：拇短展肌麻痹所致拇指对掌功能障碍及拇、示指捏物功能障碍，手掌桡侧半、拇、示、中指和环指桡侧半掌面，拇指指间关节和示、中指及环指桡侧半近位指间关节以远的感觉障碍；②尺神经损伤：骨间肌和蚓状肌麻痹所致环、小指爪形手畸形，骨间肌和拇收肌麻痹所致的 Froment

Notes

征,即示指用力与拇指对指时,呈现示指近位指间关节明显屈曲、远位指间关节过伸及拇指掌指关节过伸、指间关节屈曲,以及手部尺侧、环指尺侧和小指掌侧感觉障碍;③桡神经损伤:腕部以下无运动支,仅表现为手背桡侧及桡侧3个半手指近位指间关节近端的感觉障碍(图64-8)。

手是一个感觉器官,手的神经损伤对手的外形及功能影响颇大,应力争一期修复。对于手部神经的缺损,可酌情选用废弃指神经、邻指神经及其他部位表浅神经支移植的方法予以修复。对于手部运动神经缺失,可进行肌腱肌肉转位重建功能。

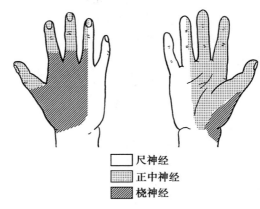

☐ 尺神经
▦ 正中神经
▨ 桡神经

图64-8 手部感觉神经的分布

第五节 手部骨与关节损伤

首先应对手部骨与关节损伤进行详细的检查。局部疼痛、肿胀及功能障碍者应疑有骨关节损伤。如手指明显缩短、旋转、成角或侧偏畸形及异常活动者则高度怀疑骨折。凡疑有骨折者应拍摄X线平片,了解骨折的类型和移位情况。注意检查手部各关节的主动活动情况及关节活动范围。在检查腕关节和手指各关节功能时,应以关节完全伸直位为0°计算。

手部骨与关节损伤类型复杂,易于漏诊,复位固定困难,个别部位效果差,临床处理应予重视,特别要注重早期的正确处理。对于手部的开放性骨折应及时清创、内固定,变开放性骨折为闭合性骨折。固定时应注意手保持在功能位,未受伤的手指不应一并固定。手外伤术后应酌情进行早期的功能锻炼。手部骨折或脱位通常只需固定3~4周即可,应及时解除内固定进行积极的康复治疗,以防止手部关节僵硬的发生。

（一）腕舟骨骨折

多因跌倒时手部支撑地面、腕关节强烈背伸和桡偏引起。骨折线正处于桡骨茎突碰击处,若固定不良最易引起骨不连。腕舟骨血运来自结节部及腰部,骨折后常影响近端血运导致延迟连接甚至近端骨坏死。骨折后表现腕关节肿胀、鼻烟窝部明显压痛、活动受限。CT检查有助于早期诊断。

保守治疗方法为拇人字石膏固定12周。对于不稳定骨折,可应用闭合复位经皮穿针固定或Herbert螺钉固定。

（二）第一掌骨基底部骨折

多因直接外力引起,骨折位于第1掌骨基底部1cm处,伤后局部明显压痛。骨折近端受拇长展肌牵拉向桡背侧移位,远端受拇长屈肌及拇收肌牵拉向掌尺侧移位,使骨折向桡背侧成角移位。治疗用手法复位,可在外展位牵引拇指,同时在掌骨基底部向尺侧加压,将拇指外展便可复位。用短臂石膏固定,拇指末节不固定,可作拇指伸屈活动。制动4~6周,功能多恢复满意。

若拇指在内收位受纵向暴力打击,骨折不是横形骨折而是通入关节,骨折近端形成一小块骨折片位于尺侧,骨折远端滑向掌侧及桡侧形成骨折脱位,又称为Bennett骨折。手法复位不难,将拇指沿纵轴牵引,指压掌骨基部桡侧,同时外展拇指即可复位。但复位后固定困难,且易再移位。复位后需及早行X线平片以便观察复位情况,若复位后移位应及时予以纠正。若反复移位可经皮克氏针内固定,钢针从第1掌骨穿入大多角骨,操作简单,效果良好。

（三）第二至四掌骨骨折

多因直接外力或扭转、传导外力引起横形或斜形、螺旋形骨折,常出现向背侧成角移位。由

Notes

于四周有软组织起类似夹板固定作用,可用简单牵引手法及背部加压而复位,短臂石膏固定或加分骨垫后小夹板固定,6周可愈合。对多发性骨折容易移位者,可酌情选用微型钢板、螺丝钉或克氏针行内固定术(图64-9)。

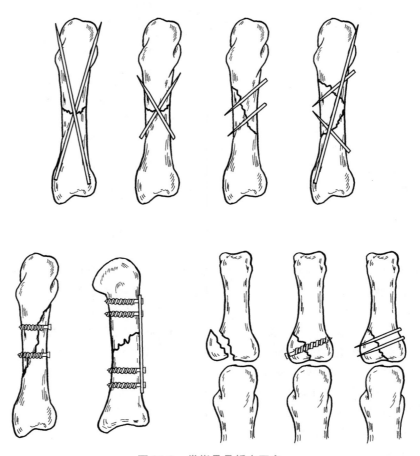

图64-9　掌指骨骨折内固定

(四)掌骨颈骨折

以第5掌骨多见。多因直接外力引起。骨折后因骨间肌牵引,掌骨头向掌侧屈曲,骨折向背成角。手法复位时必须将掌指关节屈曲至90°,使侧副韧带处于紧张状态下,再沿近节指骨纵轴向上推,同时在背侧加压方能复位。将掌指关节和近指关节屈曲90°位以石膏外固定,制动4周即可解除做功能练习。

(五)指骨骨折

多为直接外力引起,多发性居多。骨折后移位明显,3节指骨移位方向不一。近节指骨骨折(phalangeal fracture)多向掌侧成角;中节指骨骨折若位于指浅屈肌附着处近侧,多向背侧成角;若位于其远侧,多向掌侧成角。一般可徒手复位,尽量达到解剖复位。将伤指固定于功能位最为理想。一般将邻近两指一同固定,防止侧偏和旋转变形。对于不稳定性指骨骨折或功能位不能保持良好复位者,可考虑手术复位,克氏针内固定。至于末节骨折多无明显移位,诊断较易,宜摄X线平片。可采用小铝板或硬纸板固定,维持3周即可。必要时可行1mm克氏针或针头固定,以使良好对位。

(六)月骨脱位

常见为月骨(lunate)掌侧脱位。跌倒时上肢支撑地面,腕关节极度背伸,使月骨向掌侧脱出。此时月骨可旋转90°~270°,背侧韧带撕断,掌侧韧带仍保存。月骨藏在腕管内压迫屈指肌

Notes

腱及正中神经使手指不能完全伸直,正中神经支配的手部感觉区麻木。X 线平片可见月骨向掌侧脱位。若早期复位制动 4~6 周,可取得良好效果。陈旧性病例需手术复位,月骨容易缺血坏死,可予月骨切除。

第六节　手部功能重建

手外伤后常导致手部组织不同程度缺损,遗留不同程度的外观缺陷和功能障碍。在伤口愈合 3 个月后水肿完全消退、组织柔软。如手部各关节活动良好,可考虑行手功能重建,以提高手部功能及改善外观。手部功能重建包括皮肤、肌腱、神经、骨骼损伤的二期修复重建及拇指缺损的再造。本节仅介绍拇指缺损再造。

拇指功能占全手功能的 40%,缺失后将不同程度地影响手的外观与功能。其他四指功能占全手功能的 60%,其中示、中指各占 20%,无名指、小指各占 10%,其缺失也将不同程度地影响手的功能。拇指缺损的程度是决定是否再造、如何再造的重要参考指标。拇指缺损通常分为 6 度,现予以介绍。Ⅰ度:拇指远节部的缺损;Ⅱ度:拇指于指间关节、其他指于远位指间关节部的缺损;Ⅲ度:拇指于近节指骨、其他指于中节指骨部缺损;Ⅳ度:拇指于掌指关节、其他指于近位指间关节部缺损;Ⅴ度:拇指于第一掌骨、其他指于近节指骨部缺损;Ⅵ度:拇指于腕掌关节,其他指于掌指关节部缺损。

拇指缺损的再造方法较多,可根据伤情、缺损程度、病人职业、意愿、经济条件、医生技术力量等情况综合考虑确定。现将几种常用的方法予以介绍。

（一）指残端帽状提升延长拇指

适于拇指Ⅲ度缺损。要求保留近节指骨在 1cm 以上,掌指关节伸、屈活动正常,拇指残端皮肤松软正常。方法:在残端近侧 3~4cm 处环形切开皮肤;保留供应该皮瓣的神经、血管并向近端游离,全层游离远侧皮瓣形成帽状皮瓣,在指骨残端植骨,提升帽状皮瓣覆盖骨端,近端创面植皮修复。此法可延长拇指 1~1.5cm。

（二）虎口加深相对延长拇指

适于拇指Ⅱ~Ⅲ度缺损伴虎口轻度狭窄以及不愿做足趾移植再造或其他掌指骨延长手术者,可选用虎口加深相对延长拇指长度的方法来改善拇指功能。这一手术创伤小,方法简便,仅采用虎口 Z 字成形及邻近皮瓣转移的方法即可加深、扩大虎口。

（三）示指或残指移位拇指化

适于拇指Ⅳ~Ⅴ度缺损,鱼际肌功能正常,病人不愿意接受足趾移植再造者。凡选用正常示指移位者,因其以牺牲正常示指为代价而应慎重考虑。利用功能不大或无用的伤残邻指行拇指再造术,应为首选方法。将残指连同肌腱、神经、动脉、静脉及其周围软组织(内含脂肪、小血管等)一并转移。用克氏针交叉固定指(掌)骨于拇指对掌位,使能与各指指腹接触。如若大部分掌骨存在,则仍保留有大鱼际肌的作用及腕掌关节的活动度,再造后的拇指功能效果则更佳。此法具有一次完成手术、感觉及运动功能良好、外形较满意的优点。

（四）游离第二足趾移植再造拇指

拇指Ⅲ度以上缺损,如无伤残邻指可供利用或伴有其他手指缺损者,可采用游离第 2 足趾移植的方法再造拇指。采用此方法再造拇指或手指与其他传统的再造方法相比具有以下优点:①手术一次完成、疗程短;②再造的手指长度适中,具有指甲、外形佳;③再造的手指血液循环良好,可恢复良好的伸、屈、抓、握、对指功能;④切取有限的足趾对供足功能无明显影响。

手术方法系将切取的带有足背血管、伸屈肌腱及趾神经的第 2 足趾移至受区,采用克氏针交叉固定趾骨于拇指近节指骨或第 1 掌骨;将第 2 足趾伸、屈肌腱分别与拇指伸、屈拇长肌腱缝合;将第 2 足趾两侧趾神经分别与拇指指神经吻合;然后将第 2 足趾所携带的足背动静脉分别与手背鼻烟窝处桡动脉分支及头静脉相吻合,缝合切口皮肤(图 64-10)。

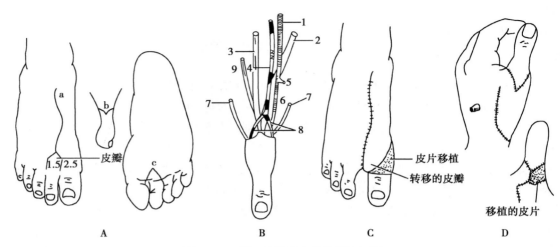

图 64-10　第 2 足趾游离移植再造拇指

A. 足部切口设计;B. 游离第 2 足趾及携带的血管、神经和肌腱;C. 足部供区植皮、缝合后;D. 手部切口缝合后;1. 足背动脉;2. 趾深屈肌腱;3. 趾长伸肌腱;4. 大隐静脉;5. 已切断的足底深支;6. 第 1 跖骨背动脉;7. 趾神经;8. 跖背静脉;9. 趾短伸肌腱

　　随着显微外科技术的发展及人们对生活质量与美的追求的提高,目前对于并不影响手部功能的手指部分缺损亦可采用吻合血管的第 2 足趾移植的方法进行再造修复,可取得良好的外观与功能恢复。对于因工作及职业特殊需要及要求手指部分缺损再造修复的病人,可采用上述方法进行再造修复。

　　总之,对于手外伤后残留有拇指缺损或手指部分缺损的病例,可择期采用传统的方法或吻合血管的足趾移植方法进行再造,均可取得良好的手术效果,能够大大改善伤手的外观与功能,在临床上应予积极采用。

（裴国献）

Notes

第六十五章　下肢骨折及关节损伤

第一节　股骨颈骨折

　　股骨颈骨折(fracture of femoral neck)是指由股骨头下到股骨颈基底的骨折,占成人全身骨折的3.6%。本节介绍股骨颈的囊内骨折,股骨颈基底骨折归属转子间骨折。股骨颈骨折多见于中、老年人,其移位骨折难以获得满意的复位和稳定,易发生股骨颈不愈合及股骨头坏死,老年病人易发生严重的全身并发症。

(一) 股骨头、颈部的解剖概要

　　(1) 颈干角(neck shaft angle):成人股骨头、颈长轴与股骨干形成130°±7°的夹角,称为颈干角。若颈干角大于该角度范围为髋外翻(coxa valgus),小于该范围则为髋内翻(coxa varus)。

　　(2) 前倾角(anteversion angle):正常股骨头、颈相对于股骨干前倾,其长轴与身体的冠状面形成的夹角为前倾角,正常标本测量值为10°±7°(图65-1)。

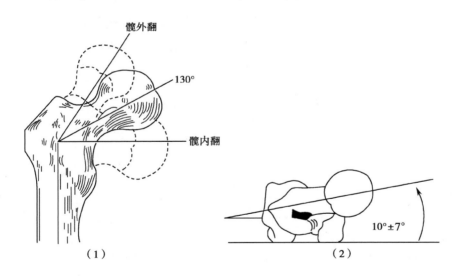

图65-1　股骨颈的颈干角和前倾角
(1)股骨颈的颈干角,平均130°;(2)股骨颈的前倾角,10°~15°

　　(3) 股骨矩(femoral calcar):位于股骨近端颈干交界部松质骨内,其上极与股骨颈的后外侧皮质连续,下极与小转子下方股骨干后外侧皮质连接,弥补了颈干连接部由于小转子后内侧突出造成的应力传导缺陷,形成了完整的管状骨负重结构(图65-2)。

　　(4) 股骨头的血供:①股骨头圆韧带动脉:起源于闭孔动脉,为股骨头凹附近骨质提供血供,老年人此动脉多已闭塞;②支持带血管:来自旋股内、外侧动脉,由股动脉或股深动脉发出,其中旋股内侧动脉后支支配股骨头绝大部分血供;它在股骨颈关节囊外形成基底动脉环,再分别发出四条颈升动脉,穿过关节囊在滑膜的深层沿股骨颈上行,分布到股骨头部;③股骨干滋养动脉:一般认为只达股骨颈,与股骨头内血管吻合少(图65-3)。

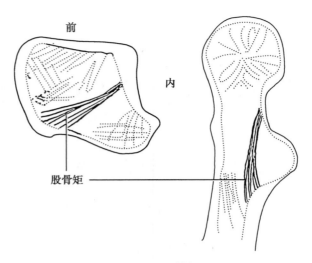

图 65-2　股骨矩

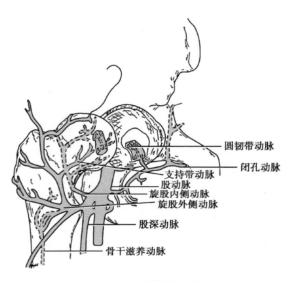

图 65-3　股骨头血供

（二）病因、病理及分类

90%以上的股骨颈骨折是在站立或行走时跌倒而发生,属间接暴力,低能量损伤。老年人多有骨质疏松,由于骨量减少,骨小梁稀疏,骨的脆性增加,故轻微外力即可造成骨折。

1. **按骨折线走行部位分类**　①头下型骨折:骨折线位于股骨头下,股骨颈支持带血管遭到损伤,血液供应中断,仅残存圆韧带动脉的少量供血,一旦错位,易发生股骨头坏死;②头颈型骨折:骨折线外上部分在头下,内下部分位于股骨颈下部,呈鸟嘴状。由于易遭受剪切力而难获稳定性。常发生股骨头缺血坏死或骨折不愈合;③基底型骨折:骨折线位于股骨颈与大转子之间,由于骨折两端的血液循环良好,骨折容易愈合。

2. **按骨折线倾斜角分类**　该角测量是指骨折线与水平面的夹角,称为 Pauwels 角。① I 型:外展骨折,Pauwels 角<30°,稳定性最好;②Ⅱ型:Pauwels 角在 30°～50°之间,稳定性次之;③Ⅲ型:内收骨折,Pauwels 角>50°,稳定性最差(图 65-4)。

3. **按骨折移位程度和进程分型(Garden 分型)**　①Ⅰ型:不完全骨折或嵌插骨折。近年国内有学者经 CT 检查证实依据 X 线诊断的不完全骨折不存在,实际上是完全骨折;②Ⅱ型:完全骨折,但无移位;③Ⅲ型:完全骨折,部分移位;骨折面有部分接触,作为近折段的股骨头由于部分残留支持带联系,受到牵拉,可见内侧骨小梁处于外展位;④Ⅳ型:完全骨折,完全移位。骨折

Notes

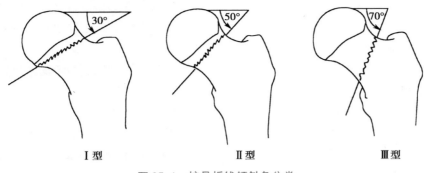

图 65-4　按骨折线倾斜角分类

面分离,远折段在前。股骨头与远折段失去支持带联系,故保持解剖原位,内侧骨小梁与髋臼骨小梁方向一致(图 65-5)。Ⅰ型、Ⅱ型者因为骨折断端无移位或移位程度较轻,骨折损伤程度较小,易愈合。Ⅲ型、Ⅳ型者因骨折断端移位较多,骨折损伤较大,易发生不愈合和股骨头坏死。近来证明Ⅲ型和Ⅳ型在骨折的不愈合和骨坏死并发症方面无明显差别,而且 Garden Ⅰ型仍有可能出现股骨头骨坏死。

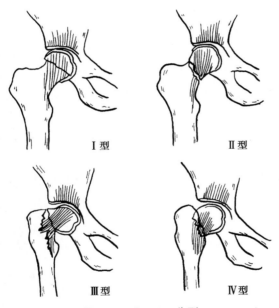

图 65-5　Garden 分型

(三) 临床表现与诊断

1. **症状和体征**　有移位的股骨颈骨折诊断不难。伤后髋部疼痛,下肢活动受限,不能站立和行走。下肢短缩、外展和外旋畸形。因骨折位于关节囊内,骨折远端失去了关节囊和髂股韧带的稳定作用,附着于转子区的肌群的共同牵拉引起外旋畸形。若外旋角度近 90°,应怀疑股骨转子间骨折。患肢纵轴叩击痛和腹股沟韧带中点下方压痛。观测患肢短缩畸形的方法:Bryant三角底边较健肢缩短,大转子高过 Nelaton 线。Garden Ⅰ型骨折容易漏诊,因其外伤史不明显,仅有局部微痛或不适,而且髋关节可屈伸,甚至可以步行,X 线检查不易发现骨折线,常被误诊为髋周围软组织损伤。

2. **影像学检查**　X 线显示不清楚或骨折线隐匿时,应行 CT 或 MRI 检查;或嘱病人卧床休息,两周后再行 X 线检查,可因骨折局部骨质吸收而显示骨折线,切不可轻易否定骨折存在。

(四) 并发症

1. **股骨头坏死**　坏死的股骨头可塌陷,碎裂,变形,引起创伤性关节炎,严重影响功能。其

Notes

病理大致分为三个阶段,即坏死期、修复期和塌陷变形期,反映了显微骨折,骨小梁骨折,骨损害及其修复过程。通常认为股骨头骨坏死由血运障碍而致骨细胞死亡引起,故称缺血性坏死(avascular necrosis)。

2. **骨折不愈合**　未经治疗的移位骨折由于界面长久存在剪切应力,多不能愈合。

（五）治疗

根据病人的年龄及骨折特点和类型,来选择不同的治疗方法。

1. **无移位股骨颈骨折的治疗**　对于无移位或外展嵌插骨折,可将患肢置于轻度外展位,牵引治疗。但临床上经常遇到骨折转变成移位者,而且长期卧床易发生并发症,故近来多主张尽快内固定,以利于病人早期活动。

2. **移位股骨颈骨折的治疗**　大部分股骨颈骨折为移位骨折,除年龄过大且全身情况差、合并心、肺、肝及肾功能障碍不能耐受手术者,均应手术治疗。

（1）复位方法

1）牵引复位:病人仰卧于牵引床上,患肢伸直牵引,外展内旋。透视下观察复位情况,行持续牵引,至双下肢等长。分别将健肢和患肢内旋20°,再使患肢由外展位内收至中立位或稍外展。

2）撬拨复位:如牵引不能复位或复位不满意,可经皮往股骨头内打入1～2枚克氏针,撬拨转动股骨头,对合远端,达到解剖复位。

3）切开复位:适用于闭合复位失败者。切开直视下可获得解剖复位,但是手术损伤大,破坏了血供,增加了股骨头坏死的可能。

（2）内固定术:内固定能使骨折达到稳定固定,有益于愈合,便于护理,利于病人早期离床活动以减少严重的全身并发症。

1）空心加压螺钉内固定:一般借助C形臂X光机或加用导航设备,通过导向器准确置入三根螺钉,呈倒三角排列固定(图65-6)。

2）滑动式钉板系统:该装置借助加压螺钉和接骨板套筒衔接,其加压螺钉固定股骨颈骨

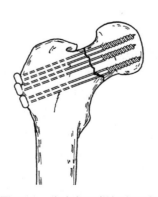

图65-6　空心加压螺钉内固定

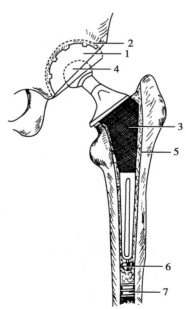

图65-7　人工全髋关节置换术
1. 髋臼假体;2. 髋臼骨水泥层;3. 股骨柄假体;
4. 股骨头假体;5. 股骨柄骨水泥层;6. 中位器;
7. 远端塞

Notes

折,接骨板与相应股骨干近侧固定,防止髋内翻。

3. 人工关节置换术

（1）适应证:①骨折移位较大的高龄病人;②适用于老年合并内科疾病但能耐受手术者。手术有利于病人早期活动,避免长期卧床引起的严重全身并发症;③陈旧性股骨颈骨折不愈合,股骨头坏死或合并髋关节骨关节炎者。

（2）手术方式:①人工股骨头置换术;②全髋关节置换术（图 65-7）。

4. 儿童股骨颈骨折的治疗

儿童股骨颈骨折少见,暴力相对大,移位明显,复位困难。一般采用手法复位,在 X 线透视引导下,用多枚克氏针或细螺钉内固定。对于外展或无移位骨折可采用牵引或单侧髋人字石膏固定治疗。

第二节　股骨转子间骨折

股骨转子间骨折(intertrochanteric fracture)是指从股骨颈基底至小转子水平以上的骨折,占成人全身骨折的 3.4%,病人的平均年龄略高于股骨颈骨折。股骨转子间血运丰富,很少发生不愈合和股骨头坏死。

（一）解剖概要

股骨转子间位于股骨干-颈的交界处,主要由松质骨构成,是承受剪切应力较大的部位,其机械强度受骨质疏松的影响较大。大转子和小转子主要为肌腱附着处,转子区主要由松质骨构成,周围肌肉丰富,血运好。肌群多起自骨盆,止于股骨或胫腓骨,使髋关节屈伸、收展、内旋和外旋。

（二）病因、病理与分类

股骨转子间骨折由间接暴力和直接暴力损伤产生。老年人跌倒时,大转子着地,外力直接作用于转子间,或者间接外力构成对该部位的内收和向前成角的扭曲力而致骨折。骨折多为粉碎性,松质骨可被压缩,形成骨缺损,由于多合并小转子骨折,内侧支撑作用丧失,易发生髋内翻。

Evans 分类是根据大、小转子部是否出现骨折而影响稳定性的分型:① ⅠA 型（无移位）和 ⅠB 型（有移位）为骨折线由外上方向内下方沿转子间线走行的两部分骨折,即简单骨折,较稳定;②ⅡA 型骨折是累及大转子的三部分骨折,ⅡB 型骨折是累及小转子的三部分骨折;③Ⅲ型骨折为累及大与小转子的四部分骨折（图 65-8）;④Ⅳ型反转子间骨折,骨折线自大转子下方斜向内上方,到达小转子上方。

（三）临床表现与诊断

由于股骨转子间骨折在关节囊外,髋部疼痛、压痛及局部肿胀明显,大腿近端外侧可有瘀斑。因骨折远折段不受髂股韧带束缚,故下肢的外旋以及短缩畸形较股骨颈骨折明显。X 线检查可明确诊断。

（四）治疗

老年病人由于采用持续骨牵引治疗而长期卧床的死亡率较高,可达 20%,另外髋内翻发生率较高。除老年病人合并严重合并症不能耐受手术的,均应手术治疗。手术内固定有利于病人早期活动和负重,可减少死亡率和髋内翻畸形发生率。

常用的内固定方式有:

（1）动力髋螺钉(dynamic hip screw,DHS)内固定:螺钉特点是粗大,尖端平头、螺纹深、稀,在松质骨内有较强的把持力,对骨断面有加压作用。先经大转子下沿导向器将钉插进股骨头,再将带套筒接骨板与加压螺钉衔接,用螺钉固定在股骨干上。该手术固定稳定可靠。

（2）动力髁螺钉(dynamic condylar screw,DCS)内固定:适用于反转子间骨折,即骨折线与转

Notes

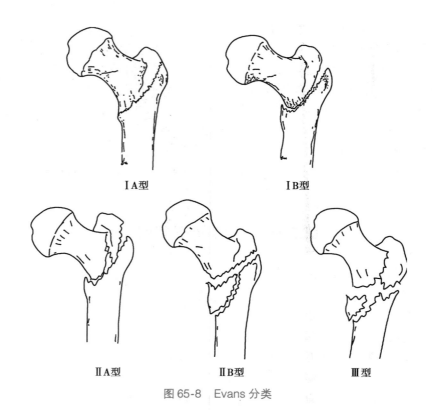

図 65-8　Evans 分类

子间线垂直的骨折。

（3）髓内固定：髓内固定较钉板系统力臂短，力学性能好，控制旋转较好。常用的如 Gamma 钉内固定。复位后，先插入髓内钉，调整深度，然后在导向下插入股骨颈钉，再用导向器置入远端锁钉，以控制旋转（图 65-9）。近年来改进使用近端股骨抗旋转钉（proximal femoral nail antirotation，PFNA），股骨颈钉采用螺旋刀片直接打入，对股骨颈头有较好的把持力，尤其适用于老年骨质疏松病人。

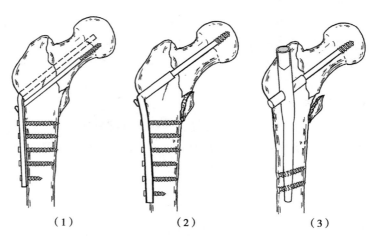

图 65-9　股骨转子间骨折内固定
（1）钉-板装置内固定；（2）套管滑动螺钉-接骨板内
固定（Richard 钉）；（3）Gamma 钉内固定

（4）人工关节置换：有利于病人早期活动，减少全身并发症。但应重视适应证的选择，不应作为首选。

Notes

第三节　股骨干骨折

股骨干骨折(fracture of shaft of femur)指由小转子下至股骨髁上一段骨干的骨折,占成人全身骨折的2.2%。

（一）解剖概要

1. **骨结构**　股骨是人体最长最粗壮的管状骨,其密质骨厚、外径大以及纵轴具备向前外侧的弧形均适于对抗应力。股骨干的后侧有一隆起,有肌肉附着,可作为骨折复位对线的标志。股骨的解剖轴是转子间中点至膝关节中点的连线,机械轴是股骨头中心到两髁间中点的连线,两轴之间有5°~7°的夹角,解剖轴与垂直轴约有9°夹角(图65-10)。

2. **血运**　股骨干的血运来自干骺端、骨膜和骨内膜。骨膜的血运来自周围的肌肉。骨干的滋养血管源自股深动脉的数条穿支。

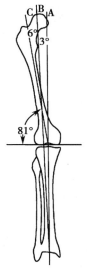

图 65-10　下肢力线

（二）病因、病理与分类

股骨干骨折由强大的直接暴力或间接暴力所致,多见于男性,任何年龄均可发生,其中30岁以下青年人最常见。直接暴力可造成横形、短斜形、粉碎骨折和多段骨折以及较严重的软组织损伤,其中骨折粉碎程度取决于损伤瞬间吸收暴力的大小。老年人股骨干骨折多是间接暴力引起,造成长斜形、螺旋形或带蝶形骨折片骨折,软组织损伤较轻。一般应用AO分类。

股骨干骨折的移位,受外力方向以及肌肉牵拉的影响:①股骨上1/3骨折:近折段受髂腰肌、臀中肌、臀小肌、外旋肌群牵拉,呈现屈曲、外展及外旋畸形,远折段受内收肌群的牵拉,向上、向内、向后移位;②股骨中1/3骨折:重叠移位,远折段受内收肌牵拉,骨折向外成角,但移位受暴力方向影响较大;③股骨下1/3骨折:典型表现为近折段内收,远折段受腓肠肌牵拉向后移位(图65-11)。

（三）临床表现与诊断

股骨是体内最长最粗壮的管状骨,骨折后出血多,肢体局部肿胀明显,特别是高能量损伤、开放粉碎性骨折出血量更多,常导致低血容量性休克。患侧肢体短缩和畸形,可有骨擦感。X线检查即可明确诊断并可显示骨折部位和帮助确定其类型。X线拍片时应包括其近端的髋关

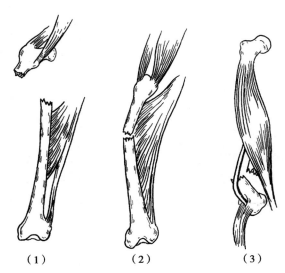

图 65-11　股骨干骨折的移位
(1)股骨上1/3骨折;(2)股骨中1/3骨折;(3)股骨下1/3骨折

节和远端的膝关节。高能量损伤常合并其他部位的损伤,尤其是股骨干上 1/3 骨折有时合并髋关节脱位、股骨颈或转子区骨折,此时髋部损伤常被忽视,应注意认真检查。

（四）治疗

儿童和成人股骨干骨折的治疗有所不同。

1. **儿童股骨干骨折的治疗**　3 岁以下儿童股骨干骨折常用 Bryant 架双下肢垂直悬吊牵引。一般牵引 3 ~ 4 周。由于儿童愈合及塑形能力强,骨折断端重叠 1 ~ 2cm,轻度向前外成角是可以接受的,但不能有旋转畸形。

3 ~ 12 岁儿童可采用 Russel 牵引治疗,直到骨折愈合,同样强调维持对线,允许 1 ~ 2cm 短缩。一般牵引 4 ~ 6 周。

2. **成人股骨干骨折的治疗**

（1）牵引:一般采用平衡悬吊滑动牵引,将大腿置于 Thomas 架上,小腿放于 Pearson 附架,行持续股骨髁上或胫骨结节牵引,直到骨折临床愈合,一般需 6 ~ 8 周(图 65-12)。由于整个支架被悬吊,既保证断端稳定又利于牵引期间活动髋、膝及踝关节。

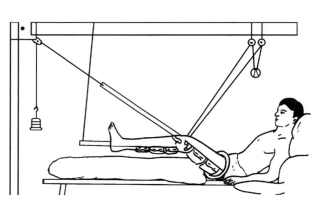
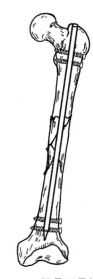

图 65-12　股骨干骨折 Thomas 架骨牵引　　　　　图 65-13　股骨干骨折带锁
髓内针内固定

（2）外固定器:适用于软组织损伤严重者,如重度挤压伤骨折,感染性骨折,Ⅲ度开放骨折以及危及生命的多发骨折。

（3）手术内固定:

1）髓内固定:目前多使用交锁髓内钉(interlocking intramedullary nail),可维持股骨长度,控制旋转,并可用于股骨干远端骨折。术前应选择合适长度、粗细的髓内钉。提倡闭合穿钉,以减少对骨折端血运的破坏(图 65-13)。

2）接骨板内固定(应遵循 BO 技术原则,间接复位骨折,长板少钉固定),尽可能在减少组织剥离的前提下实现稳定固定。近年来多用锁定加压接骨板(locking compression plate,LCP)和微创固定系统(less invasive stabilization system,LISS)治疗长骨高能量损伤的粉碎性骨折。

第四节　股骨远端骨折

股骨远端骨折(distal femur fracture)是指股骨下端 9cm 内的骨折,包括髁上和髁间骨折,占全身骨折的 0.9%。股骨远端骨折易发生腘血管损伤,膝内、外翻畸形,关节粘连、僵直及继发骨关节炎等并发症。

（一）病因、病理与分类

股骨远端骨结构主要是松质骨,密质骨较薄。骨折后松质骨压缩形成骨缺损以及骨折端常有粉碎,这是骨折复位不稳定的主要原因。由于多见于高能量暴力损伤,骨折线可波及髁部及关节内,形成 T、Y 形或粉碎型的髁间骨折。

股骨远端骨折按 AO 分类系统分为:A 型关节外骨折;B 型单髁骨折;C 型双髁骨折。

股骨髁上骨折按远折段移位,分为伸直型和屈曲型。伸直型的骨折线由前下斜向后上方,远折段因受腓肠肌牵拉易向后移位,易损伤腘动静脉。屈曲型的骨折线由后下斜向前上方。

（二）临床表现与诊断

膝关节和髁上部位肿胀,有明显的畸形、压痛,骨折部位有反常活动和骨擦感。应重视合并损伤,髁部骨折合并股骨和胫骨近端骨折,后者称为"浮膝"损伤(floating knee joint injury)。可有膝关节韧带撕裂,引起不稳定。需进行股骨全长及膝关节 X 光片检查。警惕腘血管损伤,可行多普勒超声检查或动脉造影。

（三）治疗

1. 非手术治疗　适用于较稳定的骨折。采用胫骨结节骨牵引直至骨折愈合,一般牵引 6～8 周。注意防止骨折段内翻、外翻或旋转畸形,但结局多不理想。

2. 手术治疗

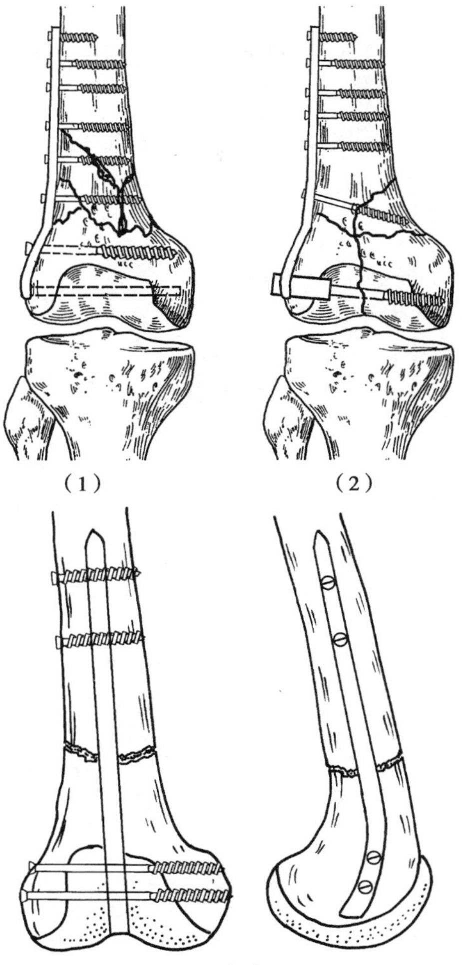

图 65-14　股骨髁上骨折内固定
(1)角状钢板内固定;(2)动力髁钢板内固定;(3)逆行带锁髓内钉固定:经膝关节,由股骨髁间窝穿入

钉板内固定:常用动力髁钢板、95°角钢板、髁支撑钢板、锁定钢板、逆行髓内钉,适用于成人股骨髁上稳定和不稳性骨折、陈旧性骨折以及骨折不愈合者(图 65-14)。骨折复位应保持骨干解剖轴线与膝关节水平线正常的 99°角。骨折复位后的骨缺损应同时植骨填充。

第五节　髌骨骨折

髌骨骨折(fracture of patella)为关节内骨折,占成人全身骨折的 3.0%,髌骨骨折治疗不当会影响到髌股关节和伸膝功能。

（一）解剖概要

髌骨是人体最大的籽骨,形状扁平,近似卵圆形,关节面被数条嵴分成七个面,以匹配髌股关节。股四头肌与髌韧带轴线的夹角称 Q 角,正常不超过 14°(图 65-15)。

髌骨的主要作用:①使股四头肌腱和髌韧带的连接处远离膝关节的旋转轴心,提高了股四头肌的有效力臂;②减少股四头肌腱与股骨髁的摩擦;③维护膝关节的稳定;④保护股骨髁免受损伤。

Notes

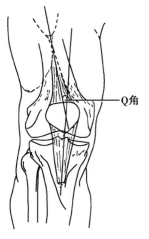

图 65-15　示 Q 角

（二）病因、病理与分类

中年以后多见。损伤机制和病理因骨折类型不同而异，其中纵形骨折和撕脱骨折少见（图 65-16）。

1. 横形骨折　为间接暴力损伤，膝关节呈半屈曲状态，股骨髁抵住髌骨后方，股四头肌突然猛烈收缩，以股骨髁为支点而致髌骨骨折。

2. 粉碎骨折　包括星状骨折和严重粉碎骨折，可无或有移位。

3. 纵形骨折　多发生在髌骨外侧，屈膝同时有外翻动作，髌骨被拉向外，并在股骨外髁关节面上形成支点造成骨折。

4. 撕脱骨折　多发生在髌骨下极，不累及关节面。

（三）临床表现与诊断

诊断相对容易，病人有外伤史，髌前肿胀明显，可有皮肤损伤，关节腔积液征，膝关节呈半屈状态，伸膝功能障碍。X 线检查应采取侧位及下肢外旋 45° 斜位，如怀疑内侧损伤，取内旋 45° 斜位。如疑有纵形骨折，应加照髌骨切线位 X 线平片（图 65-17）。MRI 可发现股骨外髁软骨损伤，股四头肌腱、支持带及髌韧带损伤。

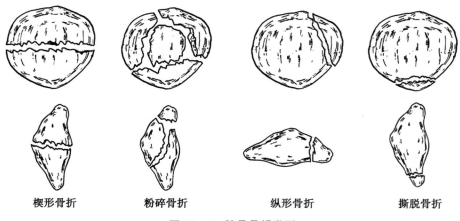

楔形骨折　　　　粉碎骨折　　　　纵形骨折　　　　撕脱骨折

图 65-16　髌骨骨折类型

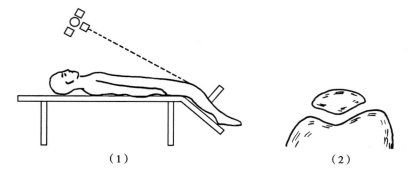

（1）　　　　　　　　　　　　　　　（2）

图 65-17　髌骨骨折 X 线检查
（1）Merchant 髌骨切线位屈膝 45°；（2）显示髌骨及髌股关节

（四）治疗

治疗原则是尽可能保留髌骨，做到解剖复位，恢复关节面平整，修复股四头肌腱的扩张部。在稳定固定的前提下早期活动，具体康复锻炼情况视固定稳定程度而不同。

Notes

1. 非手术治疗　适用于无移位骨折或轻度移位骨折。如关节腔内积血较多,宜在严格无菌下抽出,用10°屈膝位长腿前后石膏托固定。

2. 手术治疗

（1）钢丝环形缝扎:用丝线或钢丝做环形缝扎,适用于粉碎髌骨骨折。

（2）钢丝张力带缝合:一般用两枚克氏针纵行穿过骨折面,用钢丝环绕四个外露针端,扎紧。适用于有分离的横骨折。

（3）髌骨部分或全部切除:对髌骨下极小骨折片,可予切除,将髌韧带缝合固定在髌骨残端。严重粉碎性骨折缝合保留髌骨困难者,行全髌骨切除术,在缝合股四头肌和髌韧带时,将股四头肌远端做部分翻转与髌韧带缝合,修补髌骨切除后遗留的缺损,再将两侧扩张部覆盖加强。

第六节　膝关节韧带损伤

（一）解剖概要

膝关节稳定由骨骼、半月板、肌肉和韧带共同维系,其中韧带结构主要包括:①内侧副韧带:股骨和胫骨止点分别位于股骨内上髁和胫骨内髁,分为深浅两层,浅层纤维呈三角形,坚韧有力;深层与关节囊融合,部分与内侧半月板相连;②外侧副韧带:股骨止点为股骨外上髁,远端呈腱性结构,与股二头肌腱汇成联合腱止于腓骨小头。外侧副韧带和外侧半月板之间有滑囊相隔;③前交叉韧带:股骨止点位于股骨外髁内面后半部分,胫骨止点位于髁间隆起前部和内、外侧半月板前角。可限制胫骨前移、旋转、伸膝位侧向活动及膝过伸。其胫骨止点比股骨处宽大,故前处损伤多见撕脱骨折,后处多为韧带断裂;④后交叉韧带:胫骨止点位于髁间隆起后部及外侧半月板后角,股骨止点位于股骨内髁外侧面。可限制胫骨后移、旋转、伸膝位侧向活动及膝过伸。

（二）病因、病理与分类

韧带损伤后,其制导和稳定作用受到破坏,膝关节可出现不稳定。韧带损伤按严重程度可分为3度,一度损伤为少量韧带纤维的撕裂,但无关节不稳;二度损伤有较多韧带纤维的断裂,有轻到中度的关节不稳;三度损伤为韧带完全断裂,伴有明显关节不稳。常见的损伤机制有:

1. 股骨在胫骨上外展、屈曲和内旋　较常见。外侧暴力作用于负重下肢,首先伤及内侧副韧带,然后是前交叉韧带和内侧半月板,三者共存时称为O'Donoghue三联征[图65-18(1)]。

2. 前后移位　前后方向的暴力作用于股骨或胫骨,可导致前交叉或后交叉韧带损伤[图65-18(2)]。

3. 过伸　暴力直接作用于伸直的膝关节前部,常造成前交叉韧带损伤,然后是后关节囊和后交叉韧带[图65-18(3)]。

4. 股骨在胫骨上内收、屈曲、外旋　较少见,最先伤及外侧副韧带,然后是弓状韧带、腘肌、髂胫束等其他外侧结构。

（三）临床表现与诊断

1. 病史和查体　通过仔细采集病史和查体,可以判断损伤的部位、类别及分度。受伤机制的询问尤为重要,受伤时膝关节的位置、负重状态、受力大小、外力方式以及受伤后肢体的位置等有助于对疾病的评价。常用的检查方法有:

（1）侧方应力试验:包括膝关节0°位和30°位时的外翻及内翻应力试验,对比健侧,如有超出正常范围的活动,示阳性。

（2）抽屉试验和Lachman试验:抽屉试验需在旋转中立位、外旋30°和内旋30°三个体位上进行。出现超过健侧的异常活动时示阳性。Lachman试验即屈膝10°~15°位的抽屉试验,较屈膝90°位的抽屉试验阳性率为高。

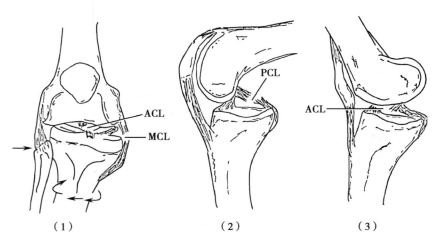

图 65-18　膝关节损伤机制
(1)外展、屈曲、内旋损伤;(2)前后移位损伤;(3)过伸损伤

(3) 轴移试验:一手抬起患肢,保持伸膝状态,内旋小腿,另一手施以外翻应力。屈曲膝关节,患膝在约 30°时突然出现错动感为阳性。

(4) 旋转试验:双膝屈膝 90°时被动内外旋,再于 45°和 0°位重复检查,双侧如有差异说明一侧旋转范围的改变,示阳性。

2. 影像学检查

(1) X 线平片:注意发现因韧带牵拉引起的撕脱骨折以及是否合并胫骨平台骨折,有无关节间隙改变、关节脱位等。

(2) 应力 X 线平片:通过测量关节间隙的改变,有助于更精确地判断是否有不稳定及其严重程度。

(3) MRI 检查:对于检查韧带损伤有很高的准确性。注意各层面组织结构的完整性。

3. 关节镜检查　有助于观察交叉韧带、半月板损伤,侧副韧带深面及关节囊韧带损伤,软骨骨折等。

(四) 治疗

目的是恢复韧带的正常力学功能,以维持膝关节的稳定性。一度损伤可采取对症治疗,嘱病人休息,给予冰敷及加压包扎。二度损伤需用支具保护膝关节,制动免负重。对于三度损伤,除单纯内侧副韧带损伤可采取保守治疗外均提倡手术治疗。

1. 内侧副韧带的修复　中部撕裂可行断端缝合,胫骨或股骨止点处断裂可固定于骨质上。原位修复有困难者可行替代成形术加强动力性支持。单纯内侧副韧带损伤不多见,应注意发现并修复合并损伤的腘斜韧带、冠状韧带、内侧关节囊等其他支持结构。

2. 外侧副韧带的修复　损伤较少见。中部撕裂行断端缝合,并可用股二头肌腱束加强。股骨或腓骨止点处撕脱可用 Bunnell 式缝合固定。应注意合并损伤的腘肌腱、弓状韧带、外侧关节囊等支持结构的修复。

3. 前交叉韧带修复　前交叉韧带损伤的类型有三种:①自髁间隆起撕脱带有骨块者;②自股骨止点处脱者;③自体部断裂者。前者可用尼龙线或钢丝通过胫骨打通的隧道原位固定,后两者修复效果不甚理想,现临床上多行重建术治疗。

4. 后交叉韧带修复　类型及修复方法与前交叉韧带损伤类似。

对于陈旧性和严重的韧带损伤,需行重建术治疗。近年来,随着关节镜技术的不断发展,关节镜下韧带重建术得以广泛开展且疗效确切。

Notes

第七节 半月板损伤

（一）解剖概要

半月板呈新月形,截面楔形,为纤维软骨组织,介于股骨髁和胫骨平台之间,覆盖约 2/3 的胫骨平台。半月板边缘部分由邻近关节囊及滑膜的(1/3 区域)血管供血;其他部位血供差,营养主要来自滑液。内侧半月板大而薄,呈 C 形,前角附于前交叉韧带附着点前方,胫骨髁间窝前部;后角附于后交叉韧带止点前方,髁间窝后部;中部外侧缘与内侧副韧带相连,活动范围相对较小。外侧半月板小而厚,近于 O 形,前角附于髁间窝,正位于胫骨棘外侧前缘;后角附于髁间窝部胫骨棘外侧后方;其边缘不与外侧副韧带相连,并被通过腘肌腱的裂孔所阻断,故活动范围相对较大。

半月板的作用:①传导并分散载荷;②增加关节吻合度;③缓冲作用;④使关节滑液均匀分布于关节面;⑤次级机械稳定功能。

（二）病因、病理及分类

半月板损伤机制在于膝关节活动中出现半月板的矛盾运动以及膝关节运动的突然性。例如半月板在膝关节屈伸时移动,如同时出现旋转,甚至内外翻情况下出现矛盾运动,半月板承受垂直压力的同时,又遭受牵拉和剪切力,加之运动突然性,使之容易造成损伤。故半月板损伤通常有四个因素:膝半屈,内收或外展,重力挤压,旋转或剪切力。

半月板损伤(meniscus injury)的分类,主要根据损伤的病理形态制定(图 65-19):①垂直撕裂:又可分为纵行撕裂(桶柄样撕裂)和放射型撕裂;②水平撕裂:最常见,自半月板游离缘到滑膜缘的水平撕裂;③复杂性撕裂:多种撕裂形式并存,通常与高龄退变有关。

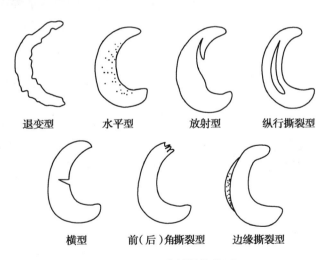

| 退变型 | 水平型 | 放射型 | 纵行撕裂型 |

| 横型 | 前(后)角撕裂型 | 边缘撕裂型 |

图 65-19　月半板损伤类型

（三）临床表现与诊断

病人多为青年,男性发病略高于女性。

1. 病史

（1）外伤史:仅有部分急性损伤病例有外伤史,常能立即感到关节一侧疼痛和活动障碍,然后出现肿胀;慢性损伤病例无明确外伤史,可能有退变、职业因素等作为发病的基础。

（2）疼痛:行走痛,多位于关节一侧,多在一定屈伸角度时出现疼痛,外侧半月板损伤病人可有弹响或伴疼痛。

（3）交锁(locking):部分有"交锁"症状,即关节突然半屈曲固定,伸直障碍,但可屈曲。此

Notes

时半月板嵌顿于关节滚动面之间,不能解脱,缓缓摇摆旋转膝关节可使其"解锁"。

（4）失控感:又称打软腿,是走路时关节不稳定或滑落感,尤其在上下楼梯或行走在高低不平的路面上,但非半月板损伤独有症状。

2. 体征和检查方法

（1）关节间隙压痛:压痛部位通常位于半月板撕裂处的顶端,对于半月板疾患诊断的准确率处于 77% ~86% 之间,较为准确。

（2）半月板旋转挤压试验(McMurray-Fouche 试验):病人仰卧位,膝完全屈曲,检查者一手按膝关节同时手指置于关节间隙,另一手握住足使膝关节在内收或外展以及内旋或外旋应力下被动缓慢伸直,出现疼痛和弹响为阳性。按检查者对膝关节施加的应力,该试验共在四种方式下进行,即内翻内旋,内翻外旋,外翻外旋和外翻内旋。根据发生疼痛和弹响的关节角度和施加应力的方式分析判断半月板损伤的部位。半月板损伤时该试验仅 30% 阳性。

（3）Appley 试验:病人俯卧,膝关节屈曲 90°,助手将大腿固定,检查者双手握患足沿小腿纵轴向下加压并旋转小腿,使股骨与胫骨关节面之间发生摩擦,半月板撕裂者可引起疼痛。此为 Appley 研磨试验。如在提拉小腿状态旋转诱发疼痛,则提示韧带损伤,称 Appley 牵拉试验。

3. 影像学检查　①X 线平片:用于鉴别诊断,并了解并发症;②关节造影:气-碘溶液双重对比造影,可显示覆盖薄层造影剂的软骨面,发现表浅的软骨病变;③MRI:可从不同角度观察不同层面的病变,为影像学诊断半月板疾患的金标准,但其准确性尚不及关节镜检查。

4. 关节镜检查　可直观地确定损伤部位和病理形态以及合并的损伤或病变。对膝关节疾病和损伤的诊断和治疗都有明确价值。

（四）治疗

1. 非手术治疗　不伴有其他病变的不完全半月板撕裂或小的稳定的边缘撕裂,发生于半月板边缘有血管供应部分的稳定的垂直纵裂常可自然愈合。可抽出关节腔内积血,加压绷带包扎,长腿石膏托固定膝关节 3~4 周。如果全方位运动没有疼痛或者肿胀,那么非手术治疗是成功的。

2. 手术治疗

（1）半月板修复术:多数半月板损伤后很难自行愈合。但半月板周缘约 1/5 有血运,周缘部损伤应行妥善修复。可在关节镜下,用专用器械缝合。

（2）半月板切除术:半月板切除后不能再生,即便有再生组织,也窄小菲薄,不具功能,故能采取修复者不做切除,能做部分切除者不做全切。半月板切除的适应证是有症状的,异常活动并且无法修复缝合的半月板组织。早期行股四头肌及膝关节功能锻炼。

第八节　胫腓骨骨折

一、胫骨平台骨折

近年来,胫骨平台骨折(tibial plateau fracture)增多,约占成人骨折的 1.7%,粉碎性骨折居多,可并发半月板损伤和韧带损伤甚至神经及血管损伤,治疗难度较大,易遗留创伤性关节炎等后遗症。

（一）解剖概要

胫骨平台位于胫骨近侧干骺端,外形膨大,有利于膝关节稳定,有较多肌肉、肌腱及韧带附着。其松质骨丰富,密质骨薄,对抗暴力能力差,关节上方为平台关节面,与股骨髁关节面相对应。

（二）病因、病理与分类

多由内/外翻暴力加纵向垂直暴力导致,完整的内侧副韧带在外翻暴力中像一个绞链,使股

Notes

骨外侧髁顶压胫骨外侧平台,造成胫骨平台骨折。在内翻暴力中,外侧副韧带起着相同的作用,可同时引起侧副韧带、叉韧带损伤以及半月板损伤。

　　临床上常用 Schatzker 分型:①Ⅰ型:外侧平台劈裂骨折,无关节面塌陷;②Ⅱ型:外侧平台劈裂,关节面压缩骨折;③Ⅲ型:外侧平台单纯压缩骨折;④Ⅳ型:胫骨内侧平台骨折;⑤Ⅴ型:累及双侧平台骨折;⑥Ⅵ型:双侧平台骨折加胫骨干与干骺端分离(图 65-20)。

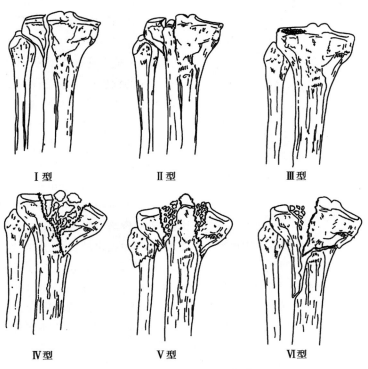

Ⅰ型　　　　Ⅱ型　　　　Ⅲ型

Ⅳ型　　　　Ⅴ型　　　　Ⅵ型

图 65-20　Schatzker 分型

（三）临床表现与诊断

1. 症状和体征　胫骨平台骨折无移位或移位轻微者,伤后症状较轻,须与单纯膝关节韧带损伤相鉴别。膝关节腔内多有积血,明显肿胀,并有膝内翻或外翻畸形。此外需强调的是胫骨平台骨折可合并膝关节侧副韧带、半月板和交叉韧带损伤,同时需注意有无腓总神经及腘血管损伤。

2. 影像学检查　X 线平片可帮助明确诊断,CT 有利于从轴位上了解骨折移位的情况,MRI 可发现隐匿性骨折,半月板和交叉韧带损伤。

（四）治疗

1. 非手术治疗　适应于无移位或轻度移位的 Schatzker Ⅰ 型骨折或压缩较小的 Schatzker Ⅱ 型或Ⅲ型骨折,多采用长腿石膏或支具固定,根据骨折的类型给予相应的内翻或外翻处理。在牵引下早期活动也是有价值的治疗方法,有利于复位及关节面模造。虽然常遗留关节面轻度不平整,但力线正常,效果满意。

2. 手术治疗　胫骨平台骨折系关节内骨折,故多主张早期手术治疗,对 Schatzker Ⅰ～Ⅲ型骨折可用支撑接骨板-螺钉内固定。Ⅳ型骨折多合并髁间隆起骨折,可同时用钢丝通过骨隧道固定。Ⅴ型、Ⅵ型骨折为双髁骨折,应采用双侧支撑接骨板-螺钉内固定(图 65-21)。胫骨平台边缘撕脱骨折多并发韧带损伤和不稳定,应积极处理。

二、胫腓骨干骨折

　　胫腓骨干骨折(fracture of shaft of tibia and fibula)在长骨骨折中最多见,约占成人全身骨折

Notes

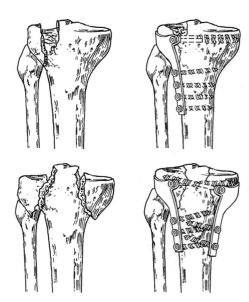

图 65-21　单侧及双侧胫骨平台骨折
支撑钢板-螺钉内固定

的 4.0%。以双骨折、粉碎性骨折及开放性骨折居多,软组织损伤重,治疗复杂。

(一) 解剖概要

1. 骨结构　胫骨骨干密质骨厚而坚固,抗压能力强。胫骨上 1/3 横断面大致是三角形的,胫骨中、下 1/3 交界处,是三棱形与四边形骨干形态移行部,为骨折多发部位,所用支撑接骨板必须适合该部位不规则形状。胫骨结节不与骨干轴线一致,稍靠外,应在定位髓内钉打入点时加以考虑。胫骨前缘的锐性胫骨嵴是骨折复位的标志。胫骨的髓腔呈不规则的三角形,髓腔的狭窄部在中、下 1/3 交界处。

2. 胫腓骨的血供　胫骨的滋养动脉由胫骨上端后外侧穿入,向远端走行,并与干骺端的血管相吻合。骨膜动脉沿途分出垂直小支穿入密质骨外层。此外,胫骨中上段的前外侧及后侧有丰富的肌肉包绕,肌肉与骨膜之间侧支循环丰富。骨折移位破坏滋养动脉的血供,如果外周软组织也被严重剥离,会导致血供的丧失,影响骨折愈合。

3. 骨间膜　骨间膜将胫骨的外侧嵴和腓骨的前内侧缘连接起来,它的主要纤维向下外走行。胫骨单独骨折时,腓骨借骨间膜的联系,对胫骨骨折有支撑作用,但腓骨因屈从作用向外侧弯曲,胫骨上折段有下内方滑移趋势。胫腓双骨折采用内固定时,若将腓骨骨折同时固定,则更可靠。腓骨的远端在维持踝关节的结构完整性方面有重要地位,它通过韧带联合以及骨间膜与远端胫骨紧密连接。这些韧带的断裂将使腓骨失去对距骨的支持。胫骨干骨折任何方向的移位(包括旋转和短缩),都将使踝关节承载的应力异常。

4. 骨筋膜室　小腿深筋膜与胫腓骨及骨间膜形成四个界限清楚的骨筋膜室,相应内容物为:前侧骨筋膜室内走行胫骨前肌、拇长伸肌、趾长伸肌,以及腓深神经和胫前血管。外侧骨筋膜室为腓骨长、短肌和腓浅神经。后侧骨筋膜室浅室为腓肠肌、比目鱼肌及腓肠神经,深室为胫骨后肌、趾长屈肌、拇长屈肌以及胫后动、静脉和胫神经。小腿骨折并发血管及严重软组织损伤可引起骨筋膜室综合征。

(二) 病因、病理与分类

1. 损伤机制　间接暴力损伤机制包括弯曲(铰链)和扭转暴力。局部软组织损伤相对轻,骨折为长斜形、螺旋形和蝶形骨块。直接暴力骨折的骨折线为横行和短斜行,高能量损伤有复杂的高度粉碎的形态伴有广泛的软组织损伤。

2. 胫骨骨折分类　常用改良 Ellis 胫骨骨折分类(表 65-1)。

表 65-1　胫骨骨折分类

骨折特点	轻　度	中　度	重　度
移位	0% ~50%(直径)	51% ~100%	100%
粉碎程度	无或轻微	无或 1 个蝶形片	2 个或更多片或段
软组织伤	开放Ⅰ°(Gustilo)	开放Ⅱ°	开放Ⅲ° ~ Ⅴ°
	闭合 0°(Tscherne)	闭合Ⅰ°	闭合Ⅱ° ~ Ⅲ°
暴力	低	中	高能,压伤
骨折形态	螺旋形	横形、斜行	横形、多块

Notes

（三）临床表现与诊断

1. 病史　了解受伤时间、机制、暴力种类、处理情况。一般疼痛、功能障碍明显,但儿童青枝骨折及成人腓骨骨折后仍可负重行走。

2. 检查　伤后局部肿胀明显,压痛局限,常见畸形、反常活动及功能障碍。除骨折体征外,特别要注意软组织损伤的严重程度、有无血管及神经的损伤。足背动脉搏动存在及肢端温暖不能排除小腿血管损伤。可疑血管损伤时,应反复查体,行血管超声检查,甚至下肢动脉造影检查。必要时测骨筋膜室内压。

3. X线检查　明确骨折的部位、类型、移位情况。投照应包括膝和踝关节。研究显示,胫骨螺旋骨折常合并后踝骨折,除 X 线检查外,应常规行 CT 检查,必要时加做 MRI 检查。

（四）治疗

1. 非手术治疗　主要适合于稳定性骨折。应熟悉骨折移位的创伤解剖,受伤机制,骨折界面,软组织损伤情况,包括可能的重要血管、神经损伤,按逆创伤机制实施手法复位,利用肌肉张力和软组织铰链保持复位稳定。复位后长腿石膏或支具外固定,利用石膏塑形维持骨折的对位、对线。不稳定的胫腓骨干双骨折可采用跟骨结节牵引,纠正短缩畸形后,施行手法复位,小夹板固定。牵引中注意观察肢体长度,避免牵引过度而导致骨不愈合。6 周后,取消牵引,改用小腿功能支架固定,或行石膏固定,10 ~ 12 周后可扶双拐下地部分负重行走。

2. 手术治疗　适于不稳定骨折或多段骨折以及污染不重并且受伤时间较短的开放性骨折。常用的手术固定方法如下:

（1）外固定器固定:外固定器适用于中度或重度骨折,尤其是开放骨折、伴有感染、软组织损伤严重,或合并节段性骨缺损需行骨延长,以及作为简单内固定的辅助固定。

（2）接骨板内固定:多适用于骨折不稳定而且软组织损伤较轻的骨折。目前以动力加压接骨板应用普遍,但应注意不要追求解剖复位使骨折片软组织剥离,破坏血运,增加感染及骨不连的发生。因此多主张生物固定,采用有限接触动力加压接骨板(low contact dynamic compression plate,LC-DCP)、桥式接骨板、LISS(less invasive surgical system)系统或自定位微创接骨板来固定。接骨板应安放于骨折张力侧,即胫腓骨干的前内侧,有利于固定稳定,而且可以采取闭合复位,经皮放置的方法,实现骨折的微创治疗。

（3）交锁髓内钉内固定:应用交锁髓内钉内固定治疗闭合或开放性胫腓骨干骨折已被广泛接受。可行闭合穿针,不破坏骨折端软组织,能保持骨的长度,控制旋转应力,骨折固定稳固。术后第一天开始股四头肌等长收缩练习,可立即开始用 CPM 功能锻炼。近来主张同时处理腓骨骨折,给予解剖复位和内固定。

三、胫骨远端 Pilon 骨折

胫骨远端 Pilon 骨折是累及胫距关节面的胫骨远端骨折,约占成人全身骨折的 1.0% ,75% 的 Pilon 骨折伴有腓骨骨折。多由高能量损伤所致,因此常有多发伤,骨折处理困难,经常出现软组织坏死、感染、骨不连以及复位不良导致创伤性关节炎。

（一）病因、病理与分类

多为高处坠落和机动车肇事等高能量损伤所致,造成以轴向应力撞击为主的胫骨远端骨折,常为粉碎型,关节面塌陷,软组织损伤严重。目前 AO 分型系统中,胫骨远端骨折被分成以下几种类型,A 型:无关节面骨折;B 型:部分关节面骨折;C 型:关节面完全骨折。根据骨折粉碎的程度每个分型又分为 3 个亚型。大多数 Pilon 骨折按 AO 分类为 C 型骨折,根据干骺端塌陷和关节面粉碎压缩的程度又分为 C1、C2 和 C3 三个亚型,B3 型骨折也属 Pilon 骨折。

（二）临床表现与诊断

由于导致 Pilon 骨折多为高能量暴力,因此首先要注意有无合并损伤,其次了解软组织损伤的程度、是否为开放骨折、污染程度、血运情况、有无骨筋膜室综合征早期表现。凭 X 线做出诊断不难,常需加照 45°斜位 X 线平片以观察胫骨的前内侧或后外侧。CT 二维、三维重建有助于了解骨折块移位的情况,有利于术前计划。

（三）治疗

保守治疗包括石膏固定和骨牵引,适用于无移位骨折或骨折粉碎及软组织损伤严重或全身情况较差不能耐受手术者。手术治疗的目的在于复位,恢复长度、力线、关节面的平整,使骨折端固定稳定,有利于软组织修复、骨折愈合并为早期功能锻炼创造条件。切开复位可采用接骨板和螺钉固定,适用于软组织条件好的骨折,软组织条件较差的骨折宜采用外固定支架结合有限切开内固定,以减少软组织剥离,保护血运并整复固定关节面。开放型骨折或有严重的软组织损伤者适用外固定架治疗以保证长度,骨折对线,待消肿和软组织恢复后二期手术进一步复位固定。关节融合术用于后期发生创伤性关节炎者。严重毁损伤可采取截肢术治疗。

附：跟腱断裂

跟腱断裂(rupture of Achilles tendon)好发于青壮年,也可以是自发断裂,如用类固醇局部注射后。

1. 病因、病理与分类　跟腱断裂分为:①闭合性断裂:运动损伤多见,如跟腱处在紧张状态时受到打击,或者因小腿三头肌突然剧烈收缩所致。老年人有跟腱退行性变,更易受伤,多发生在跟腱跟骨结节附着处上方 2~6cm 处;②开放性断裂:可发生在任何水平,多在跟腱紧张时切割引起,跟腱断面整齐。

2. 临床表现与诊断　有明确损伤史,伤时可听到断裂声,开放性断裂有伤口存在,局部疼痛,小腿无力,站立行走困难。检查局部触痛,足跖屈力减弱,可触及跟腱断裂处凹陷。需注意,当跟腱断裂而其腱膜完整时,由于胫骨后肌、腓骨肌、拇屈肌及趾屈肌收缩,足仍能跖屈,仅为跖屈力减弱。嘱病人直立位,足跟离地,患足不能提踵,或提踵力弱。当病人俯卧双足垂于床缘,捏压小腿三头肌,足不能跖屈称之为 Thompson 试验阳性。

超声检查可发现跟腱软组织影不连续,核磁检查可明确跟腱断裂位置、范围及退变情况。

3. 治疗　新鲜跟腱断裂应早期手术修复。断面较齐的闭合伤或锐器切割伤可采用 Bunnell 法直接缝合。断面不齐呈马尾状的损伤宜行跟腱成形术。陈旧性断裂一般采用成形术。术后取屈膝 30°,踝跖屈 30°石膏制动,共 6 周,以后逐渐活动和负重,半年内避免剧烈运动。

第九节　踝关节损伤

解剖概要

踝关节由胫骨、腓骨远端和距骨体组成。胫骨、腓骨远端、内踝和外踝构成踝穴(mortise),外踝较内踝低 1cm,偏后 1cm,胫骨远端关节面称踝穴顶(plafond),距骨上方形似圆顶(dome)而且前宽后窄,由于下胫腓连接的微动使距骨体和踝穴在踝屈伸运动中始终保持适合接触。正常背伸约 20°,跖屈约 45°。踝关节的屈伸运动与跗骨间关节及足的运动联合,背屈时伴随足外翻和外旋,跖屈时伴随足的内翻和内旋。

踝关节的稳定除了动态稳定结构及骨性结构外,主要靠韧带关节囊维系:①下胫腓韧带联合:由下胫腓前韧带、下胫腓后韧带、横韧带及骨间韧带构成。其中骨间韧带最强,此韧带向近侧延伸形成胫腓骨间膜,它是外踝区最强的稳定结构;②外侧副韧带:包括距腓前韧带、距腓后韧带、跟腓韧带;③内侧副韧带:又称三角韧带,分为胫距前韧带、胫距后韧带和胫跟韧带。

一、踝关节韧带扭伤

踝关节韧带是维持关节稳定的重要结构,当韧带受到过度牵拉或部分断裂,称为踝关节韧带扭伤(sprain of ankle),若急性韧带损伤修复不好,韧带松弛,导致踝关节慢性不稳定。

（一）病因、病理与分类

踝关节受到内翻、外翻或旋转伤力可造成韧带损伤,韧带损伤也常与骨折合并发生。足受到内翻伤力,外侧副韧带常发生损伤。在跖屈位损伤首先累及距腓前韧带,0°位内翻发生跟腓韧带损伤,极度背屈位内翻,距腓后韧带损伤,但多合并其他韧带损伤或骨折。当足遭受外翻暴力,也可发生内侧副韧带损伤。

（二）临床表现与诊断

1. 病史 有明确扭伤史,疼痛,常不能负重行走。

2. 检查 伤侧踝关节肿胀,局部压痛,可有淤斑。被动施加内翻应力时疼痛加重而外翻无痛,常为外侧副韧带损伤;内侧副韧带损伤则相反。

3. X线检查 为明确损伤程度,用局麻止痛,缓慢对踝关节施加内翻应力下摄X线平片,与对侧对比,如显示距骨倾斜,距骨滑车外侧降低,踝关节外侧间隙增宽,为外侧副韧带损伤。对踝关节施加外翻应力下摄片可判断内侧副韧带损伤。

（三）治疗

韧带扭伤,特别是发生踝关节不稳定未经适当治疗者,因韧带结构松弛,不稳定持续,常导致复发性踝关节半脱位。损伤轻者可用弹性绷带或宽胶布包扎固定,或用石膏固定。外侧副韧带扭伤应固定在踝外翻位,内侧副韧带扭伤固定在内翻位,2周后除去固定,以弹力绷带或护踝继续保护2周。韧带断裂广泛或有软组织嵌入妨碍复位,可手术缝合修复断裂韧带。术后石膏固定4~6周。

二、踝关节骨折

踝关节骨折(fractures of ankle)多为联合应力所致,骨折移位与踝关节在受伤时的位置、暴力作用的方向和程度有关。

（一）病因、病理与分类

多为间接暴力损伤。张力牵拉常造成撕脱骨折,呈横断型。在距骨移位侧常因铰链或旋转暴力造成斜行、螺旋形或粉碎性骨折。

1. Lauge-Hansen分类 强调踝关节骨折在不同受伤体位,不同类型和程度暴力下的骨折移位病理形态。阐明了不同病理形态骨折的发生机制。

（1）旋后内翻型(supination adduction)：“旋后”是指足受伤时的位置,与前臂的旋后类似,跖底朝向前内,“内翻”为暴力方向,距骨在踝穴内受到内翻伤力,外踝受到牵拉韧带撕裂或外踝撕脱骨折为Ⅰ°,加内踝骨折Ⅱ°,骨折线自踝穴内上角斜向内上。

（2）旋后外旋型(supination external rotation)：是最常见损伤类型。“旋后”的意义同上。“外旋”指距骨遭受伤力方向,以内后为轴在踝穴中外旋。首先下胫腓前韧带断裂为Ⅰ°,暴力继续“撞”抵外踝,引起的骨折线位于下胫腓连接水平,自前下向后上走行,为Ⅱ°。Ⅱ°加下胫腓后韧带断裂或后踝骨折为Ⅲ°。Ⅲ°加三角韧带断裂或有内踝撕脱骨折为Ⅳ°。

（3）旋前外展型(pronation abduction)：“旋前”指足受伤时处于旋前位,即足跖底朝向后、外。“外展”为暴力的方向,踝内侧首先遭受张力,造成内踝骨折或三角韧带断裂为Ⅰ°,暴力继续,下胫腓前、后韧带断裂或其附着的胫骨前结节或后踝骨折为Ⅱ°,Ⅱ°加外踝在下胫腓连接水平或稍上的斜行或蝶形骨折为Ⅲ°。

（4）旋前外旋型(pronation external rotation)：“旋前”的意义同上,“外旋”指距骨受外旋伤力,以其外后为轴在踝穴内外旋。踝内侧先受张力伤害,致内踝骨折或三角韧带断裂为Ⅰ°。暴力继续,下胫腓前韧带断裂为Ⅱ°,Ⅱ°加外踝上方6~10cm水平的斜行或螺旋型骨折为Ⅲ°,Ⅲ°加下胫腓后韧带断裂或后踝骨折为Ⅳ°（图65-22）。

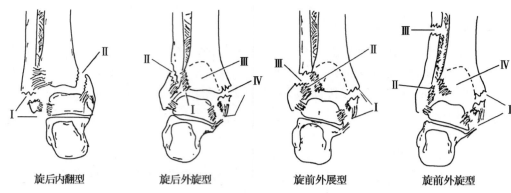

旋后内翻型　　　　旋后外旋型　　　　旋前外展型　　　　旋前外旋型

图 65-22　Language-Hansan 分型

2. **Danis-Weber 分类**　根据外踝骨折的高低分型,适用于手术治疗。

（1）A 型:外踝骨折低于胫距关节水平,相当于 Lauge-Hansen 分类的旋后内翻型。

（2）B 型:外踝骨折位于胫距关节水平,相当于 Lauge-Hansen 分类的旋后外旋型和旋前外展型。

（3）C 型:外踝骨折高于胫距关节水平,相当于 Lauge-Hansen 分类的旋前外旋型。

（二）临床表现与诊断

扭伤后疼痛,由于踝关节表浅,局部肿胀压痛及畸形明显。Lauge-Hansen 分类阐明了骨折的不同病理形态及其发生机制,所以仔细分析 X 线平片即可诊断、分型、并判断损伤的病理类型。

（三）治疗

1. **非手术治疗**　研究影像学所见结合 Lauge-Hansen 分类所提示的病理类型,做到踝关节骨折的解剖复位并不难。要求有充分的麻醉。按逆创伤机制实施手法复位,并以远折段向近折段对位对线。以常见的旋后外旋型为例,其损伤界面为:下胫腓前韧带断面,内踝骨折面,下胫腓后韧带或后踝骨折断面,三角韧带或内踝断面。移位病理是远折段短缩,并以距骨水平截面内后为轴外旋。逆损伤复位手法是在持续牵引同时,使远折段内旋。一般应用石膏固定控制外旋和跖屈 6~8 周,去石膏后活动,逐渐负重。

2. **手术治疗**　手法复位困难,或不能成功维持复位者采取切开复位内固定术。内踝移位骨折,常用拉力螺钉内固定,后踝骨折移位骨折片大于矢状面胫骨下关节面的 1/4,难以保持稳定,须手术固定后踝骨折片。外踝移位骨折的复位固定受到重视,外踝的解剖复位是踝关节对合正常的标志,因外踝纵轴与腓骨纵轴有 10°~15°角,应先将接骨板塑形紧贴骨面内固定。内、外两踝移位骨折在复位内固定后,下胫腓联合无须固定。如下胫腓联合需固定,现主张用皮质骨螺钉仅穿过腓骨两侧皮质和胫骨外侧皮质,术后石膏管形固定 6~8 周。

第十节　足部骨折

近年来人们对足部骨折的关注增加。用切开复位内固定术治疗足部骨折,保持解剖复位,避免长久石膏固定,取得了满意的临床结果。

一、距骨骨折

（一）解剖概要

距骨按部位自前向后分为头、颈和体部,其表面 60% 以上为关节软骨,上方滑车与胫腓骨远端构成踝关节,下方与跟骨形成距下关节。距骨表面无肌肉和肌腱附着,血运来自周围的关节囊和滑膜。

Notes

（二）病因、病理与分类

距骨骨折（fractures of talus）约占成人全身骨折的0.3%，占足部骨折的3.0%。通常为高能损伤，距骨颈骨折多见，距骨体及距骨头骨折少见。软骨骨折多合并踝关节扭伤、距下关节扭伤以及骨折脱位发生。

Hawkins距骨颈骨折分类：①Ⅰ型：无移位的距骨颈骨折；②Ⅱ型：距骨颈骨折合并距下关节后脱位；③Ⅲ型：距骨体从踝和距下关节脱位；④Ⅳ型：伴随距舟关节的不全或完全脱位。

（三）临床表现与诊断

距骨及其关节表浅，症状和体征明显，诊断主要靠影像检查。X线平片应包括斜位。CT对了解骨折的损伤分型和移位病理最有帮助。

（四）并发症

距骨坏死：是距骨骨折脱位最常见的并发症，尤其是Ⅲ型和Ⅳ型骨折几乎全部发生坏死，但往往是部分坏死。解剖复位和稳定的固定可减少坏死的发生。如早期疑有坏死发生，宜延长固定时间，避免负重。应提出的是，一般坏死造成的功能障碍往往不严重。

（五）治疗

Hawkins Ⅰ型：可采用石膏固定，但仍可能移位。Ⅱ型：可在充分麻醉下试行闭合复位，先在牵引下使足跖屈再向后推挤足，转为中立位。闭合穿入克氏针，并按该针引导，置入空心加压螺钉固定。闭合复位不能实现解剖复位者行切开复位内固定。Ⅲ型和Ⅳ型：需行切开复位内固定术。

二、跟 骨 骨 折

跟骨骨折（fracture of calcaneus）是足部常见骨折，约占成人全身骨折的3.1%，占足部骨折的30.3%。损伤严重可致畸形愈合，因平足或创伤性关节炎而致残。

（一）解剖概要

跟骨是最大的跗骨，形状不规则，其后下端为负重点。跟腱附着于跟结节中部，跖屈力强，维持足的稳定。跟骨上方3个关节面与距骨下关节面构成距下关节。前方与骰骨构成跟骰关节。在X线侧位片上，由跟骨结节与跟骨后关节突的连线与跟骨前结节最高点-后关节突连线形成的夹角称为跟骨结节关节角（Böhler角），正常为25°～40°（图65-23）。

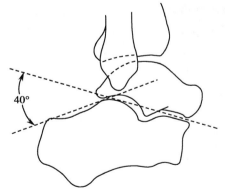

图65-23　跟骨结节关节角（Böhler角，正常约为25°～40°）

（二）病因、病理与分类

跟骨骨折常为垂直暴力所致，从高处跌下跟骨着地最为常见。由于暴力作用的大小、受力部位及伤前骨质量的不同，可发生多种类型的跟骨骨折，以骨折是否影响距骨下关节分为两类，不波及距下关节的跟骨骨折和波及距下关节的跟骨骨折。Sanders制定了根据跟骨后关节面半冠状位CT扫描图像的分类系统，该系统仅仅根据跟骨后关节面骨折块的数量和位置进行分类。Ⅰ型骨折指无论有几条骨折线，但没有移位。Ⅱ型骨折指后关节面损伤成两部分。Ⅲ型骨折是指后关节面损伤分成3个部分的骨折。Ⅳ型骨折是指后关节面损伤分成4个及4个以上的骨折块，也称为四部分关节内骨折，为严重的粉碎性骨折。

（三）临床表现与诊断

伤后局部肿胀、淤血明显，足跟疼痛，足底扁平或足跟增宽及外翻。X线检查：包括跟骨侧位、轴位以及足的正、斜位,以明确显示骨折情况。CT检查应作为常规,以观察关节面状况。

（四）治疗

跟骨骨折治疗原则是恢复关节面和跟骨的长度、宽度、高度,注意跟骨结节关节角的维持,力争解剖复位。

1. 闭合复位 无移位或少移位骨折,可采用石膏管型固定4~6周,待骨折愈合后负重。也可采用手法牵引并挤压复位或插入斯氏针撬拨复位,复位满意后将钢针穿过跟骰关节,残端埋入小腿管型石膏内固定,8~10周后去除固定,康复训练。

2. 切开复位内固定 切开整复关节面骨折块和跟骨外侧壁,用松质骨拉力螺钉或使用特制的接骨板螺丝钉内固定。跟骨骨折采用L形切口切开复位内固定常见的并发症为切口皮肤坏死和伤口感染,一旦发现感染坏死征象,尽早取出内固定物清创引流。近年来,国内有学者提出采用微创后外侧小切口解剖钢板加压骨栓治疗跟骨骨折取得了满意的效果。

3. 严重粉碎性骨折手术难以复位固定者可采取关节融合术。

三、跖 骨 骨 折

（一）病因

跖骨骨折(fracture of metatarsal)在大多数情况下为直接暴力引起,如重物打击,车轮辗压等。少数情况下,由长期慢性损伤(如长跑、行军)致第2或第3跖骨干发生疲劳骨折。跖骨骨折占成人骨折的2.4%,占足部骨折的23.3%。

（二）治疗

无移位骨折,应用小腿石膏托外固定4~6周。移位骨折,手法复位后石膏固定,或切开复位,接骨板螺钉或交叉克氏针内固定。对于第5跖骨基底部的移位骨折,可采用闭合复位穿针或切开复位拉力螺钉内固定。

四、趾 骨 骨 折

趾骨骨折(fractures of phalanges)占成人骨折的2.0%,占足部骨折的19.1%。多为重物压砸或硬物踢碰所致,前者常为粉碎骨折,后者为斜形骨折。无明显移位的趾骨骨折,一般用石膏固定3~4周。移位明显骨折,可先行手法复位,若不成功,可切开复位交叉克氏针固定。

（张英泽）

Notes

第六十六章 骨盆及髋臼骨折

第一节 概　述

骨盆与髋臼骨折多由高能量暴力导致,是严重的损伤类型。30多年前,骨盆与髋臼骨折的手术治疗技术尚不成熟,因此常伴发严重的并发症,预后往往很差,致残、致畸率相当高。随着对骨盆与髋臼骨折的分型、手术入路等方面认识的不断深入,手术治疗水平也在不断提高。

对于骨盆骨折,急诊的抢救非常重要,首先要挽救病人的生命,然后在此基础上恢复骨盆的形态和稳定性,进而恢复病人的功能。而髋臼骨折是全身最大负重关节的关节内骨折,治疗的目标是骨折的解剖复位、坚强固定、早期关节活动。

第二节 骨盆骨折

(一) 解剖

骨盆为一个环形结构。骨盆由两块髋骨和一块骶骨组成。后方由左右骶髂关节连接,前方由耻骨联合连接。骨盆近端通过腰骶关节与脊柱相连;两侧通过髋关节与下肢相接。因此,骨盆是脊柱与下肢间的桥梁,起承上启下作用。其前半部(耻、坐骨支)通常称为前环;后半部(骶骨、髂骨和坐骨结节)通常称为后环。

骨盆的稳定不仅依赖于骨结构,而且依赖于坚强的韧带结构。其中后环的韧带尤为重要,包括骶髂韧带、骶结节韧带和骶棘韧带。前环的韧带包括耻骨上韧带和耻骨弓韧带(耻骨下韧带)。

(二) 损伤机制

骨盆骨折(fractures of pelvis)多为高能量损伤,约占全身骨折的4.21%。造成骨盆环断裂的暴力有四种类型,它们分别是:

1. 前后挤压暴力。
2. 侧方挤压暴力。
3. 垂直剪切暴力。
4. 混合暴力。

(三) 临床表现及诊断

首先要详细询问病人的病史,尤其是受伤经过。体格检查要注意局部软组织的肿胀、擦伤或淤血。严重者可出现骨盆周围皮肤的潜行剥脱(Morel-Lavallee lesions),为暴力造成的皮肤与深筋膜分离,血肿形成,好发于大粗隆和骶尾部。注意骨盆可能存在的畸形,如短缩畸形或内外旋畸形。骨盆分离挤压试验可能发现骨盆环的不稳定,但有造成出血的风险。重视会阴部和骨盆后方的软组织检查,不要漏诊开放性骨盆骨折。注意盆腔脏器可能的合并损伤,尤其是膀胱和尿道的损伤。此外还要进行神经系统检查,并注意肢体远端的动脉搏动。

影像学检查对骨盆骨折的诊断非常重要,标准的检查包括:骨盆正位、出口位、入口位和CT。

骨盆正位片需要观察的解剖标志包括:耻骨联合,耻坐骨支,髂前上、下棘,髂骨嵴,骶髂关节,骶骨岬,骶前孔及腰5横突。前环损伤可能为耻坐骨支骨折、耻骨联合分离或二者并存。后环损伤例如骶骨骨折、髂骨骨折及骶髂关节脱位。拍摄骨盆出口位(outlet view)和入口位(inlet view)时,病人仰卧位,X线球管分别向头侧和尾侧倾斜(图66-1)。出口位是真正的骶骨正位,有助于显示骨盆的上下移位。入口位是骶骨的轴位,有助于显示骶骨的压缩骨折、骨盆的前后移位以及半骨盆的内外旋移位。

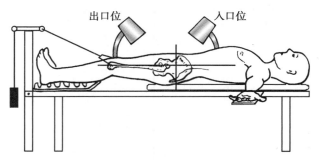

图 66-1　骨盆出口位及入口位投照示意图

CT可以详细显示骨盆的断层信息,对判断骨盆后环损伤尤其有意义。CT三维重建已越来越普及,可以将骨盆骨折完整、直观、立体地展现在医生面前,并且图像可以沿任意轴线以不同角度旋转,利于选择最佳视角观察,对于确定骨盆骨折的类型和制订治疗方案均有帮助(图66-2)。

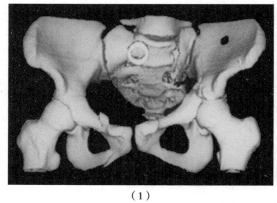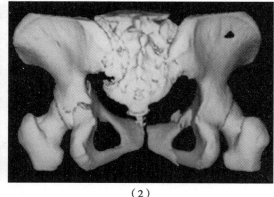

（1）　　　　　　　　　　　　　　　　　　（2）

图 66-2　骨盆的三维重建片
（1）前侧观;（2）后侧观

（四）骨折分型

常用的骨盆骨折的分类方法主要依据损伤的暴力、骨折的稳定性以及骨折的部位。

1. 按照损伤暴力-Young和Burgess分型　　Young和Burgess基于损伤机制将骨盆骨折分为四型(图66-3)。该分型紧密围绕骨折的受伤机制,在骨盆骨折的急救过程中非常有用。

（1）前后挤压型(APC):①APC-Ⅰ型:为稳定型损伤,前环损伤为单纯耻骨联合或耻骨支损伤;②APC-Ⅱ型:为旋转不稳定损伤,前环损伤合并骶结节、骶棘韧带及骶髂前韧带损伤;③APC-Ⅲ型:骨盆前后环均完全断裂,发生旋转与垂直不稳定。

（2）侧方挤压型(LC):①LC-Ⅰ型:是前环的耻坐骨支骨折以及骶骨压缩骨折,骨盆的所有韧带结构完整,骨盆环稳定;②LC-Ⅱ型:合并骶髂后韧带断裂或后部髂嵴撕脱,内旋不稳定,由于骨盆底韧带仍完整,故垂直方向相对稳定;③LC-Ⅲ型:又称为"风卷样"损伤(windswept injury),典型病人由滚筒机制造成,先受累侧半骨盆因内旋暴力造成LC-Ⅱ型损伤,然后对侧半骨盆由于外旋应力(或前后挤压)造成开书型损伤。

（3）垂直剪力损伤(VS):轴向暴力作用于骨盆,骨盆的韧带与骨性稳定结构全部撕裂,存在垂直方向不稳定。

Notes

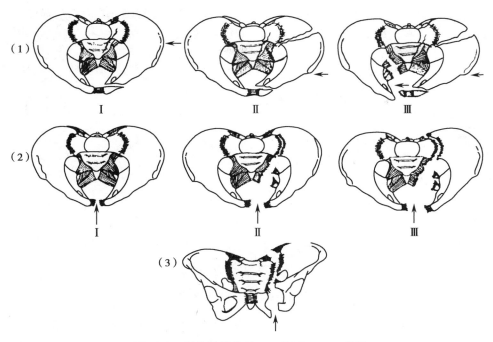

图 66-3 骨盆骨折的 Young 和 Burgess 分型
(1)LC 骨折;(2)APC 骨折;(3)VS 骨折

(4)混合暴力损伤(CM):由多种机制造成的损伤,APC、LC 及 VS 三种暴力中任意两种或三种之间的联合损伤,通常以 LC 合并 VS 多见。

2. 按照骨盆环的稳定性-Tile 分型 根据骨盆的稳定性,Tile 分型将骨盆骨折分为三型。

(1) A 型:稳定型(图 66-4)。进一步分为三个亚型:A1:后环完整,髋骨撕脱骨折;A2:后环完整,髋骨直接骨折;A3:后环完整,骶骨在 S_2 以下的横断骨折。

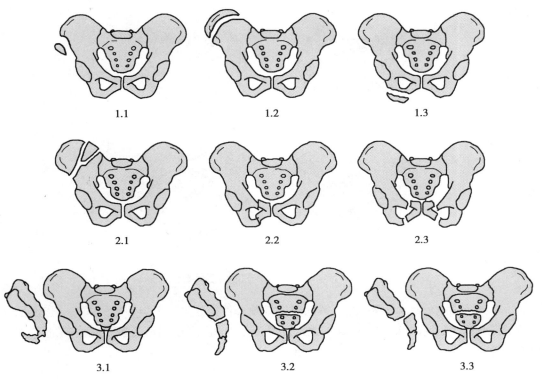

图 66-4 骨盆骨折的 Tile 分型-A 型骨折示意图

Notes

（2）B 型：旋转不稳定,垂直稳定（图 66-5）。进一步分为三个亚型：B1：开书型损伤,单侧外旋不稳定；B2：侧方挤压型,单侧内旋不稳定；B3：双侧 B 型损伤。

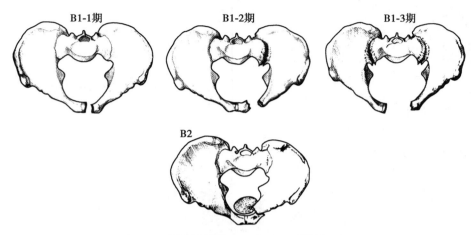

图 66-5　骨盆骨折的 Tile 分型-B 型骨折示意图

（3）C 型：旋转和垂直均不稳定（图 66-6）。进一步分为三个亚型：C1：单侧垂直不稳定性损伤；C2：双侧损伤,一侧为旋转不稳定,另一侧为垂直不稳定；C3：双侧均为垂直不稳定性损伤。

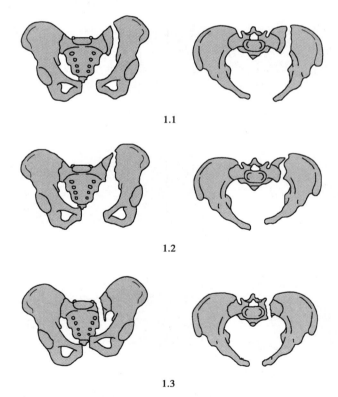

图 66-6　骨盆骨折的 Tile 分型-C 型骨折示意图

3. **骶骨骨折 Dennis 分型**　按照解剖部位将骶骨骨折分为三个类型（图 66-7）：Ⅰ型：骨折线位于骶骨翼,骶骨孔外侧；Ⅱ型：骨折线经过骶骨孔；Ⅲ型：骨折线波及骶骨孔内侧,达骶骨中央及骶管。

（五）治疗

由于不稳定骨盆骨折可能造成大量失血,以及合并损伤常见,骨盆骨折的死亡率高达 5% ～

Notes

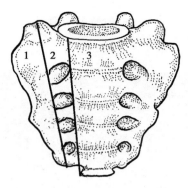

图 66-7　骶骨骨折的 Dennis 分型示意图

42%。临床证据表明，失血性休克、合并中枢神经系统损伤、多脏器功能衰竭等为骨盆骨折病人死亡的常见原因。即使经验丰富的骨科医生，骨盆骨折的处理也是极具挑战性的。急救要根据每个病人的特点进行，分析病人的血流动力学稳定性和骨盆骨折的稳定性。

对所有骨盆骨折病人，均应按照高级创伤生命支持（advanced trauma life support, ATLS）进行处理，分为初期检查和二期检查。在初期检查阶段，按照 ABCDE 顺序进行。具体为：A. 通畅气道，保护颈椎；B. 维持呼吸，处理胸部急性情况，必要时机械通气；C. 维持循环，控制出血；D. 神经系统检查；E. 病人全面暴露。

大出血是骨盆骨折严重的并发症，也是导致死亡的最重要原因。骨盆骨折出血来源主要包括：动脉出血、静脉出血和骨折端出血。据统计，动脉出血约占 10%，而 90% 源自静脉和骨折端。控制骨盆出血的有效方法不是剖腹探查，结扎出血血管，而是迅速恢复骨盆环的稳定性及缩小骨盆容积。方法包括：骨盆带、外固定架、骨盆 C 钳稳定骨盆环，经快速输血 800ml 后，如果生命体征仍不稳定，应立即进行填塞止血或血管造影栓塞止血。

骨盆骨折的最终固定依赖于对骨折分型的准确诊断。手术固定手段包括外固定架和内固定。

外固定架是治疗骨盆骨折的常用方法，手术创伤小，技术相对简单。应用外固定架治疗骨盆骨折的指征有：①对严重不稳定的骨盆骨折急诊应用，控制出血，提供临时稳定性；②用于多发创伤病人的早期固定，便于护理，减轻疼痛，利于咳痰；③对于有些类型的骨盆骨折（如 Tile-B 型骨折），可作为最终治疗；④辅助骨盆后环的内固定，增加稳定性。外固定架治疗骨盆骨折的常见问题是针道感染、周围皮肤刺激及给病人带来的不便。外固定架在骨盆骨折的治疗中仍占重要地位，但它更应被看作是临时固定而不是最终的固定方法（图 66-8）。

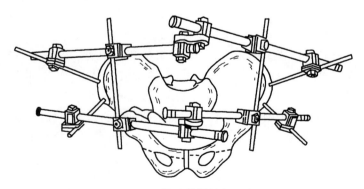

图 66-8　骨盆骨折外架固定

目前，内固定已经成为不稳定骨盆骨折的主要选择，主要是因为内固定有以下优点：可以达到骨盆骨折的解剖复位并能维持复位；在生物力学上比外固定更稳定；随着影像学技术和导航技术的发展，内固定及微创手术固定越来越安全；允许病人早期活动。但是，骨盆骨折内固定也有风险，包括手术时间长、出血多、感染、神经血管损伤以及内固定失效等。因此，行骨盆骨折内固定手术要考虑到病人因素、损伤情况等，要进行详细的术前计划。

骨盆骨折的内固定分为前环固定和后环固定。前环主要是针对耻骨联合分离和耻骨支骨折，固定方法包括钢板固定和单纯长螺钉固定。进行前环固定的指征有：耻骨联合分离>2.5cm，耻骨联合交锁，耻骨支骨折合并股神经血管损伤，Tilt 骨折（耻骨支旋转移位）等。骨盆后环固定

Notes

的方法很多,主要有骶髂螺钉、骶髂关节前路钢板、骶髂关节后路钢板、骶骨棒、腰-骨盆固定系统等(图66-9)。骨盆后环固定的指征:骶髂关节脱位或骨折脱位超过1cm,骶骨松质骨部位骨折明显移位出现间隙,合并神经损伤,多发创伤(尤其是合并下肢骨折)。

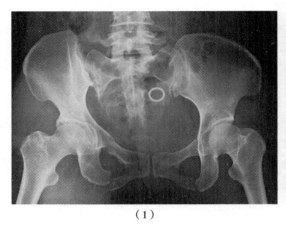
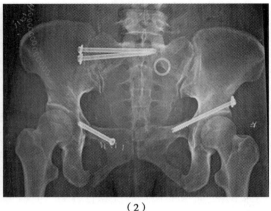

（1）　　　　　　　　　　　　　　　（2）

图66-9　骶髂关节螺钉固定骨盆骨折

(六) 并发症

骨盆骨折晚期可能会残留严重的后遗症,严重影响病人功能。主要包括:骨盆骨折不愈合和畸形愈合导致的肢体不等长、旋转畸形及坐姿异常、腰骶神经丛损伤、慢性感染及骨髓炎、慢性疼痛等。

第三节　髋　臼　骨　折

(一) 解剖

髋臼包含在髋骨之中。髋骨由髂骨、坐骨和耻骨三块骨组成,这三块骨在14岁以前由Y形软骨相连,16～18岁以后,Y形软骨愈合,三块骨合成为一体,称为髋骨,又叫无名骨。髋臼为一半球形深窝,约占球面的170°～175°。正常情况下,髋臼向前、向下、向外倾斜。将整个髋臼球面分为5份,髂骨约占顶部的2/5,坐骨占后方及下方的2/5,耻骨占前方的1/5。髋臼并非整个覆以关节软骨,其关节面呈半月状,因其后部和顶部承受应力最大,所以,此处的关节软骨也相应宽而厚。半月软骨面在髋臼切迹处中断,此处附以髋臼横韧带。髋臼的底凹陷,和髋臼切迹相连续,无关节软骨覆盖,称为髋臼窝,其内被股骨头圆韧带所占据。髋骨支撑着髋臼形成前柱和后柱(图66-10):①前柱(髂耻柱):由髂嵴前部斜向内下致前方达到耻骨联合;②后柱(髂坐柱):由坐骨大切迹角的平面到坐骨结节,骨块体积小但骨质厚,构成髋臼的顶部。划分前后柱的意义是:髋臼附属在两柱的骨块上,当髋臼骨折时只有内固定两柱的骨块,才能恢复和保持髋臼的形态。

(二) 损伤机制

髋臼骨折(fractures of the acetabulum)是暴力作用于股骨头和髋臼之间而产生的结果,约占全身骨折的0.79%。暴力通常有四个来源:膝部(屈膝状态);足部(伸膝状态);大粗隆以及骨盆后方。根据受伤一瞬间暴力的来源、作用方向以

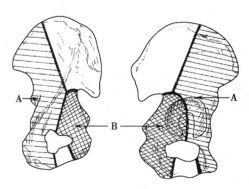

图66-10　髋臼两柱范围
A. 前柱范围;B. 后柱范围

Notes

及股骨头和髋臼之间的位置不同,而产生不同类型的髋臼骨折。

（三）临床表现与诊断

髋臼骨折是高能量损伤,表现为受累髋关节疼痛及活动受限。临床上要仔细询问病史,全面物理检查,以防漏诊。若存在其他部位的严重损伤或休克,应首先积极抢救,只有当病人的生命体征平稳后,再考虑髋臼骨折的最终治疗。注意髋臼骨折有时会伴有髋关节脱位,需要紧急处理。

对于髋臼骨折,常规应拍摄3张X线平片:骨盆前后位(包括髋关节)、髂骨斜位、闭孔斜位。为了更清楚的显示髋臼骨折的形态,Judet等经过长期研究,总结出两个最佳斜位片,即和冠状面呈45°角的两个斜位,分别为髂骨斜位和闭孔斜位。在髂骨斜位片主要是观察后柱和前壁的移位情况,而在闭孔斜位片是观察前柱和后壁的移位情况。

CT可以给出不同平面的断层图像,可以更清楚的显示:前后壁骨折块的大小及粉碎程度;是否存在边缘压缩骨折;是否存在股骨头骨折;是否存在关节内游离骨折块;是否存在髋关节脱位;骶髂关节损伤情况。CT三维重建可以更直观显示骨折的形态,有助于医生的理解。

（四）髋臼骨折的分型

目前最广泛应用的是Letournel-Judet分型。

Letournel和Judet于1961年首次发表了髋臼骨折分型系统,并在1965年作了部分修改,直到现在,这一分型系统仍被广泛地接受和应用。此系统主要是从解剖的角度来分型,而不像大多数骨折分型那样,要考虑骨折移位的程度、粉碎程度、是否合并脱位等。正是由于从解剖角度来分型,使得其容易被理解和接受。

根据髋臼前后柱和前后壁的不同骨折组合,Letournel和Judet将髋臼分为两大类,十个骨折类型(图66-11)。

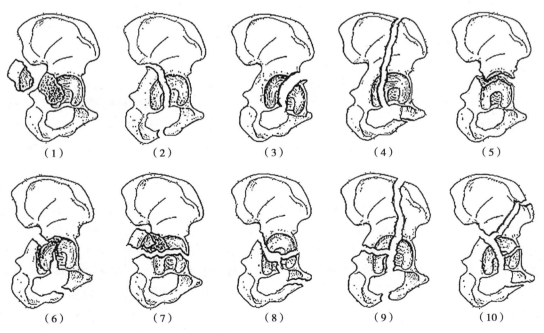

（1） （2） （3） （4） （5）

（6） （7） （8） （9） （10）

图66-11 髋臼骨折分型示意图

（1）单一骨折:涉及1个柱或1个壁的骨折,或1个单一骨折线的骨折(横断骨折)。共有5个单一骨折类型:①后壁骨折;②后柱骨折;③前壁骨折;④前柱骨折;⑤横断骨折。

（2）复合骨折:至少由以上2个单一骨折组合起来的骨折称为复合骨折,共包括5个类型:⑥后柱伴后壁骨折;⑦横断伴后壁骨折;⑧T形骨折;⑨前方伴后方半横形骨折;⑩双柱骨折。

Notes

（五）治疗

髋臼骨折是全身最大负重关节的关节内损伤,所以治疗上也应和其他关节内骨折的处理原则一样,尽可能达到解剖复位、牢固固定及早期的关节功能锻炼。由此,对移位的髋臼骨折,理论上都应该手术治疗。但是,在选择治疗方法时,还要考虑风险和收益的对比。因此,在髋臼骨折治疗前需要进行详细的评估,这包括:①骨折的特点,如:髋关节是否稳定、股骨头是否与髋臼相适合(即骨折移位程度)、骨折粉碎程度、是否合并有股骨头骨折;②病人因素,如:年龄、身体状况、伴随损伤情况、对将来的预期程度;③现有的医疗水平。结合以上的具体评估,再决定是保守治疗还是手术治疗。

髋臼骨折保守治疗的方法包括卧床、骨牵引或皮牵引。保守治疗的适应证:

1. 有手术禁忌证者。

2. 髋臼周围有活动性感染者。

3. 伴有严重骨质疏松的病人。

4. 无移位或移位<2～3mm 的髋臼骨折。

5. 低位的前柱骨折或低位的横断骨折。

6. 粉碎的双柱骨折经牵引后恢复髋关节对合关系者。

髋臼骨折手术治疗主要是指对骨折进行切开复位内固定。手术治疗的指征包括两大方面:

1. 髋关节不稳定   ①髋脱位伴有移位的后柱或后壁骨折;②髋脱位伴有移位的前柱或前壁骨折。

2. 股骨头与髋臼不相适合   ①骨折经过髋臼顶,如:髋臼顶骨折块移位、经髋臼顶的横断或T 形骨折、双柱骨折;②关节内卡入骨折块或软组织;③合并移位的股骨头骨折。

有时髋臼骨折需要急诊手术,其指征包括:①髋脱位无法复位;②髋关节复位后不稳定;③合并神经损伤的程度逐渐加重;④合并有血管损伤;⑤开放性髋臼骨折。

髋臼骨折后,由于骨折端和周围组织容易出血,暴露相对较困难。所以除非有急诊手术的指征,最好是在病情稳定,出血停止后进行手术,最佳手术时机一般认为在伤后 4～7 天。术前要进行充分的准备,包括:患肢准备,肠道准备,仔细研究放射学资料,器械及内固定物的准备,术前应用抗生素,必要时口服吲哚美辛预防异位骨化。

由于髋臼的解剖特点,没有一个理想的手术入路适应于所有的髋臼骨折,不同部位的暴露需要不同的入路。如果手术入路选择不当,则可能无法对骨折进行复位和固定。因此手术前要全面仔细地分析病人的 X 线平片、CT 片及可能有的三维 CT 重建,正确理解骨折类型,以指导手术入路的选择。

常用的手术入路包括:后方入路(Kocher-Langenbeck approach),髂腹股沟入路(ilioinguinal approach),髂股入路,扩展的髂股入路,前后联合入路等。其中,后方 Kocher-Langenbeck 入路和前方髂腹股沟入路是最常用的两个手术入路,而前后联合入路即为这两个入路的联合。后方入路主要适用于:后柱、后壁、横断伴后壁骨折;而髂腹股沟入路适用于:前柱、前壁、前壁合并后半横形骨折,以及大多数双柱骨折。复位和固定是髋臼骨折手术中最复杂、最困难的环节。由于髋臼部位的解剖结构独特,所以在复位的概念、方法上也不同,不但需要专用的骨盆髋臼复位器械和内固定物,还要有熟练的助手相配合(图 66-12)。

髋臼骨折手术治疗的另一方法是全髋关节置换术,包括一期置换和二期置换。一期全髋关节置换术在髋臼骨折治疗中的地位已逐渐得到提升,主要用于高龄、骨质情况差、骨折粉碎严重、预期切开复位内固定效果不佳的病人。二期的全髋关节置换术主要适用于股骨头缺血坏死和严重创伤性关节炎的病人。

（六）并发症

包括早期并发症和晚期并发症。

Notes

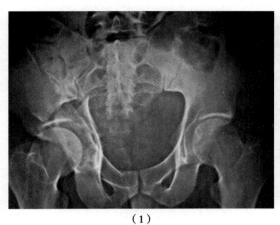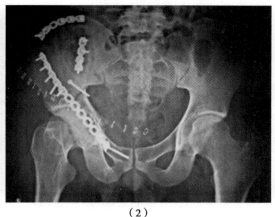

（1）　　　　　　　　　　　　　　　　　　　（2）

图66-12　髋臼骨折内固定术后X线平片

早期并发症：死亡、感染、血栓栓塞、神经损伤。可能发生损伤的神经包括：坐骨神经、股神经、股外侧皮神经、臀上神经。

晚期并发症：不愈合或假关节形成、股骨头坏死、创伤性关节炎、异位骨化。在晚期并发症中，股骨头坏死、创伤性关节炎、异位骨化对于关节功能的影响更显著。

第四节　髋关节中心脱位

（一）受伤机制

是髋关节三种脱位（髋关节前脱位、后脱位和中心脱位）中的一种，由于股骨头向髋臼中心撞击，髋臼发生骨折后，股骨头相对于髋臼顶发生内移的一种脱位，严重者股骨头可穿破髋臼突入盆腔内。因此，髋关节中心脱位实际为髋关节的骨折脱位。

（二）临床表现与诊断

病人有明确外伤史。中心性脱位不像后脱位那样有典型的体征，通常伴有患肢轻度外旋，而短缩不明显。比较显著的体征是大粗隆处的皮肤凹陷，髂前上棘较对侧向外、向下移位。中心性脱位多发生在髋臼双柱骨折，T形骨折及横断骨折中。

X线检查可以观察到股骨头的移位程度以及髋臼骨折的情况。CT检查可以明确显示髋臼骨折的移位程度。

（三）治疗

明显影响髋关节的对合关系，除非有手术禁忌证，都需要手术治疗。髋关节中心脱位的手术治疗主要是髋臼骨折的治疗，需要对髋臼进行切开复位内固定，恢复髋臼的形态即可纠正髋关节中心性脱位。对严重粉碎、明显骨质疏松、已存在髋关节骨性关节炎的病人，还可以考虑一期行人工髋关节置换术。

（王满宜）

Notes

第六十七章 脊柱脊髓损伤

第一节 脊柱骨折

脊柱骨折(fractures of the spine)系骨科常见创伤。其发生率占骨折的 5% ~ 6%,以胸腰段骨折发生率最高,其次为颈、腰椎,胸椎最少,常可并发脊髓或马尾神经损伤。

(一) 解剖概要

脊柱由 32 个椎骨组成,每个椎骨包括椎体、椎弓根、椎板、上、下关节突、横突和棘突。椎骨由前纵韧带、后纵韧带、黄韧带、棘间韧带和棘上韧带以及椎间盘和关节囊连结成 24 个运动节段。这些连结脊柱的结构,使脊柱产生有限的三维运动。脊髓位于脊椎管内,脊髓最远端为脊髓圆锥,位于 T_{12} ~ L_2 之间, L_2 以下为马尾神经。脊柱复杂的解剖和生物力学特性,使脊柱能耐受正常的载荷。当外伤使脊柱承受过度的运动和暴力时,就会导致脊柱结构的损伤。

1983 年 Denis 提出脊柱胸腰椎三柱分类概念,将胸腰椎分成前、中、后三柱。前柱包括前纵韧带、椎体的前 1/2,椎间盘的前部;中柱包括椎体的后 1/2,椎间盘的后部、后纵韧带;后柱包括椎弓、黄韧带、关节突关节和棘间韧带。1984 年 Ferguson 进一步完善 Denis 的三柱概念,将前柱定为椎体和椎间盘的前 2/3 和前纵韧带;中柱为椎体和椎间盘的后 1/3 以及后纵韧带;后柱包括关节突关节和关节囊、棘间韧带和黄韧带(图 67-1)。

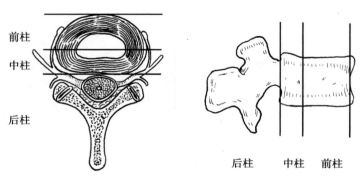

前柱
中柱
后柱

后柱　中柱　前柱

图 67-1　脊柱三柱划分

(二) 脊柱骨折分类

1. 依据损伤机制分类

(1) 压缩骨折(compressed fracture):可分为屈曲压缩力和垂直压缩力造成的两类骨折,其中以屈曲压缩骨折最为常见,如肩背部受重物砸伤,使椎体前方压缩,椎体楔形变,重者可同时并发脊柱向前脱位。垂直压缩骨折如高处坠下,足和臀部着地,脊柱承受轴向的垂直力,产生椎体终板骨折,椎间盘突入椎体中,椎体粉碎骨折。X 线平片侧位观椎体前后径增加,椎体高度减小,CT 示椎体粉碎骨折,骨块凸入椎管内,称之为爆裂骨折(burst fracture),此型骨折属于不稳定骨折(图 67-2)。

(2) 屈曲-分离骨折(flexion-distraction fracture):是旋转轴线位于前纵韧带前方。此型损伤产生前柱压缩,而后、中柱产生张力性损伤。此种损伤多见于汽车安全带损伤,当躯干为安全带固定,突然刹车头颈及躯干上半身向前屈曲发生颈椎或胸椎骨折脱位。此型损伤在严重屈曲暴

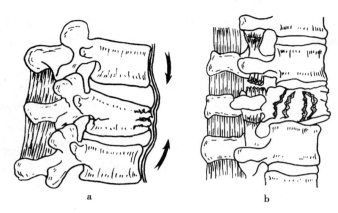

图 67-2　压缩骨折

力下可产生通过椎体的水平骨折,在张力作用下可伴韧带或椎间盘的脊柱三柱均发生损伤,称之为 Chance 骨折(图 67-3)。

（3）旋转骨折(rotation farcture)：一般伴有屈曲损伤或压缩损伤。旋转屈曲损伤可见于矢状面或冠状面的损伤,包括后柱损伤、横突骨折和非对称性前柱损伤。旋转压缩损伤,在轴向旋转载荷产生椎体侧方压缩骨折,常合并对侧旋转损伤。此类损伤多发生于胸腰段,常并发肋骨和横突骨折。

（4）伸展-分离骨折(extension-distraction fracture)：脊柱呈过伸位承受外力,如向前跌倒,前额着地。颈椎过伸位损伤可表现为椎弓骨折,棘突骨折,椎体前下缘骨折(图 67-4)。

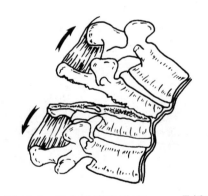

图 67-3　屈曲-分离骨折(Chance 骨折)

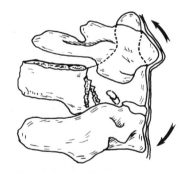

图 67-4　伸展-分离骨折

2. 依据骨折的稳定性,Denis 对脊柱骨折分为四类

（1）稳定性骨折(stable fracture)：轻度和中度的压缩骨折,脊柱后柱完整。

（2）不稳定性骨折(unstable fracture)：①脊柱三柱中二柱骨折,如屈曲分离损伤累及后柱和中柱骨折;②爆裂骨折：中柱骨折、骨折块突入椎管,有潜在神经损伤,属于不稳定性骨折;③骨折-脱位：累及脊柱三柱的骨折脱位,常伴有神经损伤症状。

3. 依据骨折形态分类

（1）压缩骨折：椎体前方受压缩楔形变。压缩程度以椎体前缘高度占后缘高度的比值计算。分度为前缘高度与后缘高度之比,Ⅰ°为 1/3,Ⅱ°为 1/2,Ⅲ°为 2/3。

（2）爆裂骨折：椎体呈粉碎骨折,骨折块向四周移位,向后移位可压迫脊髓、神经,椎体前后径和横径均增加,两侧椎弓根距离加宽,椎体高度减小。

（3）撕脱骨折：在过伸、过屈位损伤时,在韧带附着点发生撕脱骨折,或旋转损伤时的横突骨折。

Notes

（4）Chance 骨折：经椎体、椎弓及棘突的横向骨折。

（5）骨折-脱位（fracture-dislocation）：脊柱骨折并脱位，脱位可为椎体的向前或向后移位并有关节突关节脱位或骨折。脱位亦可为旋转脱位，一侧关节突交锁，另一侧半脱位。

4. 胸腰椎损伤分类与严重程度评分系统

美国学者 Vaccaro 等综合了胸腰椎骨折的影像学及临床表现等情况，于 2005 年提出了胸腰椎损伤分类与严重程度评分系统（Thoracolumbar Injury Classification and Severity Score，TLICS），经过近十年的临床应用，得到了广泛的认可。该系统基于胸腰椎损伤的三个方面的特点：①骨折的影像学形态；②后方韧带复合体的完整性；③病人的神经功能状态。根据不同情况予以不同的分值，最后将三部分的分值相加，总分作为选择治疗的依据。总分小于 4 分选择非手术治疗，大于 4 分选择手术治疗，4 分者两者均可（表 67-1）。

表 67-1   TLICS 评分系统

项　目	评分
骨折形态	
压缩骨折	1
爆裂骨折	2
平移/旋转骨折	3
牵张骨折	4
后方韧带复合体的完整性	
完整	0
可疑损伤/不能确定	2
损伤	3
神经功能状态	
无损伤	0
神经根损伤	2
脊髓/圆锥完全损伤	2
脊髓/圆锥不完全损伤	3
马尾损伤	3

总计得分≤3 分，建议保守治疗；总分 4 分，手术或非手术治疗；总分≥5 分，建议手术治疗

（三）临床表现

1. 病人有明显的外伤史，如车祸、高处坠落、躯干部挤压伤等。

2. 检查时脊柱可有畸形，脊柱棘突骨折可见皮下淤血。伤处局部疼痛，如颈项痛、胸背痛、腰痛或下肢疼痛等。棘突有明显浅压痛，脊背部肌肉痉挛，骨折部有压痛和叩击痛。颈椎骨折时，屈伸运动或颈部回旋运动受限。胸椎骨折躯干活动受限，合并肋骨骨折时可出现呼吸受限或呼吸音减弱。腰椎骨折时腰部有明显压痛，伸、屈下肢感腰痛。因腰椎骨折腹膜后血肿，病人腹胀肠鸣音减弱，腹部有压痛或反跳痛。腰部活动明显受限。脊柱骨折时每因活动或在搬动时则引起明显局部疼痛。

3. 颈、胸椎骨折常可并发脊髓损伤，腰椎骨折可并发脊髓圆锥和马尾神经损伤。这些损伤可致病人表现为四肢瘫、截瘫、Brown-Séquard 综合征和大小便功能障碍等。出现完全或不完全性感觉、运动和括约肌功能障碍。

（四）影像学检查

凡疑有脊柱骨折者均应摄 X 线平片检查以了解骨折部位、损伤类型、骨折-脱位的严重程度。CT 检查可从轴状位了解椎体、椎弓和关节突损伤情况以及椎管容积之改变。MRI 检查对于有脊髓和神经损伤者为重要检查手段，可了解椎骨、椎间盘对脊髓的压迫，脊髓损伤后的血

肿、液化和变性等。

（五）脊柱骨折的治疗

1. 颈椎骨折-脱位

（1）上颈椎损伤：指寰椎和枢椎骨折脱位。

1）寰椎前后弓骨折：又称 Jefferson 骨折。由于头部受垂直暴力致使枕骨髁撞击寰椎导致寰椎侧块与前、后弓交界处发生骨折（图 67-5）。此骨折向椎孔四周移位，不压迫颈髓不产生脊髓受压症状。故病人仅有颈项痛，偶有压迫枕大神经引致该分布区域疼痛。治疗以 Halo-vest 固定 12 周。

2）寰枢椎脱位（atlantoaxial dislocation）：寰枢椎无骨折，但因寰枢横韧带、翼状韧带、齿突尖韧带断裂，而致枢椎齿突与寰椎前弓间发生脱位，可压迫或不压迫颈髓引起症状。但由于此种脱位属于不稳定型创伤，故需在牵引下复位后行寰枢椎融合术（图 67-6）。

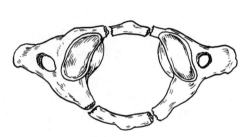

图 67-5　寰椎前后弓骨折（Jefferson 骨折）

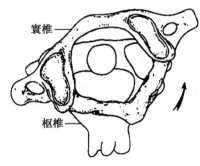

图 67-6　寰枢椎脱位

3）齿突骨折（dens fracture）：枢椎齿突骨折可分为三型。Ⅰ型为齿突尖部骨折，Ⅱ型为齿突基底部与枢椎体交界处骨折，Ⅲ型为齿突骨折延伸及枢椎体部。Ⅰ型骨折罕见，可用颈围领固定 6~8 周。Ⅱ型骨折因骨折部血液循环较差，不愈合率高达 60%。此型骨折行颅骨牵引解剖复位，齿突骨折螺钉固定或 Halo 背心固定 12 周。Ⅲ型骨折行 Halo-vest 固定 12 周，骨折愈合率 85%~90%（图 67-7）。

4）枢椎椎弓骨折（hangman's fracture）：枢椎椎弓骨折又称绞刑者骨折，骨折后枢椎椎弓向后移位，而椎体向前移位，故称之为枢椎创伤性滑脱（traumatic spondylolisthesis of the axis）（图 67-8）。

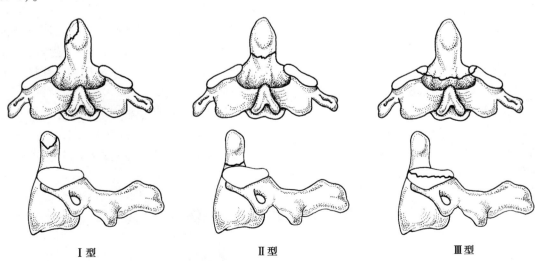

Ⅰ型　　　　　Ⅱ型　　　　　Ⅲ型

图 67-7　齿突骨折分型

Notes

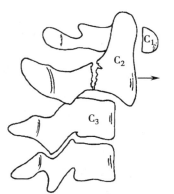

图 67-8　枢椎椎弓骨折
并创伤性滑脱

由于椎弓断裂向后移位,椎管容积增大不产生脊髓受压症状。而病人感颈项痛,枢椎椎弓根骨折行牵引复位,Halo-vest固定 12 周。若枢椎创伤性滑脱,行颅骨牵引复位、内固定、植骨融合。

（2）下颈椎损伤:指 $C_3 \sim C_7$ 骨折脱位。

1）屈曲压缩性骨折(compressive flexion fracture):最常见于 $C_{4 \sim 5}$ 或 $C_{5 \sim 6}$ 节段。单纯的屈曲压缩骨折可行颈部支具固定 8 ~ 12 周。压缩骨折Ⅱ°以上,不稳定骨折行骨折椎体切除,内固定植骨融合。

2）爆裂骨折:为垂直压缩暴力或屈曲压缩暴力所致,呈严重的楔形骨折或粉碎骨折,常累及椎管并脊髓损伤。在行治疗前应了解脊髓损伤情况,椎管受累状态和椎骨后结构情况。此类病例应前路手术,骨折椎体切除,内固定植骨融合。

3）关节突关节脱位(dislocation of the facets):若无椎间盘突出可行颅骨牵引复位,颈椎内固定植骨融合。若合并急性椎间盘突出,在复位后需前路椎间盘切除,并内固定植骨融合。

4）颈椎后结构骨折(fractures of the cervical posterior elements):此指颈椎椎板、椎弓根、关节突和棘突骨折。治疗用颈部围领或 Halo vest 固定 8 ~ 12 周。

5）颈椎过伸性损伤(cervical extension injury):对于无移位的过伸性损伤,可用颈围领或支具固定 8 周。若示有明显移位者,此为不稳定性损伤,应予手术复位,内固定植骨融合。

2. 胸腰椎损伤

（1）压缩骨折:压缩骨折指脊柱前柱骨折而中柱完整。此类骨折治疗依据后柱的情况。非手术治疗适于脊柱前柱压缩<Ⅰ°,脊柱后凸成角<30°,可取手法复位,在脊柱过伸位下用石膏或胸腰骶支具固定 3 月,然后去除外固定加强脊背肌功能锻炼。若脊柱前柱压缩近Ⅱ°或以上,后凸成角>30°,则需手术治疗复位固定及脊柱融合。

（2）爆裂骨折:如果脊柱后凸成角较小,椎管受累<30%,神经检查正常。病人在卧床休息 2 月后,可带支具下地活动。病人椎管受累超过 30% 以上,脊柱后凸明显,或有神经症状,则需手术治疗行脊柱前路或后路复位、减压、内固定和植骨融合。

（3）屈曲分离性骨折:损伤常累及椎骨和韧带组织,可累及单个或多个节段。Chance 骨折可用过伸位石膏或支具外固定 3 ~ 4 个月。手术治疗适于有明显的脊柱韧带结构断裂及椎间盘损伤的脊柱不稳定性骨折,手术行脊柱后路复位、内固定和植骨融合术。

（4）骨折-脱位:此类损伤常并脊髓神经损伤,大部分病人需行手术治疗。少数无神经损伤的病人,应行手术复位恢复脊柱正常序列并作脊柱稳定性手术。手术在脊髓监护下进行,术中注意操作,防止脊髓神经损伤。如果为不完全性脊髓神经损伤,亦需行复位、减压和脊柱稳定性手术,恢复脊柱正常解剖序列,解除脊髓神经受压,以利早期康复活动。

（5）附件骨折:此类脊柱横突、棘突骨折可卧床制动,当疼痛症状缓解后可下地活动。

下胸椎或上腰椎椎弓峡部骨折可见于严重屈曲分离型外伤,一般 X 线平片难以发现,需经 CT 或断层摄片发现。单纯椎弓峡部骨折可采取石膏或支具固定治疗。但通常并有其他类型的脊柱损伤,常按不稳定性骨折治疗的原则处理。

第二节　脊　髓　损　伤

脊柱骨折脱位常致脊髓损伤(spinal cord injury)。我国因脊髓损伤所致的截瘫发病率为 6.7 ~ 23/1 000 000,在我国目前仍为高发损伤。脊髓损伤多为脊髓受压、挫伤,较少为脊髓横贯

Notes

性完全断裂。

（一）脊髓损伤的病理生理

1. 组织学改变

（1）脊髓轻微损伤和脊髓震荡：脊髓轻微损伤仅为脊髓灰质有少数小出血灶，神经细胞、神经纤维水肿，基本不发生神经细胞坏死或轴突退变。2～3日后逐渐恢复，组织学上基本恢复正常。脊髓震荡，脊髓神经细胞结构正常，无形态学改变。

（2）不完全性脊髓损伤：伤后 3 小时灰质中出血较少，白质无改变，伤后 6～10 小时，出血灶扩大不多，神经组织水肿，24～48 小时以后逐渐消退。由于不完全脊髓损伤程度有轻、重差别，轻者仅中心小坏死灶，保留大部分神经纤维；重者可出现坏死软化灶，胶质代替，保留部分神经纤维。

（3）完全性脊髓损伤：伤后 3 小时脊髓灰质中多灶性出血，白质尚正常；6 小时灰质中出血增多，白质水肿；12 小时后白质中出现出血灶，神经轴突开始退变，灰质中神经细胞退变坏死，白质中神经轴突开始退变；24 小时灰质中心出现坏死，白质中多处轴突退变；48 小时灰质中心软化，白质退变。总之在完全性脊髓损伤，脊髓内的病变呈进行性加重，从中心出血至全脊髓出血水肿，从中心坏死到大范围脊髓坏死，可长达约 2～3cm，晚期脊髓为胶质组织代替。

2. 病理代谢

（1）炎性介质和花生四烯酸级联反应：脊髓损伤后，产生去甲基肾上腺素、五羟色胺和儿茶酚胺等作用血管平滑肌的物质使血管收缩，同时前列腺环素 PGI_2 和血栓烷 A_2（TXA_2）生成，导致脊髓微血管栓塞，使脊髓损伤后的血管损伤加重，脊髓更加缺血。

（2）细胞膜离子通道的改变：脊髓损伤后，细胞外液的钙离子进入细胞内并不断堆积，激活磷脂酶 A_2 等而产生花生四烯酸。花生四烯酸代谢过程中生成前列腺素、氧自由基、血栓烷 A_2 和白介素等介质。这些介质进一步损伤细胞膜和微血管，导致微血管收缩，脊髓局部缺血、脂膜溶解和细胞死亡。

（3）缺血再灌注损伤：神经组织含有大量的脂质，脊髓损伤后出现低氧血症，再灌流后数分钟氧分压升高 20%～40%。氧分压升高导致氧自由基增加及脂质过氧化。同时外渗的血红素及破裂细胞成份中的铁离子又催化了脂质过氧化反应，破坏了脂膜的选择性和通透性，抑制了如 Na^+-K^+ ATP 酶、腺苷酸环化酶和细胞色素氧化酶系统的活性。

（二）脊髓损伤的分类

1. 脊髓震荡（concusion of the spinal cord）　脊髓神经细胞遭受强烈刺激而发生超限抑制，脊髓功能处于生理停滞状态，脊髓实质无损伤。临床上表现为损伤平面以下感觉、运动及反射完全消失。一般经过数小时至 2～3 周，感觉和运动开始恢复，不留任何神经系统后遗症。

2. 脊髓休克（spinal cord shock）　脊髓与高级中枢的联系暂时中断以后，断面以下的脊髓并有暂时的反射丧失，处于无反应状态，称为脊髓休克。表现为断面以下脊髓所支配的感觉丧失和骨骼肌张力和运动消失，外周血管扩张，血压下降，括约肌功能障碍及发汗反射消失，内脏反射减退或消失。脊髓休克是暂时现象，损伤后不久可逐渐恢复，一般持续约 1～6 周，但也可能持续数月。脊髓休克恢复过程中，原始简单的反射先恢复，复杂高级的反射后恢复。反射活动恢复中最早出现的是球海绵体反射和肛门反射，并从尾端向头端方向恢复。反射恢复后，其它反射比正常时加强并广泛扩散。

3. 不完全性脊髓损伤（incomplete spinal cord injury）　损伤平面以下保留某些感觉和运动功能，并具有球海绵体反射，为不完全性脊髓损伤。脊髓不完全性损伤分四种：

（1）前脊髓综合征（anterior cord syndrome）：由于脊髓前 2/3 的损伤造成皮质脊髓束，前外侧的脊髓丘脑束及灰质的部分受损，病人表现受伤平面以下无运动功能和痛温觉消失，轻触觉，

Notes

位置觉,运动觉和震动觉良好。此型损伤的预后为不完全性损伤中最差者。

（2）后脊髓综合征(posterior cord syndrome):脊髓受损平面以下运动功能和痛温觉,触觉存在,但深感觉全部或部分消失。

（3）中央脊髓综合征(central cord syndrome):常为颈椎过伸性损伤,病人常原先有颈椎病或椎管狭窄,表现上肢功能丧失重于下肢功能丧失,手的功能丧失重于上臂,肛门周围感觉存在。此系因上肢的皮质脊髓束纤维的组成位于中央。

（4）Brown-Séquared 综合征:亦称脊髓半切综合征,为脊髓一侧受损,伤侧的运动和本体感觉丧失,而对侧的痛觉和温觉丧失。

4. 完全性脊髓损伤(complete spinal cord injury)　脊髓实质完全性横贯性损害,损伤平面以下的最低位骶段感觉、运动功能完全丧失,包括肛门周围的感觉和肛门括约肌的收缩运动。

5. 脊髓圆锥综合征(spinal cones syndrome)　脊髓圆锥指 S_{3-5} 脊髓段,此处为脊髓末端为锥形,故称圆锥,其位于 L_1 椎节。当圆锥与腰骶神经根在同平面均损伤时,神经感觉运动障碍平面在 L_1 神经节段。当仅圆锥损伤时,支配下肢神经的感觉和运动功能存在,而会阴、骶区表现马鞍区感觉障碍,尿道括约肌、肛门括约肌、膀胱逼尿肌瘫痪,跟腱反射消失、肛门反射和球海绵体反射消失。

6. 马尾损伤(cauda equina injury)　腰椎以下椎管内为马尾神经,损伤后表现为周围神经损伤。

（三）脊髓损伤的临床表现

不同平面节段的脊髓损伤,表现不同临床征象。

1. 颈髓损伤　上颈髓损伤病人出现四肢瘫,由于 C_4 以上颈髓损伤,膈肌和腹肌的呼吸肌全部瘫痪,病人表现呼吸极度困难,出现发绀,若不及时气管切开辅助呼吸,将危及病人生命。下颈髓损伤病人可出现自肩部以下的四肢瘫,胸式呼吸消失,由于膈肌运动存在,腹式呼吸变浅,大小便功能丧失。由于颈髓损伤后出现交感神经紊乱,失去出汗和血管收缩功能,病人可以出现中枢性高热,体温可达 40℃ 以上。亦有表现为持续低温。较低位的颈髓损伤,上肢可保留部分感觉和运动功能。

2. 胸髓损伤　病人表现为截瘫、心率慢、血压低。其他胸髓损伤表现损伤平面以下,感觉、运动和大小便功能丧失,浅反射不能引出,包括腹壁反射、提睾反射,而膝腱反射、跟腱反射活跃或亢进,下肢肌张力明显增高,出现髌阵挛,Babinski 征、Chaddock 征阳性。

3. 腰髓、脊髓圆锥损伤　腰髓和脊髓圆锥位于 $T_{10} \sim L_1$ 椎体间, $L_1 \sim S_1$ 脊髓损伤后,下背部和腹股沟以下感觉障碍, L_1 节段以上的横贯性损害表现为下肢肌张力增高,腱反射亢进,出现病理征。 L_2 椎节以下的损伤,则表现为下肢肌张力减低,腱反射消失,无病理体征。脊髓圆锥损伤,下肢感觉、运动功能正常。会阴部皮肤呈马鞍状感觉减退或消失,逼尿肌麻痹,呈无张力性膀胱,形成充盈性尿失禁,大小便失去控制,肛门反射及球海绵体反射消失。

4. 马尾综合征　 L_2 以下为马尾神经。在此平面以下所受损神经的感觉和运动功能障碍,膀胱和直肠功能障碍。

（四）脊髓损伤的诊断

包括脊髓损伤平面的诊断、脊髓损伤性质的诊断和脊髓损伤严重度的诊断。

1. 脊髓损伤平面的诊断　通过确定保留脊髓正常感觉功能及运动功能的最低脊髓节段进行诊断。体检时按照深浅感觉、运动、深浅反射、病理反射仔细检查,能确定脊髓损伤平面(参照运动系统检查)。

2. 脊髓损伤性质的诊断　脊髓损伤后表现损伤平面以下感觉、运动和括约肌障碍,需鉴别以下情况:上运动神经元瘫痪和下运动神经元瘫痪鉴别;脊髓休克与脊髓振荡的鉴别;完全性与不完全性脊髓损伤的鉴别(见表67-2,表67-3,表67-4)。

Notes

表 67-2　运动瘫痪类型的鉴别

	上运动神经元瘫痪	下运动神经元瘫痪	混合型瘫痪
瘫痪程度	不全性	完全性	以完全性为主
肌萎缩	不明显	较明显	较明显
肌张力	增高	降低或丧失	早期可增高,后期丧失
瘫痪范围	较广泛	仅限于所支配脊髓节段	较广泛
腱反射	亢进	消失	先亢进,后消失
病理反射	多有	无	先有,后消失

表 67-3　脊髓休克与脊髓震荡的鉴别

鉴别要点	脊髓休克	脊髓震荡
1. 脊髓损伤类型	严重脊髓损伤	轻微脊髓损伤
2. 神经功能改变	感觉、运动、反射三者全部消失	感觉、运动、反射三者可消失,但有所保留
3. 截瘫程度	完全性截瘫	不完全性截瘫
4. 肛周及肛门深感觉	丧失	保留
5. 肛门外括约肌自主收缩	丧失	保留
6. 球海绵体反射及肛门反射	多丧失,个别可保留	保留
7. 全身性反应	有低血压、低体温、心动过缓心排血量下降、呼吸受限等	无明显全身性反应
8. 恢复时间	较长,数天	短暂时间一般不超过 48 小时
9. 恢复标志	球海绵体反射及肛门反射最早出现,其次为腱反射,从骶段向近端恢复	随意运动出现,感觉、反射恢复
10. 最终结局	不完全性脊髓损伤可恢复到不全瘫,完全性脊髓损伤仍为完全性瘫	恢复至正常水平

表 67-4　不完全性和完全性脊髓损伤的鉴别

损伤类型	不完全性	完全性
运动障碍丧失	不完全,不对称	完全,基本对称
感觉障碍	可保留部分感觉	完全丧失
括约肌障碍	较轻	完全
脊髓休克期	短,不超过 1 周	多在 3 周以上
反射障碍	不对称,不完全	完全,对称
病理反射	可有可无	多有

3. 脊髓损伤严重度分级　可作为脊髓损伤的自然转归和治疗前后对照的观察指标。依据脊髓损伤的临床表现进行分级,目前较常用的国际 Frankel 分级和美国脊髓损伤学会(ASIA)分级(见表 67-5,表 67-6)。

Notes

表 67-5　Frankel 功能分级

级别	功　能
A	完全瘫痪
B	感觉功能不完全丧失,无运动功能
C	感觉功能不完全丧失,有非功能性运动
D	感觉功能不完全丧失,有功能性运动
E	感觉、运动功能正常

表 67-6　ASIA 分级

级别	功　能	脊髓损伤类型
A	在骶段(S_{4-5})无任何感觉和运动功能	完全性损害
B	在神经损伤平面以下,包括骶段(S_{4-5})存在感觉功能,但无运动功能	不完全性损害
C	在神经损伤平面以下,存在运动功能,大部分关键肌的肌力小于 3 级	不完全性损害
D	在神经损伤平面以下,存在运动功能,大部分关键肌的肌力大于或等于 3 级	不完全性损害
E	感觉和运动功能正常	正常

4. **脊髓损伤的影像学诊断**　X 线检查和 CT 检查为常规检查,可发现脊髓损伤部位的脊柱骨折或脱位。但亦有病例未见有异常,称之为无放射线检查异常的脊髓损伤(spinal cord injury without radiographic abnormality,SCIWORA),多见于颈椎外伤。MRI 技术的应用,改变了 X 线检查和 CT 检查等不能观察到的脊髓形态学变化。脊髓损伤时,MRI 可观察脊髓信号强度、脊髓信号改变的范围和脊髓萎缩情况等。

5. **脊髓损伤电生理检查**　体感诱发电位检查(somatosensory evoked potential,SEP)和运动诱发电位检查(motor evoked potential,MEP)可了解脊髓的功能状况。SEP 代表测定脊髓感觉通道,MEP 测定代表锥体束运动通道的功能。当 SEP 和 MEP 均不能引出者为完全性截瘫。

(五) 脊髓损伤的治疗

1. **非手术治疗**　伤后 6 小时内治疗是关键时期,24 小时内为急性期,抓紧尽早治疗时机。

(1) 药物治疗:目前临床应用较多的是甲泼尼龙,其作用机制为大剂量甲泼尼龙能阻止类脂化合物的过氧化反应和稳定细胞膜从而减轻了外伤后神经细胞的变性,减少细胞内钙离子蓄积,预防类脂化合物的作用及前列素 E_2 和凝血酶原 A_2 的形成,减少兴奋性氨基酸的释放,降低组织水肿,改善脊髓血流量,预防损伤后脊髓缺血进一步加重,促进新陈代谢和预防神经纤维变性。甲泼尼龙剂量,首次 30mg/kg 体重,15 分钟以内静脉输入,间隔 45 分钟,然后 5.4mg/(kg·h)持续静脉输入 23 小时。大剂量甲泼尼龙最好在伤后 8 小时内应用,同时需有心电监护,观察用药时可能出现的心律失常、循环性虚脱、心脏停搏等情况,同时警惕消化道出血等并发症。

单唾液酸四己糖神经节苷脂(monosialotetrahexosylganglioside,GM-1),GM-1 对维持神经细胞膜正常功能及稳定性起重要作用。能激活 ATP 酶和磷酸化酶的活性,使神经细胞在缺氧情况下存活率提高,减少一氧化氮的合成对神经细胞的损伤。伤后 72 小时内应用,GM-1 100mg 静注,1次/d,一般可用 3 周。

其他药物如纳洛酮(naloxone)、神经生长因子(nerve growth factor,NGF)、促甲状腺激素释放激素(thyrotropinoreleasing hormone)和鸦片受体阻滞剂等药物,在实验显示对脊髓功能恢复有效,

Notes

但尚待临床广泛应用证实。

（2）高压氧治疗：于伤后数小时内进行，以达到增加脊髓血氧饱和度，改善脊髓缺氧。高压氧用 0.2MPa 氧压,1.5 小时/次,10 次为 1 个疗程。

2.　**手术治疗**　目的是保护残余存活的脊髓组织，减少或防止继发性损伤，尽可能促进脊髓功能的恢复。手术原则为：脊柱骨折的复位，解除脊髓压迫，重建脊柱的稳定性。

3.　**脊髓损伤并发症的防治**　脊髓损伤后截瘫病人的主要并发症为压疮、泌尿系感染和呼吸系统感染。这些是截瘫病人死亡的主要原因，只要精心护理可以预防。

（1）压疮防治：截瘫病人损伤平面以下感觉消失，长期卧床易在骨转子部如骶骨、股骨大转子和足跟部等处，因长期受压皮肤缺血坏死发生压疮。压疮分为四度：Ⅰ度：皮肤发红，周围水肿；Ⅱ度：皮肤出现水疱，色泽紫黑，有浅层坏死；Ⅲ度：皮肤全层坏死；Ⅳ度：坏死范围深达韧带与骨骼。由于压疮的炎性渗出，蛋白质丢失和组织坏死的感染，加重了病人全身情况的恶化。方法：①卧床柔软，保持床铺清洁干燥；②保持病人清洁，定时翻身，一般 2～3 小时翻身 1 次。对骨隆突处用软垫保护，局部皮肤 25%～50% 乙醇擦洗；③若已发生浅表压疮，要尽量避免该处再继续受压，清洁换药或用生肌膏外敷，加强全身营养状况；④压疮累及深部肌肉或骨骼者，行彻底清创，用肌皮瓣转移覆盖消灭创面。

（2）泌尿系感染防治：截瘫病人括约肌功能障碍在自动膀胱形成以前不能排尿，需长期留置导尿管。防治方法：①插导尿管严格无菌操作，每周更换 1 次。更换时拔出导尿管后 3～4 小时再插入；②用生理盐水或 0.05% 呋喃西林溶液 200ml 冲洗膀胱,1～2 次/天；③训练自动膀胱，每 3～4 小时开放 1 次，防止持续开放导尿引起膀胱挛缩；④截瘫病人，应注意取坐位或半坐位，使尿液体位引流。鼓励病人多饮水，每日饮水 3000ml 以上，减少泌尿系感染和结石形成；⑤定期检查尿液，若有感染征象应用抗生素控制。

（3）呼吸系统感染防治：高位颈脊髓损伤，呼吸困难，呼吸道感染痰液不易咳出者，应作气管切开，保证足够氧的摄入量。应鼓励病人作深呼吸，经常翻身，端坐。叩击背部有利于病人自行咳痰，避免坠积性肺炎发生。

4.　**康复治疗**　加强体能锻炼，尽早使截瘫病人用拐、支具或轮椅下地活动，减少常见并发症的发生，恢复肢体的重要功能。

（冯世庆）

第六十八章 关 节 脱 位

第一节 概   述

(一) 定义

关节稳定结构受到损伤,使关节面失去正常的对合关系,称为关节脱位(dislocation of joint)。由暴力所致的关节脱位称为创伤性脱位(traumatic dislocation),由疾病所致称为病理性脱位(pathologic dislocation)。

(二) 创伤性关节脱位的主要病理

除骨端对合失常外还有以下病理变化:①常有相应骨端骨折:也包括撕脱骨折、相关骨骨折(如 Monteggia 骨折)、邻近部骨折(如髋脱位合并股骨颈骨折)及关节面骨软骨骨折;②必有软组织损伤:包括关节囊、韧带和肌腱损伤;③关节腔病理改变:形成血肿,后期关节粘连,异位骨化,丧失活动功能;④可并发神经血管损伤。

(三) 创伤性关节脱位的分类

1. **按脱位的方向** 依关节远侧骨端的移位方向分为前脱位、后脱位等。

2. **按脱位发生的时间和次数** 脱位未超过 2 周为新鲜性脱位,超过 2 周为陈旧性脱位;同一关节脱位 2 次以上为复发性脱位(recurrent dislocation)。

3. **按关节腔与外界沟通与否** 开放性脱位和闭合性脱位。

4. **按脱位的程度** 半脱位和全脱位。

(四) 创伤性关节脱位的治疗原则

1. 早期复位。

2. 妥善固定。

3. 适宜的功能锻炼。

第二节 肩锁关节脱位

(一) 解剖概要

肩锁关节(acromioclavicular joint)由锁骨肩峰端与肩峰内侧面构成,内有纤维软骨盘作衬垫。从正面看,关节面由外上向内下倾斜约 50°,其关节囊薄弱,关节囊增厚部分为肩锁韧带,有三角肌和斜方肌附着,并有喙锁韧带加强。肩锁韧带主要控制肩锁关节水平方向的运动,而喙锁韧带则控制垂直方向的运动。肩关节外展时,锁骨也有相应的活动。例如肩关节在上举 180°过程中,肩锁关节相应的活动约为 20°。

(二) 病因、病理及分类

常见的损伤机制是患肩着地,上臂内收,暴力向下作用于肩锁关节,锁骨肩峰端向下抵至第一肋骨形成杠杆作用,首先损伤肩锁韧带。按损伤轻重分为 6 型:Ⅰ 型:肩锁韧带扭伤;Ⅱ 型:肩锁韧带断裂,锁骨肩峰端前后方向不稳,垂直方向稳定;Ⅲ 型:三角肌、斜方肌附着处,肩锁韧带及喙锁韧带均断裂,喙锁间隙比正常间隙大 25% ~100%;Ⅳ 型:向后脱位;Ⅴ 型:是更为严重的Ⅲ 型损伤,三角肌、斜方肌附着处损伤更广泛;Ⅵ 型:向下脱位。

（三）临床表现与诊断

表现为局部疼痛,关节活动因而受限。视诊所见,坐位或站立位时,两侧对比,患侧肩部肿胀、明显畸形。轻度损伤,如Ⅰ型,疼痛和肿胀相对较轻,无畸形和锁骨肩峰端不稳定征象,但有压痛,并且活动时加重。X线平片上显示不出肩锁关节移位或不稳定。随损伤程度增加,肩锁关节部疼痛、肿胀加重,畸形明显,可见锁骨肩峰端移位、高出肩峰,出现"阶梯"状畸形。触诊有压痛,锁骨肩峰端有飘浮感。X线检查因损伤类型不同,可见肩峰不同程度的移位和喙锁间隙加宽(图68-1)。

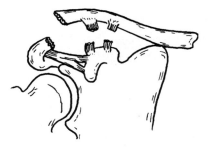

图 68-1　肩锁关节脱位

（四）治疗

1. 非手术治疗　适用于Ⅰ型和Ⅱ型损伤者。Ⅰ度损伤:用颈腕带或三角巾固定两周。Ⅱ型损伤　多数人主张保守治疗。固定方法种类较多,例如在锁骨肩峰端放置一个保护垫,用弹性带或胶布带压迫锁骨外端向下,使上臂和肩胛骨向上。4周后除去固定带,并开始循序渐进活动。对于简单的Ⅲ型损伤,也可尝试3~4个月的非手术治疗。

2. 手术治疗　适应证应为非手术治疗效果不佳的Ⅲ型损伤,以及病情稳定的Ⅳ型、Ⅴ型、Ⅵ型损伤。

肩锁关节脱位的手术方法:

（1）切开复位内固定:上肢和肩关节活动时,肩锁关节处力臂较长,承受应力较大,受伤时可发生肌肉附着处广泛撕裂,特别是喙锁韧带断裂而出现不稳定时,将要求肩锁关节固定。可采用张力带钢丝或锁骨钩钢板固定。固定后可不修复喙锁韧带。近年来,国内有学者提出,微动关节的仿生弹性内固定,也取得了良好效果。术后以三角巾或颈腕带保护,2~4周后逐渐练习活动。

（2）锁骨肩峰端切除术:较常用于陈旧性肩锁关节损伤出现临床或影像学上肩峰锁骨撞击症状,关节炎表现的病人。

（3）肱二头肌腱转位:利用喙肱肌和肱二头肌短头向下牵拉的动力作用保持锁骨的正常位置。方法是,使喙突截断,连同附着的喙肱肌和肱二头肌短头上移到锁骨,以螺丝钉固定,适用于陈旧性肩锁关节脱位。

第三节　肩关节脱位

肩关节脱位(dislocation of shoulder joint)最为常见,约占全身关节脱位的1/2。根据脱位方向分为前脱位、后脱位、上脱位和下脱位。

（一）解剖概要

本节所述的肩关节脱位是指盂肱关节脱位(dislocation of glenohumeral joint)。盂肱关节由肱骨头和肩胛盂构成。肩胛盂关节面小而浅,面积仅占肱骨头面积的1/3~1/4。关节囊和韧带松大薄弱,故有利于肩关节活动,但缺乏稳定性。肩盂关节面朝向前下外,前侧关节囊更为薄弱,故盂肱关节前脱位最为常见,占95%以上。因此,本节仅介绍肩关节前脱位。

（二）病因、病理与分类

肩关节前脱位(anterior dislocation of shoulder joint)最常见的暴力形式为间接外力。肘或手撑地摔倒时,肩关节处于外展、外旋和后伸位,肱骨头突向前下方关节囊,若外力足够大可突破关节囊,发生常见的喙突下脱位。当肩关节极度外展、外旋和后伸,以肩峰作为支点通过上肢的杠杆作用发生盂下脱位。

前脱位除了前关节囊损伤外,可有关节盂前缘软骨撕脱,称 Bankart 损伤,约占 85%;也可造成肩胛下肌近止点处肌腱损伤,造成关节不稳定,成为脱位复发的潜在因素。肱骨头后上骨软骨塌陷骨折称 Hill-Sachs 损伤,约占 83%。肩关节脱位还常合并肱骨大结节撕脱骨折和肩袖损伤。

根据脱位的方向分为盂下脱位、喙突下脱位、锁骨下脱位及胸内脱位,其中喙突下脱位最常见,而胸内脱位罕见(图 68-2)。根据发病的原因和发生的机制不同分为外伤性脱位、病理性脱位和复发性脱位。根据脱位延续的时间分为新鲜脱位和陈旧脱位(超过 2 周)。

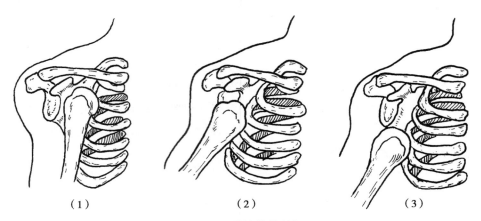

（1）   （2）   （3）

图 68-2 肩关节前脱位
（1）锁骨下脱位；（2）喙突下脱位；（3）盂下脱位

(三) 临床表现与诊断

1. 一般表现   外伤性肩关节前脱位主要表现为肩关节疼痛,周围软组织肿胀,关节活动受限。健侧手常用以扶持患肢前臂,头倾向患肩,以减少活动及肌肉牵拉,减轻疼痛。

2. 局部特异体征   ①弹性固定:上臂保持固定在轻度外展前屈位,任何方向上的活动都会导致疼痛;Dugas 征阳性:患肢肘部贴近胸壁,患手不能触及对侧肩,反之,患手已放到对侧肩,则患肘不能贴近胸壁;②畸形:从前方观察病人,患肩失去正常饱满圆钝的外形,呈"方肩"畸形,肩峰到肱骨外上髁的距离多增加;③关节盂空虚:除方肩畸形外,触诊发现肩峰下空虚,可在腋窝、喙突或锁骨下触到脱位的肱骨头。

3. 影像学检查   尽管肩关节脱位的临床表现典型,诊断容易,但 X 线检查仍是重要和必要的。除了前后位,常需要进行胸侧位、肩胛骨正位、肩胛骨侧位、腋位内旋和外旋位等系列 X 线投照(图 68-3)以了解脱位情况,明确是否合并骨折。CT 检查常能清楚显示盂肱关节脱位的方向,盂缘及骨软骨损伤。必要时行 MRI 检查,可进一步了解关节囊、韧带及肩袖损伤。

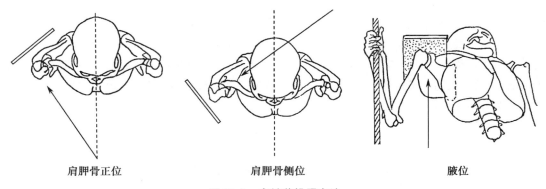

肩胛骨正位   肩胛骨侧位   腋位

图 68-3 肩关节投照方法

Notes

（四）治疗

包括急性期的复位、固定和恢复期的功能锻炼。

1. 复位

（1）手法复位：新鲜脱位应尽早进行复位，以便早期解除病痛。因损伤时间短，组织出血及肿胀反应轻，复位容易。复位前应了解损伤病史和伤情，询问受伤机制、暴力大小、既往有无脱位。明确脱位类型和是否合并骨折，特别是肱骨头和肩胛盂的骨折。检查病人有无腋神经和臂丛损伤。早期复位或对肌肉不发达者的复位可不用麻醉。对肌肉发达或持续痉挛者，宜用镇静剂，关节腔内局麻或全麻，切忌暴力下强行手法复位，以免损伤神经、血管、肌肉，甚至造成骨折。复位成功后，原有的关节盂空虚，方肩及 Dugas 征均消失。对于新鲜肩关节脱位，一般闭合手法复位多能获得成功，经典的方法有：

1）Hippocrates 法：该法虽然古老，但因相对安全有效，沿用至今。医生站于病人患侧，沿患肢畸形方向牵引，牵引缓慢持续，同时以足蹬于患侧腋窝，逐渐增加牵引力量，轻柔旋转上臂，可小心借用足作为杠杆支点，内收上臂多能完成复位。复位时，常能感到肱骨头滑动和听到复位响动［图 68-4（1）］。

2）Stimson 法：病人俯卧于床，患肢垂于床旁，用布带将 5～10 磅重物悬系患肢手腕，自然牵拉约 10～15 分钟，患肩肌肉因疲劳而逐渐松弛，肱骨头可在持续牵引中自动复位。有时需内收患侧上臂，或自腋窝外上轻推肱骨头，或轻旋上臂而获得复位。该悬吊复位法具有安全、有效等优点［图 68-4（2）］。

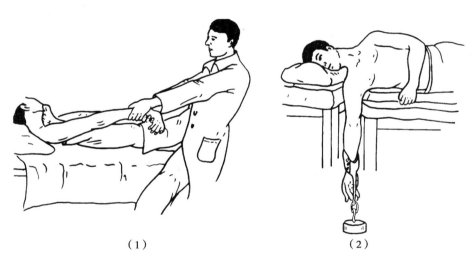

（1）   （2）

图 68-4　肩关节前脱位手法复位
（1）Hippocrates 法（手牵足蹬法）；（2）Stimson 法（悬垂法）

（2）切开复位：如麻醉充分，手法复位正确而仍不能完成复位者，可采用切开复位。切开复位指征：①闭合复位不成功：多有软组织阻挡；②肩胛盂骨折移位：影响复位和稳定；③合并大结节骨折：肱骨头复位成功后大结节骨折片不能复位；④肱骨头移位明显：提示肩袖损伤严重，复位后不稳定。

2. 固定　复位成功不是治疗完结，损伤的关节囊、韧带、肌腱、骨与软骨必须通过制动来修复。应使患肢内旋于胸前，腋窝垫一薄垫，以三角巾悬吊或将上肢以绷带与胸壁固定（图 68-5）。40 岁以下病人宜制动 3～4 周；40 岁以上病人，制动时间可相应缩短，因为年长病人复发性肩关节脱位发生率相对低，而肩关节僵硬却常有发生。年龄越大，制动时间越应减少，宜早期实行功能锻炼。

3. 功能锻炼　肩关节的活动锻炼应始于制动解除后，应循序渐进，切忌操之过急。老年病

Notes

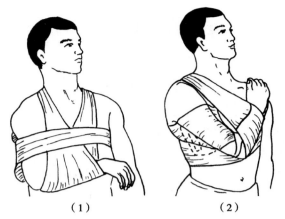

图 68-5 肩关节脱位复位固定
(1)三角巾吊肘固定;(2)搭肩胸肱绷带固定

人固定时间短,更不能忍痛进行超限活动,否则会使修复不完善的软组织增加伤害,形成更多的纤维组织和瘢痕,导致肩关节的活动障碍加重。主动逐渐增加活动可慢慢撕开轻微粘连,使活动范围得到最大程度的恢复。

(五)并发症

1. **严重的肩袖损伤**　是远期肩关节活动受限和不稳定的常见原因。

2. **肱骨大结节撕脱骨折**　X 线平片多能明确诊断。肱骨头复位后,大结节骨折片可同时获得复位。

3. **腋神经或臂丛损伤**　前者常见,表现为肩主动外展受限,可有肩外侧皮肤感觉障碍。

4. **肩关节僵硬或强直**　原因为原发损伤重、暴力手法复位、强制超限活动或固定时间过长等。

5. **复发性肩关节脱位**(recurrent dislocation of shoulder joint)　原因包括损伤自身因素、发育缺陷或复位后未予规范制动。

第四节　肘关节脱位

在全身各大关节中,肘关节脱位(dislocation of elbow joint)的发生率比盂肱关节脱位低,约占脱位总发病数的 1/5。

(一)解剖概要

构成肘关节的肱骨远端内外宽厚,前后扁薄。两侧有坚强的侧副韧带保护,而适应屈戌运动功能的关节囊的前、后壁相对较薄,尺骨冠状突小;因此,其对抗尺骨向后移位的能力要比对抗向前移位的能力差,故肘关节后脱位远比其他方向脱位常见。下面仅介绍肘关节后脱位(图 68-6)。

(二)病因和病理

肘关节后脱位(posterior dislocation of elbow joint)多为间接暴力所致。前臂旋后位手掌撑地摔倒时,由于肱骨滑车横轴线向外倾斜,使所传达的暴力达到肘部时转成肘外翻及前臂旋后过伸的应力,尺骨鹰

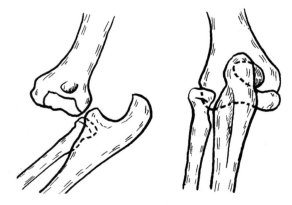

图 68-6 肘关节后脱位

Notes

嘴突在鹰嘴窝内作支点产生杠杆作用,导致尺桡骨近端同时被推向后外侧,产生后脱位。肘前关节囊及肱前肌撕裂,后关节囊及内侧副韧带损伤,可合并肱骨内上髁骨折、正中神经和尺神经损伤。晚期可发生骨化性肌炎。

（三）临床表现与诊断

1. 一般表现　伤后局部疼痛、肿胀和功能受限。

2. 特异体征　①畸形:肘后突,前臂短缩,肘后三角相互关系改变,鹰嘴突高出内外髁,肘前皮下可触及肱骨下端;②弹性固定:肘处于半屈近于伸直位,屈伸活动有阻力;③关节囊空虚:肘后侧可触及鹰嘴的半月切迹。

3. X线检查　X线检查是必要的,以证实脱位及合并的骨折。

（四）治疗

1. 复位　一般均能通过闭合方法完成复位。如受伤时间不长,可不用麻醉;如需要关节腔内注射局麻药,应注意无菌操作,避免感染。助手配合沿畸形关节方向对前臂和上臂作牵引和反牵引,术者从肘后用双手握住肘关节,以指推压尺骨鹰嘴向前下,同时矫正侧方移位,助手在复位过程中维持牵引并逐渐屈肘,出现弹跳感则表示复位成功。此时,关节可恢复无阻力被动伸屈活动(图68-7)。

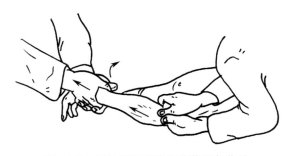

图 68-7　肘关节后脱位拇指推顶复位法

2. 固定　用长臂石膏夹板固定肘关节于功能位,3周后去除固定。

3. 功能锻炼　要求主动渐进活动关节,避免超限、暴力牵拉关节以及按摩。

第五节　桡骨头半脱位

桡骨头半脱位(subluxation of head of radius)是小儿多见的日常损伤,俗称牵拉肘。多发生在5岁以内,以2~3岁最常见。

（一）损伤机制和病理

患儿肘关节处于伸直位,前臂旋前时突然受到牵拉致伤。此时,环状韧带(annular ligament)远侧缘在桡骨颈附着处的骨膜发生横行断裂。小儿的桡骨头周径比桡骨颈粗30%~60%,桡骨头横截面并非圆形,而是椭圆形,其矢状面直径大于冠状面,前臂旋前时,桡骨头直径短的部分从冠状位转为矢状位,容易从环状韧带的撕裂处脱出,使环状韧带嵌于肱桡关节间隙内。一般环状韧带滑脱不超过桡骨头周径的一半,所以屈肘和前臂旋后容易复位。5岁以后,环状韧带增厚,附着力渐强,不易发生半脱位。

（二）临床表现与诊断

患儿被牵拉受伤后,因疼痛而哭闹,并且不让触动患部,不肯使用患肢,特别是举起前臂。检查发现前臂多呈旋前位,半屈;桡骨头处可有压痛,但无肿胀和畸形;肘关节活动受限,如能合作,可发现旋后受限明显。X线检查无阳性发现。诊断主要依靠牵拉病史、症状和体征。无牵拉病史的其他损伤,一般不考虑桡骨头半脱位。

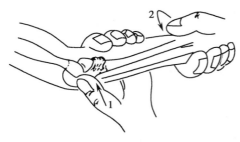

图 68-8　桡骨头半脱位的复位方法
1. 拇指按在桡骨小头;2. 将前臂
旋后、旋前活动

布带悬吊患肢于功能位 1 周即可。

（三）治疗

1. 复位　闭合复位多能成功。方法是一手握住患儿的前臂和腕部,另一手握住肘关节,拇指压住桡骨头,使前臂旋后并逐渐屈肘,多能获得复位。复位成功时常能感到弹响,而且疼痛即刻消除,患儿能停止哭闹,并可抬起前臂用手持物。有时桡骨头半脱位时间长,复位后症状不能立刻消除,需观察一段时间后才能明确复位是否成功（图 68-8）。

2. 固定　复位后无需特殊固定,用三角巾或

第六节　髋关节脱位

髋关节是身体最大的杵臼关节,结构稳定,其周围有强大韧带和肌肉附着,故只有高能暴力才能导致脱位。按股骨头的移位方向,髋关节脱位（dislocation of hip joint）分类为:前脱位（anterior dislocation of hip joint）、后脱位（posterior dislocation of hip joint）和中心脱位（central dislocation of hip joint）（图 68-9）,其中后脱位最多见,约占 85%～90%。后脱位多并发髋臼后壁骨折,前脱位常累及前壁,中心脱位是继发于髋臼骨折的向盆腔内移位,参见第 66 章。

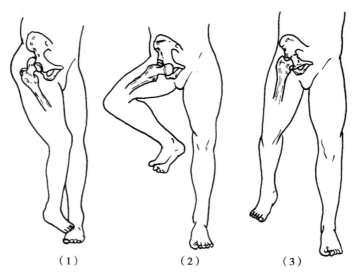

（1）　　　　　　（2）　　　　　　（3）

图 68-9　髋关节脱位
（1）后脱位;（2）前脱位;（3）中心脱位

解剖概要:关节囊起自髋臼周缘,与关节盂缘相连,止于股骨颈基底,仅股骨颈后外侧露于囊外。有四条韧带加强,其中以髂股韧带最强,起自髋臼上缘髂骨部,跨越关节囊前方,分两股分别止于股骨颈基底和小转子前方。关节囊前下有耻股韧带,后方为坐股韧带,韧带之间为薄弱区,是脱位常见的损伤部位。

一、髋关节后脱位

（一）病因、病理与分类

当髋关节屈曲,暴力使大腿急剧内收、内旋时,迫使股骨颈前缘抵于髋臼前缘作支点,因杠

Notes

杆作用股骨头冲破后关节囊,滑向髋臼后方形成后脱位。如汽车撞击而人在坐位时,暴力自前方作用于膝,沿股骨纵轴传达到髋。若髋关节稍有外展,股骨头将撞击髋臼后缘或股骨头前下方发生骨折。也可合并股骨上端骨折、股骨头关节软骨面损伤、股骨头边缘塌陷骨折和坐骨神经损伤,但髂股韧带大都保持完整。临床上多根据并发损伤分类,现通用的分型方法:①Ⅰ型:无骨折,复位后无临床不稳定;②Ⅱ型:闭合手法不可复位,无股骨头或髋臼骨折;③Ⅲ型:不稳定,合并关节面、软骨或骨碎片骨折;④Ⅳ型:脱位合并髋臼骨折,须重建,恢复稳定和外形;⑤Ⅴ型:合并股骨头或股骨颈骨折。

（二）临床表现与诊断

伤后出现髋部疼痛,髋关节活动受限。患肢呈屈曲、内收、内旋及短缩畸形,有大转子向近侧移位的征象:即 Bryant 三角底边缩短,大转子平于或高过 Nelaton 线。臀部可触及向后上突出移位的股骨头。需要常规检查有无坐骨神经损伤。

X 线检查:X 线正、侧和闭孔斜位像可明确诊断。还应注意是否合并骨折,特别是容易漏诊的股骨干骨折。CT 可清楚显示髋臼后缘及关节内骨折情况。

（三）治疗

对于Ⅰ型损伤可采取闭合复位治疗;对于Ⅱ~Ⅳ型损伤,多主张早期切开复位和对并发的骨折进行内固定。

1. **闭合复位方法**　要求麻醉充分,使肌肉松弛。

（1）**Allis 法**:病人仰卧于地面垫上,助手双手向下按压两侧髂前上棘以固定骨盆。术者一手握住患肢踝部,另一前臂置于小腿上端近腘窝处,使髋、膝关节屈曲90°,再向上用力提拉持续牵引。待肌肉松弛后,再缓慢内、外旋,当听到或感到弹响,表示股骨头滑入髋臼,然后伸直患肢。若局部畸形消失、关节活动恢复,表示复位成功(图 68-10)。

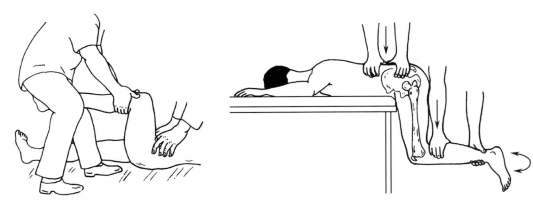

图 68-10　髋关节后脱位
提拉复位法(Allis 法)　　　　图 68-11　髋关节后脱位 Stimson 法复位

（2）**Stimson 法**:病人俯卧于检查床上,患侧下肢悬空,髋及膝各屈曲90°。助手固定骨盆,术者一手握住病人的踝部,另一手置于小腿近侧,靠近腘窝部,沿股骨纵轴向下牵拉,即可复位(图 68-11)。有多发伤不适宜俯卧位者不适用。

复位后应做影像学复查,以确定是否完全复位,并核实稳定性。患肢皮牵引 2~3 周,并行股四头肌收缩锻炼。4 周后可持腋杖下地活动,3 个月后可完全负重活动。

2. **切开复位术**　当有梨状肌阻挡、关节囊嵌闭或骨软骨碎片卷入关节时,手法复位多不能成功,合并髋臼骨折片较大,影响关节稳定时,应手术切开复位,同时将骨折复位内固定。

3. **合并伤的处理**

（1）髋臼后缘骨折:骨折片与关节囊相连,小的骨折片能随关节复位而复位,自行愈合,不影响髋关节功能。大的骨折片有移位者,应手术切开复位内固定。

（2）股骨头骨折：小的骨折片在髋臼内会影响整复，须手术取出。大的骨折片，在手术复位后将其用螺钉或可降解材料螺钉固定在股骨头原位。

（3）股骨干骨折：先手术固定股骨干骨折，再复位髋关节脱位。

（4）坐骨神经损伤（injury of sciatic nerve）：后脱位可合并坐骨神经损伤。一般情况下，当脱位复位后，坐骨神经麻痹可逐渐缓解。若3个月后不见缓解，可考虑为神经原发损伤或粘连、瘢痕压迫存在，应手术探查。

二、髋关节前脱位

（一）病因、病理与分类

髋关节前脱位较为少见。当下肢强力外展、外旋时，大转子抵于髋臼缘上，形成杠杆的支点，如突然暴力致使下肢继续外展，可使股骨头向前滑出穿破关节囊，进入髂骨和耻骨之间，发生前脱位，合并周围骨折者少见。

（二）临床表现与诊断

伤后髋关节疼痛，活动障碍，患肢呈外展、外旋和轻度屈曲畸形，比健肢稍长。有时在髋关节前下方可触及脱位的股骨头。

X线检查：股骨头脱出于髋臼的下方，与闭孔或耻骨、坐骨重叠。

（三）治疗

应早期在麻醉下手法复位。病人仰卧床上，术者位于病人侧方，用手握住患肢小腿上端使髋轻度外展并屈膝屈髋90°，再沿股骨纵轴持续牵引。助手站于对侧用双手推按大腿内上端向外。当股骨头接近髋臼时，术者在持续牵引下内收、内旋髋关节，股骨头滑入髋臼时常能听到或感到弹响、震动，提示复位成功（图68-12）。复位后患肢制动及功能锻炼与后脱位相同。

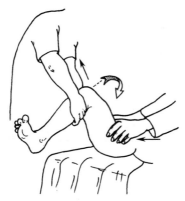

图68-12　髋关节前脱位手法复位

（余　斌）

Notes

第六十九章　周围神经损伤

第一节　概　　述

周围神经损伤(peripheral nerve injury)比较常见,多为切割伤、牵拉伤、挫伤,可造成严重的功能障碍,甚至肢体残疾。自从应用显微外科技术治疗周围神经损伤后,临床治疗效果明显提高。

(一) 周围神经损伤病理

周围神经单纯断裂伤后,其近、远端神经纤维将发生 Wallerian 变性。表现为远端轴索及髓鞘伤后数小时即发生结构改变,2～3 天后逐渐分解成小段或碎片,5～6 天后吞噬细胞增生,吞噬细胞清除碎裂溶解的轴索与髓鞘。Schwann 细胞增生,约在伤后 3 天达到高峰,持续 2～3 周,使 Schwann 细胞鞘形成中空的管道,近端再生的神经纤维可长入其中。近端亦发生类似变化,但仅限于 1～2 个郎飞结。神经断裂伤后其胞体亦发生改变,称为轴索反应,即胞体肿大,胞质尼氏体溶解或消失。损伤部位距胞体愈近反应愈明显,甚至可致细胞死亡。

伤后 1 周,近端轴索长出许多再生的支芽。神经两断端相连接时,再生的支芽可长入远端的 Schwann 鞘的空管内,并继续以 1～2mm/d 的速度向远端生长,直到终末器官恢复其功能,其余的支芽则萎缩消失,Schwann 细胞逐渐围绕轴索形成再生的髓鞘。如神经两端不连接,近端再生的神经元纤维组织迂曲呈球形膨大,称为假性神经瘤。

周围神经内含有感觉神经和运动神经纤维,两者在神经内相互交叉,修复神经时需准确对合,各自长入相应的远端才能发挥功能。周围神经损伤修复后神经纤维具有定向生长的作用,即伤后神经远端分泌释放一些神经活性物质,可吸收、引导近端再生的感觉纤维和运动纤维分别长入相应的神经远端。神经断伤后其终末器官肌纤维和感觉小体发生萎缩,时间久后运动终板亦同时发生变性、消失而影响功能恢复。如将运动神经植入失神经的肌肉内,可通过再生的运动终板而重建新的神经肌肉连接,恢复其功能。感觉神经亦可植入皮下而恢复良好的感觉功能。

神经修复后要经过变性、再生、跨越神经缝合口及终末器官生长成熟等过程,而后逐渐恢复其功能。

(二) 周围神经损伤分类

按周围神经损伤后其病理改变程度分类,采用较多的有两种方法:

1. Seddon(1943)分类法

(1) 神经震荡(neurapraxia):受伤轻微,如轻度牵拉、短时间压迫、邻近震荡的波及等引起的损伤。神经可发生肿胀,但无明显的组织结构改变,不会发生变性。表现为暂时失去传导功能,常以运动麻痹为主,感觉功能仅部分丧失,数日内常可完全恢复。

(2) 轴索中断(axonotmesis):受伤较重,多为钝性损伤。可因牵拉、骨折、药物刺激、长时间压迫、寒冷或缺血等引起。神经轴索中断或严重破坏,损伤的远侧段可发生 Wallerian 变性。但其周围的支持结构,尤其是内膜管仍保持完整,因此近端再生轴索能够沿原来的远侧端长到终末器官,日后可自然恢复。

(3) 神经断裂(neurotmesis):受伤严重,神经束甚至整个神经干完全离断,多见于开放性损

933

伤、暴力牵拉、神经缺血、化学性破坏等。神经损伤后远段发生 Wallerian 变性,必须将两神经断端对合,方能使再生轴索顺利长入远侧段,恢复终末器官的功能。

2. **Sunderland(1951)五度分类法**

Ⅰ度:仅神经传导功能丧失,神经轴索仍保持完整或有部分脱髓鞘改变。

Ⅱ度:神经轴索中断,损伤的远端发生 Wallerian 变性。但神经内膜管仍完整,从近端长出的再生轴索可沿原来的神经通道长到终末器官,神经功能恢复比较完全。

Ⅲ度:神经束内神经纤维中断,但束膜仍保持连续性。一般出血不多,瘢痕形成较少。损伤远端的神经纤维发生 Wallerian 变性。从近端长出的再生轴索可沿束膜长到远侧端,找寻退变后的 Schwann 细胞带,长入其中并到达终末器官,功能恢复较好。

Ⅳ度:部分神经束中断,神经外膜仍完整,外膜内出血可形成小血肿,日后可形成束间瘢痕。中断的远端神经纤维发生 Wallerian 变性,从近端长出的轴索因束间瘢痕阻挡无法长入远端 Schwann 细胞带,难以恢复其功能。只有未损伤的神经束可以恢复部分功能。

Ⅴ度:神经完全离断,断端出血、水肿,日后形成瘢痕。神经远侧发生 Wallerian 变性,从近端长出的轴索难以穿过断端间的瘢痕,神经功能无法恢复。

(三) 临床表现与诊断

1. **运动功能障碍**　神经损伤后其所支配的肌肉呈弛缓性瘫痪,主动运动、肌张力和反射均消失。关节活动可被其他肌肉所替代时,应逐一检查每块肌肉的肌力,加以判断。由于关节活动的肌力平衡失调,可以出现一些特殊的畸形,如桡神经肘上损伤引起的垂腕垂手畸形,尺神经腕上损伤所致的爪形手等。

2. **感觉功能障碍**　皮肤感觉包括触觉、痛觉、温度觉。检查触觉时用棉花接触,检查痛觉时用针刺,检查温度觉分别用冷或热刺激。神经断伤后其所支配的皮肤感觉均消失。由于感觉神经相互交叉、重叠支配,故实际感觉完全消失的范围很小,称之为该神经的绝对支配区。如正中神经的绝对支配区为示、中指远节,尺神经为小指。如神经部分损伤,则感觉障碍表现为减退、过敏或异常。感觉功能检查对神经功能恢复的判断亦有重要意义,包括触觉、痛觉等检查。在具有痛觉的区域可行两点辨别觉检查。病人在闭目状态下用两点辨别检查器针刺皮肤,检查病人对针刺两点的距离区别能力。不同部位两点辨别觉的距离亦不同,如手指近节为 4~7mm,末节为 3~5mm,而手掌部为 6~10mm。可用圆规的双脚同时刺激或特制的两点辨别觉检查仪来检查。

还有一种实体感觉,即闭目时可分辨物体的质地和形状,如金属、玻璃、棉布、丝绸、纸张等,可以代替视觉。神经损伤修复后,实体感觉一般难以恢复。

3. **神经营养性改变**　即自主神经功能障碍的表现。神经损伤后立即出现血管扩张、汗腺停止分泌,表现为皮肤潮红、皮温增高、干燥无汗等。晚期因血管收缩而表现为苍白、皮温降低、自觉寒冷,皮纹变浅触之光滑。此外尚有指甲增厚、出现纵嵴、生长缓慢、弯曲等。

另外,汗腺功能检查对神经损伤的诊断和神经功能恢复的判断均有重要意义。无汗表示神经损伤;从无汗到有汗则表示神经功能恢复,而恢复早期为多汗。

4. **Tinel 征**　又称神经干叩击试验,可帮助判断神经损伤的部位,了解神经修复后再生神经纤维的生长情况。神经轴突再生尚未形成髓鞘之前,外界叩击可引起疼痛、放射痛和过电感的过敏现象。沿修复的神经干部位,到达神经轴突再生的前端为止,出现上述感觉,为 Tinel 征阳性,表明神经再生的到达部位。神经损伤未行修复时,在神经损伤部位亦可出现上述现象。

5. **电生理检查**　肌电图检查和体感诱发电位对判断神经损伤部位和程度以及帮助观察损伤神经再生和恢复情况有重要价值。肌电图是将肌肉、神经兴奋时生物电流的变化描记成图,来判断神经肌肉所处的功能状态。还可利用肌电图测定单位时间内神经传导冲动的距离,称为神经传导速度。正常四肢周围神经传导速度一般为 40~70m/s。神经损伤时神经传导速度减

Notes

慢,甚至在神经断裂时为 0。当然,肌电图检查也会受一些因素的影响,其结果应与临床结合分析判断。另外,还可采用体感诱发电位检查周围神经的损伤情况及修复后神经的生长情况。

(四)周围神经损伤处理

1. **神经修复技术** 周围神经损伤的修复方法较多,临床应根据神经损伤类型、性质、部位等不同情况而酌情选用。

(1)神经松解术(neurolysis):主要目的是将神经从周围的瘢痕组织及神经外膜内的瘢痕组织中松解出来,解除神经纤维的直接受压,改善神经的血液循环,促使神经功能的恢复。神经松解术有两种:解除神经外膜以及外层周围组织的瘢痕压迫的方法,称为神经外松解术;松解神经束间的瘢痕,解除神经束的压迫,称为神经内松解术。神经松解术应在手术显微镜下进行,必须十分细致谨慎,以防伤及正常神经束。

(2)神经缝合术(neurorrhaphy):方法有神经外膜缝合(图 69-1)、神经束膜缝合(图 69-2)及神经束膜外膜联合缝合三种(图 69-3)。神经外膜缝合方法简单易行,对神经的损伤小、抗张力强,可减少混合神经由于束膜缝合而可能导致的功能束错位对接。因神经内的神经纤维在神经束内下行过程中互相穿插、交换及组合,故缝合时难以做到或难以维持神经主要功能束的准确对合,因而导致两断端缝合口间神经束常发生扭曲、重叠、交错等现象。有时两神经端常留有间隙而结缔组织增生,影响神经再生轴突的通过。神经外

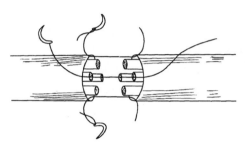

图 69-1 神经外膜缝合示意图

膜缝合术主要适用于周围神经近端(混合神经束)损伤的缝合,如臂丛神经、臂部神经和下肢坐骨神经等。神经束膜缝合或神经束膜外膜联合缝合主要适用于周围神经远端损伤的缝合,因此部位的神经其功能束(感觉、运动)多已明显分开,采用此方法可准确地对接神经束,如腕部正中神经和尺神经,腘部腓总神经和胫神经等。

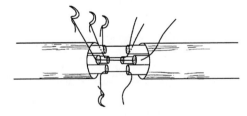

图 69-2 神经束膜缝合示意图

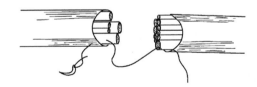

图 69-3 神经外膜束膜缝合示意图

(3)神经移植术(nerve grafting):神经损伤缺损若超过 2~4cm 或该神经直径的 4 倍以上,难以通过两断端游离、关节屈曲或神经改道移位等方法修复时,常需行神经移植术。根据移植神经段的组成和缝合方法分为:①神经干移植术(图 69-4):是将直径相似的移植神经段置于神经缺损处,然后离断神经远近端分别以外膜或束膜外膜法进行缝合;②束间神经电缆式移植术(图 69-5):是指采用较细小的神经支移植修复较粗大神经干缺损时,将移植神经裁剪组合成所需的束组数,再分别将裁剪的神经束组于两端先缝合数针固定,形成与缺损神经干直径相似的一段"神经干",以增加神经束组的数目,便于神经两端的缝合及更有利于神经功能的恢复。

对于神经缺损距离较长(15cm 左右)或移植神经基床血液循环较差者,可采用吻合血管的神经移植术。移植神经供区有带桡动脉的桡神经浅支移植、带腓浅动脉的腓浅神经移植。还可采用小隐静脉动脉化的腓肠神经移植进行修复。

同种异体或异种异体神经移植术,由于免疫排斥反应等问题限制了其临床应用。其他尚有

Notes

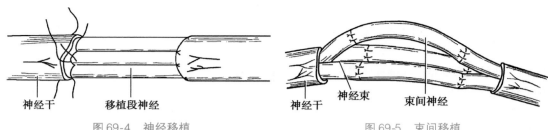

图 69-4　神经移植　　　　　　　　　　　图 69-5　束间移植

自体非神经组织的生物材料(骨骼肌、静脉、羊膜、筋膜、神经膜管)及非生物合成材料(聚乙醇酸、多聚丙酸管、硅胶管)等桥接神经缺损的方法。这些方法在实验室均取得了良好的效果,但临床应用上还未见成熟的经验报道。

(4) 神经移位术(transposition of nerve):神经近端毁损无法缝接者,可将另一束不重要的神经或部分正常的神经断离,将其近端移位到较重要的、需恢复肌肉功能的损伤神经远端上,使失神经支配的肌肉功能恢复。如臂丛神经根部撕脱伤后可采用副神经、膈神经、颈丛神经运动支、肋间神经甚至健侧第七颈神经根等移位到上肢重要的损伤神经的远端上。

(5) 神经植入术(implantation of nerve):神经受到严重的撕脱伤、牵拉伤或火器损伤,造成神经远端支配的终末效应器及所支配肌肉的入肌点或感觉受体的毁损,表现为仅有神经近端完好,但无法直接与支配效应器的远端神经缝接修复,不能恢复终末器的功能。为解决这一难题可将运动神经的近端分成若干束植入失神经支配的肌肉中形成新的运动终板,恢复部分运动功能;将感觉神经近端分成若干束植入支配区皮肤真皮下,形成新的感觉受体而恢复感觉功能。

2. 治疗方法　周围神经损伤多需手术治疗,处理原则为尽早恢复神经的连续性及良好的缝合神经。

(1) 闭合性损伤(closed injury):多为牵拉伤、钝挫伤。往往造成神经震荡或轴索中断,尚未到神经断裂的程度,大多数可不同程度地自行恢复。临床上可根据肌电图检查及 Tinel 征来估计。对暴力程度轻、临床症状较轻者一般可观察 3 个月。若超过 3 个月仍未见恢复,应手术探查以明确不能自行恢复的原因。对于暴力严重、临床判断已属 Sunderland Ⅳ度、Ⅴ度的损伤,应早期手术探查。

(2) 开放性损伤(open injury):原则上按损伤的程度、伤后时间、创面有无污染、有无复合损伤等决定神经损伤的修复时机。

1) 一期修复(primary repair):指在伤后 6～8 小时内即行神经修复。一期修复的优点是解剖清楚,神经损伤段或残端易于辨认,断面损伤程度易判定,断端整齐,较少有张力,易于对合。若不能行一期修复,为避免日后神经退缩,可将神经断端与邻近软组织做暂时固定,以利于二期神经修复时寻找。

2) 延迟一期修复(delayed primary repair):因伤情复杂而全身情况差、伤口污染或缺损严重,清创时不能行神经一期修复者,可留待伤口愈合后 2～4 周内行神经修复手术。

3) 二期修复(secondary repair):伤后 1～3 个月内修复。常因合并肌腱、骨骼或皮肤的严重缺损而需先行修复,或早期清创时未发现神经损伤。此时,神经残端多已形成神经瘤样改变,手术时容易识别。手术切除神经瘤,如有神经缺损,需神经移植修复。

4) 功能重建(functional reconstruction):对于不可逆转的晚期神经损伤,其神经远端萎缩明显,Schwann 细胞常会萎缩,终末器官亦萎缩纤维化,故神经修复的效果差。多神经损伤者尤为明显,可考虑作肌腱移位(transfer of tendon)等重建手术。

神经修复时机的判定不是绝对的时间概念。一般认为,神经修复的最佳时间是在神经损伤后 3 个月之内。然而,3 个月以上甚至达 2 年以上仍可能有一定的恢复机会。过去将 2 年作为神经修复的最后期限,然而近年来大量的临床实践证明,运动与感觉的终末器官失神经支配 2

Notes

年以上,虽有明显的萎缩,修复后仍有一定程度的功能恢复,至少可恢复肢体的部分保护性感觉(protective sensation)功能。

第二节　上肢神经损伤

一、臂丛神经损伤

(一)解剖概要

臂丛神经(brachial plexus)是支配上肢的重要神经,由第5、6、7、8颈神经及第1胸神经组成(以下简称 C_5、C_6、C_7、C_8 及 T_1),有时 C_4、T_2 也参加组成臂丛神经。这些神经根出椎间孔后,在前斜角肌与中斜角肌之间穿出,组成臂丛神经干。C_5、C_6 合成上干,C_7 伸延成中干,C_8、T_1 合成下干。三个干向外下移行到锁骨中 1/3 后方,各自分成前后两股。三个后股又合成后束,上、中干的前股合成外侧束,下干的前股单独形成内侧束。这三个束分别伸延到腋动脉的后、外和内方,并以此而命名。从各束发出上肢各条神经。自后束发出腋神经和桡神经,外侧束发出肌皮神经和正中神经外侧头,内侧束发出正中神经内侧头、尺神经、臂内侧皮神经和前臂内侧皮神经。正中神经的外侧头和内侧头合成正中神经。当外力使头部和肩部向相反方向分离时易引起臂丛损伤。

(二)损伤机制

成人臂丛损伤大多数发生于摩托车或汽车车祸中的牵拉性损伤,如从摩托车摔下,头部或肩部撞击障碍物或地面使头肩部呈分离姿势。臂丛受到牵拉过度性损伤,轻者神经震荡、暂时性功能障碍,重者神经轴突断裂、神经根干部断裂,最重者可引起 5 个神经根自脊髓发生处断裂,似"拔萝卜"样撕脱,完全丧失功能。重物压砸于肩部,上肢不慎被机器、运输带卷入也可造成臂丛损伤。新生儿臂丛损伤则见于母亲难产时(婴儿体重一般超过 4kg),头先露使用头胎吸引器或使用产钳致婴儿头与肩部分离,过度牵拉而损伤臂丛,多为不完全损伤。

(三)临床表现与诊断

臂丛损伤后,其相应神经分支所支配的肌肉瘫痪、皮肤感觉区麻木。如 C_5 根损伤主要出现肩外展障碍、三角肌萎缩、肩关节半脱位等;C_6 根损伤则表现屈肘障碍、肱二头肌萎缩;单独 C_7 根损伤仅出现拇、示指指腹麻木、肱三头肌肌力减弱;C_8 根损伤出现屈指肌萎缩与功能障碍;T_1 根损伤出现手内肌萎缩与功能障碍。臂丛损伤的临床诊断,主要依据外伤史、特有症状与体征等,一般分为上臂丛损伤($C_{5~7}$)、下臂丛损伤(C_8、T_1)和全臂丛损伤。若为全臂丛损伤,整个上肢肌肉瘫痪、肌张力低,除上臂内侧以外的上肢感觉丧失,腱反射消失外,还可出现 Horner 征,晚期肌肉萎缩明显。辅助检查包括电生理学和影像学检查(CTM、MRI)等。

(四)治疗

目的在于减少永久性残疾,恢复或改进上肢功能。由于臂丛损伤的病理程度不同,要求定期复查、准确记录神经肌肉的功能状态与恢复情况。一般神经震荡伤者多在 3 周内恢复功能;轴突断裂伤者多在 3 个月内开始恢复功能且不断进步,可继续观察。相反若 3 个月内未见功能恢复考虑为神经断裂伤,或影像学诊断为根性撕脱伤,宜早期进行臂丛手术探查。对臂丛神经连续性存在的损伤可行神经内、外松解术,神经断裂者行神经缝合或神经移植术。对臂丛根性撕脱伤应施行神经移位术,以修复重建重要的肩外展、屈肘、手指屈伸等运动功能以及手部的感觉功能。移位神经包括膈神经、副神经、颈丛神经支、肋间神经以及健侧 C_7 神经根,可恢复一定的神经功能。近年来,选择性神经束移位术、双重游离肌肉移植重建术等提高了臂丛损伤的治疗效果。对于晚期臂丛损伤或早期手术治疗失败者,可酌情按残存的肌肉情况行肌肉移位或关节融合术(arthrodesis),以改善功能。

臂丛神经损伤后,应按上肢各肌瘫痪及感觉障碍情况,分析其损伤部位及范围,做好记录,定期复查,观察神经恢复情况。3 个月内肌力仍不断恢复,可继续观察。若在此期间毫无恢复,可以考虑手术探查。尤其是肩胛背神经和胸长神经仍有功能,即损伤部位在根部的远侧方时,宜早期手术探查,进行神经吻合、松解或神经移植术。近年来对从颈髓抽出的臂丛根部近端损伤者,亦有采用膈神经、副神经、肋间神经、颈丛神经以及健侧 C$_7$ 神经根移位缝接到神经根断裂的远端上的方法进行修复,可获不同程度的效果。晚期或根部的臂丛神经损伤无法进行手术修复时,可按残存的肌肉情况作肌腱移位或关节融合术,以改善其功能。

二、桡神经损伤

(一) 解剖概要

桡神经(radial nerve)发自臂丛后束,在腋动脉后方,经过肩胛下肌、大圆肌和背阔肌的浅面斜向上肢后方,绕过肱骨后面的桡神经沟到肱骨中部外侧,于肱骨中下 1/3 交界处穿过外侧肌间隔。此处桡神经紧贴肱骨,骨折时最容易受损。支配肱三头肌三个头的肌支,主要是从肱骨中 1/3 以上的桡神经分出,其中肱三头肌长头的肌支是从腋部的桡神经分出,故肱骨干骨折合并桡神经损伤时,肱三头肌的功能可保存。桡神经在肱三头肌外侧头的外缘,穿过外侧肌间隔于肱肌与肱桡肌之间转向肘前方,又分成深、浅两支。深支通过旋后肌并绕过桡骨进入前臂的背侧;浅支沿肱桡肌下行,最后到达腕部背侧。桡神经在上臂支配肱三头肌、肘肌、肱桡肌、桡侧伸腕长肌和肱肌。深支在前臂支配除桡侧伸腕长肌以外的前臂所有伸肌;浅支支配腕、手背部桡侧及桡侧 2 个半或 3 个半手指皮肤的背侧感觉。

(二) 临床表现

多数是肱骨干骨折所引起。临床上产生垂腕、垂指、前臂旋前畸形,手背侧尤以虎口部皮肤有麻木区。桡骨头脱位可引起桡神经深支损伤,但由于桡侧伸腕长肌的功能尚存在,故无垂腕畸形,亦无虎口背侧皮肤感觉丧失。

(三) 治疗

多属挤压伤,但亦有断裂者。一般可先将骨折、脱位闭合复位,观察 2~3 个月,若肱桡肌功能自行恢复可继续观察。若无恢复宜早期手术探查,行神经修复手术。术中桡神经受压而神经未断裂者可行神经松解术。如神经中断,可切除神经瘤行神经外膜缝合术。若断裂水平位于上臂下 1/3 段及其远侧方,因其深、浅支已形成,运动与感觉束已分开,故最适宜行束膜缝合术。若神经无法修复或修复后无恢复或恢复不良者,可考虑将屈腕肌腱、掌长肌腱和旋前圆肌等移位到背侧、缝接到伸腕、伸指及伸拇肌腹上,恢复伸腕、伸指及伸拇功能。

三、正中神经损伤

(一) 解剖概要

正中神经(median nerve)由臂丛外侧束的正中神经外侧头与内侧束的正中神经内侧头合成,位于腋动脉的浅面。下行于上臂内侧逐渐转向肱动脉的内侧,在上臂并无分支。在肘部通过肱二头肌腱膜下穿过旋前圆肌的肱骨头与尺骨头之间进入前臂,至前臂中部位于指浅屈肌与指深屈肌之间下行。在前臂下部逐渐走向浅面,位于桡侧腕屈肌与掌长肌之间,通过腕横韧带深面的腕管进入手掌。在肘部分出肌支支配旋前圆肌。在前臂上部有很多肌支,支配除尺侧腕屈肌及环指、小指指深屈肌以外的所有前臂屈肌。在手掌部支配拇展肌、拇对掌肌、拇短屈肌的浅头以及第 1、第 2 蚓状肌。在感觉方面支配手掌桡侧 3 个半手指。

(二) 临床表现

肱骨髁上骨折偶可引起正中神经挤压性损伤,骨折复位后往往能自行恢复。在前臂下部和腕部正中神经比较浅表,易被锐器损伤。临床上在前臂上部受伤后,受该神经支配的肌肉活动

Notes

功能和皮肤感觉除旋前圆肌外全部消失,包括拇、示、中指不能屈曲,拇指不能外展和对掌。若在腕部受伤,前臂肌功能良好,只有拇指外展和对掌功能障碍。

（三）治疗

正中神经损伤后可作短期观察。若无恢复宜早期手术探查,确定损伤性质进行必要的修复手术,一般可行神经外膜缝合术。对于前臂下 1/3 段远侧方的断裂,因其运动与感觉神经部分已集中成束,可考虑作束膜缝合术。

四、尺神经损伤

（一）解剖概要

尺神经(ulnar nerve)来自臂丛神经的内侧束,在上臂内侧沿肱动脉内侧下行至上臂中部渐渐转向背侧。经肱骨内上髁后方的尺神经沟,再穿过尺侧腕屈肌肱骨头与尺骨头之间进入前臂背侧。在前臂上部位于尺侧腕屈肌深面及指屈深肌的浅面逐渐转入前臂掌侧,至前臂中部与尺动脉伴行。到前臂下部沿尺侧腕屈肌腱桡侧而下,至腕部绕过豌豆骨桡侧在腕横韧带浅面入手掌。

尺神经在上臂无分支,在肘关节附近分出两个肌支,支配尺侧腕屈肌及第 4、5 指的屈指深肌。在手部支配小鱼际肌群、全部骨间肌、第 3、4 蚓状肌、拇收肌和拇短屈肌的深头。皮肤感觉支支配手背部尺侧 2 个半或 1 个半手指。

（二）临床表现

尺神经受伤后,除手部尺侧皮肤感觉消失外,另有环、小指掌指关节过伸,指间关节屈曲呈爪形、拇指不能内收、其他四指不能外展及内收。

（三）治疗

尺神经修复的效果比较差,高位损伤疗效更差。因尺神经支配的肌肉大部分为细小的手的内在肌,易萎缩变性,不易恢复功能。自从采用显微外科技术修复神经术后其疗效有所提高。尤其是前臂下 1/3 段远侧的断裂,其运动与感觉神经已集中成束,采用束膜缝合术对早期病例效果明显提高,亦可恢复小肌肉的功能。

第三节　下肢神经损伤

一、股神经损伤

股神经(femoral nerve)起自腰丛,由 L_{2-4} 神经纤维组成,支配股四头肌。伤后可以由于臀大肌、阔筋膜张肌、股薄肌的作用,伤者仍能伸直膝关节并保持关节稳定,因而容易漏诊。

股神经损伤时,应详细检查股四头肌的功能情况,应根据受伤性质、伤口部位、膝关节伸直情况(强度、有无抗阻力)作出诊断。一旦确诊应尽早进行手术探查,神经断离时应予一期修复。运动功能恢复不佳时可采用股二头肌(或与半腱肌一起)转位替代股四头肌进行重建。

二、坐骨神经、胫神经与腓总神经损伤

坐骨神经(sciatic nerve)起自腰骶丛,由 L_{4-5} 和 S_{1-3} 脊神经纤维组成,在坐骨切迹处出盆腔进入臀部,行至大腿后侧的大转子与坐骨结节之间,然后沿股骨后侧、股二头肌和半腱肌、半膜肌之间下行至大腿下 1/3 处分为胫神经(tibial nerve)和腓总神经(common peroneal nerve)。在腘部胫神经与腘动、静脉伴行,然后沿胫后动、静脉下行至内踝后下方转入足底。腓总神经在腘窝外侧沿股二头肌腱内侧向下绕过腓骨颈进入小腿前外侧下行至足背。

坐骨神经损伤多为骨盆骨折髋关节后脱位时挫伤或注射性损伤(机械损伤或药物损伤),较

少为开放性损伤。坐骨神经若在骨盆出口处损伤,则膝关节的屈肌、小腿和足部全部肌肉均瘫痪,大腿后侧、小腿后侧、外侧及足部全部感觉消失,足部出现神经营养缺乏性改变。

股骨髁上骨折及膝关节脱位时易损伤胫神经,引起小腿腓肠肌、比目鱼肌、屈趾肌及足底部肌瘫痪和足部感觉消失。

腓骨头或腓骨颈骨折可损伤腓总神经,引起小腿前外侧、足背部和第 1 趾蹼的感觉丧失,小腿伸肌及腓骨长、短肌瘫痪,临床出现足下垂(foot drop)。

下肢神经因其行程较长,所支配的肌肉往往在神经再生到达该肌之前已发生纤维化,故其高位损伤(坐骨神经)时预后较差。如神经无法修复或修复后功能恢复不良,可考虑作肌腱移位或关节固定术以矫正畸形,改善功能。对于胫神经和腓总神经低位损伤的修复手术,效果较好。

(裴国献)

第七十章 断肢(指)再植

第一节 概 述

1963 年,上海第六人民医院陈中伟在国际上首先报道断肢再植(replantation of severed limb)成功;1965 年又成功开展了断指再植(replantation of severed finger)。40 余年来,断肢(指)再植在国内不断推广应用,取得不少突破性进展:如 10 个手指离断再植、四肢离断再植、手指末节离断再植、婴幼儿手指离断再植、肢体移位再植、肢体多平面离断再植等。我国的断肢(指)再植技术在国际上一直处于领先地位。

(一) 分类

断肢是指四肢肢体外伤后的离断;断指是指掌指关节平面以远的手指离断。断肢(指)按损伤程度不同分为完全性离断和不完全性离断两大类:

1. **完全性离断(complete separation)** 断离肢(指)体远侧部分完全离断、无任何组织相连;或断肢(指)间只有少量挫伤的组织相连,但在清创时必须将这部分组织切断后方可进行再植者。

2. **不完全性离断(incomplete separation)** 凡伤肢(指)的断面有骨折或脱位、断面相连的软组织少于断面总量的 1/4,主要血管断裂或伤指断面只有肌腱相连,残留的皮肤不超过周径的 1/8,其余组织包括神经、血管断裂,而伤肢(指)的远侧部分无血液循环或严重缺血,不缝接血管将引起肢体(手指)坏死者。

如果肢(指)体受伤断面血管相连,其余组织大多离断而肢体远端血液循环尚好,为肢体开放性骨折。肢(指)体受伤平面主要血管已断裂,肢体远端无血运或严重缺血,但骨骼完整性良好,相连软组织大于断面总量 1/4 和相连皮肤大于周径 1/8 时,称肢(指)体血管损伤。

断肢(指)按其致伤原因又可分为切割性离断、压轧性离断、撕脱性离断及炸伤性离断等。

(二) 病理生理

肢(指)体断离后血液循环虽然中断,但组织并未立即坏死。因为断肢(指)内的各种组织还可利用残存的氧气和营养物质进行代谢。在氧气耗尽后还可进行无氧酵解。此时能量消耗较大且新陈代谢不能进入三羧酸循环,乳酸堆积过多,原来有氧分解时产生的 CO_2 无法排出,二氧化碳分压升高而氧分压降低,形成细胞内酸中毒,使细胞和细胞膜的结构受损,蛋白质和离子的正常通透性发生障碍,最后导致组织细胞坏死。各种组织对缺氧的耐受性不一致,其中最敏感和受影响最大的是肌肉组织。肌细胞在常温下缺血 6~7 小时便可发生不可逆的病理变化,逐渐发生坏死。肌细胞坏死过程中释放出部分离子、肌红蛋白和肽类有毒物质,若在此时才实施断肢再植手术,接通血管后,含有大量有毒物质的断肢内体液从静脉回流入全身,可立即引起全身中毒症状,病人会突然出现血压下降、脉搏加快、心脏停搏、血红蛋白尿,甚至无尿和中毒性昏迷等症状。故断肢离断平面越高、肌肉越丰富,再植后全身反应亦越大;反之,断肢离断平面越低(如断指再植),术后反应亦较轻。若断肢平面在大腿或上臂,其伤后已超过 6~7 小时、断肢又未做任何处理(如冷藏),再植后出现中毒症状的几率明显增高;反之,断指却可以在离断后 24 小时甚至时间更长进行再植仍有成活的希望,全身反应亦轻。

断肢(指)的病理生理变化又与气温的关系很大。在炎热夏季,组织病理变化加速,坏死时间缩短。若在寒冷季节,组织代谢速度较低,坏死时间延长。

第二节　断肢(指)再植术

(一) 断肢(指)的急救处理

肢体离断伤发生后,应将伤员和断肢尽快地送到有条件进行再植手术的医院。断肢(指)的近端应用清洁敷料加压包扎,最好不用止血带。对必须使用止血带者,应每小时放松止血带1次。放松时用手指压住近心侧的动脉主干以减少出血。对于不完全性离断的肢体,在运送前应当用夹板固定伤肢,以免在转运时造成继发性损伤。

离断肢体(手指)的断面应以清洁敷料包扎,以减少污染。若离医院较远,转送时应尽可能用速度最快的交通工具,并设法将离断肢体干燥冷藏保存(图70-1)。切忌将肢体(手指)浸泡在任何液体中,包括生理盐水。临床证实,用液体浸泡的断肢再植存活率明显降低。冷藏时不可使冰块直接接触肢体,以免引起冻伤及防止肢体浸泡在融化的液体中。若病人有严重休克,转运前应首先及时处理休克,防止转运途中发生生命危险。

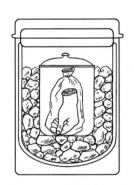

图70-1　断手的保存法

伤员来院后,医生应迅速进行全身及局部检查,做出准确的伤情估计。视具体情况对伤肢进行X线平片检查,以排除伤肢合并的骨与关节损伤。同时备足术中用血,做好术前准备。如发现病人有休克或合并伤存在,应首先处理休克;或一面积极处理合并伤,一面进行离断肢体(手指)的清创。一旦伤者全身情况得到纠正,即可进行再植手术。

(二) 手术适应证与禁忌证

断肢(指)再植的目的不仅是再植肢(指)体的成活,更重要的是恢复其有用的感觉与运动功能。随着显微外科技术的普及及临床经验的积累,断肢(指)再植的适应证在不断地扩大,不少以往认为不能再植的断肢(指),现在可成功地进行再植。

1. **全身情况**　伤者全身情况良好是断肢(指)再植的首要条件。若有重要器官损伤应先进行抢救,可将断肢(指)暂置于4℃冰箱内,待全身情况稳定后再实施再植。

2. **肢(指)体伤情**　切割伤断面整齐,污染较轻,血管、神经、肌腱等重要组织挫伤轻,再植成活率高,效果较好。对于碾压伤,若范围不太广泛,在切除碾压部分后可使断面变得整齐,在肢体(手指)一定范围缩短后再植成功率仍可较高。若为撕裂伤或挤压伤,组织损伤范围广泛且血管、神经、肌腱从不同平面撕脱时,常需复杂的血管移植或移位方能再植,再植的成功率较低且功能恢复也较差。

3. **再植手术时限**　虽然各种组织对缺血的耐受性不一,但缺血引起的组织学变化均随时间延长而加重。另外,其耐受缺血的时限与断肢的平面有明显关系。再植手术原则上是越早施行越好,应分秒必争。一般以外伤后6~8小时为限,如伤后早期开始冷藏保存或处于寒冷季节,其再植手术的时限可适当延长。上臂和大腿离断时,再植手术时限应严格控制至6~8小时之内;而对于断指再植,其时限可适当延长至12~24小时,在冬季往往超过72小时仍可考虑再植。

4. **肢(指)体离断平面**　肢体(手指)离断的平面与再植时限对于术后全身情况的影响及功能恢复有明显关系,应特别注意。末节断指再植的成功,使目前断指再植已无明显的平面限制。多段离断的断指亦可再植,而且越是远端的断指,其再植术后功能恢复得越好。

5. **以下情况不宜再植**　①患有全身性慢性疾病,不允许长时间手术或有出血倾向者;②断肢(指)多发性骨折及严重软组织挫伤,血管床严重破坏,血管、神经、肌腱高位撕脱,预计术后功能恢复较差者;③断肢(指)经刺激性液体或其他消毒液长时间浸泡者;④在高温季节离断时间过长,断肢(指)未经冷藏保存者;⑤病人精神不正常、不能配合手术或本人无再植要求者。

（三）再植

断肢(指)再植是创伤外科各种技术操作的综合,要求手术者必须具有良好的外科基本功及娴熟的显微外科操作技术,以确保再植肢(指)体的成功及良好的功能恢复。断肢(指)再植顺序通常是固定骨骼、修复伸屈肌腱、吻合静脉、吻合动脉、吻合神经、闭合伤口。但若肢(指)体离断时间过长,为尽快恢复肢(指)体血液循环,可在恢复骨支架后先吻合动脉,再吻合静脉,最后修复其他组织。断肢(指)再植的基本原则和再植程序如下:

1. 彻底清创　清创既是手术的重要步骤,又是对离断肢体(手指)组织损伤进一步了解的过程。一般应分两组,对肢体的近、远端同时进行。清创时除遵循一般的清创原则外,尚需仔细寻找和修整需要修复的重要组织,如血管、神经、肌腱,并分别予以标记。手指的清创应在显微镜下进行。

2. 重建骨的连续性,恢复其支架作用　仔细修整和适当缩短骨骼,其缩短的长度应以血管与神经在无张力下缝合、肌腱或肌肉在适当张力下缝合、皮肤及皮下组织能够覆盖为标准。对骨骼内固定的要求是:简便迅速、固定可靠、利于愈合。可根据情况选用螺丝钉、克氏针、钢丝、髓内针或接骨板内固定。

3. 缝合肌腱　重建骨支架后,先缝合肌腱再吻合血管。一方面缝合的肌腱或肌组织可作为血管床,有利于保护血管及吻合血管张力的调节;另一方面,可避免先吻合血管再缝合肌腱时的牵拉对血管吻合口的刺激和影响。缝合的肌肉和肌腱应以满足手部和手指主要功能为准,不必将断离的所有肌腱缝合。如前臂远端可缝合拇长屈肌、指深屈肌、腕屈肌和拇长伸肌、拇长展肌、指总伸肌和腕伸肌等,其他肌腱可不予缝合。断指再植时需缝合指伸肌腱和指深屈肌腱。

4. 重建血液循环　血管吻合均需在显微镜下进行。确认动、静脉的解剖部位,在无扭曲、无张力下吻合,如有血管缺损应行血管移位或移植。主要血管均应予吻合,如尺、桡动脉和手指的双侧指固有动脉。吻合血管的数目尽可能多,动脉、静脉比例以 1∶2 为宜。一般先吻合静脉,后吻合动脉。

5. 缝合神经　神经应尽可能一期显微缝合,并保持在无张力状态,如有缺损应行神经移植修复。可采用神经外膜缝合或束膜缝合。

6. 闭合创口　断肢(指)再植的创口宜一期完全闭合,不应遗留任何创面。这一点在清创时应充分估计,以适当缩短骨骼来满足皮肤创面闭合的需要。皮肤直接缝合时,为了避免形成环形瘢痕,可采用 Z 字成形术,使直线创口变为曲线创口。若有皮肤缺损,可采用中厚或全厚皮片覆盖创面,或采用局部皮瓣转移修复。

7. 包扎　用温生理盐水洗去血迹,以便与健侧对比观察再植肢(指)体皮肤颜色。用多层敷料包扎时防止过紧,指间分开,指端外露,便于观察血液循环。敷料包扎后,通常再以石膏托外固定。

（四）术后处理

1. 一般护理　病房应安静、舒适、空气新鲜,室温保持在 23~25℃。局部用一个 60W 落地灯照射,以利血液循环观察并可局部加温。照射距离为 30~40cm,过近有致灼伤之危险。抬高患肢,使之略高于心脏水平面。通常需卧床一周。严防寒冷刺激,室内严禁吸烟,以防止血管发生痉挛。

2. 密切观察全身反应　一般低位断肢和断指再植术后全身反应较轻。高位断肢再植特别是缺血时间较长者,除了注意因血容量不足引起的休克和再植肢体血液循环不良外,还可能因心、肾、脑中毒而出现持续高热、烦躁不安甚至昏迷,心跳加快、脉弱、血压下降,小便减少和血红蛋白尿,甚至出现无尿,均应及时加以处理。如情况无好转,保留肢体可能危及病人生命时,应及时截除再植的肢体。

Notes

3. **定期观察再植肢(指)体血液循环,及时发现和处理血管危象** 再植肢(指)体血液循环观察的指标有:皮肤颜色、皮肤温度、毛细血管回流试验、指(趾)腹张力及指(趾)端侧方切开出血等,应综合分析以上指标,并进行正确判断。一般术后 48 小时内易发生血管危象,如未能及时发现,将危及再植肢(指)体的成活。正常情况下再植肢体的指(趾)腹饱满,如果切开指(趾)腹侧方,将在 1~2 秒内流出鲜红色血液。①如颜色由红润变成淡红或苍白色、指(趾)腹张力降低、毛细血管回流缓慢、皮温降低、指(趾)腹侧方切开缓慢流出淡红色血液,则是动脉血供不足的表现;②如果颜色变成苍白、皮温下降、毛细血管回流消失、指(趾)腹干瘪、指(趾)腹切开不出血,则表示动脉血供中断;③如指(趾)腹由红润变成暗紫色且指(趾)腹张力高、毛细血管回流加快、皮温从略升高而逐渐下降、指(趾)腹切开立即流出暗紫色血液,则是静脉回流障碍的表现。

血管危象是由血管痉挛或栓塞所致,临床上除判断系动脉血管危象还是静脉血管危象之外,对于动脉血管危象还要判断系动脉痉挛还是动脉栓塞,这对临床及早准确处理甚为重要。一旦发现,应立即解开敷料,解除压迫因素、提高室温,尽可能寻找出血管危象发生的原因。临床上通常迅速静脉滴注盐酸罂粟碱注射液 30mg。经过上述综合处理 30 分钟后,再植肢(指)血液循环恢复正常者则为动脉痉挛;若血液循环仍未见好转者,多为血管栓塞所致,应立即行手术探查,去除血栓,切除吻合口重新吻合血管,有望使再植肢(指)体重新恢复血液循环。

4. **防止血管痉挛,预防血栓形成** 除保温、止痛、禁止吸烟等措施外,还应留置臂丛或硬膜外导管,定期注入麻醉药品,既可止痛,又可保持血管扩张,防止血管痉挛。适当应用抗凝解痉药物,如低分子右旋糖酐成人 500ml 静脉滴注,2 次/天,连续用 5~7 天,儿童用量酌减。还可适量应用复方丹参注射液和山莨菪碱等。由于肝素的副作用明显,目前多已不用。取而代之的为低分子肝素,其具有肝素的抗凝作用,但无肝素的副作用。

5. **应用有效抗生素预防感染** 肢体离断时多污染较重,加之手术时间长,应联合应用有效抗生素,预防伤口感染。必要时应在术前、术中即开始联合应用有效抗生素。

6. **促进再植的肢(指)体功能恢复** 肢(指)体成活,骨折愈合拆除外固定后,应积极进行主动和被动的功能锻炼,并适当辅以物理治疗,促进功能恢复。若有肌腱、神经需二期修复者,应尽早予以修复。肌腱、神经粘连严重时,应适时进行松解手术,以更好地恢复再植肢(指)体的功能。

(裴国献)

Notes

第七十一章 运动系统慢性损伤

第一节 概 述

运动系统慢性损伤是临床常见的伤病。机体组织无论是骨、关节、肌肉、肌腱、韧带、筋膜或其相关的血管、神经等,均可因慢性损伤而受到损害。尽管运动系统的慢性损伤累及的多系非重要部位、非重要组织或器官,对机体生命无影响,但其顽固性的病痛常给人们日常生活与工作带来很大不便和痛苦,影响人们的生活质量,应引起临床医生的高度重视。人体对长期、反复、持续的姿势或职业动作在局部产生的应力往往造成组织的肥大、增生为代偿,超越代偿能力即形成轻微损伤,累积、迁延而形成慢性损伤。若机体有慢性疾病或退行性变时可降低对应力的适应能力;局部有畸形时可增加局部应力,在技术不熟练、姿势不正确或疲劳时工作等,均可使应力集中,这些都是慢性损伤的原因。一些特殊职业者、长期伏案工作者及家庭妇女均是本类疾病的好发人群。

多数慢性损伤是可以进行预防或经处理而减轻其发病症状的。对特殊岗位、职业人员应注意职业健康,科学地进行职业工作,合理地运用姿势,以助于分散相应部位的应力,改善血液循环,减轻局部累积性损伤。

（一）分类

按所累及的组织不同可分为以下四类:

1. 软组织慢性损伤 如肌肉、筋膜、肌腱、腱鞘、韧带和滑囊的慢性损伤。

2. 骨慢性损伤 主要指在骨结构较纤细及易产生应力集中部位的疲劳性骨折。

3. 软骨慢性损伤 包括关节软骨及骨骺软骨的慢性损伤。

4. 周围神经卡压伤 神经本属软组织结构,但因其功能特殊,损害后表现及后果与其他软组织损伤不同,故单列为一类。

（二）临床特点

运动系统慢性损伤涉及机体多类组织、多个部位,症状不一,但均有如下特点:①局部长期慢性病痛,但无明显外伤史;②有特定部位的压痛点和肿块,常伴有放射痛及某种特殊的体征;③局部无明显炎症表现;④近期有与疼痛部位相关的过度活动史;⑤部分病人有导致运动系统慢性损伤的工种、坐姿和工作习惯或职业史。

（三）治疗原则

1. 运动系统慢性损伤是由于长期不良的体位性、姿势性及职业性的局部损害所致,故限制致伤活动、纠正不良姿势、维持关节的不负重活动和定时改变姿势,以使应力分散是治疗运动系统慢性损伤的首要环节。

2. 积极、系统地辅以物理治疗、按摩推拿、中药外敷及熏蒸等中医药治疗,是治疗运动系统慢性损伤的重要措施。这些方法有利于改善局部血液循环、减少粘连、软化瘢痕、改善症状。

3. 正确、合理地使用肾上腺皮质激素,如醋酸泼尼松龙、甲泼尼龙、地塞米松等。这些药物均有助于抑制损伤性炎症,减少粘连,是临床上最常用的行之有效的方法。但在应用类固醇药物时应注意以下几点:①使用指征为慢性损伤性炎症,而非细菌性炎症或肿瘤;②严格无菌操作;③注射部位准确无误;④按规定剂量及方法使用;⑤注射后一旦局部出现肿胀甚或红热者,应立即停止使用。

4. 非甾体抗炎药的合理应用　非甾体抗炎药物种类较多,是治疗运动系统慢性损伤的常用药物,对于解除或减轻局部的炎症、疼痛具有明显的疗效。但此类药物均有不同程度的胃肠道反应,故不宜长期或大剂量服用,多适用于病情加重或反复发作时服用。使用时应注意以下几点:①应短期用药;②病灶局限且表浅者使用涂擦剂;③为减少对胃肠道损害宜首选环氧合酶-2(COX-2)抑制剂、前体药物及各种缓释剂、肠溶片、栓剂等;④对肾功能欠佳者可选用短半衰期、对肾血流量影响较小的药物,如舒林酸及丙酸类;⑤为减少对肝功能的影响可选用结构简单、不含氮的药物,避免使用吲哚美辛和阿司匹林;⑥不宜将两种非甾体抗炎剂联合使用,因其同时使用非但不增加疗效,反而副作用倍增。

5. 适时采用手术治疗　对某些非手术治疗无效的慢性损伤,如狭窄性腱鞘炎、神经卡压综合征及腱鞘囊肿等可适时采用手术治疗。

第二节　软组织的慢性损伤

一、腰 肌 劳 损

腰肌劳损为腰部肌肉及其附着点的筋膜、韧带甚或骨膜的慢性损伤性炎症,为腰痛常见的原因。

(一) 病因及病理

腰部在活动时由于其位置较低、所承受的重力较大,从而腰部受力也最集中。躯干的稳定性主要在于脊柱,当脊柱结构失稳时起辅助稳定作用的腰背肌将超负荷工作,以求躯干稳定,日久肌肉即产生代偿性肥大、增生。另外,长期腰部姿势不妥可导致腰部肌肉呈持续性紧张状态,使小血管受压、供氧不足、代谢产物积聚,刺激局部而形成损伤性炎症。韧带、筋膜、肌肉的起止端血管少,血液循环差,一旦发生损伤则修复愈合慢。另一方面脊柱经常活动可干扰愈合的过程,使局部组织的损伤病灶和临床上的疼痛长期存在。即使损伤获得愈合,由于瘢痕组织的结构不够牢固,一旦脊柱活动或承受重物失去平衡,脊柱的杠杆作用又可作用于损伤处而引起腰痛的复发。部分病人也可因腰部外伤治疗不当,迁延而成慢性腰部损伤。

腰部慢性损伤除创伤因素外,尚有潮湿、寒冷及腰骶结构本身的因素(先天畸形)引起,在临床上也较常见。

(二) 临床表现

1. 无明显诱因的慢性疼痛为主要症状。其特点是腰痛为酸胀痛,呈间歇性,如病情严重则变为持续性。

2. 在腰背部有固定压痛点,该点位置常在肌肉起、止点附近或神经肌肉结合点。在压痛点进行叩击,疼痛反可减轻,这是与深部骨骼疾患的区别之一。

3. 不同的压痛点可产生不同部位的放射痛。临床可据此作腰部损伤与椎间盘脱出症的鉴别诊断。后者放射痛可达同侧下肢腘窝、大腿外侧、小腿外侧及足部。

4. 有单侧或双侧骶棘肌痉挛征,肌肉收缩显得隆起,由于患侧腰肌收缩,骨盆可以倾斜,腰部显得僵硬,起卧床比较费力。

(三) 治疗

1. 病情较重时,应适当卧床休息,定时改变姿势。必要时可在工作中使用腰围,但休息时则应解除,以免继发失用性肌萎缩,进一步加重腰段脊柱的不稳定。同时还应训练腰部肌肉力量,以增加腰肌抵御创伤和应力的能力。

2. 腰部进行物理治疗,是治疗腰部损伤的主要方法,如蜡疗、电疗等。同时可进行推拿按摩治疗。

3. 压痛点可行肾上腺皮质激素注射封闭治疗。

4. 腰部疼痛明显时,可服用非甾体类药物治疗,以缓解肌肉疼痛及抗炎。

二、滑囊炎

滑囊是位于人体摩擦频繁或压力较大部位的一种缓冲结构。其外层为薄而致密的纤维结缔组织,内层为滑膜,平时囊内有少量滑液。由于关节周围结构复杂,活动频繁,故人体滑囊多存在于大关节附近。这类滑囊每人均有,称为恒定滑囊。另一类是为了适应生理和病理的需要而继发的,称继发性滑囊或附加滑囊,如跟腱后滑囊、脊柱后凸畸形处的滑囊等(图71-1)。

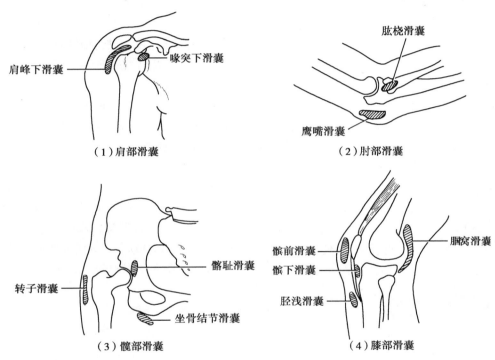

图 71-1　大关节附近常见滑囊

（一）病因及病理

滑囊炎(bursitis)根据其病因、性质可分为创伤性滑囊炎、化脓性滑囊炎、结核性滑囊炎、类风湿性滑囊炎、痛风性滑囊炎、化学性滑囊炎等。

滑囊炎有急性和慢性之分,以慢性滑囊炎为多见。常与职业有关,例如矿工的髌前和鹰嘴滑囊炎。当滑囊受到过分的摩擦和压迫时,滑囊壁发生轻度的炎症反应,滑液分泌增多,同时液体渗出,使滑囊膨大。急性期囊内积液为血性,以后呈黄色,至慢性期则为黏液。在慢性滑膜炎中,囊壁水肿、肥厚或纤维化、滑膜增生呈绒毛状,有的囊底或肌腱内有钙质沉着,影响关节功能。

（二）临床表现

无明显原因在关节或骨突出部位逐渐出现一圆形或椭圆形包块,缓慢长大伴压痛。在某些关节部位常伴有关节的部分功能障碍,如肩峰下滑囊炎,常常表现为关节部位疼痛,亦可有局部压痛和放射性痛。局部包块表浅者可扪及清楚的边界,有波动感,皮肤无炎症表现。部位深在,边界不清,有时可被误认为是实质性肿瘤。对重要关节部位的滑囊炎若不及时治疗,随着滑囊壁的增厚、粘连,关节滑动度将逐渐减小。晚期可见关节部位肌肉萎缩。

（三）治疗

1. 避免继续摩擦和压迫,关节予以适当制动并辅以物理治疗后多数可消退。

2. 经穿刺抽出囊内积液,然后注入醋酸泼尼松龙或曲安奈德注射液,加压包扎,多可治愈。

3. 对非手术疗法无效者可考虑做滑囊切除术。

三、狭窄性腱鞘炎

狭窄性腱鞘炎(stenosing tenosynovitis)系指腱鞘因机械性摩擦而引起的慢性无菌性炎症改变。腱鞘分为两层,外层为纤维性鞘膜,内层为滑液膜。滑液膜又分为壁层和脏层。脏壁层两端形成盲囊,其间含有少量滑液,起着润滑和保持肌腱活动度的作用。在日常生活和工作中,由于频繁活动引起过度摩擦,加之某些部位有骨性隆起或肌腱走行方向发生改变形成角度,这样就更加加大了肌腱和腱鞘之间的机械摩擦力。这种机械性刺激可使腱鞘在早期发生出血、水肿、渗出等无菌性炎症反应。反复创伤或迁延日久以后,则发生慢性纤维结缔组织增生、肥厚、粘连等变化,腱鞘的厚度可由正常时的 1mm 以内增厚至 2~3mm,由于腱鞘增厚致使腱鞘狭窄。腱鞘与肌腱之间可发生不同程度粘连,肌腱也发生变性。临床表现为局部疼痛、压痛及关节活动受限等。

四肢肌腱凡跨越关节(骨-纤维隧道)处均可发生腱鞘炎,如肱二头肌长头腱鞘炎、拇长伸肌腱和指总伸肌腱鞘炎、腓骨长短肌腱鞘炎、指屈肌腱腱鞘炎、拇长屈肌腱鞘炎及拇长展肌与拇短伸肌腱鞘炎等。其中以后三种临床最为多见,故在此一并加以叙述。

（一）桡骨茎突狭窄性腱鞘炎

1. 病因及病理   桡骨茎突部有一窄而浅的骨沟,上面覆以腕背侧韧带,形成一纤维鞘管。

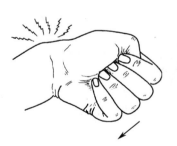

图 71-2   握拳尺偏试验
（Finkelstein 试验）

拇长展肌腱和拇短伸肌腱通过此鞘管后折成一定角度分别止于拇指近节指骨和第一掌骨。因此肌腱滑动时产生较大的摩擦力,当拇指及腕部活动时,此折角加大,从而更增加肌腱与鞘管壁的摩擦力,久之可发生腱鞘炎,鞘管壁变厚,肌腱局部变粗,逐渐产生狭窄症状。

2. 临床表现   主要表现为桡骨茎突部局限性疼痛,可放射至手、肘或肩臂部,无力提物,活动腕部及拇指时疼痛加重,有时伸拇指受限。检查桡骨茎突处有明显压痛,有时可扪及痛性结节。握拳尺偏腕关节时,桡骨茎突处出现疼痛,称为Finkelstein 试验阳性(图 71-2)。

3. 治疗   发病早期或症状较轻者应尽可能减少手部活动。症状较重者可采取腱鞘内注射醋酸泼尼松龙,症状多可缓解或消失。如非手术治疗无效,可行桡骨茎突狭窄腱鞘切除术。

（二）手指屈肌腱腱鞘炎(tenosynovitis of hand flexor tendons)

又称扳机指或弹响指。拇指为拇长屈肌腱鞘炎,又称弹响拇。本病可发生于不同年龄,多见于妇女及手工劳动者。任何手指均可发生,但多发于拇指。

1. 病因及病理   发病部位在掌骨头相对应的指屈肌腱纤维鞘管(图 71-3)的起始部。此处由较厚的环形纤维性腱鞘与掌骨头构成相对狭窄的纤维性骨管。屈指肌腱通过此处时受到机械性刺激而使摩擦力加大,加之该部掌骨隆起,手掌握物时,腱鞘受到硬物与掌骨头两个方面的挤压损伤,逐渐形成环形狭窄。屈指肌腱亦变性形成梭形或葫芦形膨大,因而通过困难,引起病人屈伸活动障碍和疼痛。

2. 临床表现   起病多较缓慢,早期在掌指关节掌侧出现局限性酸痛,晨起或工作劳累后加重,活动稍受限,疼痛逐渐发展可向腕部及手指远侧扩散。随着腱鞘狭窄和肌腱变性增粗的发展,肌腱滑动时通过越来越困难,手指屈伸时便产生扳机样动作及弹响。严重时手指不能主动

Notes

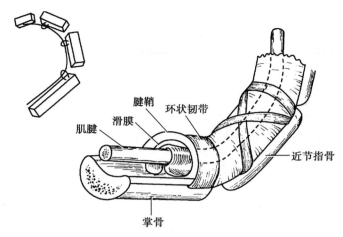

图 71-3 屈指肌腱的骨-纤维隧道示意图

屈曲或交锁在屈曲位不能伸直。检查时在掌骨头掌侧皮下可触及一结节状物,手指屈伸时可感到结节状物滑动及弹跳感,有时有弹响。局部疼痛明显,如狭窄严重时,手指多固定于伸直位不能屈曲或固定于屈曲位不能伸直。

3. **治疗** 早期或症状较轻的病例,可采用非手术疗法,包括减少手部活动尤其是手指屈伸活动、理疗及腱鞘内注射类固醇药物等。一般只注射一次或两次,不可多次注射,以免引起广泛粘连。早期病例,一次注射即可治愈,如未痊愈,间隔一周后再注射一次。非手术治疗无效或反复发作、腱鞘已有狭窄者,应采用手术疗法。

四、腱 鞘 囊 肿

腱鞘囊肿(ganglion)是关节附近的一种囊性肿物,病因尚不清楚。慢性损伤使滑膜腔内滑液增多而形成囊性疝出;或结缔组织黏液退行性变可能是发病的重要原因。目前临床上将手、足小关节处的滑液囊疝(腕背侧舟月关节、足背中附关节等处)和发生在肌腹的腱鞘囊肿统称为腱鞘囊肿。而大关节的囊性疝出又另命名,如膝关节后方的囊性疝出叫腘窝囊肿或Baker囊肿。

(一)临床表现

1. 本病以女性和青少年多见。腕背、桡侧腕屈肌腱及足背发病率最高,手指掌指关节及近侧指间关节处也常见到。偶尔在膝关节前下方胫前肌腱膜上也可发生这类黏液退行性变囊肿,但因部位较深,诊断较困难。

2. 病变部位出现一缓慢长大肿物,小时无症状,长大到一定程度活动关节时有酸胀感。检查可发现 0.5 ~ 2.5cm 的圆形或椭圆形肿物,表面光滑,不与皮肤粘连。因囊内液体充盈,张力较大,扪之如硬橡皮样实质性感觉。如囊颈较小者略可推动;囊颈较大者则不易推动,易误诊为骨性肿物,重压肿物有酸胀痛。用粗针头穿刺可抽出透明胶冻状物。

(二)治疗

鞘囊肿有时可被挤压破裂而自愈。临床治疗方法较多,但复发率高。

1. **非手术治疗** 囊内容物排出后,在囊内注入药物或留置可取出的无菌异物(如缝扎粗丝线),并加压包扎,使囊腔粘连而消失。通常是在囊内注入醋酸泼尼松龙 0.5ml,然后加压包扎。本方法简单、痛苦较少,复发率也较低。

2. **手术治疗** 手背部腱鞘囊肿,穿刺后复发率较高,多次复发者可手术切除。术中应完整切除囊肿,勿留残存囊壁。如系腱鞘发生者,应同时切除部分相连的腱鞘;如系关节囊滑膜疝出,应在根部结扎切除,同时修复关节囊,以减少复发。

Notes

五、肱骨外上髁炎

肱骨外上髁炎是伸肌总腱起点处的一种慢性损伤性炎症。因网球运动员易患此病,故称"网球肘"(tennis elbow)。

（一）病因及病理

1. 在前臂过度旋前或旋后位,对肱骨外上髁处的伸肌总腱起点产生较大张力,如长期反复这种动作即可引起该处的慢性损伤。因此,凡需反复用力活动腕部的职业和生活动作均可导致这种损伤,如网球、羽毛球、乒乓球运动员,钳工、瓦工、厨师和家庭妇女等。

2. 肱骨外上髁炎的基本病理变化是慢性损伤性炎症。虽然炎症较局限,但其炎症的范围在每个病人却不尽相同,有的仅在肱骨外上髁尖部,是以筋膜、骨膜炎为主;有的在肱骨外上髁与桡骨头之间,是以肌筋膜炎或肱桡关节滑膜炎为主。

（二）临床表现

逐渐出现肘关节外侧痛,在用力握拳、伸腕时加重以致不能持物,严重者拧毛巾、扫地等细小的生活动作均感困难。检查时仅在肱骨外上髁、桡骨头及两者之间有局限性、极敏锐的压痛,腕关节抗阻力背伸时疼痛加重。皮肤无炎症,肘关节活动不受影响。

（三）治疗

1. 限制以用力握拳、伸腕为主要动作的腕关节活动。

2. **封闭疗法**　压痛点注射醋酸泼尼松龙1ml和2%利多卡因1～2ml的混合液,一般可取得良好的近期效果。

3. 对不能间断训练的运动员要适当减少运动量,同时在桡骨头下方伸肌上捆扎弹性保护带,以减少腱起点处的牵张应力。

4. 对非手术治疗效果不佳的顽固疼痛者,可施行伸肌总腱起点剥离松解术或卡压神经血管束切除术,或在关节镜下手术。

六、肩关节周围炎

简称肩周炎,俗称冻结肩(frozen shoulder),是肩周、肌腱、肌肉、滑囊及关节囊的慢性损伤性炎症。以活动时疼痛、功能受限为其临床特点。

（一）病因

1. **肩部原因**　①本病大多发生在40岁以上中老年人,软组织退行性变、对各种外力的承受能力减弱是基本因素;②长期过度活动,姿势不良等所产生的慢性致伤力是主要的激发因素;③上肢外伤后肩部固定过久,肩周组织继发萎缩、粘连;④肩部急性挫伤、牵拉伤后治疗不当等。

2. **肩外因素**　如颈椎病、心、肺、胆道疾病发生的肩部牵涉痛,因原发病长期不愈使肩部肌持续性痉挛、缺血而形成炎性病灶,转变为真正的肩周炎。

（二）病理

病变主要发生在盂肱关节周围,其中包括:

1. **肌和肌腱**　可分两层,外层为三角肌,内层为冈上肌、冈下肌、肩胛下肌和小圆肌四个短肌及其联合肌腱。联合肌腱与关节囊紧密相连,附着于肱骨上端如袖套状,称为旋转肩袖或肩袖。肩袖是肩关节活动时受力最大结构之一,易于损伤。肱二头肌长头起于关节盂上方,经肱骨结节间沟的骨纤维隧道,此段是炎症好发之处。肱二头肌短头起于喙突,经盂肱关节内前方到上臂,受炎症影响后肌肉痉挛,影响肩外展、后伸。

2. **滑囊**　有三角肌下滑囊、肩峰下滑囊及喙突下滑囊。其炎症可与相邻的三角肌、冈上肌腱、肱二头肌短头相互影响。

3. **关节囊**　盂肱关节囊大而松弛,肩活动范围很大,故易受损伤。

Notes

　　上述结构的慢性损伤主要表现为增生、粗糙及关节内、外粘连,从而产生疼痛和功能受限。后期粘连变得非常紧密,甚至与骨膜粘连,此时疼痛消失,但功能障碍却难以恢复。

（三）临床表现

　　1. 本病多为中、老年患病,女性多于男性,左侧多于右侧,亦可两侧先后发病。

　　2. 逐渐出现肩部某一处疼痛,与动作、姿势有明显关系。随着病程延长,疼痛范围逐渐扩大,并牵涉到上臂中段,同时伴肩关节活动受限。如欲增大活动范围,则引起剧烈锐痛。严重时患肢不能梳头、洗面和扣腰带。夜间因翻身移动肩部而酸痛。病人初期尚能指出疼痛点,后期疼痛范围扩大。

　　3. 查体时可见三角肌有轻度萎缩,斜方肌痉挛。冈上肌腱、肱二头肌长、短头肌腱及三角肌前、后缘均可有明显压痛。肩关节以外展、外旋、后伸受限最明显(图 71-4),少数人内收、内旋亦受限,但前屈受限较少。

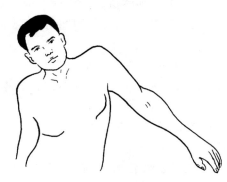

图 71-4　肩周炎外展时的姿势

　　4. 年龄较大或病程较长者,X 线平片可见到肩部骨质疏松或冈上肌腱、肩峰下滑囊钙化征。

（四）鉴别诊断

　　1. **颈椎病**　神经根型颈椎病可因 C_5 神经根受到刺激出现肩部疼痛,而长时间疼痛、肌痉挛又可导致慢性损伤性炎症。故颈椎病可有肩部症状,也可继发肩周炎。两者主要鉴别点是颈椎病时单根神经损害少,往往有前臂及手的根性疼痛,且有神经定位体征。此外,头颈部体征多于肩周。

　　2. **肩部肿瘤**　肩部肿瘤虽较其他疾病少见,但后果严重。临床上有时将中老年人的肩痛长期以肩周炎或颈椎病治疗,从而延误诊断。因此,凡疼痛进行性加重,不能用固定患肢方法缓解疼痛,并出现轴向叩痛者,均应摄片检查,以除外骨肿瘤。

（五）治疗

　　1. 肩周炎有其自然病程,有自愈倾向。

　　2. 早期给予理疗、针灸、适度的推拿按摩,可改善症状。但若不配合治疗和功能锻炼,将遗留不同程度的功能障碍。

　　3. 痛点局限时,可局部注射糖皮质激素,能明显缓解疼痛。

　　4. 疼痛持续、夜间难以入睡时,可短期服用非甾体抗炎药或肌肉松弛剂。

　　5. 无论病程长、短,症状轻、重,均应每日进行肩关节的主动活动,活动时以不引起剧痛为限。

　　6. 疼痛严重,病程较长,保守治疗效果不佳者,可采用关节镜下局部松解术。

　　7. 肩外因素所致肩周炎除局部治疗外,还需对原发病进行治疗。

第三节　骨与软骨的慢性损伤

一、髌骨软骨软化症

　　髌骨是全身最大的籽骨,上极与股四头肌腱相连,下极由髌韧带固定于胫骨结节。其关节面与股骨内、外髁相互形成髌股关节,膝关节屈伸时髌骨在股骨内、外髁间由近到远呈 S 形滑动。髌骨软骨软化症(chondromalacia patellae)是髌骨软骨面因慢性损伤后,软骨肿胀、侵蚀、龟裂、破碎、脱落,最后与之相对的股骨髁软骨也发生相同病理改变,而形成的一种髌股关节的骨关节病。

（一）病因

1. 先天性髌骨发育障碍、位置异常及股骨髁大、小异常；或后天性膝关节内、外翻，胫骨外旋畸形等，均可使胫骨不稳定。在滑动过程中髌股关节面压应力集中于某点，成为慢性损伤的基础。

2. 膝关节长期、用力、快速屈伸，增加髌股关节的磨损，如自行车、滑冰运动员的训练是本病的常见原因。

3. 髌骨软骨的营养主要来自关节滑液，各种原因所致滑液成分异常，均可使髌骨软骨营养不良，易受到轻微外力而产生退行性变。

（二）临床表现

1. 青年运动员较多见。初期为髌骨下疼痛，开始训练时明显，稍加活动后缓解，过久训练又加重，休息后渐消失。随病程延长，疼痛时间多于缓解时间，以致不能下蹲，上、下阶梯困难或突然无力而摔倒。

2. 髌骨边缘压痛。伸膝位挤压或推动髌骨可有摩擦感，伴疼痛。单纯髌骨软骨损害时，无关节积液，后期形成髌股关节骨关节病时，可继发滑膜炎而出现关节积液，此时浮髌试验阳性。病程长者有股四头肌萎缩。

3. X 线平片早期无异常，晚期可见髌骨边缘骨赘形成，髌股关节面不平滑或间隙狭窄。X 线平片尚可发现部分病因，如小髌骨、高位髌骨或股骨外髁低平等畸形。

4. 放射性核素骨显像检查时，侧位显示髌骨局限性放射性核素浓聚，有早期诊断意义。

（三）治疗

以非手术治疗为主。

1. 出现症状后，首先制动膝关节 1~2 周，同时进行股四头肌抗阻力锻炼，以增加膝关节稳定性。

2. 肿胀、疼痛突然加剧时，应行冷敷，48 小时后改用湿热敷和理疗。

3. 氨基葡萄糖有助于软骨中蛋白黏多糖的合成，既可止痛，又有利于软骨修复。

4. 关节内注射糖皮质激素虽然可以缓解症状，但由于抑制糖蛋白、胶原的合成，对软骨修复不利，故应慎用。

5. 关节腔内注射透明质酸有助于改善症状。

6. 严格非手术治疗无效且有先天性畸形者可手术治疗。

手术目的：①增加髌骨在关节活动过程中的稳定性，如外侧关节囊松解术、股骨外髁垫高术等；②刮除髌骨关节软骨上面较小的侵蚀病灶，促进修复；③髌骨关节软骨已完全破坏者，可用髌骨切除方法减轻髌股关节骨关节病的发展，但术后膝关节明显无力，难以继续其运动生涯。

二、胫骨结节骨软骨病

胫骨结节是髌韧带的附着点，约在 16 岁时该骨骺与胫骨上端骨骺融合，18 岁时胫骨结节与胫骨上端骨化为一整体。故 18 岁前此处易受损而产生骨骺炎，甚至缺血、坏死，称胫骨结节骨软骨病（osteochondrol disease of the tibial tubercle），又称 Osgood-Schlatter 病。

（一）病因

股四头肌是全身最强大的一组肌肉，其牵拉力通过髌骨、髌韧带常使尚未骨化的胫骨结节骨骺产生不同程度撕裂。男性青少年喜爱运动，在缺乏正确指导时往往发生这种损伤。

（二）临床表现

1. 本病好发于 12~14 岁好动的男孩，多为单侧性，常有近期参加剧烈运动史。临床上以胫骨结节处逐渐出现疼痛、肿块为特点，疼痛与活动有明显关系。

2. 检查可见胫骨结节明显隆起，皮肤无炎症。局部质硬，压痛较重，作伸膝抗阻力动作时疼

Notes

痛加剧。

3. X 线平片显示胫骨结节骨骺增大、致密或碎裂,周围软组织肿胀等。

（三）治疗

本病在 18 岁后胫骨结节与胫骨上端骨化后,症状即自行消失,但局部隆起不会改变。有明显疼痛者,也可辅以理疗或膝关节短期制动。一般无需服止痛剂,亦不宜局部注射皮质类固醇,因注入皮下不会有效,而骨骺又难以注入。曾有皮质类固醇注入皮内引起皮肤坏死、骨骺外露长期不愈者。偶有成年后尚有小块碎裂骨骺未与胫骨结节融合而症状持续,此时可行钻孔或植骨术以促进融合。

三、股骨头骨软骨病

本病为股骨头骨骺的缺血性坏死,又名为 Legg-Calve-Perthes 病、扁平髋等,是全身骨软骨病中发病率较高,且病残也较重的一种骨软骨病。股骨头骨骺的骨化中心在 1 岁以后出现,18 ~ 19 岁骨化融合,在这年龄阶段中均有可能发病。由于各种原因所致的成人股骨头缺血性坏死,不包括在本病范畴。

（一）病因

目前尚不太清楚,多数学者认为慢性损伤是重要因素。外伤使骨骺血管闭塞,从而继发缺血坏死。股骨头骨骺的血供情况,从新生儿到 12 岁有明显变化,在 4 ~ 9 岁期间仅有一条外骺动脉供应骨骺,此时血供最差,即使是较轻外伤也可发生血供障碍。此外,有人发现本病早期均有关节囊内压力增高现象,故推测这种压力变化是骨骺血运障碍原因之一。但关节囊内压力增高与滑膜的炎症有关,而滑膜炎可为原发性,也可继发于本病,故尚不能肯定其因果关系。

（二）病理

股骨头骨骺发生缺血后,可有以下四个病理发展过程:

1. 缺血期　此期软骨下骨细胞由于缺血而坏死,骨化中心停止生长,但骺软骨仍可通过滑液吸收营养而继续发育,因受刺激反可较正常软骨增厚。这一过程可延续数月到 1 年以上,因临床症状不明显而多被忽视。

2. 血供重建期　新生血管从周围组织长入坏死骨骺,逐渐形成新骨。如致伤力持续存在,新生骨又将吸收并被纤维肉芽组织所替代,因而股骨头易受压变形。此期可持续 1 ~ 4 年,是治疗的关键。如处理恰当,可避免发生髋关节的畸形。

3. 愈合期　本病到一定时间后骨吸收可自行停止,继之不断骨化,直到纤维肉芽组织全部为新骨所代替。这一过程中畸形仍可加重,且髋臼关节面软骨也可受到损害。

4. 畸形残存期　此期病变静止,畸形固定,随年龄增大最终将发展为髋关节的骨关节病而出现新的问题。

（三）临床表现

1. 本病好发于 3 ~ 10 岁儿童,男女之比约为 6∶1,单侧发病较多。

2. 髋部疼痛,且逐渐加重。少数病人可以患肢膝内上方牵涉痛为首诊主诉,此时应注意检查同侧髋关节。随疼痛加重而出现跛行,疼痛和跛行的程度与活动度有明显关系。

3. Thomas 征阳性。患髋外展、后伸、内旋受限较重。

4. X 线平片显示股骨头密度增高,骨骺碎裂、变扁,股骨颈增粗及髋关节部分性脱位等。其 X 线平片表现与病理过程有较密切关系。

5. 放射性核素骨显像　在病理之缺血期 X 线平片显示阴性,而骨显像已可发现放射性稀疏。用计算机对骨显像进行定量分析,患侧与健侧放射量的比值小于 0.6 则为异常,其早期诊断准确率大于 90%。

（四）治疗

治疗目的在于保持一个理想的解剖学和生物力学环境,预防血供重建期和愈合期中股骨头的变形。对此治疗的原则为：①应使股骨头完全包容在髋臼内；②避免髋臼外上缘对股骨头的局限性压应力；③减轻对股骨头的压力；④维持髋关节有良好的活动范围。具体方法如下：

　　1. 非手术治疗　用支架将患髋固定在外展 40°、轻度内旋位。白天带支架用双拐下床活动，夜间去除支架用三角枕置于两腿之间，仍维持外展、内旋位。支架使用时间约 1~2 年，定期摄 X 线平片了解病变情况，到股骨头完全重建为止。

　　2. 手术治疗　包括骨骺钻孔术、股骨转子下内旋、内翻截骨术及骨瓣、肌骨瓣植入术等。针对病变不同时期、不同病情选择不同的手术方法，均有一定效果。目前上述多种方法多可缓解病情，但难以达到恢复股骨头正常形态之目的。

四、椎体骨软骨病

　　椎体骨骺有 3 个，原发骨骺 1 个，位于椎体中部，出生时已存在，大约 6~10 岁融合；次发骨骺 2 个，位于椎体上、下面，呈环状与椎间盘连接，约在 16 岁时出现，25 岁左右与椎体融合。两者均可发生缺血性坏死而产生一系列病理变化和临床表现，但这两种骨骺病变的原因迄今众说纷纭，均未被公认。无论有无前置因素，反复、集中的慢性致伤力均在本病的发生、发展中起到重要作用，故将其在本节内作扼要介绍。

　　（一）原发骨骺骨软骨病

　　又名扁平椎，或 Calvé 病。可发生在脊椎的任何部位，但以胸椎中段最常见。

　　1. 临床表现　有以下特点：①多见于 2~8 岁的儿童；②病儿常见倦怠，活动减少，夜啼；③背部疼痛，相应棘突压痛，伴椎旁肌痉挛；④后期出现脊柱后凸畸形；⑤X 线平片上显示受累椎体呈薄饼状，椎间隙增宽；⑥本病有自限性，症状可在数月内自行消失，病变椎体也可在数年内逐渐恢复到正常高度。

　　2. 治疗　本病以休息、脊柱支架等非手术治疗为主。在诊断时应注意与其他易产生椎体塌陷的疾病，如嗜酸性肉芽肿、结核等鉴别。

　　（二）次发性骨骺骨软骨病

　　又名 Scheuermann 病或青年圆背。也易发生在胸椎中段，往往是多个椎体受累，与椎间盘变性关系较大。

　　临床特点：①青年男性多见，部分病人有弯腰工作职业史；②临床症状不明显，多是旁人发现背部弧形后凸后就诊，畸形加重后始有轻度酸胀不适；③体检时可见胸段脊柱弧形后凸，腰椎代偿性前凸，病变段棘突或有轻度压痛，但无椎旁肌痉挛；④X 线平片显示多个相邻椎体前缘变窄、密度增高、椎间隙狭窄，有时可见椎体前方有横形的血管沟影。多数病人伴有椎间盘经软骨板突入椎体的征象（Schmorl 结节）；⑤本病有自限性，但当病变停止发展、症状消失后，圆背畸形仍不会消失。

　　在病变进展中，休息、脊柱支架等方法可减小畸形程度。畸形固定后大多无需特别治疗，个别后凸严重，影响心、肺功能者可考虑手术治疗。

五、月 骨 坏 死

　　又称 Kienbock 病，好发于 20~30 岁之青年人，此时骨骺已闭合，故不属于骨骺的慢性损伤，而是骨的慢性损伤。

　　（一）病因

　　月骨位于近排腕骨中心，活动度大，稳定性较差。其血供主要依靠桡腕关节囊表面小血管和腕骨间韧带内小血管。对腕部活动频繁者，尤其是某些手工业工人、风锯、振荡器操纵者，长期对月骨产生振荡、撞击，使关节囊、韧带小血管损伤、闭塞以及微骨折，导致月骨缺血。而缺血的月骨骨内压力又增高，进一步使循环受阻，产生缺血性坏死。

Notes

（二）临床表现

1. 缓慢起病,腕关节胀痛、乏力,活动时加重,休息后缓解。随疼痛加重,腕部渐肿胀、活动受限而无法坚持原工作。

2. 体检腕背轻度肿胀,月骨区有明显压痛,叩击第 3 掌骨头时,月骨区疼痛。腕关节各方向活动均可受限,以背伸最明显。

3. X 线平片早期无异常,数月后可见月骨密度增加,形态不规则,骨中心有囊状吸收。周围腕骨有骨质疏松。

4. 放射性核素骨显像可早期发现月骨处有异常放射性浓聚。

（三）治疗

1. 早期可将腕关节固定在背伸 20°～30°位。固定期间定期行 X 线平片或核素骨显像检查,直到月骨形态和血供恢复为止,通常需 1 年左右。过早去除固定物,病变易复发。

2. 月骨已完全坏死、变形者,可行月骨切除,缺损处用肌腱或其他组织填充,也可采用人工假体植入。

六、腕舟骨坏死

腕舟骨坏死(Peiser 病)同月骨坏死一样,在临床上并不少见,好发于 18～24 岁青年,体力劳动者多见,男多于女,右侧多见。

（一）病因

尚不十分明了,通常认为与腕背部血管损伤及慢性积累性损伤有关。

（二）临床表现

1. 缓慢发病,腕关节胀痛、乏力,活动时加重,休息后缓解。随疼痛加重,腕部渐肿胀、活动受限而无法坚持原工作。

2. 体检时见腕背轻度肿胀,舟骨区有明显压痛。腕关节各方向活动均可受限,以背伸最明显。

3. X 线平片早期无异常,数月后可见舟骨密度增加,形态不规则,骨中心有点状吸收。周围腕骨有骨质疏松。

4. 核素骨显像可早期发现舟骨处有异常浓聚。

（三）治疗

早期以制动、理疗及对症等保守治疗为主。若疼痛严重或关节活动受限,可考虑手术治疗。根据病变程度和病人的职业要求,选择刮除死骨加自体骨植骨术、血管束植入术、近排腕骨摘除术、桡骨缩短术及腕关节融合术等方法。

七、距 骨 坏 死

（一）病因

1. 骨表面约有 3/5 为关节软骨所覆盖,无肌肉附着,血管进入距骨内部位较为集中,较易受损。

2. 骨为松质骨,当受伤时因被压缩而损伤骨内血管。

（二）临床表现

1. 常有外伤史。踝关节胀痛、乏力,活动时加重,休息后缓解。

2. 踝背轻度肿胀,距骨区有明显压痛。踝关节各方向活动均可受限。

3. X 线平片早期无异常,数月后可见距骨密度增加,常常 3 倍于正常的骨密度。

4. 核素骨显像可早期发现距骨处有异常浓聚。

（三）治疗

1. 保守治疗　避免负重,外伤后延长固定时间。

2. 手术治疗　距骨体发生坏死后可诱发距下或踝关节创伤性关节炎,此时可手术治疗。方法有四关节融合术、胫跟骨融合术。

第四节　周围神经卡压综合征

周围神经在其行径中,经过某些骨纤维隧道或跨越腱膜、穿过筋膜处,其活动空间均受到明显限制。当这些隧道、腱膜、筋膜由于各种原因狭窄、增生、肥厚、粘连等均可使经过该处的神经被挤压,继而可使神经传导功能障碍,严重者可变成永久性神经功能障碍。这种现象并不少见,临床称之为周围神经卡压综合征(entrapment syndrome of peripheral nerve)。根据受压神经的部位不同,组成纤维成分不同,其功能障碍表现亦各异。有的为单纯感觉障碍,如股外侧皮神经卡压综合征;有的为单纯运动障碍,如前臂旋后肌卡压综合征;也有的同时有感觉、运动障碍,如腕管综合征、跖管综合征等。

一、胸出口综合征

胸出口综合征(thoracic outlet syndrome)是指在左右第1肋骨所包围的胸出口处,臂丛和锁骨下血管遭受压迫而引起的综合征。

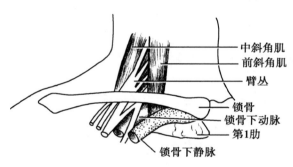

图71-5　胸出口解剖示意图

可在胸出口处引起压迫的结构有颈肋、第1肋骨和锁骨,有时第2肋骨也可构成骨性压迫。前斜角肌、中斜角肌、锁骨下肌、胸小肌等均可构成肌性压迫。根据本综合征产生的原因,可分为五类:①颈肋综合征;②前斜角肌综合征;③肋锁综合征;④第1肋骨综合征;⑤过度外展综合征。颈肋与前斜角肌综合征最为常见。两者的发病机制、临床症状和处理方法相似,所不同的是,前者有颈肋而后者则没有。两者常同时存在,故本节一并叙述(图71-5)。

（一）病因

前斜角肌起自第3~6颈椎横突前结节,向前下偏外走行,止于第1肋骨前端上缘、锁骨干动脉沟前方的前斜角肌结节。中斜角肌多数起自所有颈椎横突后结节,少数起自第2~7或3~7或3~6颈椎横突后结节,向下外止于第1肋骨上面锁骨下动脉沟的后方或后外方。前斜角肌的前面近止点处有锁骨下静脉跨过。前斜角肌、中斜角肌与第1肋骨构成一个三角形的间隙,锁骨下动脉和臂丛在前斜角肌之后,从此三角形间隙穿出进入锁骨下。在正常情况下,呼吸时前斜角肌收缩,将第1肋骨上提,由于该三角间隙较大,神经血管有活动余地,不致引起症状。

（二）临床表现

颈肋与前斜角肌综合征,主要是臂丛和锁骨下动脉受压而表现出的症状。

1. 神经受压表现　病人自觉患侧颈肩部疼痛、酸胀无力、刺痛,或有烧灼感和麻木感,疼痛和麻木向肘部、前臂及手的尺侧放射。主要表现为骨间肌、鱼际肌瘫痪,并有不同程度的肌肉萎缩,少数病例有大鱼际或前臂肌力减退。前臂及手部尺侧感觉障碍。大部分病例前斜角肌紧张试验阳性,检查方法为:头转向健侧,颈部过伸,同时将患侧手臂向下牵拉,患肢麻痛加重并向远侧放射即为阳性。

2. 血管受压表现　病人平时一般无患肢严重循环障碍,仅部分病例自觉患手发凉。当高举两手时患手变白,温度下降,桡动脉搏动细弱或摸不到。两手放下时,患手可明显充血。约70%

Notes

的病人上述上肢高举试验为阳性。

Adson 试验是查明血管是否受压的一种检查方法。其方法如下：病人端坐，两手置于膝上，头转向患侧，下颌抬起使颈伸直。嘱病人深吸气后屏气，此时检查患肢桡动脉搏动。如桡动脉搏动减弱或消失，则 Adson 试验为阳性。

3. **局部表现**　患侧锁骨上区饱满，大部分病人可触及前斜角肌紧张增厚，有颈肋者可触及骨性隆起，并有局部压痛和向患肢放射痛。

4. **X 线检查**　颈椎正位 X 线平片，可显示有无颈肋，为一侧或两侧、完全或不完全颈肋。

（三）诊断和鉴别诊断

根据上述临床表现，对症状、体征和 X 线平片进行全面综合分析不难作出诊断。本病应与下列疾病进行鉴别。

1. **颈椎间盘突出症和颈椎病**　颈椎间盘突出症常有外伤史，多局限于一个神经根，头部加压时有放射痛，颈部、棘突旁有压痛及放射痛，无血管受压体征。颈椎病症状有时与颈肋和前斜角肌综合征相似，但颈椎病时颈椎间有压痛，且无血管受压表现，X 线平片显示颈椎间隙变窄，并有退行性改变。

2. **创伤性尺神经炎**　手尺侧感觉减退或小鱼际、骨间肌萎缩与本征相似，但颈肩部不痛，而尺神经粗大，屈肘时尺神经易脱出尺神经沟，叩击尺神经有麻痛触电感。

3. **腕管综合征及尺侧腕管综合征**　正中神经或尺神经受累，症状局限于手部。压迫腕管或尺侧腕管时，可引起正中神经或尺神经支配区麻痛，夜间症状加重。

4. **Raynaud 现象**　本病虽可有 Raynaud 现象的一些表现，如肢端发绀、麻木、苍白、疼痛等，但多为一侧。而 Raynaud 现象总是两侧发病，是与本病的区别。

（四）治疗

1. **非手术疗法**　如症状较轻，无神经损伤症状，可试行非手术治疗。适当休息，悬吊上肢，不提重物，前臂可作搭肩活动。局部热敷、按摩，前斜角肌内行普鲁卡因封闭。试行 1 个月左右，如症状加重，影响生活与工作，应行手术治疗。

2. **手术治疗**　如非手术疗法无效，症状较重，有感觉减退、肌力减弱，尤其是肌萎缩等神经损伤症状，应尽早手术。手术的目的是解除对神经血管的压迫，切断前斜角肌，切除颈肋及纤维束带，有时还需切断中斜角肌，必要时可作神经外松解术。仅行前斜角肌切断及颈肋部分切除术即可，不必切除第 1 胸肋。此手术简单，并发症少。近年来国内外也有学者主张经腋路行第一肋骨切除术，以此作为胸出口综合征的主要手术方式。但该手术较前者复杂。

二、肘管综合征

肘管综合征（cubital tunnel syndrome）是指尺神经在肘部通过尺神经沟处受到腱膜、异常的肌肉或骨性改变的压迫而产生的症状群。以往将尺神经病变都简单归结为肘外翻引起的"尺神经炎"，事实上尺神经病变主要是继发于肘部的慢性损伤。

肘管是尺侧腕屈肌肱骨头和尺骨鹰嘴之间的纤维性筋膜鞘与肱骨髁后沟形成的骨性纤维鞘管，也称肘尺管，管内为尺神经及尺侧上副动、静脉。其前界是肱骨内上髁，外侧界是肘关节外侧的尺肱韧带，后内侧界是尺侧腕屈肌两头之间的纤维性筋膜组织。尺神经从肱骨后面通过肘管移行到前臂屈侧。在肱骨内上髁以远 4cm 内，尺神经分出支配尺侧腕屈肌的运动支，一般有 2 支在肌肉的深面进入，支配环、小指指深屈肌的分支在尺侧腕屈肌支的稍远侧、指深屈肌的前面进入。生理情况下，肘管的大小随着关节的屈伸而不同：屈肘时，由于鹰嘴和内上髁的距离变宽，肘管后内侧的筋膜组织被拉紧，同时外侧的尺肱韧带向内侧凸出，肘管容积变小，此时尺神经易受压迫。临床上表现为尺侧一个半手指的掌、背侧麻木，甚至出现由尺神经支配的手内在肌无力、瘫痪和肌肉萎缩。诊断明确后，多数学者主张应及早施行肘管探查、尺神经松解或前置术。

（一）病因

当尺神经因姿势性慢性受压、骨折、畸形等造成肘外翻、摩擦牵拉尺神经及肿瘤、囊肿、骨赘、骨折片、机化血肿、结节等直接压迫等原因，可使肘管局部出血、水肿、组织纤维化、韧带增厚、神经鞘膜肥厚，致使肘管狭窄，尺神经受压。

1. 尺侧腕屈肌两头之间的腱膜压迫　当屈肘时，肘管约狭窄55%。屈肘135°时，腱弓拉长近40%。

2. 滑车上肘后肌压迫　滑车上肘后肌起于鹰嘴的内侧缘和附近的肱三头肌腱，止于内上髁，是肌肉的变异，呈梭形或长方形，紧邻尺神经组成肘管的一部分，当屈肘时紧张。

3. Struthers弓形组织压迫　Struthers弓形组织系臂远端深部周围的筋膜增厚形成。肱三头肌内侧头的浅层肌肉纤维和肱内韧带与其相连。肱内韧带从喙肱肌腱至Struthers弓形组织。其前缘是内侧肌间隔，外侧为被肱三头肌内侧头的深部肌肉纤维所覆盖的肱骨内侧部分。

4. 陈旧性创伤　如肘关节骨折时内上髁骨折不愈合、肘外翻畸形愈合尺神经受牵拉，或骨折复位不良、肘管内骨质不平，尺神经受到磨损。

5. 肘关节骨性关节炎、类风湿性滑膜炎、全身性疾患如糖尿病、麻风等。

6. 肘管内的血管瘤、腱鞘囊肿等占位性病变。

（二）临床表现

最常见的是肘区的疼痛，表现为刺痛或酸痛，向近远端放射。病人的主诉常为手背尺侧及尺侧一个半手指的掌、背侧出现麻木、不适，间歇性出现，与体位有关，有夜间疼醒史。有时写字、用筷子动作不灵活。症状加重时，尺侧腕屈肌及环、小指指深屈肌力弱，手内在肌萎缩、出现轻度爪形指畸形，Froment征阳性。实物感觉异常的出现往往晚于手部运动的变化。

1. 疼痛、麻木、感觉异常　手背尺侧及环、小指区可出现酸痛或刺痛，可有放射状疼痛，屈肘时明显。并可出现麻木、过敏、感觉减退或消失，针刺感或蚁走感。

2. 精细动作不灵活、无力、肌肉萎缩　病人常主诉手部逐渐乏力，精细动作不灵活，握力减退。骨间肌、小指展肌肌力减弱，小鱼际部肌及骨间肌萎缩，前臂上部尺侧肌萎缩，环、小指指深屈肌、尺侧腕屈肌肌力减弱等。病程长、严重者出现手内肌萎缩，爪形手畸形。Froment征阳性。

3. 肘部尺神经滑脱、增粗　尺神经随肘关节屈伸，在肱骨内上髁上方有异常活动，有时肘部尺神经沟内可触及增粗或梭形肿大、变硬、滑动的尺神经，可有压痛。

4. 屈肘试验阳性　屈肘时可加剧尺侧一个半手指的麻木或感觉异常。

5. Tinel征阳性　肘下3cm尺神经Tinel征阳性。

6. X线平片　有外伤骨折史者可见陈旧性骨折畸形愈合、肘外翻或骨不愈合，骨性关节炎者可见骨赘增生。

7. 肌电图　尺神经传导速度减慢或潜伏期延长，可出现失神经自发电位。

（三）鉴别诊断

常与以下一些疾病相混淆，临床应予鉴别。

1. 颈椎间盘突出　特别是颈8神经根受压，可出现小指和环指感觉异常，手内在肌肌力减弱等症状，但此类疾病常伴有颈区疼痛和活动受限。颈椎X线平片及CT检查有助于鉴别诊断。

2. 胸出口综合征　临床表现不仅有尺侧半手部感觉异常和手内在肌肌力减退，前臂内侧感觉异常是其典型的鉴别体征。Adson试验、Wright试验、屈肘试验等，有助于鉴别诊断。

3. 尺管卡压　除出现手部尺侧感觉异常和手内在肌肌力减弱外，其临床主要特点是，手背尺侧无感觉异常。肘管综合征有时合并腕尺管双卡综合征，临床诊断比较困难，可根据临床表现和电生理变化鉴别诊断。治疗时应对2个卡压部位同时减压。

（四）治疗

诊断一旦明确，通常应及早进行手术探查。手术方式通常可分为尺神经松解术、尺神经前

Notes

置术两种。而尺神经前置术又可分为皮下前置术和深部前置术。

置术两种。而尺神经前置术又可分为皮下前置术和深部前置术。

尺神经松解术的适应证为：①尺侧腕屈肌两头之间的腱膜压迫；②滑车上肘后肌压迫；③Struthers弓形组织压迫者。术后三角巾悬吊2周即可进行活动。

尺神经松解皮下前置的适应证为：①术前尺神经有反复的半脱位、脱位，或滑车上肘后肌切除松解后尺神经仍有脱位、半脱位者；②骨关节有明显改变者；③腱鞘囊肿或肿物切除后，肘管底部不平整者；④病程长、但尺神经外观正常或原因不明者。将尺神经从尺神经沟中分离出来，松解尺神经外膜后，移至肘前皮下。

尺神经松解深部前置术的适应证为：①施行尺神经松解皮下前置失败者；②骨关节改变明显，尤其是肘内前方有增生、畸形者。尺神经前置时要向远、近端做充分游离，并需切断神经的关节支，肌支可向远端游离并尽量保留，以利向肘前移位，防止移位后肌内卡压。在屈肌起点处掀起一片深筋膜，将移位的尺神经控制在肘前部，以防伸肘时移位的尺神经滑回原位。翻转的深筋膜要有一定的宽度及长度，防止对尺神经形成新的卡压。一般不主张行神经束间松解，否则会使症状加重。术后屈肘90°石膏托制动，3周后开始练习活动。

三、腕管综合征

腕管综合征(carpal tunnel syndrome)是正中神经在腕管内受压而表现出的一组症状和体征，是周围神经卡压综合征中最常见的一种。腕管由腕骨构成底和两侧壁，其上为腕横韧带覆盖成一个骨、纤维隧道。腕管内有拇长屈肌腱，2~4指的屈指深、浅肌腱和正中神经通过。正中神经最表浅，位于腕横韧带与其他肌腱之间。拇长屈肌腱被桡侧滑囊包裹，其他肌腱为尺侧滑囊包裹。当腕关节掌屈时，正中神经受压，同时用力握拳，则受压更剧。正中神经出腕管后分支支配除拇内收肌以外的大鱼际诸肌、第1、2蚓状肌、桡侧手掌及3个半指皮肤感觉。

(一) 病因

一切外源性压迫、管腔本身变小及腔内容物增多、体积变大等因素均是诱发本病的原因。

1. **外源性压迫**　腕管外对腕管产生的压迫只能来源于掌侧的腕横韧带浅面，而此处仅有皮肤和皮下组织。虽然皮肤严重瘢痕或良性肿瘤均可是病因之一，但却很少见到。

2. **管腔本身变小**　腕横韧带可因内分泌病变(肢端肥大症、黏液性水肿)或外伤后瘢痕形成而增厚；腕部骨折、脱位(桡骨下端骨折、腕骨骨折和月骨周围腕脱位等)可使腕管后壁或侧壁突向管腔，使腕管狭窄。

3. **管腔内容物增多、体积增大**　腕管内腱鞘囊肿、神经鞘膜瘤、脂肪瘤、外伤后血肿机化，以及滑囊炎、屈指肌肌腹过低、蚓状肌肌腹过高等，都将过多占据管腔内容积，而使腕管内各种结构相互挤压、摩擦，从而刺激、压迫正中神经。

4. **其他**　某些病人(如木工、厨工等)虽然没有上述原因，但由于长期过度用力使用腕部而发病。因腕管内压力在过度屈腕时为中立位的100倍，过度伸腕时为中立位的300倍，这种压力改变亦是正中神经发生慢性损伤的原因。

(二) 临床表现

1. 中年女性多见，如为男性病人，则常有职业病史。本病的双侧发病率可高达30%以上，其中绝经期女性占双侧发病者的90%。

2. 病人首先感到桡侧三个手指端麻木或疼痛，持物无力，以中指为甚。夜间或清晨症状最重，适当抖动手腕症状可以减轻。有时疼痛可牵涉到前臂，但感觉异常仅出现在腕下正中神经支配区。

3. 病人拇、示、中指有感觉过敏或迟钝。大鱼际肌萎缩，拇指对掌无力。腕部正中神经Tinel征阳性。屈腕试验(Phalen征)阳性率70%左右。检查方法为：让病人屈肘、前臂上举，双腕同时屈曲90°，1分钟内患侧即会诱发出神经刺激症状。腕管内有炎症或肿块者，局部可隆起、

Notes

有压痛或可扪及包块边缘。

4. 大鱼际肌肌电图检查及腕-指的正中神经传导速度测定可显示神经损害征。

（三）鉴别诊断

本病主要与各种原因所致腕上正中神经慢性损害鉴别，其中常见者为颈椎病的神经根型。此时应注意腕管综合征的体征在腕以远，而颈椎病的神经根损害除手指外，尚有前臂屈肌运动障碍、屈腕试验及腕部 Tinel 征均阴性。电生理检查两者有明显的区别。

（四）治疗

1. 早期腕关节制动于中立位。非肿瘤和化脓性炎症者可在腕管内注射醋酸泼尼松龙，通常可收到较好效果。应注意不能将药物注入正中神经内，否则可能因类固醇晶体积累而产生化学性炎症，反而加重症状。

2. 对腕管内腱鞘囊肿、病程长的慢性滑膜炎、良性肿瘤及异位的肌腹应手术切除。

3. 由于腕管壁增厚，腕管狭窄者可行腕横韧带切开减压术。

4. 手术中发现正中神经已变硬或局限性膨大时，应神经松解术，将神经外膜切开，神经束间瘢痕切除。

对于腕管综合征的手术治疗，目前可在腕关节镜下进行。此方法具有切口小、创伤小、恢复期短、疗效确切等优点，临床应予积极采用。

（裴国献）

Notes

第七十二章　股骨头坏死

股骨头坏死(osteonecrosis of the femoral head)是由于不同病因破坏了股骨头的血液供应所造成的最终结果,是临床常见的疾病之一。

(一) 病因

病因尚不清楚,且有多种学说。目前被公认的有外伤、长期应用激素、乙醇中毒、减压病等。这些病因的共同特点是导致股骨头的血供障碍。从正常的股骨头血管解剖可以看出,股骨头的血液循环呈网状、多支血管供应,任何原因引发其血供障碍,均可导致股骨头的缺血性坏死。

1. 股骨颈骨折　供应股骨头血液循环的主要血管被损伤,引起股骨头的血供障碍。

2. 没有骨折的髋关节创伤　一是髋关节脱位引起股骨头血液循环障碍;二是髋部手术时医源性损伤,影响到股骨头的血液循环。

3. 减压病　减压过快时可使血液中释放出来的氮气在血管中形成栓塞,同时所释放的空气可产生严重的空气栓塞。对于骨骼,长骨干的黄骨髓富有脂肪组织,而且皮质骨坚硬,释放的氮气被限制在其中,不仅可造成动脉栓塞,而且可对髓内血管产生足够的外压,阻断其血液循环,造成骨局部梗死。

4. 长期应用肾上腺皮质激素　可由于脂肪栓塞、凝血机制的改变、骨质疏松等原因而引起股骨头缺血性坏死。

5. 乙醇中毒　病理机制尚不清楚,有两种学说:一是认为由于胰酶释放,造成脂肪坏死,继而钙化;二是认为过量饮酒可导致一过性高脂血症,并使凝血因子改变。因而可使血管堵塞,出血或脂肪栓塞,造成股骨头缺血性坏死。

6. 其他疾病　尚有血红蛋白病、痛风、动脉硬化、盆腔放射治疗后、烧伤等,偶然也会造成股骨头坏死。

(二) 病理

1. 早期　股骨头红骨髓的改变是缺血最早且最敏感的指征。伤后2天内没有细胞坏死表现,伤后4天细胞死亡、核消失,呈嗜酸染色。在血液循环中断2周后骨小梁陷窝中骨细胞消失。疾病的早期,由于关节滑液可提供营养,关节软骨可不发生改变。

伤后几周之内可见修复现象。从血液循环尚未受到破坏的区域,即圆韧带血管供应区和下干骺动脉供应的一小部分区域向坏死区长入血管组织。坏死的骨髓碎片被移除,新生骨附着在坏死的骨小梁上,之后坏死骨被逐渐吸收。

2. 发展期　在一些病例中若股骨头缺血坏死未能愈合,则发展为典型的缺血性坏死表现。

(1) 肉眼观察:髋关节滑膜肥厚、水肿、充血,关节内常有不等量关节液。股骨头软骨常较完整,但随着病变程度的加重,可出现软骨表面有压痕,关节软骨下沉,触之有乒乓球样浮动感,甚至软骨破裂、撕脱,使骨质外露,表明股骨头已塌陷。更严重者股骨头变形,头颈交界处明显骨质增生。髋臼软骨表面早期多无改变,晚期常出现软骨面不平整,髋臼边缘骨质增生,呈退行性骨关节炎改变。个别病例有关节内游离体。

沿冠状面将股骨头切开观察其断面,可见到股骨头坏死部分分界清楚,各层呈不同颜色,软骨呈白色,其深面常附着一层骨质。此层骨质之深面常有一裂隙。再深面为白色坚实的骨质,周围有一层粉红色的组织将其包绕,股骨颈骨质呈黄色。

（2）显微镜检查：沿股骨头的冠状面做一整体大切片，经染色后观察股骨头坏死的病理改变，可分为以下五层（图 72-1）。

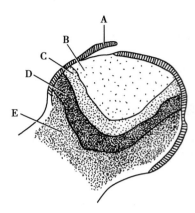

图 72-1   股骨头缺血性坏死的病理改变

A. 关节软骨；B. 坏死骨及骨髓；
C. 纤维组织；D. 肥厚的新生骨；
E. 股骨颈正常骨小梁

A 层：为关节软骨。股骨头各部位软骨改变不一。有些部分基本正常，有些部分软骨表面粗糙不平，细胞呈灶状坏死。软骨基质变为嗜酸性。有的软骨呈瓣状游离，但软骨并未死亡，可能滑液仍能供其营养。软骨之下附着的一层薄骨质称之为软骨下骨。如软骨下骨很薄，则细胞仍存活，较厚的软骨下骨细胞常无活力。

B 层：为坏死的骨组织。镜下可见此层骨质已坏死。陷窝中骨细胞消失，髓细胞被一些无细胞结构的坏死碎片所代替。坏死区内常见散在的钙化灶。

C 层：为肉芽组织。它包绕在坏死骨组织周围，其边缘不规则。镜下可见炎性肉芽组织，有泡沫样细胞及异物巨噬细胞。某些部分可见纤维组织致密，缺少血管。有的部分纤维组织疏松，有血管。靠近坏死骨部分，有大量破骨细胞侵蚀坏死骨表面，并可见新形成的软骨。

D 层：为反应性新生骨。镜下可见坏死骨的积极修复及重建，在坏死骨小梁的支架上有新骨沉积，大量新生骨形成，骨小梁增粗。

E 层：为正常组织。股骨颈上的正常骨组织，这一层的骨小梁与 D 层相比较细，含有丰富的髓细胞。

（三）临床表现及诊断

1. 临床表现   早期可以没有临床症状，而最先出现的症状为髋关节或膝关节疼痛。在髋部又以内收肌痛出现较早。疼痛可呈持续性或间歇性。如果是双侧病变可呈交替性疼痛。疼痛早期多不严重，但逐渐加剧。也可在受到轻微外伤后骤然疼痛。经过保守治疗，症状可以暂时缓解，但过一段时间疼痛会再度发作。可有跛行，行走困难，甚至扶拐行走。体格检查早期髋关节活动可无明显受限，随着疾病的发展可有内收肌压痛，髋关节活动受限，其中以内旋及外展活动受限最为明显。

2. 诊断

（1）X 线检查：近年来虽然影像学有了长足的进步，但是对于股骨头缺血性坏死的诊断仍以普通的 X 线平片作为常规手段，有时甚至不需要其他的影像学手段即可做出明确诊断。股骨头血液供应中断后 12 小时骨细胞即坏死，但在 X 线平片上看到股骨头密度改变，至少需 2 个月或更长时间。骨密度增高是骨坏死后新骨形成的表现，而不是骨坏死的本身。X 线检查可将股骨头缺血分为如下四期。

Ⅰ期（软骨下溶解期）：股骨头外形完整，关节间隙正常，但在股骨头负重区关节软骨下骨的骨质中，可见 1～2cm 宽的弧形透明带，构成"新月征"。这一征象在诊断股骨头缺血坏死中有重要价值。

Ⅱ期（股骨头修复期）：股骨头外形完整，关节间隙正常，但在股骨头负重区软骨下骨质密度增高，周围可见点状、斑片状密度减低区阴影及囊性改变。病变周围常见一密度增高的硬化带包绕着上述病变区。

Ⅲ期（股骨头塌陷期）：股骨头负重区的软骨下骨质呈不同程度的变平、碎裂、塌陷，股骨头失去了圆而光滑的外形，软骨下骨质密度增高。很重要的一点是关节间隙仍保持正常的宽度。Shenton 线基本上是连续的。

Ⅳ期（股骨头脱位期）：股骨头负重区（内上方）严重塌陷，股骨头变扁平，而股骨头内下方

Notes

骨质一般均无塌陷。股骨头外上方,即未被髋臼所遮盖处,因未承受压力而成为一较高的残存突起。股骨头向外上方移位,Shenton 线不连续。关节间隙可以变窄,髋臼外上缘常有骨刺形成。

股骨头的 X 线断层检查对发现早期病变,特别是对"新月征"的检查有重要价值,因此对疑有早期股骨头缺血坏死者,可做 X 线断层检查。

(2) CT 检查:CT 在股骨头缺血性坏死诊断方面的应用可达到两个目的,即早期发现微小的病灶和鉴别是否有骨的塌陷存在及其延伸的范围,从而为手术或治疗方案的选择提供信息。

诊断股骨头缺血性坏死,CT 较普通 X 线平片可较准确地发现一些微小的变化,但是在早期诊断股骨头缺血性坏死,核素扫描和 MRI 则比 CT 更为敏感。

(3) MRI 检查:近年来应用磁共振诊断早期的股骨头缺血性坏死已受到了人们的重视,实践证明 MRI 是一种有效的非创伤性的早期诊断方法。MRI 最早可以出现有确定性意义的骨坏死的信号是在脂肪细胞死亡之后(12～48 小时)。由于反应性的纤维组织代替了脂肪和造血细胞,其结果使信号的强度降低。信号强度的改变是骨坏死的早期并且敏感的征象,在一些病例中当核素扫描结果尚未发现异常时,磁共振已出现阳性结果。应该指出这些检查的发现不是特异性的,同样可见于骨髓内其他病变,如骨肿瘤等。另外 MRI 检查也可发现关节内的病变,如股骨头缺血性坏死的病人中关节的滑液较正常人增加。

(4) 骨的血流动力学检查:通常认为对于 X 线平片表现正常或仅有轻度骨质疏松,临床无症状或有轻度疼痛、髋关节活动受限者,做骨的血流动力学检查可以帮助确诊有无早期股骨头缺血性坏死,其准确率达 99%。

(5) 动脉造影:目前股骨头缺血性坏死的病因,多数学者认为是供应股骨头的血液循环受到损害所致。动脉造影中所发现动脉的异常改变,可为早期诊断股骨头缺血性坏死提供依据。

(6) 放射性核素扫描:对于早期诊断具有很大价值。特别是当 X 线检查尚无异常所见,而临床又高度怀疑有骨坏死之可能者作用更大。放射性核素扫描与 X 线摄片检查相比,常可提前预报股骨头缺血性坏死。

3. 治疗

(1) 非手术疗法:适用于 Ⅰ 期。对单侧髋关节病变,病变侧应严格避免持重,可扶拐、带坐骨支架、用助行器行走;如双髋同时受累,应卧床或坐轮椅;如髋部疼痛严重,可卧床同时行下肢牵引常可缓解症状。中药和理疗均能缓解症状,但持续时间较长,一般需 6～24 个月或更长时间。治疗中应定期拍摄 X 线平片检查,至病变完全愈合后才能负重。

(2) 股骨头钻孔及植骨术:适用于股骨头缺血坏死 Ⅱ 期,有助于股骨头重建血运。术后病人应尽早使用下肢持续被动训练器练习髋关节活动。病人离床活动应扶双拐,术侧避免负重至少半年。

(3) 多条血管束或带血供髂骨移植术:对于 Ⅱ 期或 Ⅲ 期的股骨头缺血性坏死,可将缺血坏死区病灶清除,采用带旋髂深血管髂骨、缝匠肌髂骨瓣、股方肌骨瓣等方法来充填于股骨头内,以改善股骨头的血供,促使塌陷的股骨头尽可能恢复原来的形状。临床亦可采用旋股外侧血管的三个分支组成多条血管束,经过钻孔植入缺血的股骨头内,以期改变股骨头的血供。上述方法可不同程度地改善病情,恢复一定的髋关节功能。

(4) 经转子间旋转截骨术(trans trochanteric rotation osteotomy):适用于 Ⅱ 期病人,可以改变股骨头的负重面,使股骨头的正常软骨承受应力。

(5) 人工关节置换术:全髋关节置换术适用于 Ⅲ 期、Ⅳ 期病人。人工关节置换术的优点是消除疼痛、改善功能。

(裴国献)

第七十三章　颈、腰椎退行性疾病

第一节　颈椎退行性疾病

一、颈 椎 病

颈椎病(cervical spondylosis)是因颈椎间盘退行性改变,伴有劳损或外伤,导致颈部软组织和椎体动、静力平衡失调,产生椎间盘突出(或膨出)、韧带钙化、骨质增生,从而刺激或压迫颈部神经根、脊髓、血管而出现一系列症状和体征的综合征。

(一) 流行病学

随着生活、工作方式的变化,长期伏案低头者增多,造成颈椎病的发病率不断上升,且发病年龄有年轻化的趋势。

(二) 病因及病理

颈椎功能单位由两个相邻椎骨的椎体、两个关节突关节、两个钩椎关节(又称 Luschka 关节或钩突)和椎间盘构成。颈椎由于运动度最大,因而容易退变,尤其是长期从事屈颈姿态工作和有颈椎外伤或有发育性颈椎椎管狭窄者,较易发生退变。颈椎运动范围大,易受劳损的节段最易发病,如 $C_{5\sim6}$ 最常见,$C_{4\sim5}$ 次之,再下来是 $C_{6\sim7}$ 节段。由于病理不同,临床表现也不尽相同。

(三) 分型及临床表现

临床上颈椎病主要分四型:

1. **神经根型颈椎病(cervical spondylotic radiculopathy)**　此型发病率最高。由于颈椎突出的椎间盘、增生的钩椎关节压迫相应的神经根引起神经根性症状,表现为与受累神经支配区域一致的放射性疼痛和感觉障碍;神经支配区的肌力减退,肌肉萎缩,以大小鱼际和骨间肌为明显,常伴有肌电图改变。常见的肱二头肌腱反射(颈6神经根)和肱三头肌腱反射(颈7神经根)减弱或消失。因脊神经根被膜的窦椎神经末梢受到刺激,而出现颈项痛。当颈椎间盘和骨赘压迫神经根,则有明显的颈项痛和上肢痛。$C_{5\sim6}$、$C_{4\sim5}$ 发病率最高,病人常表现肩颈痛,手的桡侧3个指疼痛,压颈试验出现阳性,表现为诱发根性疼痛。不同神经根受累的相应临床表现见表73-1及图73-1。

2. **脊髓型颈椎病(cervical spondylotic myelopathy)**　发病占颈椎病的 $10\% \sim 15\%$,由于颈椎退变结构压迫脊髓或压迫供应脊髓的血管而出现一系列症状,包括四肢感觉、运动、反射以及大小便功能障碍的综合征。也可为多节段病变,为颈椎病诸型中症状最严重之类型。锥体束在脊髓横截面的排列由内及外,依次为发际颈、上肢、胸、腰、下肢及骶部的神经纤维。依据脊髓受压部位,锥体束直接受压或因血供障碍而产生不同之症状。通常可分为以上肢症状为主的中央型,以下肢症状为主的周围型和四肢症状为主的前中央血管型三型。病人出现上肢或下肢麻木无力、僵硬、双足踩棉花感,足尖不能离地,触觉障碍,束胸感,双手精细动作笨拙,不能用筷子进餐,写字颤抖,手夹持东西无力。在后期出现尿频或排尿、排便困难等大小便功能障碍。

检查时可有感觉障碍平面,肌力减退,四肢腱反射活跃或亢进,而腹壁反射、提睾反射和肛

表 73-1　颈神经根受累的临床症状和体征

椎间盘	颈神经根	症状和体征
$C_{2~3}$	C_3	颈后部疼痛及麻木,特别是乳突及耳廓周围。无肌力减弱或反射改变
$C_{3~4}$	C_4	颈后部疼痛及麻木并沿肩胛提肌放射,伴有向前胸放射。无肌力减弱或反射改变
$C_{4~5}$	C_5	沿一侧颈部及肩部放射,在三角肌处感麻木,三角肌无力和萎缩,无反射改变
$C_{5~6}$	C_6	沿上臂和前臂外侧向远端放射痛至拇指和示指,拇指尖。手背第一背侧骨间肌处麻木。肱二头肌肌力和肱二头肌反射减弱
$C_{6~7}$	C_7	沿上臂和前臂背侧中央向远端放射痛至中指,亦可至示指和环指。肱三头肌肌力和肱三头肌反射减弱
$C_7 \sim T_1$	C_8	可引起指屈肌和手部骨间肌的肌力减弱,及环指、小指和手掌尺侧的感觉丧失,但无反射的改变

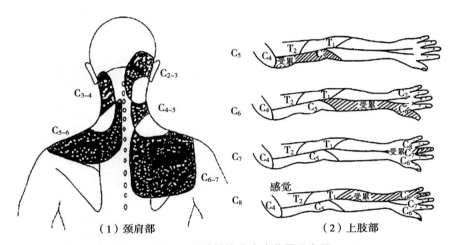

（1）颈肩部　　　　　　　　　　　（2）上肢部

图 73-1　不同受累椎节疼痛范围示意图

门反射减弱或消失。Hoffmann 征、Babinski 征等阳性。依据上、下肢感觉、运动和括约肌功能进行颈脊髓功能评分,目前国际通用的为日本整形学会(JOA)17 分评分(见表 73-2),可作为临床脊髓功能的评定。

表 73-2　脊髓型颈椎病功能评估 JOA 17 分法

Ⅰ. 上肢运动功能
　0 分:不能用筷子或勺子吃饭
　1 分:能用勺子但不能用筷子吃饭
　2 分:能不完全地用筷子吃饭
　3 分:能用筷子吃饭,但笨拙
　4 分:正常
Ⅱ. 下肢运动功能
　0 分:不能行走
　1 分:走平地需用拐杖或搀扶
　2 分:仅上下楼梯时需要拐杖或搀扶
　3 分:能不扶拐杖行走,但缓慢
　4 分:正常
Ⅲ. 感觉
　A. 上肢
　　0 分:明显感觉丧失

　1 分:轻微感觉丧失
　2 分:正常
　B. 下肢。同上肢标准
　C. 躯干。同上肢标准
Ⅳ. 膀胱功能
　0 分:完全性尿潴留
　1 分:严重排尿障碍
　　(1) 膀胱排空不充分
　　(2) 排尿费力
　　(3) 排尿淋漓不尽
　2 分:轻度排尿障碍
　　(1) 尿频
　　(2) 排尿踌躇
　3 分:正常

3. **椎动脉型颈椎病**(arteria vertebralis type)　椎动脉第 2 段行走于椎体旁的横突孔内,由于钩椎关节增生退变等因素或由此引起的颈椎节段性不稳定,致使椎动脉遭受压迫或刺激,使椎动脉狭窄、折曲或痉挛造成椎-基底动脉供血不全,出现偏头痛、耳鸣、听力减退或耳聋、视力障碍、发音不清等症状,尤其是转动颈椎时出现突发眩晕而猝倒,颈椎恢复正常位置椎动脉恢复通畅后,病人立即就能清醒。因椎动脉周围有大量交感神经的节后纤维可出现自主神经症状,表现为心慌、心悸、心律失常、胃肠功能减退等。

但是也有人认为骨赘或椎间盘突出引起的压迫,难以阻断椎动脉血运而引起眩晕及猝倒。对这一类型颈椎病有不同看法。

4. **交感型颈椎病**(sympathetic cervical spondylosis)　是由退变因素,如椎间盘突出、颈椎不稳、椎间孔变小、小关节增生、重叠,尤其是颈椎不稳刺激或压迫颈部交感神经纤维而引起的一系列反射性交感神经症状。多与长期低头、伏案工作有关,可与神经根型颈椎病合并发生,有交感神经抑制或兴奋的症状,主要表现为眼睑下垂、瞳孔缩小、眼球下陷等交感神经麻痹症状(霍纳氏征),也可表现为视力模糊、瞳孔扩大、眼窝胀痛、流泪;颈项痛,头痛头晕;面部或躯干麻木发凉,痛觉迟钝;感心悸、心动过速或过缓,心律不齐;还可有一侧肢体多汗或少汗,也可有耳鸣、听力减退,或诉记忆力减退、失眠;或情绪激动,烦躁易怒,忽冷忽热等症状。

(四) 影像学检查

颈椎病的诊断必须结合影像学、临床症状和肌电相关检查,不能单独依靠影像学诊断作为诊断颈椎病的依据。

1. **X 线检查**　主要用以排除其他病变,可示颈椎曲度改变,生理前凸减小、消失或反张,椎间隙狭窄和增生性改变随着年龄增长逐渐加重,但是这并不代表椎间盘破裂。椎体前、后缘骨赘形成,颈椎斜位片可见椎间孔狭窄等。

(1) 颈椎失稳的测定:在动力位过伸、过屈位侧位摄片,可示颈椎节段性不稳定。过伸、过屈位片椎体移位大于 3mm 即为颈椎不稳。

(2) 颈椎管矢状径测定:X 线颈椎侧位片作颈椎管矢状径的测定,系诊断颈椎管狭窄的依据。颈椎管测量可行颈椎管矢状径测定和 Pavlov 比值测定。颈椎管矢状径的测定为颈椎椎体后侧中央至相对椎板连线之最短距离。颈椎矢状径临界值为 13mm,>13mm 为正常,<13mm 为颈椎管狭窄。Pavlov 比值=颈椎管矢状径 c/颈椎体矢状径 b,正常值为 1∶1,当比值<0.82 时,提示颈椎管狭窄,若 Pavlov 比值<0.75 则为颈椎管狭窄。

2. **CT 检查**　可示颈椎间盘突出,颈椎管矢状径变小,黄韧带骨化,硬膜外腔脂肪消失,脊髓受压。

3. **MRI 检查**　T_1 像示椎间盘向椎管内突入等,T_2 像硬膜外腔消失,椎间盘呈低信号,脊髓受压或脊髓内出现高信号区(图 73-2)。颈椎管狭窄,脊髓为多个突出椎间盘组织压迫,硬膜囊间隙消失及变小,脊髓受压区出现高信号。

(五) 鉴别诊断

1. **脊髓型颈椎病**

(1) 肌萎缩侧索硬化症(amyotrophic lateral sclerosis):肌萎缩侧索硬化症多系 40 岁左右,发病突然,病情进展迅速,常以上肢运动改变为主要症状,一般有肌力减弱,但是无感觉障碍。肌萎缩以手内在肌明显,并由远端向近端发展出现肩部和颈部肌肉萎缩,而颈椎病罕有肩部肌肉萎缩,故应检查胸锁乳突肌和舌肌。肌电

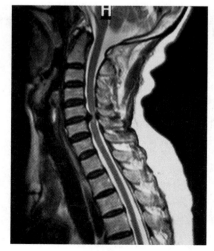

图 73-2　脊髓型颈椎病 MRI 所示征象

Notes

图（EMG）示胸锁乳突肌和舌肌出现自发电位。

（2）脊髓空洞症（syringomyelia）：多见于青壮年，系脊髓慢性退行性变，脊髓内空洞形成，白质减少，胶质增生。病人常表现感觉分离现象，呈痛、温觉消失，触觉及深感觉存在。因关节神经营养障碍，无疼痛感觉，出现关节骨质破碎脱落，称为 Charcot 关节（关节活动范围扩大或异常运动的神经性、创伤性关节炎）。MRI 示脊髓内有与脑脊液相同之异常信号区。

2. **神经根型颈椎病**　神经根型颈椎病与胸廓出口综合征、肘管综合征、桡管综合征和尺管综合征等相鉴别。但这些综合征的发生均有局部的骨性和纤维性嵌压神经的因素，而神经根型颈椎病致压因素为颈椎间盘突出，颈椎钩椎关节增生等，凭借仔细体检和影像学分析以及 EMG 可以确定。另外，还需与肩周炎鉴别，肩周炎又名"五十肩"，即 50 岁左右多发，疼痛主要在肩部，症状向远端不超过肘关节，没有麻木，肌力无减退。

3. **椎动脉型颈椎病**　此型颈椎病表现复杂，鉴别诊断较为困难。要与前庭疾患，脑血管病，眼肌疾患等相鉴别。应排除梅尼埃病。颈椎动力位片示颈椎不稳和椎动脉造影或磁共振成像椎动脉显影（MRA）显示椎动脉狭窄、迂曲或不通等，可作为此型颈椎病诊断的参考。

4. **交感型颈椎病**　临床征象复杂，常有神经功能症的表现，且少有明确诊断的客观依据。应排除心脑血管疾病，X 线颈椎动力位摄片示有颈椎不稳时，用 0.5% 普鲁卡因 5～8ml 行颈硬膜外封闭后，原有症状消失可诊断此病。

（六）治疗

分为非手术治疗和手术治疗。

1. **非手术治疗**　对大多数有症状的颈椎病病人有良好的疗效。包括颈椎牵引、颈围颈部制动、颈部理疗、改善不良工作体位和睡眠姿势、调整枕头高度等方法。神经根型、椎动脉型和交感型颈椎病早期主要行非手术治疗，而且多数通过非手术治疗可以治愈。在进行牵引、固定治疗的同时，可选择配用一些药物疗效更好。常配合应用非甾体抗炎止痛药和肌肉松弛剂、神经营养药等。如肠溶阿司匹林、芬必得、环氧合酶 2（COX_2）抑制剂、乙哌立松、甲钴胺等。

（1）颌枕带牵引：颌枕带颈椎牵引可取端坐位或平卧位，牵引重量 3～5kg，每次持续时间 20～30 分钟，2 次/天，2 周为一疗程。

（2）颈围或充气颈围治疗：颈围有多种类型，医生可根据病人的要求与特点选用。充气颈围可兼有固定、牵引两种作用。一般固定时间应在 3 周左右，以维持和巩固疗效。

2. **手术治疗**

（1）手术适应证：脊髓或神经根明显受压已致使脊髓变性；病情虽然不很严重但保守治疗半年无效或影响正常生活和工作；或神经根性疼痛剧烈，保守治疗无效；或上肢某些肌肉、尤其手内在肌无力、萎缩，经保守治疗 4～6 周后仍有发展趋势者，则应采取手术治疗。

（2）颈椎病常用的手术方式有：

1）颈椎前路减压融合术：最常用的术式是颈椎前路椎体次全切、神经减压、钛笼植骨、钛板固定融合术。手术在脊髓前方直接将压迫神经的椎间盘组织、骨赘或增生的纤维组织彻底切除，直接对脊髓或神经根减压。具有减压彻底和可以扩大椎管的优点，必要时还可以切除钩椎关节行椎间孔切开减压（钩椎关节增生引起的椎动脉压迫症、神经根压迫、或同时伴有脊髓压迫者）。

2）后路减压术：是通过脊髓后移而完成"间接减压"。现在常用的术式是椎板单（双）开门椎管扩大成形术。使用颈椎侧块钛板固定或椎弓根钉棒固定。近年还有使用 centerpiece 固定，以保留颈椎活动度。

3）传统常用的颈椎半椎板切除减压术、颈椎全椎板切除术现已经很少使用。

二、颈椎间盘突出症

颈椎间盘突出症（cervical disc herniation）是在颈椎间盘退变的基础上，因轻微外力或无明确诱因导致椎间盘突出而压迫脊髓和(或)神经根产生相应症状,是现在肩颈痛的常见原因之一。

（一）病因与病理

颈椎间盘病变的病理生理与脊柱其他部位椎间盘退行性变相同。颈椎间盘退变会引起颈椎间盘后侧纤维环退变,进而导致其部分断裂。随着颈椎间盘退变的加重,病变节段的过度活动会导致颈椎不稳定的发生,导致纤维环完全断裂,髓核组织从纤维环破裂处突入椎管,压迫颈髓和颈神经根而产生症状。较大的髓核组织突出可经颈椎后纵韧带突入椎管,引致颈髓严重受压。

（二）临床表现

1. **中央突出型**　此型无颈脊神经根受累的症状,表现为脊髓受压的症状。早期症状以感觉障碍为主或以运动障碍为主,晚期则表现为不同程度的上运动神经元或神经束损害的不全性痉挛性瘫,如步态笨拙,活动不灵活,走路不稳,常有胸、腰部束带感,重者可卧床不起,甚至呼吸困难,大、小便失禁。查体可见四肢肌张力增高,肌力减弱,腱反射亢进,浅反射减退或消失,病理反射阳性。

2. **旁中央突出型**　有单侧神经根及单侧脊髓受压的症状。除有侧方突出型的表现外,尚可出现不同程度的单侧脊髓受压的症状,表现为病变水平以下同侧肢体肌张力增加、肌力减弱、腱反射亢进、浅反射减弱,并出现病理反射,可出现触觉及深感觉障碍;对侧则以感觉障碍为主,即有温度觉及痛觉障碍,而感觉障碍的分布多与病变水平不相符合,病变对侧下肢的运动功能良好。颈椎间盘较大突出时,其严重压迫颈髓可表现为四肢不同程度的感觉、运动障碍,括约肌功能障碍,表现为偏瘫、截瘫、四肢瘫或 Brown-Séquard 综合征。

（三）影像学检查

CT 或 MRI 影像学检查广泛应用后,特别是 MRI 所示颈椎的解剖学形态,是诊断颈椎间盘突出症的重要手段。在 T_1 加权时,可示颈椎间盘突出的形态,T_2 加权示颈髓受压的情况(见图 73-3)。亦可通过 MRI 检查排除脊髓空洞症及椎管内肿瘤等。

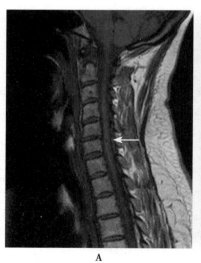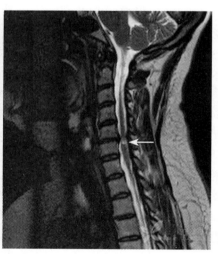

A　　　　　　　　　　　　　　　　　B

图 73-3　颈椎间盘突出症 MRI(示 $C_{5\sim6}$ 椎间盘突出,压迫脊髓,脊髓呈高信号)

（四）治疗

根据颈间盘突出的临床表现类型确定治疗方案。以神经根受压为症状,可行牵引、理疗等非手术治疗,牵引量开始 2~3kg,以后逐渐增加至 4~5kg,牵引时间 20~30 分钟,2~3 次/天,2 周为一疗程。若非手术治疗无效或疼痛严重和肌肉瘫痪症状加重,则应及时行颈椎前路手术治疗行椎间盘切除,解除脊髓压迫并行椎间融合术或人工颈椎间盘置换术;对于严重的多节段(大于或等于 3 个)椎间盘突出时,可采用后路颈椎管减压扩大成形术,其范围应为 $C_{3\sim7}$,这样有利于脊髓后移,达到间接神经脊髓减压的效果;也可行后路神经减压,颈椎侧块钛板或经颈椎椎弓根螺钉内固定术。

三、颈椎后纵韧带骨化症

颈椎后纵韧带骨化症(ossification of the posterior longitudinal ligament,OPLL)系颈椎后纵韧带异常增殖并骨化所致椎管容积减小,是导致脊髓损害和四肢功能障碍的原因之一。

(一) 病因与病理

后纵韧带覆盖在椎体的后方和椎间盘上,从枕骨基底部向下到骶骨,与纤维环紧密相连,但与椎体连接不紧密。脊柱的前纵韧带、后纵韧带以及黄韧带为维持脊柱稳定的三大重要韧带。颈椎后纵韧带骨化系颈椎后纵韧带异常增殖并骨化为特点的病理现象。本病的发生与发展多起源于颈部的慢性劳损,属于整个颈椎退变过程的一部分,是全身韧带钙化、骨化倾向的局部表现。因本病多在 50 岁以后发病,多数病例均可有颈部的劳累史。

后纵韧带骨化病因尚不明确,多见于黄种人,与遗传代谢、外伤等因素有关。后纵韧带骨化沿纵轴生长或向椎管内生长,当发展到一定程度压迫脊髓后出现症状和体征,其表现与颈椎管狭窄症或脊髓型颈椎病相似。后纵韧带骨化中颈椎发病率最高,其次是胸椎和腰椎。

(二) 临床表现

本病发病年龄多在 50~60 岁,男性多于女性。病人常诉头颈痛,上下肢感觉异常、疼痛或功能障碍。最典型的症状是行走不稳或因"腿软"无法行走,早期的症状往往是下楼困难,晚期可伴有大小便障碍。病人的病史较长,四肢和大小便功能障碍症状逐渐加重。当合并有胸椎和腰椎 OPLL 所致椎管狭窄可出现胸腹部紧缩感和下肢疼痛。部分病人有轻度外伤即出现四肢无力,甚至瘫痪。检查时,上肢或四肢有不同程度的感觉障碍,四肢肌力减退,双下肢肌张力增高。腱反射亢进,严重者膝、踝阵挛阳性,Hoffmann 征或 Babinski 氏征阳性。

本病的临床诊断和脊髓型颈椎病不易区分,但 X 线平片、CT 扫描可以确诊。

(三) 影像学检查

颈椎 CT、MRI 的检查对该病的诊断有重要意义,X 线侧位摄片和 CT 平扫或三维重建可见椎体后方有致密骨化亮影,脊髓受压变窄。依据韧带骨化范围和形态分为四个类型,①连续型:韧带连续跨越 2 个节段以上;②局灶型:骨化局限在单个椎节;③间断型:多个椎节不连续的骨化影;④混合型:上述两型或以上者(图 73-4~6)。

(四) 治疗

1. 非手术治疗　取决于颈椎后纵韧带骨化对脊髓压迫的神经症状严重程度,若症状仅有轻

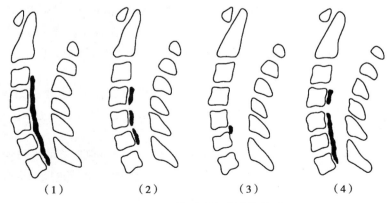

图 73-4　颈椎后纵韧带骨化类型
(1)连续型;(2)间断型;(3)局灶型;(4)混合型

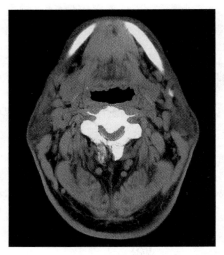

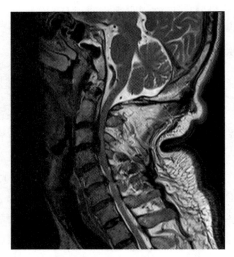

图 73-5　颈椎后纵韧带骨化症 CT 片结果
椎体后缘异常高密度条状阴影,骨化灶基底
部宽,游离缘凸起,似山丘状

图 73-6　颈椎后纵韧带骨化症 MRI 检查结果
在 C₃ 椎体的后方骨化的后纵韧带常
呈低信号强度凸入椎管,硬膜囊受压

度肢体疼痛或麻木,不影响工作和生活,检查时又无锥体束体征,以及年龄较大有器质性疾病者,均可采用非手术疗法。常用的有持续头颅牵引、卧床休息、颈围领制动、口服消炎止痛药、活血化瘀中药、局部外用药、理疗等。

2. 手术治疗　颈椎 OPLL 症手术治疗的基本原则是减压、解除骨化后纵韧带对脊髓及神经根的压迫,以及重建颈椎生理曲度和椎间高度,为神经、脊髓功能恢复提供良好的生物力学环境。

（1）适应证

1）症状严重,骨化明显,椎管矢状径小于 12mm 以下;

2）症状和体征进行性加重,保守治疗无效者;

3）影像上骨化灶十分明显,此时颈椎管已极度狭窄,轻微外伤即可引起脊髓损伤,有人主张积极手术。

（2）颈椎 OPLL 的手术方法种类较多,手术入路有颈后路、颈前路和前后联合入路三种:

1）颈后路手术:对于颈椎前弓曲线基本正常、年龄大于 65 岁的长节段连续型或混合型 OPLL 高危病人,适用于 3 个或 3 个以上节段的 OPLL。通常采用的手术方法有:①椎板切除术;②椎板切除加后路融合;③椎板成形术:单开门椎板成形术或双开门椎板成形术。

2）颈前路手术:手术方法可采用颈椎前路椎体次全切除、植骨、融合内固定术。

3）前、后路联合手术:对混合型 OPLL 伴有巨大椎间盘突出或显著增厚的局限性骨化块者,可以采用前后路联合手术减压,以最大限度地解除脊髓压迫。这样可减少前路手术时神经损伤及脑脊液漏的风险。

（3）微创治疗:对于颈椎 OPLL 的微创治疗,国内外报道较少,主要是因为微创手术对技术要求较高,医师担心出现医源性损害。一般而言,微创手术主要适用于单节段脊髓压迫。

（4）预防性手术:颈椎 OPLL 病人在遭受轻微外伤后可能出现显著的椎管狭窄,从而导致严重急性或渐进性神经功能障碍,而在 OPLL 病人神经功能恶化开始或进展前进行预防性手术,可使 87% 病人获得较好的结果。

Notes

第二节　腰椎退行性疾病

一、腰椎间盘突出症

腰椎间盘突出症(the lumbar disc herniation)是骨科常见病和多发病,是腰腿痛常见及重要的原因。

(一) 病因

腰椎间盘退变系腰椎间盘突出症的基本病因,腰椎间盘在脊柱的负荷与运动中承受强大的应力。从 18 岁时开始持续退变,导致腰椎间盘退变的有力学、生物化学、年龄、自身免疫和遗传易感因素等理论。腰椎间盘突出与下列因素有关:

1. **腰姿不正**　无论是睡眠时还是在日常生活、工作中,当腰部处于屈曲位时,如突然加以旋转,则易诱发髓核突出。在此体位时,椎间隙内的压力也较高,髓核被挤向后方,易促使髓核向后方突出。近年来伏案工作的人越来越多,伏案的时间越来越长,这与该病发病率增高有一定关系。

2. **外伤**　是椎间盘突出的重要因素之一,尤其与青少年腰椎间盘突出的发病关系密切。在脊柱轻度负荷和快速旋转时,可引起纤维环的水平破裂,而压应力主要使软骨终板破裂。起初病变出现于髓核突入内层纤维环时不会引起疼痛,而外伤使髓核进一步突出到外面有神经支配的外层纤维环时引起疼痛。腰部外伤可使已经退变的髓核突出。

3. **职业**　与腰椎间盘突(脱)出的关系十分密切,例如,汽车驾驶员长期处于坐位和颠簸状态,椎间盘内压力较高,容易造成腰椎间盘突出。从事重体力劳动和举重运动者因过度负荷更易造成椎间盘退变。近年来人们的体力劳动强度明显下降,体育运动减少,腰背部肌肉、韧带强度下降,更易发生椎间盘脱出。

4. **妊娠**　妊娠期间整个韧带系统处于松弛状态,后纵韧带松弛易于使椎间盘膨出。加之妊娠后体重增加,孕妇腰背痛的发生率明显高于正常人。

5. **遗传易感因素**　腰椎间盘突出症有家族性发病的报道,在国内资料较少。此外,统计数字表明,印第安人、非洲黑种人和因纽特人的发病率较其他民族的发病率明显为低,其原因有待进一步研究。

6. **腰骶先天异常**　腰骶段畸形可使发病率增高,包括腰椎骶化、骶椎腰化、半椎体畸形、小关节畸形和关节突不对称等。上述因素可使下腰椎承受的应力发生改变,从而导致椎间盘内压升高和易发生退变、损伤。

(二) 病理生理

椎间盘由髓核、纤维环和软骨终板构成。由于椎间盘组织承受人体躯干及上肢的重量,又因椎间盘纤维环仅有少量血液供应,营养依靠软骨终板渗透极为有限,因而极易退变。

1. 有关突出椎间盘压迫神经根引起疼痛的机制目前主要的理论有:

(1) 机械压迫学说:机械压迫神经根是引起腰背痛、下肢痛的主要原因。受累的神经根处于牵张状态易致损伤,继而发生神经根炎症与水肿,导致神经内张力增高,神经功能障碍逐渐加剧。因此,纤维环的破裂口和坐骨神经根都有炎性水肿,加重神经根的压迫。纤维环外层有窦椎神经(或称回返神经)支配,刺激此神经可引起腰、臀部的感应痛。

(2) 化学性神经根炎学说:椎间盘变性,纤维环薄弱破裂后,髓核从破口中溢出,沿着椎间盘和神经根之间的通道扩散,神经根又无束膜化学屏障,髓核的蛋白多糖对神经根有强烈的化学刺激,激活纤维环、后纵韧带等分布的伤害感受器,因而产生化学性神经根炎。

(3) 椎间盘自身免疫学说:椎间盘髓核组织是体内最大的、无血管的封闭组织,与周围循环毫无接触,因此髓核组织被排除在机体免疫机制之外。当椎间盘退变,突出的髓核组织与机体免疫机制发生接触,其中的多糖蛋白成为自身抗原,产生免疫反应。

2. 腰椎间盘突出按照程度不同分为五种病理类型:

(1) 椎间盘膨出:纤维环膨出时纤维环完整,无断裂,均匀性膨出至椎管内,可引起神经根轻度受压。

(2) 椎间盘凸出:椎间盘局限性突出至椎管内,内层纤维环断裂,髓核向内层纤维环薄弱处突出。但外层纤维环仍然完整。切开外层纤维环髓核并不自行突出。

(3) 椎间盘突出:突出的髓核为很薄的外层纤维环所约束。产生严重的临床症状。切开外层纤维环后髓核自行突出。

(4) 椎间盘脱出:突出的髓核穿过完全破裂的纤维环,位于后纵韧带下,髓核可位于椎管内神经根的外侧、内侧或椎管前方正中处。

(5) 游离型椎间盘:髓核穿过完全破裂的纤维环和后纵韧带,游离于椎管内甚至位于硬膜内蛛网膜下腔,压迫马尾神经或神经根(图73-7)。

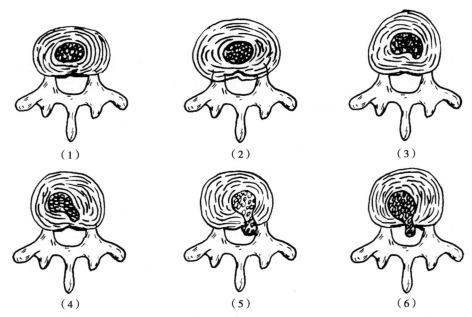

图73-7　腰椎间盘突出病理类型

(1)正常椎间盘;(2)椎间盘膨出,整个椎间盘纤维环均匀性向外凸起;(3)椎间盘局限性突出,椎间盘纤维环的内层断裂,髓核组织部分突出;(4)椎间盘突出,椎间盘纤维环大部分撕裂,仅有外层纤维环尚完整,将髓核局限于椎间盘内;(5)椎间盘脱出,椎间盘纤维环全部断裂,髓核组织突出于椎间盘外,为后纵韧带所约束;(6)游离型椎间盘突出,髓核组织突破纤维环和后纵韧带,游离于椎管内

(三) 临床表现

1. 症状

(1) 腰痛和坐骨神经痛:95%以上的腰椎间盘突(脱)出症病人有此症状,最常发生在$L_{4 \sim 5}$或$L_5 \sim S_1$椎间盘,故病人多有腰痛和坐骨神经痛,坐骨神经痛多为逐渐发生。临床上以持续性腰背部钝痛为多见,平卧位减轻,站立则加剧;另一类疼痛为腰部痉挛样剧痛,不仅发病急骤突然,且多难以忍受,非卧床休息不可,此主要是由于缺血性神经根炎,即髓核突然突出压迫神经根所致。

下肢疼痛多为放射性神经根性痛,部位为臀后部、大腿后外侧、小腿外侧至跟部或足背部。为了减轻坐骨神经受压所承受的张力而取弯腰、屈髋、屈膝位,以减轻疼痛。因此,病人主诉站

Notes

立疼痛重而坐位时轻,多数病人不能长距离步行。有关的实验结果证实:在腰椎前屈时,椎管内容积增大。当咳嗽、喷嚏、排便等腹压增高时,可诱发或加重坐骨神经痛。少数病人可有坐骨神经伴腹股沟区疼痛,此系交感神经受刺激引起的牵涉痛。腰椎间盘突出症的病人,在后期常表现为坐骨神经痛重于腰背痛或仅有坐骨神经痛。

（2）下腹部痛或大腿前侧痛:在高位腰椎间盘突出,$L_{1\sim4}$神经根受累,可刺激这些神经根与神经根之间的交通支及椎窦神经中的交感神经纤维出现下腹部、腹股沟区或大腿前内侧疼痛。

（3）麻木:当椎间盘突出刺激了本体感觉和触觉纤维,引起肢体麻木而不出现下肢疼痛,麻木感觉区按受累神经区域皮节分布。

（4）间歇性跛行:这是腰椎管狭窄的特异性表现。病人行走时,随着距离的增多而出现腰背痛或患侧下肢放射痛或麻木加重,取蹲位或坐位休息一段时间症状可缓解,再行走症状又复出现,称为间歇性跛行。主要原因是在髓核突出的情况下,可出现神经根管和椎管容积缩小,使神经根充血、水肿及炎性反应,加重了对神经根的压迫;对于伴有先天性发育性椎管矢状径狭小者,脱出的髓核更加重了椎管的狭窄程度,以致易诱发本症状。

（5）马尾综合征:是骨科的急症,出现于中央型腰椎间盘突出症。病人可有左右交替出现的坐骨神经痛和会阴区的麻木感。有些病人在重体力劳动后或在机械牵引和手法"复位"后,突然出现剧烈的腰骶部疼痛,双侧大腿后侧疼痛,会阴区麻木、排便和排尿无力或不能控制,出现严重的马尾神经受损的症状。以后疼痛消失出现双下肢不全瘫,括约肌功能障碍,大、小便困难,男性出现阳痿,女性出现尿潴留和假性尿失禁。

（6）肌肉瘫痪:因腰椎间盘突(脱)出症造成瘫痪者十分罕见,而多系因根性受损致使所支配肌肉出现程度不同的麻痹征。轻者肌力减弱,重者该肌失去功能。临床上以腰4～5椎间盘突出引起的腰5神经根所支配的胫前肌、腓骨长短肌、踇长伸肌及趾长伸肌等受累引起的足下垂症为最多见,其次为股四头肌(腰3～4神经根支配)和腓肠肌(骶1神经根支配)等,但小腿三头肌瘫痪罕见。

2. 体征

（1）脊柱侧凸:一般均有此征。视髓核突出的部位与神经根之间的关系不同而表现为脊柱弯向健侧或弯向患侧。如髓核突出的部位位于脊神经根内侧,因脊柱向患侧弯曲可使脊神经根的张力减低,所以腰椎弯向患侧;反之,如突出物位于脊神经根外侧,则腰椎多向健侧弯曲(图73-8)。实际上,此仅为一般规律,尚有许多因素,包括脊神经的长度、椎管内创伤性炎性反应程度、突出物距脊神经根的距离以及其他各种原因均可改变脊柱侧凸的方向。但腰椎棘突偏歪不能作为腰椎间盘突出症的特有体征。约50%的正常人有棘突偏歪。

（2）压痛与放射痛:压痛的部位基本上与病变的椎间隙相一致,约80%～90%的病例呈阳性。椎间隙叩击痛的阳性意义更大,多数病例伴有下肢放射痛,主要是由于脊神经根的背侧支受刺激所致。

（3）腰椎运动活动度减低:根据是否为急性期、病程长短等因素不同,腰部活动范围的受限程度差别亦较大。轻者可近于正常人,急性发作期则腰部活动可完全受限,甚至拒绝测试腰部活动度。一般病例主要是腰椎前屈、旋转及侧向活动受限,合并腰椎椎管狭窄症者,后伸亦受影响。

（4）肌肉萎缩与肌力下降:视受损的神经根部位不同,其所支配的肌肉可出现肌力减弱及肌萎缩征。受累神经根所支配的肌肉,如胫前肌、腓骨长、短肌、踇长伸肌、趾长伸肌及腓肠肌等,皆可有不同程度的肌肉萎缩与肌力减退。$L_{4\sim5}$椎间盘突出症,踇趾背伸肌力明显减弱,严重时胫前肌瘫痪,表现踝关节背伸无力,足下垂。$L_5 \sim S_1$椎间盘突出症可见小腿三头肌萎缩或松弛,肌力亦可减退但不明显。临床上须与健侧对比观察并记录之,便于治疗后对比。

（5）感觉减退:其机制与前者一致,视受累神经根的部位不同而出现该神经支配区感觉异

Notes

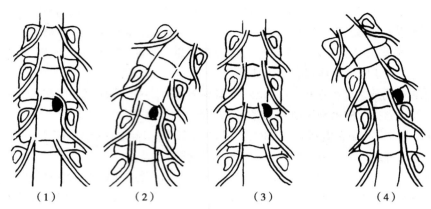

（1）　　　　　　（2）　　　　　　（3）　　　　　　（4）

图 73-8　脊柱侧凸与缓解神经根受压之关系

（1）、（2）突出椎间盘在神经根内侧,脊柱侧凸凸向健侧;（3）、（4）突出椎间盘
在神经根外侧,脊柱侧凸凸向患侧

常。阳性率达 80% 以上,早期多表现为皮肤过敏,渐而出现麻木、刺痛及感觉减退。感觉完全消失者并不多见,因受累神经根以单侧为多,故感觉障碍范围较小;但如果马尾神经受累（中央型及中央旁型者）,则感觉障碍范围较广泛。L_4 神经根受损,大腿内侧和膝内侧感觉障碍。L_5 神经根受损,足背前内方和姆趾和第 2 趾间感觉障碍。S_1 神经根受损,足背外侧及小趾感觉障碍。

（6）腱反射改变:亦为本病的典型体征之一。L_4 神经根受累时,可出现膝腱反射障碍,早期表现为活跃,之后迅速变为反射减退,临床上以后者多见。L_5 神经根受损时对反射多无影响。S_1 神经根受累时则跟腱反射障碍。反射改变对受累神经的定位意义较大。

常见部位的腰椎间盘突出症具有定位意义的症状和体征见表 73-3。中央型腰椎间盘突出症的临床表现见表 73-4。

表 73-3　常见部位的腰椎间盘突出症的症状和体征

突出部位	$L_{3\sim4}$ 椎间盘	$L_{4\sim5}$ 椎间盘	$L_5\sim S_1$ 椎间盘
受累神经	L_4 神经根	L_5 神经根	S_1 神经根
疼痛部位	骶髂部、髋部、大腿前内侧、小腿前侧	骶髂部、髋部、大腿和小腿后外侧	骶髂部、髋部、大腿、小腿、足跟和足外侧
麻木部位	小腿前内侧	小腿外侧或足背包括姆趾	小腿和足外侧包括外侧三足趾
肌力改变	伸膝无力	姆趾背伸无力	足跖屈及屈姆无力
反射改变	膝反射减弱或消失	无改变	踝反射减弱或消失

表 73-4　中央型腰椎间盘突出症的临床表现

突出部位	多系 $L_{4\sim5}$ 和 $L_5\sim S_1$ 椎间盘
受累神经	马尾神经
疼痛部位	腰背部、双侧大、小腿后侧
麻木部位	双侧大、小腿及足跟后侧、会阴部
肌力改变	膀胱或肛门括约肌无力
反射改变	踝反射或肛门反射消失

3. 特殊体征

（1）直腿抬高试验（Laseque 征）:因 19 世纪法国医生首先描述而命名。检查者将患肢置于

Notes

轻度内收、内旋位,保持膝关节完全伸直位,一手扶住足跟抬高患肢,当出现坐骨神经痛时为阳性。并记录下肢抬高的度数。

（2）直腿抬高加强试验（Bragard 征）:是在直腿抬高试验阳性的基础上的一步的检查,对判断是否为神经根处病变有较大意义。病人仰卧,将患肢直腿抬高到一定的程度而出现坐骨神经痛。然后将抬高的患肢略降低,以使坐骨神经痛消失,此时将踝关节被动背伸,当又出现坐骨神经痛时为阳性。

（3）健肢抬高试验（Fajersztajn 征）:直腿抬高健侧肢体时,健侧神经根袖牵拉硬膜囊向远端移动。从而使患侧的神经根也随之向下移动,当患侧椎间盘突出在神经根的腋部时,神经根向远端移动受到限制则引起疼痛。如突出的椎间盘在肩部时则为阴性。检查时病人仰卧,当健侧直腿抬高时,患侧出现坐骨神经痛者为阳性。

（4）仰卧挺腹试验:病人仰卧,作挺腹抬臀的动作。使臀部和背部离开床面,出现患肢坐骨神经痛者为阳性。

（5）股神经牵拉试验:病人取俯卧位,患肢膝关节完全伸直。检查者上提伸直的下肢使髋关节处于过伸位,当过伸到一定程度时,出现大腿前方股神经分布区域疼痛者为阳性。此用于检查 $L_{2\sim3}$ 和 $L_{3\sim4}$ 椎间盘突出的病人。但近年来亦有人用于检测 $L_{4\sim5}$ 椎间盘突出的病例,其阳性率可高达 85% 以上。

（6）屈颈试验（Lindner 征）:病人取坐位或半坐位,两下肢伸直,此时坐骨神经已处于一定的紧张状态。然后向前屈颈而引起患侧下肢的放射性疼痛者为阳性。

（7）颈静脉压迫试验（Naffziger 征）:座位压迫双侧颈静脉 1~3 分钟,出现腰疼或下肢放射性疼痛为阳性。

（四）影像学检查

系诊断腰椎间盘突出症的重要手段。但正确诊断腰椎间盘突出症,必须将临床表现与影像学检查相结合。

1. 腰椎 X 线平片　腰椎间盘突出症病人,在腰椎平片可示完全正常,但也有一部分病人可示以下征象:

（1）腰椎正位片示腰椎侧弯,髓核位于神经根内侧,则腰椎侧弯凸向健侧;髓核位于神经根外侧,则腰椎侧弯凸向患侧。

（2）腰椎侧位片对诊断腰椎间盘突出症有较大参考价值。正常腰椎间盘呈前宽后窄的楔形,这样可以保持腰椎的生理前凸弧度。正常的腰椎间隙宽度、除 $L_5 \sim S_1$ 间隙以外,均是下间隙较上一间隙宽。在腰椎间盘突出症时,除 $L_5 \sim S_1$ 间隙以外,可表现下一间隙较上一间隙为窄。腰椎间盘突出时,腰椎生理前凸变小或消失,严重者甚至反常后凸。

2. CT 检查　主要是观察椎管不同组织密度的变化。表现为椎间盘组织在椎管内前方压迫硬膜囊,硬膜囊向一侧推移,或前外侧压迫神经根,神经根向侧后方向移位。在大的椎间盘突出,神经根由突出椎间盘影所覆盖,硬膜囊受压变扁。将水溶性造影剂作脊髓造影与 CT 检查结合（CTM）,能提高诊断的准确性。CT 除观察椎间盘对神经的影响外,亦可观察到骨性结构及韧带的变化。前者能清晰地了解到腰椎管的容积,关节突退变、内聚、侧隐窝狭窄以及黄韧带肥厚与后纵韧带骨化等（图 73-9）。

3. MRI 检查　从 MRI 图像上所表现的信号,大体上分为高、中和低强度。通常在 T_1 像条件下,骨皮质、韧带、软骨终板和纤维环为低信号强度;椎体、棘突的松质骨因含骨髓组织,故表现中等信号,正常椎间盘在 T_1 像上显示较均匀低信号。T_2 像对椎间盘组织病变显示更明显,在 T_2 像上正常椎间盘呈高信号,退变椎间盘呈中度信号,在严重退变呈低信号,称为黑色椎间盘。由于 T_2 像脑脊液呈高信号,椎间盘突出压迫硬膜囊显示更加清楚（图 73-10）。

MRI 对诊断椎间盘突出有重要意义。通过不同层面的矢状像及所累及椎间盘的轴位像可

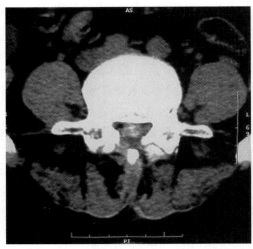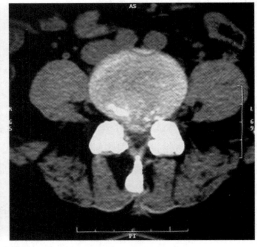

图 73-9　CT 示腰椎间盘突出

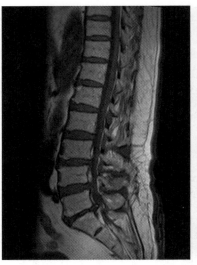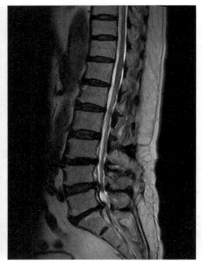

图 73-10　MRI 示 $L_{4\sim5}$,$L_5\sim S_1$ 椎间盘突出

以观察病变椎间盘突出形态及其所占椎管内位置。

（五）鉴别诊断

1. **纤维组织炎**　中年人发病最多。常有诱因,常见部位在附于髂嵴或髂后上棘的肌群,如骶棘肌和臀肌。其他部位的肌肉和肌筋膜、腱膜等也可受累。腰骶部纤维组织炎时,窦椎神经受到刺激,可引起局部疼痛和下肢牵涉痛,引起的放射痛不按神经节段分布。

2. **腰椎关节突关节综合征**　既往无明显外伤史,多在正常活动时突然发病,病人常有腰部姿势突然变换的诱因。检查时脊椎向痛侧侧弯,腰段骶棘肌出现痛侧保护性肌痉挛。在 $L_{3\sim4}$ 或 $L_{4\sim5}$ 棘突旁有压痛点,直腿抬高试验为阴性。

3. **腰椎结核**　腰椎结核病人可有全身结核中毒症状,常有较长期的腰部钝痛,夜间痛明显。局部症状可有疼痛,多为钝痛,休息后可以缓解,这与化脓性脊椎炎不同。下肢痛通常较腰痛症状为晚,因腰椎病灶部位而异,表现为一侧或两侧下肢痛。检查可见腰部保护性强直,活动受限,活动时痛重。腰椎可出现后凸畸形,髂窝部、臀部及股部可出现流注性脓肿。化验检查示血沉增快。X 线平片示两椎体相邻缘破坏,椎间隙变窄,腰大肌影增宽或边缘不清,腰椎向后成角畸形。CT 和 MRI 示椎体破坏,腰大肌影增宽和异常信号,甚至可见椎管受压表现。

Notes

4. 腰椎肿瘤　确定肿瘤的来源非常重要。腰椎或腰骶椎的原发或继发性肿瘤以及椎管肿瘤可出现腰痛和下肢痛,此种疼痛不因活动和体位改变而变化,疼痛呈持续性逐渐加重,并可出现括约肌功能障碍,影像学检查无退行性改变,椎骨可有破坏,椎管造影和 MRI 检查可见椎管内有占位性病变,常常须行同位素全身骨扫描来确定有无转移灶。

（六）治疗

1. 非手术治疗　非手术治疗目的是使椎间盘突出的部分和受到刺激牵拉的神经根的炎性水肿得以消退。腰椎间盘突出症80% ~90% 的病人可以非手术治疗而愈。一般卧床3~4 周症状大多能缓解。牵引可使椎间隙增大及后纵韧带紧张,有利于突出的髓核部分还纳。推拿、按摩可缓解肌肉痉挛,松解神经根粘连,或者改变突出髓核与神经根的相对关系,减轻对神经根的压迫。

硬膜外类固醇注射疗法系硬膜外腔注入少量激素和麻醉药物,皮质激素是一种长效抗炎剂,可以减轻神经根周围的炎症。常用硬膜外腔注射药物为复方倍他米松 10mg、2% 利多卡因4~6ml、维生素 B_6 100 ~200mg、维生素 B_{12} 500 ~1000μg 或用利美沙松（Limethason）8mg 替代得保松。注射 1 次/周,共注射 3~4 次。

痛点封闭疗法:适用于腰椎间盘突出的病人有明确的压痛点者。

2. 手术治疗　非手术治疗临床诊断腰椎间盘突出症后,有 10% ~20% 的病人需经手术治疗。

（1）手术指征:

1）腰椎间盘突出症病史超过 3 个月至半年,经过严格保守治疗无效;症状继续加重者;

2）首次发作的腰椎间盘突出症疼痛剧烈,尤以下肢症状为著者,病人因疼痛难以行动及入眠,被迫处于屈髋屈膝侧卧位,甚至跪位;

3）出现单根神经麻痹或马尾神经受压麻痹的症状和体征;

4）中年病人,病史较长,影响工作或和生活者;

5）保守治疗有效,但症状反复,且疼痛较重;

6）腰椎间盘突出症并有腰椎椎管狭窄。

（2）禁忌证:

1）首次发作或反复发作,未经保守治疗;

2）腰椎间突出合并有多发性纤维组织炎或风湿症;

3）临床症状怀疑腰椎间盘突出,但缺乏典型的影像学改变。

（3）治疗方法:

1）髓核化学溶解疗法（chemonucleolysis）:经皮穿刺将木瓜凝乳蛋白酶或胶原酶注入椎间盘内,溶解髓核组织,消除髓核对神经根的压迫。这些药物存在如过敏反应、神经炎等并发症,应慎用。

2）手术治疗:①经典的后路经椎板间开窗髓核切除术。②目前开展的微创手术包括:经皮穿刺腰椎间盘切吸术（percutaneous discectomy）;窥镜腰椎间盘切除术（micro endoscopic discetomy,MED）用特殊椎间盘镜器械经侧路或后路行椎间盘切除术;侧方入路经椎间孔镜髓核摘除术;显微腰椎间盘切除术（microlumbar discectomy）。③对于腰椎间盘突出症并有腰椎不稳或退行性滑脱者可并行腰椎内固定植骨融合术。④小切口椎间盘髓核切除术。⑤人工椎间盘置换术。

二、腰椎管狭窄症

腰椎管狭窄症（lumbar canal stenosis）是一种临床综合征,其定义并没有统一的标准。普遍认可的定义是指除外导致腰椎管狭窄的独立的临床疾病以外的任何原因引起的椎管、神经根管和椎间孔等的任何形式的狭窄,并引起马尾神经或神经根受压的综合征。1949 年英国 Verbiest 提出椎管、神经根管和神经孔狭窄的概念,称为腰椎管狭窄。依据其病因可分先天性、发育性和继发性椎管狭窄,后者包括退行性、医源性、创伤性和其他椎弓峡部裂并椎体滑脱等所致椎管狭窄。临床上多见的为退行性椎管狭窄。

（一）病因与病理

腰椎椎孔的形态决定腰椎管的形状,儿童腰椎椎孔为卵圆形。成人 $L_{1\sim2}$ 椎孔为卵圆形,而 $L_{3\sim5}$ 椎孔多为三角形或三叶草形。下腰椎椎孔的形状使腰椎管的容积较上腰椎椎孔卵圆形减少。腰椎退变发生椎间盘膨出,黄韧带皱褶,椎体后缘骨赘形成,关节突关节增生、内聚等,使椎管容积缩小,机械性压迫导致椎管内压力增加,马尾神经缺血。同时椎管内硬膜外静脉丛回流障碍和椎管内无菌性炎症,引起马尾神经症状或神经根症状。压迫时间越长,神经功能的损害越重。绝大多数生理性退变即使影像学检查有较重的椎管狭窄,亦可无神经症状。

（二）分型

依据腰椎管狭窄的部位分为:

1. 中央型椎管狭窄即椎管中矢径狭窄　当矢状径<10mm 为绝对狭窄,10～13mm 为相对狭窄。

2. 神经根管狭窄　腰神经根管指神经根自硬膜囊根袖部发出,斜向下至椎间孔外口所经的管道。各腰神经发出水平不同,故神经根管长度与角度各异。

3. 侧隐窝狭窄　侧隐窝分为三个区:入口区、中间区和出口区。侧隐窝是椎管向侧方延伸的狭窄间隙。侧隐窝存在于三叶形椎孔内,即下位两个腰椎即 L_4 和 L_5 处。侧隐窝前后径正常为 5mm 以上,前后径在 3mm 以下为狭窄。

（三）分类

1. 发育性腰椎管狭窄　中央管狭窄,神经根管狭窄。

2. 退变性腰椎管狭窄　中央管狭窄,神经根管狭窄。

3. 混合性腰椎管狭窄　在发育性腰椎管狭窄的基础上,再加上退变因素的作用而引起的狭窄。

（四）腰骶神经根疼痛机制

1. 背根神经节的作用　背根神经节为引起神经根疼痛的重要结构,其可在椎管内或椎间孔外,以 L_5 背根神经节最大。神经根本身的内在神经,躯体和交感神经能调节各种感觉,正常背根神经节能自发产生异位电流和反射脉冲。

2. 伤害感受器的激活　组织损伤后,化学物质包括非神经源性和神经源性介质激活伤害感受器。非神经源性介质包括缓激肽、血清素、组织胺、前列腺素 E_1、E_2、白介素、TNF-α 和白三烯等;神经源性介质如 P 物质、血管收缩肠多肽、胆囊收缩素样物质等。这些物质有协同作用,使血浆渗出、水肿和组织胺释放。

3. 伤害感受器的作用　在关节突、关节突关节囊、棘上韧带、棘间韧带、后纵韧带和纤维环外层均有伤害感受器。伤害感受器的功能导致椎旁肌持续痉挛,引起腰背痛。

（五）临床表现

1. 腰椎管狭窄多为退行性椎管狭窄,故发病年龄多为中老年及从事重体劳动者为多。病人有下腰痛及坐骨神经痛,这是最典型的症状,有时伴有感觉异常。

2. 活动行走除疼痛麻木外,亦可因步行路途距离增加而感小腿乏力。此等症状可因休息、下蹲而缓解,再度行走活动又复出现称之神经源性间歇性跛行。

检查时表现为症状重,体征轻,腰椎无侧弯,但腰椎前凸减小,腰椎前屈正常、背伸受限,腰椎后伸时,可感腰骶部痛,或下肢痛并麻木,可出现神经根受压的体征,严重时引起马尾神经压迫症,是中央管狭窄所致,表现为马鞍区及括约肌出现症状与体征。

（六）影像学检查

X 线平片示腰椎退行性改变,如骨赘形成,椎间隙狭窄,腰椎生理前凸减小或反常。腰椎 CT 轴状位片示腰椎间盘膨出,关节突关节增生、关节突内聚,椎管矢状径<10mm,侧隐窝前后径<3mm（图 73-11）。腰椎 MRI T_1 像可示多个椎间盘突出,T_2 像示多个椎间盘信号减低,硬膜囊呈蜂咬状狭窄。椎管造影可示部分梗阻,或呈蜂咬状多节段狭窄,但不能显示侧隐窝狭窄。

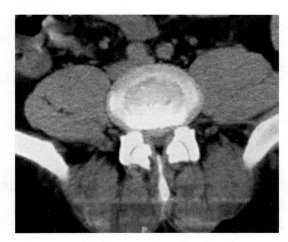

图 73-11　CT 示腰椎椎管狭窄（关节突关节增生内聚）

（七）鉴别诊断

1. 腰椎间盘突出症　腰椎管狭窄症和腰椎间盘突出症的症状相似,主要鉴别在于前者体征上较腰椎间盘突出症少,直腿抬高试验常为阴性,CT 检查腰椎间盘膨出而非突出,并有关节突关节增生、内聚。临床上常有腰椎管狭窄症并腰椎间盘突出。

2. 腰椎关节突关节综合征　此种腰痛多见于中年女性,常因轻微腰部动作即引起突发腰痛、下肢痛,往往不明显,无下肢间隙行性跛行。影像学检查无特殊征象。

3. 腰背肌肉软组织炎　多因肌肉过度活动出汗后受凉或因上呼吸道感染后发病,常见疼痛部位在斜方肌、冈上肌、骶棘肌和臀肌。影像学检查示正常。

（八）治疗

腰椎管狭窄症状轻时可行非手术治疗,卧床休息 3～4 周可有效缓解下腰痛;物理治疗和非甾体消炎药物均可有效缓解症状。经非手术治疗无效、腰骶部疼痛较重、有明显间歇性跛行、影像学检查椎管狭窄严重者,则行单纯椎管减压术或减压植骨融合内固定术。

三、腰椎滑脱症

脊柱滑脱中腰椎滑脱最为常见,腰椎滑脱（the lumbar spondylolisthesis）可定义为上位椎体相对于下位椎体的滑移。Taillard 将脊柱滑脱定义为"由于关节突间连续性断裂或延长,而引起椎体及其椎弓根、横突和上关节突一同向前滑移。"

（一）病因与病理

1. 发育不良性腰椎滑脱　常常发生在 $L_5～S_1$,这是由于先天性骶骨关节突,或者 L_5 椎体后方结构断裂引起。

2. 椎板峡部断裂所致的腰椎滑脱　多发生在腰骶部;发生于儿童,在运动员和军队新兵中出现有症状和无症状峡部骨折的几率较高。但成人的峡部型脊柱滑脱是非进展性的。

　　3. 退变形腰椎滑脱　　主要是由于腰椎后方的小关节退变而引起的滑脱,多见于 $L_{3\sim5}$,常出现腰 5 神经根受压的症状和体征,退行性腰椎滑脱常伴有腰椎管狭窄,这也是症状加重的原因。

　　4. 外伤性腰椎滑脱　　由于脊柱峡部以外部位骨折引起。

　　5. 病理性腰椎滑脱　　由于腰椎肿瘤和代谢性疾病所致。

　　6. 医源性腰椎滑脱　　由于腰椎手术时后柱结构过分减压所致。

　　(二) 临床表现

　　1. 先天性椎弓崩裂滑脱发病率为 6% ~7%,约一半可发生滑脱,发病年龄在 4 岁以后,以 12 ~16 岁发病率最高。起始症状较轻,以后为持续腰痛或腰痛并下肢痛。卧床休息时缓解,活动加重。下肢痛可放射至小腿及足背或足外侧。在腰椎滑脱重的病人,可出现双侧下肢和大小便功能障碍症状。病人感到向前弯腰困难,难以双手触及地面。

　　检查时腰椎前凸增加, L_5 或 L_4 棘突向后隆起, L_4 与 L_5 或 L_4 与 L_3 棘突间有台阶感。腰椎前屈受限。直腿抬高试验时,腘窝处有紧张感。若有神经根受压时,直腿抬高试验呈阳性。踇趾背伸力减弱,跟腱反射减弱或消失。

　　2. 退行性腰椎滑脱　　退行性腰椎滑脱发病率随年龄增加,45 ~75 岁为 3.5% ~17.3%。发病部位以 $L_{4\sim5}$ 为最多见, $L_{3\sim4}$ 次之, L_5S_1 为第三。腰背痛因腰椎不稳、腰椎前凸增加和腰椎间盘退变、膨出刺激窦椎神经而致。当因腰椎滑脱,神经根嵌压可出现下肢坐骨神经痛。出现类似于椎管狭窄症症状即间歇性跛行症状。

　　检查时腰椎无明显棘突台阶状感,但可并有腰椎侧凸或后凸畸形,腰椎前屈运动正常,后伸受限。出现神经症状者多为腰 $_5$ 神经根受累,表现为小腿外侧及足背内侧痛觉减退,踇趾背伸力弱, L_4 神经根受累时膝上前内侧感觉减退,膝反射减弱。骶 $_1$ 神经根受累时,足外侧痛觉减退,跟腱反射减弱或消失。

　　(三) 影像学检查

　　1. 椎弓崩裂征象　　X 线腰椎 45°斜位摄片示上关节突轮廓似"狗耳",横突似"狗头",椎弓根似"狗眼",下关节突似"狗前肢",关节突间部或称峡部似"狗颈部"。椎弓狭部崩裂时"狗颈部"可见裂隙。

　　2. Meyerding 腰椎滑脱分级　　峡部裂性腰椎滑脱侧位片示上一椎体对下一椎体发生向前移位。从下一椎体前缘画一垂直于椎间隙水平的垂直线。正常此线不与上椎体相交。将上椎体下缘分为 4 等份。若此线位于前方第一等份内为Ⅰ°,位于第 2 等份内为Ⅱ°。(图 73-12)。依次类推,共为Ⅳ°。Ⅳ°被称为完全滑脱,即上位滑脱椎体位于下位椎体以下。

　　3. MRI 检查可了解硬膜囊及马尾神经受压情况。

　　4. 肌电图(EMG)和神经传导速度的检查　　对外周神经病与其他疾病的鉴别很有帮助,尤其是对于糖尿病引起的周围神经病变。

　　(四) 治疗

　　1. 保守治疗。卧床休息,牵引、支具保护,均可有效缓解症状。

　　2. 先天性腰椎滑脱Ⅰ°以内且无明显症状,无需特殊治疗,嘱病人若有轻微腰腿痛症状,可对症治疗。

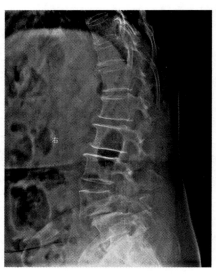

图 73-12　腰椎滑脱 X 线征象(示腰 4 椎体Ⅱ°滑脱)

3. 先天性腰椎滑脱Ⅰ°～Ⅱ°或Ⅱ°以上,病人有腰腿痛神经症状,应行手术腰椎管减压,腰椎滑脱复位、内固定和植骨融合手术。

4. 退行性腰椎滑脱,腰腿痛症状明显者,应行手术腰椎管减压、腰椎滑脱复位、内固定和植骨融合术。对于滑脱椎体的复位程度有争议,但关键是对滑脱间隙上位神经根的有效松解。

(贺西京)

Notes

第七十四章 骨与关节感染性疾病

第一节 化脓性骨髓炎

由化脓性细菌感染引起的骨组织炎症称为化脓性骨髓炎（pyogenic osteomyelitis）。感染途径：①血源性感染：指致病菌由身体远处的感染灶，如上呼吸道感染、皮肤疖肿、毛囊炎、泌尿生殖系统感染或胆囊炎等部位经血液循环转移至骨组织内；②创伤后感染：如开放性骨折直接污染，或骨折手术，特别是内固定术后出现的骨感染，也称创伤后骨髓炎；③邻近感染灶蔓延：异物感染及压疮等邻近组织感染蔓延至骨组织，又如糖尿病、动脉硬化引起的溃疡，组织坏死导致骨髓炎。

按病情发展，化脓性骨髓炎分为急性和慢性两种类型，反复发作或病程超过 10 天开始进入慢性化脓性骨髓炎阶段，但两者不宜用时间机械划分。一般认为死骨形成是慢性化脓性骨髓炎的标志，死骨出现需时 6 周。

一、急性血源性化脓性骨髓炎

大多数的儿童骨髓炎为血源性的，而 80% 以上急性血源性骨髓炎病例为 12 岁以下的儿童，男女患病比约为 4:1。长骨干骺端为原发病灶所在，以胫骨近端、股骨远端为好发部位，胫骨远端、肱骨近端、髂骨等其他骨骼也可发生。

（一）病因和病理

1. 病因学　最常见的致病菌是金黄色葡萄球菌，约占 75%，其次是 β-溶血性链球菌，革兰氏阴性杆菌。在急性血源性骨髓炎发病前，身体其他部位常有明显或不明显的感染性病灶，当处理不当或机体抵抗力降低时，感染灶内致病菌经血液循环至骨内停留而引起骨组织的急性感染，而免疫功能缺陷会增加骨髓炎的发病。

2. 病理学

（1）原发灶：大多数病例，骨髓炎原发于长骨干骺端，可能的原因为：①儿童干骺端的骨滋养动脉为终末端，血流缓慢，经血液循环散播的细菌易于在此停留（图 74-1）；②局部免疫功能缺陷，干骺端的网状内皮细胞、多核白细胞比骨干相对减少，T 细胞和免疫细胞因子下降。

（2）病理演变：细菌首先在干骺端的松质骨内停留繁殖，引起局部急性炎症反应，如充血、水肿、白细胞浸润等，局部骨内压升高，引起剧痛，而后白细胞坏死释放溶蛋白酶破坏骨基质形成脓肿，脓肿再向压力低的方向扩张。蔓延方向可以是：①向骨干髓腔方向扩张蔓延；②沿 Haversian 管和 Volkmann 管蔓延，引起密质骨感染；③如脓液再穿破密质骨外层骨板蔓延到骨膜下，形成骨膜下脓肿。因干骺端密质骨薄，此部位易被脓液穿破。也可穿破密质骨外层骨板向皮下蔓延；④骨膜下脓肿可穿破骨膜而进入软组织间隙，引起软组织蜂窝织炎；⑤若再经皮肤破溃，则形成窦

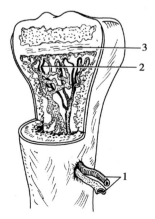

图 74-1　儿童长骨干骺端骨滋养动脉为终末端，血流缓慢，细菌易于停留
1. 骨滋养动静脉；2. 骨滋养动脉终末端；3. 骨骺生长板

道(图74-2);⑥干骺端脓肿极少穿破骨骺生长板、关节软骨而引起关节感染,但常引起关节腔内反应性积液。如果干骺端位于关节内,如股骨或肱骨近端,脓液穿破干骺端进入关节内,会并发化脓性关节炎(图74-3)。

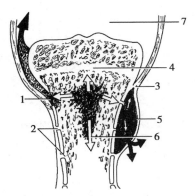

图74-2　急性化脓性骨髓炎病灶和扩散
1. 关节囊附着点扩张;2. Volkmann 管;3. 关节囊附着点;4. 骨骺板;5. 骨膜下脓肿;6. 向骨髓腔扩散;7. 关节腔

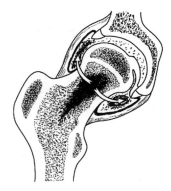

图74-3　股骨上端的骨髓炎,脓液可穿破股骨颈密质骨进入关节腔,引起急性化脓性髋关节炎

(3) 病理改变:①脓肿及骨坏死:干骺端脓肿及炎性肉芽组织扩展,骨髓腔滋养动脉因炎性栓子栓塞,骨膜下脓肿可使骨膜血管栓塞加之细菌毒素的作用,可引起局部密质骨骨坏死,甚至整段骨干的骨坏死。坏死骨在尚未与周围活组织脱离时,如炎症被控制,可以通过建立侧支循环,再血管化,病变骨有可能复活。若与周围组织脱离,则形成死骨(sequestrum),被肉芽组织、纤维组织包绕,长期存留体内;②骨膜下新骨形成:骨膜在未被感染破坏时,炎症刺激骨膜下形成新骨,可包绕死骨及其上、下活骨段表面,称为包壳(involucrum)。包壳可以保持骨干的连续性,使其不发生病理性骨折。如骨膜被感染破坏,无新骨壳形成,可发生感染性骨缺损及病理性骨折。死骨和包壳可使病灶经久不愈,是慢性骨髓炎的特征之一(图74-4)。

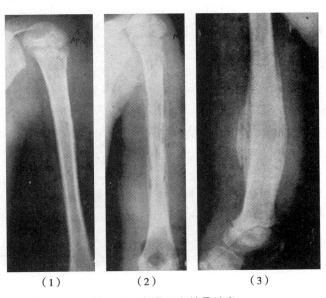

(1)　　　　(2)　　　　(3)

图74-4　长骨干急性骨髓炎
(1)早期仔细观察可见干骺端松质骨内有模糊阴影,骨纹理不清;
(2)2周后炎症经髓腔向骨膜下扩张,涉及整个骨干,出现广泛骨膜反应;(3)股骨干急性骨髓炎,骨干外有包壳,骨膜下新骨形成

（二）临床表现和诊断

1. 症状和体征

（1）病史：应包括可能的潜在血源感染源、药物治疗史、影响病人系统和局部免疫状态的并发症等。

（2）全身中毒症状：起病急，伴有高热；小儿可出现惊厥，体温常在 39~40℃，伴寒战、精神不振、消化道症状等，病情严重者可发生中毒性休克。

（3）局部表现：感染早期，局部剧痛，皮温升高，患肢呈半屈曲制动状态，拒绝活动和负重。当骨脓肿形成至穿破密质骨到骨膜下时，常伴剧痛，随后骨内压缓降，疼痛也随之减轻。当脓肿穿至皮下时，局部红、肿、热、痛明显。

（4）体征：早期压痛不一定严重，脓肿进入骨膜下时，局部才有明显压痛；被动活动肢体时疼痛加剧，常引起患儿啼哭。

2. 诊断

（1）患肢剧痛，不敢活动，长骨干骺端有深压痛。

（2）化验检查：①白细胞总数升高（$10×10^9$/L 及以上），中性粒细胞比值增大；②ESR 加快；③血中 C 反应蛋白（C-reactive protein，CRP）增高在骨髓炎的诊断中比 ESR 更有价值、更敏感，但特异性差；④在病人高热或应用抗生素治疗之前，可行血培养检查，如果阳性则有助于诊断及指导合理地选择抗生素治疗。

（3）局部分层穿刺：对早期诊断有重要价值。在肿胀及压痛最明显处，用粗针头先穿入软组织内抽吸，如无脓液再向深处穿刺入骨膜下；如果骨膜下穿刺抽吸也无脓液，则应通过薄层干骺端皮质穿刺进入骨。即使仅抽出几滴血性穿刺液也必须送检。涂片检查有脓细胞或细菌则可明确诊断，并同时作细菌培养和药敏试验。

（4）X 线检查：早期骨髓炎患儿 X 线平片一般正常，但于鉴别诊断有益。发病 7~14 天 X 线平片显示可有骨破坏，此前仅表现为软组织肿胀和脂肪消减，以后可见干骺端模糊阴影，骨纹理不清；2 周后逐渐出现松质骨虫蛀样散在骨破坏，骨膜反应、新骨形成等；病变继续发展，可见分层骨膜增生，游离致密的死骨，围绕骨干形成的骨包壳，是慢性骨髓炎的表现。

（5）核素扫描（scintigraphy）：也称 ECT（emission computed tomography），虽然敏感，但特异性不高。在发病 48 小时内即可显示感染病灶的二磷酸锝（^{99m}Te）摄取增加，对早期诊断有一定的帮助。

（6）CT：有助于评价骨膜下脓肿、软组织脓肿以及骨破坏的定位。

（7）MRI：该检查对病灶敏感性高、特异性强，T_2 像炎症病变信号加强，有早期诊断价值。

（三）鉴别诊断

1. 急性蜂窝织炎 全身中毒症状轻，病灶局限于肢体非干骺端的一侧，局部红、肿、热、痛及压痛等急性炎症表现均较急性骨髓炎明显，并有波动感，但无骨局部深压痛。

2. 化脓性关节炎 参见本章第二节。

3. 尤因肉瘤 全身和局部表现与急性骨髓炎相似，鉴别困难。尤因肉瘤也可以在骨膜下形成渗出液，有分层骨膜反应，但其渗出液中主要含红细胞。局部穿刺活组织病理检查可确诊。

4. 恶性神经母细胞瘤、骨肉瘤、急性白血病及嗜酸性肉芽肿也易误诊为骨髓炎。

（四）治疗

刚发病时，如果致病菌不能用革兰染色法予以鉴定，则根据致病菌的流行病学选择广谱抗生素进行治疗，同时应考虑患儿年龄和其他因素。治疗应积极，以防发生中毒性休克和感染蔓延。局部治疗也应及早进行，力争在急性期获得治愈。

1. 全身支持疗法 提高机体免疫力，可少量多次输新鲜血或球蛋白。给予高蛋白、维生素

Notes

饮食。高热时可应用物理降温,并注意保持体内水电解质的平衡,纠正酸中毒。

2. 合理选用抗生素　获得细菌培养及药敏检测结果后,再调整对细菌敏感的抗生素。金黄色葡萄球菌或革兰氏阴性杆菌引起的感染至少要治疗 3 周,直到体温正常,局部红、肿、热、痛等消失。另外,在停止应用抗生素前,实验室检查必须显示 ESR 和 C 反应蛋白水平正常或明显下降。

3. 局部处理　早期行骨开窗减压引流,防止炎症扩散及死骨形成而转变成慢性骨髓炎。引流越早、越彻底越好。方法:在病灶一侧切开显露有病变的骨,不剥离骨膜,在骨膜外先对病灶钻孔,如有脓液溢出,表示已进入病灶;再钻一系列孔形成方框,沿方框凿开一骨窗,即可充分减压,又可置放引流(图 74-5)。于骨窗内放置两根导管,以便术后予以灌洗:一根导管用以连续滴注抗生素,另一根持续负压引流。最后再次消毒并缝合手术切口。维持 2 周后,如引流液清亮无脓,先将滴注管拔除,3 日后再考虑拔出引流管。

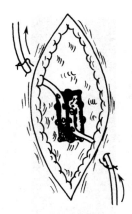

图 74-5　急性骨髓炎骨开窗减压引流

4. 肢体制动　患肢用石膏托或皮牵引制动,有利于炎症消散和减轻疼痛,防止病理性骨折和关节挛缩。

二、慢性化脓性骨髓炎

慢性骨髓炎在儿童多为急性骨髓炎迁延所致。在成人常常是创伤后骨髓炎,包括手术,特别是内植物术后骨髓炎,属非血源性。原因在于开放损伤造成骨污染,损伤软组织和骨组织的失活利于细菌生长繁殖。宿主的因素是慢性骨髓炎重要的发病基础。糖尿病和动脉硬化引起的血管疾患,病人的免疫功能损害,如器官移植个体,AIDS 病,肿瘤化疗病人均增加了易感性。有些病人因细菌毒力低,一开始便呈慢性骨髓炎表现。

(一)病理

慢性骨髓炎的病理特点为:①死骨和骨死腔:死腔内充满着坏死肉芽组织和脓液,死骨浸泡在其中,成为经久不愈的感染源;②纤维瘢痕化:由于炎症经常反复急性发作,软组织内纤维瘢痕化,局部血运不良,修复功能差;③包壳:骨膜反复向周围生长形成板层状的骨包壳,包壳内有多处开口,称瘘孔,向内与死腔相通,向外与窦道相通;④流脓窦道:脓液经窦道口排出后,炎症可暂时缓解,窦道口闭合。当骨死腔内脓液积聚后可再次穿破,如此反复发作,窦道壁周围产生大量的炎性纤维瘢痕,窦道口周围皮肤色素沉着,极少数病例发生鳞状上皮癌。

(二)分类

Cierny-Mader 根据骨受累范围分类:Ⅰ 型:骨髓型骨髓炎,感染源位于骨内膜下;Ⅱ 型:表浅型骨髓炎,有原发软组织病变,受累骨组织表面暴露;Ⅲ 型:局限型骨髓炎,有边缘明确的皮质死骨形成,常兼有 Ⅰ 型和 Ⅱ 型的特点;Ⅳ 型:弥漫型骨髓炎,累及整个骨结构。又按宿主的免疫状态分为三个亚型:A 型:宿主正常;B 型:宿主有免疫缺陷;C 型:宿主高度免疫抑制。所以共有 12 个分型,该分型有助于了解病变进展和预后。

(三)临床表现及诊断

全身症状一般不明显。急性发作时可有全身中毒症状,局部红、肿、疼痛。患处可见窦道口、流脓且有异味,偶可流出小死骨。窦道处皮肤破溃反复发生可持续数年或数十年。患肢增粗,组织厚硬,有色素沉着,周围肌肉萎缩。年幼者因炎症可阻碍或刺激骨骺发育,患肢可短缩或增长,若软组织挛缩可导致关节屈曲畸形。

X 线检查:可见骨膜下骨及密质骨增厚,骨密度增加。骨干内可见密度增高的死骨,边缘不规则,与周围有分界透光带,为死腔。骨干形态变粗、不规则,密度不均,髓腔狭小甚至消失。骨

Notes

干可弯曲变形,骨小梁失去正常排列,病变远侧骨有不同程度的萎缩(图74-6)。个别发生病理性骨折。发育过程可出现骨干短缩或发育畸形。慢性骨髓炎依其临床表现和影像学所见,一般不难诊断。

(四)治疗

原则是:清除死骨,消灭骨死腔,切除窦道,根治感染源。手术指征:①有死骨形成;②有骨死腔及流脓窦道。

手术禁忌证:①急性发作期;②有大块死骨但包壳形成不充分。

手术方法:

(1) 清除病灶:方法同前(见本章急性骨髓炎局部处理)注意要摘除死骨,吸尽脓液,切除坏死和肉芽组织,边缘带血管组织通常也要切除。如果有窦道存在,为帮助手术中定位和鉴别坏死和感染的组织,可在手术前一天晚上用小导管插入窦道内注入亚甲蓝染色。组织标本应进行特殊染色的组织学检查和有氧及厌氧菌培养。如上下骨段髓腔已阻塞,应凿去封闭髓腔的硬化骨,改善血液循环。

(2) 消灭骨死腔:①碟形手术:也称 Orr 手术,方法是凿去骨死腔潜行边缘,成为一口大底小的碟形,使周围软组织向碟形腔内填充,以消灭死腔;②肌瓣填塞:利用邻近肌瓣或带血管蒂的转位肌瓣填塞骨死腔,因肌肉血液循环丰富,与骨腔壁愈合后可改善骨的血运;③抗生素骨水泥珠链:采用敏感抗生素骨水泥(聚甲基丙烯酸甲酯)串珠放在骨死腔内,随着骨死腔底新鲜肉芽生长填塞死腔的进程,逐步抽出串珠,近来临床上已开始应用替代骨水泥的一些载体,如可降解的生物材料等。

(3) 闭合伤口:彻底冲洗伤口,争取一期闭合。窦道口切除后,常因皮肤缺损而难以闭合伤口。伤口较大者,应用由湿到干的敷料覆盖,2~3 日更换一次,待其下方新鲜肉芽组织生长填平伤口时,再用游离皮片覆盖创面,或者清创术后应用局部肌皮瓣、带蒂皮瓣、肌皮瓣转移或吻合血管的游离皮瓣、肌皮瓣闭合伤口。

(4) 彻底引流:手术中伤口内置引流管两根,以便术后进行灌洗(见本章急性骨髓炎局部处理)。

(5) 术后患肢制动:有病理骨折或清创后骨缺损较大者,可用骨外固定装置辅助固定,有助于获得治愈。

(6) 术后全身应用抗生素:慢性骨髓炎往往是多种细菌混合感染,应选择针对多数致病菌有效的广谱抗生素。

此外,腓骨、肋骨、髂骨部位的慢性化脓性骨髓炎,可采用病变骨段切除术。跟骨慢性化脓性骨髓炎,多位于跟骨体的松质骨内,常在跟骨周围形成窦道。有时适宜采用跟骨次全切除术,再将跟腱与跖腱膜及足拇外展肌起点缝合,可获较满意的步行功能。慢性骨髓炎长久窦道继发皮肤鳞状上皮癌者,宜行截肢术(amputation)。

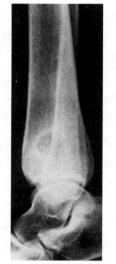

图74-7　胫骨骨脓肿
胫骨下端圆形透亮骨质破坏区,边缘被致密的骨硬化反应带包绕

三、骨脓肿

骨脓肿(Brodie's abscess)好发于儿童、青少年,多见于胫骨、股骨的干骺端。

一般认为细菌毒力低,身体抵抗力强,才可使化脓感染长期局限于干骺端。病灶呈圆形或椭圆形,其内为炎性肉芽组织,有时存在脓液,周围由界限清楚的密质骨包围。一般无明显症状。但当机体抵抗力降低时,局部出现红、肿、热、痛,可反复发作。X线平片可见长骨干骺端或骨干偏一侧有圆形或椭圆形密度减低区,中心无骨结构,边缘为较整齐的骨硬化反应带,与正常骨质无明显分界,偶见小死骨(图74-7)。

治疗:在抗生素控制下,手术凿开病灶,彻底刮净炎性肉芽组织,清除脓液,并用抗生素溶液冲洗,而后用自体骨植骨充填骨腔,可获治愈。

四、硬化性骨髓炎

硬化性骨髓炎(sclerosing osteomyelitis)又称 Garré 骨髓炎,是一种由低毒性细菌引起的骨组织感染,并以骨质硬化为主要特征的慢性骨髓炎。

常见于大龄儿童和成人,多发于股骨、胫骨等长骨干。症状较轻微,可表现久站或行走时隐痛,夜间明显,劳累后加重。常在机体抵抗力降低时急性发作,局部表现为红、肿、热,有轻压痛,软组织可无肿胀。X线检查可见骨干局部或广泛骨质增生硬化现象,表现为骨密度增高,密质骨增厚,骨髓腔狭窄甚至消失,硬化骨与正常骨无明显界限。骨干呈梭形增粗,无骨膜反应,骨硬化区内偶见小的透光区(图74-8)。CT检查时易发现透光病灶。

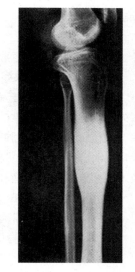

图74-8 胫骨硬化
性骨髓炎
胫骨中上段骨干呈骨
密度增高,皮质增厚,
骨髓腔闭塞,硬化骨与
正常骨无明显界限

治疗:局部症状严重或经常急性发作者,应手术治疗。手术不能在急性炎症期进行,以防炎症扩散。手术方法为骨开窗减压引流,在闭合切口时,髓腔内也可置抗生素骨水泥珠链,手术后2周内逐渐抽出。术后全身应用抗生素,直至伤口完全愈合。

第二节 化脓性关节炎

化脓性关节炎(septic arthritis)为关节内化脓性感染。多见于儿童;以膝和髋关节多发,其次为肘、肩及踝关节,其他关节少见。成人创伤后感染多见。

(一)病因及感染途径

最常见的致病菌是金黄色葡萄球菌,约占85%,其次是β-溶血性链球菌和革兰氏阴性杆菌。病人常因呼吸道感染如急性扁桃体炎,以及皮肤疖肿、毛囊炎或体内潜在病灶的细菌进入血流,停留在关节滑膜上引起急性血源性感染;而局部注射药物进行封闭治疗,手术或开放性创伤,可直接引起关节内感染,近年来人工关节置换术普遍开展,成为关节感染重要的途径。

(二)病理

病理进程大致分为三期,但无明确的界限,并可因细菌毒力、机体抵抗力及治疗情况而变化。

1. **浆液性渗出期** 炎症仅在滑膜浅层,毛细血管扩张充血,滑膜肿胀,白细胞浸润。此时毛细血管壁和滑膜基质尚有屏障作用,大分子蛋白不能渗入关节腔,故关节液呈稀薄浆液状,内有大量白细胞和红细胞,纤维蛋白量少。因关节软骨未遭破坏,若在此期内获得治愈,渗出液可完全吸收,关节功能不会受到损害。此期时间短,约2~3天。

2. **浆液纤维素性渗出期** 滑膜炎症加重,毛细血管壁和滑膜基质屏障功能丧失,渗出液为浆液纤维素性,黏稠且内含大量的炎症细胞、脓细胞和纤维蛋白。炎症反应包括白细胞向关节液内的移动。白细胞、滑膜细胞和软骨细胞产生大量不同的酶和毒性物质。细菌降解产物和蛋白溶解酶的释放使关节软骨开始降解,氨基葡聚糖开始丢失,使关节软骨破坏。加之滑膜肿胀

Notes

增厚、纤维蛋白沉积等,此期即使炎症治愈,关节将丧失部分或大部分功能。

3. **脓性渗出期**　关节腔积聚浓稠黄色的脓性渗出液,内含大量的脓细胞和絮状物,关节软骨破坏加重,甚至剥脱。炎症进一步发展,可侵入骨端松质骨,形成骨髓炎。另一方面炎症经关节囊纤维层,向外扩展,引起周围软组织化脓性感染。全身抵抗力低下,脓肿迁徙可出现多发脓肿。关节脓肿破溃可形成窦道。后期可发生病理性关节脱位,关节纤维性强直或骨性强直。

（三）临床表现及诊断

1. **症状和体征**　起病急,体温可达 39~40℃,全身中毒症状严重,甚至出现中毒性休克和多处感染灶等。受感染的关节疼痛剧烈,呈半屈位、怕活动;局部明显肿胀、压痛,皮温升高。髋关节的位置较深,因而肿胀、压痛多不明显,但有活动受限,特别是内旋受限。遇到不能解释的膝疼痛时,应警惕疼痛可能来自髋关节。老年和糖皮质激素治疗病人症状、体征较轻。假体置换术后感染常有持续痛和静止痛,可存在表浅伤口感染或窦道。

2. **化验检查**　ESR、CRP 和白细胞计数升高,但无特异性。白细胞总数可达 $10×10^9/L$ 及以上,中性粒细胞升高,常有核左移或中毒颗粒。

3. **血培养**　当全身中毒症状严重时,70% 以上病人血培养阳性。

4. **关节穿刺检查**　早期为浆液性液体,有大量白细胞。关节液往往含有絮状物,白细胞计数超过 $50.0×10^9/L$,中性粒细胞超过 75%。后期,关节液为脓性,且黏稠,镜检有大量脓细胞。对穿刺液应同时进行细菌培养及药敏试验。

5. **影像学检查**　CT、MRI 和放射核素扫描可鉴别关节周围软组织炎症及骨髓炎。早期 X 线检查显示关节肿胀、积液、关节间隙增宽。X 线平片虽无助确诊,但可用以除外骨折或是否为恶性肿瘤等。发病一段时间后,X 线平片可见邻近骨质疏松;后期可见关节间隙变窄。当感染侵犯软骨下骨时,引起骨质破坏、增生和硬化,关节间隙消失,可发生纤维性或骨性强直。儿童期有时尚可见到骨骺滑脱或病理性关节脱位。假体置换术后感染的 X 线检查多显示假体周围透光带或松动征象。

（四）鉴别诊断

复杂而重要,是做到早期治疗的关键,包括:①急性血源性骨髓炎;②少年类风湿性关节炎;③关节结核;④骨关节炎。

（五）治疗

早期治疗是治愈感染、保全生命和关节功能的关键。原则:全身支持疗法,应用广谱抗生素,消除局部感染病灶。

1. **全身支持疗法**　高热应予降温,注意维持水电解质的平衡及纠正酸中毒。可少量多次输新鲜血,以增强抵抗力。进高蛋白、高维生素饮食。

2. **广谱抗生素**　在未知感染菌种和药敏结果之前,采用大剂量联合广谱抗生素治疗;进行药敏检验后,依据结果选用敏感的抗生素。

3. **局部治疗**　按照病理的不同阶段,应采取相适应的处理:①重复关节穿刺减压术:适用于浆液性渗出期。抽净积液后可注入抗生素。此后 1~2 次/天,直到关节液清亮,镜检正常;②灌洗:用抗生素液关节腔内持续点滴和负压引流治疗;③关节镜下手术:适用于浆液纤维性渗出期,在关节镜下清除脓苔,彻底冲洗关节腔,并配合灌洗引流处理;④关节切开:适于浆液纤维性渗出期或脓性渗出期,直视下病灶清除,安置灌洗引流装置;⑤患肢制动:用皮牵引或石膏固定关节于功能位,以减轻疼痛,控制感染扩散,预防畸形。

后期如关节处于非功能位强直或有病理性脱位,可行矫形手术改善功能。

第三节　骨与关节结核

骨与关节结核(tuberculosis of bone and joint)曾经是一种常见的感染性疾病,与生活贫困有

Notes

着直接的关系。随着科学技术的进步,生活水平的提高以及抗结核药物的出现,近百年来骨与关节结核的发病率明显下降。但是随着人口的快速增长,流动人口的大量增加,耐药菌的出现,骨与关节结核的发病率有回升的趋势,应引起重视。

（一）发病特征

此病是最常见的肺外继发性结核,大约占结核病人总数的5% ~ 10%,原发病灶多为肺结核或消化道结核,我国病人绝大多数继发于肺结核。骨关节结核中脊柱结核(tuberculosis of spine)约占50%,其次为膝关节结核和髋关节结核。在发达国家中,主要受累人群为老年人,而在发展中国家,青少年病人仍占相当比例,30岁以下病人约占80%。骨关节结核可以出现在原发性结核的活动期,但多数发生于原发病灶已经静止,甚至痊愈多年以后。

（二）病因与病理

病原菌主要是人型分枝杆菌。结核分枝杆菌一般不能直接侵入骨或关节的滑膜引起骨关节结核,主要是继发于原发肺结核或胃肠道结核,通过血液传播引起。结核分枝杆菌由原发病灶通过血液循环到全身各组织,其中绝大多数被机体消灭,只有少部分侵入到骨与关节组织中,如干骺端、椎体或关节滑膜。结核性栓子可以在这些组织的微小动脉停留并繁殖形成微小病灶。机体一般情况良好时,绝大多数病灶将被消灭,只有少数微小病灶呈静止状态,无任何临床症状。当机体免疫力降低或疾病造成机体抵抗力下降时,这些静止微小病灶内的结核分枝杆菌将重新活跃起来,迅速繁殖,形成骨或关节结核。少数病人可以因为骨、关节旁的淋巴结结核、胸膜结核侵入骨或关节滑膜,即通过接触感染引起骨关节结核。骨关节结核的最初病理变化是单纯性骨结核或单纯性滑膜结核。在骨结核的发病初期,病灶局限于长骨干骺端,关节软骨面完好,表现为关节腔积液。此时如果治疗及时得当,结核将被很好地控制,关节功能可不受影响。如果病变进一步发展,滑膜呈乳头样增生并侵犯骨及关节软骨,结核病灶便会波及关节腔,使关节软骨面受到不同程度损害,称为全关节结核,必定会遗留各种关节功能障碍。若不能控制,可穿破皮肤形成瘘管或窦道,并引起继发感染(图74-9)。

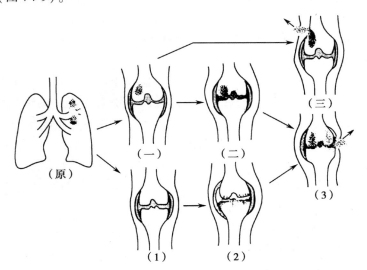

图74-9　骨关节结核临床病理发展示意图
(原)原发病灶;(一)单纯骨结核;(二)由骨结核引起的全关节结核;
(三)单纯骨结核穿破皮肤形成窦道;(1)单纯滑膜结核;(2)由滑膜结核
引起的全关节结核;(3)全关节结核穿破皮肤形成窦道

（三）临床表现

可发生于任何年龄,男女发病率无明显区别。由于骨关节结核多为单发病灶,起病多较缓

Notes

慢,症状隐匿,可无明显全身症状或只有轻微结核中毒症状。全身症状包括低热、乏力、盗汗,典型病例还可见消瘦、食欲差、贫血等症状。少数起病急骤,可有高热,一般见于儿童病人。关节病变大多为单发性,少数为多发性,但对称性十分罕见。30%～50% 的病人起病前往往有局部创伤史。病变部位隐痛,活动后加剧。儿童病人常有"夜啼"。部分病人因病灶脓液破入关节腔而产生急性症状,此时疼痛剧烈。由于髋关节与膝关节神经支配有重叠现象,所以髋关节结核病人亦可主诉膝关节疼痛。骨结核者髓腔内压力高,脓液积聚过多,疼痛剧烈。浅表关节检查可见关节肿胀和积液,并有压痛。关节常处于半屈曲状态,以缓解疼痛。晚期病人可见肌肉萎缩,关节呈梭形肿胀。

全关节结核进一步发展,导致病灶部位积聚了大量脓液、结核性肉芽组织、死骨和干酪样坏死组织。由于缺乏红、热等急性炎症反应,故结核性脓肿称为"冷脓肿"(cold abscess)或"寒性脓肿"。脓液可经过组织间隙流动,形成病灶之外的脓肿。也可以向体表溃破成窦道(sinus tract),经窦道流出米汤样脓液,有时还有死骨及干酪样坏死(caseous necrosis)物质流出。脓肿也可与空腔内脏器官沟通形成内瘘,如与食管、肺、肠道和膀胱相通,可咳出、经大便排出或尿排出脓液。脓肿若经皮肤穿出体外则形成外瘘。

冷脓肿破溃产生混合性感染,出现局部急性炎症反应。若混合感染不能控制可引起慢性消耗、贫血、全身中毒症状,严重时可致肝、肾衰竭,甚至死亡。脊柱结核的脓肿、肉芽组织、死骨可直接压迫脊髓引起截瘫(paraplegia)。病理性脱位和病理性骨折也不少见。

晚期病变静止时可遗留:①关节腔纤维性粘连或强直导致的关节功能障碍;②畸形,如关节屈曲挛缩畸形、脊柱后凸畸形;③小儿骨骺破坏,肢体不等长等。

（四）实验室检查

仅约 10% 病人有血白细胞升高。ESR 在病变活动期明显增快,静止期一般正常。ESR 也是用来检测病变是否静止和有无复发的重要指标。

结核菌素试验(tuberculin test)在感染早期或机体免疫力严重低下时可为阴性。骨关节结核病人,结核菌素试验常为阴性。近来结核抗体检测和 T-SPOT 检测也被用来辅助诊断。

脓肿穿刺或病变部位的组织学检查是结核感染确诊的重要途径。通过培养或组织学检查,约 70%～90% 病例可以确诊,但混合感染时结核分枝杆菌培养阳性率极低。

（五）影像学检查

X 线检查对诊断骨与关节结核十分重要,但不能作出早期诊断。一般在起病 6～8 周后方有 X 线平片改变。其特征性表现为区域性骨质疏松和周围少量钙化的破坏性病灶。周围有软组织肿胀影。随着病变发展,可出现边界清楚的囊性变并伴有明显硬化反应和骨膜炎。可出现死骨和病理性骨折。若发现脓肿壁萎缩或钙化的倾向,高度提示结核。CT 检查可以提供比 X 线平片更多的信息,确定病灶的准确位置与软组织病变的程度。MRI 可在炎症浸润阶段显示异常信号,有助于早期诊断。脊柱结核时,MRI 还可以观察脊髓有无受压和变性。

核素骨扫描定性诊断率低,在骨结核应用较少。超声可探测软组织脓肿的大小和位置。关节镜检查及滑膜活检有助于诊断滑膜结核。

（六）治疗

应该采用综合的治疗方法,包括休息、疗养、营养、标准化疗药物和病灶清除治疗。其中抗结核药物治疗贯穿于整个治疗过程,并在骨关节结核的治疗中占主导地位。

1. **全身治疗**

（1）支持疗法:在抗结核药物出现以前,约 1/3 的结核病病人可以通过支持疗法,如休息、日光照射和合理的营养来改善和控制病变。

（2）抗结核药物疗法:化疗药物的出现给骨关节结核的治疗带来了根本性改变。

Notes

骨关节结核的药物治疗应该遵循抗结核药物治疗的原则:①早期:初治的病人病变多属可逆性,应及早治疗。早期病灶内结核菌生长旺盛,对药物敏感,同时病灶部位血液供应较丰富,药物易于渗入病灶内,达到高浓度,可获良好疗效;②联合:联合用药可提高疗效、降低毒性、延缓耐药性,并可交叉消灭对其他药物耐药的菌株,避免使其成为优势菌而造成治疗失败或复发;③适量:应当采用既能发挥药物有效抗菌作用,又不发生或少发生不良反应的适宜剂量;④规律:在规定的时间内有规律地用药是化疗成功的关键;⑤全程:按规定的疗程用药是确保疗效的前提。

目前常用的抗结核药物为:异烟肼(isoniazid,INH)、利福平(rifampicin,RIF)、吡嗪酰胺(pyrazinamide,PZA)、链霉素(streptomycin,SM)和乙胺丁醇(ethambutol,EMB),使用时应注意毒副作用。异烟肼、利福平和乙胺丁醇为一线药物,异烟肼成人剂量为300mg/d,晨起顿服,疗程18~24个月;利福平成人剂量为450mg/d,晨起顿服,要注意肝功能损害;乙胺丁醇成人剂量为750mg/d,晨起顿服吡嗪酰胺常与其他药物合用,以缩短疗程。另外,目前发现含有喹诺酮的吡啶羧酸类抗生素对人型结核分枝杆菌亦有明显抑制作用。

经过抗结核药物治疗后,全身症状与局部症状会逐渐减轻。判断骨关节结核是否痊愈应当从病人主诉、临床检查、实验室检查、X线表现及远期随访进行判断。治愈标准为:①全身情况良好,体温正常,食欲良好;②局部症状消失,无疼痛,窦道闭合;③3次ESR都正常;④X线表现脓肿缩小乃至消失,或已经钙化;无死骨,病灶边缘轮廓清晰;⑤起床活动已1年,仍能保持上述4项指标。符合标准的可以停止抗结核药物治疗,但仍需定期复查。

2. 局部治疗

(1) 局部制动:有石膏固定、支具固定与牵引等,目的是保证病变部位的休息,减轻疼痛。固定时间一般为1~3个月。实践证明,全身药物治疗联合局部制动,疗效更好。皮肤牵引主要用于解除肌肉痉挛,减轻疼痛,防止病理性骨折和关节脱位,并可纠正轻度关节畸形。

(2) 局部注射:抗结核药物的局部注射主要用于早期单纯性滑膜结核病例。特点是用药量小,局部药物浓度高,全身反应小。常用药物为链霉素或异烟肼,或两者合用。链霉素剂量为0.25~0.5g,异烟肼剂量为100~200mg,注射1~2次/周,视关节积液量而定。穿刺液减少、转清,表明有效。若未见好转,应选择其他方法。对冷脓肿不主张反复穿刺抽脓及注射药物,原因是会诱发混合感染和产生窦道。

(3) 手术治疗:

1) 脓肿切开引流:"寒性脓肿"有混合感染、体温高及中毒症状重,而全身情况差、不能耐受病灶清除术时可采用脓肿切开引流,待全身情况改善后,行病灶清除术。

2) 病灶清除术:由于结核病灶周围常发生栓塞性动脉炎,因而造成病灶周围成为无血供区,阻碍抗结核药物进入病灶,这就是病灶清除术的病理学依据。病灶清除时一般要将骨关节结核病灶内的脓液、死骨、结核性肉芽组织和干酪样坏死物质彻底清除。由于手术可能造成结核分枝杆菌的血源性播散,术前应进行2~4周的全身抗结核药物治疗。

其适应证为:①骨与关节结核有明显的死骨和大的脓肿形成;②窦道流脓经久不愈;③脊柱结核引起脊髓受压。

禁忌证:①伴有其他脏器活动期结核者;②病情危重、全身情况差;③合并其他疾病不能耐受手术者。

3) 其他手术:①关节融合术,用于关节不稳定者;②关节置换术,可以改善功能,但要严格把握适应证;③截骨融合术,用以矫正畸形。

第四节　脊 柱 结 核

一、脊 柱 结 核

脊柱结核,即结核性脊柱炎。

(一) 发病率

在骨关节结核病中,脊柱受累占 50% 左右,最常受累的椎体在胸腰段,而骶髂关节结核、骶椎结核和颈椎结核相对少见,但颈椎结核截瘫发生率较高。男性比女性略多见;儿童、成人均可发生。随着 HIV 感染病人和免疫系统缺陷病人的增加,结核性脊柱炎的病例有增多趋势,应引起注意。

(二) 病理

椎体结核可分为中心型和边缘型两种。

1. **中心型椎体结核**　多见于 10 岁以下的儿童,好发于胸椎。病变进展快,整个椎体被压缩成楔形。一般只侵犯一个椎体,也有穿透椎间盘而累及邻近椎体。

2. **边缘型椎体结核**　多见于成人,腰椎为好发部位。病变局限于椎体的上下缘,很快侵犯至椎间盘及相邻的椎体。椎间盘破坏是本病的特征,因而椎间隙变窄。

椎体破坏后形成的寒性脓肿可有两种表现:①椎旁脓肿:脓肿汇集在椎体旁,可在前方、后方或两侧。以积聚在两侧和前方比较多见。脓液将骨膜掀起,可以沿着韧带间隙向上和向下蔓延,使数个椎体的边缘都出现骨侵蚀,还可以向后方进入椎管内压迫脊髓和神经根;②流注脓肿:椎旁脓液积聚至一定体积后,压力增高,会穿破骨膜,沿着肌筋膜间隙向下方流动,在远离病灶的部位出现脓肿。例如:下胸椎及腰椎病变所致的椎旁脓肿穿破骨膜后,积聚在腰大肌鞘内,形成腰大肌脓肿。浅层腰大肌脓肿位于腰大肌前方的筋膜下,它向下流动积聚在髂窝内,成为髂窝脓肿。腰大肌脓肿还可以沿腰大肌流窜至股骨小转子处,形成腹股沟深部脓肿。它还能绕过股骨上端的后方,出现在大腿外侧,甚至沿阔筋膜下流至膝上部位(图 74-10)。

(三) 临床表现

病变部位疼痛和体重下降,不适,盗汗等。体格检查:局部压痛,肌肉痉挛和脊柱活动受限。可伴有脊柱畸形和神经系统异常。有时以截瘫、后凸畸形、窦道为主诉。

疼痛的位置与疾病的位置一致,常见胸椎,其次腰椎,颈椎和骶椎少见。有些病人可伴有椎旁脓肿、腹股沟和臀部脓肿。约 10% 的病人在疾病的过程中出现截瘫。而在胸椎和颈椎中,截瘫发生率更高。

颈椎结核除有颈部疼痛外,还有上肢麻木等神经根受刺激的表现,咳嗽、喷嚏时会使疼痛与麻木加重。神经根受压时则疼痛剧烈,病人常用双手撑住下颌、头前倾、颈部缩短的典型姿势。有咽后壁脓肿者妨碍呼吸与吞咽,睡眠时有鼾声。后期可在颈部侧方摸到冷脓肿所致的肿块。

胸椎结核有背痛症状,而下胸椎病变的疼痛有时表现为腰骶部疼痛。脊柱后凸(kyphosis)十分常见。

腰椎结核病人在站立与行走时,往往用双手托住腰部,头及躯干向后倾,使重心后移,尽量减轻体重对病变椎体的压力。病人从地上拾物时,不能弯腰,需挺腰屈膝屈髋下蹲才能取物,称拾物试验阳性。

检查患儿时使其俯卧,检查者用双手提起患儿双足,将两下肢及

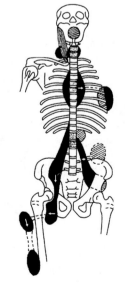

图 74-10　脊柱结核寒性脓肿流注途径

Notes

骨盆轻轻上提,如有腰椎病变,由于痉挛,腰部保持僵直,生理前凸消失。

后期病人有腰大肌脓肿形成,可在腰三角、髂窝或腹股沟处看到或摸到脓肿,为少数病人就诊原因。腰椎结核者脊柱后凸通常不严重,须仔细体检。

（四）影像学检查

X线平片:早期表现为骨质变薄。随着椎间盘周围的病变发展,可表现为骨破坏,椎间隙变窄,与化脓性脊柱炎相似。前方椎体多个节段受累,椎体被侵蚀为扇贝状。中央型的病变与肿瘤类似,表现为中央变薄和骨质破坏,接着出现椎体塌陷。偶尔可见腰大肌内脓肿吸收后残留的钙化表现。

核素扫描通常对结核感染并不敏感,锝扫描 35% 为阴性,而镓扫描阴性可达 70%。核素扫描仅对了解病变的范围有帮助,不能确诊。

CT 检查对了解软组织病灶的界限以及证实骨质破坏的程度有帮助。MRI 是影像学中首选的检查,不仅显示骨和软组织的病变,同时可行多个切面的检查。由于椎间盘对结核的反应较迟,有时 MRI 可显示正常信号的椎间盘。形态学上 MRI 显示的变化在结核感染和化脓性感染是不同的,但其 T_1、T_2 信号改变与化脓性感染相似。增强的 MRI 可以区别脓肿与肉芽组织,脓肿为周围增强,而肉芽肿为均匀增强。

（五）诊断

根据上述临床表现及影像学检查,结合病人 ESR 增快,阳性的结核菌素试验,应考虑本病的诊断。但确诊需要作椎体病灶或软组织的活检。由于椎体病变通常为溶骨性的,可伴有椎旁脓肿,CT 引导下的细针穿刺活检在诊断方面非常有效。皮下脓肿穿刺若能发现病原菌,可不必作脊柱活检。

（六）鉴别诊断

根据症状、体征与影像学表现,典型病例诊断不难,但必须与以下疾病鉴别。

1. 强直性脊柱炎　多数有骶髂关节炎症,症状以后背疼痛为主。X 线检查无骨破坏与死骨,胸椎受累后会出现胸廓扩张受限等临床表现,血清 $HLA-B_{27}$ 多数为阳性。

2. 化脓性脊柱炎　发病急,有高热及明显疼痛,发展很快,疼痛及脊柱活动明显受限,早期血培养可检出致病菌。X 线表现进展快,其特征性 X 线表现可作鉴别。

3. 腰椎间盘突出　无全身症状,青壮年多见,以下肢神经根受压症状为主,ESR 正常。X 线平片上无骨质破坏,CT、MRI 可确诊椎间盘髓核突出。

4. 脊柱肿瘤　多见于老人,疼痛逐日加重,X 线平片可见骨破坏,常累及椎弓根,椎间隙正常,通常无椎旁软组织影。

5. 嗜酸性肉芽肿　多见于胸椎,以 12 岁以下儿童多见。整个椎体均匀性压扁成线条状,上下椎间隙正常,没有发热等全身症状。

6. 退行性脊椎骨关节病　为老年性疾病,椎间隙变窄,邻近的上下关节突增生、硬化,没有骨质破坏与全身症状。

（七）治疗

目标是根除感染、恢复神经功能和防止脊柱畸形。抗结核药物化疗是治疗脊柱结核必不可少的一部分。唯一例外的是在治愈的结核病人,因后凸加重产生神经系统压迫症状时可以不用抗结核药。

手术适应证主要有:①死骨、脓肿和窦道形成;②结核病灶压迫脊髓出现神经症状;③晚期结核引起迟发性瘫痪。

目前,脊柱结核的手术治疗主要由病灶清除和脊柱功能重建两部分组成。单纯应用抗结核药物化疗或化疗的同时行病灶清除术可取得满意的治愈率,但是不能有效矫正和阻止后凸畸形的发展,并有发生迟发性瘫痪的危险。

　　结核病灶的彻底清除是控制感染的关键。应把死骨和干酪样坏死物完全清除。有神经症状时,应彻底进行脊髓神经减压。由于脊柱结核大多位于椎体及椎间盘,所以前路手术更容易达到彻底的清创,在少数脊椎附件结核可行后路手术。

　　脊柱功能的重建是通过植骨或结合使用内固定实现。早期稳定性主要通过内固定维持,后期(一般1年以后)主要依靠植骨融合。由于人体80%的重力负荷通过脊柱的前柱和中柱,所以前方支撑植骨对矫正和预防后凸的发生更可靠、植骨愈合率高。移植骨以自体骨相对较可靠。在脊柱结核的治疗中使用内固定目前存在争论,因为内固定虽然增加了脊柱的即刻稳定性,但是作为异物又存在增加感染等并发症的危险。后方内固定对控制结核感染相对安全,可先行脊柱后路融合固定、二期再行前路清除术。在彻底清创和充分化疗的前提下,可以考虑一期前路清创、植骨内固定治疗。

二、脊柱结核并发截瘫

　　脊柱结核中截瘫的发生率约在10%左右,胸椎结核合并截瘫者多见,其次为颈椎、颈胸段和胸腰段,腰椎最为少见。脊椎附件结核少见,但因三面环绕椎管,故当其发生结核时,合并截瘫的比例较高。

(一) 发病机制

　　脊柱结核并发截瘫的原因,在早期或病变活动期多由于结核性脓肿、干酪样坏死物质、结核性肉芽组织、死骨、坏死的椎间盘等直接压迫脊髓所致(图74-11,图74-12),及时手术减压效果良好。在晚期或病变愈合期,由增厚的硬膜、椎管内肉芽组织纤维化及纤维组织增生对脊髓形成环状压迫,或由脊柱后凸畸形或椎体病理性脱位所造成的前方骨嵴压迫使脊髓纤维变性,引起截瘫也称骨病变静止型截瘫。此外脊髓血管发生栓塞导致脊髓变性、软化,此时虽无外部压迫因素,也可发生截瘫,此类病人预后不良。

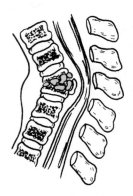

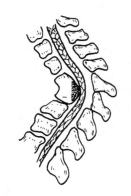

图74-11　脊柱结核病变压迫脊髓　　　　　　　图74-12　骨病变静止型截瘫(图示内在的骨嵴与脊髓的关系)

(二) 临床表现与诊断

　　除有脊柱结核的全身症状和局部表现外,还有脊髓受压迫的临床表现。初始表现为背部疼痛和病变节段束带感,然后出现截瘫现象。一般先出现运动功能障碍。由于结核病变发展缓慢,脊髓缓慢受压迫,逐渐导致脊髓传导功能障碍,而脊髓腰膨大未受损害,反射弧仍完整,临床上表现为痉挛性瘫痪。如果结核病变的进程快,短期内形成椎体病理性压缩骨折和后凸畸形,加上干酪性坏死物质等的急剧增加,使脊髓急性受压,由于超前遏制的影响,腰膨大内的反射弧暂时丧失功能,因而早期表现为弛缓性瘫痪,当超前遏制影响消失,则表现为痉挛性瘫痪。若病变造成脊髓腰膨大受损,导致反射弧功能障碍时,临床上将发生弛缓性瘫痪。当脊椎结核并发高位截瘫时,病人不但出现四肢瘫痪,呼吸肌也受到侵及。极易发生窒息及出现肺部并发症。

Notes

由于脊髓的受压一般来于前方,因而感觉功能障碍出现较晚,但临床可通过感觉平面的测定来确定脊髓受压的部位。脊柱结核并发截瘫病人大小便功能障碍出现的较晚。早期表现为排尿困难,逐渐发展为完全尿闭。当膀胱的反射功能恢复后,可出现小便失禁。大便功能障碍的最初表现为便秘和腹胀,也可出现失控现象。自主神经功能障碍则表现为截瘫平面以下的皮肤干燥无汗。当截瘫恢复后,病人的排汗功能也随之恢复。晚期即使截瘫不恢复,平面以下也会出现反射性排汗。

CT 和 MRI 检查可以清楚地显示病灶部位脊髓受压情况。MRI 片上还可观察到 T_1、T_2 像上脊髓信号的变化,有助于预后的判断。

（三）治疗

脊柱结核出现神经症状而影像学检查有脊髓受压表现,且受压节段与临床症状、体征检查平面相一致时,原则上都应该接受手术治疗。部分老年人,或全身情况很差不能耐受手术时,可先行非手术化疗,待全身情况改善后再采取手术。手术方式见上节脊柱结核。

脊柱结核伴截瘫病人一般不采用单纯椎板减压手术。原因是椎板减压破坏了脊柱的稳定性,可加重后凸。仅在极少数非典型的病例,如椎弓根受累产生脊髓后方压迫、或仅有硬膜外或硬膜内结核病灶而无骨性压迫时可考虑椎板切除手术。在其他情况,椎板切除为手术禁忌。

影响预后的因素:①年龄;②病变位置;③脊髓受损程度和受压时间。某些病例,因脊髓受压过久已有变性,手术效果往往不佳,截瘫不易恢复。

第五节 髋关节结核

髋关节结核(coxotuberculosis)的发病率在骨与关节结核中占第三位,约占 15%,仅次于脊柱和膝关节。病人多为儿童,常见的发病年龄是十岁至二十几岁,且多为单侧性发病。

（一）病理

早期以单纯滑膜结核多见。单纯骨结核的病灶常位于髋臼上缘,其次为股骨头和股骨颈靠近骺板处,局部病灶表现为骨质破坏,出现死骨和空洞,周围骨质略致密,且常形成脓肿。若病变继续发展,逐渐侵蚀穿破关节面软骨,进入关节腔,使全关节受到感染。股骨头部分被破坏、吸收后,股骨残头可发生病理性脱位,多为后脱位。关节内脓液向后常汇集在臀部,形成臀部脓肿。也可穿破骨盆内壁,形成盆腔内脓肿。

（二）临床表现

十分隐匿,只有 1/3 的病人有肺结核病史。起病缓慢,可有结核典型的全身症状。典型病例的临床表现有跛行和患侧髋关节疼痛(常放射至膝)。早期仅表现为跛行和患侧髋关节不适感,关节前侧可有压痛,但肿胀多不明显。儿童病例常有"夜啼"。因入睡后髋部保护性肌痉挛消失,患侧髋关节偶然移动时,突然发生疼痛所致。髋关节的活动因疼痛而受限,继而股四头肌和臀肌显著萎缩。患肢出现屈曲、外展、外旋畸形,随病情发展髋关节即表现为屈曲、内收、内旋畸形。髋关节周围的肌肉丰富,所以较少出现冷脓肿和形成窦道。

（三）实验室检查

结核菌素试验可以作为诊断的参考,但据报道其假阴性率可高达 20%。穿刺通常没有诊断意义,因此通常采取组织活检和培养。如果对感染的致病菌有怀疑,则应行需氧菌、厌氧菌、真菌和分枝杆菌培养。怀疑分枝杆菌感染时,活检可能更有意义,因为培养需要花费很长时间,会造成治疗延误。

（四）影像学检查

早期诊断极为重要,影像学评价常是诊断的第一步。早期病变改变可能不明显,必须摄骨盆正位片对比两侧髋关节。局限性的骨质疏松通常是最早的放射学表现,如有关节间隙轻度狭窄更应引起注意。在疾病后期,常有破坏性关节炎伴有少量反应性硬化表现。偶尔可在数周内迅速出现关节的完全破坏,出现空洞和死骨。严重者股骨头几乎消失。后期可出现病理性脱位。CT 与 MRI 可帮助早期诊断。CT 扫描对骨或关节受累、有无骨膜反应、软组织钙化、硬化和软组织脓肿等很有帮助。主要表现为:多为单发病灶,骨性关节面破坏可有硬化边,关节周围软组织可有肿胀、脓肿及钙化,关节间隙变宽或变窄,关节腔积液,关节邻近的骨质疏松以及关节脱臼等。CT 在指导穿刺活检时尤其有意义。MRI 对明确结核性骨髓炎和关节炎的早期骨髓改变、关节积液和软骨破坏很有意义,病灶一般 T_1WI 为等低信号,T_2WI 为等高信号,压脂为高信号,增强见强化。

（五）诊断与鉴别诊断

早期诊断和迅速治疗可以有效防止严重的关节破坏和骨骼畸形。由于临床表现没有特异性而且常无痛,所以有可能延误诊断。根据病史、症状、体征和 X 线检查,本病一般可以诊断。但在早期病变轻微时,需要反复检查、仔细观察,比较双侧髋部 X 线平片,才不致漏诊。本病须与下列髋部疾病鉴别:①急性化脓性髋关节炎,骨结核病灶穿入髋关节也可急性发病,并伴有全身中毒症状。必要时可进行穿刺,作涂片检查或细菌培养;②慢性低毒性化脓性髋关节炎与髋关节结核合并混合感染的鉴别有时较困难,必须依靠脓液的细菌培养和活检才能确诊;③儿童股骨头骨软骨病具有典型的 X 线特征:股骨头致密扁平,关节间隙增宽,以后可出现股骨头破碎、坏死及囊性变,股骨颈粗而短。临床检查髋关节活动很少受限,ESR 正常;④一过性髋关节滑膜炎多见于 8 岁以下儿童,主诉为髋或膝关节疼痛、跛行或不愿走路,髋关节活动轻度受限,患儿发病前一般有上呼吸道感染病史,卧床休息及患肢皮肤牵引数周后即愈。

（六）治疗

包括全身支持疗法、药物治疗、牵引和严密随诊下的外固定治疗以及手术治疗。如髋部疼痛剧烈并伴有肌肉痉挛或屈曲畸形时,应采用皮肤牵引。早期病例经药物、牵引和固定治疗等效果良好。对保守治疗反应不佳的病人应在髋关节破坏前进行手术治疗。

单纯滑膜结核可关节内注射抗结核药物。若疗效不佳,可作滑膜切除术(synovectomy),术后可用皮肤牵引和"丁字鞋"制动 3 周。

单纯骨结核,股骨头及髋臼有骨脓腔及死骨时,应及早施行病灶清除术。经搔刮后遗留的较大空腔可用松质骨充填。

早期全关节结核,为了挽救关节,如无手术禁忌证,应及时进行病灶清除术。

晚期全关节结核有两种情况需要治疗:①局部仍有活动性病变,如脓肿、窦道等;②病变虽已静止,但仍有关节疼痛或畸形。

对局部仍有活动性病变者,可根据病人的具体情况,采用手术或非手术疗法;手术疗法可在病灶清除术后同时作关节植骨融合术。对病变虽静止而仍有疼痛者,可作关节融合术(arthrodesis)。若结核病灶已完全控制,安全静止期的病人为了恢复关节功能,也可选择人工全髋关节置换术。

髋关节有明显屈曲、内收、内翻、外翻畸形者,可作转子下截骨术,以矫正畸形,改善功能。对于明显的肢体不等长,可考虑作肢体延长术。

第六节　膝关节结核

膝关节结核(tuberculosis of knee joint)的发病率仅次于脊柱结核,占全身骨与关节结核的第二位。病人多为儿童及青壮年。

（一）病理

膝关节滑膜丰富,故早期病灶以滑膜结核多见。滑膜结核发病缓慢,症状轻微,病人就诊时

Notes

多数已转变为全关节结核。此时滑膜已完全被结核性肉芽组织破坏,并进一步破坏关节面软骨。最后侵犯骨质,发生纤维性粘连。单纯骨结核多位于股骨下端和胫骨上端,当转变为全关节结核初期,关节面软骨及软骨下骨质的破坏比较局限,大部分关节软骨面尚保持完整。随后软骨及骨质继续破坏,形成死骨、空洞。脓液可侵入髌上囊、腘窝或膝关节两侧,形成脓肿。若脓肿破溃,可长期流脓,合并继发混合感染,窦道可经久不愈。儿童膝关节结核骨骺遭到破坏后,可引起明显肢体短缩畸形。

（二）临床表现

起病缓慢,有低热、乏力、疲倦、食欲缺乏、消瘦、贫血、夜间盗汗等全身症状。单纯滑膜结核的早期症状为关节呈弥漫性肿胀,局部疼痛多不明显。膝关节位置表浅,肿胀和积液十分明显。检查时可发现膝眼饱满,髌上囊肿大,浮髌试验阳性。穿刺可得黄色混浊液体。单纯骨结核的局部症状更少,仅在骨病灶附近有肿胀和压痛。早期全关节结核,肿胀、疼痛和关节功能受限都比较明显。至晚期则症状显著,股四头肌萎缩,关节肿胀呈梭形。由于疼痛和肌肉痉挛使膝关节处于半屈曲位。晚期因关节肿胀、骨质破坏和韧带松弛,胫骨可向后半脱位,并可发生膝外翻畸形。骨骺破坏后,使骨生长受到影响,以致患肢短缩。

（三）影像学检查与关节镜检查

单纯性滑膜结核缺乏特异性表现,早期诊断困难。X线检查表现常常不典型,可能只表现为髌上囊和软组织肿胀,病程较长者可见边缘骨质被侵蚀破坏。在单纯骨结核,中心型表现为骨质模糊,呈磨砂玻璃样,以后可形成死骨及空洞;边缘型者表现为边缘骨质被侵蚀破坏。在全关节结核,骨质被侵蚀破坏,关节间隙变窄或消失。窦道长期不愈者可出现骨质硬化现象。CT与MRI可以较早地发现X线平片尚未显示的病灶,如局部的小脓肿,软组织增厚,死骨块等,尤其是MRI对关节内病变有早期的诊断价值。滑膜增生在MRI的T_1WI上呈较为均一的中低信号表现,T_2WI上呈中高低信号混杂表现。骨质的破坏以及骨髓水肿等改变在脂肪抑制序列可清晰显示,骨质破坏可见关节液及滑膜浸入,髓水肿可见骨髓内部的局限性或弥漫性高信号。

在诊断有疑问时,组织学诊断是必需的。随着关节镜技术的应用,在微创条件下对早期的膝关节滑膜结核进行关节液培养和组织活检,并同时进行滑膜彻底清理以及术后的抗结核药物应用,膝关节滑膜结核能得到更积极的早期治疗。

（四）其他检查

有报道认为,对膝关节出现持续肿胀和疼痛的病人,在鉴别诊断时应考虑结核的可能性,可以通过关节液的PCR检查来明确诊断。

（五）治疗

骨关节结核如果能够早期诊断并进行恰当积极的治疗,大约90%～95%的病人能够痊愈而且关节功能接近正常。治疗主要包括多种抗结核药物联合应用12～18个月,同时在整个康复过程中进行受累关节的主动非负重功能锻炼。如果经过4～6个月正规化疗仍没有被控制的迹象,则应该怀疑存在多药耐药,此类病人（5%～10%）需应用二线抗结核药物和一些可能的免疫调节剂。如治疗效果不满意或治疗后出现膝关节的疼痛性融合,则应考虑手术治疗。

局部治疗包括注射抗结核药物,成人可注入异烟肼200mg/次,儿童减半,效果不显著者也可加用链霉素,成人1g,儿童0.5g。注射1～2次/周。3个月为一疗程。若上述治疗无效,对滑膜明显增生肥厚的病例,可施行滑膜切除术。关节镜下滑膜切除术具有微创、并发症少、恢复快、疗效佳及费用低等优点,同时进一步明确病变,是膝关节结核理想的治疗方法。采用不切断交叉韧带和侧副韧带的次全滑膜切除术,保证术后早期开始功能锻炼。单纯骨结核当骨质破坏较重有转变为全关节结核的危险时,应尽早施行病灶清除术,手术时尽可能不进入关节内,病灶清除后可用松质骨充填骨腔。术后用管型石膏固定3个月。以后逐渐练习不负重活动。如病变

Notes

仅限于非负重骨,可行节段切除术。对全关节结核,15 岁以下的病人只作病灶清除术。15 岁以上关节破坏严重时,在病灶清除后,可同时行膝关节加压融合术。有窦道或有屈曲挛缩者均宜作关节融合术。加压钢针一般在术后 4 周拔除,改用管型石膏固定 2 个月。局部制动十分重要,无论是手术或非手术治疗,固定时间一般不少于 3 个月。在某些情况下,若结核病灶已完全控制,且保持至少 10 年以上的静止后,可以考虑全膝关节置换术。

（陈安民）

第七十五章 非感染性关节炎

第一节 骨 关 节 炎

骨关节炎(osteoarthritis,OA)是一种常见的慢性关节疾病,又称骨关节病、退行性关节炎等。其特征是关节软骨原发性或继发性退行性变以及骨质增生。

（一）病因与分类

根据致病因素可分为原发性和继发性两类。

1. 原发性骨关节炎 是一种缓慢、渐进的病理过程,病因尚不清楚,高龄和超重是已明确的两个主要致病因素,也可能是全身或局部的综合因素所致,如软骨营养、代谢异常;长期应力不平衡;累积性微小创伤或关节负荷过重等。

2. 继发性骨关节炎 是在原发病基础上发生的继发改变,可发生于任何年龄。常见原因有:①先天性关节结构异常;②后天性关节面不平整;③损伤或机械性磨损;④关节外畸形引起的关节受力不平衡;⑤关节不稳定;⑥医源性因素。

关节软骨的营养来自于关节液,因此任何不利于滑液循环的因素均可影响关节软骨的功能,诱发软骨退变。

（二）病理

1. 关节软骨 关节软骨变性是最早也是最重要的病理变化。表现为关节软骨软化,失去正常弹性,软骨深层出现裂隙,进而纤维化、剥脱乃至缺失。严重时软骨下骨裸露,关节间隙变窄。

2. 软骨下骨 在承受压应力和摩擦力最大的负重区,软骨下骨密度增加,呈象牙样硬化,而非负重区软骨下骨萎缩、骨质疏松或囊性变。软骨下骨随着生物应力的变化不断再塑形,形成骨赘,导致关节畸形以及生物应力的不均衡。

3. 滑膜与关节囊 剥脱的软骨漂浮于滑液内或黏附于滑膜上,刺激滑膜充血水肿,更多的富含黏蛋白的滑液渗出,使滑液变得混浊、黏稠。同时,关节囊产生纤维变性和增生,进一步阻碍关节活动。

4. 肌肉 病变关节周围的肌肉因疼痛而长期处于保护性痉挛状态,使肌肉逐渐挛缩,关节活动减少及受限,导致关节纤维性僵直畸形。

以上病理变化,可互为因果,导致恶性循环。

（三）临床表现

原发性骨关节炎多发生在 50 岁以后,女性略多于男性,常有多个关节受累。最常受累的是膝、髋、手指、腰椎、颈椎等关节。继发性骨关节炎可发生于各个年龄阶段,平均约 40 岁左右,仅少数关节受累。

1. 症状 起病缓慢,开始可因受凉、劳累或轻微外伤而感到酸胀不适或钝痛,以后逐渐加重。活动多时疼痛加重,休息后好转。可有静息后暂时性僵硬,关节摩擦痛及嘎吱声,偶有关节交锁。晚期多伴有明显滑膜炎症,关节疼痛、肿胀、积液、活动受限。

2. 体征 病变关节可无肿胀或轻度肿胀,有的可见关节畸形,轻压痛,活动无受限或部分受限,活动时可有摩擦音或摩擦感。可见不同程度的肌萎缩。当膝关节伴有滑膜炎时,肿胀可加重并出现关节内积液,浮髌试验(+)。髋关节病变时,内旋患髋可加重疼痛,可有 Thomas 征(+)

和"4"字实验(+)。手指指间关节病变可见侧方增粗,形成 Heberden 结节。

3. **辅助检查**　血液检查一般无异常,伴有急性滑膜炎的病人可有血沉增快,但很少超过 30mm/h。关节液检查可见白细胞轻度增高,偶见红细胞、软骨碎片和胶原纤维碎片。X 线检查 (图 75-1)可见关节间隙变窄,软骨下骨硬化,或囊性变,关节边缘骨赘形成;晚期关节间隙消失, 关节内、外翻畸形;有时可见游离体;可伴有骨质疏松和软组织肿胀。关节镜检查可见滑膜绒毛 明显增生、肿胀、充血,多呈细长形羽毛状,绒毛端分支紊乱;有薄膜状物,并杂有黄色脂肪或白 色纤维化绒毛;关节软骨发黄、粗糙、糜烂、缺失;可有骨质裸露;骨赘形成;半月板不同程度的 破坏。

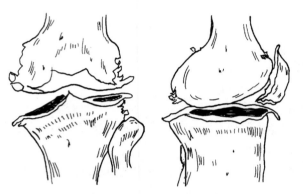

图 75-1　膝的骨关节炎 X 线表现
关节间隙不对称或变窄,边缘骨质增生,软骨下骨
囊性变。可见膝内翻畸形

(四) 预防与治疗

避免体重超重,进行必要的体育锻炼,同时尽量避免关节的超负荷运动,对各种累及关节的 畸形和创伤的及时矫治和规范治疗,可以延缓病变的进展。

1. **一般治疗**　适当的关节运动,减轻体重,避免再损伤。可配合局部物理疗法以减轻 疼痛。

2. **药物治疗**　应用保护软骨的药物(如氨基葡萄糖和硫酸软骨素)和各种非甾体抗炎 药以缓解疼痛。COX-2 特异性抑制剂的使用,获得了较好的消炎镇痛的效果,但长期使用 非甾体抗炎药应注意监测消化道和心血管系统的不良反应。透明质酸钠关节内注射可起 到润滑关节、保护关节软骨的作用。病变关节腔内的注射皮质激素虽可短期内缓解症状, 但对软骨有损害作用,应慎用。但 2014 年美国膝关节骨关节炎治疗指南则不推荐使用氨 基葡萄糖和硫酸软骨素。

3. **理疗及体疗**　病变关节局部行必要的理疗和适当的按摩可减轻症状。对于症状较轻者 仍应在症状缓解期内进行适当地运动,避免骨质疏松和肌萎缩,改善关节稳定性。

4. **关节腔清理**　关节腔冲洗可排出炎性渗液、代谢废物、碎屑和小直径(<2mm)游离体,同 时在镜下刨削、修整不平的关节面和半月板。对于较大的游离体可镜下取出或定位后作小切口 取出。但 2014 年美国膝关节骨关节炎治疗指南认为该治疗作用有限。

5. **手术治疗**　对于有持续性疼痛或进行性畸形且保守治疗无效者可手术治疗。对轴线 不正的单间室病变可考虑截骨手术;对于终末期病人通常采用人工全髋或全膝关节置换术 (图 75-2,75-3),可以彻底消除关节疼痛,改善关节功能,提高病人的生活质量。关节融合术 虽可缓解疼痛,但会导致关节功能丧失,因此仅适用于存在关节置换禁忌证且对关节功能要 求不高的病人。

Notes

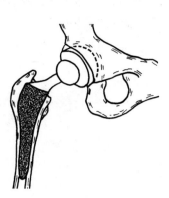

图 75-2　人工全髋关节置换术

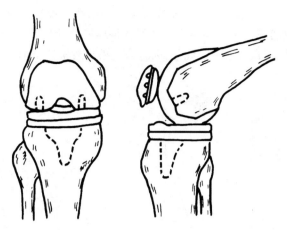

图 75-3　人工全膝关节表面置换术

第二节　强直性脊柱炎

强直性脊柱炎(ankylosing spondylitis, AS)属累及结缔组织的血清阴性脊柱关节病。特点是进展缓慢,从骶髂关节开始逐渐向上蔓延至脊椎的关节及邻近的韧带,最后造成骨性强直和畸形。也可侵犯近躯干的大关节,如髋关节等。好发于青壮年,男性多于女性,约(10～14):1。有明显家族史,父系较多。病因尚不清楚。但组织相容性抗原(HLA-B$_{27}$)的阳性率可高达88%～96%。

（一）病理

原发病变在肌腱和关节囊的骨附着处,呈慢性、血管翳破坏性炎症,骨化属继发性修复性病变。关节软骨破坏后,关节间隙消失,最后骨性强直。椎间盘、黄韧带、棘上和棘间韧带也可出现骨化。

一般病变始发于骶髂关节,逐步沿脊柱向上延伸,直至全脊柱融合强直。这种自下而上的类型称 Marie-Strümpell 病,病变可停止在任何阶段或部位,属自限性疾病。也可同时向下蔓延,累及双髋,但很少累及膝关节和上肢关节。偶有病变始于颈椎,逐渐向下延伸者,此类型称 Bechterew 病,预后较差,易累及神经根而发生上肢瘫痪、呼吸困难。

（二）临床表现与诊断

本病好发年龄在 16～30 岁之间,50 岁以后极少发病,男性占 90%。

1. 症状　以夜间痛为主,晨起脊柱僵硬,适当活动后可略缓解。以后疼痛症状可逐渐向上发展至胸背及颈部,随着病变的发展,脊柱活动度逐渐丧失,直至强直。病人常以躯干及髋关节屈曲方式来缓解疼痛,最终可强直于驼背及髋关节屈曲位,严重者无法平视前方。病变甚至累及下颌关节,使张口困难。约 25% 的病人在 45 岁左右出现双髋强直。

2. 体征　早期在骶髂关节处有深压痛,同时由于胸肋关节受累,测量胸围的呼吸差可减小(正常值 6～8cm)(图75-4)。测量脊柱或髋关节的活动度可发现不同程度的减小,甚至消失。典型的体态是胸椎后凸,骨性强直,头部前伸,侧视时必须转动全身。若髋关节受累,可呈摇摆步态。

3. 辅助检查　发作期间血沉加快,白细胞增多,可有继发贫血;类风湿因子阳性者低于 14%;而组织相容抗原

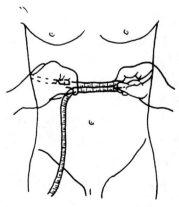

图 75-4　呼吸差测量法

Notes

（HLA-B$_{27}$）多为阳性。X线检查的特征性表现是骶髂关节模糊,关节间隙变窄,直至完全融合;脊柱可见多个椎间隙边缘处的骨桥样韧带骨化,形成典型的"竹节样"改变(图75-5),这种改变以T$_{10}$~L$_2$较常见。此外,因骨质疏松导致椎体楔形变,可呈上下面凹陷的"鱼尾椎"。

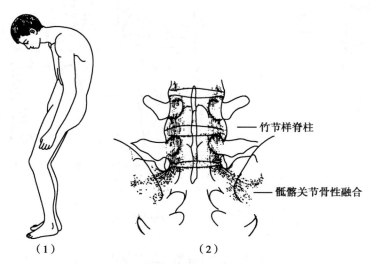

　　　（1）　　　　　　　　　　（2）

图75-5　强直性脊柱炎的表现
(1)强直性脊柱炎外观;(2)强直性脊柱炎的X线表现

（三）治疗

　　由于本病的病因不明,故早期诊断、早期治疗对改善病人的生活质量具有重要意义。可使用非甾体抗炎药物,鼓励功能锻炼,同时注意睡眠姿势,必要时卧石膏床以预防腰背及髋部形成屈曲畸形。肿瘤坏死因子(tumor necrosis factor,TNF)被证实与疾病的发生发展密切相关,针对TNF的抗体等生物制剂对减轻症状,延缓病变进展有较好效果,但价格昂贵。

　　有严重畸形影响平视者,可行脊柱的截骨矫形术。少数有椎管狭窄的病人可行椎管减压术。髋关节强直多发生在青壮年,因其活动功能明显受损,严重影响了工作能力和生活质量,故应适当放宽人工全髋关节置换术的年龄限制。

第三节　类风湿关节炎

　　类风湿关节炎(rheumatoid arthritis)是全身慢性结缔组织疾病的局部非特异性炎症表现,为多发性、对称性关节病变。青壮年多见,易致残。

（一）病因

可能的致病因素有:

　　1. **自身免疫**　在某些诱因(如微生物、寒冷或潮湿)作用下,通过一系列免疫反应使软骨、滑膜、韧带、肌腱损伤。

　　2. **遗传**　该病有明确的家族特点,发病率比无本病的家族高2~10倍,近亲中类风湿因子阳性率比对照组高4~5倍。

　　此外,类风湿关节炎还与链球菌或其他病原体感染、体质因素、精神因素、气候变化、劳损、分娩等有一定的关系。

（二）病理

　　此病为全身性疾病,以关节病变为主。开始为滑膜受累,然后累及肌腱、韧带等结缔组织,最后破坏关节软骨和骨组织,导致关节强直。关节外病变包括皮肤、皮下组织、肌肉、血管、神经、胸膜、心包、淋巴结、脾脏、骨髓及某些韧带或肌腱附着的骨突部。

Notes

滑膜炎是类风湿关节炎最早的、主要的病变。当滑膜炎症反复发作而转为慢性时,关节软骨与滑膜接触部位开始发生小灶状坏死。滑膜内肉芽组织形成,血管翳伸展到软骨表面。晚期关节面有肉芽组织和纤维组织粘连,形成纤维性关节强直,后经骨化发展成骨性强直。由于关节周围肌肉挛缩和韧带、关节囊松弛,可导致关节半脱位等畸形。在皮下可形成典型的类风湿结节,其结构为中央坏死区,周围纤维组织包裹和炎性细胞浸润,呈"栅栏"状包围。

（三）临床表现与诊断

本病多发生于 20～45 岁之间,女性多于男性,约 2.5∶1。

1. 症状及体征

（1）全身症状:发病前常有食欲减退、体重减轻、手足盗汗和全身不适等前驱症状。病程发展缓慢,可达数十年之久,常有急性发作。表现为全身低热、乏力、消瘦、贫血、脾大等。儿童类风湿性关节炎(Still 病)可有高热、贫血。

（2）关节疼痛:开始为多关节疼痛伴晨僵,常为对称性,近侧指间关节常见,其次为手、腕、膝、肘、踝、肩和髋。症状明显时可表现为红、肿、热、痛及关节功能障碍。

（3）关节肿胀:主要由于滑膜增厚和关节腔积液所致。关节主动及被动活动均受限。

（4）关节畸形:可因早期的保护性痉挛和继发的挛缩以及软骨下骨的破坏所致,同时由于关节囊和韧带的病变,可造成病理性关节半脱位和脱位。常见的畸形有手掌指关节尺偏位强直、髋关节屈曲外展位强直等。

（5）其他:10%～20% 的病人伴有肘、腕和踝等骨突出部位的皮下类风湿结节。此外,由于炎症侵蚀导致的自发性肌腱断裂也是类风湿性关节炎常见的并发症。

2. 辅助检查　血沉快,急性期更为明显,久病者可正常。70%～80% 的病例可出现类风湿因子(rheumatoid factor,RF)阳性。血清 IgG、IgA、IgM 增高。关节液较混浊,黏稠度降低,黏蛋白凝固力差,滑液中糖含量降低。X 线检查早期可见关节周围软组织阴影增大、骨质疏松、关节间隙因积液而增宽,以后软骨下骨囊性变,邻近骨组织呈磨砂玻璃样改变,关节间隙因软骨破坏而变窄。至晚期,关节间隙逐渐消失,出现骨性强直。

3. 诊断及鉴别诊断　1987 年美国风湿病协会修订的诊断标准是:①晨起关节僵硬至少 30 分钟(≥6 周);②3 个或 3 个以上关节肿(≥6 周);③腕、掌指关节或近端指间关节肿(≥6 周);④对称性关节肿(≥6 周);⑤皮下结节(≥6 周);⑥手 X 线片显示有骨侵蚀或有明确的骨质疏松;⑦类风湿因子阳性(滴度>1∶32)。类风湿因子阳性只能作为参考,确认本病需具备 4 条或 4 条以上的标准。

本病需与下列疾病鉴别:①强直性脊柱炎;②骨关节炎;③风湿性关节炎:好发于青少年,病前常有急性扁桃体炎或咽喉炎。有游走性四肢大关节疼痛,不遗留关节畸形。血清抗链球菌溶血素"O"(ASO)增高,类风湿因子阴性。水杨酸抑制剂有显著疗效。

（四）治疗

目前尚无特效疗法,因而采用综合治疗。

1. 一般治疗　急性期应卧床休息,症状缓解后可适当运动。慢性期应减轻劳动强度,配合功能锻炼。可进行各种理疗以改善局部症状。注意饮食营养,摄入足量的蛋白质和维生素。积极治疗慢性感染,及时清除感染病灶。

2. 药物治疗　常用的有非甾体及甾体类抗炎药以及免疫抑制剂(如环磷酰胺等)。必须合理用药,并注意其副作用。此外,还可辅以中药治疗(如雷公藤等)。随着对该病的深入认识,近年来,生物制剂治疗的研究取得了很大进展,如 T 细胞、细胞因子、补体抑制剂等。

此外,基因治疗以及造血干细胞移植治疗也正在成为治疗类风湿关节炎的发展方向。

3. 手术治疗　目的是防止或延缓病情发展,矫正畸形,恢复关节功能。常用的手术方法有:①关节镜下滑膜切除术,大量生理盐水反复加压冲洗关节腔,清除致炎因子,同时切除病变滑膜。可减少关节液渗出,防止血管翳形成,保护软骨及软骨下骨,减轻症状;②关节成形术或人工关节置换术,适用于病变后期症状严重、关节功能丧失的病人,如手部畸形的掌指关节成形术或人工指关节置换术及适用于髋、膝功能障碍的髋、膝关节置换术。

第四节　大　骨　节　病

大骨节病(osteoarthrosis deformans endemica;Kaschin-Beck disease)是一种以软骨坏死为主要改变的有明显地方性灶性分布的疾病。Kaschin 和 Beck 最先报道,故又以这两个人的名字命名。因其呈侏儒体形和摇摆状步态,故在我国北方又称为柳拐子病。本病在我国主要分布于东北、西北、内蒙古、河南、四川等地的潮湿寒冷山谷地区,而平原则较少见。主要发生于骨骼生长旺盛期的青少年,男性多于女性。若 8 岁前离开疫区,则较少发病。

（一）病因

尚未完全明了,可能是由于摄入带有致病真菌寄生的麦子引起,属一种慢性食物中毒。真菌中有毒的镰刀菌也能使动物发生类似疾病。研究还发现,缺硒、真菌和饮水被腐殖酸污染三种因素在发病上可能有内在相关性。

（二）病理

该病的骨、软骨改变是全身性的,但以负重较大的部位如跟骨、距骨、腕骨、胫腓骨下端、股骨、尺骨、桡骨、指骨等变化最为显著。主要为发育障碍及畸形。首先侵犯骨骺软骨板,然后累及关节软骨,使其发生明显的营养不良改变。由于骺板软骨的破坏,使骨的纵向生长受阻,骨骺早闭,长骨过早停止生长,导致肢体变短。关节软骨面变粗糙,可形成溃疡,部分脱落入关节内形成游离体。骨髓内的毛细血管向软骨内侵入,使其变薄,呈紫红色,丧失韧性,软骨边缘增生。滑膜也呈绒毛样增生,绒毛脱落后也可形成游离体。骨端松质骨小梁排列紊乱,可见灶性坏死及囊腔,受应力影响,骨端粗大变形。

（三）临床表现

绝大多数发病隐匿,极少数呈急性或亚急性。

病程可分为四期:①前驱期:症状少而轻,表现为关节隐痛,活动不灵及疲劳感。关节外表正常;②早期:上述症状加重。病变关节渐增粗,伸屈不便。可有关节摩擦声。轻度肌萎缩。轻度扁平足;③中期:关节显著增粗。疼痛和功能障碍更为明显。常伴有屈曲畸形。关节腔少量积液,其内可漂浮游离体;④晚期:身材矮小,肢体明显短缩。关节粗大,常伴痉挛,活动障碍更甚。膝屈曲及内翻或外翻畸形,髋屈曲、内翻畸形。四肢肌肉严重萎缩。明显扁平足。

X 线的重要征象为生长期骨骺的过早闭合。根据骺软骨和干骺端的变化可分为三期:

第一期:骺板和干骺端失去正常形态,呈锯齿状。

第二期:骺板开始消失并骨化,发生早期融合。

第三期:骺板完全消失而融合,骨的长轴发育停止,骨端增粗。

（四）治疗

重点在于预防。改善小麦的贮存方法,勿食有真菌污染的麦制品,防止真菌污染。在流行区,对 3～16 岁的少年儿童服用亚硒酸钠片,以补充微量元素硒。早期病例使用维生素 A,可控制病变发展。对于中期病例以对症治疗和保持关节活动功能为主。对有严重畸形和功能障碍的晚期病人,可行手术治疗,如矫形或关节置换。

第五节　痛风性关节炎

痛风(gout)是一组遗传性或获得性嘌呤代谢紊乱和(或)尿酸排泄障碍所致的综合征。可分为原发性和继发性两大类。其特点为血尿酸增高,导致细胞外液中尿酸盐结晶处于过饱和状态,使之在组织中沉积,引发免疫反应和滑膜炎症。而痛风性关节炎(gouty arthritis)则为关节受累表现,是痛风的主要临床表现之一。主要发生于中老年男性和绝经后女性,而前者占绝大多数。本病是 40 岁以上男性中最常见的关节炎,发病高峰在 50 岁。

(一)病因

各种影响尿酸生成、转运、清除和分解过程的因素均可能引起。

1. 遗传因素 该病具有家族性发病倾向,有阳性家族史者约占 10% ~ 20%,而病人近亲中有高尿酸血症者约占 25%。大多数属常染色体遗传,少数属性联遗传。

2. 环境因素 包括饮食习惯、生活方式、体重和精神应激等。如高蛋白饮食和酗酒可增加尿酸的合成。此外,有观察显示雄激素可使细胞器的磷脂膜对尿酸钠敏感性增加,容易引起细胞反应,而雌激素则可增强磷脂膜的抵抗力,因而为痛风易发于男性和绝经期妇女提供了一种解释。

(二)发病机制

尿酸盐微结晶沉积于关节内而诱发急性关节炎症。如反复发作可成为慢性痛风性关节炎,导致关节畸形。这一过程中多形核白细胞起着重要作用,包括吞噬作用、趋化因子的释放、溶酶体酶酶解等,引起关节软骨的溶解和软组织损伤。但关节炎症的急性发作并不一定与高尿酸血症呈平行关系。

(三)临床表现

本病的临床过程可分为无症状期、急性期、间歇期和慢性期。

1. 急性痛风性关节炎 反复发作的急性关节炎常是痛风的最初临床表现。多数病人无前驱症状,少数病人发病前可有全身疲乏不适及关节周围刺痛等前驱表现。典型的首次急性发作多起于午夜,起病急剧,如刀割样,难以忍受,关节及周围组织出现明显的红、肿、热、痛和功能障碍,大关节受累时可有关节积液。大部分首发于第 1 跖趾关节,其次为跖跗关节,多关节发作时部位往往不对称。此时多数病人无全身症状,仅少数病人可伴有头痛、低热、脉速、肝大、多尿及白细胞增多、血沉增快等。症状可持续数天至数周,能自行缓解,受累区域皮肤可呈暗红色,皱缩、轻度瘙痒和脱屑,但能逐渐恢复。

2. 间歇期 长短不一,可数月至数十年,甚至终身不复发,但多数病人在 1 年内复发,且逐渐趋于频繁和广泛,直至关节破坏。

3. 慢性痛风性关节炎 如关节炎反复发作,又未得到适当治疗则可进入慢性期,最终形成慢性痛风性关节炎。表现为持续性慢性疼痛。尿酸盐在关节内及其周围软组织中沉积引起慢性炎症反应,导致骨质侵蚀破坏和周围组织纤维化,使受累关节呈非对称性不规则肿胀和进行性僵硬、强直和畸形,最终关节功能丧失。还可有较大的皮下结节形成,即“痛风石”。本病可累及多个关节,而极少数病人的脊柱小关节和肋软骨也可受侵,表现为轻微的胸、腰背痛和肋间神经痛等。

(四)诊断与鉴别诊断

本病的实验室检查中血清尿酸含量具有重要的参考价值,但有病人在急性期血尿酸也完全正常,部分病人可有血沉加快和白细胞增高。急性期关节腔穿刺抽液检查,在显微镜下可见大量针状尿酸盐结晶体,是诊断本病的标准。皮下结节活检证实为痛风石(尿酸盐结晶)也可作为诊断依据。X 线检查早期仅有软组织肿胀,晚期近关节端可见圆形或不规则形穿凿样透亮区(punch-out lesion),也可呈虫蚀样、蜂窝状或囊状,周围骨质密度正常或增加,界限清楚。可见关节面不平、关节间隙狭窄。

急性痛风性关节炎应与急性化脓性关节炎、丹毒与蜂窝织炎、创伤性关节炎、风湿性关节炎、假性痛风性关节炎和其他结晶沉积性关节病等相鉴别。慢性痛风性关节炎应与类风湿关节

Notes

炎、银屑病性关节炎和结核性关节炎等相鉴别。

（五）治疗

本病的治疗原则是：及时控制急性发作，预防反复发作，纠正高尿酸血症和坚持治疗以防止关节破坏及肾脏损害。

1. 一般预防与治疗　多饮水以保持充足的尿量，可服用碳酸氢钠碱化尿液以利于尿酸排出；不宜使用利尿剂、阿司匹林等抑制尿酸排泄的药物；避免过度疲劳、情绪紧张、湿冷和关节损伤，穿鞋舒适；配合物理治疗以减轻症状和改善功能；避免食用高嘌呤食物，如动物内脏、蚝、蛤、蟹等，多吃碱性食物；戒酒，尤其是啤酒。

2. 药物治疗　至今尚无根治性药物，故药物治疗的目的仅在于尽快终止急性发作、预防复发以及防止关节和内脏的损害。常用的药物有：①秋水仙碱：为临床首选药物，对于急性期有抗炎消肿的特效。②非甾体类抗炎药：为临床次选药物，如吲哚美辛、布洛芬等；③激素：在病情严重而上述药物无显著疗效时使用，如促肾上腺皮质激素（ACTH）或糖皮质激素。必要时可与秋水仙碱联合使用；④促排尿酸药：适用于肾功能尚好、血 BUN<40mg/dl、无肾尿酸结石的病人，如丙磺舒、磺吡酮及苯溴马隆等；⑤抑制尿酸生成药物：主要是别嘌醇，适用于尿酸生成过多而排泄过低、尿酸结石反复形成或反复发作、用排尿酸药物无效或其他不适于使用排尿酸药物的病人。

3. 外科治疗　只有少部分药物治疗无效的病人需要手术治疗。其手术适应证包括：①痛风石影响关节功能，侵犯肌腱或压迫神经；②皮肤窦道形成；③手指、足趾坏死或畸形。手术方法有关节镜手术、病灶清除术和人工关节置换术。

第六节　血友病性关节炎

血友病是由于遗传性凝血因子（Ⅷ、Ⅸ、Ⅺ）缺乏导致凝血障碍的出血性疾病。关节内出血是该病最常见的临床表现之一，约占总病例数的 2/3。这种关节内反复出血而导致的关节退行性变称为血友病性关节炎（hemophilic arthropathy）。

（一）病因

当上述凝血因子含量低于正常的 15%～20% 时可发生关节内出血，因血液经久不凝，刺激滑膜，引起炎症反应。由于本病凝血功能障碍，故无明显原因或仅轻微损伤即可引起反复发作的关节内出血，最终导致骨关节炎。凝血因子缺乏程度越重，症状也越重。

（二）病理

吞噬细胞吞噬、分解红细胞，形成含铁血红素，沉积于胞质、滑膜表面和深层组织中。反复出血可使关节囊和滑膜增厚及纤维化，关节软骨边缘腐蚀，炎性肉芽组织覆盖软骨面，阻碍软骨摄取滑液营养，加之软骨下出血，使软骨坏死脱落，中心部分可出现地图状破坏区。积血中的血浆素（纤维溶解素）有溶解软骨的作用，加重软骨的破坏。软骨下骨裸露、硬化，并出现多发性囊性变、骨质疏松及骨赘形成。

（三）临床表现与诊断

关节内出血好发于膝关节，也可累及踝、肘、肩和髋关节，很少波及小关节。5 岁以下儿童极少发病，8 岁后发病率增加，30 岁以后发病率逐渐下降。

在出现明显关节内出血之前，常感关节不适，此后关节迅速肿大、有波动感并伴有轻度肿胀和功能障碍。因积血吸收可有低热。血白细胞可增高。休息数日后，随着血肿的吸收，症状逐渐消失。多次发作后，可引起关节退变、关节摩擦音、畸形、活动受限和肌萎缩。在筋膜下、肌肉内、骨膜下及骨内可因出血形成血友病性囊肿，偶可引起大出血、感染或骨筋膜室综合征等严重后果。

Notes

首次发作常不易诊断,因此当关节血肿与受伤程度不相符时,应考虑血友病的可能,并追问病史。

检查发现凝血因子(Ⅷ、Ⅸ、Ⅺ)水平降低及凝血时间延长、出血时间正常可确定诊断。

X 线检查:主要改变包括关节间隙变窄,区域性骨质疏松,软骨下骨不规则破坏及囊性变甚至塌陷,边缘骨赘形成。膝关节可见早期关节囊肿胀,髌上囊密度增高,干骺端骨质疏松,骨小梁变粗,股骨髁过度生长,股骨髁间切迹不规则或增宽,髌骨下极可呈方形;髋关节可有类似缺血性坏死的变化,肘关节的桡骨头不规则及增大,鹰嘴窝增大;肩关节在肱骨头骺板的两侧可有大囊肿。儿童可见骨骺增大或骺板提前融合。

(四) 预防与治疗

防治及时和正确与否,明显关系到关节病变的程度。

病人不宜参加剧烈运动并严格避免外伤。发病时应卧床休息,抬高患肢并冷敷,必要时行暂时性外固定。积极进行血友病的内科治疗。凝血功能恢复后如关节肿胀仍不减轻且疼痛,以及有压迫神经、血管或穿破皮肤的危险时,可用细针穿刺减压。核素(如^{32}磷、^{90}钇、^{186}铼)关节腔注射治疗对于早期病人具有明确的疗效。当关节有挛缩畸形时,可行轻量持续皮牵引。滑膜增生明显的病人可以通过开放手术或关节镜行滑膜切除术,但是应在术前、术中和术后补充凝血因子,并监测其变化。在保障外源性凝血因子补充的基础上,血友病性关节炎晚期可以行人工关节置换手术。

此外,由于已确定了Ⅸ因子的基因结构,因而该病在基因治疗方面已取得了较大进展,有望对血友病 B(Ⅸ因子缺乏)病人提供有效的治疗。

(陈安民)

Notes

第七十六章　运动系统畸形

第一节　先天性手部畸形

先天性手部及上肢畸形的种类较多,且变异很大,常伴有心血管畸形、造血系统疾病、消化道畸形等全身性其他畸形。有关手及上肢畸形的病因大部分不甚明了,其新的病种和新的综合征还在不断出现,因此尚无法统一分类。其手术治疗的效果及继发畸形的预防和治疗也远远不能令人满意。

（一）病因

有关上肢先天性畸形的病因,多数迄今仍不完全清楚,概括起来可分为以下三种。

1. **遗传因素**　手的各种先天性畸形多有遗传性,有的甚至在本家族中可数代遗传。有人认为,三节拇指、无臂畸形是长距离的遗传,即返祖现象。

2. **胚胎学因素**　在胚胎发育中,上肢基本成分主要要在胚胎的第 3 周开始,至第 7 周内形成。一些造成畸形的因素如果出现在这一时期内,则对胚胎的肢芽致畸作用影响最大。致畸的因素作用在不同时期,将形成不同的畸形,如作用在第 3 周时可形成无臂、短肢、缺肢等畸形;作用在第 6 周时可形成缺指、短指、并指等畸形。此外,对胚胎的轻微刺激可引起肢端重复发育,如多指、双拇指、一腕双手等畸形。

3. **胚胎期外界因素**　某些畸形的发生是在胚胎时期受到外界某些因素的影响所致,而与染色体中的基因遗传无关,故无遗传现象。

影响胚胎发生畸形的外界因素很多,目前经动物实验和临床观察证实的外界因素有:

（1）营养因素:有的学者经动物实验证实大白鼠母体饮食中缺乏维生素 A、C 等时,出生的小鼠可发生肢体弯曲,软组织发育受影响;缺乏维生素 B_2 时,可发生多种畸形,其中前爪的畸形占一半。

（2）药物因素:经动物实验证实,皮质激素、氮芥、台盼蓝等可引起肢体畸形。若在鸡蛋壳下注入少量胰岛素,小雏鸡可见裂足,如再注入一些维生素 B_2 等,此畸形可被防止。

（3）疾病因素:母体在怀孕期间患有某些疾病也会影响胎儿的发育,如在孕后开始的 4 周内,产妇患有风疹,其胎儿可发生多种先天性畸形。

（4）放射线因素:对怀孕的白鼠进行 X 线照射后,出生后的小鼠可有缺趾、并趾、多趾及缺肢等畸形,并且还有眼、肾的畸形。实验证明放射线可使胚胎发育抑制或停止而产生畸形。

（二）治疗原则

手部先天畸形虽种类繁多,但都涉及功能与外观问题。治疗的目的首先是改善功能,其次是改善外观。对某些无功能障碍而仅有外观畸形者,如某些类型的多指、并指等可进行单纯改善外观的治疗。

有些出生即存在的畸形,随着患儿的发育成长在日常生活过程中可产生相当的功能代偿能力,对此应予充分重视。对某些畸形,在幼儿期积极进行指导和训练也可获得良好的效果。如拇指先天性缺损的畸形,经过训练可使示指逐渐拇化,最终得到与示指拇化术的同样结果。

手术治疗时机选择的原则:

1. **畸形对发育的影响**　妨碍发育的畸形或随着肢体发育畸形将加重者,如某种类型的并指、单纯皮肤短缩等宜及早手术。对不妨碍发育而又需手术治疗的某些多指、并指者,可在学龄前治疗。

2. **手术对发育的影响**　凡涉及骨关节矫形,特别是影响骨骺的手术,宜在骨骺发育基本停止后才考虑手术。

3. **患儿的主动配合**　对严重畸形涉及肌腱等软组织手术,为使患儿能主动配合术后功能锻炼,宜在 5~7 岁后再进行治疗。

几种常见的手部畸形

(一) 多指畸形(polydactyly)

是指正常手指以外的手指、指骨、单纯软组织成分或掌骨的赘生,是临床上最常见的手部先天性畸形,由遗传所致。多指畸形可以分为桡侧多指、尺侧多指及中央型多指畸形。可以是单个手指多指畸形,也可以是多个手指多指畸形。通常多见于拇指桡侧和小指尺侧,其中拇指多指发病率约占总数的 90% 以上。对多指应行 X 线检查,以明确其骨关节形态与结构,为手术提供依据。

治疗:桡侧多指畸形的手术治疗方法应根据其类型不同而异。常用的手术法可包括:切除多余的手指、修复保留手指的软组织、修复第一指蹼(虎口)的狭窄、重建肌腱和肌肉的止点,矫正关节的畸形、重建关节囊和侧副韧带及截骨矫正手指偏斜畸形等。

尺侧多指畸形的手术治疗通常为切除较小的重复指,多不涉及关节、肌腱的修复及较为复杂的重建手术。

多指切除时应注意切除彻底,避免遗留畸形有碍外观,同时因多在学龄前手术,尚需注意不要损伤骨骺而影响发育。

(二) 并指畸形(syndactyly)

是两个或两个以上手指及其相关组织先天性病理相连。并指畸形是上肢先天性畸形中最多见的病变之一,常有遗传性。并指可以单独出现,也常常是手部许多先天性畸形的体征之一。

并指类型各异,少则两指并连,多则四指甚至五指并连,其中以中、环指并连较多见。临床分类可分为皮肤性并指、指骨骨融合并指及掌骨骨融合并指。皮肤并指又分为皮肤完全相连的完全性并指及皮肤不完全相连的不完全性并指。

治疗:先天性并指畸形矫形的目的在于建立满意的指蹼形状和避免手指继发性挛缩。因婴幼儿手指过于短小,给皮瓣设计、植皮和术后固定带来一定困难。还有由于手的发育相对较快,术后瘢痕将发生挛缩而不能适应手的发育,尚需二次或多次手术修复。因此,对功能影响不大,不致明显妨碍发育的并指不宜过早手术。反之,对功能影响较大或明显阻碍发育的并指如末节并指,手术时机可适当提前。

(三) 巨指畸形(macrodactyly)

即 1 个或多个手指的所有组织结构,包括皮肤、皮下组织、肌腱、血管、神经、骨骼和指甲等均发生肥大。它可能仅表现为手指局部的异常,也可能是各种先天性畸形综合征的表现之一。可发生于一侧,亦可为双侧。这种肥大很少仅局限于手指,常常可涉及手掌,有时还涉及整个前臂,少数情况下可累及整个肢体而称为巨肢症。本病的病因尚不明了,可能与神经纤维瘤病有关,无明显家族史。

治疗巨指畸形常需手术治疗。巨指畸形治疗较为困难,迄今在改善外形与功能方面均难以达到满意的效果。为避免功能和形态的继续损害,宜尽可能早地进行手术。手术方法主要包括:局部组织切除术、神经切除及神经移植术、骨骺阻滞术、截骨矫正术、截指术、手指缩短术及腕管切开减压术等。早期手术以阻滞畸形的发展为宜,而晚期手术则以矫正畸形为主。

(四) 短指畸形(brachydactyly)

又称手及手指发育不良症,是由于手及手指的低度发育造成掌骨和指骨短小所致。既可为

Notes

单独的综合征,也可以出现在许多综合征中,如 Apert 综合征(尖头并指症)、poland 综合征等,发病率较低。其病因有遗传因素和环境因素。家族遗传是常染色体显性遗传所致,而药物性致畸则不容忽视。

治疗:短指畸形几乎均有手的功能障碍,只有通过手术才能改善功能、矫正外形。手术的主要目的是改善抓握和对指的功能。

手术方法包括手指延长术、游离足趾移植再造手指术、植骨及皮管延长术等,以改善手的外形及抓、握、对指功能。

第二节　先天性肌性斜颈

先天性斜颈(congenital torticollis)是一种较为常见的畸形,小儿多见。如果在儿童期没有治愈,畸形往往会随着年龄的增加而渐渐加重。斜颈分为骨性斜颈和肌性斜颈。骨性斜颈是颈椎发育过程中由于椎体发育异常而引起的斜颈,如椎体形成障碍(半椎体、楔形椎),椎体异常融合(阻滞椎、椎体分节不全)、齿状突畸形等。骨性斜颈临床上较少见。肌性斜颈是由于一侧胸锁乳突肌纤维化、挛缩导致的斜颈,临床上较为常见,发病率 0.3% ~2% 。引起胸锁乳突肌变性的病因至今仍不完全清楚,对是否为先天性疾病也有争论。分娩过程中的产伤或难产都可能是胸锁乳突肌缺血、出血、血肿机化、肌纤维变性的原因。而且斜颈患儿合并其他肌肉骨骼系统疾病的发病率也较高,如跖骨内收、髋关节发育不良和马蹄内翻足等。有部分胎位正常,分娩正常的婴儿也发生肌性斜颈,因而有学者认为胸锁乳突肌纤维化在母体内已经形成,是先天性或遗传因素所致。还有部分学者认为胸锁乳突肌滋养血管栓塞或静脉回流受阻,引起肌纤维变性、挛缩而导致斜颈发生。

(一) 临床表现

通常在新生儿出生后 1 周发现一侧颈部胸锁乳突肌中下段有突起肿块,质硬,椭圆形或圆形,随胸锁乳突肌被动移动而左右移动。肿块表面不红,温度正常,无压痛。患儿头偏向患侧,下颌尖转向健侧。主动或被动的头部偏向健侧(或下颌转向患侧)的旋转活动有不同程度受限(图 76-1)。

继之肿块逐渐缩小至消失,约半年后形成纤维性挛缩的条索。少数病例肿块不完全消失;也有未出现颈部肿块而直接发生胸锁乳突肌挛缩者。

病情继续发展可出现各种继发畸形,患儿整个面部不对称,患侧颜面短而扁,健侧颜面长而圆,双眼、双耳不在同一平面。颈、面部畸形往往会随着年龄的增加逐渐加重。晚期患侧颈部深筋膜增厚和挛缩,前中斜角肌挛缩,继而颈动脉鞘及鞘内血管变短,颈椎、上胸椎侧凸等。

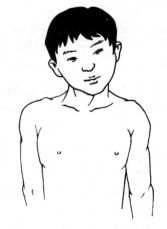

图 76-1　先天性肌性斜颈
患侧为右侧,患儿头偏向右侧,下颌尖旋转向左侧

(二) 诊断与鉴别诊断

诊断并不困难,但应与其他原因所致的斜颈相鉴别:

1. **骨性斜颈**　为先天性颈椎发育异常引起的斜颈,本无胸锁乳突肌挛缩,但也有一些病人会继发颈部软组织挛缩。详细的病史以及质量良好的颈椎 X 线平片和 CT 检查,对确定骨性病变有重要价值。

2. **感染引发的斜颈**　如咽喉部炎症、扁桃体炎、颈淋巴结的化脓性或结核性感染时,由于炎症刺激,局部软组织充血、水肿,颈椎韧带更加松弛,导致寰枢椎旋转移位而发生斜颈。颈椎结核也可致斜颈,X 线平片有骨质破坏,椎旁有软组织肿胀或冷脓肿影像,可做鉴别。

Notes

3. **眼源性、耳源性、神经源性、习惯性斜颈**　前三者均可找到原发灶。眼源性斜颈也叫视力性斜颈,是因视力障碍,如屈光不正,眼神经麻痹眼睑下垂,视物时出现斜颈姿势,但无胸锁乳突肌挛缩,也无颈部活动受限,做视力检查及视神经检查可以确定诊断。习惯性斜颈的诊断则是在排除其他各种器质性病变后,经矫正不良习惯即可治愈。

4. **婴儿良性阵发性斜颈**(benign paroxysmal torticollis)　本病病因尚不清楚,是发生在婴儿期的一种自限性疾病。表现为周期性斜颈,查体胸锁乳突肌正常,无其他任何器质性病变。

（三）治疗

早期治疗可以获得非常好的疗效,也是预防继发头、颜面、颈椎畸形的关键。

1. **非手术疗法**　目的在于促进局部肿块尽早消散,防止胸锁乳突肌挛缩。适用于1岁以内的婴儿。包括局部热敷、按摩、手法矫治和矫形帽外固定。晚上患儿睡着后用沙袋保持头部于矫正位,教会家长作胸锁乳突肌的手法牵拉,坚持每日治疗。

2. **手术疗法**　适用于1岁以上的患儿,在纤维化演变完成后再行手术治疗。理想的手术年龄是1~4岁,年龄超过12岁者,虽然脸部和颈部畸形已难于矫正,但手术疗法仍可使畸形有所改善。多采用胸锁乳突肌的锁骨头和胸骨头切断术。对病情严重的病例还要切断挛缩的颈阔肌和附近筋膜,必要时还需切断胸锁乳突肌近端止点,注意勿损伤面神经、副神经和锁骨下血管。术后将头置于过度矫正位,用特制的单侧头颈胸支具固定4~6周(图76-2)。病情严重的病例用头颈胸石膏固定4周。去除石膏固定后,应立即开始颈肌的手法牵伸训练,避免再度粘连挛缩。

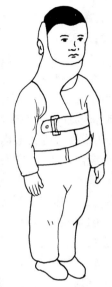

图 76-2　先天性肌性斜颈术后

右侧为患侧,头颈胸支具外固定于头部轻度左偏,下颌尖轻度右旋的矫枉过正位,防止术后局部软组织粘连而复发

第三节　先天性髋关节脱位

先天性髋关节脱位(congenital dislocation of the hip,CDH),又称发育性髋关节脱位(development dislocation of the hip,DDH),是一种并不少见的先天性畸形。发病率占存活新生儿的0.1%,发病左髋多于右髋,双侧多于单侧。随着研究的不断深入,越来越多的人认为该病除了先天因素之外,后天的因素也起着重要作用,而且是有可能预防的。

（一）病因及分类

多种因素可能参与了该病的发生。原发性髋臼发育不良及关节囊、韧带松弛是先天性髋关节脱位的主要发病因素,典型的先天性髋关节脱位均继发于这两个因素。患病女性明显多于男性,比例约为6∶1,可能与内分泌因素有关。约20%患儿有家族史,说明与遗传因素有一定的相关性。发病与胎位有关,经临床统计臀位产发病率最高。其他还有生活习惯和环境因素,如寒带习惯使用双下肢捆绑襁褓婴儿的地区发病率明显增高。本病分为两大类型。一类是单纯型最常见,该型还可进一步分为髋臼发育不良,髋关节半脱位和髋关节脱位三种。另一类为畸胎性髋关节脱位,均为双侧髋关节脱位,双膝关节处于伸直位僵硬,不能屈曲,双足呈极度外旋位,为先天性关节挛缩症。有的合并并指、缺指或拇内收畸形。该型治疗困难,疗效不佳,均需手术治疗。

（二）病理

原发性病理变化包括:①髋臼:髋臼前、上、后壁发育不良,平坦、变浅,并有脂肪组织、圆韧带充填其中。最终脱位的股骨头压迫髂骨翼出现凹陷,假臼形成;②股骨头:股骨头骨骺出现迟缓,发育较小,随着时间的推移股骨头失去球形而变得不规则;③股骨颈:变短变粗,前倾角加大;④盂唇:在胚胎发育至7~8周时,间充质细胞分化形成关节囊和盂缘,当受到任何刺激均可使正常间质停止吸收出现盂唇。盂唇在盂缘上方常与关节囊、圆韧带连成一片,有时呈内翻、内卷状,影响股骨头复位;⑤圆韧带:改变不一,有的可拉长、增粗、增厚,有些病例部分消失或全部消失;⑥关节囊:松弛,随股骨头上移而拉长、增厚,因髂腰肌经过关节囊前方,可出现压迹,严重者关节囊呈葫芦状,妨碍股骨头复位。

继发性病理改变:①骨盆:单侧脱位骨盆倾斜。双侧脱位骨盆较垂直,前倾;②脊柱:单侧脱位由于骨盆倾斜出现代偿性脊柱侧凸。双侧脱位由于骨盆垂直,腰椎生理前凸加大,臀部后凸;③肌肉与筋膜:随着股骨头的上移脱位,内收肌、髂腰肌紧张,臀肌、阔筋膜张肌出现不同程度挛缩;④根据股骨头上移位置不同可分为臼上型及臼后上型。臼上型股骨头位于髋臼的正上方,移位距离较小,髋臼发育差,假臼形成完全;臼后上型股骨头位于髋臼后上方,移位距离较大,假臼形成不明显,髋臼上部分发育相对较好。

（三）临床表现与诊断

因患儿的年龄不同而有较大差异。新生儿和婴幼儿在站立前期临床症状不明显,若出现下述症状提示有髋脱位的可能:①单侧脱位者,大腿、臀以及腘窝的皮肤皱褶不对称,患侧下肢短缩且轻度外旋;②股动脉搏动减弱;③屈髋90°外展受限;④牵动患侧下肢时,有弹响声或弹响感。下列检查有助于诊断:

1. Allis 征　患儿平卧,屈膝90°,两足平放检查台上,二踝靠拢时,双膝高低不等。

2. Barlow 试验(弹出试验)　病人仰卧位,检查者面对婴儿臀部,双髋双膝各屈90°,拇指放在大腿内侧,小转子处加压,向外上方推压股骨头,感股骨头从髋臼内滑出髋臼外的弹响,当去掉拇指的压力则股骨头又自然弹回到髋臼内,此为阳性。

3. Ortolani 征(弹入试验)　病人平卧,屈膝、屈髋各90°,当髋外展至一定角度后突然弹跳者为阳性,与股骨头复位-脱位有关(图76-3)。

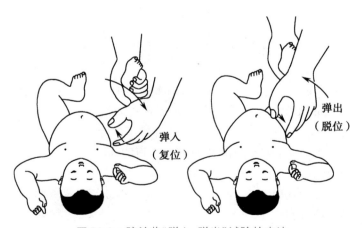

图 76-3　髋关节"弹入、弹出"试验检查法

4. 外展试验　屈膝、屈髋后外展(正常7~9个月的婴儿两髋、两膝各屈90°,外展髋可达70°~80°)受限为阳性。

以上试验都要求患儿在肌肉放松和安静状态下进行。有些患儿在出生时可能仅有髋臼发育不良,而没有髋关节脱位,数周或数月后可能发展为髋脱位。在此之前上述 Barlow 征,Ortolani征及 Allis 征均呈阴性,外展试验为阳性。除此以外还需检查以下几项:①跛行步态,单侧脱位时呈跛行,双侧脱位表现为"鸭步",臀部明显后凸;②Nelaton线,髂前上棘与坐骨结节连线称为Nelaton线,正常时此线通过大转子顶点,脱位时大转子在此线之上;③Trendelenburg 试验,嘱患儿单腿站立,另一腿尽量屈髋屈膝,使足离地。正常时对侧(抬腿侧)骨盆上升,脱位后股骨头不

Notes

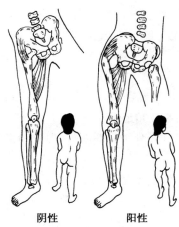

图 76-4　单足独站(Trende-
lenburg 试验)

能托住髋臼,臀中肌无力,使对侧(抬腿侧)骨盆下降,从背后观察尤为清楚,称为 Trendelenburg 试验阳性,是髋关节不稳的典型体征(图 76-4)。

（四）影像学检查

1. X 线检查　尽管 X 线检查对诊断新生儿期的先天性髋关节脱位并非十分可靠,但 X 线检查可以显示髋臼发育不良。随着患儿年龄增加和软组织的挛缩,X 线检查变得更可靠,有助于诊断和治疗。髋脱位患儿股骨头骨化中心出现较正常晚。先天性髋脱位在 X 线平片上可见股骨头向外上方脱位,髋臼发育差。一般在骨盆正位 X 线平片上画定几条连线有助于判断。

（1）Perkin 象限:在两侧髋臼中心连一横线称为 H 线,再从髋臼外缘向下作一垂线(P),将髋关节划分为 4 个象限(图 76-5)。正常股骨头骨骺位于内下象限内,若在外下象限为半脱位,在外上象限内为全脱位。

（2）髋臼指数(acetabular index):从髋臼外缘向髋臼中心连线与 H 线相交所形成的锐角,称为髋臼指数,出生时其正常值为 20°～25°,当小儿步行后此角逐年减小,直到 12 岁时基本恒定于 15°左右。髋脱位病人髋臼指数明显增大,甚至在 30°以上(图 76-5)。

（3）CE 角:也叫中心边缘角(center edge angle),即股骨头中心点连线的垂线与髋臼外缘-股骨中心点连线所形成的夹角。其意义是检测髋臼与股骨头相对的位置,对髋臼发育不良,半脱位有价值。正常为 20°以上(图 76-6)。

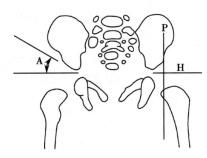

图 76-5　Perkin 象限和髋臼
指数示意图

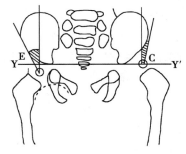

图 76-6　CE 角及 Shenton 线
(虚线)示意图

（4）Shenton 线(申通氏线):即股骨颈内缘与闭孔上缘的连续线。正常情况下为平滑的抛物线,脱位者此线中断(图 76-6)。

（5）Sharp 角:该角对 Y 型软骨闭合后检测髋臼发育不良有意义。它不是诊断髋脱位的指标,而是随访判定髋臼发育情况的指标。即两侧泪点的连线与泪点与髋臼外缘连线所形成的夹角,正常值男性为 32°～44.5°,女性为 34.5°～47.5°(图 76-7)。

2. CT 及 MRI 检查　前倾角增大是先天性髋关节脱位的主要骨性病变之一,其对于手术矫正提供重要的参考。传统方法利用普通 X 线平片测量前倾角大小,方法繁琐,可靠性差。近年来利用 CT 测量股骨颈前倾角具有方法简单、准确等优点,尤其是应用三维 CT 重建技术,可以任意角度内观察股骨颈及髋臼发育情况,准确提供股骨颈轴线、前倾角等信息。将 CT 图像中股骨头

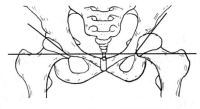

图 76-7　Sharp 角示意图

Notes

中心点定位 a 点,股骨颈最窄部中心为 b 点,a、b 连线为股骨颈轴线,其与股骨后髁连线的平行线之间的夹角为股骨颈前倾角。MRI 能显示髋关节周围软组织与股骨头、髋臼之间的关系,对于治疗方案选择及疗效评价具有一定参考价值。

（五）鉴别诊断

1. 先天性髋内翻畸形　同样有跛行,患肢短缩,外展受限,但屈髋自如。X 线平片显示颈干角小,Allis 征(+),Trendelenburg 征(+),股骨头内下方近颈部可见三角形骨块。

2. 病理性髋脱位　常有新生儿期髋部感染史,X 线平片可见股骨头骨骺缺如,但髋臼指数正常。

3. 麻痹或痉挛性脱位　前者多为脊髓灰质炎后遗症,存在部分肢体瘫痪,有明显肌萎缩,肌力低,X 线平片显示"半脱位",一般容易鉴别。后者多为早产婴儿或生后窒息者及有脑病病史者,出现半身瘫或截瘫的上神经元损伤的表现。

（六）治疗

方法因年龄而异,治疗越早,效果越好。年龄越大,病理改变越重,手术操作难度越大,疗效越差。

1. 婴儿期(0～6 个月以内)　Ortolani 和 Barlow 试验阳性的患儿治疗的目的是稳定髋关节。对于有轻、中度内收肌挛缩的患儿,主要是将脱位的髋关节复位,并保持双髋关节屈曲外展位,6～8 周一般可以自愈。国外多采用 Pavlik 支具(是一种特制的尼龙吊带)治疗;国内采用特制的连衣袜套治疗。

2. 幼儿期(1～3 岁)　对于不能自然复位,1 岁以后发现的髋脱位,一般采用手法复位,支具或石膏外固定治疗。复位前应行充分的牵引,当闭合复位失败后应行切开复位。固定位置由过去的蛙式位(frog leg position)(外展,屈髋、膝 90°)更改为人字位(外展 45°,屈髋 95°)。该体位可大大降低股骨头缺血性坏死的发生率。

3. 3 岁以上儿童　一般均采用手术切开复位,骨盆截骨术。因为随着年龄的增长,骨的塑形能力逐渐减低,保守疗法的效果欠佳。手术的目的主要是将异常的髋臼方向改为生理方向,增加髋臼对股骨头的包容,使股骨头中心与髋臼中心重合。常见的手术方式有以下几种:

（1）Salter 骨盆截骨术:适于 6 岁以下,髋臼指数在 45°以下,以前缘为主的髋臼发育不良(图 76-8)。

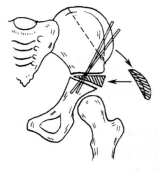 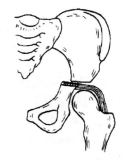

图 76-8　Salter 骨盆截骨术　　　　图 76-9　Chiari 骨盆内移截骨术

（2）Pemberton 环髋臼截骨术:适于 6 岁以上,Y 型软骨骨骺尚未闭合的,髋臼指数>46°的患儿。手术方法是在髋臼上缘上 1～1.5cm 处,平行于髋臼顶作弧形截骨,将髋臼端撬起向下改变髋臼顶的倾斜度。使髋臼充分包容股骨头,恢复髋臼的正常形态,使股骨头中心与髋臼中心重合。

（3）Chiari 骨盆内移截骨术:适于大年龄、髋臼指数>45°的患儿。该手术于髋臼上缘紧贴关节囊上方行内高外低的骨盆截骨,然后将远端内移约 1～1.5cm,相对增加包容。缺点就是可导致女性骨产道狭窄,且增加的包容部分无软骨覆盖(图 76-9)。

（4）Steel 截骨术：是将坐骨、耻骨和髋臼上方的髂骨截断重新调整髋臼方向的一种术式，主要适应于大龄儿童的髋关节脱位，髋臼发育很差，不适用于 Salter 骨盆截骨术，患儿无严重股骨头畸形，髋臼股骨头比例基本匹配者。

以上的各种术式中，在手术中若发现股骨前倾角大于 60°、脱位较高时，应行转子下旋转、短缩截骨术。这样更有利于提高手术的成功率，使股骨头与髋臼的中心重合，使患侧髋关节更趋稳定。上述手术术后一般采用髋人字石膏固定 6 周，待截骨愈合后去除。负重时间一般在术后 3~6 个月。

4. 髋关节原位融合　对于成年高位先天性髋关节脱位病人，多数伴有髋关节疼痛、跛行，为缓解疼痛，在人工关节置换术出现前，可行髋关节原位融合术。该术式能有效缓解髋部疼痛，但术后髋关节运动功能完全丧失，不能恢复患侧肢体长度，对于病人日常生活产生严重影响。

5. 全髋关节置换术　继发于先天性髋关节脱位的髋关节骨性关节炎、股骨头坏死病人，通过骨盆、股骨截骨等手术方式不能有效缓解髋部疼痛。髋关节原位融合虽可有效缓解髋部疼痛，但术后不能改善髋关节运动功能及下肢短缩，难以被病人接受。全髋关节置换术术中切除了坏死变形的股骨头、关节内病理性组织，使得人工髋臼尽可能接近或达到正常位置，矫正患侧肢体短缩畸形，明显改善病人髋关节疼痛，很好保留髋关节运动功能，具有较满意疗效（图 76-10）。

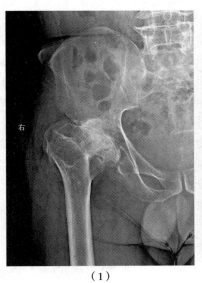 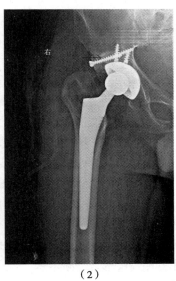

（1）　　　　　　　　　　　（2）

图 76-10　先天性髋关节脱位
（1）术前股骨头坏死变形，髋关节间隙消失，髋臼发育不良；（2）人工全髋
关节置换术后髋关节 X 线平片，髋臼上缘植自体骨并螺钉固定

第四节　先天性马蹄内翻足

先天性马蹄内翻足（congenital talipes equinovarus 或 congenital clubfoot）是一种常见的先天畸形，其发病率约为 0.1%，男孩为女孩的 2 倍，单侧稍多于双侧，可伴有其他畸形如多指、并指等。

（一）病因

尚无定论，学说繁多。可因胚胎早期受到内、外因素的影响引起发育异常所致，也可能与胎儿的足在子宫内的位置不正有关，还可能由于胚胎发育过程中神经发育异常导致的胎儿早期肌力不平衡引起。但也有人认为本畸形有家族性，属常染色体显性遗传伴有不完全外显率。

Notes

（二）病理

由四个因素组成：①跗骨间关节内收；②踝关节跖屈；③足内翻；④年龄较大时可有胫骨内旋及胫骨后肌挛缩。足处于此位置时，对矫正有弹性抗力，还可合并有继发的跟腱和跖腱膜挛缩。足背和足外侧的软组织因持续牵扯而延伸。小儿开始行走后逐渐发生骨骼畸形。先出现跗骨排列异常，以后发展为跗骨发育障碍和变形，足舟骨内移，跟骨跖屈、内翻，距骨头半脱位等，严重者常有胫骨内旋畸形。这些骨骼畸形属于适应性改变，取决于软组织挛缩的严重程度和负重行走的影响。在未经治疗的成人中，某些关节可自发融合，或继发于挛缩而产生退变性改变。

（三）临床表现

生后出现单足或双足马蹄内翻畸形（图76-11），即尖足，足跟小，跟骨内翻，前足内收，即各足趾向内偏斜，此外胫骨可合并内旋。从治疗效果分析分为松软型与僵硬型两类。

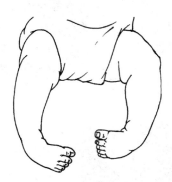

图76-11　先天性马蹄内翻足
左侧足部内翻畸形，左足背外侧
为负重点，各足趾内偏

松软型表现为畸形较轻，足小，皮肤及肌腱不紧，容易用手法矫正，也称为外因型，可能是宫内体位异常所致。另一型为僵硬型，畸形严重，足跖面可见一条深的横行皮肤皱褶，跟骨小，跟腱细而紧，呈现严重马蹄内翻、内收畸形，手法矫正困难，也称为内因型。随年龄增长，畸形日趋严重，尤其在负重后，足背外侧缘常出现滑囊和胼胝。患侧小腿肌肉较健侧明显萎缩。

（四）X线检查

一般不需要X线检查即可诊断。但因为要确定内翻、马蹄的程度以及治疗后的客观评价，所以X线平片是不可缺少的。在正常足的正位片上，距骨头经足舟骨、楔骨与第1跖骨呈一直线，跟骨经骰骨与第4跖骨呈一直线，此二线之交角为30°~35°；侧位摄片距骨与跟骨轴线交角为30°。而马蹄内翻足正位片二线交角为10°~15°，侧位片跟距两线交角为5°~10°。但新生儿X线平片跟、距骨轮廓较圆，画线有一定困难。通常马蹄内翻足的患儿足部诸骨化中心出现较晚，足舟骨在3岁以后方可出现。单侧畸形对侧也应同样摄片以作对照。正常足X线跟骨与距骨分开，距骨头与第1跖骨呈一条直线，跟骨则朝向第4、5跖骨。而马蹄内翻足的跟距骨重叠，均朝向第5跖骨，足舟骨向内移位与距骨关系失常。

（五）诊断

出生后即出现明显畸形者诊断不难，主要依据包括前足内收、跟骨内翻、踝关节马蹄形，同时合并胫骨内旋。若年龄较大，病史不明确者，要与先天性多发性关节挛缩症、大脑瘫痪和脊髓灰质炎后遗等相鉴别：

1. **先天性多发性关节挛缩症**　累及四肢很多关节，畸形较固定，不易纠正。早期已有骨性改变。

2. **大脑性瘫痪**　常为痉挛性瘫痪，肌张力增加，反射亢进，有病理反射，以及大脑受累的表现等。

3. **脊髓灰质炎后遗症**　肌肉有麻痹和萎缩现象。

（六）治疗

不同的年龄，应选择不同的治疗方法；实施治疗的年龄越小，疗效越好，而且治疗方法也相对简单。

1. **非手术疗法**

（1）**手法扳正**：适用于1岁以内的婴儿。由医生指导患儿的母亲作手法扳正，之后可用柔软的旧布自制绷带，将足松松地包在已矫正的位置上。若数月后畸形已显著改善，即可穿一矫

Notes

形足托代替绷带包扎,将足维持于矫正后的位置。

（2）双侧夹板固定法:不能坚持长期手法扳正者,可于出生后 1 个月采用轻便的双侧夹板（Denis-Browne 夹板）矫形。

（3）手法矫正、石膏固定法:适用于 1~3 岁的患儿,双侧畸形可同时矫正,手法矫正的本质是将畸形的组成部分,按一定的程序逐个予以矫治,直至弹性抗力完全消除为止。最后将手法矫正取得的成果用管型石膏固定起来,直至完全排除畸形复发为止。现国际流行应用 Penseti 石膏固定法。

手法矫正可以在先前已取得的效果上进行。挛缩的软组织已比较松弛,所以一般来说手法矫正可以一次完成,而不必分段进行。手法过程中应注意保护踝部骨骺。手法矫正时,术者的手可以有分寸地对付抗力,避免挫伤患儿柔嫩的皮肤。

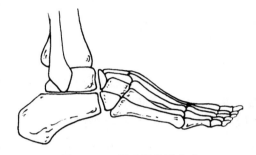

图 76-12　足三关节融合术

2. **手术疗法**　非手术疗法效果不满意或畸形复发者,均可考虑手术治疗。

一般在 10 岁以前,不宜作骨部手术,以免损伤骨骺。大多数采用软组织手术。主要有:①跟腱延长术,②足内侧挛缩组织松解术,③跖腱膜切断术,④必要时部分切开踝关节后方关节囊。术后长腿管型石膏固定 2~3 月。

10 岁左右仍有明显畸形者,可考虑作足三关节融合术（即跟距、距舟和跟骰关节）。术后用管形石膏固定,直至融合牢固为止（图 76-12）。对于马蹄内翻足畸形伴有的胫骨内旋,只有极少需要做旋转截骨术。如果考虑作胫骨截骨,必须确定病理改变仅限于胫骨,而没有僵硬性足的畸形。

近年来应用 Ilizarov 外固定装置配合截骨手术,缓慢牵拉矫正严重马蹄内翻足取得了较好的疗效,并且很好地保持患足的长度和功能。

第五节　先天性脊柱侧凸

先天性脊柱侧凸（congenital scoliosis）是指由于椎体形成障碍、分节障碍或两者共同存在而在脊柱冠状面上形成的脊柱畸形。通常先天性脊柱侧凸发生在胚胎发育早期 5~7 周,此时为胚胎体节、脏节形成时期,当一些致畸因素作用于胚胎时,不仅引起脊柱发育畸形,也同时伴有内脏和其他骨骼肌肉系统发育异常,如先天性脊柱侧凸患儿可伴有先天性心脏病、胸廓畸形、肺功能异常、生殖泌尿系统畸形、高肩胛症、Klippel-Feil 畸形等。

（一）分类

根据脊柱发育障碍先天性脊柱侧凸可分为三型:Ⅰ型:形成障碍,包括半椎体及楔形椎,半椎体为椎体一侧形成障碍而引起的椎体畸形;Ⅱ型:分节不良,包括单侧未分节形成骨桥和双侧未分节（阻滞椎）。Ⅲ型即混合型。

（二）病理

1. 脊柱两侧不对称生长,如单一半椎体或单侧骨桥形成,或者一侧半椎体加对侧骨桥形成,半椎体生长较快,而骨桥侧生长缓慢或停止生长,就会导致脊柱两侧生长不平衡,引起侧凸发生。

2. **肋骨的改变**　椎体旋转导致凸侧肋骨移向背侧,使后背部突出,形成隆凸（hump）,严重者形成"剃刀背"（razor-back）。凸侧肋骨互相分开,间隙增宽。凹侧肋骨互相挤在一起,并向前突出,导致胸部不对称,容积减小。

3. 常伴有脊髓纵裂、脊髓栓系、硬膜内脂肪瘤、脊髓空洞、Chiari 畸形等。

4. **内脏的改变** 严重胸廓畸形使肺脏受压变形,由于肺泡萎缩,肺的膨胀受限,肺内张力过度,引起循环系统梗阻,严重者可引起肺源性心脏病。

（三）临床表现

1. **病史** 先天性脊柱侧凸病史各异,但多数主诉有背部畸形,皮肤异常毛发、背部包块等,另外一些是在拍 X 线平片时偶然发现的。应详细询问与脊柱畸形有关的情况,如病人的健康情况、年龄及性成熟等。注意了解其母亲妊娠期的健康情况,妊娠头 3 个月内有无服药史,怀孕及分娩过程中有无并发症等。家族史应注意其他成员脊柱畸形的情况。

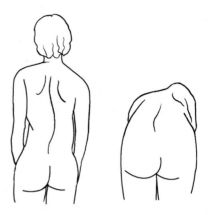

2. **体格检查** 暴露应充分,注意背部有无异常毛发及囊性物。注意胸廓是否对称,有无漏斗胸、鸡胸、肋骨隆起。检查者应从前方、后方及两侧仔细观察。检查者也可面向病人,令其向前弯腰,观察其背部是否对称,一侧隆起说明存在肋骨及椎体旋转畸形(图 76-13)。同时,注意两肩是否对称。C_7 棘突置铅垂线,测量臀部裂缝至垂线的距离,以观察躯干是否失代偿。另外也需检查脊柱活动范围,关节的可屈性,如手指过伸、膝、肘关节的反屈等。仔细的神经系统查体也非常重要,怀疑有

图 76-13 先天性脊柱侧凸外观

两肩不等高,脊柱偏离中线,一侧腰部皱褶皮纹,前弯时两侧背部不对称,背部有异常毛发

椎管内病变应行脊髓造影、CT 或 MRI 检查。同时需测量病人的身高和体重等。

3. **辅助检查**

（1）X 线检查:应行站立位的脊柱全长正侧位片,以便了解侧凸的原因、类型、位置、角度和范围。肋骨融合、椎弓根、椎板缺如、椎间隙变窄或消失、半椎体、楔形椎等表现是先天性脊柱侧凸常见的 X 线表现。另外,根据不同需要,再作其他特殊 X 线检查。如通过左右弯曲像、悬吊牵引像和支点弯曲像(fulcrum bending radiograph)判断侧凸的柔韧性,为制定手术方案和评价疗效提供依据。对于严重的先天性脊柱侧凸,尤其是伴有后凸、椎体旋转者,普通 X 线平片很难观察肋骨、横突及椎体的畸形情况,可以行 Stagnara 像检查。具体的 X 线测量方法如下:

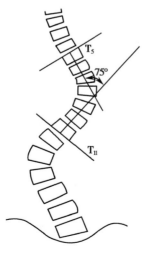

图 76-14 Cobb 法脊柱
曲度测量
上端椎第 5 胸椎,下端椎第 11
胸椎,Cobb 角 75°

1）曲度测量:①Cobb 法:最常用,头侧端椎上缘的垂线与尾侧端椎下缘的垂线的交角即为 Cobb 角(图 76-14);②Ferguson 法:很少用,用于测量轻度脊柱侧凸(小于 50°),为上、下端椎的中心与顶椎中心连线的交角,称为 Ferguson 角。

2）椎体旋转度的测量:通常采用 Nash-Moe 法:根据正位 X 线平片上椎弓根的位置,将其分为 5 度:0 度:椎弓根对称;Ⅰ度:凸侧椎弓根移向中线,但未超过第 1 格,凹侧椎弓根变小;Ⅱ度:凸侧椎弓根已移至第 2 格,凹侧椎弓根消失;Ⅲ度:凸侧椎弓根移至中央,凹侧椎弓根消失;Ⅳ度:凸侧椎弓根越过中线,靠近凹侧(图 76-15)。

（2）其他影像学检查:

1）CT:对脊椎、脊髓、神经根病变的诊断具有明显的优越性,尤其对普通 X 线平片显示不清的部位(枕颈、颈胸段等)优点更为突出,能清晰地显示椎体及其附件等骨性结构。脊髓造影 CT 扫描(CTM),可以了解椎管内的真实情况以及骨与脊髓、神经的关系。近年来脊柱 CT 三维重建更加直观地显示出一些异常的骨性融合、缺如,椎体旋转等细节问题,对于术中置钉、截骨等提供重要影像

Notes

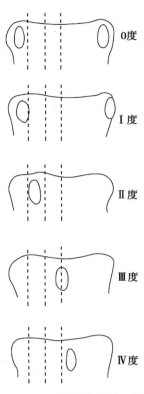

图 76-15　椎体旋转测量法

学信息。

2）MRI：是一种无损伤性的多平面成像检查，对椎管内、外软组织结构及病变分辨力强，不仅有助于辨认病变部位、范围，而且对病变性质如肿瘤、水肿、血肿、囊肿、脊髓变性等进行鉴别，静脉注射造影剂"增强成像"有助于更好地鉴别病变性质。MRI 检查骨性结构显影尚不如 CT 清楚。

3）脊髓造影：先天性脊柱侧凸常伴有椎管内畸形，如脊髓低位、脊髓纵裂、脊髓空洞、脊髓栓系等，遇到脊髓畸形时常常需要脊髓造影检查，有助于更全面的了解病情、确定治疗方案。

（3）肺功能检查：肺功能实验分为 4 组：静止肺活量；动态肺活量；肺泡通气量；放射性氙的研究。脊柱侧凸的病人常规使用前三种实验。静止肺活量包括肺总量、肺活量和残气量。肺活量用预测正常值的百分比来表示，80%～100% 为肺活量正常，60%～80% 为轻度限制，40%～60% 为中度限制，低于 40% 为严重限制。动态肺活量中最重要的是第 1 秒肺活量（FEV1），将其与总的肺活量比较，正常值为 80% 以上。肺活量的减少与侧凸的严重程度相关。

（4）电生理检查：对了解脊柱侧凸病人有无并存的神经、肌肉系统障碍有着重要意义。

1）肌电图检查：可以了解运动单位的状态，评定及判断神经肌肉功能。

2）神经传导速度测定：神经传导速度可分为运动与感觉传导速度。运动传导速度测定是利用电流刺激、记录肌肉电位，计算兴奋沿运动神经传导的速度。感觉神经传导速度测定是以一点顺向刺激手指或足趾，在肢体近端记录激发电位，也可逆向刺激神经干，在指或趾端记录激发电位。如为单侧病变，应以健侧对照为宜。

3）诱发电位检查与术中脊髓监护：诱发电位通过对感觉功能的检查判断脊髓神经损伤程度，对评估或观察治疗效果有一定的实用价值。脊髓监护已经广泛应用于术中脊髓损伤的防护。在脊柱外科手术中采用直接将刺激和记录电极放置在蛛网膜下腔或硬膜外记录电位，对脊髓进行节段性监测，其波形稳定清晰，不易受麻醉及药物影响，监测效果更好。

（5）发育成熟度的鉴定：成熟度的评价在脊柱侧凸的治疗中也很重要。必须根据生理年龄、实际年龄及骨龄来全面评估。主要包括以下几方面：

1）第二性征：注意男童的声音改变，女孩的月经初潮、乳房及阴毛的发育情况等。

2）骨龄：①手腕部骨龄：20 岁以下病人可以摄手腕部 X 线平片，有助于判断病人的骨龄；②Risser 征：将髂嵴骨骺分为 4 等份，骨化由髂前上棘向髂后上棘移动，骨骺移动小于 25% 为Ⅰ°，25%～50% 为Ⅱ°，50%～75% 为Ⅲ°，移动到髂后上棘为Ⅳ°。髂嵴骨骺与髂骨融合为Ⅴ°（图 76-16）。

3）椎体骺环：侧位 X 线平片上骨骺环与椎体融合，说明脊柱停止生长，为骨骺成熟的重要表现。

4）髋臼 Y 形软骨：如果髋臼 Y 形软骨闭合，说明脊柱生长接近停止。

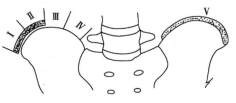

图 76-16　Risser 征

（四）治疗

目的包括：①矫正畸形；②获得稳定；③维持平衡；④减缓或阻止进展。

Notes

（1）非手术治疗

1）观察：主要目的是观察侧凸畸形是否发展。适用于自然史不清的病例。观察方法：每4~6个月随诊1次。常规行站立位脊柱全长正侧位X线检查，对不能站立的婴幼儿可行卧位X线检查。

2）支具治疗：先天性脊柱侧凸的畸形属僵硬型，支具治疗多数无效；对于少数自然病史为良性的先天性脊柱侧凸可采用支具治疗。支具治疗期间侧凸仍然加重，应行手术治疗。

（2）手术治疗：严重或进展性先天性脊柱侧凸通常需手术治疗。手术方法的选择必须根据病人的具体情况决定，注意病人年龄、畸形的种类（侧凸、后凸、前凸或联合畸形）、位置、弯曲类型、畸形自然史以及是否合并其他系统先天性畸形。对于进展性弯曲，特别是支具治疗无效者，应尽早手术治疗。手术方法主要有以下几种：①原位融合；②凸侧骨骺阻滞；③凸侧骨骺阻止+凹侧撑开术；④后路脊柱矫形融合；⑤前、后路联合脊柱矫形融合；⑥半椎体切除脊柱矫形融合；⑦非融合脊柱矫形固定：主要包括生长棒技术和胸廓切开垂直扩张钛肋技术；⑧全脊椎截骨矫形融合。

第六节 足 部 畸 形

一、平 足 症

平足症（flat foot）俗称扁平足，是指内侧足弓低平或消失，同时伴发足跟外翻、距下关节轻度半脱位、跟腱短缩等畸形。患足失去弹性，在站立和行走时足弓塌陷，出现疲乏或疼痛的症状。其是最常见的足病之一，通常分为姿态性平足症和僵硬性平足症两种。

（一）解剖概要

足部由7块跗骨、5块跖骨和14块趾骨组成，除负重外，还要适应行走、跑、跳等动作，保持

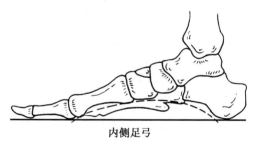

内侧足弓　　　　　　　　　　外侧足弓

图 76-17　足纵弓

人体稳定，因此它既是一个强有力的支撑结构，又具有能屈曲活动的功能。足部诸骨除籽骨和距骨外，都是背宽跖窄，组成足纵弓和横弓。纵弓分成内外两部分（图76-17）。内侧纵弓较高，活动度较大。外侧纵弓较低，在负重时消失，所以足的外侧是承载身体冲力的主要部分。横弓即足底前部横行的弓状结构（图76-18）。第2跖骨头在前，其他跖骨头在后，形成一个跖骨弓，并向背侧凸起，增强足前部的承重力和弹力。

足弓不仅依靠不同形态的骨结构相互连接，还依靠关节囊、韧带、肌肉等维持。维持足弓的韧带有：①跟舟跖侧韧带，是内侧最坚强的韧带；②跖侧长、短韧带；③跖腱膜从跟骨结节起，向前分成五个腱束，止于屈肌腱鞘和跖骨头横韧带，维持足弓，犹如弓弦；④内侧三角韧带在踝关节内侧，扇形分布，连接内踝与跟骨，防止足外翻；⑤背侧和跖侧骨间韧带及跖骨头横韧带，维持足弓和连接各跖骨。

图 76-18　足横弓

足部肌肉特别是小腿各下行肌腱协助足的外展和内收,以及足趾的屈曲和伸直,是维持足弓最主要的结构:①胫骨后肌可加强跟舟跖侧韧带,防止距骨头下陷内倾,并使前足内收;②腓骨长肌将足弓向上提起;③胫骨前肌止于第1跖骨和第1楔骨的内侧,可提起足弓的内侧;④趾长屈肌和蹞长屈肌亦有提升足弓的作用。

（二）病因

可分先天性或继发性两种。先天性因素指足骨、韧带或肌肉的发育异常,包括:①跟骨外翻畸形;②垂直距骨;③足舟骨结节过大;④儿童骨骺未融合或有副足舟骨;⑤先天性足部韧带、肌肉松弛等,均可导致扁平足。继发性因素包括:①长久站立或负重,使维持足弓的韧带疲劳而逐渐衰弱;②慢性疾病或身体过重,缺乏适当锻炼,小腿和足部肌肉萎缩,不能维持足弓张力;③穿鞋不适,足部过度前倾,纵弓遭到破坏;④足部骨病如类风湿关节炎、骨结核等;⑤足内在肌、外在肌肌力失衡(大脑瘫、脊髓灰质炎后遗症等)。

（三）病理

根据软组织的病理改变程度不同,平足症可分为易变性即姿态性平足症及僵硬性即痉挛性平足症,后者常合并腓骨肌痉挛。易变性平足症比较常见,软组织虽然松弛,但仍然保持一定弹性,负重时足扁平,除去承重力,足可立即恢复正常,长期治疗效果满意。僵硬性平足症多数由于骨联合(包括软骨性及纤维性联合)所致,手法不易矫正,足跗关节间跖面突出,足弓消失,跟骨外翻,双侧跟腱呈八字形,距骨头内移,呈半脱位,距骨内侧突出,有时合并腓骨长、短及第3腓骨肌痉挛。严重的先天性平足,距骨极度下垂,纵轴几乎与胫骨纵轴平行,足舟骨位于距骨头上。足前部背屈,跟骰关节外侧皮肤松弛,形成皱褶悬挂足外侧。

（四）临床表现

稍久站或行走1~2公里即可引起足部酸痛,足抬起后疼痛减轻或消失,严重者行走时步态蹒跚,行走迟缓,全足着地,不敢提足跟,易疲劳、疼痛,可伴有八字步态。痉挛性平足症病人有腓骨肌疼痛,僵直。查体可见足腰部肿胀,足印肥大(图76-19),全足宽阔、低平,跟舟韧带部压痛。站立位足跟外翻,足内缘饱满,足纵弓低平,前足外展,足舟骨结节向内侧突出。X线足侧位片示足纵弓塌陷,跟骨、足舟骨、骰骨和距骨关系失常,偶有副足舟骨。严重平足者有跗骨关节炎及骨质增生、疏松等。

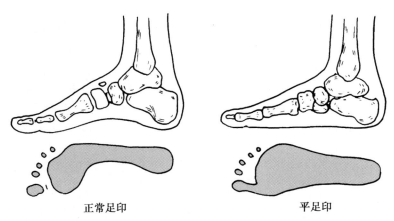

正常足印　　　　　　　平足印

图76-19　足印检查

（五）治疗

对轻型病例,可采用非手术疗法,在活动时纠正足平衡,进行足部训练,加强胫骨前肌和胫骨后肌的肌力,矫正足外翻。在行走时,应穿足底和足跟内侧加高3~6mm的矫形鞋或使用各种矫形鞋垫,鞋后跟应宽,鞋底内侧应平直,鞋腰部应窄,并经常练习用足趾行走,作屈趾活动,或以足趾拾物等动作。

Notes

极少数姿态性病人需要手术治疗,但痉挛性扁平足经常因严重的症状而需要手术治疗。痉挛性扁平足若病程短,可先选用手法作被动锻炼,逐渐克服腓骨肌的痉挛,或在麻醉下使用内翻手法矫正畸形后以石膏靴固定足于内翻内收位,5~6周后拆除石膏改穿平足矫形鞋。对合并骨关节炎、骨性畸形的成年病例,需施行手术治疗。根据畸形的不同,可选择作截骨术、三关节融合术、肌力平衡重建术及副足舟骨摘除术等。严重痉挛性扁平足,可施行距下关节融合术。

二、踇 外 翻

踇外翻(hallux valgus)是一种常见的足病,它是指第1跖骨内翻(第1~2跖骨间夹角>10°)踇趾过度斜向外侧(外偏角>15°)的一种畸形(图76-20,21)。常伴有进行性的第1跖趾关节半脱位。

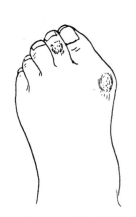

图 76-20　足踇外翻外形

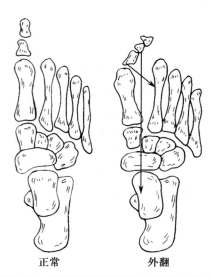

正常　　　　外翻

图 76-21　足踇外翻骨骼病变与正常足的比较

(一)病因

踇外翻畸形发生的原因与诸多因素有关,除扁平足畸形外,还与穿着狭窄的尖头鞋和高跟鞋有重要关系。足楔骨间和跖骨间有坚强的韧带联系,但第1楔骨、跖骨与其他楔骨、跖骨的联系较弱。若站立过久,行走过多,经常穿高跟或尖头鞋时,第1楔骨和跖骨受非生理压力的影响而向内移位,引起足纵弓和横弓塌陷。同时使踇长伸肌腱、踇长屈肌腱和踇短屈肌腱外侧头呈弓弦样紧张,增加了踇趾外翻的力量。踇趾近节趾骨基部将第1跖骨头推向内侧,第1~2跖骨间的夹角加大,在第1跖骨头内侧可以形成骨赘和滑囊炎。畸形严重者,第2足趾有时被挤到足趾背侧形成锤状趾,跖趾关节足底侧形成胼胝。青少年的踇外翻病人往往存在家族性的发病倾向。另外,一些炎性疾病也可引起踇外翻,如类风湿性关节炎,常因破坏跖趾关节引起关节向外半脱位,形成踇外翻畸形。

(二)临床表现

踇外翻畸形多见于中、老年女性,常呈对称性,多因疼痛而就诊。踇外翻在临床上主要有四组症状:①踇趾外翻,跖趾关节轻度半脱位,内侧关节囊附着处因受牵拉而形成骨赘,第1跖骨头的内侧突出部分即踇囊因长期受压和摩擦,引起急性踇囊炎或踇趾背侧皮神经受到刺激,导致疼痛;②跖趾关节长期不正常负重,发生骨关节炎引起疼痛;③骨关节炎波及籽骨,将加重症状;④第2~3跖骨头跖面皮肤因横弓塌陷和非正常负荷,形成胼胝,第2趾近端趾间关节处背侧皮肤因与鞋面摩擦形成胼胝引起疼痛。

查体时要在病人负重位和不负重位两种姿势下检查畸形的情况。因负重时畸形加剧,可了解病人在平时生活中踇外翻的真实情况。要检查踇趾畸形程度和外翻角度。检查踇趾的跖趾

Notes

关节主动与被动活动角度、疼痛情况及是否有捻发音,来探明是否存在骨关节炎。用手握住足趾作各方向活动,可判断是否存在关节松弛。同时要看是否存在平足或跟腱挛缩,第2趾是否为槌状趾及足底胼胝情况。

X线平片检查应于负重位拍摄足的正侧位像,测出蹬外翻角及1~2跖间角,检查第1跖趾关节是否有骨关节炎,以及骨关节面是否吻合,是否有半脱位。同时要观察蹬外翻的内侧隆起程度和籽骨的位置。

（三）治疗

1. 保守治疗　对于早期病变,疼痛较轻的病人,可采用保守治疗。常用的方法有:①应用消炎镇痛药物止痛;②防治平足症,穿合适的鞋子,可防止蹬外翻的发生和发展;③轻度蹬外翻可在第1~2趾间夹棉垫,改变穿鞋习惯,使蹬趾和第1跖骨头避免受挤压和摩擦;④蹬囊炎可做理疗、热敷,症状可以缓解或消失。

2. 手术治疗　如畸形和疼痛较重影响生活质量,保守治疗无效,需手术治疗。手术方法有多种,包括软组织手术、骨性手术和软组织联合骨性手术及跖趾关节人工关节置换术。手术的基本目的是减轻疼痛,纠正畸形,恢复足的正常功能。对于蹬外翻畸外形严重,但不疼痛等病例,不建议手术治疗。手术方法的选择应根据病人的具体畸形情况而定。较常应用的手术包括Mayo手术、McBride手术、Keller手术和跖骨截骨术等。Mayo手术适用于蹬囊炎明显而跖骨间角和蹬外翻畸形不严重、疼痛局限于第1跖骨头内侧的病人。该手术应完全切除跖骨头内侧增生的骨赘,紧缩法缝合内侧关节囊,纠正外翻畸形。手术简单,但易于复发。McBride手术是一种软组织矫正术,适用于蹬外翻角度在15°~25°,第1与2跖骨角<13°,跖趾关节没有退行性改变,年龄在30~50岁的蹬外翻病人。手术原理是将牵拉蹬趾外翻的蹬收肌自趾骨近端转移到第1跖骨头的外侧,增加第1跖骨向外的力量,并把第1跖骨头骨赘切除,去除易受压迫的隆起。Keller手术适用于蹬外翻角在30°~45°,第1~2跖骨间角<13°,第1跖趾关节退行性改变明显,年龄在55~70岁的蹬外翻病人。此手术切除蹬趾近节趾骨的近端约1/3,使蹬趾短缩,将蹬收肌腱和外侧关节囊的挛缩紧张一并解除,使畸形得以矫正(图76-22)。但是手术后数月内

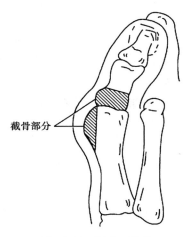

截骨部分

图76-22　Keller手术

伸蹬趾无力,而且蹬趾将永远短缩。除手术矫正外,术后正常足弓力线的维持也是保证术后效果长久的重要措施,可防止蹬外翻的复发。

近期还有学者开展了跖趾关节重建术的研究和临床应用,这是一种专门为跖趾关节设计的双柄可屈伸铰链式假体,由弹性硅酮制成,基于力学分布而设计,屈曲铰链趾关节中间部分厚、宽适合跖趾关节的解剖和生理的需要,近端长柄固定到跖骨髓腔内,远端短柄固定到近端趾骨髓腔内,铰链的凹面或开口部分朝上或背侧放置,以允许足趾关节最大限度完成屈伸运动。柄的横截面呈矩形,从而达到在髓腔内的抗旋转稳定作用。本手术的优点是可以改善足趾外观形状,解除疼痛,维持稳定性和运动功能,保持足趾的长度。

第七节　先天性高肩胛症

先天性高肩胛症(congenital high scapula)又称Sprengel畸形,是一种较少见的先天性畸形,表现为一侧肩胛骨位置比正常高(图76-23)。常合并有先天性脊柱侧凸、半椎体、楔形椎、椎体缺如等颈胸椎畸形。

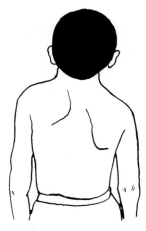

图 76-23　先天性高
肩胛症外观
左侧肩胛骨位置较正常增高，
颈部短小，发髻较低

（一）病因及病理

病因目前尚不明确，可能因为肩胛带在胚胎期内未完全下降而形成。正常情况下，在胚胎期第 3 个月末，肩胛带开始逐渐从颈部下降到胸廓上部。在此期间，某些因素引起的子宫压力过高、肌肉发育缺陷、肩胛骨与脊椎间异常软骨或骨性连接等，可导致肩胛带不能正常下降或下降不完全，就形成高位肩胛骨畸形。该畸形单侧或双侧均可发生。骨与肌肉均有异常。高肩胛比正常肩胛骨小，横径增宽，上部向前弯曲，常有纤维组织、软骨或骨性组织——肩椎骨，与一个或整个颈椎、上胸椎的椎板、横突、棘突连接。除肩胛骨畸形外，常伴有先天性脊柱侧凸、半椎体、楔形椎、椎体缺如、寰枕融合、肋骨缺如或融合、颈肋等畸形。肌肉异常常表现为一组或多组肩胛肌部分或完全缺损，或者止于肩胛骨的菱形肌、肩胛提肌细小、纤维化。前锯肌力弱，胸大肌、胸小肌、背阔肌及胸锁乳突肌也可有相似的病理改变。

（二）临床表现

主要表现为两肩不对称，患侧肩胛骨较小，向上方及前侧凸出，伴有旋转，肩胛骨高于健侧，其上角可达第 4 颈椎，下角可达第 2 胸椎，患侧颈部较短、颈肩弧度变小，上臂外展高举受限。颈椎 X 线平片检查可显示患侧肩胛骨位置较高，发育较小，常伴有其他畸形存在。

（三）治疗

对于畸形较轻的病人可行保守治疗，包括被动及主动功能锻炼，伸展牵引短缩肌肉，改善上肢外展、上举功能。对于畸形严重，或经保守治疗无效的病人，可考虑手术治疗，手术目的应以改善功能为主。手术方法较多，常用的有肩胛骨内上部和肩椎骨桥切除术、肩胛骨大部分切除术、肩胛骨下移术，改良肩胛骨下移术（Woodward 手术）等。手术最佳时期为 2～4 岁，6 岁以上手术治疗效果常不满意。各种手术方式均有发生暂时性臂丛神经麻痹等风险，应予以警惕。

第八节　臀肌挛缩症

臀肌挛缩症（gluteal muscle contracture，GMC）是儿童时期的臀部肌肉及筋膜发生纤维化挛缩引起的病症，继发引起髋关节外展，外旋，严重者出现髋关节屈曲障碍（图 76-24）。1969 年 Volderrama 首先报告此病后，临床病例逐渐增多，国内已有一些论文报道了有关病因分析、治疗方法及效果。因对本病的发病原因目前仍有不同见解，其名称也较繁杂，有臀肌纤维化、臀肌筋膜挛缩症、儿童臀肌挛缩症等。我们认为本病虽以髋外展、外旋挛缩为主要表现，但实质是臀肌纤维化并挛缩所引起。臀部纤维化的肌肉不仅仅局限在臀大肌，还可涉及臀中、小肌，加之病因并不十分明了，故该病称臀肌挛缩症较合适。

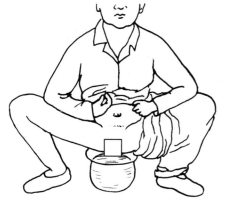

图 76-24　臀肌挛缩症外观
下蹲时双侧髋关节强迫于外展外旋位，
大便时不能同时脱下两侧裤腿，需先脱
掉一侧裤腿才可下蹲

（一）病因及发病机制

1. 臀肌挛缩症与臀部接受反复多次的肌内注射有密切关系　该病均发生在儿童，绝大多数患儿有

Notes

多次反复的臀部肌内注射史。据报道注射针头的机械损伤可引起局部的出血、充血水肿和机化，发生肌纤维和继发性结缔组织增生，最后形成纤维瘢痕挛缩束带。注射用药物可刺激局部的肌纤维引起生物化学性损伤。作者研究发现：TGF-β_1、β_3 在局部臀肌挛缩瘢痕成纤维细胞、血管内皮细胞中表达明显上调，可能参与了局部纤维瘢痕的形成。青霉素类药物，尤其是钾盐青霉素与苯甲醇混合液，是危险的致病因子。苯甲醇与青霉素等抗生素同一部位多次局部注射，可出现药物吸收不良，肌肉小范围局限性变性、坏死、形成纤维化瘢痕及条索，加之肌内注射机械性损伤，可引起肌肉纤维化及瘢痕挛缩，使臀部触之硬韧弹性差，并失去正常的膨隆外观，表现为尖臀。这些挛缩瘢痕从内上斜向外下行走，导致髋关节外展、外旋畸形，内收、内旋运动能力受限，引起相应临床症状。

2. **遗传及特发因素**　大约有近 10% 的病人没有反复多次的臀部肌内注射史，还有一些病例从未接受过臀肌注射。但他们有该病家族的高发病史，这使人们认为这些病人的发病与遗传有一定关系。还有少数患儿既无臀肌注射史，也无家族发病史，称为特发性。

3. **易感因素**　臀肌挛缩都发生在儿童，儿童是该病的易感人群。但接受长期反复肌注的儿童只有一部分患病，说明儿童对本病的易感性存在较大差异。瘢痕体质者接受臀肌注射后更易发病。

（二）分级

根据病人不同的症状、体征，将臀肌挛缩症分三度。

Ⅰ度：同时屈髋、屈膝 90°时，强力内收，双膝可以并拢，但双侧股部无法交叉到对侧（跷"二郎腿"）。尖臀畸形不明显。Ober 征弱阳性。Ⅰ度又可分为两个亚型，即ⅠA 和ⅠB。ⅠA（较轻），屈髋、屈膝 90°坐位时，强力髋内收，可将股部交叉到对侧（勉强能跷"二郎腿"）；ⅠB（较重），强力收髋也无法将股部交叉到对侧。

Ⅱ度：生活能自理，行走时可不表现出"八字步"，但上下楼或跑步时"八字步"明显。同时屈膝、屈髋 90°，双膝无法并拢，不会跷"二郎腿"。臀部外上方塌陷，有明显"尖臀"畸形，Ober 征阳性。

Ⅲ度：行走时呈明显的"八字步"，跑步困难，难以自己穿上裤袜，下蹲时髋关节被迫强力外展外旋，呈"蛙式腿"。Ober 征强阳性，髋关节必须在强力极度外展位，才能同时屈膝、屈髋达90°。臀部萎缩明显，有严重的"尖臀"畸形。骨盆变窄、变长，股骨颈干角增大。

（三）临床表现

多为双侧，也可单侧发病，单侧发病病人表现为双下肢不等长，骨盆倾斜，代偿性脊柱侧凸等，常被误诊。

1. **姿势和步态**　病人站立位，双下肢并拢时显得费力，严重者双足脚尖触不到一起。行走时呈现外八字脚。用力抬高足趾以代偿髋屈曲受限。迈步前进时，膝关节指向前外侧，患儿无法将膝关节提向正前方，表现出绕圈步态，跑步时尤为明显。严重的患儿自己穿裤子或袜子时特别困难，需坐在枕头或被子上才能自己穿裤子或袜子。

2. **臀部检查**　病人臀部外侧凹陷，失去正常臀部的膨隆圆滑之形态，髂嵴后部及大粗隆处显得较为凸出，臀部凹陷以外上 1/4 最为严重，此处可触及皮下较硬的纤维条索硬片，质韧无压疼，失去了臀部肌肉的正常弹性。被动下将髋内收、内旋时，臀外侧的纤维索条更加坚韧、明显。患儿下蹲后表现为尖臀畸形，臀的两侧扁平，甚至凹陷，内侧是膨隆的尖顶。

3. 髋关节运动范围检查主要有：

（1）并膝下蹲试验：患儿直立，两腿并拢，然后下蹲，正常儿童可顺利做出此动作。该病病人在下蹲时，两膝必须分开才能蹲下，若两膝不分开则无法蹲下。较轻患儿蹲下后双膝又能并拢。较重患儿蹲下双膝仍不能并拢。呈现蛙式腿（frog leg）下蹲，极严重患儿屈髋受限，无法完全蹲下。

Notes

（2）二郎腿试验：正常人可轻松的跷起二郎腿。患儿取屈膝、屈髋坐位，无法将患肢股部放到对侧股部上方，此时称二郎腿试验阳性。

（3）屈髋试验：受检者仰卧做屈髋、屈膝动作，正常人下肢可沿下肢矢状轴完成动作。病人在屈膝、屈髋时，髋关节必须外展，膝关节向外划一圆弧才能完成该动作。屈髋时大粗隆后上方常有弹动感，在屈膝、屈髋90°时，髋关节被迫外展，无法内收，此时髋外展畸形表现最明显。

（4）Ober征：病人侧卧，患侧在上，屈髋屈膝，检查者一手固定骨盆，另一手握住患肢踝部，膝关节屈曲90°，之后使髋关节屈曲-外展-伸直，此时放开患肢，使患肢自然下落，正常人应落在健侧肢体后方，如不能落下（或落在健侧肢体前方），则为阳性。

其他检查：X线平片检查一般无异常，但少数病例骨盆及髋关节有继发生改变。X线平片可见髋臼指数增加，颈干角和前倾角增大；臀肌挛缩严重者继发髋关节半脱位。血清及常规化验均无异常。

（四）治疗

对于症状较轻的ⅠA度病人，可暂行保守治疗，给予并膝屈髋、走一字步或交叉步等功能锻炼，多数病人可明显改善症状。对于ⅠB度，Ⅱ度及Ⅲ度病人，需手术治疗，可行臀大肌挛缩带部分切除术，臀大肌部分止点松解术，少数病人伴有臀中肌、髋关节囊挛缩，除松解臀大肌挛缩带外，还应适当部分松解臀中肌及关节囊，以改善症状。随着技术发展，手术年龄范围也从儿童及青少年扩展到了成年病人，作者收治病人中，最大年龄病人为40岁，术后取得了满意疗效。近年来开展了关节镜下臀肌挛缩松解术，该手术具有创伤小，出血少，恢复快等优点。

（贺西京）

第七十七章 脑与脊髓疾病后遗症

神经系统与人的运动功能密切相关,其发生病变会产生各种形式的运动功能障碍。

大脑皮层运动区及锥体系病变会引起上运动神经元性瘫痪,痉挛性脑瘫即属此类病变。小脑及锥体外系具有维持横纹肌张力,协调肌肉运动,保持正常体态姿势,并协助锥体系的随意运动功能,脑瘫病人的共济失调及手足徐动即为该系统发生病变。脊髓及脊神经病变引起的瘫痪有明显的节段性,表现为神经支配节段的局限性运动功能障碍,脊髓灰质炎(小儿麻痹症)即是此类病变,表现为脊髓前角受累引起的下运动神经元性瘫痪。

第一节 大脑性瘫痪

大脑性瘫痪(cerebral palsy)亦称为痉挛性瘫痪(简称为脑瘫)。Little 首先描述本病,故又称为 Little 病,它是由于各种原因造成未发育成熟的大脑受损,而导致的非进展性运动功能损害的多种综合征。尽管脑部病变不再进展,但骨骼肌肉方面的病变会继续进展,永久性运动功能丧失可导致进行性肌肉挛缩和骨骼畸形。

此病的发病率在发达国家约为 2‰ ~ 3‰,国内资料不详,部分地区发生率估计为 0.5‰ ~ 2‰。

(一)病因

任何原因造成胎儿及小儿未发育成熟的脑组织缺血、缺氧、外伤或中毒均可引起脑损害,导致脑性瘫痪,其中缺氧是较常见的原因。

1. 先天因素(产前因素) ①脑发育畸形,脑皮质内有脑质缺失和继发的锥体束发育不全;②胎儿期发生宫内感染;③母体接触有毒物质、放射线,或药物中毒影响胎儿发育;④胎儿在子宫内由于氧化障碍及新陈代谢障碍,导致生长发育迟缓、发育不全或脑积水;⑤妊娠高血压综合征易发生胎盘栓塞以及脐血管供血不足,使胎儿脑组织缺氧;⑥遗传因素:某些脑瘫病人可有家族病史。

2. 分娩因素 分娩时严重窒息、难产、胎儿供血不足,早产儿,未成熟儿,产伤所致脑膜内或脑质内出血。

3. 后天性因素 ①新生儿高胆红素血症,新生儿溶血症造成核黄疸,使脑组织线粒体的氧化磷酸化的解耦联作用发生障碍,脑细胞能量产生不足而发生变性坏死;②失血、感染、脑及其血管外伤、脑炎、脑膜炎、肿瘤、麻疹、脑膜及实质内血栓,一氧化碳、二硫化碳或锰中毒等,均可引起脑实质、锥体束或侧束萎缩,形成囊肿、硬化,出现脑瘫。

(二)病理

主要是大脑皮质神经细胞的变性坏死和纤维化。除发育畸形、外伤、感染和血管性病变有其特殊改变外,脑部主要病变为不同程度的大脑皮质萎缩、脑回变窄、脑沟增宽,皮质下白质疏松,甚至形成囊腔。镜下可见神经细胞数目减少并退变,锥体束变性。一般认为破坏性、感染性、血管性病变可致多发单侧或不对称性麻痹,而发育畸形则表现为对称性瘫痪。

(三)临床表现

复杂多样且难以简单描述,出生时常被漏诊。目前对脑瘫的分类尚不统一,现以常见的类型加以描述:

1. **痉挛型**　此型最常见,占45%～60%,以骨骼肌张力增高,但在睡眠状态下肌张力下降为特点。常表现为偏瘫(hemiplegia)、双瘫(diplegia)、四肢瘫(quadriplegia),尤以股内收肌、小腿三头肌痉挛常见,呈交叉剪刀步态及马蹄内翻足畸形。肌张力高,肢体被动屈曲时有伸展样抵抗,伸展时屈肌有收缩倾向。表现为关节开始被动运动时阻力大,到一定角度后突然阻力降低,有如拉开折刀的感觉。腱反射亢进,病理反射阳性,髌阵挛、踝阵挛阳性。一般智力发育正常,但也有智力低下、斜视、癫痫、肢体挛缩变形等表现。

2. **手足徐动型**　一般占15%～25%,以不自主无意识的运动为特点。运动障碍可发生在四肢或躯干,肌张力的强度和性质不断发生变化,从而产生了不自主运动。肌张力越低变化越大,不自主运动越频繁。头面部肌肉出现不自主运动时表现为"呲牙咧嘴"、"挤眉弄眼"的怪异表情;全身肌群收缩不协调表现为站坐不稳,难于保持一定的姿势;上下肢出现肌肉不协调运动,表现为各关节的过度活动。查体可见不自主的、难以控制的躯干四肢徐动。肌力多正常,病人清醒、紧张时肌张力高,安静及睡眠时肌张力下降,表现为肌张力波动的特点。当两侧肌张力不对称,关节周围软组织松弛时,有关节脱位倾向。生理反射常引不出或反射正常,无病理反射。常合并有听力障碍、呼吸异常和发育异常。可伴有脊柱侧凸,肩、髋关节脱位等。患儿智力多不受影响。

3. **共济失调型**　此型约占5%。临床表现为平衡功能障碍,肌张力低下,但无不自主运动。深感觉丧失,患儿不能保持固定的姿势。站立时,必须不停地调整身体,以维持站立姿势;行走时身体摇晃,两腿分开,步幅加大,且方向不准确。由于辨距障碍,脚掌着地动作过度,常有不协调、频繁的过度多余动作,有时也表现为运动时震颤。查体可见腱反射减弱,无痉挛体征,病理反射阴性,智力以正常居多,可伴有眼球震颤和语言障碍。

4. **强直型**　此型占5%。由于病变范围为弥漫性脑组织损害,临床表现类似痉挛型,但程度更严重。全身肌张力增高,呈强直状;肢体僵直,运动严重障碍,常表现为角弓反张。查体见肌张力增高,被动牵引肢体时呈铅管样(齿轮状)强直,常伴有智力低下。

5. **混合型**　约占10%左右。本型兼有上述各型的特点,临床表现无定式,各种症状体征混合存在,以痉挛型及手足徐动型混合较为多见。一般智力较差。

（四）诊断

对于年龄大的患儿来说并不困难。根据孕期异常,早产、产伤史,以及出生后脑炎、脑膜炎病史,再结合临床表现和体征,应考虑该病。对婴儿病人诊断脑瘫较为困难,常需作较长时间观察,才能确立诊断。脑瘫诊断重点在于早期诊断,早期治疗,使患儿获得良好的运动发育,这对患儿预后有重要意义。

早期诊断要点:①智力发育迟缓,情绪不稳。运动发育随之缓慢(正常3个月抬头,6个月坐,1岁走);②膝反射亢进,踝阵挛,内收肌痉挛,出生后数周即可测出;③肢体下垂。正常出生6个月上肢微屈、髋伸直、膝屈曲;④3个月后手握紧,颈紧张。6个月后手张开缓慢;⑤有时有吞咽困难,嗜睡;⑥其他症状还有:肢体营养改变(手足发绀或短小等),肌电图及脑电图异常等。

（五）鉴别诊断

许多疾病的某一方面可与脑瘫相似。脑瘫的表现为"非进展性"脑部异常,这一点十分重要,决定了诊断中一定要排除进展性脑部疾病。脑瘫需与以下疾病鉴别。

1. **脊髓灰质炎后遗症**　此病为病毒侵及脊髓前角灰质引起的运动障碍,主要有高热史,继而出现肢体的软瘫,感觉无异常。

2. **脑瘤**　有颅内压增高症状,头痛、恶心、呕吐,眼底视乳头水肿,视力减退。CT、MRI可显示病变部位和范围。

3. **脑积水**　为进行性病变,表现为不成比例头颅增大,囟门扩大及颅缝增宽,并伴有颅内压增高征象及智力发育迟缓。X线平片、CT及MRI有助于诊断。

4. **其他**　包括铅性脑病、苯丙酮尿症智力发育不全等。

(六) 治疗

脑瘫病变位于脑组织,临床上以姿势异常和运动障碍为主要表现,故处理较为困难。治疗应多科室合作,针对患儿复杂的临床表现,制定综合治疗方案,通过药物、康复训练、理疗、支具以及手术治疗等综合手段,使患儿得到合理治疗,达到改善功能的目的。

1. **药物治疗**　常用于对症治疗。痉挛发作时可应用肌松剂,如左旋多巴、美多巴、苯海索等。但此类药应避免过量或长期使用,以免造成运动功能低下。有癫痫发作应用抗癫痫药物,如苯巴比妥、地西泮、苯妥英钠等。同时辅助促进脑神经代谢的药物,如谷氨酸、维生素 B 类药物、脑活素和吡拉西坦等。

2. **针灸与理疗**　对脑瘫患儿有一定的帮助,可促进智力发育及缓解痉挛。

3. **康复训练**　包括智力训练、语言训练和运动功能训练,但以智力训练为主。由于 1/3 的患儿有较好的智力条件,特别是 2/3 的痉挛型患儿智力接近正常,所以智力训练完全可能。为了使智力训练能坚持下去,首先应帮助家长建立信心和耐心以密切配合,语言训练和智力训练应同时进行。

4. **预防畸形**　由于正常肌肉与痉挛瘫痪肌肉并存,肌力的不平衡容易产生挛缩畸形,故应提早防止畸形的发生。当发现婴儿有肌肉挛缩时,应采取轻柔手法进行牵拉,但不能引起牵张反射。对较大的患儿可用支具来维持肢体于功能位,以协助活动。

5. **手术治疗**　目的是补充非手术治疗的不足或增进非手术治疗的效果,重建脑瘫病人的肢体功能。手术治疗的原则是减少痉挛,获得稳定,恢复和平衡肌力并矫正肌肉的挛缩畸形,改善姿势、步态、负重力线,为功能恢复创造条件。上肢为改善功能和纠正畸形,宜于重建;下肢目标则在于稳定。手术分为三类:肌腱肌肉手术、选择性脊神经后根切断术和骨关节手术。肌腱肌肉和神经手术适用于 6 岁以上,经非手术疗法已获得一定效果,但尚未能完全纠正畸形者。但需要病人精神状态和智力发育良好,术后能接受再训练。若智力不足,术前应长期训练,待智力改善并能配合治疗后再考虑手术。截骨术或关节手术须在 12 岁以后进行。

第二节　脊髓灰质炎后遗症

脊髓灰质炎(poliomyelitis)后遗症又称小儿麻痹症,是由脊髓灰质炎病毒侵犯脊髓前角细胞后出现肢体弛缓性瘫痪为主要表现,因姿势、负重等不平衡出现的各种畸形及功能障碍。由于脊髓灰质炎疫苗的开发和广泛应用,急性脊髓灰质炎的发病率已明显下降。目前,该病主要发生于热带和亚热带发展中国家的 5 岁以下儿童。

(一) 病因及病理

脊髓灰质炎是由脊髓灰质炎病毒侵犯脊髓灰质的前角运动神经细胞而引起的。病毒侵入脊髓前角后,早期可有下列变化:

1. 仅表现为细胞周围血管充血及水肿,暂时影响细胞功能。

2. 侵犯神经细胞本身,引起细胞核肿大,尼氏小体碎裂,甚至引起细胞核的染色质发生分解,细胞质出现嗜碱颗粒。这类病理改变仍为可逆性,甚至可完全恢复正常功能,但较前者持续时间长。

3. 神经细胞本身严重变性,甚至发生溶解、坏死或吸收。此类病变为不可逆病变,神经细胞不能再生或恢复,使该组神经细胞支配的肌肉出现瘫痪。但并非支配某一组肌肉的神经细胞都出现这一变化,常残留一部分功能完整的神经细胞,通过其代偿作用可获得部分功能的改善。一般情况下,若残存 40% 的神经细胞,可以保存运动功能;若残存 30% 的神经细胞,肌力可达到 3~4 级;残存 20% 的神经细胞,肌力可达到 2~3 级;10% 的神经细胞残存,就仅有 0~1 级的

Notes

肌力。

支配肌肉的运动神经细胞在脊髓前角内排列成细胞柱,如髂腰肌的细胞柱位于 T_{12} ~ L_3 的 4 个节段中;股四头肌位于 L_2 ~ L_4 3 个节段中;胫骨前肌仅位于 L_4,L_5 2 个节段中。所以,如病变较轻,就不致侵犯某一组的全部细胞柱。某些病变甚至是呈分散或跳跃式分布,因此在临床上所表现的瘫痪并不按神经支配区域分布,而是很不对称,呈"乱点名"式。从侵犯神经上看,以 L_1 ~ L_4 最常见,颈胸段少见。主要累及股四头肌、小腿伸肌和臀肌;其次为上肢的三角肌和肱二头肌;有时也累及躯干肌。脊髓前角细胞破坏后,不仅使横纹肌失神经支配,而且其支配的血管平滑肌亦受到影响,从而使肌细胞的新陈代谢受到影响而致肌细胞发生退变或坏死。

（二）临床表现

本病临床表现差异很大,一般可分为三个时期。

1. **急性期**　自感染开始到肢体瘫痪为止,经历潜伏期、全身反应期及瘫痪期,平均时间 2 ~ 3 周。主要表现是发热,头痛,呕吐,肌肉疼痛,肢体痛觉过敏。体温约在 2 ~ 5 天后恢复正常,之后突然出现肌肉瘫痪。

2. **恢复期**　该期从患儿体温降至正常至病后 1 年半左右。因脊髓前角炎症消退,受累细胞恢复功能,肌肉瘫痪程度逐渐减轻。临床上肌力恢复多在急性发病后的 2 ~ 3 周,此后恢复逐渐减缓,但多数在 6 个月内全部恢复。恢复过程可持续 2 年,功能恢复一般从手指和足趾开始渐向近端扩延,从小肌肉恢复渐至大肌肉恢复。少数病变严重者难以恢复,留下后遗症。

3. **后遗症期**　通常认为发病后 2 年,瘫痪肌肉不再恢复是后遗症期的开始。此期受累脊髓细胞已不再恢复或恶化,相应神经支配的肌肉麻痹,可因姿势、负重等不平衡,出现各种畸形及功能障碍。

（三）诊断与鉴别诊断

该病多发生于 6 个月至 3 岁的儿童,肌肉瘫痪多数不对称,呈节段性,股四头肌受累较多见,并且肌肉瘫痪程度总是先重后轻,不伴感觉和大小便功能异常。因此脊髓灰质炎后遗症的上述特点较易与其他疾病相鉴别,一般不需特殊检查,便可诊断。

（四）治疗

矫形外科对脊髓灰质炎后遗症的治疗应从肌肉瘫痪开始,贯穿于整个治疗过程,促进瘫痪肌肉的恢复,防止肢体畸形的发生,而不是在已形成了肢体畸形后再去矫正,这样不利于病人的恢复。

1. **急性期**　此期应在全身治疗的同时保护疼痛的肌肉,加强翻身,防止皮肤压疮。更重要的是,应将患儿身体置于良好体位,以预防身体和四肢畸形的发生。必要时可用毛巾、枕头、沙袋、夹板等固定体位。

2. **恢复期**　此期治疗原则为促进恢复,预防畸形,观察病情变化和矫正畸形。对患儿受累肌肉的肌力在前 6 个月内每月评价 1 次,此后每 3 个月评价 1 次,并前后比较。如肌力在逐渐增加,则说明有恢复的可能。一般认为,肌力恢复超过 80% 的肌肉无需特殊治疗即可自行恢复。如果 2 ~ 3 个月后某肌肉的肌力仍低于正常的 30%,则标志着其肌力不能恢复。

（1）促进瘫痪肌肉的恢复:除内科用药促进神经功能恢复外,还可以采用:①针灸疗法;②物理方法,如水疗、蜡疗、红外线、超声波、推拿和按摩等方法。物理疗法可增加肌肉的收缩,改善肌肉的血液循环,防治肌肉萎缩及关节挛缩,从而促进恢复;③运动疗法,在病人肌力逐渐恢复过程中,采用渐进的主动运动训练,加强肌肉力量。

（2）保持良好的体位预防肢体畸形:躯干肌受累的病人应睡硬板床,以防止脊柱畸形,必要时应穿支具固定。对四肢肌肉瘫痪的患儿需用夹板、矫形器等保持肢体功能位,以防关节畸形。

3. **后遗症期**　此期主要目的是预防畸形或防止畸形加重,矫正畸形,改善肢体功能。可用手法矫正及矫形器等非手术疗法,但手术治疗是此期内最常用的有效治疗手段。

手术目的是预防和矫正畸形,稳定瘫痪的关节,重新分配肌力,平衡肢体,恢复力线,改善肢体功能和外观,争取不再依靠支具和支撑物。一般认为软组织挛缩的松解手术可在 5 岁以前施行。肌腱移位等手术宜在 5～7 岁以后小儿能配合术前检查和术后训练,有助于取得较好的手术效果。骨关节手术最好在骨骼发育相对成熟,即 12 岁以后进行。

手术时机的选择除考虑年龄外,还应考虑畸形发展速度。有的畸形进展很快,用矫形器等保守治疗很难控制,称为运动性畸形,如马蹄内翻足。这类畸形多数存在肌力不平衡或早期软组织挛缩,手术应早期进行。另一类畸形进展较慢,可应用矫形器等保守治疗矫正,称为静止性畸形,可待合适年龄再择期手术。若病人同时存在多种畸形,手术顺序应为:先施行畸形矫正术,再行肌力平衡手术及稳定关节手术。肢体不同部位手术顺序不同,上肢以手、前臂的灵活性为主,上肢不同部位畸形的矫正顺序应从远端到近端,即先行手部手术,后行肘、肩部手术。而下肢以负重为主,下肢的手术顺序一般从近端到远端,即先行髋部手术,后依次为膝、足部手术。

手术根据目的不同大致分为四类:矫正畸形;平衡肌力;稳定关节;均衡肢体长度。

(1) 畸形矫正:脊髓灰质炎后遗症肢体畸形是运动功能障碍的主要问题,必须矫正畸形后才能进行下一步治疗。

下肢畸形发生较多,由于其功能主要是负重、站立和行走,所以手术的关键在于恢复下肢正常负重轴线。常见的下肢畸形有:髋关节屈曲、膝关节屈曲、膝外翻、马蹄足、外翻足等。对于早期病例,仅有软组织挛缩,可先行保守治疗,若不能纠正,可作跟腱延长或切断术、筋膜切断术、关节囊切开及剥离术以及肌肉起止点剥离术等;对于病程较长,不仅有软组织挛缩,还有骨关节变形,且骺线已消失者,常需作骨关节截骨矫形术。

(2) 平衡肌力:因肌肉瘫痪造成肌力不平衡,相继由于负重、牵拉、不良体位的影响,从而导致各种畸形,因此平衡瘫痪肢体的肌力是治疗的重点之一。常用的手术是肌腱移位术,用正常的肌肉替代瘫痪的肌肉。

(3) 稳定关节:关节稳定性是肢体进行功能活动的前提,尤其是下肢关节,其稳定性可保证下肢负重,完成站立和行走活动。关节的稳定性主要靠肌肉的活动维持。当肌肉瘫痪后,关节失去控制而变得松弛不稳定,称为连枷关节。这种关节的稳定性只能依靠关节周围韧带的紧张牵拉和关节面的挤压来维持。

选用特制的下肢矫形器,很有帮助。如膝关节矫形器,在关节处有锁定结构,在病人站立及步行时,保持膝关节伸直稳定,在屈曲时,矫形器锁定装置可自行打开,关节可自由弯曲,保证膝关节既有稳定性,又有灵活性。关节融合术须待病人年龄达 12 岁以上,骨骼发育成熟后才能进行。对于单关节,为稳定关节而施行融合术时,应慎重。如膝关节融合后髋关节与踝关节间为一直线,易引起骨折,影响病人下蹲和坐立等正常活动。

(4) 下肢均衡手术:肢体缩短后可致跛行和继发性骨盆倾斜,脊柱侧凸等。轻度肢体缩短,可用穿增高鞋垫的方法治疗,严重者则须手术矫正。常见的手术方式有骨延长术、骨骺延长术、骨缩短术或骨骺生长阻滞术。骨延长术一般通过外固定器于股骨或胫腓骨行牵张成骨(distraction osteogenesis),应在有经验的治疗中心进行。骨骺延长术一般以胫骨近端或股骨远端骨骺为主,并在骨骺融合前(12～13 岁左右)施行。骨短缩术一般在健肢股骨进行,短缩长度不宜超过 5cm,否则将影响股四头肌的肌力。骨骺生长阻滞术比较简单且很少产生并发症,有永久性和暂时性两种。永久性骨骺生长阻滞术需要根据肢体的生长速度和长度,决定在适当的年龄施行。手术方法是破坏健肢股骨远端或胫骨近端的骺软骨,使骨骺早期融合。暂时性骨骺生长阻滞术,不必估计肢体的生长速度和长度,只需在病人骨骺尚未闭合前,在健肢股骨下端和胫骨上端骨骺软骨的两侧插入金属 U 形钉,阻滞该骨骺的生长。待两下肢等长后,可以拔除 U 形钉,被阻滞的骨骺可继续生长。

(冯世庆)

第七十八章 骨 肿 瘤

第一节 概 述

(一) 发病率

来源于骨与软骨的恶性肿瘤约占全身恶性肿瘤的 0.5% ~1%。不同种族人群的骨肿瘤发病率不同。骨肉瘤在恶性骨肿瘤中发病率最高,约占 35%,软骨肉瘤约占 25%,Ewing 肉瘤约占 16%。

(二) 年龄和部位的分布

骨肉瘤有两个发病高峰。第一个高峰发生在 10~20 岁之间,第二个高峰发生在 60 岁左右。骨肉瘤多发生于 20 岁以下的病人,80% 发生于长骨干骺端。小部分病例发生在其他骨骼,如颅骨、脊柱和盆骨上。

软骨肉瘤发病率随着年龄增长而递增,可到 75 岁。相同年龄阶段的发病率也因性别和种族的不同而不同。50% 以上的软骨肉瘤发生在长骨末端。骨盆和肋骨为其次好发的部位。

Ewing 肉瘤的流行病学特征与骨肉瘤的相似,但是骨肉瘤好发于骨骼未发育成熟的病人的长骨的干骺端,而 Ewing 肉瘤好发于骨干。Ewing 肉瘤的第一个发病高峰也是 10~20 岁阶段。Ewing 肉瘤多见于白种人群。

(三) 手术治疗原则和方法

1. 外科分期(Enneking 分期) 手术切除是治疗恶性骨与软组织肿瘤的主要方法。为了指导手术及辅助治疗方法的选择,Enneking 等在 1980 年正式发表了 Enneking 分期系统(表 78-1)。其包括三个影响肿瘤预后的重要因素,即肿瘤组织学分级(grade,G)、病灶解剖学范围(tumor,T)和是否存在转移灶(metastasis,M)。

肿瘤组织学分级(G)反应肿瘤生物学行为及侵袭性程度,包括卫星灶形成、区域性转移和远隔转移。肿瘤组织学分级决定于肿瘤的组织学形态、放射线表现和临床病程等。根据这些情况,病变可分成良性(G_0),低度恶性(G_1)和高度恶性(G_2)。良性病变分化好,没有细胞异型性,没有核分裂象、位于囊内。虽然一些侵袭性稍大的病变,可穿透包囊并侵入囊外的组织,但是没有卫星灶和区域性跳跃转移或远隔转移。低度恶性病变相当于 Broders Ⅰ、Ⅱ 级,它们分化相对良好,细胞/基质比例低,有几个分裂象和中度的细胞异型性;不完全的被假性囊包裹,并有中等程度的反应带;瘤体生长缓慢,短期内转移发生率较低。高度恶性病变相当于 Broders Ⅲ、Ⅳ 级,镜下分化不良,细胞/基质比例高,核分裂象多,常有坏死和微血管的侵入;它们突破了假囊壁,周围有厚的反应带,新生血管和炎症浸润明显,容易穿过自然屏障延伸,转移的危险性大。

病灶解剖学范围(T)指病变是否限制在一个解剖间室内。解剖间室或简称间室,是指能阻隔肿瘤生长的自然解剖屏障,如皮质骨、关节软骨、筋膜间隔或关节囊。恶性肿瘤位于在解剖间室内还是间室外,对预后是重要的因素。由于所有的主要血管神经位于间室外空隙内,侵犯它们的病变,容易快速且不受限的扩展,切除不完全常导致复发。

否存在转移灶(M)与预后和手术的计划有关。肉瘤转移的主要部位是肺脏,局部淋巴转移少见。转移提示预后差。

良性肿瘤组织学所见良性（G_0），分期用阿拉伯数字1,2,3表示：1期（静止）病变，临床上无症状，多偶然发现，X线平片可见病灶位于完好的囊内（T_0），周边存在较厚的反应骨，没有转移（M_0）；2期（活动）病变，病灶也位于囊内（T_0），但生长活跃，X线平片上边界较清楚，但存在骨皮质膨胀变薄，周边存在的反应骨非常薄，可出现症状或导致病理性骨折，没有转移（M_0）；3期（侵袭）病变，超出包囊外，有时扩展到间室外，可出现软组织包块，一般无转移（M_0），偶尔可发生转移（M_1）。

恶性肿瘤分期用罗马数字Ⅰ、Ⅱ、Ⅲ表示，每期又分为A（间室内）和B（间室外）两组，以区分肿瘤是否已经突破其原发间室。

表78-1　肌肉骨骼肿瘤的 Enneking 分期

良性	1. 静止性	
	2. 活动性	
	3. 侵袭性	
恶性	Ⅰ. 低度恶性无转移 　　A. 间室内　　　　B. 间室外	
	Ⅱ. 高度恶性无转移 　　A. 间室内　　　　B. 间室外	
	Ⅲ. 低度或高度恶性,有转移 　　A. 间室内　　　　B. 间室外	

2. **外科手术方式**　外科分期是为了更好地选择手术方式，过去只把手术分为局部切除与截肢两类，显然是不够的。局部切除可能根治肿瘤，截肢也可能无法彻底切除肿瘤。肿瘤的手术边界按切除范围及组织学所见分为四种（表78-2），每种手术又可分为保留肢体切除和截肢，即切除和截肢都可能采用上述四种手术边界，故肿瘤手术方式分为八种（表78-3）。

表78-2　手术边界

种类	切除范围	组织学所见（手术切缘）
囊内切除	肿瘤内手术	有肿瘤组织
边缘切除	反应区内、囊外	反应组织可有显微卫星肿瘤
广泛切除	超越反应区的正常组织	正常组织可有跳跃
根治切除	正常组织、间室外	正常组织

表78-3　肌肉骨骼肿瘤手术

种类	保留肢体	截肢
囊内切除	囊内刮除	囊内截肢
边缘切除	边缘整块切除	边缘截肢
广泛切除	广泛整体切除	广泛性截肢
根治切除	根治性局部切除	根治性关节离断

外科的分期对手术的设计有很大帮助。良性1期病变病程是静止的，囊内切除无复发。良性2～3期病变病程活动，囊内手术或边缘囊外手术后有一定复发风险，需要辅助治疗，广泛切除能大幅度降低复发率（表78-4）。ⅠA期低度恶性间室内肉瘤有症状，生长慢，间室内切除有较高复发率（表78-5）。ⅠB期低度恶性间室外病变，广泛切除复发率低。Ⅱ期肿瘤在没有辅助治疗的帮助下，常需要根治性间室外切除才获得较低复发率。

Notes

表 78-4　良性肿瘤分期与手术种类

分期	分级	部位	转移	能控制的手术
1	G_0	T_0	M_0	囊内切除
2	G_0	T_0	M_0	边缘切除或囊内切除加有效辅助治疗
3	G_1	$T_{1\sim2}$	$M_{0\sim1}$	广泛切除或边缘切除加有效辅助治疗

表 78-5　恶性肿瘤分期与手术种类

分期	分级	部位	转移	能控制的手术
ⅠA	G_1	T_1	M_0	广泛性切除
ⅠB	G_1	T_2	M_0	广泛切除或截肢(累及关节或神经血管时)
ⅡA	G_2	T_1	M_0	根治性切除或广泛切除加有效辅助治疗
ⅡB	G_2	T_2	M_0	根治性切除
ⅢA	$C_{1\sim2}$	T_1	M_1	根治性切除原发手术处理转移灶或姑息
ⅢB	$C_{1\sim2}$	T_2	M_1	根治性切除原发手术处理转移灶或姑息

3. **骨与软组织肿瘤的活检**　为了明确诊断,制订治疗方案,术前病理活检非常重要。活检最好通过一个肌肉间室,尽量避免暴露肌间隙神经血管结构,以免其被肿瘤污染。活检穿刺点或切口应注意选择在正式手术的切口上,以便于在最终的手术中切除可能被肿瘤污染的穿刺针道或活检切口。由于肉瘤可以在软组织及骨组织中种植转移,所以活检操作不当会影响后期的保肢手术和治疗。

(1)套管针穿刺活检:在局麻下进行,套管针穿刺活检可以获得条状组织标本(每条长约10mm,直径约2mm),诊断准确率可以达到90%以上。穿刺活检的缺点是标本过少,容易导致病理诊断的困难,对于致密的质硬骨肿瘤常无法取到足够量的标本。

(2)切开活检:最好在手术室麻醉下操作,操作时应仔细止血,减少剥离。

第二节　良性骨肿瘤

一、骨　瘤

骨瘤(osteoma)是骨面上突出的良性肿物,内部为间充质细胞产生的正常成熟的骨结构,即致密的正常骨。病灶几乎全都在颅骨和下颌骨。多发性骨瘤伴有结肠息肉、软组织纤维瘤和皮肤的皮样囊肿,被称为 Gardner 综合征。

(一)临床表现

发病年龄以 30~50 岁多见,男女比例为 2:1,发病部位 70% 在额窦和筛窦内,少见于长短管状骨。病人无症状且肿瘤发展缓慢。

(二)影像学表现

普通的 X 线平片表现有两种类型:一种为致密型,肿瘤骨密度高,圆形或椭圆型,边缘清晰,周围无反应性软组织肿胀,周围无骨膜反应(图 78-1);另一种为疏松型,骨质密度低,肿瘤常常较大,周围有硬化带。

(三)病理学表现

镜下见致密粗大的骨小梁,骨小梁成熟同正常骨的板层,少见或见不到哈佛管,骨细胞的数量不一。

Notes

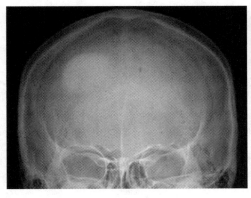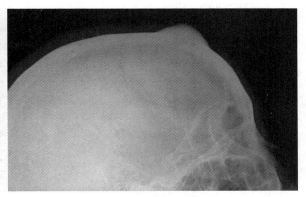

图 78-1 颅骨骨瘤

注:女性,45 岁,X 线正侧位显示额骨圆形高密度肿物,突出颅骨表面

(四)治疗

无症状的骨瘤可不予治疗,有邻近组织构成压迫出现相应症状者,可行手术切除,切除范围包括少量正常骨质。术后很少复发。

二、骨 样 骨 瘤

骨样骨瘤(osteoid osteoma)由异常骨样组织、成骨细胞组成,其外包绕着反应性骨质。是第三种常见良性骨肿瘤,仅次于骨软骨瘤和骨化性纤维瘤,约占良性骨肿瘤的 11%。

(一)临床表现

典型的表现是病人长骨有持续数月的钝痛,夜间加重,服用水杨酸制或非甾体消炎药可缓解。好发年龄在 5~20 岁,男性较女性为多。70%~80%的病损在长骨,最常见于股骨、胫骨和肱骨的骨干或骨骺端,其次是脊柱、足、手骨。

(二)影像学表现

大多数在骨干皮质内,呈现小的圆形或椭圆形的放射透明巢,直径很少超过 1cm,常有致密的硬化骨包绕。CT 对发现瘤巢最有价值,可显示一个局限的小的低密度的瘤,周围包绕着大范围的高密度反应骨的形成,需与疲劳骨折、骨髓炎、骨脓肿、骨岛鉴别(图 78-2)。

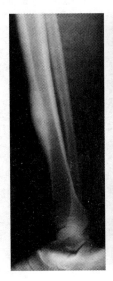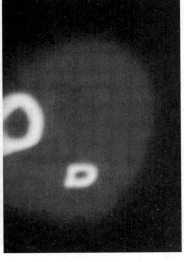

图 78-2 右胫骨下段骨样骨瘤

注:女性,17 岁,X 线平片(左)显示局限性皮质增厚,可见
瘤巢,CT 片(右)更清楚显示瘤巢

Notes

（三）病理学表现

大体标本,骨样骨瘤是一小的圆形或椭圆形,樱桃红或红棕色,直径为1cm或更小的肿瘤。

组织学上,骨样骨瘤由界限清楚的交织呈网状的不规则的骨小梁和骨样矿化基质组成,可见局灶性骨母细胞在骨小梁边缘排列,有大量扩张毛细血管的纤维血管结构提供给肿瘤血运,骨样骨瘤的疼痛是由大量的瘤巢内的无髓神经轴索传导的。

（四）治疗

外科治疗极为有效。应完整切除瘤巢。彻底切除后不会复发。

三、内生软骨瘤

（一）临床表现

内生软骨瘤(enchondroma)为良性骨内肿瘤,由分化良好的软骨小叶组成它可能是一种起始于软骨的错构瘤。发病率高,仅次于纤维组织细胞瘤和外生骨疣。男女发病率相同,可见于任何年龄组。

2/3位于手部的短管状骨,大部分位于近节指骨,其次为掌骨、中节指骨以及远节指骨。很少一部分位于足之管状骨。

单发软骨瘤在长管状骨的发病率约占25%,上肢多于下肢,主要为肱骨和胫骨,此外亦见于躯干骨和髂骨,多无症状。

内生软骨瘤生长缓慢,体积小,几乎无血管,故长期无症状。若有症状,主要是因为部位表浅,如手部的管状骨易因骨膨胀刺激引起局部肿痛,或因病理骨折引起疼痛。而在四肢长骨,大部分内生软骨瘤均无症状,仅因其他疾病或病理骨折在拍X线平片时被发现。

（二）影像学表现

表现为边界清楚的溶骨区,有时由于肿瘤软骨的分叶状结构形成多环状,肿瘤生长较慢,有硬化缘,骨皮质变薄、有轻度膨胀(图78-3)。位于长骨的内生软骨瘤在干骺端呈中心性或偏心性生长,大小不等,以溶骨为主,可伴有钙化阴影。

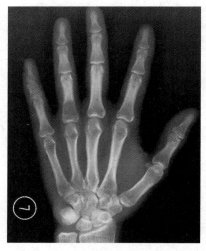

图78-3　左环指近节指骨内生软骨瘤
注:女性,28岁,X线平片显示近端溶骨膨胀,皮质变薄,边界清楚

CT上病变表现为烟圈样或爆米花样,比X线平片更能明确钙化的情况。MRI能清晰显示髓腔内侵犯范围。骨扫描提示病变处浓聚。肿瘤生长活跃阶段,浓聚更明显。

（三）病理学表现

1. 肉眼特点　由于其主要为透明软骨,故在肉眼下很有特点。肿瘤组织由白而亮的透明软骨形成分叶状,几乎无血液。

2. 镜下特点　为分化良好的成熟软骨组织,软骨细胞分布疏松,呈圆形,核浓染,细胞群成串排列,多为单核,双核细胞罕见。病变区域内可有黏液组织,可见梭形细胞与黏液。

（四）治疗

手部的内生软骨瘤若无症状可以暂不处理,也可刮除植骨治疗。由于刮除时可能有肿瘤组织残留,所以手术时如能将硬化边缘一并切除则效果更好,残腔可用乙醇、苯酚等处理,以减少术后复发。

位于长骨的无症状的、已钙化的内生软骨瘤亦无需治疗。那些有症状的、溶骨的,则需外科治疗。对于复发的病例,需行广泛的切除。

Notes

四、多发内生软骨瘤病

多发内生软骨瘤病(Ollier 病;enchondromatosis)是 1899 年 Ollier 首先描述,故称为 Ollier 氏病,与多发骨软骨瘤不同。本病无遗传倾向。病变同单发内生软骨瘤相类似,但呈多发性、不对称性分布,多在身体的一侧发病,男多于女(图 78-4)。与单发性软骨瘤不同,多发内生软骨瘤潜伏期短,近 90% 的病例发生在 30 岁以前。

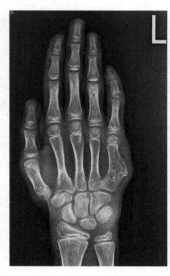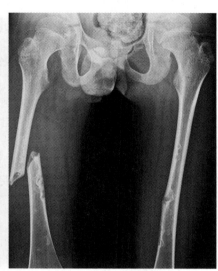

图 78-4　多发内生软骨瘤
注:男性,13 岁,X 线平片显示左手第五掌骨及双侧股骨多发内生
软骨瘤,伴右股骨干病理性骨折

引起症状的多发内生软骨瘤需外科治疗,有时需切除或截肢,特别是发生于一列或多列指。骨畸形可通过截骨矫正。有骨折倾向的,可以进行病灶切除,相应内固定。疑有恶变的病例,可行广泛切除。

多发内生软骨瘤容易发生恶变,恶变率为 30% ～ 50%,通常恶变为软骨肉瘤,也有纤维肉瘤、恶性纤维组织细胞瘤、骨肉瘤。

五、Maffucci 综合征

Maffucci 综合征(Maffucci's syndrome)是一种以多发的内生软骨瘤合并软组织血管瘤为特点的、少见的先天性、非遗传性中胚层发育不良。Maffucci 综合征男、女发病率相同,发病年龄及部位分布特点与 Ollier 病相同。除了有 Ollier 病所具有的临床体征外,还具有软组织多发血管瘤,肢体的短缩、畸形常是最易见到的体征。易恶变为软骨肉瘤。治疗原则同多发内生软骨瘤病。

六、骨　软　骨　瘤

骨软骨瘤(osteochondroma)即外生性骨疣,分为单发与多发性两种。在良性骨肿瘤中,骨软骨瘤最常见。

(一)临床表现

单发性骨软骨瘤(solitary osteochondroma)是发生在骨表面的骨性突起,常见于儿童或青少年,男性多见。肿瘤生长缓慢,疼痛轻微或完全无症状,局部探查可触及一硬性包块,无压痛,骨软骨瘤在长骨的干骺端,特别是股骨下端、胫骨上端、肱骨上端最为好发。下肢发病多于上肢。骨盆、肩胛骨、脊柱相对少见。位于关节附近的可引起关节活动受限,也可以邻近神经血管而引起压迫症状。骨软骨瘤常可发生骨折引起局部疼痛,骨软骨瘤的恶变率约为 1%。

（二）影像学表现

典型的影像学表现是在骺板附近骨表面的骨性突起与受累骨皮质相连部可有窄蒂和宽基底两种，但其特点是受累骨与骨软骨瘤皮质相连续，之间没有间断，病变的松质骨与邻近的骨干髓腔相通。骨软骨瘤的生长趋向与肌腱或韧带所产生力的方向一致，一般是骨骺端向骨干方向生长。肿瘤表面有透明软骨覆盖，称为软骨帽，其厚薄不一。薄者，X线平片不易显影；厚者则可见菜花样致密阴影，但边界清楚（图78-5）。软骨帽的厚薄与生长年龄相关。越年轻的病人，软骨帽可相对较厚，成年时则较薄。儿童软骨帽超过3cm时才考虑恶性变可能，而成年人软骨帽超过1cm则有恶性变的可能。

（三）病理学表现

肿瘤的纵切面显示三层典型结构：表层为血管稀少的胶原结缔组织，与周围骨膜衔接并与周围组织隔开；中层为灰蓝色的透明软骨，即软骨帽盖，类似于正常的软骨，一般为几毫米厚；基层为肿瘤的主体，外缘为皮质骨与正常骨相连，内部为松质骨，与宿主骨髓腔相通。镜下生长期骨软骨瘤病人的软骨帽的组织学表现类似于骨骺板。

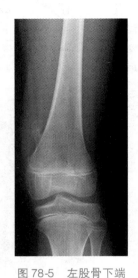

图 78-5 左股骨下端骨软骨瘤

注：女性，11岁，X线平片显示股骨内侧外生性肿物，与骨皮质相连，肿物外周有典型的软骨帽

（四）治疗

无症状或发展缓慢者可以不做手术，密切观察。外科手术指征：成年后持续生长；出现疼痛；影响关节活动；肿瘤较大影响外观；有邻近骨骼、血管、神经压迫；位于中轴部位，如骨盆、肩胛骨、脊柱等；怀疑有恶变倾向。手术时应做骨软骨瘤的膜外游离，充分显露，并于基底部周围的正常骨边缘做整块切除。基底部切除过少，局部可遗留有骨性突起。软骨帽切除不净，易于复发。位于中轴骨骼（即躯干、头颅、胸廓骨骼）的骨软骨瘤，即使没有恶变征象，手术切除也应相应广泛，以减少术后复发。

七、遗传性多发骨软骨瘤

遗传性多发性骨软骨瘤（hereditary multiple osteochondroma）主要有三个特征：①遗传性；②骨短缩与畸形；③易恶变为软骨肉瘤。与单发性骨软骨瘤相比，其发病率为1：10。发病年龄较单发性骨软骨瘤早，20岁以后少见。男性多于女性，发病比率约为3：1。多发性骨性包块通常较对称是本瘤最重要的症状和体征（图78-6）。

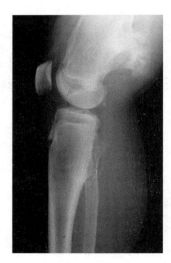

图 78-6 多发骨软骨瘤X线表现

注：男性，15岁，右股骨下端、胫腓骨上端多发骨软骨瘤X线平片表现

大约2/3的病人具有明显的遗传性。多发性骨软骨瘤与单发骨软骨瘤一样，随人体生长，骺闭合后也停止生长。由于其多发性，外科治疗难以做到全部切除，所以选择外科手术的指征是：①肿瘤较大影响美观；②有临床症状，压迫邻近血管神经；③引起邻近关节活动障碍；④存在畸形，切除肿瘤纠正畸形；⑤肿瘤有恶变征象，瘤体在成年后继续生长或突然生长，影像学提示有恶变或那些位于中轴骨骼的骨软骨瘤。多发性骨软骨瘤的预后与单发相同。手术后效果好，局部复发率低。手术应完整切除软骨帽。本病的恶变率明显高于单发，多为单个肿瘤恶变为周围性软骨肉瘤。文献报道其恶变率为5%～25%。需长期随诊观察。

Notes

第三节 骨巨细胞瘤

骨巨细胞瘤(giant cell tumor of bone)是一种良性,但具有局部侵袭性的原发骨肿瘤,瘤组织由大片瘤样的卵圆形的单核细胞组成,中间点缀着均匀一致的类似破骨细胞样的多核巨细胞。

（一）流行病学

根据欧美的资料,骨巨细胞瘤约占骨的所有原发性肿瘤 4% ～5% ,骨的良性肿瘤的 20% 。骨巨细胞瘤多发生在已经骨骼发育成熟的人群中,20～40 岁之间高发。尽管有 10% ～15% 的病例发生于 20 岁以内,但骨骼未发育成熟者极少患骨巨细胞瘤。女性病人稍微占优势。种族差异不明显,但可能存在地域差异。在中国、日本等亚裔国家中,骨巨细胞瘤发病率较高,约占骨的原发性肿瘤 10% 左右。

（二）发病部位

多侵犯长骨末端,以股骨下端,胫骨上端,桡骨远端,肱骨近端为最多。大约 5% 的骨巨细胞瘤发生于扁骨,以骨盆为最多见。椎骨中最常发生于骶骨,其他椎骨较少累及。

多中心骨巨细胞瘤指在骨骼两处或两处以上的部位出现病理证实的骨巨细胞瘤。多中心骨巨细胞瘤仅占骨巨细胞瘤的 1% 。第二处病灶可以出现在第一处病灶确诊多年以后,部分病例需要多年随访才可确诊。

（三）临床表现

病人典型的临床表现有疼痛,肿胀,常见关节活动受限。5% ～10% 的病人可以出现病理性骨折,突发剧痛可为首发症状。

（四）影像学表现

长骨病损处 X 线平片通常显示偏心、膨胀的溶骨性破坏。损伤通常累及骨骺和邻近的干骺端;常常向上延伸到软骨下,有时甚至侵犯关节(图 78-7)。肿瘤很少局限于骨骺。骨干的病变少见。Campanacci 根据影像学的研究,建立了一个骨巨细胞瘤的分型系统。1 型:表现为一个静息性的病灶,常常发生在松质骨中,边界清楚,边界有一薄层硬化带,这一型很少见,可以无任何症状,预后比较好。2 型:表现为一个活动性病灶,最常见,可以见到皮质变薄、膨胀,边界清楚,边界硬化带缺乏,当骨膜覆盖在肿瘤周围时,常表现为一个动脉瘤样骨囊肿的形态。3 型:为侵袭性病变,边界不清楚,常伴骨皮质破坏和软组织肿块。影像学分期和病理学分期无明显的相关性。骨巨细胞瘤在松质骨中表现为"肥皂泡样"改变。

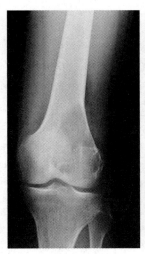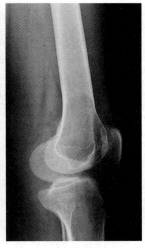

图 78-7　股骨远端骨巨细胞瘤 X 线平片表现

Notes

骨巨细胞瘤几乎没有反应性骨膜新骨形成。CT 扫描比 X 线平片能更准确的评估骨皮质的变薄或不完整情况。MRI 在评估肿瘤骨内侵袭范围以及软组织和关节受累方面比 X 线和 CT 更具有优势。典型的骨巨细胞瘤在 MRI 的 T_1 加权像上显示由低到中等的信号强度,而在 T_2 加权像上由中到高的信号强度。T_1、T_2 低信号区域均提示存在大量的含铁血黄素。

(五) 病理学表现

在成片的圆形或卵圆形单核基质细胞组成的背景上,均匀分布着大量具有 50 ~ 100 个胞核的多核巨细胞。基质细胞的胞核在染色性状方面非常类似于破骨细胞的胞核,染色质呈稀疏状,有 1 ~ 2 个小核仁。胞质不明显,细胞之间几乎没有胶原。核分裂象总是存在,每 10 个高倍镜下有 2 ~ 20 个不等,但无病理性核分裂象。现在人们普遍认为骨巨细胞瘤的肿瘤细胞不是多核巨细胞,而是单核基质细胞。单核基质细胞可能起源于原始的间充质细胞,表达核因子 κB 受体活化因子配体(receptor activator for nuclear factor-κ B ligand,RANKL),后者能刺激破骨细胞的前体细胞向破骨细胞转化和成熟。

(六) 治疗及预后

骨巨细胞瘤具有局部侵袭性,偶然能发生远处转移。组织学上的特点并不能预示其局部侵袭性的程度。通过刮除术,植骨或骨水泥填充,术中辅以冷冻或苯酚烧蚀等方法灭活肿瘤刮除后的残腔,局部复发率大约有 25%。通常两年之内可见复发。边缘切除的病例复发率低。小部分骨巨细胞瘤有持续进展的潜在恶性,骨巨细胞瘤恶变率小于 1%。

2% 的骨巨细胞瘤的病人可出现肺转移,平均在原发瘤诊断后的 3 ~ 4 年内发生。这些转移瘤有些生长非常缓慢(良性转移性肿瘤),甚至有些能自发消退。部分转移瘤是进展性的,最终可以导致病人的死亡。骨巨细胞瘤对放、化疗不敏感。近年来,RANKL 特异性拮抗剂 Denosumab 对外科难治型的骨巨细胞瘤取得了一定疗效。

第四节　骨恶性肿瘤

一、骨　肉　瘤

骨肉瘤(osteosarcoma)是由增殖肿瘤细胞直接产生骨或骨样组织为特点的恶性肿瘤,也叫成骨肉瘤。传统骨肉瘤,为高度恶性,是原发于骨髓内的高度恶性骨肉瘤。其他少见的骨肉瘤亚型包括:毛细血管扩张性骨肉瘤、小细胞骨肉瘤、骨旁骨肉瘤、骨膜骨肉瘤、高度恶性的表面骨肉瘤、低恶性度中心性骨肉瘤、多中心骨肉瘤、继发性骨肉瘤(Paget 病)等。本节讲述经典骨肉瘤。

(一) 流行病学

骨肉瘤是最常见的原发恶性骨肿瘤,统计发病率为 4 ~ 5/10^6。发病率与人种和种族无重要关联。传统骨肉瘤是年轻人高发病率疾病。最常发生在 10 ~ 20 岁阶段,60% 发生在 25 岁以下。西方人种约有 30% 病人的发病年龄在 40 岁以上,多继发于骨的 Paget 病。男性好发,男女性发病率的比值为 3:2。身材高大的人群有更高的发病率。

(二) 临床表现

传统骨肉瘤好发在四肢长骨上;尤其是股骨远端、胫骨近端和肱骨近端。这种肿瘤好发于干骺端(91%)或是骨干(9%)。尽管长骨是原发传统骨肉瘤最常见的发病部位,但是非长骨(如下颌骨、盆骨、柱和颅骨等)病变发病率随年龄的增长而增长。

症状基本上持续超过几周或几个月。骨肉瘤最常见的临床表现是疼痛和肿块。疼痛可放射至邻近关节,初期疼痛多为间断性隐痛,随病情发展疼痛逐渐加重,多发展为持续性疼痛,休息、制动或者一般止痛药无法缓解。随后疼痛部位可以触及到肿块,可伴有关节活动受限,但关节积液并不常见。体格检查发现可能局限肿块,有疼痛和压痛。运动受限,局部发热和毛细血

Notes

管扩张。在病情进展期,常见到局部炎症表现和静脉曲张。病理性骨折发生在 5% ~ 10% 的病人中,多见于以溶骨性病变为主的骨肉瘤。

大多数病例可以观察到血清碱性磷酸酶升高,与肿瘤细胞的成骨活动有关。血清碱性磷酸酶升高对于预后有重要意义,如果手术完整切除肿瘤后,血清碱性磷酸酶会下降至正常水平,肿瘤复发时可再次升高。部分病人血清乳酸脱氢酶也可升高。

（三）影像学表现

传统骨肉瘤病变多起源于髓质,随病变发展破坏骨皮质,而后侵入骨旁软组织。肿瘤内大多数细胞的分化方向决定了骨肉瘤的影像学表现,有骨样、软骨样、成纤维样或者纤维组织样增殖,伴有不同程度的反应骨形成。影像学上一些骨肉瘤成骨明显;另一些则以溶骨性破坏为主,可见呈蜂窝状,退行性变或呈毛细血管扩张样改变的肿瘤。传统骨肉瘤的影像学表现是极其多样的。可能表现为完全成骨性的或是溶骨性的。大多数的病例中,都表现为溶骨性和成骨性混合病灶,并伴随皮质骨破坏和肿瘤侵犯软组织(图 78-8)。

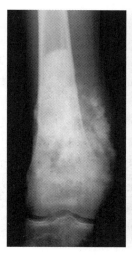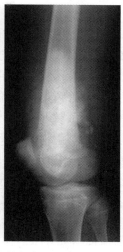

图 78-8　股骨下段骨肉瘤 X 线平片

CT 扫描和 MRI 可能在术前判断肿瘤的范围上有帮助(图 78-9,78-10)。

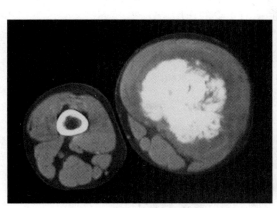

图 78-9　股骨下端骨肉瘤的 CT 表现

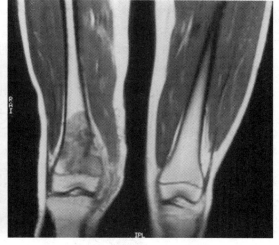

图 78-10　股骨下端骨肉瘤的 MRI 表现
(清楚显示肿瘤范围)

当肿瘤穿破皮质,侵入到软组织内时可形成特征性的影像学改变。病变有不定型的非应力定向的瘤性骨,当新生瘤骨与长骨纵轴呈直角时,呈"日光放射线"状。肿瘤穿破骨皮质后,软组织包块边缘会将正常骨外膜顶起,后者受刺激后所产生的反应骨形成 Codman 三角。

核素全身骨扫描可以反应全身骨骼受累的情况。动脉造影可以观察到化疗前后肿瘤血供的变化情况。

（四）病理学表现

传统骨肉瘤被认为是一种"梭形细胞肉瘤"。它是一种倾向于退行性和多型性的肿瘤,大多数病例都由两种或是两种以上不同形态的细胞组成。

Notes

骨肉瘤的诊断是在明确肿瘤细胞分泌的类骨质后作出的。组织学上,类骨质是致密的,粉红色的,多型性的,细胞间物质。有时需要区分它与其他的嗜酸性细胞外物质如纤维和淀粉。明确区分类骨质和非骨样胶原有时有些困难。

传统骨肉瘤可分成三种主要亚型:成骨型(50%);成软骨型(25%)和成纤维型(25%)骨肉瘤。

(五) 治疗及预后

经典的治疗方法由术前化疗,病灶切除,术后化疗三部分组成。术前化疗的目的是希望消灭微小转移灶。这样治疗方法的应用使得长期无病生存率上升到60%～80%,可使得85%的病人免于截肢。最终的生存率与术前化疗的反应相关。这些病人中,如果90%以上的肿瘤细胞发生坏死(化疗后坏死率Ⅲ～Ⅳ级),长期生存率就可达到80%～90%。肿瘤坏死率小于90%的病例(化疗后坏死率Ⅰ～Ⅱ级),术后化疗方案无调整时,生存率相对较低。

肺是骨肉瘤最容易转移的部位,其次是骨骼。约80%的病人在就诊时肺内可能就已经存在微小转移灶。另外,脑、肾上腺等也是临床常见的转移部位。

二、软 骨 肉 瘤

软骨肉瘤(chondrosarcoma)是软骨分化的恶性肿瘤。不同于软骨瘤,这种肿瘤含有大量的肿瘤细胞,细胞异型性更明显,含有相当数量的丰满的肿瘤细胞,细胞胞核较大,或者含有双核细胞。核分裂象少见。黏液化、钙化或骨化都可能存在。软骨肉瘤发病率占恶性骨肿瘤的大约20%,是骨髓瘤和骨肉瘤之后的第三位原发恶性骨肿瘤。

(一) 临床表现

常见发病部位是骨盆(髂骨为最常见的病灶骨),随后是股骨近段,肱骨近段,股骨远段和肋骨。软骨肉瘤是成年人和老年人好发的肿瘤。大多数病人年龄大于50岁,发病高峰在40～70岁间。男性稍常见。单独或是同时存在的局部肿胀和疼痛,都是重要的症状。这些症状很常见,并持续很长时间。影像学发现对于诊断软骨肿瘤有重要的作用。

(二) 影像学表现

发生在长骨干骺端和骨干的软骨肉瘤呈现梭形膨胀,伴有皮质骨增厚。表现为散在分布的点状射线透明区和环样不透明(矿化)区(图78-11)。皮质骨侵蚀和破坏是常见的,皮质骨的破坏往往同时伴有皮质骨的增厚,有时候伴有软组织肿物形成。

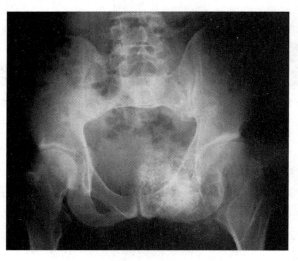

图78-11　骨盆软骨肉瘤X线平片表现

Notes

MRI 有助于描绘肿瘤的范围和明确软组织受累情况。CT 扫描可提示基质钙化(图 78-12)。

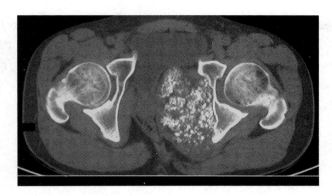

图 78-12　骨盆软骨肉瘤 CT 表现

（三）病理学表现

根据肿瘤的位置可以将肿瘤分为外周型和中心型,前者常继发于骨软骨瘤,特别是那些多发的骨软骨瘤,后者可原发于正常骨内,也可继发于骨内的良性病变。低度恶性软骨肉瘤有大量的蓝灰色软骨基质,肿瘤细胞在大小和形态上存在异型性,并有 1 个大的浓染的核。通常轻度到中度的异型性。常见双核结构。黏液样变或是软骨基质液化在软骨肉瘤中是常见的特征。肿瘤中大的多核软骨细胞以及肿瘤对宿主松质骨的侵袭方式是软骨肉瘤的重要诊断依据。病理学上,宿主骨内膜的不规则破坏是一个重要的特征,肿瘤侵犯皮质骨甚至侵犯至髓腔外是软骨肉瘤与内生软骨瘤相鉴别的重要特征。

基于肿瘤细胞核的大小,核的染色(浓染)和细胞数目,软骨肉瘤分为 1~3 等级。1 级:肿瘤细胞数目中等,有浓染的、大小一致的圆核。偶尔可发现双核细胞。与内生软骨瘤的细胞学相似;2 级:肿瘤细胞数目较多,核的异形程度、浓染程度和核的大小都较大;3 级:病变的细胞数目更多,细胞的多形性和异型性都要高于第二级。容易见到细胞的有丝分裂。大多数的软骨肉瘤都是 1 级或 2 级。3 级软骨肉瘤较少被报道。1 级软骨肉瘤约占 60% ,2 级软骨肉瘤约占 35% ,只有 3% ~5% 为 3 级软骨肉瘤。

（四）治疗及预后

软骨肉瘤的治疗首选手术,外科边界不但决定于肿瘤的病理分级,也决定于肿瘤所在部位的局部条件,例如肿瘤的皮质骨侵犯范围以及软组织肿块的情况。多数软骨肉瘤分化较好,但是切除不彻底非常容易局部复发。肿瘤生长缓慢,向周围软组织伸展,但是转移少见,并且多发生在晚期。转移的病例一般为高度恶性。最常见的转移部位为肺,其他的少见部位包括骨、肝、淋巴结转移。软骨肉瘤放、化疗不敏感。

预后因素:包括分级、肿瘤坏死程度、有丝分裂程度和黏液样肿瘤基质等的一些组织学参量与复发和转移的风险增加有关。组织学分级是 2 级和 3 级的肿瘤病人总体 5 年生存率为 53% 。约 10% 复发的肿瘤在恶性程度上有所增加。

软骨肉瘤的其他亚型还包括:去分化软骨肉瘤、继发性软骨肉瘤、间叶型软骨肉瘤、透明细胞软骨肉瘤等。

三、Ewing 肉瘤/原始神经外胚层肿瘤

Ewing 肉瘤/原始神经外胚层肿瘤被定义为具有不同程度神经外胚层特点的球形细胞肿瘤。Ewing 肉瘤被用于那些在光镜或电镜下、免疫组化中缺乏神经外胚层特征的肿瘤,而原始神经外胚层肿瘤则指那些具有神经外胚层特征的肿瘤。Ewing 肉瘤/原始神经外胚层肿瘤均具有特征性的染色体易位(EWSR1-ETS),几乎所有染色体易位均涉及 22 号染色体的 EWSR1 基因和转录

Notes

因子 ETS 家族的一个成员。

(一) 流行病学

Ewing 肉瘤/原发性神经外胚层肿瘤并不常见,约占原发恶性骨肿瘤的 6% ~8%,较骨髓瘤、骨肉瘤、软骨肉瘤少见。但它是儿童第二常见的骨骼和软组织肉瘤。Ewing 肉瘤/原发性神经外胚层肿瘤好发于男性,男女比例约为 1.4:1。将近 80% 的病人小于 20 岁,而发病高峰年龄为 10~20 岁,大于 30 岁的病人很少见。Ewing 肉瘤/原发性神经外胚层肿瘤很少见于美国和非洲的黑人,中国人的发病率也较低。

(二) 基因学

85% 的病例能观察到染色体易位 t(11;22)(q24;q12)。染色体 t(11;12) 的断裂点的分子克隆揭示了染色体臂 22q12 上 *EWSR1* 基因的 5′端和染色体 11q24 上 ETS 家族成员 *FLI1* 基因的 3′端的融合,形成致癌融合基因 *EWSR1-FLI1*。其他病例中,*EWSR1* 基因还可以与 ETS 家族其他成员融合,包括 t(21;22)(q22;q12)、t(7;22)(p22;q12) 等,分别产生 *EWSR1-ERG*、*EWSR1-RTV1* 等融合基因。

(三) 临床表现

Ewing 肉瘤/原发性神经外胚层肿瘤好发于长骨的骨干和干骺端,盆骨和肋骨也是常见的累及部位,而脊柱、肩胛骨则较少被累及。

局部的疼痛是最常见的临床症状,同时伴有局部肿胀或触及肿块。对病人进行全身检查时经常发现发热、贫血、白细胞增多和血沉增快等表现。但病理性骨折并不常见。

(四) 影像学表现

影像学上,一个发生于长骨或扁平骨骨干上的边界不清的骨化灶是最常见的特征,而渗透性或虫蚀样骨破坏伴洋葱样多层骨膜反应也是其特征之一,肿瘤的皮质也可以厚薄不均(图 78-13)。Ewing 肉瘤常表现为一个巨大的、边界不清的肿物。Ewing 肉瘤在影像学上应与骨肉瘤、神经母细胞瘤、骨髓炎、嗜酸性肉芽肿等疾病鉴别。

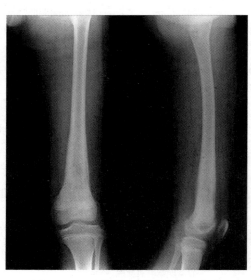

图 78-13 左股骨中下段 Ewing 肉瘤 X 线平片表现

注:可见溶骨破坏及葱皮样骨膜反应

(五) 病理学表现

大多数肿瘤是由形态一致的具有圆形核的球形细胞组成,这些细胞大而不规则,具有明显的核仁和完好的染色体,但缺乏清晰的或嗜酸性的细胞质,细胞质膜也不清楚。在这种细胞的胞质中,含有 PAS 染色阳性的糖原。1959 年,首先有人报道在 Ewing 肉瘤胞质发现糖原颗粒,而在淋巴瘤中没有这一成分,以此可以作为鉴别上述两种肿瘤的简单方法。

(六) 治疗及预后

Ewing 肉瘤/原始神经外胚层肿瘤对于放、化疗比较敏感,因而放、化疗是常规的治疗措施。对于肿瘤发生在四肢的病人应进行手术切除,对于肿瘤位于脊椎、骨盆的病例是否应进行手术治疗存在争议。在现代治疗技术的支持下,Ewing 肉瘤/原始神经外胚层肿瘤的预后已有了很大提高,目前的生存率已达到 50% 左右。重要的预后因素包括肿瘤的分期、解剖部位、大小。在诊断时已发生转移,或生长在脊椎、盆骨上的肿瘤,预后不良。

Notes

四、浆细胞性骨髓瘤

浆细胞性骨髓瘤(plasma cell myeloma)是骨髓浆细胞的单克隆性瘤样增殖,通常为多中心性,能最终浸润到全身各个器官。发现骨髓中有骨髓瘤细胞、血和尿中出现单克隆免疫球蛋白或其轻链、有溶骨性病变是诊断本病的依据。

(一)流行病学

浆细胞性骨髓瘤是第一好发的原发于骨内的肿瘤,多发生于40岁以上。大部分病人的年龄在60~70岁左右。性别差异不大。黑人中发病率略高,北欧斯堪的纳维亚半岛的人群发病率较高,而在亚裔人中发病率相对较低。

(二)临床表现

骨髓瘤首先侵犯的往往是那些在成年后仍保留红骨髓的骨骼,好发部位依次为:脊椎、肋骨、颅骨、骨盆、股骨、锁骨和肩胛骨。

最常见的临床表现是骨痛,程度和持续时间不尽相同,可以向脊柱和前胸放射。最初的症状往往是下腰部和髋部疼痛,有时可以伴有神经症状。椎体压缩骨折后肿瘤会进入椎管,引起脊髓和神经根受压。肋骨和其他长骨的骨折也很常见。50%以上的病例伴随贫血、异常出血倾向、肾功能不全等表现。消瘦、反复感染、发热也很常见。

实验室检查可出现,贫血、血沉增快、氮质血症等。高钙血症常见,约占全部病例的1/3,血钙水平与骨骼破坏程度并不平行。血清中出现大量血清单克隆免疫球蛋白("M"蛋白)是骨髓瘤的另一主要特征。免疫球蛋白定量测定可见异常单克隆免疫球蛋白增高和(或)免疫球蛋白轻链 κ 与 λ 严重失衡。尿液检查可有蛋白尿、血尿和本-周(Bence-Jones)蛋白。血 β_2-微球蛋白明显升高预后不良。

(三)影像学表现

影像学上可见到圆形和类圆形的溶骨性破坏。病灶最初往往是小的圆形透亮点,边界清楚,周围没有硬化,病灶逐渐增大,并融合成片。病变发生在肋骨、胸骨和一些长骨的时候,往往会膨胀性改变,皮质变薄,这种表现被称为气球样改变,在早期孤立性病灶和病变进展缓慢时常见。脊椎、肋骨和长骨的病理性骨折在各种类型的骨髓瘤中均常见。骨皮质的侵蚀很常见,但是明显的骨膜新骨形成少见。

CT和MRI扫描能发现X线平片所不能显示的很微小的病变。浆细胞性骨髓瘤应该和转移癌,淋巴瘤及甲状旁腺功能亢进作鉴别诊断。转移性癌和淋巴瘤在骨扫描上通常是阳性的,然而骨髓瘤引起的病变通常为阴性。

(四)病理学表现

浆细胞性骨髓瘤是由呈圆形或卵圆形瘤细胞组成的瘤体,通过参照浆细胞谱系中表明的细胞成熟度的不同,从而有助于预后的判断。从组织学上看,这些瘤细胞显示具有丰富的稠密的嗜酸性粒细胞的胞质,且细胞轮廓明显可见。瘤细胞核呈偏心状,染色质簇集于四周,常显示呈车辐状,核仁明显可见。分化较好的瘤细胞核分裂象罕见。瘤细胞胞质中堆积的免疫球蛋白呈桑葚状,或花斑状。细胞外聚合的免疫球蛋白小体(Russell小体)。

(五)治疗及预后

化疗是治疗本病的基本方法,恰当的联合用药确实可以延长病人生存时间。常用方案包括MP方案、M2方案、VAD方案等。沙利度胺是新生血管抑制剂,通过抑制新生血管生成起到抗肿瘤作用,对MM有一定疗效。帕米膦酸二钠有抑制破骨细胞活性、促使钙吸收作用,可起到减轻骨痛、改善骨质病变作用。放射治疗对骨髓瘤局部有效,尤其适用于那些无法进行手术的病例。但对于肿瘤穿破骨质,进入椎管并造成脊髓和神经根压迫的时候,应该先进行减压手术,随后再行放疗。有条件病人可考虑造血干细胞移植。

五、骨的淋巴瘤

骨的淋巴瘤(lymphoma of bone)是一种由恶性淋巴细胞组成的,能够在骨组织内产生肿胀性损害的肿瘤。骨的淋巴瘤可以是原发也可继发于全身淋巴瘤或其他部位的结外淋巴瘤。绝大多数骨的淋巴瘤是浸润性大 B 细胞型非霍奇金淋巴瘤,原发于骨的霍奇金氏淋巴瘤非常罕见。

(一)流行病学

骨组织的淋巴瘤并不常见,大约占恶性骨肿瘤的 7% 。骨组织淋巴瘤占淋巴结外的淋巴瘤的 5% 。16% 的淋巴瘤病人有骨转移的迹象。

(二)临床表现

男性发病率高于女性,20 岁以后多见,在 30～40 之间最高发。与 Ewing 肉瘤不同,骨的原发性淋巴瘤在 10 岁以前非常少见。骨的原发性淋巴瘤可以累及全身骨骼,其中扁骨以髂骨、肩胛骨、脊椎骨最好发,而长骨则以股骨和胫骨最易受累。

病人局部疼痛非常严重,但全身情况可以良好,这是骨原发性淋巴瘤的重要特点。全身性的淋巴瘤病人往往全身状况差,同时伴有发热。病程发展缓慢,起病隐袭,一些病人在出现症状数月后才来就诊。脊椎骨的肿瘤有时会引起神经症状。

(三)影像学表现

在长骨中,骨干最先受累。肿瘤倾向于占据大部分骨组织,有时整个骨骼都会遭到破坏。较常见的是溶骨与硬化并存。皮质骨常常会遭到破坏出现大的柔软的组织块。在扁平骨,例如骨盆骨,大面积的组织破坏与两边的软组织的延伸提示骨淋巴瘤的诊断。肿瘤最初破坏干骺端和骨干的髓腔,并形成小的穿凿样透亮区。病灶逐渐融合成片并穿透皮质。在骨质破坏过程中,骨膜受到刺激形成葱皮样骨膜反应。在骨骼破坏的同时,往往同时形成巨大的软组织包块。大多数病例均表现为整块骨骼的斑块样破坏。放射性核素骨扫描几乎全部为阳性。

(四)病理学表现

约 92% 的非霍奇金病骨淋巴细胞瘤是由大 B 型细胞组成,只有 3% 的散在的滤泡中心细胞,3% 的退行性大细胞和 2% 的免疫细胞瘤。大的 B 细胞表现出很大的变化包括多分叶。细胞核增大,不规则,伴有核分裂象。核仁突出。胞质不丰富但可以被双染。单个肿瘤细胞之间连有细小的网状纤维。大多数骨淋巴瘤是 B 淋巴细胞瘤,因而具有免疫标记 CD20。

(五)治疗及预后

化疗、放疗、手术、生物制剂靶向治疗、造血干细胞移植均可用于骨淋巴瘤的治疗,应视具体病情而定。根据病理类型,选择 CHOP 等化疗方案。骨的淋巴瘤对放疗非常敏感,但不能完全避免局部复发。当病变位于对于腓骨、肋骨等可以牺牲的骨骼时,整块广泛切除是最佳的治疗方法。术后对残留骨骼和区域淋巴结进行放疗。抗 CD20 单克隆抗体单独或配合化疗治疗有 CD20 表达的 B 细胞淋巴瘤获得较好的疗效而副作用较小。

原发的非霍奇金病骨淋巴瘤 5 年生存率约为 60% 。年龄 ≤60 岁、临床分期早、LDH 水平正常、一般状况良好者预后较好。

第五节 转移性骨肿瘤

骨骼是恶性肿瘤常见的转移部位,尸检结果显示总体发病率为 32.5% 。骨转移癌的发病率约为原发恶性骨肿瘤的 35～40 倍,90% 以上的骨转移肿瘤来源于乳腺癌、前列腺癌、肺癌、甲状腺癌和肾癌。

(一)临床表现

好发于中老年,男女比例约为 3:1,多数病例为多发骨破坏。脊柱、骨盆和长骨干骺端是骨

Notes

转移癌好发部位。常见临床表现包括疼痛、病理性骨折、高钙血症、脊柱不稳和脊髓神经根压迫症状，以及骨髓抑制。

（二）影像学表现

在 X 线平片上表现可分为溶骨性、成骨性及混合性三种。前者最多，形成虫蚀样或地图状骨质缺损，界限不清楚，边缘不规则，周围无硬化。溶骨区内可见残留骨小梁、残留骨皮质，无骨膜反应。核素扫描对骨转移诊断非常重要，可用于早期筛查全身病灶，但必须除外假阳性。CT、MRI 可清楚显示病灶大小范围以及与周围组织器官的毗邻关系。PET 作为一项新兴技术，在骨转移癌的诊断过程中正逐渐发挥着更重要的作用。

（三）诊断

当有原发恶性肿瘤病史病人出现骨破坏时，应高度怀疑骨转移癌可能，但有 22.6% ~30% 的病例缺少恶性肿瘤病史，应对这些未知来源转移瘤病人进行原发肿瘤的诊断，并包括病变部位的活检，以除外原发肿瘤的可能。

（四）治疗

对骨转移癌应采用综合性治疗，包括手术、放疗、二磷酸盐类药物治疗、对原发病的系统治疗（全身化疗和分子靶向治疗）、疼痛治疗、营养支持治疗等。

第六节　其他肿瘤和瘤样病变

一、色素沉着绒毛结节性滑膜炎

色素沉着绒毛结节性滑膜炎（pigmented villonodular synovitis，PVS）为源于关节和腱鞘内衬组织的一组良性肿瘤，可发生于关节或腱鞘组织周围，后者称为腱鞘巨细胞瘤；发生于关节的又可分为绒毛型和结节型两种。

（一）临床表现

好发于膝、髋等关节，主要表现为关节肿胀和轻微疼痛，有时局部皮温可略高，关节活动轻度受限。局部检查可触及肿胀的关节，有压痛，滑膜呈海绵样感觉，关节积液征阳性。关节穿刺可抽出血性或棕褐色液体。腱鞘巨细胞瘤则好发于指掌关节、腕、踝等处的肌腱周围，并沿其走行扩展，表现为局部肿胀，并可有神经肌腱受压、关节活动受限等症状。

（二）影像学表现

X 线平片早期可见关节弥漫性或局限性肿胀，周围可见结节阴影，无明确骨破坏；后期关节间隙变窄，关节下可有囊状破坏，边缘有轻度硬化缘。腱鞘巨细胞瘤也可表现为邻近骨质外压性破坏。CT 及 MRI 可进一步明确关节及软组织侵犯范围，以及骨破坏与周围软组织肿块关系。

（三）病理学表现

大体上，肿瘤为滑膜绒毛突起或呈卵圆形、分叶状团块，剖面可呈灰黄色或红棕色，为含有含铁血黄素所致。镜下可见滑膜增生形成绒毛，在绒毛表面覆以上皮细胞，可见有血管增生、出血，含铁血黄素沉积；绒毛增生形成结节，部分结节融合，并可见有淋巴细胞、浆细胞浸润；有时可见有巢状或大片状泡沫细胞，细胞间可见胶原性间质。

（四）治疗

首选为手术切除肿瘤包块或受累滑膜，但因病变常较弥漫，切除不彻底容易复发。对于绒毛型，手术无法切除全部滑膜时，可配合放射治疗，也可达到治疗目的。对于骨关节破坏明显的，可行关节成形术。少数病例有恶变为滑膜肉瘤的可能。

二、滑膜骨软骨瘤病

滑膜骨软骨瘤病（synovial osteochondromatosis）或称滑膜软骨瘤病，发生于具有滑膜组织的关节囊、滑囊内。其病因可能为滑膜深层未分化间叶细胞分化为软骨体或骨软骨体,当其与滑膜相连的蒂断裂后,则形成关节腔内游离体。

（一）临床表现

本病发生于 14~60 岁之间,但多见于 20~40 岁,男性多于女性,约为 2∶1。发病部位以膝关节最多见,髋、肩、肘关节次之。临床症状以关节疼痛、肿胀、关节交锁、运动障碍为主。查体关节活动时可出现各种不同的声响,有时可出现关节交锁,关节积液多少不等,有的可触及肿块。

（二）影像学表现

X 线检查可见关节内或其邻近的黏液囊内较多钙化的游离体(图 78-14),其大小不一,数目不定,呈圆形或不规则形,但有约 5% 的游离体未钙化不能显影,可通过 CT 或 MRI 确诊。骨软骨体可对邻近骨造成压迫性破坏。

（三）病理学表现

大体上,病变的滑膜肥厚,关节腔内可见大量游离体,呈白色、透亮、光滑、大小不等。镜下见滑膜内出现软骨性结节,含孤立或成群软骨细胞。软骨细胞数量多、体积较大、核肥大,常见双核与多形核细胞,与Ⅰ级或Ⅱ级软骨肉瘤相似。滑膜下纤维组织增生,毛细血管扩张,有的部位软骨基质有钙化或骨化。

图 78-14　左髋关节滑膜骨软骨瘤病 X 线平片表现

（四）治疗

手术治疗应彻底清除游离体,彻底切除病变滑膜。由于游离体隐藏在关节壁隐窝内,所以有时不能彻底清除,这些遗留的游离体日后可被吸收变小或消失。对疑为滑膜软骨瘤病者,如果术中发现滑膜正常,只需将关节内游离体摘除,而不需切除滑膜,这些游离体并非来自滑膜,可能来自骨关节病。滑膜软骨瘤病偶见有恶变为软骨肉瘤的报道。

三、骨　囊　肿

骨囊肿也称为单纯性骨囊肿(simple bone cyst),是一种常见的好发于儿童和青少年的骨良性病变,多见于四肢的长管状骨。

（一）临床表现

多无任何症状,有的局部有隐痛,还可见局部包块或骨增粗,部分病人因病理骨折而就诊。临床上分为二型:①活动型:年龄在 10 岁以下,囊肿与骨骺板接近,距离<5mm。说明病变正处在不断发展过程中,任何方法治疗,都易复发;②静止型:年龄在 10 岁以上,囊肿距骨骺板较远,距离>5mm,表明病变稳定,治疗后复发率较低。

影像学表现 X 线平片上为纯溶骨性的病变,皮质变薄膨胀,周围没有骨膜反应及软组织包块。囊肿为邻近骨骺板的干骺部中心性病变,长轴与骨干方向一致。有的因囊肿壁上形成骨嵴,X 线平片上则显示为多房性影像(图 78-15)。发生病理骨折可显示为细裂纹或完全骨折,并有少量骨膜反应,囊腔内可出现不规则骨化阴影,骨折可致游离骨片落入囊内形成"落叶征"。CT 可用于非典型部位的诊断,而 MRI 显示 T_1 较低信号及 T_2 高信号。

（二）病理学表现

大体上,骨囊肿为囊性结构,其中有澄清或半透明的液体,当合并有病理骨折时,囊液则为血性。在显微镜下,无特殊的组织学表现,壁的骨质为正常骨结构,囊肿的覆盖膜为结缔组织,大多数单房性骨囊肿含有肉芽组织灶,陈旧性出血,纤维素,钙盐沉着,胆固醇,吞噬细胞及少数炎性细胞。活动性和潜伏性骨囊肿在组织学上是相似的。

（三）治疗

目的在于彻底清除病灶,消灭囊腔,防止病理骨折及畸形的发生,恢复骨的坚固性。刮除植

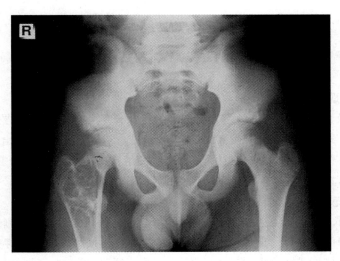

图 78-15　右股骨上端骨囊肿 X 线平片表现

骨手术是静止型骨囊肿的首选治疗方法,复发率低;对于儿童、特别是活动型的,则应采用保守治疗;合并病理骨折的,可待骨折愈合后再作进一步治疗。

四、动脉瘤样骨囊肿

动脉瘤样骨囊肿(aneurysmal bone cyst)既可以是原发病变,也可是其他疾病的反应过程的一部分,如出现在骨巨细胞瘤和骨肉瘤等病变内。

（一）临床表现

好发于青少年(10～20 岁),女性多见。病变常见于长管状骨(50%)和脊柱(20%～30%)。症状表现为进行性局部疼痛和肿胀,发生于脊柱的症状明显,可出现椎体骨折和脊髓压迫。

影像学表现 X 线平片上病变好发于长骨干骺端,呈纯溶骨性破坏及膨胀,边界清楚,可由骨性间隔构成多房改变。早期病变轻度膨胀,边缘清楚;进展期呈明显骨质破坏,骨壳中断,有突入软组织的包块,此时易与恶性肿瘤混淆;稳定期骨壳较厚且不规整,骨的反应性增生明显;愈合期呈进行性的钙化骨化,病变缩小。脊柱的动脉瘤样骨囊肿既可侵犯后弓,也可累及椎体及邻近椎体。CT 扫描可显示病变内的液体平面,MRI 可显示其特有的海绵样外观和富于血管的特性。在血管造影中,病变染色强烈,造影剂保留时间较长,可发现异常扭曲血管或窦状或静脉瘘形成。

（二）病理学表现

大体上,病变呈充血的囊腔,有完整骨膜附于病变骨上,其囊壁可以为薄骨壳,也可以仅由一层骨膜构成。显微镜下,可见到典型海绵状结构,由充满血液的腔隙组成,其间有致密纤维组织分隔,腔隙内含有不凝固的血液。其腔隙可大可小,其中除血液外,还可有血浆、细胞及骨质碎片,无血管及内皮组织相衬。真正的动脉瘤样骨囊肿组织是构成血腔壁及间隙的组织,为纤维性组织,富有小毛细血管及多核巨细胞,其中亦可散在红细胞及白细胞。

（三）治疗

动脉瘤样骨囊肿的发展过程是多种多样的。有时表现为侵袭性的生长,而有些病例,病变生长缓慢并且逐渐成熟直到自然消失。手术切除是治疗的主要方法,单纯的切刮术后的复发率较高,需仔细刮除并用苯酚、无水乙醇等来灭活囊壁。当手术困难并有大出血的可能时,可采用放射治疗,但有诱导恶变或损伤骨骺造成肢体畸形的问题。还可选择性的栓塞肿瘤营养血管,以促进病变成熟及骨化。

Notes

五、骨嗜酸性肉芽肿

骨嗜酸性肉芽肿是组织细胞增殖症中较早期和最轻型病变,又称为局限性组织细胞增生症。

(一)临床表现

好发于儿童及青年,男女比例约为2:1,可累及全身任何骨,但多好发扁平骨和脊柱,以及长骨骨干或干骺区。病变可单发或多发,以单发者较多见。常偶然发现,有时出现炎性表现、肿块或病理性骨折。椎体压缩性骨折引起背痛是脊柱病变最常见症状,也又因脊髓受压迫而产生相应神经症状。多有血沉加快,外周血嗜酸性粒细胞计数可增高。

(二)影像学表现

X线平片上,长骨破坏自髓腔开始,顺纵轴发展,呈梭形、长圆形边缘清晰整齐的缺损,可穿破骨皮质形成较厚的反应骨。脊柱病变可为单发或多发,早期为椎体溶骨性破坏,后期可发生椎体对称性塌陷呈楔形或钱币状,谓之"扁平椎"、"铜钱征"。发生在扁骨如颅骨的嗜酸性肉芽肿,常呈大小不等的单个圆形、类圆形穿凿样骨破坏,并可相互融合呈"地图样"大片溶骨破坏区,边缘较清晰锐利。CT检查可有效显示骨质破坏、骨膜反应和病灶边缘。MRI检查的表现呈多样性,最常见的是:局灶性病变的周围,来自骨髓或软组织的、大范围边界不清的信号,呈长T_1WI、长T_2WI的特点。

(三)病理学表现

大体上,发生于髓腔内,呈实体性,为棕红色、黄褐色或灰白光泽,骨皮质呈膨胀性改变,周围硬化。镜下见,病变组织由嗜酸性粒细胞和朗格汉斯细胞组成,排列松散,胞质嗜酸性,核呈圆形、不规则或分叶状,有典型核沟。免疫组化示朗格汉斯细胞CDIa(Leu6)、S-100阳性,少数细胞CDIc阳性。在病灶中可散在大量嗜酸性粒细胞及多核巨细胞、中性粒细胞、淋巴细胞、浆细胞等,并可见灶性坏死及纤维化。

(四)治疗

本病有一定的自限性,有自愈的可能,但部分病人尤其是婴幼儿病情仍可进展。病灶刮除或切除适用于有病理骨折危险,脊柱病变导致畸形或脊髓压迫,以及可能出现恶变者。对于脊柱、眶骨、下颌骨等手术治疗比较复杂的部位,应权衡利弊,酌情采用放射治疗或化疗。脊柱病变可先应用支具固定保护。

六、骨纤维异样增殖症

纤维异样增殖症(fibrous dysplasia)是发生于形成骨间充质的发育畸形,骨的发育停止在未成熟的编织骨阶段,而不能形成正常的骨小梁,病变可分为单发型、多发型和Albright综合征,即多发型的伴有内分泌障碍和皮肤色素沉着斑,及骨骼生长停滞者。

(一)临床表现

多是生长骨的病变。但临床上出现症状的年龄差异很大,而多骨病变者都是年轻病人。主要症状是轻微的疼痛、肿胀以及局部的压痛,常见反复病理骨折导致肢体弯曲畸形。发生在股骨的可致髋内翻或成角,短肢畸形,严重的呈"牧羊拐"畸形,产生跛行。发生在颅骨的可出现眼球及额部突出的特殊面容。偶可发生在脊柱,多为腰椎,颈胸椎受累则更少见,可产生后突,侧弯畸形。

(二)影像学表现

X线平片上,单发型主要表现为骨皮质变薄形成缺损,在管状骨多发生在骨干或骨骺端,沿长轴方向发展,呈模糊的髓腔内放射透明(低密度)区,被形容为"磨砂玻璃状"(图78-16)。多发型常累及数骨,并可侵犯邻近骨。四肢长骨病变常累及骨的全部,髓腔宽窄不均,其增宽处皮

Notes

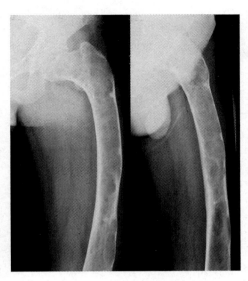

图 78-16 左股骨上段 X 线正侧位片
注:纤维异样增殖症呈"磨砂
玻璃"样改变及"牧羊拐"畸形

质骨变薄并扩张。少数病例可恶变,X 线平片表现具有溶骨破坏,皮质中断突破,Codman 三角,软组织肿块等恶性征象出现。

(三)病理学表现

大体上,为具有沙砾感的苍白致密组织。显微镜下,在细小的骨小梁结构间有成束的成纤维组织,其中富含组织成纤维细胞,有时排列成轮辐状,有时含多核巨细胞。骨样组织和骨小梁一般比较稀疏,周边无骨母细胞排列。

(四)治疗

本病目前尚无特殊治疗方法,多数单发型只需观察。外科治疗多用于预防病理骨折和矫正畸形。手术多采取刮除植骨内固定,主要适于成人局限性和有症状的纤维异样增殖症。由于容易复发,儿童最好行有限的治疗,对畸形行截骨矫正和内固定。多发型一般不宜手术,但对畸形严重、影响肢体功能的,可采用手术治疗。

(郭 卫)

Notes

参 考 文 献

1. 陈孝平. 外科学. 第 2 版. 北京：人民卫生出版社,2010
2. 陈孝平,汪建平. 外科学. 第 8 版. 北京：人民卫生出版社,2013
3. 陈孝平,刘允怡. 外科学. 第 24 版. 北京：人民卫生出版社,2006
4. 吴孟超,吴在德. 黄家驷外科学. 第 7 版. 北京：人民卫生出版社,2008
5. F. Charles Brunicardi. Schwartz's Principles of Surgery, 9th Edition. McGraw-Hill Medical. 2010.
6. Josef E. Fischer. Mastery of Surgery,6th Edition. Lippincott Williams & Wilkins. 2011

英文-中文名词对照索引

致 谢

继承与创新是一本教材不断完善与发展的主旋律。在该版教材付梓之际,我们再次由衷地感谢那些曾经为该书前期的版本作出贡献的作者们,正是他们辛勤的汗水和智慧的结晶为该书的日臻完善奠定了坚实的基础。以下是该书前期的版本及其主要作者:

7 年制规划教材
全国高等医药教材建设研究会规划教材
全国高等医药院校教材·供 7 年制临床医学等专业用

《外科学》(人民卫生出版社,2001)

主　编　陈孝平
副主编　石应康　段德生

普通高等教育"十五"国家级规划教材
全国高等医药教材建设研究会·卫生部规划教材
全国高等学校教材·供 8 年制及 7 年制临床医学等专业用

《外科学》(人民卫生出版社,2005)

主　编　陈孝平
副主编　石应康　邱贵兴
分编负责人

外科基础	吴肇汉 杨 镇	普通外科	陈孝平
麻　醉	罗爱伦	血管淋巴外科	王玉琦
神经外科	赵继宗	泌尿外科	叶章群
胸心外科	石应康	骨　科	邱贵兴

普通高等教育"十一五"国家级规划教材
全国高等医药教材建设研究会规划教材·卫生部规划教材
全国高等学校教材·供 8 年制及 7 年制临床医学等专业用

《外科学》(第 2 版,人民卫生出版社,2010)

主　编　陈孝平
副主编　石应康　邱贵兴　杨连粤
分编负责人

外科基础	吴肇汉 杨 镇	普通外科	陈孝平
麻　醉	吴新民	血管淋巴外科	王玉琦
神经外科	赵继宗	泌尿外科	叶章群
胸心外科	石应康	骨　科	邱贵兴

编写秘书　陈义发

参加编写人员（以姓氏汉语拼音为序）

曹谊林	上海交通大学医学院附属第九人民医院	王　沛	天津医科大学总医院
陈规划	中山大学附属第三医院	王如文	第三军医大学大坪医院
陈　实	华中科技大学同济医学院附属同济医院	王天佑	首都医科大学附属北京友谊医院
陈孝平	华中科技大学同济医学院附属同济医院	王喜艳	新疆医科大学第一附属医院
陈义发	华中科技大学同济医学院附属同济医院	王永光	同济大学微创医学研究所
戴显伟	中国医科大学附属第二医院	王玉琦	复旦大学附属中山医院
段德生	吉林大学中日联谊医院	王正国	第三军医大学大坪医院
高忠礼	吉林大学中日联谊医院	王忠裕	大连医科大学附属第一医院
郭　卫	北京大学人民医院	温　浩	新疆医科大学第一附属医院
胡有谷	青岛大学医学院附属医院	吴文溪	南京医科大学第一附属医院
黄跃生	第三军医大学西南烧伤研究所	吴新民	北京大学附属第一医院
姜洪池	哈尔滨医科大学附属第一医院	吴肇汉	复旦大学附属中山医院
金先庆	重庆医科大学儿童医院	吴志勇	上海交通大学医学院附属仁济医院
李　宁	中国人民解放军南京军区南京总医院	武正炎	南京医科大学第一附属医院
李宗芳	西安交通大学医学院第二附属医院	薛张纲	复旦大学附属中山医院
梁力建	中山大学附属第一医院	严律南	四川大学华西医院
刘景丰	福建医科大学附属第一医院	杨连粤	中南大学湘雅医院
刘伦旭	四川大学华西医院	杨　镇	华中科技大学同济医学院附属同济医院
那彦群	北京大学人民医院	杨志明	四川大学华西医院
裴国献	第四军医大学西京骨科医院	叶章群	华中科技大学同济医学院附属同济医院
邱贵兴	中国医学科学院北京协和医院	张圣道	上海交通大学医学院附属瑞金医院
沈　锋	第二军医大学东方肝胆外科医院	张苏展	浙江大学医学院附属第二医院
石应康	四川大学华西医院	张宗明	清华大学医学院第一附属医院
孙西钊	南京大学医学院附属鼓楼医院	赵继宗	首都医科大学附属北京天坛医院
孙宗全	华中科技大学同济医学院附属协和医院	赵玉沛	中国医学科学院北京协和医院
汪建平	中山大学附属第一医院	郑民华	上海交通大学医学院附属瑞金医院
王本忠	安徽医科大学第一附属医院	周定标	中国人民解放军总医院
王俊科	中国医科大学附属第一医院	周良辅	复旦大学附属华山医院
王满宜	北京积水潭医院		